执业医师资格考试医学综合通关全攻略丛书

中西医结合执业医师资格考试医学综合通关全攻略

（中西医结合临床分册）

徐　雅　杜庆红◎主编

全国百佳图书出版单位
中国中医药出版社
·北　京·

图书在版编目（CIP）数据

中西医结合执业医师资格考试医学综合通关全攻略：全 3 册 / 徐雅，杜庆红主编 . —北京：中国中医药出版社，2021.1

（执业医师资格考试医学综合通关全攻略丛书）

ISBN 978 – 7 – 5132 – 6591 – 1

Ⅰ . ①中…　Ⅱ . ①徐… ②杜…　Ⅲ . ①中西医结合—资格考试—自学参考资料　Ⅳ . ① R2–031

中国版本图书馆 CIP 数据核字（2020）第 256886 号

中国中医药出版社出版

北京经济技术开发区科创十三街 31 号院二区 8 号楼

邮政编码　100176

传真　010–64405721

山东临沂新华印刷物流集团有限责任公司印刷

各地新华书店经销

开本 889 × 1194　1/16　印张 104.25　字数 3970 千字

2021 年 1 月第 1 版　2021 年 1 月第 1 次印刷

书号　ISBN 978 – 7 – 5132 – 6591 – 1

定价　468.00 元

网址　www.cptcm.com

社 长 热 线　010–64405720

购 书 热 线　010–89535836

维 权 打 假　010–64405753

微信服务号　zgzyycbs

微商城网址　https：//kdt.im/LIdUGr

官 方 微 博　http：//e.weibo.com/cptcm

天猫旗舰店网址　https：//zgzyycbs.tmall.com

如有印装质量问题请与本社出版部联系（010–64405510）

目 录

（中西医结合临床分册）

中西医结合临床

中西医结合内科学

中西医结合外科学

中西医结合妇产科学

中西医结合儿科学

针灸学

中西医结合临床

全面精讲班
中西医结合内科学

中西医结合内科学

【本章通关攻略】

中西医结合内科学是中西医结合学科最重要的一门临床课程，在中西医结合执业医师资格考试中，实践技能部分涉及一道病案分析题，占 20 分（实践技能总分 100 分），综合笔试平均每年出题约 150 道，约占 150 分（综合笔试总分 600 分）。本科目重点考查的单元有呼吸系统疾病、循环系统疾病、消化系统疾病、内分泌与代谢疾病、泌尿系统疾病、血液及造血系统疾病、风湿性疾病、神经系统疾病等常见病和多发病。

学习本科目，应重点把握各系统常见病和多发病的西医诊断（临床症状、体征、实验室及其他检查）、西医治疗和中医辨证论治；注意其与诊断学基础、药理学的联系；比较其与中西医结合外科、妇科、儿科等相关疾病证治的异同，并进行归纳和总结。

第一单元 呼吸系统疾病

细目一 急性上呼吸道感染

【考点突破攻略】

急性上呼吸道感染（acute upper respiratory tract infection）是指鼻腔和咽喉部呼吸道黏膜的急性炎症的总称。70% ～ 80% 由病毒引起，少数为细菌所致。急性上呼吸道感染的临床表现不一，从单纯的鼻黏膜炎到广泛的上呼吸道炎症轻重不等。本病全年皆可发生，以冬春季节多发，一般病势较轻，病程较短，预后较好。

本病与中医学的“感冒”相类似，又称“伤风”“冒风”“冒寒”“重伤风”等。

要点一 西医病因与发病机制

急性上呼吸道感染的主要病原体为鼻病毒、流感病毒（甲、乙、丙）、副流感病毒、呼吸道合胞病毒、冠状病毒、腺病毒及柯萨奇病毒等。细菌感染可单纯发生或继发于病毒感染之后，以溶血性链球菌为多见，其次为流感嗜血杆菌、肺炎链球菌和葡萄球菌等。人体在受凉、淋雨或过度疲劳等因素影响下，呼吸道局部防御功能处于低下状态，导致原有的病毒或细菌迅速繁殖。病毒和细菌等也可通过飞沫传播，或由接触鼻、咽、眼结膜表面的分泌物而经手传播。发病与年龄、体质及环境密切相关，尤其是老幼体弱或有慢性呼吸道疾病者更易罹患。

［常考考点］急性上呼吸道感染的主要病原体是病毒。

要点二 中医病因病机

急性上呼吸道感染是人体感受六淫之邪、时行毒邪所致，主要是风邪致病。感邪之后是否发病与正气盛衰有关。

1. 卫外功能减弱，外邪乘机袭入 包括生活起居不当，寒温失调；过度劳累，耗伤体力；气候突变，六淫之邪肆虐；素体虚弱，卫外不固，以致外邪侵袭而发病。

2. 病邪犯肺，卫表不和 肺主皮毛，职司卫外，外邪从口鼻、皮毛而入，卫表被郁，邪正相争，而见恶寒、发热、头痛、身痛等；肺气失宣而见鼻塞、流涕、咳嗽等。

3. 病邪少有传变，病情轻重有别 病邪一般只犯肺卫，很少有传变，病程短而易愈。但亦有少数感邪深重，或老幼体弱，或原有某些慢性疾病者，病邪从表入里，迅速传变，可引起某些合并症或继发病。

综上所述，本病病位在肺卫，其病因病机主要是外邪乘虚而人，以致卫表被郁，肺失宣肃，一般病情轻浅。因四时六气各异，或体质强弱、阴阳偏盛之不同，临床表现虚实寒热各异。

［常考考点］急性上呼吸道感染的病因是风邪。

要点三　临床表现

（一）普通感冒

普通感冒为病毒感染引起，潜伏期短，起病较急。临床表现差异很大，以鼻部症状为主。

1. 主要症状　早期有咽部干燥，继而出现鼻塞、喷嚏、低热、咳嗽，鼻流清涕，以后变稠，呈黄脓样。病变向下发展可出现声嘶、咳嗽加剧，或有少量黏液痰，1～2周消失。全身症状短暂，可出现全身酸痛、头痛、乏力、食欲下降、腹胀、腹痛、便秘或腹泻等，部分患者可伴发单纯性疱疹。

2. 体征　鼻腔黏膜充血、水肿，有分泌物，偶有眼结膜充血，可有体温升高。

（二）急性病毒性咽炎和喉炎

病原体多为鼻病毒、腺病毒、流感病毒、副流感病毒及肠病毒、呼吸道合胞病毒等。

1. 主要症状　急性病毒性咽炎咽部发痒或有灼热感，咽痛不明显，咳嗽少见。急性喉炎多表现为声音嘶哑，说话困难，咳嗽时疼痛，常有发热、咽痛或咳嗽。

2. 体征　咽喉部水肿、充血，局部淋巴结轻度肿大、有触痛，有时可闻及喉部喘息声。

（三）急性咽 – 扁桃体炎

病原体多为溶血性链球菌，其次为流感嗜血杆菌、肺炎链球菌、葡萄球菌等。

1. 主要症状　起病急，咽痛明显，发热，畏寒，体温可达39℃以上。

2. 体征　咽部充血明显，扁桃体肿大、充血，表面有黄色点状渗出物，颌下淋巴结肿大、压痛。

（四）急性疱疹性咽峡炎

急性疱疹性咽峡炎多由柯萨奇病毒A引起，多见于儿童，成人偶见，夏季较易流行，起病急，病程约1周。

1. 主要症状　明显咽痛、发热。

2. 体征　咽部、软腭、悬雍垂和扁桃体上有灰白色小丘疹，以后形成疱疹和浅表溃疡，周围黏膜有红晕。

（五）急性咽结膜炎

急性咽结膜炎主要由腺病毒、柯萨奇病毒、埃可病毒等引起，起病急，病程一般4～6日。夏季多发，儿童多见，由游泳传播。

1. 主要症状　发热、咽痛、流泪、畏光。

2. 体征　咽部及结膜充血，可有颈淋巴结肿大，或有角膜炎。

急性上呼吸道感染少数可并发急性鼻窦炎、中耳炎、急性气管 – 支气管炎、肺炎，也可引起急性心肌炎、风湿热、急性肾小球肾炎。

［常考考点］上呼吸道感染不同类型的典型症状和体征。

要点四　实验室检查及其他检查

1. 血常规检查　白细胞计数一般正常或偏低，分类淋巴细胞比例相对增高。伴有细菌感染时，白细胞计数及中性粒细胞增高，或有核左移现象。

2. 病毒分离　收集病人的咽漱液、鼻洗液、咽拭子等标本接种于鸡胚羊膜腔内，可分离出病毒，有助于确诊。

3. 免疫荧光技术检测　取病人鼻洗液中的鼻黏膜上皮细胞涂片，或用咽漱液接种于细胞培养管内，用免疫荧光技术检测，阳性者有助于早期诊断。

4. 血清学检查　取病人急性期与恢复期血清进行补体结合试验、中和试验和血凝抑制试验。双份血清抗体效价递增4倍或4倍以上者有助于早期诊断。

要点五　诊断与鉴别诊断

（一）诊断

主要根据病史、临床症状及体征，结合周围血象，并排除其他疾病如过敏性鼻炎，急性传染性疾病如麻疹、脑炎、流行性脑脊髓膜炎、脊髓灰质炎、伤寒等，可作出临床诊断。病毒分离、免疫荧光技术及细菌培养对明确病因诊断有帮助。

（二）鉴别诊断

1. 过敏性鼻炎 主要表现为喷嚏频作，鼻涕多，呈清水样，鼻腔水肿、苍白，分泌物中有较多嗜酸性粒细胞。发作常与外界刺激有关，常伴有其他过敏性疾病，如荨麻疹等。

2. 急性传染病前驱期 麻疹、脊髓灰质炎、流行性脑脊髓膜炎、流行性乙型脑炎、伤寒、斑疹伤寒、白喉等，在患病初期可伴有上呼吸道症状，但有明确的流行病学史，并有其特定的症状特点可资鉴别。

3. 流行性感冒 流感的潜伏期很短，一般 1 ～ 3 天，常有明显的流行性。起病急骤，以全身中毒症状为主，出现畏寒、高热、头痛、头晕、全身酸痛、乏力等。呼吸道症状轻微或不明显，可有咽痛、流涕、流泪、咳嗽等。少数患者有食欲减退，伴有腹痛、腹胀及腹泻等消化道症状。病毒分离和血清学诊断可供鉴别。

［常考考点］普通感冒和流感的鉴别。

要点六 西医治疗

1. 对症治疗 发热、头痛、肢体酸痛者，可给予解热镇痛药，如复方阿司匹林片 0.5 ～ 1g，口服，每日 3 次；鼻塞流涕者，可用抗过敏药，如扑尔敏 4mg，口服，每日 3 次，或用 1% 的麻黄碱滴鼻。

2. 抗感染治疗 如有继发细菌感染者，可选择抗菌药物治疗。经验用药常选：①头孢氨苄 0.25 ～ 0.5g，口服，每日 4 次。②罗红霉素 150mg，口服，每日 2 次。③阿莫西林 0.5g，口服，每日 3 ～ 4 次。

3. 抗病毒治疗 对无发热、免疫功能正常、发病不超过 2 天的患者一般无须应用抗病毒药物。对于免疫缺陷患者，可早期常规使用抗病毒药物。奥司他韦和利巴韦林的抗病毒谱较广，对流感病毒、副流感病毒和呼吸道合胞病毒等有较强的抑制作用，可缩短病程。

要点七 中医辨证论治

证型	辨证要点	治法	方剂
风寒束表证	恶寒重，发热轻，无汗，头痛，肢体酸痛，鼻塞流清涕，咽痒，咳嗽，舌苔薄白而润，脉浮或浮紧	辛温解表	荆防败毒散
风热犯表证	热重寒轻，汗出，鼻流浊涕，咳嗽，痰黄黏稠，咽燥，或咽喉肿痛，舌苔薄白微黄，边尖红，脉浮数	辛凉解表	银翘散或葱豉桔梗汤
暑湿伤表证	肢体酸重，头重，鼻流浊涕，渴不多饮，口中黏腻，胸脘痞闷，泛恶，舌苔薄黄而腻，脉濡数	清暑祛湿解表	新加香薷饮

［常考考点］上呼吸道感染的证型、辨证要点、治法和方剂。

【知识纵横比较】

中西医结合内科学与儿科学上感的证治比较

上感（中西医结合儿科学）			上感（中西医结合内科学）	
证型		方剂	证型	方剂
主证	风寒感冒	荆防败毒散	风寒束表证	荆防败毒散
	风热感冒	银翘散	风热犯表证	银翘散或葱豉桔梗汤
	暑邪感冒	新加香薷饮	暑湿伤表证	新加香薷饮
	时邪感冒	银翘散合普济消毒饮	—	—
兼证	夹痰	三拗汤、二陈汤（风寒）； 桑菊饮（风热）	—	—
	夹滞	保和丸	—	—
	夹惊	镇惊丸，另服小儿回春丹或小儿金丹片	—	—

【例题实战模拟】

A1 型题

1. 上呼吸道感染的常见病原体是

A. 细菌　B. 病毒　C. 立克次体　D. 衣原体　E. 真菌

2. 在咽部、软腭、悬雍垂和扁桃体上有灰白色小丘疹的是

A. 普通感冒　B. 流行性感冒　C. 急性咽－扁桃体炎　D. 急性疱疹性咽峡炎　E. 急性咽结膜炎

3. 急性上呼吸道感染暑湿伤表证的代表方剂是

A. 香薷饮　B. 荆防败毒散　C. 银翘散　D. 新加香薷饮　E. 羌活胜湿汤

4. 急性上呼吸道感染风寒束表证的治法是

A. 辛凉解表　B. 祛暑解表　C. 祛风解表　D. 辛温解表　E. 益气解表

A2 型题

5. 患者，汗出当风，后出现身热较著，微恶风寒，汗出不畅，头胀痛，目胀，鼻塞，流浊涕，口干而渴，咳嗽，痰黄黏稠，咽喉肿痛，舌苔薄白微黄，边尖红，脉浮数。宜辨证为

A. 风寒束表证　B. 风热犯表证　C. 暑湿伤表证　D. 风热犯肺证　E. 肺热壅盛证

【参考答案】

1. B　2. D　3. D　4. D　5. B

细目二　急性支气管炎

【考点突破攻略】

急性支气管炎（acute bronchitis）是由生物、物理、化学刺激或过敏等因素引起的支气管黏膜的急性炎症。临床主要表现为咳嗽和咳痰，常见于气候急骤变化或上呼吸道防御功能下降时，也可由急性上呼吸道感染迁延不愈所致。

本病属中医学“咳嗽”“暴咳”等范畴。

要点一　西医病因

1. 病原微生物　病毒是引起本病最常见的微生物，常见病毒为腺病毒、流感病毒（甲、乙）、冠状病毒、鼻病毒、单纯疱疹病毒、呼吸道合胞病毒和副流感病毒。常见细菌为流感嗜血杆菌、肺炎链球菌等。近年来衣原体和支原体感染明显增加。在病毒感染的基础上继发细菌感染也较多见。

2. 理化因素　冷空气、粉尘、刺激性气体或烟雾（如二氧化硫、二氧化氮、氨气、氯气等）的吸入，可以引起气管－支气管黏膜的急性损伤和炎症反应。

3. 过敏反应　急性支气管炎与气道的高反应性有关。常见的吸入致敏原包括花粉、有机粉尘、真菌孢子、动物皮毛及排泄物，或对细菌蛋白质的过敏。钩虫、蛔虫的幼虫在肺内的移行均可引起支气管急性炎症反应。

［常考考点］急性支气管炎的病原体最常见的是病毒，其次是细菌。

要点二　中医病因病机

中医认为本病的发生和发展，主要是外感所致，而脏腑功能失调，肺的卫外功能减弱是引发本病的重要病因。天气冷暖失常、气候突变，人体未能适应，卫外功能失调，六淫外邪或从口鼻而入，或从皮毛而侵，侵犯肺系，引发本病。风为六淫之首，其他外邪多随风邪侵袭人体，所以本病的发病常以风为先导，夹有寒、热、燥、湿等邪。

本病病变部位主要在肺，因肺主气，司呼吸，上连喉咙，开窍于鼻，外合皮毛，为五脏之华盖；又因肺为娇脏，不耐寒热。肺卫受邪，使肺气壅遏不宣，清肃失司，气机不利，肺气上逆引起咳嗽。肺卫之邪若不能及时疏散外达，则可发生演变转化，如风寒久郁而化热，风热灼津而化燥，肺热蒸液而成痰。

同时，如迁延失治，伤及正气，或年老体弱，正气不足，卫外不固，更易受邪以致疾病反复发作。

［常考考点］急性支气管炎的中医病因是风；病位是肺；病机是肺失宣肃，肺气上逆。

要点三　临床表现

1. 主要症状　起病较急，通常全身症状较轻，可有发热。初为干咳或有少量黏液痰，随后痰量增多，咳嗽加剧，偶伴血痰。咳嗽、咳痰可延续2～3周，如迁延不愈，可演变成慢性支气管炎。伴支气管痉挛时，可出现程度不等的胸闷气促。

2. 体征　查体可无明显阳性表现。也可以在两肺闻及散在干、湿啰音，或伴哮鸣音，部位不固定，咳嗽后可减少或消失。

［常考考点］急性支气管炎的症状和体征。

要点四　实验室检查及其他检查

1. 血常规检查　白细胞计数和分类多无明显改变。细菌感染时白细胞升高，或伴有中性粒细胞比例增加，血沉加快。

2. 痰培养　痰涂片或培养可发现致病菌。

3. X线检查　可见正常或肺纹理增粗。

要点五　诊断与鉴别诊断

（一）诊断

根据病史、咳嗽和咳痰等呼吸道症状，两肺散在干、湿啰音等体征，结合血象和X线胸片，可作出临床诊断。病毒和细菌检查有助于病因诊断。

（二）鉴别诊断

1. 流行性感冒　流感有流行病学史，急骤起病，高热和全身肌肉酸痛等全身中毒症状明显，病毒分离和血清学检查有助于鉴别。

2. 急性上呼吸道感染　鼻咽部症状明显，咳嗽轻微，一般无痰。肺部无异常体征。胸部X线正常。

3. 其他呼吸系统疾患　如肺结核、肺脓肿、支原体肺炎、麻疹、百日咳和肺癌等，以上疾病初发时常伴有急性支气管炎症状，但均表现有各自的特点，可资鉴别。

要点六　西医治疗

1. 一般治疗　适当休息，注意保暖，多饮水，避免诱发因素和吸入变应原。

2. 对症治疗　发热、头痛时可应用解热镇痛药如复方阿司匹林等；咳嗽有痰且不易咳出时选用祛痰剂，如氯化铵合剂、盐酸氨溴索、溴已新；咳嗽剧烈且无痰时选用右美沙芬、喷托维林、可待因等；支气管痉挛时选用平喘药，如茶碱类和 β_2 受体激动剂等。

3. 抗菌药物　一般不主张应用抗生素治疗本病，但有细菌感染证据时应及时使用，并根据病原体和药敏试验选择抗菌药。一般开始治疗时缺乏病原菌检查结果，可选用大环内酯类、青霉素类、头孢菌素类、氟喹诺酮类等。用药途径依病情而定，轻者口服即可，重症者可肌注或静脉给药。

要点七　中医辨证论治

证型	辨证要点	治法	方剂
风寒袭肺证	咳嗽初起，声重气急，咽痒，痰稀色白，多伴有头痛鼻塞，流清涕，骨节酸痛，恶寒，或有发热，无汗等表证，舌苔薄白，脉浮或浮紧	疏风散寒，宣肺止咳	三拗汤合止嗽散
风热犯肺证	咳嗽新起，咳声粗亢，或咳声嘎哑，咳痰黏稠或稠黄，咳时汗出，常伴鼻流黄涕，头痛口渴，喉燥咽痛，或有发热，微恶风寒等表证，舌苔薄黄，脉浮数或浮滑	疏风清热，宣肺止咳	桑菊饮
燥热伤肺证	咳嗽新起，咳声嘶哑，干咳无痰或痰少黏稠难出，或黏连成丝，或咳引胸痛，多伴有鼻燥咽干，恶风发热，头痛等表证，舌尖红，苔薄黄而干，脉浮数或小数	疏风清肺，润燥止咳	桑杏汤
凉燥伤肺证	干咳，痰少或无痰，咽干鼻燥，兼有头痛，恶寒，发热，无汗，苔薄白而干，脉浮紧	轻宣凉燥，润肺止咳	杏苏散

[常考考点] 急性支气管炎的辨证论治。

【例题实战模拟】

A1 型题

1. 中医认为咳嗽的病因是

A. 风　B. 寒　C. 湿　D. 燥　E. 热

2. 咳嗽的病机是

A. 风寒袭肺，肺气失宣　B. 风热犯肺，肺失清肃　C. 痰热壅肺，肺失肃降

D. 肝郁化火，上逆侮肺　E. 邪犯于肺，肺气上逆

3. 咳嗽风寒袭肺证的治法是

A. 疏风清肺，润燥止咳　B. 轻宣凉燥，润肺止咳　C. 疏风清热，宣肺止咳

D. 疏风散寒，宣肺止咳　E. 辛温解表，宣肺止咳

A2 型题

4. 患者，咳嗽新起，咳声嗄哑，咳痰黏稠或稠黄，咳时汗出，伴鼻流黄涕，头痛口渴，喉燥咽痛，发热，微恶风寒，舌苔薄黄，脉浮数。治宜选用

A. 桑杏汤　B. 杏苏散　C. 麻杏石甘汤　D. 桑菊饮　E. 银翘散

5. 患者，着凉后出现咳嗽，咳声嘶哑，干咳无痰，咳引胸痛，伴有鼻燥咽干，恶风发热，头痛，舌尖红，苔薄黄而干，脉浮数。其辨证为

A. 凉燥伤肺证　B. 燥热伤肺证　C. 风热犯肺证　D. 风寒袭肺证　E. 痰热蕴肺证

【参考答案】

1. A　2. E　3. D　4. D　5. B

细目三　慢性支气管炎

【考点突破攻略】

慢性支气管炎（chronic bronchitis）是指气管、支气管黏膜及其周围组织的慢性非特异性炎症。临床上以咳嗽、咳痰或伴有喘息等反复发作为特征，常并发阻塞性肺气肿、慢性阻塞性肺疾病（COPD），甚至肺源性心脏病。

本病可归属于中医学“咳嗽”“喘证”等范畴。

要点一　西医病因与发病机制

慢性支气管炎的病因较为复杂，往往是多种因素长期相互作用的结果。

1. 吸烟　吸烟是最重要的环境发病因素。烟草中的焦油、尼古丁和氢氰酸等化学物质具有多种损伤效应，可使气道净化能力下降，黏液分泌增多，气道阻力增加；使氧自由基产生增多，破坏肺弹力纤维，诱发肺气肿形成等。

2. 感染因素　感染是慢性支气管炎发生发展的重要因素，主要为病毒和细菌感染。病毒感染以流感病毒、鼻病毒、腺病毒和呼吸道合胞病毒为常见。细菌感染常继发于病毒感染，常见的病原体有奈瑟球菌、肺炎链球菌及流感嗜血杆菌等。

3. 职业粉尘和化学物质　接触职业粉尘及化学物质，如烟雾、变应原、工业废气及室内空气污染等，浓度过高或时间过长，均可能促进慢性支气管炎的发病。

4. 空气污染　大气污染中有害气体如二氧化硫、二氧化氮、氯气、臭氧等可损伤气道黏膜上皮，使纤毛清除功能下降，黏液分泌增加，为细菌感染增加条件。

5. 其他因素　如自主神经功能紊乱，呼吸道副交感神经反应增高，交感神经功能低下，支气管分泌亢进；全身或呼吸道局部的防御及免疫功能减弱；维生素 C、维生素 A 的缺乏，使支气管黏膜上皮修复受影响；遗传。

要点二　中医病因病机

中医学认为，慢性支气管炎的发生和发展，多因外邪侵袭、内脏亏损，导致肺失宣降。

1. 外邪侵袭 六淫之邪侵袭肌表，或从口鼻而入，或从皮毛而侵，内合于肺，肺失肃降，肺气不宣，痰浊滋生，阻塞气道，故可引起咳喘、咳痰。

2. 肺脏虚弱 久咳伤肺，肺气不足，易受外邪侵袭，清肃失职而发病。肺气不足，气失所主，清肃无权，气不化津，积液成痰，痰湿阻肺，致使咳喘缠绵不愈。

3. 脾虚生痰 “脾为生痰之源，肺为贮痰之器”。久病不愈，耗伤脾气，脾阳不足，脾失健运，水谷无以化生精微，聚湿生痰。痰浊上渍于肺，壅塞气道，肺失宣降，而致咳嗽痰多。

4. 肾气虚衰 肾主纳气，助肺以行其呼吸。肾气虚弱，吸入之气不能经肺下纳于肾，气失归藏，则肺气上逆而表现为咳嗽喘促，动则愈甚。久病不愈，必伤于阴，肾阴亏耗，津液不能上润肺金，或虚火上扰，灼伤肺阴，肺失滋润，而致咳喘。

总之，本病常因暴咳迁延未愈，邪恋伤肺，使肺脏虚弱，气阴耗伤，肺气不得宣降，故长期咳嗽、咳痰不愈，日久累及脾、肾。病情多为虚实夹杂，正虚多以气虚为主或兼阴虚，邪实多为痰饮停聚，或偏寒，或偏热，久则夹瘀。其病位在肺，涉及脾、肾。

［常考考点］慢性支气管炎的病位在肺，涉及脾、肾。

要点三　临床表现与并发症

常有长期吸烟或经常吸入刺激性气体及反复上呼吸道感染病史。本病进展缓慢，症状逐渐加重，以咳嗽、咳痰或伴有喘息长期反复发作为特点，每年发病持续3个月以上，并连续2年或2年以上，并排除具有咳嗽、咳痰、喘息症状的其他疾病。

（一）临床表现

1. 症状

（1）咳嗽：早期咳声有力，白天多于夜间，随病情发展，咳声变重浊，痰量增多。继发肺气肿时，常伴气喘，咳嗽夜间多于白天，尤以临睡或清晨起床时更甚。

（2）咳痰：多数为白色黏液痰和浆液性泡沫痰，清晨及夜间较多，在病情加重或合并感染时痰量增多变稠或变黄。老年人咳嗽反射低下，痰不易咳出。

（3）喘息：由支气管痉挛引起，感染及劳力后明显，合并肺气肿后喘息加重。

2. 体征 慢性支气管炎早期常无明显体征。急性发作时在肺底部可闻及湿性和（或）干性啰音，喘息性支气管炎在咳嗽或深吸气后可听到哮鸣音，发作时可闻及广泛的湿啰音和哮鸣音。长期反复发作，可见肺气肿的体征。

（二）主要并发症

1. 阻塞性肺气肿 为慢性支气管炎最常见的并发症。因终末细支气管狭窄阻塞，肺泡壁破裂，相互融合所致。症见气急，活动后加重，伴有肺气肿的体征，如桶状胸。肺部叩诊呈过清音，X线检查示肺野透亮度增加。

2. 支气管扩张症 慢性支气管炎反复发作，支气管黏膜充血、水肿，形成溃疡，管壁纤维增生，管腔变形、扩张或狭窄，扩张部分呈柱状改变，形成支气管扩张，症见咳嗽、痰多或咯血。

3. 支气管肺炎 慢性支气管炎蔓延至周围肺组织中导致感染，患者有寒战、发热、咳嗽增剧，痰量增加且呈脓性。白细胞总数及中性粒细胞增多。X线检查两下肺野有沿支气管分布的斑点状或小片状阴影。

［常考考点］慢性支气管炎最常见的并发症是阻塞性肺气肿。

要点四　实验室检查及其他检查

1. 血常规检查 细菌感染时可出现白细胞总数和（或）中性粒细胞增高。

2. 痰液检查 涂片可发现革兰阳性球菌或革兰阴性杆菌；痰培养可发现致病菌。

3. X线检查 早期可无异常，随着病情发展，可见肺纹理增多、变粗、扭曲，呈网状或条索状阴影，向肺野周围延伸，以两肺中下野明显。

4. 肺功能检查 本病早期病变多在小气道，大气道通气功能尚在正常范围内，常规肺功检查可无异常发现，但闭合气量检测可见增大，最大呼气流速－容量曲线图形异常，最大呼气中期流量（MMEF）降低。以后发展至气道狭窄或有阻塞时，出现阻塞性通气功能障碍，表现为第1秒用力呼气容积（FEV_1）下降，合并肺气肿时，肺残气量明显增高，肺总量（TLC）也增大。

要点五　诊断与鉴别诊断

（一）诊断

1. 诊断要点　临床上以咳嗽、咳痰为主要症状或伴有喘息，每年发病持续 3 个月，并连续 2 年或以上。除外具有咳嗽、咳痰、喘息症状的其他疾病，如支气管哮喘、支气管扩张、肺结核、尘肺、肺脓肿、心功能不全等。

2. 分型

（1）单纯型：主要表现为咳嗽、咳痰。

（2）喘息型：除咳嗽、咳痰外，尚伴有喘息、哮鸣音。

3. 分期

（1）急性加重期：指在 1 周内出现脓性或黏液脓性痰，痰量明显增加，或伴有发热等炎症表现；或在 1 周内“咳”“痰”或“喘”等症状中任何一项明显加剧。

（2）慢性迁延期：指有不同程度的“咳”“痰”“喘”症状，迁延 1 个月以上。

（3）临床缓解期：指症状明显缓解或基本消失保持 2 个月以上。

[常考考点] 慢性支气管炎的诊断及分期。

（二）鉴别诊断

1. 支气管扩张症　本病以慢性咳嗽、咳痰为主症，常表现为大量脓性痰或反复咯血，胸部 X 线检查见支气管管壁增厚，呈串珠状改变，或多发性蜂窝状影像，支气管碘油造影可以确诊。

2. 支气管哮喘　喘息型慢性支气管炎需与支气管哮喘鉴别。喘息型慢性支气管炎一般多见于中老年，咳嗽、咳痰症状较为突出，多因咳嗽反复发作、迁延不愈而伴有喘息。支气管哮喘患者常有个人或家族过敏性病史，多数自幼得病，早期以哮喘症状为主，突发突止，应用解痉药症状可明显缓解，间歇期一般可无症状。支气管哮喘反复发作多年后并发慢性支气管炎，二者不易鉴别，应全面详细分析病史，以明确诊断。

3. 肺结核　活动性肺结核常伴有低热、乏力、盗汗、咯血等典型症状。老年性肺结核上述症状多不显著，易与慢性支气管炎相混淆，应特别引起注意。及时进行胸部 X 线检查、结核菌素试验和痰结核菌检查可帮助诊断。

4. 支气管肺癌　多见于 40 岁以上长期吸烟者，咳嗽性质发生改变，出现刺激性干咳，持续性痰中带血，胸部 X 线检查肺部有块影或阻塞性肺炎，经正规抗菌治疗未能完全消散，应考虑肺癌的可能。痰脱落细胞、CT 或纤维支气管镜检查一般可以明确诊断。

5. 尘肺　尘肺患者多合并慢性支气管炎，症状难与慢性支气管炎鉴别，应根据粉尘接触史，与 X 线胸片予以鉴别。早期矽肺与煤矽肺的胸片也有肺纹理增多与网织阴影，鉴别要点是对小点状阴影的仔细分析，矽结节密度深而边缘较清楚，有时需用放大摄片或随访复查加以鉴别。

6. 特发性肺纤维化　以干咳为主症，气短并呈进行性加重。听诊双肺下后侧可闻及爆裂音（Velcro 啰音）。血气分析显示，动脉血氧分压降低，而二氧化碳分压可不升高。胸部 X 线及 CT 示双肺呈磨玻璃状、网格状或蜂窝状改变。

[常考考点] 慢性支气管炎与支气管扩张症扩和支气管哮喘的鉴别。

要点六　西医治疗

（一）急性加重期和慢性迁延期

1. 控制感染　抗生素使用原则为及时、有效，感染控制后即予停用，以免产生耐药和二重感染。控制感染多依据患者所在地常见病原菌经验性地选择抗生素，同时积极行病原菌培养及药敏试验。常用抗生素可选用 β 内酰胺类、大环内酯类、喹诺酮类等。如阿莫西林 0.5g，口服，每日 3 ～ 4 次；罗红霉素 0.3g，口服，每日 2 次；左氧氟沙星 0.2g，口服，每日 2 次。感染严重者可用同类药品静脉滴注，每日 2 次，疗程 5 ～ 7 日。

2. 祛痰、镇咳　除少数刺激性干咳外，一般不宜单用镇咳药物，因痰不易咳出，反而加重病情。使用祛痰止咳剂，促进痰液引流，有利于感染的控制。常用的药物有：复方甘草合剂 10mL，口服，每日 3 次；盐酸氨溴索 30mg，口服，每日 2 次；盐酸溴己新 16mg，口服，每日 2 ～ 3 次；氯化铵棕色合剂 10mL，口服，每日 2 ～ 3 次。

3. 解痉平喘　适用于喘息型患者急性发作，或合并肺气肿者。常用药物有：氨茶碱 0.1 ～ 0.2g，口服，每日 3 次，或用茶碱缓释剂；特布他林 2.5mg，口服，每日 3 次。也可应用吸入型支气管扩张剂，如硫酸特布他林气雾剂或溴化异丙托品。

（二）缓解期

缓解期主要是加强体质的锻炼，提高自身抗病能力；同时戒烟，避免有害气体和其他有害颗粒的吸入；也可使用免疫调节剂，如卡介苗，每次 1 支，预防感冒，肌内注射，每周 2 ～ 3 次。

要点七　中医辨证论治

证型		辨证要点	治法	方剂
实证	风寒犯肺证	咳喘气急，胸部胀闷，痰白量多，伴有恶寒或发热，无汗，口不渴，舌苔薄白而滑，脉浮紧	宣肺散寒，化痰止咳	三拗汤合止嗽散加减
	风热犯肺证	咳嗽频剧，气粗或咳声嘶哑，痰黄黏稠难出，胸痛烦闷，伴有鼻流黄涕，身热汗出，口渴，便秘，尿黄，舌苔薄黄，脉浮或滑数	清热解表，止咳平喘	桑菊饮加减
	痰湿蕴肺证	咳嗽，咳声重浊，痰多色白而黏，胸满窒闷，纳呆，口黏不渴，甚或呕恶，舌苔白腻，脉滑	燥湿化痰，降气止咳	二陈汤合三子养亲汤加减
	痰热郁肺证	咳嗽，喘息气促，胸中烦闷胀痛，痰多色黄黏稠，咳吐不爽，或痰中带血，渴喜冷饮，面红咽干，尿赤便秘，苔黄腻，脉滑数	清热化痰，宣肺止咳	清金化痰汤加减
	寒饮伏肺证	咳嗽，喘逆不得卧，咳吐清稀白沫痰，量多，遇冷空气刺激加重，甚至面浮肢肿，常兼恶寒肢冷，微热，小便不利，舌苔白滑或白腻，脉弦紧	温肺化饮，散寒止咳	小青龙汤加减
虚证	肺气虚证	咳嗽气短，痰涎清稀，反复易感，倦怠懒言，声低气怯，面色㿠白，自汗畏风，舌淡苔白，脉细弱	补肺益气，化痰止咳	玉屏风散加减
	肺脾气虚证	咳嗽气短，倦怠乏力，咳痰量多易出，面色㿠白，食后腹胀，便溏或食后即便，舌体胖边有齿痕，舌苔薄白或薄白腻，脉细弱	补肺健脾，止咳化痰	补肺汤加减
	肺肾气阴两虚证	咳喘气促，动则尤甚，痰黏量少难咳，伴口咽发干，潮热盗汗，面赤心烦，手足心热，腰酸耳鸣，舌红，苔薄黄，脉细数	滋阴补肾，润肺止咳	沙参麦冬汤合六味地黄丸加减

［常考考点］慢性支气管炎的辨证论治。

【例题实战模拟】

1. 慢性支气管炎最常见的并发症是
A. 支气管扩张症　B. 支气管肺炎　C. 阻塞性肺气肿　D. 慢性肺源性心脏病　E. 慢性呼吸衰竭
2. 慢性支气管炎的病位主要在
A. 肺、肾、肝　B. 肺、脾、肾　C. 肺、心、肾　D. 脾、肾、肝　E. 心、肾、脾
3. 慢性支气管炎寒饮伏肺证的治疗方法是
A. 滋阴补肾，润肺止咳　B. 补肺健脾，止咳化痰　C. 补肺益气，化痰止咳
D. 温肺化饮，散寒止咳　E. 清热化痰，宣肺止咳
4. 患者，男，42 岁。喘逆上气，咳痰不爽，痰质稠、色黄，恶寒身热，无汗，舌红苔黄，脉浮滑而数。治疗应首选
A. 桑菊饮　B. 黄连解毒汤　C. 清金化痰汤　D. 银翘散　E. 桑白皮汤
5. 患者，慢性咳嗽、咳痰、喘息 7 年。现着凉后又出现咳嗽，咳声重浊，痰多色白而黏，胸满窒闷，纳呆，口黏不渴，呕恶，舌苔白腻，脉滑。其证候是
A. 痰热郁肺证　B. 痰湿蕴肺证　C. 风寒犯肺证　D. 风热犯肺证　E. 寒饮伏肺证

【参考答案】

1. C　2. B　3. D　4. A　5. B

细目四　慢性阻塞性肺疾病

【考点突破攻略】

慢性阻塞性肺疾病（chronic obstructive pulmonary disease，COPD）是一种具有气流受限特征的疾病，气流受限不完全可逆，呈进行性发展，与肺部对有害气体或有害颗粒的异常炎症反应有关。当慢性支气管炎、肺气肿患者肺功能检查

出现持续气流受限时，则能诊断为COPD；如患者只有慢性支气管炎和（或）肺气肿，而无持续气流受限，则不能诊断为COPD。COPD主要累及肺部，也可导致肺外多器官损害，其急性加重和并发症影响疾病的进程，随着病情恶化可导致劳动力丧失、生活质量下降，最终发展为呼吸衰竭和肺源性心脏病。

本病可归属于中医学“肺胀”“喘证”“咳嗽”等范畴。

要点一　西医病因、发病机制与病理

（一）病因和发病机制

1. 吸烟　是引起COPD最常见的危险因素，化学物质可损伤气道上皮细胞和纤毛运动，使黏液腺黏液分泌增多，气道净化能力下降，诱导中性粒细胞释放蛋白酶，肺弹力纤维破坏，肺气肿形成。吸烟者烟龄越长，吸烟量越大，COPD患病率越高。

2. 理化因素　大气中的有害气体，使纤毛清除功能下降，黏液分泌增加；粉尘及化学物质可能产生与吸烟类似的COPD。吸入有害气体、有害物质可以导致蛋白酶产生增多或活性增强，而抗蛋白酶产生减少或灭活加快。蛋白酶增多或抗蛋白酶不足均可导致组织结构破坏，产生肺气肿。

3. 感染因素　与慢性支气管炎类似，感染亦是COPD发生与进展的重要因素之一。

4. 氧化应激及炎症机制　许多研究表明COPD患者的氧化应激增加；中性粒细胞、巨噬细胞、T淋巴细胞等炎症细胞也参与了COPD发病过程。慢性炎症是COPD的特征性改变，中性粒细胞的活化和聚集是COPD炎症过程的一个重要环节，通过释放中性粒细胞弹性蛋白酶、中性粒细胞组织蛋白酶G、中性粒细胞蛋白酶3和基质金属蛋白酶引起慢性黏液高分泌状态并破坏肺实质。

5. 其他　自主神经功能失调、营养不良、气温变化、低体重指数等都有可能参与COPD的发生发展。

（二）病理

COPD的病理改变主要表现为慢性支气管炎及肺气肿的病理变化。支气管黏膜上皮细胞变性、坏死、增生，黏膜及黏膜下层炎症细胞浸润。

急性发作期可见到大量中性粒细胞，严重者为化脓性炎症，黏膜充血、水肿、变性坏死和溃疡形成，基底部肉芽组织机化和纤维组织增生导致管腔狭窄；纤毛倒伏、变短、不齐、粘连，部分脱落。

缓解期黏膜上皮修复、增生、鳞状上皮化生和肉芽肿形成。杯状细胞数目增多、肥大，分泌亢进，腔内分泌物潴留。基底膜变厚坏死。支气管腺体增生肥大，腺体肥厚，与支气管壁厚度比值常大于0.55～0.79。炎症导致气管壁的损伤–修复过程反复发生，进而引起气管结构重构、胶原含量增加及瘢痕形成。这些病理改变是COPD气流受限的主要病理基础之一。

肺气肿的病理改变可见肺脏容积过度膨大，可达正常的2倍，弹性减退。镜检见肺泡壁变薄，肺泡腔扩大、破裂或形成大泡，血液供应减少，弹力纤维网破坏。按累及肺小叶的部位，可将阻塞性肺气肿分为小叶中央型、全小叶型及兼有两种病变的混合型三类，其中以小叶中央型为多见。小叶中央型特点是囊状扩张的呼吸性细支气管位于二级小叶的中央区。全小叶型特点是气肿囊腔较小，遍布于肺小叶内。混合型肺气肿是指以上两型同时存在，多在小叶中央型基础上，并发小叶周边区肺组织膨胀。

［常考考点］COPD的病理改变主要表现为慢性支气管炎及肺气肿的病理变化。

要点二　中医病因病机

本病多由慢性咳喘病证逐渐加重演变而成，发病缓慢。久病正虚或老年体弱者，更易感受外邪，致使病情加重，病因涉及内因、外因两个方面。

1. 脏腑功能失调　主要与肺、脾、肾关系密切。由于咳嗽、咳痰经久不愈，气喘反复发作，致使肺脏虚损，肺虚则气失所主，以致气短、喘促加重。子盗母气，脾脏受累，运化失职，以致痰饮内生，病久及肾而使肾虚，肾不纳气。肾虚则根本不固，摄纳无权，吸入之气不能摄纳于肾，则气逆于肺，呼多吸少，气不得续，气短不足以息，动则喘促尤甚。

2. 六淫邪气侵袭　卫外不固，外感六淫之邪更易侵袭肺卫，导致宣降失和，肺气不利，引动伏痰，则易发生咳嗽、喘促等症。

综上所述，本病病位在肺，累及脾肾。平时以本虚为主，复感外邪则虚中夹实。病程日久，肺、脾、肾虚损更趋严重，终致喘脱。

要点三　临床表现与并发症

COPD 起病缓慢，病程较长，患者多有慢性支气管炎病史，每因外邪侵袭而诱发。

（一）临床表现

1. 症状

（1）慢性咳嗽、咳痰：随病程发展终身不愈。常晨间咳嗽、咳痰明显，夜间有阵咳或排痰。一般为白色黏液或浆液性泡沫样痰，偶可带血丝。急性发作期痰量增多，可有脓性痰。

（2）气短、喘息或呼吸困难：早期劳力时出现，后逐渐加重，是 COPD 的标志性症状。部分患者特别是重度患者或急性加重时可出现喘息胸闷。

（3）其他：晚期患者可有体重下降、食欲减退等。

2. 体征　早期体征不明显，随疾病进展，胸廓前后径增大，肋间隙增宽，剑突下胸骨下角增宽，呈桶状胸；呼吸动度减弱，触诊双侧语颤减弱或消失；叩诊肺部呈过清音，心浊音界缩小，肺下界和肝浊音界下降；听诊两肺呼吸音减弱，呼气延长，部分患者可闻及湿性啰音和（或）干性啰音，心率增快，心音遥远，肺动脉瓣第二心音亢进，如剑突下出现收缩期心脏搏动及其心音较心尖部明显增强时，提示并发早期肺心病。

［常考考点］COPD 的典型症状和体征。

（二）并发症

1. 自发性气胸　多为肺大泡破裂而成。如有突然加重的呼吸困难，并伴有明显的发绀，患侧肺部叩诊为鼓音，听诊呼吸音减弱或消失，应考虑并发自发性气胸，通过 X 线检查可以确诊。肺气肿时肺野透亮度增高，气胸体征不够典型，应注意鉴别。

2. 慢性呼吸衰竭　常在 COPD 急性加重时因症状明显加重被发现，可见低氧血症和（或）高碳酸血症，可具有缺氧和二氧化碳潴留的临床表现。

3. 慢性肺源性心脏病　COPD 引起肺血管床减少及缺氧致肺动脉痉挛、血管重构，导致肺动脉高压、右心室肥厚扩大，最终发生右心功能不全。

［常考考点］COPD 的常见并发症。

要点四　实验室检查及其他检查

1. 肺功能检查　肺功能检查是判断气流受限的主要客观指标，对 COPD 诊断、严重程度评价、疾病进展、预后及治疗反应有重要意义。

（1）第 1 秒用力呼气容积占用力肺活量百分比（FEV_1/FVC）：是评价气流受限的一项敏感指标。第 1 秒用力呼气容积占预计值百分比（$FEV_1\%$ 预计值）是评估 COPD 严重程度的良好指标，其变异性小，易于操作。吸入支气管舒张药后 $FEV_1/FVC < 70\%$ 及 $FEV_1 < 80\%$ 预计值者，可确定为不完全可逆性气流受限。但同时必须注意，采用这样的固定比值来定义气流受限，对于老年人可能会导致过度诊断，而对于年龄＜ 45 岁的人群，尤其是轻度 COPD 患者，则可能导致漏诊。

（2）肺总量（TLC）、功能残气量（FRC）和残气量（RV）增高，肺活量（VC）减低，表明肺过度充气，有参考价值。由于 TLC 增加不及 RV 增高程度明显，故 RV/TLC 增高。

（3）一氧化碳弥散量（DLCO）及 DLCO 与肺泡通气量（VA）比值（DLCO/VA）下降，该项指标对诊断有参考价值。

2. 影像学检查　COPD 早期胸片可无变化，以后可出现肺纹理增粗、紊乱等非特异性改变，也可出现肺气肿改变。X 线胸片改变对 COPD 诊断特异性不高，主要作为确定肺部并发症及与其他肺疾病鉴别之用。高分辨率 CT，对有疑问病例的鉴别诊断有一定意义。

3. 血气分析　血气分析对判断酸碱平衡失调及呼吸衰竭的类型有重要价值。

4. 其他　COPD 合并细菌感染时，外周血白细胞及中性粒细胞增高，核左移。痰培养可能查出病原菌，常见病原菌为肺炎链球菌、流感嗜血杆菌、卡他莫拉菌、肺炎克雷伯菌等。

［常考考点］$FEV_1/FVC < 70\%$ 及 $FEV_1 < 80\%$ 预计值者，可确定为不完全可逆性气流受限。

要点五　诊断与鉴别诊断

（一）诊断

1. 诊断要点　主要根据吸烟等高危因素史、临床症状、体征及肺功能检查等综合分析而确定。不完全可逆性气流受限是 COPD 诊断的必备条件。不完全可逆性气流受限依据吸入支气管舒张药后 $FEV_1/FVC < 70\%$ 可确定。少数无咳嗽、咳痰症状的患者，只要肺功能检查时 $FEV_1/FVC < 70\%$，除外其他疾病后，亦可诊断为 COPD。

2. 严重程度分级　根据 FEV_1/FVC、$FEV_1\%$ 预计值和症状可对 COPD 的严重程度做出分级，见下表。

慢性阻塞性肺疾病的严重程度分级

分级	分级标准
Ⅰ级：轻度	$FEV_1/FVC < 70\%$ $FEV_1 \geq 80\%$ 预计值 有或无慢性咳嗽、咳痰症状
Ⅱ级：中度	$FEV_1/FVC < 70\%$ $50\% \leq FEV_1 < 80\%$ 预计值 有或无慢性咳嗽、咳痰症状
Ⅲ级：重度	$FEV_1/FVC < 70\%$ $30\% \leq FEV_1 < 50\%$ 预计值 有或无慢性咳嗽、咳痰症状
Ⅳ级：极重度	$FEV_1/FVC < 70\%$ $FEV_1 < 30\%$ 预计值 或 $FEV_1 < 50\%$ 预计值，伴慢性呼吸衰竭

3. 病程分期　急性加重期指在疾病过程中，短期内咳嗽、咳痰、气短和（或）喘息加重，痰量增多，呈脓性或黏液脓性，伴发热等症状。稳定期指患者咳嗽、咳痰、气短等症状稳定或症状较轻。

4. 严重程度的评估　为了降低未来不良健康事件的发生风险，应重视 COPD 给患者造成的长期和短期影响。必须对 COPD 患者的严重程度进行评估。临床上建议结合患者肺功能、症状评分及急性加重风险综合评估。评估的目标在于确定疾病的严重程度，包括气流受限程度、对患者健康状况的影响、未来不良事件的风险（如急性加重、住院或死亡），从而指导治疗。

（二）鉴别诊断

1. 支气管扩张症　以反复发作咳嗽、咳痰为特点，常表现为咳大量脓性痰或反复咯血。查体常有肺部固定性湿性啰音。部分胸部 X 片显示肺纹理粗乱或呈卷发状或多发蜂窝状影像，高分辨率 CT 可见支气管扩张改变。

2. 支气管哮喘　多在儿童或青少年期起病，常有家族或个人过敏史，以发作性喘息为特征，突发突止，发作时两肺满布哮鸣音，应用解痉药症状可明显缓解，也可自行缓解。哮喘的气流受限多为可逆性，其支气管舒张试验阳性。慢性支气管炎合并支气管哮喘时，表现为气流受限不完全可逆，应全面详细分析病史，以明确诊断。

3. 肺结核　活动性肺结核可有午后低热、乏力、盗汗等结核中毒症状，痰检可发现抗酸杆菌，胸部 X 线片检查可发现病灶。

4. 支气管肺癌　多数患者有长期吸烟病史，近期出现顽固的刺激性咳嗽、咳痰，可有痰中带血，或原有慢性咳嗽性质发生改变，胸部 X 线片及 CT 可发现占位病变。痰细胞学检查、纤维支气管镜检查以及肺活检，有利于明确诊断。

5. 弥漫性泛细支气管炎　主要见于亚裔患者，多数患者为男性和非吸烟者，几乎所有患者合并慢性鼻窦炎，X 线胸片和 CT 检查可见弥漫性小叶中央结节影，伴充气过度征。

6. 闭塞性细支气管炎　起病年龄较轻。非吸烟者，可有风湿性关节炎病史或急性烟雾暴露史。发生于肺或骨髓移植后，胸部 CT 呼气相可见低密度影。

［常考考点］COPD 与支气管扩张症和支气管哮喘的鉴别。

要点六　西医治疗

（一）急性加重期

1. 支气管舒张药　包括短期按需应用以暂时缓解症状和长期规则应用以减轻症状。

（1）β_2受体激动剂：主要有沙丁胺醇气雾剂，每次 100 ～ 200μg（1 ～ 2 喷），定量吸入，疗效持续 4 ～ 5 小时，每 24 小时不超过 8 ～ 12 喷。特布他林气雾剂亦有同样作用，可缓解症状。尚有沙美特罗、福莫特罗等长效 β_2受体激动剂，每日仅需吸入 2 次。

（2）抗胆碱能药：是治疗 COPD 常用的药物。主要品种为异丙托溴铵气雾剂，定量吸入，起效较沙丁胺醇慢，持续 6 ～ 8 小时，每次 40 ～ 80μg，每天 3 ～ 4 次。长效抗胆碱能药有噻托溴铵，选择性作用于 M_1、M_3受体，每次吸入 18μg，每天 1 次。

（3）茶碱类：茶碱缓释或控释片 0.2g，口服，每 12 小时 1 次；氨茶碱 0.1g，口服，每日 3 次。

有严重喘息症状者可给予较大剂量雾化吸入治疗，如应用沙丁胺醇 500μg，或异丙托溴铵 500μg，或沙丁胺醇 1000μg 加异丙托溴铵 250 ～ 500μg，通过小型雾化器给患者吸入治疗以缓解症状。

2. 持续低流量吸氧 发生低氧血症者可鼻导管吸氧，或通过文丘里（Venturi）面罩吸氧。鼻导管给氧时，吸入的氧浓度与给氧流量有关，估算公式为吸入氧浓度（%）=21+4× 氧流量（L/min）。一般吸入氧浓度为 28% ～ 30%，应避免吸入氧浓度过高，抑制呼吸中枢而引起二氧化碳潴留。

3. 控制感染 抗生素选择，应依据患者所在地常见病原菌类型及药物敏感情况。如给予 β 内酰胺类 / β 内酰胺酶抑制剂、第二代头孢菌素、大环内酯类或喹诺酮类。门诊可用阿莫西林克拉维酸 1 ～ 2 片，每 12 小时 1 次；头孢唑肟 0.25g，口服，每日 3 次；头孢呋辛 0.5g，口服，每日 2 次；左氧氟沙星 0.2g，口服，每日 2 次；莫西沙星或加替沙星 0.4g，口服，每日 1 次。较重者可应用第三代头孢菌素，如头孢曲松钠 2g 加于 0.9% 氯化钠注射液中静脉滴注，每日 1 次。住院患者当根据疾病严重程度和细菌培养及药敏试验结果选择抗生素，给药一般采取静脉滴注。

4. 糖皮质激素 对需住院治疗的急性加重期患者可考虑口服泼尼松龙 30 ～ 40mg/d，也可静脉给予甲泼尼龙 40 ～ 80mg，每日 1 次，连续 5 ～ 7 日。

5. 祛痰剂 溴己新 8 ～ 16mg，口服，每日 3 次；或盐酸氨溴索 30mg，口服，每日 3 次，酌情选用。

如患者有呼吸衰竭、肺源性心脏病、心力衰竭，具体治疗方法可参阅有关章节治疗内容。

[常考考点] COPD 急性加重期的治疗措施和用药。

（二）稳定期治疗

COPD 稳定期初始药物治疗（2019 年慢性阻塞性肺疾病全球倡议，GOLD）

≥ 2 次中度急性加重或≥ 1 次导致住院的急性加重	C 组 长效抗胆碱能药物（LAMA）	D 组 LAMA 或 LAMA+ 长效 β_2受体激动剂（LABA）* 或吸入糖皮质激素（ICS）+LABA**
0 或 1 次中度急性加重（未导致住院）	A 组 一种长效支气管扩张剂	B 组 LABA 或 LAMA
	改良版英国医学研究会呼吸问卷（mMRC）评分 0 ～ 1 分，慢阻肺评估测试（CAT）评分＜ 10 分	mMRC 评分≥ 2 分，CAT 评分≥ 10 分

注：* 临床症状明显，CAT 评分＞ 20 分；** 若嗜酸性粒细胞（EOS）≥ 300/μL。

1. 支气管舒张药 药物同急性加重期。

2. 祛痰药 对痰不易咳出者可应用。常用药物有盐酸氨溴索（ambroxol）30mg，口服，每日 3 次；N– 乙酰半胱氨酸（N–acetylcysteine）0.2g，口服，每日 3 次；或羧甲司坦（carbocisteine）0.5g，口服，每日 3 次；稀化黏素 0.3g，口服，每日 3 次。

3. 糖皮质激素 有研究显示长期吸入糖皮质激素与长效 β_2受体激动剂联合制剂，可增加运动耐量，减少急性加重发作频率，提高生活质量，改善肺功能。目前常用剂型有沙美特罗加氟替卡松、福莫特罗加布地奈德。适于 D 组患者。

4. 长期家庭氧疗（LTOT） 对 COPD 并发慢性呼吸衰竭者可提高生活质量和生存率。LTOT 指征：① PaO_2 ≤ 55mmHg 或 SaO_2 ≤ 88%，有或没有高碳酸血症。② $PaO_2$55 ～ 60mmHg，或 SaO_2 ＜ 89%，并有肺动脉高压、心力衰竭水肿或红细胞增多症（血细胞比容＞ 0.55）。一般用鼻导管吸氧，氧流量为 1.0 ～ 2.0L/min，吸氧时间 10 ～ 15h/d。目的是使患者在静息状态下，达到 PaO_2 ≥ 60mmHg 和（或）使 SaO_2 升至 90%。

[常考考点] 长期家庭氧疗（LTOT）的指征。

要点七　中医辨证论治

证型	辨证要点	治法	方剂
外寒内饮证	咳嗽喘逆不得卧，咳痰稀白量多，呈泡沫状，恶寒无汗，苔白滑，脉浮紧	温肺散寒，解表化饮	小青龙汤加减
痰浊壅肺证	咳嗽，痰多黏腻色白，咳吐不利，兼有呕恶，食少口黏不渴，舌苔白腻，脉滑或濡	健脾化痰，降气平喘	二陈汤合三子养亲汤加减
痰热郁肺证	喘咳气涌，痰多质黏色黄，伴胸中烦闷，身热有汗，口渴而喜冷饮，面赤咽干，小便赤涩，大便秘结，舌质红，舌苔薄黄或腻，脉滑数	清热化痰，降逆平喘	越婢加半夏汤或桑白皮汤加减
肺脾气虚证	咳喘日久，气短，痰多稀白，胸闷腹胀，倦怠懒言，面色㿠白，食少便溏，舌淡白，脉细弱	补肺健脾，益气平喘	补肺汤合四君子汤加减
肺肾气虚证	呼吸浅短难续，动则喘促更甚，声低气怯，咳嗽，痰白如沫，咳吐不利，胸闷，心悸，形寒汗出，或腰膝酸软，小便清长，尿有余沥，舌质淡或紫暗，脉沉细无力或结代	补肺益肾，降气平喘	平喘固本汤合补肺汤加减
阳虚水泛证	胸部膨满，喘咳不能平卧，咳痰清稀，心悸，面浮，下肢浮肿，甚则一身悉肿，腹部胀满有水，脘痞，纳差，尿少，怕冷，面唇青紫，舌苔白滑，舌体胖、质暗，脉沉细或结代	温肾健脾，化饮利水	真武汤合五苓散加减

［常考考点］COPD 的辨证论治。

【知识纵横比较】

COPD 与慢性支气管炎的证治鉴别

COPD		慢性支气管炎	
证型	方剂	证型	方剂
—	—	风寒犯肺证	三拗汤合止嗽散
—	—	风热犯肺证	麻杏石甘汤
痰浊壅肺证	二陈汤合三子养亲汤	痰浊阻肺证	二陈汤合三子养亲汤
痰热郁肺证	越婢加半夏汤或桑白皮汤	痰热郁肺证	清金化痰汤
外寒内饮证	小青龙汤	寒饮伏肺证	小青龙汤
—	—	肺气虚证	补肺汤
肺脾气虚证	补肺汤合四君子汤	肺脾气虚证	补肺汤合补中益气汤
肺肾两虚证	平喘固本汤合补肺汤	肺肾气阴两虚证	沙参麦冬汤合六味地黄丸

【例题实战模拟】

A1 型题

1. 慢性阻塞性肺疾病痰热郁肺证的中医治法是

A. 温肺散寒，涤痰降逆　B. 宣肺降气，化瘀止咳　C. 宣肺散寒，化痰止咳
D. 清热化痰，宣肺平喘　E. 解表散寒，止咳化痰

2. 下列各项，不属于慢性阻塞性肺疾病体征的是

A. 桶状胸　B. 语颤增强　C. 肺部叩诊呈过清音　D. 两肺呼吸音减弱　E. 肝脏浊音界下降

A2 型题

3. 患者，女，78 岁。既往患慢性肺源性心脏病 15 年。近日受凉后呼吸浅短难续，动则喘促更甚，声低气怯，咳嗽，痰白如沫，咳吐不利，胸闷，心悸，形寒汗出，舌质紫暗，脉沉细无力。其中医治法是

A. 清肺化痰，降逆平喘　B. 涤痰开窍，息风止痉　C. 温肾健脾，化饮利水
D. 补肺益肾，降气平喘　E. 健脾益肺，化痰降气

B1 型题

A. 桑白皮汤　　B. 小青龙汤　　C. 涤痰汤合安宫牛黄丸或至宝丹

D. 二陈汤合三子养亲汤　　E. 玉屏风散合六君子汤

4. 慢性阻塞性肺疾病之痰热郁肺证，治疗应首选的方剂是

5. 慢性阻塞性肺疾病之痰浊壅肺证，治疗应首选的方剂是

【参考答案】

1. D　2. B　3. D　4. A　5. D

细目五　支气管哮喘

【考点突破攻略】

支气管哮喘是由多种细胞（如嗜酸性粒细胞、肥大细胞、T 淋巴细胞、中性粒细胞、气道上皮细胞等）和细胞组分参与的气道慢性炎症性疾病。这种慢性炎症与气道高反应性相关，通常出现广泛多变的可逆性气流受限，并引起反复发作性的喘息、气急、胸闷或咳嗽等症状，常在夜间和（或）清晨发作、加剧，多数患者可自行缓解或经治疗后缓解。支气管哮喘如诊治不及时，随病程的延长可产生气道不可逆性缩窄和气道重塑。

本病归属于中医学“哮病”范畴。

要点一　西医病因与发病机制

（一）病因

1. 遗传因素（宿主因素） 本病大多认为与多基因遗传有关。研究表明，其发病与气道高反应性、IgE 调节基因和特异性反应相关的基因有关，这些基因共同在哮喘的发病中起着重要的作用。

2. 激发因素（环境因素） ①吸入物包括特异性和非特异性两类：前者如花粉、尘螨、动物毛屑、真菌等，后者包括硫酸、氨气、氯气、工业粉尘、油烟、甲醛、甲酸、煤气、二氧化硫等。②细菌、病毒、支原体、寄生虫、原虫等感染。③鱼、虾、奶、蛋类等食物。④药物如阿司匹林、普萘洛尔等。⑤其他，如剧烈运动、气候骤然变化、妊娠、月经、精神因素等。

（二）发病机制

哮喘的发病机制可概括为免疫－炎症反应、气道高反应性及神经机制等因素相互作用。其中气道炎症是目前公认的最重要的发病机制，被认为是哮喘的本质，是导致气道高反应性的重要机制之一。体液介导和细胞介导的免疫反应则参与了哮喘的发病。气道高反应性是哮喘发生发展的另一个重要因素。患者发病的另一个重要因素是神经因素，神经因素主要表现为胆碱能神经功能亢进。

［常考考点］气道炎症是目前公认的哮喘最重要的发病机制。

要点二　中医病因病机

本病多有宿痰内伏于肺，由于复感外邪、饮食、情志、劳倦等，诱动内伏之宿痰，致痰阻气道，痰因气升，气因痰阻，壅塞气道，壅遏肺气，肺气上逆而发病。

1. 宿痰内伏 禀赋痰盛之体，痰浊恋肺；肺失宣肃，痰浊内生或肺虚气不布津，津阻为痰，内伏于肺；脏腑功能失调，气机升降出入异常，脾胃运化不及，聚湿生痰，痰浊上干于肺；长期吸烟熏灼气道，灼液为痰。

2. 诱因触发

（1）外邪侵袭：邪气内蕴于肺，外邪引动伏痰而发病。

（2）饮食不当：寒饮内生，脾阳受困，积聚痰液；或精微过多，输布不及，停积体内，化生痰浊，引动宿痰而发病。

（3）情志内伤：肝气郁结，疏泄失职；或郁怒伤肝，肝气横逆侮脾，而致脾失健运，饮食不化，聚湿生痰，上干于肺，壅阻肺气而发病。

（4）过劳或病后体虚：肺气虚损，肺不布津，宣肃失司，气机阻滞，引动宿痰而发病。

本病病位在肺，与脾、肾、肝、心密切相关。其病性属本虚标实，病理因素以痰为主。痰主要由于肺不布津，脾失转输，肝不散精，肾失蒸腾气化，以致津液凝聚成痰，伏藏于肺，成为发病的“夙根”，遇各种诱因而引发。哮病反复发

作，寒痰伤及脾肾之阳，痰热耗灼肺肾之阴，由实转虚，严重者因肺不能主治节调理心血的运行，命门之火不能上济于心，而使心阳同时受累，则发生“喘脱”之危候。

要点三　临床表现

1. 症状　①发作时伴有哮鸣音的呼气性呼吸困难或发作性胸闷和咳嗽；严重者被迫采取坐位或呈端坐呼吸，甚至出现发绀、汗出、干咳等，缓解前常咳大量白色泡沫痰。②哮喘症状可在数分钟内发作，经数小时至数天，经用支气管舒张剂治疗或自行缓解，某些患者在缓解数小时后可再次发作。③有时顽固性咳嗽可为唯一的症状（咳嗽变异性哮喘）；有些青少年，其哮喘症状表现为运动时出现胸闷、咳嗽和呼吸困难（运动性哮喘）。④在夜间及凌晨发作和加重常是哮喘的特征之一。⑤发作前有鼻痒、喷嚏、流涕、胸闷。

2. 体征　发作时胸部呈过度充气状态，哮喘严重发作时有“三凹征”，肺部有广泛的哮鸣音，呼气音延长；但在轻度哮喘或有些严重哮喘发作时，哮鸣音可不出现。心率增快、奇脉、胸腹反常运动和发绀常出现在严重哮喘患者中。

[常考考点] 支气管哮喘的典型症状和体征。

要点四　实验室检查及其他检查

1. 痰液检查　痰液涂片在显微镜下可见较多的嗜酸性粒细胞。

2. 呼吸功能检查

（1）通气功能检测：哮喘发作时第 1 秒钟用力呼气容积（FEV_1）、第 1 秒钟用力呼气容积与肺活量比值（FEV_1/FVC%）、最大呼气中期流量（MMEF）以及呼气流量峰值（PEF）等均降低。肺活量减少，残气量、功能残气量和肺总量增加，残气量与肺总量比值增大。

（2）支气管激发试验（BPT）：激发试验适用于 FEV_1 预计值 70% 以上的患者。吸入激发剂（如组胺、乙酰甲胆碱）后通气功能下降，气道阻力增加。FEV_1 下降≥ 20%（指在设定的激发剂量范围内），为激发试验阳性。

（3）支气管舒张试验（BDT）：常用吸入型支气管舒张剂如沙丁胺醇、特布他林及异丙托溴铵等。舒张试验阳性诊断标准：FEV_1 增加＞ 12% 且 FEV_1 绝对值增加＞ 200mL。

（4）PEF 及其变异率的测定：哮喘发作时 PEF 下降。若 PEF 平均每日昼夜变异率＞ 10%（每日昼夜变异率 = 连续 7 天每天 PEF 昼夜变异率 /7）；或 PEF 周变异率＞ 20% 可以考虑诊断为支气管哮喘。

3. 动脉血气分析　哮喘发作严重时可有缺氧，动脉血氧分压（PaO_2）降低，二氧化碳分压（$PaCO_2$）下降，pH 上升而呈呼吸性碱中毒。哮喘持续状态，气道严重阻塞，不仅缺氧、动脉氧分压下降，还可伴二氧化碳潴留，出现呼吸性酸中毒。如缺氧明显，可合并代谢性酸中毒。

4. 胸部 X 线检查　早期发作时可见两肺透亮度增加，缓解期多无明显异常，反复发作或并发呼吸道感染，可见肺纹理增加及炎性浸润阴影，可并发肺不张、气胸或纵隔气肿。

5. 特异性变应原的检测　目前多使用皮肤变应原测试。

要点五　诊断与鉴别诊断

（一）诊断标准

1. 典型哮喘的临床症状和体征

（1）反复发作喘息、气急，胸闷或咳嗽，夜间及晨间多发，常与接触变应原、冷空气、理化刺激，以及病毒性上呼吸道感染、运动等有关。

（2）发作时双肺可闻及散在或弥漫性哮鸣音，呼气相延长。

（3）上述症状和体征可经治疗缓解或自行缓解。

2. 可变气流受限的客观检查　①支气管舒张试验阳性。②支气管激发试验阳性。③平均每日 PEF 昼夜变异率＞ 10% 或 PEF 周变异率＞ 20%。

符合上述症状和体征，同时具备气流受限客观检查中的任一条，并除外其他疾病所引起的喘息、气急、胸闷和咳嗽，可以诊断为哮喘。

咳嗽变异性哮喘：指咳嗽作为唯一或主要症状，无喘息、气急等典型哮喘症状，同时具备可变气流受限客观检查中的任一条，除外其他疾病所引起的咳嗽。

（二）哮喘的分期及控制水平分级

哮喘可分为急性发作期、慢性持续期和临床缓解期。

1. 急性发作期 指喘息、气急、胸闷或咳嗽等症状突然发生或症状突然加重，伴有呼气流量降低，常因接触变应原等刺激物或治疗不当所致。哮喘急性发作时其程度轻重不一，病情加重可在数小时或数天内出现，偶尔可在数分钟内即危及生命，故应对病情作出正确评估并及时治疗。急性发作时严重程度可分为轻度、中度、重度和危重 4 级。

轻度：步行或上楼时气短，可有焦虑，呼吸频率轻度增加，闻及散在哮鸣音，肺通气功能和血气检查正常。

中度：稍事活动感气短，讲话常有中断，时有焦虑，呼吸频率增加，可有“三凹征”，闻及响亮、弥漫的哮鸣音，心率增快，可出现奇脉，使用支气管舒张剂后 PEF 占预计值的 60% ～ 80%，$SaO_2$91% ～ 95%。

重度：休息时感气短，端坐呼吸，只能发单字表达，常有焦虑和烦躁，大汗淋漓，呼吸频率＞ 30 次 / 分，常有“三凹征”，闻及响亮、弥漫的哮鸣音，心率增快常＞ 120 次 / 分，奇脉，使用支气管舒张剂后 PEF 占预计值＜ 60%，或绝对值＜ 100L/min，或作用时间＜ 2 小时，PaO_2 ＜ 60mmHg，$PaCO_2$ ＞ 45mmHg，SaO_2 ≤ 90%，pH 可降低。

危重：患者不能讲话，嗜睡或意识模糊，胸腹矛盾运动，哮鸣音减弱甚至消失，脉率变慢或不规则，严重低氧血症和高二氧化碳血症，pH 降低。

2. 慢性持续期 指患者虽然没有哮喘急性发作，但在相当长的时间内仍有不同频度和不同程度的喘息、咳嗽、胸闷等症状，可伴有肺通气功能下降。目前，应用最为广泛的慢性持续期哮喘严重性评估方法为哮喘控制水平分级。这种评估方法包括目前临床控制评估和未来风险评估，临床控制又可分为良好控制、部分控制和未控制 3 个等级。

哮喘控制水平分级

A：哮喘症状控制		哮喘症状控制水平		
		良好控制	部分控制	未控制
过去 4 周，患者存在：				
日间哮喘症状＞ 2 次 / 周	是☐ 否☐	无	存在 1 ～ 2 项	存在 3 ～ 4 项
夜间因哮喘憋醒	是☐ 否☐			
使用缓解药物次数＞ 2 次 / 周	是☐ 否☐			
哮喘引起的活动受限	是☐ 否☐			
B：未来风险评估（急性发作风险，病情不稳定，肺功能迅速下降，药物不良反应）				
与未来不良事件风险增加的相关因素包括： 临床控制不佳；过去一年频繁急性发作；曾因严重哮喘而住院治疗；FEV_1 低；烟草暴露；高剂药物治疗				

3. 临床缓解期 指患者无喘息、气急、胸闷、咳嗽等症状，并维持 1 年以上。

［常考考点］支气管哮喘的诊断标准。

（三）鉴别诊断

1. 心源性哮喘 左心衰时可出现心源性哮喘，发作时症状与哮喘相似，但心源性哮喘多有高血压、冠状动脉粥样硬化性心脏病、风湿性心瓣膜病和二尖瓣狭窄等病史和体征。阵发性咳嗽，常咳出粉红色泡沫痰，两肺可闻及广泛的湿啰音和哮鸣音，左心界扩大，心率增快，心尖部可闻及奔马律。胸部 X 线检查可见心脏增大，肺淤血征，有助于鉴别。若一时难以鉴别，忌用肾上腺素或吗啡，以免造成危险。血浆脑钠肽（BNP）水平检测可用于心源性或肺源性呼吸困难的快速鉴别。

2. 慢性阻塞性肺疾病（COPD） 多见于中老年人，有慢性咳嗽史，喘息长年存在，有加重期。患者多有长期吸烟或接触有害气体的病史。有肺气肿体征，两肺或可闻及湿啰音。但有时临床上难以严格区分 COPD 和哮喘，用支气管舒张剂和口服或吸入激素做治疗性试验可能有所帮助。COPD 也可与哮喘同时存在。

3. 上气道阻塞 可见于中央型支气管肺癌、气管支气管结核、复发性多软骨炎等气道疾病或气管异物吸入，导致支气管狭窄或伴发感染，可出现喘鸣或类似哮喘样呼吸困难，肺部可闻及哮鸣音。但根据临床病史，特别是出现吸气性呼吸困难，以及痰液细胞学或细菌学检查，胸部 X 线、CT 或 MRI 检查或支气管镜检查等，常可明确诊断。

4. 变态反应性肺浸润 可见于热带嗜酸性粒细胞增多症、肺嗜酸性粒细胞增多性浸润、多源性变态反应性肺泡炎等。致病原为寄生虫、原虫、花粉、化学药品、职业粉尘等，多有接触史，症状较轻，患者常有发热，胸部 X 线检查可见多发性、此起彼伏的淡薄斑片浸润阴影，可自行消失或再发。肺组织活检也有助于鉴别。

【知识纵横比较】

慢性阻塞性肺疾病与支气管哮喘的鉴别

	诊断要点	气流受限	发病年龄
慢性阻塞性肺疾病	咳痰、桶状胸、过清音	不完全可逆	中年人
支气管哮喘	发作性喘息	多可逆	儿童或青少年起病

要点六　西医治疗与控制水平分级

目前，哮喘虽然不能根治，但长期规范化治疗可使大多数患者达到良好或完全的临床控制。哮喘的治疗目标是长期控制症状、预防未来风险的发生，即在使用最小有效剂量药物治疗的基础上或不用药物，能使患者与正常人一样生活、学习和工作。

（一）确定并减少危险因素接触

部分患者能找到引起哮喘发作的变应原或其他非特异刺激因素，使其脱离并长期避免接触这些危险因素，这是防治哮喘最有效的方法。

（二）常用药物

哮喘治疗药物分为控制性药物和缓解性药物。前者指需要长期使用的药物，主要用于治疗气道慢性炎症而使哮喘维持临床控制，亦称抗炎药。后者指按需使用的药物，通过迅速解除支气管痉挛从而缓解哮喘症状，亦称解痉平喘药。

1. 激素　是控制气道炎症最有效的药物。给药途径包括吸入、口服和静脉应用等。吸入为首选途径。

（1）吸入给药：是长期治疗哮喘的首选途径。局部抗炎作用强，通过吸气过程给药，药物直接作用于呼吸道，所需剂量较小。严重哮喘患者可长期大剂量吸入激素。但全身不良反应包括皮肤瘀斑、肾上腺功能抑制和骨密度降低等。

①气雾剂给药：临床上常用的吸入激素有 4 种。使用干粉吸入装置比普通定量气雾剂方便，且吸入至下呼吸道的药物量较多。

②溶液给药：布地奈德溶液经以压缩空气为动力的射流装置雾化吸入，对患者吸气配合的要求不高，起效较快，适用于轻、中度哮喘急性发作时的治疗。

（2）口服给药：泼尼松龙 30 ～ 50mg/d，5 ～ 10 天。适用于中度哮喘发作、慢性持续哮喘而大剂量吸入激素联合治疗无效的患者和作为静脉应用激素治疗后的序贯治疗。

（3）静脉给药：严重急性哮喘发作时，琥珀酸氢化可的松（400 ～ 1000mg/d）或甲泼尼龙（80 ～ 160mg/d）静脉注射，3 ～ 5 天内停药；有激素依赖倾向者应延长给药时间，控制哮喘症状后改为口服给药，并逐步减少激素用量。

2. β_2 受体激动剂　通过对气道平滑肌和肥大细胞等细胞膜表面的 β_2 受体的作用，舒张气道平滑肌，减少肥大细胞和嗜碱性粒细胞脱颗粒和介质的释放，降低微血管的通透性，增加气道上皮纤毛的摆动等，缓解哮喘症状。可分为短效（作用维持 4 ～ 6 小时）和长效（维持 12 小时）β_2 受体激动剂。根据起效时间又可分为速效（数分钟起效）和缓慢起效（30 分钟起效）两种。

β_2 受体激动剂的分类

起效时间	作用维持时间	
	短效	长效
速效	沙丁胺醇吸入剂	福莫特罗吸入剂
	特布他林吸入剂	
	非诺特罗吸入剂	
慢效	沙丁胺醇口服剂	沙美特罗吸入剂
	特布他林口服剂	

（1）短效 β_2 受体激动剂（简称 SABA）：常用药物如沙丁胺醇和特布他林等。

1）吸入给药：包括气雾剂、干粉剂和溶液等。这类药物松弛气道平滑肌作用强，通常在数分钟内起效，疗效可维持数小时，是缓解轻至中度急性哮喘症状的首选药物，也可用于运动性哮喘。压力型定量手控气雾剂（pMDI）和干粉吸入

装置吸入短效 β_2 受体激动剂不适用于重度哮喘发作，其溶液（如沙丁胺醇、特布他林、非诺特罗及其复方制剂）经雾化泵吸入适用于轻至重度哮喘发作。

2）口服给药：沙丁胺醇、特布他林、丙卡特罗片等，通常在服药后 15 ～ 30 分钟起效，疗效维持 4 ～ 6 小时。长期、单一应用 β_2 受体激动剂可造成细胞膜 β_2 受体的向下调节，表现为临床耐药现象，故应予避免。

3）贴剂给药：为透皮吸收剂型。妥洛特罗分为 0.5mg、1mg、2mg 三种剂量。

（2）长效 β_2 受体激动剂（简称 LABA）：如沙美特罗、福莫特罗。这类 β_2 受体激动剂的分子结构中具有较长的侧链，舒张支气管平滑肌的作用可维持 12 小时以上。联合吸入激素和 LABA 治疗哮喘，两者具有协同的抗炎和平喘作用，其作用相当于（或优于）应用加倍剂量吸入激素时的疗效，可减少较大剂量吸入激素引起的不良反应，尤其适合于中至重度持续哮喘患者的长期治疗。

3. 白三烯受体拮抗剂 如扎鲁司特、孟鲁司特，是除吸入激素外唯一可单独应用的长效控制药，可作为轻度哮喘的替代治疗药物和中重度哮喘的联合治疗用药。

4. 茶碱类 具有舒张支气管平滑肌的作用，并具有强心、利尿、扩张冠状动脉、兴奋呼吸中枢和呼吸肌等作用。

（1）口服给药：包括氨茶碱和控（缓）释型茶碱。用于轻至中度哮喘发作和维持治疗。口服控（缓）释型茶碱后昼夜血药浓度平稳，平喘作用可维持 12 ～ 24 小时，尤适用于夜间哮喘症状的控制。

（2）静脉给药：氨茶碱加入葡萄糖溶液中，缓慢静脉注射，注射速度不宜超过 0.25mg/（kg · min）或静脉滴注，适用于哮喘急性发作且近 24 小时内未用过茶碱类药物的患者。负荷剂量为 4 ～ 6mg/kg，维持剂量为 0.6 ～ 0.8mg/（kg · min）。

5. 抗胆碱药物的应用 可阻断节后迷走神经传出支，通过降低迷走神经张力而舒张支气管。溴化异丙托品溶液的常用剂量为 50 ～ 125μg，每天 3 ～ 4 次（经雾化泵吸入）；或 20 ～ 40μg，每天 3 ～ 4 次（经 pMDI 吸入）。

6. 抗 IgE 治疗 抗 IgE 单克隆抗体可应用于血清 IgE 水平增高的哮喘患者。目前它主要用于经过吸入糖皮质激素和 LABA 联合治疗后症状仍未控制的严重哮喘患者。

7. 变应原特异性免疫疗法（SIT） 通过皮下给予常见吸入变应原提取液（如尘螨、猫毛、豚草等），可减轻哮喘症状和降低气道高反应性，适用于变应原明确但难以避免的哮喘患者。

8. 其他治疗哮喘药物

（1）抗组胺药物：口服第二代抗组胺药物（H_1 受体拮抗剂），如酮替芬、氯雷他定、阿司咪唑、特非那定等具有抗变态反应作用，在哮喘治疗中的作用较弱，可用于伴有变应性鼻炎哮喘患者的治疗。

（2）其他口服抗变态反应药物：应用于轻至中度哮喘的治疗，如曲尼司特、瑞吡司特等。

（3）可能减少口服糖皮质激素剂量的药物：包括口服免疫调节剂（甲氨蝶呤、环孢素、金制剂等）、某些大环内酯类抗生素和静脉应用免疫球蛋白等。

（三）治疗

1. 急性发作期的治疗 急性发作的治疗目标是尽快缓解气道痉挛，纠正低氧血症，恢复肺功能，预防进一步恶化或再次发作，防治并发症。

轻度：经 MDI 吸入 SABA，在第 1 小时内每 20 分钟吸入 1 ～ 2 喷。随后轻度急性发作可调整为第 3 ～ 4 小时吸入 1 ～ 2 喷。效果不佳时可加缓释茶碱片，或加用短效抗胆碱药气雾剂吸入。

中度：吸入 SABA（常用雾化吸入），第 1 小时内可持续雾化吸入。联合应用雾化吸入短效抗胆碱药、激素混悬液，也可联合静脉注射茶碱类。如果治疗效果欠佳，尤其是在控制性药物治疗的基础上发生的急性发作，应尽早口服激素，同时吸氧。

重度至危重度：持续雾化吸入 SABA，联合雾化吸入短效抗胆碱药、激素混悬液及静脉茶碱类药物，吸氧，尽早静脉应用激素，待病情得到控制或缓解后改为口服给药。注意维持水、电解质平衡，纠正酸碱失衡，当 $pH < 7.20$ 且合并代谢性酸中毒时，应适当补碱。经过上述治疗，临床症状和肺功能无改善甚至继续恶化者，应及时给予机械通气治疗。其指征主要包括：呼吸肌疲劳，$PaCO_2 \geq 45mmHg$，意识改变（需进行有创机械通气）。此外，应预防呼吸道感染等。

对所有急性发作的患者都要制订个体化的长期治疗方案。

2. 慢性持续期的治疗 慢性持续期的治疗应在评估和监测患者哮喘控制水平的基础上，定期根据长期治疗分级方案作出调整，以维持患者的控制水平。

对哮喘患者进行健康教育、有效控制环境、避免诱发因素，要贯穿于整个哮喘治疗过程中。对大多数未经治疗的持续性哮喘患者，初始治疗应从第2级方案开始，如果初始评估提示哮喘处于严重未控制，治疗应从第3级方案开始。从第2级到第5级的治疗方案中都有不同的哮喘控制药物可供选择。而在每一级中缓解药物都应按需使用，以迅速缓解哮喘症状。

如果使用该级治疗方案不能够使哮喘得到控制，治疗方案应该升级直至哮喘控制为止。当达到哮喘控制之后并能够维持至少3个月以上，且肺功能恢复并维持平衡状态，可考虑降级治疗。建议减量方案如下：①单独使用中至高剂量ICS的患者，将剂量减少50%。②单独使用低剂量ICS的患者可改为每日1次用药。③联合吸入ICS/LABA的患者，先将ICS剂量减少50%，继续使用联合治疗。当达到低剂量联合治疗时，可选择改为每日1次联合用药或停用LABA，单用ICS治疗。若患者使用最低剂量控制药物达到哮喘控制1年，并且哮喘症状不再发作，可考虑停用药物治疗。以上方案为基本原则，必须个体化，以最小量、最简单的联合、不良反应最少、达到最佳哮喘控制为原则。

3. 免疫疗法 包括特异性和非特异性两种，前者又称脱敏疗法。脱敏疗法即采用特异性变应原（如花粉、螨、猫毛等）做定期反复皮下注射，剂量由低到高，以产生免疫耐受性，使患者脱敏。脱敏治疗可产生局部反应（皮肤红肿、瘙痒、皮疹等）、全身反应（包括荨麻疹、喉头水肿、支气管痉挛甚至过敏性休克），因此脱敏疗法应在具有抢救措施的医院进行。非特异性免疫疗法，如注射转移因子、卡介苗、疫苗等生物制品，以抑制变应原反应的过程，有一定的疗效。

［常考考点］支气管哮喘急性发作期的西医治疗。

要点七 中医辨证论治

证型		辨证要点	治法	方剂
发作期	寒哮证	呼吸急促，喉中哮鸣有声，胸膈满闷如窒，咳不甚，咳吐不爽，痰稀薄色白，面色晦滞，口不渴或渴喜热饮，天冷或受寒易发，形寒畏冷，初起多兼恶寒、发热、头痛等表证，舌质淡，舌苔白滑，脉弦紧或浮紧	温肺散寒，化痰平喘	射干麻黄汤
	热哮证	气粗息涌，咳呛阵作，喉中哮鸣，胸高胁胀，烦闷不安，汗出，口渴喜饮，面赤口苦，咳痰色黄或色白，黏浊稠厚，咳吐不利，舌质红，苔黄腻，脉滑数或弦滑	清热宣肺，化痰定喘	定喘汤
	寒包热哮证	喉中哮鸣有声，胸膈烦闷，呼吸急促，喘咳气逆，咳痰不爽，痰黏色黄或黄白相兼，烦躁，发热，恶寒，无汗，身痛，口干欲饮，大便偏干，舌苔白腻，舌尖边红，脉弦紧	解表散寒，清化痰热	小青龙加石膏汤或厚朴麻黄汤加减
	风痰哮证	喉中痰涎壅盛，声如拽锯，或鸣声如吹哨笛，喘急胸满，但坐不得卧，咳痰黏腻难出，或为白色泡沫痰液，无明显寒热倾向，面色青暗，起病多急，常倏忽来去，发前自觉鼻、咽、眼、耳发痒，喷嚏，鼻塞，流涕，胸部憋塞，随之迅即发作，舌苔厚浊，脉滑实	祛风涤痰，降气平喘	三子养亲汤加味
缓解期	肺虚证	喘促气短，语声低微，面色㿠白，自汗畏风，咳痰清稀色白，多因气候变化而诱发，发前喷嚏频作，鼻塞流清涕，舌淡苔白，脉细弱或虚大	补肺固表	玉屏风散
	脾虚证	倦怠无力，食少便溏，面色萎黄无华，痰多而黏，咳吐不爽，胸脘满闷，纳呆，或食油腻易腹泻，每因饮食不当而诱发，舌质淡，苔白滑或薄腻，脉细弱	健脾化痰	六君子汤
	肾虚证	平素息促气短，呼多吸少，动则为甚，形瘦神疲，心悸，腰酸腿软，劳累后哮喘易发，或面色苍白，畏寒肢冷，自汗，舌淡苔白，质胖嫩，脉沉细；或颧红，烦热，汗出黏手，舌质淡胖嫩，苔白或舌红少苔，脉细数或沉细	补肾纳气	金匮肾气丸或七味都气丸

［常考考点］支气管哮喘的辨证论治。

【知识纵横比较】

中西医结合内科学与儿科学支气管哮喘的证治比较

分期	支气管哮喘（中西医结合内科学）		支气管哮喘（中西医结合儿科学）	
	证型	方剂	证型	方剂
发作期	寒哮证	射干麻黄汤	寒性哮喘	小青龙汤合三子养亲汤
	热哮证	定喘汤	热性哮喘	麻杏石甘汤或定喘汤
	寒包热哮证	小青龙加石膏汤或厚朴麻黄汤加减	外寒内热	射干麻黄汤合都气丸
	风痰哮证	三子养亲汤加味	—	—
缓解期	肺虚证	玉屏风散	肺气虚弱证	玉屏风散
	脾虚证	六君子汤	脾气虚弱证	六君子汤
	肾虚证	金匮肾气丸或七味都气丸	肾虚不纳证	金匮肾气丸

【例题实战模拟】

A1 型题

1. 支气管哮喘的内因责之于伏痰，与哪脏功能失调有关
   A. 肺、脾、肾　B. 肺、脾、肝　C. 肺、肝、肾　D. 脾、肝、肾　E. 肺、心、肾
2. 哮病发生的“夙根”是
   A. 风　B. 痰　C. 气　D. 虚　E. 瘀
3. 支气管哮喘的临床特征是
   A. 反复发作的呼吸困难　B. 反复发作的混合性呼吸困难　C. 反复发作的呼气性呼吸困难
   D. 反复发作的夜间阵发性呼吸困难　E. 两肺散在干、湿啰音
4. 治疗支气管哮喘发作期热哮证，应首选
   A. 定喘汤　B. 玉屏风散　C. 射干麻黄汤　D. 小青龙汤　E. 参苏饮
5. 哮病的病理机制主要是
   A. 肺阴虚弱，肺气不利　B. 外邪袭肺，肺气不利　C. 饮食生冷，损伤肺气
   D. 痰气相搏，气道被阻　E. 肾气亏虚，肾不纳气

【参考答案】

1. A　2. B　3. C　4. A　5. D

细目六　肺炎

【考点突破攻略】

要点一　概述

肺炎是由细菌、病毒、真菌、支原体、衣原体、立克次体、寄生虫等病原微生物或放射线、化学、免疫损伤、过敏及药物等引起的终末气道、肺泡腔及肺间质的炎症。主要表现为咳嗽、咳痰，或原有呼吸道症状加重，并出现脓性痰或血痰，伴或不伴胸痛。

流行病学研究表明，不同途径感染获得方式以及不同宿主的肺炎在病原学上具有不同的分布规律和临床特点。近年来关于肺炎分类倾向于按发病场所和宿主状态进行划分，可将肺炎分为社区获得性肺炎与医院获得性肺炎。其中，前者指在医院外社区环境中罹患的感染性肺实质（包括肺间质）的炎症，包括在社区有明确潜伏期感染而发生的肺炎；后者指的是患者入院时不存在也不处于潜伏期，而于入院 48 小时后在医院内发生的肺炎，多见于老年人、各种原发疾病的危重患者、手术后、器械检查及治疗（如使用呼吸机）者，常为混合性感染，耐药菌株多，病死率高。有感染高危因素患

者常见致病菌为铜绿假单胞菌、肠杆菌属等革兰阴性杆菌，在医院感染中常居第一位和第二位。

本病归属于中医学“咳嗽”“喘证”“支饮”等范畴。

要点二　西医病因、发病机制与病理

（一）病因、发病机制

1. 细菌

（1）肺炎链球菌：当受寒、疲劳、醉酒或病毒感染后，由于呼吸道防御功能受损，大量肺炎链球菌被吸入下呼吸道，并在肺泡内繁殖而导致肺炎。

（2）葡萄球菌：有金黄色葡萄球菌（简称金葡菌）和表皮葡萄球菌两类。通过呼吸道感染引起肺炎，也可经血行播散感染。毒素与酶是其主要致病物质，具有溶血、坏死、杀伤白细胞及致血管痉挛的作用。金黄色葡萄球菌是化脓性感染的主要原因。

（3）肺炎克雷伯菌：可引起社区获得性肺炎，亦为医院获得性肺炎的病原体，常与吸入有关。口咽部、肠道、感染的泌尿道是该细菌最重要的贮存场所。在医院获得性肺炎中，医务人员的手则是最常见的传播途径。

（4）其他：甲型溶血性链球菌、流感嗜血杆菌、铜绿假单胞菌等。

2. 非典型病原体

（1）军团菌：军团菌存在于水及土壤中，多经空气传播，由呼吸道吸入而产生炎症反应，进入血液循环则可引起全身感染。

（2）支原体和衣原体：由口、鼻分泌物在空气中传播引起呼吸道感染。感染以儿童及青年人居多，传染性不强，平均潜伏期2～4周，痊愈后带菌时间长，流行表现为间歇性发病，流行可持续数月至1～2年。病原体通常潜伏在纤毛上皮之间，不侵入肺实质。

3. 病毒　如冠状病毒、腺病毒、呼吸道合胞病毒、流感病毒、麻疹病毒、巨细胞病毒、单纯疱疹病毒等。这些病毒主要通过飞沫与直接接触传播，且传播迅速、传播面广，可两种以上病毒同时感染，常继发细菌感染，可累及肺间质及肺泡，也可经血行播散感染。

4. 真菌　如白念珠菌、曲霉菌、隐球菌、肺孢子菌等都可能被吸入肺部引起肺真菌感染。当机体免疫力下降时，有些口腔寄生真菌可经呼吸道吸入引起肺部感染。另外，颈部、膈下病灶中的真菌感染亦可直接蔓延，或循淋巴、血液系统到达肺部引起肺炎。

5. 其他病原体　如立克次体、弓形虫、寄生虫等。

6. 理化因素　放射性损伤、胃酸吸入，或吸入内源性脂类物质等。

（二）病理

1. 细菌性肺炎

（1）肺炎链球菌肺炎：多呈大叶性或肺段性分布。病理变化可分为四期：早期为充血期，表现为肺组织充血、扩张、水肿和浆液性渗出；继而为红色肝变期，肺泡内有大量中性粒细胞、吞噬细胞及红细胞的渗出；进而为灰色肝变期，大量白细胞纤维蛋白渗出；最后为消散期，纤维蛋白性渗出物溶解、吸收，肺泡重新充气。病变消散后肺组织可完全恢复正常，极个别患者肺泡内纤维蛋白吸收不完全而形成机化性肺炎。

（2）葡萄球菌肺炎：常呈大叶性分布，肺组织可有肺叶或肺段化脓性炎症或多发性脓肿，炎症和脓肿消散后，可形成肺大疱或囊状气肿，气肿破溃可形成气胸或脓气胸。

（3）肺炎克雷伯菌肺炎：原发性肺炎克雷伯菌肺炎常呈大叶性分布，以右上叶多见，继发性者多呈小叶性分布。细菌在肺泡内生长繁殖，破坏细胞壁，引起肺组织坏死、液化，形成脓腔、空洞。病变累及胸膜、心包时，可有渗出性和脓性积液，易于机化，导致胸膜粘连、增厚。

（4）军团菌肺炎：主要侵犯肺泡和细支气管，发生化脓性支气管炎，也可形成融合性大叶实变。呈多灶性，渗出物中含有大量纤维蛋白，肺泡间隙炎性细胞渗出，以中性多核细胞与巨噬细胞为主，损伤肺泡，可致肺纤维化。少数有空洞形成。

2. 病毒性肺炎　病毒侵入细支气管上皮引起细支气管炎，侵入肺间质、肺泡引起肺炎。多表现为间质性肺炎，肺泡间隔有大量单核细胞浸润，肺泡水肿，内含纤维蛋白。病毒性肺炎多为局灶性或广泛弥漫性，偶成肺实变，病变吸收后可留有纤维化，甚至结节性钙化。

3. 肺炎支原体肺炎　肺部病变表现为细支气管炎、支气管肺炎或间质性肺炎，常累及呼吸道黏膜。肺泡壁与间隔有

中性粒细胞、单核细胞及浆细胞浸润，支气管黏膜充血，上皮细胞肿胀，形成胞浆空泡，有坏死和脱落。胸腔可有纤维蛋白渗出和少量渗液，并可发生灶性肺不张。

4. 肺炎衣原体肺炎 一种化脓性细支气管炎，继而发生支气管肺炎或间质性肺炎。

5. 真菌性肺炎 凝固性坏死、细胞浸润和化脓。肺部可有过敏反应、化脓性炎症反应或形成慢性肉芽肿。

6. 非感染性肺炎

（1）放射性肺炎：为肺血管特别是毛细血管损伤、充血、水肿及细胞浸润，淋巴管扩张和透明膜形成。

（2）吸入性肺炎：吸入物刺激引起支气管痉挛，随后产生急性炎症反应和周围炎性物质浸润。由于肺泡毛细血管膜的破坏，形成间质性肺水肿，进而可遗留肺纤维化。

要点三　中医病因病机

本病的病因包括劳倦过度，或寒温失调，起居不慎，卫外功能减弱，暴感外邪犯肺等。

1. 邪犯肺卫 邪犯肺卫，邪正相争则发热、恶寒；肺失宣肃则咳嗽、咳痰。

2. 痰热壅肺 热邪炽盛，灼津炼液成痰，痰热壅肺，肺络受损，清肃失司，则咳痰黄稠，或带锈色。

3. 热闭心神 热毒炽盛，内扰心神，则烦躁不安；热闭心神，则神昏谵语，或昏愦不知。

4. 阴竭阳脱 邪热内闭，阳郁不达；或因阳旺邪盛，邪正剧争，正气溃败，骤然外脱，则阴津失其内守，阳气不能外固，终成阴阳离决、阴竭阳脱之危候。

5. 正虚邪恋 邪气稽留，耗伤气血阴阳。气虚则温煦推动无力，故咳嗽声低、气短神疲；阴虚火旺，则身热、手足心热、自汗或盗汗；阳虚则胸阳不振，故心胸烦闷。

本病属外感病，病位在肺，与心、肝、肾关系密切。病分虚实两类，以实者居多。外邪内侵，邪郁于肺，化热、生痰、酿毒，三者互结于肺，发为本病。外邪或入里化热，或痰热壅盛，或热闭心神。治疗得当，邪退正复，可见热病恢复期阴虚内扰之低热、手足心热或口干舌燥之证候。若风温热邪，久羁不解，易深入下焦，下竭肝肾，导致真阴欲竭，气阴两伤。

要点四　临床表现

（一）细菌性肺炎

1. 肺炎链球菌肺炎

（1）症状：发病前常有受凉、淋雨、疲劳、醉酒、病毒感染史，多有上呼吸道感染的前驱症状。起病急骤，高热、寒战，全身肌肉酸痛，体温在数小时内升至 39 ～ 40℃，高峰在下午或傍晚，或呈稽留热，脉率随之增加。可有患侧胸部疼痛，放射到肩部或腹部，咳嗽或深呼吸时加剧。痰少，可带血或呈铁锈色。

（2）体征：①早期肺部无明显异常体征，仅有呼吸幅度减小、叩诊呈轻度浊音、听诊呼吸音减低和胸膜摩擦音。②肺实变时有叩诊呈浊音、听诊语颤增强和支气管呼吸音等典型体征。消散期可闻及湿啰音。③病变累及胸膜时可有胸膜摩擦音。

2. 葡萄球菌肺炎

（1）症状：①院外感染起病较急，寒战、高热、胸痛、咳嗽、咳脓痰、痰带血丝或呈粉红色乳状，常有进行性呼吸困难、发绀。②院内感染起病稍缓慢，亦有高热、脓痰，老年人症状多不典型。

（2）体征：早期可无体征；病情发展可出现两肺散在湿啰音；病变较大或融合时可有肺实变体征。

3. 肺炎克雷伯菌肺炎

（1）症状：起病突然，部分患者发病前有上呼吸道感染症状，临床表现类似重症肺炎链球菌肺炎。痰液常呈砖红色胶冻状或灰绿色，为此类肺炎的特征性改变。

（2）体征：急性病容，发热，多数病人体温波动于 39℃上下，常有呼吸困难甚至发绀。可有典型的肺实变体征。

4. 军团菌肺炎

（1）症状：轻者仅有全身不适、肌痛、头痛、多汗、倦怠、无力等流感样症状，可自愈。有的病人流感症状未消失前即出现高热，体温可达 39℃以上，稽留热型，寒战。咳嗽，咳少量黏痰，或脓痰、血痰。

（2）体征：急性病容，呼吸急促，重者发绀。体温上升与脉搏不呈比例，心率相对缓慢。发病 2 ～ 3 天后，大部分病人肺内出现干湿性啰音，有肺内实变体征，肝、脾及淋巴结可肿大。

（二）病毒性肺炎

1. 症状 多发于病毒性疾病流行季节。临床症状较轻，但起病较急，初起见上呼吸道感染症状，随即出现咳嗽，多为阵发性干咳，或有少量白色黏痰，伴胸痛、气喘、持续发热等。小儿或老年患者好发重症病毒性肺炎，表现为呼吸困难、发绀、嗜睡、精神萎靡等。

2. 体征 一般不明显，或有病变部位叩诊浊音，呼吸音减弱，散在干湿性啰音。

（三）肺炎支原体肺炎

1. 症状 持久的阵发性刺激性呛咳为本病的突出症状，无痰或偶有少量黏痰或少量脓性痰，可有痰中带血丝。常于秋季发病。多伴有咽炎、支气管炎等呼吸道感染，起病较缓。

2. 体征 咽部充血，耳鼓膜充血，有时颈淋巴结肿大，肺部一般无明显异常体征，呼吸音可减弱，偶可闻及干性或湿性啰音，有时全病程可无任何阳性体征。

（四）肺炎衣原体肺炎

1. 症状 起病隐袭，临床症状较轻或无症状，与肺炎支原体肺炎相似。

2. 体征 阳性体征少或无，也可听到受累肺叶啰音，随病情加重肺部啰音可变得明显。

3. 其他肺外表现 鼻窦炎、中耳炎、关节炎、脑炎、甲状腺炎等。

（五）真菌性肺炎

1. 肺放线菌病

（1）症状：起病缓慢，早期可有低热或不规则发热，咳嗽较轻，黏液或脓性痰，有时带血，痰中有时可找到由菌丝缠结成的“硫黄颗粒”。

（2）体征：查体可见贫血、消瘦，偶有杵状指（趾）。

2. 肺念珠菌病

（1）症状：①支气管炎型有类似慢性支气管炎症状，全身状况良好，一般无发热，阵发性刺激性咳嗽，咳白色泡沫稀痰，口腔、咽部及支气管黏膜上被覆散在点状白膜。②肺炎型类似急性细菌性肺炎，临床表现较重，可有高热、畏寒、咳嗽、憋气、咯血、乏力、胸痛。典型者咳白色粥样痰，也可呈乳酪块状，痰液有酵母臭味或口腔及痰中有甜酒样芳香味为其特征性表现。

（2）体征：支气管炎型除偶闻及肺部啰音外，可无特殊体征。肺炎型可闻及湿啰音。

（六）非感染性肺炎

1. 放射性肺炎

（1）症状：常见症状为刺激性干咳、气急和胸痛，呈进行性加重。严重者可因广泛肺纤维化而出现进行性呼吸困难、发绀，甚至呼吸衰竭。

（2）体征：放射部位皮肤萎缩和硬结，出现色素沉着。继发感染时肺部可闻及干、湿啰音和胸膜摩擦音。重症者可见端坐呼吸、发绀、呼吸音减低，亦可闻及爆裂音。

2. 吸入性肺炎

（1）症状：患者常有吸入诱因史，初期有呛咳、气急，逐渐出现呼吸困难、发绀、咳淡红色浆液性泡沫状痰，并发细菌感染时咳大量脓性痰。

（2）体征：急性期双肺可闻及较多湿啰音，伴哮鸣音，有时可见局限性肺实变体征。

［常考考点］各型肺炎的症状和体征。

【知识纵横比较】

各型肺炎咳嗽、咳痰的特点比较

肺炎类型	咳嗽、咳痰特点
肺炎链球菌肺炎	铁锈色痰
葡萄球菌肺炎	粉红色乳状痰
肺炎克雷白杆菌肺炎	砖红色胶冻样痰
军团菌肺炎	黏痰，或脓痰、血痰

续表

肺炎类型	咳嗽、咳痰特点
肺炎支原体肺炎	干咳无痰，或少痰
肺念珠菌病	白色粥样痰

要点五　实验室检查及其他检查

1. 周围血象检查

（1）大多数细菌性肺炎，血中白细胞总数可增高，以中性粒细胞增加为主，通常有核左移或细胞内出现毒性颗粒。军团菌、葡萄球菌肺炎可有贫血表现。

（2）病毒性肺炎白细胞计数可正常、稍高或偏低，淋巴细胞增多，血沉通常正常。合并细菌性感染时白细胞计数、中性粒细胞增多。

（3）肺炎支原体肺炎时，周围血白细胞总数正常或稍高，细胞分类正常。血沉常增快，常伴轻度贫血、网织红细胞增多。

（4）霉菌性肺炎可有中性粒细胞偏高。

2. 病原体检查

（1）痰涂片：在抗菌药物使用前具有临床意义。

（2）培养：可做痰、呼吸道分泌物及血培养，以鉴别和分离出致病菌株。

3. X 线检查

（1）肺炎链球菌肺炎：早期仅见肺纹理增粗或受累的肺段、肺叶稍模糊，随病情进展可见大片炎症浸润阴影或实变影，沿大叶、肺段或亚肺段分布，实变阴影中可见支气管充气征。肋膈角可有少量胸腔积液。消散期可见散在的大小不一的片状阴影，继而变成条索状阴影，最后完全消散。

（2）葡萄球菌肺炎：X 线表现具有特征性，其一为肺段或肺叶实变，其内有空洞，或小叶状浸润中出现单个或多发的液气囊腔。另一特征为 X 线阴影的易变性，表现为某处炎性阴影消失而在另一部位出现新的病灶，或单一病灶融合成大片阴影。痊愈后肺部阴影几乎完全消散，少数遗留条索状或肺纹理增粗、增多等。

（3）肺炎克雷伯菌肺炎：X 线表现多种多样，肺大叶实变好发于右肺上叶、双肺下叶，有多发性蜂窝状肺脓肿形成、叶间裂弧形下坠等。

（4）军团菌肺炎：早期为单侧斑片状肺泡内浸润，继而有肺叶实变，可迅速发展至多肺叶段，以下叶多见，单侧或双侧，可伴少量胸腔积液。

（5）病毒性肺炎：X 线检查可见肺纹理增多，小片状或广泛浸润，病情严重者可见双肺下叶弥漫性密度均匀的小结节状浸润影，边缘模糊，大叶实变及胸腔积液少见。

（6）肺炎支原体肺炎：肺部多种形态的浸润影，呈节段性分布，多见于肺下野，近肺门较深，逐渐向外带伸展，经 3 ～ 4 周病变基本可自行消散。

（7）真菌性肺炎：X 线表现多种多样，除曲菌球外均缺少特征性。

（8）肺炎衣原体肺炎：X 线表现以单侧下叶肺泡渗出为主，双侧病变可表现为间质性肺炎与肺泡渗出同时存在。相对症状、体征而言，X 线表现异常明显。

（9）非感染性肺炎：放射性肺炎急性期在照射的肺叶上出现弥漫性模糊阴影，边缘模糊，类似支气管炎或肺水肿；后期发展为纤维化，病变呈条索状或团块状收缩或局限性肺不张。吸入性肺炎 X 线检查见两肺散在不规则片状模糊影，以右肺多见。

［常考考点］各型肺炎的血象及 X 线特征改变。

要点六　诊断与鉴别诊断

（一）诊断要点

根据病史、症状和体征，结合 X 线检查和痰液、血液检查，不难作出明确诊断。病原菌检测是确诊各型肺炎的主要依据。

（二）鉴别诊断

肺炎的鉴别诊断包括不同病原菌引起的肺炎之间的鉴别诊断和肺炎与其他肺部疾病的鉴别诊断。

1. 各型肺炎 革兰阳性球菌引起的肺炎多发生于青壮年，以院外感染多见。革兰阴性杆菌引起的肺炎常发生于体弱、患慢性病及免疫缺陷患者，以院内感染较多见，多起病急骤，症状较重。病毒、支原体等引起的肺炎，临床表现较轻，白细胞计数增高不显著。痰液病原体分离和血清免疫学试验有助于鉴别诊断。

2. 肺结核 其临床表现与肺炎链球菌肺炎相似，但肺结核有潮热、盗汗、消瘦、乏力等结核中毒症状，痰中可找到结核杆菌。X线检查见病灶多在肺尖或锁骨上下，密度不均匀，久不消散，可形成空洞和肺内播散。一般抗炎治疗无效。而肺炎链球菌肺炎经抗感染药物治疗后，体温多能很快恢复正常，肺内炎症吸收较快。

3. 急性肺脓肿 早期临床表现与肺炎链球菌肺炎相似。随病程进展，以咳出大量脓臭痰为特征。X线检查可见脓腔及气液平，不难鉴别。

4. 肺癌 少数周围型肺癌的X线影像与肺炎相似，但肺癌通常无显著急性感染中毒症状，周围血中白细胞计数不高，若痰中发现癌细胞则可确诊。当肺癌伴发阻塞性肺炎时，经抗生素治疗炎症虽可消退，但肿瘤阴影反而明显，或可见肺门淋巴结肿大、肺不张。如某一肺段反复发生炎症且不易消散，要警惕肺癌的发生。X线、CT、纤维支气管镜、反复痰脱落细胞学检查等有辅助意义。

5. 其他 肺炎伴剧烈胸痛时，应与渗出性胸膜炎、肺动脉栓塞相鉴别。肺动脉栓塞常有下肢深静脉血栓形成的基础，发病前无上呼吸道感染史，以咯血较多见，甚者晕厥，呼吸困难明显。相关的体征和X线影像有助于诊断。

另外，下叶肺炎可能出现腹部症状，应注意与急性胆囊炎、膈下脓肿、阑尾炎等相鉴别。

［常考考点］肺炎与肺结核和肺癌的鉴别。

要点七 西医治疗

（一）一般治疗

注意休息，保持室内空气流通，注意隔离消毒，预防交叉感染。要保证病人有足够蛋白质、热量和维生素的摄入。鼓励饮水，轻症患者不需常规静脉输液。重症患者要积极治疗，监测神志、体温、呼吸、心率、血压及尿量等，防止可能发生的休克。

（二）病因治疗

尽早应用抗生素是治疗感染性肺炎的首选治疗手段。一经诊断，留取痰标本后，即应予抗生素治疗，不必等待细菌培养结果。疗程通常为5～7天，或在退热后3天停药，或由静脉用药改为口服给药，持续数日。

1. 细菌性肺炎

（1）肺炎链球菌肺炎：首选青霉素G。对青霉素过敏者，可用喹诺酮类药物口服或静脉滴注。对耐药或重症患者可改用头孢噻肟钠、头孢曲松等头孢菌素类药物。对多重耐药菌株感染者可用万古霉素。

（2）葡萄球菌肺炎：由于金黄色葡萄球菌对青霉素G耐药菌株的增多，现多选用耐青霉素酶的半合成青霉素或头孢菌素，常用药物有头孢呋辛、苯唑西林钠、氯唑西林等。如联合氨基糖苷类有更好疗效。严重病例或甲氧西林耐药菌株MRSA者，可选用万古霉素、替考拉宁等。疗程不定，金黄色葡萄球菌肺炎无并发症者，疗程至少10～14天，有空洞病灶和脓胸的治疗4～6周。

（3）肺炎克雷伯菌肺炎：常选二、三代头孢菌素类与氨基糖苷类联合用药，如头孢噻肟钠或头孢他啶联合妥布霉素或阿米卡星。但要注意耳、肾毒性。

（4）军团菌肺炎：首选红霉素，但要注意消化系统的副作用。亦可与利福平联合应用，以减少细菌耐药。

2. 病毒性肺炎 主要是针对各种病毒选用有效化学药物来抑制，临床常用的如利巴韦林、阿昔洛韦、更昔洛韦、阿糖腺苷（阿糖腺嘌呤）、奥司他韦、金刚烷胺（金刚胺）等。

3. 肺炎支原体肺炎 本病具有自限性，多数患者不经治疗可自愈。病程早期可通过适当的抗生素治疗减轻症状，缩短病程。大环内酯类是治疗肺炎支原体感染的首选药物。

4. 肺炎衣原体肺炎 治疗与肺炎支原体肺炎相似，首选红霉素。

5. 真菌性肺炎 轻症患者通过消除诱因（如广谱抗生素、糖皮质激素、免疫抑制剂及体内留置导管），病情常能逐渐好转；病情严重者则应及时应用抗真菌药物，如氟康唑、两性霉素B等。

6. 非感染性肺炎

（1）放射性肺炎：一旦确诊，要立刻停止放射治疗。急性期可应用泼尼松口服，继发细菌性感染时应用抗生素。

（2）吸入性肺炎：首先要弄清并去除病因。继发感染时，要根据病原菌选择合适的抗生素。

（三）支持疗法

1. 咳嗽、咳痰 咳嗽剧烈时，可适当用止咳化痰药物，必要时可酌情给予小剂量可待因镇咳，但次数不宜过多。伴喘憋严重者，可用异丙肾上腺素及 α–糜蛋白酶雾化吸入，亦可用舒喘灵口服或雾化吸入，或口服氨茶碱，重者还可静滴氢化可的松。肺炎咳嗽有痰者，一般祛痰剂即可达到减轻咳嗽的作用，而不用镇咳剂。咳嗽无痰，特别是因咳嗽引起呕吐或严重影响睡眠者可服用中枢性镇咳剂。

2. 发热 尽量少用阿司匹林或其他解热药，以免过度出汗、脱水及干扰热型观察。高热不退者可用物理降温，或服用阿司匹林、扑热息痛等解热镇痛药。鼓励患者多饮水，轻症患者不需常规静脉输液。确有失液者，如因发热使水分及盐类缺失较多，可适当输注糖盐水。

3. 其他 剧烈胸痛者，可酌用少量镇痛药，如可待因。中等或重症患者（$PaO_2 < 60mmHg$ 或有发绀）应给氧。腹胀、鼓肠可用腹部热敷及肛管排气。若有明显麻痹性肠梗阻或胃扩张，应暂时禁食、禁饮，予以胃肠减压，直至肠蠕动恢复。烦躁不安、谵妄、严重失眠者酌用地西泮（安定）5mg 或水合氯醛 1 ～ 1.5g 等镇静剂，禁用抑制呼吸的镇静药。

（四）感染性休克的治疗

1. 控制感染 感染是休克的直接原因，只有有效地控制感染，才有可能逆转休克。抗生素使用要注意早期、足量、联合用药，最好按药物敏感试验结果选择抗生素。诊断明确者，可加大抗生素剂量或缩短给药时间。对病因不明的严重感染，首先选用广谱的强力抗菌药物，足量、联合用药，待病原菌明确以后再适当调整。

2. 补充血容量 扩容治疗是抗休克的基本方法。一般先给低分子右旋糖酐 500 ～ 1000mL/d 和生理盐水、糖盐水等以维持有效血容量。

3. 纠正酸中毒 休克时常伴有代谢性酸中毒，使心肌收缩力减弱，心输出量下降，毛细血管通透性增加而促使液体外渗，加重有效循环量的不足，同时降低机体对血管活性药物的效应，需要及时纠正。轻症常选用 5% 碳酸氢钠 100 ～ 250mL 静滴。

4. 血管活性药物的应用 在输液的同时，加用诸如多巴胺、异丙肾上腺素、间羟胺（阿拉明）等血管活性药物，能够帮助恢复血压，使收缩压维持在 90 ～ 100mmHg，以保证重要器官的血液供应。血管活性药物必须在补充血容量的情况下应用，以避免因小血管强烈收缩引起组织灌注减少。

5. 糖皮质激素的应用 对病情危重、全身毒血症严重的患者，在强大的抗生素的支持下，可短期（3 ～ 5 天）静脉滴注氢化可的松 100 ～ 200mg 或地塞米松 5 ～ 10mg，以促使休克好转。

6. 纠正水、电解质和酸碱紊乱 休克状态下患者容易出现钾、钠、氯紊乱以及酸、碱中毒，需要及时纠正。

（五）局部治疗

1. 雾化吸入 将抗菌药物和液体混合，通过超声雾化器吸入雾化微粒，直接到达气管–支气管–肺泡，以控制炎症和感染。

2. 局部灌洗 通常采用支气管肺泡灌洗术（BAL）治疗难治性肺炎、重症肺炎合并呼吸衰竭的患者。

［常考考点］各型肺炎的治疗首选药物。

【知识纵横比较】

各型肺炎的治疗首选药物

肺炎类型	首选药物
肺炎链球菌肺炎	青霉素 G
葡萄球菌肺炎	耐青霉素酶的半合成青霉素或头孢菌素类
肺炎克雷伯菌肺炎	二、三代头孢联合氨基糖苷类抗生素
军团菌肺炎	红霉素
肺炎支原体和衣原体感染	大环内酯类

要点八 中医辨证论治

证型	辨证要点	治法	方剂
邪犯肺卫证	发病初期，咳嗽咳痰不爽，痰色白或黏稠色黄，发热重，恶寒轻，无汗或少汗，口微渴，头痛，鼻塞，舌边尖红，苔薄白或微黄，脉浮数	疏风清热，宣肺止咳	三拗汤或桑菊饮
痰热壅肺证	咳嗽，咳痰黄稠或咳铁锈色痰，呼吸气促，高热不退，胸膈痞满，按之疼痛，口渴烦躁，小便黄赤，大便干燥，舌红苔黄，脉洪数或滑数	清热化痰，宽胸止咳	麻杏石甘汤合《千金》苇茎汤
热陷心包证	咳嗽气促，痰声辘辘，烦躁，神昏谵语，高热不退，甚则四肢厥冷，舌红绛，苔黄而干，脉细滑数	清热解毒，化痰开窍	清营汤合菖蒲郁金汤
阴竭阳脱证	高热骤降，大汗肢冷，颜面苍白，呼吸急迫，四肢厥冷，唇甲青紫，神志恍惚，舌淡青紫，脉微欲绝	益气养阴，回阳固脱	生脉散合四逆汤
正虚邪恋证	干咳少痰，咳嗽声低，气短神疲，身热，手足心热，自汗或盗汗，心胸烦闷，口渴欲饮或虚烦不眠，舌红，苔薄黄，脉细数	益气养阴，润肺化痰	竹叶石膏汤

［常考考点］肺炎的辨证论治。

【知识纵横比较】

中西医结合内科学与儿科学肺炎的证治比较

肺炎（中西医结合儿科学）			肺炎（中西医结合内科学）	
证型		方剂	证型	方剂
常证	风寒闭肺证	华盖散	邪犯肺卫证	三拗汤或桑菊饮
	风热闭肺证	银翘散合麻杏石甘汤		
	痰热闭肺证	五虎汤合葶苈大枣泻肺汤	痰热壅肺证	麻杏石甘汤合《千金》苇茎汤
	毒热闭肺证	黄连解毒汤合麻杏石甘汤	—	—
	阴虚肺热证	沙参麦冬汤	正虚邪恋证	竹叶石膏汤
	肺脾气虚证	人参五味子汤	—	—
变证	心阳虚衰证	参附龙牡救逆汤	阴竭阳脱证	生脉散合四逆汤
	邪陷厥阴证	羚角钩藤汤合牛黄清心丸	热陷心包证	清营汤合菖蒲郁金汤

【例题实战模拟】

A1 型题

1. 肺炎患者神昏谵语，舌謇肢厥，其证型是

A. 邪犯肺卫证　B. 痰热壅肺证　C. 热陷心包证　D. 阴竭阳脱证　E. 正虚邪恋证

2. 治疗肺炎支原体肺炎热陷心包证，应首选

A. 桑菊饮与青霉素 G　B. 麻杏石甘汤与阿昔洛韦　C. 清营汤合菖蒲郁金汤与青霉素 G
D. 生脉散与左氧氟沙星　E. 竹叶石膏汤与麦迪霉素

3. 治疗肺炎痰热壅肺证，应首选

A. 银翘散　B. 桑菊饮　C. 桑白皮汤　D. 麻杏石甘汤合千金苇茎汤　E. 泻白散

4. 肺炎链球菌肺炎叩诊呈

A. 浊音　B. 实音　C. 过清音　D. 清音　E. 鼓音

A2 型题

5. 患者，男，32 岁。患肺炎链球菌肺炎已 1 周，现低热夜甚，干咳少痰，五心烦热，神疲纳差，舌红少苔，脉细数。其证型是

A. 邪犯肺卫证　B. 痰热壅肺证　C. 热陷心包证　D. 阴竭阳脱证　E. 正虚邪恋证

【参考答案】

1. C 2. C 3. D 4. A 5. E

细目七 原发性支气管肺癌

【考点突破攻略】

原发性支气管肺癌简称肺癌，是最常见的肺部原发性恶性肿瘤，绝大多数起源于支气管黏膜或腺体，常有淋巴结和血行转移。肺癌早期多表现为刺激性干咳、咳痰、痰中带血等呼吸道症状，随病情进展，瘤体在胸腔内蔓延，侵犯周围组织、器官，可出现胸痛、呼吸困难、声音嘶哑、上腔静脉阻塞综合征等局部压迫症状，还可通过淋巴道、血道远处转移，晚期出现恶病质。

本病归属于中医学"肺癌""肺积""息贲"等范畴。

要点一 西医病因病理

（一）病因

吸烟、空气污染、职业危害、电离辐射、遗传因素、营养状况，其他如肺结核、慢性支气管炎、间质性肺纤维化等疾病及免疫功能低下、内分泌功能失调可能与肺癌的发生有一定关系。

（二）病理

1. 按解剖学分类

（1）中央型肺癌：发生在段支气管至主支气管的癌肿称为中央型肺癌，约占 3/4，以鳞状上皮细胞癌和小细胞未分化癌较为多见。

（2）周围型肺癌：发生在段支气管以下的癌肿称为周围型肺癌，约占 1/4，以腺癌较为多见。

2. 按组织学分类

（1）小细胞肺癌（SCLC）：又称小细胞未分化癌。恶性程度最高，较早出现肺外转移，对放疗和化疗较敏感。患者年龄较轻，多有吸烟史。多发生于肺门附近的大支气管，常侵犯管外肺实质，易与肺门、纵隔淋巴结融合成团块。癌细胞体积小，生长快，侵袭力强，远处转移早。确诊时多有血管受侵或转移，常转移至淋巴结、脑、肝、骨和肾上腺等。

（2）非小细胞肺癌（NSCLC）

1）鳞状上皮细胞癌（简称鳞癌）：为最常见的类型，多见于老年男性，多有吸烟史，以中央型肺癌多见。一般生长缓慢，转移晚，手术切除机会较多，5 年生存率较高，癌组织易变性、坏死，形成空洞或脓肿，但对放疗和化疗的敏感性不如小细胞癌。

2）腺癌：女性多见，与吸烟关系不大，主要与肺组织炎性瘢痕关系密切。本型多表现为周围型。腺癌富含血管，故局部浸润和血行转移较鳞癌早。早期即可侵犯血管和淋巴管引起肝、脑、骨等远处转移，更易累及胸膜出现胸腔积液。

3）大细胞未分化癌（简称大细胞癌）：高度恶性的上皮肿瘤，可发生在肺门附近或肺边缘的亚段支气管，常有大片出血、坏死和空洞形成；较小细胞癌转移晚，手术切除机会较大。

4）其他：鳞腺癌、支气管腺体癌等。

要点二 中医病因病机

本病的中医病因包括正气虚损、痰浊聚肺、情志失调、烟毒内蕴、邪毒侵肺等。在这些病因的作用和影响下，肺气失宣，郁滞不行，气不布津，聚液生痰或血瘀于内，毒聚、痰湿、血瘀、气郁交结于肺，日久成积。

1. 气滞血瘀 肺气虚弱，或他脏失调，累及肺脏；邪侵久居，留滞不去，气机不畅，致气滞血瘀，久积成癥。

2. 痰湿蕴肺 水液失运，聚湿生痰，留于肺脏；或损伤脾胃，水湿痰浊内聚，贮于肺络，痰浊久居成毒，与外邪凝结，形成肿块。

3. 阴虚毒热 阴虚内热，虚火灼津，炼液成痰，血行不畅成瘀，终致痰凝、毒瘀互结于肺。

4. 气阴两虚 肺气不足，通调失职，气不布津；肺阴不足，虚火内炽，肺络受损。

总之，肺癌病位在肺，其发生发展关乎五脏，晚期更致五脏受累，气血阴阳失调。其基本病机是由于正气虚弱，毒恋肺脏，瘀阻络脉，久成癥积。后期以正虚为根本，因虚致实。其虚以阴虚、气阴两虚多见，实则不外乎气滞、血瘀、痰凝、毒聚。

［常考考点］肺癌的中医病因病机。

要点三　临床表现

1. 原发肿瘤引起的症状　咳嗽、咳痰为肺癌早期的常见症状，多为刺激性干咳或有少量黏液痰；如肿瘤导致远端支气管狭窄，表现为持续性咳嗽，呈高音调金属音，为特征性阻塞性咳嗽；如继发感染时，则咳脓性痰。癌组织血管丰富，痰内常间断或持续带血，如侵及大血管可导致大咯血。如肿瘤引起支气管部分阻塞，可引起局限性喘鸣，并可有胸闷、气急等。体重下降、发热等为常见的全身症状。

2. 肿瘤局部扩展引起的症状　肿瘤侵犯胸膜或纵隔，可产生不规则钝痛；侵入胸壁、肋骨或压迫肋间神经时可致胸痛剧烈，且有定点或局部压痛，呼吸、咳嗽则加重。如肿瘤压迫大气道，可出现吸气性呼吸困难。如侵及食管可表现咽下困难，尚可引起支气管－食管瘘。如癌肿或转移性淋巴结压迫喉返神经（左侧多见），则发生声音嘶哑。如侵犯纵隔，压迫阻滞上腔静脉回流，导致上腔静脉压迫综合征，则表现头、颈、前胸部及上肢水肿淤血等。肺上沟癌（pancoast tumor）压迫颈部交感神经引起同侧霍纳（Horner）综合征（眼睑下垂、眼球内陷、瞳孔缩小、额部少汗等），或引起同侧臂丛神经压迫征。

3. 肿瘤远处转移引起的症状　如肺癌转移至脑、肝、骨、肾上腺、皮肤等组织，这些组织可出现相应的表现。右锁骨上淋巴结是肺癌常见的转移部位，可毫无症状，多位于前斜角肌区，无痛感，固定而坚硬，逐渐增大、增多并融合。

4. 肺癌的胸外表现　指肺癌非转移性的胸外表现，可出现在肺癌发现的前后，称为副癌综合征。副癌综合征以 SCLC 多见，可以表现为先发症状或复发的首发征象。某些情况下其病理生理学是清楚的，如激素分泌异常，而大多数是不知道的，如厌食、恶病质、体重减轻、发热和免疫抑制。

（1）内分泌综合征：12% 的肺癌患者出现内分泌综合征。内分泌综合征系指肿瘤细胞分泌一些具有生物活性的多肽和胺类物质，如促肾上腺皮质激素（ACTH）、甲状旁腺激素（PTH）、抗利尿激素（ADH）和促性腺激素等，出现相应的临床表现。

1）抗利尿激素分泌异常综合征（SIADH）：表现为低钠血症和低渗透压血症，出现厌食、恶心、呕吐等水中毒症状，还可伴有逐渐加重的嗜睡、易激动、定向障碍、癫痫样发作或昏迷等神经系统症状。低钠血症还可以由于异位心钠肽（ANP）分泌增多引起。大多数患者的症状可在初始化疗后 1 ～ 4 周内缓解。

2）异位 ACTH 综合征：表现为库欣综合征，如色素沉着、水肿、肌萎缩、低钾血症代谢性碱中毒、高血糖或高血压等，但表现多不典型，向心性肥胖和紫纹罕见，由 SCLC 或类癌引起。

3）高钙血症：轻症者表现为口渴和多尿；重症者可有恶心、呕吐、腹痛、便秘，甚或嗜睡、昏迷，是恶性肿瘤最常见的威胁生命的代谢并发症。切除肿瘤后血钙水平可恢复正常。常见于鳞癌患者。

4）其他：异位分泌促性腺激素主要表现为男性轻度乳房发育，常伴有肥大性肺性骨关节病，多见于大细胞癌。因 5- 羟色胺等分泌过多引起的类癌综合征，表现为喘息、皮肤潮红、水样腹泻、阵发性心动过速等，多见于 SCLC 和腺癌。

（2）骨骼－结缔组织综合征

1）原发性肥大性骨关节病：30% 患者有杵状指（趾），多为 NSCLC。受累骨骼可发生骨膜炎，表现为疼痛、压痛、肿胀，多在上、下肢长骨远端。X 线显示骨膜增厚、新骨形成，γ－骨显像示病变部位有核素浓聚。

2）神经－肌病综合征：原因不明，可能与自身免疫反应或肿瘤产生的体液物质有关。

①肌无力样综合征：类似肌无力的症状，即随意肌力减退。早期骨盆带肌群及下肢近端肌群无力，反复活动后肌力可得到暂时性改善。体检腱反射减弱。有些患者化疗后症状可以改善。70% 以上病例对新斯的明试验反应欠佳，低频反复刺激显示动作电位波幅递减，高频刺激则引起波幅暂时性升高，可与重症肌无力鉴别。多见于 SCLC。

②其他：多发性周围神经炎、亚急性小脑变性、皮质变性和多发性肌炎可由各型肺癌引起；而副癌脑脊髓炎、感觉神经病变、小脑变性、边缘叶脑炎和脑干脑炎由小细胞肺癌引起，常伴有各种抗神经元抗体的出现，如抗 Hu 抗体、CRMP5 抗体和 ANNA-3 抗体。

（3）血液学异常及其他：1% ～ 8% 患者有凝血、血栓或其他血液学异常，包括游走性血栓性静脉炎，伴心房血栓的非细菌性血栓性心内膜炎，弥散性血管内凝血伴出血、贫血，粒细胞增多和红白血病。肺癌伴发血栓性疾病的预后较差。其他还有皮肌炎、黑棘皮病，发生率约 1%，肾病综合征和肾小球肾炎发生率≤ 1%。

［常考考点］咳嗽、咳痰为肺癌早期的常见症状；右锁骨上淋巴结是肺癌常见的转移部位。

要点四　实验室检查及其他检查

1. 胸部 X 线检查　是发现肺癌的最基本方法。

（1）中央型肺癌：多为一侧肺门类圆形阴影，边缘毛糙，可有分叶或切迹。肿块与肺不张、阻塞性肺炎并存时，可呈现“S”形 X 线征象。局限性肺气肿、肺不张、阻塞性肺炎和继发性肺脓肿等则是支气管完全或部分阻塞而形成的间接征象。

（2）周围型肺癌：早期常有局限性小斑片状阴影，肿块周边可有毛刺、切迹和分叶，可见偏心性癌性空洞。

（3）细支气管 – 肺泡癌：有结节型和弥漫型两种表现。

2. 电子计算机体层扫描（CT）　可发现普通 X 线难以发现的病变，还能辨认有无肺门和纵隔淋巴结肿大，以及是否侵犯邻近器官。高分辨 CT 或螺旋 CT 可发现大于 3mm 的病灶。

肺癌胸部 CT 表现为：①中央型肺癌多表现为一侧边缘毛糙的肺门类圆形阴影，或单侧性不规则的肺门肿块等。②周围型肺癌早期表现为边缘不清的局限性小斑片状阴影，如动态观察可呈密度增高且边缘清楚的圆形或类圆形影。③细支气管 – 肺泡癌有结节型和弥漫型两种类型。

3. 磁共振（MRI）　在明确肿瘤与大血管之间关系，以及分辨肺门淋巴结或血管阴影方面优于 CT，但它对肺门病灶分辨率不如 CT 高，也不容易发现较小的病灶。

4. 痰脱落细胞检查　是诊断肺癌的重要方法之一。

5. 纤维支气管镜检查　是诊断肺癌的主要方法，对确定病变性质、范围，明确手术指征与方式有一定帮助。

6. 病理学检查　取得病变部位组织，进行病理学检查，对肺癌的诊断具有决定性意义。

7. 放射性核素扫描检查　利用肿瘤细胞摄取放射性核素的数量与正常组织之间的差异，对肿瘤进行定位、定性诊断。

8. 开胸手术探查　若经上述多项检查仍未能明确诊断，而又高度怀疑肺癌时，可考虑行开胸手术探查。

9. 其他　肿瘤标志物检测和基因诊断，后者有助于早期诊断肺癌。

[常考考点] 胸部 X 线检查是发现肺癌的最基本方法；纤维支气管镜检查是诊断肺癌的主要方法；病理学检查对肺癌的诊断具有决定性意义。

要点五　诊断与鉴别诊断

（一）诊断

对于下列情况之一的人群（特别是 40 岁以上男性长期或重度吸烟者）应提高警惕，及时进行排癌检查。

1. 刺激性咳嗽 2 ～ 3 周而抗感染、镇咳治疗无效。
2. 原有慢性呼吸道疾病，近来咳嗽性质改变者。
3. 近 2 ～ 3 个月持续痰中带血而无其他原因可以解释者。
4. 同一部位、反复发作的肺炎。
5. 原因不明的肺脓肿，无毒性症状，无大量脓痰，无异物吸入史，且抗感染治疗疗效不佳者。
6. 原因不明的四肢关节疼痛及杵状指（趾）。
7. X 线显示局限性肺气肿或段、叶性肺不张。
8. 肺部孤立性圆形病灶和单侧性肺门阴影增大者。
9. 原有肺结核病灶已稳定，而其他部位又出现新增大的病灶者。
10. 无中毒症状的血性进行性增多的胸腔积液者。

（二）鉴别诊断

1. 肺结核

（1）结核球：需与周围型肺癌相鉴别。结核球多见于年轻患者，可有反复血痰史，病灶多位于上叶后段和下叶背段的结核好发部位。边界清楚，边缘光滑无毛刺，偶见分叶，可有包膜，密度高，可有钙化点，周围有结核病灶。如有空洞形成，多为中心性薄壁空洞，洞壁规则，直径很少超过 3cm。

（2）肺门淋巴结结核：易与中央型肺癌相混淆。肺门淋巴结结核多见于儿童或老年人，有结核中毒症状，结核菌素试验多呈强阳性，抗结核治疗有效。影像学检查有助于鉴别诊断。

（3）急性粟粒型肺结核：应与弥漫性细支气管 – 肺泡癌相鉴别。粟粒型肺结核表现为病灶大小相等、分布均匀的粟粒样结节，常伴有全身中毒症状，抗结核治疗有效。而肺泡癌多为大小不等、分布不均的结节状播散病灶，一般无发热，可从痰中查找癌细胞。也可以做结核菌素试验加以鉴别。

2. 肺炎 肺癌阻塞性肺炎表现常与肺炎相似。肺炎起病急骤，先有寒战、高热等毒血症状，然后出现呼吸道症状，X线为云絮影，不呈段叶分布，无支气管阻塞，少见肺不张，经抗感染治疗病灶吸收迅速而完全。而肺癌阻塞性肺炎呈段叶分布，常有肺不张，吸收缓慢，炎症吸收后可见块状影。可通过纤维支气管镜检查和痰脱落细胞学检查等加以鉴别。

3. 肺脓肿 应与癌性空洞继发感染相鉴别。原发性肺脓肿起病急，伴高热，咳大量脓痰，中毒症状明显，胸片上表现为薄壁空洞，内有液平，周围有炎症改变。癌性空洞常先有咳嗽、咯血等肿瘤症状，后出现咳脓痰、发热等继发感染症状。胸片可见癌肿块影有偏心空洞，壁厚，内壁凸凹不平。

4. 炎性假瘤 本病一般认为是肺部炎症吸收不全而遗留下的圆形病灶。多有呼吸道感染史，也可有痰中带血。X线呈单发圆形、椭圆形或哑铃形影，轮廓不清，密度淡而均匀，边无分叶，有长毛样改变。

[常考考点]肺癌的诊断及其与肺结核和肺炎的鉴别。

要点六 西医治疗

1. 手术 对非小细胞肺癌Ⅰ期和Ⅱ期患者应行以治愈为目标的手术切除治疗。对以同侧纵隔淋巴结受累为特征的Ⅲ期患者行原发病灶及受累淋巴结手术切除治疗。小细胞肺癌90%以上在就诊时已有胸内或远处转移，尚有潜在性血道、淋巴道转移。因此，国内主张化疗后手术，可提高患者5年生存率。

2. 化疗 小细胞肺癌对于化疗非常敏感，很多化疗药物可提高小细胞肺癌的缓解率。较大病灶经化疗后缩小，以利手术治疗及放疗。非小细胞肺癌对化疗反应不敏感，主张对Ⅰ、Ⅱ期病人手术后进行化疗，以防术后局部复发或远处转移。ⅢA期病人应于术前、术后进行全身化疗，ⅢB期及Ⅳ期病人已不宜手术或放疗，可通过化疗延长生存期。

3. 放疗 常规放疗适用于Ⅰ期病人年老体弱，有伴发病，已不宜手术或拒绝手术者。还常用于$N_{1\sim2}$的手术病人，或手术切除边缘残存肿瘤细胞。术前放疗还能缩小病灶，以便全部切除肿瘤，减少复发。放射线对癌细胞有杀伤作用，可分为根治性和姑息性两种。

4. 其他治疗方法 如支气管动脉灌注化疗（BAI）；经纤维支气管镜介导或经皮肺穿刺，将抗癌药物直接注入肿瘤及腔内放疗；激光切除等。

5. 生物缓解调节剂 如干扰素、白细胞介素-2、肿瘤坏死因子、集落刺激因子等。

6. 分子靶向治疗 为21世纪治疗恶性肿瘤的热点和方向。治疗肺癌如易瑞沙（吉非替尼，Iressa）、厄洛替尼（Tarceva）、贝伐单抗（Avastin）等药物。

[常考考点]手术、化疗和放疗的适应证。

要点七 中医辨证论治

中医治疗在防止复发转移、增效解毒、提高生活质量、延长生存期等方面发挥重要作用。在“谨察阴阳所在而调之，以平为期”的思想指导下，通过整体调节、双向调节及功能调节使患者精神、体质达到理想状态，恢复和增加自身的抗病和修复能力。处理好“扶正”与“祛邪”的辨证关系，根据具体情况，参考病程阶段和西医治疗反应辨证论治，不仅能使西医的一些治疗措施“减毒”“增效”，而且会充分发挥中药抗癌效应，取得更好的疗效。

证型	辨证要点	治法	方剂
气滞血瘀证	咳嗽，咳痰，或痰血暗红，胸闷胀痛或刺痛，面青唇暗，肺中积块，舌质暗紫或有瘀斑、瘀点，脉弦或涩	化瘀散结，行气止痛	血府逐瘀汤
痰湿蕴肺证	咳嗽痰多，胸闷气短，肺中积块，可见胸胁疼痛，纳差便溏，神疲乏力，舌质暗或有瘀斑，苔厚腻，脉弦滑	祛湿化痰	二陈汤合瓜蒌薤白半夏汤
阴虚毒热证	咳嗽，无痰或少痰，或有痰中带血，甚则咯血不止，肺中积块，心烦，少寐，手足心热，或低热盗汗，或邪热炽盛，羁留不退，口渴，大便秘结，舌质红，苔薄黄，脉细数或数大	养阴清热，解毒散结	沙参麦冬汤合五味消毒饮
气阴两虚证	咳嗽无力，有痰或无痰，痰中带血，肺中积块，神疲乏力，时有心悸，汗出气短，口干，发热或午后潮热，手足心热，纳呆脘胀，便干或稀，舌质红苔薄，或舌质胖嫩有齿痕，脉细数无力	益气养阴，化痰散结	生脉散合沙参麦冬汤

[常考考点]肺癌的辨证论治。

【知识纵横比较】

中西医结合内科学与外科学原发性支气管肺癌的证治比较

原发性支气管肺癌（中西医结合内科学）		原发性支气管肺癌（中西医结合外科学）	
证型	方剂	证型	方剂
气滞血瘀证	血府逐瘀汤	气滞血瘀证	血府逐瘀汤
痰湿蕴肺证	二陈汤合瓜蒌薤白半夏汤	脾虚痰湿证	六君子汤合海藻玉壶丸
阴虚毒热证	沙参麦冬汤合五味消毒饮	阴虚内热证	百合固金汤
气阴两虚证	生脉散合沙参麦冬汤	气阴两虚证	沙参麦冬汤或四君子汤合清燥救肺汤化裁
—	—	热毒炽盛证	白虎承气汤

【例题实战模拟】

A1 型题

1. 肺癌局部扩展引起的症状为

A. 咳嗽　B. 胸痛　C. 咯血　D. 锁骨上淋巴结肿大　E. 体重减轻、恶病质

2. 治疗原发性支气管肺癌气阴两虚证，应首选的方剂是

A. 沙参麦冬汤合五味消毒饮　B. 血府逐瘀汤　C. 导痰汤　D. 生脉散合沙参麦冬汤　E. 十枣汤

3. 治疗原发性支气管肺癌阴虚毒热证，应首选

A. 沙参麦冬汤合五味消毒饮　B. 血府逐瘀汤　C. 导痰汤　D. 生脉散合沙参麦冬汤　E. 十枣汤

B1 型题

A. 鳞状上皮细胞癌　B. 细支气管－肺泡癌　C. 大细胞未分化癌

D. 腺癌　E. 小细胞未分化癌

4. 生长缓慢，转移晚，手术切除机会相对较多的是

5. 生长快，侵袭力强，远处转移早，对化疗和放疗较敏感的是

【参考答案】

1. B　2. D　3. A　4. A　5. E

细目八　慢性肺源性心脏病

【考点突破攻略】

慢性肺源性心脏病（chronic pulmonary heart disease）简称慢性肺心病，是指由支气管－肺组织、胸廓或肺血管的慢性病变引起的肺循环阻力增高，导致肺动脉高压和右心室肥大，甚至发生右心功能衰竭的心脏病。临床上除原发胸、肺疾患各种症状外，主要为呼吸及心脏功能衰竭和其他脏器受累的表现，如呼吸困难、唇甲发绀、水肿、肝脾肿大及颈静脉怒张等。

本病归属于中医学“心悸”“肺胀”“喘证”“水肿”等范畴。

要点一　西医病因与发病机制

（一）病因

1. 支气管、肺疾病　慢性阻塞性肺疾病（COPD）最为多见，占 80% ～ 90%，其次为支气管哮喘、支气管扩张症、重症肺结核、肺尘埃沉着病、结节病、间质性肺炎、过敏性肺泡炎、嗜酸性肉芽肿、药物相关性肺疾病等。

2. 胸廓运动障碍性疾病　较少见，严重的脊椎后凸或侧凸、脊椎结核、类风湿关节炎、胸膜广泛粘连及胸廓成形术后造成的严重胸廓或脊椎畸形，以及神经肌肉疾患如脊髓灰质炎，均可引起胸廓活动受限、肺受压、支气管扭曲或变形，导致肺功能受损。气道引流不畅，肺部反复感染，并发肺气肿或纤维化。

3. 肺血管疾病　慢性血栓栓塞性肺动脉高压、肺小动脉炎、累及肺动脉的过敏性肉芽肿病，以及原发性肺动脉高压，

均可使肺动脉狭窄、阻塞，引起肺血管阻力增加、肺动脉高压和右心室负荷加重，发展成肺心病。

4. 其他 原发性肺泡通气不足及先天性口咽畸形、睡眠呼吸暂停低通气综合征等均可产生低氧血症，引起肺血管收缩，导致肺动脉高压，发展成慢性肺心病。

（二）发病机制

引起右心室扩大、肥厚的因素很多，但先决条件是肺功能和结构的不可逆性改变，发生反复的气道感染和低氧血症，导致一系列体液因子和肺血管的变化，使肺血管阻力增加，肺动脉血管的结构重塑，产生肺动脉高压。

1. 肺动脉高压的形成

（1）肺血管阻力增加的功能性因素：缺氧、高碳酸血症和呼吸性酸中毒使肺血管收缩、痉挛，其中缺氧是肺动脉高压形成最重要的因素。

（2）肺血管阻力增加的解剖学因素：解剖学因素系指肺血管解剖结构的变化，形成肺循环血流动力学障碍。

（3）血液黏稠度增加和血容量增多：慢性缺氧产生继发性红细胞增多，血液黏稠度增加。缺氧可使醛固酮增加，使水、钠潴留；缺氧使肾小动脉收缩，肾血流减少也加重水、钠潴留，使血容量增多。血液黏稠度增加和血容量增多，更使肺动脉压升高。

此外，肺血管性疾病、肺间质疾病、神经肌肉疾病等皆可引起肺血管的病理改变，使血管腔狭窄、闭塞，肺血管阻力增加，发展成肺动脉高压。

在慢性肺心病肺动脉高压的发生机制中，功能性因素较解剖学因素更为重要。在急性加重期经过治疗，缺氧和高碳酸血症得到纠正后，肺动脉压可明显降低，部分患者甚至可恢复到正常范围。

2. 心脏病变和心力衰竭 肺循环阻力增加时，右心发挥代偿功能，以克服肺动脉压升高带来的压力负荷增加而发生右心室肥厚。肺动脉高压早期，右心室舒张末期压仍可维持正常。随着病情的进展，特别是急性加重期，肺动脉压持续升高，超过右心室的代偿能力，右心失代偿，右心排出量下降，右心室收缩末期残留血量增加，舒张末压增高，导致右心室扩大和右心室功能衰竭。

慢性肺心病除右心室改变外，也有部分患者可发生左心室肥厚。由于缺氧、高碳酸血症、酸中毒、相对血流量增多等因素，使左心受损，可发生左心室肥厚，甚至导致左心衰竭。

3. 其他重要器官的损害 缺氧和高碳酸血症除影响心脏外，尚可导致其他重要器官如脑、肝、肾、胃肠及内分泌系统、血液系统等发生病理改变，引起多器官的功能损害。

要点二 中医病因病机

本病多因慢性咳喘反复发作，迁延不愈逐渐发展而成。发病缓慢，病程长，其病因有脏腑虚损和外感时邪两种。病因病机可概括为如下三个方面：

1. 肺脾肾虚 多是由于肺系疾患反复发作，日久不愈，损伤肺气而致。肺气虚衰，子盗母气，病久由肺及脾，累及于肾，致使肺、脾、肾三脏俱虚，是发生的主要原因。

2. 外邪侵袭 肺主气，外合皮毛，肺气既伤，表虚卫阳不固，外邪更易乘虚入侵，以致反复发作，迁延不愈，是本病发生、发展的重要因素。

3. 痰瘀互结 肺系疾患日久不愈，正气虚衰，气虚则血运无力而瘀滞，气化无权而津液停滞，成痰成饮。痰瘀互结，阻滞肺络，累及于心，是贯穿本病始终的核心病机。

总之，本病病位在肺、脾、肾、心，属本虚标实之证。早期表现为肺、脾、肾三脏气虚，后期则心肾阳虚；外邪侵袭，热毒、痰浊、瘀血、水停为标。急性发作期以邪实为主，虚实错杂；缓解期以脏腑虚损为主。

［常考考点］病因是外邪侵袭、肺脾肾虚、痰瘀互结。病位在肺、脾、肾、心。

要点三 临床表现与并发症

（一）临床表现

本病除原有肺、胸疾病的各种症状和体征外，主要是肺、心功能不全以及其他器官受累的征象，往往表现为急性发作期（肺、心功能失代偿期）与缓解期（肺、心功能代偿期）的交替出现。

1. 肺、心功能代偿期（缓解期）

（1）症状：咳嗽、咳痰、气促，活动后可有心悸、呼吸困难、乏力和劳动耐力下降。少有胸痛或咯血。

（2）体征：可有不同程度的发绀和肺气肿体征。偶有干、湿性啰音，心音遥远，三尖瓣区收缩期杂音或剑突下心脏搏动增强（提示右心室肥厚）。

2. 肺、心功能失代偿期（急性发作期）

（1）呼吸衰竭

1）症状：呼吸困难加重，夜间为甚，常有头痛、失眠、食欲下降，但白天嗜睡，甚至出现表情淡漠、神志恍惚、谵妄等肺性脑病的表现。

2）体征：明显发绀，球结膜充血、水肿，严重时可有视网膜血管扩张、视乳头水肿等颅内压升高的表现。腱反射减弱或消失，出现病理反射；因高碳酸血症出现周围血管扩张的表现，如皮肤潮红、多汗。

（2）右心衰竭

1）症状：心悸、食欲不振、腹胀、恶心等。

2）体征：周围性发绀，颈静脉怒张，心率增快，可出现心律失常，可闻及三尖瓣区舒张期杂音。肝大且有压痛，肝－颈静脉回流征阳性，下肢水肿，重者可有腹水。少数患者可出现肺水肿及全心衰竭的体征。

［常考考点］慢性呼吸系统病史或呼吸衰竭＋右心衰体征＝肺心病。

（二）并发症

1. 肺性脑病 本病是慢性肺、胸疾病伴有呼吸功能衰竭，出现缺氧、二氧化碳潴留而引起精神障碍、神经症状的一种综合征，为肺源性心脏病死亡的首要原因。

2. 酸碱平衡失调及电解质紊乱 呼吸衰竭时，由于动脉血二氧化碳分压升高，普遍存在呼吸性酸中毒。然而，因体内代偿情况的不同或并存其他疾病的影响，还可出现各种不同类型的酸碱平衡失调及电解质紊乱。如慢性肺心病急性加重期，治疗前往往是呼吸性酸中毒并发代谢性酸中毒及高钾血症，治疗后又易迅速转为呼吸性酸中毒并发代谢性碱中毒及低钾、低氯血症而加重神经系统症状。

3. 心律失常 心律失常多表现为房性早搏及阵发性室上性心动过速，也可有心房扑动及心房颤动。少数病例由于急性严重心肌缺氧，可出现心室颤动甚至心脏骤停。

4. 休克 休克是慢性肺心病较常见的严重并发症及致死原因之一。其发生原因有：①由于严重呼吸道－肺感染、细菌毒素所致微循环障碍引起中毒性休克。②由于严重心力衰竭、心律失常或心肌缺氧性损伤所致心排血量锐减引起心源性休克。③由于上消化道出血引起失血性休克。

5. 消化道出血 是慢性肺心病心肺功能衰竭的晚期并发症之一，死亡率较高。其主要是无溃疡症状，常有厌食、恶心、上腹闷胀疼痛，出血时呕吐物多为咖啡色，且有柏油样便，大量出血可诱发休克。

6. 其他 功能性肾衰竭、弥散性血管内凝血（DIC）、深静脉血栓形成等。

［常考考点］慢性肺心病的常见并发症。其中肺性脑病为肺源性心脏病死亡的首要原因。

要点四 实验室检查及其他检查

1. 血液检查 红细胞计数和血红蛋白常增高，红细胞压积正常或偏高。可有肝肾功能异常。电解质可有改变。细胞免疫功能如玫瑰花环试验、外周血淋巴母细胞转化试验、植物血凝素皮肤试验阳性率一般低于正常。血清中IgA、IgG常增高，血清总补体（CH_{50}、C_3、C_4）含量低于正常。

2. X线检查 除肺、胸基础疾病的特征外，尚可有肺动脉高压征，如肺动脉段弧突出或其高度≥3mm；右下肺动脉增宽（其横径≥15mm，横径与气管横径比值≥1.07）；肺动脉"残根征"（中央动脉扩张，外周血管纤细）；右心室增大，心脏呈垂直位（心力衰竭时可见全心扩大，但在心力衰竭控制后，心脏可恢复原来大小）。

3. 心电图检查 慢性肺心病的心电图阳性率约为60.1%～88.2%，可呈现右房、右室增大的变化：P波高尖或"肺型P波"，电轴右偏，极度顺钟向转位，$R_{V1}+S_{V5}\geq 1.05mV$；有时在V_1、V_2甚至延至V_3，可出现酷似陈旧性心肌梗死的QS波（乃膈肌降低及心脏极度顺钟向转位所致），应注意鉴别。

4. 动脉血气分析 代偿期可有低氧血症（$PaO_2 < 60mmHg$），失代偿期可出现低氧血症合并高碳酸血症（$PaCO_2 > 50mmHg$），提示Ⅱ型呼衰。

5. 超声心动图检查 可显示右肺动脉内径增大，右心室流出道内径增宽（≥30mm），右心室内径增大（≥20mm），右心室前壁及室间隔厚度增加，搏动幅度增强，左、右心室内径比＜2.0。二维扇形超声心动图示肺总动脉舒张期内径明显增大。多普勒超声心动图中有时出现三尖瓣反流及右室收缩压增高。

6. 右心导管检查 经静脉送入漂浮导管至肺动脉，直接测定肺动脉和右心室压力，必要时可做慢性肺心病的早期诊断。

7. 其他 肺功能检查对早期或缓解期慢性肺心病患者有意义。痰细菌学检查结果对急性加重期抗生素选用具有重要参考价值。

[常考考点]肺心病各种检查的特征性改变。

要点五 诊断与鉴别诊断

(一)诊断

1. 有慢性阻塞性肺疾病或慢性支气管炎、肺气肿病史，或其他胸、肺疾病病史（原发于肺血管的疾病如特发性肺动脉高压、栓塞性肺动脉高压等可无相应病史）。

2. 存在活动后呼吸困难、乏力和劳动耐力下降。

3. 体检发现肺动脉压增高、右心室增大或右心功能不全的征象，如颈静脉怒张、$P_2 > A_2$、剑突下心脏搏动增强、肝大压痛、肝－颈静脉回流征阳性、下肢水肿等。

4. 心电图、X 线胸片有提示肺心病的征象。

5. 超声心动图有肺动脉增宽和右心增大、肥厚的征象。

符合 1 ～ 4 条中的任一条加上第 5 条，并除外其他疾病所致右心改变（如风湿性心脏病、心肌病、先天性心脏病），即可诊断为慢性肺心病。

[常考考点]肺心病的诊断标准。

(二)鉴别诊断

主要应与冠状动脉粥样硬化性心脏病（冠心病）、风湿性心脏病、原发性扩张型心肌病、缩窄性心包炎等进行鉴别。

1. 冠心病 慢性肺心病无典型心绞痛或心肌梗死的临床表现，多有胸、肺疾病病史，心电图中 ST-T 改变多不明显，类似陈旧性心肌梗死的图形多出现于慢性肺心病急性发作期和明显右心衰竭时，随着病情好转，异常程度可减轻；或加做第 1、2 肋的相关导联心电图，可发现异常 Q 波变小或消失；心向量图有助于鉴别。

2. 风湿性心脏病 慢性肺心病患者在三尖瓣区可闻及吹风样 SM，有时可传到心尖部，有时出现肺动脉瓣关闭不全的 DM，加上右心室肥大、肺动脉高压等表现，易与风湿性心脏瓣膜病相混淆。一般通过详细询问有关慢性肺、胸疾病病史，有肺气肿和右心室肥大的体征，尤其超声心动图发现瓣膜器质性狭窄或关闭不全是最重要的鉴别依据。此外，X 线胸片、心电图、动脉血氧饱和度、二氧化碳分压等均可资鉴别。

3. 原发性扩张型心肌病、缩窄性心包炎 ①原发性扩张型心肌病多见于中青年，无明显慢性呼吸道感染史及显著肺气肿体征，无突出的肺动脉高压征，心脏增大常呈球形，常伴心力衰竭、房室瓣膜相对关闭不全所致杂音，心电图无明显顺钟向转位及电轴右偏，心脏超声常提示心腔扩大，整体收缩活动减弱，左室射血分数（LVEF）降低。②缩窄性心包炎有心悸、气促、发绀、颈静脉怒张、肝大、腹水、浮肿及心电图低电压等，需与慢性肺心病鉴别，相关病史和典型的心室舒张受限等表现以及 X 线胸片（侧位常可发现心包钙化征象）可资鉴别。

[常考考点]肺心病与冠心病和风心病的鉴别。

要点六 西医治疗

(一)急性加重期

1. 控制感染 根据痰菌培养及药敏试验结果选择抗生素；如痰菌检验报告未至，可根据感染的环境、痰涂片革兰染色以及临床经验选用抗生素。

2. 氧疗 通畅呼吸道，鼻导管吸氧或面罩给氧，以纠正缺氧和二氧化碳潴留。

3. 控制心力衰竭 慢性肺心病心力衰竭的治疗与其他心脏病心力衰竭的治疗有其不同之处，因为慢性肺心病患者一般在积极控制感染、改善呼吸功能后心力衰竭便能得到改善。但对部分重症患者，仍需要予以相应抗心衰治疗（如利尿药、正性肌力药或扩血管药物）。

（1）利尿药：原则上宜选用作用轻的利尿药，小剂量、短疗程、间歇给药、联合使用排钾和保钾利尿剂（如氢氯噻嗪和螺内酯合用）。严重水钠潴留而需迅速减轻容量负荷者可用呋塞米。

使用时应注意：①应用利尿药后可出现低钾、低氯性碱中毒，痰液黏稠不易排痰和血液浓缩，应注意预防。②长期大剂量使用利尿剂会出现水、电解质紊乱和容量不足（如体位性低血压）等，应引起重视并予以避免。

（2）正性肌力药：原则是选用小剂量（一般约为常规剂量的 1/2 或 2/3）、作用快、排泄快、静脉使用的洋地黄类药物（如西地兰）。应用指征：①感染已被控制、呼吸功能已改善、用利尿剂后仍有反复水肿的心力衰竭患者。②以右心衰竭为主要表现而无明显感染的患者。③合并急性左心衰竭的患者。

使用时应注意：①用药前应注意纠正缺氧，防治低钾血症，以免发生药物毒性反应。②不宜以心率作为衡量洋地黄类药物的应用和疗效考核指征，因低氧血症、感染等均可使心率增快。

（3）血管扩张药：血管扩张药在扩张肺动脉的同时也扩张体循环动脉，往往造成体循环血压下降，反射性产生心率增快、氧分压下降、二氧化碳分压上升等不良反应，因而限制了血管扩张药在慢性肺心病的临床应用。钙拮抗剂、一氧化氮（NO）、川芎嗪等有一定的降低肺动脉压效果，可考虑酌情使用。

4. 控制心律失常 慢性肺心病一般经过治疗，感染控制，缺氧纠正后，心律失常可自行消失。如果持续存在可根据心律失常的类型选用药物，但应避免使用 β 受体阻滞剂，以免引起支气管痉挛。

5. 抗凝治疗 应用普通肝素或低分子肝素，防止肺微小动脉原位血栓形成；并降低黏稠度，有利于减轻肺动脉高压。

6. 其他并发症治疗 ①肺性脑病除上述治疗措施外，还应注意纠正酸碱平衡失调和电解质紊乱；发现脑水肿时，可快速静脉滴注 20% 甘露醇，常用量为 1 ～ 2g/kg，必要时 6 ～ 8 小时重复一次；肺性脑病出现兴奋、躁动时慎用镇静剂。②消化道出血、休克、肾衰竭、弥散性血管内凝血等应给予对症治疗。

（二）缓解期

1. 呼吸锻炼。
2. 增强机体抵抗力，预防呼吸道感染。
3. 家庭氧疗。
4. 积极治疗和改善基础支气管、肺疾病，延缓基础疾病进展。
5. 去除急性加重的诱因。

［常考考点］心力衰竭的治疗及用药。

要点七　中医辨证论治

证型		辨证要点	治法	方剂
急性加重期	痰浊壅肺证	咳嗽痰多，色白黏腻或呈泡沫样，短气喘息，稍劳即著，脘痞纳少，倦怠乏力，舌质偏淡，苔薄腻或浊腻，脉滑	健脾益肺，化痰降气	苏子降气汤加减
	痰热郁肺证	喘息气粗，烦躁，胸满，咳嗽，痰黄或白，黏稠难咳，或身热，微恶寒，有汗不多，溲黄便干，口渴，舌红，舌苔黄或黄腻，边尖红，脉数或滑数	清肺化痰，降逆平喘	越婢加半夏汤加减
	痰蒙神窍证	神志恍惚，谵语，烦躁不安，撮空理线，表情淡漠，嗜睡，昏迷或肢体瞤动，抽搐，咳逆，喘促，咳痰不爽，苔白腻或淡黄腻，舌质暗红或淡紫，脉细滑数	涤痰开窍，息风止痉	涤痰汤加减，另服安宫牛黄丸或至宝丹
	阳虚水泛证	面浮，下肢肿，甚则一身悉肿，腹部胀满有水，心悸，咳喘，咳痰清稀，脘痞，纳差，尿少，怕冷，面唇青紫，舌胖质暗，苔白滑，脉沉细	温肾健脾，化饮利水	真武汤合五苓散加减
缓解期	肺肾气虚证	呼吸浅短难续，声低气怯，甚则张口抬肩，倚息不能平卧，咳嗽，痰白清稀如沫，胸闷，心慌形寒，汗出，舌淡或暗紫，脉沉细微无力，或有结代	补肺纳肾，降气平喘	补肺汤加减。喘脱危象，急用参附汤送服蛤蚧粉或黑锡丹
	气虚血瘀证	喘咳无力，气短难续，痰吐不爽，心悸，胸闷，口干，面色晦暗，唇甲发绀，神疲乏力，舌淡暗，脉细涩无力	益气活血，止咳化痰	生脉散合血府逐瘀汤加减

［常考考点］肺心病的辨证论治。

【例题实战模拟】

A1 型题

1. 肺心病的诊断依据是

A. 长期肺、支气管病史　B. 肺动脉高压及右心室扩大征象　C. 肺气肿体征
D. 动脉血二氧化碳分压≥ 7.3 kPa　E. 动脉血二氧化碳分压≤ 8.0 kPa

2. 降低肺心病肺动脉高压首选

A. 吸氧　B. 强心剂　C. 支气管扩张剂　D. 呼吸兴奋剂　E. 利尿剂

A2 型题

3. 患者，男，56 岁。肺心病病史 6 年，前日酒后受凉，发热，咳喘大作，咳吐黄痰，舌暗苔黄腻，脉滑数。其证型是

A. 痰浊阻肺证　B. 痰热壅肺证　C. 寒饮内停证　D. 痰蒙清窍证　E. 风热犯肺证

B1 型题

A. 越婢加半夏汤加减　B. 生脉散合血府逐瘀汤加减　C. 真武汤加减

D. 苏子降气汤加减　E. 补肺汤加减

4. 慢性肺心病，呼吸浅短，声低气怯，张口抬肩，不能平卧，心慌，形寒，汗出，舌淡紫，脉沉细微无力。治疗首选

5. 慢性肺心病，咳喘无力，气短难续，咳痰不爽，面色晦暗，心慌，唇甲发紫，神疲乏力，舌淡暗，脉沉细涩无力。治疗首选

【参考答案】

1. B　2. E　3. E　4. E　5. B

细目九　呼吸衰竭

【考点突破攻略】

呼吸衰竭是指各种原因引起的肺通气和（或）换气功能严重障碍，以致在静息状态下亦不能维持足够的气体交换，导致低氧血症伴（或不伴）高碳酸血症，从而引起一系列生理功能和代谢紊乱的临床综合征。临床表现为呼吸困难、发绀等。确诊需做动脉血气分析，在海平面正常大气压、静息状态、呼吸空气、无异常血液分流的情况下，动脉血氧分压（PaO_2）＜ 60mmHg，伴或不伴二氧化碳分压（$PaCO_2$）＞ 50 mmHg，并排除心内解剖分流和原发于心排血量降低等致低氧因素，即称为呼吸衰竭，简称“呼衰”。

急性呼吸衰竭是指原呼吸功能正常，由于各种肺组织病变、呼吸道阻塞性疾病、肺血管病变、胸廓及胸膜病变、神经中枢及神经肌肉等疾病的迅速发展，或突发原因如溺水、电击、创伤、颈椎外伤、吸入毒气及严重感染、休克、有机磷中毒等，导致呼吸抑制，在短时间内引起严重气体交换障碍，造成缺氧或合并二氧化碳潴留。由于病情迅速发展，机体来不及很好地代偿，若抢救不及时，会危及患者的生命。

慢性呼吸衰竭是指某些慢性疾病，包括呼吸和神经肌肉系统疾病等，导致呼吸功能损害逐渐加重，经过较长时间才发展为呼吸衰竭。慢性呼吸衰竭虽有缺氧或伴二氧化碳潴留，但可通过机体代偿适应，生理功能障碍和代谢紊乱较轻。最常见的病因是慢性阻塞性肺疾病。

根据本病临床表现，可归属于中医学“喘证”“喘脱”“厥证”等范畴。

要点一　西医病因与发病机制

（一）病因

1. 气道阻塞性疾病　气管 – 支气管的炎症、痉挛、肿瘤、异物、纤维化瘢痕等引起气道阻塞和肺通气不足，或通气 / 血流比例失调，导致缺氧和 CO_2 潴留，发生呼吸衰竭。

2. 肺组织病变　各种累及肺泡和（或）肺间质的病变，如肺炎、肺气肿、严重肺结核、弥漫性肺纤维化、肺水肿、矽肺等，均可致参与呼吸的肺泡减少、有效弥散面积减少、肺顺应性减低，使通气 / 血流比例失调，导致缺氧或合并 CO_2 潴留，引起呼吸衰竭。

3. 肺血管疾病　肺血管炎、肺栓塞等可引起通气 / 血流比例失调，或部分静脉血未经过氧合直接流入肺静脉，发生低氧血症，导致呼吸衰竭。

4. 胸廓及胸膜疾病　强直性脊柱炎、脊柱畸形、胸部外伤造成连枷胸、严重的自发性或外伤性气胸、大量胸腔积液或伴有胸膜肥厚与粘连等，均可影响胸廓活动和肺脏扩张，造成通气减少及吸入气体分布不均，导致肺通气和换气功能障碍，引起呼吸衰竭。

5. 神经肌肉病变　颅脑外伤、脑血管疾病、脑炎以及镇静催眠剂中毒，可直接或间接抑制呼吸中枢。脊髓灰质炎、

重症肌无力、有机磷中毒、脊髓颈段或高位胸段损伤（肿瘤或外伤）、多发性神经炎、破伤风以及严重的钾代谢紊乱，均可累及呼吸肌，造成呼吸肌无力、疲劳、麻痹，导致呼吸动力下降而引起肺通气不足。

（二）发病机制

发生缺氧和二氧化碳潴留的主要机制有通气不足、弥散障碍、通气 / 血流比例失调及氧耗量增加。

1. 通气不足 正常成人在静息状态下有效肺泡通气量约为 4L/min，才能维持正常的肺泡氧分压（PaO_2）和二氧化碳分压（$PaCO_2$）。肺泡通气量减少会引起 PaO_2 下降和 $PaCO_2$ 上升，从而引起缺氧和 CO_2 潴留。

2. 弥散障碍 气体通过肺泡膜进行交换的物理弥散过程发生障碍。气体弥散的速度取决于肺泡膜两侧气体分压差，气体弥散系数，肺泡膜的弥散面积、厚度和通透性，同时气体弥散量还受血液与肺泡接触时间以及心排出量、血红蛋白含量、通气 / 血流比例的影响。静息状态时，流经肺泡壁毛细血管的血液与肺泡接触的时间约为 0.72 秒，而 O_2 完成气体交换的时间为 0.25 ～ 0.3 秒，CO_2 则只需 0.13 秒，并且 O_2 的弥散能力仅为 CO_2 的 1/20，故在弥散障碍时，通常以低氧血症为主。

3. 通气 / 血流比例失调 正常通气 / 血流比例为 0.8，若大于正常，如肺栓塞，进入肺泡的部分气体不能与血流进行充分换气，造成无效通气，徒然增加呼吸功能和氧耗，引起缺氧。若小于正常，如气道阻塞、肺不张，由于通气减少，流经肺泡周围的静脉血就不能充分取得氧和排除二氧化碳而进入动脉，造成生理性静 – 动脉分流。不论是无效通气还是静 – 动脉分流，都影响气体交换，其表现往往以缺氧为主。

4. 肺内动 – 静脉解剖分流增加 肺动脉内的静脉血未经氧合直接流入肺静脉，导致 PaO_2 降低，是通气 / 血流比例失调的特例，常见于肺动 – 静脉瘘。这种情况下，提高吸氧浓度并不能提高分流静脉血的血氧分压。分流量越大，吸氧后提高动脉血氧分压的效果越差；若分流量超过 30%，吸氧并不能明显提高 PaO_2。肺部病变如肺泡萎缩、肺不张、肺水肿和肺炎实变等均可引起肺动 – 静脉样分流增加。

5. 氧耗量增加 氧耗量增加是呼吸功能不足时加重缺氧的原因之一。发热、寒战、呼吸困难和抽搐等都能增加氧耗量。

要点二　中医病因病机

本病是由于肺气虚衰、感受邪毒所致。肺失主气之功，一则不能贯心脉以助行血，行气血上助心脉；二则肺气壅塞失降，肝气难升，则脏腑气机升降失调。病久损及脾、肾、心诸脏，肺失通调，脾失运化，肾失开阖，则三焦决渎失司，水饮泛溢肌肤，凌心射肺，最终可致阳微欲脱。

1. 痰浊阻肺 素有痰疾，兼感风寒，肺失宣肃；或因脾阳不足，聚湿成痰，上干于肺。痰浊阻肺，肺失宣降，肺气上逆，则呼吸急促，痰涎黏稠，不易咳出；痰气搏结，上涌气道，则喉中痰鸣；痰浊或寒饮凝闭于肺，肺气不利，则胸中窒闷。

2. 肺肾气虚 久病咳喘，耗伤肺气，病久及肾；或劳伤太过，先天不足，老年体弱，肾气亏虚，纳气无权。肺气虚，呼吸失司，则咳嗽痰白，咳吐不利；卫表不固，则形寒汗出；肾气虚，纳气无权，气不归原，则呼吸短浅难续，甚则张口抬肩，不能平卧。

3. 脾肾阳虚 咳久伤肺，损及脾肾阳气，虚寒内生，温化无权，水谷不化，则咳喘、心悸、腹胀；脾肾阳虚，则浮肿、尿少、肢冷。

4. 痰蒙神窍 湿浊酿痰，阻遏气机；或痰浊内盛，夹肝风内扰，致痰浊蒙蔽心神。痰浊内阻，清阳不升，浊阴不降，气血不畅，则呼吸急促，或伴痰鸣；痰浊上蒙心神，神明失司，则神志恍惚，谵语，烦躁不安，嗜睡。

5. 阳微欲脱 在阳气由虚而衰基础上的进一步发展，亦可因阴寒之邪极盛而致阳气暴伤，或瘀痰阻心等使阳气暴脱，则喘逆剧甚，张口抬肩，鼻翼扇动，面色苍白，冷汗淋漓，四肢厥冷。

本病病位在肺，发生发展与脾、肾、心密切相关。病机总属本虚标实，本虚为肺、脾、肾、心虚，标实为痰浊、瘀血、水饮。肺、脾、肾、心虚损为本病发生的主要内因，感受外邪是本病的主要诱因，痰浊壅肺、血瘀水阻是产生变证的主要根源。

[常考考点] 呼衰的病位、病性、病因病机。

要点三　临床表现

（一）急性呼吸衰竭的临床表现

急性呼吸衰竭的临床表现主要是低氧血症所致的呼吸困难和多器官功能障碍。

1. 呼吸困难 为呼吸衰竭最早出现的症状，可表现为频率、节律和幅度的改变。较早表现为呼吸频率增快，病情加重时出现呼吸困难，辅助呼吸肌活动加强，出现“三凹征”。呼吸节律的改变出现在中枢性疾病或中枢神经抑制性药物所致的呼吸衰竭，表现为潮式呼吸、比奥呼吸等。

2. 发绀 是缺氧的典型表现。当动脉血氧饱和度低于 90% 时，可在血流量较大的口唇、指甲出现发绀。另应注意，因发绀的程度与还原型血红蛋白含量相关，所以红细胞增多者发绀更明显，贫血者则发绀不明显或不出现，故发绀与缺氧并不等同。严重休克等原因引起末梢循环障碍的患者，即使动脉血氧分压尚正常，也可出现发绀，称作周围性发绀；而真正由于动脉血氧饱和度降低引起的发绀，称作中央性发绀。发绀还受皮肤色素及心功能的影响。

3. 精神神经症状 精神神经症状不仅与缺氧和二氧化碳潴留有关，而且与人体适应性与代偿性有关。急性呼吸衰竭的精神神经症状明显，急性缺氧时可出现精神错乱、躁狂、昏迷、抽搐等症状。如合并急性二氧化碳潴留，可出现嗜睡、淡漠、扑翼样震颤，以至呼吸骤停。

4. 循环系统表现 多数患者有心动过速。严重低氧血症、酸中毒可引起心肌损害。亦可引起周围循环衰竭、血压下降、心律失常、心搏停止。

5. 消化和泌尿系统表现 严重呼吸衰竭可导致肝功能损伤，部分病例可出现丙氨酸氨基转移酶升高；同时，严重呼衰还可影响肾功能，出现血浆尿素氮升高，甚至个别病例可出现尿蛋白、红细胞和管型。严重呼衰还可损伤胃肠道黏膜屏障功能，导致胃肠道黏膜充血、水肿、糜烂、渗血或应激性溃疡，甚至引起上消化道出血。

（二）慢性呼吸衰竭的临床表现

除导致慢性呼吸衰竭原发疾病的症状、体征外，主要临床表现是缺氧和二氧化碳潴留所致的呼吸困难和多脏器功能紊乱。

1. 呼吸困难 大多数患者最早出现的临床表现为慢性呼吸困难，由呼吸器官引起的周围性呼吸衰竭（如 COPD），表现为呼吸费力，严重时呼吸浅快，辅助呼吸肌活动加强，呈点头和抬肩呼吸。并发二氧化碳潴留，可出现缓慢呼吸和潮式呼吸，如发生二氧化碳麻醉时，无明显呼吸困难。中枢性呼吸衰竭的患者可无气促主诉，如中枢神经抑制、药物中毒则表现为呼吸匀缓，昏睡，严重者呈潮式呼吸、间歇性或抽泣样呼吸。

2. 神经精神症状 慢性呼吸衰竭的缺氧多表现为智力或定向功能障碍。伴二氧化碳潴留时常表现为先兴奋（如失眠、烦躁、躁动、夜间失眠而白天嗜睡等）后抑制。兴奋症状出现时，切忌用镇静剂或安眠药，以免加重二氧化碳潴留，导致肺性脑病。肺性脑病表现为神志淡漠、肌肉震颤或扑翼样震颤、间歇抽搐、昏睡甚至昏迷。

3. 血液循环系统 长期缺氧、二氧化碳潴留引起肺动脉高压，发生右心衰竭，表现为全身体循环淤血征，如全身浮肿、肝脏肿大、颈静脉怒张等。严重缺氧可致心律失常、血压升高、心率加快；严重缺氧致酸中毒时可引起心肌损害、周围循环衰竭、血压下降、心律失常、心脏停搏。二氧化碳潴留还可引起脑血管扩张，产生搏动性头痛。

［常考考点］急慢性呼衰的临床表现。

要点四　实验室检查及其他检查

1. 动脉血气分析（ABG）

（1）氧分压（PaO_2）和二氧化碳分压（$PaCO_2$）：Ⅰ型呼吸衰竭的血气特点为 $PaO_2 < 60mmHg$，$PaCO_2 \leq 50mmHg$。Ⅱ型呼吸衰竭的血气特点为 $PaO_2 < 60mmHg$，$PaCO_2 > 50mmHg$。

（2）二氧化碳分压（$PaCO_2$）：当 $PaCO_2$ 升高、pH 正常时，称为代偿性呼吸性酸中毒；若 $PaCO_2$ 升高，$pH < 7.35$，则称为失代偿性呼吸性酸中毒。

（3）pH 值和 H^+ 的测定：正常动脉血 H^+ 浓度为（40±5）mmol/L，pH 低于正常或 H^+ 高于正常范围为酸血症，pH 高于正常或 H^+ 低于正常值范围为碱血症。

（4）标准碳酸氢盐（SB）和实际碳酸氢盐（AB）：SB 是在标准条件下测得的 HCO_3^- 含量（正常值为 22 ～ 26mmol/L，平均 24mmol/L）。AB 是在实际条件下所测得的 HCO_3^- 含量（正常人 SB ＝ AB）。SB 增高可能是代谢性碱中毒或代偿性呼吸性碱中毒，AB 与 SB 之差值反映呼吸对酸碱影响的程度，如 AB ＞ SB 表示二氧化碳潴留，为呼吸性酸中毒；AB ＜ SB 表示二氧化碳排出量增多，可能为代偿性代谢性酸中毒或代偿性呼吸性碱中毒，也可为代谢性酸中毒和呼吸性碱中毒并存。而 AB ＞ SB 则可能为代偿性代谢性碱中毒或代偿性呼吸性酸中毒，也可为代谢性碱中毒合并呼吸性碱中毒。

（5）剩余碱（BE）和碱缺乏（BD）：BE 表示代谢性碱中毒，BD 表示代谢性酸中毒。代谢性酸中毒时，BE 负值增大；代谢性碱中毒时，BE 正值增大。原发性代谢性碱中毒或继发性酸中毒时，BE ＞ 3mmol/L；原发性酸中毒或继发性碱中毒时，BE ＜ 3mmol/L。

2. 其他辅助检查 根据原发疾病做相应的辅助检查，如 X 线胸片，脑或肺 CT，痰培养，肝、肾功能检查及血电解质测定等。

要点五 诊断

呼吸衰竭除原发疾病和低氧血症及二氧化碳潴留导致的临床表现外，其诊断主要依靠血气分析，而结合肺功能、胸部影像学和纤维支气管镜等检查对于明确呼吸衰竭的原因至为重要。

1. 动脉血气分析 对于判断呼吸衰竭、病情的严重程度，指导氧疗、机械通气、纠正酸碱失衡及电解质紊乱等治疗具有重要意义。呼吸衰竭的诊断标准为在海平面、标准大气压、静息状态、呼吸空气条件下，$PaO_2 < 60mmHg$，伴或不伴 $PaCO_2 > 50mmHg$。仅有 $PaO_2 < 60mmHg$ 为Ⅰ型呼吸衰竭；若伴有 $PaCO_2 > 50mmHg$ 者，则为Ⅱ型呼吸衰竭。pH 可反映机体的代偿状况，有助于急性或慢性呼吸衰竭的鉴别：当 $PaCO_2$ 升高、pH 正常时，称为代偿性呼吸性酸中毒；若 $PaCO_2$ 升高，pH < 7.35，则称为失代偿性呼吸性酸中毒。同时，临床上还要结合患者年龄、海拔高度、氧疗等多种因素具体分析。

2. 肺功能检测 通过肺功能的检测，能判断通气功能障碍的性质（阻塞性、限制性或混合性）及是否合并有换气功能障碍，并对其严重程度进行判断。而呼吸肌功能测试能够提示呼吸肌无力的原因和严重程度。但对于某些重症患者，肺功能检测受到一定限制。通常的肺功能检测包括肺活量（VC）、用力肺活量（FVC）、第 1 秒用力呼气量（FEV_1）和呼气流量峰值（PEF）等。

3. 胸部影像学检查 包括 X 线胸片、胸部 CT 和放射性核素肺通气 / 灌注扫描、肺血管造影等，有助于呼吸衰竭原因的分析。

4. 纤维支气管镜检查 对于明确大气道情况和取得病理学证据具有重要意义。

［常考考点］Ⅰ型呼吸衰竭血气特点为 $PaO_2 < 60mmHg$，$PaCO_2 \leqslant 50mmHg$。Ⅱ型呼吸衰竭血气特点为 $PaO_2 < 60mmHg$，$PaCO_2 > 50mmHg$。

要点六 西医治疗

1. 保持呼吸道通畅 对于任何类型的呼吸衰竭，保持气道通畅是最基本、最重要的治疗措施。气道不畅使呼吸阻力增加，呼吸功消耗增多，会加重呼吸肌疲劳；气道阻塞致分泌物排出困难将加重感染，同时也可能发生肺不张，使气体交换面积减少。气道如发生急性完全性阻塞，患者会因窒息而在短时间内死亡。

（1）昏迷患者应使其处于仰卧位，头后仰，托起下颌并将口打开。

（2）清除气道内分泌物及异物可用多孔导管将口腔、鼻腔、咽喉部的分泌物和胃内反流物吸出。对痰多不易咳出者，可用 0.9% 氯化钠注射液加 α－糜蛋白酶、庆大霉素做超声雾化吸入等。咳痰无力的患者，可采用翻身、拍背、体位引流的措施帮助排痰，对有气道痉挛的患者，雾化吸入支气管扩张剂（如 0.1% ～ 0.2% 的沙丁胺醇，或氨茶碱）以协助痰液排出。咽喉部和气管内痰液，可用吸痰器抽吸。痰液干结，有脱水表现者，应适当补液，稀释痰液，以利排痰。

（3）必要时建立人工气道（一般包括简便人工气道、气管插管及气管切开）。气管插管和气管切开是重建呼吸通道最可靠的方法。在病情危重不具备插管条件时可应用简便人工气道临时替代，主要有口咽通气道、鼻咽通气道和喉罩。

2. 氧疗 纠正缺氧是保护重要器官和抢救成功的关键。通过增加吸入氧浓度来纠正患者缺氧状态的治疗方法即为氧疗。

（1）吸氧浓度：确定吸氧浓度的原则是保证 PaO_2 迅速提高到 60mmHg 或脉搏容积血氧饱和度达 90% 以上的前提下，尽量减低吸氧浓度，避免长时间高浓度给氧而导致急性氧中毒。Ⅰ型呼吸衰竭的主要问题为氧合功能障碍而通气功能基本正常，较高浓度（> 35%）给氧可以迅速缓解低氧血症而不会引起二氧化碳潴留；对于伴有二氧化碳潴留的Ⅱ型呼吸衰竭，往往需要低浓度给氧，以免吸入氧浓度过高致血氧浓度迅速提高而抑制呼吸，加重二氧化碳潴留。

（2）吸氧装置：鼻导管或鼻塞的优点为简单、方便，不影响患者咳痰、进食。缺点为氧浓度不恒定，易受患者呼吸的影响；因高流量时对局部黏膜有刺激，故氧流量不能大于 7L/min。吸入氧浓度与氧流量的关系：吸入氧浓度（%）＝ 21+4× 氧流量（L/min）。面罩主要包括简单面罩、带储气囊无重复呼吸面罩和文丘里面罩，其优点为吸氧浓度相对稳定，可按需调节，对鼻黏膜刺激小，缺点为在一定程度上影响患者咳痰、进食。

3. 控制感染 呼吸道或肺部感染是诱发呼吸衰竭急性加重的最常见诱因，控制感染对改善通气和换气功能、减轻心脏负担意义重大。

（1）根据痰培养和药物敏感试验结果，结合病史和临床综合分析有助于明确致病菌和选用敏感有效的抗生素。

（2）慢性呼吸衰竭患者病原菌大多为革兰阴性杆菌、耐甲氧西林金黄色葡萄球菌（MRSA）和厌氧菌，并且细菌的耐药性明显增高。参照《临床抗菌药物应用指导原则》经验选药，可首选喹诺酮类或氨基糖苷类联合下列药物之一：①抗假单胞菌 β 内酰胺类，如头孢他啶、哌拉西林等。②广谱 β 内酰胺类 / β 内酰胺酶抑制剂，如哌拉西林 / 他唑巴坦。③碳青霉烯类，如亚胺培南。④如为 MRSA 感染，可联合使用万古霉素。⑤真菌感染时，选用有效的抗真菌药物。

4. 增加通气量，减少二氧化碳潴留

（1）呼吸兴奋剂的应用：呼吸兴奋剂可刺激呼吸中枢或主动脉体、颈动脉窦化学感受器，在气道通畅的前提下提高通气量，从而纠正缺氧并促进二氧化碳的排出，临床应用根据患者具体情况而定。患者低通气以呼吸中枢抑制为主者，呼吸兴奋剂效果较好；若低通气是因呼吸肌疲劳或中枢反应低下引起者，呼吸兴奋剂不能真正提高通气量；肺炎、肺水肿和肺广泛间质纤维化等引起的换气功能障碍者，应用呼吸奋剂则有弊无益。

呼吸兴奋剂的使用原则：必须保持气道通畅，否则会促发呼吸肌疲劳，并进而加重二氧化碳潴留；脑缺氧、水肿未纠正前而出现频繁抽搐者慎用；若患者的呼吸肌功能基本恢复正常，不可突然停药。常用的药物有尼可刹米和洛贝林，用量过大可引起不良反应。近年来这两种药物在西方国家几乎已被淘汰，取而代之的有多沙普仑，该药对于镇静催眠药过量引起的呼吸抑制和 COPD 并发急性呼吸衰竭有显著的呼吸兴奋效果。

（2）机械辅助通气：当机体出现严重的通气和（或）换气功能障碍时，以人工辅助通气装置（呼吸机）来改善通气和（或）换气功能，即为机械通气。呼吸衰竭时应用机械通气能维持必要的肺泡通气量，降低 $PaCO_2$，改善肺的气体交换效能，使呼吸肌得以休息，有利于恢复呼吸肌功能。机械通气是治疗急性呼吸衰竭和慢性呼吸衰竭急性加重期最有效的治疗方法，能够十分有效地解决患者缺氧和二氧化碳潴留的问题，并为原发性肺部疾病的治疗赢得时间，应根据病情选用无创或有创机械通气。

急性呼吸衰竭患者昏迷逐渐加深，呼吸不规则或出现暂停，呼吸道分泌物增多，咳嗽和吞咽反射明显减弱或消失时，应行气管插管使用机械通气，根据血气分析和临床资料来调整呼吸参数。在 COPD 急性加重早期给予无创机械通气可防止呼吸功能不全加重，减少后期气管插管率，改善预后。

5. 纠正酸碱平衡失调和电解质紊乱

（1）呼吸性酸中毒：积极改善肺泡通气，排出体内潴留的二氧化碳。

（2）呼吸性酸中毒合并代谢性酸中毒：除充分供氧及改善通气外，应适当给予补碱治疗，如补充 5% 碳酸氢钠，使 pH 值升至 7.25 左右即可，不宜急于将 pH 值调至正常范围，否则有可能加重二氧化碳潴留。

（3）呼吸性酸中毒合并代谢性碱中毒：由于利尿剂应用不当和患者进食减少、慢性呼吸性酸中毒机械通气不当，使二氧化碳排出过多或碱性药物补充过量，可产生代谢性碱中毒，应适当补钾补氯。如 pH ＞ 7.45 而 $PaCO_2$ 不高（＜ 60mmHg）时，可用醋氮酰胺，促进肾脏排除 HCO_3^-。

6. 防治消化道出血 严重缺氧和二氧化碳潴留患者，应常规给予西咪替丁或雷尼替丁口服，预防消化道出血，出血时采用静脉注入。若出现大量呕血或柏油样便，应输新鲜血。防治消化道出血的关键在于纠正缺氧和二氧化碳潴留。

7. 防治休克 应针对病因（酸碱平衡失调和电解质紊乱、血容量不足、严重感染、消化道出血、心力衰竭及机械通气使用压力过高等）采取相应措施；经治疗未见好转，应给予升压药如多巴胺、间羟胺等以维持血压。

8. 其他

（1）精神症状明显时，可给予小剂量地西泮肌内注射，或水合氯醛保留灌肠。禁用对呼吸中枢有抑制作用的吗啡、哌替啶、巴比妥类、氯丙嗪等药物。

（2）心力衰竭和水肿者，可酌情使用利尿剂和强心剂，以及营养支持疗法。

［常考考点］保持气道通畅是最基本、最重要的治疗措施。

要点七 中医辨证论治

证型	辨证要点	治法	方剂
痰浊阻肺证	呼吸急促，喉中痰鸣，痰涎黏稠，不易咳出，胸中窒闷，苔白或白腻，脉滑数	化痰降气，宣肺平喘	二陈汤合三子养亲汤
肺肾气虚证	呼吸短浅难续，甚则张口抬肩，胸满气短，咳嗽，痰白如沫，咳吐不利，形寒汗出，舌淡或暗紫，苔白润，脉沉细无力或结代	补益肺肾，纳气平喘	补肺汤合参蛤散
脾肾阳虚证	咳喘，动则尤甚，腹部胀满，浮肿，肢冷尿少，面青唇绀，舌胖紫暗，苔白滑，脉沉细或结代	温肾健脾，化湿利水	真武汤合五苓散

续表

证型	辨证要点	治法	方剂
痰蒙神窍证	呼吸急促，伴痰鸣，神志恍惚，或谵语，或烦躁不安，或嗜睡，甚则抽搐、昏迷，面发绀，舌暗紫，苔白腻，脉滑数	涤痰开窍，息风止痉	涤痰汤送服安宫牛黄丸、至宝丹
阳微欲脱证	喘逆剧甚，张口抬肩，鼻翼扇动，面色苍白，冷汗淋漓，四肢厥冷，烦躁不安，面色紫暗，舌紫暗，脉沉细无力或脉微欲绝	益气温阳，固脱救逆	独参汤灌服，同时可用参附注射液静脉滴注

［常考考点］呼衰的辨证论治。

【知识纵横比较】

肺心病和呼衰的证治比较

肺心病		呼吸衰竭	
证型	方剂	证型	方剂
痰浊壅肺证	苏子降气汤	痰浊阻肺证	二陈汤合三子养亲汤
痰热郁肺证	越婢加半夏汤	—	—
肺肾气虚证	补肺汤	肺肾气虚证	补肺汤合参蚧散
痰蒙神窍证	涤痰汤，另服安宫牛黄丸或至宝丹	痰蒙神窍证	涤痰汤送服安宫牛黄丸、至宝丹
阳虚水泛证	真武汤合五苓散	脾肾阳虚证	真武汤合五苓散
喘脱危象	参附汤送服蛤蚧粉或黑锡丹	阳微欲脱证	独参汤灌服，同时可用参附注射液静脉滴注
气虚血瘀证	生脉散合血府逐瘀汤	—	—

【例题实战模拟】

A1 型题

1. 下列除哪项外，呼吸衰竭迁延不愈日久都可累及的是

A. 肺　B. 脾　C. 肾　D. 肝　E. 心

A2 型题

2. 患者，男，23 岁。高热 5 天，无痰，感呼吸困难，张口抬肩，鼻翼扇动，面色苍白，冷汗淋漓，四肢厥冷，烦躁不安，面色紫暗，舌紫暗，脉沉细无力。X 线胸片示双肺大片高密度影。动脉气血分析：PaO_2 50mmHg，$PaCO_2$ 32mmHg。其诊断是

A. Ⅰ型呼衰阳微欲脱证　B. Ⅱ型呼衰阳微欲脱证　C. Ⅰ型呼衰脾肾阳虚证
D. Ⅱ型呼衰脾肾阳虚证　E. Ⅱ型呼衰痰浊阻肺证

3. 患者，女，60 岁。肺心病史，咳喘加重 1 周，神志恍惚，谵语，烦躁不安，嗜睡，颜面发绀，舌暗紫，舌苔白腻，脉滑数。动脉气血分析：PaO_2 50mmHg，$PaCO_2$ 55mmHg。其诊断是

A. Ⅰ型呼衰痰蒙神窍证　B. Ⅱ型呼衰痰蒙神窍证　C. Ⅰ型呼衰脾肾气虚证
D. Ⅱ型呼衰脾肾气虚证　E. Ⅱ型呼衰痰浊壅肺证

4. 患者，男，70 岁。症见呼吸急促，喉中痰鸣，痰涎黏稠，不易咳出，胸中窒闷，面色暗红，唇舌紫暗，苔白腻，脉滑数。其治疗宜选用

A. 补肺汤合参蚧散加减　B. 二陈汤合三子养亲汤加减　C. 真武汤合五苓散加减
D. 涤痰汤　E. 独参汤

5. 患者，喘逆剧甚，张口抬肩，鼻翼扇动，面色苍白，冷汗淋漓，四肢厥冷，烦躁不安，脉微欲绝。其治法应是

A. 补益肺肾，纳气平喘　B. 化痰降气，活血化瘀　C. 益气温阳，固脱救逆
D. 涤痰开窍，息风止痉　E. 温肾健脾，化湿利水

【参考答案】

1. D　2. A　3. B　4. B　5. C

第二单元　循环系统疾病

细目一　心力衰竭

要点一　基本病因与诱因

（一）基本病因

1. 原发性心肌损害

（1）缺血性心肌损害：冠心病心肌缺血和（或）心肌梗死是引起心力衰竭的最常见原因之一。

（2）心肌炎和心肌病：各种类型的心肌炎及心肌病均可导致心力衰竭，以病毒性心肌炎和原发性扩张型心肌病最为常见。

（3）心肌代谢障碍性疾病：以糖尿病心肌病最为常见，其他如继发于甲状腺功能亢进或减低的心肌病、心肌淀粉样变性等。

2. 心脏负荷过重

（1）压力负荷（后负荷）过重：见于高血压、主动脉瓣狭窄、肺动脉高压、肺动脉瓣狭窄等左、右心室收缩期射血阻力增加的疾病。

（2）容量负荷（前负荷）过重：见于以下两种情况：①心脏瓣膜关闭不全，血液反流，如主动脉瓣关闭不全、二尖瓣关闭不全等。②左、右心或动静脉分流性先天性心血管疾病如间隔缺损、动脉导管未闭等。

（二）诱因

有基础心脏病的患者，其心力衰竭症状往往由一些增加心脏负荷的因素所诱发。常见诱发心力衰竭的原因有：①感染：呼吸道感染是最常见、最重要的诱因。感染性心内膜炎作为心力衰竭的诱因也不少见，常因其发病隐袭而易漏诊。②心律失常：各种类型的快速性心律失常以及严重的缓慢性心律失常，其中房颤是诱发心力衰竭最重要的因素。③过度劳累与情绪激动。④血容量增加：如摄入过多的钠盐，静脉输液过多、过快等。⑤应用心肌抑制药物：不恰当地使用心肌抑制药物如 β 受体阻滞剂、钙离子拮抗剂、奎尼丁、普鲁卡因酰胺等。⑥其他：如洋地黄类药物用量不足或过量、高热、严重贫血等。

[常考考点] 呼吸道感染是诱发心力衰竭最常见、最重要的诱因。

要点二　病理生理

心力衰竭始于心肌损伤，导致病理性重塑，从而出现左心室扩大和（或）肥大。起初，以肾素－血管紧张素－醛固酮系统（renin–angiotensin–aldosterone system，RAAS）、抗利尿激素激活和交感神经兴奋为主的代偿机制尚能通过水钠潴留、外周血管收缩及增强心肌收缩力等维持正常的心脏输出；但这些神经体液机制最终将导致直接细胞毒性，引起心肌纤维化，致心律失常以及泵衰竭。

（一）Frank–starling 机制

增加心脏前负荷，回心血量增多，心室舒张末期容积增加，从而增加心排血量及心脏做功量，但同时也导致心室舒张末压力增高，心房压、静脉压随之升高，达到一定程度可出现肺循环和（或）体循环静脉淤血。

（二）神经体液机制

当心脏排血量不足，心腔压力升高时，机体全面启动神经体液机制进行代偿，包括：

1. 交感神经兴奋性增强　心力衰竭病人血中去甲肾上腺素水平升高，作用于心肌 β_1 肾上腺素能受体，增强心肌收缩力并提高心率，从而提高心排血量。但同时周围血管收缩，心脏后负荷增加及心率加快，均使心肌耗氧量增加。去甲肾上腺素还对心肌细胞有直接毒性作用，促使心肌细胞凋亡，参与心室重塑的病理过程。此外，交感神经兴奋还可使心肌应激性增强而有促心律失常作用。

2. RAAS 激活　心排血量降低致肾血流量减低，RAAS 激活，心肌收缩力增强，周围血管收缩维持血压，调节血液再分配，保证心、脑等重要脏器的血供，并促进醛固酮分泌，水、钠潴留，增加体液量及心脏前负荷，起到代偿作用。但同时 RAAS 激活促进心脏和血管重塑，加重心肌损伤和心功能恶化。

3. 其他体液因子的改变 心力衰竭时除了上述两个主要神经内分泌系统的代偿机制外，另有众多体液调节因子参与心血管系统调节，并在心肌和血管重塑中起重要作用。

（1）精氨酸加压素（arginine vasopicssm，AVP）：由垂体释放，具有抗利尿和促周围血管收缩作用。其释放受心房牵张感受器（atrial stretch receptors）调控，心力衰竭时心房牵张感受器敏感性下降，不能抑制 AVP 释放而使血浆 AVP 水平升高。AVP 通过 V_1 受体引起全身血管收缩，通过 V_2 受体减少游离水清除，致水潴留增加，同时增加心脏前、后负荷。心衰早期，AVP 的效应有一定的代偿作用，而长期的 AVP 增加将使心衰进一步恶化。

（2）利钠肽类：人类有三种利钠肽类：心钠肽（atrial natriuretic peptide，ANP）、脑钠肽（brain nati uretic peptide，BNP）和 C 型利钠肽（C-type natriuretic peptide，CNP）。ANP 主要由心房分泌，心室肌也有少量表达，心房压力增高时释放。其生理作用为扩张血管和利尿排钠，对抗肾上腺素、肾素－血管紧张素和 AVP 系统的水、钠潴留效应。BNP 主要由心室肌细胞分泌，生理作用与 ANP 相似但较弱。BNP 水平随心室壁张力变化而变化并对心室充盈压具有负反馈调节作用。CNP 主要位于血管系统内，生理作用尚不明确，可能参与或协同 RAAS 的调节作用。心力衰竭时心室壁张力增加，BNP 及 ANP 分泌明显增加，其增高的程度与心衰的严重程度呈正相关，可作为评定心衰进程和判断预后的指标。

另外，内皮素、一氧化氮、缓激肽以及一些细胞因子、炎症介质等均参与慢性心力衰竭的病理生理过程。

（三）心室重塑

在心脏功能受损，心腔扩大、心肌肥厚的代偿过程中，心肌细胞、胞外基质、胶原纤维网等均发生相应变化，即心室重塑（ventricular remodeling），是心力衰竭发生发展的基本病理机制。除了因为代偿能力有限、代偿机制的负面影响外，心肌细胞的能量供应不足及利用障碍导致心肌细胞坏死、纤维化也是失代偿发生的一个重要因素。心肌细胞减少使心肌整体收缩力下降；纤维化的增加又使心室顺应性下降，重塑更趋明显，心肌收缩力不能发挥其应有的射血效应，形成恶性循环，最终导致不可逆转的终末阶段。

要点三　临床分类

1. 根据心力衰竭发生的缓急 分为急性心力衰竭和慢性心力衰竭。
2. 根据心力衰竭发生的部位 分为左心衰竭、右心衰竭和全心衰竭。
3. 根据心室舒缩功能障碍 分为收缩性心力衰竭和舒张性心力衰竭。

要点四　心力衰竭分期及心功能分级

NYHA 分级是按诱发心力衰竭症状的活动程度将心功能的受损状况分为四级。这一分级方案于 1928 年由美国纽约心脏病学会（NYHA）提出。

Ⅰ级：患者患有心脏病，但日常活动量不受限制，一般活动不引起疲乏、心悸、呼吸困难或心绞痛。

Ⅱ级：心脏病患者的体力活动受到轻度的限制，休息时无自觉症状，但平时一般活动下可出现疲乏、心悸、呼吸困难或心绞痛。

Ⅲ级：心脏病患者体力活动明显受限，小于平时一般活动即引起上述症状。

Ⅳ级：心脏病患者不能从事任何体力活动，休息状态下也出现心衰的症状，体力活动后加重。

［常考考点］心功能 NYHA 分级。

细目二　急性心力衰竭

急性心力衰竭（acute heart failure，AHF）指急性的心脏病变引起心肌收缩力明显降低，或心室负荷急性加重而导致心排血量显著、急剧降低，体循环、肺循环压力突然增高，导致组织灌注不足和（或）急性体、肺循环淤血的临床综合征。临床上以急性左心衰竭最为常见，急性右心衰竭则较少见。

急性左心衰竭发作时心肌收缩力明显降低、心脏负荷加重，造成心排血量骤降，肺循环压力突然升高，周围循环阻力增加，引起肺循环充血而出现急性肺淤血、肺水肿，并可伴组织器官灌注不足和心源性休克的临床综合征。

急性右心衰竭即急性肺源性心脏病，是指某些原因（如大面积右室梗死、大块肺梗死、大量快速静脉输血或输液）使右室心肌损害，或右室后负荷增高和右室前负荷增高，从而引起以体循环淤血为主要表现的临床综合征。

本病属中医学“喘脱”“心水”“水肿”“亡阳”“厥脱”等范畴。

要点一　西医病因与发病机制

急性心衰可以突然起病或在原有慢性心衰基础上急性加重，大多数表现为收缩性心衰，也可表现为舒张性心衰；发病前患者多数合并有器质性心血管疾病。

（一）病因

1. 慢性心衰急性加重。

2. 急性心肌坏死和（或）损伤。

3. 急性血流动力学障碍。

（二）发病机制

1. 急性弥漫性心肌损害　缺血时部分心肌处在顿抑和冬眠状态，以及心肌坏死，使心脏的收缩单位减少。缺血性心脏病合并急性心衰主要有下列 3 种情况：①急性心肌梗死（acute myocardial infarction，AMI）：主要见于大面积的心肌梗死（myocardial infarction，MI），部分老年患者和糖尿病患者可以急性左心衰竭为 AMI 首发症状；右心室 AMI 所致的右心室充盈压和右心房压升高；右心室排血量减少导致左心室舒张末期容量下降，产生心源性低排。②急性心肌缺血：缺血面积大、缺血严重也可诱发急性心衰。③缺血性心脏病慢性心功能不全基础上因缺血发作或其他诱因可出现急性心衰。

2. 急性机械性阻塞　如严重的瓣膜狭窄、心室流出道梗阻、心房内球瓣样血栓或黏液瘤嵌顿二尖瓣口、肺动脉总干或大分支栓塞等。

3. 心脏负荷突然加重　①急性心肌梗死或感染性心内膜炎引起的瓣膜穿孔、腱索断裂所致的瓣膜性急性反流，室间隔破裂穿孔而使心室容量负荷突然剧增。②另外有输液、输血过多或过快等，使心脏容量负荷突然加重。③高血压心脏病因血压急剧升高使左心室后负荷急剧增加。

4. 神经内分泌激活　交感神经系统和 RAAS 的过度兴奋是机体在急性心衰时的一种保护性代偿机制，但长期过度兴奋则会产生不良影响，使多种内源性神经内分泌与细胞因子激活，加重心肌损伤、心功能下降和血流动力学紊乱，从而又反过来刺激交感神经系统和 RAAS 的兴奋，形成恶性循环。

5. 心肾综合征　心衰和肾功能衰竭常并存，并互为因果。分为 5 型，其中 3 型是原发、急速的肾功能恶化导致的急性心功能不全，可造成急性心衰。

6. 慢性心衰的急性失代偿　稳定的慢性心衰可以在短时间内急剧恶化，心功能失代偿，表现为急性心衰。其促发因素中较多见为药物治疗缺乏依从性、严重心肌缺血、重症感染、严重的影响血流动力学的各种心律失常、肺栓塞以及肾功能损伤等。主要的病理生理基础为心脏收缩力突然严重减弱，心排血量急剧减少，左室舒张末压迅速升高，肺静脉回流受阻，肺静脉压快速升高，肺毛细血管压随之升高，使血管内液体渗入肺间质和肺泡内，形成急性肺水肿。

要点二　临床表现

（一）早期表现

原来心功能正常的患者出现原因不明的疲乏或运动耐力明显减低以及心率增加 15 ～ 20 次 / 分，可能是左心功能降低的最早期征兆。继续发展可出现劳力性呼吸困难、夜间阵发性呼吸困难、睡觉需用枕头抬高头部等；检查可发现左心室增大、闻及舒张早期或中期奔马律、P_2 亢进、两肺尤其肺底部有湿啰音，提示已有左心功能障碍。

（二）急性肺水肿

起病急骤，病情可迅速发展至危重状态。

1. 突发的严重呼吸困难、端坐呼吸、喘息不止、烦躁不安并有恐惧感，呼吸频率可达 30 ～ 50 次 / 分；频繁咳嗽并咳出大量粉红色泡沫样血痰；极重者可因脑缺氧而神志模糊。

2. 急性肺水肿早期可因交感神经激活，血压一过性升高；随病情持续，血管反应减弱，血压下降。急性肺水肿如不能及时纠正，严重者可出现心源性休克。

3. 体征表现为心率增快，心尖区第一心音减弱，心尖部常可闻及舒张早期奔马律，肺动脉瓣区第二心音亢进，两肺满布湿性啰音和哮鸣音。

（三）心源性休克

1. 持续低血压　收缩压降至 90mmHg 以下，或高血压患者收缩压降低 60mmHg，且持续 30 分钟以上。

2. 组织低灌注状态　①皮肤湿冷、苍白和发绀，出现紫色条纹。②心动过速（HR ＞ 110 次 / 分）。③尿量显著减少（＜ 20mL/h），甚至无尿。④意识障碍，常有烦躁不安、激动焦虑、恐惧和濒死感；收缩压＜ 70mmHg，可出现抑制症状如神志恍惚、表情淡漠、反应迟钝，逐渐发展至意识模糊甚至昏迷。

3. 血流动力学障碍 PCWP ≥ 18mmHg，心脏排血指数（CI）≤ 36.7mL/s · m^2（≤ 2.2L/min · m^2）。

4. 低氧血症和代谢性酸中毒。

（四）其他

1. 昏厥 心脏排血功能减退，心排血量减少引起脑部缺血，发生短暂的意识丧失，称为心源性昏厥（阿－斯综合征）。发作持续数秒时可有四肢抽搐、呼吸暂停、发绀等表现，主要见于急性心排血量受阻或严重心律失常患者。

2. 心脏骤停 为严重心功能不全的表现，临床表现为突然意识丧失、颈动脉搏动消失、瞳孔散大、发绀、抽搐、呼吸停止等。

［常考考点］急性左心衰竭的典型表现。

要点三 诊断与鉴别诊断

根据基础心血管疾病、诱因、典型临床表现（病史、症状和体征）以及各种检查（心电图、胸部 X 线检查、超声心动图和 BNP/NT–proBNP）做出急性心衰的诊断，并做临床评估，包括病情的分级、严重程度和预后等。

（一）急性心衰诊断

1. 急性左心衰竭 常见临床表现是急性左心衰竭所致的呼吸困难，系由肺淤血所致，严重患者可出现急性肺水肿和心源性休克。BNP/NT–proBNP 作为心衰的生物标志物，对急性左心衰竭诊断和鉴别诊断有肯定价值，对患者的危险分层和预后评估有一定的临床价值。

2. 急性右心衰竭 主要常见病因为右心室梗死和急性大块肺栓塞。根据病史及临床表现如突发的呼吸困难、低血压、颈静脉怒张等，结合心电图和超声心动图以及 D– 二聚体、动脉血气等检查，可以作出诊断。

（二）急性心衰诊断和评估要点（中华医学会心血管病学分会：中国心力衰竭诊断和治疗指南，2018）

1. 应根据基础心血管疾病、诱因、临床表现（病史、症状和体征）以及各种检查（心电图、胸部 X 线检查、超声心动图和 BNP/NT–proBNP）做出急性心衰的诊断，并做临床评估，包括病情的分级、严重程度和预后。

2. 常见的临床表现是急性左心衰竭所致的呼吸困难，系由肺淤血所致，严重患者可出现急性肺水肿和心源性休克。

3. BNP/NT–proBNP 作为心衰的生物标志物，对急性左心衰竭诊断和鉴别诊断有肯定的价值，对患者的危险分层和预后评估有一定的临床价值。

4. 超声心动图和肺部超声对血流动力学不稳定的急性心衰患者，推荐立即进行超声心动图检查；对心脏结构和功能不明或临床怀疑自既往检查以来可能有变化的患者，推荐在 48 小时内进行超声心动图检查。

5. 动脉血气分析视临床情况而定，不能通过指脉氧仪监测氧合情况、需要明确酸碱状态和动脉 CO_2 分压（$PaCO_2$）情况时可进行检测，尤其是伴有急性肺水肿或有 COPD 者。

6. 急性心衰患者需严密监测血压、心率、心律、呼吸频率、SpO_2，监测出入量及每日体重，每日评估心衰症状和体征变化

［常考考点］急性心衰的诊断依据。

（三）鉴别诊断

1. 支气管哮喘 心源性哮喘有心脏病史，多见于老年人，发作时强迫端坐位，两肺湿啰音为主，可伴有干啰音，甚至咳粉红色泡沫痰；而支气管哮喘多见于青少年，有过敏史，咳白色黏痰，肺部听诊以哮鸣音为主，支气管扩张剂有效。胸片和 BNP/NT–proBNP 测定有助于两者鉴别。

2. 心包积液、缩窄性心包炎、肝硬化等引起的水肿和腹水 心包积液、缩窄性心包炎可引起颈静脉充盈、静脉压增高、肝大、腹水，但心尖搏动弱、心音低，并有奇脉，超声心动图有助于诊断。腹水也可由肝硬化引起，但肝硬化无颈静脉充盈和肝－颈静脉回流征阳性。

［常考考点］支气管哮喘与心源性哮喘的鉴别。

要点四 西医治疗

急性左心衰是急危重症，应积极迅速抢救，主要治疗急性肺水肿。

（一）治疗原则和治疗目标

1. 治疗原则 降低左房压和（或）左室充盈压；增加左室心搏量；减少循环血量；减少肺泡内液体渗入，保证气体交换。

2. 治疗目标

（1）控制基础病因和矫治心衰的诱因：控制高血压，控制感染；积极治疗各种影响血流动力学的心律失常；改善心肌缺血；有效控制血糖水平，并防止低血糖；纠正严重贫血。

（2）缓解各种严重症状：低氧血症和呼吸困难（不同方式吸氧）；胸痛和焦虑（吗啡）；呼吸道痉挛（支气管解痉药物）；肺循环淤血症状（利尿剂）。

（3）稳定血流动力学状态：维持收缩压 90mmHg，纠正和防止低血压；选择血管扩张药物控制血压过高。

（4）纠正水、电解质紊乱和维持酸碱平衡。

（5）保护重要脏器如肺、肾、肝和大脑，防止功能损害。

（6）降低死亡危险，改善近期和远期预后。

（二）急性左心衰竭的一般处理

1. 体位 静息时明显呼吸困难者应端坐位，双腿下垂以减少回心血量，降低心脏前负荷。

2. 四肢交换加压 以降低前负荷，减轻肺淤血和肺水肿。四肢轮流绑扎止血带或血压计袖带，通常同一时间只绑扎三肢，每隔 15 ～ 20 分钟，轮流放松一肢（血压计袖带的充气压力应较舒张压低 10mmHg，使动脉血流仍可顺利通过，而静脉血回流受阻）。

3. 吸氧 适用于低氧血症和呼吸困难明显（尤其指端 $SaO_2<90\%$）的患者。应尽早采用，使患者 SaO_2 达 95%（伴 COPD 者 $SaO_2>90\%$）。可采用不同的方式：

（1）鼻导管吸氧：低氧流量（1 ～ 2L/min）开始，如仅为低氧血症，动脉血气分析未见 CO_2 潴留，可采用高流量给氧（6 ～ 8L/min）。肺水肿患者用酒精吸氧（在氧气通过的湿化瓶中加 50% ～ 70% 酒精或有机硅消泡剂）。

（2）面罩吸氧：适用于伴呼吸性碱中毒患者。必要时还可采用无创性或气管插管呼吸机辅助通气治疗。

4. 做好救治的准备工作 至少开放两条静脉通道，并保持通畅。必要时可采用深静脉穿刺置管。

5. 饮食 进易消化食物，在总量控制下，可少量多餐（6 ～ 8 次 / 日）。应用襻利尿剂情况下不要过分限制钠盐摄入量，以避免低钠血症，导致低血压。

6. 出入量管理 肺淤血、体循环淤血及水肿明显者应严格限制饮水量和静脉输液速度。无明显低血容量因素（大出血、严重脱水、大汗淋漓等）者的每天液体摄入量一般宜在 1500mL 以内，不要超过 2000mL。保持每天水出入量负平衡约 500mL，以减少水钠潴留和缓解症状。3 ～ 5 天后，如淤血、水肿明显消退，应减少水负平衡，逐渐过渡到出入水量平衡。

（三）急性左心衰竭的药物治疗

1. 利尿剂 有液体潴留证据的急性心衰患者均应使用利尿剂。首选静脉襻利尿剂，如呋塞米、托拉塞米、布美他尼，应及早应用。既往没有接受过利尿剂治疗的患者，宜先静脉注射呋塞米 20 ～ 40mg（或等剂量其他襻利尿剂）。如果平时使用过襻利尿剂治疗，最初静脉剂量应等于或超过长期每日所用剂量。需监测患者症状、尿量、肾功能和电解质。

利尿剂反应不佳或抵抗的处理：①增加襻利尿剂剂量；②静脉推注联合持续静脉滴注，静脉持续和多次应用可避免因为襻利尿剂浓度下降引起的钠水重吸收；③ 2 种及以上利尿剂联合使用，如在襻利尿剂基础上加噻嗪类利尿剂，也可加用血管加压素 V_2 受体拮抗剂；④应用增加肾血流的药物，如小剂量多巴胺或重组人利钠肽，改善利尿效果和肾功能、提高肾灌注，但益处不明确；⑤纠正低血压、低氧血症、代谢性酸中毒、低钠血症、低蛋白血症、感染等，尤其注意纠正低血容量；⑥超滤治疗。

2. 血管扩张药物

（1）应用指征：此类药可应用于急性心衰早期。收缩压水平是评估此类药是否适宜的重要指标。收缩压＞ 110mmHg 的急性心衰患者通常可以安全使用；收缩压在 90 ～ 110mmHg 的患者应谨慎使用；而收缩压＜ 90mmHg 的患者则禁忌使用。

（2）药物种类和用法：主要有硝酸酯类、硝普钠、重组人 BNP（rhBNP）、乌拉地尔、酚妥拉明，但钙拮抗剂不推荐用于急性心衰的治疗。①硝酸酯类药物：急性心衰时此类药在减少每搏心输出量和不增加心肌氧耗情况下能减轻肺淤血，特别适用于急性冠状动脉综合征伴心衰的患者。静脉应用硝酸酯类药物应十分小心滴定剂量。②硝普钠：适用于严重心衰、原有后负荷增加以及伴心源性休克患者。临床应用宜从小剂量 10μg/min 开始，可酌情逐渐增加剂量至 50 ～ 250μg/min，静脉滴注，疗程不要超过 72 小时。停药应逐渐减量，并加用口服血管扩张剂，以避免发生反跳现象。③ rhBNP：属内源性激素物质，与人体内产生的 BNP 完全相同，推荐应用于急性失代偿性心衰。

3. 正性肌力药物

（1）应用指征和作用机制：此类药物适用于低心排血量综合征，如伴症状性低血压或心输出量（CO）降低伴有循环淤血的患者，血压较低和对血管扩张药物及利尿剂不耐受或反应不佳的患者尤其有效。

（2）药物种类和用法：①洋地黄类：毛花甙 C 0.2 ～ 0.4mg 缓慢静脉注射，2 ～ 4 小时后可以再用 0.2mg，伴快速心室率的房颤患者可酌情适当增加剂量；②多巴胺：一般从小剂量开始，逐渐增加剂量，短期应用；③多巴酚丁胺：短期应用可以缓解症状；④磷酸二酯酶抑制剂：米力农、氨力农；⑤左西孟旦：钙增敏剂。

4. 血管收缩药 对外周动脉有显著缩血管作用的药物，如去甲肾上腺素、肾上腺素等，适用于应用正性肌力药物后仍出现心源性休克或合并明显低血压状态的患者，可升高血压，维持重要脏器的灌注。

血管收缩药可能导致心律失常、心肌缺血和其他器官损害，用药过程中应密切监测血压、心律、心率、血流动力学和临床状态变化，当器官灌注恢复和（或）循环淤血减轻时应尽快停用。

5. 洋地黄类药物 可轻度增加心输出量、降低左心室充盈压和改善症状。主要适应证是房颤伴快速心室率（＞ 110 次 / 分）的急性心衰患者。使用剂量为西地兰 0.2 ～ 0.4mg 缓慢静脉注射，2 ～ 4 小时后可再用 0.2mg。急性心肌梗死后 24 小时内应尽量避免使用。

6. 抗凝治疗 抗凝治疗（如低分子肝素）建议用于深静脉血栓和肺栓塞发生风险较高且无抗凝治疗禁忌证的患者。

（四）急性右心衰竭的治疗

1. 右心室梗死伴急性右心衰竭

（1）扩容治疗：如存在心源性休克，在检测中心静脉压的基础上首要治疗是大量补液，可应用“706 代血浆”、低分子右旋糖酐或生理盐水 20mL/min 静脉滴注，直至 PCWP 上升至 15 ～ 18mmHg，血压回升和低灌注症状改善。

（2）禁忌：禁用利尿剂、吗啡和硝酸甘油等血管扩张剂，以避免进一步降低右心室充盈压。

（3）其他：如右心室梗死同时合并广泛左心室梗死，则不宜盲目扩容，以防止造成急性肺水肿。如存在严重左心室功能障碍和 PCWP 升高，不宜使用硝普钠，应考虑主动脉内球囊反搏（IABP）治疗。

2. 急性大块肺栓塞所致急性右心衰竭

（1）止痛：吗啡或哌替啶。

（2）吸氧：鼻导管或面罩给氧（6 ～ 8L/min）。

（3）溶栓治疗：常用尿激酶或人重组组织型纤溶酶原激活剂（rt–PA）。停药后应继续肝素治疗，后续改用华法林口服数月。

（4）其他：经内科治疗无效的危重患者（如休克）可采用介入治疗，必要时可紧急肺动脉取栓。

（五）非药物治疗

1. 主动脉内球囊反搏（IABP） 有效改善心肌灌注，同时又降低心肌耗氧量和增加心输出量（CO）的治疗手段。

（1）适应证：①急性心肌梗死或严重心肌缺血并发心源性休克，且不能由药物治疗纠正。②伴血流动力学障碍的严重冠心病（如急性心肌梗死伴机械并发症）。③心肌缺血伴顽固性肺水肿。

（2）禁忌证：①存在严重的外周血管疾病。②主动脉瘤。③主动脉瓣关闭不全。④活动性出血或其他抗凝禁忌证。⑤严重血小板缺乏。

（3）撤除指征：急性心衰患者的血流动力学稳定后：①心脏指数（CI）＞ 2.5L/min · m^2。②尿量＞ 1mL/kg · h。③血管活性药物用量逐渐减少，同时血压恢复较好。④呼吸稳定，动脉血气分析各项指标正常。⑤降低反搏频率时，血流动力学参数仍然稳定。

2. 机械通气

（1）急性心衰患者行机械通气的指征：①出现心跳呼吸骤停而进行心肺复苏时。②合并Ⅰ型或Ⅱ型呼吸衰竭。

（2）机械通气的方式：①无创呼吸机辅助通气：适用于Ⅰ型或Ⅱ型呼吸衰竭患者经常规吸氧和药物治疗仍不能纠正时，应及早应用。②气管插管和人工机械通气（BiPAP）：应用指征为心肺复苏时，严重呼吸衰竭经常规治疗不能改善者，尤其是出现明显呼吸性和代谢性酸中毒并影响意识状态的患者。

3. 肾脏替代治疗

高容量负荷，如肺水肿或严重外周水肿，且存在利尿剂抵抗的患者可考虑超滤治疗。难治性容量负荷过重合并以下情况时可考虑肾脏替代治疗：液体复苏后仍然少尿，血钾＞ 6.5mmol/L，pH ＜ 7.2；血尿素氮＞ 25mmol/L，血肌酐＞ 300mmol/L。肾脏替代治疗可能造成与体外循环相关的不良反应，如生物不相容、出血、凝血、血管通路相关并发症、感染、机械相关并发症等。应避免造成新的内环境紊乱。

4. 其他

（1）血液净化治疗：本法对急性心衰有益，但并非常规应用的手段。出现下列情况之一可以考虑采用：①高容量负荷如肺水肿或严重的外周组织水肿，且对襻利尿剂和噻嗪类利尿剂抵抗。②低钠血症（血钠< 110mmol/L）且有相应的临床症状如神志障碍、肌张力减退、腱反射减弱或消失、呕吐及肺水肿等。上述两种情况应用单纯血液滤过即可。③肾功能进行性减退，血肌酐> 500μmol/L 或符合急性血液透析指征的其他情况。

（2）心室机械辅助装置、ECMO、外科手术等（略）。

（六）急性心衰处理要点（中华医学会心血管病学分会：急性心力衰竭诊断和治疗指南，2018）

1. 确诊后即应采用规范的处理流程。先进行初始治疗，继以进一步治疗。

2. 初始治疗包括经鼻导管或面罩吸氧，静脉给予吗啡、襻利尿剂（如呋塞米）、毛花苷 C、氨茶碱（或二羟丙茶碱）等。

3. 初始治疗仍不能缓解病情的严重患者应做进一步治疗，可根据收缩压和肺淤血状况选择应用血管活性药物包括正性肌力药、血管扩张药和收缩血管药。

4. 病情严重或有血压持续降低（< 90mmHg）甚至心源性休克者，应在血流动力学监测下进行治疗，并酌情采用各种非药物治疗方法，包括 IABP、机械通气支持、血液净化、心室机械辅助装置以及外科手术。

5. BNP/NT-proBNP 的动态测定有助于指导急性心衰的治疗。其水平在治疗后仍高居不下者，提示预后差，需进一步加强治疗；治疗后其水平降低且降幅> 30%，提示治疗有效，预后较好。

6. 要及时矫正基础心血管疾病，控制和消除各种诱因。

［常考考点］急性心衰的处理要点。

要点五　中医辨证论治

证型	辨证要点	治法	方剂
心肺气虚证	心悸，气短，肢倦乏力，动则加剧，咳喘，不能平卧，面色苍白，舌淡或边有齿痕，脉沉细或虚数	补益心肺	养心汤合补肺汤加减
心脾阳虚证	心悸，喘息不能卧，颜面及肢体浮肿，脘痞腹胀，食少纳呆，形寒肢冷，大便溏泄，小便短少，舌淡胖或暗淡，苔白滑，脉沉细无力或结、代	益气健脾，温阳利水	真武汤加减
心阳欲脱证	心悸，喘息不能卧，面色苍白，四肢厥冷，舌质淡润，脉微细	回阳固脱	独参汤或四味回阳饮加减

［常考考点］急性心衰的辨证论治。

【例题实战模拟】

A1 型题

1. 治疗急性心力衰竭心肺气虚证应首选

A. 养心汤合补肺汤加减　B. 生脉散加减　C. 桂枝甘草龙骨牡蛎汤合肾气丸加减

D. 人参养荣汤合桃红四物汤加减　E. 真武汤加减

2. 治疗急性心力衰竭心阳欲脱证，应首选

A. 真武汤加减　B. 生脉散加减　C. 独参汤或四味回阳饮加减

D. 三子养亲汤合真武汤加减　E. 人参养荣汤合桃红四物汤加减

A2 型题

3. 患者，症见心悸，喘息不能卧，颜面及肢体浮肿，脘痞腹胀，食少纳呆，形寒肢冷，大便溏泄，小便短少，舌淡胖或暗淡，苔白滑，脉沉细无力或结、代。其证候是

A. 心阳欲脱证　B. 心脾阳虚证　C. 心肺气虚证　D. 心肾阳虚证　E. 水饮凌心证

【参考答案】

1. A　2. C　3. B

细目三　慢性心力衰竭

慢性心力衰竭（chronic heart failure，CHF）是由于任何原因的初始心肌损伤（如心肌梗死、心肌病、血流动力学负

荷过重、炎症等），引起心肌结构和功能的变化，导致心室泵血和（或）充盈功能低下的临床综合征。主要表现是呼吸困难和疲乏引起的活动耐力降低和（或）液体潴留导致的肺淤血与外周性水肿。CHF 是一种症状性疾病，它的特点是病史中有特殊的症状（呼吸困难和疲乏），体检有特殊的体征（水肿和肺部啰音）。CHF 是一种进展性病变，呈慢性病程，即使是在没有新的损害的情况下疾病自身仍然不断发展和恶化。

本病在中医学中主要归于“心悸”“怔忡”“喘证”“水肿”“心水”等范畴；部分左心衰有咳嗽和咯血，右心衰出现淤血性肝硬化和胸、腹腔积液则当分属中医学“咳嗽”“血证”“积聚”“悬饮”“支饮”“鼓胀”等范畴。

要点一　西医病因病理

心力衰竭始于心肌损伤，导致病理性重塑，从而出现左心室扩大和（或）肥大。起初，以肾素－血管紧张素－醛固酮系统（renin-angiotensin-aldosterone system，RAAS）、抗利尿激素激活和交感神经兴奋为主的代偿机制尚能通过水钠潴留、外周血管收缩及增强心肌收缩力等维持正常的心脏输出；但这些神经体液机制最终将导致直接细胞毒性，引起心肌纤维化，致心律失常以及泵衰竭。

（一）Frank-starling 机制

增加心脏前负荷，回心血量增多，心室舒张末期容积增加，从而增加心排血量及心脏做功量，但同时也导致心室舒张末压力增高，心房压、静脉压随之升高，达到一定程度可出现肺循环和（或）体循环静脉淤血。

（二）神经体液机制

当心脏排血量不足，心腔压力升高时，机体全面启动神经体液机制进行代偿，包括：

1. 交感神经兴奋性增强　心力衰竭病人血中去甲肾上腺素水平升高，作用于心肌 β_1 肾上腺素能受体，增强心肌收缩力并提高心率，从而提高心排血量。但同时周围血管收缩，心脏后负荷增加及心率加快，均使心肌耗氧量增加。去甲肾上腺素还对心肌细胞有直接毒性作用，促使心肌细胞凋亡，参与心室重塑的病理过程。此外，交感神经兴奋还可使心肌应激性增强而有促心律失常作用。

2. RAAS 激活　心排血量降低致肾血流量减低，RAAS 激活，心肌收缩力增强，周围血管收缩维持血压，调节血液再分配，保证心、脑等重要脏器的血供，并促进醛固酮分泌，水、钠潴留，增加体液量及心脏前负荷，起到代偿作用。但同时 RAAS 激活促进心脏和血管重塑，加重心肌损伤和心功能恶化。

3. 其他体液因子的改变　心力衰竭时除了上述两个主要神经内分泌系统的代偿机制外，另有众多体液调节因子参与心血管系统调节，并在心肌和血管重塑中起重要作用。

（1）精氨酸加压素（arginine vasopicssm，AVP）：由垂体释放，具有抗利尿和促周围血管收缩作用。其释放受心房牵张感受器（atrial stretch receptors）调控，心力衰竭时心房牵张感受器敏感性下降，不能抑制 AVP 释放而使血浆 AVP 水平升高。AVP 通过 V_1 受体引起全身血管收缩，通过 V_2 受体减少游离水清除，致水潴留增加，同时增加心脏前、后负荷。心衰早期，AVP 的效应有一定的代偿作用，而长期的 AVP 增加将使心衰进一步恶化。

（2）利钠肽类：人类有三种利钠肽类：心钠肽（atrial natriuretic peptide，ANP）、脑钠肽（brain nati uretic peptide，BNP）和 C 型利钠肽（C-type natriuretic peptide，CNP）。ANP 主要由心房分泌，心室肌也有少量表达，心房压力增高时释放。其生理作用为扩张血管和利尿排钠，对抗肾上腺素、肾素－血管紧张素和 AVP 系统的水、钠潴留效应。BNP 主要由心室肌细胞分泌，生理作用与 ANP 相似但较弱。BNP 水平随心室壁张力变化而变化并对心室充盈压具有负反馈调节作用。CNP 主要位于血管系统内，生理作用尚不明确，可能参与或协同 RAAS 的调节作用。心力衰竭时心室壁张力增加，BNP 及 ANP 分泌明显增加，其增高的程度与心衰的严重程度呈正相关，可作为评定心衰进程和判断预后的指标。

另外，内皮素、一氧化氮、缓激肽以及一些细胞因子、炎症介质等均参与慢性心力衰竭的病理生理过程。

（三）心室重塑

在心脏功能受损，心腔扩大、心肌肥厚的代偿过程中，心肌细胞、胞外基质、胶原纤维网等均发生相应变化，即心室重塑（ventricular remodeling），是心力衰竭发生发展的基本病理机制。除了因为代偿能力有限、代偿机制的负面影响外，心肌细胞的能量供应不足及利用障碍导致心肌细胞坏死、纤维化也是失代偿发生的一个重要因素。心肌细胞减少使心肌整体收缩力下降；纤维化的增加又使心室顺应性下降，重塑更趋明显，心肌收缩力不能发挥其应有的射血效应，形成恶性循环，最终导致不可逆转的终末阶段。

要点二　中医病因病机

心衰的病因外有风、寒、湿、热以及疫毒之邪，内舍于心；内有情志失调、饮食不节、劳逸失度和脏腑病变。因心阳式微，不能藏归、温养于肾，致肾阳失助，主水无权，饮邪内停，外溢肌肤，上凌心肺，而肿、喘、悸三证并见；另一方面，肾阳虚则无以温煦心阳，使之鼓动无力而加重血行瘀滞和瘀血内积，并进一步导致“血不利则为水”而加重饮邪内停。

1. 外邪侵袭，内舍于心 外邪上受，内舍于心，痹阻心脉，阻遏心阳，使心脏气血阴阳受损而发为心衰。

2. 心肺气虚，瘀血内阻 心肺气虚则心主血脉、肺朝百脉功能失常，血行失畅，瘀阻肺络，内积胁下；血不利为水则水停心下，饮瘀交阻而发为心衰。

3. 心肾阳虚，饮邪内停 心阳亏虚，不能藏归、温养于肾，致肾阳失助，主水无权，饮邪内停，外溢肌肤，上凌心肺，而肿、喘、悸三证并见。

4. 痰饮阻肺，通调失职 痰浊壅肺，肺失宣肃，通调水道无能则水停饮聚，宗气难以灌心脉而心气鼓动无力，血脉不畅，渐致心衰。

5. 脏腑病传，五脏虚损 他脏疾病传变累及心脏而致心衰。

心衰病位在心，但其发生发展与肾、肺、脾、肝密切相关。根本病机是心气不足，心阳亏虚。在心衰的发病中，心气虚是基础，心阳虚是病情发展的标志，而瘀、水内停等则是心衰病程中的病理产物，并因之而进一步阻碍心肾阳气互资。在心衰病机发展中，气虚阳衰、瘀血与水停三者是密不可分的。

［常考考点］心衰病位在心，与其他四脏密切相关。基本病机是心肾阳气虚衰，饮停血瘀。

要点三 临床表现

（一）左心衰竭

以肺淤血及心排血量降低致器官组织低灌注表现为主。

1. 症状

（1）呼吸困难：劳力性呼吸困难是左心衰竭最早出现的症状。患者卧位呼吸困难加重，坐位减轻。夜间阵发性呼吸困难时患者常在熟睡后突然憋醒，可伴阵咳、呼吸急促、咳泡沫样痰或呈哮喘状态，又称为“心源性哮喘”（轻者坐起数分钟即缓解，重者发生急性肺水肿）。其发生机制包括睡眠平卧回心血量增加、膈肌上升致肺活量减少、夜间迷走神经张力增加而致气管易痉挛影响呼吸等有关。

（2）咳嗽、咳痰、咯血：因肺泡和支气管黏膜淤血和（或）支气管黏膜下扩张的血管破裂所致，痰常呈白色浆液性泡沫样，有时痰中带血丝，重症出现大咯血。

（3）其他：因心排血量减少，器官、组织灌注不足，可见乏力、疲倦、头昏、心慌等症状。

2. 体征

（1）肺部体征：两肺底湿性啰音与体位变化有关；心源性哮喘时两肺可闻及哮鸣音；胸腔积液时有相应体征。

（2）心脏体征：除原有心脏病体征外，一般均心脏扩大、心率加快，并有肺动脉瓣区第二音（P_2）亢进、心尖区舒张期奔马律和（或）收缩期杂音、交替脉等。

［常考考点］左心衰的典型症状和体征（肺淤血＋低灌注）。

（二）右心衰竭

以体循环静脉淤血的表现为主。

1. 症状 由于内脏淤血可有腹胀、食欲不振、恶心、呕吐、肝区胀痛、少尿等。

2. 体征

（1）静脉淤血体征：颈静脉怒张和（或）肝－颈静脉回流征阳性；黄疸、肝大伴压痛；周围性发绀；下垂部位凹陷性水肿；胸水和（或）腹水。

（2）心脏体征：除原有心脏病体征外，右心室显著扩大，有三尖瓣收缩期杂音。

（三）全心衰竭

左、右心衰竭均存在，但常以一侧心衰为主，有肺淤血、心排血量降低和体循环淤血的相关症状和体征。当由左心衰发展为全心衰时，因右心排血量减少，呼吸困难可因肺淤血改善而有不同程度的减轻。

［常考考点］右心衰竭以体循环静脉淤血的表现为主；体征是颈静脉怒张和右心室扩大，有三尖瓣收缩期杂音。

要点四　实验室检查及其他检查

1. 心电图

（1）心肌肥厚、心房扩大（肺型 P 波、二尖瓣 P 波、$ptfV_1 \leqslant -0.04mm \cdot s$ 等）、心室扩大、束支传导阻滞、心律失常等（如房颤、房扑伴快速性心室率，室速，QT 间期延长等）。

（2）心率、心脏节律、传导等状况可作为某些病因依据（如心肌缺血性改变、ST 段抬高或非 ST 段抬高性心肌梗死、陈旧性心肌梗死病理性 Q 波等）。

2. X 线胸片

（1）心脏增大、肺淤血、肺水肿及原有肺部疾病；肺淤血程度和肺水肿、上肺血管影增强；肺间质水肿时可见 Kerley B 线；肺动脉高压时，肺动脉影增宽，部分可见胸腔积液；肺泡性肺水肿时，出现肺门血管影模糊、肺门影呈蝴蝶状等，甚至弥漫性肺内大片阴影等。

（2）可根据心影增大及其形态改变，评估基础的或伴发的心脏和（或）肺部疾病以及气胸等。

3. 超声心动图　通过超声心动图可了解心脏结构和功能、心瓣膜状况、是否存在心包病变、AMI 的机械并发症以及室壁运动失调；测定左室射血分数（LVEF），正常 EF 值＞ 50%，运动时至少增加 5%。

4. 常用生化检查

（1）血浆脑钠肽（BNP）：当室壁张力增加时，血浆 BNP ＞ 400pg/mL，NT–proBNP ＞ 2000pg/mL；室壁张力正常则血浆 BNP ＜ 100pg/mL，NT–proBNP ＜ 400pg/mL。① BNP：有助于 CHF 诊断和预后判断。症状性和无症状性左室功能障碍患者血浆 BNP 水平均升高；大多数因心衰（HF）而呼吸困难的患者 BNP ＞ 400pg/mL，BNP ＜ 100pg/mL 时不支持 HF 诊断，BNP 在 100 ～ 400pg/mL 还应考虑其他原因，如肺栓塞、慢性阻塞性肺疾病（COPD）、HF 代偿期等。② NT–proBNP：是 BNP 激素原分裂后没有活性的 N 末端片段，与 BNP 相比，半衰期更长、更稳定。其浓度可反映短暂时间内新合成的而不是贮存的 BNP 释放，故更能反映 BNP 通路的激活（有研究表明，50 岁以下的成人血浆 NT–proBNP 浓度 ≥ 450pg/mL 诊断 AHF 的敏感性和特异性分别为 93% 和 95%；50 岁以上的人血浆 NT–proBNP 浓度 ≥ 900pg/mL 诊断 CHF 的敏感性和特异性分别为 91% 和 80%；NT–proBNP ＜ 300pg/mL 为正常，可排除 CHF，其阴性预测值为 99%；CHF 治疗后 NT–proBNP ＜ 200pg/mL 提示预后良好）。

（2）电解质：因利尿剂使用等可产生低钠血症（钠＜ 135mmol/L）、低钾血症（钾＜ 3.5mmol/L）；因使用血管紧张素转换酶抑制剂（ACEI）、血管紧张素受体拮抗剂（ARB）等抗 RAAS 治疗可产生高钾血症（钾＞ 5.5mmol/L）等。

（3）肝、肾功能：长期右心衰或心衰急性加重，因肝淤血可产生转氨酶和胆红素升高；因伴有肾功能损伤，使用 ACEI、ARB 或醛固酮拮抗剂等可导致血肌酐（Cr）升高（Cr ＞ 150μmol/L）；高尿酸血症（尿酸＞ 500μmol/L）则常因 CHF 时使用利尿剂、肾功能受损等而发生。

（4）血浆白蛋白：由于肾淤血和（或）低灌而发生蛋白丢失，以及营养不良可导致低白蛋白血症（白蛋白＜ 30g/L）；严重右心衰时极高的静脉压偶可导致“失蛋白肠病”（可见于未能及时手术纠治的法洛四联症），出现难以纠正的严重低蛋白血症；“高白蛋白血症”（白蛋白＞ 45g/L）则可见于因过度利尿导致血液浓缩时。

［常考考点］心电图、X 线胸片和 BNP 对心衰诊断的意义。

要点五　诊断与鉴别诊断

（一）诊断标准

1. Framingham 标准（1971）

（1）主要标准：阵发性夜间呼吸困难、颈静脉怒张、肺部啰音、心脏扩大、急性肺水肿、第三心音奔马律、肝 – 颈静脉回流征阳性等。

（2）次要标准：踝部水肿、夜间咳嗽、活动后呼吸困难、肝大、胸腔积液、肺活量降低至最大肺活量的 1/3、心动过速＞ 120 次 / 分等。

同时存在两个主项或 1 个主项加两个次项即可诊断。

2. ESC 心力衰竭的定义（2008）

（1）CHF 的症状：静息或活动时气急和（或）乏力。

（2）水液潴留的体征：包括肺底湿啰音、胸腔积液、颈静脉怒张、踝部水肿、肝脏肿大等。

（3）静息时心脏结构或功能异常的客观证据：包括心脏增大、第三心音、心脏杂音、超声心动图异常、BNP 增高等。

3. 射血分数降低，射血分数中间值，射血分数保留的心力衰竭的诊断（中国心力衰竭诊断和治疗指南 2018）

心力衰竭的分类和诊断标准

诊断标准	HFrEF	HFmrEF	HFpEF
1	症状和（或）体征	症状和（或）体征	症状和（或）体征
2	LVEF ＜ 40%	LVEF40% ～ 49%	LVEF ≥ 50%
3	—	利钠肽升高，并符合以下至少 1 条： （1）左心室肥厚和（或）左心房扩大； （2）心脏舒张功能异常	利钠肽升高，并符合以下至少 1 条： （1）左心室肥厚和（或）左心房扩大； （2）心脏舒张功能异常

注：HFrEF 为射血分数降低的心力衰竭，HFmrEF 为射血分数中间值的心力衰竭，HFpEF 为射血分数保留的心力衰竭，LVEF 为左心室射血分数；利钠肽升高为 B 型利钠肽（BNP）＞ 35ng/L 和（或）N 末端 B 型利钠肽原（NT–proBNP）＞ 125ng/L。

（二）液体潴留及其严重程度判断

短时间内体重增加是液体潴留的可靠指标。主要根据体重、颈静脉充盈程度、肝 – 颈静脉回流征、肺和肝淤血的程度（肺部啰音、肝脏肿大）、下肢和骶部水肿、腹部移动性浊音等来判断液体潴留及其严重程度。

（三）心力衰竭的发展阶段（AHA，2013）

这是一种新的心衰分级方法，该方法同时强调心衰的发生与进展，将心衰综合征的发生发展分为 4 个阶段：

1. 阶段 A（前心力衰竭阶段） 患者为心力衰竭的高危人群，无心脏结构或功能异常，无心力衰竭症状和（或）体征。包括高血压、冠心病、糖尿病、肥胖、代谢综合征、使用心脏毒性药物史、风湿热史、心肌病家族史等。

2. 阶段 B（前临床心力衰竭阶段） 患者已发展成器质性心脏病，但从无心力衰竭的症状和（或）体征。如左心室肥厚、陈旧性心肌梗死、无症状的心脏瓣膜病等。

3. 阶段 C（临床心力衰竭阶段） 患者有器质性心脏病，既往或目前有心力衰竭的症状和（或）体征。器质性心脏病患者伴运动耐量下降（呼吸困难、疲乏）和液体潴留。

4. 阶段 D（难治性终末期心力衰竭阶段） 患者有器质性心脏病不断进展，虽经积极的内科治疗，休息时仍有症状，且需要特殊干预。包括因心力衰竭反复住院，且不能安全出院者；需要长期静脉用药者；等待心脏移植者；使用心脏机械辅助装置者。

NYHA 心功能分级主要是对该分级中阶段 C 与 D 患者症状严重性的分级。多年来已经认识到 NYHA 心功能分级反映的是医生的主观判断，短时间内可以有很大变化，而且 NYHA 心功能分级不同级别的病情治疗差异不大。因此，需要一种阶段划分系统来客观地、可靠地评估患者的病情进展情况，针对不同阶段进行相应的、适当的治疗。根据新的分阶段方法，患者的病情可能不进展或只能向更高一级进展，除非疾病可通过治疗减慢或停止进展，但一般不会发生自发的逆转。

（四）心衰的预后（中华医学会心血管病学分会：慢性心力衰竭诊断和治疗指南，2018）

下列参数与心衰患者的不良预后有关：LVEF 下降、利钠肽持续升高、NYHA 分级恶化、低钠血症的程度、运动峰耗氧量减少、血球压积降低、QRS 增宽、慢性低血压、静息心动过速、肾功能不全、不能耐受常规治疗，以及难治性容量超负荷等。

（五）左心衰竭的鉴别诊断

主要针对呼吸困难和咳嗽、咯血进行病因鉴别。

1. 呼吸困难

（1）肺源性呼吸困难：呼吸困难因左心衰者多有左心功能受损的基础疾病（如高血压、慢性心瓣膜病、冠心病或心肌病等），肺源性呼吸困难则多有肺、支气管等基础病变；左心衰呼吸困难常因体位抬高而改善，而大部分肺源性呼吸困难常因静卧而减轻。

（2）支气管哮喘：除基础疾病不同外，支气管哮喘多见于青少年，有过敏史，气道阻力反应性增高。心源性哮喘者发作时必须被迫坐起，重症者肺部有干湿啰音，甚至咳粉红色泡沫痰；而后者发作时双肺可闻及典型哮鸣音，咳出白色黏痰后呼吸困难常可缓解。测定血浆 BNP 水平对鉴别心源性和支气管哮喘有较重要的参考价值。

（3）急性肺源性心脏病（肺动脉栓塞）、急性大块肺栓塞表现为突发呼吸困难、剧烈胸痛、有濒死感，还有咳嗽、咳血痰、明显发绀、皮肤湿冷、休克和晕厥，伴颈静脉怒张、肝大、肺梗死区呼吸音减弱、肺动脉瓣区杂音等，血气分析、D– 二聚体、胸部增强 CT 等检查有助于鉴别。

2. 咳嗽、咯血 主要与肺结核、肺癌、支气管扩张症等慢性咳嗽、咯血性疾病进行鉴别，鉴别点包括基础疾病、体征和相关实验室检查。

（六）右心衰竭的鉴别诊断

主要针对水肿、肝大等进行病因鉴别诊断。

1. 水肿 水肿可见于心脏病、肾脏病、肝脏病及营养不良等多种疾病。除基础病因不同外，水肿也各有特点：心源性水肿常始于身体的低垂部位，称为“下垂性水肿”，并伴有颈静脉怒张、肝－颈静脉回流征阳性等上腔静脉回流受阻的体征；肾性水肿则首先出现于皮下的疏松组织如眼睑等处；肝病性水肿突出的表现为腹水；营养不良性水肿则常伴有低白蛋白血症等。

2. 肝大 / 硬化

（1）肝脏本身病变引起的肝大：后者主要见于胆汁淤积、血吸虫肝病、肝癌等（而肝炎后肝硬化常伴有肝脏缩小），均有相应病史和相关体征，并且无肝－颈静脉回流征阳性。

（2）肝病性肝硬化：除基础心脏病病史和体征有助于鉴别外，非心源性肝硬化不会出现颈静脉怒张等上腔静脉回流受阻的体征。

（3）心包积液、缩窄性心包炎：由于上腔静脉回流受阻同样可以引起静脉怒张、肝大、下肢水肿等表现，应根据病史、心脏及其他心血管体征进行鉴别。超声心动图检查可助鉴别。

［常考考点］心衰的诊断标准。

要点六　西医治疗

CHF 的治疗目标是改善症状，提高生活质量，改变衰竭心脏的生物学性质（防止或延缓心肌重塑的发展），降低心力衰竭的住院率和死亡率。

（一）一般治疗

去除或缓解基本病因；去除诱发因素；改善生活方式；干预心血管损害的危险因素；密切观察病情演变及定期随访。

（二）药物治疗

1. 抑制神经内分泌激活

（1）<u>血管紧张素转换酶抑制剂（ACEI）</u>

适应证：所有慢性收缩性心衰患者（LVEF ＜ 40%）。

禁忌证：对 ACEI 曾有致命性不良反应者（绝对禁用）。

慎用证：双侧肾动脉狭窄、血肌酐＞ 265.2μmol/L、血钾＞ 5.5mmol/L、症状性低血压（SP ＜ 90mmHg）、左室流出道梗阻的患者。

使用方法：极小剂量开始，个体化，达到最大耐受量后长期应用。

不良反应：低血压、肾功能恶化、钾潴留、咳嗽和血管性水肿。

（2）<u>β 受体阻滞剂</u>

适应证：所有慢性收缩性心衰，包括 NYHA Ⅱ、Ⅲ级病情稳定患者，无症状性心力衰竭或 NYHA Ⅰ级的患者（LVEF ＜ 40%），均应尽早开始使用（除非有禁忌证或不能耐受）；NYHA Ⅳ级 CHF 患者需待病情稳定后，在严密监护下由专科医师指导应用。

禁忌证：支气管痉挛性疾病、心动过缓（心率＜ 60 次 / 分）、二度及以上房室传导阻滞（除非已安装起搏器）；明显液体潴留，需大量利尿剂的 CHF 患者。

使用方法：①目标剂量确定：心率（HR）是国际公认的 β 受体有效阻滞的指标（清晨静息 HR 55 ～ 60 次 / 分，不低于 55 次 / 分，即为达到目标剂量或最大耐受量）。②起始和维持：体重恒定（干体重）状况下，极低剂量开始，如能耐受则每隔 2 ～ 4 周将剂量加倍，达目标剂量则长期使用。

不良反应：低血压、液体潴留和 CHF 恶化、心动过缓和房室传导阻滞等。

2. 改善血流动力学

（1）利尿剂

适应证：所有 CHF 患者有液体潴留的证据或原先有过液体潴留者，均应给予利尿剂，且应在出现水钠潴留的早期应用。

使用方法：从小剂量开始；襻利尿剂应作为首选（噻嗪类仅适用于轻度液体潴留、伴高血压和肾功能正常的 CHF 患者）；利尿剂应与 ACEI 和 β 受体阻滞剂联合应用；一旦病情控制即以最小有效量长期维持，并应根据液体潴留情况随时调整剂量；在利尿剂治疗的同时，应适当限制钠盐的摄入量。

不良反应：长期服用利尿剂可发生电解质紊乱、症状性低血压以及肾功能不全，特别是在服用剂量大和联合用药时。

（2）地高辛

适应证：已在应用 ACEI（或 ARB）、β 受体阻滞剂和利尿剂治疗，而仍持续有症状的慢性收缩性 CHF 患者；有房颤伴快速心室率的 CHF 患者。

禁忌或慎用证：伴窦房传导阻滞、二度或高度房室传导阻滞患者（除非已安置永久性心脏起搏器）、急性心肌梗死（AMI）患者；与抑制窦房结或房室结功能的药物合用时必须谨慎。不推荐用于 HFpEF 患者缓解症状。

使用方法：多用维持量疗法（0.125 ～ 0.25mg/d）。

不良反应：心律失常、胃肠道症状、神经精神症状（视觉异常、定向力障碍等）。特别是在低血钾、低血镁、甲状腺功能低下时易发生。

3. 其他药物

（1）醛固酮受体拮抗剂：有独立于 Ang Ⅱ和相加于 Ang Ⅱ的对心肌重构的不良作用，特别是对心肌细胞外基质；衰竭心脏中心室醛固酮生成及活化增加与 CHF 严重程度呈正比，以及长期应用 ACEI 或 ARB 可出现“醛固酮逃逸现象”，均是 CHF 治疗中使用醛固酮受体拮抗剂的理论依据。

适应证：中、重度 CHF，NYHA Ⅲ、Ⅳ级患者；AMI 后并发 HF，且 LVEF ＜ 40% 的患者。

禁忌或慎用证：高钾血症和肾功能异常列为禁忌；有发生这两种状况潜在危险的应慎用。

（2）血管紧张素Ⅱ受体拮抗剂（ARB）：阻断 Ang Ⅱ与 AT_1 结合，从而阻断或改善因 AT_1 过度兴奋导致的诸多不良作用；一般不引起咳嗽，但也不能通过提高血清缓激肽浓度发挥可能的有利作用。

适应证：合并高血压伴有心肌肥厚的 CHF 患者、LVEF 下降不能耐受 ACEI 的 CHF 患者、常规治疗后 CHF 症状持续存在且 LVEF 低下者。

（3）环腺苷酸（cAMP）依赖性正性肌力药：包括 β 肾上腺素能激动剂，如多巴胺、多巴酚丁胺，以及磷酸二酯酶抑制剂如米力农等。

应用建议：对 CHF 患者即使在进行性加重阶段，也不主张长期间歇静脉滴注正性肌力药；对难治性终末期 CHF 患者，可作为姑息疗法应用；对心脏移植前终末期 HF、心脏手术后心肌抑制所致的急性心衰，可短期应用 3 ～ 5 天。

（三）非药物治疗

1. 心脏再同步化治疗（CRT）

适应证：CHF 患者符合以下条件（除非有禁忌证）均应该接受 CRT：① LVEF ≤ 35%，窦性节律，左心室舒张末期内径（LVEDD）≥ 55mm。②尽管使用了优化药物治疗，NHYA 心功能仍为Ⅲ级或Ⅳ级，心脏收缩不同步（QRS ＞ 120ms）。

2. 埋藏式心律转复除颤器（ICD）

适应证：① CHF 伴低 LVEF 者、曾有心脏停搏或心室颤动（VF）或伴有血流动力学不稳定的室性心动过速（VT）。②缺血性心脏病患者，AMI 后至少 40 天，LVEF ≤ 30%，长期优化药物治疗后 NYHA 心功能Ⅱ级或Ⅲ级，合理预期生存期超过 1 年且功能良好。③非缺血性心肌病患者，LVEF ≤ 30%，长期最佳药物治疗后 NYHA 心功能Ⅱ级或Ⅲ级，合理预期生存期超过 1 年且功能良好；NYHA Ⅲ～Ⅳ级、LVEF ≤ 35% 且 QRS ＞ 120ms 的症状性心衰。

3. 手术治疗

（1）外科手术：因瓣膜病变、室壁瘤等致 HF 的患者需及时进行瓣膜置换术、心肌成形术等。

（2）心脏移植：可作为终末期心衰的一种治疗方式，主要适用于无其他可选治疗方法的重度心衰患者。

［常考考点］慢性心衰的治疗药物及其适应证和禁忌证。

要点七　中医辨证论治

（一）治疗原则

本病病机为本虚标实，应重在补虚，在补虚的基础上兼以活血化瘀、利水蠲饮，绝不可专事攻逐，更伤其正。心衰是心肾阳气俱损的病证，心主血脉和肾主水液的功能严重受损，在整个病程中均有血瘀、水停发生，从而形成 CHF“因虚致实，实而益虚”的恶性病机演变，故在不同阶段、不同证型 CHF 的治疗中均需不同程度给予活血利水方药。CHF 发展过程中，常见心与肺、心与脾、心与肝、心与肾二脏或数脏同病，气、血、水交互为患的现象，治疗上当标本兼治，以心为主，并调他脏。

（二）辨证论治

证型	辨证要点	治法	方剂
气虚血瘀证	心悸怔忡，胸闷气短，甚则喘咳，动则尤甚，神疲乏力，面白或暗淡，自汗，口唇青紫，甚者胁痛积块，颈动脉怒张，舌质紫暗或有瘀斑，脉虚涩或结代	补益心肺，活血化瘀	保元汤合血府逐瘀汤加减
气阴两虚证	心悸气短，身倦乏力，心烦不寐，口咽干燥，小便短赤，甚则五心烦热，潮热盗汗，眩晕耳鸣，肢肿形瘦，唇甲稍暗，舌质暗红，少苔或无苔，脉细数或促或结	益气养阴，活血化瘀	生脉饮合血府逐瘀汤加减
阳虚水泛证	心悸怔忡，气短喘促，动则尤甚，或端坐而不得卧，精神萎靡，乏力懒动，腰膝酸软，形寒肢冷，面色苍白或晦暗，肢体浮肿，下肢尤甚，甚则腹胀脐突，尿少或夜尿频多，舌淡苔白，脉沉弱或迟	益气温阳，化瘀利水	真武汤合葶苈大枣泻肺汤加减
痰饮阻肺证	喘咳气急，张口抬肩，不能平卧，痰多色白或黄稠，心悸烦躁，胸闷脘痞，面青汗出，口唇青紫，舌质紫暗，舌苔厚腻或白或黄，脉弦滑而数	温化痰饮，泻肺逐水	苓桂术甘汤合丹参饮加减

［常考考点］慢性心衰的辨证论治。

【知识纵横比较】

中西医结合内科学慢性心力衰竭与妇产科学妊娠合并心脏病的证治比较

慢性心力衰竭（中西医结合内科学）		妊娠合并心脏病（中西医结合妇产科学）	
证型	方剂	证型	方剂
气虚血瘀证	保元汤合血府逐瘀汤	气虚血瘀证	补阳还五汤合瓜蒌薤白半夏汤
气阴两虚证	生脉饮合血府逐瘀汤	心气虚证	养心汤去肉桂、半夏，加麦冬
阳虚水泛证	真武汤合葶苈大枣泻肺汤	阳虚水泛证	真武汤合五苓散
痰饮阻肺证	苓桂术甘汤合丹参饮	心血虚证	归脾汤

【例题实战模拟】

A1 型题

1. 慢性心功能不全的基本病因是

A. 严重心律失常　B. 感染　C. 心肌损伤　D. 钠盐摄入过多　E. 过度体力劳动

2. 下列属于左心衰竭典型表现的是

A. 夜间阵发性呼吸困难　B. 颈静脉充盈　C. 下垂性水肿　D. 浆膜腔积液　E. 肝大

B1 型题

A. 心率加快　B. 体循环静脉淤血　C. 毛细血管通透性增高

D. 肺淤血，肺水肿　E. 心室肥厚

3. 左心衰竭主要是由于

4. 右心衰竭主要是由于

A. 心悸，气短，肢倦乏力，神疲咳喘，面色苍白，舌淡或边有齿痕，脉沉细或虚数

B. 心悸，气短，疲乏，动则汗出，头晕心烦，口干，面颧暗红，舌质红少苔，脉细数无力

C. 心悸，气短，乏力，动则气喘，身寒肢冷，尿少浮肿，腹胀便溏，面颧暗红，舌质红少苔，脉细数无力

D. 心悸气短，胸胁作痛，颈部青筋暴露，胁下痞块，下肢浮肿，面色灰青，唇青甲紫，舌质紫暗有瘀点，脉涩

E. 心悸气短，咳吐泡沫痰，面肢浮肿，畏寒肢冷，烦躁出汗，额面灰白，口唇青紫，尿少腹胀，舌暗淡，舌苔白滑，脉细促

5. 心力衰竭气虚血瘀证的主要临床表现是

6. 心力衰竭阳虚水泛证的主要临床表现是

【参考答案】

1. B　2. A　3. D　4. B　5. D　6. E

细目四　心律失常

心律失常（cardiac arrhythmia）是指心脏激动的频率、节律、起源部位、传导速度与激动次序的异常。引起心律失常的病因有冠状动脉粥样硬化性心脏病、心肌病、心肌炎和风湿性心脏病等。另外，还包括自主神经功能失调、电解质紊乱、内分泌失调、麻醉、低温、药物及中枢神经疾病等。

本病归属于中医学“心悸”“怔忡”等范畴；有时表现为胸闷、胸痛、气短、喘息、头晕、昏厥等，故还可归于中医学的“胸痹”“喘证”“眩晕”“厥证”等范畴。

要点一　发生机制

心律失常发生有多种不同机制，主要包括激动形成异常、激动传导异常或二者兼有之。

1. 激动形成异常　包括自律性增高、异常自律性与触发活动致冲动形成异常。①自律性异常：源自窦房结、结间束、冠状窦口附近、房室结的远端和希氏束－浦肯野系统等处具有自律性的心肌细胞；原来无自律性的心肌细胞，如心房、心室肌细胞，亦可在病理状态下出现异常自律性。②触发活动：心房、心室与希氏束－浦肯野系统在动作电位后产生的除极活动，又称为后除极。若后除极的振幅增高并达到阈值，便可引起一次激动，持续的反复激动即形成快速性心律失常。

2. 激动传导异常　包括折返激动、传导阻滞和异常传导等。折返是所有快速性心律失常中最常见的发生机制。形成折返的基本条件是：①必须具备两条或多条传导性与不应期各不相同，或者解剖上相互分离的传导路径，作为折返回路的顺传支和逆传支，相互连接形成一个闭合环。②其中一条通道必须发生单向传导阻滞。③另一通道传导缓慢，使原先发生阻滞的通道有足够时间脱离不应期，并使原先已兴奋过的通道再次激动，从而完成一次折返激动。如激动在环内反复循环不已，则产生持续快速性心律失常。

[常考考点] 折返是所有快速性心律失常中最常见的发生机制。

要点二　心律失常的分类

（一）按心律失常发生机制分类

1. 激动形成异常

（1）窦房结心律失常：窦性心动过缓、窦性心动过速、窦性停搏、窦性心律不齐。

（2）异位心律：①主动性异位心律：期前收缩、阵发性心动过速、心房扑动、心房颤动、心室扑动、心室颤动。②被动性异位心律：逸搏、逸搏心律。

2. 激动传导异常

（1）生理性：干扰及干扰性房室分离。

（2）病理性：①传导阻滞（窦房传导阻滞、房内传导阻滞、房室传导阻滞、室内传导阻滞）。②房室间传导途径异常（预激综合征）。③折返性心律（阵发性心动过速）。

（二）按心律失常发生时心率快慢分类

1. 快速性心律失常　主要包括过早搏动、心动过速、扑动和颤动等。

2. 缓慢性心律失常　常见的有窦性心动过缓、窦房传导阻滞、窦性停搏、房室传导阻滞、病态窦房结综合征等。

（三）按心律失常发生部位分类

1. 室上性心律失常　包括窦性、房性、房室交界性。

2. 室性心律失常。

细目五　快速性心律失常

快速性心律失常是临床上常见的心血管病证，包括一组临床表现、起源部位、传导路径、电生理和预后意义很不相同的心律失常。临床上主要包括各种原因引起的过早搏动、心动过速、扑动和颤动等。除窦性心动过速外，激动均起源于异位起搏点。

要点一　西医病因

快速性心律失常可见于无器质性心脏病（如室上性心动过速、早搏），但更多见于各种器质性心脏病，如室性心动过速（扩张型心肌病、冠心病心肌梗死、梗死后心功能不全）、房颤和房扑（心瓣膜病、冠心病、高血压心脏病、心肌病、肺心病、甲状腺功能亢进症）等。

室上性心动过速较多见于无器质性心脏病者，如房室结内折返性心动过速和房室折返性心动过速。各种器质性心脏病如风湿性心脏瓣膜病、冠心病、高血压心脏病、心肌病、慢性肺源性心脏病，各种先天性心脏病和甲状腺功能亢进性心脏病等可致心房异常负荷或病变而引起房性心动过速。室上性心动过速的主要发生机理为折返，折返可发生在窦房结与邻近的心房肌间、心房内、房室结或房室间旁道。室性心动过速时，折返环大多位于心室，束支折返较少见。

过早搏动是指起源于窦房结以外的异位起搏点发生的激动引起的提早心脏搏动，又称期前收缩或期外收缩，简称早搏，是临床上最常见的心律失常之一。早搏发生的机制为折返激动、触发活动，或异位起搏点的兴奋性增高，见于某些生理情况，如剧烈活动，过量饮酒、茶、咖啡等，也可由病理情况引起，如高血压、冠心病、心肌炎、心肌病、甲状腺功能亢进症、败血症和低血钾等。

室性心动过速绝大多数见于器质性心脏病者，如扩张型心肌病、冠心病心肌梗死或梗死后心功能不全，偶见于无器质性心脏病者，如原发性 QT 间期延长综合征、洋地黄中毒、低钾血症等。

房颤和房扑大多数患者有器质性心脏病基础，心瓣膜病、冠心病、高血压心脏病最为常见，甲状腺功能亢进症、心肌病、肺心病亦可引起本病。偶见于无任何病因的健康人，发生可能与情绪激动或运动有关。

要点二　中医病因病机

引起快速性心律失常的中医病因，主要包括感受外邪、情志失调、饮食不节、劳欲过度、久病失养、药物影响等。

1. 感受外邪　感受外邪，内舍于心，邪阻于脉，心血运行受阻；或风、寒、湿、热等外邪，内侵于心，耗伤心气或心阴，心神失养，引起心悸之证。温病、疫病日久，邪毒灼伤营阴，心神失养，或邪毒传心扰神，亦可引起心悸。

2. 情志失调　恼怒伤肝，肝气郁滞，日久化火，气火扰心则心悸；气滞不解，久则血瘀，心脉瘀阻，亦可心悸；忧思伤脾，阴血亏耗，心失所养则心悸；大怒伤肝，大恐伤肾，怒则气逆，恐则精却，阴虚于下，火逆于上，亦可撼动心神而心悸。

3. 饮食不节　嗜食肥甘，饮酒过度，损伤脾胃，运化失司，湿聚成痰，日久痰浊阻滞心脉，或痰浊郁而化火，痰火上扰心神而发心悸；脾失健运，气血生化乏源，心失所养，而致心悸。

4. 劳欲过度　房劳过度，肾精亏耗，心失所养；劳伤心脾，心气受损，亦可诱发心悸。

5. 久病失养　水肿日久，水饮内停，继则水气凌心而心悸；咳喘日久，心肺气虚，诱发心悸；长期慢性失血致心血亏虚，心失所养而心悸。

本病病位在心，与肝、脾、肾、肺四脏密切相关。病理性质主要有虚实两个方面，虚为气、血、阴、阳不足，心失所养而心悸；实为气滞血瘀、痰浊水饮、痰火扰心引起。

［常考考点］病机是气血阴阳亏虚，心失所养；或邪扰心神，心神不宁。病位在心，与肝胆、脾胃、肾、肺有关。

要点三　临床表现

1. 阵发性室上性心动过速　呈阵发性，心率在 160 次 / 分以上，感心悸、胸闷、头晕、乏力、胸痛或紧压感。持续时间长者，可发生血流动力学障碍，表现为面色苍白、四肢厥冷、血压降低，偶可晕厥等。也可使原有器质性心脏病者病情加重，如患者原有冠心病，可加重心肌缺血诱发心绞痛，甚至心肌梗死；原有脑动脉硬化者，可加重脑缺血，引起一过性失语、偏瘫，甚至脑血栓形成。

2. 过早搏动　可有心悸、胸闷、头晕、乏力等症状。也可无症状，听诊有心脏提前搏动。

3. 心房纤颤　阵发性房颤或房颤心室率快者有心悸、胸闷、头晕、乏力等。听诊第一心音强弱不等、心律绝对不规则、脉搏短绌。也可发生血流动力学障碍，使原有器质性心脏病患者病情加重。

4. 室性心动过速　室速的临床症状轻重视发作时心室率、持续时间、基础心脏病变和心功能状况不同而异。非持续性室速（发作时间短于 30 秒，能自行终止）的患者通常无症状。持续性室速（发作时间超过 30 秒，需药物或电复律始能终止）常伴有明显血流动力学障碍与心肌缺血。临床症状包括低血压、少尿、晕厥、气促、心绞痛等。

要点四　心电图诊断

1. 室上性心动过速　①心率快而规则，阵发性室上性心动过速心率多在 160 ～ 220 次 / 分（bpm），非阵发性室上性心动过速心率在 70 ～ 130 次 / 分。② P 波形态与窦性不同，出现在 QRS 波群之后则为房室交界性心动过速；当心率过快时，P 波往往与前面的 T 波重叠，无法辨认，故统称为室上性心动过速。③ QRS 波群形态通常为室上性，亦可增宽、畸形（室内差异性传导、束支传导阻滞或预激综合征）。④ ST–T 波无变化，发作中也可以倒置（频率过快而引起的相对性心肌供血不足）。

2. 过早搏动

（1）房性早搏：①提早出现的 P′波，形态与窦性 P 波不同。② R–P′＞ 0.12 秒。③ QRS 形态正常，亦可增宽（室内差异性传导）或未下传。④代偿间歇不完全。

（2）房室交界性早搏：①提前出现的 QRS 波，而其前无相关 P 波，如有逆行 P 波，可出现在 QRS 之前（P′ –R ＜ 0.12 秒）、之中或之后（P′ –R ＜ 0.20 秒）。② QRS 形态正常，也可因发生差异性传导而增宽。③代偿间歇多完全。

（3）室性早搏：① QRS 波群提早出现，宽大、畸形或有切迹，时间≥ 0.12 秒，前无窦性 P 波。② T 波亦宽大，其方向与 QRS 主波方向相反。③代偿间歇完全。

3. 室性心动过速　① 3 个或以上的室早连发。②常无 P 波或 P 波与 QRS 无固定关系，且 P 波频率比 QRS 波频率缓慢。③频率多数为每分钟 140 ～ 220 次，室律略有不齐。④偶有心室夺获或室性融合波。

4. 房颤与房扑

（1）房颤：① P 波消失，代之以大小不等、形态不同、间隔不等的 f 波，频率为 350 ～ 600 次 / 分。② QRS 波形态通常正常，但当心室率过快，QRS 可增宽畸形（室内差异性传导）。③心室率快而不规则，多在 160 ～ 180 次 / 分。④当心室率极快而无法辨别 f 波时，主要根据心室率完全不规则及 QRS 与 T 波形状变异诊断。

（2）房扑：① P 波消失，代之以连续性锯齿样 f 波（各波大小、形态相同，频率规则，为 250 ～ 350 次 / 分）。② QRS 波群及 T 波均呈正常形态，但偶尔可因室内差异性传导、合并预激综合征，或伴束支传导阻滞，使其增宽并畸形。③大多不能全都下传，常以固定房室比例（2∶1 或 3∶1 ～ 5∶1）下传，心室率不规则。

［常考考点］各型心律失常的心电图特点。

要点五　西医治疗

心律失常的治疗方法主要有抗心律失常药物、射频消融、起搏及植入式自动复律除颤器（ICD）、手术治疗等。

（一）心律失常的药物治疗

1. 窦性心动过速　①寻找并去除引起窦性心动过速的原因（心力衰竭、贫血、甲亢等）。②首选 β 受体阻滞剂。③不能使用 β 受体阻滞剂时，可选用维拉帕米或地尔硫䓬。④如上述药物无效或不能耐受，可选用窦房结内向电流 If 抑制剂伊伐布雷定。⑤药物无效而症状显著者可考虑导管消融改良窦房结功能。

2. 房性期前收缩　①对于无器质性心脏病且单纯房性期前收缩者，一般不需治疗。②症状十分明显者可考虑使用 β 受体阻滞剂。③由心力衰竭引起的房性期前收缩，适量洋地黄可达治疗目的。④对于可诱发诸如室上速、房颤的房性期前收缩应给予维拉帕米、普罗帕酮以及胺碘酮等治疗。

3. 阵发性室上性心动过速

（1）急性发作的处理：如患者心功能、血压正常，可先尝试刺激迷走神经，如颈动脉窦按摩、Valsalva 动作、诱导恶心、压迫眼球法等。终止发作药物治疗可选以下药物：①首选腺苷，起效迅速，副作用为胸部压迫感、呼吸困难、面部潮红、窦性心动过缓、房室传导阻滞等，但其半衰期短于 6 秒，副作用即使发生亦很快消失。②腺苷无效时可改用静注维拉帕米，这两类药物有效率达 90% 以上。③如合并心力衰竭、低血压或为宽 QRS 波心动过速，尚未明确室上性心动过速的诊断时，不应选用钙拮抗剂，宜选用腺苷静注。④其他可选用的药物包括 β 受体阻滞剂、洋地黄、普罗帕酮和某些升压药物（如去甲肾上腺素、间羟胺或甲氧明），其中 β 受体阻滞剂以短效制剂为宜，伴心功能不全者可选洋地黄类药物，升压药物通过反射性兴奋迷走神经终止心动过速，适用于合并低血压者，但忌用于老年人、高血压和急性心肌梗死病人。另外，经食管心房调搏术常能有效中止发作。当患者出现血流动力学不稳定时，立即电复律。急性发作以上治疗无效时亦可施行电复律，但已应用洋地黄者不应接受电复律治疗。

（2）防止发作：发作频繁者，应首选经导管射频消融术以根除治疗；药物有普罗帕酮，必要时伴以阿替洛尔或美托洛尔；发作不频繁者不必长年服药。

4. 房颤及房扑

（1）房颤的治疗：按房颤的发作频率和持续时间一般将房颤分为4种类型：阵发性房颤、持续性房颤、长程持续性房颤、永久性房颤。

1）抗凝治疗：房颤病人的动脉栓塞发生率较高，因此，抗凝治疗是房颤治疗的重要内容。对于合并瓣膜病患者，需应用华法林抗凝。对于非瓣膜病病人，需使用 $CHADS_2$ 或 CHA_2DS_2-VASC 评分系统进行血栓栓塞的危险分层。$CHADS_2$ 评分简单易行，但对脑卒中低危病人的评估不够准确。故临床上多采用 CHA_2DS_2-VASC 评分系统。CHA_2DS_2-VASC 评分 ≥ 2 分者，需抗凝治疗；评分为1分者根据获益与风险权衡，优选抗凝治疗；评分为0分者，无须抗凝治疗。房颤病人抗凝治疗前需同时进行出血风险评估，临床上常用 HAS-BLED 评分系统。HAS-BLED 评分 ≥ 3 分为高出血风险。但应当注意，对于高出血风险病人应积极纠正可逆的出血因素，不应将 HAS-BLED 评分增高视为抗凝治疗的禁忌证。

华法林是房颤抗凝治疗的有效药物。口服华法林，使凝血酶原时间国际标准化比值（INR）维持在2.0～3.0，能安全而有效地预防脑卒中发生。房颤持续不超过24小时，复律前无需作抗凝治疗。否则应在复律前接受华法林有效抗凝治疗3周，待成功复律后继续治疗3～4周；或行食管超声心动图除外心房血栓后再行复律，复律成功后仍需华法林有效抗凝治疗4周。紧急复律治疗可选用静注肝素或皮下注射低分子量肝素抗凝。新型口服抗凝药物（NOACS）如达比加群酯、利伐沙班、阿哌沙班等目前主要用于非瓣膜性房颤的抗凝治疗。NOACS 的特点是不需常规凝血指标监测，较少受食物或药物的影响，安全性较好。

2）控制心室率：永久性房颤一般需用药物控制心室率，β 受体阻滞剂可作为所有房颤患者控制心室率的一线治疗药物。常用药物包括 β 受体阻滞剂、非二氢吡啶类钙离子拮抗剂、洋地黄制剂（地高辛）及某些抗心律失常药物（如胺碘酮），必要时可以合用。对房颤伴快速心室率、药物治疗无效者，可施行射频消融改良房室结并同时安置心室按需或双腔起搏器。对于心室率较慢，最长间歇大于5秒，可考虑植入起搏器治疗。

3）心律转复及窦性心律维持：房颤心律转复有自动复律、药物复律、电复律及导管消融治疗。电复律见效快、成功率高，对于伴有严重血流动力学障碍的房颤是首选方法。药物转复常用Ⅰc及Ⅲ类抗心律失常药，包括胺碘酮、普罗帕酮等，它们分别通过减慢传导速度和延长有效不应期终止折返激动而达到房颤复律的目的。有器质性心脏病的患者应根据基础病的程度选用药物，伴中等程度器质性心脏病患者可以选择伊布利特、维纳卡兰。上述方法无效可选用胺碘酮，伴有严重器质性心脏病、心衰患者以及缺血性心脏病患者应选择胺碘酮。对于无器质性心脏病患者可静脉应用氟卡尼、普罗帕酮、伊布利特、维纳卡兰复律，上述药物无效或出现不良作用时可选择静脉应用胺碘酮。对于症状明显、药物治疗无效的阵发性房颤，导管消融可作为一线治疗。此外，外科迷宫手术也可用于维持窦性心律，且具有较高成功率。

4）左心耳封堵：经皮左心耳封堵术是预防脑卒中和体循环栓塞事件的策略之一，主要有两种方法：植入装置封堵左心耳及缝合结扎左心耳。对于 CHA_2DS_2-VASC 评分 ≥ 2 的非瓣膜性房颤，且不适合长期抗凝治疗；或长期规范抗凝治疗基础上仍发生卒中或栓塞事件、HAS-BLED 评分 ≥ 3 分的病人，可考虑行经皮左心耳封堵术。

（2）房扑的治疗：药物治疗原则与房颤相同。

5. 室性期前收缩

（1）无器质性心脏病亦无明显症状的室性期前收缩，不必使用抗心律失常药物治疗。

（2）无器质性心脏病，但室性期前收缩频发引起明显心悸症状影响工作及生活，可酌情选用美西律、普罗帕酮。心率偏快、血压偏高者可用 β 受体阻滞剂，如阿替洛尔或美托洛尔。

（3）以下情况均需治疗：急性心肌梗死发病早期出现频发室性期前收缩、室性期前收缩落在前一个心搏的T波上（R-on-T）、多源性室性期前收缩、成对的室性期前收缩均宜静脉使用利多卡因（利多卡因无效者，可用普鲁卡因酰胺或胺碘酮）。急性肺水肿或严重心力衰竭并发室性期前收缩，治疗应针对改善血流动力学障碍。慢性心脏病患者并发室性期前收缩，尽管药物能有效减少室性早搏，但总死亡率和猝死的风险反而增高。

（4）β 受体阻滞剂虽对室性期前收缩疗效不显著，但能降低心肌梗死后猝死发生率。

6. 室性心动过速　有器质性心脏病或有明确诱因应首先给以针对性治疗；无器质性心脏病患者发生非持续性短暂室速，如无症状或血流动力学影响，处理的原则与室性期前收缩相同；持续性室速发作，无论有无器质性心脏病，应给予治疗。

（1）终止室速发作：持续性室性心动过速出现血流动力学不稳定的患者推荐直流电心脏复律；血流动力学可耐受的持续性室性心动过速患者，无结构性心脏病（如特发性右室流出道室速），可以考虑静脉使用氟卡胺或传统的 β 受体阻滞剂、维拉帕米或胺碘酮。

持续性室性心动过速患者应依据症状和心律失常的耐受性给予治疗。单形性室速出现血流动力学不稳定（伴晕厥、室速）应进行直流电除颤。低血压但意识还清楚的患者，进行复律前应立即给予镇静剂。宽 QRS 心动过速而血流动力学稳定的患者，电复律应该是一线治疗方法。无严重心力衰竭或急性心肌梗死患者，可以考虑静脉使用普鲁卡因胺或氟卡胺。心力衰竭或疑似缺血的患者可以考虑静脉使用胺碘酮。单形性室性心动过速的患者静脉使用利多卡因仅仅具有中等效果。

（2）预防复发：①药物预防，可选用终止发作有效的相同药物预防复发；②导管消融预防复发；③抗心律失常手术预防复发；④埋藏式心脏复律除颤器（ICD）预防复发。

（二）心律失常的非药物治疗

1. 心脏电复律 急性快速异位心律失常及持续性心房颤动或心房扑动如药物无效，应早进行同步电复律。阵发性室上性心动过速经药物治疗无效时可用同步电复律。

2. 埋藏式心脏复律除颤器（ICD） ICD 的明确适应证包括：①非一过性或可逆性原因引起的室性心动过速或心室颤动所致的心脏骤停，自发的持续性室速。②原因不明的晕厥，在电生理检查时能诱发有血流动力学显著临床表现的持续性室速或室颤，药物治疗无效、不能耐受或不可取。③心肌梗死所致 LVEF < 35%，NYHA 心功能Ⅱ或Ⅲ级，或心肌梗死所致 LVEF < 30%，NYHA 心功能Ⅰ级，且梗死后 40 天以上。④心肌梗死后非持续性室速，LVEF < 40%，且心电生理检查能诱发出室颤或持续室速。⑤ NYHA 心功能Ⅱ或Ⅲ级，LVEF ≤ 35% 的非缺血性心肌病病人。⑥有心脏性猝死危险因素的肥厚型心肌病、扩张型心肌病及右室发育不良型心肌病。⑦有晕厥或室速记录的遗传性心脏病，且 β 受体阻滞剂无效，如长 QT 间期综合征、Brugada 综合征及儿茶酚胺敏感性室速等。

3. 导管射频消融术（RFCA） 根据我国 RFCA 治疗快速性心律失常指南，RFCA 的明确适应证为：①症状性局灶性房速。②发作频繁、心室率不易控制的房扑。③发作频繁、症状明显的房颤。④预激综合征合并阵发性心房颤动和快速心室率。⑤房室结折返及房室折返性心动过速。⑥症状明显或药物治疗效果不佳或不明原因左室功能障碍的频发室性期前收缩（> 10000 次 /24 小时）。⑦无器质性心脏病证据的室速（特发性室速）呈反复发作或合并有心动过速心肌病或血流动力学不稳定。⑧发作频繁和（或）症状重、药物预防发作效果差的心肌梗死后室速。

4. 外科治疗 外科治疗快速性心律失常的目的在于切除、隔置、离断参与心动过速生成、维持与传播的组织，保存或改善心脏功能。外科治疗方法包括直接针对心律失常本身以及各种间接的手术方法，后者包括室壁瘤切除术、冠状动脉旁路移植术、矫正瓣膜关闭不全或狭窄术和左颈胸交感神经节切断术等。

要点六　中医辨证论治

证型	辨证要点	治法	方剂
心虚胆怯证	心悸不宁，善惊易恐，坐卧不安，恶闻声响，失眠多梦，恶闻声响，舌苔薄白，脉虚数或结、代	镇惊定志，养心安神	安神定志丸加减
心血不足证	心悸气短，活动尤甚，眩晕乏力，面色无华，食少纳呆，舌质淡，苔薄白，脉细弱	补血养心，益气安神	归脾汤加减
阴虚火旺证	心悸不宁，心烦少寐，头晕目眩，手足心热，耳鸣，舌质红，少苔，脉细数	滋阴清火，养心安神	天王补心丹加减
气阴两虚证	心悸气短，头晕乏力，胸痛胸闷，少气懒言，五心烦热，失眠多梦，舌质红，少苔，脉虚数	益气养阴，养心安神	生脉散加减
痰火扰心证	心悸时发时止，胸闷烦躁，失眠多梦，口干口苦，大便秘结，小便黄赤，舌质红，舌苔黄腻，脉弦滑	清热化痰，宁心安神	黄连温胆汤加减
心脉瘀阻证	心悸不安，胸闷不舒，心痛时发作，或见唇甲青紫，舌质紫暗或有瘀斑，脉涩或结代	活血化瘀，理气通络	桃仁红花煎加减
心阳不振证	心悸不安，胸闷气短，神疲乏力，面色苍白，形寒肢冷，舌质淡白，脉虚弱	温补心阳，安神定悸	参附汤合桂枝甘草龙骨牡蛎汤加减

［常考考点］快速性心律失常的辨证论治。

【例题实战模拟】

A1 型题

1. 急性心肌梗死最常见的心律失常是

A. 房室传导阻滞　B. 心房扑动　C. 室性早搏及室性心动过速
D. 阵发性室上性心动过速　E. 窦性停搏

2. 室上性心动过速伴心功能不全的患者，应首选
A. 普罗帕酮　B. 维拉帕米　C. 洋地黄类　D. β 受体阻滞剂　E. ATP

3. 下列属于同步直流电复律适应证的是
A. 洋地黄中毒阵发性室性心动过速　B. 室上性心律失常伴完全性房室传导阻滞
C. 病态窦房结综合征中的快速性心律失常　D. 电复律后使用药物无法维持窦性心律
E. 交界性心动过速经药物治疗无效

4. 治疗快速性心律失常心脉瘀阻证，应首选
A. 归脾汤加减　B. 天王补心丹加减　C. 生脉散加减　D. 黄连温胆汤加减　E. 桃仁红花煎加减

A2 型题

5. 患者，女，44 岁。心悸 1 周，心电图示多个导联提前出现的宽大畸形 QRS 波群，其前无相关 P 波，其后 T 波与 QRS 波群主波方向相反，代偿间歇完全。考虑是
A. 房性早搏　B. 室性早搏　C. 房室交界性早搏　D. 房室传导阻滞　E. 室内传导阻滞

A3 型题

患者，心悸时发时止，胸闷烦躁，失眠多梦，口干口苦，大便秘结，小便黄赤，舌质红，舌苔黄腻，脉弦滑。

6. 该患者的证候类型是
A. 心血不足证　B. 阴虚火旺证　C. 痰火扰心证　D. 心脉瘀阻证　E. 心虚胆怯证

7. 此证的常用治法是
A. 补血养心，益气安神　B. 滋阴清火，养心安神　C. 活血化瘀，理气通络
D. 清热化痰，宁心安神　E. 镇惊定志，养心安神

8. 此证的常用方剂是
A. 归脾汤加减　B. 黄连温胆汤加减　C. 生脉散加减　D. 天王补心丹加减　E. 桃仁红花煎加减

【参考答案】

1. C　2. C　3. E　4. E　5. B　6. C　7. D　8. B

细目六　缓慢性心律失常

缓慢性心律失常是指有效心搏每分钟低于 60 次的各种心律失常，常见的有窦性心动过缓、窦房传导阻滞、窦性停搏、房室传导阻滞、病态窦房结综合征等。其发生多与迷走神经张力过高、心肌病变、某些药物影响、高血钾等有关。缓慢性心律失常主要表现为心悸、疲劳虚弱、体力活动后气短胸闷等，严重者可引起昏厥、抽搐，甚至危及生命。

本病归属于中医学“心悸”“眩晕”“胸痹”“厥证”等范畴。

要点一　西医病因

1. 缓慢性窦性心律失常　①生理状况：迷走神经张力增高（健康人、老年人、睡眠状态）。②病理状况：器质性心脏病、甲状腺功能减退、血钾过高，应用洋地黄、β 受体阻滞剂等药物。

2. 房室传导阻滞　心肌炎、急性下壁及前壁心肌梗死、原因不明的希 – 浦系统纤维化、冠心病、高血钾、应用洋地黄以及缺氧等。

3. 病态窦房结综合征　冠心病、原发性心肌病、风湿性心脏病、高血压心脏病、心肌炎、先天性心脏病。

要点二　中医病因病机

引起缓慢性心律失常的中医病因主要包括饮食失宜、七情内伤、劳倦内伤、久病失养、感受外邪、药物影响等。

1. 饮食失宜　饮食不节，饥饱失常，或过食肥甘厚味，饮酒过度，均可损伤脾胃，致脾失健运，气血生化之源不足，心脉失养。脾气虚弱，运化功能减弱，津液不布，水湿不化，聚而为痰，痰浊上扰心神则心神不宁，痹阻胸阳则心悸、胸闷。

2. 七情内伤　忧郁思虑，暗耗心血；或气机郁结，脉络瘀滞，气血运行不畅，心失所养。

3. 劳倦内伤 劳伤心脾，心气受损而心悸；房劳过度，伤及肾阳，温煦无力，心阳不振而致心悸。

4. 久病失养 久病体虚，或失血过多，或思虑过度，劳伤心脾，渐至气血亏虚，心失所养而心悸；大病久病之后，阳气虚衰，不能温养心肺，故心悸不安；久病入络，心脉瘀阻，心神失养。

5. 感受外邪 风寒湿邪搏于血脉，内犯于心，以致心脉痹阻，营血运行不畅，引起心悸怔忡；温病、疫病日久，邪毒灼伤营阴，心神失养，引起心悸。

本病病位在心。病机特点是本虚标实，本虚是气、血、阴、阳亏虚，以气阳不足为多，标实是痰浊、瘀血、气滞、水饮。

要点三 临床表现

1. 窦性心动过缓 如心率≥50次/分，一般无症状；心率<50次/分，患者可出现头晕、乏力。窦房传导阻滞或房室传导阻滞时，部分患者可出现心悸、停搏感，严重者可出现胸闷、胸痛；阻滞次数多、间歇长者，可有黑蒙、晕厥等严重症状。

2. 房室传导阻滞 一度房室传导阻滞病人多无自觉症状；二度Ⅰ型房室传导阻滞偶可出现心悸、乏力，听诊时第一心音逐渐减弱并有心搏脱漏；二度Ⅱ型房室传导阻滞，如被阻滞的心房波所占比例较大时，特别是高度房室传导阻滞时，可出现头晕、乏力、胸闷、气短、晕厥及心功能下降等症状，听诊时亦有间歇性心搏脱漏，但第一心音强度恒定。三度房室传导阻滞的症状较明显，希氏束分叉以上部位的三度房室传导阻滞由于逸搏点位置高，逸搏频率较快，而且心室除极顺序也正常，病人可出现乏力、活动时头晕等症状，但多不发生晕厥；发生于希氏束分叉以下的低位三度房室传导阻滞，病人可出现晕厥，甚至猝死。听诊时第一心音经常变化，第二心音可呈正常或反常分裂，间或听到响亮亢进的第一心音。

3. 病态窦房结综合征 早期可无症状或间歇出现症状，临床表现不典型，诊断困难；当窦性心动过缓比较严重，或有窦性停搏时，则病人可有眩晕、乏力等症状，严重者发生晕厥、猝死。如有心动过速发作，则可出现心悸、心绞痛等症状。心脏听诊及心电图检查，发现心律的变化很大，出现窦性心动过缓、窦房传导阻滞、阵发性室上性心动过速、心房扑动、心房纤颤。上述心律可交替出现，形成心动过缓－心动过速综合征。

要点四 心电图诊断

1. 窦性心动过缓 ①窦性心律。②心率小于60次/分。③常伴有窦性心律不齐，严重过缓时可产生逸搏。

2. 房室传导阻滞

（1）一度房室传导阻滞：①窦性P波，每个P波后都有相应的QRS波群。②P–R间期延长至0.20秒以上（老人P–R间期>0.22秒）。

（2）二度房室传导阻滞：①二度Ⅰ型：又称莫氏Ⅰ型，P波规律出现，P–R间期逐渐延长；R–R间隔相应的逐渐缩短，直到P波后无QRS波群出现，如此周而复始。②二度Ⅱ型：又称莫氏Ⅱ型，P–R间期固定（正常或延长）；P波突然不能下传而QRS波脱漏。

（3）三度房室传导阻滞：①窦性P波，P–P间隔一般规则；P波与QRS波群无固定关系。②心房率快于心室率。③出现交界性逸搏心率（QRS形态正常，频率一般为40～60次/分，较多见）或室性逸搏心率（QRS波宽大畸形，频率一般为20～40次/分）。心室率由交界区或心室自主起搏点维持。

3. 病态窦房结综合征 ①持续、严重、有时是突发的窦性心动过缓，心率<50次/分，且不易用阿托品等药物纠正。②发作时可见窦房阻滞或窦性停搏。③心动过缓与心动过速交替出现，又称慢－快综合征。心动过速可以是阵发性室上速、阵发性房颤与房扑。

［常考考点］房室传导阻滞的心电图特点。

要点五 西医治疗

1. 药物治疗

（1）窦性心动过缓：如心率不低于50次/分，一般不需治疗。如心率低于每分钟40次，引起心绞痛、心功能不全或中枢神经系统功能障碍时，应针对病因治疗，药物用阿托品、异丙肾上腺素、麻黄碱、沙丁胺醇等提高心室率。

（2）房室传导阻滞：①一度房室传导阻滞与二度Ⅰ型房室传导阻滞心室率不太慢者，无须接受治疗。②二度Ⅱ型与三度房室传导阻滞如心室率显著缓慢，伴有血流动力学障碍，甚至阿－斯综合征发作，应给予治疗：阿托品0.5～1mg

静脉注射，适合阻滞部位位于房室结的患者；异丙肾上腺素 1 ～ 4μg/min 静脉滴注，适用于任何部位的房室传导阻滞，将心室率控制在 50 ～ 70 次 / 分。急性心肌梗死时应慎重。对于症状明显、心室率缓慢者，应及早给予临时性或永久性心脏起搏治疗。

（3）病态窦房结综合征：酌情应用阿托品、麻黄素或含服异丙肾上腺素以提高心率。

2. 人工心脏起搏 人工心脏起搏是用人为的脉冲电流刺激心脏，以带动心搏的治疗方法。主要用于治疗缓慢性心律失常，也用于快速性心律失常治疗和诊断。严重缓慢性心律失常，永久心脏起搏是唯一有效而可靠的治疗方法。

适应证：①伴有临床症状的任何水平的完全或高度房室传导阻滞。②束支 – 分支水平传导阻滞，间歇发生二度Ⅱ型房室传导阻滞，有症状者；在观察过程中虽无症状，但阻滞程度进展、H–V 间期＞ 100ms 者。③病窦综合征或房室传导阻滞，心室率经常低于 50 次 / 分，有明确的临床症状，或间歇发生心室率＜ 40 次 / 分；或虽无症状，但有长达 3 秒的 R–R 间隔。④由于颈动脉窦过敏引起的心率减慢，心率或 R–R 间隔达到上述标准，伴有明确症状者。⑤有窦房结功能障碍和（或）房室传导阻滞的患者，因其他情况必须采用具有减慢心率作用的药物治疗时，为保证适当的心室率，应植入起搏器。

［常考考点］缓慢性心律失常的药物治疗。

要点六 中医辨证论治

证型	辨证要点	治法	方剂
心阳不足证	心悸气短，动则加剧，汗出倦怠，面色苍白，形寒肢冷，舌淡苔白，脉虚弱或沉细而数	温补心阳，通脉定悸	人参四逆汤合桂枝甘草龙骨牡蛎汤加减
心肾阳虚证	心悸气短，动则加剧，面色苍白，形寒肢冷，腰膝酸软，小便清长，下肢浮肿，舌质淡胖，脉沉迟	温补心肾，温阳利水	参附汤合真武汤加减
气阴两虚证	心悸气短，乏力，失眠多梦，盗汗，五心烦热，舌质淡红少津，脉虚弱或结代	益气养阴，养心通脉	炙甘草汤加减
痰浊阻滞证	心悸气短，心胸痞闷胀满，痰多，食少腹胀，或恶心，舌苔白腻或滑腻，脉弦滑	理气化痰，宁心通脉	涤痰汤加减
心脉痹阻证	心悸，胸闷憋气，心痛时作，舌质暗或有瘀点、瘀斑，脉结、代或虚	活血化瘀，理气通络	血府逐瘀汤加减

［常考考点］慢性心律失常的辨证论治。

【知识纵横比较】

快速性心律失常与缓慢性心律失常的证治比较

快速性心律失常		缓慢性心律失常	
证型	方剂	证型	方剂
心阳不振证	参附汤合桂枝甘草龙骨牡蛎汤	心阳不足证	人参四逆汤合桂枝甘草龙骨牡蛎汤
气阴两虚证	生脉散	气阴两虚证	炙甘草汤
心脉瘀阻证	桃仁红花煎	心脉痹阻证	血府逐瘀汤

【例题实战模拟】

A1 型题

1. 治疗心室率为 68 次 / 分的二度Ⅰ型房室传导阻滞，应选用

A. 阿托品　B. 异丙肾上腺素　C. 肾上腺素　D. 人工心脏起搏器　E. 无须治疗

2. 治疗缓慢性心律失常心阳不足证，应首选

A. 人参四逆汤合桂枝甘草龙骨牡蛎汤　B. 参附汤合桂枝甘草龙骨牡蛎汤

C. 炙甘草汤加减　D. 涤痰汤加减

E. 血府逐瘀汤加减

A2 型题

3. 患者，男，35 岁。症见心悸气短，乏力，失眠多梦，自汗盗汗，五心烦热，舌质淡红少津，脉虚弱或结、代。其证候是

A. 阴虚火旺证　B. 气血不足证　C. 气阴两虚证　D. 痰火扰心证　E. 心阳不振证

4. 患者，女，59 岁。心悸，胸闷憋气，心痛时作，或形寒肢冷，舌质暗或有瘀点、瘀斑，脉结、代或虚。其中医治法是

A. 滋阴清火，养心安神　B. 益气养阴，养心安神　C. 清热化痰，宁心安神
D. 活血化瘀，理气通络　E. 温补心阳，安神定悸

B1 型题

A. 心肾阳虚证　B. 心阳不足证　C. 气阴两虚证　D. 痰浊阻滞证　E. 心脉痹阻证

5. 缓慢性心律失常的治疗，宜用人参四逆汤合桂枝甘草龙骨牡蛎汤的证型是

6. 缓慢性心律失常的治疗，宜用炙甘草汤加减治疗的证型是

【参考答案】

1. E　2. A　3. C　4. D　5. B　6. C

细目七　心脏性猝死

要点一　定义与病因

（一）定义

心脏性猝死（sudden cardiac death，SCD）是指由于心脏原因引起的无法预料的自然死亡，常在急性症状出现后 1 小时内（亦有规定为 24 小时内）发生，但某些心脏骤停后存活者可超过此时限，以突然意识丧失为表现，死亡出乎意料。

本病可归属于中医学“厥证”“厥脱”“喘脱”等范畴。

（二）病因

80% 由冠心病及其并发症引起，此外为心肌病（肥厚型、扩张型）、心瓣膜病、先天性心血管疾病、急性心包填塞、心力衰竭、电解质紊乱、Q–T 间期延长综合征、神经内分泌等因素所致的电不稳定性等。左室射血分数低于 30% 是猝死（sudden death，SD）的最强预测因素，心肌梗死后出现频发性与复杂性室性期前收缩亦预示猝死高危。

要点二　临床表现

心脏性猝死的临床过程常分为 4 期：前驱期、终末事件期、心搏骤停期和生物学死亡期。

1. 前驱期　许多病人在发生心脏骤停前数天、数周或数月，出现新的心血管症状或原有症状加重，如心绞痛、呼吸困难或疲乏无力。但前驱期症状一般缺乏特异性。

2. 终末事件期　一般是导致心脏骤停前的急性心血管改变时期，通常不超过 1 小时。特异性症状是持续胸痛或突然心悸，呼吸困难，头晕，软弱无力。

3. 心搏骤停期　心搏骤停的特征是由于脑血流量不足而致意识突然丧失、呼吸停止和脉搏消失。如不立即进行抢救，一般在 1 分钟内进入死亡期。罕见自发逆转者。

4. 生物学死亡期　心室颤动或心室停搏，如在前 4 ～ 6 分钟内未予心肺复苏，脑组织发生不可逆损害后数分钟则进入生物学死亡期。如在前 8 分钟未予复苏，除非在低温等特殊条件下，一般不能存活。

［常考考点］心脏骤停的分期剂各期的特征表现。

要点三　心电图检查

临床常见 3 种心电图表现：①心室颤动：最多见，心电图上出现心室颤动或扑动波，复苏成功率较高。②心室停顿：心室完全丧失电活动而处于静止状态，心电图上出现直线。③无脉性电活动：心电图上具有宽而畸形、频率较慢、较为完整的 QRS 波群，但不产生有效的心肌机械性收缩，亦称电 – 机械分离。

［常考考点］心脏性猝死的心电图以心室颤动最多见。

要点四　诊断

诊断要点：①意识突然丧失；②无呼吸，或仅是喘息；③大动脉（颈动脉或股动脉）搏动消失。

具有上述两点即可做出临床诊断，检查患者有无反应，无呼吸或仅是喘息，不能在10秒内明确感觉到大动脉搏动，应立即进行心肺复苏。由于心音常因受到抢救时外界环境影响，故听诊不如摸大动脉可靠。

［常考考点］心脏性猝死的诊断要点。

要点五　西医治疗

1. 基础生命支持　主要措施包括人工胸外挤压、开放气道和人工呼吸，简称CAB（circulation，airway，breathing）。

（1）胸外按压：是建立人工循环的主要方法。胸外按压时，病人应置于水平位。头部不应高于心脏水平。患者应仰卧于硬板床或地上。术者宜跪在病人身旁或站在床旁的椅凳上。要按压在胸骨下半段，避开胸骨末端，一只手的手掌放置在胸骨下部，另一只手的手掌根部放在该手的手背上，按压时术者双臂应伸直、双肩在患者胸骨上方正中，垂直向下用力按压，利用髋关节为支点，以肩臂部力量向下按压，按压深度为5～6cm，按压频率为100～120次/分钟，按压应规律地、均匀地、不间断地进行；如有特殊操作（建立人工气道或者进行除颤等），间断尽量不超过10秒。下压与放松的时间比为1∶1。放松时定位的手掌根不要离开胸骨定位点，仅使胸骨不受任何压力。在整个CPR过程中，胸外按压应＞60%。心脏体外电除颤是利用除颤仪在瞬间释放高压电流经胸壁到心脏，使心肌细胞瞬间同时除极，终止导致心律失常的异常折返或异位兴奋灶，从而恢复窦性心律。CPR的关键起始措施是胸外按压和早期除颤。

［常考考点］胸外按压的操作方法。

（2）开放气道：保持呼吸道通畅是成功复苏的重要一步，可采用仰头抬颏法开放气道。方法是：术者将一手置于患者前额用力加压，使头后仰，另一手的示、中两指抬起下颏，使下颌尖、耳垂的连线与地面呈垂直状态，以通畅气道。应清除患者口中的异物和呕吐物，患者义齿松动应取下。

［常考考点］仰头抬颏法开放气道的操作方法。

（3）人工呼吸：人工呼吸一般选择口对口，若病人牙关紧闭，则可改为口对鼻呼吸。在口对口人工呼吸时，在保持呼吸道畅通和患者口部张开情况下，用按于前额一手的拇指、示指捏闭患者鼻孔，术者深吸一口气后，将自己的口唇贴紧患者口唇做深而快的用力吹气，直至患者胸部上抬。每次吹入气量700～1000mL，吹气量大于1200mL可造成胃充气。如果一个人进行心肺复苏，则在连续胸部按压30次后，吹气两口，即30∶2；如果两人进行复苏，每6秒进行1次人工呼吸，同时持续胸外按压。口对口人工呼吸只是临时性紧急措施。

［常考考点］口对口人工呼吸的操作方法。

2. 高级生命支持　是在基础生命支持的基础上，应用辅助设备、特殊技术等建立更为有效的通气和血运循环。主要措施包括气管插管建立通气，除颤转复心律成为血流动力学稳定的心律，建立静脉通路并应用必要的药物维持已恢复的循环。心电图、血压、脉搏、血氧饱和度、呼气末二氧化碳分压测定等必须持续监测，必要时还需要进行有创血流动力学监测。

（1）通气与氧供：如果病人自主呼吸没有恢复，应尽早行气管插管，充分通气的目的是纠正低氧血症。院外病人通常用面罩、简易球囊维持通气，医院内病人在呼吸机可用之前，使用球囊－面罩通气，挤压1L容量成人球囊1/2～2/3或2L容量成人球囊1/3量即可，气管插管后，通气频率统一为每5秒一次（每分钟10次）。呼吸机可用后，需要根据血气分析结果进行呼吸机参数调整。

（2）电除颤、复律与起搏治疗：心脏骤停时最常见的心律失常是室颤。及时的胸外按压和人工呼吸虽可部分维持心脑功能，但极少能将室颤转为正常心律，而迅速恢复有效的心律是复苏成功至关重要的一步。终止室颤最有效的方法是电除颤，时间是治疗室颤的关健，每延迟除颤1分钟，复苏成功率下降7%～10%，故尽早除颤可显著提高复苏成功率。心脏停博与无脉电活动时电除颤均无益。如采用双相波电除颤，首次能量选择可根据除颤仪的品牌或型号推荐，一般为120J或150J；如使用单相波电除颤，首次能量应选择360J。第二次及后续的除颤能量应相当，而且可考虑提高能量。一次除颤后立即实施胸外按压和人工通气，5个周期的CPR后（约2分钟），再评估病人自主循环是否恢复或有无明显循环恢复征象（如咳嗽、讲话、肢体明显的自主运动等），必要时再次除颤。电除颤虽然列为高级复苏的手段，但如有条件应越早进行越好，并不拘泥于复苏的阶段。起搏治疗：对心搏停止病人不推荐使用起搏治疗，而对有症状的心动过缓病人则考虑起搏治疗。如果病人出现严重症状，尤其是当高度房室传导阻发生在希氏束以下时，则应该立即施行起搏治疗。

3. 建立复苏用药途径及复苏药物治疗　心脏骤停患者在进行心肺复苏时应尽早开通静脉通道。周围静脉通常选用肘前静脉或颈外静脉。中心静脉可选用颈内静脉、锁骨下静脉和股静脉。

（1）肾上腺素：是 CPR 的首选药物。可用于电击无效的室颤及无脉室速、心脏停搏或无脉性电生理活动。常规给药方法是静脉推注 1mg，每 3 ～ 5 分钟重复 1 次，可逐渐增加剂量至 5mg。

（2）胺碘酮：仍不能成功除颤，可给予胺碘酮治疗。胺碘酮首次 150mg，静脉注射，如无效，可重复给药总量达 500mg。

（3）利多卡因：给予 2 ～ 3 次除颤加 CPR 及肾上腺素之后仍然是室颤 / 无脉室速，给予利多卡因，1 ～ 1.5mg/kg 静脉注射。如无效可每 3 ～ 5 分钟重复 1 次，总剂量可达到 3mg/kg。

（4）阿托品：缓慢性心律失常或心搏停顿、无脉搏性电活动的常用药物为阿托品；如有条件，应争取临时人工心脏起搏。

（5）碳酸氢钠：对于心脏骤停引起严重酸中毒者，除了给氧外，应适量静脉注射碳酸氢钠，特别是电除颤难以复律的患者。一般碳酸氢钠的首剂量为 1mmol/kg。在心肺复苏中，每 10 ～ 15 分钟重复使用半量。但应注意碳酸氢钠过量可致碱中毒、高钠血症和高渗状态等。

4. 复苏后处理

（1）心脏复苏后处理原则和措施包括：①维持有效的循环和呼吸功能。②预防再次心脏骤停。③维持水电解质和酸碱平衡。④防治脑水肿、急性肾衰竭和继发感染等措施。

（2）脑复苏是心肺复苏最后成败的关键，主要措施包括：①降温（物理降温或加用冬眠药物）。②脱水（20% 甘露醇和呋塞米）。

（3）防治急性肾功能衰竭。

［常考考点］高级生命支持的常用措施。

要点六　中医辨证论治

证型	辨证要点	治法	方剂
气阴两脱证	神萎倦怠，气短，四肢厥冷，心烦胸闷，尿少，舌深红或淡，少苔，脉虚数或微	益气救阴	生脉散加减
痰蒙神窍证	神志恍惚，气粗息涌，喉间痰鸣，口唇、爪甲暗红，舌质暗，苔厚腻或白或黄，脉沉实	豁痰活血，开窍醒神	菖蒲郁金汤加减
元阳暴脱证	神志恍惚，或昏愦不语，面色苍白，四肢厥冷，舌质淡润，脉微细欲绝	回阳固脱	独参汤或四味回阳饮加减

［常考考点］心脏性猝死的辨证论治。

要点七　预防

心脏骤停的预防，关键是识别高危人群。鉴于大多数心脏性猝死发生于冠心病患者，减轻心肌缺血、预防心肌梗死或缩小梗死范围等措施应能减少心脏性猝死的发生率。β 受体阻滞剂能明显减少急性心肌梗死、心梗后及充血性心力衰竭患者心脏性猝死的发生。对扩张型心肌病、Q–T 间期延长综合征、儿茶酚胺依赖性多形性室速及心肌桥患者，β 受体阻滞剂亦有预防心脏性猝死的作用。血管紧张素转换酶抑制剂对减少充血性心力衰竭猝死的发生可能有作用。

目前用作检测心脏性猝死危险性的方法有左室功能测定、动态心电图、信号平均心电图、心率变异性、Q–T 间期离散度与侵入性电生理试验等。单项试验阳性可预测 15% ～ 30% 的患者，多项试验阳性可预测 30% ～ 40% 的患者。预防致命性心律失常的方法包括药物治疗、植入性装置及外科手术。近年的研究已证明，埋藏式心脏复律除颤器（implantable cardioverter defibrillator，ICD）能改善一些有高度猝死危险患者的预后。伴无症状性非持续性室速的陈旧性心肌梗死患者，及非一过性或可逆性原因引起的室颤或室速所致心脏骤停的存活者、持续性室速及明确为快速性心律失常引起的晕厥患者，ICD 较其他方法能更好地预防心脏性猝死的发生。

【例题实战模拟】

A1 型题

1. 心脏性猝死中最常见的原因是

A. 心肌病　B. 冠心病　C. 充血性心力衰竭　D. 电解质失衡　E.Q–T 间期延长综合征

2. 抢救心脏呼吸骤停时，心肺复苏时按压与吹气的比例是

A. 10∶1　B. 15∶1　C. 15∶2　D. 30∶1　E. 30∶2

3. 胸外按压时，按压深度应为

A. 1～2cm　B. 2～3cm　C. 3～4cm　D. 5～6cm　E. 6～7cm

4. 心脏性猝死元阳暴脱证的中医治法是

A. 益气复脉　B. 开窍醒神　C. 回阳固脱　D. 益气养阴　E. 活血通脉

A2 型题

5. 患者，诊断为心脏性猝死。症见神志恍惚，气粗息涌，喉间痰鸣，口唇、爪甲暗红，舌质暗，苔厚腻或白或黄，脉沉实。治宜选用

A. 生脉散加减　B. 菖蒲郁金汤加减　C. 苏合香丸加减　D. 四味回阳饮加减　E. 紫雪散加减

【参考答案】

1. B　2. E　3. D　4. C　5. B

细目八　原发性高血压

原发性高血压（primary hypertension）是以血压升高为主要临床表现伴或不伴有多种心血管危险因素的综合征，通常简称为高血压。高血压是以体循环动脉压增高为主要表现的临床综合征。高血压是多种心、脑血管疾病的重要病因和危险因素，影响重要脏器，如心、脑、肾的结构与功能，最终导致这些器官的功能衰竭，迄今仍是心血管疾病死亡的主要原因之一。

高血压根据相关临床症状亦可归属于“眩晕”“头痛”“中风”等范畴。

要点一　西医病因与发病机制

（一）病因

原发性高血压的病因为多因素，可分为遗传和环境因素两个方面。高血压是遗传易感性和环境因素相互作用的结果，是由于多种后天因素使血压的调节失代偿所致，具有一定的遗传背景。遗传因素约占 40%，环境因素约占 60%。

与高血压发病有关的因素：

1. 遗传因素　高血压具有明显的家族聚集性。父母均有高血压，子女发病概率高达 46%。约 60% 高血压患者有高血压家族史。高血压的遗传可能存在主要基因显性遗传和多基因并联遗传两种方式。在遗传表型上，不仅高血压发生率体现遗传性，而且在血压水平、并发症发生及其他如肥胖等也有遗传性。近年来，有关高血压的基因研究报道很多，但尚无突破性进展。关于高血压的基因定位，在全世界进行的二十多个高血压全基因组扫描研究中，共有三十多个可能有关的染色体区段。

2. 环境因素

（1）饮食：不同地区人群血压水平和高血压患病率与钠盐平均摄入量呈显著正相关，但同一地区人群中个体间血压水平与摄盐量并不相关。摄盐过多导致血压升高主要见于对盐敏感的人群。钾摄入量与血压呈负相关。高蛋白质摄入属于升压因素。饮食中饱和脂肪酸或饱和脂肪酸 / 多不饱和脂肪酸比值较高也属于升压因素。饮酒量与血压水平线性相关，尤其与收缩压相关性更强。

（2）精神应激：城市脑力劳动者高血压患病率超过体力劳动者，从事精神紧张度高的职业者发生高血压的可能性较大，长期生活在噪声环境中听力敏感性减退者患高血压也较多。此类高血压经休息后症状和血压可获得一定改善。

（3）吸烟：可使交感神经末梢释放去甲肾上腺素增加而使血压增高，同时可以通过氧化应激损害一氧化氮（NO）介导的血管舒张，引起血压增高。

3. 其他因素

（1）体重：体重增加是血压升高的重要危险因素。肥胖的类型与高血压发生关系密切，腹型肥胖者容易发生高血压。

（2）药物：服避孕药妇女血压升高的发生率及程度与服药时间长短有关。口服避孕药引起的高血压一般为轻度，并且可逆转，在终止服药后 3～6 个月血压常恢复正常。其他如麻黄碱、肾上腺皮质激素、非甾体类抗炎药（NSAIDs）、甘草等也可使血压升高。

（3）睡眠呼吸暂停低通气综合征（SAHS）：SAHS 是指睡眠期间反复发作性呼吸暂停，有中枢性和阻塞性之分。

SAHS 患者 50% 有高血压，血压升高程度与 SAHS 病程和严重程度有关。

（二）发病机制

1. 神经机制 各种原因使大脑皮质下神经中枢功能发生变化，各种神经递质浓度与活性异常，包括去甲肾上腺素、肾上腺素、多巴胺、神经肽 Y、5- 羟色胺、血管加压素、脑啡肽、脑钠肽和中枢肾素血管紧张素系统，最终使交感神经系统活性亢进，血浆儿茶酚胺浓度升高，阻力小动脉收缩增强而导致血压升高。

2. 肾脏机制 各种原因引起肾性水、钠潴留，增加心排血量，通过全身血流自身调节使外周血管阻力和血压升高，启动压力利尿钠机制再将潴留的水、钠排泄出去。也可能通过排钠激素分泌释放增加，例如内源性类洋地黄物质，在排泄水、钠的同时使外周血管阻力增高而使血压增高。这个学说的理论意义在于将血压升高作为维持体内水、钠平衡的一种代偿方式。现代高盐饮食的生活方式加上遗传性或获得性肾脏排钠能力的下降是许多高血压患者的基本病理生理异常。有较多因素可引起肾性水、钠潴留，例如亢进的交感活性使肾血管阻力增加，肾小球有微小结构病变，肾脏排钠激素（前列腺素、激肽酶、肾髓质素）分泌减少，肾外排钠激素（内源性类洋地黄物质、心房肽）分泌异常，或者潴钠激素（18- 羟 - 脱氧皮质酮、醛固酮）释放增多。低出生体重儿也可以通过肾脏机制导致高血压。

3. 激素机制 肾素血管紧张素 - 醛固酮系统（RAAS）激活。经典的 RAAS 包括：肾小球入球动脉的球旁细胞分泌肾素，激活从肝脏产生的血管紧张素原（AGT），生成血管紧张素 I（ATI），然后经肺循环的转换酶（ACE）生成血管紧张素Ⅱ（AT Ⅱ）。AT Ⅱ是 RAAS 的主要效应物质，作用于血管紧张素Ⅱ受体 1，使小动脉平滑肌收缩，刺激肾上腺皮质球状带分泌醛固酮，通过交感神经末梢突触前膜的正反馈使去甲肾上腺素分泌增加，这些作用均可使血压升高。近年来发现很多组织，例如血管壁、心脏、中枢神经、肾脏及肾上腺，也有 RAAS 各种组成成分。组织 RAAS 对心脏、血管的功能和结构所起的作用，可能在高血压发生和维持中有更大影响。另有研究表明 AT 和 AT Ⅱ可以通过多条途径产生血管紧张素 1 ～ 7（A1 ～ 7），A1 ～ 7 通过与 G 蛋白偶联的 MAS 受体发挥扩血管及抑制血管平滑肌细胞增殖的作用，使人们更全面理解 RAAS 的心血管作用。

4. 血管机制 大动脉和小动脉结构与功能的变化，也就是血管重构在高血压发病中发挥着重要作用。覆盖在血管壁内表面的内皮细胞能生成、激活和释放各种血管活性物质，例如一氧化氮（NO）、前列环素（PGI_2）、内皮素（ET-1）、内皮依赖性血管收缩因子（EDCF）等，调节心血管功能。年龄增长及各种心血管危险因素，例如血脂异常、血糖升高、吸烟、高同型半胱氨酸血症等，导致血管内皮细胞功能异常，使氧自由基产生增加，NO 灭活增强，血管炎症、氧化应激反应等影响动脉的弹性、功能和结构。由于大动脉弹性减退，脉搏波传导速度增快，反射波抵达中心大动脉的时相从舒张期提前到收缩期，出现收缩期延迟压力波峰，可以导致收缩压升高，舒张压降低，脉压增大。阻力小动脉结构（血管数目稀少或壁 / 腔比值增加）和功能（弹性减退和阻力增大）改变，影响外周压力反射点的位置或反射波强度，也对脉压增大起重要作用。

5. 胰岛素抵抗 胰岛素抵抗（IR）是指必须以高于正常的血胰岛素释放水平来维持正常的糖耐量，表示机体组织对胰岛素处理葡萄糖的能力减退。约 50% 原发性高血压患者存在不同程度的 IR，在肥胖、血甘油三酯升高、高血压及糖耐量减退同时并存的四联症患者中最为明显。近年来认为 IR 是 2 型糖尿病和高血压发生的共同病理生理基础，但 IR 是如何导致血压升高，尚未获得肯定解释。多数认为是由 IR 造成继发性高胰岛素血症引起的，继发性高胰岛素血症使肾脏水钠重吸收增强，交感神经系统活性亢进，动脉弹性减退，从而使血压升高。在一定意义上，胰岛素抵抗所致交感活性亢进使机体产热增加，是对肥胖的一种负反馈调节，这种调节以血压升高和血脂代谢障碍为代价。

[常考考点] 高血压的病因包括遗传因素和环境因素。

要点二　中医病因病机

本病形成的主要原因有情志失调、饮食不节、久病过劳及先天禀赋不足等。

1. 肝阳上亢 素体阳盛，肝阳偏亢，日久化火生风，风阳升动，上扰清窍，则发眩晕。长期忧郁恼怒，肝气郁结，气郁化火，肝阴暗耗，阴虚阳亢，风阳升动，上扰清窍，发为眩晕。

2. 痰湿中阻 若嗜酒肥甘，饥饱无常，或思虑劳倦，伤及于脾，脾失健运，水谷不能化生精微，聚湿生痰，痰浊上扰，蒙蔽清窍，发为眩晕。

3. 瘀血阻络 久病入络，随着病情的迁延不愈，日久殃及血分，血行不畅，瘀血内停，滞于脑窍，清窍失养，发为眩晕。

4. 肝肾阴虚 肝阴不足可导致肾阴不足，肾阴不足亦可引起肝阴亏乏。水不涵木，阳亢于上，清窍被扰而作眩晕。

5. 阴阳两虚 久病体虚，累及肾阳，肾阳受损或阴虚日久，阴损及阳，导致阴阳两虚，髓海失于涵养，而见眩晕等。

综上所述，高血压病发病主要与肝、脾、肾等脏腑关系密切；病因为情志失调、饮食不节、久病劳伤、先天禀赋不足等；主要病机环节为风、火、痰、瘀、虚；病机性质为本虚标实，肝肾阴虚为本，肝阳上亢、痰浊内蕴为标。

［常考考点］病因为情志失调、饮食不节、久病过劳及先天禀赋不足。病理环节为风、火、痰、虚、瘀。

要点三　临床表现

1. 一般症状、体征　大多数起病缓慢、渐进，一般缺乏特殊的临床表现。约 1/5 患者无症状。一般症状有头晕、头痛、颈项板紧、疲劳、心悸，也可出现视物模糊、鼻出血等较重症状。典型的高血压头痛在血压下降后即可消失。

体检时可有下列体征：主动脉瓣区第二心音亢进，主动脉瓣收缩期杂音。长期持续高血压可见心尖搏动向左下移位、心界向左下扩大等左心室肥大体征，还可闻及第四心音。

有些体征常提示继发性高血压可能，例如腰部肿块提示多囊肾或嗜铬细胞瘤；股动脉搏动延迟出现或缺如，并且下肢血压明显低于上肢，提示主动脉缩窄；向心性肥胖、紫纹与多毛，提示皮质醇增多症。

2. 并发症　血压持续升高，可有心、脑、肾等靶器官损害。

（1）心：血压持续升高致左心室肥厚、扩大形成高血压心脏病，最终可导致充血性心力衰竭。高血压是冠状动脉粥样硬化的重要危险因素之一。

（2）脑：长期高血压，由于小动脉、微动脉瘤形成及脑动脉粥样硬化，可并发急性脑血管病，包括脑出血、短暂性脑缺血发作、脑血栓形成等。

（3）肾：高血压会并发肾动脉硬化等肾脏病变。病情发展可出现肾功能损害。

（4）主动脉夹层：长期高血压，导致主动脉血管壁结构异常，血液通过主动脉内膜裂口，进入主动脉壁，造成正常主动脉壁层间的分离，可形成主动脉夹层。

3. 高血压危重症

（1）恶性高血压：多见于中青年。临床表现为发病急骤，血压显著升高，舒张压持续≥ 130mmHg，头痛，视力减退，视网膜出血、渗出和视神经乳头水肿。肾功能损害明显，出现蛋白尿、血尿、管型尿，迅速发生肾功能不全。如不及时治疗，可因肾功能衰竭、心力衰竭或急性脑血管病而死亡。

（2）高血压危象：由于交感神经活动亢进，在高血压病程中可发生短暂收缩压急剧升高（可达 260mmHg），也可伴舒张压升高（120mmHg 以上），同时出现剧烈头痛、心悸、气急、烦躁、恶心、呕吐、面色苍白或潮红、视力模糊等。控制血压后可迅速好转，但易复发。

（3）高血压脑病：多发生在重症高血压患者，多见严重头痛、呕吐、意识障碍，轻者仅有烦躁、意识模糊，或者一过性失明、失语、偏瘫等，严重者发生抽搐、昏迷。可能因为血压升高，超过脑血管调节极限，脑血管波动性扩张，脑灌注过多，血管内液体渗入脑组织，引起脑水肿及颅内压升高而致。

［常考考点］高血压的症状和体征及常见的并发症（心、脑、肾）。

要点四　实验室检查及其他检查

1. 基本项目　①血生化（钠、钾、空腹血糖、血清总胆固醇、甘油三酯、高密度脂蛋白胆固醇、低密度脂蛋白胆固醇和尿酸、肌酐）。②全血细胞计数、血红蛋白和血细胞比容。③尿液分析（尿蛋白、糖和尿沉渣镜检）。④心电图。

2. 推荐项目　24 小时动态血压监测（ABPM）、超声心动图、颈动脉超声、餐后 2 小时血糖（当空腹血糖≥ 6.1mmol 时测定）、尿白蛋白定量（糖尿病患者必查项目）、尿蛋白定量（用于尿常规检查蛋白阳性者）、眼底检查、胸部 X 线、脉搏波传导速度（PWV）以及踝臂血压指数（ABI）等。

要点五　诊断（血压分级与危险分层）

1. 按血压水平分类和分级

血压水平分类、分级

分类	收缩压（mmHg）		舒张压
正常血压	＜ 120	和	＜ 80
正常高值	120 ～ 139	和 / 或	80 ～ 89
高血压	≥ 140	和 / 或	≥ 90

续表

分类	收缩压（mmHg）		舒张压
1级高血压	140 ～ 159	和 / 或	90 ～ 99
2级高血压	160 ～ 179	和 / 或	100 ～ 109
3级高血压	≥ 180	和 / 或	≥ 110
单纯收缩期高血压	≥ 140	和	＜ 90

高血压定义为：在未使用降压药物的情况下，非同日3次测量血压，收缩压均≥ 140mmHg和 / 或舒张压≥ 90mmHg（每次不少于3次读数，取平均值）。收缩压≥ 140mmHg和舒张压＜ 90mmHg为单纯性收缩期高血压。患者既往有高血压史，目前正在使用降压药物，血压虽然低于140/90mmHg，也诊断为高血压。根据血压升高水平，又进一步将高血压分为1级、2级和3级。当收缩压和舒张压分属于不同级别时，以较高的分级为准。单纯收缩期高血压也可按照收缩压分为1、2、3级。

2. 按心血管风险分层 心血管风险分层根据血压水平、心血管危险因素、靶器官损害、临床并发症和糖尿病，分为低危、中危、高危和很高危四个层次。3级高血压伴1项及以上危险因素，合并糖尿病，或有心、脑血管病或慢性肾脏疾病等并发症，皆属于心血管风险很高危患者。

高血压患者心血管风险水平分层

其他危险因素和病史	血压（mmHg）			
	SBP130 ～ 139和（或）DBP85 ～ 89	SBP140 ～ 159和（或）DBP90 ～ 99	SBP160 ～ 179和（或）DBP100 ～ 109	SBP ≥ 180和（或）DBP ≥ 110
无	/	低危	中危	高危
1 ～ 2个其他危险因素	低危	中危	中 / 高危	很高危
≥ 3个其他危险因素，靶器官损害或CKD3期，无并发症的糖尿病	中 / 高危	高危	高危	很高危
临床并发症或CKD ≥ 4期，有并发症	高 / 很高危	很高危	很高危	很高危

注：CKD慢性肾脏疾病。

［常考考点］血压水平分类、分级。

要点六　鉴别诊断

1. 肾实质病变

（1）急性肾小球肾炎：起病急骤，发病前1 ～ 3周多有链球菌感染史，有发热、水肿、血尿等表现。尿常规检查可见蛋白、红细胞和管型，血压为一过性升高。青少年多见。

（2）慢性肾小球肾炎：由急性肾小球肾炎转变而来，或无明显急性肾炎史，而有反复浮肿、明显贫血、血浆蛋白低、氮质血症，蛋白尿出现早而持久，血压持续升高。

2. 肾动脉狭窄 有类似恶性高血压的表现，药物治疗无效。一般可见舒张压中、重度升高，可在上腹部或背部肋脊角处闻及血管杂音。大剂量断层肾盂造影、放射性核素肾图及B超有助于诊断。肾动脉造影可明确诊断。

3. 嗜铬细胞瘤 可出现阵发性或持续性血压升高，阵发性血压升高时还可伴心动过速、出汗、头痛、面色苍白等症状，历时数分钟或数天，一般降压药无效，发作间隙血压正常。血压升高时测血或尿中儿茶酚胺及其代谢产物香草苦杏仁酸（VMA）有助于诊断，超声、放射性核素及CT、MRI对肾脏部位检查可显示肿瘤部位而确诊。

4. 原发性醛固酮增多症 女性多见。以长期高血压伴顽固性低血钾为特征，可有多饮、多尿、肌无力、周期性麻痹等。实验室检查有低血钾、高血钠、代谢性酸中毒、血浆肾素活性降低、血及尿醛固酮增多、尿钾增多。安体舒通试验阳性具有诊断价值。超声检查、放射性核素、CT、MRI可确定肿瘤部位。

5. 库欣综合征 又称皮质醇增多症。患者除有高血压之外还有满月脸、水牛背、向心性肥胖、毛发增多、血糖升高等，诊断一般不难。24小时尿中17–羟类固醇、17–酮类固醇增多，地塞米松抑制试验或肾上腺素兴奋试验有助于诊断。

颅内蝶鞍X线检查、肾上腺CT扫描及放射性碘化胆固醇肾上腺扫描可定位诊断。

6. 主动脉缩窄 多数为先天性，临床表现为上臂血压增高，而下肢血压不高或降低。在肩胛区、胸骨旁、腋部有侧支循环的动脉搏动和杂音，腹部听诊有血管杂音。主动脉造影可确定诊断。

要点七 西医治疗

（一）治疗原则

1. 治疗性生活方式干预 适用于所有高血压病人。①减轻体重：尽可能将体重指数（BMI）控制在＜24kg/m²。②减少钠盐摄入：每人每日食盐量以不超过6g为宜。③补充钾盐。④减少脂肪摄入：减少食用油摄入，少吃或不吃肥肉和动物内脏，膳食中脂肪量应控制在总热量的25%以下。⑤戒烟、限制饮酒：饮酒量每日不可超过相当于50mL酒精的量。⑥增加运动：运动有利于减轻体重和改善胰岛素抵抗，提高心血管调节适应能力，稳定血压水平。⑦减轻精神压力，保持心态平衡。⑧必要时补充叶酸制剂。

2. 降压药物治疗对象 ①高血压2级或以上病人。②高血压合并糖尿病，或者已经有心、脑、肾靶器官损害或并发症病人。③凡血压持续升高，改善生活方式后血压仍未获得有效控制者。高危和很高危病人必须使用降压药物强化治疗。

3. 血压控制目标值 目前一般主张血压控制目标值应＜140/90mmHg。糖尿病、慢性肾脏病、心力衰竭或病情稳定的冠心病合并高血压病人，血压控制目标值＜130/80mmHg。对于老年收缩期高血压病人，收缩压控制在150mmHg以下，如果能够耐受可降至140mmHg以下。舒张压低于60mmHg的冠心病人，应在密切监测血压情况下逐渐实现降压目标。应尽早将血压降至上述目标血压水平，但并非越快越好。大多数高血压病人应在数周至数个月内将血压逐渐降至目标水平。年轻、病情较短的高血压病人可较快达标。但老年人、病程较长或已有靶器官损害或并发症的病人降压速度宜适度缓慢。

4. 多重心血管危险因素协同控制。

（二）降压药物的应用

1. 降压药物种类及作用特点 目前常用降压药物可归纳为五大类，即利尿剂、β受体阻滞剂、钙通道阻滞剂（CCB）、血管紧张素转换酶抑制剂（ACEI）和血管紧张素Ⅱ受体拮抗剂（ARB）。2014年高血压指南将ACEI、ARB、CCB和噻嗪类利尿剂作为一线用药，但我国指南认为噻嗪类利尿剂、ACEI、ARB以及CCB和β受体阻滞剂均为一线用药。

（1）利尿剂：有噻嗪类、襻利尿剂和保钾利尿剂三类。各种利尿剂的降压疗效相仿，噻嗪类使用最多，常用的有氢氯噻嗪、氯噻酮、苄氟噻嗪和吲达帕胺。

适应证：适用于轻、中度高血压，对单纯收缩期高血压、盐敏感性高血压、更年期女性、合并心力衰竭和老年人高血压有较强降压效应。利尿剂可增强其他降压药的疗效。

不良反应：噻嗪类利尿剂可引起低血钾。痛风者禁用。高尿酸血症以及明显肾功能不全者慎用。保钾利尿剂可引起高血钾，不宜与ACEI、ARB合用，肾功能不全者禁用。襻利尿剂主要用于肾功能不全时。

（2）钙通道阻滞剂：钙拮抗剂分为二氢吡啶类和非二氢吡啶类，前者以硝苯地平为代表，后者有维拉帕米和地尔硫䓬。根据药物作用持续时间，钙拮抗剂又可分为短效和长效。长效钙拮抗剂包括长半衰期药物，例如氨氯地平、左旋氨氯地平；脂溶性膜控型药物，例如拉西地平和乐卡地平；缓释或控释制剂，例如非洛地平缓释片、硝苯地平控释片。

适应证：适用于各种不同程度高血压，尤其适用于老年高血压、单纯收缩期高血压，合并糖尿病、冠心病和外周血管病的患者。

不良反应：开始治疗阶段有反射性交感活性增强，引起心率增快、面部潮红、头痛、下肢水肿等，尤其是使用短效制剂时。非二氢吡啶类抑制心肌收缩和传导功能，不宜在心力衰竭、窦房结功能低下或心脏传导阻滞患者中应用。

（3）血管紧张素转换酶抑制剂：常用的有卡托普利、依那普利、贝那普利、赖诺普利、西拉普利、培哚普利、雷米普利和福辛普利等。

适应证：尤其适用于伴有心力衰竭、心肌梗死、蛋白尿、糖耐量减退或糖尿病肾病的高血压病人。

不良反应：主要是刺激性干咳和血管性水肿。高血钾症、妊娠妇女和双侧肾动脉狭窄患者禁用。血肌酐超过265μmol/L患者使用时需谨慎。

（4）血管紧张素Ⅱ受体拮抗剂：常用的有氯沙坦、缬沙坦、厄贝沙坦、依普罗沙坦、伊贝沙坦、替米沙坦、坎地沙坦和奥美沙坦。

适应证：尤其适用于伴左室肥厚、心力衰竭、心房颤动预防、糖尿病肾病、代谢综合征、微量白蛋白尿或蛋白尿患者，以及不能耐受ACEI的患者。

不良反应：偶有腹泻，长期应用可升高血钾，应注意监测血钾及肌酐水平变化。双侧肾动脉狭窄、妊娠妇女、高钾血症者禁用。

（5）β 受体阻滞剂：有选择性（$β_1$）、非选择性（$β_1$ 与 $β_2$）和兼有 α 受体阻滞三类。常用的有美托洛尔、阿替洛尔、比索洛尔、卡维地洛、拉贝洛尔。

适应证：适用于各种不同严重程度的高血压，尤其是心率较快的中、青年患者或合并心绞痛和慢性心力衰竭患者，对老年高血压疗效相对较差。

不良反应：主要有心动过缓、乏力、四肢发冷。β 受体阻滞剂对心肌收缩力、窦房结和房室结功能均有抑制作用，并可增加气道阻力。急性心力衰竭、支气管哮喘、病态窦房结综合征、房室传导阻滞和外周血管病患者禁用。

（6）α 受体阻滞剂：不作为一般高血压治疗的首选药，适用于高血压伴前列腺增生患者，也用于难治性高血压患者的治疗。开始用药应在入睡前，以防体位性低血压发生，使用中注意测量坐、立位血压，最好使用控释制剂。体位性低血压者禁用。心力衰竭者慎用。

2. 降压药的联合应用 联合应用降压药物已成为降压治疗的基本方法。若高血压患者基线收缩压＞160mmHg 或舒张压＞100mmHg，或患者血压超过目标血压 20/10mmHg，可直接启动两种药物联合治疗。联合用药方案见下表。

联合治疗方案推荐参考

优先推荐	一般推荐	不常规推荐
D–CCB+ARB	噻嗪类利尿剂＋β 受体阻断剂	ACEI+β 受体阻断剂
D–CCB+ACEI	α 受体阻断剂＋β 受体阻断剂	ARB+β 受体阻断剂
ARB+ 噻嗪类利尿剂	D–CCB+ 保钾利尿剂	ACEI+ARB
ACEI+ 噻嗪类利尿剂	噻嗪类利尿剂＋保钾利尿剂	中枢作用药＋β 受体阻断剂
D–CCB+ 噻嗪类利尿剂		
D–CCB+β 受体阻断剂		

注：D–CCB：二氢吡啶类钙通道阻滞剂；ACEI：血管紧张素转换酶抑制剂；ARB：血管紧张素受体拮抗剂。

（1）ACEI 或 ARB 加噻嗪类利尿剂：ACEI 和 ARB 可使血钾水平略有上升，能拮抗噻嗪类利尿剂长期应用所致的低血钾等不良反应。ACEI 或 ARB 加噻嗪类利尿剂合用有协同作用，有利于改善降压效果。

（2）D–CCB 加 ACEI 或 ARB：前者具有直接扩张动脉的作用，后者通过阻断 RAAS，既扩张动脉，又扩张静脉，故两药有协同降压作用。二氢吡啶类钙通道阻滞剂常致踝部水肿，可被 ACEI 或 ARB 减轻或消除。此外，ACEI 或 ARB 也可部分阻断钙通道阻滞剂所致的反射性交感神经张力增加和心率加快的不良反应。

（3）钙通道阻滞剂加噻嗪类利尿剂：我国 FEVER 研究证实，二氢吡啶类钙通道阻滞剂加噻嗪类利尿剂治疗，可降低高血压患者脑卒中的发生风险。

（4）D–CCB 加 β 受体阻滞剂：前者具有的扩张血管和轻度增加心率的作用，正好抵消 β 受体阻滞剂的缩血管及减慢心率的作用。两药联合可使不良反应减轻。

（三）有并发症的降压治疗

1. 脑血管病 降压过程应该缓慢、平稳，最好不减少脑血流量。可选择 ARB、长效钙拮抗剂、ACEI 或利尿剂。注意从单种药物小剂量开始，再缓慢递增剂量或联合治疗。

2. 冠心病 高血压合并稳定性心绞痛的降压治疗，应选择 β 受体阻滞剂、血管紧张素转换酶抑制剂和长效钙拮抗剂；发生过心肌梗死的患者应选择 ACEI 和 β 受体阻滞剂，预防心室重构。

3. 心力衰竭 高血压合并无症状左心室功能不全的降压治疗，应选择 ACEI 和 β 受体阻滞剂，注意从小剂量开始；有心力衰竭症状的患者，应采用利尿剂、ACEI 或 ARB 和 β 受体阻滞剂联合治疗。

4. 慢性肾衰竭 常选用 ACEI 或 ARB。要注意在低血容量或病情晚期（肌酐清除率＜30mL/min 或血肌酐超过 265μmol/L，即 3.0mg/dL）有可能使肾功能恶化。

5. 糖尿病 ARB 或 ACEI、长效钙拮抗剂是较合理的选择。ACEI 或 ARB 能有效减轻和延缓糖尿病肾病的进展，改善血糖控制。

（四）顽固性高血压治疗

约 10% 高血压患者，尽管使用了 3 种以上合适剂量降压药联合治疗，血压仍未能达到目标水平，称为顽固性高血压或难治性高血压。使用4种或4种以上降压药物血压达标也应考虑为顽固性高血压。对顽固性高血压的处理，首先要寻找原因，然后针对具体原因进行治疗。常见有以下一些原因：

1. 假性难治性高血压 由于血压测量错误、“白大衣现象”或治疗依从性差等导致。

2. 生活方式未获得有效改善 比如体重、食盐摄入未得到有效控制，过量饮酒、未戒烟等导致血压难以控制。

3. 降压治疗方案不合理 在多种降压药的联合治疗方案中无利尿剂（包括醛固酮拮抗剂）。

4. 其他药物干扰降压作用 同时服用干扰降压作用的药物是血压难以控制的一个较隐蔽的原因。

5. 容量超负荷 饮食钠摄入过多抵消降压药作用。肥胖、糖尿病、肾脏损害和慢性肾功能不全时通常有容量超负荷。

6. 胰岛素抵抗 胰岛素抵抗是肥胖和糖尿病患者发生顽固性高血压的主要原因。在降压药治疗基础上联合使用胰岛素增敏剂，可以明显改善血压控制。肥胖者减轻体重5kg就能显著降低血压或减少所用的降压药数量。

（五）高血压急症的处理

在高血压发展过程的任何阶段和其他疾病急症时，可以出现严重危及生命的血压升高，需要作紧急处理。高血压急症是指短时期内（数小时或数天）血压重度升高，舒张压＞130mmHg和/或收缩压＞200mmHg，伴有重要器官组织如心脏、脑、肾脏、眼底、大动脉的严重功能障碍或不可逆性损害。

1. 治疗原则

（1）及时降低血压：选择适宜有效的降压药物，放置静脉输液管，静脉滴注给药，同时应经常不断测量血压或无创性血压监测。静脉滴注给药的优点是便于调整给药的剂量。如果情况允许，尽早开始口服降压药治疗。

（2）控制性降压：高血压急症时短时间内血压急剧下降，有可能使重要器官的血流灌注明显减少，应逐步控制性降压。一般情况下，初始阶段（数分钟到1小时内）血压控制的目标为平均动脉压的降低幅度不超过治疗前水平的25%；在随后的2～6小时内将血压降至较安全水平，一般为160/100mmHg左右；如果可耐受，临床情况稳定，在随后的24～48小时逐步降至正常水平。如果降压后发现有重要器官的缺血表现，血压降低幅度应更小些。在随后的1～2周内，再将血压逐步降到正常水平。

（3）合理选择降压药：高血压急症处理对降压药的选择，要求起效迅速，短时间内达到最大作用；作用持续时间短，停药后作用消失较快；不良反应较小。另外，在降压过程中不明显影响心率、心输出量和脑血流量。

2. 降压药选择与应用

（1）硝普钠：能同时直接扩张动脉和静脉，降低前、后负荷。开始以10μg/min静滴，逐渐增加剂量以达到降压作用，一般临床上常用最大剂量为200μg/min。使用硝普钠必须密切观察血压，根据血压水平仔细调节滴注速率，稍有改变就可引起血压较大波动。停止滴注后，作用仅维持3～5分钟。硝普钠可用于各种高血压急症。在通常剂量下不良反应轻微，有恶心、呕吐、肌肉颤动。滴注部位如药物外渗可引起局部皮肤和组织反应。硝普钠在体内红细胞中代谢产生氰化物，长期或大剂量使用应注意可能发生硫氰酸中毒，尤其是肾功能损害者。

（2）硝酸甘油：扩张静脉和选择性扩张冠状动脉与大动脉。降低动脉压作用不及硝普钠，降压起效迅速，停药后数分钟作用消失。开始时以每分钟5～10μg速率静滴，可用至每分钟100～200μg。硝酸甘油主要用于急性心力衰竭或急性冠脉综合征时高血压急症。不良反应有心动过速、面部潮红、头痛和呕吐等。

（3）尼卡地平：二氢吡啶类钙通道阻滞剂，作用迅速，持续时间较短，降压同时改善脑血流量。开始时从0.5μg/（kg·min）静脉滴注，逐步增加剂量到10μg/（kg·min）。尼卡地平主要用于高血压急症合并急性脑血管病和其他高血压急症。不良作用有心动过速、面部潮红等。

（4）拉贝洛尔：兼有α受体阻滞作用的β受体阻滞剂，起效较迅速（5～10分钟），且持续时间较长（3～6小时）。开始时缓慢静脉注射20～100mg，以后可以每隔15分钟重复注射，总剂量不超过300mg，也可以每分钟0.5～2mg速率静脉滴注。拉贝洛尔主要用于妊娠或肾衰竭时高血压急症。不良反应有头晕、体位性低血压、心脏传导阻滞等。

［常考考点］治疗高血压的五类降压药物及其适应证和禁忌证。

要点八 中医辨证论治

证型	辨证要点	治法	方剂
肝阳上亢证	头晕头痛，口干口苦，面红目赤，烦躁易怒，大便秘结，小便黄赤，舌质红苔薄黄，脉弦细有力	平肝潜阳	天麻钩藤饮加减
痰湿内盛证	头晕头痛，头重如裹，困倦乏力，胸闷，腹胀痞满，少食多寐，呕吐痰涎，肢体沉重，舌胖苔腻，脉濡滑	祛痰降浊	半夏白术天麻汤加减

续表

证型	辨证要点	治法	方剂
瘀血阻窍证	头痛经久不愈，固定不移，头晕阵作，偏身麻木，胸闷，时有心前区痛，口唇发绀，舌紫，脉弦细涩	活血化瘀	通窍活血汤加减
肝肾阴虚证	头晕耳鸣，目涩，咽干，五心烦热，盗汗，不寐多梦，腰膝酸软，大便干涩，小便热赤，舌质红少苔，脉细数或弦细	滋补肝肾，平潜肝阳	杞菊地黄丸加减
肾阳虚衰证	头晕眼花，头痛耳鸣，形寒肢冷，腰膝酸软，夜尿频多，大便溏薄，舌淡胖，脉沉弱	温补肾阳	济生肾气丸加减

［常考考点］高血压的辨证论治。

要点九　预防

高血压及其引起的心脑血管疾病居于目前疾病死亡原因的首位，因此必须及早发现、及时治疗、坚持服药，尽量防止及逆转靶器官的损害，减少其严重后果。

根据不同的情况进行针对性预防。高血压的预防一般分为三级：一级预防是针对高危人群和整个人群，以社区为主，注重使高血压易感人群通过减轻体重、改善饮食结构、戒烟、限酒、增加体育活动等预防高血压病的发生；二级预防是针对高血压患者，包括一切预防内容，并采用简便、有效、安全、价廉的药物进行治疗；三级预防是针对高血压重症的抢救，预防其并发症的产生和死亡。

做好健康教育，保持健康的生活方式。注意劳逸结合，精神乐观，睡眠充足，保持大便通畅，多吃低热量、高营养的食物，少盐、少糖、少油。

【知识纵横比较】

中西医结合内科学原发性高血压与妇产科学妊娠期高血压的证治比较

原发性高血压		妊娠期高血压	
证型	方剂	证型	方剂
肝肾阴虚证	杞菊地黄丸加减	阴虚肝旺证	杞菊地黄丸加天麻、钩藤、石决明
肾阳虚衰证	济生肾气丸加减	脾肾两虚证	白术散合五苓散加山药、菟丝子

【例题实战模拟】

A1 型题

1. 中医学认为引起高血压病的病机性质是本虚标实，本虚是指

A. 肝肾阳虚　B. 肝肾阴虚　C. 肝脾气虚　D. 脾肾阳虚　E. 脾肾阴虚

2. 下列不属于高血压病的并发症的是

A. 短暂性脑缺血发作　B. 脑血栓形成　C. 脑出血　D. 脑栓塞　E. 高血压脑病

3. 天麻钩藤饮加减治疗的高血压病的中医证型是

A. 肝阳上亢证　B. 痰湿内盛证　C. 瘀血内停证　D. 肝肾阴虚证　E. 肾阳虚衰证

4. 治疗原发性高血压痰湿内盛证的方剂是

A. 天麻钩藤饮加减　B. 半夏白术天麻汤加减　C. 血府逐瘀汤加减
D. 杞菊地黄丸加减　E. 济生肾气丸加减

A2 型题

5. 患者，男，58 岁。既往有高血压病史，晨起时突然出现口眼㖞斜，语言謇涩，右侧半身不遂，胸闷，时有心前区痛；口唇发绀，脉弦细涩，舌紫，即来医院就诊。测血压 180/100 mmHg，头颅 CT 未见异常。其诊断是

A. 高血压病，肝阳暴亢，风上火扰证　B. 高血压病，脑梗死，肝阳上亢证
C. 高血压病，脑出血，气虚血瘀证　D. 高血压病，脑梗死，瘀血内停证
E. 高血压病，脑梗死，痰湿内盛证

【参考答案】

1. B 2. D 3. A 4. B 5. D

细目九 冠状动脉粥样硬化性心脏病

冠状动脉粥样硬化性心脏病是指冠状动脉粥样硬化使管腔狭窄、阻塞或（和）冠状动脉痉挛导致心肌缺血、缺氧或坏死而引起的心脏病，它与冠状动脉痉挛一起，统称为冠状动脉性心脏病，简称冠心病，亦称缺血性心脏病。

要点一 危险因素

冠心病的病因是冠状动脉粥样硬化，与下列因素有关：①血脂异常。②高血压。③吸烟。④糖尿病或糖耐量异常。⑤性别。⑥年龄。⑦肥胖。⑧家族史等。

要点二 西医分型

1. 急性冠脉综合征 ①不稳定型心绞痛。②非 ST 段抬高性心梗。③ ST 段抬高性心梗。

2. 慢性冠脉病变 ①稳定型心绞痛。②缺血性心肌病。③隐匿性冠心病。

要点三 冠心病一级与二级预防

1. 一级预防 防控冠心病危险因素，预防冠状动脉粥样硬化及冠心病。

2. 二级预防 已有冠心病病史者，应预防降低严重心血管事件的发生。二级预防措施包括非药物干预（即治疗性生活方式改善）与药物治疗以及心血管危险因素的综合防控。为便于记忆，归纳为 A 、B 、C 、D 、E 五个方面。

A：aspirin 阿司匹林；anti-platelet aggregation 抗血小板聚集（氯吡格雷，替格瑞洛）；anti-anginals 抗心绞痛，硝酸酯类制剂。

B：beta-blocker β 受体阻滞剂，预防心律失常，减轻心脏负荷等；blood-pressure control 控制好血压。

C：cholesterol lowering 控制血脂水平；cigarettes quiting 戒烟；chinese medicine 中医药防治。

D：diet control 控制饮食；diabetes treatment 治疗糖尿病。

E：education 普及有关冠心病的教育，包括患者及家属；exercise 鼓励有计划的、适当的运动锻炼。

细目十 心绞痛

心绞痛是冠状动脉供血不足，心肌急剧的、暂时的缺血与缺氧所致的临床综合征。

本病与中医学“胸痹”“心痛”相类似，可归属于“卒心痛”“厥心痛”等范畴。

要点一 西医病因病理与发病机制

（一）病因与发病机制

任何原因引起冠状动脉的供血与心肌的需血之间发生矛盾，冠状动脉血流量不能满足心肌代谢的需要，引起心肌急剧的、暂时的缺血缺氧时，即可发生心绞痛。

（二）病理

至少一支冠状动脉主支管腔显著狭窄达横切面的 75% 以上，有侧支循环形成的患者，冠状动脉的主支有更严重的狭窄或阻塞时才会发生心绞痛。另外，冠状动脉造影发现约 15% 的心绞痛患者，其冠状动脉的主支并无明显病变，提示可能是冠状动脉痉挛、冠状循环的小动脉或微血管病变、交感神经过度活动或心肌代谢异常等所致。冠脉内不稳定的粥样斑块继发病理改变（斑块内出血、斑块纤维帽破裂、血小板聚集形成血栓及 / 或刺激冠状动脉痉挛），使局部心肌血流量明显下降，导致缺血性心绞痛，虽然也可因劳力负荷诱发，但劳力负荷终止后胸痛并不能缓解，见于不稳定型心绞痛。

要点二 中医病因病机

本病中医病因主要为寒邪内侵、饮食失调、情志失节、劳倦内伤、年迈体虚等，在这些病因的作用和影响下，发生脏腑功能失常，心脉痹阻而发胸痹。

1. 心血瘀阻 情志内伤，气郁化火，灼津成痰，气滞痰阻，血行不畅，心脉痹阻。

2. 痰浊内阻 脾虚气结，津液不得输布，聚成痰浊，阻滞气机而发病。

3. 阴寒凝滞 素体阳虚，胸阳不足，阴寒内盛，痹阻心脉而发病。

4. 气虚血瘀 素体虚弱或年老久病，气虚无以行血，血脉痹阻，不通而痛。

5. 气阴两虚 年老久病，肾气不足，肾阴亏虚，气阴两虚，心脉失于濡养。

6. 心肾阳虚 年老久病，肾阳虚衰，不能鼓舞五脏之阳，致心气不足或心阳不振而发病。

本病病位在心，涉及肝、肺、脾、肾等脏。本病是以气虚、气阴两虚及阳气虚衰为本，血瘀、寒凝、痰浊、气滞为标的本虚标实病证；若病情进一步发展，可发为真心痛；若心肾阳虚，水邪泛滥，饮凌心肺，可出现喘咳、水肿、心悸。

［常考考点］本病病位在心，涉及肝、肺、脾、肾等脏。本病是以气虚、气阴两虚及阳气虚衰为本，血瘀、寒凝、痰浊、气滞为标的本虚标实病证。

要点三 临床表现

（一）症状

心绞痛以发作性胸痛为主要临床表现。典型心绞痛的五大症状特点如下：

1. 部位 主要在胸骨体中段或上段之后，可波及心前区，常放射至左肩、左臂内侧达无名指和小指，或至颈、咽或下颌部。

2. 性质 阵发性胸痛常为压榨性、闷胀性或窒息性，也可有烧灼感。

3. 诱因 发作常由体力劳动或情绪激动（如愤怒、焦急、过度兴奋等）诱发，饱食、寒冷、吸烟、心动过速、休克等亦可诱发。

4. 持续时间 疼痛出现后常逐步加重，然后在 3 ～ 5 分钟内渐消失，很少超过 15 分钟。

5. 缓解方式 一般在停止诱发症状的活动后即可缓解，舌下含服硝酸甘油能在几分钟内缓解。

（二）体征

平时一般无异常体征。心绞痛发作时常见心率增快、血压升高、表情焦虑、皮肤冷或出汗，有时出现第四或第三心音奔马律。可有暂时性心尖部收缩期杂音、第二心音逆分裂或交替脉。

［常考考点］心绞痛的疼痛特征。

要点四 实验室检查及其他检查

（一）心电图

可发现心肌缺血，是诊断心绞痛最常用的检查方法。

1. 静息时心电图 约半数心绞痛患者在正常范围，部分患者可有 ST 段下移及 T 波倒置，可有陈旧性心肌梗死的改变，也可出现各种心律失常。

2. 心绞痛发作时心电图 大多数患者可出现典型的缺血性改变，即以 R 波为主的导联中，出现 ST 段水平或下斜型压低≥ 0.1mV，有时出现 T 波倒置，发作缓解后恢复。平时有 T 波持续倒置的患者，发作时可变为直立，即所谓“假性正常化”。变异型心绞痛发作时可见相关导联 ST 段抬高，缓解后恢复。

3. 心电图运动负荷试验 运动方式主要为分级平板运动或踏车。运动中出现典型心绞痛，心电图改变主要以 ST 段水平型或下斜型压低≥ 0.1mV（J 点后 60 ～ 80 毫秒）持续 2 分钟为运动试验阳性标准。

4. 心电图连续动态监测 胸痛发作时相应时间的缺血性 ST–T 改变有助于心绞痛的诊断。

（二）多层螺旋 CT 冠状动脉成像（CTA）

为显示冠状动脉病变及形态的无创检查方法，有较高阴性预测价值。若 CT 冠状动脉造影未见狭窄病变，一般可不进行有创检查。

（三）冠状动脉造影

对冠心病具有确诊价值。主要指征为：①可疑心绞痛而无创检查不能确诊者。②积极药物治疗时心绞痛仍较重。③中危、高危组的不稳定型心绞痛拟行血管重建治疗者。

一般认为，管腔直径减少 70% ～ 75% 以上会严重影响血供，50% ～ 70% 者也有诊断意义。

（四）超声

可显示心绞痛发作时有节段性室壁收缩活动减弱。

（五）放射性核素检查

1. 放射性核素心肌显像 心肌摄取显像剂的量在一定条件下与冠状动脉血流成正比，静脉注射核素后，进行心肌显像，可见到可逆性的灌注缺损，提示相关心肌缺血，而心肌梗死则表现为缺损持续存在。运动负荷或者药物负荷试验（常用双嘧达莫、腺苷或多巴酚丁胺）有助于检出静息时无缺血表现的患者。

2. 放射性核素心腔造影 应用 ^{99m} 锝（^{99m}Tc）进行体内红细胞标记，使心腔内血池显影，可测定左心室射血分数及显示室壁局部运动障碍。

3. 正电子发射断层心肌显像（PET） 利用发射正电子的核素示踪剂如 ^{18}F、^{11}C、^{13}N 等进行心肌显像，具有更高的分辨率和探测效率，可准确定量评估心肌存活及功能。

[常考考点] 心绞痛发作时的心电图改变是 ST 段水平型或下斜型压低≥ 0.1mV。冠状动脉造影对冠心病具有确诊价值。

要点五　诊断与鉴别诊断

（一）诊断

1. 诊断要点 根据典型缺血性胸痛的发作特点和体征，结合存在的冠心病危险因素，除外其他原因所致的心绞痛，一般即可确立诊断。

2. 分型

（1）稳定型心绞痛（稳定型劳力性心绞痛）。

（2）不稳定型心绞痛。主要包括：

①初发劳力性心绞痛：病程在 2 个月内新发生的心绞痛（从无心绞痛或有心绞痛病史但在近半年内未发作过心绞痛）。

②恶化劳力性心绞痛：病情突然加重，表现为胸痛发作次数增加，持续时间延长，诱发心绞痛的活动阈值明显减低，硝酸甘油缓解症状的作用减弱，病程在 2 个月之内。

③静息心绞痛：心绞痛发生在休息或安静状态，发作持续时间相对较长，含硝酸甘油效果欠佳，病程在 1 个月内。

④梗死后心绞痛：指 AMI 发病 24 小时至 1 个月内发生的心绞痛。

⑤变异型心绞痛：休息或一般活动时发生的心绞痛，发作时心电图显示 ST 段暂时性抬高。

目前倾向于把稳定型劳力性心绞痛以外的缺血性胸痛统称为不稳定型心绞痛，包括冠状动脉成形术后心绞痛、冠状动脉旁路术后心绞痛等新近提出的心绞痛类型。

3. 心绞痛严重程度的分级

（1）根据加拿大心血管病学会分类（CCS），劳力性心绞痛分为四级。

Ⅰ级：一般体力活动（如步行和登楼）不受限，仅在强、快或长时间劳力时发生心绞痛。

Ⅱ级：一般体力活动轻度受限，快步、饭后、寒冷或刮风中、精神应激或醒后数小时内步行或登楼（步行 200m 以上、登楼一层以上）和爬山，均引起心绞痛。

Ⅲ级：一般体力活动明显受限，步行 200m、登楼一层引起心绞痛。

Ⅳ级：一切体力活动都引起不适，静息时可发生心绞痛。

（2）不稳定型心绞痛可分为低危组、中危组和高危组。

低危组：指新发的或原有劳力性心绞痛恶化加重，发作时 ST 段下移≤ 0.1mV，持续时间＜ 20 分钟，心肌钙蛋白正常。

中危组：就诊前 1 个月内发作一次或数次（但 48 小时内未发），静息心绞痛及梗死后心绞痛，发作时 ST 段下移＞ 0.1mV，持续时间＜ 20 分钟，心肌钙蛋白正常或轻度升高。

高危组：就诊前 48 小时内反复发作，静息心绞痛 ST 段下移＞ 0.05mV，持续时间＞ 20 分钟，心肌钙蛋白升高。

（二）鉴别诊断

1. 急性心肌梗死 疼痛部位与心绞痛相仿，但性质更剧烈，持续时间多超过 30 分钟，可长达数小时，可伴有心律失常、心力衰竭和/或休克，含用硝酸甘油多不能使之缓解。心电图中面向梗死部位的导联 ST 段抬高，和/或同时有异常 Q 波（非 ST 段抬高性心肌梗死则多表现为 ST 段下移和/或 T 波改变）。实验室检查示血清心肌酶、肌红蛋白、肌钙蛋白 I 或 T 等增高。

2. 心脏神经症 本病患者常主诉胸痛，但多为短暂（几秒钟）的刺痛或持久（几小时）的隐痛，常喜欢不时地深吸气或做叹息性呼吸。胸痛部位多在左胸乳房下心尖部附近，或经常变动。症状多在疲劳之后出现，而不在疲劳的当时，做轻度体力活动反觉舒适，有时可耐受较重的体力活动而不出现症状。含服硝酸甘油无效或在十多分钟后才缓解，常伴有心悸、疲乏及其他神经衰弱的症状。

3. 肋间神经痛和肋软骨炎 常累及 1 ～ 2 个肋间，为刺痛或灼痛，多为持续性而非发作性，体位改变或牵扯可加重疼痛，肋软骨或沿神经走向有压痛。

4. 不典型疼痛 本病还需与食管疾病、膈疝、消化性溃疡、肠道疾病、颈椎病等相鉴别。

5. 其他疾病引起的心绞痛 严重的主动脉瓣狭窄或关闭不全、风湿性冠状动脉炎、梅毒性主动脉炎引起冠状动脉口狭窄或闭塞、肥厚型心肌病、X 综合征等均可引起心绞痛，可根据其他临床表现进行鉴别。其中 X 综合征（冠状动脉微血管性心绞痛）多见于女性，心电图负荷试验常阳性，但冠状动脉造影呈阴性且无冠状动脉痉挛，预后良好，被认为是冠状动脉系统微循环功能不良所致。

［常考考点］心绞痛与急性心肌梗死的鉴别。

要点六　西医治疗

（一）发作时的治疗

1. 休息 发作时立刻休息，一般患者在停止活动后症状即可消除。

2. 药物治疗 较重的发作，可使用作用较快的硝酸酯制剂。

（1）硝酸甘油：可用 0.5mg，置于舌下含化，迅速为唾液所溶解而吸收，1 ～ 2 分钟即开始起作用，约半小时后作用消失。延迟见效或完全无效时提示病人并非患冠心病或为严重的冠心病。

（2）硝酸异山梨酯：可用 5 ～ 10mg，舌下含化，2 ～ 5 分钟见效，作用维持 2 ～ 3 小时。还有供喷雾吸入用的制剂。

（二）缓解期的治疗

使用作用持久的抗心绞痛药物，以防心绞痛发作，可单独选用、交替应用或联合应用下列药物。

（1）β 受体阻滞剂：目前常用对心脏有选择性的制剂美托洛尔、比索洛尔，或选用兼有 α 受体阻滞作用的卡维地洛。

本药使用注意：①本药与硝酸酯类合用有协同作用，因而用量应偏小，开始剂量尤其要注意减小，以免引起直立性低血压等副作用。②停用本药时应逐步减量，如突然停用有诱发心肌梗死的可能。③低血压、支气管哮喘及心动过缓、二度或以上房室传导阻滞者不宜应用。

（2）硝酸酯制剂：①硝酸异山梨酯。② 5- 单硝酸异山梨酯：是长效硝酸酯类药物，无肝脏首过效应，生物利用度几乎 100%。

（3）钙通道阻滞剂：常用维拉帕米、硝苯地平、地尔硫䓬。治疗变异型心绞痛首选钙通道阻滞剂。

（4）其他药物：主要用于 β 受体阻滞剂或者钙离子拮抗剂有禁忌或者不耐受者，或者不能控制症状的情况下。①曲美他嗪（20 ～ 60mg，每日 3 次）通过抑制脂肪酸氧化和增加葡萄糖代谢，提高氧利用率而治疗心肌缺血；②尼可地尔（5mg，每日 3 次）是一种钾通道开放剂，与硝酸酯类制剂具有相似药理特性，对稳定型心绞痛治疗有效；③盐酸伊伐布雷定是窦房结电流选择特异性抑制剂，其单纯减慢心率的作用可用于治疗稳定型心绞痛。

（三）不稳定型心绞痛的处理

1. 一般处理。急性期卧床休息 1 ～ 3 天；吸氧、持续心电监测。烦躁不安、剧烈疼痛者可给予吗啡 5 ～ 10mg，皮下注射。如有必要应重复检测心肌坏死标志物。

2. 抗血小板药（阿司匹林、氯吡格雷）和抗凝药（低分子肝素）。

3. 缓解症状。硝酸酯类、β 受体阻滞剂、钙通道阻滞剂（严重的不稳定型心绞痛患者常需三联用药）。

4. 介入和外科手术治疗。

［常考考点］心绞痛发作的处理及用药。硝酸酯类是首选。

要点七　中医辨证论治

证型	辨证要点	治法	方剂
心血瘀阻证	胸痛较剧，如刺如绞，痛有定处，入夜加重，伴有胸闷，日久不愈，或因暴怒而致心胸剧痛，舌质紫暗，有瘀斑，脉弦涩	活血化瘀，通脉止痛	血府逐瘀汤加减
痰浊内阻证	胸闷痛如窒，气短痰多，肢体沉重，形体肥胖，纳呆恶心，舌苔浊腻，脉滑	通阳泄浊，豁痰宣痹	瓜蒌薤白半夏汤合涤痰汤加减

续表

证型	辨证要点	治法	方剂
阴寒凝滞证	猝然胸痛如绞，感寒痛甚，形寒，冷汗自出，心悸短气，舌质淡红，苔白，脉沉细或沉紧	辛温通阳，散寒止痛	枳实薤白桂枝汤合当归四逆汤加减
气虚血瘀证	胸痛隐隐，遇劳则发，神疲乏力，气短懒言，心悸自汗，舌质淡暗，舌体胖有齿痕，苔薄白，脉缓弱或结、代	益气活血，通脉止痛	补阳还五汤加减
气阴两虚证	胸闷隐痛，时作时止，心悸气短，倦怠懒言，头晕目眩，心烦多梦，或手足心热，舌红少津，脉细弱或结、代	益气养阴，活血通脉	生脉散合炙甘草汤加减
心肾阴虚证	胸闷痛或灼痛，心悸盗汗，虚烦不寐，腰膝酸软，头晕耳鸣，舌红少苔，脉沉细数	滋阴清热，养心和络	左归丸加减
心肾阳虚证	心悸而痛，胸闷气短，甚则胸痛彻背，心悸汗出，畏寒，肢冷，下肢浮肿，腰酸无力，面色苍白，唇甲青紫，舌淡或紫暗，脉沉细	温补阳气，振奋心阳	参附汤合右归丸加减

［常考考点］心绞痛的辨证论治。

【例题实战模拟】

A1 型题

1. 不属于急性冠脉综合征（ACS）的是
   A. 稳定型心绞痛　B. 不稳定型心绞痛　C. 非 S-T 段抬高性心肌梗死
   D. S-T 段抬高性心肌梗死　E. 以上都不是
2. 冠心病心绞痛心血瘀阻证的治法是
   A. 活血化瘀，通脉止痛　B. 通阳泄浊，豁痰宣痹　C. 辛温通阳，散寒止痛
   D. 益气活血，通脉止痛　E. 益气养阴，活血通络
3. 心绞痛的疼痛典型部位在
   A. 心尖区　B. 心前区　C. 胸骨体下段之胸骨后　D. 胸骨体上或中段之胸骨后　E. 心窝部
4. 心绞痛发作时，首选的速效药物是
   A. 普萘洛尔（心得安）　B. 硝苯地平（心痛定）　C. 硝酸异山梨酯（消心痛）
   D. 硝酸甘油　E. 阿司匹林
5. 心绞痛心肾阳虚证的治法是
   A. 辛温通阳，散寒止痛　B. 益气活血，通脉止痛　C. 益气养阴，活血通络
   D. 滋阴清热，养心和络　E. 温补阳气，振奋心阳
6. 心绞痛发作时，心电图的改变是
   A. P 波高尖　B. 异常 Q 波　C. ST 段水平压低 0.1 mV 以上
   D. 完全性右束支传导阻滞　E. P-R 间期延长

【参考答案】

1. A　2. A　3. D　4. D　5. E　6. C

细目十一　急性心肌梗死

心肌梗死（AMI）是在冠状动脉病变的基础上，发生冠状动脉血供急剧减少或中断，使相应的心肌严重而持久地急性缺血导致的心肌坏死。

本病可归属于中医学“真心痛”范畴，常合并“心悸”“心衰”“脱证”等。

要点一　西医病因、发病机制与病理

（一）病因和发病机制

基本病因为冠状动脉粥样硬化（偶为冠状动脉栓塞、炎症、先天性畸形、痉挛和冠状动脉口阻塞所致），造成一支或多支血管管腔狭窄和心肌血供不足，而侧支循环未充分建立。在此基础上，一旦血供急剧减少或中断，使心肌严重而持

久地急性缺血达 20 ～ 30 分钟以上，即可发生 AMI。

（二）病理

1. 冠状动脉病变

（1）左冠状动脉前降支闭塞：引起左心室前壁、心尖部、下侧壁、前间隔和二尖瓣前乳头肌梗死。

（2）右冠状动脉闭塞：引起左心室膈面（右冠状动脉占优势时）、后间隔和右心室梗死，并可累及窦房结和房室结。

（3）左冠状动脉回旋支闭塞：引起左心室高侧壁、膈面（左冠状动脉占优势时）和左心房梗死，可能累及房室结。

（4）左冠状动脉主干闭塞：引起左心室广泛梗死。

右心室和左、右心房梗死较少见。

2. 心肌病变 冠状动脉闭塞后 20 ～ 30 分钟，受其供血的心肌即有少数坏死，开始了 AMI 的病理过程。1 ～ 2 小时之间绝大部分心肌呈凝固性坏死，心肌间质充血、水肿，伴大量炎症细胞浸润。之后，坏死的心肌纤维逐渐溶解，形成肌溶灶，随后渐有肉芽组织形成。大块的梗死累及心室壁的全层或大部分者常见。

要点二 中医病因病机

本病的病因与年老体衰、情志内伤、饮食不节、寒邪内侵等因素有关。

1. 气滞血瘀 情志内伤，气郁化火，灼津成痰，气滞痰阻，血行不畅，心脉痹阻。

2. 寒凝心脉 素体阳虚，胸阳不足，阴寒内盛，痹阻心脉而发病。

3. 痰瘀互结 脾虚气结，津液不布，聚成痰浊，阻滞气机，血行不畅，痰瘀交阻。

4. 气虚血瘀 素体虚弱或年老久病，气虚无以行血，血脉痹阻，不通则痛。

5. 气阴两虚 年老久病，肾气不足，肾阴亏虚，气阴两虚，心脉失于濡养。

6. 阳虚水泛 年老久病，脾肾阳虚，水湿不得运化，上凌心胸，泛溢肌肤。

7. 心阳欲脱 年老久病，肾阳虚衰，可致心气不足或心阳不振，病久心阳衰微甚成欲脱之势。

基本病机为心脉痹阻不通，心失所养。病性为本虚标实，本虚是气虚、阳虚、阴虚，以心气虚为主；标实为寒凝、气滞、血瘀、痰阻，以血瘀为主。疼痛剧烈者，多以实证为主，疼痛不典型或疼痛缓解后则多以虚证为主。病位在心，且与肝、脾、肾相关。本病病情凶险，易生他证。若心气、心阳耗损至极，可出现心阳暴脱、阴阳离决之危证。

［常考考点］急性心肌梗死基本病机为心脉痹阻不通，心失所养。病性为本虚标实，本虚是气虚、阳虚、阴虚，以心气虚为主；标实为寒凝、气滞、血瘀、痰阻，以血瘀为主。

要点三 临床表现与并发症

（一）先兆

50% ～ 81.2% 的病人在发病前数日有乏力，胸部不适，活动时心悸、气急、烦躁、心绞痛等前驱症状，其中以新发生心绞痛（初发型心绞痛）或原有心绞痛加重（恶化型心绞痛）为最突出。心绞痛发作较以往频繁、程度较剧、持续较久、硝酸甘油疗效差、诱发因素不明显。

（二）症状

1. 疼痛 是最先出现的症状，多发生于清晨，疼痛部位和性质与心绞痛相同，但诱因多不明显，且常发生于安静时，程度较重，持续时间较长，可达数小时或更长，休息和含用硝酸甘油片多不能缓解。少数患者无疼痛，一开始即表现为休克或急性心力衰竭。

2. 全身症状 有发热、心动过速、白细胞计数增高和红细胞沉降率增快等，由坏死物质被吸收所引起。

3. 胃肠道症状 疼痛剧烈时常伴有频繁的恶心、呕吐和上腹胀痛，重症者可发生呃逆。

4. 心律失常 以 24 小时内最多见，以室性心律失常最多，尤其是室性期前收缩。室颤是 AMI 早期，特别是入院前主要的死因。

5. 低血压和休克 主要是心源性，为心肌广泛（40% 以上）坏死，心排血量急剧下降所致，神经反射引起的周围血管扩张属次要，有些患者尚有血容量不足的因素参与。

6. 心力衰竭 主要是急性左心衰竭，为梗死后心脏舒缩力显著减弱或不协调所致。

AMI 引起的心力衰竭按 Killip 分级法可以分为：Ⅰ级，尚无明显的心力衰竭；Ⅱ级，有左心衰竭，肺部啰音＜ 50% 肺野；Ⅲ级，有急性肺水肿；Ⅳ级，有心源性休克。

（三）体征

几乎所有患者都有血压降低。部分患者可出现心脏浊音界轻度至中度增大，心尖区第一心音减弱，可出现第四心音（心房性）奔马律，少数有第三心音（心室性）奔马律；可有与心律失常、休克或心力衰竭相关的其他体征。

（四）并发症

1. 乳头肌功能不全或断裂　发生率达 50%，不同程度的二尖瓣脱垂并关闭不全，心尖区出现收缩中、晚期喀喇音和吹风样收缩期杂音，不同程度心力衰竭。

2. 心脏破裂　少见，常在起病 1 周内出现，因急性心包填塞而猝死。

3. 栓塞　发生率 1% ～ 6%，见于起病后 1 ～ 2 周。

4. 心室壁瘤　心电图 ST 段持续抬高，影像学见局部心缘突出、搏动减弱或有反常搏动。

5. 心肌梗死后综合征　发生率约 10%。于 AMI 后数周至数月内出现，可反复发生，表现为心包炎、胸膜炎或肺炎，有发热、胸痛等症状，可能为机体对坏死物质的过敏反应。

［常考考点］心肌梗死的临床表现及并发症。

要点四　实验室检查及其他检查

（一）心电图

1. 特征性改变

（1）ST 段抬高性 AMI：其心电图表现特点为：

①ST 段抬高呈弓背向上型，在面向坏死区周围心肌损伤区的导联上出现。

②T 波倒置，在面向损伤区周围心肌缺血区的导联上出现。

③宽而深的 Q 波（病理性 Q 波），在面向透壁心肌坏死区的导联上出现。

（2）非 ST 段抬高性 AMI：心电图有两种类型：

①无病理性 Q 波，有普遍性 ST 段压低 ≥ 0.1mV，但 aVR 导联（有时还有 V_1 导联）ST 段抬高，或有对称性 T 波倒置。

②无病理性 Q 波，也无 ST 段变化，仅有 T 波倒置改变。

2. 动态性改变　ST 段抬高性 AMI：①超急性期：起病数小时内，可无异常，或出现异常高大的 T 波。②急性期：数小时后，ST 段弓背向上型抬高，与直立的 T 波连接，形成单相曲线。数小时至 2 日内出现病理性 Q 波，同时 R 波减低，Q 波在 3 ～ 4 天内稳定不变。③亚急性期：ST 段抬高持续数日至 2 周左右，逐渐回到基线水平。T 波则变为平坦或逐渐倒置。Q 波留存。④慢性期：数周至数月后，T 波倒置呈两肢对称型，可永久存在，也可在数月至数年内逐渐恢复。多数患者 Q 波永久存在。若 ST 段持续抬高半年以上者，应考虑心室壁瘤。

3. 定位和定范围　ST 段抬高性 AMI 的定位和定范围可根据出现特征性改变的导联数来判断。

心肌梗死心电图定位诊断

部位	特征性心电图改变导联
前间壁	V_1 ～ V_3
前壁	V_3 ～ V_5
广泛前壁	V_1 ～ V_6
下壁	Ⅱ、Ⅲ、aVF
高侧壁	Ⅰ、aVL
正后壁	V_7 ～ V_8
右心室	V_3R ～ V_5R

（二）血清心肌坏死标志物

肌红蛋白测定有助于早期诊断。肌钙蛋白 I（cTnI）或 T（cTnT）是诊断心肌坏死最特异和敏感的首选标志物。肌酸激酶同工酶（CK-MB）增高的程度能较准确地反映梗死的范围，其高峰出现时间是否提前有助于判断溶栓治疗是否成功。

（三）超声心动图

有助于了解心室壁的运动和左心室功能，诊断室壁瘤和乳头肌功能失调等。

（四）冠状动脉造影

冠状动脉造影是诊断的“金标准”。当心肌坏死标志物与临床表现、心电图符合急性心肌梗死的临床诊断条件，或者高度疑似患者，应紧急进行此项检查。

（五）放射性核素检查

静脉注射锝（^{99m}Tc）焦磷酸盐，因其可与坏死心肌细胞中的钙离子结合，可进行“热点”成像，有助于急性期的定位诊断。用 ^{201}Tl 或 ^{99m}Tc–MIBI 可进行“冷点”扫描，适用于慢性期陈旧性心肌梗死的诊断。用放射性核素心腔造影可观察心室壁的运动和左心室的射血分数，有助于判断心室功能、诊断室壁运动失调和心室壁瘤。用正电子发射计算机断层显像（PET）可观察心肌的代谢变化，多用于判断存活心肌。

［常考考点］急性心肌梗死的心电图改变。肌钙蛋白 I（cTnI）或 T（cTnT）是诊断心肌坏死最特异和敏感的首选标志物。冠状动脉造影是诊断的“金标准”。

要点五　诊断与鉴别诊断

（一）诊断

具备下列 3 条标准中 2 条：①缺血性胸痛的临床病史。②心电图的动态演变。③血清心肌坏死标志物浓度的动态改变。

［常考考点］急性心肌梗死的诊断。

（二）鉴别诊断

1. 心绞痛　发作持续时间一般在 15 分钟以内，不伴恶心、呕吐、休克、心衰和严重心律失常，不伴血清酶增高，心电图无变化或有 ST 段暂时性压低或抬高。

2. 急性肺动脉栓塞　可发生胸痛、咯血、呼吸困难和休克。心电图示 Ⅰ 导联 S 波加深，Ⅲ 导联 Q 波显著、T 波倒置。肺动脉造影可确诊。

3. 急腹症　急性胰腺炎、消化性溃疡穿孔、急性胆囊炎、胆石症等，均有上腹部疼痛，可能伴休克。仔细询问病史、体格检查、心电图检查、血清心肌酶和肌钙蛋白测定可协助鉴别。

4. 急性心包炎　可有较剧烈而持久的心前区疼痛。但心包炎的疼痛与发热同时出现，呼吸和咳嗽时加重，早期即有心包摩擦音；后者和疼痛在心包腔出现渗液时均消失。心电图除 aVR 外，其余导联均有 ST 段弓背向下的抬高，T 波倒置，无异常 Q 波出现。

5. 主动脉夹层　呈撕裂样剧痛，胸痛一开始即达到高峰，常放射到背、胁、腹、腰和下肢，两上肢的血压和脉搏不对称，可有下肢暂时性瘫痪、偏瘫等表现，但无心肌坏死标志物升高。超声心动图检查、X 线胸片可初步筛查，CT 增强扫描有助于鉴别。

［常考考点］急性心肌梗死与急性肺栓塞、急腹症和主动脉夹层的鉴别。

要点六　西医治疗

（一）监护和一般治疗

1. 卧床休息　对血流动力学稳定且无并发症的患者一般要求绝对卧床休息 1 ～ 3 天，对病情不稳定及高危患者卧床时间应适当延长。

2. 监测　持续心电、血压和血氧饱和度监测，及时发现和处理心律失常、血流动力学异常和低氧血症。

3. 建立静脉通道　保持给药途径畅通。

4. 镇痛　应迅速给予有效镇痛剂。可予吗啡 3 ～ 5mg 静脉注射，必要时每 1 ～ 2 小时后重复 1 次，以后每 4 ～ 6 小时可重复应用，但要注意防止其对呼吸功能的抑制。

5. 吸氧　给予鼻导管吸氧。在严重左心衰竭、肺水肿和合并有机械并发症的患者，多伴有严重低氧血症，需面罩加压给氧或气管插管并机械通气。

6. 抗血小板　所有患者只要无禁忌证，均应立即嚼服肠溶阿司匹林 300mg 和硫酸氯吡格雷片 300 ～ 600mg。

7. 纠正水、电解质及酸碱平衡失调。

8. 饮食和通便　患者需禁食至胸痛消失，然后给予流质、半流质饮食，逐步过渡到普通饮食。所有患者均应使用缓泻剂，以防止便秘时排便用力导致心脏破裂或引起心律失常、心力衰竭。

（二）心肌再灌注治疗

1. 溶栓疗法

（1）溶栓疗法的适应证和禁忌证

溶栓疗法的适应证和禁忌证

适应证	禁忌证
1. 两个或两个以上相邻导联 ST 段抬高（胸导联 ≥ 0.2mV，肢导联 ≥ 0.1mV），或病史提示 AMI 伴左束支传导阻滞，起病时间 < 12 小时，病人年龄 < 75 岁 2. ST 段显著抬高的 MI 病人年龄 > 75 岁，经慎重权衡利弊仍可考虑 3. STEMI，发病时间已达 12 ～ 24 小时，但如仍有进行性缺血性胸痛、广泛 ST 段抬高者也可考虑	1. 既往发生过出血性脑卒中，6 个月内发生过缺血性脑卒中或脑血管事件 2. 中枢神经系统受损、颅内肿瘤或畸形 3. 近期（2 ～ 4 周）有活动性内脏出血 4. 未排除主动脉夹层 5. 入院时严重且未控制的高血压（> 180/110mmHg）或慢性严重高血压病史 6. 目前正在使用治疗剂量的抗凝药或已知有出血倾向 7. 近期（2 ～ 4 周）创伤史，包括头部外伤、创伤性心肺复苏或较长时间（> 10 分钟）的心肺复苏 8. 近期（< 3 周）外科大手术 9. 近期（< 2 周）曾有在不能压迫部位的大血管行穿刺术

（2）溶栓药物：尿激酶（UK）、链激酶（SK）、重组组织型纤维蛋白溶酶原激活剂（rt-PA）、瑞替普酶。

（3）冠状动脉再通的判断指标

冠状动脉再通的判断指标

直接指标	间接指标
冠状动脉造影显示再通	1. 心电图抬高的 ST 段于 2 小时内回降 > 50%
	2. 胸痛 2 小时内基本消失
	3. 2 小时内出现再灌注性心律失常
	4. 血清 CK-MB 峰值提前出现（14 小时内）

2. 介入治疗（PCI） 介入治疗直接再灌注心肌，取得良好的再通效果。

（1）直接 PCI：适应证：①症状发作 12 小时以内并且有持续新发的 ST 段抬高或新发左束支传导阻滞的病人；② 12 ～ 48 小时内若病人仍有心肌缺血证据（仍然有胸痛和 ECG 变化），亦可尽早接受介入治疗。

（2）补救性 PCI：溶栓治疗后仍有明显胸痛，抬高的 ST 段无明显降低者，应尽快进行冠状动脉造影，如显示 TMI 血流 0 ～ Ⅱ级，说明相关动脉未再通，宜立即施行补救性 PCI。

（3）溶栓治疗再通者的 PCI：溶栓成功后有指征实施急诊血管造影，必要时进行梗死相关动脉血运重建治疗，可缓解重度残余狭窄导致的心肌缺血，降低再梗死的发生；溶栓成功后稳定的病人，实施血管造影的最佳时机是 2 ～ 24 小时。

3. 消除心律失常 ①室性早搏或室性心动过速：利多卡因、胺碘酮，情况稳定后改口服美西律或普罗帕酮，室速药物疗效不满意时应及早同步电复律。②室颤：电复律。③缓慢心律失常：阿托品肌内或静脉注射。④二、三度房室传导阻滞伴有血流动力学障碍：人工心脏起搏器做临时起搏治疗，待阻滞消失后撤除。⑤室上性快速心律失常：应用药物无效时可考虑电复律或起搏治疗。

4. 控制休克 ①补充血容量。②升压药：多巴胺、间羟胺、去甲肾上腺素静脉滴注。③血管扩张剂：硝普钠、硝酸甘油、酚妥拉明。

5. 治疗心力衰竭 ①主要是治疗急性左心衰竭，以应用吗啡（或哌替啶）和利尿剂为主。②在梗死发生 24 小时内宜尽量避免使用洋地黄制剂。③有右心室梗死者慎用利尿剂。

6. 其他 ① β 受体阻滞剂、钙拮抗剂和 ACEI 的应用。②极化液疗法。③抗血小板：目前推荐氯吡格雷加阿司匹林联合应用。④抗凝疗法：目前多采用低分子肝素皮下应用。

7. 非 ST 段抬高性心肌梗死的处理 不宜溶栓治疗，以积极抗凝、抗血小板治疗和 PCI 为主。

［常考考点］心梗溶栓和介入治疗的适应证和禁忌证。

要点七 中医辨证论治

证型	辨证要点	治法	方剂
气滞血瘀证	胸中痛甚，胸闷气促，烦躁易怒，心悸不宁，脘腹胀满，唇甲青暗，舌质紫暗或有瘀斑，脉沉弦涩或结、代	活血化瘀，通络止痛	血府逐瘀汤加减
寒凝心脉证	胸痛彻背，心痛如绞，胸闷憋气，形寒畏冷，四肢不温，冷汗自出，心悸短气，舌质紫暗，苔薄白，脉沉细或沉紧	散寒宣痹，芳香温通	当归四逆汤合苏合香丸加减
痰瘀互结证	胸痛剧烈，如割如刺，胸闷如窒，气短痰多，心悸不宁，腹胀纳呆，恶心呕吐，舌苔浊腻，脉滑	豁痰活血，理气止痛	瓜蒌薤白半夏汤合桃红四物汤加减
气虚血瘀证	胸闷心痛，动则加重，神疲乏力，气短懒言，心悸自汗，舌体胖大有齿痕，舌质暗淡，苔薄白，脉细弱无力或结、代	益气活血，祛瘀止痛	补阳还五汤加减
气阴两虚证	胸闷心痛，心悸不宁，气短乏力，心烦少寐，自汗盗汗，口干耳鸣，腰膝酸软，舌红，苔少或剥脱，脉细数或结、代	益气滋阴，通脉止痛	生脉散合左归饮加减
阳虚水泛证	胸痛胸闷，喘促心悸，气短乏力，畏寒肢冷，腰部、下肢浮肿，面色苍白，唇甲淡白或青紫，舌淡胖或紫暗，苔滑，脉沉细	温阳利水，通脉止痛	真武汤合葶苈大枣泻肺汤加减
心阳欲脱证	胸闷憋气，心痛频发，四肢厥逆，大汗淋漓，面色苍白，口唇发绀，手足青至节，虚烦不安，甚至神志淡漠或突然昏厥，舌质青紫，脉微欲绝	回阳救逆，益气固脱	参附龙牡汤加减

［常考考点］急性心肌梗死的辨证论治。

要点八 预防

已有冠心病及心肌梗死病史者应预防再次梗死及其他心血管事件，为冠心病二级预防。二级预防应全面综合考虑，抗血小板聚集应用阿司匹林或氯吡格雷；控制好血压、血脂、血糖水平；普及有关冠心病的教育，鼓励有计划的、适当的运动锻炼。急性期1周以内应卧床休息，并心电、血压监护，保持心情平静，开始一般应进流质食物，保持大便通畅；病情平稳后可引导患者循序渐进地进行运动；病后应戒烟酒，调节饮食，避免膏粱厚味。近年提倡急性心肌梗死恢复后，进行康复治疗，逐步做适当的体育锻炼。2～4个月后，酌情恢复部分或轻工作，部分患者可恢复全天工作，但应避免过重体力劳动或精神过度紧张。

【知识纵横比较】

心绞痛与急性心肌梗死的证治比较

冠状动脉粥样硬化性心脏病		心肌梗死	
证型	方剂	证型	方剂
心血瘀阻证	血府逐瘀汤	气滞血瘀证	血府逐瘀汤
痰浊闭阻证	瓜蒌薤白半夏汤合涤痰汤	痰瘀互结证	瓜蒌薤白半夏汤合桃红四物汤
阴寒凝滞证	枳实薤白桂枝汤合当归四逆汤	寒凝心脉证	当归四逆汤合苏合香丸
气虚血瘀证	补阳还五汤	气虚血瘀证	补阳还五汤
气阴两虚证	生脉散合炙甘草汤	气阴两虚证	生脉散合左归饮

【例题实战模拟】

A1 型题

1. 胸痹的病机，总属

A. 气血失和　B. 寒热错杂　C. 气血两虚　D. 本虚标实　E. 上盛下虚

2. 前间壁心肌梗死特征性心电图改变，见于

A. V_3、V_4、V_5　B. V_1、V_2、V_3、V_4、V_5　C. V_1、V_2、V_3

D. V_5、Ⅰ、aVL　E. Ⅱ、Ⅲ、aVF

3. 急性心肌梗死最常见的心律失常是

A. 房性早搏或心房纤颤　　B. 室性早搏或室性心动过速　　C. 房室传导阻滞

D. 预激综合征　　E. 右束支传导阻滞

4. 缓解急性心肌梗死疼痛的最有效药物是

A. 硝酸异山梨醇酯（消心痛）　B. 硝酸甘油　C. 吗啡　D. 安痛定　E. 硝苯地平（心痛定）

5. 心肌梗死心阳欲脱证的中医治法是

A. 温阳利水，通脉止痛　　B. 益气活血，祛瘀止痛　　C. 回阳救逆，益气固脱

D. 散寒宣痹，芳香温通　　E. 活血化瘀，通络止痛

6. 急性心肌梗死早期（24 小时）死亡的主要原因是

A. 心源性休克　B. 心律失常　C. 心脏破裂　D. 乳头肌断裂　E. 心力衰竭

A2 型题

7. 患者，男，59 岁。体胖，多年吸烟，近 1 年常有劳累性心前区疼痛，日前丧母而致心前区剧痛，并向左肩放射。入院时检查：神志模糊，心电图示广泛心肌缺血，抢救无效死亡。其死因最大的可能是

A. 心肌炎　B. 高血压心脏病，心力衰竭　C. 急性心肌梗死　D. 心肌病　E. 脑溢血

【参考答案】

1. D　2. C　3. B　4. C　5. C　6. B　7. C

细目十二　心脏瓣膜病

心脏瓣膜病（valvular heart disease）是由于炎症、黏液样变性、退行性改变、先天性畸形、缺血性坏死、创伤等原因引起的单个或多个瓣膜（包括瓣叶、瓣环、腱索或乳头肌）的功能或结构异常，导致瓣口狭窄和（或）关闭不全。心室和主、肺动脉根部严重扩张也可产生相应房室瓣和半月瓣的相对性关闭不全。二尖瓣最常受累，其次为主动脉瓣。

风湿性心脏病简称风心病，是风湿性炎症过程所致瓣膜损害，主要累及 40 岁以下人群。瓣膜黏液样变性和老年人的瓣膜钙化在我国日益增多。

本病可归属于中医学“心悸”“咳嗽”“喘证”“水肿”和“胸痹”等范畴。

要点一　西医病因病理

（一）病因

1. 二尖瓣狭窄　最常见病因为风湿热。先天性畸形或结缔组织病，如系统性红斑狼疮心内膜炎为二尖瓣狭窄的罕见病因。

2. 二尖瓣关闭不全

（1）瓣叶病变：①风湿性损害最为常见（占二尖瓣关闭不全的 1/3）。②二尖瓣脱垂（原发性黏液性变、Marfan 综合征）。③感染性心内膜炎破坏瓣叶。④肥厚型心肌病（收缩期二尖瓣前叶向前运动致二尖瓣关闭不全）。⑤先天性心脏病，心内膜垫缺损常合并二尖瓣前叶裂，导致关闭不全。

（2）瓣环扩大：①左室增大或伴左心衰竭造成二尖瓣环扩大而致二尖瓣关闭不全。②二尖瓣环退行性变和瓣环钙化。

（3）腱索病变：先天性或获得性的腱索病变，如腱索过长、断裂、缩短和融合。

（4）乳头肌病变：①乳头肌缺血或坏死（冠心病）。乳头肌坏死是心肌梗死的常见并发症，可致永久性二尖瓣关闭不全，乳头肌完全断裂可发生严重致命的急性二尖瓣关闭不全。②先天性乳头肌畸形（降落伞二尖瓣综合征），乳头肌脓肿、肉芽肿、淀粉样变和结节病等非常少见。

3. 主动脉瓣狭窄

（1）风湿性：风湿性炎症导致瓣膜交界处粘连融合，瓣叶纤维化、僵硬、钙化和挛缩畸形，因而瓣口狭窄。

（2）先天性畸形：①先天性主动脉瓣二叶瓣畸形（成人孤立性主动脉瓣狭窄的常见原因）。②其他先天性主动脉瓣畸形（如先天性单叶瓣、先天性三叶瓣狭窄，中年以后瓣叶逐渐纤维化和钙化等）。

（3）退行性老年钙化性主动脉瓣狭窄：为 65 岁以上老年人单纯性主动脉瓣狭窄的常见原因，常伴有二尖瓣环钙化。

4. 主动脉瓣关闭不全　由于主动脉瓣和（或）主动脉根部疾病所致。

（1）急性病变：①感染性心内膜炎致主动脉瓣瓣膜穿孔或瓣周脓肿。②创伤。③主动脉夹层。④人工瓣撕裂。

（2）慢性病变：①风心病是最常见的病因（占 2/3）；感染性心内膜炎为单纯性主动脉瓣关闭不全的常见病因；主动脉瓣先天性畸形；室间隔缺损；主动脉瓣黏液样变性；强直性脊柱炎。②梅毒性主动脉炎（主动脉根部扩张）；Marfan 综合征（升主动脉呈梭形瘤样扩张）；强直性脊柱炎（升主动脉弥漫性扩张）；特发性升主动脉扩张；严重高血压和/或动脉粥样硬化导致升主动脉瘤。

（二）病理

1. 病理改变

（1）风湿性病变：使瓣膜僵硬、变性、纤维化、钙化，瓣缘卷缩，连接处融合以及腱索融合、增厚、挛缩和粘连缩短；瓣叶钙化沉积有时可延展累及瓣环，使瓣环显著增厚。正常人的二尖瓣口面积为 4～$6cm^2$，瓣口面积缩小，在 $1.5cm^2$ 以上为轻度，1～$1.5cm^2$ 为中度，小于 $1cm^2$ 为重度狭窄。

（2）先天性瓣膜病变：原发性黏液性变使瓣叶宽松膨大或伴腱索过长、断裂、缩短和融合。

（3）缺血和坏死：化脓性感染瓣叶溃破，乳头肌缺血、坏死、断裂。

2. 病理生理变化

（1）二尖瓣狭窄：舒张期左心房的血液进入左心室发生障碍，导致左心室的充盈量减少，左心房过度充盈、房内压增高，左心房代偿性扩张与肥厚。左心房压升高又可使肺静脉及肺毛细血管发生扩张和淤血，由于肺循环阻力增加与后期的肺小动脉硬化导致肺动脉高压。肺动脉高压导致右心室负荷加重而发生代偿性肥厚与扩张，最终导致右心功能不全。

（2）二尖瓣关闭不全：在左心室收缩过程中，部分血液经关闭不全的二尖瓣口反流入左心房，使其充盈度及压力增加而发生代偿性扩张与肥厚。左心室在舒张期除接受正常由左心房流入的血液外，还需容纳由左心室在收缩期中反流入左心房的血液，左心室的容量负荷加重，因而引起代偿性扩张及肥大。

（3）主动脉瓣狭窄：心室收缩时自左心室射入主动脉的血流受阻，一方面引起左心室肥厚和扩张，另一方面左心室搏出量减少，致收缩压降低、脉压变小。

（4）主动脉瓣关闭不全：在心室舒张期左心室同时接受来自左心房和从主动脉反流而来的血液，使其舒张期容量负荷增大，引起左心室代偿性扩张和肥厚，并可产生相对性二尖瓣关闭不全：由主动脉反流至左心室的血液可将二尖瓣前叶冲起，阻止其开放，从而可产生相对性二尖瓣狭窄。心搏出量增加使收缩压升高，舒张期主动脉内血液反流入左心室致舒张压降低，结果脉压增大。

（5）联合瓣膜病变：联合瓣膜病是指两个或两个以上瓣膜病变同时存在。联合瓣膜病变总的血流动力学异常较各瓣膜单独损害者严重，常以某一瓣膜病变表现为突出，且相互影响。两个体征轻的瓣膜损害可产生明显的症状。各瓣膜损害不等时，严重者常掩盖轻的损害。各瓣膜损害大致相等时，近端（上游）瓣膜损害较远端者显著。二尖瓣狭窄合并主动脉瓣狭窄时，病情加重，易致左心房衰竭或左心室衰竭。二尖瓣关闭不全合并主动脉瓣关闭不全时，左心室舒张期容量大大加重，左心室极易扩大和发生衰竭，收缩期反流入左心房的血流量加大，易致左心房失代偿。二尖瓣关闭不全合并主动脉瓣狭窄时，可加重二尖瓣反流，并使左心室向主动脉的搏出量减少更为明显，使左心房失代偿及肺淤血提早发生。总之，联合瓣膜病血流动力学异常和临床表现取决于损害瓣膜的组合形式和各瓣膜损害的相对严重程度。

［常考考点］二尖瓣狭窄最常见病因为风湿热；感染性心内膜炎为单纯性主动脉瓣关闭不全的常见病因。

要点二　中医病因病机

中医认为，本病常因机体正气虚衰，风寒湿热之邪入侵，内舍于心而成心痹。病机发展与瘀血、水饮、痰浊有密切关系。

1. 心肺瘀阻　本证多由于感受风寒湿之邪，引起气血运行不畅，经络阻滞。心在体合脉，主脉行血，若痹证久迁不愈，反复感受外邪，则邪气可通过经络内舍于心，发为心痹。由于肺主气、朝百脉，心痹日久影响及肺，则心肺瘀阻，而表现心悸气短，胸痛憋闷，两颧紫红，甚者面色瘀暗、唇紫。

2. 气血亏虚　本证多由于先天禀赋不足，素体亏虚，或后天失养，或年老体虚，以致正气不足，气血亏虚，腠理疏松，卫外不固，外邪易于侵袭，或感邪之后难以驱邪外出，导致外邪深入，累及于心；或因思虑日久劳伤心脾，气血化源不足，心神失养而发为心痹。

3. 气阴两虚　本证由于外邪入侵，内舍于心，邪耗正气，或素体正气虚弱，日久心气衰弱，气虚致气化机能障碍，使阴液生成减少，或素体阴虚，损及心阴，致气阴两虚。

4. 气虚血瘀　血液的正常运行全赖心气推动。心气不足，鼓动无力，则血行不畅形成瘀血，导致气虚血瘀。

5. 心肾阳虚　久病之后，阳气虚弱，不能温养心脉，心阳虚衰，累及肾阳，肾不能气化水湿而生水饮，饮邪上犯凌心则心悸，射肺则咳喘，泛溢肌肤则水肿。

总之，本病病位在心，常涉及肾、脾、肺。基本病机为正虚邪入，痹阻心脉。正虚主要为心肺气虚，渐损心阳。邪实初起多为风寒湿热外侵，以邪痹肌腠、筋脉及骨节为主；继则内舍于心，邪痹心脉，多心血瘀滞与心肺气虚并存；日久不愈，则痰、瘀、饮内生，凌心射肺，阳虚及瘀、饮、痰并见。本病严重时可见心气、心阳暴脱及阴盛格阳之危候。

[常考考点] 病机为正虚邪入，痹阻心脉。

要点三　临床表现与并发症

（一）临床表现

1. 二尖瓣狭窄

（1）症状：二尖瓣中度狭窄（瓣口面积＜ 1.5cm^2）时有明显症状。

1）呼吸困难：为最常见的早期症状。多先有劳力性呼吸困难，随狭窄加重，出现静息时呼吸困难、端坐呼吸和阵发性夜间呼吸困难，甚至发生急性肺水肿。

2）咯血：咳嗽时有血性痰或痰中带血丝。突然咯大量鲜血，通常见于严重二尖瓣狭窄，可为首发症状。

3）咳嗽：可能与支气管黏膜淤血水肿易患支气管炎，或左心房增大压迫左主支气管有关。

4）声音嘶哑：较少见，由于扩大的左心房和肺动脉压迫左喉返神经所致。

5）右心力衰竭：出现体循环淤血症状，纳差，腹胀，尿少，水肿，夜尿增多，肝区胀痛甚至出现黄疸等。右心衰出现后，肺淤血减轻，原有的呼吸困难及咯血可以减轻。

6）血栓栓塞：为二尖瓣狭窄的严重并发症，约 20% 的患者在病程中发生血栓栓塞，其中的 15% ～ 20% 由此导致死亡，发生栓塞者约 80% 有心房颤动，故合并房颤的患者需予预防性抗凝治疗。

7）其他症状：扩大的左心房压迫食管可引起吞咽困难。

（2）体征

1）重度二尖瓣狭窄：常有“二尖瓣面容”，双颧绀红，口唇发绀。

2）二尖瓣狭窄的心脏体征：①心尖区可闻及第一心音（S_1）亢进和开瓣音（提示前叶尚较柔软、活动度好，如瓣叶钙化僵硬，则 S_1 减弱，开瓣音消失）。②心尖区有低调的隆隆样舒张中晚期杂音，左侧卧位较响，局限，不传导，常可触及舒张期震颤。

3）肺动脉高压和右心室扩大的心脏体征：①心尖搏动弥散（右心室扩大）。②肺动脉瓣区第二心音（P_2）亢进或伴分裂（肺动脉高压）。③胸骨左缘第 2 肋间闻及 Graham Steell 杂音，是因肺动脉扩张引起相对性肺动脉瓣关闭不全所致的肺动脉瓣舒张早期吹风样杂音（diastolic murmur，DM）。④三尖瓣区闻及全收缩期吹风样杂音（systolic murmur，SM），吸气时增强（右心室扩大伴相对性三尖瓣关闭不全）。

2. 二尖瓣关闭不全

（1）症状：轻度二尖瓣关闭不全可终身无症状；严重反流有心排出量减少。首先出现的突出症状是疲乏无力，肺淤血的症状如呼吸困难出现较晚，咯血少见；后期出现右心衰及体循环淤血症状。

（2）体征

1）视诊：心尖搏动向左下移位。

2）触诊：心尖搏动向左下移位，常呈抬举性。

3）叩诊：心浊音界向左下扩大，后期亦可向右扩大。

4）听诊：心尖部第一心音减弱；心尖部较粗糙的吹风样全收缩期杂音、范围广泛，常向左腋下及左肩胛下角传导，并可掩盖第一心音；肺动脉瓣区第二心音亢进、分裂；心尖区可闻及第三心音。

3. 主动脉瓣狭窄

（1）症状：出现较晚。呼吸困难、心绞痛和晕厥为典型主动脉瓣狭窄常见的“三联征”。

1）呼吸困难：劳力性呼吸困难为常见首发症状（肺淤血引起，见于 90% 的有症状患者）；进而可发生阵发性夜间呼吸困难、端坐呼吸和急性肺水肿。

2）心绞痛：见于 60% 的有症状患者，常由运动诱发，休息后缓解（心肌缺血所致，极少数可由瓣膜的钙质栓塞冠状动脉引起，部分同时患冠心病）。

3）晕厥或近似晕厥：见于 1/3 的有症状患者，多发生于直立、运动中或运动后即刻，少数在休息时发生（由于脑缺血引起）。其机制为：①运动时周围血管扩张，而狭窄的主动脉瓣口限制心排出量的相应增加。②运动致心肌缺血加重，使左心室收缩功能降低，心排出量（CO）减少。③运动时左心室收缩压急剧上升，过度激活室内压力感受器通过迷走神经传入纤维兴奋血管减压反应，导致外周血管阻力降低。④运动后即刻发生者，为突然体循环静脉回流减少，影响心室充盈，使左心室心搏量（stroke volume，SV）进一步减少。⑤休息时晕厥可由于心律失常（心房颤动、房室传导阻滞或心室颤动）导致CO骤减所致。以上均引起体循环动脉压下降，脑循环灌注压降低，发生脑缺血。

（2）体征

1）视诊：心尖搏动向左下移位。

2）触诊：心尖搏动向左下移位，呈抬举性；主动脉瓣区可出现收缩期震颤。

3）叩诊：心浊音界向左下扩大。

4）听诊：心尖部第一心音正常；主动脉瓣区第二心音减弱或消失，可听到高调、粗糙的递增－递减型收缩期杂音，向颈部传导，可有收缩早期喷射音，甚至因左室射血时间延长可出现第二心音逆分裂。

5）其他体征：重度狭窄可有收缩压降低，脉压减小，脉搏细弱。后期可有心衰体征。

4. 主动脉瓣关闭不全

（1）症状：可多年无症状，甚至可耐受运动；最先的主诉常为心悸、心前区不适、头部强烈搏动感等（与心搏量增多有关）；晚期始出现左心室衰竭表现；心绞痛较主动脉瓣狭窄时少见；常有体位性头昏，晕厥罕见。

（2）体征

1）视诊：颜面较苍白，颈动脉搏动明显，心尖搏动向左下移位且范围较广，可见点头运动及毛细血管搏动。

2）触诊：心尖搏动向左下移位并呈抬举性，有水冲脉。

3）叩诊：心浊音界向左下扩大，心腰明显，呈靴形。

4）听诊：心尖部第一心音减弱；主动脉瓣区第二心音减弱或消失；主动脉瓣第二听诊区可闻及叹气样递减型舒张期杂音，可向心尖部传导，前倾位和深吸气更易听到；心尖部可有柔和的吹风样收缩期杂音；重度关闭不全，尚可在心尖区闻及舒张中期柔和低调隆隆样杂音，系反流血液冲击二尖瓣前叶所致。可有动脉枪击音及杜氏双重杂音。

5. 联合瓣膜病变 多个瓣膜损害时，总的血流动力学异常较各瓣膜单独损害者严重，两个体征轻的瓣膜损害可出现较明显的症状。但联合瓣膜病的联合存在常使单个瓣膜病变的典型体征改变，从而给诊断带来困难。如二尖瓣狭窄伴主动脉瓣关闭不全时可使二尖瓣狭窄的舒张晚期杂音减弱或消失，主动脉瓣关闭不全的周围血管征不明显。二尖瓣狭窄合并主动脉瓣狭窄时主动脉瓣区收缩期杂音减弱，第四心音减弱或消失，同时心尖区舒张期杂音亦可减弱。临床诊断时须仔细分析，超声心动图检查对心脏瓣膜病具有特别的诊断价值。

［常考考点］二尖瓣狭窄和关闭不全及主动脉瓣狭窄和关闭不全的典型症状和体征。

（二）并发症

1. 心力衰竭 是风心病最常见的并发症和致死原因，约发生于70%的患者。呼吸道感染是最常见诱因，其次为心律失常、剧烈体力活动、情绪激动、妊娠等。严重左心衰竭及重度二尖瓣狭窄时，常在上述诱因下发生急性肺水肿，表现为严重呼吸困难，不能平卧，濒死感，发绀，咳粉红色泡沫痰，满肺干湿啰音，甚至昏迷死亡。

2. 心律失常 以心房颤动最常见，房颤占风心病患者的30%～40%，尤其是二尖瓣狭窄和左房明显扩大者。房性早搏为房颤的前奏，开始为阵发性心房扑动和颤动，以后转为慢性心房颤动。房颤形成后可诱发或加重心衰，又可形成心房内血栓，引起动脉栓塞。

3. 栓塞 最常见于二尖瓣狭窄伴房颤病人。左房扩张和淤血有利于左房血栓形成，脱落后可引起动脉栓塞，其中以脑栓塞最多见。心房颤动和右心衰竭时，在周围静脉、右房可形成血栓，脱落后造成肺动脉栓塞。

4. 感染性心内膜炎 多见于风心病早期，尤其是二尖瓣关闭不全和主动脉瓣关闭不全患者。

5. 肺部感染 常见，并诱发或加重心力衰竭。

［常考考点］风湿性心脏瓣膜病的常见并发症。

要点四 实验室检查及其他检查

（一）X线检查

1. 二尖瓣狭窄 梨形心。左心房增大，后前位见左心缘变直，右心缘有双心房影，左前斜位可见左心房使左主支气管上抬，右前斜位可见增大的左房压迫食管下段使之后移。其他X线征象包括右心室增大、主动脉结缩小、肺动脉干和次级肺动脉扩张、肺淤血、间质性肺水肿（如Kerley B线）和含铁血黄素沉着等征象。

2. 二尖瓣关闭不全 急性者心影正常或左心房轻度增大伴明显肺淤血，甚至肺水肿征；慢性重度反流常见左心房、左心室增大，左心室衰竭时可见肺淤血和间质性肺水肿征。二尖瓣环钙化为致密而粗的 C 形阴影，在左侧位或右前斜位可见。

3. 主动脉瓣狭窄 心影正常或左心室轻度增大，左心房可能轻度增大，升主动脉根部常见狭窄后扩张；在侧位透视下可见主动脉瓣钙化；晚期可有肺淤血征象。

4. 主动脉瓣关闭不全 左心室增大，可有左心房增大；升主动脉继发性扩张（主动脉瓣狭窄时明显），并可累及整个主动脉弓；严重的瘤样扩张提示为 Marfan 综合征或中层囊性坏死；左心衰竭时有肺淤血征。

（二）心电图

1. 二尖瓣狭窄 重度二尖瓣狭窄可有“二尖瓣型 P 波”（P 波宽度＞ 0.12 秒，伴切迹，PV_1 终末负性向量即 $6PtfV_1$ 增大）。QRS 波群示电轴右偏和右心室肥厚表现。心房颤动常见。

2. 二尖瓣关闭不全 急性者窦性心动过速常见；慢性重度二尖瓣关闭不全左心房增大，部分有左心室肥厚和非特异性 ST-T 改变，心房颤动常见。

3. 主动脉瓣狭窄 重度狭窄者有左心室肥厚伴 ST-T 继发性改变和左心房大。可有房室传导阻滞、室内传导阻滞（左束支传导阻滞或左前分支传导阻滞）、心房颤动或室性心律失常。

4. 主动脉瓣关闭不全 常见左心室肥厚、劳损。

（三）超声心动图

1. 二尖瓣狭窄 M 型示二尖瓣城墙样改变，后叶向前移动及瓣叶增厚；二维超声心动图可显示狭窄瓣膜的形态和活动度，测绘二尖瓣口面积：典型者为舒张期前叶呈圆拱状，后叶活动度减少，交界处粘连融合，瓣叶增厚和瓣口面积缩小；经食管超声有利于左心耳及左心房附壁血栓的检出。

2. 二尖瓣关闭不全 多普勒超声和彩色多普勒血流显像可于二尖瓣心房侧和左心房内探及收缩期反流束，诊断二尖瓣关闭不全的敏感性几乎达 100%，且可半定量反流程度：左心房内最大反流束面积＜ $4cm^2$ 为轻度，4 ～ $8cm^2$ 为中度，＞ $8cm^2$ 为重度反流；二维超声可显示二尖瓣的形态特征。

3. 主动脉瓣狭窄 为明确诊断和判定狭窄程度的重要方法。二维超声心动图探测有助于显示瓣口大小、形状及瓣环大小等瓣膜结构，以确定狭窄病因，但不能准确定量狭窄程度；连续多普勒测定通过主动脉瓣的最大血流速度，可计算出平均和峰跨膜压差以及瓣口面积。

4. 主动脉瓣关闭不全 M 型显示舒张期二尖瓣前叶或室间隔纤细扑动，为主动脉瓣关闭不全的可靠诊断征象（但敏感性低）；脉冲式多普勒和彩色多普勒血流显像在主动脉瓣的心室侧可探及全舒张期反流束，为最敏感的确定主动脉瓣反流方法，并可判断其严重程度；二维超声可显示瓣膜和主动脉根部的形态改变，有助于确定病因。

超声心动图还可为房室大小、室壁厚度和运动、左室肥厚、心室功能、肺动脉压、其他瓣膜异常和（或）合并其他瓣膜损害、先天性畸形等方面提供信息。

（四）放射性核素心室造影

1. 二尖瓣关闭不全 经注射造影剂行左心室造影，观察收缩期造影剂反流入左心房的量，为半定量反流程度的“金标准”。

2. 主动脉瓣关闭不全 可测定左心室收缩、舒张末容量和静息、运动的射血分数，判断左心室功能。根据左心室和右心室心搏量比值估测反流程度。

（五）左心室造影 / 心导管检查

1. 二尖瓣关闭不全 可测定左心室收缩、舒张末容量和静息、运动时射血分数，以判断左心室收缩功能。通过左心室与右心室心搏量之比值评估反流程度，该比值＞ 2.5 提示严重反流。

2. 主动脉瓣狭窄 当超声心动图不能确定狭窄程度并考虑人工瓣膜置换时，应行心导管检查。最常用的方法是通过左心双腔导管同步测定左心室和主动脉压，根据所得压差可计算出瓣口面积：＞ $1.0cm^2$ 为轻度狭窄，0.75 ～ $1.0cm^2$ 为中度狭窄，＜ $0.75cm^2$ 为重度狭窄。如以压差判断，平均压差＞ 50mmHg 或峰压差达 70mmHg 为重度狭窄。

3. 主动脉瓣关闭不全 当无创技术不能确定反流程度，并考虑外科治疗时，可行选择性主动脉造影，半定量反流程度。

要点五　诊断与鉴别诊断

（一）诊断

1. 二尖瓣狭窄 根据劳力性呼吸困难、咳嗽（咯血）、声音嘶哑等症状，以及二尖瓣面容，心尖区隆隆样 DM，拍击

性 S_1，P_2 亢进，二尖瓣开瓣音等可支持临床诊断；超声心动图检查结果是可靠的诊断依据。

2. 二尖瓣关闭不全 心尖区出现收缩期杂音，伴左心房室增大，诊断可以成立，确诊有赖超声心动图。

3. 主动脉瓣狭窄 主动脉瓣区喷射性收缩期杂音，向颈部传导。典型主动脉瓣狭窄杂音时，较易诊断。如合并关闭不全和二尖瓣损害，多为风心病。

4. 主动脉瓣关闭不全 有典型主动脉瓣关闭不全的舒张期杂音伴周围血管征，可诊断为主动脉瓣关闭不全。急性重度反流者早期出现左心室衰竭，X 线心影正常而肺淤血明显。慢性如合并主动脉瓣或二尖瓣狭窄，支持风心病诊断。超声心动图可助确诊。

（二）鉴别诊断

1. 二尖瓣狭窄心尖区舒张期隆隆样杂音 尚见于以下情况，应注意鉴别：

（1）经二尖瓣口的血流增加：严重二尖瓣反流、大量左至右分流的先天性心脏病（如室间隔缺损、动脉导管未闭）和高动力循环（如甲状腺功能亢进症、贫血）时，心尖区可有短促的隆样舒张中期杂音，常紧随于增强的 S_3 后，为相对性二尖瓣狭窄。

（2）Austin-Flint 杂音：见于严重主动脉瓣关闭不全。

（3）左房黏液瘤：瘤体阻塞二尖瓣口，产生随体位改变的 DM，其前有肿瘤扑落音。瘤体常致二尖瓣关闭不全。其他临床表现有发热、关节痛、贫血，以及血沉增快和体循环栓塞。

2. 二尖瓣关闭不全心尖区收缩期吹风样杂音 尚见于以下情况，应注意鉴别：

（1）三尖瓣关闭不全：为全收缩期杂音，在胸骨左缘第 4、5 肋间最清楚，右心室显著扩大时可传导至心尖区，但不向左腋下传导。杂音在吸气时增强，常伴颈静脉收缩期搏动和肝收缩期搏动。

（2）室间隔缺损：为全收缩期杂音，在胸骨左缘第 4 肋间最清楚，不向腋下传导，常伴胸骨旁收缩期震颤。

（3）胸骨左缘收缩期喷射性杂音：血流通过左心室或右心室流出道时产生。多见于左或右心室流出道梗阻（如主动脉瓣狭窄、肺动脉瓣狭窄）：主动脉瓣狭窄的杂音位于胸骨右缘第 2 肋间；肺动脉瓣狭窄的杂音位于胸骨左缘第 2 肋间；梗阻性肥厚型心肌病的杂音位于胸骨左缘第 3、4 肋间。以上情况均有赖超声心动图确诊。

3. 主动脉瓣狭窄

（1）梗阻性肥厚型心肌病：产生收缩中或晚期喷射样杂音，胸骨左缘最响，不向颈部传导；有快速上升的重搏脉；A_2 正常。超声心动图检查显示左室壁不对称性肥厚，室间隔明显肥厚，左室流出道狭窄。

（2）主动脉扩张：可因高血压、梅毒等所致。在胸骨右缘第 2 肋间可闻及短促的 SM，A_2 正常或亢进，无 S_2 分裂。超声心动图可明确诊断。

（3）肺动脉瓣狭窄：在胸骨左缘第 2 肋间可闻及粗糙响亮的 SM，常伴收缩期喷射音；P_2 减弱并分裂，A_2 正常；右心室肥厚增大，肺动脉主干呈狭窄后扩张。

4. 主动脉瓣关闭不全 主动脉瓣 DM 于胸骨左缘明显时，应与 Graham-Steell 杂音鉴别。后者见于严重肺动脉高压伴肺动脉扩张所致相对性肺动脉瓣关闭不全，常有肺动脉高压体征，如胸骨左缘抬举样搏动、P_2 增强等。

［常考考点］各型瓣膜病的诊断。

要点六 西医治疗

（一）二尖瓣狭窄

1. 一般治疗

（1）应限制体力劳动或适当卧床休息，减轻心脏负荷。

（2）有心功能不全者，应低钠饮食。合理应用利尿剂、ACEI、β 受体阻滞剂、洋地黄等药物。

（3）风心病防止风湿热复发，积极防治猩红热、急性扁桃体炎、咽炎等链球菌感染。

2. 并发症的处理

（1）大量咯血：应取坐位，用镇静剂，静脉注射利尿剂，以降低肺静脉压。

（2）急性肺水肿：处理原则与急性左心衰竭所致的肺水肿相似。但应注意：①避免使用以扩张小动脉为主、减轻心脏后负荷的血管扩张药物，应选用以扩张静脉系统、减轻心脏前负荷为主的硝酸酯类药物。②正性肌力药物对二尖瓣狭窄的肺水肿无益，仅在心房颤动伴快速心室率时可静注毛花苷 C（西地兰），以减慢心室率。

（3）心房颤动：治疗目的为满意控制心室率，争取恢复和保持窦律，预防血栓栓塞。

1）急性发作伴快速心室率：①如血流动力学稳定，可先静注毛花苷 C，以减慢心室率。该药起效较慢，且常不能满意控制心室率，此时应联合经静脉使用 β 受体阻滞剂、地尔硫䓬、维拉帕米。②如血流动力学不稳定，出现肺水肿、休克、心绞痛或晕厥时，应立即电复律；如复律失败，应尽快用药减慢心室率。

2）慢性心房颤动：①如心房颤动病程＜1年，左心房直径＜60mm，无高度或完全性房室传导阻滞和病态窦房结综合征，可行电复律或药物转复，成功恢复窦性心律后需长期口服抗心律失常药物，预防或减少复发；复律之前3周和成功复律之后4周需服抗凝药物（华法林），预防栓塞。②如患者不宜复律，或复律失败，或复律后不能维持窦性心律且心室率快，则可口服 β 受体阻滞剂，控制静息时的心室率在70次/分左右、日常活动时的心率在90次/分左右；如心室率控制不满意，可加用地高辛，每日0.125～0.25mg。③如无禁忌证，应长期服用华法林或达比加群、利伐沙班等，预防血栓栓塞。

（4）预防栓塞：参考“第八单元细目四”。

（5）右心衰竭：限制钠盐摄入，应用利尿剂等。

3. 介入和手术治疗 为治疗本病的有效方法。当二尖瓣口有效面积＜1.5cm^2，伴有症状，尤其症状进行性加重时，应用介入或手术方法扩大瓣口面积，减轻狭窄；如肺动脉高压明显，即使症状轻，也应及早干预。

（1）经皮球囊二尖瓣成形术：为缓解单纯二尖瓣狭窄的首选方法。

适应证：①瓣叶（尤其是前叶）活动度好，无明显钙化，瓣下结构无明显增厚的患者。②高龄。③伴有严重冠心病。④因其他严重的肺、肾、肿瘤等疾病不宜手术或拒绝手术。⑤妊娠伴严重呼吸困难。⑥外科分离术后再狭窄的患者。

术前可用经食管超声探查有无左心房血栓，对于有血栓或慢性心房颤动的患者应在术前充分用华法林抗凝。

（2）闭式分离术：目前临床已很少使用。

（3）直视分离术：较闭式分离术解除瓣口狭窄的程度大，因而血流动力学改善更好。

适应证：瓣叶严重钙化、病变累及腱索和乳头肌、左房内有血栓的二尖瓣狭窄的患者。

（4）人工瓣膜置换术

适应证：①严重瓣叶和瓣下结构钙化、畸形，不宜做分离术者。②二尖瓣狭窄合并明显二尖瓣关闭不全者。人工瓣膜置换术手术死亡率和术后并发症均高于分离术。术后存活者，心功能恢复较好。

（二）二尖瓣关闭不全

1. 内科治疗 ①伴风湿活动者需抗风湿治疗，并预防风湿热复发。②预防感染性心内膜炎。③无症状、心功能正常者无须特殊治疗，但应定期随访。④心房颤动的处理同二尖瓣狭窄，但维持窦性心律不如在二尖瓣狭窄时重要（除因房颤导致心功能显著恶化的少数情况需恢复窦性心律外，多数只需满意控制心室率），慢性心房颤动有体循环栓塞史、超声检查见左心房血栓者，应长期抗凝治疗。⑤心力衰竭者，应限制钠盐摄入，使用利尿剂、血管紧张素转换酶抑制剂、β 受体阻滞剂和洋地黄。

2. 外科治疗 为恢复瓣膜关闭完整性的根本措施，应在发生不可逆的左心室功能不全之前施行，否则术后预后不佳。

适应证：①重度二尖瓣关闭不全伴心功能 NYHA Ⅲ或Ⅳ级。②心功能 NYHA Ⅱ级伴心脏大，左室收缩末期容量指数（LVESVI）＞30mL/m^2。③重度二尖瓣关闭不全，左室射血分数（LVEF）减低，左室收缩及舒张末期内径增大，LVESVI 高达60mL/m^2，虽无症状也应考虑手术治疗。

手术方法：①瓣膜修补术：如瓣膜损坏较轻，瓣叶无钙化，瓣环有扩大，但瓣下腱索无严重增厚者可行瓣膜修复成形术；但 LVEF ≤ 0.15～0.20 时为禁忌。②人工瓣膜置换术：瓣叶钙化，瓣下结构病变严重，感染性心内膜炎或合并二尖瓣狭窄者必须置换人工瓣；严重左心室功能不全（LVEF ≤ 0.30～0.35）或左心室重度扩张（左心室舒张末内径 LVEDD ≥ 80mm，左心室舒张末容量指数 LVEDVI ≥ 300mL/m^2），已不宜换瓣。

（三）主动脉瓣狭窄

1. 内科治疗

（1）目的：确定狭窄程度，观察狭窄进展情况，为有手术指征的患者选择合理手术时间。

（2）治疗措施：①预防感染性心内膜炎和风湿热。②无症状的轻度狭窄患者每两年复查1次；中和重度狭窄的患者应避免剧烈体力活动，每6～12个月复查1次。③如有频发房性期前收缩，应予抗心律失常药物，预防心房颤动；主动脉瓣狭窄患者不能耐受心房颤动，一旦出现，应及时转复为窦性心律（其他可导致症状或血流动力学后果的心律失常也应积极治疗）。④心绞痛可试用硝酸酯类药物。⑤心力衰竭者应限制钠盐摄入，可用洋地黄类药物和小心应用利尿剂（过度利尿可因低血容量致左心室舒张末压降低和心排血量减少，发生直立性低血压）。⑥不可使用作用于小动脉的血管扩张剂，以防血压过低。

2. 外科治疗 人工瓣膜置换术：为治疗成人主动脉瓣狭窄的主要方法。无症状的轻、中度狭窄患者无手术指征。

适应证：①重度狭窄（瓣口面积< $0.75cm^2$ 或平均跨瓣压差> 50mmHg）伴心绞痛、晕厥或心力衰竭症状为手术的主要指征。②无症状的重度狭窄患者，如伴有进行性心脏增大和/或明显左心室功能不全，也应考虑手术。

严重左心室功能不全、高龄、合并主动脉瓣关闭不全或冠心病，增加手术和术后晚期死亡风险，但不是手术禁忌证。

3. 经皮球囊主动脉瓣成形术 中期结果令人失望；临床应用范围局限。

适应证：①由于严重主动脉瓣狭窄的心源性休克者。②严重主动脉瓣狭窄需急诊非心脏手术治疗，因有心力衰竭而具极高手术危险者，作为以后人工瓣膜置换的过渡。③严重主动脉瓣狭窄的妊娠妇女。④严重主动脉瓣狭窄，拒绝手术治疗的患者。

（四）主动脉瓣关闭不全

1. 内科治疗 ①预防感染性心内膜炎，如为风心病有风湿活动应预防风湿热。②梅毒性主动脉炎应予1疗程青霉素治疗。③舒张压> 90mmHg者应用降压药。④无症状的轻或中度反流者，应限制重体力活动，并每1～2年随访1次；有严重主动脉瓣关闭不全和左心室扩张，即使无症状，亦应使用血管紧张素转换酶抑制剂，以延长无症状和心功能正常时期，推迟手术时间。⑤左室收缩功能不全出现心力衰竭时应用血管紧张素转换酶抑制剂和利尿剂，必要时可加用洋地黄类药物。⑥心绞痛可用硝酸酯类药物。⑦积极纠正心房颤动和治疗心律失常，主动脉瓣关闭不全患者耐受这些心律失常的能力极差。⑧如有感染应及早积极控制。

2. 外科治疗 人工瓣膜置换术为严重主动脉瓣关闭不全的主要治疗方法，应在不可逆的左心室功能不全发生之前进行。

无症状（呼吸困难或心绞痛）和左心室功能正常的严重反流不需手术，但需密切随访。

下列情况的严重关闭不全应手术治疗：①有症状和左心室功能不全者。②无症状伴左心室功能不全者，经系列无创检查（超声心动图、放射性核素心室造影等）显示持续或进行性左心室收缩末容量增加或静息射血分数降低者应手术；如左心室功能测定为临界值或不恒定的异常，应密切随访。③有症状而左心室功能正常者，先试用内科治疗，如无改善，不宜拖延手术时间。

手术禁忌证：LVEF ≤ 0.15 ～ 0.20，LVEDD ≥ 80mm 或 LVEDVI ≥ $300mL/m^2$。

（五）联合瓣膜病变

1. 内科治疗 与单瓣膜损害者相同。

2. 手术治疗 为其主要方法。因多瓣膜人工瓣膜置换术有较大的危险性，死亡率高，所以术前确诊及明确损害的相对程度对治疗决策至关重要。如明显二尖瓣狭窄可掩盖并存的主动脉瓣疾病，手术仅纠正前者的梗阻，将导致左室负荷骤增，引起急性肺水肿，增加手术死亡率。左心人工瓣膜置换术时，如未对明显损害的三尖瓣给予相应的手术，术后改善则欠佳。继发于主动脉瓣反流的二尖瓣关闭不全，轻者于主动脉瓣置换术后可缓解，重者需做瓣环成形术。因此，术前应进行左、右心导管术和心血管造影以确定诊断和治疗方法。

［常考考点］各型瓣膜病的首选手术方法。

要点七 中医辨证论治

证型	辨证要点	治法	方剂
心肺瘀阻证	心悸气短，胸痛憋闷，或咳痰咯血，两颧紫红，甚者面色瘀暗、唇紫，舌质瘀暗或有瘀点，脉细数或结、代	行气活血化瘀	血府逐瘀汤加减
气血亏虚证	心悸气短，动则尤甚，头晕目眩，身困乏力，面色无华，纳少失眠，舌淡苔薄白，脉细弱	益气养血，宁心安神	归脾汤加减
气阴两虚证	心悸气短，倦怠乏力，头晕目眩，面色无华，动则汗出，自汗或盗汗，夜寐不宁，口干，舌质红或淡红，苔薄白，脉细数无力或促、结、代	益气养阴，宁心复脉	炙甘草汤加味
气虚血瘀证	心悸气短，头晕乏力，面色或暗，口唇青紫，自汗，颈静脉怒张，胁下痞块，舌有紫斑、瘀点，脉细涩或结、代	益气养心，活血通脉	独参汤合桃仁红花煎加减
心肾阳虚证	心悸，喘息不能平卧，颜面及肢体浮肿，或伴胸水、腹水，脘痞腹胀，形寒肢冷，大便溏泄，小便短少，舌体胖大，质淡，苔薄白，脉沉细无力或结、代	温补心肾，化气行水	参附汤合五苓散加减

［常考考点］心脏瓣膜病的辨证论治。

【例题实战模拟】

A1 型题

1. 风湿性心脏瓣膜病的主要病因是

A. 七情所伤 B. 饮食不节 C. 禀赋不足 D. 劳倦体虚 E. 感受外邪

2. 风湿性心脏瓣膜病并发栓塞，最常见于

A. 二尖瓣狭窄合并心力衰竭 B. 二尖瓣狭窄合并心房纤颤

C. 二尖瓣关闭不全合并心力衰竭 D. 二尖瓣关闭不全合并主动脉瓣关闭不全

E. 二尖瓣狭窄合并关闭不全

3. 风湿性心脏瓣膜病心肾阳虚证的治法是

A. 益气养阴，宁心复脉 B. 温肾助阳，泻肺行水 C. 温补心肾，化气行水

D. 益气养心，活血通脉 E. 滋补肾阴，补虚固脱

A2 型题

4. 患者，男，63 岁。风湿性心脏病 25 年。心悸气短，胸痛憋闷，或咳痰咯血，两颧紫红，甚者面色瘀暗、唇紫，舌质瘀暗或有瘀点，脉细数或结、代。治疗方剂选用

A. 血府逐瘀汤加减 B. 归脾汤加减 C. 炙甘草汤加味

D. 独参汤合桃仁红花煎加减 E. 参附汤合五苓散加减

5. 患者，女，32 岁。劳累后气促、咳嗽、水肿 8 年。年幼时曾有一次长期发热伴关节痛史。检查：心率 120 次 / 分，节律不齐，心尖区有舒张期杂音，肺底湿啰音，肝肿大；心电图示房颤。应首先考虑的是

A. 二尖瓣关闭不全 B. 二尖瓣狭窄 C. 主动脉瓣关闭不全 D. 主动脉瓣狭窄 E. 三尖瓣狭窄

【参考答案】

1. E 2. B 3. C 4. A 5. B

细目十三 病毒性心肌炎

病毒性心肌炎（viral myocarditis）是指病毒感染引起的以心肌非特异性炎症为主要病变的心肌疾病，有时可累及心包、心内膜等。病情轻重不一，轻者临床表现较少，重者可发生严重心律失常、心力衰竭、心源性休克，甚至猝死。初期临床表现有发热、咽痛、腹泻、全身酸痛等，以后则感心悸心慌、胸闷胸痛、倦怠乏力等。

本病可归属于中医学“心悸”“胸痹”等范畴。

要点一 西医病因与发病机制

1. 病因 很多病毒都可能引起心肌炎，其中以肠道病毒包括柯萨奇 A、B 组病毒，孤儿（ECHO）病毒，脊髓灰质炎病毒等为常见，尤其是柯萨奇 B 组病毒（coxsackie virus B，CVB）占 30% ～ 50%。此外，人类腺病毒、流感病毒、风疹病毒、单纯疱疹病毒、脑炎病毒、肝炎（A、B、C 型）病毒及 HIV 等都能引起心肌炎。

2. 发病机制 目前认为，病毒对心肌的直接损伤和继发性免疫损伤是主要的发病机制。第一阶段为病毒复制期，以病毒直接对心肌的损伤为主；第二阶段为免疫变态反应期，以免疫反应对心肌的损伤为主。

［常考考点］病毒对心肌的直接损伤和继发性免疫损伤是主要的发病机制。

要点二 中医病因病机

中医学认为，本病的发生是由于体质虚弱、正气不足，复感温热病邪，湿毒之邪侵入，内舍于心，损伤心脏所致。

1. 热毒侵心 素体虚弱，肺卫不固，外感时邪热毒，内舍于心，损伤心脏，使主血脉、主神明功能受损。

2. 湿毒犯心 湿毒之邪循经注入心中，心脏体用俱损而发为心痹，胸闷如窒，心悸不安。

3. 心阴虚损 素体虚弱，或久病体虚，或邪热耗伤心阴，心阴受损，虚火内扰发为本病。

4. 气阴两虚 外感时邪热毒，耗气伤阴，或湿毒伤脾，运化无权，生化乏源，心脏失荣而发本病。

5. 阴阳两虚 禀赋不足、素体虚弱或久病体虚，感受时邪热毒，损伤气阴，继伤心阳，而成阴阳两虚，心失所养而心悸。

总之，本病病位在心，与肺、脾关系密切。正气不足、邪毒侵心是发病的关键。心、肺、脾虚为本，热毒、湿毒、饮、瘀为标；邪毒先伤肺、脾，继损心、肾，而成本虚标实、虚实夹杂之证。

［常考考点］本病病位在心，与肺、脾关系密切。正气不足、邪毒侵心是发病的关键。心、肺、脾虚为本，热毒、湿毒、饮、瘀为标，总属本虚标实之证。

要点三　临床表现

1. 症状

（1）病毒感染表现：多数患者发病前1～3周内有呼吸道或消化道感染的病史。表现为发热、咽痛、咳嗽、全身不适、乏力等“感冒”样症状，或恶心、呕吐、腹泻等胃肠道症状。

（2）心脏受累表现：病毒感染1～3周后，患者出现心悸、气短、心前区不适或隐痛，重者呼吸困难、浮肿等。大部分患者以心律失常为主诉或首发症状；少数患者无明显症状；还有极少数患者发生阿－斯综合征、心力衰竭、心源性休克或猝死。

2. 体征

（1）心率增快：心率增快与发热不平衡，休息及睡眠时亦快；或心率异常缓慢，均为心肌炎的可疑征象。

（2）心脏扩大：轻者可无扩大，一般为暂时性扩大。

（3）心音改变：重症心肌炎听诊心尖区可有第一心音减弱，和/或闻及病理性第三心音，或呈钟摆联律或胎心律。

（4）心脏杂音和心包摩擦音：心室扩大者有相对性二尖瓣关闭不全，在心尖区可闻及收缩期杂音；心包受累时可闻及心包摩擦音。

3. 并发症

（1）心律失常：各种心律失常极常见，以早搏和房室传导阻滞最多见；恶性室性心律失常或严重心脏传导阻滞是导致本病患者猝死的主要原因。

（2）心力衰竭：可有颈静脉怒张、肺部啰音、肝大、舒张期奔马律，重者可出现心源性休克。

［常考考点］病毒性心肌炎的临床症状、体征和常见并发症。

要点四　实验室检查及其他检查

1. 血液检查

（1）病程早期白细胞计数可升高；常有血沉增快。

（2）心肌酶学和肌钙蛋白：①急性期或慢性心肌炎活动期可有肌酸激酶（CK）、肌酸激酶同工酶（CK-MB）等心肌酶学检查指标增高。②血清肌钙蛋白I（cTnI）和肌钙蛋白T（cTnT）对心肌损伤的诊断有较高的特异性和敏感性。

2. 病毒学检查

（1）咽拭子或粪便中分离出病毒。

（2）心内膜下心肌活检可检测出病毒、病毒基因片段或特异性病毒蛋白抗原。

（3）病理学检查可见心肌炎性细胞浸润伴心肌细胞变性或坏死，对本病的诊断和预后判断有决定意义。

3. 心电图

（1）心律失常：①早搏最常见。②其次为房室传导阻滞，以一度房室传导阻滞多见；还可有束支传导阻滞、阵发性心动过速等。③窦性心动过速。

（2）ST-T改变：ST段压低、T波低平或倒置，合并心包炎可有ST段抬高。

4. X线　弥漫性心肌炎或合并心包炎者，心影增大，搏动减弱。

5. 超声心动图　可有左室收缩或舒张功能异常，节段性及区域性室壁运动异常，室壁厚度增加，心肌回声反射增强或不均匀；右室扩张及运动异常等。

6. 核素检查　可见左室射血分数减低，心肌显像可了解有无心肌损伤或坏死及其范围。

［常考考点］病毒性心肌炎的特异性检查方法。

要点五　诊断

（一）诊断要点

1999年全国心肌炎心肌病专题研讨会提出的成人急性心肌炎诊断参考标准如下：

1. 病史与体征 在上呼吸道感染、腹泻等病毒感染后 3 周内出现与心脏相关的表现，如不能用一般原因解释的感染后严重乏力、胸闷头晕（心排血量降低）、心尖第一心音明显减弱、舒张期奔马律、心包摩擦音、心脏扩大、充血性心力衰竭或阿 – 斯综合征等。

2. 心律失常或心电图改变 上述感染后 3 周内出现下列心律失常或心电图改变：

（1）窦性心动过速、房室传导阻滞、窦房传导阻滞或束支传导阻滞。

（2）多源、成对室性期前收缩，自主性房性或交界性心动过速，阵发性或非阵发性室性心动过速，心房或心室扑动或颤动。

（3）两个以上导联 ST 段呈水平形或下斜形下移≥ 0.05mV 或 ST 段异常抬高或出现异常 Q 波。

3. 心肌损伤的参考指标

（1）病程中血清 cTnI 或肌 cTnT（强调定量测定）、CK–MB 明显增高。

（2）超声心动图示心腔扩大或室壁活动异常和 / 或核素心功能检查证实左室收缩或舒张功能减弱。

4. 病原学依据

（1）测出病毒、病毒基因片段或病毒蛋白抗原：在急性期从心内膜、心肌、心包或心包穿刺液中检测出病毒、病毒基因片段或病毒蛋白抗原。

（2）病毒抗体阳性：第二份血清中同型病毒抗体（如柯萨奇 B 组病毒中和抗体或流行性感冒病毒血凝抑制抗体等）滴度较第一份血清升高 4 倍（两份血清应相隔两周以上）或一次抗体效价≥ 640，320 者为可疑（可根据不同实验室标准决定，如以 1∶32 为基础者则宜以≥ 256 为阳性，128 为可疑阳性）。

（3）病毒特异性 IgM 阳性：以≥ 1∶320 者为阳性（严格质控条件下可按各实验室诊断标准）。如同时有血中肠道病毒核酸阳性者更支持有近期病毒感染。

注：同时具有上述 1、2（三项中任何一项）、3 中任何两项。在排除其他原因心肌疾病后临床上可诊断急性病毒性心肌炎。如具有 4 中的第一项者可从病原学上确诊急性病毒性心肌炎；如仅具有 4 中第二、三项者，在病原学上只能拟诊为急性病毒性心肌炎。

如患者有阿 – 斯综合征发作、充血性心力衰竭伴或不伴心肌梗死样心电图改变、心源性休克、急性肾衰竭、持续性室性心动过速伴低血压发作或心肌心包炎等在内的一项或多项表现，可诊断为重症病毒性心肌炎；如仅在病毒感染后 3 周内出现少数期前收缩或轻度 T 波改变，不宜轻易诊断为急性病毒性心肌炎。

［常考考点］病毒性心肌炎的诊断标准。

（二）临床分期、证型与临床表现

1. 临床分期

（1）急性期：新发病，临床症状明显而多变，病程多在 3 个月以内。

（2）恢复期：临床症状和心电图改变等逐渐好转，但尚未痊愈，病程 3 个月～ 1 年。

（3）慢性期：临床症状反复出现，心电图和 X 线改变无改善，实验室检查有病情活动的表现，病程在 1 年以上。

2. 临床分型及临床表现

（1）轻型：一般无明显症状，心界不大，心脏听诊正常，但有心电图变化，病程一般数周至数月，预后较好。

（2）中等型：多有胸闷、心前区不适、心悸、乏力等症状，心率增快，心音低钝并有奔马律，心脏轻度或中度扩大，部分患者可发生急性心力衰竭，多有明显的心电图改变。

（3）重型：起病急，发病迅速，多出现急性心衰或心源性休克、严重心律失常或晕厥等，病情危重且急剧恶化，可在数小时或数日内死亡，预后较差。重型及暴发病例患者少数可出现急性期后持续心脏扩大和（或）心功能不全，临床表现与扩张型心肌病类似，被称为“亚急性或慢性心肌炎”“扩张型心肌病综合征”等。

［常考考点］病毒性心肌炎的分期（急性期、恢复期和慢性期）和证型（轻型、中等型和重型）。

要点六　西医治疗

（一）治疗原则

病毒性心肌炎急性期应注意休息，酌情采用抗病毒治疗，必要时使用抗生素；改善心肌代谢，调节机体免疫功能，防治并发症；重症患者可考虑短期使用糖皮质激素。

（二）治疗措施

1. 一般治疗

（1）休息：急性期卧床休息，直到症状消失、心电图正常：①有心肌坏死、心绞痛、心衰、心律失常，应卧床休息3～6个月。②心脏增大、严重心律失常、重症心衰，应卧床休息半年至1年，直至心脏缩小、心衰控制。

（2）饮食：进食易消化，富含维生素、蛋白质的食物。保持大便通畅。

2. 抗感染治疗 抗病毒药物的疗效尚难以肯定。

（1）一般主张流感病毒致心肌炎可试用吗啉胍（ABOB）、金刚胺等。

（2）疱疹病毒性心肌炎可试用阿糖腺苷、三氮唑核苷等。

（3）病毒感染（尤其是流感病毒、柯萨奇病毒及腮腺炎病毒）常继发细菌感染，或以细菌感染为条件因子，一般多主张使用广谱抗生素及时处理。

3. 调节细胞免疫功能药物 α－干扰素，也可酌情选用胸腺素、转移因子等。

4. 肾上腺糖皮质激素 一般患者不必应用，特别是最初发病10天内。对合并难治性心力衰竭、严重心律失常（如高度房室传导阻滞）、严重毒血症状，重症患者或自身免疫反应强烈的患者可使用，一般疗程不宜超过两周。常用药物有泼尼松、氢化可的松、地塞米松等。

5. 改善心肌细胞营养与代谢药物 ①可选用三磷酸腺苷（ATP）或三磷酸胞苷（CTP）、辅酶A、肌苷、牛磺酸等。②极化液疗法。③大剂量维生素C。④1，6–二磷酸果糖。

6. 并发症的治疗

（1）心律失常原则上按一般心律失常处理。①如早搏频繁或快速性心律失常，可选用抗心律失常药物治疗，如胺碘酮、普罗帕酮（心律平）等。②室性心动过速、室扑或室颤，应尽早直流电复律，亦可用利多卡因、胺碘酮静脉注射。③心动过缓者，可用阿托品或山莨菪碱（654–2），必要时加用肾上腺糖皮质激素治疗。④如并发高度房室传导阻滞、窦房结损害而引起晕厥或低血压者，则需要电起搏，安放临时人工心脏起搏器帮助患者渡过急性期。

（2）心力衰竭应绝对卧床休息、吸氧、限制钠盐。应用洋地黄类药物必须谨慎，宜从小剂量开始，以避免毒性反应。根据病情可选用扩血管药、血管紧张素转换酶抑制剂和利尿剂。

（3）心源性休克者应及时进行抗休克治疗。

［常考考点］病毒性心肌炎的治疗原则和治疗措施。

要点七　中医辨证论治

证型	辨证要点	治法	方剂
热毒侵心证	发热微恶寒，头身疼痛，鼻塞流涕，咽痛口渴，口干口苦，小便黄赤，心悸气短，胸闷或隐痛，舌红苔薄黄，脉浮数或结、代	清热解毒，宁心安神	银翘散加减
湿毒犯心证	发热微恶寒，恶心欲呕，腹胀腹痛，大便稀溏，困倦乏力，口渴，心悸，胸闷或隐痛，舌红苔黄腻，脉濡数或促、结、代	解毒化湿，宁心安神	葛根芩连汤合甘露消毒丹加减
心阴虚损证	心悸胸闷，口干心烦，失眠多梦，或有低热盗汗，手足心热，舌红，无苔或少苔，脉细数或促、结、代	滋阴清热，养心安神	天王补心丹加减
气阴两虚证	心悸怔忡，胸闷或痛，气短乏力，失眠多梦，自汗盗汗，舌质红，苔薄或少苔，脉细数无力或促、结、代	益气养阴，宁心安神	炙甘草汤合生脉散加减
阴阳两虚证	心悸气短，胸闷或痛，面色晦暗，口唇发绀，肢冷畏寒，甚则喘促不能平卧，咳嗽，吐涎痰，夜难入寐，浮肿，大便稀溏，舌淡红，苔白，脉沉细无力或促、结、代	益气温阳，滋阴通脉	参附养荣汤加味

［常考考点］病毒性心肌炎的辨证论治。

【知识纵横比较】

中西医结合内科学与儿科学病毒性心肌炎的证治比较

病毒性心肌炎（中西医结合内科学）		病毒性心肌炎（中西医结合儿科学）	
证型	方剂	证型	方剂
热毒侵心证	银翘散加减	风热犯心证	银翘散加减
湿毒犯心证	葛根芩连汤合甘露消毒丹加减	湿热侵心证	葛根黄芩黄连汤加减
气阴两虚证	炙甘草汤合生脉散加减	气阴两虚证	炙甘草汤合生脉散加减
心阴虚损证	天王补心丹加减	心阳虚弱证	桂枝甘草龙骨牡蛎汤加减
阴阳两虚证	参附养荣汤加味	—	—
—	—	痰瘀阻络证	瓜蒌薤白半夏汤合失笑散加减

【例题实战模拟】

A1 型题

1. 病毒性心肌炎热毒侵心证的治法是

A. 辛温通阳，开痹散寒　B. 益气活血，通脉止痛　C. 益气养阴，活血通络

D. 滋阴益肾，养心安神　E. 清热解毒，宁心安神

2. 下列可以确诊病毒性心肌炎的是

A. 前 1 ～ 3 周有上呼吸道或消化道感染史　B. 出现乏力、头晕、心前区疼痛

C. 阿 – 斯综合征　D. 血清 cTnI 或肌 cTnT 异常增高

E. 心内膜检测到病毒

3. 病毒性心肌炎湿毒犯心证的治疗方剂是

A. 银翘散　B. 葛根芩连汤合甘露消毒丹　C. 天王补心丹

D. 炙甘草汤合生脉散　E. 参附养荣汤加味

A2 型题

4. 患者，男，24 岁。3 周前有感冒病史。现症见心悸气短，胸闷或痛，面色晦暗，口唇发绀，肢冷畏寒，喘促不能平卧，咳嗽，吐涎痰，夜难入寐，浮肿，大便稀溏，舌淡红，苔白，脉沉细无力。其证候是

A. 热毒侵心证　B. 湿毒犯心证　C. 气阴两虚证　D. 心阴虚损证　E. 阴阳两虚证

5. 患者，女，34 岁。2 周前患腹泻。现症见心悸胸闷，口干心烦，失眠多梦，低热盗汗，手足心热，舌红，少苔，脉细数。治宜选用

A. 银翘散加减　B. 葛根芩连汤合甘露消毒丹加减　C. 炙甘草汤合生脉散加减

D. 天王补心丹加减　E. 参附养荣汤加味

【参考答案】

1. E　2. E　3. B　4. E　5. D

细目十四　扩张型心肌病

扩张型心肌病指伴有心功能障碍的心肌疾病。1995 年世界卫生组织和国际心脏病学会（WHO/ISFC）将心肌病分为扩张型心肌病、肥厚型心肌病、限制型心肌病、致心律失常型右室心肌病四型。

扩张型心肌病是一种异质性心肌病，以心室扩大和心肌收缩功能降低为特征，发病时除外高血压、心脏瓣膜病、先天性心脏病或缺血性心脏病等。临床表现为心脏逐渐扩大、心室收缩功能降低、心衰、室性和室上性心律失常、传导系统异常、血栓栓塞和猝死等。

要点一 西医病因病理

（一）病因

扩张型心肌病病因尚不明确。病毒感染被认为是主要的原因。动物实验中柯萨奇病毒不仅可引起病毒性心肌炎，亦可导致类似扩张型心肌病病变。病毒对心肌的直接损伤，或体液、细胞免疫反应所致心肌炎可导致和诱发扩张型心肌病。此外，家族遗传、基因异常、围生期、抗肿瘤药物、酒精中毒、代谢异常和神经激素受体异常等多因素亦可引起本病。

（二）病理

扩张型心肌病主要特征是一侧或双侧心腔扩大，有收缩功能障碍，产生充血性心力衰竭。以心腔扩张为主，肉眼可见各心腔扩大，室壁变薄，纤维瘢痕形成，常有附壁血栓。瓣膜、冠状动脉多无病变。组织学上可见非特异性心肌纤维肥大，细胞核固缩、变性或消失，胞浆内有空泡形成，特别是不同程度的纤维化等病变混合存在。

要点二 中医病因病机

中医认为本病是由于先天不足，正气虚弱，感受毒邪，内舍于心，气滞血瘀，心失所养所致。

1. 感受邪毒 多从口鼻而受，肺主气属卫，开窍于鼻，朝百脉；心主血脉属营，邪犯肺卫，未获疏解则浸淫血脉，流注入心；或邪毒由口内犯胃肠，沿循“胃之支脉”而逆犯于心。

2. 正气虚弱 先天不足，素体虚弱；或过度劳倦，起居失常，饮食失调，情志不节；或久病体弱等，易使正气内虚，卫外不固，营气失守，为六淫邪毒侵袭提供可乘之机。“邪之所凑，其气必虚”。

总之，本病病位在心，与肺、脾、肾关系密切。虚实夹杂，本虚标实，以心气虚弱、心脾肾阳虚为本，毒邪、瘀血、水饮、痰浊为标。病情严重者可发展为心阳暴脱，甚至阴阳离决而猝死。

要点三 临床表现

1. 主要症状 本病起病缓慢，多在临床症状明显时才就诊，主要表现为充血性心力衰竭，一般先有左心衰，以后出现右心衰。初时活动或活动后出现气促，以后休息时也有气促，或有端坐呼吸及阵发性夜间呼吸困难，继之出现水肿等。可有各种心律失常，部分病人可发生栓塞或猝死，病死率较高。

2. 主要体征 为心脏扩大，多数病人可听到第三心音或第四心音呈奔马律，可有相对二尖瓣或三尖瓣关闭不全所致的收缩期吹风样杂音，常有多种心律失常。左心衰可有交替脉、肺部啰音；右心衰有颈静脉怒张、肝肿大、浮肿等体征。

［常考考点］扩张型心肌病的症状和体征。

要点四 实验室检查及其他检查

1. 胸部 X 线检查 心影向左侧或双侧扩大，常伴有肺淤血、肺水肿、肺动脉高压或胸腔积液等表现。

2. 心电图

（1）各种心律失常：如各类期前收缩、心房颤动、传导阻滞等。

（2）ST-T 改变、低电压、R 波递增不良等心肌损害的表现。

（3）少数患者可有病理性 Q 波，多为心肌广泛纤维化的结果，需与心肌梗死相鉴别。

3. 超声心动图

（1）心脏扩大：早期左心室扩大，后期各心腔均扩大，常合并有二尖瓣和三尖瓣反流、肺动脉高压等。

（2）左室壁运动减弱：绝大多数左室壁运动弥漫性减弱、室壁相对变薄，可合并右室壁运动减弱。

（3）左室收缩功能下降：左室射血分数（LVEF）$<45\%$，左室短轴缩短率（LVFS）$<25\%$。M 型超声心动图上二尖瓣曲线呈低矮菱形的“钻石样”改变，E 峰与室间隔距离增大，常大于 15mm。附壁血栓多发生在左室心尖部。

4. 心脏核素检查 扩张型心肌病可见舒张末期和收缩末期左心室容积增大，心搏量降低；心肌显影表现为灶性散在性放射性减低。

5. 心导管检查和心血管造影 扩张型心肌病可见左室舒张末压、左房压和毛细血管楔压增高；有心力衰竭时心搏量、心脏指数减低。心室造影示左室扩大，弥漫性室壁运动减弱，心室射血分数低下。冠状动脉造影多数正常，可与冠心病相鉴别。

6. 心肌和心内膜活检 扩张型心肌病无特异性，可见心肌细胞肥大、变性、间质纤维化等，有时可用于病变的程度及预后评价的参考。肥厚型心肌病可见心肌细胞畸形肥大，排列紊乱。限制型心肌病可见心内膜增厚和心内膜下心肌纤维化。致心律失常型右室心肌病因心室壁非薄，不宜做此项检查。

7. 血液检查 扩张型心肌病患者常有血沉增快，偶有血清心肌酶活性增加，肝淤血时可有球蛋白异常。限制型心肌病可见白细胞特别是嗜酸性粒细胞增多。

要点五 诊断

扩张型心肌病凡临床上有心脏扩大、心律失常及心力衰竭的患者；超声心动图证实有全心扩大，以左心室扩大为主，心室腔大，室壁不厚，大心腔小瓣膜，室壁运动幅度普遍降低，左室射血分数<0.4者，应考虑本病的诊断。通过问诊、体格检查及影像学检查等方法排除急性病毒性心肌炎、风湿性心瓣膜疾病、冠心病、高心病、肺心病、先天性心血管疾病及各种继发性心肌病等后可确定诊断。

［常考考点］扩张型心肌病的诊断依据。

要点六 西医治疗

1. 非药物治疗 休息、禁烟、戒酒，限制体力劳动和低盐饮食，以防止病情恶化。

2. 药物疗法 治疗原则主要是针对心力衰竭和各种心律失常。因本病较易发生洋地黄中毒，故强心剂的应用宜小剂量。近几年合理应用血管紧张素转换酶抑制剂、β 受体阻滞剂、钙通道阻滞剂等能使心力衰竭症状得到控制并能延长生存时间，从小剂量开始，视症状、体征调整用量，长期口服。对于晚期患者，植入全自动（DDD）型起搏器有助于改善血流动力学。

室性心律失常引起明显血流动力学障碍时需电复律。预防栓塞性并发症可用口服抗凝药或抗血小板聚集药。改变心肌细胞代谢的药物辅酶 Q_{10}、牛磺酸、ATP、维生素、极化液等可作为辅助治疗。还应防治病毒感染、高血压、糖尿病、饮酒、营养障碍等病情恶化的因素。

3. 手术治疗 对顽固性心力衰竭，内科治疗无效者应考虑心脏移植。

要点七 中医辨证论治

证型	辨证要点	治法	方剂
邪毒犯心证	身热微恶寒，咽痛身痛，心悸，胸闷或痛，气短乏力，心烦少寐，舌尖红，苔薄黄，脉浮数或促、结、代	清热解毒，宁心安神	银翘散加减
气虚血瘀证	心悸气短，神疲乏力，动则较著，或有自汗，夜寐梦扰，舌暗淡或有瘀点，脉弱、涩或促、结、代	补益心气，活血化瘀	圣愈汤合桃红四物汤加减
气阴两虚证	心悸气短，活动后症状加重，头晕乏力，颧红，自汗或盗汗，失眠，口干，舌质红或淡红，苔薄白，脉细数无力或结、代	益气养阴，养心安神	炙甘草汤合天王补心丹
阳虚水泛证	心悸自汗，形寒肢冷，神疲尿少，下肢水肿，咳喘难以平卧，唇甲青紫，舌质淡暗或紫暗，苔白滑，脉沉细	温阳利水	真武汤加味
心阳虚脱证	心悸喘促，不能平卧，大汗淋漓，精神萎靡，唇甲青紫，四肢厥冷，舌质淡，苔白，脉细微欲绝	回阳固脱	四逆汤合参附龙牡汤加味

［常考考点］扩张性心肌病的辨证论治。

【知识纵横比较】

病毒性心肌炎与扩张型心肌病的证治比较

病毒性心肌炎		扩张型心肌病	
证型	方剂	证型	方剂
热毒侵心证	银翘散加减	邪毒犯心证	银翘散加减
湿毒犯心证	葛根芩连汤合甘露消毒丹加减	—	—
—	—	气虚血瘀证	圣愈汤合桃红四物汤加减
气阴两虚证	炙甘草汤合生脉散加减	气阴两虚证	炙甘草汤合天王补心丹

续表

病毒性心肌炎		扩张型心肌病	
证型	方剂	证型	方剂
心阴虚损证	天王补心丹加减	—	—
—	—	心阳虚脱证	四逆汤合参附龙牡汤加味
—	—	阳虚水泛证	真武汤加味
阴阳两虚证	参附养荣汤加味	—	—

【例题实战模拟】

A1 型题

1. 下列不属于扩张型心肌病病理因素的是

A. 毒邪　B. 瘀血　C. 水饮　D. 阴虚　E. 痰浊

2. 扩张型心肌病邪毒犯心证的治法是

A. 补益心气，活血化瘀　B. 益气养阴，养心安神　C. 清热解毒，宁心安神　D. 滋阴清热，养心安神　E. 解毒化湿，宁心安神

3. 扩张型心肌病气虚血瘀证的治疗方剂是

A. 圣愈汤合桃红四物汤加减　B. 炙甘草汤合天王补心丹　C. 真武汤加味　D. 四逆汤合参附龙牡汤加味　E. 银翘散加减

A2 型题

4. 患者，男，45 岁。诊断为扩张型心肌病。症见心悸自汗，形寒肢冷，神疲尿少，下肢水肿，咳喘难以平卧，唇甲青紫，舌质淡暗，苔白滑，脉沉细。治宜选用

A. 圣愈汤合桃红四物汤加减　B. 炙甘草汤合天王补心丹　C. 真武汤加味　D. 四逆汤合参附龙牡汤加味　E. 银翘散加减

5. 患者，女，32 岁。诊断扩张型心肌病。症见心悸气短，活动后症状加重，头晕乏力，颧红，盗汗，失眠，口干，舌质红或淡红，苔薄白，脉细数无力。其证候是

A. 心阳虚脱证　B. 阳虚水泛证　C. 气阴两虚证　D. 气虚血瘀证　E. 邪毒犯心证

【参考答案】

1. D　2. C　3. A　4. C　5. C

第三单元　消化系统疾病

细目一　急性胃炎

急性胃炎是指由不同病因引起的急性胃黏膜炎症。主要表现为腹胀、腹痛等上腹部症状。

本病与中医学的“胃瘅”相类似，可归属于“胃痛”“血证”“呕吐”等范畴。

要点一　西医病因病理

1. 病因

（1）急性应激：是最主要病因。包括严重创伤、大手术、严重感染、大面积烧伤、脑血管意外、休克和过度紧张等。

（2）化学性损伤：最常见的药物主要是非甾体类抗炎药，可通过抑制环氧合酶导致前列腺素的产生减少而削弱其对胃黏膜的保护作用。

（3）细菌感染：包括幽门螺杆菌、沙门菌、大肠杆菌等，因进食细菌或毒素污染的食物所致。

2. 病理　急性胃炎的病理变化为胃黏膜固有层炎症，以中性粒细胞浸润为主。

要点二　中医病因病机

本病中医病因主要为饮食伤胃、七情内伤以及寒邪犯胃等，这些病因均能引起胃受纳腐熟之功能失常，中焦气机不利，脾胃升降失职。若胃热过盛，热迫血行，或瘀血阻滞，血不循经，而出现呕血之症；或脾胃虚寒，脾虚不能统血，而见便血之症。

1. 寒邪客胃　寒凝胃脘，阳气被遏，气机阻滞，不通则痛。

2. 脾胃湿热　肝气郁结，日久化热，邪热犯胃，熏蒸湿土，故胃脘灼热胀痛，肝热可夹胆火上乘而见口苦口干。

3. 食积气滞　饮食不节，损伤脾胃，胃气壅滞，致胃失和降，不通则痛。

4. 肝气犯胃　情志不舒，肝气郁结不得疏泄，横逆犯胃而作痛。

5. 胃络瘀阻　气滞日久，导致血瘀内停，脉络壅滞，不通而痛。

6. 脾胃虚寒　饥饱失常，或劳倦过度，或久病脾胃受伤等，引起脾阳不足，中焦虚寒而发生胃脘疼痛。

7. 胃阴不足　胃痛日久，郁热伤阴，胃失濡养，故见胃痛隐隐。阴虚液耗津少，无以上承下溉，则口燥咽干、大便干结。

本病病位在胃，与肝、脾关系密切。病机是胃失和降，胃络受损。病理性质多属实证。

［常考考点］急性胃炎的病机是胃失和降，胃络受损。

要点三　临床表现

1. 临床特点　多数急性起病，症状轻重不一。

2. 症状　上腹饱胀、隐痛、食欲减退、恶心、呕吐、嗳气，重者可有呕血和黑便，细菌感染者常伴有腹泻。

3. 体征　上腹压痛。

［常考考点］急性胃炎的典型症状和体征。

要点四　实验室检查及其他检查

内镜检查可见胃黏膜弥漫性充血、水肿、渗出、出血和糜烂（腐蚀性胃炎急性期禁行内镜检查）。

［常考考点］急性胃炎内镜检查可见胃黏膜弥漫性充血、水肿、渗出、出血和糜烂。

要点五　诊断与鉴别诊断

（一）诊断

确诊有赖于内镜检查（内镜检查宜在出血发生后 24 ～ 48 小时内进行）。有近期服用 NSAID 史、严重疾病状态或大量饮酒患者，如发生呕血或黑便，应考虑急性糜烂出血性胃炎的可能。

（二）鉴别诊断

1. 胆囊炎　突发右上腹阵发性绞痛，常在饱餐、进油腻食物后或夜间发作，右上腹压痛、反跳痛及肌紧张、Murphy 征阳性，轻度白细胞升高，血清转氨酶、胆红素等升高。

2. 胰腺炎　剧烈而持续的上腹痛、恶心、呕吐，腹部压痛、肌紧张，肠鸣音减弱或消失，血清淀粉酶活性增高。

［常考考点］急性胃炎与胆囊炎和胰腺炎的鉴别。

要点六　西医治疗

1. 治疗原则是祛除病因，保护胃黏膜和对症处理。

2. 对严重疾病有可能引起胃黏膜损伤者，在积极治疗原发病的同时，可预防性使用 H_2 受体拮抗剂或质子泵抑制剂或胃黏膜保护剂。

3. 以呕吐、恶心或腹痛为主者可对症使用胃复安、东莨菪碱。

4. 脱水者补充水和纠正电解质紊乱。

5. 细菌感染引起者可根据病情选用敏感的抗生素。

要点七　中医辨证论治

证型	辨证要点	治法	方剂
寒邪客胃证	胃脘暴痛，遇冷痛剧，得热痛减，喜热饮食，脘腹胀满，舌淡苔白，脉弦紧迟	温中散寒，和胃止痛	香苏散合良附丸加减
湿热中阻证	胃痛灼热，胸腹痞满，头身重着，口苦口黏，饮食呆满，肛门灼热，大便不爽，舌苔厚腻，脉弦滑	清化湿热，理气止痛	清中汤加减
饮食伤胃证	伤食胃痛，饱胀拒按，嗳腐酸臭，厌恶饮食，恶心欲吐，吐后症轻，舌苔厚腻，脉弦滑	消食导滞，调理气机	保和丸加减
肝气犯胃证	胃脘痞闷，胃部胀痛，痛窜胁背，气怒痛重，嗳气呕吐，嘈杂吐酸，舌苔薄白，脉弦	疏肝和胃，理气止痛	柴胡疏肝散加减
胃络瘀阻证	胃脘疼痛如针刺，痛有定处，拒按，入夜尤甚，舌暗红或有瘀斑，脉弦涩	活血通络，理气止痛	失笑散合丹参饮加减
脾胃虚寒证	胃脘隐痛，喜按喜暖，纳少便溏，倦怠乏力，遇冷痛重，得暖痛减，口淡流涎，舌淡苔白，脉细弦紧	温补脾胃，散寒止痛	黄芪建中汤
胃阴不足证	胃热隐痛，口舌干燥，五心烦热，渴欲含漱，嘈杂干呕，大便干燥，舌红无苔，舌裂纹少津，脉细数	养阴益胃，和中止痛	一贯煎合芍药甘草汤加减

［常考考点］急性胃炎的辨证论治。

【知识纵横比较】

中西医结合内科学急性胃炎与儿科学胃炎的证治比较

急性胃炎（中西医结合内科学）		胃炎（中西医结合儿科学）	
证型	方剂	证型	方剂
饮食伤胃证	保和丸	乳食积滞证	伤食用保和丸；伤乳用消乳丸
寒邪客胃证	香苏散合良附丸	寒邪犯胃证	香苏散合良附丸
湿热中阻证	清中汤	湿热中阻证	黄连温胆汤
肝气犯胃证	柴胡疏肝散	肝气犯胃证	柴胡疏肝散
胃络瘀阻证	失笑散合丹参饮	—	—
脾胃虚寒证	黄芪建中汤	脾胃虚寒证	黄芪建中汤
胃阴不足证	一贯煎合芍药甘草汤	胃阴不足证	益胃汤

【例题实战模拟】

A1 型题

1. 急性胃炎最主要的病因是

A. 药物　B. 饮食　C. 急性应激　D. 大肠杆菌感染　E. 幽门螺杆菌感染

2. 急性胃炎的病机是

A. 胃失和降，胃络受损　B. 胃阴不足，胃失濡养　C. 脾阳不足，中焦虚寒

D. 血瘀内停，脉络壅滞　E. 食积气滞，胃气壅滞

3. 下列属于急性胃炎与胆囊炎鉴别要点的是

A. 疼痛部位　B. 疼痛的性质　C. 疼痛的时间　D. 有无压痛　E. Murphy 征阳性

A2 型题

4. 患者，男，30 岁。喝冰可乐以后，出现胃脘暴痛，得热痛减，喜热饮食，脘腹胀满，舌淡苔白，脉弦紧迟。其证候类型是

A. 脾胃虚寒证　B. 胃络瘀阻证　C. 肝气犯胃证　D. 饮食伤胃证　E. 寒邪客胃证

5. 患者，女，45岁。与家人争吵后出现胃痛。现症见胃脘痞闷，胃部胀痛，痛窜胁背，气怒痛重，嗳气呕吐，嘈杂吐酸，舌苔薄白，脉弦。适宜的方剂是

A. 失笑散合丹参饮　B. 柴胡疏肝散　C. 保和丸　D. 清中汤　E. 香苏散合良附丸

【参考答案】

1. C　2. A　3. E　4. E　5. B

细目二　慢性胃炎

慢性胃炎是指由各种病因引起的胃黏膜慢性炎症。主要表现为上腹痛或不适、上腹胀、早饱、嗳气、恶心等消化不良症状。

本病可归属于中医学“胃痛”“痞满”“嘈杂”等范畴。

要点一　西医病因病理

1. 病因

（1）幽门螺杆菌（Hp）感染：最主要病因。

（2）自身免疫：以富含壁细胞的胃体黏膜萎缩为主。胃酸分泌降低，内因子减少，影响维生素 B_{12} 吸收，导致恶性贫血。可伴有其他自身免疫病。

（3）其他：幽门括约肌功能不全、酗酒、非甾体抗炎药、高盐、刺激性食物等。

2. 病理　慢性胃炎病理变化是胃黏膜损伤与修复的慢性过程，主要病理学特征是炎症、萎缩和肠化生。

（1）炎症：是一种慢性非特异性炎症，表现以黏膜固有层淋巴细胞和浆细胞浸润为主，可有少数嗜酸性粒细胞存在。较多的中性粒细胞浸润在表层上皮和小凹皮细胞之间，提示活动性炎症存在。

（2）萎缩：固有腺体数目减少，黏膜层变薄，胃镜下黏膜血管网显露，常伴有化生和纤维组织、淋巴滤泡等的增生。

（3）化生：胃黏膜产生了不完全性再生，包括肠化生和假幽门腺化生。

（4）细胞异型性和腺体结构的紊乱为异常增生，是胃癌的癌前病变。

［常考考点］慢性胃炎的主要病因是幽门螺杆菌（Hp）感染，病理学特征是炎症、萎缩和肠化生。

要点二　中医病因病机

本病中医病因主要为寒邪客胃、饮食伤胃、肝气犯胃以及脾胃虚弱等。这些病因均能引起胃受纳腐熟之功能失常，中焦气机不利，脾胃升降失职。

1. 肝胃不和　情志不舒，肝气郁结不得疏泄，横逆犯胃而作痛。

2. 脾胃虚弱　饥饱失常，或劳倦过度，或久病脾胃受伤等，引起脾阳不足，中焦虚寒而发生胃脘疼痛。

3. 脾胃湿热　肝气郁结，日久化热，邪热犯胃，熏蒸湿土，故胃脘灼热胀痛。肝热可夹胆火上乘而见口苦口干。

4. 胃阴不足　胃痛日久，郁热伤阴，胃失濡养，故见胃痛隐隐。阴虚液耗津少，无以上承下溉，则口燥咽干，大便干结。

5. 胃络瘀阻　气滞日久，导致血瘀内停，脉络壅滞，不通而痛。

本病病位在胃，与肝、脾关系密切。病机有“不通则痛”和“不荣则痛”之分。初起多实，久病以虚为主，或虚实相兼，寒热错杂。

［常考考点］慢性胃炎的病机实则“不通则痛”，虚则“不荣则痛”。

要点三　临床表现

1. 临床特点　起病隐匿，病程迁延，慢性病程；大多没有明显症状，无特异性；症状与病理改变分级无明显相关。

2. 症状　幽门螺杆菌引起的慢性胃炎多数病人常无任何症状，部分病人表现为上腹胀满不适、隐痛，嗳气，反酸，食欲不佳等消化不良症状；自身免疫性胃炎患者可伴有贫血和维生素 B_{12} 缺乏。

3. 体征　多不明显，有时上腹部可出现轻度压痛。

要点四　实验室检查及其他检查

1. 胃镜及组织学检查　胃镜及组织学检查是慢性胃炎诊断的最可靠方法。

（1）浅表性胃炎（非萎缩性胃炎）：胃镜下可见黏膜充血、色泽较红、边缘模糊，多为局限性，水肿与充血区共存，形成红白相间征象，黏膜粗糙不平，有出血点，可有小的糜烂。

（2）萎缩性胃炎：则见黏膜失去正常颜色，呈淡红、灰色，呈弥散性，黏膜变薄，皱襞变细平坦，黏膜血管暴露，有上皮细胞增生或明显的肠化生。

组织学检查非萎缩性胃炎以慢性炎症改变为主，萎缩性胃炎则在此基础上有不同程度的萎缩与化生，常用取材部位为胃窦小弯、大弯、胃角及胃体下部小弯。

2. 幽门螺杆菌检测　见消化性溃疡。

3. 自身免疫性胃炎的相关检查　疑为自身免疫性胃炎者，应检测血 PCA 和 IFA；伴恶性贫血时，IFA 多呈阳性。血清维生素 B_{12} 浓度测定及维生素 B_{12} 吸收试验有助于恶性贫血的诊断。

4. 胃液分析和血清胃泌素测定　判断萎缩是否存在及分布部位和程度。胃体萎缩性胃炎胃酸降低，胃泌素明显升高；胃窦萎缩性胃炎胃酸正常或降低，胃泌素水平下降。

[常考考点] 浅表性胃炎和萎缩性胃炎的胃镜下表现。

要点五　诊断与鉴别诊断

（一）诊断

确诊必须依靠胃镜检查及胃黏膜活组织病理学检查。幽门螺杆菌检测有助于病因诊断。怀疑自身免疫性胃炎应检测相关自身抗体及血清胃泌素。

（二）鉴别诊断

1. 消化性溃疡　一般表现为发作性上腹疼痛，有周期性和节律性，好发于秋冬和冬春之交。钡餐造影可发现龛影或间接征象。胃镜检查可见黏膜溃疡。

2. 慢性胆囊炎　表现为反复发作右上腹隐痛，进食油脂食物常加重。B 超可见胆囊炎性改变，静脉胆道造影时胆囊显影淡薄或不显影，多合并胆囊结石。

3. 功能性消化不良　表现多样，可有上腹胀满、疼痛，食欲不佳等。胃镜检查无明显胃黏膜病变或仅有轻度炎症，吞钡试验可见胃排空减慢。

4. 胃神经症　多见于年轻妇女，常伴有神经官能症的全身症状。上腹胀痛症状使用一般对症药物多不能缓解，予以心理治疗或服用镇静剂有时可获疗效。胃镜检查多无阳性发现。

[常考考点] 慢性胃炎与消化性溃疡的鉴别。

要点六　西医治疗

1. 根除幽门螺杆菌　可改善胃黏膜组织学、预防消化性溃疡及可能降低胃癌发生的危险性及消化不良症状。特别适用于：①伴有胃黏膜糜烂、萎缩及肠化生、异常增生。②有明显症状，常规治疗疗效差。③有胃癌家族史。方法见消化性溃疡。

2. 不良症状的治疗　①饱胀为主要症状者予胃动力药，如胃复安、吗丁啉、西沙必利。②有恶性贫血时，给予维生素 B_{12} 肌注。③胃痛明显可用抑酸分泌药物（H_2 受体拮抗剂，H2-RA；质子泵抑制剂，PPI）或碱性抗酸药（氢氧化铝等）。

3. 胃黏膜保护药　适用于有胃黏膜糜烂、出血或症状明显者。药物有胶体次枸橼酸铋、硫糖铝等。

4. 异型增生的治疗　定期随访，预防性手术（内镜下胃黏膜切除术）。

要点七　中医辨证论治

证型	辨证要点	治法	方剂
肝胃不和证	胃脘胀痛或痛窜两胁，每因情志不舒而病情加重，得嗳气或矢气后稍缓，嗳气频频，嘈杂泛酸，舌质淡红，苔薄白，脉弦	疏肝理气，和胃止痛	柴胡疏肝散加减
脾胃虚弱证	胃脘隐痛，喜温喜按，食后胀满痞闷，纳呆，便溏，神疲乏力，舌质淡红，苔薄白，脉沉细	健脾益气，温中和胃	四君子汤加减

续表

证型	辨证要点	治法	方剂
脾胃湿热证	胃脘灼热胀痛，嘈杂，脘腹痞闷，口干口苦，渴不欲饮，身重肢倦，尿黄，舌质红，苔黄腻，脉滑	清利湿热，醒脾化浊	三仁汤加减
胃阴不足证	胃脘隐隐作痛，嘈杂，口干咽燥，五心烦热，大便干结，舌红少津，脉细	养阴益胃，和中止痛	益胃汤加减
胃络瘀阻证	胃脘疼痛如针刺，痛有定处，拒按，入夜尤甚，或有便血，舌暗红或紫暗，脉弦涩	化瘀通络，和胃止痛	失笑散合丹参饮加减

［常考考点］慢性胃炎的辨证论治。

【知识纵横比较】

中西医结合内科学急性胃炎、慢性胃炎与儿科学胃炎的证治比较

急性胃炎（中西医结合内科学）		慢性胃炎（中西医结合内科学）		胃炎（中西医结合儿科学）	
证型	方剂	证型	方剂	证型	方剂
肝气犯胃证	柴胡疏肝散	肝胃不和证	柴胡疏肝散	肝气犯胃证	柴胡疏肝散
湿热中阻证	清中汤	脾胃湿热证	三仁汤	湿热中阻证	黄连温胆汤
胃络瘀阻证	失笑散合丹参饮	胃络瘀阻证	失笑散合丹参饮	—	—
胃阴不足证	一贯煎合芍药甘草汤	胃阴不足证	益胃汤	胃阴不足证	益胃汤
脾胃虚寒证	黄芪建中汤	脾胃虚弱证	四君子汤	脾胃虚寒证	黄芪建中汤
寒邪客胃证	香苏散合良附丸	—	—	寒邪犯胃证	香苏散合良附丸
饮食伤胃证	保和丸	—	—	乳食积滞证	伤食用保和丸；伤乳用消乳丸

【例题实战模拟】

A1 型题

1. 治疗慢性胃炎和防止复发的关键是

A. 根除幽门螺杆菌　B. 制酸剂　C. 戒除烟酒，注意饮食，少吃刺激性食物
D. 胃动力药　E. 保护胃黏膜

2. 慢性胃炎脾胃虚弱证的治法是

A. 温中散寒，和胃止痛　B. 健脾益气，温中和胃　C. 养阴益胃，和中止痛
D. 清利湿热，醒脾化浊　E. 化瘀通络，和胃止痛

3. 治疗慢性胃炎胃阴不足证应首选

A. 一贯煎合芍药甘草汤　B. 三仁汤加减　C. 柴胡疏肝散加减
D. 失笑散合丹参饮加减　E. 益胃汤加减

4. 下列各项，胃镜检查所见对诊断萎缩性胃炎有意义的是

A. 胃黏膜增厚，呈花斑状　B. 黏膜苍白变平，黏膜血管暴露　C. 出血，糜烂
D. 胃黏膜变薄，色泽变淡　E. 病变范围为局限性

B1 型题

A. 三仁汤加减　B. 失笑散合丹参饮加减　C. 四君子汤加减　D. 柴胡疏肝散加减　E. 益胃汤加减

5. 治疗慢性胃炎脾胃虚弱证，应首选

6. 治疗慢性胃炎胃络瘀血证，应首选

【参考答案】

1. A　2. B　3. E　4. B　5. C　6. B

细目三　消化性溃疡

消化性溃疡是指胃肠道黏膜被胃酸和胃蛋白酶消化为基本因素的慢性溃疡。溃疡的黏膜坏死缺损超过黏膜肌层而有别于糜烂，分为胃溃疡（GU）与十二指肠溃疡（DU）两大类。主要表现为节律性上腹痛，周期性发作，伴有中上腹饱胀、嗳气、反酸等。

本病可归属于中医学“胃脘痛”“反酸”等范畴。

要点一　西医病因病理

1. 病因　幽门螺杆菌（HP）感染和服用非甾体抗炎药是最常见的病因。

（1）幽门螺杆菌：①消化性溃疡患者中 HP 感染率高。②根除 HP 可促进溃疡愈合和显著降低溃疡复发率。③ HP 感染改变黏膜侵袭因素与防御因素之间的平衡。

（2）非甾体抗炎药：削弱黏膜的防御和修复功能。

（3）胃酸和胃蛋白酶：胃酸 / 胃蛋白酶对黏膜自身消化。胃酸是溃疡形成的直接原因。

（4）其他因素：①吸烟影响溃疡愈合和促进溃疡复发。②遗传。③急性应激可引起急性应激性溃疡，使已有溃疡发作或加重。④胃、十二指肠运动异常可加重对黏膜的损害。

2. 病理　DU 多发生于十二指肠球部，前壁较常见，偶有发于球部以下者，称为球后溃疡；GU 以胃角和胃窦小弯常见。溃疡一般为单发，也可多发，在胃或十二指肠发生两个或两个以上溃疡称为多发性溃疡。溃疡直径一般小于 10mm，GU 稍大于 DU，偶可见到＞ 20mm 的巨大溃疡。

溃疡典型形状呈圆形或椭圆形，边缘光整，底部洁净，覆有灰白色或灰黄色纤维渗出物。活动性溃疡周围黏膜常有炎症水肿。溃疡浅者累及黏膜肌层，深者达肌层甚至穿透浆膜层而引起穿孔，血管溃破时引起出血。愈合时炎症水肿消退，边缘上皮细胞增生，其下肉芽组织纤维化，形成瘢痕，收缩使周围黏膜皱襞向其集中而引起局部畸形。显微镜下慢性溃疡基底部可分急性炎性渗出物、嗜酸性坏死层、肉芽组织和瘢痕组织 4 层。

［常考考点］DU 多发生于十二指肠球部，前壁较常见；GU 以胃角和胃窦小弯常见。

要点二　中医病因病机

本病中医病因为外邪犯胃、饮食伤胃、情志不畅以及脾胃素虚等，在这些病因的作用和影响下，发生胃受纳腐熟之功能失常，以致和降失司，胃气郁滞，不通则痛。

1. 肝胃不和　情志不舒，肝气郁结不得疏泄，横逆犯胃而作痛。

2. 脾胃虚寒　饥饱失常，或劳倦过度，或久病脾胃受伤等引起脾阳不足，中焦虚寒，或胃阴受损，失其濡养而发生疼痛。

3. 胃阴不足　胃痛日久，郁热伤阴，胃失濡润而脘痛绵绵不已。

4. 肝胃郁热　肝气郁结，日久化热，邪热犯胃而痛。肝热可夹胆火上乘，故口苦口干。

5. 胃络瘀阻　气滞日久，导致血瘀内停，脉络壅滞，不通则痛。

本病病位在胃，与肝、脾关系密切，是以脾胃虚弱为本，气滞、寒凝、热郁、湿阻、血瘀为标的虚实夹杂之证。基本病机为胃气阻滞，胃失和降，不通则痛。

［常考考点］本病病位在胃，与肝、脾关系密切，病机为胃气阻滞，胃失和降，不通则痛。

要点三　临床表现与并发症

（一）临床表现

典型消化性溃疡的临床特点：慢性反复发作过程、周期性发作和节律性发作。

1. 症状　周期性、节律性上腹痛为主要症状。

（1）性质：多为灼痛，或钝痛、胀痛、剧痛和（或）饥饿样不适感。

（2）部位：多位于上腹，可偏左或偏右。

（3）典型节律性：DU 空腹痛和（或）午夜痛，腹痛多于进食或服用抗酸药后缓解；GU 患者也可发生规律性疼痛，但多为餐后痛，偶有夜间痛。

2. 体征 溃疡活动时上腹部可有局限性压痛，缓解期无明显体征。

3. 特殊类型的消化性溃疡

（1）复合性溃疡：指胃和十二指肠同时发生的溃疡。

（2）幽门管溃疡：常伴胃酸过多，缺乏典型溃疡的周期性和节律性疼痛，餐后即出现剧烈疼痛，制酸剂疗效差，易出现呕吐或幽门梗阻，易穿孔或出血。

（3）球后溃疡：多发于十二指肠乳头的近端。夜间疼痛和背部放射痛更为多见，内科治疗效果差，易并发出血。

（4）巨大溃疡：直径大于 2cm 的溃疡。对药物治疗反应较差、愈合时间较慢，易发生慢性穿孔，需要与恶性病变鉴别。

（5）老年人消化性溃疡：多表现为无症状性溃疡，或症状不典型，如食欲不振、贫血、体重减轻较突出。溃疡多发生于胃体上部，以巨大溃疡多见，需与胃癌相鉴别。由于 NSAIDs 在老年人使用广泛，老年人溃疡的发病有增加的趋势。

（6）无症状性溃疡：15% ～ 30% 消化性溃疡患者无任何症状，一般因其他疾病做胃镜或 X 线钡餐造影或并发穿孔、出血时发现，多见于老年人。

［常考考点］消化性溃疡的典型表现。

（二）并发症

1. 出血 出血是消化性溃疡最常见的并发症，DU 较 GU 更多并发出血，尤以十二指肠球部后壁和球后溃疡更多见。出血常因溃疡侵蚀周围血管所致，是上消化道大出血最常见的病因。临床表现取决于出血量的多少，轻者只表现为黑便，重者出现呕血和循环衰竭表现，如休克等。出血前常有上腹疼痛加重现象，出血后疼痛反减轻；少数病人（尤其是老年病人）并发出血前可无症状。

2. 穿孔 溃疡病灶向深部发展穿透浆膜层即为穿孔。临床可分为急性、亚急性和慢性穿孔三类，以急性常见。

（1）游离壁穿孔：溃疡常位于十二指肠前壁或胃前壁，胃肠内容物漏入腹腔引起急性腹膜炎，可见突发剧烈腹痛，持续加剧，先出现于上腹，逐步延及全腹，查体见急腹症、气腹征。

（2）后壁穿孔：又称为穿透性溃疡，也称为慢性穿孔。腹痛规律改变，顽固而持续，疼痛常放射至背部，血清淀粉酶升高。

3. 幽门梗阻

（1）原因：DU 或幽门管溃疡引起。炎症水肿和幽门平滑肌痉挛导致暂时性梗阻；瘢痕收缩导致持久性梗阻。

（2）症状：①胃排空延迟，上腹胀满，餐后加重。②恶心、呕吐宿食，吐后缓解。③严重呕吐可导致失水和低氯低钾性碱中毒。④营养不良和体重减轻。

（3）查体：胃蠕动波，空腹检查胃内有震水声。

4. 癌变 少数 GU 发生癌变（DU 一般不发生癌变），发生于溃疡边缘，癌变率在 1% 左右。长期慢性 GU 病史、年龄大于 45 岁、溃疡顽固不愈者应提高警惕。

［常考考点］消化性溃疡的四大并发症：出血、穿孔、幽门梗阻和癌变。其中出血最常见。

要点四　实验室检查及其他检查

1. 胃镜检查 内镜检查是消化性溃疡最直接的诊断方法。可观察溃疡部位、大小、数目与形态，还可取材做病理学和幽门螺杆菌检查，对良性与恶性溃疡的鉴别诊断有很高价值。

溃疡镜下所见通常呈圆形、椭圆形或线形，边缘光整，底部覆有灰黄色或灰白色渗出物，周围黏膜充血、水肿，可见皱襞向溃疡集中。根据镜下所见分为活动期、愈合期和瘢痕期。

2. X 线钡餐检查 X 线发现龛影是消化性溃疡的直接征象，有确诊价值；局部压痛、十二指肠球部激惹和畸形、胃大弯侧痉挛性切迹是溃疡的间接征象，仅提示可能有溃疡。

3. 幽门螺杆菌检测 常规检查项目，决定治疗方案的选择。方法分为侵入性和非侵入性。前者需通过胃镜取材，包括快速尿素酶试验、组织学检查和幽门螺杆菌培养；后者有 ^{13}C 或 ^{14}C 尿素呼气试验，粪便幽门螺杆菌抗原检测及血清检查。快速尿素酶试验操作简单，费用低，为首选方法。^{13}C 或 ^{14}C 尿素呼气试验敏感且特异性高，无须胃镜检查，可用于根除治疗后复查的首选。

4. 胃液分析和血清胃泌素测定 有助于胃泌素瘤的鉴别诊断。

［常考考点］内镜检查是消化性溃疡最直接的诊断方法；X 线发现龛影是消化性溃疡的直接征象；快速尿素酶试验为幽门螺杆菌检测首选方法。

要点五　诊断与鉴别诊断

（一）诊断要点

1. 长期反复发生的周期性、节律性、慢性上腹部疼痛，应用制酸药物可缓解。

2. 上腹部可有局限深压痛。

3. X 线钡餐造影见溃疡龛影，有确诊价值。

4. 内镜检查见到活动期溃疡，可确诊。

［常考考点］消化性溃疡的诊断要点。

（二）鉴别诊断

1. 胃癌　一般多为持续疼痛，制酸药效果不佳；大便隐血试验持续阳性。X 线、内镜和病理组织学检查对鉴别意义大。

2. 胃泌素瘤　其特点为多发性溃疡、不典型部位溃疡、难治、易穿孔和（或）出血。血清胃泌素常＞500pg/mL；超声、CT 等检查有助于病位诊断。

3. 功能性消化不良　多发于年轻女性。X 线和胃镜检查正常或只有轻度胃炎；胃排空试验可见胃蠕动下降。

4. 慢性胆囊炎和胆石症　疼痛位于右上腹，多在进食油腻后加重，并放射至背部，可伴发热、黄疸、墨菲征阳性。胆囊 B 超和逆行胆道造影有助于鉴别。

［常考考点］消化性溃疡与胃癌、慢性胆囊炎和胆石症的鉴别。

要点六　西医治疗

1. 一般治疗　生活有规律，避免过度劳累，精神放松，定时定量进餐，忌辛辣食物，戒烟，避免服用对胃肠黏膜有损害药物。

2. 根除幽门螺杆菌　多主张联合用药，目前推荐方案有三联疗法和四联疗法。四联疗法为质子泵抑制剂与铋剂合用，再加上任两种抗生素。

根除幽门螺杆菌的常用三联疗法

PPI 或胶体铋剂（选择一种）	抗菌药物（选择两种）
奥美拉唑 40mg/d	克拉霉素 1000mg/d
兰索拉唑 60mg/d	阿莫西林 2000mg/d
枸橼酸铋钾（胶体次枸橼酸铋）480mg/d	甲硝唑 800mg/d
上述药物分 2 次服用，疗程 7 天	

3. 抗酸药物治疗

（1）H_2 受体拮抗剂：西咪替丁、雷尼替丁、法莫替丁等。常用剂量分别为 400mg，日 2 次；150mg，日 2 次；20mg，日 2 次。

（2）质子泵抑制剂：是治疗消化性溃疡的首选药物。奥美拉唑、兰索拉唑、潘托拉唑等，常用剂量为分别为 20mg、30mg、40mg，日 1 次。

4. 保护胃黏膜　硫糖铝、胶体次枸橼酸铋和前列腺素类药物，其抗溃疡效能与 H_2 受体拮抗剂相当。铋剂服药后常见舌苔和粪便变黑，由于肾脏为铋的主要排泌器官，故肾功能不良者应忌用铋剂。

5. 非甾体类抗炎药相关溃疡　暂停或减少非甾体类抗炎药的剂量，然后按上述方案治疗。若病情需要继续服用非甾体类抗炎药，尽可能选用对胃肠黏膜损害较少的药物，或合用质子泵抑制剂或米索前列醇，有较好防治效果。

6. 治疗方案及疗程　抑酸药物的疗程通常为 4 ～ 6 周，DU 为 4 周，GU 为 6 ～ 8 周。根除幽门螺杆菌所需的 1 ～ 2 周，可重叠在疗程内，也可结束后进行。

7. 外科手术指征　①大出血经药物、胃镜、血管介入治疗无效；②急性穿孔，慢性穿透性溃疡；③器质性幽门梗阻；④ GU 疑有癌变。

［常考考点］抗酸药物治疗包括 H_2 受体拮抗剂、质子泵抑制剂（常用药物有奥美拉唑）。根除幽门螺杆菌的常用三联疗法。

要点七　中医辨证论治

证型	辨证要点	治法	方剂
肝胃不和证	胃脘胀痛，痛引两胁，情志不遂而诱发或加重，嗳气，泛酸，口苦，舌淡红，苔薄白，脉弦	疏肝理气，健脾和胃	柴胡疏肝散合五磨饮子加减
脾胃虚寒证	胃痛隐隐，喜温喜按，畏寒肢冷，泛吐清水，腹胀便溏，舌淡胖边有齿痕，苔白，脉迟缓	温中散寒，健脾和胃	黄芪建中汤加减
胃阴不足证	胃脘隐痛，似饥而不欲食，口干而不欲饮，纳差，干呕，手足心热，大便干，舌红少津少苔，脉细数	健脾养阴，益胃止痛	益胃汤加味
肝胃郁热证	胃脘灼热疼痛，胸胁胀满，泛酸，口苦口干，烦躁易怒，大便秘结，舌红，苔黄，脉弦数	清胃泄热，疏肝理气	化肝煎合左金丸加减
瘀血停胃证	胃痛如刺，痛处固定，肢冷，汗出，有呕血或黑便，舌质紫暗，或有瘀斑，脉涩	活血化瘀，通络和胃	失笑散合丹参饮加减

［常考考点］消化性溃疡的辨证论治。

【知识纵横比较】

慢性胃炎和消化性溃疡的证治比较

慢性胃炎		消化性溃疡	
证型	方剂	证型	方剂
肝胃不和证	柴胡疏肝散	肝胃不和证	柴胡疏肝散合五磨饮子
脾胃虚弱证	四君子汤	脾胃虚寒证	黄芪建中汤
脾胃湿热证	三仁汤	肝胃郁热证	化肝煎合左金丸
胃阴不足证	益胃汤	胃阴不足证	益胃汤加味
胃络瘀阻证	失笑散合丹参饮	瘀血停胃证	失笑散合丹参饮

【例题实战模拟】

A1 型题

1. 消化性溃疡并发幽门梗阻，应首选的治疗措施是
   A. 阿托品加输液　B. 奥美拉唑加输液　C. 抗生素加消食中药
   D. 禁食、胃肠减压、补液　E. 服中药消导化滞
2. 消化性溃疡最常见的并发症是
   A. 幽门梗阻　B. 慢性穿孔　C. 上消化道出血　D. 癌变　E. 营养不良
3. 治疗十二指肠溃疡肝胃郁热证，应首选
   A. 失笑散合丹参饮加减　B. 益胃汤加味　C. 化肝煎合左金丸加减
   D. 黄芪建中汤加减　E. 柴胡疏肝散合五磨饮子加减
4. 消化性溃疡肝胃不和证的治法是
   A. 疏肝理气，健脾和胃　B. 温中散寒，健脾和胃　C. 健脾养阴，益胃止痛
   D. 清胃泄热，疏肝理气　E. 活血化瘀，通络和胃
5. 消化性溃疡瘀血停胃证的治法是
   A. 疏肝理气，健脾和胃　B. 温中散寒，健脾和胃　C. 健脾养阴，益胃止痛
   D. 清胃泄热，疏肝理气　E. 活血化瘀，通络和胃

【参考答案】

1. D　2. C　3. C　4. A　5. E

细目四 胃癌

胃癌或胃腺癌，是指发生于胃黏膜上皮的恶性肿瘤。早期无特异性症状，进展期胃癌最早出现的症状是上腹痛，可伴有早饱、胃纳差和体重减轻。

本病归属于中医学“胃痛”“反胃”“积聚”等范畴。

要点一 西医病因病理与转移途径

1. 病因 目前认为胃癌的病因是幽门螺杆菌感染、环境因素和遗传因素协同作用的结果。

（1）幽门螺杆菌感染：HP 感染是人类胃癌发病的重要因素。

（2）环境和饮食因素：本病与环境因素有关，其中最主要的是饮食因素。多吃新鲜蔬菜、水果可降低胃癌的发生，经常食用霉变食品、咸菜、腌制烟熏食品，以及过多食盐，可以增加危险性。

（3）遗传因素：遗传因素使易感者更易受致癌物质的影响。

（4）癌前期变化：癌前病变是指易转变成癌组织的病理组织学变化，即异形增生。癌前状态是指发生胃癌相关的临床状况，包括：①慢性萎缩性胃炎。②慢性胃溃疡。③胃息肉。④残胃炎。⑤巨大黏膜皱襞症。

2. 病理

（1）胃癌的发生部位：胃癌可发生于胃的任何部位，半数以上发生于胃窦部、胃小弯及前后壁，其次在贲门部，胃体区相对较少。

（2）大体形态分型：早期胃癌指病灶局限且深度不超过黏膜下层的胃癌，而不论有无淋巴结转移。进展期胃癌指胃癌深度超过黏膜下层，侵及肌层者称中期胃癌，侵及浆膜或浆膜外者称晚期胃癌。

（3）组织学分型：根据分化程度可分为高分化、中分化、低分化 3 种，根据腺体的形成及黏液分泌能力可分为管状腺癌、黏液腺癌、髓样癌和弥散型癌 4 种。胃癌以腺癌为主。

3. 转移途径 癌细胞主要通过 4 种转移途径，其中以淋巴结转移最常见。

（1）直接蔓延：直接蔓延至食管、肝、脾、胰等相邻器官。

（2）淋巴结转移：是最早、最常见的转移方式，通过淋巴管转移到局部（胃旁）及远处淋巴结，如转移至左锁骨上时称为 Virchow 淋巴结。

（3）血行转移：最常转移到肝脏，其次是肺、腹膜及肾上腺，也可转移到肾、脑、骨髓等。

（4）腹腔内种植：侵及浆膜层脱落入腹腔，种植于肠壁和盆腔，如种植于卵巢，称为 Krukenberg 瘤；也可在直肠周围形成一明显的结节状板样肿块。

［常考考点］HP 感染是人类胃癌发病的重要因素。胃癌以淋巴结转移最常见。

要点二 中医病因病机

中医学认为，本病的发生多因饮食不节、情志失调、素体亏虚而致痰凝、气阻、血瘀于胃而发为本病。

1. 痰气交阻 忧思伤脾，脾伤气结，气结则津液不得输布，聚而为痰，痰气交阻于胸膈、胃脘或食管而发病。

2. 肝胃不和 情志不舒，肝气郁结不得疏泄，横逆犯胃，胃失和降。

3. 脾胃虚寒 中焦虚寒，不能消化谷食，宿食停留不化。

4. 胃热伤阴 胃阴不足，热郁于胃，胃失和降。

5. 瘀毒内阻 郁怒伤肝，肝郁而气滞血瘀；或久病气虚，运血无力而血脉瘀滞。

6. 痰湿阻胃 脾胃损伤，纳运无力，食滞内停，痰湿中阻，气机不利。

本病发病一般较缓，病位在胃，与肝、脾、肾等脏关系密切。病机总属本虚标实，本虚以胃阴亏虚、脾胃虚寒和脾肾阳虚为主；标实为痰瘀互结。初期为痰气瘀滞互结为患，以标实为主；久则本虚标实，或以本虚为主。

［常考考点］病位在胃，与肝、脾、肾等脏关系密切。病机总属本虚标实，本虚以胃阴亏虚、脾胃虚寒和脾肾阳虚为主；标实为痰瘀互结。

要点三 临床表现

1. 症状

（1）早期胃癌多无症状或有非特异性消化不良症状。1/3 患者可扪及上腹部肿块，质坚而不规则，可有压痛。能否发现腹块，与癌肿的部位、大小及患者腹壁厚度有关。胃窦部癌可扪及腹块者较多。

（2）进展期胃癌最早出现的症状是上腹痛，可伴早饱、纳差、腹胀、体重下降等。

（3）发生并发症或转移时可出现下咽困难、幽门梗阻、上消化道出血、转移受累器官症状（肝、肺）等。

2. 体征

（1）早期胃癌可无任何体征，中晚期癌的体征中以上腹压痛最为常见。

（2）胃癌晚期或转移可有以下体征，如肝脏肿大、质坚、表面不规则，黄疸，腹水，左锁骨上淋巴结肿大。

（3）胃癌的伴癌综合征包括血栓性静脉炎、黑棘病和皮肌炎等。

3. 并发症

（1）出血：约 5% 的患者可发生大出血，表现为呕血和（或）黑便，偶为首发症状。

（2）梗阻：多见于起源于幽门和贲门的胃癌。

（3）穿孔：比良性溃疡少见，多发生于幽门前区的溃疡型癌。

［常考考点］胃癌的典型症状、体征和常见并发症。

要点四　实验室检查及其他检查

1. X 线钡餐检查　局部胃壁僵硬、皱襞中断，蠕动波消失，凸入胃腔内的充盈缺损，恶性溃疡直径多大于 2.5cm，边缘不整齐，可示半月征、环堤征。

2. 内镜检查　胃镜结合黏膜活检是诊断胃癌最可靠的手段。

（1）早期胃癌：内镜分类法包括：①Ⅰ型（息肉样型）。②Ⅱ型（浅表型）：本型最常见，又分三个亚型，包括Ⅱ a 型（浅表隆起型）、Ⅱ b 型（浅表平坦型）、Ⅱ c 型（浅表凹陷型）。③Ⅲ型（溃疡型）：黏膜糜烂比Ⅱ c 型深，但不超过黏膜下层。

（2）进展期胃癌：仍用 Bormann 分型法：①隆起型（Ⅰ型）。②溃疡型（Ⅱ型）。③溃疡浸润型（Ⅲ型）：最常见。④弥漫浸润型（Ⅳ型）。如累及全胃，则胃变成一固定而不能扩张的小胃，称为皮革胃。

［常考考点］胃镜结合黏膜活检是诊断胃癌最可靠的手段。

要点五　诊断与鉴别诊断

（一）诊断

凡有下列情况者，应高度警惕，并及时进行胃肠钡餐 X 线检查、胃镜和活组织病理检查，以明确诊断。

1. 40 岁以后开始出现中上腹不适或疼痛，无明显节律性并伴明显食欲不振和消瘦者。
2. 胃溃疡患者，经严格内科治疗而症状仍无好转者。
3. 慢性萎缩性胃炎伴有肠上皮化生及轻度不典型增生，经内科治疗无效者。
4. X 线检查显示胃息肉＞ 2cm 者。
5. 中年以上患者，出现不明原因贫血、消瘦和粪便隐血持续阳性者。
6. 胃大部切除术后 10 年以上者。

［常考考点］胃癌的诊断：体重减轻＋大龛影＋黏膜僵硬粗糙＝胃癌。

（二）鉴别诊断

1. 胃溃疡　长期反复发生的周期性、节律性、慢性上腹部疼痛，应用制酸药物可缓解。X 线钡餐造影见溃疡龛影，胃镜和活组织病理检查可鉴别。

2. 慢性萎缩性胃炎　患者有上腹饱胀不适、恶心、食欲不振等消化不良症状，但腹部无肿块，无淋巴结肿大，大便隐血试验阴性，依靠 X 线钡餐造影、胃镜和活组织病理检查可鉴别。

［常考考点］胃癌与胃溃疡和慢性萎缩性胃炎的鉴别。

要点六　西医治疗

1. 手术治疗　手术治疗是目前能达到治愈的主要治疗方法。对不能做根治性切除的也应根据患者具体情况争取做原发灶的姑息切除术。

2. 内镜治疗　早期胃癌患者如有全身性疾病不宜做手术可采用内镜治疗术，此外通过内镜应用激光、微波及注射无水酒精等亦可取得根治效果。不能手术的贲门癌或幽门区癌所致的贲门或幽门梗阻，可行扩张术，放置内支架，解除梗阻，暂时改善生活质量。

3. 化学治疗

（1）目的：①使病灶局限，以提高手术切除率。②减少术中肿瘤癌细胞播散、种植的机会。③根治术后辅助化疗，以消灭可能存在的残留病灶，防治转移和复发。④姑息性手术治疗后，可控制病情发展，延长生存期。

（2）常用药物：氟尿嘧啶（5-FU）是胃癌化学治疗的基础药物，其通过改进型的衍生物使药效倍增，如卡培他滨、优福啶（UFT）等。联合化疗疗效优于单药，化疗方案依据患者一般情况治疗的耐受性等而决定。注意这些抗癌药物的毒性作用主要为消化道反应与造血系统抑制，还有肝脏损害、脱发与皮肤反应。

［常考考点］手术治疗是目前胃癌能达到治愈的主要治疗方法。

要点七　中医辨证论治

证型	辨证要点	治法	方剂
痰气交阻证	胸膈或胃脘满闷作胀或痛，胃纳减退，厌食肉食，或有吞咽哽噎不顺，呕吐痰涎，苔白腻，脉弦滑	理气化痰，消食散结	启膈散加减
肝胃不和证	胃脘痞满，时时作痛，窜及两胁，嗳气频繁或进食发噎，舌质红，苔薄白或薄黄，脉弦	疏肝和胃，降逆止痛	柴胡疏肝散加减
脾胃虚寒证	胃脘隐痛，绵绵不断，喜按喜暖，食生冷痛剧，进热食则舒，时呕清水，大便溏薄，或朝食暮吐，暮食朝吐，面色无华，神疲肢凉，舌淡而胖，有齿痕，苔白滑润，脉沉细或沉缓	温中散寒，健脾益气	理中汤合四君子汤加减
胃热伤阴证	胃脘嘈杂灼热，痞满吞酸，食后痛胀，口干喜冷饮，五心烦热，便结尿赤，舌质红绛，舌苔黄糙或剥苔、无苔，脉细数	清热和胃，养阴润燥	玉女煎加减
瘀毒内阻证	脘痛剧烈或向后背放射，痛处固定、拒按，上腹肿块，肌肤甲错，眼眶呈暗黑，舌质紫暗或瘀斑，舌下脉络紫胀，脉弦涩	理气活血，软坚消积	膈下逐瘀汤加减
痰湿阻胃证	脘膈痞闷，呕吐痰涎，进食发噎不利，口淡纳呆，大便时结时溏，舌体胖大有齿痕，苔白厚腻，脉滑	燥湿健脾，消痰和胃	开郁二陈汤加减
气血两虚证	神疲乏力，面色无华，少气懒言，动则气促，自汗，消瘦，舌苔薄白，舌质淡白，舌边有齿痕，脉沉细无力或虚大无力	益气养血，健脾和营	八珍汤加减

［常考考点］胃癌的辨证论治。

【知识纵横比较】

中西医结合内科学与外科学胃癌的证治比较

胃癌（中西医结合内科学）		胃癌（中西医结合外科学）	
证型	方剂	证型	方剂
痰气交阻证	启膈散	—	—
肝胃不和证	柴胡疏肝散	肝胃不和证	逍遥散合旋覆代赭汤
脾胃虚寒证	理中汤合四君子汤	脾胃虚寒证	附子理中汤
胃热伤阴证	玉女煎	胃热伤阴证	竹叶石膏汤合玉女煎
瘀毒内阻证	膈下逐瘀汤	瘀毒内阻证	失笑散合膈下逐瘀汤
痰湿阻胃证	开郁二陈汤	脾虚痰湿证	参苓白术散合二陈汤
气血两虚证	八珍汤	气血双亏证	十全大补汤

【例题实战模拟】

A1 型题

1. 胃癌病位在胃，还与下列哪些脏腑关系密切

A. 肝、脾、肾　B. 肝、心、肾　C. 脾、肺、肾　D. 心、肺、肾　E. 心、脾、肾

2. 诊断胃癌最可靠的手段是

A. 胃液分析　B. 便隐血试验　C. 癌胚抗原测定　D. X 线检查　E. 胃镜 + 活检

3. 治疗胃癌痰气交阻证，应首选

A. 柴胡疏肝散加减　B. 理中汤合四君子汤加味　C. 启膈散加减

D. 开郁二陈汤加减　E. 八珍汤加减

4. 怀疑胃溃疡恶变时的最佳处理措施是

A. 边治疗溃疡，边密切观察　B. 胃镜取活检明确诊断，指导治疗

C. 服中药活血化瘀，清热解毒　D. 立即化疗　E. 立即手术

5. 早期胃癌是指病变局限在

A. 黏膜层　B. 黏膜层和黏膜下层　C. 黏膜层和肌层

D. 肌层　E. 胃全层，未发生远处转移

【参考答案】

1. A　2. E　3. C　4. B　5. B

细目五　肝硬化

肝硬化是一种由多种病因引起的慢性肝病，以肝细胞广泛变性坏死，纤维组织弥漫性增生，再生结节形成导致肝小叶结构破坏和假小叶形成为特征的疾病。

本病与中医学中的“水臌”相类似，可归属于中医学“单腹胀”“鼓胀”等范畴。

要点一　西医病因与发病机制

1. 病因　我国以病毒性肝炎所致的肝硬化为主，西方国家以慢性酒精中毒多见。

（1）病毒性肝炎：主要为乙型肝炎病毒感染，通常经过慢性肝炎阶段演变为肝硬化，丙型、丁型也可发生。甲型和戊型病毒性肝炎除重症外，一般不发展为肝硬化。

（2）慢性酒精中毒：长期大量饮酒（一般为每日摄取酒精 80g 达 10 年以上），乙醇及其中间代谢产物乙醛的毒性作用，引起慢性酒精性肝炎，发展为酒精性肝硬化。

（3）非酒精性脂肪性肝炎：约 20% 的非酒精性脂肪性肝炎可发展为肝硬化。

（4）胆汁淤积：慢性持续性肝内胆汁淤滞或肝外胆管阻塞，高浓度、高压力的胆酸和胆红素刺激，可引起肝细胞变性、坏死和肝纤维组织增生，形成肝硬化。

（5）肝脏淤血：慢性充血性心力衰竭、缩窄性心包炎、肝静脉阻塞综合征等，致肝脏长期淤血缺氧，肝细胞坏死和结缔组织增生，形成淤血性（心源性）肝硬化。

（6）其他：遗传代谢性疾病，工业毒物或药物中毒性、自身免疫性慢性肝炎致肝硬化，血吸虫病性肝硬化，隐源性肝硬化。

2. 发病机制　不论引起肝硬化的病因如何，其病理变化和演变过程基本相同，主要包括以下 4 个方面：

（1）肝细胞广泛变性、坏死，肝小叶纤维支架塌陷。

（2）残存肝细胞无序性排列再生，形成不规则结节状肝细胞团即再生结节。

（3）在炎症的刺激下，自汇管区和肝包膜有大量纤维结缔组织增生，形成纤维束，从汇管区向另一汇管区或向肝小叶中央静脉延伸扩展，形成纤维间隔，包绕再生结节或将残存肝小叶重新改建分割成假小叶。一旦假小叶形成，标志病变已进展至肝硬化。

（4）由于上述病理变化反复进行，假小叶越来越多，造成肝脏内血循环的紊乱，表现为血管床缩小、闭塞或扭曲，血管受再生结节的挤压；肝内门静脉小支、肝静脉小支和肝动脉小支三者之间失去正常关系，并相互之间出现交通吻合支等。这些严重的肝血循环障碍，不仅是造成门静脉高压的病理基础，而且更加重肝细胞的营养障碍，最终发展至晚期肝硬化。

［常考考点］病毒性肝炎是我国肝硬化形成的最常见的病因。

要点二　中医病因病机

中医学认为，本病的形成多由酒食不节、情志失调、感染血吸虫、黄疸积聚等病迁延日久，引起肝、脾、肾亏损，气滞、血瘀、湿阻腹中所致。

1. 气滞湿阻　由于情志不畅，肝气郁结，横逆乘脾，脾运不健，湿阻中焦，浊气充塞。

2. 寒湿困脾　过食生冷，寒湿停滞中焦；或冒雨涉水，久居潮湿，寒湿内侵伤中，脾阳不振，寒湿停聚，水蓄不行。

3. 湿热蕴脾　感受湿热之邪，或过食辛辣肥甘，或嗜酒无度，酿成湿热，内蕴脾胃，湿热互结，浊水停聚。

4. 肝脾血瘀　肝气郁结，日久气滞血瘀，或湿热、寒湿停聚中焦，久则肝脾俱伤，气血凝滞。瘀血阻于肝脾脉络，血不利为水则致水气内聚。

5. 脾肾阳虚　脾肾久病，耗气伤阳，阳气不运，水寒之气不行。

6. 肝肾阴虚　久病失调，阴液亏虚；或情志内伤，阳亢耗阴；或房事不节，肾精耗损。肝肾阴虚，津液不能输布，水液停聚中焦，血瘀不行。

本病病变脏腑在肝，与脾、肾密切相关；初起在肝、脾，久则及肾。基本病机为肝、脾、肾三脏功能失调，气滞、血瘀、水停腹中；病机特点为本虚标实。本病晚期水湿郁而化热蒙蔽心神，引动肝风，迫血妄行，出现神昏、痉厥、出血等危象。

［常考考点］本病病变脏腑在肝，与脾、肾密切相关；初起在肝、脾，久则及肾。基本病机为肝、脾、肾三脏功能失调，气滞、血瘀、水停腹中；病机特点为本虚标实。

要点三　临床表现与并发症

（一）肝功能代偿期

临床症状较轻，且缺乏特异性，体征多不明显，可有肝大及质地改变，部分有脾肿大、肝掌和蜘蛛痣。肝功能正常或有轻度异常。

（二）肝功能失代偿期

1. 肝功能减退的临床表现

（1）全身症状：一般情况与营养状况较差，消瘦乏力，精神不振，严重者卧床不起，皮肤粗糙，面色晦暗、黝黑呈肝病面容，部分有不规则低热和黄疸。

（2）消化道症状：常见食欲减退，厌食，勉强进食后上腹饱胀不适，恶心呕吐，腹泻等。上述症状的产生与胃肠道淤血、水肿、炎症，消化吸收障碍和肠道菌群失调有关。

（3）出血倾向及贫血：出血是由于肝功能减退合成凝血因子减少，脾功能亢进和毛细血管脆性增加等原因造成。2/3患者有轻到中度贫血，系营养缺乏、肠道吸收障碍、胃肠道出血和脾功能亢进等因素引起。

（4）内分泌紊乱：肝功能减退时，对内分泌激素灭活作用减弱，主要有雌激素、醛固酮及抗利尿激素增多。由于雄、雌激素平衡失调，男性患者常有性欲减退、睾丸萎缩、毛发脱落及乳房发育等；女性患者有月经不调、闭经、不孕等。蜘蛛痣及肝掌的出现一般认为与雌激素增多有关。醛固酮增多使远端肾小管对钠重吸收增加，抗利尿激素增多使集合管对水分吸收增加，钠、水潴留使尿量减少和浮肿，对腹水的形成和加重也起重要促进作用。糖皮质激素减少，可引起皮肤色素沉着，尤其是面部黝黑。

2. 门静脉高压症的临床表现

（1）脾肿大：主要由于门静脉压增高后脾脏慢性淤血，脾索纤维组织增生所致。

（2）侧支循环的建立和开放：临床上三大重要的侧支开放为食管下段与胃底静脉曲张、腹壁静脉曲张、痔静脉曲张。

（3）腹水：是肝硬化代偿功能减退最突出的体征。提示已属失代偿期。其发生机制比较复杂，最基本因素是门静脉高压、肝功能障碍、血浆胶体渗透压降低等。

［常考考点］门静脉高压症的临床表现是脾肿大、侧支循环的建立和开放、腹水。

（三）并发症

1. 上消化道出血　是肝硬化最常见的并发症。多由食管下端、胃底静脉曲张破裂所致，多为突发的大量呕血或黑便，常引起失血性休克或诱发肝性脑病。

2. 肝性脑病　是肝硬化最严重的并发症，亦是最常见的死亡原因。主要临床表现为性格行为失常、意识障碍、昏迷。慢性肝性脑病以低蛋白血症及高血氨为主要特征。正常人空腹静脉血氨为18～72μmol/L。

3. 感染 自发性腹膜炎是常见且严重的并发症。肝硬化失代偿期由于免疫功能低下，以及门体静脉间侧支循环的建立，增加了病原微生物进入人体的机会，故易并发细菌感染。自发性腹膜炎多为革兰阴性杆菌引起，表现为发热、腹痛、腹部压痛和反跳痛，腹水迅速增长，严重者可引发脓毒性休克。

4. 原发性肝癌 肝硬化易并发肝癌，10% ～ 25% 的肝癌是在肝硬化基础上发生的。当患者出现肝区疼痛、肝大、血性腹水、无法解释的发热时要考虑此病。

5. 肝肾综合征 指发生在严重肝病基础上的肾衰竭，但肾脏本身并无器质性损害，又称功能性肾衰竭。主要见于合并顽固性腹水的晚期肝硬化或急性肝功能衰竭的患者。其临床特征为自发性少尿或无尿、氮质血症、稀释性低钠血症和低尿钠。此时，肾脏无器质性病变，故亦称为功能性肾功能衰竭。

6. 电解质和酸碱平衡紊乱 常见的电解质紊乱有低钠血症、低钾低氯血症与代谢性碱中毒。

［常考考点］肝硬化常见的并发症，其中上消化道出血是肝硬化最常见的并发症；肝性脑病是肝硬化最严重的并发症，亦是最常见的死亡原因。

要点四 实验室检查及其他检查

1. 血常规 在代偿期多正常，失代偿期有不同程度的贫血。脾功能亢进时，白细胞及血小板计数均见减少，后者减少尤为明显。

2. 尿常规 代偿期一般无明显变化，失代偿期有时可有蛋白尿、管型和血尿。有黄疸时可出现胆红素，并有尿胆原增加。

3. 肝功能试验

（1）血清酶学：转氨酶升高与肝脏炎症、坏死相关。GGT 及 ALP 也可有轻至中度升高。

（2）蛋白质代谢：肝功能受损时，白蛋白与球蛋白比值（A/G）降低或倒置。

（3）凝血酶原时间：肝功能代偿期多正常，失代偿期则有不同程度延长。

（4）胆红素代谢：失代偿期血清胆红素半数以上增高，有活动性肝炎或胆管阻塞时，直接胆红素可以增高。

4. 腹水检查 腹水呈淡黄色漏出液，外观透明。如并发腹膜炎时，其透明度降低，比重增高，利凡他试验阳性，白细胞数增多，腹水培养可有细菌生长。腹水呈血性应高度怀疑癌变，应做细胞学检查。

5. 影像学检查

（1）X 线检查：食管静脉曲张时，呈现虫蚀状或蚯蚓状充盈缺损，以及纵行黏膜皱襞增宽。胃底静脉曲张时，可见菊花样缺损。

（2）CT 和 MRI 检查：早期肝大，晚期缩小，肝左、右叶比例失调，右叶萎缩，左叶代偿性增大，肝表面不规则，脾肿大，腹水等。

（3）超声检查：B 型超声检查可显示肝大小、外形改变和脾肿大，门静脉高压时门静脉主干内径增宽，有腹水时可在腹腔内见到液性暗区。彩色多普勒可显示肝内血流动力学改变。

6. 内镜检查 纤维胃镜可直接观察食管及胃底静脉曲张的程度与范围，其准确率较 X 线高。在并发上消化道出血时，急诊胃镜可查明出血部位，并进行治疗。

7. 腹腔镜检查 可直接观察肝脏表面、色泽、边缘及脾脏情况，并可在直视下进行有选择性的穿刺活检。

8. 肝活组织检查 有确诊价值，尤其适用于代偿期肝硬化的早期诊断、肝硬化结节与小肝癌鉴别及鉴别诊断有困难的其他情况者。

［常考考点］肝硬化的实验室阳性结果，其中肝活组织检查有确诊价值。

要点五 诊断与鉴别诊断

（一）肝硬化诊断依据

1. 主要指征 ①内镜或食管吞钡 X 线检查发现食管静脉曲张。② B 超提示肝回声明显增强、不均、光点粗大；或肝表面欠光滑，凹凸不平或呈锯齿状；或门静脉内径＞ 13mm；或脾脏增大，脾静脉内径＞ 8mm。③腹水伴腹壁静脉怒张。④ CT 显示肝外缘结节状隆起，肝裂扩大，尾叶 / 右叶比例＞ 0.05，脾大。⑤腹腔镜或肝穿刺活组织检查诊为肝硬化。以上除⑤外，其他任何一项结合次要指征，可以确诊。

2. 次要指征 ①化验：一般肝功能异常（A/G 倒置、蛋白电泳 A 降低、γ-GT 升高、血清胆红素升高、凝血酶原时间延长等），或 HA、PⅢP、MAO、ADA、LN 增高。②体征：肝病面容（脸色晦暗无华），可见多个蜘蛛痣，色暗，肝掌，黄疸，下肢水肿，肝脏质地偏硬，脾大，男性乳房发育。以上化验及体征所列，不必悉具。

（二）病因诊断依据

1. 肝炎后肝硬化 病毒性肝炎标志物均有助于鉴别诊断，或有明确重症肝炎史。

2. 酒精性肝硬化 需有长期大量嗜酒史（每天 80g，10 年以上）。

3. 血吸虫性肝纤维化 需有慢性血吸虫史。

4. 其他病因引起的肝硬化 需有相应的病史及诊断，如长期右心衰或下腔静脉阻塞、长期使用损肝药物、自身免疫性疾病、代谢障碍性疾病等。

对代偿期患者的诊断常不容易，因临床表现不明显，对怀疑者应定期追踪观察，必要时进行肝穿刺活组织病理检测才能确诊。

［常考考点］肝硬化的诊断依据。

（三）鉴别诊断

1. 肝、脾肿大的鉴别 与血液病、代谢性疾病的肝、脾肿大相鉴别，必要时做肝活检。

2. 腹腔积液的鉴别 如结核性腹膜炎、慢性肾小球肾炎、缩窄性心包炎、腹内肿瘤、卵巢癌等。肝硬化腹腔积液为漏出液，合并自发性腹膜炎为渗出液，以中性粒细胞增多为主；结核性腹膜炎为渗出液，腺苷脱氨酶（ADA）增高；肿瘤性腹腔积液比重介于渗出液和漏出液之间，腹腔积液 LDH/ 血液 LDH ＞ 1，可找到肿瘤细胞。腹腔积液检查不能明确诊断时，可行腹腔镜检查，常有助于鉴别。

3. 肝硬化并发症的鉴别诊断 如上消化道出血、自发性腹膜炎、肝性脑病、肝肾综合征等。

要点六 西医治疗

1. 一般治疗

（1）休息：代偿期宜适当减少活动，可参加轻体力工作；失代偿期应卧床休息。

（2）饮食：食用高热量、高蛋白、富含维生素、易消化食物，禁酒，避免食用粗糙、坚硬食物；肝功严重损坏或有肝性脑病先兆者应限制或禁食蛋白；慎用巴比妥类镇静药，禁用损害肝脏药物；腹水者应少盐或无盐。

（3）支持治疗。

2. 药物治疗

（1）保护肝细胞的药物：水飞蓟素等。

（2）维生素类药物。

（3）慎用损伤肝脏药物，避免不必要、疗效不明确的药物，减轻肝脏负担。

（4）肝硬化应酌情抗病毒治疗。

3. 腹水的治疗

（1）限制钠、水的摄入。

（2）利尿剂：临床常用醛固酮拮抗剂螺内酯与呋塞米联合应用。两者用药比例为 100mg∶40mg，宜从小剂量开始。利尿剂使用以体重每天下降不超过 0.5kg 为宜。

（3）提高血浆胶体渗透压：每周定期、少量、多次静脉输注白蛋白、血浆或新鲜血液。

（4）放腹水同时补充白蛋白：对于难治性腹水患者，可采用放腹水加输注白蛋白的疗法。

（5）腹水浓缩回输：适用于难治性腹水，特别适用于肝硬化腹水伴肾功能不全者。

（6）手术治疗：腹腔 – 颈静脉引流，经颈静脉肝内门体分流术、脾切除等。

4. 并发症的治疗

（1）上消化道出血：参见“上消化道出血”。

（2）肝性脑病：主要是减少氨的来源，减少氨产生，增加排出如使用导泻、降氨药，调节水电解质平衡，应避免使用镇静剂等。

（3）肝肾综合征：①早期预防和消除诱发肝肾衰竭的因素。②避免使用损害肾脏的药物。③静脉输入右旋糖酐、白蛋白或浓缩腹水回输，提高有效循环血容量，改善肾血流。④使用血管活性药物，能改善血流量，增加肾小球滤过率，降低肾小管阻力。

（4）自发性腹膜炎：一旦诊断成立，应早期、联合、足量的抗感染药物治疗。应优先选用针对革兰阴性杆菌并兼顾革兰阳性球菌的抗感染药物，并根据细菌培养结果调整药物。抗菌治疗要早期、联合、足量使用。

［常考考点］肝硬化的西医治疗及腹水的处理。

要点七　中医辨证论治

证型	辨证要点	治法	方剂
气滞湿阻证	腹大胀满，按之软而不坚，胁下胀痛，饮食减少，食后胀甚，得嗳气或矢气稍减，小便短少，舌苔薄白腻，脉弦	疏肝理气，健脾利湿	柴胡疏肝散合胃苓汤加减
寒湿困脾证	腹大胀满，按之如囊裹水，甚则颜面微浮，下肢浮肿，怯寒懒动，精神困倦，脘腹痞胀，得热则舒，食少便溏，小便短少，舌苔白滑或白腻，脉缓或沉迟	温中散寒，行气利水	实脾饮加减
湿热蕴脾证	腹大坚满，脘腹撑急，烦热口苦，渴不欲饮，或有面目肌肤发黄，小便短黄，大便秘结或溏滞不爽，舌红，苔黄腻或灰黑，脉弦滑数	清热利湿，攻下逐水	中满分消丸合茵陈蒿汤加减
肝脾血瘀证	腹大胀满，脉络怒张，胁腹刺痛，面色晦暗黧黑，胁下癥块，面颈胸壁等处可见红点赤缕，手掌赤痕，口干不欲饮，或大便色黑，舌质紫暗，或有瘀斑，脉细涩	活血化瘀，化气行水	调营饮加减
脾肾阳虚证	腹大胀满，形如蛙腹，朝宽暮急，神疲怯寒，面色苍黄或白，脘闷纳呆，下肢浮肿，小便短少不利，舌淡胖，苔白滑，脉沉迟无力	温肾补脾，化气利水	附子理中汤合五苓散加减
肝肾阴虚证	腹大胀满，甚或青筋暴露，面色晦滞，口干舌燥，心烦失眠，牙龈出血，时或鼻衄，小便短少，舌红绛少津，少苔或无苔，脉弦细数	滋养肝肾，化气利水	一贯煎合膈下逐瘀汤加减

［常考考点］肝硬化的辨证论治。

【例题实战模拟】

A1 型题

1. 患者肝硬化多年，1 个月前出现血性腹水，持续腹痛，不规则发热，应首选考虑可能并发
   A. 腹膜炎　B. 肝肾综合征　C. 原发性肝癌　D. 门静脉血栓形成　E. 结核性腹膜炎
2. 对早期肝硬化有确诊意义的检查是
   A. B 型超声　B. 食管钡餐造影　C. CT　D. 血清蛋白电泳　E. 肝穿刺活体组织学检查
3. 中医学认为肝硬化之病位主要在
   A. 肝、胆、脾、胃　B. 肝、胆、肺、肾　C. 肝、心、脾、肾　D. 肝、脾、肾　E. 肝、心、脾
4. 治疗肝硬化湿热蕴脾证，应首选
   A. 柴胡疏肝散合胃苓汤加减　B. 实脾饮加减　C. 中满分消丸合茵陈蒿汤加减
   D. 附子理中汤合五苓散加减　E. 一贯煎合膈下逐瘀汤加减
5. 肝硬化代偿期可出现
   A. 出血倾向和贫血　B. 腹水　C. 食管静脉曲张　D. 肝脏缩小　E. 肝脾肿大

【参考答案】

1. C　2. E　3. D　4. C　5. E

细目六　原发性肝癌

原发性肝癌指肝细胞或肝内胆管细胞发生的癌肿，是我国常见的恶性肿瘤之一。其死亡率在消化系统恶性肿瘤中列第三位，仅次于胃癌和食管癌。

本病归属于中医学“肝积”“肥气”“鼓胀”“癖黄”等范畴。

要点一　西医病因病理

（一）病因

1. 病毒性肝炎　在我国，慢性病毒性肝炎是原发性肝癌最主要的病因。原发性肝癌患者中约 1/3 有慢性肝炎史。

2. 肝硬化　原发性肝癌合并肝硬化者占 50% ～ 90%。

3. 黄曲霉素　粮油、食品受黄曲霉素 B_1 污染严重的地区，肝癌的发病率较高。

4. 饮用水污染 蓝绿藻产生藻类毒素污染水源，与肝癌发病可能有关。

5. 遗传因素 肝癌的家族聚集现象是否与遗传有关，还待进一步研究。

6. 其他 如接触化学致癌物、华支睾肝吸虫感染等。

（二）病理

1. 大体形态分型 ①块状型：最多见。②结节型。③弥漫型：此型最少见。④小癌型。

2. 细胞分型 ①肝细胞型。②胆管细胞型。③混合型。

3. 转移途径

（1）肝内转移：肝癌最早在肝内发生转移。

（2）肝外转移：①血行转移：最常见的转移部位是肺。②淋巴转移：最常转移到肝门淋巴结。③种植转移少见。

［常考考点］慢性病毒性肝炎是原发性肝癌最主要的病因。血行转移最常见的转移部位是肺，淋巴转移最常转移到肝门淋巴结。

要点二 中医病因病机

中医学认为，本病主要由情志郁结、饮食所伤、病后体虚、黄疸等经久不愈，以致肝脾受损，脏腑失和，气机阻滞，瘀血内停，凝聚日久，积而成块。

1. 气滞血瘀 情志不畅，肝气失于条达，阻于胁络，肝郁日久，气滞血瘀，脉络不和，积而成块。

2. 湿热瘀毒 外感湿热疫毒，或酒食所伤，湿热内生，蕴结肝胆，阻滞气机，气滞血瘀，积块乃成。

3. 肝肾阴虚 久病失调，阴液亏虚，或情志内伤，阳亢阴耗。肝肾阴虚，津液不能输布，水液停聚中焦，血瘀不行，积而成块。

本病病位主要在肝，易损及脾土。基本病机为正气亏虚，邪毒凝结于内。本病初起，气滞血瘀，邪气壅实，正气未虚，病理性质多属实；日久病势渐深，正气耗伤，可转为虚实夹杂之证；病至后期，气血衰少，体质羸弱，则往往转以正虚为主。

［常考考点］本病病位主要在肝，易损及脾土。基本病机为正气亏虚，邪毒凝结于内。

要点三 临床表现

1. 肝区疼痛 是肝癌最常见的症状，多呈持续性胀痛或钝痛。

2. 肝大 肝呈进行性增大，质地坚硬，表面凹凸不平，有大小不等的结节或巨块，边缘钝而不整齐，常有不同程度压痛。

3. 黄疸 一般出现在晚期，可因肝细胞损害而引起，也可因癌块压迫或侵犯肝门附近的胆管，或癌组织和血块脱落引起胆道梗阻所致。

4. 肝硬化征象 可有脾大、腹水、门静脉侧支循环形成等表现。

5. 全身表现 有进行性消瘦、发热、食欲不振、乏力、营养不良和恶病质等。

6. 转移灶症状 胸腔转移以右侧多见，可有胸水征；骨骼或脊柱转移，可有局部压痛或神经受压症状；颅内转移癌可有神经定位体征。

7. 并发症

（1）肝性脑病：是最严重的并发症，见于肝癌终末期，约 1/3 的肝癌患者因此而死亡。

（2）上消化道出血：由肝癌并发肝硬化引起，有 15% 的肝癌患者因此而死亡。

（3）肝癌结节破裂出血：约有 10% 的肝癌患者因此而致死。

（4）继发性感染：因长期消耗或因放射、化学治疗而致白细胞减少，抵抗力下降，加之长期卧床等因素，易并发各种感染，如肺炎、败血症、肠道感染等。

［常考考点］肝区疼痛是肝癌最常见的症状；肝性脑病是最严重的并发症。

要点四 实验室检查及其他检查

1. 肿瘤标记物检测 甲胎蛋白（AFP）目前仍是原发性肝癌特异性的标记物和主要诊断指标，现已广泛用于肝细胞癌的普查、诊断、疗效判断和预测复发。

2. 超声显像 B 型超声显像是目前肝癌筛查的首选检查方法。

3. 电子计算机 X 线体层显像（CT） 是肝癌诊断的重要手段。可显示直径 2cm 以上的肿瘤，如结合肝动脉造影（CTA）或造影时肝动脉内注射碘油对 1cm 以下肿瘤的检出率可达 80% 以上，因此是目前诊断小肝癌和微小肝癌的最佳方法。

4. 磁共振显像（MRI） 能清楚显示肝细胞癌内部结构特征，对显示子瘤和瘤栓有价值。

5. 肝动脉造影 常用于诊断小肝癌，有一定创伤性，不列为首选。

6. 肝穿刺活检 在超声或 CT 引导下用细针穿刺病变部位，吸取病变组织进行病理学检查，阳性者即可确诊。

[常考考点] 甲胎蛋白（AFP）是原发性肝癌特异性的标记物和主要诊断指标。B 超是肝癌筛查的首选方法。CT 是诊断小肝癌和微小肝癌的最佳方法。

要点五　诊断与鉴别诊断

（一）诊断依据

1. 非侵入性诊断标准

（1）影像学标准：两种影像学检查均显示有 $>$ 2cm 的肝癌特征性占位病变。

（2）影像学结合 AFP 标准：一种影像学检查显示有 $>$ 2cm 的肝癌特征性占位病变，同时伴有 AFP $\geqslant$ 400μg/L（排除活动性肝炎、妊娠、生殖系胚胎源性肿瘤及转移性肝癌）。

2. 组织学诊断标准 肝组织学检查证实原发性肝癌。对影像学尚不能确定诊断的 $\leqslant$ 2cm 的肝内结节应通过肝穿刺活检证实原发性肝癌的组织学特征。

（二）鉴别诊断

1. 继发性肝癌 肝外癌灶转移至肝者，一般病情发展较缓慢，症状较轻，AFP 检测除少数原发癌在消化道的病例可呈阳性外，一般为阴性。但确诊的关键仍在于病理检查和找到肝外原发癌的证据。

2. 肝硬化 若肝硬化病例有明显的肝大、质硬的大结节，或肝萎缩变形而影像学检查又发现占位性病变，肝癌的可能性很大。

3. 活动性肝病 肝病（急、慢性肝炎）活动时血清 AFP 往往呈短期升高，应定期多次测定血清 AFP 和 ALT 进行分析。

4. 肝脓肿 一般有明显的炎症表现，肿大的肝脏表面平滑无结节，触痛明显，白细胞计数升高，超声检查可探得肝内液性暗区。

5. 肝非癌性占位性病变 肝血管瘤、多囊肝、包虫病等可用 CT、放射性核素血池扫描、MRI、超声等检查帮助诊断。

[常考考点] 肝癌的诊断标准。

要点六　西医治疗

肝癌早期以手术切除为主，中晚期宜采用包括手术、化疗、介入、中医药、生物免疫调节等综合疗法。在确定治疗方案前，必须对疾病分期、个体差异、手术范围等进行综合评价。

1. 外科治疗 外科治疗手段主要是肝切除和肝移植手术。一般认为，对于局限性肝癌，如果患者不伴有肝硬化，则应首选肝切除术；如果合并肝硬化，肝功能失代偿（Child–Pugh C 级），且符合移植条件，应该首选肝移植术。尽管外科手术是首选治疗方法，但由于确诊时大部分患者已达中晚期，多数失去手术机会。据统计，仅约 20% 的肝癌患者适合手术。

2. 介入治疗 介入治疗是肝癌的主要治疗方法，经导管动脉灌注化学治疗和栓塞治疗是应用最多的介入治疗方法。目前认为，早、中期肝癌患者应列为介入治疗的主要对象，待介入治疗后可酌情行外科手术切除。

3. 局部消融治疗 指在影像技术引导下局部直接杀灭肿瘤的一类治疗手段，目前以射频、微波消融和无水酒精注射最为常用。通常适用于单发肿瘤，最大直径 $\leqslant$ 5cm；或肿瘤数目 $\leqslant$ 3 个，且最大直径 $\leqslant$ 3mm；无血管、胆管和邻近器官侵犯，以及远处转移；肝功能分级为 Child–Pugh A 或 B 级，或经内科保肝治疗达到该标准。

4. 靶向治疗 近年来，分子靶向药物的临床应用为肝癌的治疗带来了新突破。索拉非尼是一种口服的多靶点、多激酶抑制剂，既可通过抑制血管内皮生长因子受体（VEGFR）和血小板衍生生化因子受体（PDGFR）阻断肿瘤血管生成，又可通过阻断 Raf/MEK/ERK 信号传导通路，抑制肿瘤细胞增殖，发挥双重抑制、多靶点阻断的抗 HCC 作用。

[常考考点] 手术切除仍是目前根治原发性肝癌的最好方法。

要点七　中医辨证论治

证型	辨证要点	治法	方剂
气滞血瘀证	两胁胀痛，腹部结块，推之不移，脘腹胀闷，纳呆乏力，嗳气泛酸，大便不实，舌质红或暗红，有瘀斑，苔薄白或薄黄，脉弦或涩	疏肝理气，活血化瘀	逍遥散合桃红四物汤加减
湿热瘀毒证	胁下结块坚实，痛如锥刺，脘腹胀满，目肤黄染，逐渐加深，面色晦暗，肌肤甲错，或高热烦渴，口苦咽干，小便黄赤，大便干黑，舌质红有瘀斑，苔黄腻，脉弦数或涩	清利湿热，化瘀解毒	茵陈蒿汤合鳖甲煎丸加减
肝肾阴虚证	腹大胀满，积块膨隆，形体羸瘦，潮热盗汗，头晕耳鸣，腰膝酸软，两胁隐隐作痛，小便短赤，大便干结，舌红少苔或光剥有裂纹，脉弦细或细数	养阴柔肝，软坚散结	滋水清肝饮合鳖甲煎丸加减

［常考考点］原发性肝癌的辨证论治。

【知识纵横比较】

中西医结合内科学与外科学原发性肝癌的证治比较

原发性肝癌（中西医结合内科学）		原发性肝癌（中西医结合外科学）	
证型	方剂	证型	方剂
气滞血瘀证	逍遥散合桃红四物汤	气滞血瘀证	小柴胡汤合大黄䗪虫丸
湿热瘀毒证	茵陈蒿汤合鳖甲煎丸	肝胆湿热证	茵陈蒿汤合鳖甲煎丸
肝肾阴虚证	滋水清肝饮合鳖甲煎丸	肝肾阴虚证	青蒿鳖甲汤合一贯煎
—	—	脾虚湿困证	四君子汤合逍遥散

【例题实战模拟】

A1 型题

1. 治疗原发性肝癌湿热瘀毒证，应首选

A. 逍遥散合桃红四物汤加减　　B. 茵陈蒿汤合鳖甲煎丸加减　　C. 犀角地黄汤加减
D. 失笑散合丹参饮加减　　E. 柴胡疏肝散加减

2. 原发性肝癌肝肾阴虚证的治法是

A. 疏肝理气，活血化瘀　　B. 清利湿热，化瘀解毒　　C. 养阴柔肝，软坚散结
D. 补气温阳，化瘀解毒　　E. 益气养阴，化瘀解毒

A2 型题

3. 患者，诊断为原发性肝癌，症见两胁胀痛，腹部结块，推之不移，脘腹胀闷，纳呆乏力，嗳气泛酸，大便不实，舌质暗红，有瘀斑，苔薄白，脉弦涩。适宜的方剂是

A. 小柴胡汤合大黄䗪虫丸加减　　B. 逍遥散合桃红四物汤加减　　C. 茵陈蒿汤合鳖甲煎丸加减
D. 滋水清肝饮合鳖甲煎丸加减　　E. 柴胡疏肝散加减

B1 型题

A. 疏肝理气，活血化瘀　　B. 清热利湿，化瘀解毒　　C. 养阴清热，解毒祛瘀
D. 理气化痰，消食散结　　E. 温中散寒，健脾调胃

4. 治疗原发性肝癌湿热瘀毒证，应首选

5. 治疗原发性肝癌气滞血瘀证，应首选

【参考答案】

1. B　2. C　3. B　4. B　5. A

细目七　溃疡性结肠炎

溃疡性结肠炎是一种直肠和结肠慢性非特异性炎症性疾病，病变主要累及大肠黏膜和黏膜下层。主要表现为腹泻、

腹痛和黏液脓血便。

本病与中医学中的“大瘕泻”相似，归属于中医学“泄泻”“肠风”等范畴。

要点一　西医病因病理

1. 病因　尚未完全明确，大多数学者认为本病的发病既有自身免疫机制的参与，又有遗传因素作为背景，感染和精神因素是诱发因素。

2. 病理

（1）病变部位：主要位于直肠和乙状结肠，一般局限于大肠黏膜和黏膜下层。

（2）病变特点：弥漫性、连续性。

（3）镜检：可见黏膜及黏膜下层有淋巴细胞、浆细胞、嗜酸及中性粒细胞浸润。

［常考考点］溃疡性结肠炎病位主要位于直肠和乙状结肠。

要点二　中医病因病机

本病中医病因主要为先天禀赋不足、素体脾胃虚弱、饮食不节、情志失调以及感受外邪等，在这些病因的作用和影响下，发生脏腑功能失常，气机紊乱，湿热内蕴，肠络受损，久而由脾及肾，气滞血瘀，寒热错杂。

1. 湿热内蕴　饮食不节，湿热内生，壅滞肠中，气机不畅，传导失常；或湿热熏灼肠道，脂络受伤，气血瘀滞，化为脓血。

2. 脾胃虚弱　脾胃运化不健，致水反成湿，谷反成滞，湿滞不去，清浊不分，混杂而下，遂成泄泻。

3. 脾肾阳虚　先天禀赋不足；或年老体弱，命门火衰；或病久脾虚中寒，损及肾阳，致脾土失于温煦，运化失司，寒湿留滞。

4. 肝郁脾虚　七情内伤，肝失条达，横逆侮脾，失其健运。

5. 阴血亏虚　素体阴虚，感邪而病，病久伤阴，阴血不足，阴虚火旺。

6. 气滞血瘀　情志不畅，日久气机郁滞不通，肝气犯脾，气滞而致血瘀。

本病是以脾胃虚弱为本，以湿热蕴结、瘀血阻滞、痰湿停滞为标的本虚标实病证。病初与脾、胃、肠有关，后期涉及肾脏。

［常考考点］溃疡性结肠炎以脾胃虚弱为本，以湿热蕴结、瘀血阻滞、痰湿停滞为标，总属本虚标实病证。

要点三　临床表现

（一）症状

1. 消化系统表现

（1）腹泻和黏液脓血便：腹泻主要与炎症导致大肠黏膜对水钠吸收障碍以及结肠运动功能失常有关；黏液脓血便是本病活动期的重要表现；大便次数及便血的程度反映病情轻重，粪质亦与病情轻重有关。

（2）腹痛：有“疼痛→便意→便后缓解”的规律，可伴腹胀、食欲不振、恶心及呕吐。若并发中毒性巨结肠或炎症波及腹膜，有持续性剧烈腹痛。

2. 全身症状　中、重型患者活动期常有低至中度发热，高热多提示有合并症或为急性暴发型，重症或病情持续活动可出现衰弱、消瘦、贫血、低蛋白血症、水与电解质平衡紊乱等表现。

3. 肠外表现

（1）外周关节炎、结节性红斑、坏疽性脓皮病、巩膜外层炎、前葡萄膜炎、口腔复发性溃疡等，在结肠炎控制或结肠切除后可以缓解或恢复。

（2）强直性脊柱炎、原发性硬化性胆管炎及少见的淀粉样变性等，与溃疡性结肠炎共存，但与溃疡性结肠炎病情变化无关。

（二）体征

（1）轻、中型：左下腹有轻压痛，部分病人可触及痉挛或肠壁增厚的乙状结肠或降结肠。

（2）重型和暴发型：可有明显鼓肠、腹肌紧张、腹部压痛及反跳痛。

（3）急性期或急性发作期：常有低度或中度发热，重者可有高热及心动过速。

（4）其他：可有关节、皮肤、眼、口及肝、胆等肠外表现。

（三）临床分型

按病程、程度、范围及病期进行综合证型。

1. 据病程经过分型

①初发型：指无既往史的首次发作。

②慢性复发型：最多见，发作期与缓解期交替。

③慢性持续型：症状持续，间以加重的急性发作。

④急性暴发型：起病急，病情重，毒血症明显，可伴中毒性结肠扩张、肠穿孔、败血症等。

2. 据病情程度分型

①轻型：腹泻每日 4 次以下，便血轻或无，无发热，脉快，贫血无或轻，血沉正常。

②中型：介于轻型与重型之间，腹泻每日 4 次或以上，仅有轻微全身表现。

③重型：腹泻每日 6 次以上，有明显黏液血便，体温＞ 37.7℃持续 2 天以上，脉搏＞ 90 次 / 分；血红蛋白≤ 75g/L，血沉＞ 30mm/h，血清白蛋白＜ 30g/L；体重短期内明显减轻。

3. 据病变范围分型 分为直肠炎、直肠乙状结肠炎、左半结肠炎（结肠脾曲以远）、广泛性结肠炎或全结肠炎（扩展至结肠脾曲以近或全结肠）。

4. 据病期分型 分为活动期和缓解期。

［常考考点］溃疡性结肠炎的典型症状和体征。

要点四 实验室检查及其他检查

1. 血液检查 可有轻、中度贫血。重症患者白细胞计数增高，红细胞沉降率加速。严重者血清白蛋白及钠、钾、氯降低。缓解期如有血清 α_2 球蛋白增加、γ 球蛋白降低常是病情复发的先兆。

2. 粪便检查 活动期有黏液脓血便，反复检查包括常规、培养、孵化等均无特异病原体发现，如阿米巴包囊、血吸虫卵等。

3. 纤维结肠镜检查 是最有价值的诊断方法，通过结肠黏膜活检，可明确病变的性质。病变多从直肠开始，呈连续性、弥漫性分布，表现为：①黏膜血管纹理模糊、紊乱，黏膜充血、水肿、易脆、出血及有脓性分泌物附着，亦常见黏膜粗糙，呈细颗粒状。②病变明显处可见弥漫性多发糜烂或溃疡。③慢性病变者可见结肠袋囊变浅、变钝或消失，假息肉及桥形黏膜等。

4. 钡剂灌肠检查 为重要的诊断方法。主要改变为：①黏膜粗乱和（或）颗粒样改变。②肠管边缘呈锯齿状或毛刺样，肠壁有多发性小充盈缺损。③肠管短缩，袋囊消失呈铅管样。重型或暴发型病例一般不宜做本检查，以免加重病情或诱发中毒性巨结肠。

5. 黏膜组织学检查 有活动期和缓解期的不同表现。

（1）活动期：①固有膜内有弥漫性、慢性炎症细胞及中性粒细胞、嗜酸性粒细胞浸润。②隐窝有急性炎症细胞浸润，尤其是上皮细胞间有中性粒细胞浸润及隐窝炎，甚至形成隐窝脓肿，可有脓肿溃入固有膜。③隐窝上皮增生，杯状细胞减少。④可见黏膜表层糜烂、溃疡形成和肉芽组织增生。

（2）缓解期：①中性粒细胞消失，慢性炎症细胞减少。②隐窝大小、形态不规则，排列紊乱。③腺上皮与黏膜肌层间隙增大。④潘氏细胞化生。

6. 免疫学检查 IgG、IgM 可稍有增加，抗结肠黏膜抗体阳性，T 淋巴细胞与 B 淋巴细胞比率降低，血清总补体活性增高。

［常考考点］溃疡性结肠炎纤维结肠镜检查和钡剂灌肠检查的表现及临床价值。

要点五 诊断与鉴别诊断

（一）诊断标准

符合以下 3 条，可诊断为溃疡性结肠炎：

1. 具有持续或反复发作腹泻和黏液血便、腹痛，伴（或不伴）不同程度全身症状。

2. 排除细菌性痢疾、阿米巴痢疾、慢性血吸虫病、肠结核等感染性肠炎及克罗恩病、缺血性肠炎、放射性肠炎等。

3. 具有结肠镜检查特征性改变中至少 1 项及黏膜活检或具有 X 线钡剂灌肠检查征象中至少 1 项：

（1）结肠镜检查特征：①黏膜血管纹理模糊、紊乱或消失，黏膜充血、水肿、易脆、出血和有脓性分泌物附着，亦常见黏膜粗糙，呈细颗粒状。②病变明显处可见弥漫性、多发性糜烂或溃疡。③缓解期患者可见结肠袋囊变浅、变钝或消失以及假息肉和桥形黏膜等。

（2）钡剂灌肠检查征象：①黏膜粗乱和（或）颗粒样改变。②肠管边缘呈锯齿状或毛刺样，肠壁有多发性小充盈缺损。③肠管短缩，袋囊消失呈铅管样。

［常考考点］溃疡性结肠炎的诊断标准。

（二）鉴别诊断

1. 慢性细菌性痢疾 有急性菌痢病史，粪便分离出痢疾杆菌，结肠镜检查取黏液脓性分泌物培养的阳性率较高，抗菌药物治疗有效。

2. 阿米巴肠炎 主要侵及右侧结肠，也可累及左侧。结肠溃疡较深，边缘潜行，溃疡间结肠黏膜正常。粪便或结肠镜溃疡处取活检，可发现阿米巴的包囊或滋养体。抗阿米巴治疗有效。

3. 大肠癌 多见于中年之后，肛门指检可触及包块，纤维结肠镜检、X 线钡剂灌肠检查对鉴别有价值。

4. 克罗恩病 与溃疡性结肠炎同属炎症性肠病，为一种慢性肉芽肿性炎症。病变可累及胃肠道各部位，而以末段回肠及其邻近结肠为主，多呈节段性、非对称性分布。临床主要表现为腹痛、腹泻、瘘管、肛门病变和不同程度的全身症状。结肠镜检查可见非连续性的纵行溃疡，溃疡周围黏膜正常或呈鹅卵石样改变，活检病变肠壁可见黏膜固有层非干酪性肉芽肿及大量淋巴细胞聚集。

5. 血吸虫病 有疫水接触史，常有肝脾大，粪便检查可发现血吸虫卵，孵化毛蚴阳性。直肠镜检查在急性期可见黏膜黄褐色颗粒，活检黏膜压片或组织病理检查发现血吸虫卵。

6. 肠易激综合征 粪便可有大量黏液，但无脓血。X 线钡剂灌肠及结肠镜检查无器质性病变。常伴有神经官能症。

［常考考点］溃疡性结肠炎与慢性菌痢和阿米巴肠炎的鉴别。

要点六 西医治疗

（一）一般治疗

1. 休息 以减轻肠蠕动和症状，减少体力消耗。

2. 饮食和营养 给予流质或半流质饮食，待病情好转后改为富营养少渣饮食；病情严重应禁食，并予完全胃肠外营养治疗。避免食用可疑不耐受食物（如鱼、虾、牛奶、花生等）；忌食辣椒、冰冻或生冷食品；戒除烟酒嗜好。

3. 心理治疗 对长期反复发作或持续不稳定的病人应给予心理治疗，使其保持心情舒畅安静，以减轻患者情绪变动对病情的影响。

（二）药物治疗

1. 活动期处理

（1）轻型 UC：可选用柳氮磺胺吡啶制剂（简称 SASP），或用相当剂量的 5- 氨基水杨酸制剂。

（2）中型 UC：可用上述剂量水杨酸类制剂治疗，反应不佳者适当加量或改服糖皮质激素，常用泼尼松。

（3）重型 UC：①激素：如患者尚未用过口服类固醇激素，可口服泼尼龙；已使用类固醇激素者，应静脉滴注氢化可的松或甲泼尼龙；未用过类固醇激素者亦可使用促肾上腺皮质激素静脉滴注。②抗生素：肠外应用广谱抗生素控制肠道继发感染，如氨苄西林、硝基咪唑及喹诺酮类制剂。③静脉类固醇激素使用 7 ～ 10 天后无效者，可考虑环孢素静脉滴注。④便血量大、Hb ＜ 90g/L 和持续出血不止者应考虑输血。⑤应使患者卧床休息，适当输液，补充电解质，以防水及电解质平衡紊乱。

2. 缓解期处理 症状缓解后，应继续应用氨基水杨酸制剂维持治疗，一般至少 3 年。

（三）手术治疗

主要针对并发症，如完全性肠梗阻、瘘管与脓肿形成、急性穿孔或不能控制的大量出血等。

［常考考点］溃疡性结肠炎的药物治疗。

要点七 中医辨证论治

证型	辨证要点	治法	方剂
湿热内蕴证	腹泻，脓血便，里急后重，腹痛灼热，发热，肛门灼热，溲赤，舌红苔黄腻，脉滑数或濡数	清热利湿	白头翁汤加味

续表

证型	辨证要点	治法	方剂
脾胃虚弱证	大便时溏时泻，迁延反复，粪便带有黏液或脓血，食少，腹胀，肢体倦怠，神疲懒言，舌质淡胖或边有齿痕，苔薄白，脉细弱或濡缓	健脾渗湿	参苓白术散加减
脾肾阳虚证	腹泻迁延日久，腹痛喜温喜按，腹胀，腰酸膝软，食少，形寒肢冷，神疲懒言，舌质淡或有齿痕，苔白润，脉沉细或尺弱	健脾温肾止泻	理中汤合四神丸加味
肝郁脾虚证	腹泻前有情绪紧张或抑郁恼怒等诱因，腹痛即泻，泻后痛减，食少，胸胁胀痛，嗳气，神疲懒言，舌质淡，苔白，脉弦或弦细	疏肝健脾	痛泻要方加味
阴血亏虚证	大便秘结或少量脓血便，腹痛隐隐，午后发热，盗汗，五心烦热，头晕眼花，舌红少苔，脉细数	滋阴养血，清热化湿	驻车丸
气滞血瘀证	腹痛，腹泻，泻下不爽，便血色紫暗，胸胁胀满，腹内包块，面色晦暗，肌肤甲错，舌紫或有瘀点，脉弦涩	化瘀通络	膈下逐瘀汤加减

［常考考点］溃疡性结肠炎的辨证论治。

【例题实战模拟】

A1 型题

1. 溃疡性结肠炎的病位是

A. 升结肠　B. 降结肠　C. 乙状结肠　D. 直肠和乙状结肠　E. 直肠

2. 下列对于溃疡性结肠炎的病机的描述，错误的是

A. 脾胃虚弱　B. 湿热蕴结　C. 瘀血阻滞　D. 痰湿停滞　E. 热毒凝聚

3. 诊断溃疡性结肠炎最有价值的方法是

A. 大便培养　B. X 线钡餐造影　C. 腹腔镜检查　D. 直肠镜　E 纤维结肠镜检查

4. 溃疡性结肠炎脾胃虚弱证的使用方剂是

A. 理中丸　B. 黄芪建中汤　C. 四君子汤　D. 参苓白术散　E. 小建中汤

A2 型题

5. 患者，男，54 岁。诊断为溃疡性结肠炎。症见腹泻迁延日久，腹痛喜温喜按，腹胀，腰酸膝软，食少，形寒肢冷，神疲懒言，舌质淡有齿痕，苔白润，脉沉细尺弱。其证候类型是

A. 脾胃虚弱证　B. 脾肾阳虚证　C. 肝郁脾虚证　D. 阴血亏虚证　E. 气滞血瘀证

【参考答案】

1. D　2. E　3. E　4. D　5. B

细目八　上消化道出血

上消化道出血是指屈氏韧带以上的食管、胃、十二指肠和胰胆等病变引起的出血，以及胃－肠吻合术和空肠病变引起的出血。在短时间内失血超过 1000mL 或循环血容量的 20% 称为大出血，主要表现为急性大量出血，呕血、黑粪、血便等并伴有血容量减少引起的急性周围循环障碍。

本病可归属于中医学“呕血”“黑便”“便血”等范畴。

要点一　西医病因

1. 上消化道疾病，如食管疾病、胃及十二指肠疾病等。消化性溃疡是上消化道出血的主要原因。

2. 门脉高压引起食管－胃底静脉曲张破裂或门脉高压性胃病。

3. 上消化道邻近器官或组织的疾病：①胆道出血。②胰腺疾病累及十二指肠。③主动脉瘤破入食管、胃、十二指肠。④纵隔肿瘤或脓肿破入食管。

4. 全身性疾病：①血管性疾病。②血液病。③尿毒症。④结缔组织病。

5. 应激相关胃黏膜损伤：各种严重疾病引起的应激状态下产生的急性糜烂出血性胃炎乃至溃疡形成。

［常考考点］消化性溃疡是上消化道出血的主要原因。

要点二　中医病因病机

本病病因主要为饮食不节、情志内伤、素体脾虚等，在这些病因的作用和影响下，发生热伤胃络或气不统血而血溢胃肠。

1. 胃中积热　平素嗜食辛辣之品，燥热蕴结，胃热内盛，热伤胃络，迫血妄行而吐血。

2. 肝火犯胃　情志内伤，肝气郁而化火，肝火横逆犯胃，胃络损伤则吐血。

3. 脾不统血　脾气亏虚，统摄无能，血液外溢而吐血。

4. 气随血脱　大量失血，气随血去，中气亏虚，气不摄血，血溢胃肠而吐血。

本病病位在胃，与大肠、肝、脾关系密切。本病是以瘀热互结为标，以脾胃虚弱、气血两虚为本的本虚标实病证。初起多由火热之邪作祟，以标实为主。若呕血、便血不止，气随血脱可致亡阴、亡阳之“脱证”。

要点三　临床表现

上消化道出血的临床表现取决于出血量与速度。

1. 呕血与黑便　呕血与黑便是上消化道出血的特征性表现。

2. 失血性周围循环衰竭　表现为头昏、心悸、乏力，突然起立时发生晕厥，肢体冷感，心率加快，血压偏低等，严重者呈休克状态。

3. 贫血和血象变化　贫血程度除取决于失血量外，还与出血前有无贫血基础、出血后液体平衡状况等因素有关。急性出血患者为正细胞正色素性贫血，可暂时出现大细胞性贫血；慢性失血则呈小细胞低色素性贫血。骨髓象有明显代偿性增生。

4. 发热　出血 24 小时内出现低热，多在 38.5℃以下，持续 3 ～ 5 天后恢复正常。

5. 氮质血症　大量血液蛋白质的消化产物在肠道被吸收，血中尿素氮浓度可暂时升高，称为肠源性氮质血症。

［常考考点］呕血与黑便是上消化道出血的特征性表现。

要点四　实验室检查及其他检查

1. 血常规　出血早期血象无明显改变，3 ～ 4 小时后可出现不同程度的正细胞正色素性贫血，白细胞计数轻至中度升高。

2. 肾功能　氮质血症，一次性出血后可引起 BUN 开始上升，24 小时左右达高峰，4 天左右恢复正常。

3. 胃镜检查　为目前诊断上消化道出血病因的首选方法。一般主张在出血后 24 ～ 48 小时内检查，称为急诊胃镜检查。

4. 其他检查　选择性腹腔动脉造影、放射性核素检查、胶囊内镜及小肠镜检查适用于不明原因的小肠出血和不适宜胃镜检查的大出血。

［常考考点］胃镜检查为目前诊断上消化道出血病因的首选方法。

要点五　诊断与鉴别诊断

1. 上消化道出血诊断的确立　根据呕血、黑便和失血性周围循环衰竭的典型临床表现，呕吐物或粪便隐血试验呈强阳性，血红蛋白浓度、红细胞计数及血细胞比容下降的实验室证据，排除消化道以外的出血因素，即可确立诊断。单纯便血者要判断是上消化道还是下消化道出血。

2. 出血严重程度的估计和周围循环状态的判断　成人每日消化道出血＞ 5mL 即可出现粪便隐血试验阳性，每日出血量 50 ～ 100mL 可出现黑便，胃内蓄积血量在 250 ～ 300mL 可引起呕血。一次出血量＜ 400mL 时，一般不出现全身症状；出血量达 400 ～ 500mL，可出现乏力、心慌等全身症状；短时间内出血量超过 1000mL，可出现周围循环衰竭表现。

3. 出血是否停止的判断　临床上出现下列情况应考虑继续出血或再出血：①反复呕血，或黑便次数增多，粪质稀薄，伴肠鸣音亢进。②周围循环衰竭表现经充分补液输血而未见明显改善，或暂时好转而又恶化。③血红蛋白浓度、红细胞计数与血细胞比容持续下降，网织红细胞计数持续升高。④补液与尿量足够的情况下，血尿素氮持续或再次升高。

4. 出血病因鉴别诊断　①慢性、周期性、节律性上腹痛多提示消化性溃疡，特别是出血前疼痛加重，出血后减轻或缓解。②服用非甾体抗炎药等损伤胃黏膜的药物或应激状态，可能为急性糜烂出血性胃炎。③有病毒性肝炎、血吸虫病或酗酒病史，并有肝病与门静脉高压的临床表现者，可能是食管 – 胃底静脉曲张破裂出血。④中年以上患者近期出现上腹痛，伴有厌食、消瘦者，警惕胃癌。⑤肝功能试验结果异常、血常规白细胞及血小板减少等有助于肝硬化的诊断。

［常考考点］出血严重程度的估计。

要点六　西医治疗

1. 一般急救措施　卧床休息，保持呼吸道通畅，必要时给氧。活动性出血期间禁食。

2. 积极补充血容量　改善急性失血性周围循环衰竭的关键是输血，一般输浓缩红细胞，严重活动性大出血考虑输全血。输血量以使血红蛋白达到 70g/L 左右为宜。

紧急输血指征：①当改变体位时出现晕厥、血压下降和心率加快，或心率大于 120 次 / 分或收缩压低于 90mmHg，或较基础血压下降 25%。②失血性休克。③血红蛋白低于 70g/L 或血细胞比容低于 25%。

3. 止血措施

（1）食管 – 胃底静脉曲张破裂出血：出血量大，再出血率高，死亡率高。①药物止血：血管加压素静脉注射，奥曲肽对本病具有肯定止血疗效，且副作用少。②气囊压迫止血：三腔二囊管。③内镜治疗：可止血且有效防止早期再出血，是目前治疗食管 – 胃底静脉曲张破裂出血的重要手段。④外科手术或经颈静脉肝内门体静脉分流术。

（2）非曲张静脉上消化道大出血：①抑制胃酸分泌：常静脉用 H_2 受体拮抗剂和质子泵抑制剂，以质子泵抑制剂效果好。②内镜治疗。③手术治疗。④介入治疗。

［常考考点］上消化道出血的止血措施。

要点七　中医辨证论治

证型	辨证要点	治法	方剂
胃中积热证	吐血紫暗或咖啡色，甚则鲜红，常混有食物残渣，大便黑如漆，口干喜冷饮，胃脘胀闷灼痛，舌红苔黄，脉滑数	清胃泻火，化瘀止血	泻心汤合十灰散加减
肝火犯胃证	吐血鲜红或紫暗，口苦目赤，胸胁胀痛，心烦易怒，或有黄疸，舌红苔黄，脉弦数	泻肝清胃，降逆止血	龙胆泻肝汤加减
脾不统血证	吐血暗淡，大便漆黑稀溏，面色苍白，头晕心悸，神疲乏力，纳少，舌淡红，苔薄白，脉细弱	益气健脾，养血止血	归脾汤加减
气随血脱证	吐血倾盆盈碗，大便溏黑甚则紫暗，面色苍白，大汗淋漓，四肢厥冷，眩晕心悸，烦躁口干，神志恍惚，昏迷，舌淡红，脉细数无力或脉微细	益气摄血，回阳固脱	独参汤或四味回阳饮加减

［常考考点］上消化道出血的辨证论治。

【例题实战模拟】

A1 型题

1. 上消化道出血时，一旦出现呕血，提示胃内蓄积的血量在

A. 5 ～ 20mL　B. 50 ～ 70mL　C. 250 ～ 300mL　D. 500 ～ 800mL　E. 800 ～ 1000mL

2. 上消化道大出血患者，出现外周血血红蛋白下降的时间是

A. 即时　B. 半小时　C. 1 小时　D. 2 小时　E. 3 ～ 4 小时后

3. 治疗上消化道出血脾不统血证，应首选

A. 泻心汤合十灰散加减　B. 龙胆泻肝汤加减　C. 归脾汤加减
D. 独参汤加减　E. 四味回阳饮加减

B1 型题

A. 泻肝清胃，降逆止血　B. 益气摄血，回阳固脱　C. 滋阴补肾，健脾摄血
D. 清胃泻火，化瘀止血　E. 益气健脾，养血止血

4. 消化性溃疡合并上消化道出血属肝火犯胃证，其治法是

5. 消化性溃疡合并上消化道出血属气随血脱证，其治法是

A. 5 ～ 20mL　B. 30 ～ 40mL　C. 50 ～ 100mL　D. 250 ～ 300mL　E. 500mL 以上

6. 大便隐血试验阳性，提示消化道出血量在

7. 出现柏油样便，提示消化道出血量在

【参考答案】

1. C　2. E　3. C　4. A　5. B　6. A　7. C

第四单元　泌尿系统疾病

细目一　慢性肾小球肾炎

【考点突破攻略】

慢性肾小球肾炎是由多种原因引起的、不同病理类型组成的原发于肾小球的一组疾病。该组疾病起病方式各异、病情迁延、病变进展缓慢、病程绵长，并以蛋白尿、血尿、水肿及高血压为其基本临床表现，常伴有不同程度的肾功能损害。本病可发生于不同年龄、性别，但以青壮年男性居多。

本病与中医学的“石水”相似，可归属于“水肿”“虚劳”“腰痛”“尿血”等范畴。

要点一　西医病因病理

1. 病因　急性链球菌感染后肾炎迁延不愈，病程超过1年以上者可转为慢性肾炎，但仅占15%～20%。大部分慢性肾炎并非由急性肾炎迁延所致。其他细菌及病毒（如乙型肝炎病毒等）感染亦可引起慢性肾炎。

2. 病理　慢性肾炎病理改变是双肾一致性的肾小球改变。常见的病理类型有系膜增生性肾小球肾炎（包括IgA和非IgA系膜增生性肾小球肾炎）、膜增生性肾小球肾炎、膜性肾病及局灶性节段性肾小球硬化。

要点二　中医病因病机

慢性肾炎主因先天禀赋不足或劳倦过度、饮食不节、情志不遂等引起肺、脾、肾虚损，气血阴阳不足所致，又常因外感风、寒、湿、热之邪而发病。

1. 脾肾亏虚　水湿内侵，脾气受困或肾虚封藏失职，精微下泄，日久成劳。脾肾阳虚，命门不固，开阖失司，水液内停，泛溢肌肤而发病。

2. 肺肾气虚　肺气虚不能通调水道，上源失调；肾气虚不能气化，下源失和，水液内聚为患。

3. 肝肾阴虚　肝肾阴亏则风阳上亢，阴虚内热则灼伤络脉而发病。

4. 气阴两虚　久病气阴两伤，气虚则津液不布，清气不升，气化失司，水液内停；阴亏则虚热内生，灼伤络脉。

5. 湿邪内蕴　脾气虚，不能运化水湿，湿浊内停，或肺不布津，泛于肌肤，水湿、瘀血日久化浊，或阻于脾胃，或上犯清窍，或下迫二窍，湿从热化，变生多证。

6. 瘀血内阻　肝失疏泄，气机失畅，日久引起血瘀水停；或久病入络，络脉瘀阻，脉络不通而发病。

本病病位在肾，与肺、脾相关，其病理基础在于脏腑的虚损。本病为本虚标实之证，本虚常见肺肾脾气虚、脾肾阳虚、肝肾阴虚和气阴两虚；标实则以湿、瘀、浊为多。正气亏虚为内因，常因外感风、寒、湿、热之邪而诱发。由此内外互因，以致气血运行失常，三焦水道受阻，继而形成瘀血、湿热、水湿、湿浊等内生之邪，其内生之邪（尤其是湿热和瘀血）又成为重要的致病因素，损及脏腑，使病情缠绵难愈。

［常考考点］慢性肾小球肾炎本虚常见肺肾脾气虚、脾肾阳虚、肝肾阴虚和气阴两虚；标实则以湿、瘀、浊为多。

要点三　临床表现

慢性肾炎多数起病隐匿，进展缓慢，病程较长。其临床表现呈多样性，但以蛋白尿、血尿、高血压、水肿为基本临床表现，可有不同程度的肾功能减退。病情时轻时重、迁延难愈，渐进性发展为慢性肾衰竭。

1. 症状　早期患者可有疲倦乏力、腰部酸痛、食欲不振等，多数患者有水肿，一般不严重，有的患者无明显临床症状。

2. 体征

（1）水肿：轻者仅有面部、眼睑等组织松弛部位水肿，晨起比较明显，进而可发展至足踝、下肢，重者则全身水肿，甚至有胸（腹）水。尿量变化与水肿和肾功能情况有关，水肿期间尿量减少，部分肾功能明显减退，浓缩功能障碍者常有夜尿增多或多尿。

（2）高血压：血压可正常或轻度升高，大多数慢性肾炎患者迟早会发生高血压。患者可有眼底出血、渗出，甚至视神经乳头水肿。持续高血压的程度与预后密切相关，易导致心、肾功能不全。

（3）贫血：水肿明显时，有轻度贫血。若肾功能损害，可呈中度以上贫血。

［常考考点］慢性肾炎临床表现：蛋白尿、血尿、高血压、水肿。

要点四　实验室检查及其他检查

1. 尿液检查　尿蛋白一般在 1 ～ 3g/d，尿沉渣可见颗粒管型和透明管型。血尿一般较轻或完全没有，但在急性发作期，可出现镜下血尿甚至肉眼血尿。

2. 肾功能检查　肾功能不全时，主要表现为肾小球滤过率（GFR）下降，肌酐清除率（Ccr）降低。

要点五　诊断与鉴别诊断

（一）诊断

1. 起病缓慢，病情迁延，临床表现可轻可重，或时轻时重。随着病情发展，可有肾功能减退、贫血、电解质紊乱等情况的出现。

2. 有水肿、高血压、蛋白尿、血尿及管型尿等表现中的一种（如血尿或蛋白尿）或数种。临床表现多种多样，有时可伴有肾病综合征或重度高血压。

3. 病程中可有肾炎急性发作，常因感染（如呼吸道感染）诱发，发作时有类似急性肾炎的表现。可自动缓解或病情加重。

（二）鉴别诊断

1. 原发性高血压肾损害　多见于中老年患者，高血压病在先，继而出现蛋白尿，且为微量至轻度蛋白尿，镜下可见少量红细胞及管型，肾小管功能损害（尿浓缩功能减退，夜尿增多）早于肾小球功能损害，常伴有高血压的心脑并发症。肾穿刺有助于鉴别。

2. 慢性肾盂肾炎　多见于女性患者，有反复尿路感染病史，多次尿沉渣或尿细菌培养阳性，肾功能损害以肾小管为主，影像学检查可见双肾非对称性损害，呈肾间质性损害影像学征象。

3. Alport 综合征（遗传性肾炎）　常起病于青少年（多在 10 岁以前），患者有肾（血尿、轻至中度蛋白尿及进行性肾功能损害）、眼（球形晶状体等）、耳（神经性耳聋）异常，并有阳性家族史（多为 X 连锁显性遗传）。

4. 急性肾小球肾炎　有前驱感染并以急性发作起病的慢性肾炎需与此病相鉴别。慢性肾炎急性发作病情多在短期内（数日）急骤恶化，血清 C_3 一般无动态变化。

5. 继发性肾病　狼疮性肾炎、紫癜性肾炎、糖尿病肾病等继发性肾病均可表现为水肿、蛋白尿等症状，与慢性肾炎表现类似。但继发性肾病通常均存在原发性疾病的临床特征及实验室检查结果，如狼疮性肾炎多见于女性，常有发热、关节痛、皮疹、抗核抗体阳性等；紫癜性肾炎常有皮肤紫癜、关节痛、腹痛等症状；糖尿病肾病则有长期糖尿病病史、血糖升高，肾脏组织病理检查有助于鉴别。

［常考考点］慢性肾小球肾炎的诊断：临床表现＋实验室检查。

要点六　西医治疗

1. 积极控制高血压和减少尿蛋白

（1）治疗原则：①力争把血压控制在理想水平，即蛋白尿≥ 1g/d，血压控制在 125/75mmHg 以下；蛋白尿＜ 1g/d，血压控制可放宽到 130/80mmHg 以下。②选择具有延缓肾功能恶化、保护肾功能作用的降血压药物。

（2）降压药物选择：①有钠水潴留容量依赖性高血压患者可选用噻嗪类利尿药，如氢氯噻嗪口服；或醛固酮受体阻断剂，罗内酯、依普利酮可选用。②对肾素依赖性高血压应首选血管紧张素转换酶抑制剂（ACEI），如贝那普利；或用血管紧张素Ⅱ受体拮抗剂（ARB），如氯沙坦或缬沙坦。③心率较快的中、青年患者或合并心绞痛患者，可选用 β 受体阻滞剂，如阿替洛尔或美托洛尔。④老年患者，以及合并糖尿病、冠心病患者，选用钙离子拮抗剂，如氨氯地平或硝苯地平控释片。⑤若高血压难以控制可以选用不同类型降压药联合应用。

近年来研究证实，ACEI 在降低全身性高血压的同时，可降低肾小球内压，减少尿蛋白，减轻肾小球硬化，延缓肾功能衰竭，因此 ACEI 可作为慢性肾炎患者控制高血压的首选药物。近年来的临床研究显示，ARB/CCB 单片复方制剂对慢性肾病微量蛋白尿亦有较好的效果。但肾功能不全的患者在应用 ACEI 及 ARB 时应注意防止高钾血症，血肌酐＞350μmol/L 的非透析治疗患者不宜使用。少数患者应用此类药物有持续性干咳的不良反应。ARB 具有与 ACEI 相似的作用，但不引起持续干咳。CCB 及醛固酮受体阻断剂均有减少尿蛋白排泄的作用。CCB 在降低全身血压的同时，还可降低肾小球内压力。醛固酮受体阻断剂减少尿蛋白的机制尚不清楚。

2. 限制蛋白及磷的摄入量 低蛋白及低磷饮食可减轻肾小球内高压、高灌注及高滤过状态，延缓肾小球硬化。对无肾功能减退者蛋白质的摄入量以 0.8g/（kg・d）为宜。肾功能不全氮质血症时蛋白质摄入量应限制在 0.5 ～ 0.8g/（kg・d），其中高生物效价的动物蛋白应占 1/3 或更多，如鸡蛋、牛奶、瘦肉等。在低蛋白饮食时，可适当增加糖类含量，同时适当辅以必需氨基酸，以补充体内必需氨基酸的不足，防止负氮平衡。另外，对于高血压患者应限制盐的摄入量（＜ 3g/d）。

3. 血小板解聚药 对系膜毛细血管性肾小球肾炎有一定的降尿蛋白作用。如大剂量双嘧达莫（300 ～ 400mg/d）或小剂量阿司匹林（40 ～ 80mg/d）。

4. 避免对肾有害的因素 劳累、感染、妊娠和应用肾毒性药物（如氨基糖苷类抗生素等）均可能引起肾损伤，导致肾功能下降或进一步恶化，应尽量予以避免。

［常考考点］慢性肾小球肾炎的治疗原则及用药。

要点七　中医辨证论治

证型		辨证要点	治法	方剂
本证	脾肾气虚证	腰脊酸痛，神疲乏力，或浮肿，纳呆或脘胀，大便溏薄，尿频或夜尿多，舌质淡，有齿痕，苔薄白，脉细	补气健脾益肾	异功散加味
	肺肾气虚证	颜面浮肿或肢体肿胀，疲倦乏力，少语懒言，自汗出，易感冒，腰脊酸痛，面色萎黄，舌淡，苔白，脉细弱	补益肺肾	玉屏风散合金匮肾气丸加减
	脾肾阳虚证	全身浮肿，面色苍白，畏寒肢冷，腰脊冷痛，神疲，纳少，便溏，遗精，阳痿，早泄，或月经失调，舌质嫩淡胖，边有齿痕，脉沉细或沉迟无力	温补脾肾	附子理中丸或济生肾气丸加减
	肝肾阴虚证	目睛干涩或视物模糊，头晕耳鸣，五心烦热或手足心热，口干咽燥，腰膝酸痛，遗精，或月经失调，舌红少苔，脉弦细或细数	滋养肝肾	杞菊地黄丸加减
	气阴两虚证	面色无华，少气乏力，或易感冒，午后低热，或手足心热，腰酸痛，或见浮肿，口干咽燥或咽部暗红，咽痛，舌质红，少苔，脉细或弱	益气养阴	参芪地黄汤加减
标证	水湿证	颜面或肢体浮肿，舌苔白或白腻，脉缓或沉缓	利水消肿	五苓散合五皮饮加减
	湿热证	面浮肢肿，身热汗出，口干不欲饮，胸脘痞闷，腹部胀满，纳差，尿黄短少，便溏，舌红，苔黄腻，脉滑数	清热利湿	三仁汤加减
	血瘀证	面色黧黑或晦暗，腰痛固定或呈刺痛，肌肤甲错，肢体麻木，舌质紫暗或有瘀斑，脉细涩	活血化瘀	血府逐瘀汤加减
	湿浊证	纳呆，恶心或呕吐，口中黏腻，脘胀或腹胀，身重困倦，浮肿尿少，精神萎靡，舌苔腻，脉沉细或沉缓	健脾化湿泄浊	胃苓汤加减

［常考考点］慢性肾小球肾炎的辨证论治。

【例题实战模拟】

A1 型题

1. 慢性肾小球肾炎不常见

A. 蛋白尿　B. 血尿　C. 发热　D. 高血压　E. 水肿

2. 慢性肾小球肾炎脾肾阳虚证的治疗方剂是

A. 异功散加味　B. 玉屏风散合金匮肾气丸　C. 附子理中丸或济生肾气丸

D. 杞菊地黄丸　　E. 参芪地黄汤

A2 型题

3. 患者，男，55 岁。慢性肾炎病史 7 年。现纳呆，恶心，口中黏腻，身重困倦，浮肿尿少，精神萎靡，舌苔腻，脉沉缓。其治疗方剂为

A. 胃苓汤加减　B. 五苓散合五皮饮加减　C. 三仁汤加减　D. 参芪地黄汤加减　E. 理中丸加减

B1 型题

A. 少尿，浮肿，蛋白尿，高脂血症　B. 血尿，蛋白尿，高脂血症　C. 浮肿，蛋白尿，血尿，高血压

D. 血尿，少尿，蛋白尿，浮肿　E. 浮肿，大量蛋白尿，低蛋白血症，高脂血症

4. 肾病综合征的临床特征是

5. 慢性肾小球肾炎的临床特征是

【参考答案】

1. C　2. C　3. A　4. E　5. C

细目二　肾病综合征

肾病综合征（nephrotic syndrome，NS）为一组常见于肾小球疾病的临床证候群。临床特征为：①大量蛋白尿（≥ 3.5g/24h）。②低白蛋白血症（≤ 30g/L）。③水肿。④高脂血症。其中“大量蛋白尿”和“低蛋白血症”为 NS 的最基本的特征。

本病与中医学中的“肾水”相似，可归属于“水肿”“腰痛”“虚劳”等范畴。

要点一　西医病因与病理生理

（一）病因

根据病因可分为原发性和继发性两大类。

1. 原发性 NS　以微小病变型肾病、系膜增生性肾炎、膜性肾病、系膜毛细血管性肾炎及肾小球局灶节段性硬化 5 种临床病理类型最为常见；原发性肾小球疾病中的急性肾炎、急进性肾炎、慢性肾炎等均可在疾病过程中出现 NS。

2. 继发性 NS　病因很多，常见的有糖尿病肾病、肾淀粉样变性、系统性红斑狼疮肾炎、新生物（实体瘤、白血病及淋巴瘤）、药物及感染等。

（二）病理生理

1. 蛋白尿　NS 时蛋白尿产生的基本原因包括电荷屏障和孔径屏障的变化，特别是电荷屏障受损时，肾小球滤过膜对血浆蛋白（多以白蛋白为主）的通透性增加，致使原尿中蛋白含量增多，当远超过近曲小管回吸收量时，则形成大量蛋白尿。

2. 低蛋白血症　NS 时尿丢失大量蛋白，原尿中部分白蛋白在近曲小管上皮细胞中被分解（每日可达 10g），胃肠道水肿时，蛋白质的摄入及吸收能力下降，同时肝脏合成白蛋白的增加程度常不足以代偿尿蛋白的丢失而导致低蛋白血症。

3. 水肿　NS 时血浆蛋白浓度及胶体渗透压降低，血管内的水分和电解质进入组织间隙，导致水肿的形成。

4. 高脂血症　NS 患者血浆胆固醇（TC）、甘油三酯（TG）、低和极低密度脂蛋白（LDL 和 VLDL）浓度增加。其发生与肝脏合成脂蛋白增加及脂蛋白分解和利用减少有关。

要点二　中医病因病机

本病以水肿为特征，是全身气化功能障碍的一种表现。由于外感风寒或风热之邪内舍于肺，或痈疡疮毒内犯，或久居湿地，或素体脾虚及烦劳过度等导致脏腑功能失调，特别是导致肺失通调、脾失转输、肾失开阖，终致膀胱气化无权，三焦水道失畅，水液停聚而成本病。日久可致湿热、瘀血兼夹为病。

1. 风水相搏　肺失宣降，水液不能敷布，以致风遏水阻，风水相搏，泛溢肌肤而成本病。

2. 疮毒浸淫　疮毒内归脾肺，脾失运化，肺失宣降，三焦水道失畅，水液溢于肌肤而成本病。

3. 水湿浸渍　湿邪内侵，脾为湿困，运化失司，水湿不运，泛于肌肤而成本病。

4. 湿热内蕴　湿热内蕴，充斥内外，影响水液代谢而发病。

5. 脾虚湿困　脾失健运，不能运化水湿，泛溢肌肤而发病。

6. 阳虚水泛 肾阳虚衰，不能化气行水，致水湿上泛而成本病。

本病的发病是由脏腑功能失调、水液代谢失常所致。主要表现为肺、脾、肾三脏功能失调，以阴阳气血不足特别是阳气不足为病变之本，以水湿、湿热、风邪、疮毒、瘀血等为病变之标，为虚实夹杂之证。病位在肺、脾、肾，以肾为本。因外邪而致水肿者，病变部位多责之于肺；因内伤而致水肿或感受外邪日久不愈者，病变多责之于脾、肾。阳水以标实为主，阴水以本虚为主；早期多为实证，日久则虚实夹杂。若病势迅猛或日久不愈可见浊毒内留，出现侮肝、犯肺、攻心、上脑等危重证候。

要点三 临床表现与并发症

原发性NS常无明显病史，部分病人有上呼吸道感染等病史；继发性NS常有明显的原发病史。临床常见“三高一低”（高度水肿、大量蛋白尿、高脂血症、低蛋白血症）经典的NS症状，但也有非经典的NS患者，仅有大量蛋白尿、低蛋白血症，而无明显水肿，常伴高血压。此类患者病情较重，预后较差。

1. 主要症状 水肿，纳差，乏力，肢节酸重，腰痛，甚至胸闷气喘、腹胀膨隆等。

2. 体征

（1）水肿：患者水肿常渐起，最初多见于踝部，呈凹陷性，晨起时眼睑、面部可见水肿。随病情进展，水肿发展至全身，可出现胸腔、腹腔、阴囊甚至心包腔的大量积液。

（2）高血压：20%～40%成年NS病人有高血压，水肿明显者约半数有高血压。部分病人为容量依赖型，随水肿消退而血压恢复正常；肾素依赖型高血压主要与肾脏基础病变有关。

（3）低蛋白血症与营养不良：长期持续性大量蛋白尿导致血浆蛋白降低，白蛋白下降尤为明显。病人出现毛发稀疏干枯、皮肤苍白、肌肉萎缩等营养不良表现。

3. 并发症

（1）感染：与蛋白质营养不良、免疫功能紊乱及应用糖皮质激素治疗有关。常见感染好发部位的顺序为呼吸道→泌尿道→皮肤。

（2）血栓、栓塞性并发症：与血液浓缩（有效血容量减少）、高黏状态、抗凝和纤溶系统失衡，以及血小板功能亢进、应用利尿剂和糖皮质激素等有关。其中以肾静脉血栓最为常见。此外，肺血管血栓、栓塞，下肢静脉、下腔静脉、冠状血管血栓和脑血管血栓也不少见。

（3）急性肾衰竭：有效血容量不足而致肾血流量下降，诱发肾前性氮质血症，可呈少尿、尿钠减少伴血容量不足的临床表现，经扩容、利尿后可得到恢复。另有急性肾实质性肾衰竭，常见于50岁以上患者，表现为少尿甚或无尿，扩容、利尿无效。

（4）脂肪代谢紊乱：高脂血症可促进血栓、栓塞并发症的发生，还将增加心血管系统并发症，并可促进肾小球硬化和肾小管-间质病变的发生，促进肾脏病变的慢性进展。

（5）蛋白质营养不良：长期低蛋白血症可以导致严重的负氮平衡和蛋白质-热量营养不良，主要表现为肌肉萎缩、儿童生长发育障碍；金属结合蛋白丢失可使微量元素缺乏、钙磷代谢障碍，内分泌素结合蛋白不足可诱发内分泌紊乱；药物结合蛋白减少可影响某些药物的药代动力学（使血浆游离药物浓度增加、排泄加速），影响药物疗效。

[常考考点]NS经典症状“三高一低”（高度水肿、大量蛋白尿、高脂血症、低蛋白血症）。

要点四 实验室检查及其他检查

1. 尿常规及24小时尿蛋白定量 尿蛋白定性多为（+++～++++），定量＞3.5g/24h。

2. 血清蛋白测定 呈现低蛋白血症（≤30g/L）。

3. 血脂测定 血清胆固醇（TC）、甘油三酯（TG）、低和极低密度脂蛋白（LDL和VLDL）浓度增加，高密度脂蛋白（HDL）可以增加、正常或减少。

4. 肾功能测定 肾功能多数正常（肾前性氮质血症者例外）或肾小球滤过功能减退。

5. 肾B超、双肾ECT 此项理化检查有助于本病的诊断。

6. 肾活检 是确定肾组织病理类型的唯一手段。

[常考考点]肾病综合征的阳性检查结果。

要点五 诊断与鉴别诊断

（一）诊断

原发性 NS 的诊断主要依靠排除继发性 NS。诊断要点包括：①大量蛋白尿（> 3.5g/24h）。②低蛋白血症（血浆白蛋白≤ 30g/L）。③明显水肿。④高脂血症。其中，"大量蛋白尿"和"低蛋白血症"为诊断 NS 的必备条件。

（二）鉴别诊断

1. 系统性红斑狼疮性肾炎 好发于青、中年女性，伴有发热、皮疹及关节痛，尤其是面部蝶形红斑最具诊断价值。免疫学检查可检测出多种自身抗体。

2. 过敏性紫癜性肾炎 好发于青少年，有典型的皮肤紫癜，可伴有关节痛、腹痛及黑便，多在皮疹出现后 1 ～ 4 周出现血尿和 / 或蛋白尿。

3. 糖尿病肾病 多发生于糖尿病 10 年以上的病人，早期可发现尿微量白蛋白排出增加，以后逐渐发展成大量蛋白尿、NS。眼底检查可见微动脉瘤。

4. 乙型肝炎病毒相关性肾炎 应有乙型肝炎病毒抗原阳性，肾活检证实乙型肝炎病毒或其抗原沉积才能确诊。

[常考考点] 原发性 NS 的诊断要点："三高一低"。

要点六 西医治疗

（一）治疗原则

最好能根据病理类型施治。治疗时不应仅以减少或消除尿蛋白为目的，还应重视保护肾功能，减缓肾功能恶化的趋势与程度，预防并发症的发生。

（二）一般治疗

1. 休息。

2. 饮食治疗。应给予正常量 0.8 ～ 1.0g/（kg · d）的优质蛋白饮食；脂肪的摄入，宜少进富含饱和脂肪酸（动物油脂）的饮食，多食富含多聚不饱和脂肪酸（如植物油、鱼油）及富含可溶性纤维（如燕麦、米糠及豆类）的饮食，减轻高脂血症；水肿时应低盐（< 3g/d）饮食。

（三）对症治疗

1. 利尿消肿 对 NS 患者利尿治疗的原则是不宜过快、过猛，以免造成有效血容量不足，加重血液高黏倾向，诱发血栓、栓塞并发症。常用药物有：

（1）噻嗪类利尿剂：常用氢氯噻嗪。长期服用应防止低钾、低钠血症。

（2）潴钾利尿剂：可与噻嗪类利尿剂合用，常用氨苯蝶啶或醛固酮拮抗剂螺内酯。长期服用需防止高钾血症，肾功能不全者慎用。

（3）襻利尿剂：常用呋塞米（速尿），或布美他尼（丁尿胺），口服或静脉注射。在渗透性利尿剂治疗之后应用效果更好，谨防低钠血症及低钾、低氯血症性碱中毒的发生。

（4）渗透性利尿剂：常应用不含钠的右旋糖酐 40（低分子右旋糖酐）或淀粉代血浆（706 代血浆）。对少尿患者（尿量< 400mL/d）慎用，可引起管型，形成阻塞肾小管，并可诱发"渗透性肾病"，导致急性肾衰。

（5）提高血浆胶体渗透压：采用血浆或血浆白蛋白等静脉输注，如接着用呋塞米加于葡萄糖溶液中缓慢静脉滴注，效果更佳。对严重低蛋白血症、高度浮肿而又少尿的患者和伴有心脏病的患者慎用。

2. 减少尿蛋白 血管紧张素转换酶抑制剂（如卡托普利）、血管紧张素Ⅱ受体拮抗剂（如氯沙坦）、长效二氢吡啶类钙拮抗药（如氨氯地平）等，均可通过其有效地控制高血压而显示出不同程度的减少尿蛋白的作用。此外，血管紧张素转换酶抑制剂、血管紧张素Ⅱ受体拮抗剂、醛固酮受体阻断剂可有不依赖于降低全身血压的减少尿蛋白作用。

（四）免疫调节治疗

1. 糖皮质激素

（1）使用原则和方案：①起始足量：常用药物为泼尼松 1 mg/（kg · d），口服 8 周，必要时可延长至 12 周。②缓慢减药：足量治疗后每 1 ～ 2 周减原用量的 10%，当减至 20mg/d 左右时症状易反复，应更加缓慢减量。③长期维持：最后以最小有效剂量（10mg/d）作为维持量，再服半年至 1 年或更长。激素可采取全日量顿服或在维持用药期间两日量隔日一次顿服，以减轻激素的副作用。

（2）根据患者对糖皮质激素的治疗反应，可将其分为"激素敏感型"（用药 8 ～ 12 周 NS 缓解）、"激素依赖型"（激素减药到一定程度即复发）和“激素抵抗型”（激素治疗无效）。

2. 细胞毒药物 这类药物可用于“激素依赖型”或“激素抵抗型”的患者，协同激素治疗。若无激素禁忌，一般不作为首选或单独治疗用药。

（1）环磷酰胺：国内外最常用的细胞毒药物。应用剂量为每日每千克体重 2mg，分 1 ～ 2 次口服；或 200mg 加入生理盐水注射液 20mL 内，隔日静脉注射，累计量达 6 ～ 8g 后停药。主要副作用为骨髓抑制及中毒性肝损害，并可出现性腺抑制（尤其男性）、脱发、胃肠道反应及出血性膀胱炎。

（2）环孢素：能选择性抑制 T 辅助细胞及 T 细胞毒效应细胞，作为二线药物用于治疗激素及细胞毒药物无效的难治性 NS。因有肝、肾毒性，并可致高血压、高尿酸血症、多毛、牙龈增生等不良反应和停药后易复发等，限制其临床广泛使用。

（3）他克莫司：抑制 T 细胞活化以及 T 辅助细胞依赖 B 细胞的增生作用。用于难治性 NS。

（4）吗替麦考酚酯：选择性抑制 T、B 淋巴细胞增殖及抗体形成。广泛用于肾移植后排异反应，不良反应相对小。

［常考考点］肾病综合征的对症治疗用药。

要点七　中医辨证论治

证型	辨证要点	治法	方剂
风水相搏证	起始眼睑浮肿，继则四肢、全身亦肿，皮肤光泽，按之凹陷易恢复，伴发热，咽痛，咳嗽，小便不利等症，舌苔薄白，脉浮	疏风解表，宣肺利水	越婢加术汤加减
湿毒浸淫证	眼睑浮肿，延及全身，身发痈疡，恶风发热，小便不利，舌质红，苔薄黄，脉浮数或滑数	宣肺解毒，利湿消肿	麻黄连翘赤小豆汤合五味消毒饮
水湿浸渍证	全身水肿，按之没指，伴有胸闷腹胀，身重困倦，纳呆，泛恶，小便短少，舌苔白腻，脉濡缓	健脾化湿，通阳利水	五皮饮合胃苓汤
湿热内蕴证	浮肿明显，肌肤绷急，腹大胀满，胸闷烦热，口苦，口干，大便干结，小便短赤，舌红苔黄腻，脉沉数或濡数	清热利湿，利水消肿	疏凿饮子加减
脾虚湿困证	浮肿，按之凹陷不易恢复，腹胀纳少，面色萎黄，神疲乏力，尿少色清，大便或溏，舌质淡，苔白腻或白滑，脉沉缓或沉弱	温运脾阳，利水消肿	实脾饮加减
肾阳衰微证	面浮身肿，按之凹陷不起，心悸，气促，腰部冷痛酸重，小便量少或增多，形寒神疲，面色灰滞，舌质淡胖，苔白，脉沉细或沉迟无力	温肾助阳，化气行水	济生肾气丸合真武汤

［常考考点］肾病综合征的辨证论治。

【知识纵横比较】

中西医结合内科学与儿科学肾病综合征的证治比较

肾病综合征（中西医结合内科学）		肾病综合征（中西医结合儿科学）	
证型	方剂	证型	方剂
风水相搏证	越婢加术汤	肺脾气虚证	防己黄芪汤合五苓散
湿毒浸淫证	麻黄连翘赤小豆汤合五味消毒饮	—	—
水湿浸渍证	五皮饮合胃苓汤	肝肾阴虚证	知柏地黄丸
湿热内蕴证	疏凿饮子	气阴两虚证	六味地黄丸加黄芪
脾虚湿困证	实脾饮	脾肾阳虚证	偏肾阳虚，真武汤合黄芪桂枝五物汤加减；偏脾阳虚，实脾饮
肾阳衰微证	济生肾气丸合真武汤	—	—

【例题实战模拟】

A1 型题

1. 水肿的发生主要与下列哪些脏器有关

A. 肺、胃、肾　B. 肺、脾、肾　C. 心、脾、肾　D. 肝、脾、肾　E. 心、肝、肾

2. 肾病综合征的诊断不包括

A. 大量蛋白尿　B. 低蛋白血症　C. 明显水肿　D. 高血压　E. 高脂血症

A2 型题

3. 患者，女，19 岁。患肾病综合征，症见眼睑浮肿，时有四肢、全身浮肿，身发痈疡，恶风发热，小便不利，舌红，苔薄黄，脉滑数。其证型是

A. 湿毒浸淫　B. 风水相搏　C. 水湿浸渍　D. 湿热内蕴　E. 脾虚湿困

B1 型题

A. 实脾饮加减　B. 济生肾气丸合真武汤　C. 参芪麦味地黄汤

D. 桂枝茯苓丸合五苓散　E. 知柏地黄丸

4. 治疗肾病综合征脾虚湿困证，应首选

5. 治疗肾病综合征肾阳衰微证，应首选

【参考答案】

1. B　2. D　3A　4. A　5. B

细目三　尿路感染

尿路感染是由各种病原体入侵泌尿系统引起的尿路炎症。细菌是尿路感染中最多见的病原体（多指大肠杆菌），其他如病毒、支原体、霉菌及寄生虫等也可以引起尿路感染。根据感染部位，可将本病分为上尿路感染（肾盂肾炎）和下尿路感染（膀胱炎）。上尿路感染又按肾小管功能受损害及组织解剖变化的情况分为急性和慢性。本病可发生于所有人群，女性患者约为男性的 10 倍，尤其以育龄期妇女最为常见。

本病归属于中医学“淋证”（热淋、劳淋等）、“腰痛”“虚劳”等范畴。

要点一　西医病因与发病机制

1. 病原体　革兰阴性菌属引起的泌尿系感染约占 75%，阳性菌属约占 25%。革兰阴性菌属中以大肠杆菌最为常见，约占 80%；革兰阳性菌属中以葡萄球菌最为常见。尿路感染可由一种也可由多种细菌引起，偶可由真菌、病毒引起。

2. 易感因素　①尿路梗阻。②尿路损伤。③尿路畸形。④女性尿路解剖生理特点：尿道口与肛门接近，尿道直而宽；女性在月经期或发生妇科疾病时，阴道、尿道黏膜改变而利于致病菌侵入。⑤机体抵抗力下降：全身性疾病使机体抵抗力下降，尿路感染的发病率较高。⑥遗传因素。

细菌进入膀胱后并非都引起尿路感染。当尿路通畅时，尿液可将绝大部分细菌冲走；男性在排尿终末时排泄于后尿道的前列腺液对细菌有杀灭作用；尿路黏膜可通过其分泌有机酸和 IgG、IgA 及吞噬细胞的作用，起到杀菌效果；尿液 pH 值低，含有高浓度尿素和有机酸，尿过于低张或高张，都不利于细菌生长。

3. 感染途径　①上行感染：为尿路感染的主要途径，约占尿路感染的 95%，常见的病原菌为大肠杆菌。②血行感染：体内局部感染灶的细菌入血而引发，较少见，不足 3%，常见的病原菌有金黄色葡萄球菌、沙门菌属等。③直接感染：细菌从邻近器官的病灶直接入侵肾脏导致的感染。④淋巴道感染：盆腔和下腹部的器官感染时，细菌从淋巴道感染泌尿系统，极为罕见。

[常考考点] 尿路感染最常见的途径是上行感染，最常见的病原菌是大肠杆菌。

要点二　中医病因病机

尿路感染主要与湿热毒邪蕴结膀胱及脏腑功能失调有关。外阴不洁，秽浊之邪入侵膀胱；饮食不节，损伤脾胃，蕴湿生热；情志不遂，气郁化火或气滞血瘀；年老体弱、禀赋不足、房事不节及久淋不愈引起脾肾亏虚等，均可导致本病的发生。

1. 膀胱湿热　湿热蕴结膀胱，邪气壅塞，气化失司，水道不利，故发为淋证。热伤血络则见尿血，发为血淋。

2. 肝胆郁热　肝失条达，气机郁结化火，疏泄不利，水道通调受阻，膀胱气化失司；或气郁化火，气火郁于下焦，均可引起小便滞涩，余沥不尽，发为淋证。

3. 脾肾亏虚，湿热屡犯　脾肾亏虚，复感外邪，即可发病；或遇劳即发，而成劳淋。

4. 肾阴不足，湿热留恋 湿热久稽，肾阴受损，膀胱气化不利，而呈虚实夹杂之肾虚膀胱湿热之候。

本病病位在肾与膀胱，与肝、脾密切相关。病机为湿热蕴结下焦，肾与膀胱气化不利。本病以肾虚为本，膀胱湿热为标，早期以实为主，表现为膀胱湿热或肝胆郁热；日久则虚实夹杂，湿热与脾肾亏虚并见；迁延日久可进展为癃闭、关格。

［常考考点］本病病位在肾与膀胱。病机为湿热蕴结下焦，肾与膀胱气化不利。

要点三　临床表现

（一）膀胱炎

占尿路感染的 60% 以上。主要表现为尿频、尿急、尿痛、排尿困难、下腹疼痛等，部分患者迅速出现排尿困难。一般无全身症状，少数患者可有腰痛、发热，体温多在 38℃以下。多见于中青年妇女。

（二）肾盂肾炎

1. 急性肾盂肾炎 本病可见于任何年龄，育龄期妇女最多见，起病急骤。

（1）全身症状：高热、寒战、头痛、周身酸痛、恶心、呕吐，体温多在 38℃以上，热型多呈弛张热，亦可呈间歇热或稽留热。

（2）泌尿系统症状：尿频、尿急、尿痛、排尿困难、下腹疼痛、腰痛等患者多有腰酸痛或钝痛，少数还有剧烈的腹部阵发性绞痛，沿输尿管向膀胱方向放射。

（3）体格检查：体检时在肋腰点（腰大肌外缘与第 12 肋交叉点）有压痛，肾区叩击痛。

2. 慢性肾盂肾炎 泌尿系统及全身表现均不太典型，半数以上患者有急性肾盂肾炎病史，可间断出现尿频、排尿不适、腰酸痛等，部分患者有不同程度的低热以及肾小管功能受损表现（夜尿增多、低比重尿等）。病情持续可进展为慢性肾衰竭。感染严重时可呈急性肾盂肾炎表现。

（三）无症状性菌尿

患者无尿路感染的症状，尿常规可无明显异常，但尿培养有真性细菌。

（四）并发症

1. 肾乳头坏死 肾盂肾炎的严重并发症之一，多于严重的肾盂肾炎伴有糖尿病或尿路梗阻时发生，可并发革兰阴性杆菌败血症，或导致急性肾衰。其主要临床表现为高热、剧烈腰痛和血尿等，可有坏死组织脱落从尿中排出，发生肾绞痛。

2. 肾周围脓肿 多因严重肾盂肾炎直接扩展而来，其致病菌多为革兰阴性杆菌，患者多有糖尿病、尿路结石等易感因素。除原有肾盂肾炎症状加剧外，多有明显的单侧腰痛，向健侧弯腰时疼痛加重。

［常考考点］肾盂肾炎和膀胱炎的典型症状、体征及并发症。

要点四　实验室检查及其他检查

1. 尿常规检查 可有白细胞尿、血尿、蛋白尿。尿沉渣镜检白细胞＞ 5/HP 称为白细胞尿。

2. 尿白细胞排泄率 准确留取 3 小时尿液，立即进行尿白细胞计数，所得白细胞数按每小时折算，正常人白细胞计数＜ $2×10^5$/h，白细胞计数＞ $3×10^5$/h 为阳性，介于（2 ～ 3）$×10^5$/h 为可疑。

3. 尿涂片细菌检查 清洁中段尿沉渣涂片，用高倍镜检查，若每个视野下可见 1 个或更多细菌，提示尿路感染。检出率达 80% ～ 90%。

4. 尿细菌培养 可采用清洁中段尿、导尿及膀胱穿刺尿做细菌培养，其中膀胱穿刺尿培养结果最可靠。中段尿细菌定量培养≥ 10^5/mL，称为真性菌尿，可确诊尿路感染；尿细菌定量培养 10^4 ～ 10^5/mL，为可疑阳性，需复查；如＜ 10^4/mL，可能为污染。耻骨上膀胱穿刺尿细菌定性培养有细菌生长，即为真性菌尿。

5. 亚硝酸盐还原试验 此法诊断尿路感染的敏感性在 70% 以上，特异性在 90% 以上。

6. 血常规 急性肾盂肾炎时血白细胞常升高，中性粒细胞增多，核左移。

7. 肾功能 慢性肾盂肾炎肾功能受损时可出现肾小球滤过率（GFR）下降，血肌酐（Cr）升高等。

8. 影像学检查 如 B 超、X 线腹平片、静脉肾盂造影（IVP）、排尿期膀胱输尿管反流造影、逆行性肾盂造影等，目的是了解尿路情况，及时发现有无尿路结石、梗阻、反流、畸形等导致尿路感染反复发作的因素。尿路感染急性期不宜做静脉肾盂造影，可做 B 超检查。

［常考考点］诊断尿路感染的阳性实验室结果。

要点五 诊断与鉴别诊断

（一）尿路感染的诊断

典型的尿路感染有尿路刺激征、感染中毒症状、腰部不适等，结合尿液改变和尿液细菌学检查，诊断不难。实验室诊断标准如下：

①正规清洁中段尿（要求尿停留在膀胱中 4 ～ 6 小时以上）细菌定量培养，菌落数≥ 10^5/mL。

②清洁离心中段尿沉渣白细胞数＞ 10/HP，有尿路感染症状。

具备以上①、②两项可以确诊。如无②项，则应再做尿菌计数复查，如仍≥ 10^5/mL，且两次的细菌相同者，可以确诊。

③做膀胱穿刺尿培养，细菌阳性（不论菌数多少）。

④做尿菌培养计数有困难者，可用治疗前清晨清洁中段尿（尿停留于膀胱 4 ～ 6 小时以上）正规方法的离心尿沉渣革兰染色找细菌，细菌＞ 1 个 / 油镜视野，有尿路感染症状。

具备③、④任一项均可确诊。

⑤尿细菌数在 10^4 ～ 10^5/mL 者应复查，如仍为 10^4 ～ 10^5/mL，需结合临床表现来诊断或做膀胱穿刺尿培养来确诊。

（二）尿路感染的定位诊断

1. 根据临床表现定位 上尿路感染（急性肾盂肾炎）常有发热、寒战，甚至出现毒血症症状，伴明显腰痛、输尿管点和 / 或肋脊点压痛、肾区叩击痛等；下尿路感染（膀胱炎）则常以膀胱刺激征为突出表现，一般少有发热、腰痛等。

2. 根据实验室检查定位 出现下列情况提示上尿路感染：

（1）膀胱冲洗后尿细菌培养阳性。

（2）尿沉渣镜检有白细胞管型，并排除间质性肾炎、狼疮性肾炎等疾病。

（3）尿 NAG 升高、尿 β_2-MG 升高。

（4）尿渗透压降低。

3. 慢性肾盂肾炎的诊断 反复发作的尿频、尿急、尿痛 1 年以上，多次尿细菌培养为阳性，影像学检查见肾外形不规则或肾盂肾盏变形，并有持续性肾小管功能损害。

（三）尿路感染的鉴别诊断

1. 急性发热性疾病 伤寒病、流感等均有寒战、高热等，容易与急性肾盂肾炎混淆。通过肾区压痛和叩击痛的症状以及尿常规和尿细菌学检查，多可鉴别。

2. 肾结核 鉴别要点在于尿细菌学检查。若尿路感染经积极合理的抗菌治疗后，其症状及小便变化不能消除者，应考虑为结核。肾结核多并发生殖道结核或有其他器官结核病史，血尿多与尿路刺激征同时发生，而膀胱炎时，血尿常为终末血尿且抗菌药物治疗有效。尿结核菌阳性，或结核菌素试验和静脉肾盂造影等有助于诊断。

3. 肾小球肾炎 肾盂肾炎尿蛋白量＜ 2g/24h，若尿蛋白量＞ 3g/24h 多为肾小球病变。此外，仔细询问病史，若病人有尿路刺激症状及有间歇脓尿或菌尿史、小管功能受损先于小球功能受损等，也有助于肾盂肾炎的诊断。肾活体组织检查有助于确诊。

4. 尿道综合征 有明显的排尿困难、尿频，但无发热等全身症状，血常规检查白细胞不增高，亦无真性细菌尿。

［常考考点］尿路感染的诊断及定位诊断。

要点六 西医治疗

（一）一般治疗

休息，多饮水，勤排尿。

（二）抗感染治疗

1. 急性膀胱炎

（1）单剂量疗法：常用羟氨苄西林 3.0g，环丙沙星 0.75g，氧氟沙星 0.4g，复方新诺明 5 片（每片含 SMZ 0.4g，TMP 0.08g），阿莫西林 3.0g，一次顿服。

（2）3 日疗法：可选用磺胺类、喹诺酮类、半合成青霉素或头孢类等抗生素，任选一种药物，连用 3 天，约 90% 的患者可治愈。目前更推荐此法，与单剂量疗法相比，3 日疗法更有效；耐药性并无增高；可减少复发，增加治愈率。

2. 肾盂肾炎

（1）病情较轻者：可在门诊以口服药物治疗，疗程 10 ～ 14 天。常用药物有喹诺酮类如氧氟沙星、环丙沙星，半合成青霉素类如阿莫西林，头孢菌素类如头孢呋辛等。治疗 14 天后，通常 90% 可治愈。如尿菌仍阳性，应参考药敏试验选用有效抗生素继续治疗 4 ～ 6 周。

（2）严重感染全身中毒症状明显者：需住院治疗，应静脉给药。常用药物如氨苄西林、头孢噻肟钠、头孢曲松钠、左氧氟沙星等，必要时联合用药。氨基糖苷类抗生素肾毒性大，应慎用。

3. 无症状性菌尿 是否治疗目前有争议，一般认为有下述情况者应予治疗：①妊娠期无症状性菌尿。②学龄前儿童。③曾出现有症状感染者。④肾移植、尿路梗阻及其他尿路有复杂情况者。根据药敏结果选择有效抗生素，主张短疗程用药，如治疗后复发，可选长程低剂量抑菌疗法。

［常考考点］尿路感染的抗菌治疗。

要点七　中医辨证论治

证型	辨证要点	治法	方剂
膀胱湿热证	小便频数，灼热刺痛，色黄赤，小腹拘急胀痛，或腰痛拒按，或见恶寒发热，或见口苦，大便秘结，舌质红，苔薄黄腻，脉滑数	清热利湿通淋	八正散加减
肝胆郁热证	小便不畅，少腹胀满疼痛，小便灼热刺痛，有时可见血尿，烦躁易怒，口苦口黏，或寒热往来，胸胁苦满，舌质暗红，可见瘀点，脉弦或弦细	疏肝理气，清热通淋	丹栀逍遥散合石韦散加减
脾肾亏虚，湿热屡犯证	小便淋沥不已，时作时止，每于劳累后发作或加重，尿热，或有尿痛，面色无华，神疲乏力，少气懒言，腰膝酸软，食欲不振，口干不欲饮水，舌质淡，苔薄白，脉沉细	健脾补肾	无比山药丸加减
肾阴不足，湿热留恋证	小便频数，滞涩疼痛，尿黄赤混浊，腰膝酸软，手足心热，头晕耳鸣，四肢乏力，口干口渴，舌质红少苔，脉细数	滋阴益肾，清热通淋	知柏地黄丸加减

［常考考点］尿路感染的辨证论治。

【知识纵横比较】

中西医结合内科学尿路感染与妇产科学妊娠尿路感染的证治比较

尿路感染（中西医结合内科学）		尿路感染（中西医结合妇产科学）	
证型	方剂	证型	方剂
膀胱湿热证	八正散	湿热下注证	五淋散加车前子
—	—	心火偏亢证	导赤散
肝胆郁热证	丹栀逍遥散合石韦散	—	—
脾肾亏虚，湿热屡犯证	无比山药丸	—	—
肾阴不足，湿热留恋证	知柏地黄丸	阴虚火旺证	知柏地黄丸

【例题实战模拟】

A1 型题

1. 淋证的病理因素主要是

A. 风寒　B. 痰凝　C. 瘀血　D. 湿热　E. 肝郁

2. 尿路感染的主要病机是

A. 湿热蕴结下焦，膀胱气化不利　B. 湿热蕴结中焦，膀胱气化失司　C. 湿热蕴结肝胆，肝胆疏泄失常

D. 肾气亏虚，肾失蒸化开阖　E. 肾阴亏虚，湿热蕴结

3. 尿路感染膀胱湿热证的治法是

A. 疏利气机，通利小便　B. 清热利湿通淋　C. 补脾升清，益气利水

D. 温阳益气，补肾利水　E. 理气疏导，利尿通淋

4. 治疗尿路感染肝胆郁热证，应首选

A. 知柏地黄汤　B. 猪苓汤　C. 程氏萆薢分清饮　D. 丹栀逍遥散合石韦散加减　E. 真武汤

5. 下列不属尿路感染途径的是

A. 上行感染　B. 血行感染　C. 间接感染　D. 直接感染　E. 淋巴感染

【参考答案】

1. D　2. A　3. B　4. D　5. C

细目四　急性肾损伤

急性肾损伤（ARF）是由于各种原因使肾脏排泄功能在短期内（数小时或数天）迅速减退，氮质废物堆积，水、电解质、酸碱平衡失调，血肌酐和血尿素氮呈进行性升高的一种临床综合征。广义的 ARF 可分为肾前性、肾性和肾后性三类。狭义的 ARF 是指急性肾小管坏死（ATN）。

本病归属于中医学"癃闭""关格"等范畴。

要点一　西医病因与发病机制

（一）病因

1. 肾前性急性肾损伤　血容量减少（如各种原因的液体丢失和出血）、有效动脉血容量减少和肾内血流动力学改变等。

2. 肾性急性肾损伤　肾实质损伤，常见的是肾缺血或肾毒性物质（包括外源性毒素，如生物毒素、化学毒素、抗菌药物、造影剂等；内源性毒素，如血红蛋白、肌红蛋白等）损伤肾小管上皮细胞。

3. 肾后性急性肾损伤　特征是急性尿路梗阻。

（二）发病机制

1. 肾小管损伤　当肾小管急性严重损伤时，以肾小管阻塞和肾小管基底膜断裂引起的肾小管内液反漏入间质，从而引起急性肾小管上皮细胞变性、坏死，肾间质水肿，肾小管阻塞，肾小球有效滤过压降低。

2. 肾小管上皮细胞代谢障碍　肾小管上皮细胞的损伤及代谢障碍，导致肾小管上皮细胞死亡。

3. 肾血流动力学变化　肾缺血和肾毒素的作用致使肾素－血管紧张素系统、前列腺素、内皮素等血管活性物质释放，导致肾血液灌注量减少，肾小球滤过率下降而致急性肾损伤。

4. 缺血再灌注损伤　实验证实，肾缺血再灌注损伤主要为氧自由基及细胞内钙超负荷，使肾小管上皮细胞内膜脂质过氧化增强，导致细胞功能紊乱，以致细胞死亡。

5. 表皮生长因子　急性肾损伤时由于肾脏受损，导致表皮生长因子降低。

6. 炎症因子的参与　炎症介质（IL-6、IL-18、TNFα、TGFβ、MCP-1、RANTES）等使内皮细胞受损，导致肾组织进一步损伤，GFR 下降。

要点二　中医病因病机

本病发生多与外感六淫疫毒、饮食不当、意外伤害、失血失液、中毒虫咬、药毒伤肾等因素有关，形成火热、湿毒、瘀浊之邪，壅塞三焦，决渎失司，膀胱和三焦气化不利而致本病的发生。

1. 热毒炽盛　热毒入气入血，损伤肾络，气化失司，而见少尿、血尿或衄血。

2. 火毒瘀滞　热入营血，闭窍扰神，迫血妄行，热阻于肾，气化失司而少尿。

3. 湿热蕴结　湿毒中阻，气机升降失常，内犯于肾，经络气血瘀阻，气化不行，而见少尿或尿闭。

4. 气脱津伤　失血伤液，或热毒耗液，致精亏血少，肾府空虚，使肾元衰竭而发病。

本病病位在肾，涉及肺、脾（胃）、三焦、膀胱。病机主要为肾失气化，水湿浊瘀不能排出体外。初期主要为火热、湿毒、瘀浊之邪壅滞三焦，水道不利，以实热居多；后期以脏腑虚损为主。

［常考考点］急性肾损伤的病机为肾失气化，水湿浊瘀不能排出体外。

要点三　临床表现

临床病程典型，可分为 3 期。

（一）少尿期

在短时间内尿量明显减少，可出现恶心呕吐、腹胀腹泻、消化道出血、高血压、心力衰竭、意识障碍、抽搐昏迷、严重的酸中毒和电解质异常。此期一般持续 7 ～ 14 天，典型的为 7 ～ 14 天，但也可短至几天，长至 4 ～ 6 周。许多患者可出现少尿（＜ 400mL/d）。但也有些患者可没有少尿，尿量在 400mL/d 以上，称为非少尿型 ARF。其病情大多较轻，预后较好。

（二）多尿期

急性肾衰损伤病人尿量超过 400mL 时，则由少尿期进入多尿期，此期通常持续 1 ～ 3 周。

（三）恢复期

肾小管细胞再生、修复，肾小管完整性恢复。肾小球滤过率逐渐恢复正常或接近正常范围。与肾小球滤过率相比，肾小管上皮细胞功能（溶质和水的重吸收）的恢复相对延迟，常需数月后才能恢复。少数患者可最终遗留不同程度的肾脏结构和功能缺陷。

［常考考点］急性肾损伤临床分为少尿期、多尿期和恢复期。

要点四　实验室检查及其他检查

1. 肾功能　急骤发生并与日俱增的氮质血症。①血尿素氮：进行性升高，每日可上升 3.6 ～ 10.7mmol/L。血肌酐每日上升 44.2 ～ 176.8μmol/L。②电解质紊乱：少尿期可出现高钾血症，血钾可超过 6.5mmol/L，并可伴低钠血症和高磷血症。多尿期可出现低血钾、低血钠等电解质紊乱。③酸碱平衡紊乱：可出现酸中毒、二氧化碳结合力下降。

2. 尿常规　尿呈等张（比重 1.010 ～ 1.016），蛋白尿（常为 + ～ ++），尿沉渣常有颗粒管型、上皮细胞碎片、红细胞和白细胞。

3. 尿渗量　尿渗量＜ 350mOsm/kgH_2O。

4. 滤过钠排泄分数（FE_{Na}）　急性肾小管坏死及肾后性急性肾损伤时多＞ 1%；肾前性急性肾损伤、急性肾小球肾炎和血管炎时＜ 1%。

5. 肾衰指数（RFI）　用于鉴别肾前性急性肾损伤和急性肾小管坏死，一般认为肾前性急性肾损伤＜ 1；急性肾小管坏死时多见＞ 1。

6. 影像学检查　双肾超声显像可用于与慢性肾衰竭相鉴别。怀疑尿路梗阻时，尿路超声显像、腹部平片，必要时 CT 检查有助于诊断。判断肾血管堵塞等疾患时，X 线、放射性核素检查、血管造影等对诊断有帮助，但需注意造影剂对肾脏的毒性作用。

7. 肾穿刺活检　为明确肾实质性急性肾损伤的病因，可进行肾穿刺活检，并可判断治疗的有效性。但需严格掌握适应证，注意病情严重、有出血倾向时不宜做此检查。

［常考考点］急性肾损伤诊断的实验室阳性结果。

要点五　诊断与鉴别诊断

（一）诊断

符合下列情况之一即可诊断 AKI：① 48 小时内 SCr 升高超过 26.5μmol/L（0.3mg/dL）。② SCr 升高超过界线 1.5 倍——确认或推测 7 天内发生。③尿量＜ 0.5mL/（kg · h），且持续 6 小时以上，单用尿量作为判断标准时，需要除外尿路梗阻及其他导致尿量减少的原因。

（二）鉴别诊断

1. 慢性肾衰竭　慢性肾衰竭可从存在双侧肾缩小、贫血、尿毒症面容、肾性骨病和神经病变等得到提示。其次应除外肾前性和肾后性原因。

2. 肾前性少尿　发病前有容量不足、体液丢失等病史，体检发现皮肤和黏膜干燥、低血压、颈静脉充盈不明显者，应首先考虑肾前性少尿。

3. 肾后性尿路梗阻　有结石、肿瘤或前列腺肥大病史患者，突发完全无尿或间歇性无尿。肾绞痛，胁腹或下腹部疼痛；肾区叩击痛阳性；如膀胱出口处梗阻，则膀胱区因积尿而膨胀，叩诊呈浊音均提示存在尿路梗阻的可能。超声显像和 X 线检查等可帮助确诊。

4. 其他肾性 ARF　肾性 ARF 可见于急进性肾小球肾炎、急性间质性肾炎等，以及全身性疾病的肾损害如狼疮性肾炎、过敏性紫癜性肾炎等。肾病综合征有时亦可引起 ARF。此外，系统性血管炎、血栓性微血管病如溶血尿毒症综合征、恶性高血压及产后 ARF 等也会引起。ARF 通常根据各种疾病所具有的特殊病史、临床表现、化验异常及对药物治疗的反应可做出鉴别诊断。肾活检常可帮助鉴别。

要点六　西医治疗

1. 纠正可逆因素　对于引起急性肾损伤的原发可逆因素，如严重外伤、心力衰竭、急性大出血等应积极治疗，处理好感染、休克、血容量不足等。避免使用或停用肾毒性药物。

2. 营养支持　保证每日足够的热量供给。一般需要量为每日 105 ～ 126kJ（25 ～ 30kcal/kg）。

3. 积极控制感染　根据细菌培养和药敏试验，选择对肾无毒性或毒性小的药物。

4. 维持水、电解质和酸碱平衡　少尿期应严格记录体液 24 小时出入量，量出为入，纠正高血钾及酸中毒。多尿期则须防止脱水及低血钾。

5. 特殊药物　①利尿剂：呋塞米（速尿），注意利尿药只应用于急性肾损伤少尿期，进入多尿期后应停用。②钙拮抗药：对缺血性急性肾损伤有防治作用，应用于缺血性急性肾损伤的早期，可减少钙离子细胞内流，还能扩张肾血管，增加肾血流。硝苯地平口服。注意有降低血压作用，故禁用于低血压及休克期患者。

6. 透析疗法　对保守治疗无效，出现下列指征的急性肾损伤患者，应考虑进行急诊透析：①少尿或无尿 2 天。②尿毒症症状明显。③肌酐清除率较正常下降超过 50%，或血尿素氮升高达 21mmol/L，血肌酐升高达 442μmol/L。④血钾超过 6.5mmol/L。⑤代谢性酸中毒，$CO_2CP \leq 13$mmol/L。⑥脑水肿、肺水肿或充血性心力衰竭。透析疗法包括血液透析、腹膜透析，以及肾替代疗法（CRRT）等。

［常考考点］急性肾损伤透析疗法的指征。

细目五　慢性肾衰竭

慢性肾衰竭（CRF）是常见的临床综合征。它发生在各种原发性或继发性慢性肾脏病的基础上，缓慢地出现肾功能减退而致衰竭。临床以代谢产物和毒素潴留，水、电解质和酸碱平衡紊乱以及某些内分泌功能异常等表现为特征。

本病归属于中医学“癃闭”“关格”“溺毒”“肾劳”等范畴。

要点一　西医病因与发病机制

（一）病因

慢性肾衰竭的病因主要有糖尿病肾病、高血压肾小动脉硬化、原发性与继发性肾小球肾炎、肾小管间质病变（慢性肾盂肾炎、慢性尿酸性肾病、梗阻性肾病、药物性肾病等）、肾血管病变、遗传性肾病（如多囊肾、遗传性肾炎）等。在发达国家，糖尿病肾病、高血压肾小动脉硬化、原发性肾小球肾炎是导致慢性肾衰竭的前三位病因；发展中国家的病因排序是原发性肾小球肾炎、糖尿病肾病、高血压肾小动脉硬化。

（二）发病机制

1. 慢性肾衰竭进展的发病机制　①肾单位高滤过。②肾单位高代谢。③肾组织上皮细胞表型转化。④血管紧张素Ⅱ（AngⅡ）促进血压升高并诱导细胞增生等。⑤细胞因子 - 生长因子促进细胞外基质增多。⑥蛋白尿可引起肾小管损害、间质炎症及纤维化。⑦细胞凋亡，肾脏固有细胞减少。

2. 尿毒症症状的发生机制　①尿毒症毒素的作用：小分子（MW ＜ 500）毒性物质以尿素的量最多，占“非蛋白氮”的 80% 或更多，其他如胍类（甲基胍、琥珀胍酸等）、各种胺类、酚类等也占有其重要地位。中分子（MW500 ～ 5000）物质主要与尿毒症脑病、某些内分泌紊乱、细胞免疫低下等可能有关。甲状旁腺激素（PTH）属于中分子物质一类，可引起肾性骨营养不良、软组织钙化等。大分子（MW ＞ 5000）物质如核糖核酸酶（RNase）、β_2- 微球蛋白（主要是糖基化 β_2-MG）、维生素 A 等也具有某些毒性。②体液因子如红细胞生成素（EPO）、骨化三醇的缺乏，可分别引起肾性贫血和肾性骨病。③营养素如蛋白质和某些氨基酸的缺乏等可引起营养不良、消化道症状、免疫功能降低等。

要点二　中医病因病机

由于感受外邪、饮食不当、劳倦过度、药毒伤肾、劳伤久病等导致肾元虚衰，湿浊内蕴而发病。脾肾亏虚为本，湿浊内蕴为标，脾虚则运化无权，肾虚则开阖失司，日久气损及阳，阳损及阴，最后导致肾气衰败，不能分清泌浊，浊毒内停壅滞、瘀血阻滞。

1. 脾肾两虚 脾虚运化无力，则水湿内聚或外溢；肾虚气化失司，或失于固摄，则小便量少或频数，或精微下泄。若素体阳虚，或久病脾肾俱损，或过用苦寒，导致脾肾阳虚，脾失制水，肾不主水，而水停饮溢，形寒肢冷，小便不利。

2. 气阴两虚 气阴俱亏，则面色无华，神疲乏力；虚火内扰，潮热盗汗，烦热，或灼伤络脉而见尿血。

3. 肝肾阴虚 肝肾阴亏，水不涵木，肝阳上亢，阳化风动，肝风内扰，则头晕目眩、耳鸣健忘；阴虚生内热，则五心烦热、盗汗。

4. 阴阳两虚 阳虚则不能温养，不能运化水湿，水液内停，湿浊中阻，而成肾劳、关格之证。

5. 湿浊内蕴 湿热内阻，升降失司，清阳不升，浊阴不降，则恶心呕吐或小便不利。

6. 水气泛溢 肺脾肾亏虚，气化功能不足，开阖升降失司，则水液内停，泛溢肌肤而为肿，行于胸腹之间，而成胸水、腹水。

7. 瘀血阻络 久病入络，或气虚血瘀，或湿阻致瘀，而见水瘀互结，或络脉瘀阻。

本病病位主要在肾，涉及肺、脾（胃）、肝等脏腑。其基本病机是肾元虚衰，湿浊内蕴，为本虚标实之证。本虚以肾元亏虚为主；标实见水气、湿浊、湿热、血瘀、肝风之证。发病初期脾肾亏虚及湿浊并见，日久累及多脏。如水湿、浊毒之邪凌心射肺，则见胸闷、心悸、气促，甚则不能平卧；如肾病及肝，肝肾阴虚，虚风内生，则见手足搐动，甚则抽搐；若肾病及心，邪陷心包，则见神志不清；若正不胜邪，则见阴盛阳衰、阴阳离决等危证。

［常考考点］本病基本病机是肾元虚衰，湿浊内蕴，为本虚标实之证。

要点三　临床表现

在慢性肾衰竭的不同阶段，其临床表现也各不相同。在 CRF 的代偿期和失代偿早期，患者可以无任何症状，或仅有乏力、腰酸、夜尿增多等轻度不适；少数患者可有食欲减退、代谢性酸中毒及轻度贫血。CRF 中期以后，上述症状更趋明显。在晚期尿毒症时，可出现急性心衰、严重高钾血症、消化道出血、中枢神经系统障碍等，甚至有生命危险。

（一）水、电解质代谢紊乱

1. 代谢性酸中毒 食欲不振、呕吐、虚弱无力、呼吸深长等。

2. 水钠代谢紊乱 水钠潴留可表现为不同程度的皮下水肿和/或体腔积液，易出现血压升高、左心功能不全和脑水肿。低血容量主要表现为低血压和脱水。

3. 钾代谢紊乱 高钾血症或低钾血症。严重高钾血症（血清钾＞ 6.5mmol/L）需及时治疗抢救。

4. 钙磷代谢紊乱 主要表现为钙缺乏和磷过多。

（二）蛋白质、糖类、脂肪和维生素的代谢紊乱

CRF 患者蛋白质代谢紊乱一般表现为蛋白质代谢产物蓄积（氮质血症）；糖代谢异常主要表现为糖耐量减低和低血糖症两种情况。慢性肾衰患者中高脂血症相当常见，其中多数患者表现为轻到中度高甘油三酯血症。维生素代谢紊乱相当常见，如血清维生素 A 水平增高、维生素 B_6 及叶酸缺失等。

（三）心血管系统表现

心血管病变是慢性肾衰竭患者的主要并发症之一和最常见的死因。尤其是进入终末期肾病阶段，则死亡率进一步增高（占尿毒症死因的 45% ～ 60%）。

1. 高血压和左心室肥厚。
2. 心力衰竭，是尿毒症患者最常见的死亡原因。
3. 尿毒症性心肌病。
4. 心包病变。
5. 血管钙化和动脉粥样硬化。

（四）呼吸系统症状

体液过多或酸中毒时均可出现气短、气促，严重酸中毒可致呼吸深长。体液过多、心功能不全可引起肺水肿或胸腔积液。由尿毒症毒素诱发的肺泡毛细血管渗透性增加、肺充血可引起“尿毒症肺水肿”，此时肺部 X 线检查可出现“蝴蝶翼”征，及时利尿或透析可迅速改善上述症状。

（五）胃肠道症状

主要表现有食欲不振、恶心、呕吐、口腔有尿味。消化道出血也较常见，其发生率比正常人明显增高，多是由于胃黏膜糜烂或消化性溃疡，尤以前者为最常见。

（六）血液系统表现

CRF 患者血液系统异常主要表现为肾性贫血和出血倾向。大多数患者一般均有轻、中度贫血，其原因主要是红细胞生成素缺乏，故称为肾性贫血。

（七）神经肌肉系统症状

早期症状可有疲乏、失眠、注意力不集中等。其后会出现性格改变、抑郁、记忆力减退、判断力降低。尿毒症时常有反应淡漠、谵妄、惊厥、幻觉、昏迷、精神异常等。

（八）内分泌功能紊乱

①肾脏本身内分泌功能紊乱：如 1，25-（OH）$_2$ 维生素 D_3、红细胞生成素不足和肾内肾素 - 血管紧张素Ⅱ过多。②外周内分泌腺功能紊乱：大多数患者均有继发性甲旁亢（血 PTH 升高），部分患者（大约 1/4）有轻度甲状腺素水平降低；其他如胰岛素受体障碍、性腺功能减退等也相当常见。

（九）骨骼病变

肾性骨营养不良（即肾性骨病）相当常见，包括纤维囊性骨炎（高转化性骨病）、骨生成不良、骨软化症（低转化性骨病）及骨质疏松症。

［常考考点］心力衰竭是尿毒症患者最常见的死亡原因。

要点四　实验室检查及其他检查

1. 肾功能检查　血尿素氮（BUN）、血肌酐（Scr）上升，Scr ＞ 133μmol/L，内生肌酐清除率（Ccr）＜ 80mL/min，二氧化碳结合力下降，血尿酸升高。

2. 尿常规检查　蛋白尿、血尿、管型尿或低比重尿。

3. 血常规检查　不同程度的贫血。

4. 电解质检查　高钾、高磷、低钙等。

5. B 超检查　多数可见双肾明显缩小、结构模糊。

［常考考点］慢性肾衰的实验室检查阳性结果。

要点五　诊断与 CKD 分期

（一）诊断要点

慢性肾衰竭的诊断是 Ccr ＜ 80mL/min，Scr ＞ 133μmol/L，有慢性原发或继发性肾脏疾病病史。

（二）CKD 分期

分期	特征	GFR（mL/min · 1.73m^2）
1	GFR 正常或升高	≥ 90
2	GFR 轻度降低	60 ～ 89
3a	GFR 轻到中度降低	45 ～ 59
3b	GFR 中到重度降低	30 ～ 44
4	GFR 重度降低	15 ～ 29
5	ESRD（终末期肾病）	＜ 15 或透析

要点六　西医治疗

（一）早、中期慢性肾衰竭的防治对策和措施

1. 及时、有效地控制高血压　透析前 CRF（GFR ≤ 10mL/min）患者的血压，一般应当控制在 120 ～ 130mmHg/75 ～ 80mmHg 或以下。

2. ACEI 和 ARB 的独特作用　血管紧张素转换酶抑制剂（ACEI）和血管紧张素Ⅱ受体拮抗剂（ARB）具有良好降压作用，还有其独特的减低高滤过、减轻蛋白尿的作用。

3. 严格控制血糖　严格控制血糖，使糖尿病患者空腹血糖控制在 5.0 ～ 7.2mmol/L（睡前 6.1 ～ 8.3mmol/L），糖化血红蛋白（HbA1c）＜ 7%，可延缓患者 CRF 进展。

4. 控制蛋白尿　将患者蛋白尿控制在＜ 0.5g/24h，或明显减轻微量白蛋白尿。

5. 饮食治疗　应用低蛋白、低磷饮食，单用或加用必需氨基酸或 α－酮酸（EAA/α–KA），可能具有减轻肾小球硬化和肾间质纤维化的作用。

6. 其他　积极纠正贫血、减少尿毒症毒素蓄积、应用他汀类降脂药、戒烟等。

（二）CRF 的营养治疗

1. 饮食治疗

（1）限制蛋白饮食：蛋白质的摄入量宜根据 GFR 作适当调整。GFR 为 10 ～ 20mL/min 者，每日蛋白质限制在 0.6g/kg，GFR 大于 20mL/min 者，可加 5g。一般认为 GFR 降至 50mL/min 以下时，需进行蛋白质限制，其中 50% ～ 60% 必须是富含必需氨基酸的蛋白质（即高生物价优质蛋白），如鸡蛋、鱼、瘦肉、牛奶等。

（2）高热量摄入：热量每日至少需要 125.6kJ/kg（30kcal/kg），消瘦或肥胖者酌情加减。可多食入植物油和食糖，觉饥饿可食甜薯、芋头、马铃薯等。食物应富含 B 族维生素、维生素 C 和叶酸等。

（3）其他：给予低磷饮食，每日不超过 600mg。此外，除有水肿、高血压和少尿者要限制食盐，有尿少、水肿、心力衰竭者应严格控制进水量，尿量每日少于 1000mL 者要限制钾的摄入，其他一般不需特别限制。

2. 必需氨基酸（EAA）的应用　如果 GFR ≤ 10mL/min 时，必须加用 EAA 或 EAA 及其 α－酮酸混合制剂。α－酮酸在体内与氨结合成相应的 EAA，EAA 在合成蛋白质过程中可以结合一部分尿素，故可减少血中尿素氮的水平。

（三）CRF 的药物治疗

1. 纠正酸中毒和水、电解质紊乱

（1）纠正代谢性酸中毒：代谢性酸中毒的处理，主要为口服碳酸氢钠（$NaHCO_3$），轻者 1.5 ～ 3.0g/d 即可，中、重度患者 3 ～ 15g/d，必要时可静脉输入。

（2）水钠紊乱的防治：一般 NaCl 摄入量应为 6 ～ 8g/d。有明显水肿、高血压者，钠摄入量一般为 2 ～ 3g/d，个别严重病例可限制为 1 ～ 2g/d。也可根据需要应用襻利尿剂（呋塞米、布美他尼等）。噻嗪类利尿剂及潴钾利尿剂对 CRF 患者（Scr ＞ 220μmol/L）不宜应用，因此时疗效甚差。对严重肺水肿急性左心衰竭者，常需及时给予血液透析或持续性血液滤过，以免延误治疗时机。

（3）高钾血症的防治

1）积极预防高钾血症的发生：①当 GFR ＜ 25mL/min（或 Scr ＞ 309.4 ～ 353.6μmol/L）时，即应适当限制钾的摄入。②当 GFR ＜ 10mL/min 或血清钾水平＞ 5.5mmol/L 时，则应更严格地限制钾摄入。③对已有高钾血症的患者，还应采取更积极的措施：积极纠正酸中毒，除口服碳酸氢钠外，必要时（血钾＞ 6mmol/L）可静脉给予（静滴或静注）碳酸氢钠 10 ～ 25g，根据病情需要 4 ～ 6 小时后还可重复给予。

2）襻利尿剂：最好静脉或肌内注射呋塞米 40 ～ 80mg，必要时将剂量增至 100 ～ 200mg，静脉注射。

3）葡萄糖－胰岛素溶液输入（葡萄糖 4 ～ 6g 中，加胰岛素 1U）。

4）降钾树脂：增加肠道钾排出，其中以聚苯乙烯磺酸钙更为适用。

5）对严重高钾血症（血钾＞ 6.5mmol/L），且伴有少尿、利尿效果欠佳者，应及时给予血液透析治疗。

2. 高血压的治疗　血管紧张素转化酶抑制剂（ACEI）、血管紧张素Ⅱ受体拮抗剂（ARB）、Ca^{2+} 通道拮抗剂、襻利尿剂、β 受体阻滞剂、血管扩张剂等均可应用，以 ACEI、ARB、Ca^{2+} 拮抗剂的应用较为广泛。ACEI 及 ARB 有使钾升高及一过性血肌酐升高的作用，在选用和应用过程中，应注意检测相关指标。透析前慢性肾衰患者的血压应＜ 130/80mmHg，但维持透析患者血压一般不超过 140/90mmHg 即可。

3. 贫血的治疗和 rHuEPO 的应用　Hb ＜ 100 ～ 110g/L 或 Hct ＜ 30% ～ 33%，即可开始应用 rHuEPO 治疗。影响 rHuEPO 疗效的主要原因是功能性缺铁。因此，在应用 rHuEPO 时，应同时重视补充铁剂。口服肾性贫血药物罗沙司他（受瑞卓）已经用于临床。

4. 低钙血症、高磷血症和肾性骨病的治疗　当 GFR ＜ 30mL/min 时，除限制磷摄入外，可应用磷结合剂口服，以碳酸钙较好。对明显低钙血症患者，可口服骨化三醇。

5. 防治感染。

6. 高脂血症的治疗。

7. 口服吸附疗法和导泻疗法　口服氧化淀粉或活性炭制剂、口服大黄制剂或甘露醇（导泻疗法）等，均是应用胃肠道途径增加尿毒症毒素的排出。这些疗法主要应用于透析前慢性肾衰患者，对减轻患者氮质血症起到一定辅助作用，但不能依赖这些疗法作为治疗主要手段。

（四）尿毒症的替代治疗

当慢性肾衰患者 GFR 为 6 ～ 10mL/min（Scr ＞ 707μmol/L）并有明显尿毒症临床表现，经治疗不能缓解时，则应进行透析治疗。对糖尿病肾病，可适当提前（GFR 10 ～ 15mL/min）安排透析。血液透析（简称血透）和腹膜透析（简称腹透）的疗效相近，但各有其优缺点，在临床应用上可互为补充。透析疗法仅可部分替代肾的排泄功能（对小分子溶质的清除仅相当于正常肾脏的 10% ～ 15%），而不能代替其内分泌和代谢功能。患者通常应先做一个时期透析，待病情稳定并符合有关条件后，可考虑进行肾移植术。

1. 血液透析 血透治疗一般每周做 3 次，每次 4 ～ 6 小时。

2. 腹膜透析 持续性不卧床腹膜透析疗法（CAPD），每日将透析液输入腹腔，并交换 4 次（6 小时一次），每次约 2L。CAPD 是持续地进行透析，使尿毒症毒素持续地被清除，血容量不会出现明显波动，故患者也感觉较舒服。CAPD 在保存残存肾功能方面优于血透，费用也较血透低。CAPD 尤其适用于老人、心血管功能不稳定者、糖尿病患者、小儿患者或做动静脉内瘘有困难者。

3. 肾移植 成功的肾移植会恢复正常的肾功能（包括内分泌和代谢功能），可使患者几乎完全康复。要在 ABO 血型配型和 HLA 配型合适的基础上，选择供肾者。肾移植需长期使用免疫抑制剂，以防排斥反应，常用的药物为糖皮质激素、环孢素、吗替麦考酚酯等。

［常考考点］慢性肾衰竭的处理措施。

要点七　中医辨证论治

证型		辨证要点	治法	方剂
本虚证	脾肾气虚证	倦怠乏力，气短懒言，纳呆腹胀，腰酸膝软，大便溏薄，口淡不渴，舌淡有齿痕，苔白，脉沉细	补气健脾益肾	六君子汤加减
	脾肾阳虚证	面色萎黄或黧黑晦暗，下肢浮肿，按之凹陷难复，神疲乏力，纳差便溏或五更泄泻，口黏淡不渴，腰膝酸痛或腰部冷痛，畏寒肢冷，夜尿频多清长，舌淡胖嫩，齿痕明显，脉沉弱	温补脾肾	济生肾气丸加减
	气阴两虚证	面色少华，神疲乏力，腰膝酸软，口干唇燥，饮水不多，或手足心热，大便干燥或稀，夜尿清长，舌淡有齿痕，脉沉细	益气养阴，健脾补肾	参芪地黄汤加减
	肝肾阴虚证	头晕头痛，耳鸣眼花，两目干涩或视物模糊，口干咽燥，渴而喜饮或饮水不多，腰膝酸软，大便易干，尿少色黄，舌淡红少津，苔薄白或少苔，脉弦或细弦	滋肾平肝	杞菊地黄汤加减
	阴阳两虚证	浑身乏力，畏寒肢冷，或手足心热，口干欲饮，腰膝酸软，或腰部酸痛，大便稀溏或五更泄泻，小便黄赤或清长，舌胖润有齿痕，舌苔白，脉沉细	温扶元阳，补益真阴	金匮肾气丸或全鹿丸加减
标实证	湿浊证	恶心呕吐，胸闷纳呆，或口淡黏腻，口有尿味	和中降逆，化湿泄浊	小半夏加茯苓汤加减
	湿热证	中焦湿郁化热常见口干口苦，甚则口臭，恶心频频，舌苔黄腻。下焦湿热可见小溲黄赤或溲解不畅，尿频、尿急、尿痛等	清化和中（中）或清利湿热（下）	黄连温胆汤加减（中）；四妙丸加减（下）
	水气证	面、肢浮肿或全身浮肿，甚则有胸水、腹水	利水消肿	五皮饮或五苓散加减
	血瘀证	面色晦暗或黧黑或口唇紫暗，腰痛固定或肢体麻木，舌紫暗或有瘀点瘀斑，脉涩或细涩	活血化瘀	桃红四物汤加减
	肝风证	头痛头晕，手足蠕动，筋惕肉瞤，抽搐痉厥	镇肝息风	天麻钩藤饮加减

［常考考点］慢性肾衰竭的中医辨证证型。

【例题实战模拟】

A1 型题

1. 慢性肾功能不全患者，全身浮肿，有胸水、腹水，治疗宜选用

A. 茯苓汤加减　　B. 五皮饮或五苓散加减　　C. 小半夏汤加减

D. 济生肾气丸加减　　　　　　E. 桃红四物汤加减

2. 慢性肾功能衰竭脾肾阳虚证治宜

A. 济生肾气丸加减　B. 天麻钩藤饮加减　C. 杞菊地黄丸　D. 金匮肾气丸　E. 无比山药丸

3. 慢性肾功能不全的主要病机是

A. 肺脾气虚，卫表不固　　B. 肾与膀胱，气化失司　　C. 肺气不宣，脾失健运

D. 脾肾两虚，精微下注　　E. 脾肾两虚，湿浊内聚

4. 尿毒症终末期最理想的治疗措施是

A. 血液透析　　B. 肾移植　　C. 输新鲜血

D. 每天口服生大黄 8 ～ 12g　　E. 用中药保留灌肠

A2 型题

5. 患者，男，50 岁。反复浮肿、尿血 3 年，经常感冒。症见面色无华，少气乏力，午后低热，口干咽燥，舌红少苔，脉细。检查：血压 140/95mmHg，尿蛋白（++）、定量 3g/24h，内生肌酐清除率 48%，血尿素氮 10mmol/L。除对症治疗外，还应加

A. 参芪地黄汤加减　B. 六味地黄汤加减　C. 右归丸　D. 左归饮　E. 大补元煎

【参考答案】

1. B　2. A　3. E　4. B　5. A

第五单元　血液及造血系统疾病

细目一　缺铁性贫血

缺铁性贫血（iron deficiency anemia，IDA）是指体内贮存铁缺乏，影响血红蛋白合成所引起的一种小细胞低色素性贫血。其特点是骨髓、肝、脾等器官组织中缺乏可染色性铁，血清铁浓度、运铁蛋白饱和度和血清铁蛋白降低。本病为贫血中最常见的类型，也是最常见的营养素缺乏症。

本病可归属于中医学“血劳”“萎黄”“黄胖”“虚劳”等范畴。

要点一　西医病因与发病机制

（一）病因

任何原因使铁的损耗超过体内所能供给的量时，即可引起缺铁性贫血。

1. 损失过多　慢性失血是引起缺铁性贫血的主要原因。如慢性胃肠道失血、食管裂孔疝、食管或胃底静脉曲张破裂、胃及十二指肠溃疡、消化道息肉、消化道肿瘤、寄生虫感染和痔疮等；咯血和肺泡出血，如肺结核、支气管扩张和肺癌等；月经过多，如宫内放置节育环、子宫肌瘤及月经失调等；血红蛋白尿，如阵发性睡眠性血红蛋白尿、冷抗体型自身免疫性溶血、人工心脏瓣膜、行军性血红蛋白尿等；其他如反复血液透析、多次献血等。

2. 摄入不足　生长期婴幼儿、青少年和月经期、妊娠期或哺乳期妇女需铁量增加，一般食物中铁含量不能满足机体需要而缺铁；饮食中缺乏足够的铁或食物结构不合理，导致铁吸收和利用减低，亦可发生缺铁。

3. 吸收不良　游离铁主要在十二指肠及小肠上段黏膜吸收，吸收不良可导致缺铁性贫血。如胃大部切除术及胃空肠吻合术后，由于食物不经过十二指肠，影响了正常铁的吸收；萎缩性胃炎因长期缺乏胃酸，导致铁的吸收不良；长期腹泻不但影响铁吸收，且随着大量肠上皮细胞脱落而失铁。

（二）发病机制

1. 缺铁对铁代谢的影响　当体内贮铁减少到不足以补偿功能状态铁时，铁蛋白、含铁血黄素、血清铁和转铁蛋白饱和度减低，总铁结合力和未结合铁的转铁蛋白升高，组织缺铁，红细胞内缺铁。转铁蛋白受体表达于红系造血细胞膜表面，当红细胞内铁缺乏时，转铁蛋白受体脱落进入血液，血清可溶性转铁蛋白受体升高。

2. 红细胞内缺铁对造血系统的影响　血红素合成障碍，大量原卟啉不能与铁结合成为血红素，以游离原卟啉（FEP）的形式积累在红细胞内或与锌原子结合成为锌原卟啉（ZPP），血红蛋白生成减少，红细胞胞浆少、体积小，发生小细胞

低色素性贫血；严重时粒细胞、血小板的生成也受影响。

3. 组织缺铁对组织细胞代谢的影响 细胞中含铁酶和铁依赖酶的活性降低，进而影响患者的精神、行为、体力、免疫功能及患儿的生长发育和智力；缺铁可引起黏膜组织病变和外胚叶组织营养障碍。

[常考考点] 慢性失血是引起缺铁性贫血的主要原因。

要点二 中医病因病机

中医学认为，本病的形成多由先天禀赋不足、饮食失调、长期失血、劳倦过度、妊娠失养、病久虚损、虫积等引起脾胃虚弱、血少气衰所致。

1. 饮食失调 饮食失调，脾胃功能减退，影响水谷精微吸收，使化血无源而见气血亏虚。

2. 心脾两虚 长期失血，治不及时，或崩漏，或妊娠失养、产后失血，调护不当等慢性失血，均可导致血少气衰，心神失养。

3. 脾胃虚弱 久病体虚或先天禀赋不足，脾胃虚弱而生化乏源。久劳损及肾脏，精血同源，肾虚精亏，无以化生血液而致血虚。

4. 虫积日久 脾胃受损，同时又大量吸收人体精微，导致生化乏源，引起贫血。

缺铁性贫血病位在脾胃，与肝、肾相关。脾胃虚弱，运化失常，虫积及失血导致气血生化不足，是本病发生的基本病机。本病多属虚证，但也有虚实夹杂之证。

[常考考点] 脾胃虚弱，运化失常，虫积及失血导致气血生化不足，是本病发生的基本病机。

要点三 临床表现

多数起病缓慢，临床表现分为两类：一类为贫血本身的表现；另一类为组织中含铁酶类减少，引起细胞功能紊乱而产生的症状和体征。

1. 贫血本身的表现 一般症状为皮肤和黏膜苍白，疲乏无力，头晕耳鸣，眼花，记忆力减退；严重者可出现眩晕或晕厥，活动后心悸、气短，甚至心绞痛、心力衰竭。尚有恶心呕吐、食欲减退、腹胀、腹泻等消化道症状。

2. 组织缺铁症状

（1）精神和行为改变：如疲乏、烦躁和头痛在缺铁的妇女中较多见；缺铁可引起患儿发育迟缓和行为改变，如烦躁、易激惹、注意力不集中等。

（2）消化道黏膜病变：如口腔炎、舌炎、唇炎、胃酸分泌缺乏及萎缩性胃炎。常见食欲减退、腹胀、嗳气、便秘等。部分患者有异食癖。

（3）外胚叶组织病变：皮肤干燥，毛发干枯脱落，指甲缺乏光泽、脆薄易裂甚至反甲等。

[常考考点] 缺铁性贫血的典型症状和体征。

要点四 实验室检查及其他检查

1. 血象 呈小细胞低色素性贫血。平均红细胞体积（MCV）< 80fL，平均红细胞血红蛋白量（MCH）< 27pg，平均红细胞血红蛋白浓度（MCHC）< 32%。血片中可见红细胞体积小、中央淡染区扩大。网织红细胞计数正常或轻度增高。

2. 骨髓象 增生活跃或明显活跃；以红系增生为主，粒系、巨核系无明显异常；红系中以中、晚幼红细胞为主，其体积小、核染色质致密、胞浆少偏蓝色、边缘不整齐，血红蛋白形成不良，呈“核老浆幼”现象。

3. 血清铁、总铁结合力及铁蛋白 血清铁< 8.95μmol/L，总铁结合力升高（> 64.44μmol/L），转铁蛋白饱和度降低（< 15%）。血清铁蛋白< 20μg/L 表示贮铁减少，< 12μg/L 为贮铁耗尽。

4. 红细胞内卟啉代谢 FEP > 0.9μmol/L（全血），ZPP > 0.96μmol/L（全血），FEP/Hb > 4.5μg/gHb。

[常考考点] 缺铁性贫血的阳性实验室结果。

要点五 诊断与鉴别诊断

（一）诊断

IDA 诊断包括以下 3 方面：

1. 贫血为小细胞低色素性：男性 Hb < 120g/L，女性 Hb < 110g/L，孕妇 Hb < 100g/L；MCV < 80fL，MCH

< 27pg，MCHC < 32%。

2. 有缺铁的依据：符合贮铁耗尽（ID）或缺铁性红细胞生成（IDE）的诊断。

ID：符合下列任一项即可诊断。①血清铁蛋白< 12μg/L。②骨髓铁染色显示骨髓小粒可染铁消失，铁粒幼红细胞< 15%。

IDE：①符合 ID 诊断标准。②血清铁< 8.95μmol/L，总铁结合力升高> 64.44μmol/L，转铁蛋白饱和度< 15%。③ FEP/Hb > 4.5μg/gHb。

3. 存在铁缺乏的病因，铁剂治疗有效。

（二）鉴别诊断

应与下列小细胞性贫血鉴别。

1. 铁粒幼细胞性贫血 遗传或不明原因导致的红细胞铁利用障碍性贫血。无缺铁的表现：血清铁蛋白浓度增高，骨髓小粒含铁血黄素颗粒增多，铁粒幼细胞增多，并出现环形铁粒幼细胞。血清铁和转铁蛋白饱和度增高，总铁结合力不低。

2. 地中海贫血 有家族史，有慢性溶血表现。血片中可见多量靶形红细胞，并有珠蛋白肽链合成数量异常的证据，如 HbF 和 HbA_2 增高，出现血红蛋白 H 包涵体等。血清铁蛋白、骨髓可染铁、血清铁和转铁蛋白饱和度不低且常增高。

3. 慢性病性贫血 慢性炎症、感染或肿瘤等引起的铁代谢异常性贫血。血清铁蛋白和骨髓铁增多。血清铁、血清转铁蛋白饱和度、总铁结合力减低。

4. 转铁蛋白缺乏症 系常染色体隐性遗传所致或严重肝病、肿瘤继发。血清铁、总铁结合力、血清铁蛋白及骨髓含铁血黄素均明显降低。先天性者幼儿时发病，伴发育不良和多脏器功能受累。获得性者有原发病的表现。

［常考考点］IDA 的诊断依据：慢性失血＋化验＋血清铁降低＝缺铁性贫血。

要点六 西医治疗

1. 病因治疗 IDA 的病因诊断是治疗 IDA 的前提，如婴幼儿、青少年和妊娠妇女营养不足引起的 IDA，应改善饮食；胃、十二指肠溃疡伴慢性失血或胃癌术后残胃癌所致的 IDA，应多次检查大便潜血，做胃肠道 X 线或内镜检查，必要时手术根治；月经过多引起的 IDA 应调理月经；寄生虫感染者应驱虫治疗等。

2. 铁剂治疗

（1）口服铁剂：是治疗 IDA 的首选。如琥珀酸亚铁 0.1 ～ 0.2g，每日 3 次。餐后服用胃肠道反应小且易耐受。应注意进食谷类、乳类和茶等会抑制铁剂的吸收；鱼、肉类、维生素 C 可加强铁剂的吸收。口服铁剂后，先是外周血网织红细胞增多，高峰在开始服药后 5 ～ 10 天，2 周后血红蛋白浓度上升，一般 2 个月左右恢复正常。铁剂治疗在血红蛋白恢复正常后至少持续 4 ～ 6 个月，待铁蛋白正常后停药。

（2）注射铁剂：适用于口服铁剂消化道反应严重，不能耐受者；口服铁剂不能奏效者；需要迅速纠正缺铁者等。常用的有右旋糖酐铁，每周 2 ～ 3 次。将 100 ～ 200mg 右旋糖酐铁加入 100mL 0.9% 的生理盐水或 5% 的葡萄糖注射液中静脉滴注，30 分钟左右。首次治疗前，应小剂量测试，成人 0.5mL 或 1mL（25mg）铁，如给药 1 小时后无不良反应，再予余下药液。

注射用铁的总需量（mg）=（需达到的血红蛋白浓度－患者的血红蛋白浓度）×0.33× 患者体重（kg）。

3. 辅助治疗

（1）输血或输入红细胞：仅适用于严重病例，血红蛋白在 60g/L 以下，症状明显者。

（2）加用维生素 E：可用于铁剂疗效不显著者。

（3）饮食调理：适当补充高蛋白及含铁丰富的饮食，促进康复。

［常考考点］口服铁剂是治疗 IDA 的首选，常用琥珀酸亚铁。

要点七 中医辨证论治

脾虚是本病的主要病机，故健脾益气生血是主要治法。

证型	辨证要点	治法	方剂
脾胃虚弱证	面色萎黄，口唇色淡，爪甲无泽，神疲乏力，食少便溏，恶心呕吐，舌质淡，苔薄腻，脉细弱	健脾和胃，益气养血	香砂六君子汤合当归补血汤加减

续表

证型	辨证要点	治法	方剂
心脾两虚证	面色苍白，倦怠乏力，头晕目眩，心悸失眠，少气懒言，食欲不振，毛发干脱，爪甲裂脆，舌淡胖，苔薄，脉濡细	益气补血，养心安神	归脾汤或八珍汤加减
脾肾阳虚证	面色苍白，形寒肢冷，腰膝酸软，神倦耳鸣，唇甲淡白，或周身浮肿，甚则腹水，大便溏薄，小便清长，男子阳痿，女子经闭，舌质淡或有齿痕，脉沉细	温补脾肾	八珍汤合无比山药丸加减
虫积证	面色萎黄少华，腹胀，善食易饥，恶心呕吐，或有便溏，嗜食生米、泥土、茶叶等，神疲肢软，气短头晕，舌质淡，苔白，脉虚弱	杀虫消积，补益气血	化虫丸合八珍汤加减

［常考考点］缺铁性贫血的辨证论治。

【知识纵横比较】

中西医结合内科学缺铁性贫血与儿科学营养性缺铁性贫血的证治比较

缺铁性贫血（中西医结合内科学）		营养性缺铁性贫血（中西医结合儿科学）	
证型	方剂	证型	方剂
脾胃虚弱证	香砂六君子汤合当归补血汤	脾胃虚弱证	六君子汤
心脾两虚证	归脾汤或八珍汤	心脾两虚证	归脾汤
脾肾阳虚证	八珍汤合无比山药丸	脾肾阳虚证	右归丸
虫积证	化虫丸合八珍汤	肝肾阴虚证	左归丸

【例题实战模拟】

A1 型题

1. 下列不属于缺铁性贫血脾胃虚弱证临床表现的是

A. 面色萎黄　B. 神疲乏力　C. 纳少便溏　D. 口唇色淡　E. 腰膝酸软

2. 治疗缺铁性贫血心脾两虚证，应首选

A. 香砂六君子汤合当归补血汤　B. 归脾汤或八珍汤加减　C. 六味地黄丸

D. 八珍汤合无比山药丸　E. 化虫丸

3. 下列不属于缺铁性贫血诊断依据的是

A. 血清铁浓度降低　B. 血清铁蛋白降低　C. 小细胞低色素性贫血

D. 总铁结合力降低　E. 转铁蛋白饱和度＜ 15%

A2 型题

4. 患者，女，43 岁。患贫血 3 年。经常头晕眼花，面黄浮肿，活动后则头晕心悸，气促，饮食尚可，有食生米、木炭等异食癖。实验室检查：大便常规发现钩虫卵，血红蛋白 80g/L。其诊断应是

A. 缺铁性贫血　B. 再生障碍性贫血　C. 溶血性贫血　D. 地中海贫血　E. 肾性贫血

B1 型题

A. 香砂六君子汤合当归补血汤加减　B. 八珍汤合无比山药丸加减　C. 四神丸

D. 四物汤　E. 金匮肾气丸

5. 治疗缺铁性贫血脾胃虚弱证，应首选

6. 治疗缺铁性贫血脾肾阳虚证，应首选

【参考答案】

1. E　2. B　3. D　4. A　5. A　6. B

细目二　再生障碍性贫血

再生障碍性贫血简称再障（aplastic anemia，AA），是由多种病因引起的骨髓造血功能衰竭，而出现以全血细胞减少

为主要表现的一组病证。根据患者的病情、血象、骨髓象及预后，可分为重型（SAA）和非重型（NSAA）。主要表现为骨髓造血功能低下、全血细胞减少、贫血、出血和感染等。

再障与中医的"髓劳"相似，可归属于"虚劳""血虚""血证"等范畴。

要点一 西医病因与发病机制

（一）病因

再障有先天性和后天性两种。先天性再障是常染色体遗传性疾病，最常见的是范科尼贫血，伴有先天性畸形。后天性再障有半数以上原因不明，称为原发性再障；能查明原因者称为继发性再障，其发病与下列因素有关：

1. 药物因素 是最常见的发病因素，占首位。药物性再障有两种类型：①与剂量有关，系药物毒性作用，达到一定剂量就会引起骨髓抑制，一般是可逆的，停药后骨髓造血功能可以恢复。这类药物有各种抗肿瘤药和抗甲状腺素药，如甲基硫脲嘧啶等。②与剂量关系不大，多系药物的过敏性反应，常导致持续性再障，难以逆转。其中药物性再障最常见的是由氯霉素引起的，磺胺类药物也可引起。

2. 化学毒物 苯及其衍生物最多见。杀虫剂、农药、染发剂等可引起再障。长期与苯接触比一次大剂量接触苯更具危险性。

3. 电离辐射 长期超允许量放射线照射，如放射源事故、放疗等可致再障。

4. 病毒感染 病毒性肝炎患者再障发病率显著高于一般人群。

5. 免疫因素 胸腺瘤、系统性红斑狼疮和类风湿关节炎等与免疫有关的疾病可继发再障。

6. 其他因素 阵发性睡眠性血红蛋白尿（PNH）与再障关系相当密切，称为再障-阵发性睡眠性血红蛋白尿综合征（AA-PNH 综合征）。此外，再障可发生在妊娠期，亦可继发于慢性肾功能衰竭等。

（二）发病机制

1. 造血干细胞缺陷 包括量和质的异常。AA 患者骨髓具有自我更新及分化的"类原始细胞"，细胞较正常人明显减少，减少程度与病情相关。

2. 骨髓造血微环境异常 AA 患者骨髓活检除发现造血细胞减少外，还有骨髓"脂肪化"、静脉窦壁水肿、出血、毛细血管坏死。

3. 免疫机制 AA 患者外周血及骨髓淋巴细胞比例增高，T 细胞亚群失衡，T 细胞分泌的造血负调控因子（IFN-γ、TNF）明显增多，髓系细胞凋亡亢进。

［常考考点］AA 的药物因素是最常见的发病因素，常见药物是氯霉素。

要点二 中医病因病机

中医学认为，再障的发生主要因先天不足、七情妄动、外感六淫、饮食不节、邪毒外侵，或大病久病之后伤及脏腑气血，元气亏损，精血虚少，气血生化不足而致。

1. 先天不足，肾精亏虚 由于先天禀赋薄弱，肾精不足，精不化血，而见一系列"髓劳"证候。

2. 七情妄动，伤及五脏 情志内伤，五脏受损，阴精气血亏虚，气血生化不足，而发为本病。

3. 饮食不节，伤及脾胃 饥饱失常，饮食不节，脾胃受损，气血生化乏源，遂成本病。

4. 外感六淫，伤及肝脾肾 外邪侵袭机体，体虚之人则易直中三阴，损伤肝、脾、肾三脏，精血生化乏源，发为本病。

5. 邪毒外侵，入血伤髓 邪毒入血伤髓，发为髓劳。

6. 病久不愈，瘀血阻滞 大病久病失于调理，久虚不复，致气血不畅，瘀血阻滞，新血不生，则发为本病。

本病多为虚证，也可见虚中夹实。阴阳虚损为本病的基本病机，病变部位在骨髓，发病脏腑为心、肝、脾、肾，肾为根本，是由于精气内夺而引起。虚劳损及于肾，必影响多脏腑阴阳，涉及肝之阴血、脾肾之阳气，而致肝肾阴虚或脾肾阳虚。

［常考考点］再障（AA）病变部位在骨髓，基本病机是阴阳虚损。

要点三 临床表现

再障主要表现为贫血、感染和出血。贫血多呈进行性；出血以皮肤黏膜多见，严重者有内脏出血；容易感染，引起发热。体检时均有贫血面容，眼结膜、甲床及黏膜苍白，皮肤可见出血点及紫癜。贫血重者，可有心率加快，心尖部收缩期吹风样杂音，一般无肝脾肿大。

（一）重型再障（SAA）

起病急，进展快，病情重；少数可由非重型 AA 进展而来。

1. 贫血 苍白、乏力、头昏、心悸和气短等症状进行性加重。

2. 感染 多数患者有发热，体温在 39℃以上，个别患者自发病到死亡均处于难以控制的高热之中。以呼吸道感染最常见，其次有消化道、泌尿生殖道及皮肤、黏膜感染等。感染菌种以革兰阴性杆菌、金黄色葡萄球菌和真菌为主，常合并败血症。

3. 出血 皮肤可有出血点或大片瘀斑，口腔黏膜有血疱，有鼻出血、牙龈出血、眼结膜出血等。深部脏器出血时可见呕血、咯血、便血、血尿、阴道出血、眼底出血和颅内出血，后者常危及患者的生命。

（二）非重型再障（NSAA）

起病和进展较缓慢，贫血、感染和出血的程度较重型轻，也较易控制。久治无效者可发生颅内出血。

［常考考点］SAA 的表现是贫血、感染和出血。

要点四 实验室检查及其他检查

1. 血象 多呈全血细胞减少，发病早期可仅有一系或二系减少。贫血呈正细胞正色素型。重型再障血象降低程度更为严重。

2. 骨髓象 多部位骨髓增生减低，粒、红系及巨核细胞明显减少且形态大致正常，淋巴细胞、网状细胞及浆细胞等非造血细胞比例明显增高。骨髓小粒无造血细胞，呈空虚状，NSAA 多部位骨髓增生减低，可见较多脂肪滴。

3. 骨髓活检 再障患者红骨髓显著减少，被脂肪组织所代替，并可见非造血细胞分布在间质中；三系细胞均减少，巨核细胞多有变性。

4. 发病机制相关检查 ① CD_4^+ 细胞 /CD_8^+ 细胞比值减低，Th_1 细胞 /Th_2 细胞比值增高，CD_8^+T 抑制细胞、CD_{25}^+T 细胞和 γδTCR$^+$T 细胞比例增高，血清 IFN-γ、TNF 水平增高。②骨髓细胞染色体核型正常，骨髓铁染色示贮铁增多，中性粒细胞碱性磷酸酶染色强阳性。③溶血检查均呈阴性。

［常考考点］AA 的实验室阳性检查结果。

要点五 诊断与鉴别诊断

（一）诊断

1. 全血细胞减少，网织红细胞百分数＜0.01，淋巴细胞比例增高。

2. 一般无脾肿大。

3. 骨髓检查显示至少一部位增生减低（＜正常的 50%）或重度减低（＜正常的 25%），如增生活跃，巨核细胞应明显减少，骨髓小粒成分中见非造血细胞增多。

4. 能除外其他引起全血细胞减少的疾病，如阵发性睡眠性血红蛋白尿（PNH）、骨髓增生异常综合征（MDS）中的难治性贫血、急性造血功能停滞、骨髓纤维化、急性白血病、恶性组织细胞病等。

5. 一般抗贫血药物治疗无效。

［常考考点］贫血史＋无肝脾肿大＋贫血貌＋三系减少、网织红细胞减少＝再障。

（二）再障分型标准

1. 重型再障（SAA）

（1）临床表现：发病急，贫血呈进行性加剧，常伴严重感染及内脏出血。

（2）血象：具备下述三项中两项：①网织红细胞绝对值＜ 15×10^9/L。②中性粒细胞＜ 0.5×10^9/L。③血小板＜ 20×10^9/L。

（3）骨髓象：骨髓增生广泛重度减低。

2. 非重型再障（NSAA） 指达不到 SAA 诊断标准的 AA。

（三）鉴别诊断

1. 阵发性睡眠性血红蛋白尿（PNH） 典型患者有血红蛋白尿发作，易鉴别。不典型者无血红蛋白尿发作，有全血细胞减少，骨髓增生减低，但出血和感染较少见，脾脏可能肿大；网织红细胞高于正常，酸溶血试验（Ham 试验）、糖水试验及尿含铁血黄素试验均为阳性。再障与本病有时可同时存在或互相转化。

2. 骨髓增生异常综合征（MDS） 常有慢性贫血，可有全血细胞减少，但本病骨髓增生活跃或明显活跃。血象和骨髓象三系中均可见到病态造血。早期髓系细胞相关抗原（CD_{34}）表达增多，可有染色体核型异常。

3. 低增生性白血病 多见于老年人，常有贫血、出血和发热，血象有全血细胞减少，骨髓增生减低，肝脾一般不肿大，血象中可有幼稚细胞，但骨髓象有原始或幼稚细胞增多，原始细胞的增多达到白血病诊断标准。

4. 其他疾病 如血小板减少性紫癜、粒细胞缺乏症、脾功能亢进等，经仔细检查及骨髓检查一般不难鉴别。

［常考考点］AA 与 PNH、MDS 的鉴别诊断。

要点六　西医治疗

主要是促进骨髓造血功能的恢复，对重型再障应尽早使用免疫抑制剂及骨髓移植等，骨髓移植是根治再障的最佳方法。非重型再障以雄激素治疗为主，辅以免疫抑制剂及改善骨髓造血微环境药物。

（一）一般治疗

防止与任何对骨髓造血有毒性的物质接触；禁用对骨髓有抑制作用的药物；休息，避免过劳；防止交叉感染，注意皮肤及口腔卫生。

（二）支持疗法

1. 控制感染 及早应用强有力的广谱抗生素治疗，并尽可能查明致病微生物。

2. 止血 可用酚磺乙胺、氨基己酸（泌尿生殖系统出血患者禁用）。女性子宫出血可肌注丙酸睾酮。输浓缩血小板对血小板减少引起的严重出血有效。肝脏疾病如有凝血因子缺乏时应予纠正。

3. 输血 严重贫血，血红蛋白＜ 60g/L 患者，可输注红细胞，尽量少用全血。反复输血者应用去铁酰胺排铁。

4. 护肝治疗 AA 常合并肝功能损害，应酌情选用护肝药。

（三）针对发病机制的治疗

1. 免疫抑制治疗

（1）抗淋巴 / 胸腺细胞球蛋白（ALG/ATG）：主要用于 SAA，用药前需做过敏实验，用药过程中用糖皮质激素可防止过敏。静脉滴注 ATG 不宜过快，每日剂量应维持静脉滴注 12 ～ 16 小时。可与环孢素（CsA）组成强化免疫抑制方案。

（2）环孢素：3 ～ 5mg/（kg・d）左右，疗程一般长于 1 年。应参照患者的血药浓度、造血功能、T 细胞免疫恢复情况、药物不良反应（如肝、肾功能损害，牙龈增生及消化道反应）等调整用药剂量和疗程。

（3）其他：使用 CD_3 单克隆抗体、吗替麦考酚酯（MMF，骁悉）、环磷酰胺、甲泼尼龙等治疗 SAA。

2. 促造血治疗

（1）雄激素：①司坦唑醇（康力龙）。②十一酸睾酮（安雄）。③达那唑。④丙酸睾酮。

（2）造血生长因子：特别适用于 SAA。有重组人粒系集落刺激因子（G–CSF）和重组人红细胞生成素（EPO）。一般在免疫抑制治疗 SAA 后使用，剂量可酌减，维持 3 个月以上为宜。

3. 造血干细胞移植 对 40 岁以下、无感染及其他并发症、有合适供体的 SAA 患者，可考虑造血干细胞移植。

［常考考点］骨髓移植是根治再障的最佳方法。非重型再障以雄激素治疗为主。

要点七　中医辨证论治

补肾法是治疗非重型再障的基本方法，以滋肾阴、温肾阳或阴阳双补为主，兼顾健脾、活血化瘀；治疗重型再障多以清热凉血解毒法施治。

证型	辨证要点	治法	方剂
肾阴虚证	面色苍白，唇甲色淡，心悸乏力，颧红盗汗，手足心热，口渴思饮，腰膝酸软，出血明显，便结，舌质淡，舌苔薄，或舌红少苔，脉细数	滋阴补肾，益气养血	左归丸合当归补血汤加减
肾阳亏虚证	形寒肢冷，气短懒言，面色苍白，唇甲色淡，大便稀溏，面浮肢肿，出血不明显，舌体胖嫩，舌质淡，苔薄白，脉细无力	补肾助阳，益气养血	右归丸合当归补血汤加减
肾阴阳两虚证	面色苍白，倦怠乏力，头晕心悸，手足心热，腰膝酸软，畏寒肢冷，齿鼻衄血或紫斑，舌质淡，苔白，脉细无力	滋阴助阳，益气补血	左归丸、右归丸合当归补血汤加减
肾虚血瘀证	心悸气短，周身乏力，面色晦暗，头晕耳鸣，腰膝酸软，皮肤紫斑，肌肤甲错，胁痛，出血不明显，舌质紫暗，有瘀点或瘀斑，苔薄，脉细或涩	补肾活血	六味地黄丸或金匮肾气丸合桃红四物汤加减

续表

证型	辨证要点	治法	方剂
气血两虚证	面白无华，唇淡，头晕心悸，气短乏力，动则加剧，舌淡，苔薄白，脉细弱	补益气血	八珍汤加减
热毒壅盛证	壮热，口渴，咽痛，鼻衄，齿衄，皮下紫癜、瘀斑，心悸，舌红而干，苔黄，脉洪数	清热凉血，解毒养阴	清瘟败毒饮加减

［常考考点］再障的辨证论治。

【例题实战模拟】

A1 型题

1. 再生障碍性贫血最易与下列哪种病混淆

A. 白细胞减少性白血病 B. 原发性免疫性血小板减少症 C. 阵发性睡眠性血红蛋白尿
D. 脾功能亢进 E. 骨髓纤维化

A2 型题

2. 患者，男，35 岁。再生障碍性贫血 3 年。面色无华，头晕，气短，乏力，动则加剧，舌淡，苔薄白，脉细弱。治疗应首先考虑的方剂是

A. 右归丸合当归补血汤加减 B. 左归丸、右归丸合当归补血汤加减 C. 八珍汤加减
D. 六味地黄丸合桃红四物汤加减 E. 左归丸合当归补血汤加减

3. 患者，男，35 岁。症见面色萎黄，头晕目眩，倦怠乏力，少寐多梦，心悸怔忡，纳呆食少，苔薄白，脉细弱。血常规示：WBC 2.1×10^9/L。治宜选

A. 犀角地黄汤合玉女煎加减 B. 六味地黄丸加减 C. 归脾汤加减
D. 生脉散加减 E. 黄芪建中汤合右归丸加减

B1 型题

A. 心、肝 B. 心、脾 C. 骨髓 D. 心、肝、脾、肾 E. 肺、心、脾、肾

4. 再障贫血的中医病位是

5. 再障贫血的关联脏腑是、

【参考答案】

1. C 2. C 3. C 4. C 5. D

细目三　白细胞减少症与粒细胞缺乏症

外周血白细胞数持续低于正常值（成人 4.0×10^9/L）时称为白细胞减少症（leukopenia）。当中性粒细胞绝对数在成人低于 2.0×10^9/L，在儿童≥ 10 岁低于 1.8×10^9/L 或＜ 10 岁低于 1.5×10^9/L 时称为粒细胞减少症（neutropenia）；低于 0.5×10^9/L 时称为粒细胞缺乏症（agranulocytosis）。中性粒细胞数减少的程度常与感染的危险性明显相关：中性粒细胞在（1.0 ～ 2.0）$\times10^9$/L 时，容易感染；低于 0.5×10^9/L 时具有很大的感染危险性。

本病可归属中医“虚劳”“虚损”或“温病”等范畴。

要点一　西医病因与发病机制

结合中性粒细胞的细胞动力学，根据病因和发病机制可大致分为三类：中性粒细胞生成缺陷、破坏或消耗过多、分布异常。

1. 中性粒细胞生成缺陷

（1）生成减少：①细胞毒性药物、化学毒物、电离辐射是引起中性粒细胞减少的最常见原因，可直接作用于干细胞池和分裂池，破坏、损伤或抑制造血干 / 祖细胞及早期分裂细胞。②影响造血干细胞的疾病如再生障碍性贫血，骨髓造血组织被白血病、骨髓瘤及转移瘤细胞浸润等，由于中性粒细胞生成障碍而引起减少。③异常免疫和感染致中性粒细胞减少是通过综合性机制起作用，异常免疫因素（如抗造血前体细胞自身抗体）及感染时产生的负性造血调控因子的作用是其中重要的机制。

（2）成熟障碍：维生素 B_{12} 或叶酸缺乏或代谢障碍，急性白血病、骨髓增生异常综合征等由于粒细胞分化成熟障碍，造血细胞阻滞于干细胞池或分裂池，且可以在骨髓原位或释放入血后不久被破坏，出现无效造血。

2. 中性粒细胞破坏或消耗过多

（1）免疫性因素：中性粒细胞与抗粒细胞抗体或抗原抗体复合物结合而被免疫细胞或免疫器官破坏，见于自身免疫性粒细胞减少、各种自身免疫性疾病（如系统性红斑狼疮、类风湿关节炎、Felty 综合征）及免疫性新生儿中性粒细胞减少。

（2）非免疫性因素：病毒感染或败血症时，中性粒细胞在血液或炎症部位消耗增多；脾肿大导致脾功能亢进，中性粒细胞在脾内滞留、破坏增多。

3. 中性粒细胞分布异常

（1）中性粒细胞转移至边缘池，导致循环池的粒细胞相对减少，但粒细胞总数并不减少，故多称为假性粒细胞减少。可见于异体蛋白反应、内毒素血症。

（2）粒细胞滞留循环池其他部位，如血液透析开始后 2 ～ 15 分钟滞留于肺血管内；脾肿大，滞留于脾脏。

［常考考点］细胞毒性药物、化学毒物、电离辐射是引起中性粒细胞减少的最常见原因。

要点二　中医病因病机

中医学认为，本病的发生与禀赋不足、劳伤过度、饮食不节、邪毒内侵（含药物毒邪）等相关，伤及脏腑，气血阴阳亏虚，则成诸虚不足之证。

1. 先天不足　婴儿脏腑不健，肾精亏虚，生机不旺，损及五脏而罹患此病。

2. 烦劳或房劳过度　伤及脾肾，脾肾不足，精血亏虚，气血生化之源匮乏。

3. 饮食不节　脾胃功能失调，不能化生精微，气血生化乏源而气血不足。

4. 毒物损伤　用药不当、物理或化学毒物内侵，损及气血或伤及脾肾，致使肾精亏虚，无以化血；或脾虚土亏，生化乏源。

5. 久病失治　正气虚损，加之失于调理，遂影响气血生成。

总之，本病病机多以肝、脾、肾及气血亏虚为本。病位在脾、肾和骨髓，病性以虚损为主。急性者则可表现为正虚邪犯之虚实夹杂证。

［常考考点］本病病机多以肝、脾、肾及气血亏虚为本。病位在脾、肾和骨髓。

要点三　临床表现

根据中性粒细胞减少的程度可分为轻度（≥ $1.0\times10^9/L$）、中度［（0.5 ～ 1.0）$\times10^9/L$］和重度（< $0.5\times10^9/L$），重度减少者即为粒细胞缺乏症。

1. 粒细胞缺乏症　起病多急骤，可突然畏寒、高热、头痛、乏力、出汗、周身不适。2 ～ 3 天后临床上缓解，仅有极度疲乏感，易被忽视。6 ～ 7 天后粒细胞已极度低下，出现严重感染，再度骤然发热，可出现急性咽峡炎。此外，口腔、鼻腔、食管、肠道、肛门、阴道等处黏膜可出现坏死性溃疡。严重的肺部感染、败血症、脓毒血症等往往导致患者死亡。

2. 白细胞减少症　起病较缓慢，少数患者可无症状，检查血象时才被发现。多数患者可有头晕、乏力疲困、食欲减退及低热等表现。

要点四　诊断与鉴别诊断

（一）诊断

外周血白细胞计数< $4.0\times10^9/L$ 为白细胞减少症，外周血中性粒细胞绝对值< $0.5\times10^9/L$ 为粒细胞缺乏症。必须反复定期查血象方能确定有无白细胞减少症。应详细询问病史，特别是服药史、化学品或放射线接触史、感染史等。阳性体征的发现（如肿瘤、感染和肝脾大等）有助于寻找病因。骨髓检查可观察粒细胞增生程度，也可除外其他血液病。

（二）鉴别诊断

应与白细胞不增多型白血病、急性再生障碍性贫血相鉴别。后二者常伴有贫血及血小板减少，骨髓检查最具有鉴别价值。

1. 白细胞不增多型白血病　多伴有贫血、血小板减少及不同部位出血；浓缩外周血涂片可找到幼稚细胞，骨髓检查原始细胞和其他幼稚细胞增多，可资鉴别。

2. 急性再生障碍性贫血 急性起病，多有出血且贫血显著，白细胞减少，尤以中性粒细胞减少明显，同时伴有血小板及网织红细胞明显减少，骨髓象呈现三系细胞减少。

［常考考点］外周血白细胞计数＜ $4.0\times10^9/L$ 为白细胞减少症，外周血中性粒细胞绝对值＜ $0.5\times10^9/L$ 为粒细胞缺乏症。

要点五 西医治疗

在及早查清引起白细胞减少或粒细胞缺乏的病因的基础上，及时停止与损伤因素的接触；应积极治疗原发病，控制感染，同时使用提高白细胞的药物。

1. 病因治疗 若病因已明确，如药物引起者立即停药，感染引起者积极控制感染。继发于其他疾病者，积极治疗原发病。

2. 粒细胞缺乏症

（1）防治感染：严密消毒隔离，以防交叉感染。发生感染时应进行胸部 X 线检查，反复做咽拭子，血、尿、大便等培养及药物敏感试验，以便明确感染的性质和部位。即使病因未明亦应以足量的广谱抗菌药物做经验性治疗，待病原体及药物敏感明确后再调整抗菌药物。

（2）升粒细胞：重组人粒系集落刺激因子（G-CSF）或粒 - 单系集落刺激因子（GM-CSF），治疗粒缺患者疗效明确，可缩短粒缺的病理过程，促进中性粒细胞增生和释放，并增强其吞噬杀菌及趋化功能。

（3）其他：浓缩白细胞输注，严重者可予大剂量静脉注射丙种球蛋白和输新鲜全血等支持治疗。

3. 白细胞减少症

（1）一般治疗：原因不明的白细胞减少症，有反复感染者应及时控制感染，并注意预防感染。定期随诊。

（2）升粒细胞：有碳酸锂、维生素 B_4、鲨肝醇、利血生等。

4. 免疫抑制剂 自身免疫性粒细胞减少和免疫介导机制所致的粒细胞缺乏可用糖皮质激素等免疫抑制剂治疗。其他原因引起的粒细胞减少，则不宜采用。

［常考考点］粒细胞缺乏症的治疗主要是预防感染和升粒细胞。

要点六 中医辨证论治

证型	辨证要点	治法	方剂
气血两虚证	面色萎黄，头晕目眩，倦怠乏力，少寐多梦，心悸怔忡，纳呆食少，腹胀便溏，舌质淡，苔薄白，脉细弱	益气养血	归脾汤加减
脾肾亏虚证	神疲乏力，腰膝酸软，纳少便溏，面色㿠白，畏寒肢冷，大便溏薄，小便清长，舌质淡，舌体胖大或有齿痕，苔白，脉沉细或沉迟	温补脾肾	黄芪建中汤合右归丸加减
气阴两虚证	面色少华，疲倦乏力，头昏目眩，五心烦热，失眠盗汗或自汗，舌红，苔剥，脉细弱	益气养阴	生脉散加减
肝肾阴虚证	腰膝酸软，头晕耳鸣，五心烦热，失眠多梦，遗精，低热，口干咽燥，舌红少苔，脉细数	滋补肝肾	六味地黄丸加减
外感温热证	发热不退，口渴欲饮，面赤咽痛，头晕乏力，舌质红绛，苔黄，脉滑数或细数	清热解毒，滋阴凉血	犀角地黄汤合玉女煎加减

［常考考点］白细胞减少症与粒细胞缺乏症的辨证论治。

要点七 预防

避免各种可能引起粒细胞减少的药物，如必须使用，应定期观察血象。若白细胞有下降的趋势，应停药并密切观察。对密切接触放射线或苯等有害理化因素者，应加强劳动保护，定期做预防性体格检查及血象检查。

【例题实战模拟】

A1 型题

1. 粒细胞缺乏症是指外周血粒细胞低于

A. $4.0\times10^9/L$　B. $3.0\times10^9/L$　C. $2.0\times10^9/L$　D. $1.0\times10^9/L$　E. $0.5\times10^9/L$

2. 白细胞减少症与粒细胞缺乏症的病变部位涉及

A. 肺、脾、肾　B. 心、脾、肾　C. 肝、脾、肾　D. 心、肝、肾　E. 脾、肾、骨髓

3. 下列各项，对白细胞减少症有诊断意义的是

A. 外周血粒细胞绝对值低于 $2.0\times10^9/L$　B. 外周血白细胞数低于 $4\times10^9/L$

C. 外周血白细胞数低于 $5\times10^9/L$　D. 外周血粒细胞绝对值低于 $0.5\times10^9/L$

E. 骨髓检查巨核细胞明显减少

B1 型题

A. 归脾汤　B. 黄芪建中汤合右归丸　C. 生脉散　D. 六味地黄丸　E. 犀角地黄汤合玉女煎

4. 治疗白细胞减少症与粒细胞缺乏症气血两虚证的方剂是

5. 治疗白细胞减少症与粒细胞缺乏症气阴两虚证的方剂是

【参考答案】

1. E　2. E　3. B　4. A　5. C

细目四　白血病

白血病（leukemia）是一类造血干细胞的克隆性恶性疾病。克隆中的白血病细胞增殖失控、分化障碍、凋亡受阻而停滞在细胞发育的不同阶段，在骨髓或其他造血组织中白血病细胞大量增生聚集，并浸润其他器官和组织，而正常造血受到抑制。临床以发热、贫血、出血为主要表现，并伴有不同程度的肝、脾和淋巴结肿大。

要点一　西医病因与发病机制

人类白血病的病因及发病机制尚未阐明。其发病可能与生物、物理、化学等因素有关。

1. 生物因素　主要是病毒和免疫功能异常。成人 T 细胞白血病 / 淋巴瘤（ATL）是由人类 T 淋巴细胞病毒Ⅰ型（HTLV-Ⅰ）所致。

2. 物理因素　包括 X 射线、γ 射线等电离辐射。

3. 化学因素　苯、抗肿瘤药中的烷化剂可致白血病。

4. 遗传因素　家族性白血病占白血病的 0.7%。Downs 综合征（唐氏综合征）、先天性再生障碍性贫血（Fanconi 贫血）、Bloom 综合征及先天性免疫球蛋白缺乏症等白血病发病率均较高，表明白血病与遗传因素有关。

5. 其他血液病　某些血液病最终可能发展为白血病，如骨髓增生异常综合征、淋巴瘤、多发性骨髓瘤、阵发性睡眠性血红蛋白尿等。

要点二　中医病因病机

中医学对白血病病因的认识包括热毒和正虚两方面，病因病机主要有：

1. 热毒久蕴，精髓被扰　外来邪毒如湿毒、火毒等，以及脏腑功能失调产生的内生热毒，导致气血阴阳失衡，精髓亏虚。

2. 正气虚衰　人体正气衰弱，五脏虚损是白血病发病的内在因素。

3. 浊邪内结，瘀血内阻　由于邪毒内蕴，与气血互结，导致气滞血瘀，或痰瘀互结，渐成癥积等证。

中医学认为，白血病的主要病因为热毒和正虚，病性为本虚标实。正气亏虚为本，温热毒邪为标，多以标实为主。病位在骨髓，表现在营血，与肾、肝、脾有关。白血病的成因与正气不足，邪毒内陷血脉，阻碍气血生化；或有害物质伤及营血、肾精，累及骨髓，气血生化失常等有关。以发热、出血、血亏、骨痛、肿块等为临床特征；病性多属虚实夹杂，病情危重，预后差。

［常考考点］白血病的病因为热毒和正虚；病位在骨髓，与肾、肝、脾有关。

细目五　急性白血病

急性白血病（acute leukemia，AL）是造血干细胞的恶性克隆性疾病，发病时骨髓中异常的原始细胞（白血病细胞）大量增殖并浸润各种器官、组织，使正常造血受抑制。主要表现为肝脾和淋巴结肿大、贫血、出血及继发感染等。

国际上常用的法美英 FAB 分类法将急性白血病分为急性淋巴细胞白血病（acute lymphocytic leukemia，ALL）和急性

髓细胞白血病（acute myelogenous leukemia，AML）两大类。这两类还可分成多种亚型。

要点一　临床表现

起病急缓不一。发病急者可以是突然高热，类似“感冒”，也可以是严重的出血。缓慢者常因面色苍白、皮肤紫癜、月经过多或拔牙后出血难止而就医才发现。

1. 正常骨髓造血功能受抑制表现

（1）贫血：部分患者病程短，可不出现贫血。半数患者就诊时已有重度贫血，尤其是继发于 MDS 者。

（2）发热：为早期表现。可低热，亦可高达 39 ～ 40℃以上，伴有畏寒、出汗等。虽然白血病本身可以发热，但高热往往提示有继发感染。

（3）出血：以出血为早期表现者近 40%。可发生在全身各部，以皮肤瘀点、瘀斑、鼻出血、牙龈出血、月经过多为多见。眼底出血可致视力障碍。有资料表明，急性白血病死于出血者占 62.24%，其中 87% 为颅内出血。

2. 白血病细胞增殖浸润表现

（1）淋巴结和肝脾肿大。

（2）骨骼和关节疼痛：常有胸骨下端局部压痛。可出现关节、骨骼疼痛，尤以儿童多见。发生骨髓坏死时，可引起骨骼剧痛。

（3）眼部：部分 AML 可伴粒细胞肉瘤，可引起眼球突出、复视或失明。

（4）口腔和皮肤：由于白血病细胞浸润，可使牙龈增生、肿胀；可出现蓝灰色斑丘疹或皮肤粒细胞肉瘤，局部皮肤隆起、变硬，呈紫蓝色皮肤结节。

（5）中枢神经系统白血病（CNSL）：是白血病最常见的髓外浸润部位。常发生在缓解期，以急淋白血病最常见，儿童患者尤甚。临床上轻者表现为头痛、头晕；重者有呕吐、颈项强直，甚至抽搐、昏迷。

（6）睾丸浸润：睾丸出现无痛性肿大。睾丸白血病多见于急淋白血病化疗缓解后的男性幼儿或青年，是仅次于 CNSL 的白血病髓外复发的根源。

此外，白血病可浸润其他组织器官，肺、心、消化道、泌尿生殖系统等均可受累。

［常考考点］急性白血病的典型临床表现。

要点二　实验室检查及其他检查

1. 血象　贫血程度轻重不等，但呈进行性加重，晚期一般有严重贫血，多为正常细胞性贫血。大多数患者白细胞增多，超过 10×10^9/L 以上者称为白细胞增多性白血病。低者可＜ 1.0×10^9/L，称为白细胞不增多性白血病。血涂片分类检查可见数量不等的原始和幼稚细胞，约 50% 的患者血小板低于 60×10^9/L，晚期血小板往往极度减少。

2. 骨髓象　具有决定性诊断价值。WHO 分类将骨髓原始细胞≥ 20% 定为 AL 的诊断标准，并提出原始细胞比例＜ 20% 但伴有 t（15；17）、t（8；21）或 inv（16）/t（16；16）者亦应诊断为 AML。多数病例骨髓象有核细胞显著增生，以原始细胞为主，而较成熟中间阶段细胞缺如，并残留少量成熟粒细胞，形成所谓“裂孔”现象。Auer 小体仅见于 AML，有独立诊断意义。

3. 细胞化学　主要用于协助形态学鉴别各类白血病。

常见 AL 的细胞化学鉴别

染色方法	急淋	急粒白血病	急单白血病
髓过氧化物酶（MPO）	（-）	分化差的原始细胞（-）～（+） 分化好的原始细胞（+）～（+++）	（-）～（+）
糖原染色（PAS）	（+）成块或粗颗粒	（-）或（+）弥漫性淡红色或细颗粒状	（-）或（+），弥漫性淡红色或细颗粒状
非特异性脂酶（NSE）	（-）	（-）～（+），NaF 抑制＜ 50%	（+），NaF 抑制≥ 50%

4. 免疫学检查　根据白血病细胞表达的系列相关抗原，确定其系列来源。

5. 染色体和基因改变　白血病常伴有特异的染色体和基因改变。

6. 血液生化改变　特别是在化疗期间，血清尿酸浓度增高。尿中尿酸排泄量增加，甚至出现尿酸结晶。患者发生 DIC 时可出现凝血功能障碍，血清乳酸脱氢酶（LDH）可增高。出现中枢神经系统白血病时，脑脊液压力增高，白细胞数增多，蛋白质增多，而糖定量减少。涂片中可找到白血病细胞。

［常考考点］骨髓象具有决定性诊断价值。Auer 小体仅见于 AML，有独立诊断意义。

要点三　诊断与鉴别诊断

（一）诊断

根据临床表现、血象和骨髓象特点，诊断一般不难。由于白血病类型不同，治疗方案及预后亦不尽相同，因此诊断成立后，应进一步证型。

（二）鉴别诊断

1. 骨髓增生异常综合征（MDS） 该病除病态造血外，外周血中有原始和幼稚细胞，全血细胞减少和染色体异常，易与白血病相混淆。但骨髓中原始细胞少于 20%。

2. 某些感染引起的白细胞异常 如传染性单核细胞增多症，血象中出现异型淋巴细胞，但形态与原始细胞不同，血清中嗜异性抗体效价逐步上升，病程短，可自愈。百日咳、传染性淋巴细胞增多症、风疹等病毒感染时，血象中淋巴细胞增多，但淋巴细胞形态正常，预后较好，多可自愈。

3. 巨幼细胞贫血 巨幼细胞贫血有时可与红白血病混淆。但前者骨髓中原始细胞不增多，幼红细胞 PAS 反应常为阴性，予以叶酸、维生素 B_{12} 治疗有效。

4. 急性粒细胞缺乏症 恢复期在药物或某些感染引起的粒细胞缺乏症的恢复期，骨髓中原、幼粒细胞明显增加。但该症多有明确病因，血小板正常，原、幼粒细胞中无 Auer 小体及染色体异常。短期内骨髓成熟粒细胞恢复正常。

［常考考点］白血病与骨髓增生异常综合征（MDS）的鉴别。

要点四　西医治疗

（一）一般治疗

1. 高白细胞血症紧急处理 当循环血液中白细胞＞ 100×10^9/L 时，患者可产生白细胞淤滞症，表现为呼吸困难，甚至呼吸窘迫、低氧血症、反应迟钝、颅内出血等，可增加死亡率和髓外白血病的复发率。因此，当白细胞＞ 100×10^9/L 时，应立即使用血细胞分离机清除过高白细胞；同时予以化疗和水化，预防并发症。

2. 防治感染 白血病患者常伴有粒细胞减少或缺乏，特别在化疗、放疗后，粒细胞缺乏将持续相当长时间，此时患者需常住层流病房或消毒隔离病房。

3. 成分输血支持 严重贫血可输浓缩红细胞，维持 Hb ＞ 80g/L，但白细胞淤滞时不宜马上输红细胞以免进一步增加血黏度。血小板计数过低会引起出血，需输注单采血小板悬液。

4. 防治高尿酸血症肾病 由于白血病细胞大量破坏，血清和尿中尿酸浓度增高，积聚在肾小管，引起高尿酸血症肾病。在化疗时可给予别嘌醇每次 100mg，每日 3 次，以抑制尿酸合成。

5. 维持营养 应注意营养，维持水、电解质平衡，给患者高蛋白、高热量、易消化食物，必要时经静脉补充营养。

（二）抗白血病治疗

第一阶段为诱导缓解治疗，化学治疗是此阶段白血病治疗的主要方法。目的是达到完全缓解（CR）并延长生存期。所谓完全缓解，即：①白血病的症状和体征消失；②血象 Hb ≥ 100g/L（男）或 90g/L（妇女及儿童），中性粒细胞绝对值≥ 1.0×10^9/L，血小板≥ 100×10^9/L，外周血白细胞分类中无白血病细胞；③骨髓象：原粒细胞＋早幼粒细胞（原单核＋幼单核细胞或原淋巴＋幼淋巴细胞）≤ 5%，无 Auer 小体，红细胞及巨核细胞系列正常，无髓外白血病。理想的 CR 为初诊时免疫学、细胞遗传学和分子生物学异常标志消失。

第二阶段是达到 CR 后进入缓解后治疗。主要方法是化疗和造血干细胞移植（HSCT）。

［常考考点］抗白血病治疗的两个阶段及其主要方法。

要点五　中医辨证论治

在诱导缓解期，中医药治疗可减少化疗的毒副作用，增强机体对化疗的耐受性，促进造血功能的恢复和减轻胃肠道反应；完全缓解或在骨髓移植后应以中药扶正培本为主，注意益气养阴，扶正减毒，使化疗对机体的损伤得到恢复，增强机体的免疫功能，清除体内残留白血病细胞，提高白血病缓解率和无病生存率。

证型	辨证要点	治法	方剂
热毒炽盛证	壮热，口渴多汗，烦躁，头痛面赤，身痛，口舌生疮，咽喉肿痛，面颊肿胀疼痛，或咳嗽，咳黄痰，皮肤、肛门疖肿，便秘尿赤，或见吐血、衄血、便血、尿血、斑疹，或神昏谵语，舌质红绛，苔黄，脉大	清热解毒，凉血止血	黄连解毒汤合清营汤加减
痰热瘀阻证	腹部积块，颌下、腋下、颈部有痰核单个或成串，痰多，胸闷，头重，纳呆，发热，肢体困倦，心烦口苦，目眩，骨痛，胸部刺痛，口渴而不欲饮，舌质紫暗，或有瘀点、瘀斑，舌苔黄腻，脉滑数或沉细而涩	清热化痰，活血散结	温胆汤合桃红四物汤加减
阴虚火旺证	皮肤瘀斑，鼻衄，齿龈出血，发热或五心烦热，口苦口干，盗汗，乏力，体倦，面色晦滞，舌质红，苔黄，脉细数	滋阴降火，凉血解毒	知柏地黄丸合二至丸加减
气阴两虚证	低热，自汗，盗汗，气短，乏力，面色不华，头晕，腰膝酸软，手足心热，皮肤瘀点、瘀斑，鼻衄，齿衄，舌淡有齿痕，脉沉细	益气养阴，清热解毒	五阴煎加味
湿热内蕴证	发热，有汗而热不解，头身困重，腹胀纳呆，关节酸痛，大便不爽或下利不止，肛门灼热，小便黄赤而不利，舌红，苔黄腻，脉滑数	清热解毒，利湿化浊	葛根芩连汤加味

［常考考点］急性白血病的辨证论治。

【例题实战模拟】

A1 型题

1. 白血病的中医病位在

A. 脑髓　B. 骨髓　C. 肝　D. 脾　E. 肾

2. 白血病的中医主要病因是

A. 热毒　B. 阴阳两虚　C. 暑湿　D. 痰浊　E. 热毒和正虚

3. 下列不是急性白血病痰热瘀阻证主症的是

A. 心烦口苦　B. 腹部癥积　C. 头身困重　D. 口渴喜饮　E. 痰多胸闷

4. 五阴煎加味适用于急性白血病的证型是

A. 热毒炽盛　B. 气阴两虚　C. 痰热瘀阻　D. 阴虚火旺　E. 气营两燔

5. 儿童中枢神经系统白血病最常见的是

A. 急性粒细胞白血病　B. 急性单核细胞白血病　C. 急性巨核细胞白血病

D. 急性淋巴细胞白血病　E. 急性红白血病

【参考答案】

1. B　2. E　3. D　4. B　5. D

细目六　慢性髓细胞白血病

慢性髓细胞白血病（chronic myelogenous leukemia，CML），是一种发生在多能造血干细胞上的恶性骨髓增生性疾病（获得性造血干细胞恶性克隆性疾病），主要涉及髓系。其临床特点是外周血粒细胞显著增多并有不成熟性，在受累的细胞系中可找到 Ph 染色体和 BCR–ABL 融合基因。病程较缓慢，脾脏肿大。由慢性期（chronic phase，CP）、加速期（accelerated phase，AP），最终发展为急变期（blastic phase or blast crisis，BP/BC）。

要点一　临床表现

CML 国内比较多见，可发生于任何年龄，但以中年居多，男性多于女性。起病缓慢，早期可无自觉症状，往往在偶然情况下发现血象异常或脾肿大而被确诊。

（一）慢性期（CP）

CP 一般持续 1～4 年。患者有乏力、低热、多汗或盗汗、体重减轻等代谢亢进表现。由于脾大而自觉左上腹坠胀感，常以脾脏肿大为最显著体征。往往就医时脾脏已达脐平面上下。质地坚实，表面光滑，无压痛，脾梗死时可有明显压痛，并有摩擦音。肝脏明显肿大较少见。部分患者胸骨中下段压痛。当白细胞显著增高时，可有眼底充血及出血。白细胞极度增高时，可发生白细胞淤滞症。

（二）加速期（AP）

常有发热、虚弱、进行性体重下降、骨骼疼痛，逐渐出现贫血和出血。脾持续或进行性肿大。对原来治疗有效的药物无效。AP 可持续几个月到数年。

（三）急变期（BP/BC）

为 CML 的终末期，临床与 AL 类似。多数急粒变，少数为急淋变或急单变，偶有巨核细胞及红细胞等类型的急性变。急性变预后极差，往往在数月内死亡。

［常考考点］慢性髓细胞白血病的分期：慢性期、加速期和急变期。慢性期常以脾脏肿大为最显著体征。

要点二　实验室检查及其他检查

（一）慢性期（CP）

1. 血象　白细胞数明显增高，常超过 $20\times10^9/L$，可达 $100\times10^9/L$ 以上。血片中粒细胞显著增多，可见各阶段粒细胞，以中性中幼、晚幼和杆状核粒细胞居多，原始（Ⅰ+Ⅱ）细胞＜10%；嗜酸性及嗜碱性粒细胞增多，后者有助于诊断。血小板多在正常水平，部分患者增多；晚期血小板渐减少，并出现贫血。

2. 中性粒细胞碱性磷酸酶（NAP）测定　活性减低或呈阴性反应。治疗有效时 NAP 活性可以恢复，疾病复发时又下降，合并细菌感染时可略升高。

3. 骨髓　骨髓增生明显至极度活跃，以粒细胞为主，粒：红比例明显增高，其中中性中幼、晚幼及杆状核粒细胞明显增多，原始细胞少于 10%。嗜酸性和嗜碱性粒细胞增多。红细胞相对减少。巨核细胞增多或正常，后期减少。

4. 细胞遗传学及分子生物学改变　95% 以上 CML 细胞出现 Ph 染色体（小的 22 号染色体），显带分析为 t（9）（q34；q11）。9 号染色体长臂上的 C-ABL 原癌基因易位到 22 号染色体长臂的断裂点簇集区（BCR）形成 BCR-ABL 融合基因。其编码的蛋白主要为 P_{210}。P_{210} 具有酪氨酸激酶活性，导致 CML 发生。Ph 染色体可见于粒、红、单核、巨核及淋巴细胞中。

5. 血液生化　血清及尿中尿酸浓度增高。血清乳酸脱氢酶增高。

（二）加速期（AP）

外周血或骨髓原始细胞≥ 10%，外周血嗜碱性粒细胞＞ 20%，不明原因的血小板进行性减少或增加。除 Ph 染色体以外又出现其他染色体异常。骨髓活检显示胶原纤维显著增生。

（三）急变期（BP/BC）

外周血中原粒＋早幼粒细胞＞ 30%。骨髓中原始细胞或原淋＋幼淋或原单＋幼单＞ 20%，原粒＋早幼粒细胞＞50%，出现髓外原始细胞浸润。

要点三　诊断与鉴别诊断

（一）诊断

凡有不明原因的持续性白细胞数增高，根据典型的血象、骨髓象改变，脾肿大，Ph 染色体阳性，BCR-ABL 融合基因阳性即可做出诊断。Ph 染色体尚可见于 1%AML、5% 儿童 ALL 及 25% 成人 ALL，应注意鉴别。

（二）鉴别诊断

1. 其他原因引起的脾大　血吸虫病、慢性疟疾、黑热病、肝硬化、脾功能亢进等均有脾大。但各病均有各自原发病的临床特点，并且血象及骨髓象无 CML 的典型改变。Ph 染色体及 BCR-ABL 融合基因均阴性。

2. 骨髓纤维化　原发性骨髓纤维化脾大显著，血象中白细胞增多，并出现幼粒细胞等，易与 CML 混淆。但骨髓纤维化外周血白细胞数一般比 CML 少，多不超过 $30\times10^9/L$，且波动不大。NAP 阳性。此外幼红细胞持续出现于外周血中，红细胞形态异常，特别是泪滴状红细胞易见。Ph 染色体及 BCR-ABL 融合基因阴性。多次多部位骨髓穿刺干抽。骨髓活检网状纤维染色阳性。

3. 类白血病反应　常并发于严重感染、恶性肿瘤等基础疾病，并有相应原发病的临床表现。白细胞数可达 $50\times10^9/L$，粒细胞胞浆中常有中毒颗粒和空泡。嗜酸性粒细胞和嗜碱性粒细胞不增多。NAP 反应强阳性，Ph 染色体及 BCR-ABL 融合基因阴性。血小板和血红蛋白大多正常。原发病控制后，白细胞恢复正常。

［常考考点］慢性髓细胞白血病的诊断。

要点四　西医治疗

CML 治疗应着重于慢性期早期，避免疾病转化，力争细胞遗传学和分子生物学水平的缓解，一旦进入加速期或急变期则预后很差。

（一）细胞淤滞症紧急处理

见急性白血病，需并用羟基脲和别嘌醇。对于白细胞计数极高或有淤滞综合征表现的 CP 患者，可以行治疗性白细胞单采。明确诊断后，首选伊马替尼。

（二）化学治疗

化疗虽可使大多数 CML 患者血象和异常体征得到控制，但中位生存期（40 个月左右）并未延长。化疗时宜保持每日尿量在 2500mL 以上和尿液碱化，加用别嘌醇 100mg，每 6 小时一次，防止高尿酸血症肾病，至白细胞数正常后停药。

1. 羟基脲（hydroxyurea，HU） 为细胞周期特异性抑制 DNA 合成的药物，起效快，但持续时间短，为当前首选化疗药物。

2. 白消安（busulfan，BU，马利兰） 是一种烷化剂，作用于早期祖细胞，起效慢且后作用长，剂量不易掌握。用药过量往往造成严重骨髓抑制，且恢复较慢。个别患者即使剂量不大也可出现骨髓抑制，应提高警惕。长期用药可出现皮肤色素沉着、精液缺乏及停经、肺纤维化等，现已较少使用。

3. 其他药物 Ara–C、高三尖杉酯碱（homoharringtonine，HHT）、靛玉红（indirubin）、异靛甲、二溴卫茅醇、6MP、美法仑、6TG、环磷酰胺，砷剂及其他联合化疗亦有效，但多在上述药物无效时才考虑使用。

（三）其他治疗

1. 干扰素 –α（interferon–α，IFN–α） 300 万～ 500 万 U/（m^2 · d）皮下或肌内注射，每周 3 ～ 7 次，持续用数月至数年不等。IFN–α 起效较慢，对白细胞显著增多者，宜在第 1 ～ 2 周并用羟基脲或小剂量 Ara–C。

2. 甲磺酸伊马替尼（imatinib mesylate，IM） 分子靶向治疗，为 2– 苯胺嘧啶衍生物，能特异性阻断 ATP 在 abl 激酶上的结合位置，使酪氨酸残基不能磷酸化，从而抑制 BCR–ABL 阳性细胞的增殖。8 年无事件生存率达 81%，总生存率（overall survival，OS）可达 85%。

3. 异基因造血干细胞移植（Allo–SCT） 是目前认为根治 CML 的标准治疗。骨髓移植应在 CML 慢性期待血象及体征控制后尽早进行。常规移植患者年龄以 45 岁以下为宜。

（四）CML 晚期的治疗

晚期患者对药物耐受性差，缓解率低，且缓解期很短。

［常考考点］异基因造血干细胞移植是根治 CML 的标准治疗。

要点五　中医辨证论治

证型	辨证要点	治法	方剂
阴虚内热证	低热，多汗或盗汗，头晕目眩，虚烦，面部潮红，口干口苦，消瘦，手足心热，皮肤瘀斑或鼻衄、齿衄，舌质光红，苔少，脉细数	滋阴清热，解毒祛瘀	青蒿鳖甲汤加减
瘀血内阻证	形体消瘦，面色晦暗，胸骨按痛，胁下积块按之坚硬、刺痛，皮肤瘀斑，鼻衄、齿衄、尿血或便血，舌质紫暗，脉细涩	活血化瘀	膈下逐瘀汤加减
气血两虚证	面色萎黄或苍白，头晕眼花，心悸，疲乏无力，气短懒言，自汗，食欲减退，舌质淡，苔薄白，脉细弱	补益气血	八珍汤加减
热毒壅盛证	发热甚或壮热，汗出，口渴喜冷饮，衄血发斑或便血、尿血，身疼骨痛，左胁下积块进行性增大、硬痛不移，倦怠神疲，消瘦，舌红，苔黄，脉数	清热解毒为主，佐以扶正祛邪	清营汤合犀角地黄汤加减

［常考考点］慢性髓细胞白血病的辨证论治。

【例题实战模拟】

A1 型题

1. 治疗慢性粒细胞白血病热毒壅盛证，应首选

A. 膈下逐瘀汤　B. 青蒿鳖甲汤　C. 八珍汤　D. 清营汤合犀角地黄汤　E. 沙参麦冬汤

A2 型题

2. 患者，女，65 岁。诊断为白细胞减少症。症见神疲乏力，腰膝酸软，纳少便溏，面色㿠白，畏寒肢冷，大便溏薄，小便清长，舌质淡，苔白，脉沉细。其治法是

A. 清热解毒，滋阴凉血　B. 滋补肝肾　C. 益气养阴　D. 益气养血　E. 温补脾肾

3. 患者，男，72 岁。慢性淋巴细胞白血病 1 年余，经化疗后病情有缓解。现形体消瘦，面色晦暗，胸骨按痛，胁下癥块按之坚硬刺痛，皮肤瘀斑，鼻衄，齿衄，舌质紫暗，脉细涩。治疗应首选

A. 桃红四物汤　B. 膈下逐瘀汤加减　C. 加味瓜蒌散　D. 归脾汤　E. 银翘散

4. 患者，男，48 岁。确诊慢性粒细胞白血病已两年半，服用马利兰治疗效果较好。近期出现乏力，低热，鼻衄。检查：脾大，肋缘下 6cm，血红蛋白 70g/L，外周血原始粒细胞比例大于 20%。应首先考虑的是

A. 脾功能亢进　B. 慢粒急变期　C. 合并肺结核　D. 骨髓抑制　E. 急性溶血

【参考答案】

1. D　2. E　3. B　4. B

细目七　原发免疫性血小板减少症

原发免疫性血小板减少症（immune thrombocy–topenia，ITP）是一组免疫介导的血小板过度破坏所致的出血性疾病。以广泛皮肤黏膜及内脏出血、血小板减少、骨髓巨核细胞发育成熟障碍、血小板生存时间缩短及血小板膜糖蛋白特异性自身抗体出现等为特征。临床可分为急性型和慢性型。

本病属中医学“血证”“阴阳毒”“发斑”“肌衄”“葡萄疫”“紫癜”“紫斑”等范畴，部分严重病例并发脑出血者可归属“中风”范畴。

要点一　西医病因

1. 感染　细菌或病毒感染与 ITP 发病有密切关系。急性 ITP 患者，在发病前 2 周左右有上呼吸道感染史；慢性 ITP 患者，常因感染而致病情加重。

2. 免疫因素　将 ITP 患者血浆输给健康受试者可造成后者一过性血小板减少。50% ～ 70% 的 ITP 患者血浆和血小板表面可检测到血小板膜糖蛋白特异性自身抗体。目前认为，自身抗体致敏的血小板被单核 – 巨噬细胞系统过度吞噬破坏是 ITP 发病的主要机制。

3. 脾的作用　脾是自身抗体产生的主要部位，也是血小板破坏的重要场所。

4. 其他因素　鉴于 ITP 在女性多见，推测本病发病可能与雌激素有关。雌激素可能有抑制血小板生成和 / 或增强单核 – 巨噬细胞系统对与抗体结合之血小板的吞噬作用。

［常考考点］自身抗体致敏的血小板被单核 - 巨噬细胞系统过度吞噬破坏是 ITP 发病的主要机制。

要点二　中医病因病机

本病病因多为外感热毒之邪内伤脏腑，气血阴阳失调，导致血不循经，溢于脉外。

1. 热盛迫血　火热内盛，致血脉受火热熏灼，血热妄行而溢于脉外。

2. 阴虚火旺　虚火内炽，灼伤血脉，迫血妄行而发为紫癜。

3. 气不摄血　气虚不能统摄血液，血溢肌肤而为紫癜。

4. 瘀血阻滞　瘀血阻滞，血行不畅，致血不循经，溢于脉外而为紫斑或便血、尿血等。

本病的病因病机有血热伤络、阴虚火旺、气不摄血及瘀血阻滞之不同。病位在血脉，与心、肝、脾、肾关系密切。病理性质有虚实之分，热盛迫血为实；阴虚火旺，气不摄血为虚；若病久不愈，导致瘀血阻滞者，则表现为虚实夹杂。

［常考考点］病因病机有血热伤络、阴虚火旺、气不摄血及瘀血阻滞。

要点三　临床表现

1. 急性型　常见于 2 ～ 6 岁的儿童，男女发病率相近。有上呼吸道感染史，特别是病毒感染史。起病急骤，部分患者可有畏寒、寒战、发热。全身皮肤出现瘀点、瘀斑，可有血疱及血肿形成。鼻出血、牙龈出血、口腔黏膜及舌出血常见。当血小板低于 20×10^9/L 时，可有内脏出血；颅内出血（含蛛网膜下腔出血）可致剧烈头痛、意识障碍、瘫痪及抽搐，是致死的主要原因。出血量过大或范围过于广泛者，可出现程度不等的贫血、血压降低甚至失血性休克。

2. 慢性型　主要见于青年和中年女性，男女比例为 1 :（3 ～ 4）。起病隐匿，一般无前驱症状，多为皮肤、黏膜出血，如瘀点、瘀斑，外伤后出血不止等，鼻出血、牙龈出血亦常见。严重内脏出血较少见，月经过多常见，在部分患者可为

唯一临床症状。患者病情可因感染等而骤然加重，出现广泛、严重的皮肤黏膜及内脏出血。病程在半年以上者，部分可出现轻度脾肿大。

[常考考点] ITP 的典型临床表现。颅内出血是其致死的主要原因。

要点四 实验室检查及其他检查

1. 血小板 ①急性型血小板多在 20×10^9/L 以下，慢性型常在 50×10^9/L 左右。②血小板平均体积偏大，易见大型血小板。③出血时间延长，血块收缩不良。④血小板功能一般正常。

2. 骨髓象 ①急性型骨髓巨核细胞数量轻度增加或正常，慢性型骨髓巨核细胞数量显著增加。②巨核细胞发育成熟障碍，急性型者尤甚，表现为巨核细胞体积变小，胞浆内颗粒减少，幼稚巨核细胞增加。③血小板生成型巨核细胞显著减少（< 30%）。④红系及粒、单核系正常。

3. 血小板生存时间 90% 以上的患者血小板生存时间明显缩短。

4. 其他 可有程度不等的正常细胞或小细胞低色素性贫血，少数可发现自身免疫性溶血证据（Evans 综合征）。

要点五 诊断与鉴别诊断

（一）诊断

本病的诊断要点如下：

1. 广泛出血累及皮肤、黏膜及内脏。
2. 至少 2 次检查血小板计数减少。
3. 脾不大。
4. 骨髓巨核细胞增多或正常，有成熟障碍。
5. 排除其他继发性血小板减少症。

（二）鉴别诊断

本病确诊需排除继发性血小板减少症，如再生障碍性贫血、脾功能亢进、MDS、白血病、系统性红斑狼疮、药物性免疫性血小板减少等。本病与过敏性紫癜不难鉴别。

[常考考点] ITP 的诊断要点及与过敏性紫癜的鉴别。

要点六 西医治疗

本病的治疗应考虑急性与慢性的区别，急性 ITP 有自愈倾向，主要是休息及防止出血。慢性 ITP 则可采用糖皮质激素等抑制免疫功能治疗为主，可减轻临床症状，多较难治愈。

1. 一般治疗 出血严重者应注意休息。血小板低于 20×10^9/L 者，应严格卧床，避免外伤。注意止血药的应用及局部止血。

2. 糖皮质激素 是治疗本病的首选药物。其作用机制为：①减少自身抗体生成及减轻抗原抗体反应；②抑制单核–巨噬细胞系统对血小板的吞噬破坏；③改善毛细血管通透性；④刺激骨髓造血及血小板向外周血的释放。近期有效率约为 80%。常用泼尼松口服，常用剂量为 1mg/（kg · d），分次或顿服，待血小板升至正常或接近正常后，1 个月内快速减至最小维持量 5 ～ 10mg/d，无效者 4 周后停药。病情严重者用等效量地塞米松或甲泼尼龙静脉滴注，好转后改口服。

3. 脾切除 是治疗本病的有效方法之一。其机制是减少血小板抗体的产生，消除血小板的破坏产所。

适应证：①正规糖皮质激素治疗 3 ～ 6 个月无效；②泼尼松维持量每日需大于 30mg；③有糖皮质激素使用禁忌证；④ 51Cr 扫描脾区放射指数增高。以脾动脉栓塞替代脾切除，亦有良效。

禁忌证：①年龄小于 2 岁；②妊娠期；③因其他疾病不能耐受手术。脾切除治疗的近期有效率为 70% ～ 90%，长期有效率 40% ～ 50%。无效者对糖皮质激素的需要量亦可减少。

4. 免疫抑制剂治疗 不宜首选。免疫抑制剂可抑制细胞和体液免疫反应，增加血小板生成。

适应证：①糖皮质激素或切脾疗效不佳者。②有使用糖皮质激素或切脾禁忌证者。③与糖皮质激素合用以提高疗效及减少糖皮质激素的用量。

常用药物：长春新碱、环磷酰胺、硫唑嘌呤、环孢素、吗替麦考酚酯（MMF）、利妥昔单克隆抗体（rituximab）。

5. 其他治疗 有达那唑（为合成雄性激素）、氨肽素等。

6. 急症处理

常用方法：①血小板悬液输注。②静脉注射丙种球蛋白。③血浆置换。④大剂量甲泼尼龙。

适用于：①血小板低于 10×10^9/L 者。②出血严重、广泛者。③疑有或已发生颅内出血者。④近期将实施手术或分娩者。

［常考考点］糖皮质激素是治疗本病的首选药物，其次是脾切除。

要点七　中医辨证论治

证型	辨证要点	治法	方剂
血热妄行证	皮肤紫癜，色泽新鲜，起病急骤，紫斑以下肢最为多见，形状不一，大小不等，有的甚至互相融合成片，发热，口渴，便秘，尿黄，常伴有鼻衄、齿衄，或有腹痛，甚则尿血、便血，舌质红，苔薄黄，脉弦数或滑数	清热凉血	犀角地黄汤加减
阴虚火旺证	紫斑较多，颜色紫红，下肢尤甚，时发时止，头晕目眩，耳鸣，低热颧红，心烦盗汗，齿衄鼻衄，月经量多，舌红少津，苔薄或少，脉细数	滋阴降火，清热止血	茜根散或玉女煎加减
气不摄血证	斑色暗淡，多散在出现，时起时消，反复发作，过劳则加重，可伴神情倦怠，心悸，气短，头晕目眩，食欲不振，面色苍白或萎黄，舌质淡，苔白，脉弱	益气摄血，健脾养血	归脾汤加减
瘀血内阻证	肌衄、斑色青紫，鼻衄、吐血、便血，血色紫暗，月经有血块，毛发枯黄无泽，面色黧黑，下睑色青，舌质紫暗或有瘀斑、瘀点，苔薄，脉细涩或弦	活血化瘀止血	桃红四物汤加减

［常考考点］ITP 的辨证论治。

【知识纵横比较】

中西医结合内科学与儿科学免疫性血小板减少症的证治比较

免疫性血小板减少症（中西医结合内科学）		免疫性血小板减少症（中西医结合儿科学）	
证型	方剂	证型	方剂
血热妄行证	犀角地黄汤加减	血热伤络证	犀角地黄汤加减
阴虚火旺证	茜根散或玉女煎加减	阴虚火旺证	大补阴丸合茜根散加减
气不摄血证	归脾汤加减	气不摄血证	归脾汤加减
瘀血内阻证	桃红四物汤加减	气滞血瘀证	桃仁汤加减

【例题实战模拟】

A1 型题

1. 治疗原发免疫性血小板减少症出血，应首选

A. 免疫抑制剂　B. 输新鲜血液　C. 脾切除　D. 抗生素　E. 糖皮质激素

2. 下列各项，与原发免疫性血小板减少症发病关系最密切的是

A. 心、肝、脾、肾　B. 肺、肝、脾、肾　C. 心、肝、脾、肺　D. 心、肺、脾、肾　E. 心、肝、肺、肾

3. 原发免疫性血小板减少症破坏血小板的主要场所在

A. 骨髓　B. 肝脏　C. 脾脏　D. 肾脏　E. 淋巴结

4. 治疗原发免疫性血小板减少症气不摄血证，应首选的方剂是

A. 茜根散或玉女煎加减　B. 归脾汤加减　C. 桃红四物汤加减

D. 犀角地黄汤加减　E. 黄土汤加减

A2 型题

5. 患儿，男，14 岁。2 周前患急性咽炎。1 天前突然牙龈出血，口腔血疱，双下肢瘀斑。实验室检查：血红蛋白 110g/L，白细胞 9×10^9/L，血小板 10×10^9/L，骨髓增生活跃，巨核细胞 23 个 / 片。应首先考虑的诊断是

A. 急性白血病　B. 再生障碍性贫血　C. 过敏性紫癜

D. 原发免疫性血小板减少症（急性型）　E. 原发免疫性血小板减少症（慢性型）

6. 患者，女，44岁。患有原发免疫性血小板减少症。现下肢皮肤紫斑，月经血块多，色紫黯，面色黧黑，眼睑色青，舌紫黯有瘀斑，脉细涩。治疗应首选

A. 归脾汤　B. 桃红四物汤　C. 茜根散　D. 犀角地黄汤　E. 保元汤

【参考答案】

1. E　2. A　3. C　4. B　5. D　6. B

细目八　骨髓增生异常综合征

骨髓增生异常综合征（myelodysplastic syndromes，MDS）是一组起源于造血干细胞，以血细胞病态造血，高风险向急性髓系白血病（AML）转化为特征的难治性血细胞质、量异常的异质性疾病。任何年龄的男、女均可发病，约80%患者大于60岁。

本病属于中医学“虚劳”“血证”“内伤发热”等范畴，部分患者临床见有肝、脾、淋巴结肿大，可归属于中医学“积聚”“痰核”范畴。

要点一　西医病因

MDS分为原发性和继发性两种。原发性MDS的病因尚不明确，继发性MDS见于烷化剂、放射线、有机毒物等密切接触者。

要点二　中医病因病机

本病发病主要与先天不足、后天失调、饮食所伤、药毒中伤等因素相关。

1. 先天不足　常因母体虚弱、胎中失养、孕育不足等，因虚治病，日久不复，气血亏损，渐至阴阳，连及五脏。

2. 后天失养　大病久病或久治不愈均会导致脏腑虚衰，虚损日久，可因虚致瘀，停留脏腑，加重脏腑虚衰或血瘀阻滞骨髓，影响气血生化。

3. 饮食所伤　饮食不节，损伤脾胃，气血生化乏源，气血两虚，百脉失养，气血瘀滞，累及阴阳，导致气血阴阳俱虚，五脏亏损。

4. 药毒中伤　药物直接损伤气血，导致气血亏虚，也可中伤脾胃，气血生化无源，致气血两虚；还可损伤骨髓，致使精髓空虚，精血生化无源。

要点三　临床表现

FAB协作组主要根据MDS患者外周血、骨髓中的原始细胞比例、形态学改变及单核细胞数量，将MDS分为5型：难治性贫血（RA）、环形铁粒幼细胞难治性贫血（RAS）、难治性贫血伴原始细胞增多（RAEB）、难治性贫血伴原始细胞增多转变型（RAEB–t）、慢性粒–单核细胞性白血病（CMML）。

MDS的FAB分型

FAB类型	外周血	骨髓
RA	原始细胞＜1%	原始细胞＜5%
RAS	原始细胞＜1%	原始细胞＜5%，环形铁幼粒细胞＞有核红细胞15%
RAEB	原始细胞＜5%	原始细胞5%～20%
RAEB–t	原始细胞≥5%	原始细胞＞20%而＜30%；或幼粒细胞出现Auer小体
CMML	原始细胞＜5%，单核细胞绝对值＞1×10^9/L	原始细胞5%～20%

几乎所有的MDS患者都有贫血症状，如乏力、疲倦。约60%的MDS患者有中性粒细胞减少，使得MDS患者容易发生感染，约20%的MDS患者死于感染。40%～60%的MDS患者有血小板减少，随着疾病进展可出现进行性血小板减少。

RA和RARS患者多以贫血为主，临床进展缓慢，中位生存期3～6年，白血病转化率5%～15%。RAEB和RAEB–t多以全血细胞减少为主，贫血、出血及感染易见，可伴有脾大，病情进展快，中位生存时间分别为12个月和5个月。RAEB的白血病转化率高达40%以上。CMML以贫血为主，可有感染和（或）出血，脾大常见，中位生存期约20

个月，约 30% 转变为 AML。

［常考考点］MDS 的 FAB 分型及各型的特点。

要点四　实验室检查及其他检查

1. 血象和骨髓象　持续性（≥ 6 个月）一系或多系血细胞减少：血红蛋白＜ 100g/L、中性粒细胞＜ 1.8×10^9/L、血小板＜ 100×10^9/L。骨髓增生度在活跃以上，少部分呈增生减低。

2. 细胞遗传学改变　40% ～ 70% 的 MDS 有克隆性染色体核型异常，多为缺失性改变，以 +8、$-5/5q^-$、$-7/7q^-$、$20q^-$ 常见。

3. 病理检查　正常人原粒和早幼粒细胞沿骨小梁内膜分布，MDS 患者在骨小梁旁区和间区出现 3 ～ 5 个或更多的呈簇状分布的原粒和早幼粒细胞，称为不成熟前体细胞异常定位。

4. 造血祖细胞体外集落培养　MDS 患者的体外集落培养常出现集落“流产”，形成的集落少或不能形成集落。粒－单核祖细胞培养出现集落减少而集簇增多，集簇 / 集落比值增高。

要点五　诊断与鉴别诊断

（一）诊断

根据患者血细胞减少和相应的症状及病态造血、细胞遗传学异常、病理学改变，MDS 的诊断不难确立。参照维也纳诊断标准，MDS 诊断需要满足 2 个必要条件和 1 个确定标准。

必要条件：①持续（≥ 6 个月）一系或多系血细胞减少。红细胞（Hb ＜ 110g/L）、中性粒细胞（ANC ＜ 1.5×10^9/L）、血小板（PLT ＜ 100×10^9/L）；②排除其他可导致血细胞减少或发育异常的造血系统及非造血系统疾患。

确定标准：①骨髓涂片中红细胞系、中性粒细胞系、巨核细胞系中任一系至少 10% 有发育异常；②环状铁幼粒红细胞占有核红细胞比例≥ 15%；③骨髓涂片中原始细胞达 5% ～ 19%；④染色体异常，特殊的 MDS 相关的核型，如 del（5q），del（20q），+8 或 –7/del（7q）。

（二）鉴别诊断

1. 慢性再生障碍性贫血（CAA）　难治性贫血（RA）的网织红细胞可正常或升高，外周血可见到有核红细胞，骨髓发育异常明显，早期细胞比例不低或增加，染色体异常，而 CAA 无上述异常。

2. 阵发性睡眠性血红蛋白尿症（PNH）　也可出现全血细胞减少和病态造血，但 PNH 检测可发现 CD_{55}^+、CD_{59}^+ 细胞减少，Ham 试验阳性及血管内溶血的改变。

3. 慢性粒细胞性白血病（CML）　CML 的 Ph 染色体、BCR–ABL 融合基因检测为阳性，而 CMML 则无。

［常考考点］MDS 的维也纳诊断标准：满足 2 个必要条件和 1 个确定标准。

要点六　西医治疗

对于低危 MDS 治疗主要是改善生活质量，采用支持治疗、促造血、去甲基化药物和生物反应调节剂等治疗，而中高危 MDS 主要是改善自然病程，采用去甲基化、化疗和造血干细胞移植。

1. 支持治疗　严重贫血和有出血症状者可输注红细胞和血小板。粒细胞减少和缺乏者应注意防治感染。长期输血致铁超负荷应行除铁治疗。

2. 促造血治疗　可使用雄激素，如司坦唑醇、十一酸睾酮等；造血生长因子，如粒细胞集落刺激因子（G–CSF）、促红细胞生成素（EPO）等，能改善部分患者的造血功能。

3. 诱导分化治疗　可使用全反式维 A 酸和 1,25–$(OH)_2D_3$，少部分患者会出现血象的改善。也有以造血生长因子（如 G–CSF 联合 EPO）作为诱导分化剂使用。

4. 生物反应调节剂　沙利度胺及来那度胺对 $5q^-$ 综合征有较好疗效。免疫抑制剂可用于部分低危组 MDS。

5. 去甲基化药物　5– 氮杂 –2′ – 脱氧胞苷能逆转 MDS 抑癌基因启动子 DNA 甲基化，改变基因表达，从而减少输血量，提高生活质量，延迟向 AML 转化。

6. 联合化疗　对于脏器功能良好的 MDS 患者可考虑使用联合化疗，如蒽环类抗生素联合阿糖胞苷、预激化疗，部分患者能获一段缓解期。MDS 化疗后骨髓抑制期长，要注意加强支持治疗和隔离保护。

7. 异基因造血干细胞移植　是目前唯一可能治愈 MDS 的疗法。IPSS 中、高危者第一步考虑是否适合移植，尤其是年轻、原始细胞增多和伴有预后不良染色体核型者。低危患者伴严重输血依赖，应在脏器功能受损前及早移植。

［常考考点］异基因造血干细胞移植是目前唯一可能治愈 MDS 的疗法。

要点七　中医辨证论治

病机关键在于“虚”“毒”“瘀”，治疗上应补益虚损、解毒祛瘀。

证型	辨证要点	治法	方剂
气血两虚证	面色萎黄，唇甲色淡，头晕目眩，失眠多梦，耳鸣眼花，气短懒言，疲乏无力，胸闷心悸，动则尤甚，肋下癥积，舌体胖大，舌质淡红，舌苔薄白，脉虚无力	益气补血	八珍汤加减
气阴两虚证	面色淡红，唇甲淡白，气短懒言，疲乏无力，口干舌燥，五心烦热，潮热盗汗，失眠多梦，肋下癥积，舌体胖大或瘦小，舌质淡红，舌苔少或无苔，脉象细数	益气养阴	大补元煎加减
阴虚内热证	颜面潮红，五心烦热，虚烦不眠，午后低热，夜间盗汗，口干咽燥，腰膝酸软，大便干结，小便黄赤，舌体瘦小，舌质紫红或绛红，舌苔薄少，脉象细数	滋阴清热	清骨散加减
阴阳两虚证	面色潮红，畏寒肢冷，腰膝酸软，口干舌燥，午后低热，自汗盗汗，失眠多梦，舌体胖大或瘦小，舌质淡红或淡白，舌苔少或薄白，脉沉细	阴阳双补	右归丸合左归丸加减
瘀毒内阻证	面色淡暗，肌肤甲错，皮肤瘀斑，肋下癥积，周身疼痛，胸胁苦满，午后潮热，夜间低热，大便干结，舌质紫暗，舌有瘀斑、瘀点，舌苔薄白，脉象细涩	化瘀解毒	桃仁红花煎加减

［常考考点］骨髓增生异常综合征的辨证论治。

【例题实战模拟】

A1 型题

1. 下列不属于骨髓增生异常综合征的中医病因的是

A. 感受时邪　B. 药毒中伤　C. 饮食所伤　D. 后天失调　E. 先天不足

2. 难治性贫血（RA）的骨髓象特征是

A. 原始细胞＜ 5%　B. 原始细胞＜ 5%，环形铁幼粒细胞＞有核红细胞 15%

C. 原始细胞 5% ～ 20%　D. 原始细胞＞ 20% 而＜ 30%；或幼粒细胞出现 Auer 小体

E. 原始细胞 5% ～ 20%

3. 目前唯一可能治愈 MDS 的疗法是

A. 联合化疗　B. 促造血治疗　C. 生物反应调节剂

D. 诱导分化治疗　E. 异基因造血干细胞移植

4. 骨髓增生异常综合征阴虚内热证的治疗方剂是

A. 知柏地黄丸　B. 六味地黄丸　C. 清骨散　D. 左归丸　E. 青蒿鳖甲汤

5. 患者，男，64 岁。确诊为骨髓增生异常综合征，症见面色淡暗，肌肤甲错，皮肤瘀斑，肋下癥积，周身疼痛，胸胁苦满，午后潮热，夜间低热，大便干结，舌质紫暗，舌有瘀斑、瘀点，舌苔薄白，脉象细涩。其证候是

A. 阴虚内热证　B. 瘀毒内阻证　C. 阴阳两虚证　D. 气阴两虚证　E. 气血两虚证

【参考答案】

1. A　2. A　3. E　4. C　5. B

第六单元　内分泌与代谢疾病

细目一　甲状腺功能亢进症

甲状腺功能亢进症（简称甲亢）是指甲状腺腺体本身产生甲状腺激素过多，引起甲状腺毒症，以 Graves 病最为常见。Graves 病是一种自身免疫性疾病，主要临床表现有高代谢症候群、弥漫性甲状腺肿、眼征和胫前黏液性水肿。

本病与中医学的“瘿气”相似，可归属于“瘿病”“心悸”“瘿瘤”等范畴。

要点一　西医病因与发病机制

Graves 病（GD）的病因和发病机制尚未完全阐明。

一般认为，本病主要是在遗传的基础上，因精神刺激、感染等应激因素而诱发的器官特异性自身免疫疾病。由于遗传基因的缺陷，受某些因素的诱发，特异性抑制性 T 淋巴细胞功能降低，导致辅助性 T 淋巴细胞和 B 淋巴细胞功能增强，产生针对甲状腺的自身抗体。

要点二　中医病因病机

本病中医病因主要为情志失调和体质因素，体质因素是内因，情志失调是发病的主要诱因。二者相合引起肝郁气滞，疏泄失常，气滞痰凝，壅于颈前，气郁化火，耗气伤阴。

1. 气滞痰凝　情志内伤，肝郁气滞，脾虚酿生痰湿，痰浊壅阻，凝结颈前。

2. 肝火旺盛　肝郁气滞，脾虚生痰，痰气交阻，郁而化火，壅结颈前。

3. 阴虚火旺　痰气郁滞，易于化火，病久火热内盛，耗伤阴津，虚火上炎。

4. 气阴两虚　痰气交阻，郁而化火，久之耗气伤阴，终致气阴两虚。

本病基本病机为气滞痰凝，气郁化火，耗气伤阴。本病初起多属实，以气滞痰凝、肝火旺盛为主；病久阴损气耗，多以虚为主，表现为气阴两虚之证；亦可致气血运行不畅、血脉瘀滞之实证。病位在颈前，与肝、肾、心、胃等脏腑关系密切。

[常考考点] 本病基本病机为气滞痰凝，气郁化火，耗气伤阴。

要点三　临床表现

1. 临床特点　女性的患病率显著高于男性，以 20 ～ 40 岁的中青年多见，起病缓慢，仅少数急性起病。

2. 症状

（1）高代谢综合征：怕热多汗，皮肤温暖湿润，体重锐减，疲乏无力。

（2）精神神经系统：神经过敏，时有幻觉，甚而发生亚躁狂症。也有部分患者表现为寡言、抑郁。舌、手伸出时可有细微震颤，腱反射亢进。

（3）心血管系统：心悸，胸闷，气促，稍活动后更加剧，严重者可导致甲亢性心脏病。

（4）消化系统：食欲亢进，易饥多食，大便次数增多，甚至可出现慢性腹泻。

（5）肌肉骨骼系统：肌肉软弱无力，可伴有周期性麻痹。

（6）生殖系统：常见月经减少，甚至闭经；男性患者则常出现阳痿，偶见乳房发育。

3. 体征

（1）甲状腺肿：甲状腺一般呈弥漫性肿大，双侧对称，质地不等，可随吞咽运动上下移动。甲状腺左右叶上下极可有震颤并伴有血管杂音。

（2）眼征：非浸润性突眼和浸润性突眼。

（3）皮肤及肢端表现：胫前黏液性水肿。

（4）心脏：心律失常以早搏最为常见，阵发性或持续性心房纤颤或心房扑动、房室传导阻滞等也可发生。收缩压上升，舒张压降低，脉压增大。

4. 特殊的临床表现及类型

（1）甲状腺危象：常见诱因有感染、手术、创伤、精神刺激等。临床表现为高热、大汗、心动过速（140 次 / 分以上）、烦躁、焦虑不安、谵妄、恶心、呕吐、腹泻，严重者可有心衰、休克及昏迷等。

（2）甲状腺毒症性心脏病：表现为心脏扩大、心律失常或心力衰竭。甲亢控制后心脏可恢复正常。

（3）淡漠型甲亢：主要表现为明显消瘦、心悸、乏力、震颤、头晕、昏厥、神经质或神志淡漠、腹泻、厌食，可伴有心房颤动和肌病等。

（4）亚临床型甲亢：其特点是血 T_3、T_4 正常，TSH 降低。本症可能是本病早期或经药物、手术或放射碘治疗控制后的暂时性临床表现，但也可持续存在。

（5）其他：① T_3 甲状腺毒症。②妊娠期甲状腺功能亢进症。③胫前黏液性水肿。④ Graves 眼病。

[常考考点] 甲亢的典型临床表现。

要点四 实验室检查及其他检查

1. 血清甲状腺激素的测定 血清游离甲状腺素（FT_4）和游离三碘甲状腺原氨酸（FT_3）：直接且准确地反映甲状腺功能状态，敏感性和特异性明显优于TT_4、TT_3。

2. 血清TSH测定 较T_3、T_4灵敏度高，是反映甲状腺功能最有价值的指标，对亚临床型甲亢和亚临床型甲减的诊断及治疗监测均有重要意义。

3. 甲状腺摄^{131}I率测定 正常值：3小时为5%～25%，24小时为20%～45%，高峰在24小时出现。甲亢时甲状腺摄^{131}I率增高，3小时大于25%，24小时大于45%，且高峰前移。

4. 甲状腺抗体检查 TRAb已成为诊断GD的第一线指标，对随访疗效、判断能否停药及治疗后复发的可能性等有一定的指导意义。GD患者甲状腺球蛋白抗体（TGAb）、甲状腺过氧化酶抗体（TPOAb）等测定均可呈阳性，但滴度不如桥本甲状腺炎高，如长期持续阳性且滴度较高提示有进展为自身免疫性甲减的可能。

5. 影像学检查 B型超声、CT、放射性核素检查有一定的诊断价值。

［常考考点］FT_4和FT_3直接反映甲状腺功能状态，血清TSH测定是反映甲状腺功能最有价值的指标。

要点五 诊断与鉴别诊断

（一）诊断

临床表现为怕热、多汗、易激动、易饥多食、消瘦、手颤、腹泻、心动过速及眼征、甲状腺肿大等，在甲状腺部位听到血管杂音和触到震颤具有诊断意义。对一些轻症或临床表现不典型的病例，常需借助实验室检查，才能明确诊断。在确诊甲亢的基础上，排除其他原因所致的甲亢，结合患者眼征、弥漫性甲状腺肿、TRAb或TSAb阳性，即可诊断为GD。

（二）鉴别诊断

1. 亚急性甲状腺炎 发病与病毒感染有关。甲状腺肿大、触痛。白细胞正常或升高，血沉增高TGAb、TPOAb正常或轻度升高。

2. 慢性淋巴细胞性甲状腺炎 该病发病与自身免疫有关，多见于中年女性，甲状腺弥漫性肿大，峡部明显，质地较坚实。TGAb、TPOAb阳性且滴度较高。本病常可逐渐发展成甲减。

3. 多结节性毒性甲状腺肿、甲状腺腺瘤及恶性肿瘤 鉴别的主要手段是甲状腺B超和甲状腺放射性核素扫描，高分辨力的超声对甲状腺结节诊断，尤其是结节良恶性的鉴别有较大的诊断价值。

4. 单纯性甲状腺肿 除甲状腺肿大外，无甲亢的症状和体征，血清T_3、T_4水平正常。

5. 神经官能症 神经官能症的患者由于自主神经调节紊乱，也可出现心悸、气短、易激动、手颤、乏力、多汗等症状，但无突眼，甲状腺不肿大，血清T_3、T_4水平正常。

6. 其他部分不典型患者 常以心脏症状为主，如早搏、心房纤颤或充血性心力衰竭等，易被误诊为心脏疾病；以低热、多汗为主要表现者，需与结核病鉴别；老年甲亢的临床表现多不典型，常有淡漠、厌食等症，且消瘦明显，应与癌症相鉴别；甲亢伴有肌病时，应与家族性周期性麻痹和重症肌无力鉴别。

要点六 西医治疗

1. 一般治疗 休息，解除精神压力，避免精神刺激和劳累过度。加强支持疗法，忌食辛辣及含碘丰富的食物，少喝浓茶、咖啡。

2. 抗甲状腺药物治疗 分为硫脲类和咪唑类，药物有丙基硫氧嘧啶（PTU）、甲基硫氧嘧啶（MTU）、甲巯咪唑（他巴唑）、卡比马唑（甲亢平）。其作用机理主要为抑制甲状腺激素的合成，其中丙基硫氧嘧啶还有抑制T_4在周围组织中转化为T_3的作用。主要不良反应是白细胞减少。

3. 辅助药物治疗 β受体阻滞剂能改善交感神经兴奋性增高的表现，常用制剂为普萘洛尔（心得安）；碘化物可抑制甲状腺激素的释放，仅用于抢救甲亢危象和甲亢手术治疗前准备等。

4. ^{131}I放射性治疗 甲减为主要并发症。

5. 手术治疗 外科手术是治疗甲状腺功能亢进症的有效手段之一，手术的方式主要是甲状腺次全切除术。主要并发症是手术损伤导致甲状旁腺功能减退和喉返神经损伤，还有伤口出血、感染等。

6. 甲状腺危象的治疗 首先针对诱因治疗，如控制感染等；抑制甲状腺素的合成与释放，常首选丙基硫氧嘧啶

600mg 口服，以后每 6 小时给予 200mg，待症状缓解后逐步减至一般治疗量；还可联合使用碘剂。使用普萘洛尔以减轻交感神经兴奋症状和抑制 T_4 转化为 T_3；氢化可的松 50 ～ 100mg，加入 5% ～ 10% 葡萄糖中静滴，6 ～ 8 小时 1 次；予以物理降温。

要点七　中医辨证论治

证型	辨证要点	治法	方剂
气滞痰凝证	颈前肿胀，烦躁易怒，胸闷，两胁胀满，善太息，失眠，月经不调，腹胀便溏，舌质淡红，舌苔白腻，脉弦或弦滑	疏肝理气，化痰散结	逍遥散合二陈汤加减
肝火旺盛证	颈前肿胀，眼突，烦躁易怒，易饥多食，手指颤抖，恶热多汗，面红烘热，心悸失眠，头晕目眩，口苦咽干，大便秘结，月经不调，舌质红，舌苔黄，脉弦数	清肝泻火，消瘿散结	龙胆泻肝汤加减
阴虚火旺证	颈前肿大，眼突，心悸汗多，手颤，易饥多食，消瘦，口干咽燥，五心烦热，急躁易怒，失眠多梦，月经不调，舌质红，舌苔少，脉细数	滋阴降火，消瘿散结	天王补心丹加减
气阴两虚证	颈前肿大，眼突，心悸失眠，手颤，消瘦，神疲乏力，气短汗多，口干咽燥，手足心热，纳差，大便溏薄，舌质红或淡红，舌苔少，脉细或细数无力	益气养阴，消瘿散结	生脉散加味

［常考考点］甲亢的辨证论治。

【知识纵横比较】

中西医结合内科学与外科学甲状腺功能亢进症的证治比较

甲状腺功能亢进症（中西医结合内科学）		甲状腺功能亢进症（中西医结合外科学）	
证型	方剂	证型	方剂
气滞痰凝证	逍遥散合二陈汤加减	肝郁痰结证	柴胡疏肝散合海藻玉壶汤加减
肝火旺盛证	龙胆泻肝汤加减	肝火旺盛证	龙胆泻肝汤合藻药散加减
阴虚火旺证	天王补心丹加减	阴虚火旺证	知柏地黄汤合当归六黄汤加减
气阴两虚证	生脉散加味	气阴两虚证	生脉散合补中益气汤加减
—	—	胃火炽盛证	白虎加人参汤合养血泻火汤

【例题实战模拟】

A1 型题

1. 瘿病的基本病机是
A. 痰火结于颈前　B. 湿邪结于颈前　C. 寒痰结于颈前
D. 冷痰结于颈前　E. 气滞痰凝，气郁化火，耗气伤阴

2. 甲状腺功能亢进症气阴两虚证的治法是
A. 疏肝理气，化痰软坚　B. 清肝泻火，消瘿散结　C. 滋阴清热，软坚散结
D. 益气养阴，消瘿散结　E. 清肝泻火，化痰散结

3. 龙胆泻肝汤加减适用于甲状腺功能亢进症的证型是
A. 心肝阴虚证　B. 肝火旺盛证　C. 阴虚火旺证　D. 气阴两虚证　E. 气滞痰凝证

4. 治疗甲状腺功能亢进症气滞痰凝证，应首选
A. 逍遥散合二陈汤　B. 天王补心丹　C. 知柏地黄丸　D. 生脉散　E. 龙胆泻肝汤

5. 瘿病之阴虚火旺证治宜
A. 六味地黄汤合黄连阿胶汤　B. 丹栀逍遥消瘰丸　C. 生脉散加味
D. 一贯煎合消瘰丸　E. 天王补心丹加减

【参考答案】

1. E　2. D　3. B　4. A　5. E

细目二 甲状腺功能减退症

甲状腺功能减退症（简称甲减）是由多种原因导致甲状腺激素（TH）合成、分泌或生物效应不足所引起的代谢率减低的全身性疾病。临床特点有易疲劳、怕冷、反应迟钝、抑郁、心动过缓、厌食等全身性低代谢表现。其病理特征是黏多糖在组织和皮肤堆积，严重时表现为黏液性水肿。临床甲减的患病率为1%左右，女性较男性多见。

本病与中医学"瘿劳"类似，可归属于"瘿病"等范畴。

要点一 西医病因与发病机制

病因及发病机制病因复杂，90%以上为原发性，垂体性和下丘脑性约占10%，其他少见。发病机制随病因和类型不同而异。成人甲减的主要病因有：

1. 自身免疫损伤 为最常见的原因，多见于自身免疫性甲状腺炎，包括桥本甲状腺炎、萎缩性甲状腺炎、产后甲状腺炎等。

2. 甲状腺破坏 如 ^{131}I 治疗、甲状腺大部或全部切除后等。

3. 慢性碘过量 少数高碘地区也可发生甲状腺肿和甲减，自身免疫性甲状腺炎的发病率也明显上升。亦可由服用含碘药物引起，如胺碘酮等。

4. 抗甲状腺药物应用 如硫脲类、咪唑类等。

[常考考点] 甲减的最常见原因是自身免疫损伤。

要点二 中医病因病机

本病多由于先天不足，久病伤肾，情志内伤，饮食不节等，致正气内伤，阴阳失衡，脏腑功能失调而发病。

1. 先天不足，禀赋薄弱 肾为先天之本，主骨生髓。先天禀赋不足，则肾精亏虚，致五脏形体失养，脑髓失充，故见形体发育迟缓，智力发育迟滞，严重者可出现"五迟""五软"的表现。

2. 饮食不节，脾失健运 忧愁思虑、饮食不节，损伤脾土，或外感邪气，耗伤中气，以致脾失健运，水湿内停，而出现纳呆腹胀、面浮肢肿。气血生化乏源，则倦怠乏力、少气懒言、语声低微等。

3. 久病伤肾，肾气衰微 久病伤肾，或素体虚弱，致肾精亏损，肾气虚衰，肾阳不足，致形体失温，脑髓失充，见神疲短气、畏寒肢冷、智能下降等。肾阳不足，可致心阳亏虚，心失所养，可见心慌心悸、胸闷气短。病久渐至阳气衰竭，而见嗜睡、神昏等危重情况。

本病乃由先天不足，后天久病失调，脏气亏虚，正虚邪留而致。本虚是本病的基本病机，气血阴阳皆虚，尤以气虚、阳虚为甚，病变日久，正虚留邪，可出现虚实夹杂之证。病位在颈前，与肾、脾、心、肝相关。

要点三 临床表现

甲状腺功能减退症的临床表现取决于起病年龄。成年型甲减主要影响代谢及脏器功能，发生于胎儿或婴幼儿时，大脑和骨髓的生长发育受阻，患儿身材矮小、智力低下。成年型甲状腺功能减退症中年女性多见，男女之比为1∶(5～10)。多数起病隐匿，进展缓慢。

1. 一般表现 易疲劳，怕冷，少汗，动作缓慢，食欲减退而体重增加，记忆力减退，智力低下，反应迟钝，嗜睡，精神抑郁。典型黏液性水肿的临床表现为表情淡漠，面色苍白，眼睑浮肿，唇厚舌大，全身皮肤干燥增厚、粗糙多脱屑，毛发脱落，指甲增厚变脆、多裂纹，踝部可出现非凹陷性浮肿。

2. 肌肉与骨关节 肌肉无力，肌强直、痉挛、疼痛，肌肉进行性萎缩。关节也常疼痛，偶有关节腔积液。

3. 心血管系统 心肌收缩力降低，心动过缓，心输出量下降。左室扩大，心包积液，致心浊音界扩大、心音减弱。本病易并发冠心病，但因心肌耗氧量减少，心绞痛在甲减时减轻。

4. 消化系统 厌食、腹胀、便秘常见，甚则发生麻痹性肠梗阻或黏液水肿性巨结肠。

5. 血液系统 由于甲状腺激素缺乏和肠道吸收障碍，可致各种类型贫血。

6. 内分泌系统 性欲减退，男性阳痿，女性多有月经过多或闭经、不孕、溢乳等。

7. 黏液性水肿昏迷 老年人多见，死亡率高，诱因为严重躯体疾病、中断TH替代治疗、寒冷、感染、手术和使用麻醉、镇静药等。临床表现为嗜睡，低温（<35℃），呼吸徐缓，心动过缓，血压下降，四肢肌肉松弛，反射减弱或消失，

甚至昏迷、休克，心肾功能不全而危及生命。

［常考考点］甲减各系统的典型表现。

要点四　实验室检查及其他检查

1. 甲状腺功能检查　血清 TSH 增高、FT_4 降低是诊断原发性甲减的必备指标；TT_3 和 FT_3 可在正常范围，严重甲减时降低；只有 TSH 升高而 T_3、T_4 正常，为亚临床甲减。

2. 甲状腺自身抗体　如甲状腺微粒体抗体、甲状腺球蛋白抗体等增高，表明甲减由自身免疫性甲状腺炎所致。

3. 其他检查　患者可有轻、中度贫血，血清总胆固醇升高，血清心肌酶 CK、LDH 可升高。心电图可见低电压，心脏彩超可见心包积液。

［常考考点］血清 TSH 增高、FT_4 降低是诊断原发性甲减的必备指标。

要点五　诊断与鉴别诊断

（一）诊断

本病可有甲状腺手术、放射治疗或抗甲状腺药物应用史，有自身免疫性甲状腺炎或垂体疾患。诊断的主要依据是甲状腺功能检查，如 FT_4 降低，TSH 明显升高为原发性甲减；亚临床期仅 TSH 升高；FT_4 降低，TSH 正常，考虑为继发性甲减。TRH 兴奋试验可助鉴别。

（二）鉴别诊断

1. 水肿　主要与特发性水肿相鉴别，甲状腺功能测定有助鉴别。

2. 贫血　与其他疾病引起的贫血相鉴别。

3. 低 T_3 综合征　常见于慢性肝、肾疾病伴血浆蛋白低下者，主要表现血清 TT_3、FT_3 水平减低，血清 T_4、TSH 水平正常。

4. 蝶鞍增大　应排除垂体瘤引起的垂体性甲减，有高泌乳素血症者应除外催乳素瘤。垂体瘤症候群与功能试验和 X 线检查等常有助于鉴别。

要点六　西医治疗

1. 甲状腺激素补充或替代　不论何种甲减均需要，永久性者需终身服用。

左甲状腺素（L–T_4）为首选药。该药半衰期 7 天，作用时间较长而稳定。起始量 25 ～ 50μg/d，每 1 ～ 2 周增加 25μg/d，直到达到最佳疗效，长期替代治疗维持量一般为 50 ～ 200μg/d，每日晨间服药 1 次。患缺血性心脏病者起始量宜小，调整剂量宜慢，防止诱发和加重心脏病。

补充甲状腺激素，重建下丘脑－垂体－甲状腺轴的平衡，一般需要 4 ～ 6 周。治疗初期为 4 ～ 6 周测定激素指标。治疗达标后，每 6 ～ 12 个月复查甲状腺激素指标。同时监测体重、心脏各项参数，避免药物过量加重绝经期后骨质疏松，增加中老年人心房纤颤的风险。

2. 亚临床甲减的处理　亚临床甲减引起的血脂异常，可以促进动脉粥样硬化的发生发展。部分亚临床甲减可发展为临床甲减。目前认为，高胆固醇血症患者，血清 TSH ＞ 10mU/L，需要给予 L–T_4 治疗。

3. 对症治疗　有贫血者补充铁剂、维生素 B_{12}、叶酸等。胃酸不足者给予稀盐酸。但所有对症治疗的措施都必须在替代疗法的基础上进行，才可获效。

4. 黏液性水肿昏迷的治疗

（1）即刻补充 TH，首选左三碘甲腺原氨酸（L–T_3）静脉注射，首次 40 ～ 120μg，以后每 6 小时 5 ～ 15μg，至病人清醒后改为口服；或首次静注 L–T_4 300μg，以后每日注射 50μg，病人清醒后改口服。如无注射剂可以 T_3 片剂每次 20 ～ 30μg，每 4 ～ 6 小时 1 次，或 T_4 片剂（量同前），经胃管给药，清醒后口服。有心脏病者，起始量为一般用量的 1/5 ～ 1/4。

（2）氢化可的松，每日 200 ～ 300mg，静脉滴注，病人清醒及血压稳定后减量。

（3）保温，供氧，保持呼吸道通畅，必要时行气管切开。

（4）根据需要补液，但补液量不宜过多。

（5）控制感染，防治休克，治疗原发病。

［常考考点］甲状腺激素补充或替代首选药物是左甲状腺素（L-T_4）。

要点七　中医辨证论治

证型	辨证要点	治法	方剂
脾肾气虚证	神疲乏力，少气懒言，反应迟钝，纳呆腹胀，面色萎黄，腰膝酸软，小便频数，大便溏，舌质淡，脉沉弱	益气健脾补肾	四君子汤合大补元煎加减
脾肾阳虚证	神疲乏力，少气懒言，畏寒肢冷，腰膝酸软，性欲淡漠，男子阳痿，女子闭经或不孕，舌质淡暗，苔白，脉沉细而缓	温补脾肾	附子理中丸（脾）；右归丸（肾）
心肾阳虚证	形寒肢冷，面浮肢肿，心悸胸闷，腰膝酸软，阳痿闭经，舌质淡暗，苔白，脉迟缓	温补心肾，利水消肿	真武汤合苓桂术甘汤加减
阳气衰微证	嗜睡、昏睡，甚至昏迷，肢软体凉，呼吸微弱，舌质淡，脉迟微弱，甚至脉微欲绝	益气回阳救逆	四逆加人参汤

［常考考点］甲减的辨证论治。

【例题实战模拟】

A1 型题

1. 造成甲减的最常见原因是

A. 甲状腺破坏　B. 慢性碘过量　C. 抗甲状腺药物应用　D. 自身免疫损伤　E. 环境因素

2. 下列有关甲减的论述，错误的是

A. 病位涉及肾、脾、心、肝　B. 基本病机是本虚　C. 气血阴阳皆虚
D. 阴虚血虚为主　E. 气虚阳虚为甚

3. 下列不属于黏液性水肿表现的是

A. 眼睑浮肿　B. 毛发脱落　C. 踝部非凹陷性水肿　D. 肌强直、痉挛　E. 唇厚舌大

4. 诊断原发性甲减的必备指标是

A. 血清 TSH 增高、TT_4 降低　B. 血清 TSH 增高、FT_4 降低　C. 血清 TSH 降低、FT_4 降低
D. 血清 TSH 降低、FT_4 降低　E. 血清 TSH 增高、FT_3 降低

5. 患者，女，74 岁。诊断为甲减 6 年。中断 TH 替代治疗后，出现嗜睡、昏睡，甚至昏迷，肢软体凉，呼吸微弱，舌质淡，脉迟微弱，甚至脉微欲绝。其证候类型是

A. 心阳暴脱证　B. 阳气衰微证　C. 心肾阳虚证　D. 脾肾阳虚证　E. 脾肾气虚证

【参考答案】

1. D　2. D　3. D　4. B　5. B

细目三　亚急性甲状腺炎

亚急性甲状腺炎是指由病毒感染引起的自限性甲状腺炎症，主要表现为甲状腺肿大、结节、疼痛，常伴有全身症状。本病与中医学的“瘿痈”相似，可归属于“瘿病”“瘿肿”“瘿瘤”等范畴。

要点一　西医病因

病毒感染：起病前 1 ～ 3 周常有上呼吸道感染或病毒性腮腺炎。最常见的为柯萨奇病毒，其次是腮腺炎病毒、流感病毒及腺病毒等。

［常考考点］亚急性甲状腺炎的病因是病毒感染，最常见的是柯萨奇病毒。

要点二　中医病因病机

本病中医病因为内伤七情或外感六淫邪毒，均可引起气血不畅，痰凝血瘀，壅结于颈前。

1. 肝胆郁热　情志内伤，肝郁气滞，肝胆失于疏泄，久而化火。

2. 阴虚火旺　情志内伤，肝郁气滞，脾虚酿生痰湿，痰气郁滞，易于化火，耗伤阴津，以致虚火上炎。

3. 痰瘀互结　肝郁气滞，脾虚酿生痰湿，痰浊壅阻，血行不畅，而成痰结血瘀之候。

4. 脾阳不振 素体脾虚，阳气不足，运化无权，痰浊内生，阻滞气机。

本病病位在颈前，与肝、胆、肺、脾关系密切。病机是痰、热、气、瘀壅结。早期病性多属实，久病则为虚实夹杂。

要点三 临床表现

1. 临床特点 多发于 20～50 岁的成人，男女之比为 1∶(3～4)。起病急骤，初起常有发热、畏寒、全身不适等症状。

2. 症状 特征性的甲状腺部位疼痛，常向下颌、耳部及枕骨放射，少数可无疼痛；一过性甲状腺毒症表现。甲状腺肿痛持续 4～6 周，炎症消失后可出现一过性甲减。

3. 体征 甲状腺轻度结节性肿大，质地中等，压痛明显，常位于一侧，或一侧消失后又在另一侧出现。

[常考考点] 亚甲炎的甲状腺有疼痛；Graves 病的甲状腺不痛；甲状腺肿大 + 痛 = 亚甲炎。

要点四 实验室检查及其他检查

1. 血沉 早期明显增快，可达 100mm/h 以上。

2. 甲状腺功能检查 甲状腺腺泡破坏阶段，血清 T_3、T_4 水平一过性增高，甲状腺摄 ^{131}I 率显著降低，呈特征性分离现象。甲状腺滤泡内激素减少后，T_3、T_4 下降，TSH 增高。

[常考考点] T_3、T_4 和 ^{131}I 分离是亚甲炎；T_3、T_4 和 ^{131}I 都升高是 Graves 病。

要点五 诊断与鉴别诊断

（一）诊断

甲状腺肿大、结节、疼痛、压痛，伴有全身症状，甲状腺摄 ^{131}I 率和血清 T_3、T_4 呈分离现象，诊断即可成立。

（二）鉴别诊断

1. 急性化脓性甲状腺炎 甲状腺局部和邻近组织红、肿、热、痛，全身显著严重反应，有时可找到邻近或远处感染灶；白细胞明显增高，核左移；甲状腺功能及 ^{131}I 摄碘率多数正常。

2. 慢性淋巴细胞性甲状腺炎 非典型病例应与慢性淋巴性甲状腺炎相鉴别，后者少数病例可有甲状腺疼痛、触痛，活动期血沉可轻度增快，并可出现短暂甲状腺毒症和 ^{131}I 摄碘率降低，但是无全身症状，血清 TGAb、TPOAb 滴度增高。

要点六 西医治疗

1. 轻症患者，可予非甾体抗炎药，如阿司匹林或吲哚美辛，疗程 2 周左右。

2. 症状较重者，给予泼尼松 10～15mg，每日 3～4 次。症状及血沉改善后可逐渐减量，维持 4～6 周。停药后如有复发，再予泼尼松治疗仍有效。

3. 若伴一过性甲状腺毒症，可给予普萘洛尔。

4. 伴一过性甲减可适当补充甲状腺制剂。

要点七 中医辨证论治

证型	辨证要点	治法	方剂
肝胆郁热证	颈前肿胀疼痛，发热，口苦咽干，或心悸易怒，多汗口渴，颜面潮红，小便短赤，大便秘结，舌质红，苔薄黄，脉浮数或弦数	清肝泻胆，消肿止痛	龙胆泻肝汤加减
阴虚火旺证	颈前肿块或大或小，质韧，疼痛，口燥咽干，潮热盗汗，心悸，失眠多梦，舌质红，苔少或无苔，脉细数	滋阴清热，软坚散结	清骨散加减
痰瘀互结证	颈前肿块坚硬，疼痛不移，入夜尤甚，情绪不畅，口干不欲饮，舌质紫暗，或有瘀点瘀斑，脉细涩	理气活血，化痰消瘿	海藻玉壶汤加减
脾阳不振证	颈前肿块，疼痛不甚，面色无华，疲乏无力，头晕多梦，畏寒肢冷，纳呆，腹胀便溏，舌质淡，苔白腻，脉沉细	温阳健脾，化气行水	实脾饮加减

[常考考点] 亚甲炎的辨证论治。

【知识纵横比较】

甲状腺功能亢进症		亚甲炎	
证型	方剂	证型	方剂
肝火旺盛证	龙胆泻肝汤	肝胆郁热证	龙胆泻肝汤
阴虚火旺证	天王补心丹	阴虚火旺证	清骨散
气滞痰凝证	逍遥散合二陈汤	痰瘀互结证	海藻玉壶汤
气阴两虚证	生脉散加味	脾阳不振证	实脾饮

【例题实战模拟】

A1 型题

1. 导致亚甲炎发生的病因是

A. 辐射损伤 B. 自身免疫损伤 C. 细菌感染 D. 病毒感染 E. 食碘过量

2. 亚甲炎的甲状腺检查结果是

A. 甲状腺摄 ^{131}I 率和血清 T_3、T_4 呈分离现象 B. T_3、T_4 和摄 ^{131}I 率都升高

C. 血清 TSH 增高、FT_4 降低 D. TT_3、TT_4 下降，TSH 增高

E. FT_3、FT_4 下降，TSH 增高

3. 亚甲炎和急性化脓性甲状腺炎的主要鉴别点是

A. 是否恶寒发热 B. 局部是否疼痛 C. 甲状腺是否肿大

D. 甲状腺功能是否正常 E. 血沉是否加快

B1 型题

A. 丹栀逍遥散 B. 清骨散加减 C. 当归六黄汤 D. 海藻玉壶汤加减 E. 龙胆泻肝汤加减

4. 亚甲炎肝胆郁热证的治疗方剂是

5. 亚甲炎阴虚火旺证的治疗方剂是

【参考答案】

1. D 2. A 3. D 4. E 5. B

细目四 慢性淋巴细胞性甲状腺炎

慢性淋巴细胞性甲状腺炎又称自身免疫性甲状腺炎，是以自身甲状腺组织为抗原的自身免疫性疾病。包括桥本甲状腺炎（Hashimoto thyroiditis，HT）及萎缩性甲状腺炎（atrophic thyroiditis，AT）等，本病多见于 30 ～ 50 岁的中年妇女，且呈不断上升的趋势。

本病可归属于中医学“瘿病”“瘿瘤”等范畴。

要点一 西医病因

目前认为本病是一种自身免疫性疾病，受遗传与环境因素共同影响所致。HT 与 HLA-B_8 相关，AT 与 HLA-DR_3 相关。两者血清中存在高滴度的甲状腺过氧化物酶抗体（TPOAb）及甲状腺球蛋白抗体（TGAb）。碘的摄入量增加，可显著增加 HT 与 AT 的患病率，是影响其发病的重要环境因素。

要点二 中医病因病机

本病的发生，乃因先天禀赋不足，复因情志内伤及饮食水土失宜以致气滞痰凝，血行瘀滞，壅聚于颈前而成。

1. 痰瘀凝结 先天禀赋不足，复因饮食不节或水土失宜，一则损伤脾胃，脾失健运，津聚成痰；二则影响气血的正常运行，气滞血瘀，痰气瘀交阻，凝结于结颈前，瘿肿乃成。

2. 肝郁脾虚 本病发生与情志的关系极为密切，如《诸病源候论》载：“瘿者，由忧恚气结所生。”怒伤肝，思伤脾，致肝郁气滞，脾虚痰凝；气行则血行，气滞则血瘀，气滞血瘀、痰凝互结颈前而发为本病。

3. 肝肾阴虚或脾肾阳虚 肝肾之阴不足或脾肾阳气不足，痰湿瘀血内生，聚于颈前，病情缠绵。

气、痰、瘀壅结颈前，是本病发生的主要因素。病位在颈前，与肝、脾、肾等脏相关。病初以实为主，病久由实致虚，尤以阳虚、气虚为主，遂成本虚标实之证。以心肝阴虚及脾肾阳虚为本，气滞、痰凝、血瘀为标。

要点三　临床表现

本病多见于中年妇女，起病缓慢，病初大部分无症状。HT 患者双侧甲状腺弥漫性对称性肿大，质韧如橡皮，表面光滑，无触痛，常可扪及锥体叶，约半数伴甲减，部分患者可出现一过性甲亢表现。AT 患者的首发症状为甲减表现。

要点四　实验室检查及其他检查

1. 甲状腺抗体测定　血清中 TPOAb 及 TGAb 常明显增高，是诊断本病最有意义的指标。

2. T_3、T_4、TSH 测定　早期血清 T_3、T_4 正常或降低，但 TSH 增高，后期 T_3、T_4 常低于正常。

3. 甲状腺 ^{131}I 摄取率　早期可正常或增高，但可被 T_3 抑制，可与 Graves 病相鉴别；后期常降低。

4. 甲状腺扫描　可呈均匀弥漫性摄碘功能减低，但也可显示“冷结节”或分布不均。

5. 甲状腺细针穿刺细胞学检查　可见浸润的淋巴细胞是诊断本病的最可靠依据。

［常考考点］血清中 TPOAb 及 TGAb 常明显增高是诊断本病最有意义的指标。甲状腺细针穿刺细胞学检查见浸润的淋巴细胞是诊断本病的最可靠依据。

要点五　诊断与鉴别诊断

（一）诊断

1. 桥本甲状腺炎　凡中年妇女，出现甲状腺弥漫性对称性肿大，特别是伴锥体叶肿大者，质地较坚实，无论甲状腺功能是否正常，均应疑为本病；如血清中 TPOAb 及 TGAb 明显增高，确诊可成立。

2. 萎缩性甲状腺炎　中年妇女，有甲状腺萎缩伴甲减。TPOAb 及 TGAb 明显增高，可诊断为 AT。

［常考考点］桥本甲状腺炎和萎缩性甲状腺炎的诊断依据。

（二）鉴别诊断

甲状腺癌　HT 患者出现质硬结节性肿大者，易与甲状腺癌混淆，但后者 TPOAb 及 TGAb 常呈阴性，必要时做组织活检可以帮助鉴别。

要点六　西医治疗

1. 药物治疗　仅有甲状腺肿者一般不需要治疗，发生临床甲减或亚临床甲减给予甲状腺制剂治疗。若甲状腺迅速肿大伴疼痛、压迫症状，给予泼尼松 10mg，每日 3 ～ 4 次，症状缓解后逐渐减量。出现甲亢表现，予抗甲状腺药治疗，但剂量宜小，否则可能出现甲减。

2. 手术治疗　可能加速甲减的发生，故一般不采用，只有当甲状腺明显肿大，产生压迫症状，经甲状腺制剂等药物治疗无效或不能除外甲状腺癌时，才可考虑手术治疗。

要点七　中医辨证论治

证型	辨证要点	治法	方剂
痰瘀凝结证	甲状腺肿大，质地较硬，或有疼痛，疲倦乏力，纳呆欲吐，舌质暗，或有瘀斑瘀点，苔白腻，脉细涩	行气化痰，活血消瘿	二陈汤合桃红四物汤加减
肝郁脾虚证	甲状腺肿大或萎缩，胸胁苦闷，善太息，纳差便溏，舌质淡暗，苔白腻，脉弦滑	疏肝健脾，行气化痰	逍遥散加减
肝肾阴虚证	颜面潮红，口苦咽干，神疲乏力，伴心悸失眠，腰膝酸软，头晕目眩，舌质红，苔少，脉细数	滋补肝肾，软坚消瘿	杞菊地黄丸加减
脾肾阳虚证	面色白，神疲嗜睡，纳呆便溏，畏寒肢冷，肢体浮肿，腰膝酸软，男子阳痿，女子闭经，舌质淡，舌体胖大，苔白腻，脉沉弱或沉迟	温补脾肾，化气行水	四逆汤合五苓散加减

［常考考点］慢性淋巴细胞性甲状腺炎的辨证论治。

【知识纵横比较】

甲减、亚甲炎和慢性淋巴细胞性甲状腺炎的证治比较

甲减		亚甲炎		慢性淋巴细胞性甲状腺炎	
证型	方剂	证型	方剂	证型	方剂
脾肾气虚证	四君子汤合大补元煎	肝胆郁热证	龙胆泻肝汤	痰瘀凝结证	二陈汤合桃红四物汤
脾肾阳虚证	附子理中丸（脾）；右归丸（肾）	阴虚火旺证	清骨散	肝郁脾虚证	逍遥散
心肾阳虚证	真武汤合苓桂术甘汤	痰瘀互结证	海藻玉壶汤	肝肾阴虚证	杞菊地黄丸
阳气衰微证	四逆加人参汤	脾阳不振证	实脾饮	脾肾阳虚证	四逆汤合五苓散

【例题实战模拟】

A1 型题

1. 下列有关慢性淋巴细胞性甲状腺炎的中医病因病机的叙述，错误的是

A. 本病的主要因素是火、痰、瘀　B. 病变部位与肝、脾、肾有关　C. 本病为本虚标实之证

D. 本虚是心肝阴虚　E. 以阳虚气虚为主

2. 萎缩性甲状腺炎（AT）的首发症状是

A. 急性炎症　B. 慢性炎症　C. 甲亢　D. 甲减　E. 亚急性炎症

3. 诊断慢性淋巴细胞性甲状腺炎的最可靠依据是

A. 血清中 TPOAb 及 TGAb 常明显增高　B. 血清 T_3、T_4 降低，TSH 增高

C. 甲状腺 ^{131}I 摄取率增高　D. 甲状腺扫描见“冷结节”

E. 甲状腺细针穿刺细胞学检查见浸润的淋巴细胞

4. 慢性淋巴细胞性甲状腺炎痰瘀凝结证的治法是

A. 行气化痰，活血消瘿　B. 疏肝健脾，行气化痰　C. 滋补肝肾，软坚消瘿

D. 温补脾肾，化气行水　E. 清肝泻胆，消肿止痛

5. 患者，女，46 岁。诊断为桥本甲状腺炎，症见甲状腺肿大，胸胁苦闷，善太息，纳差便溏，舌质淡暗，苔白腻，脉弦滑。宜选用的方剂是

A. 柴胡疏肝散加减　B. 四逆汤合五苓散加减　C. 二陈汤合桃红四物汤加减

D. 逍遥散加减　E. 杞菊地黄丸加减

【参卡答案】

1. A　2. D　3. E　4. A　5. D

细目五　糖尿病

糖尿病是由于胰岛素缺乏和（或）胰岛素生物作用障碍导致的一组以长期高血糖为主要特征的代谢性疾病。临床特征为多尿、多饮、多食及消瘦，同时伴有脂肪、蛋白质、水和电解质等代谢障碍，且可以并发眼、肾、神经、心脑血管等多脏器和组织的慢性损害，引起其功能障碍及衰竭。病情严重或应激时可发生急性代谢紊乱，如糖尿病酮症酸中毒、高渗高血糖综合征而危及生命。

本病可归属于中医学“消渴病”，并发症可归于“虚劳”“胸痹”“中风”“雀目”“疮痈”和“脱疽”等范畴。

要点一　西医病因与发病机制

（一）西医病因

1. 1 型糖尿病（type 1 diabetesmellitus，T_1DM） 绝大多数 T_1DM 是自身免疫性疾病，遗传因素和环境因素（病毒感染、化学毒性物质和饮食因素等）共同参与其发病过程。某些外界因素作用于有遗传易感性的个体，激活 T 淋巴细胞介导的一系列自身免疫反应，引起选择性胰岛 β 细胞破坏和功能衰竭，体内胰岛素分泌不足进行性加重，导致糖尿病。

2. 2 型糖尿病（type 2 diabetesmellitus，T_2DM） T_2DM 也是复杂的遗传因素和环境因素（增龄、现代生活方式、营养过剩、体力活动不足、子宫内环境以及应激、化学毒物等）共同作用的结果。在遗传因素和上述环境因素共同作用下所引起的肥胖，特别是中心性肥胖，与胰岛素抵抗和 T_2DM 的发生有密切关系。

3. 特殊类型糖尿病 不同的单基因缺陷导致胰岛 B 细胞功能缺陷等。

4. 妊娠期糖尿病（gestational diabetes mellitus，GDM） 个体素质及内外环境因素的影响。

（二）发病机制

1. 1 型糖尿病 是以胰岛 β 细胞破坏、胰岛素分泌缺乏为特征的自身免疫性疾病。目前认为，其发生发展可分为 6 个阶段：①遗传学易感性。②启动自身免疫反应。③免疫学异常。④进行性胰岛 β 细胞功能丧失。⑤临床糖尿病。⑥发病后数年，胰岛 β 细胞完全破坏。

2. 2 型糖尿病 其发病与胰岛素抵抗和胰岛素分泌的相对性缺乏有关，两者皆呈不均一性。其发生发展可分为 4 个阶段：①遗传易感性。②高胰岛素血症和 / 或胰岛素抵抗。③糖耐量减低（impaired glucose tolerance，IGT）。④临床糖尿病。

要点二 中医病因病机

病因主要包括禀赋不足、饮食失节、情志失调、劳欲过度或外感热邪等。

1. 阴虚燥热 肺阴不足，肺热炽盛，耗液伤津而口干舌燥，烦渴多饮；治节失职，津液失布则尿频量多。胃热炽盛，则多食易饥，大便干燥；耗伤津血，肌肉失养，则形体消瘦；禀赋不足，阴精亏虚，或肝郁化火，下竭肾精，肾失开阖固摄，水谷精微直趋下泄，尿多味甜。

2. 气阴两虚 燥热伤津耗气，而致气阴两虚。

3. 阴阳两虚 肾阴日损，肾阳亦衰，肾失固摄，肾气独沉，故小便频数、混浊如膏；下元衰惫，约束无权，而饮一溲一；水谷之精微随尿下注，无以充养周身肌肤，则身体羸瘦；肾失气化，津不上承，故口渴饮少；肾中精气亏虚，则耳轮焦干、腰膝酸软、面色黧黑；命门火衰，宗筋弛缓，则形寒肢冷、阳痿不举。

4. 痰瘀互结 肝郁脾虚，失于健运，痰湿内生。痰湿内阻，阻滞气机，血行瘀滞，痰瘀互结。痰瘀阻滞气机，则胸闷、脘痞、腹胀；痰瘀痹阻形体肌肉、四肢筋脉，则肢体酸胀、沉重或刺痛。

5. 脉络瘀阻 久病入络，致脉络瘀阻，血行郁滞，则面色晦暗，唇紫，舌有瘀斑，舌下青筋紫暗；血瘀胸中，不通则痛，则胸中闷痛；瘀阻形体四肢，则肢体麻木或刺痛，甚则趾节枯干焦黑而成脱疽。

消渴病的主要病位在肺、胃、肾，而以肾为关键。如肺燥阴虚，津液失于输布，则胃失濡润；胃热偏盛，则上灼肺津，下耗肾阴；肾阴不足，阴虚火旺，上炎肺胃，终致肺燥、胃热、肾虚，三焦同病，多饮、多食、多尿三者并见。

本病基本病机为阴津亏损、燥热偏盛；以阴虚为本，燥热为标，两者互为因果，阴虚燥热，可变证百出。如因肺失滋养并发肺痨；肝肾精血不能上承于耳目，则并发白内障、雀目、耳聋；燥热内结，营阴被灼，脉络瘀阻，蕴毒成脓，则发为疮疖痈疽；阴虚燥热，炼液成痰，痰瘀阻络，或血溢脉外，发为中风偏瘫；阴损及阳，脾肾衰败，水湿潴留，饮溢肌肤，则发为水肿等。病情迁延日久可致气阴两虚，阴阳俱虚；亦可因阴虚津亏，血液黏滞或气虚无力运血而致脉络瘀阻。

［常考考点］糖尿病病位在肺、胃、肾；基本病机为阴津亏损、燥热偏盛；以阴虚为本，燥热为标。

要点三 临床表现与并发症

（一）临床表现

1. 代谢紊乱症状群 “三多一少”，即多尿、多饮、多食和体重减轻。可有皮肤瘙痒，尤其外阴瘙痒。血糖升高较快时可致视力模糊。

2. 反应性低血糖及昏迷 因进食后胰岛素分泌高峰延迟，餐后 3 ～ 5 小时血浆胰岛素水平不适当地升高而引起低血糖。

3. 急、慢性并发症或伴发病。

（二）分类

1. 1 型糖尿病

（1）自身免疫性 T_1DM（1A 型）：可以是轻度非特异性症状、典型“三多一少”症状或昏迷，取决于病情发展阶段。

①起病：多数青少年患者起病较急，症状较明显；可出现糖尿病酮症酸中毒（diabetic ketoacidosis，DKA），危及生命；某些成年患者，起病缓慢，早期临床表现不明显，可经历一段或长或短的糖尿病不需胰岛素治疗的阶段（有称“成

人隐匿性自身免疫性糖尿病”）。一般很快进展到糖尿病需用胰岛素控制血糖或维持生命。

②特点：这类患者很少肥胖，但肥胖不排除本病可能性；血浆基础胰岛素水平低于正常，葡萄糖刺激后胰岛素分泌曲线低平；胰岛 β 细胞自身抗体检查可以阳性。

（2）特发性 T_1DM（1B 型）

①起病：通常急性起病。

②特点：临床上表现为糖尿病酮症甚至酸中毒；胰岛 β 细胞功能明显减退甚至衰竭；胰岛 B 细胞自身抗体检查阴性；病因和发病机制有异质性，诊断时需排除单基因突变糖尿病和其他类型糖尿病。

2. 2 型糖尿病　本病为一组异质性疾病，包含许多不同病因者；常有家族史。

①起病：可发生在任何年龄，但多见于成人，常在 40 岁以后起病；多数发病缓慢，症状相对较轻。

②特点：很少自发性发生 DKA，但在感染等应激情况下也可发生 DKA；T_2DM 的葡萄糖调节受损（impaired glucose regulation，IGR）和糖尿病早期不需胰岛素治疗的阶段一般较长；临床上大都有“代谢综合征”（肥胖症、血脂异常、脂肪肝、高血压、冠心病、IGT 或 T_2DM 等疾病常同时或先后发生，并伴有高胰岛素血症）；有的早期患者以“反应性低血糖”为首发临床表现。

3. 某些特殊类型糖尿病

（1）青年人中的成年发病型糖尿病（maturity–onset diabetes of the young，MODY）：是一组高度异质性的单基因遗传病。主要临床特征：①有三代或以上家族发病史，且符合常染色体显性遗传规律。②发病年龄小于 25 岁。③无酮症倾向，至少 5 年内不需用胰岛素治疗。

（2）线粒体基因突变糖尿病：最早发现的是线粒体 tRNA 亮氨酸基因 3243 位点发生 A → G 点突变，引起胰岛 β 细胞氧化磷酸化障碍，抑制胰岛素分泌。其临床特点为：①母系遗传。②发病早，B 细胞功能逐渐减退，自身抗体阴性。③身材多消瘦（BMI ＜ 24）。④常伴神经性耳聋或其他神经肌肉表现。

4. 妊娠期糖尿病（GDM）　妊娠过程中初次发现的任何程度的糖耐量异常，均可认为是 GDM。GDM 不包括妊娠前已知的糖尿病患者，后者称为“糖尿病合并妊娠”。GDM 妇女分娩后血糖可恢复正常，但有若干年后发生 T_2DM 的高度危险性。此外，GDM 患者中可能存在各种类型糖尿病，因此应在产后 6 周复查，确认其归属及证型，并长期追踪观察。

（三）并发症

1. 急性并发症

（1）糖尿病酮症酸中毒（DKA）：是因各种诱因使体内胰岛素缺乏引起糖、脂肪、蛋白质代谢紊乱，出现以高血糖、高酮血症、代谢性酸中毒为主要表现的临床综合征。表现为烦渴、尿多、乏力、恶心呕吐、精神萎靡或烦躁、神志恍惚、嗜睡、昏迷；严重酸中毒时出现深大呼吸，呼吸有烂苹果味。

（2）高渗高血糖综合征：是因高血糖引起的血浆渗透压增高，以严重脱水和进行性意识障碍为特征的临床综合征。表现为烦渴、多尿，严重者出现脱水症状群，如皮肤干燥、口干、脉速、血压下降、休克、神志障碍、昏迷等。实验室检查血糖明显升高（＞ 33.3mmol/L），血浆渗透压明显升高，血酮、尿酮正常。

2. 感染性并发症

（1）皮肤化脓性感染：糖尿病患者常发生疖、痈等皮肤化脓性感染，可反复发生，有时可引起败血症或脓毒血症。

（2）真菌感染：皮肤真菌感染如股癣、体癣常见；真菌性阴道炎和巴氏腺炎是女性患者常见并发症，多为白色念珠菌感染所致。

（3）肺结核：糖尿病合并肺结核的发生率较非糖尿病高。

（4）泌尿道感染：肾盂肾炎和膀胱炎多见于女性患者，反复发作可转为慢性。

3. 慢性并发症

（1）大血管病变：主要侵犯主动脉、冠状动脉、脑动脉、肾动脉、肢体外周动脉等。

1）糖尿病性冠心病：发病率是非糖尿病人的 2 ～ 3 倍。

2）糖尿病性脑血管病：其中脑出血少见，脑梗死居多，以多发性病灶和中、小脑梗死为特点，少数呈现短暂性脑缺血发作。

3）糖尿病下肢动脉硬化闭塞症：早期仅感下肢困倦、无力、感觉异常、麻木、膝以下发凉，继之出现间歇性跛行、静息痛，严重时发生下肢溃疡、坏疽。

（2）微血管病变

1）糖尿病肾病：是糖尿病肾衰竭的主要原因，是 T_1DM 的主要死因。在 T_2DM，其严重性仅次于心、脑血管疾病。

美国糖尿病协会（ADA）推荐筛查和诊断微量白蛋白尿采用测定即时尿标本的白蛋白 / 肌酐比率（2012 年），＜ 30μg/mg、30 ～ 299μg/mg 和≥ 300μg/mg 分别为正常、微量白蛋白尿和大量白蛋白尿。糖尿病肾损害的发生、发展可分为 5 期：Ⅰ期为糖尿病初期，肾体积增大，肾小球入球小动脉扩张，肾血浆流量增加，肾小球内压增加，肾小球滤过率（GFR）明显升高。Ⅱ期肾小球毛细血管基底膜增厚，尿白蛋白排泄率（UAER）多数正常，可间歇性增高（如运动后、应激状态），GFR 轻度增高。Ⅲ期为早期肾病，出现微量白蛋白尿，即 UAER 持续在 20 ～ 200μg/min（正常＜ 10μg/min），GFR 仍高于正常或正常。Ⅳ期为临床肾病，尿蛋白逐渐增多，UAER ＞ 200μg/min，即尿白蛋白排出量＞ 300mg/24h，相当于尿蛋白总量＞ 0.5g/24h，GFR 下降，可伴有水肿和高血压，肾功能逐渐减退。Ⅴ期为尿毒症，多数肾单位闭锁，UAER 降低，血肌酐升高，血压升高。

2）糖尿病性视网膜病变：视网膜改变可分为 6 期，分属两大类：①背景性视网膜病变：Ⅰ期见微血管瘤、小出血点；Ⅱ期出现硬性渗出；Ⅲ期出现棉絮状软性渗出。②增殖性视网膜病变：Ⅳ期见新生血管形成、玻璃体积血；Ⅴ期出现纤维血管增殖、玻璃体机化；Ⅵ期出现牵拉性视网膜脱离、失明。当出现增殖性视网膜病变时，常伴有糖尿病肾病及神经病变。

3）糖尿病心肌病：心脏微血管病变和心肌代谢紊乱可引起心肌广泛灶性坏死，诱发心力衰竭、心律失常、心源性休克和猝死。

（3）神经系统并发症

1）周围神经病变：通常为对称性，下肢较上肢严重，病情缓慢。临床表现为肢端感觉异常，分布如袜子或手套状，伴麻木、针刺、热灼、疼痛，后期可出现运动神经受累，肌力减弱甚至肌肉萎缩和瘫痪。

2）自主神经病变：临床表现为瞳孔改变（缩小且不规则、光反射消失、调节反射存在），排汗异常（无汗、少汗或多汗），胃排空延迟（胃轻瘫）、腹泻（饭后或午夜）、便秘，直立性低血压、持续心动过速、心搏间距延长，以及残尿量增加、尿失禁、尿潴留、阳痿等。

3）中枢神经系统并发症：神志改变；缺血性脑卒中；脑老化加速及老年性痴呆危险性增高等。

（4）糖尿病足：又称糖尿病性肢端坏疽。表现为下肢疼痛、感觉异常和间歇性跛行，皮肤溃疡，肢端坏疽。

（5）其他：糖尿病还可引起视网膜黄斑病、白内障、青光眼等其他眼部并发症；皮肤病也很常见。

［常考考点］糖尿病的各类并发症。

要点四　实验室检查及其他检查

（一）糖代谢异常严重程度或控制程度的检查

1. 尿糖　尿糖阳性只是提示血糖值超过肾糖阈（大约 10mmol/L），因而尿糖阴性不能排除糖尿病的可能；并发肾脏病变时，肾糖阈升高，虽然血糖升高，但尿糖阴性；妊娠期肾糖阈降低时，虽然血糖正常，尿糖可阳性。

2. 血糖　是诊断糖尿病的主要依据。

3. 葡萄糖耐量（OGTT）　当血糖高于正常范围而又未达到诊断糖尿病标准时，须进行 OGTT。OGTT 应在清晨空腹进行，成人口服 75g 无水葡萄糖或 82.5g 含一分子水的葡萄糖，溶于 250 ～ 300mL 水中，5 ～ 10 分钟内饮完，空腹及开始饮葡萄糖水后 2 小时测静脉血浆葡萄糖。儿童服糖量按每千克体重 1.75g 计算，总量不超过 75g。

4. 糖化血红蛋白（$GHbA_1$）和糖化血浆白蛋白　$GHbA_1$ 是葡萄糖或其他糖与血红蛋白的氨基发生非酶催化反应（一种不可逆的蛋白糖化反应）的产物，其量与血糖浓度呈正相关。$GHbA_1$ 有 a、b、c 三种，以 $GHbA_{1c}$（A_{1c}）最为主要。由于红细胞在血循环中的寿命约为 120 天，因此 A_{1c} 反映患者近 8 ～ 12 周总的血糖水平，为糖尿病控制情况的主要监测指标之一。血浆蛋白（主要为白蛋白）同样也可与葡萄糖发生非酶催化的糖化反应而形成果糖胺，其形成的量与血糖浓度相关，正常值为 1.7 ～ 2.8mmol/L。由于白蛋白在血中浓度稳定，其半衰期为 19 天，故果糖胺反映患者近 2 ～ 3 周内总的血糖水平，为糖尿病患者近期病情监测的指标。

（二）胰岛 β 细胞功能检查

1. 血浆胰岛素和 C– 肽测定

（1）血浆胰岛素：血浆胰岛素正常参考值：早晨空腹基础水平为 35 ～ 145pmol/L（5 ～ 20mU/L），餐后 30 ～ 60 分钟胰岛素水平上升至高峰，为基础值的 5 ～ 10 倍，3 ～ 4 小时恢复到基础水平。T_1DM 病人胰岛素分泌绝对减少，空腹及餐后胰岛素值均低于正常，进餐后胰岛素分泌无增加；T_2DM 病人胰岛素测定可以正常或呈高胰岛素血症结果。

（2）C– 肽水平：与血浆胰岛素测定意义相同，且不受外源胰岛素影响，故能较准确反映胰岛 β 细胞功能，特别是糖尿病病人接受胰岛素治疗时更能够精确判断细胞分泌胰岛素的能力。

2. 其他检测 β 细胞功能的方法

（1）葡萄糖 – 胰岛素释放试验：可了解胰岛素释放第一时相。

（2）胰升糖素 –C 肽刺激试验：反映 β 细胞储备功能等，可根据患者的具体情况和检查目的而选用。

（三）并发症检查

根据病情需要选用血脂、肝肾功能等常规检查，急性严重代谢紊乱时的酮体、电解质、酸碱平衡检查，心、肝、肾、脑、眼科以及神经系统的各项辅助检查等。

（四）有关病因和发病机制的检查

GADA、ICA 及 IA–2 抗体的联合检测；胰岛素敏感性检查；1 型糖尿病自身抗体多阳性。

要点五　诊断与鉴别诊断

（一）诊断

1. 糖尿病诊断以静脉血浆血糖异常作为依据，应注意单纯空腹血糖正常不能排除糖尿病，应加验餐后血糖，必要时进行 OGTT。目前我国采用 1999 年 WHO 糖尿病标准。

2. 空腹血糖（FPG）≥ 7.0mmol/L。空腹的定义是至少 8 小时未摄入热量。

3. OGTT 2 小时血糖≥ 11.1mmol/L。试验应按照世界卫生组织（WHO）的标准进行，用 75g 无水葡萄糖溶于水作为糖负荷。

4. 有高血糖的典型症状或高血糖危象，随机血糖≥ 11.1mmol/L。

5. 如无明确的高血糖症状，结果应重复检测确认。

（二）鉴别诊断

1. 与其他原因所致的尿糖阳性鉴别

（1）肾性糖尿：因肾糖阈降低所致，尿糖阳性，但血糖及 OGTT 正常。

（2）甲状腺功能亢进症、胃空肠吻合术后：因糖类在肠道吸收快，可引起进食后 0.5 ～ 1 小时血糖过高，出现糖尿，但 FPG 和 2 小时 PG 正常。

（3）弥漫性肝病：葡萄糖转化为肝糖原功能减弱，肝糖原贮存减少，进食后 0.5 ～ 1 小时血糖过高，出现糖尿，但 FPG 偏低，餐后 2 ～ 3 小时血糖正常或低于正常。

（4）急性应激状态：急性应激状态下胰岛素拮抗激素（如肾上腺素、促肾上腺皮质激素、肾上腺皮质激素和生长激素）分泌增加，可使糖耐量减低，出现一过性血糖升高、尿糖阳性，应激过后可恢复正常。

（5）药物对糖耐量的影响：有服用噻嗪类利尿药、呋塞米、糖皮质激素、口服避孕药、阿司匹林、吲哚美辛、三环类抗抑郁药等药物史，停药后可恢复。

2. 继发性糖尿病

（1）胰腺炎、胰腺癌、肢端肥大症（或巨人症）、皮质醇增多症、嗜铬细胞瘤：可分别引起继发性糖尿病或糖耐量异常，但均有相应疾病的症状和体征。

（2）长期服用大量肾上腺皮质激素：可引起类固醇糖尿病，服药史可资鉴别。

［常考考点］糖尿病的诊断标准：空腹血糖（FPG）≥ 7.0mmoL/L。OGTT 2 小时血糖≥ 11.1mmoL/L。

要点六　西医治疗

（一）糖尿病教育

对糖尿病患者来说，应通过教育达到下列目的：①认识自己所患糖尿病的类型及其并发症。②正确掌握饮食治疗和调整食谱的基本技能。③认识控制的不良严重后果及其控制的重要性。④能自行观察病情，自我监测血糖、血压，并能初步调整饮食和药物。⑤能自己注射胰岛素，并初步调整剂量。⑥能识别、预防和及时处理低血糖。⑦能主动与医护人员配合，定期复查。

（二）饮食治疗

1. 总热量的制订

（1）计算标准体重：标准体重（kg）= 身高（cm）–105。

（2）计算每日所需总热量：①成人休息状态下每千克标准体重 105 ～ 125kJ（25 ～ 30kcal）。②轻体力劳动 125.5 ～ 146kJ（30 ～ 35kcal）。③中度体力劳动 146 ～ 167kJ（35 ～ 40kcal）。④重体力劳动 167kJ（40kcal）。儿童、孕妇、

乳母、营养不良和消瘦，以及伴有消耗性疾病者酌情增加；肥胖者酌减，使病人恢复至标准体重的 ±5% 左右。

2. 合理分配三大营养物质 糖尿病病人每日饮食中三大营养物质占全日总热量的比例：糖类含量占 50% ～ 60%，蛋白质占 15%，脂肪约占 30%。糖尿病肾病患者蛋白量酌减；儿童、孕妇、营养不良或伴有消耗性疾病者蛋白量酌增。三餐分配：1/5、2/5、2/5 或 1/3、1/3、1/3；也可分四餐：1/7、2/7、2/7、2/7。提倡食用粗制米、面和一定量杂粮，严格限制或避免蔗糖、葡萄糖、蜜糖及其制品。限制食物的脂肪量，少食动物脂肪，尽量用植物油代替。

3. 补充治疗 没有明确的证据显示糖尿病人群维生素或矿物质的补充是有益的。不建议常规补充抗氧化剂，如维生素 E、维生素 C 和胡萝卜素，因为缺乏有效性和安全性的证据。

4. 酒精 成年糖尿病患者，如果想饮酒，每日饮酒量应适度。

（三）体育锻炼

应进行有规律的合适运动。T_1DM 病人餐后运动量不宜过大，时间不宜过长。

①应鼓励糖尿病或糖尿病前期的所有儿童每天至少 60 分钟的体力活动。②成年糖尿病患者应该每周至少进行 150 分钟中等强度有氧运动（最大心率的 50% ～ 70%），每周至少 3 天，不能连续超过两天不运动。③鼓励无禁忌证的 2 型糖尿病患者每周进行至少两次耐力锻炼。

（四）自我监测血糖

成人的血糖目标：①已有证据显示，A_{1C} 降低到 7% 左右或以下可减少糖尿病微血管并发症。如果在诊断糖尿病后立即良好控制血糖，可以减少远期大血管疾病。多数非妊娠成人合理的 A_{1C} 控制目标是＜ 7%。②部分无明显低血糖或其他治疗副作用的患者，建议更严格的 A_{1C} 目标（如＜ 6.5%）或许也是合理的。这些患者或许包括那些糖尿病病程较短、预期寿命较长和无明显心血管疾病的患者。③对于有严重低血糖病史、预期寿命有限、有晚期微血管或大血管病并发症、有较多的伴发病以及尽管实施了糖尿病自我管理教育（DSME）、适当的血糖监测、应用了包括胰岛素在内的多种有效剂量的降糖药物，而血糖仍难达标的病程较长的糖尿病患者，较宽松的 A_{1C} 目标是合理的。

每 2 ～ 3 个月定期查糖化血红蛋白，了解血糖总体控制情况，调整治疗。每年 1 ～ 2 次全面复查，了解血脂以及心、肾、神经和眼底情况。

（五）口服药治疗

1. 磺脲类 主要作用机理为促进胰岛素释放，增强靶组织细胞对胰岛素的敏感性，抑制血小板凝集，减轻血液黏稠度。

（1）适应证：T_2DM 经饮食及运动治疗后不能使病情获得良好控制的病人。

（2）禁忌证：T_1DM、T_2DM 合并严重感染、DKA、高渗性昏迷、进行大手术、肝肾功能不全，以及合并妊娠的病人。

（3）使用方法：极小剂量开始，于餐前 30 分钟口服，老年人尽量用短、中效药物，以免发生低血糖。代表药为格列喹酮、格列美脲。

（4）不良反应：低血糖，恶心、呕吐、消化不良，胆汁淤积性黄疸，肝功能损害，贫血，皮肤过敏，体重增加，心血管系统疾患等。

2. 双胍类 主要作用机理为增加周围组织对葡萄糖的利用，抑制葡萄糖从肠道吸收，增加肌肉内葡萄糖的无氧酵解，抑制糖原的异生，增加靶组织对胰岛素的敏感性。

（1）适应证：如果没有禁忌证，且能够耐受，二甲双胍是 2 型糖尿病起始治疗的首选药物。尤其是无明显消瘦的患者以及伴血脂异常、高血压或高胰岛素血症的患者，作为一线用药，可单用或联合其他药物。T_1DM 与胰岛素联合应用可能减少胰岛素用量和血糖波动。

（2）禁忌证：肝、肾、心、肺功能减低以及高热患者；慢性胃肠病、慢性营养不良、消瘦者不宜使用；T_1DM 不宜单独使用；T_2DM 合并急性代谢紊乱、严重感染、外伤、大手术者，及孕妇、哺乳期妇女等；对药物过敏或严重不良反应者；酗酒者；肌酐清除率＜ 60mL/min 时，不宜使用。

（3）使用方法：二甲双胍每次 250 ～ 500mg，每天 2 ～ 3 次，最大剂量不超过 2g/d。餐中服用可减少不良反应。

（4）不良反应：胃肠道反应、皮肤过敏反应、乳酸性酸中毒。

3. α – 糖苷酶抑制剂 主要作用机理为延缓小肠葡萄糖吸收，降低餐后血糖。

（1）适应证：空腹血糖正常而餐后血糖高者。

（2）禁忌证：胃肠道功能障碍，严重肝肾功能不全，儿童，孕妇，哺乳期妇女。

（3）使用方法：小剂量开始，于餐中第一口服。代表药为阿卡波糖、伏格列波糖。

（4）不良反应：胃肠道反应。

4. 噻唑烷二酮 主要作用机理为增强靶组织对胰岛素的敏感性，减少胰岛素抵抗。

（1）适应证：使用其他降糖药物效果不佳的 T_2DM 患者，特别是胰岛素抵抗患者。

（2）禁忌证：T_1DM，儿童，孕妇，哺乳期妇女，有心脏病、心力衰竭倾向或肝脏病。

（3）使用方法：小剂量开始，每日 1 次或 2 次。代表药为罗格列酮和吡格列酮。

（4）不良反应：水肿、体重增加。

5. 格列奈类 非磺脲类胰岛素促泌剂主要作用机理为改善早相胰岛素分泌。

（1）适应证：T_2DM 早期餐后高血糖阶段，或以餐后高血糖为主的老年患者。

（2）禁忌证：同磺脲类。

（3）使用方法：小剂量开始，于餐前或进餐时口服。代表药为瑞格列奈、那格列奈和米格列奈。

（4）不良反应：同磺脲类。

（六）胰岛素治疗

1. 适应证 ① T_1DM 替代治疗。② T_2DM 患者经饮食及口服降糖药治疗未获得良好控制。③ T_2DM 糖尿病无明显诱因出现体重显著下降者，应该尽早使用胰岛素治疗。④新诊断的 T_2DM，$GHbA_{1c}$ > 9% 或空腹血糖 > 11.1mmol/L，首选胰岛素。⑤糖尿病酮症酸中毒、高血糖高渗压综合征和乳酸性酸中毒伴高血糖者。⑥各种严重的糖尿病其他急性或慢性并发症。⑦糖尿病手术、妊娠和分娩。⑧某些特殊类型糖尿病。

2. 常用类型 ①根据来源不同：动物胰岛素、人胰岛素、人胰岛素类似物。②根据作用时间：短效胰岛素、中效胰岛素、长效胰岛素和预混胰岛素。

3. 使用原则及方法 ①胰岛素治疗应在综合治疗基础上进行。②胰岛素剂量取决于血糖水平、B 细胞功能缺陷程度、胰岛素抵抗程度、饮食和运动状况等，一般从小剂量开始，根据血糖情况逐渐调整。③力求模拟生理性胰岛素分泌模式（持续性基础分泌和进餐后胰岛素分泌迅速增加）。④强化治疗后空腹血糖仍较高，其原因有：a. 夜间胰岛素不足，黎明现象：夜间血糖控制良好，黎明出现，可能与清晨皮质醇等激素分泌有关。b. 还有 Somogyi 现象：夜间有低血糖未被察觉，导致体内胰岛素拮抗激素增加，继发晨起血糖升高。夜间多次测定血糖，有助于鉴别早晨高血糖原因。

4. 不良反应 主要不良反应是低血糖反应，其他包括过敏反应、胰岛素性水肿、屈光不正、注射部位脂肪营养不良等。

（七）其他

DPP-Ⅳ抑制剂、$SGLT_2$ 抑制剂、GLP-1 受体激动剂越来越受到临床关注。胰岛移植和胰岛细胞移植多用于 T_1DM 患者。

（八）并发症的治疗

1. 急性并发症

（1）糖尿病酮症酸中毒

1）补液：恢复血容量为首要的治疗措施，必须立即进行。在治疗开始应快速补充生理盐水，具体用量及速度因人而异。如无心功能不全，在前 2 小时输入 1000 ～ 2000mL 液体，以后根据血压、心率、尿量及末梢循环情况，决定补液量和速度。一般每 4 ～ 6 小时补液 1000mL。第 1 个 24 小时补液 4000 ～ 5000mL，如严重脱水者应达 6000 ～ 8000mL，但高龄、心功能不全者，则应减慢补液速度或在中心静脉压监护下调整滴速。

2）胰岛素治疗：采用小剂量胰岛素治疗方案，即 0.1U/（kg · h）持续滴注（应另建输液途径）。每 1 ～ 2 小时查血糖 1 次，当血糖降至 13.9mmol/L，改用 5% 葡萄糖液，并按每 2 ～ 4g 葡萄糖加 1 单位短效胰岛素滴注，使血糖水平稳定在较安全范围后过渡到常规皮下注射。

3）纠正酸碱平衡失调：中等度以下的酸中毒不必补碱，因使用胰岛素后，抑制酮体产生，酸中毒即可逐渐纠正。严重的酸中毒可抑制呼吸中枢，降低胰岛素的敏感性，应适当补碱。当二氧化碳结合力降至 4.5 ～ 6.7mmol/L，给予 5% 碳酸氢钠 100 ～ 125mL 直接推注或稀释成等渗溶液静脉滴注。

4）补钾：本症患者均有不同程度缺钾（因呕吐、多尿等）。但治疗前因血液浓缩、酸中毒时，钾从细胞内转移至细胞外，故血钾可正常，甚至明显增高。治疗后因补充血容量、注射胰岛素、纠正酸中毒，血钾可迅速下降。如不注意及时补钾，可引起心律失常，甚至心搏骤停。因此，必需定时监测血钾、心电图和尿量，及时调整补钾量和速度。

5）去除诱因和处理并发症：如感染、休克、心功能不全、肾功能不全、脑水肿等应积极处理，严密观察病情变化。

（2）高血糖高渗综合征：治疗与酮症酸中毒相似，补液、小剂量胰岛素滴注、补钾等。

2. 慢性并发症

（1）糖尿病患者血压应控制在 130/80mmHg 以下；如尿蛋白排泄量达到 1g/24h，血压应控制低于 125/75mmHg，首选血管紧张素转换酶抑制剂（ACEI）或血管紧张素Ⅱ受体拮抗剂（ARB），常需多种降压药物联合应用。

（2）调脂治疗的首要目标是 LDL–C ＜ 2.6mmol/L，首选他汀类药物；TG ＞ 4.5mmol/L，应首选贝特类药物，以减少急性胰腺炎的风险。阿司匹林可用于冠心病二级预防。

（3）早期糖尿病肾病应用 ACEI 或 ARB 除可降低血压外，还可减轻微量白蛋白尿；减少蛋白质摄入量对早期肾病及肾功能不全的防治均有利，临床肾病（Ⅳ期）要以优质蛋白为主，GFR 下降后进一步加用复方 α－酮酸。尽早给予促红细胞生成素（EPO）纠正贫血，治疗维生素 D– 钙磷失衡。尽早进行透析治疗，注意残余肾功能的保存。

（4）糖尿病视网膜病变可使用羟苯磺酸钙，应由专科医生对糖尿病视网膜病变定期进行检查，必要时尽早应用激光光凝治疗，争取保存视力。

（5）周围神经病变通常在综合治疗的基础上，采用甲钴胺、前列腺素类似物、醛糖还原酶抑制剂、肌醇以及对症治疗等可改善症状。

（6）糖尿病足强调注意预防，防止外伤、感染，积极治疗血管病变和末梢神经病变。

［常考考点］治疗糖尿病的各类药物的适应证和禁忌证。

要点七　中医辨证论治

证型		辨证要点	治法	方剂
阴虚燥热证	上消（肺热伤津证）	烦渴多饮，口干舌燥，尿频量多，多汗，舌边尖红，苔薄黄，脉洪数	清热润肺，生津止渴	消渴方加减
	中消（胃热炽盛证）	多食易饥，口渴多尿，形体消瘦，大便干燥，苔黄，脉滑实有力	清胃泻火，养阴增液	玉女煎加减
	下消（肾阴亏虚证）	尿频量多，混浊如脂膏，或尿有甜味，腰膝酸软，乏力，头晕耳鸣，口干唇燥，皮肤干燥，瘙痒，舌红少苔，脉细数	滋阴固肾	六味地黄丸加减
气阴两虚证		口渴引饮，能食与便溏并见，或饮食减少，精神不振，四肢乏力，体瘦，舌质淡红，苔白而干，脉弱	益气健脾，生津止渴	七味白术散加减
阴阳两虚证		小便频数，混浊如膏，甚则饮一溲一，面色黧黑，耳轮焦干，腰膝酸软，形寒畏冷，阳痿不举，舌淡苔白，脉沉细无力	滋阴温阳，补肾固涩	金匮肾气丸加减
痰瘀互结证		"三多一少"症状不明显，形体肥胖，胸脘腹胀，肌肉酸胀，四肢沉重或刺痛，舌暗或有瘀斑，苔厚腻，脉滑	活血化瘀祛痰	平胃散合桃红四物汤加减
脉络瘀阻证		面色晦暗，消瘦乏力，胸中闷痛，肢体麻木或刺痛，夜间加重，唇紫，舌暗或有瘀斑，或舌下青筋紫暗怒张，苔薄白或少苔，脉弦或沉涩	活血通络	血府逐瘀汤加减
并发症	疮痈	消渴易并发疮疡痈疽，反复发作或日久难愈，甚则高热神昏，舌红，苔黄，脉数	清热解毒	五味消毒饮合黄芪六一散加减
	白内障、雀目、耳聋	初期视物模糊，渐至昏蒙，直至失明；或夜间不能视物，白昼基本正常；也可出现暴盲，或见耳鸣、耳聋，逐渐加重	滋补肝肾，益精养血	杞菊地黄丸、羊肝丸、磁朱丸加减

［常考考点］糖尿病的辨证论治。

要点八　预防

预防工作分为三级：一级预防是避免糖尿病发病；二级预防是及早检出并有效治疗糖尿病；三级预防是延缓和/或防治糖尿病的发病。提倡合理饮食，经常运动，防治肥胖。

2014 年《糖尿病诊疗标准执行纲要》（美国糖尿病协会）称，2 型糖尿病的一级预防是在有 2 型糖尿病风险的个体结构性预防计划，重点强调生活方式的改变，包括适度减轻体重（7% 的体重）和规律体力活动（150 分钟/周）；饮食控制，包括减少热量摄入、低脂饮食，以减少发生 2 型糖尿病的风险。

【知识纵横比较】

中西医结合内科学、妇产科学与儿科学糖尿病的证治比较

糖尿病（中西医结合内科学）		妊娠期合并（中西医结合妇产科学）		儿童期糖尿病（中西医结合儿科学）	
证型	方剂	证型	方剂	证型	方剂
肺热伤津证	消渴方加减	肺热伤津证	消渴方	肺热津伤证	玉女煎
胃热炽盛证	玉女煎加减	胃热炽盛证	玉女煎	胃燥津伤证	白虎加人参汤合增液汤
肾阴亏虚证	六味地黄丸加减	肾阴亏虚证	六味地黄丸合地黄饮子	肾阴亏损证	六味地黄丸
阴阳两虚证	金匮肾气丸加减	阴阳两虚证	金匮肾气丸	阴阳两虚证	金匮肾气丸

【例题实战模拟】

A1 型题

1. 消渴病变的脏腑以哪一脏最为关键

A. 心　B. 肺　C. 脾　D. 肝　E. 肾

2. 金匮肾气丸适用于治疗的糖尿病证型是

A. 阴虚阳盛　B. 气阴两虚　C. 阴阳两虚　D. 阴阳欲绝　E. 气滞血瘀

3. 下列不能作为糖尿病确诊的依据的是

A. 多次空腹血糖≥ 7.0mmol/L　B. 尿糖（++）

C. 餐后血糖≥ 11.1mmol/L　D. 葡萄糖耐量试验 1 小时和 2 小时血糖均≥ 11.1mmol/L

E. 无“三多一少”症状，血糖多次在 7.0 ～ 11.1mmol/L

4. 糖尿病酮症酸中毒的临床特点是

A. 呼吸浅慢，不规则　B. 呼吸困难伴发绀　C. 呼吸深大，呼气有烂苹果味

D. 呼吸浅快，呼气有大蒜味　E. 潮式呼吸

5. 患者查体发现尿糖（+++），为明确诊断，应进一步检查

A.24 小时尿糖定量　B. 空腹血糖　C. 血脂　D. 肾功能　E. 葡萄糖耐量试验

【参考答案】

1. E　2. C　3. B　4. C　5. B

细目六　血脂异常

血脂异常通常指血清中胆固醇（TC）、甘油三酯（TG）、低密度脂蛋白胆固醇（LDL–C）水平升高，高密度脂蛋白胆固醇（HDL–C）水平降低。血脂必须与蛋白质结合以脂蛋白形式存在，才能在血液循环中运转，故血脂异常表现为脂蛋白异常血症。临床上常见形体肥胖、肢体沉重、乏力、消化不良甚至眩晕、心慌及胸闷等。

本病可归属于中医学“脂浊”范畴。

要点一　西医病因

人体内血浆脂蛋白代谢可分为外源性和内源性代谢途径。外源性代谢途径是指饮食摄入的胆固醇（TC）和甘油三酯（TG）在小肠中合成乳糜微粒（CM）及其代谢过程。内源性代谢途径是指由肝脏合成极低密度脂蛋白（VLDL），然后转变为中密度脂蛋白和低密度脂蛋白（LDL），低密度脂蛋白被肝脏或其他器官代谢的过程。此外，还有一个胆固醇逆转运途径，即高密度脂蛋白（HDL）将胆固醇从周围组织转运到肝脏进行代谢再循环。从发病方式来看，血脂异常可分为两类，即原发性血脂异常和继发性血脂异常。

1. 原发性血脂异常　其发病机制尚未明确，通常认为与脂代谢相关基因缺陷和获得性因素有关。

（1）部分由先天性基因缺陷所致，表现为家族性高胆固醇血症。

（2）获得性因素包括高脂肪、高胆固醇、高脂肪酸饮食，体重增加，增龄，不良的生活习惯（高糖膳食、吸烟等）。

2. 继发性血脂异常　由于某些全身性疾病或药物所引起的血浆 TC 或 TG 升高，伴或不伴血浆高密度脂蛋白 – 胆固醇

（HDL–C）浓度降低。

（1）全身系统性疾病：糖尿病、甲状腺功能减退症、肾病、肝胆系统疾病（如胆道结石、胆汁性肝硬化）等。

（2）药物：如糖皮质激素、噻嗪类利尿剂、β 受体阻滞剂等。

（3）雌激素缺乏等。

要点二　中医病因病机

中医认为，本病病因多为素体肥胖，加之饮食不节，恣食肥甘，过逸少动，情致不畅或年老体衰，先天禀赋不足等，致脾胃虚弱，脾气亏虚则水谷精微运化转输无力，水谷精微失于输布，化为膏脂和水湿，湿浊日久又能滋生湿热，酝酿生痰；或素体肝肾亏虚，脾病及肾，肾阳虚衰，水液失于蒸腾气化，水湿内停，泛于肌肤，阻滞经络；或土壅木郁，肝失疏泄，气滞血瘀等，痰浊、湿热、瘀血等结成膏脂，聚集体内。痰浊膏脂淤积，致血脂升高而发为此病。

本病病位在脾、肾、肝；多为本虚标实，本虚指脏腑亏虚（与肝、脾、肾三脏关系最为密切），标实是痰浊瘀血，病变多延及全身脏腑经脉。其主要病机是肝脾肾亏虚，痰浊瘀血，阻滞经脉，而致膏脂布化失度。

［常考考点］本病病机是肝脾肾亏虚，痰浊瘀血，阻滞经脉，而致膏脂布化失度。

要点三　临床表现

血脂异常可见于不同年龄、性别的人群，某些家族性血脂异常可发生于婴幼儿。血脂异常的临床表现主要包括：

1. 黄色瘤、早发性角膜环和脂血症眼底病变　由于脂质局部沉积引起，其中以黄色瘤较为多见。黄色瘤是一种异常的局限性皮肤隆起，颜色可为黄色、橘黄色或棕红色，多成结节、斑块或丘疹形状，质地一般柔软，最常见的是眼睑周围扁平黄色瘤。早发性角膜环可出现于 40 岁以下，多伴有血脂异常。严重的高甘油三酯血症可产生脂血症眼底病变。

2.动脉粥样硬化　脂质在血管内皮沉积引起动脉粥样硬化，引起早发性和进展迅速的心脑血管和周围血管病变。某些家族性血脂异常可于青春期前发生冠心病，甚至心肌梗死。

［常考考点］血脂异常的主要表现是黄色瘤、早发性角膜环、脂血症眼底病变和动脉粥样硬化。

要点四　实验室检查

无论有无临床表现，血脂异常主要依据患者血脂水平做出诊断。

1. 血脂　血清 TC 或 TG 水平增高。

（1）血清胆固醇：TC ＜ 5.20mmol/L 为合适范围；5.2 ～ 6.19mmol/L 为边缘升高；≥ 6.2mmol/L 为升高。

（2）甘油三酯：TG ≥ 2.3mmol/L 为升高。

2. 脂蛋白　LDL–C 水平升高，HDL–C 水平降低。

（1）低密度脂蛋白 – 胆固醇：LDL–C3.4 ～ 4.09mmol/L 为边缘升高；≥ 4.1mmol/L 为升高。

（2）高密度脂蛋白 – 胆固醇：HDL–C ＜ 1.0mmol/L 为降低。

［常考考点］血脂异常的标准。

要点五　诊断

1. 病史　原发性血脂异常者部分有家族史。继发性血脂异常者常有糖尿病、肾病、肝胆系统疾病史或不良饮食习惯及引起高脂血症的药物应用史。

2. 体征　①形体肥胖。②出现黄斑瘤、腱黄瘤、皮下结节状黄色瘤。③高脂血症性眼底病变、角膜环。

3. 辅助检查　无论有无临床表现，血脂异常主要依据患者血脂水平做出诊断。

要点六　西医治疗

（一）治疗原则

临床上对继发性血脂代谢异常的治疗，主要是治疗基础疾病，基础疾病得到控制或治愈，继发的血脂代谢异常也会得到控制和治愈。原发性血脂代谢异常的治疗，首先包括饮食控制、增加运动、戒烟限酒等，疗效不明显，可应用药物或其他治疗。

（二）控制目标

根据 ASCVD 危险程度决定干预措施是防治血脂异常的核心策略。LDL–C 升高是导致 ASCVD 发病的关键因素，将降低 LDL–C 作为首要干预靶点。符合下列任意条件者，可直接列为高危或极高危人群。极高危：ASCAD 患者。高危：LDL–C ≥ 4.9mmol/L 或 TC ≥ 6.2mmol/L； 糖 尿 病 患 者 1.8mmol/L ≤ LDL–C ＜ 4.9mmol/L 或 3.1mmol/L ≤ TC ＜ 7.2mmol/L。

目标值：①极高危者 LDL–C ＜ 1.8mmol/L。②高危者 LDL–C ＜ 2.6mmol/L。③中危和低危者 LDL–C ＜ 3.4mmol/L。④ LDL–C 基线值较高不能达目标值者，LDL–C 至少降低 50%。极高危患者 LDL–C 基线在目标值以内者，LDL–C 仍应降低 30% 左右。

（三）生活方式干预

血脂异常明显受饮食及生活方式的影响，饮食治疗和戒烟、限酒、控制体重等是治疗血脂异常的基础措施。

1. 饮食治疗 建议每日摄入胆固醇小于 300mg，脂肪摄入应优先选择富含多不饱和脂肪酸的食物（如深海鱼、鱼油、植物油）。选择使用富含膳食纤维和低升糖指数的碳水化合物替代饱和脂肪酸，其中添加糖摄入不应超过总能量的 10%。

2. 增加运动 建议每周 5 ～ 7 天、每次 30 分钟中等强度代谢运动。对于 ASCVD 患者应先进行运动负荷试验，充分评估其安全性后，再进行身体活动。

（四）药物治疗

他汀类药物能显著降低心血管事件风险。他汀类药物是血脂异常药物治疗的基石。一般高 TC 血症首选他汀类；高 TG 血症首选贝特类；混合性高脂血症，如果以 TC 和 LDL–C 增高为主，首选他汀类；以 TG 增高为主，首选贝特类。单药效果不佳时可考虑联合用药。

1. HMG–CoA 还原酶抑制剂（他汀类） 能够抑制胆固醇合成限速酶 HMG–CoA 还原酶，减少胆固醇合成，继而上调细胞表面 LDL 受体，加速血清 LDL 分解代谢。他汀类药物适用于高胆固醇血症、混合性高脂血症和 ASCVD 患者。起始宜应用中等强度他汀，根据个体调脂疗效和耐受情况，适当调整剂量；若胆固醇水平不能达标，与其他调脂药物联合使用。中等强度他汀（每日剂量可降低 LDL–C25% ～ 50%）：阿托伐他汀（10 ～ 20mg）、瑞舒伐他汀（5 ～ 10mg）、普伐他汀（40mg）、辛伐他汀（20 ～ 40mg）。高强度他汀（每日剂量可降低 LDL–C ≥ 50%）：阿托伐他汀（40 ～ 80mg）、瑞舒伐他汀（20mg）。

他汀多晚上一次服用，取得预期疗效后应继续长期应用。主要不良反应为肝功能异常，转氨酶升高升高达正常值上限 3 倍以上及合并总胆红素升高患者，应减量或停药。少数患者出现肌痛、肌炎和横纹肌溶解。患者有肌肉不适乏力，且连续检测肌酸激酶呈进行性升高时，应减少他汀类剂量或停药。

2. 贝特类 通过激活过氧化物酶体增殖物激活受体增强脂蛋白脂酶的作用，而降低血清 TG 水平和升高 HDL–C 水平。常用的贝特类药物有：非诺贝特片每次 0.1g，3 次 / 日；苯扎贝特每次 0.2g，3 次 / 日。常见不良反应与他汀类药物类似，包括肝脏、肌肉和肾毒性等。

3. 胆固醇吸收抑制剂 与小肠壁上特异的转运蛋白结合，选择性地强效抑制小肠胆固醇和植物甾醇的吸收，与他汀类联合应用可有效降低 LDL–C 水平。常用药物依折麦布 10mg，每天一次，安全性和耐受性良好。其不良反应轻微且多为一过性，主要表现为头疼和消化道症状，与他汀联用也可发生转氨酶增高和肌痛等副作用，禁用于妊娠期和哺乳期。

4. 普罗布考 通过进入 LDL 颗粒核心中，影响脂蛋白代谢使 LDL 易通过非受体途径被清除。普罗布考常用剂量为每次 0.5g，2 次 / 日。主要适用于高胆固醇血症，尤其是黄色瘤患者，有减轻皮肤黄色瘤的作用。常见不良反应为胃肠道反应，也可引起头晕、头痛、失眠、皮疹等。

5. 胆酸螯合剂 胆酸螯合剂为碱性阴离子交换树脂，可阻断肠道内胆汁酸中胆固醇的重吸收。常用药物：考来烯胺每次 5g，3 次 / 日；考来替泊每次 5g，3 次 / 日。其与他汀类联用，可明显提高调脂疗效。常见不良反应有胃肠道不适、便秘和影响某些药物的吸收。

6. 烟酸类 烟酸也称作维生素 B_3，属人体必需维生素。大剂量时具有降低 TC、LDL–C 和 TG 及升高 HDL–C 的作用。缓释片常用量为每次 1 ～ 2g，1 次 / 日。从小剂量 0.375 ～ 0.5g/d 开始，睡前服用，4 周后逐渐加量至最大常用剂量。最常见的不良反应是颜面潮红，其他有肝脏损害、高尿酸血症、高血糖、棘皮症和消化道不适等。

7. 高纯度鱼油制剂 鱼油主要成份为 n–3 脂肪酸，即 ω–3 脂肪酸。常用剂量为每次 0.5 ～ 1.0g，3 次 / 日，主要用于治疗高 TG 血症。不良反应少见。

［常考考点］高 TC 血症首选他汀类；高 TG 血症首选贝特类；混合性高脂血症，如果以 TC 和 LDL-C 增高为主，首选他汀类；以 TG 增高为主，首选贝特类。

要点七　中医辨证论治

证型	辨证要点	治法	方剂
胃热滞脾证	多食，消谷善饥，形体壮实，脘腹胀满，面色红润，心烦头晕，口干口苦，胃脘灼痛、嘈杂，得食则缓，舌红，苔黄腻，脉弦滑	清胃泄热	保和丸合小承气汤加减
气滞血瘀证	胸部憋气或胸部刺痛，固定不移，动则尤甚，舌质紫暗，或有瘀斑，舌苔薄白，脉弦	活血祛瘀，行气止痛	血府逐瘀汤合失笑散加减
痰浊中阻证	形体肥胖，肢体困重，食少纳呆，腹胀，胸腹满闷，头晕神疲，大便溏薄，舌体胖，边有齿痕，苔白腻，脉滑	健脾化痰降浊	导痰汤加减
肝肾阴虚证	头目胀痛，视物昏眩，耳鸣健忘，口苦咽干，五心烦热，腰膝酸软，颧红盗汗，舌红，苔少，脉细数	滋养肝肾	杞菊地黄汤加减
脾肾阳虚证	畏寒肢冷，腰膝腿软，面色淡白，大便溏薄，腹胀纳呆，耳鸣眼花，腹胀不舒，舌淡胖，苔白滑，脉沉细	温补脾肾	附子理中汤加减
肝郁脾虚证	精神抑郁或心烦易怒，肢体倦怠乏力，口干口苦，胸胁闷痛，脘腹胀满吐酸，纳食不香，月经不调，舌红，苔白，脉弦细	疏肝解郁，健脾和胃	逍遥散加减

［常考考点］高脂血症的辨证论治。

【例题实战模拟】

A1 型题

1. 诊断高甘油三酯血症的标准是

A. TG ≥ 1.0mmol/L　　B. TG ≥ 2.3mmol/L　　C. TG ≥ 4.1mmol/L
D. TG ≥ 5.20mmol/L　　E. TG ≥ 6.2mmol/L

2. 临床上用于治疗高胆固醇血症（TC）的药物是

A. 烟酸类　B. 树脂类　C. 贝特类　D. 他汀类　E. 噻嗪类

3. 高脂血症肝肾阴虚证的治法是

A. 清胃泄热　B. 疏肝解郁，健脾和胃　C. 健脾化痰降浊　D. 滋养肝肾　E. 温补脾肾

A2 型题

4. 患者，女，45 岁。诊断为高脂血症。症见多食，消谷善饥，形体壮实，脘腹胀满，面色红润，心烦头晕，口干口苦，胃脘灼痛、嘈杂，得食则缓，舌红，苔黄腻，脉弦滑。其证候类型是

A. 肝郁脾虚证　B. 气滞血瘀证　C. 痰浊中阻证　D. 肝肾阴虚证　E. 胃热滞脾证

5. 患者，男，36 岁。诊断为高脂血症。症见形体肥胖，肢体困重，食少纳呆，腹胀，胸腹满闷，头晕神疲，大便溏薄，舌体胖，边有齿痕，苔白腻，脉滑。适宜的方剂是

A. 保和丸合小承气汤加减　　B. 血府逐瘀汤合失笑散加减　　C. 导痰汤加减
D. 杞菊地黄汤加减　　E. 逍遥散加减

【参卡答案】

1. B　2. D　3. D　4. E　5. C

细目七　水、电解质代谢和酸碱平衡失调

要点一　水、钠代谢失常

（一）失水

失水是指体液丢失所造成的体液容量不足。根据水和电解质（主要是钠离子）丢失的比例和性质，临床上将失水分为高渗性失水、等渗性失水和低渗性失水三种。

1. 西医病因与发病机制

（1）高渗性失水：水的丢失大于电解质的丢失，细胞外液容量减少而渗透压增高，抗利尿激素、醛固酮分泌增加。

主要见于：

水摄入不足：①昏迷、创伤、拒食、饮水减少等水供应不足。②脑外伤、脑卒中等致渴感中枢迟钝或渗透压感受器不敏感。

水丢失过多：①经肾丢失：中枢性或肾性尿崩症，非溶质性利尿剂应用；各种脱水剂治疗，或因未控制好的糖尿病、糖尿病酮症酸中毒等致大量水分从尿中排出；或长期鼻饲高蛋白饮食，致渗透性利尿引起失水。②肾外丢失：高温、高热、剧烈运动等大量出汗；哮喘、过度换气、气管切开等使肺中水分呼出较多；烧伤开放性治疗丢失大量低渗液。③水向细胞内转移。

（2）等渗性失水：水和电解质以血浆正常比例丢失，有效循环容量减少。

胃肠道丢失：呕吐、腹泻、胃肠梗阻等。

经皮肤丢失：如大面积烧伤的早期等渗出性皮肤病变。

组织间液贮积：胸腹腔炎性渗出液的引流，大量放胸、腹水等。

（3）低渗性失水：电解质的丢失大于水的丢失，细胞外液渗透压降低至 280mmol/L 以下，水向细胞内转移，导致细胞内液低渗，细胞水肿。

补充水分过多：高渗或等渗性失水时，补充过多的水分。

经肾丢失：①过量使用噻嗪类、呋塞米等排钠利尿剂。②肾小管内存在大量不被吸收的溶质，抑制水和钠的重吸收。③急性肾衰竭、肾小管性酸中毒、糖尿病酮症酸中毒等。④肾上腺皮质功能减退。

2. 临床表现

（1）高渗性失水：失水多于失钠，细胞外液容量不足，渗透压升高。

①轻度失水：当失水量相当于体重的 2% ～ 3% 时，出现口渴、尿量减少、尿比重增高。

②中度失水：当失水量相当于体重的 4% ～ 6% 时，出现口渴严重、声音嘶哑、咽下困难，有效血容量不足，代偿性心率增快，血压下降，出汗减少，皮肤干燥、弹性下降，烦躁等。

③重度失水：当失水量相当于体重的 7% ～ 14% 时，出现神经系统异常症状如躁狂、谵妄、幻觉、晕厥；体温中枢神经细胞脱水，出现脱水热；当失水量超过 15% 时，可出现高渗性昏迷、低血容量性休克，严重者可出现急性肾衰竭。

（2）等渗性失水：有效血容量和肾血流量减少而出现口渴、尿少、乏力、恶心、厌食，严重者血压下降，但渗透压基本正常。

（3）低渗性失水：无口渴感是低渗性失水的特征。早期即发生有效血容量不足和尿量减少，严重者可致细胞内低渗和细胞水肿。临床上依据缺钠的程度可分为：

①轻度失水：每千克体重缺钠 8.5mmol 时（血浆钠在 130mmol/L 左右），血压可在 100mmHg 以上，患者出现疲乏无力、尿少、口渴、头晕等。尿钠极低或测不出。

②中度失水：每千克体重缺钠 8.5 ～ 12.0mmol 时（血浆钠在 120mmol/L 左右），血压可在 100mmHg 以下，患者出现恶心、呕吐、肌肉挛痛（以腓肠肌明显）、四肢麻木及体位性低血压。尿钠测不出。

③重度失水：每千克体重缺钠 12.8 ～ 21.0mmol 时（血浆钠在 110mmol/L 左右），血压可在 80mmHg 以上，以神经精神症状如神志淡漠、昏厥、木僵以至昏迷为突出，伴有四肢发凉、体温低、脉细弱等。

［常考考点］失水的临床表现。

3. 诊断及治疗

（1）诊断：血清钠浓度＜ 135mmol/L 即可诊断。

①有引起失水的病史。

②有失水的临床表现，如口渴、尿少、皮肤黏膜干燥、血压下降等。

③实验室检查结果可辨别失水的性质。

（2）治疗：应注意每日出入水量，监测电解质指标变化。积极治疗原发病，避免不适当的脱水、利尿、鼻饲高蛋白饮食等。已发生失水时，应根据失水的类型、程度和机体的情况，决定补液量、种类、途径和速度。

1）补液总量：应包括已丢失的液体量和目前继续丢失液体量（如呕吐物、肠道引流液等）两部分。

已丢失的液体量可按以下 4 种方法计算：

①依据失水程度计算：以轻、中、重度失水的程度计算。如体重为 60kg 的成人，轻度失水（失水量占体重的 2%）需补液 1200mL；中度失水（3% ～ 6%）需补液 1800 ～ 3600mL；重度失水需补 3600mL 以上。

②依据体重及血钠浓度计算：适用于高渗性失水状态。

依据患者现有体重和血清钠浓度计算：所需补液量（mL）=$K\times$ 现有体重（kg）×［实测血清钠值－正常血清钠值（mmol/L）］，其中公式中的系数，男性 K=4，女性 K=3。

依据病人原有体重和血清钠浓度计算：适用于高渗性失水状态。所丢失的液体量＝病人原有体重（kg）×0.6×［1－（142÷ 实测血清钠值）］。

③依据体重减少量计算：与原体重比较，如体重下降 2.5kg，则所需补液量为 2500mL。

④依据红细胞压积计算：适用于低渗性失水状态。所缺失的液体量＝（所测红细胞压积－正常红细胞压积）÷ 正常红细胞压积 × 体重（kg）×200。其中正常红细胞压积男性 48%，女性 42%。

继续丢失量：就诊后发生的继续丢失量。包括生理需求量（约 1500mL/d）和继续发生的病理丢失量（如大量出汗、肺呼出、呕吐等）。

2）补液种类：轻度失水一般补充生理盐水或复方生理盐水，中度以上失水则应按失水类型补液。高渗性失水补液中含钠液体约占 1/3，等渗性失水补液中含钠液体约占 1/2，低渗性失水补液中含钠液体约占 2/3。

①高渗性失水：以补水为主，补钠为辅。经口、鼻饲者，可直接补充水分。经静脉者，初期给予 5% 葡萄糖溶液，待血钠回降，尿比重降低，可给予 5% 葡萄糖生理盐水。渗透压升高明显或血钠＞ 150mmol/L 者，初时可使用 0.45% 氯化钠低渗溶液，以血钠每小时下降 0.50mmol/L 为宜，血钠降至 140mmol/L 为目的。有酸中毒者酌加 5% 碳酸氢钠溶液。但需注意监测病情，避免发生溶血。

②等渗性失水：以补充等渗溶液为主。首选 0.9% 氯化钠溶液，但长期使用可引起高氯性酸中毒。可选用 0.9% 氯化钠溶液 1000mL+5% 葡萄糖溶液 500mL+5% 碳酸氢钠溶液 100mL 配成溶液使用。

③低渗性失水：以补充高渗性溶液为主。可在上述等渗性失水所配的溶液中，用 10% 葡萄糖溶液 250mL 替换 5% 葡萄糖溶液 500mL。如缺钠明显（Na^+ ＜ 120mmol/L），为避免水分过多使心脏负担过重，在心肾功能允许的条件下，可小心静脉缓慢滴注 3% ～ 5% 氯化钠溶液。

补钠量可参照以下公式计算：补钠量（mmol）＝［142－所测血清钠值（mmol/L）］× 体重（kg）×0.2。或补钠量（mmol）＝［125－所测血清钠值（mmol/L）］× 体重（kg）×0.6。根据所需补钠量，按 1g 氯化钠含 Na^+17mmol 计算，即得所需氯化钠量，再换算为含 Na^+ 溶液，如生理盐水、高渗盐水等。

3）补液的途径和速度：轻度失水一般可口服或鼻饲，中、重度失水或伴明显呕吐、腹泻以及急需扩容者可静脉补给。补液速度，原则是先快后慢。中、重度失水，一般在开始 4 ～ 8 小时内输入补液总量的 1/2 ～ 1/3，其余 1/2 ～ 2/3 在 24 ～ 48 小时内补足，具体患者补液速度要考虑年龄，并根据病情及心肺肾功能予以调整。补液过程中，密切监测血压、脉搏、呼吸、皮肤弹性、尿量、血及尿的实验室检查结果作为衡量疗效的指标。补液过快可引起短暂的水中毒和抽搐，在重度失水时更应注意。急需大量快速补液时，需鼻饲补液，若经静脉补液时宜监测中心静脉压（＜ 120mmH_2O 为宜）。尿量增多至 30 ～ 40mL/h 以上，要注意预防低钾血症的发生，补钾一般浓度为 6g/L，日补钾量可达 10 ～ 12g。

［常考考点］失水的补液总量、补液种类、补液速度及途径。

（二）水过多和水中毒

水过多是水在体内过多潴留的一种病理状态，若过多的水进入细胞内，导致细胞内水过多则称为水中毒。水过多和水中毒是稀释性低钠血症的病理表现。

1. 西医病因与发病机制　临床上多因水调节机制障碍，而又未限制饮水或不恰当补液引起。

（1）抗利尿激素（ADH）代偿性分泌增多：其特征是毛细血管静水压升高和 / 或胶体渗透压下降，总容量过多，有效循环容量减少，体液积聚在组织间隙。常见于右心衰竭、缩窄性心包炎、下腔静脉阻塞、门静脉阻塞、肾病综合征、低蛋白血症、肝硬化等。

（2）抗利尿激素分泌失调综合征：内源性抗利尿激素（即精氨酸加压素，简称 AVP）持续性分泌，使水排泄发生障碍，当水摄入过多时，可引起低钠血症和有关临床表现。

（3）肾排水功能障碍：肾血流量及肾小球滤过率降低，而摄入水分未加限制。水、钠滤过率低而肾脏近曲小管重吸收增加，水、钠进入肾脏远曲小管减少。其特征是有效循环血量大致正常。

（4）肾上腺皮质功能减退症：盐皮质激素和糖皮质激素分泌不足使肾小球滤过率降低。

（5）渗透阈重建：肾排泄水的功能正常，但能兴奋 ADH 分泌的渗透阈降低（如孕妇）。

（6）抗利尿激素用量过多：治疗中枢性尿崩症时，应用过量。

2. 临床表现

（1）急性水过多及水中毒：起病急骤，病人有头痛、视力模糊、嗜睡、凝视失语、定向失常、共济失调、肌肉抽搐、意识障碍或精神失常等神经精神症状，重者惊厥、昏迷。

（2）慢性水过多及水中毒：当血浆渗透压低于 260mOsm/L（血钠 125mmol/L）时，有疲倦、表情淡漠、恶心、食欲减退等表现和皮下组织肿胀。当血浆渗透压下降至 240 ～ 250mOsm/L（血钠 115 ～ 120mmol/L）时，出现头痛、嗜睡、神志错乱、谵妄等神经精神症状。当血浆渗透压下降至 230mOsm/L（血钠 110mmol/L）时，可发生抽搐、昏迷。血钠在 48 小时内迅速降低至 108mmol/L 以下，可致神经系统永久性损伤或死亡。

［常考考点］水过多和水中毒的临床表现。

3. 诊断及治疗

（1）诊断

1）有引起水过多和水中毒的病因和程度（体重变化、出入水量、血钠浓度等）。

2）水过多和水中毒的临床表现。

3）辅助检查：血浆渗透压降低、血钠降低、MCV 增大。

［常考考点］水过多和水中毒的诊断。

（2）治疗

1）轻症水过多和水中毒：限制进水量，使进水量少于尿量，形成水的负平衡状态，每日可失水约 1500mL，多可自行恢复水平衡；如有心、肝、肾慢性病者应适当限制钠盐，并适量给予襻利尿剂。

2）急重症水过多和水中毒

①高容量综合征：以脱水为主，减轻心脏负荷。严禁摄入水分；首选呋塞米、依他尼酸等襻利尿剂。如出现有效血容量不足者要补充有效血容量。

②低渗血症：除利水、利尿外，应慎用高渗溶液。严密观察心肺功能的变化，调节剂量和低速。脑水肿时应配合地塞米松。此外，应注意补钾、纠酸及抗惊厥。

③肾功能衰竭者或难以处理的急性水中毒：可采用腹膜透析或血液透析治疗。

［常考考点］水过多和水中毒的治疗。

（三）低钠血症

低钠血症指血清钠＜ 135mmol/L，仅反映在血浆中的浓度降低，并不一定表示体内总钠量的丢失，总体钠可正常或者稍有增加。

1. 西医病因与发病机制

（1）缺钠性低钠血症：即低渗性失水，主要由于体液丢失时失钠多于失水，体内的总钠量和细胞内的钠减少。

（2）稀释性低钠血症：即水过多，主要指水过多使血清钠被稀释所致，可由于慢性心力衰竭、肝硬化腹水、肾病综合征等引起。

（3）转移性低钠血症：少见，机体缺钠时，钠从细胞外转移至细胞内。总体钠正常，细胞内液钠增多，血清钠减少。

（4）特发性低钠血症：多见于恶性肿瘤、肝硬化晚期、营养不良、年老体衰及其他慢性消耗性疾病晚期，故又称消耗性低钠血症。

2. 临床表现 取决于血钠降低的程度和速度。缺钠性低钠血症和稀释性低钠血症的临床表现可参见低渗性失水，出现多系统表现。神经系统的表现如精神疲乏、表情淡漠，甚则精神错乱、谵语、昏迷；泌尿系统的表现如尿少，甚则发生急性肾功能衰竭；心血管系统的表现如心动过速、体位性低血压，甚则血压下降、休克；皮肤弹性消失，重则口舌干燥、眼眶下陷等。特发性低钠血症低钠程度较轻，病人可有原发病的表现，一般无因血钠降低引起的症状。

［常考考点］各型低钠血症的临床表现。

3. 诊断及治疗

（1）诊断：血清钠浓度＜ 135mmol/L 即可诊断。

①缺钠性低钠血症：临床表现为无力、恶心、呕吐、眩晕，血容量不足，循环衰竭综合征，血压低脉压小。辅助检查血钠低于正常，血钾增高，血浆白蛋白、血红细胞压积、血尿素氮及尿比重增高，尿钠、尿量、尿氯化物减少。

②稀释性低钠血症：临床表现为无力、恶心、呕吐、肌痉挛，精神神经症，脑水肿，颅内高压综合征，血压正常或升高。辅助检查血钠明显低于正常，血钾正常或减低，血浆白蛋白、血红细胞压积、血尿素氮一般正常，尿比重低，尿钠及尿氯化物增高。

③消耗性低钠血症：多表现为原发病的症状及体征。

（2）治疗：缺钠性低钠血症和稀释性低钠血症的治疗参见“低渗性失水”和“水过多”节。治疗消耗性低钠血症的关键是治疗原发病，但临床上低钠血症常是复合性的，很少单一存在，应统筹考虑。

［常考考点］各型低钠血症的诊断。

（四）高钠血症

高钠血症是指血清钠＞150mmol/L，可因机体钠的增加或水分减少而引起。此时机体总钠量可增加、正常或减少。

1. 西医病因与发病机制

（1）浓缩性高钠血症：见于各种原因引起的高渗性失水。

（2）潴钠性高钠血症：比较少见，主要因肾排钠减少和/或摄入钠过多所致。

（3）特发性高钠血症：本症是由于释放抗利尿激素的"渗透压阈值"升高所致。

2. 临床表现 浓缩性高钠血症的临床表现参阅"高渗性失水"。潴钠性高钠血症以神经精神症状为主要临床表现，症状轻重与血钠升高的速度和程度有关。急性高钠血症的临床表现比缓慢发展的高钠血症明显，初期症状不明显，病情发展则表现为神志恍惚、易激动、烦躁不安，或表情淡漠、嗜睡、肌张力增高、腱反射亢进、抽搐、癫痫样发作、昏迷以至死亡。特发性高钠血症临床表现一般较轻，甚至可无症状。

［常考考点］各型高钠血症的临床表现。

3. 诊断及治疗

（1）诊断：血清钠浓度＞150mmol/L即可诊断。

①浓缩性高钠血症：即高渗性失水，失水多于失钠，细胞外液容量不足，渗透压升高。出现口渴严重、声音嘶哑、咽下困难，有效血容量不足，代偿性心率增快，血压下降，出汗减少，皮肤干燥、弹性下降，烦躁等。严重者出现神经系统异常症状。

②潴钠性高钠血症：多因某些原发病如右心衰竭、肾病综合征、肝硬化腹水、急慢性肾衰竭、颅脑外伤、原发性醛固酮增多症等引起肾排泄钠减少所致。

（2）治疗：浓缩性高钠血症的治疗主要为补充水分，但在纠正高渗状态时不宜过急，以免引起脑水肿（参阅"高渗性失水"的治疗）。潴钠性高钠血症主要是治疗原发疾病，限制钠盐摄入，使用排钠利尿剂。特发性高钠血症给予氢氯噻嗪可使症状改善。

［常考考点］各型高钠血症的诊断。高钠血症是指血清钠＞150mmol/L。

要点二 钾代谢失常

（一）钾缺乏和低钾血症

低钾血症是指血清钾＜3.5mmol/L的一种病理生理状态。造成低钾血症的主要原因是体内总钾量的丢失，称为钾缺乏症。临床上体内总钾量不缺乏，也可因稀释或转移到细胞内而导致血清钾降低。

1. 西医病因与发病机制

（1）缺钾性低钾血症：机体总钾量，细胞内、血清钾浓度均减少。

1）钾的摄入不足：常见于禁食、偏食、厌食、长期不能进食的病人，每日钾的摄入小于3g，并持续两周以上。

2）钾的排出量增加：常见于胃肠或肾丢失过多的钾。① 胃肠失钾：因消化液丢失而失钾，见于长期大量的呕吐、腹泻、胃肠引流等。② 肾脏失钾：肾脏疾病如急性肾衰竭、肾小管性酸中毒、梗阻后利尿等；内分泌疾病如原发性或继发性醛固酮增多症；应用某些药物如排钾利尿剂、渗透性利尿剂或某些抗生素；补钠过多致肾小管钠－钾交换增加，钾排除增多。

3）其他原因：如大面积烧伤、放腹水、腹腔引流、腹膜透析等。

（2）转移性低钾血症：机体总钾量正常，细胞内钾增多，血清钾浓度降低。常见于代谢性或呼吸性碱中毒或酸中毒的恢复期，注射大量葡萄糖（特别是同时给予胰岛素时），使用叶酸和维生素 B_{12} 治疗贫血，急性应激状态和周期性瘫痪，反复输入冷藏的红细胞等。

（3）稀释性低钾血症：血清或细胞外液水潴留时，血钾浓度相对降低，但机体总钾量正常，细胞内钾正常，只是血清钾降低。

2. 临床表现

（1）缺钾性低钾血症：取决于低钾的程度，但又不呈平行关系。一般血清钾＜3.0mmol/L时出现症状。

①骨骼肌表现：一般血清钾＜3.0mmol/L时，表现为活动困难、疲乏、软弱。严重者血清钾＜2.5mmol/L时，可发生软瘫、全身肌无力、腱反射迟钝或消失，甚至膈肌、呼吸肌麻痹，呼吸困难，吞咽困难。病程长者伴有肌纤维溶解、

坏死、萎缩和神经退变等。

②中枢神经系统表现：症状轻者表现为萎靡不振，重者反应迟钝、定向力障碍、嗜睡以至意识障碍、昏迷。

③消化系统表现：口苦、恶心、呕吐、厌食、腹胀、便秘、肠蠕动减弱或消失、肠麻痹等，严重者肠黏膜下组织水肿。

④循环系统表现：早期由于心肌应激性增强，心动过速，可发生各种心律失常，严重者呈低钾性心肌病，肌纤维横纹消失，心肌坏死、纤维化。血管平滑肌麻痹可引起血压下降、休克。更严重者因心室扑动、心室颤动、心脏骤停或休克而死亡。

⑤泌尿系统表现：长期失钾可导致肾小管上皮细胞变性坏死，尿浓缩功能下降而出现大量低比重尿、口渴多饮、夜尿多、蛋白尿、管型尿等。

⑥代谢紊乱表现：代谢性碱中毒、细胞内酸中毒、反常酸性尿。

（2）转移性低钾血症：亦称为周期性瘫痪。常在半夜或凌晨突然起病，主要表现为发作性软瘫或肢体软弱乏力，多数以双下肢为主，少数累及上肢；严重者累及颈部以上部位和膈肌。1 ～ 2 小时达到高峰，一般持续数小时，个别达数日。

（3）稀释性低钾血症：主要见于水过多或水中毒时。

［常考考点］各型低钾血症的临床表现。

3. 诊断及治疗

（1）诊断：一般需详细询问病史，了解有无丢失钾的病因，结合血清钾测定才可做出诊断，特异性的心电图有助于诊断。反复发作性的周期性瘫痪是转移性低钾血症的重要特点，但其他类型的低钾血症均缺乏特异性的症状和体征。

（2）治疗

1）积极治疗原发病。

2）给予富含钾的食物。

3）补钾

①补钾量：临床上主要参照血清钾水平。

轻度缺钾：血清钾在 3.0 ～ 3.5mmol/L 水平，需补充钾盐 100mmol（相当于氯化钾 8g）。

中度缺钾：血清钾在 2.5 ～ 3.0mmol/L 水平，需补充钾盐 300mmol（相当于氯化钾 24g）。

重度缺钾：血清钾在 2.0 ～ 2.5mmol/L 水平，需补充钾盐 500mmol（相当于氯化钾 40g）。

②药物补钾及方法：轻度缺钾可鼓励进食含钾食物或口服补钾，以氯化钾为首选。重度缺钾需静脉补钾：10% 氯化钾 15 ～ 30mL 加入 5% ～ 10% 葡萄糖溶液 1000mL（钾浓度相当于 20 ～ 40mmol/L）内，静脉滴注。

a. 静脉补钾时，钾浓度不宜超过 40mmol/L（即＜ 0.3%）。

b. 如因缺钾发生严重心律失常、呼吸肌麻痹危及生命时，补钾量可增大，速度可加快，但禁用 10% 氯化钾直接静脉注射（因可引起心律严重紊乱而猝死）。

c. 钾缺乏且合并酸中毒或不伴低氯血症者，可用 31.5% 谷氨酸钾溶液 20mL 加入 5% 葡萄糖溶液 500mL 中静脉滴注。

d. 对需要限制补液量及不能口服补钾的患者，可采用精确的静脉微量输注泵以匀速输注。

4）注意事项

①在静脉补钾过程中，为预防高血钾，可将氯化钾加入 5% ～ 10% 葡萄糖溶液中。

②补钾时必须检查肾功能和尿量，每日尿量＞ 700mL 或每小时尿量在 30mL 以上补钾较为安全。

③钾进入细胞内较为缓慢，完全纠正缺钾最少也要 4 日，故静脉滴注 1 ～ 2 日后能口服者宜改为口服。

④对难治性低钾血症应注意是否合并碱中毒或低镁血症。

⑤低钾血症与低钙血症并存时，应补充钙剂。

⑥对输注较高浓度的钾溶液患者，应进行持续心电监护和每小时测定血钾，避免高钾血症和心脏停搏。

［常考考点］补钾的常用药物、剂量、途径和注意事项。

（二）高钾血症

高钾血症是指血清钾浓度＞ 5.5mmol/L 的一种病理生理状态，此时体内钾总量可增多、正常或减少。

1. 西医病因与发病机制

（1）钾过多性高钾血症：主要由于摄入钾过多，和 / 或肾排钾减少。肾排钾减少主要见于肾小球滤过率下降、肾小管排钾减少所致。

（2）转移性高钾血症：主要是细胞内钾释放或转移到细胞外。

①组织破坏：如溶血、烧伤、组织创伤、炎症坏死、肿瘤化疗时肿瘤细胞破坏、横纹肌溶解等。

②细胞膜转运功能障碍：代谢性酸中毒时钾离子转移到细胞外，氢离子转移到细胞内；严重失水、休克致组织缺氧等；剧烈运动、癫痫持续等，均可使钾从细胞内释放或转移到细胞外致高钾血症。

（3）浓缩性高钾血症：严重失水、失血、休克等。但多同时伴有肾前性少尿，排钾减少。

2. 临床表现

（1）病史：有原发病的病人可见引起高钾血症原发病的表现。

（2）症状体征：神经肌肉系统疲乏无力，四肢松弛性瘫痪，手足、口唇麻木，腱反射消失，也可出现中枢神经症状。心血管系统主要表现为对心肌的抑制作用，心肌收缩功能低下，心音低钝，可使心脏停搏于舒张期；各种心律失常。血压早期升高，晚期降低，出现血管收缩的类缺血症：皮肤苍白、湿冷、麻木、酸痛等。消化系统有恶心、呕吐、腹胀与肠麻痹表现。

［常考考点］高钾血症的临床表现。

3. 诊断及治疗

（1）诊断：有导致血钾增高，特别是肾排钾减少的基础病，血清钾＞5.5mmol/L 可确诊。心电图所见可作为诊断、判定程度和观察疗效的重要指标。血钾水平与体内总钾含量不一定呈平行关系。钾过多时可因细胞外液水过多或碱中毒使血钾不高；反之，钾缺乏时，可因血液浓缩或酸中毒使血钾升高。

（2）治疗

1）积极治疗原发病。

2）紧急处理：血钾＞6.0mmol/L 或心电图有典型高钾表现者，需紧急处理。治疗原则是保护心脏，降低血钾。

①对抗钾的心脏抑制作用：a. 促进钾进入细胞内，碱化细胞外液。b. 利用钙对钾的拮抗作用。

②促进排钾：a. 肠道排钾：降钾树脂（环钠树脂）口服。b. 肾排钾：高钠饮食，应用排钾利尿剂、盐皮质激素等。c. 透析疗法。

［常考考点］高钾血症的诊断（血清钾＞5.5mmol/L）和治疗。

要点三　酸碱平衡失调

（一）西医病因与发病机制

1. 代谢性酸中毒　代谢性酸中毒是指细胞外液的 H^+ 相对过多，或者 HCO_3^- 丧失过多而引起的一种酸碱平衡紊乱。可分为阴离子间隙（AG）增大和阴离子间隙正常两类。

（1）阴离子间隙增大的代谢性酸中毒：体内酸性物质产生过多、排泄障碍，摄入酸性物质过多等。

（2）阴离子间隙正常的代谢性酸中毒：碱性物质丢失过多，如因剧烈腹泻、呕吐及胆、胰、肠道引流，肾小管性酸中毒、排 H^+ 障碍。

2. 代谢性碱中毒　代谢性碱中毒是指体内酸性物质经胃肠、肾脏丢失过多，或从体外进入体内的碱过多而导致的原发性血 HCO_3^- 升高和 pH 值升高的一种酸碱平衡紊乱。

（1）对氯化物反应性代谢性碱中毒：丢失过多，如严重呕吐、胃肠减压、先天性高氯性腹泻、原发性及继发性醛固酮增多症。不吸收性阴离子进入体内过多主要见于大量口服及输入碱性药物如碳酸氢钠。

（2）对氯化物耐受性代谢性碱中毒：各种原因所致的盐皮质激素过多，促进 H^+ 和 K^+ 的分泌，HCO_3^- 产生过多。

3. 呼吸性酸中毒　呼吸功能障碍，使 CO_2 产生过多。常因呼吸中枢受抑制或呼吸肌麻痹、周围性肺通气或换气障碍而引起。

4. 呼吸性碱中毒　呼吸性碱中毒是指因 CO_2 从肺部排除过多所致。

（1）呼吸中枢兴奋，换气过度。

（2）肺功能异常。

（二）临床表现

1. 代谢性酸中毒　代偿阶段可无症状，只有化验值改变。失代偿后，除原发病表现外，轻者可仅感头痛、乏力、心率增快、呼吸加深、胃纳不佳。呼吸增强是代谢性酸中毒的重要临床表现。重者可出现呼吸深而快（Kussmaul 呼吸）、心律失常、烦躁、嗜睡、感觉迟钝，甚则引起呼吸衰竭、血压下降、昏迷，以至心力衰竭、呼吸停止。

2. 代谢性碱中毒　代谢性碱中毒可以抑制呼吸中枢，表现为呼吸浅慢；组织中的乳酸生成明显增多，游离钙下降，常出现神经肌肉兴奋性增高，如面部及手足搐搦，口周及手足麻木；伴低血钾时，可有软瘫、腹胀；脑缺氧可导致烦躁不安、头昏、嗜睡，严重者可引起昏迷；有时伴室上性及室性心律失常或低血压。

3. 呼吸性酸中毒 呼吸性酸中毒除原发病特点外，多伴有低氧血症（发绀）及意识障碍。按起病缓急，可分为急性呼吸性酸中毒和慢性呼吸性酸中毒两种。

（1）急性呼吸性酸中毒：病人因急性缺氧和 CO_2 潴留，表现为发绀、气促、躁动不安，呼吸常不规则或呈潮式呼吸，可因脑水肿而呼吸骤停。酸中毒和高钾血症可引起心律失常，甚则心室纤颤或心脏骤停。

（2）慢性呼吸性酸中毒：临床表现每为原发性疾病所掩盖。病人感到倦怠、头痛、兴奋、失眠。若 $PaCO_2 >$ 75mmHg 时，出现 CO_2 麻醉，病人嗜睡、半昏迷或昏迷，可伴视神经乳头水肿、震颤、抽搐、瘫痪。

4. 呼吸性碱中毒 呼吸性碱中毒主要表现为呼吸加快和换气过度。急性呼吸性碱中毒时，血钙总量虽属正常，但血浆中游离钙含量减少，神经肌肉兴奋性亢进，可出现低钙血症表现。严重者往往伴有呼吸困难、眩晕、视力模糊及意识改变，但发绀可不明显。慢性呼吸性碱中毒时，常见持续性低氧血症。

［常考考点］呼酸、代酸、呼碱、代碱的临床表现。酸中毒引起高血钾，碱中毒引起低血钾。

（三）诊断及治疗

1. 诊断

（1）代谢性酸中毒

1）存在有饥饿性酮症酸中毒、乙醇中毒性酮症酸中毒、乳酸中毒、肾功能衰竭、腹泻等常见病因者。

2）血气分析：血 pH 及 HCO_3^-、AB、SB 下降，BE 负值增加是代谢性酸中毒的典型表现。CO_2CP 降低，AG > 16mmol/L，在排除呼吸因素后，可诊断代谢性酸中毒。

（2）代谢性碱中毒：HCO_3^-、AB、SB、BB、BE 增加即可考虑；如能除外呼吸因素的影响，CO_2CP 升高有助于诊断。失代偿期血 pH 值 > 7.45，H^+ 浓度 < 35nmol/L；缺钾性碱中毒者血清钾降低，尿呈酸性；低氯性碱中毒者血清氯降低，尿 Cl^- > 10mmol/L。

（3）呼吸性酸中毒：急性呼吸性酸中毒常伴有明确的原发病，呼吸加深加快，心率增快；慢性呼吸性酸中毒多存在慢性阻塞性肺疾病。结合辅助检查：血 pH 值 < 7.35，急性呼吸性酸中毒时，pH 值可在数分钟内降低至 7.0；慢性呼吸性酸中毒时，血 pH 值可接近正常。$PaCO_2$ > 48mmHg，SB 及 AB 升高，AB > SB，血清钾升高，血清氯降低。

（4）呼吸性碱中毒：特点是换气过度。确诊依赖于实验室检查：血 pH 值 > 7.45；血 $PaCO_2$ < 35mmHg；SB 降低，AB > SB；CO_2CP < 22mmol/L，除外代谢因素。

（5）混合性酸碱平衡紊乱

1）互相加重型混合性酸碱平衡紊乱

①代谢性酸中毒并发呼吸性酸中毒

a. 病因：存在如糖尿病或肾病患者合并肺部广泛性感染或伴发阻塞性肺气肿等病史。

b. 辅助检查：血 pH 值明显降低，表示重症酸中毒；缓冲碱降低，碱剩余负值增大，表示代谢性酸中毒；血 $PaCO_2$ 高于正常，表示呼吸性酸中毒。

②呼吸性碱中毒并发代谢性碱中毒

a. 病因：肾病患者长期使用噻嗪类利尿剂，发生低血钾、低氯性代谢性碱中毒，同时可并发癔症性过度换气；或者因心力衰竭、低盐饮食，又并发过度换气而合并呼吸性碱中毒。

b. 辅助检查：血 pH 值极度升高，表示重症碱中毒；PCO_3^- 缓冲碱增加，碱剩余正值增大，表示代谢性碱中毒；血 $PaCO_2$ 偏低，表示呼吸性碱中毒。

2）互相抵消型混合性酸碱平衡紊乱

①代谢性酸中毒并发呼吸性碱中毒

a. 病因：糖尿病酮症酸中毒或肾功能不全患者，原有代谢性酸中毒合并感染、高热、换气过度。

b. 辅助检查：血液 pH 值可正常，缓冲碱降低，碱剩余负值增大，$PaCO_2$ 明显降低。

②代谢性碱中毒合并呼吸性酸中毒

a. 病因：肺源性心脏病患者原发呼吸性酸中毒，其血液 pH 值下降，但因频繁应用利尿剂而发生代谢性碱中毒，以致 pH 值又升高。

b. 辅助检查：血 pH 值基本正常，缓冲碱偏高，碱剩余正值增大，$PaCO_2$ 明显升高，CO_2CP 增高，SB 增高，血钾、血氯降低。

③代谢性酸中毒合并代谢性碱中毒

a. 病因：肾功能衰竭或糖尿病患者严重呕吐或补碱过多可引起。

b. 辅助检查：血 pH 值可在正常范围、偏低、偏高，缓冲碱、CO_2CP、$PaCO_2$ 可互相抵消。

［常考考点］呼吸性酸中毒，AB ＞ SB；AB ＞ SB 就是有二氧化碳潴留。呼吸性碱中毒，AB ＜ SB；过度通气。代谢性酸中毒，HCO_3^- 减少，AB=SB 但低于正常参考值。代谢性碱中毒，HCO_3^- 增加，AB=SB 但高于正常参考值。

2. 治疗

（1）代谢性酸中毒：矫正水与电解质紊乱及纠正酸碱失衡，同时治疗原发病。具体用药如下：

1）碳酸氢钠：用量计算方法有以下几种：

所需补碱量（mmol）=［欲达目标的 CO_2CP－实测 CO_2CP（mmol/L）］×0.3 体重（kg）。

所需补碱量（mmol）= 碱丢失（mmol/L）×0.3 体重（kg）。因不受呼吸因素影响，较上法准确。

说明：①“欲达目标的 CO_2CP”一般认为达到 20mmol/L 即可。② 0.3 即 20% 细胞外液加上 10% 细胞内液，因部分钠要进入细胞内。

估算法：欲提高血浆 CO_2CP 1mmol/L，可给 5% 碳酸氢钠约 0.5mL/kg。

2）乳酸钠：需在有氧条件下经肝转化为 HCO_3^- 起作用。已不作为一线补碱药，主要用于伴高钾血症、心脏骤停及药物性心律失常的酸中毒患者；严重缺氧、肝肾功能不全及乳酸性酸中毒时不宜使用。

3）氨丁三醇（THAM，三羟甲基氨基甲烷）：可用于代谢性和呼吸性酸中毒特别是需限钠的患者，因迅速透过细胞膜，故更有利于纠正细胞内酸中毒。使用时勿过量、过快，否则易导致呼吸抑制、低血糖、低血压、低血钙伴高血钾；并注意勿漏至血管外，否则可致组织坏死。

注意事项：轻症病人可口服碳酸氢钠 1.2g，每日 3 次。纠正酸中毒后，钾离子则进入细胞内，故要注意发生低血钾的可能。

（2）代谢性碱中毒：对氯有反应的碱中毒，只需补给足够的生理盐水即可使肾排出 HCO_3^- 而得以纠正；血钾低者，则需补充氯化钾，补钾量参阅“低钾血症”节。

（3）呼吸性酸中毒

1）急性呼吸性酸中毒：去除病因，清理呼吸道，保持其通畅，必要时气管插管或切开，建立人工气道，面罩加压给氧，神经肌肉病变可选用非侵入性机械通气。

2）慢性呼吸性酸中毒：可采用吸氧（氧浓度 30% ～ 40%，使 PaO_2 ＞ 60mmHg）、排出 CO_2（抗感染、祛痰、扩张支气管、补充有效血容量、改善循环）等治疗。必要时可使用呼吸兴奋剂，机械辅助呼吸。一般不主张使用碱性药物。

（4）呼吸性碱中毒：对器质性心脏病、神经系统疾病、热病等所致者，除治疗原发疾病外，可试用吸入含 5% 二氧化碳的氧气。严重者可用药物阻断自主呼吸，然后气管插管进行辅助呼吸，但须对血 pH 值及血 $PaCO_2$ 进行严密监测。

（5）混合性酸碱平衡紊乱：混合性酸碱平衡紊乱的治疗，必须抓住其主要矛盾先行处理，即先处理其中一种较严重而主要的酸碱平衡紊乱，同时还要注意及时处理原发病。此外，要注意处理伴发的水、电解质失调。

【例题实战模拟】

A1 型题

1. 低渗性失水主要指

A. 血钾低　B. 血钙低　C. 血镁低　D. 血钠低　E. 血磷低

2. 高钠血症是指

A. 血清钠＞ 125 mmol/L　B. 血清钠＞ 135 mmol/L　C. 血清钠＞ 145 mmol/L

D. 血清钠＞ 150 mmol/L　E. 血清钠＞ 160 mmol/L

3. 低钾血症的常见原因，除外

A. 反复呕吐　B. 长期腹泻　C. 水中毒　D. 碱中毒　E. 酸中毒

4. 代谢性碱中毒伴有的电解质紊乱是

A. 低钾血症　B. 高钾血症　C. 镁缺乏　D. 高钙血症　E. 高钠血症

5. 维持机体体液平衡的主要器官是

A. 肺　B. 缓冲系统　C. 肾　D. 皮肤　E. 肝

【参考答案】

1. D　2. D　3. E　4. A　5. C

细目八　高尿酸血症与痛风

痛风（gout）是由多种原因引起的嘌呤代谢紊乱和（或）尿酸排泄障碍所导致的一种晶体性关节炎。临床表现为高尿酸血症，特征性急、慢性关节炎反复发作，痛风石，间质性肾炎，尿酸性尿路结石等，严重者可出肾功能不全。本病以中年人为最多见，40 ～ 50 岁是发病的高峰，男性发病率多于女性。

本病可归属于中医学“痹证”范畴。

要点一　西医病因与发病机制

（一）西医病因

痛风分为原发性和继发性两大类。

1. 原发性痛风　有一定的家族遗传性，与肥胖、糖尿病、胰岛素抵抗、血脂异常、动脉硬化和冠心病等关系密切。

2. 继发性痛风　发生于其他疾病过程中，如肾脏病、血液病，或由于服用某些药物、肿瘤放化疗等多种原因引起尿酸生成增多，或排出减少所致。

（二）发病机制

高尿酸血症及痛风的发生主要是尿酸排泄减少或生成增多，有时两种机制同时存在。体液中的尿酸处于过饱和状态，可导致尿酸盐结晶、沉积，而引起反应性关节炎等痛风的组织学改变，并可形成痛风石疾病。

要点二　中医病因病机

内因为先天不足，正气亏虚，腠理不密，卫外失固；外因为风、寒、湿、热之邪，乘虚侵袭人体经络、肌肉、筋脉，致气血运行不畅，不通则痛。此外还有诱因，常为受寒劳累，或饮食不节、酗酒厚味，或遭受外伤等。

1. 风寒湿阻　风寒湿热，侵袭人体，以致风、寒、湿邪侵袭人体，流注肌肉、筋骨、关节、经络，气血运行不畅，不通则痛而发为本病。

2. 风湿热郁　风热之邪与湿相并，郁而化热，均可导致风、寒、湿、热之邪痹阻肌肉、筋骨、关节、经络而发病。

3. 痰瘀痹阻　病久耗伤气血，损伤阴液，气虚血瘀，津聚痰凝，痰瘀互结，经络痹阻，出现关节肿大，强直畸形，屈伸不利。

4. 肝肾亏虚　正气亏虚，卫外失固，风、寒、湿、热之邪内侵肌肉、筋骨、关节，邪气留恋，气血凝滞，脉络痹阻而成。

本病病位在四肢关节，与肝、脾、肾相关。基本病机为正气不足，外邪侵袭机体，经脉痹阻，不通则痛。早期病性多属实，常见湿热蕴结；久病不愈则脉络瘀阻，津液凝聚，痰浊瘀血闭阻经络；邪留日久则脏腑受损，出现虚实夹杂之证。本病的急性期多为湿热蕴结，恢复期则多为寒湿阻络。后期可内损脏腑，并发有关脏腑病证，尤以肾气受损多见。肾元受损，气化失司，则水湿内停，外溢肌肤，而成水肿。湿浊内停，郁久化热，湿热煎熬，可成石淋。若肾气衰竭，水毒潴留，可为肾劳之证。

[常考考点] 本病病位在四肢关节，与肝、脾、肾相关。基本病机为正气不足，外邪侵袭机体，经脉痹阻，不通则痛。

要点三　临床表现

痛风患者中 95% 为男性，初次发作年龄一般为 40 岁以后，但近年来有年轻化趋势；女性患者大多出现在绝经期后。部分有痛风家族史，多有漫长的高尿酸血症史。按照痛风的自然病程可分为无症状期、急性期、间歇期、慢性期。

1. 无症状期　仅有持续性或波动性高尿酸血症而无临床症状。

2. 急性关节炎期　通常是首发症状。多于春秋季节发病，典型发作起病急骤，凌晨关节疼痛惊醒、进行性加重、剧痛如刀割样或咬噬样，疼痛于 24 ～ 48 小时达到高峰。趾及第一跖趾关节最易受累，其次依次为踝、足跟、膝、腕、指、肘等关节。首次发作多为单关节炎，偶有双侧同时或先后受累；60% ～ 70% 首发于第一跖趾关节。局部红、肿、热、痛，功能受限，触痛明显。可伴有发热、头痛、恶心、心悸、寒战、不适及白细胞升高、血沉增快等全身表现。

3. 痛风石及慢性关节炎期　痛风石（tophi）是痛风的特征性临床表现，常见于耳轮、跖趾、指间和掌指关节，常为多关节受累，且多见于关节远端，表现为关节肿胀、僵硬、畸形及周围组织的纤维化和变性。

4. 肾脏病变

（1）痛风性肾病：是由尿酸盐结晶沉积于肾组织引起的慢性间质性炎症。早期可出现间歇性蛋白尿，随着病程进展，出现持续性蛋白尿、夜尿增多、等渗尿，晚期可出现高血压、氮质血症等肾功能不全表现；大量尿酸结晶沉积于肾小管、集合管、肾盂、输尿管，造成广泛严重的尿路阻塞，表现为少尿、无尿、急性肾功能衰竭，尿中可见大量尿酸结晶和红细胞。

（2）尿酸性尿路结石：较小者呈沙砾状随尿排出，可无感觉。较大者梗阻尿路，引起肾绞痛、血尿、肾盂肾炎、肾盂积水等。纯尿酸结石，X线常不显影，少部分与草酸钙、磷酸钙等混合可显示结石阴影。

［常考考点］痛风的临床分期及常见表现。

要点四　实验室检查及其他检查

1. 血尿酸测定　正常男性 150 ～ 380μmol/L（2.5 ～ 6.4mg/dL）；女性 100 ～ 300μmol/L（1.6 ～ 5.0mg/dL），绝经后更接近男性水平。

2. 尿尿酸测定　低嘌呤饮食 5 天后，24 小时尿尿酸＞ 3.6mmol（600mg），为尿酸生成过多；如＜ 3.6mmol 而血尿酸≥ 416μmol/L，为尿酸排泄减少。

3. 滑囊液检查　急性关节炎期，行关节穿刺抽取滑液，在偏振光显微镜下，滑液中或白细胞内有负性双折光针状尿酸盐结晶，阳性率约为 90%。穿刺或活检痛风石内容物，可发现同样形态的尿酸盐结晶。本项检查具有确诊意义，为痛风诊断的“金标准”。

4. X 线检查　急性期可见软组织肿胀；慢性期可见关节间隙狭窄、关节面不规则、痛风石沉积，典型者骨质呈类圆形穿凿样或虫噬样缺损、边缘呈尖锐的增生钙化，为尿酸盐侵蚀骨质所致。严重者出现脱位、骨折。

5. 超声检查　X 线检查对尿酸性结石不能显影，但超声检查对尿酸性结石及混合性结石均能显影。

［常考考点］滑囊液检查为痛风诊断的“金标准”。偏振光显微镜下，滑液中或白细胞内有负性双折光针状尿酸盐结晶。

要点五　诊断与鉴别诊断

（一）诊断标准

1. 男性和绝经后女性血尿酸＞ 420μmol/L（7.0mg/dL）、绝经前女性＞ 350μmol/L（5.8mg/dL）可诊断为高尿酸血症。

2. 中老年男性如出现特征性关节炎表现、尿路结石或肾绞痛发作，伴有高尿酸血症应考虑痛风。关节液穿刺或痛风石活检证实为尿酸盐结晶可做出诊断。X 线检查、CT 或 MRI 扫描对明确诊断具有一定的价值。急性关节炎期诊断有困难者，秋水仙碱试验性治疗有诊断意义。

（二）鉴别诊断

1. 继发性高尿酸血症或痛风　具有以下特点：

（1）儿童、青少年、女性和老年人更多见。

（2）高尿酸血症程度较重。

（3）40% 的患者 24 小时尿尿酸排出增多。

（4）肾脏受累多见，痛风肾、尿酸结石发生率较高，甚至发生急性肾衰竭。

（5）痛风性关节炎症状往往较轻或不典型。

（6）有明确的相关用药史。

2. 关节炎

（1）类风湿关节炎：青、中年女性多见，四肢近端小关节常呈对称性梭形肿胀畸形，晨僵明显。血尿酸不高，类风湿因子阳性，X 线片出现凿孔样缺损少见。

（2）化脓性关节炎与创伤性关节炎：前者关节囊液可培养出细菌；后者有外伤史。两者血尿酸水平不高，关节囊液无尿酸盐结晶。

（3）假性痛风：系关节软骨钙化所致，多见于老年人，膝关节最常受累。血尿酸正常，关节滑囊液检查可发现焦磷酸钙结晶或磷灰石，X 线可见软骨呈线状钙化或关节旁钙化。

3. 肾结石　高尿酸血症或不典型痛风可以肾结石为最先表现，继发性高尿酸血症者尿路结石的发生率更高。纯尿酸结石能被 X 线透过而不显影，所以对尿路平片阴性而 B 超阳性的肾结石患者应常规检查血尿酸并分析结石的性质。

［常考考点］痛风的诊断要点。

要点六　西医治疗

（一）一般治疗

1. 控制饮食　应避免高嘌呤食物。严格戒饮各种酒，每日饮水应在 2000mL 以上。

2. 避免诱因　避免暴食酗酒、受凉受潮、过度疲劳、精神紧张，穿鞋要舒适，防止关节损伤，慎用影响尿酸排泄的药物等。

3. 防治伴发疾病　同时治疗伴发的血脂异常、糖尿病、高血压病、冠心病、脑血管病等。

（二）急性期治疗

急性发作时应卧床休息，抬高患肢，避免关节负重，并立即给予抗炎药物治疗。

1. 秋水仙碱　为治疗痛风急性发作的特效药，可抑制炎性细胞趋化，对制止炎症、止痛有特效。静脉给药可产生严重的不良反应，如骨髓抑制、肾衰竭、弥散性血管内溶血、肝坏死、癫痫样发作甚至死亡，国内极少静脉给药。肾功能不全者应慎用。

2. 非甾体抗炎药（NSAID）　包括吲哚美辛、萘普生、布洛芬、保泰松等。最常见的副作用是胃肠道症状，可能加重肾功能不全，影响血小板功能等。活动性消化性溃疡者禁用。

3. 糖皮质激素　主要用于秋水仙碱和非甾体抗炎药无效或不能耐受者。

（三）发作间歇期和慢性期的治疗

应从小剂量开始，逐渐加至治疗量，起效后改为维持量。

1. 促进尿酸排泄药　本类药主要抑制肾小管对尿酸盐的重吸收，从而促进尿酸排泄。常用的药物有丙磺舒、磺吡酮及苯溴马隆等。服药期间宜大量饮水，保持尿量在 2000mL 以上，并服用碳酸氢钠每日 3 ～ 6g，碱化尿液。

2. 抑制尿酸合成药　主要有别嘌醇。副作用主要是胃肠道反应、皮疹、药物热、骨髓抑制、肝肾功能损害等。肾功能不全者，应减量使用。

3. 其他治疗　关节活动障碍者，可进行理疗或体疗。

（四）肾脏病变的治疗

在积极控制血尿酸水平的基础上，碱化尿液，多饮多尿。对于痛风性肾病，在使用利尿剂时，应避免运用影响尿酸排泄的噻嗪类利尿剂如呋塞米、利尿酸等，可选择螺内酯（安体舒通）等。或选用碳酸酐酶抑制剂乙酰唑胺，既利尿又可碱化尿液。降压可用血管紧张素转化酶抑制剂，避免使用减少肾脏血流量的 β 受体阻滞剂和钙拮抗剂。

［常考考点］秋水仙碱为治疗痛风急性发作的特效药。

要点七　中医辨证论治

证型	辨证要点	治法	方剂
风寒湿阻证	肢体关节疼痛，屈伸不利，或呈游走性疼痛，或疼痛剧烈，痛处不移，或肢体关节重着，肿胀疼痛，肌肤麻木，阴雨天加重，舌苔薄白，脉弦紧或濡缓	祛风散寒，除湿通络	蠲痹汤加减
风湿热郁证	关节红肿热痛，痛不可触，遇热痛甚，得冷则舒，病势较急，兼发热，口渴，心烦，汗出不解，舌质红，苔黄或黄腻，脉滑数	清热除湿，祛风通络	白虎加桂枝汤加减
痰瘀痹阻证	关节肿痛，反复发作，时轻时重，甚至关节肿大，僵直畸形，屈伸不利，或皮下结节，破溃流浊，舌质紫暗或有瘀点、瘀斑，苔白腻或厚腻，脉细涩	化痰祛瘀，通络止痛	桃红饮加减
肝肾亏虚证	关节肿痛，反复发作，缠绵不愈，或关节呈游走性疼痛，或酸楚重着，麻木不仁，甚则僵直畸形，屈伸不利，腰膝酸痛，神疲乏力，舌质淡，苔白，脉细或细弱	补益肝肾，祛风通络	独活寄生汤加减

［常考考点］痛风的辨证论治。

要点八　预防与调护

1. 参加体育锻炼，减轻体重，增强体质，增加抗病能力。
2. 避免过度劳累、紧张，穿鞋要舒适，勿使关节损伤。
3. 改善居住环境，避免湿冷。

4. 患者应多饮水，使每日尿量不小于 2000mL，以有利于体内尿酸的排泄。

5. 控制饮食，避免暴饮暴食及辛辣的食物。米、面、水果、多数蔬菜、奶、蛋均属低嘌呤食物，可作为主要食品，而动物内脏、鱼子、鱼、海米、蟹黄、肉类、花生米、扁豆、豌豆、菠菜、芹菜、菜花等食品含嘌呤及嘌呤前体较多，应加以限制。严格禁止饮酒。

【例题实战模拟】

A1 型题

1. 下列不属于痛风分期的是

A. 无症状期　B. 急性期　C. 间歇期　D. 慢性期　E. 后遗症期

2. 痛风的首发症状是

A. 血尿　B. 急性关节炎　C. 发热　D. 夜尿增多　E. 肾绞痛

3. 诊断痛风具有确诊意义的“金标准”是

A. 血尿酸测定　B. 尿尿酸测定　C. 滑囊液检查　D. X 线检查　E. 超声检查

B1 型题

A. 蠲痹汤加减　B. 白虎加桂枝汤加减　C. 桃红饮加减

D. 独活寄生汤加减　E. 桂枝芍药知母汤加减

4. 痛风风寒湿阻证的治疗方剂是

5. 痛风风湿热郁证的治疗方剂是

【参卡答案】

1. E　2. B　3. C　4. A　5. B

第七单元　风湿性疾病

细目一　类风湿关节炎

类风湿关节炎是一种以侵蚀性关节炎为主要表现的全身性自身免疫性疾病。

本病与中医学的“痹证”相似，属于“痛痹”“痛风”“历节”“历节病”“白虎历节病”等范畴。

要点一　西医病因病理

（一）病因

类风湿关节炎是一种抗原驱动、T 细胞介导及遗传相关的自身免疫病。感染和自身免疫反应是类风湿关节炎的中心环节，而遗传、神经内分泌和环境因素增加了患者的易感性。

1. 感染因素　已经证明，一些病毒和细菌微生物可通过其体内的抗原性蛋白或多肽片段介导患者的自身免疫反应。

2. 遗传因素　本病有一定遗传倾向，分子生物学检测发现，RA 病人中的 HLA-DR4 阳性率明显高于正常人群，且其表达量与病情严重程度呈正比。

3. 其他因素　内分泌、寒冷、潮湿、疲劳、外伤、吸烟及精神刺激均可能诱导易感个体发生类风湿关节炎。

（二）病理

类风湿关节炎的基本病理改变为滑膜炎。滑膜与软骨连接处，滑膜细胞增生显著，新生血管尤为丰富，形成许多绒毛突入关节腔内，覆于软骨表面，称为血管翳。它可阻断软骨从关节腔滑液中吸取营养，并释放金属蛋白酶类，是造成关节骨质破坏的病理学基础。血管炎可以发生在关节外的任何组织，类风湿结节是血管炎的一种表现，常见于关节伸侧受压部位的皮下组织，但也可见于肺。

［常考考点］感染和自身免疫反应是类风湿关节炎的中心环节。类风湿关节炎的基本病理改变为滑膜炎。

要点二　中医病因病机

正气虚弱是本病发病的内在因素，凡禀赋不足、劳逸失度、情志失调、饮食所伤等均易受外邪侵袭。感受风寒湿热之邪，是本病发病的外在因素，疾病日久不愈，邪气内陷脏腑，可导致肝肾不足、气血亏损等正虚邪恋之候。

1. 禀赋不足，肾精亏虚　先天不足，骨失所养，外邪乘虚而入；或房劳过度，肾精不足；或病久阴血暗耗，阴虚血少，成为发病的内在基础。

2. 湿热痹阻　湿热内蕴，痰瘀阻滞，湿热痰瘀相互蕴结，阻于经脉，气血瘀滞，阻遏气机，终致湿热痰瘀痹阻经络，流注骨节，出现骨节强直、身体屈曲，甚至畸形等表现。

3. 阴虚内热　湿热伤阴，阴虚血热，湿热内生，蕴结为毒，攻注骨节；热与血结，或邪热灼伤血脉，或热伤阴津，血脉干涩，均可导致血瘀。

4. 寒热错杂　由于居住潮湿、涉水冒雨、冷热交错等原因，风寒湿邪乘虚侵入，痹阻经络，流于关节。风寒湿邪，留恋不去，郁闭阳气日久，可郁而化热化火，变生热毒，阻滞血脉，流注关节而发病。

5. 痰瘀互结，经脉痹阻　邪痹经脉，络道阻滞，影响气血津液运行输布，血滞为瘀，津停为痰，致痰瘀互结，流注关节，经脉痹阻。

6. 肝肾亏损，邪痹筋骨　痹病日久，耗伤气血，损及肝肾，肝主筋，肾主骨，肝肾亏虚，筋骨失荣。

本病多因禀赋不足、感受外邪引起关节、经络的痹阻，不通而痛。病位在关节、经络，与肝、肾有关。急性期以标实为主，多为寒湿、湿热、痰浊、瘀血内阻；缓解期以肝肾不足为主，或虚实夹杂。

[常考考点] 本病多因禀赋不足、感受外邪引起关节、经络的痹阻，不通而痛。病位在关节、经络，与肝、肾有关。

要点三　临床表现

（一）临床特点

多以缓慢、隐袭方式发病。受累关节以腕关节、掌指关节和近端指间关节最常见，其次为足、膝、踝、肘、肩、颈、颞颌及髋关节。80% 于 35 ～ 50 岁发病，60 岁以上的发病率明显高于 30 岁以下者，女性患者约三倍于男性患者。

（二）关节表现

1. 晨僵　经夜间休息后，晨起时受累关节出现较长时间的僵硬、胶黏着样感觉，一般持续 1 小时以上。其持续时间长短反映滑膜炎症的严重程度。

2. 疼痛与压痛　疼痛及压痛往往是出现最早的表现。最常出现的部位为腕、掌指关节、近端指间关节，其次是趾、膝、踝、肘、肩等关节。多呈对称性、持续性，但时轻时重。疼痛的关节往往伴有压痛。

3. 肿胀　呈对称性，以腕、掌指关节、近端指间关节、膝关节最常受累。关节肿胀是 RA 活动期的主要临床体征。关节畸形、关节功能障碍多见于较晚期患者。

4. 关节畸形　多见于较晚期患者，可为关节骨质破坏造成的纤维性强直或骨性强直，也可为关节周围肌腱、韧带受损，肌肉痉挛或萎缩，致使关节不能保持正常位置，而出现关节脱位或半脱位。常见的有手指关节的尺侧偏斜、鹅颈样畸形、纽扣花畸形等。

5. 关节功能障碍　美国风湿病学会将其分为 4 级：①Ⅰ级：能照常进行日常生活和工作。②Ⅱ级：能生活自理，并参加一定工作，但活动受限。③Ⅲ级：仅能生活自理，不能参加工作和其他活动。④Ⅳ级：生活不能自理。

（三）关节外表现

1. 类风湿结节　是本病较特异的皮肤表现，多在关节的隆突部位及皮肤的受压部位，常提示疾病处于活动阶段。

2. 类风湿血管炎　重症患者可见出血性皮疹，或指（趾）端坏疽、皮肤溃疡、巩膜炎等。但本病的血管炎很少累及肾脏。

3. 肺　多伴有咳嗽、气短症状，并有 X 线片异常改变。

4. 心脏　可伴发心包炎、心肌炎和心内膜炎。通过超声心动图检查可发现约 30% 患者有心包积液，但多无临床症状。极少数患者出现心包填塞。

5. 神经系统　除因类风湿血管炎和类风湿结节造成脑脊髓实质及周围神经病变外，还可因颈椎脱位造成脊髓、脊神经根以及椎动脉受压，引发相应的临床症状、体征，故神经系统表现复杂多样。

6. 其他　30% ～ 40% 的患者可出现干燥综合征；小细胞低色素性贫血；Felly 综合征是类风湿关节炎者伴脾大、中性粒细胞减少，有的甚至贫血和血小板减少。

［常考考点］关节疼痛及压痛往往是其出现最早的表现，多呈对称性、持续性。类风湿结节是本病较特异的皮肤表现。

要点四　实验室检查及其他检查

（一）辅助检查

1. 血象　有轻度至中度贫血。活动期血小板可增高，白细胞总数及分类大多正常。

2. 炎性标志物　血沉和C反应蛋白（CRP）常升高，并且与疾病的活动度相关。

3. 自身抗体检测　自身抗体有利于RA与其他炎性关节炎如银屑病关节炎、反应性关节炎和退行性关节炎的鉴别。

（1）类风湿因子（RF）：70%患者IgM型RF阳性，其滴度一般与本病的活动性和严重性呈比例。

（2）抗瓜氨酸化蛋白抗体（ACPA）：是一类针对含有瓜氨酸化表位自身抗原的抗体统称，包括抗核周因子（APF）抗体、抗角蛋白抗体（AKA）、抗聚丝蛋白抗体（AFA）、抗环状瓜氨酸（CCP）抗体和抗突变型瓜氨酸化波形蛋白（MCV）抗体。其中抗CCP抗体敏感性和特异性均较高，约75%的RA患者出现，且具有很高的特异性（93%～98%），亦可在疾病早期出现，与疾病预后相关。约15%的RA患者RF和ACPA均为阴性，称为血清学阴性RA。抗核周因子（APF）、抗角蛋白抗体（AKA）、抗聚角蛋白微丝蛋白抗体（AFA）、抗环瓜氨酸肽抗体（抗CCP）等。其中抗CCP抗体敏感性和特异性较高，对早期诊断有一定意义，尤其是血清RF阴性、临床症状不典型的患者。

4. 关节滑液　正常人关节腔内滑液不超过3.5mL，类风湿关节炎时滑液增多，微混浊，黏稠度降低，呈炎性特点，滑液中白细胞升高。

5. 关节影像学检查

（1）X线平片：对RA诊断、关节病变分期、病变演变的监测均很重要。初诊至少应摄手指及腕关节的X线片，早期可见关节周围软组织肿胀影、关节端骨质疏松（Ⅰ期）；进而关节间隙变窄（Ⅱ期）；关节面出现虫蚀样改变（Ⅲ期）。晚期可见关节半脱位和关节破坏后的纤维性和骨性强直（Ⅳ期）。

（2）CT及MRI：它们对诊断早期RA有帮助。

［常考考点］X线平片对RA诊断、关节病变分期、病变演变的监测均很重要。

要点五　诊断与鉴别诊断

（一）诊断

典型病例按美国风湿病学会1987年修订的分类标准，共7项：①晨僵持续至少1小时（≥6周）。②3个或3个以上关节肿胀（≥6周）。③腕关节或掌指关节或近端指间关节肿胀（≥6周）。④对称性关节肿胀（≥6周）。⑤类风湿皮下结节。⑥手和腕关节的X线片有关节端骨质疏松和关节间隙狭窄。⑦类风湿因子阳性（该滴度在正常的阳性率＜5%）。

上述7项中，符合4项即可诊断为类风湿关节炎。

［常考考点］类风湿关节炎的诊断标准。

（二）鉴别诊断

1. 骨关节炎　本病特点：①发病年龄多在50岁以上。②主要累及膝、髋等负重关节和手指远端指间关节。③关节活动后疼痛加重，经休息后明显减轻。④血沉轻度增快，RF阴性。⑤X线显示关节边缘呈唇样骨质增生或骨疣形成。

2. 痛风性关节炎　本病特点：①患者多为中年男性。②关节炎的好发部位为第一跖趾关节。③高尿酸血症。④关节附近或皮下可见痛风结节。⑤血清自身抗体阴性。

3. 强直性脊柱炎　本病特点：①青年男性多见，起病缓慢。②主要侵犯骶髂关节及脊柱，或伴有下肢大关节的非对称性肿胀和疼痛。③X线片可见骶髂关节侵蚀、破坏或融合。④90%～95%患者HLA-B27阳性而RF为阴性。⑤有家族发病倾向。

4. 系统性红斑狼疮　早期出现手部关节炎时，须与RA相鉴别。本病特点：①X线检查无关节骨质改变。②多为女性。③常伴有面部红斑等皮肤损害。④多数有肾损害或多脏器损害。⑤血清抗核抗体和抗双链DNA抗体显著增高。

［常考考点］类风湿关节炎与骨关节炎、痛风性关节炎、SLE的鉴别。

要点六　西医治疗

（一）一般治疗

强调患者教育及整体和规范治疗的理念。包括营养支持、适度休息、急性期关节制动、恢复期关节功能锻炼、配合适当物理治疗等。

（二）药物治疗

主要包括非甾体抗炎药（NSAIDs）、改善病情的抗风湿药（DMARDs）、糖皮质激素、植物药制剂和生物制剂。

1. 非甾体抗炎药（NSAIDs） 此类药物主要是抑制环氧化酶（COX）活性，减少前列腺素合成而具抗炎、止痛、退热及减轻关节肿胀的作用，是临床最常用的 RA 治疗药物，能有效缓解症状，但不能控制病情进展，不应单独使用。常用 NSAIDs 类药物有：①布洛芬。②萘普生。③双氯芬酸：50mg，每日 2 次。

近年的研究发现，环氧化酶有两种异构体，即 COX–1 和 COX–2。选择性 COX–2 抑制剂与传统 NSAIDs 类药物相比，胃肠道不良反应明显减少，但可能增加心血管事件的发生率。常用药物：①塞来昔布：100mg，2 次 / 日。②依托考昔：120mg，1 次 / 日。

用药应遵循个体化原则，一种药物服用两周以上，疗效仍不明显者，可改用另外一种 NSAIDs 类药物，不宜联合应用。由于同时抑制胃黏膜合成生理性前列腺素，所以常有胃肠道不良反应如腹痛，严重者可致出血、穿孔，故临床使用时宜合用保护胃黏膜药物。活动性溃疡禁用，心血管病、肝病、肾病慎用。经治疗关节肿痛及晨僵消失后，可停用非甾体抗炎药物。

2. 改善病情的抗风湿药（DMARDs）及免疫抑制剂 改善病情的抗风湿药（DMARDs）及免疫抑制剂一般起效缓慢，对疼痛的缓解作用较差，但能延缓或阻止关节的侵蚀及破坏。

（1）甲氨蝶呤（MTX）：常用剂量 7.5 ～ 20mg，每周 1 次，一次口服、肌内注射或静脉注射。疗程至少半年。因为该药疗效肯定，费用低，所以是目前治疗 RA 的首选药之一。主要不良反应为骨髓抑制，用药期间应定期做血常规检查。

（2）柳氮磺吡啶（SSZ）：常用剂量每日 1.5 ～ 3.0g，分 2 次服用。宜从小剂量每日 500mg 开始。不良反应有恶心、食欲下降、皮疹。对磺胺过敏者禁用。

（3）来氟米特（LEF）：常用剂量 10 ～ 20mg，1 次 / 日。不良反应有腹泻、肝酶增高、皮疹、白细胞下降等。服药期间应定期查血常规和肝功能。

（4）抗疟药（antimalarials）：氯喹 250mg，1 次 / 日；羟氯喹 200mg，1 ～ 2 次 / 日。长期服用可引起视网膜病变，严重者可致失明，服药半年左右应查眼底。

（5）青霉胺（DP）：开始剂量 125mg，2 ～ 3 次 / 日，如无不良反应，每 2 ～ 4 周剂量加倍，每日剂量可达 250 ～ 500mg。用药过程中如症状有改善，可改用小量维持，疗程约 1 年。该药毒副作用较多，大剂量时尤需密切观察。

（6）金制剂（gold salt）：口服制剂为金诺芬，每日剂量 6mg，分 2 次服，3 个月后起效。常见的不良反应有腹泻、瘙痒等。适于早期或轻型患者。

（7）环孢素 A（cyclosporin A，CysA）：CysA 的主要优点为很少有骨髓抑制，可用于病情较重或病程长及有预后不良因素的 RA 患者。常用剂量 1 ～ 3mg/（kg · d）。主要不良反应有高血压、肝肾毒性、胃肠道反应、齿龈增生及多毛等。不良反应的严重程度、持续时间与剂量和血药浓度有关。服药期间应查血常规、血肌酐和血压等。

3. 糖皮质激素 糖皮质激素（简称激素）能迅速改善关节肿痛和全身症状。在重症 RA 伴有心、肺或神经系统等受累的患者，可给予短效激素，其剂量依病情严重程度而定。针对关节病变，如需使用，通常为小剂量激素（泼尼松 ≤ 7.5mg/d），仅适用于少数 RA 患者。激素可用于以下几种情况：①伴有血管炎等关节外表现的重症 RA。②不能耐受 NSAIDs 的 RA 患者作为“桥梁”治疗。③其他治疗方法效果不佳的 RA 患者。④伴局部激素治疗指征（如关节腔内注射）。激素治疗 RA 的原则是小剂量、短疗程。使用激素必须同时应用 DMARDs。在激素治疗过程中，应补充钙剂和维生素 D。

关节腔注射激素有利于减轻关节炎症状，但过频的关节腔穿刺可能增加感染风险，并可发生类固醇晶体性关节炎。

4. 植物药制剂

（1）雷公藤总苷：对缓解关节肿痛有效，是否减缓关节破坏尚乏研究。每日剂量 30 ～ 60mg，分 3 次服。病情缓解后逐步减量。本药长期使用对性腺有一定毒性。对未婚未育患者慎用。

（2）白芍总苷：常用剂量为 600mg，每日 2 ～ 3 次，对减轻关节肿痛有效。其不良反应较少，主要有腹痛、腹泻、纳差等。

（3）青藤碱：常用剂量 20 ～ 60mg，每日 3 次，可减轻关节肿痛。常见不良反应有皮肤瘙痒、皮疹和白细胞减少等。

5. 生物制剂 可治疗 RA 的生物制剂主要包括肿瘤坏死因子（TNF）–α 拮抗剂、白细胞介素（IL）1 和 IL–6 拮抗剂、抗 CD_{20} 单抗以及 T 细胞共刺激信号抑制剂等。

（三）外科治疗

急性期采用滑膜切除术，可使病情得到一定缓解，但容易复发，必须同时应用 DMARDs 药物治疗。晚期患者关节畸形、失去功能者，可采用关节成形术或关节置换术，改善关节功能，有利于提高患者生活质量。

［常考考点］临床最常用的 RA 治疗药物是非甾体抗炎药（NSAIDs）。

要点七　中医辨证论治

证型		辨证要点	治法	方剂
活动期	湿热痹阻证	发热，口苦，饮食无味，纳呆或有恶心，泛泛欲吐，关节肿痛以下肢为重，全身困乏无力，下肢沉重酸胀，浮肿或有关节积液，舌苔黄腻，脉滑数	清热利湿，祛风通络	四妙丸加减
	阴虚内热证	午后或夜间发热，盗汗或兼自汗，口干咽燥，手足心热，关节肿胀疼痛，小便赤涩，大便秘结，舌质干红，少苔，脉细数	养阴清热，祛风通络	丁氏清络饮加减
	寒热错杂证	低热，关节灼热疼痛，或有红肿，形寒肢凉，阴雨天疼痛加重，得温则舒，舌质红，苔白，脉弦细或数	祛风散寒，清热化湿	桂枝芍药知母汤加减
缓解期	痰瘀互结证	关节肿痛且变形，屈伸受限，或肌肉刺痛，痛处不移，皮肤失去弹性，按之稍硬，肌肤紫暗，面色黧黑，或有皮下结节，肢体顽麻，舌质暗红或有瘀点、瘀斑，苔薄白，脉弦涩	活血化瘀，祛痰通络	身痛逐瘀汤合指迷茯苓丸加减
	肝肾亏损证	形体消瘦，关节变形，肌肉萎缩，骨节烦疼、僵硬，活动受限，筋脉拘急，或筋惕肉瞤，腰膝酸软无力，眩晕，心悸气短，指甲淡白，舌淡苔薄，脉细弱	益肝肾，补气血，祛风湿，通经络	独活寄生汤加减

【知识纵横比较】

类风湿关节炎			痛风	
证型		方剂	证型	方剂
活动期	湿热痹阻证	四妙丸	风湿热郁证	白虎加桂枝汤
	阴虚内热证	丁氏清络饮	—	—
	寒热错杂证	桂枝芍药知母汤	风寒湿阻证	蠲痹汤加减
缓解期	痰瘀互结证	身痛逐瘀汤合指迷茯苓丸	痰瘀痹阻证	桃红饮
	肝肾亏损证	独活寄生汤	肝肾亏虚证	独活寄生汤

【例题实战模拟】

A1 型题

1. 诊断类风湿关节炎最有意义的实验室指标是
A. 血清抗链球菌溶血素“O”阳性　B. 抗链球菌激酶阳性　C. 抗透明质酸酶阳性
D. 血沉加快　E. 类风湿因子阳性

2. 类风湿关节炎发作的高峰年龄在
A. 5 岁以内　B. 6 ～ 15 岁　C. 16 ～ 35 岁　D. 35 ～ 50 岁　E. 45 ～ 60 岁

3. 具有“晨僵”特征性表现的疾病是
A. 骨关节炎　B. 痛风性关节炎　C. 类风湿关节炎　D. 风湿性关节炎　E. 系统性红斑狼疮

4. 痹证的病因病机主要是
A. 素体阴虚，阴血无以濡养筋络　B. 素体阳虚，阳气不得布达周身
C. 湿热痰瘀，痹阻经络，流注骨节　D. 素体气虚，无力推动气血运行
E. 血虚脉络失养

A2 型题

5. 患者，女，36 岁。患类风湿关节炎 12 年。现午后发热，盗汗，口干咽燥，手足心热，关节肿胀疼痛，小便赤涩，大便秘结，舌红少苔，脉细数。其证型是

A. 湿热痹阻证　B. 阴虚内热证　C. 寒热错杂证　D. 湿热蕴蒸证　E. 湿热伤津证

【参考答案】

1. E　2. D　3. C　4. C　5. B

细目二　系统性红斑狼疮

系统性红斑狼疮（SLE）是自身免疫介导的、以免疫性炎症为突出表现的弥漫性结缔组织病，是一种累及多系统、多器官，临床表现复杂，病程迁延反复的自身免疫性疾病。

本病与中医学的"蝶疮流注"相似，可归属于"阴阳毒""虚劳"等范畴。

要点一　西医病因病理与发病机制

（一）病因

1. 遗传素质　SLE存在遗传的易感性。

2. 环境因素

①阳光：紫外线使皮肤上皮细胞出现凋亡，新抗原暴露而成为自身抗原。②药物、化学试剂、微生物病原体等：某些化学药品（如肼屈嗪、青霉胺、磺胺类等）、某些食物成分（如苜蓿芽）等都可能诱发SLE。

3. 雌激素　SLE以女性占绝对多数，男：女为1:（8～10）；育龄期、妊娠期发病率明显增加。

（二）病理

坏死性血管炎是造成多系统损害的病理学基础。

1. 受损器官的特征性改变是：

（1）苏木紫小体（细胞核受抗体作用变性为嗜酸性团块）。

（2）洋葱皮样病变，即小动脉周围有显著向心性纤维增生，明显表现于脾中央动脉，以及心瓣膜的结缔组织反复发生纤维蛋白样变性，而形成赘生物。

2. 本病患者几乎都有肾组织病变。WHO将狼疮肾炎分型如下：①正常或轻微病变型。②系膜病变型。③局灶增殖型。④弥漫增殖型。⑤膜性病变型。⑥肾小球硬化型。

（三）发病机制

免疫系统紊乱贯穿SLE的整个发病过程，自身抗体可以与循环中的自身抗原形成免疫复合物而致病。免疫复合物的形成和沉积是SLE发病的主要机制。

［常考考点］坏死性血管炎是造成多系统损害的病理学基础。免疫复合物的形成和沉积是SLE发病的主要机制。

要点二　中医病因病机

本病因先天禀赋不足，肝肾阴亏，精血不足，加之情志内伤，劳倦过度，六淫侵袭，阳光曝晒，瘀血阻络，血脉不通，皮肤受损，渐及关节、筋骨、脏腑而致。

1. 先天不足　肾阴亏耗，外邪乘虚而入，"邪入于阴则痹"，血脉闭阻不通。病久阴血暗耗，阴损及阳，阴阳两虚致病情加重。

2. 六淫外伤　六淫之中，风、寒、暑、湿、燥、火，外能伤肤损络，内及营血、脏腑。

3. 瘀血阻络　真阴不足，水亏火旺，复受外感，郁而化热，血热则瘀，阻塞脉络。

本病病位在经络、血脉，与心、脾、肾密切相关，可累及肝、肺、脑、皮肤、肌肉、关节等。其性质是本虚标实，心脾肾阳虚、血虚为本，郁热、火旺、瘀滞、积饮为标。基本病机是素体虚弱，真阴不足，热毒内盛，痹阻脉络，内侵脏腑。

［常考考点］基本病机是素体虚弱，真阴不足，热毒内盛，痹阻脉络，内侵脏腑。

要点三　临床表现

1. 全身症状　活动期患者常伴有发热，以长期低、中度热多见。合并感染时可见持续高热。同时多伴有疲乏、不适等症状。

2. 皮肤与黏膜　鼻梁和双颧颊部呈蝶形分布的红斑是SLE特征性改变；SLE口或鼻黏膜溃疡常见。

3. 关节和肌肉 患者常有对称性多关节疼痛、肿胀，通常不引起骨质破坏。激素治疗中的 SLE 病人出现髋关节区域或膝关节隐痛不适，需考虑激素引发的缺血性股骨头坏死。SLE 可出现肌痛和肌无力，少数可有肌酶谱的增高。

4. 肾 狼疮肾炎是 SLE 最常见和严重的临床表现，可为无症状性蛋白尿和（或）血尿、高血压，甚至肾病综合征、急进性肾炎等，病情可逐渐进展，晚期发生尿毒症，个别患者首诊即为慢性肾衰竭。肾衰竭是 SLE 死亡的常见原因。

5. 心血管 常出现心包炎、心肌炎、心律失常，重症 SLE 可伴有心功能不全，提示预后不良。

6. 肺 约 35% 的患者有胸腔积液，多为中小量、双侧性。患者可发生狼疮肺炎、肺间质性病变。

7. 神经系统 轻者仅有偏头痛、性格改变、记忆力减退或轻度认知障碍；重者可表现为脑血管意外、昏迷、癫痫持续状态等。

8. 消化系统 患者有不同程度的食欲减退、恶心、呕吐、腹痛腹泻、便血等症状。活动期 SLE 可出现肠系膜血管炎，其表现类似急腹症，易被误诊。血清转氨酶常升高，仅少数出现严重肝损害和黄疸。

9. 血液系统 活动期约半数患者有贫血，以及白细胞减少和（或）血小板减少，短期内出现重度贫血常是自身免疫性溶血所致。血小板减少常引起女性患者月经过多，低于 $20\times10^9/L$ 时，易出现皮肤黏膜及内脏出血。

10. 其他 眼部受累包括结膜炎、葡萄膜炎、眼底改变、视神经病变等。SLE 患者妊娠会使病情加重或复发。抗磷脂抗体阳性者可出现异常妊娠，如流产、早产等。

［常考考点］鼻梁和双颧颊部呈蝶形分布的红斑是 SLE 特征性改变。肾衰竭是 SLE 死亡的常见原因。

要点四 实验室检查及其他检查

1. 一般检查 血沉增高；活动期 SLE 的血细胞一系或多系减少；尿中可见蛋白、红细胞、白细胞、管型等。

2. 自身抗体 ①抗核抗体（ANA）：敏感性为 95%，但特异性差。②抗双链 DNA（dsDNA）抗体：特异性高达 95%，敏感性仅 70%，对确诊 SLE 和判断狼疮的活动性参考价值大。本抗体滴度高者常有肾损害。③抗 Sm 抗体：特异性高，但敏感性较低。

3. 补体 CH_{50}、C_3、C_4 降低，有助于 SLE 的诊断，提示疾病处于进展期，常伴有严重的系统损害。

4. 免疫病理检查 ①狼疮带试验（LBT）：皮肤狼疮带试验对 SLE 的特异性较高。②肾活检：主要对狼疮肾炎的诊断、治疗和预后判断有价值。

5. 影像学检查 头颅 MRI、CT 对发现患者脑部的梗死性或出血性病灶可提供帮助；高分辨率 CT 有助于早期肺间质性病变的发现。超声心动图对心包积液，心肌、心瓣膜病变，肺动脉高压等有较高敏感性。

［常考考点］SLE 的特异性检查方法：抗双链 DNA（dsDNA）抗体和狼疮带试验（LBT）。

要点五 诊断与鉴别诊断

（一）诊断

普遍采用美国风湿病学会（ACR）1997 年推荐的 SLE 分类标准。①颧部红斑。②盘状红斑。③光过敏。④口腔溃疡。⑤关节炎。⑥浆膜炎。⑦肾脏病变。⑧神经系统病变：癫痫发作或精神症状。⑨血液系统异常：溶血性贫血，或血白细胞减少，或淋巴细胞绝对值减少，或血小板减少。⑩免疫学异常：狼疮细胞阳性，或抗 dsDNA 或抗 Sm 抗体阳性，或梅毒血清试验假阳性，抗核抗体阳性。

上述 11 项中，符合 4 项或 4 项以上者，在除外感染、肿瘤和其他结缔组织病后，即可诊断为 SLE。其敏感性和特异性分别为 95% 和 85%。上述标准中，免疫学异常和高滴度抗核抗体更具有诊断意义。

［常考考点］SLE 分类标准。

（二）鉴别诊断

1. 类风湿关节炎 SLE 合并关节病变的关节疼痛、肿胀、晨僵等均较类风湿关节炎轻且持续时间短，少有骨质侵蚀，不遗留关节畸形，且多伴有特征性的皮疹，以及肾脏、血液、中枢神经等多系统的损害，脏器受累多且重，一般无类风湿结节。

2. 肾小球肾炎与肾病综合征 SLE 除肾脏损害外，往往具有多系统和多脏器受累的表现，且抗核抗体、抗双链 DNA 抗体、抗 Sm 抗体、LE 细胞和 LBT 试验等均呈阳性。必要时可进行肾活检鉴别。

4. 原发性血小板减少性紫癜 多有骨髓巨核细胞增多或正常，血小板生存时间缩短，PAIg、PAC_3 阳性，对脾切除治疗有效，而抗核抗体、抗双链 DNA 抗体、抗 Sm 抗体等均为阴性，与 SLE 不难鉴别。

5. 药物性狼疮 由于长期应用某些药物所致，可引起类似 SLE 表现，其特点为：①发病年龄较大。②肺、胸膜、心包受累较多，皮肤、肾、神经系统受累少。③抗 dsDNA 或抗 Sm 抗体多为阴性，血清补体大多正常。④相关药物停用后病情可自行缓解。

要点六　西医治疗

（一）一般治疗

急性活动期卧床休息，缓解期病情稳定患者可适当工作，但要避免过劳；避免日晒或其他紫外线照射；预防感染，及时发现和治疗感染；注意避免可能诱发狼疮的药物或食物；正确认识疾病，调节不良情绪。

（二）药物治疗

1. 轻型 SLE 的治疗　轻型 SLE 患者是指轻度活动性，但症状轻微，如疲倦、关节痛、肌肉痛、皮疹等，而无重要脏器损伤者。对症治疗无效时，及早服用小剂量糖皮质激素治疗。

2. 重型 SLE 的治疗　重型 SLE 活动程度较高，病情较严重，患者每有发热、乏力、多汗等全身症状，实验室检查有明显异常。

（1）糖皮质激素：对病情不甚严重者，可用强的松或强的松龙每日 1mg/kg，晨起顿服。继续服至 6 ～ 8 周，病情改善和稳定后，逐渐减量，每 1 ～ 2 周减原用量 10%。要求是足量缓减，如未见效，宜及早加用细胞毒药物。

激素冲击疗法：用于急性暴发性危重 SLE，如急进性肾衰竭、NP-SLE 的癫痫发作或明显精神症状、严重溶血性贫血等。

（2）免疫抑制剂：活动程度较严重的 SLE，应同时给予大剂量激素和免疫抑制剂，后者常用的是环磷酰胺（CTX）或硫唑嘌呤。加用免疫抑制剂有利于更好地控制 SLE 活动，减少 SLE 暴发，以及减少激素的需要量。目前，普遍采用标准环磷酰胺冲击疗法。不良反应为白细胞减少、胃肠反应、脱发、肝损害及出血性膀胱炎等。

3. 狼疮危象　通常需要大剂量甲泼尼龙冲击治疗，针对受累脏器的对症治疗和支持治疗，以帮助患者渡过危象。后续的治疗可按照重型 SLE 的原则，继续诱导缓解和维持巩固治疗。

4. 妊娠生育　患者无重要脏器损害，病情稳定 1 年以上，细胞毒免疫抑制剂（环磷酰胺、甲氨蝶呤等）停用半年以上，泼尼松维持量＜ 10mg/d，可以妊娠。有习惯性流产史或抗磷脂抗体阳性者，应加服低剂量阿司匹林 50 ～ 100mg/d。

要点七　中医辨证论治

证型	辨证要点	治法	方剂
气营热盛证	高热，满面红赤，皮肤红斑，咽干，口渴喜冷饮，尿赤而少，关节疼痛，舌红绛，苔黄，脉滑数或洪数	清热解毒，凉血化斑	清瘟败毒饮加减
阴虚内热证	长期低热，手足心热，面色潮红而有暗紫斑片，口干咽痛，渴喜冷饮，目赤齿衄，关节肿痛，烦躁不寐，舌质红少苔或苔薄黄，脉细数	养阴清热	玉女煎合增液汤加减
热郁积饮证	胸闷胸痛，心悸怔忡，时有微热，咽干口渴，烦热不安，红斑皮疹，舌红苔厚腻，脉滑数、濡数，偶有结代	清热蠲饮	葶苈大枣泻肺汤合泻白散加减
瘀热痹阻证	手足瘀点累累，斑疹斑块暗红，两手白紫相继，两腿青斑如网，脱发，口糜，口疮，鼻衄，肌衄，关节肿痛疼痛，小便短赤，有蛋白尿、血尿，低热，烦躁多怒，苔薄舌红，舌光红刺或边有瘀斑，脉细弦或涩数	清热凉血，活血散瘀	犀角地黄汤加减
脾肾两虚证	神疲乏力，畏寒肢冷，时而午后烘热，口干，小便短少，两腿浮肿，进而腰股俱肿，腹大如鼓，舌胖、舌偏红或偏淡，苔薄白或薄腻，脉弦细或细弱	滋肾填精，健脾利水	济生肾气丸加减
气血两亏证	心悸怔忡，健忘失眠，多梦，面色不华，肢体麻木，舌质淡，苔薄白，脉细缓	益气养血	八珍汤加减
脑虚瘀热证	身灼热，肢厥，神昏谵语，或昏愦不语，或痰壅气粗，舌謇，舌鲜绛，脉细数	清心开窍	清宫汤送服或鼻饲安宫牛黄丸或至宝丹
瘀热伤肝证	低热绵绵，口苦纳呆，两胁胀痛，月经提前，经血暗紫带块，烦躁易怒，或黄疸、肝脾肿大，皮肤红斑、瘀斑，舌质紫暗或有瘀斑，脉弦	疏肝清热，凉血活血	茵陈蒿汤合柴胡疏肝散加减

［常考考点］SLE 的中医辨证论治。

要点八　预防

1. 及时有效地控制感染，阻断引起不正常的免疫反应。

2. 慎用某些诱发药物，以避免本病的发作。

3. 疾病未得到控制时，不宜妊娠。妊娠期患者症状一般较平时有所减轻，激素只需减至最低有效剂量，但需密切注意分娩后病情突然恶化。

4. 避免日光曝晒及紫外线照射。

5. 内热重的患者，宜食凉性食物。忌吃温性食物，以免诱发或加重病情。

【例题实战模拟】

A1 型题

1. 系统性红斑狼疮气营热盛证的治法是

A. 清热解毒，凉血化斑　B. 养阴清热　C. 清热凉血，活血散瘀　D. 益气养血　E. 疏肝清热，凉血活血

2. 系统性红斑狼疮脑虚瘀热证，宜选

A. 清宫汤送服或鼻饲安宫牛黄丸或至宝丹　B. 茵陈蒿汤合柴胡疏肝散加减　C. 犀角地黄汤加减　D. 八珍汤加减　E. 清瘟败毒饮加减

3. 系统性红斑狼疮属中医学的

A. 风寒湿痹　B. 风湿热痹　C. 尪痹　D. 鹤膝风　E. 蝶疮流注

4. 清热凉血，活血散瘀治疗系统性红斑狼疮，其适应证是

A. 气营热盛证　B. 瘀热痹阻证　C. 热郁积饮证　D. 瘀热伤肝证　E. 阴虚内热证

A2 型题

5. 患者，女，30 岁。患系统性红斑狼疮。现胸闷胸痛，心悸怔忡，时有微热，咽干口渴，烦热不安，红斑皮疹，舌红苔厚腻，脉滑数，偶有结代。其证型是

A. 瘀热痹阻证　B. 气血两亏证　C. 阴虚内热证　D. 瘀热伤肝证　E. 热郁积饮证

【参考答案】

1. A　2. A　3. E　4. B　5. E

第八单元　神经系统疾病

细目一　癫痫

癫痫（epilepsy）是慢性反复发作性短暂脑功能失调综合征，以脑神经元异常过度放电引起突发的短暂的中枢神经系统功能失常、反复痫性发作为特征，是发作性意识丧失的常见原因。由于异常放电神经元的位置不同，放电和扩散的范围不等，患者发作可表现为感觉、运动、意识、精神、行为、自主神经功能障碍或兼而有之。

本病属中医学“痫证”“羊痫风”等范畴。

要点一　西医病因与发病机制

（一）病因

1. 遗传　家系调查结果显示，特发性癫痫近亲中患病率为 2% ～ 6%，明显高于一般人群的 0.5% ～ 1%。特发性癫痫具有不同的遗传方式，如儿童期失神癫痫为常染色体显性遗传，婴儿痉挛症为常染色体隐性遗传。

2. 先天性疾病　①皮质发育障碍如灰质异位、巨脑畸形等。②脑穿通畸形。③脑积水。④脑性瘫痪。⑤脑面部血管瘤病等均可引起癫痫。⑥结节性硬化症常以癫痫为主要临床症状。

3. 遗传代谢性疾病　如苯丙酮尿症、神经节苷脂沉积症、线粒体脑病等。

4. 中枢神经系统感染 包括细菌性、病毒性、寄生虫性颅内感染。

5. 脑血管疾病 如出血性脑卒中、脑栓塞等。

6. 其他颅脑疾病 颅脑外伤、脑脱髓鞘疾病、脑肿瘤及围生期损伤。

7. 全身性疾病 心血管疾病（高血压脑病等）、急性肾功能衰竭、慢性肾功能衰竭、肺性脑病、代谢及内分泌障碍（胰岛细胞瘤致低血糖等）、电解质紊乱（低血钙等）、缺氧（一氧化碳中毒等）及中毒等。

（二）影响发作的因素

1. 年龄 60% ～ 80% 的癫痫首次发作出现在 20 岁之前。各年龄组癫痫常见病因不同。多种特发性癫痫外显率与年龄有密切关系，如婴儿痉挛症多在 1 岁内起病，儿童失神癫痫多在 6 ～ 7 岁起病，肌阵挛癫痫多在青少年期起病。

2. 内分泌 内环境变化、电解质失调及代谢改变可影响癫痫阈值，如妊娠早期发作（妊娠性癫痫）。

3. 睡眠 癫痫发作与睡眠－觉醒周期有密切关系，如 GTCS 常在晨醒时发作，婴儿痉挛症多在醒后和睡前发作。

4. 脑功能状态 正常大脑在不同功能状态下致痫敏感性不同，如提高警觉性和注意力可防止惊吓性癫痫发作。

5. 其他 疲劳、缺觉、饥饿、便秘、饮酒、闪光和感情冲动等都可诱发。

（三）发病机制

癫痫的发病机制非常复杂，至今尚未能完全了解其全部机制，但发病的一些重要环节已被探知。

1. 痫性放电的起始 神经元异常放电是癫痫发病的电生理基础。神经元异常放电可能由于各种病因导致离子通道蛋白和神经递质或调质异常，出现离子通道结构和功能改变，引起离子异常跨膜运动所致。在癫痫发病机制中，关于神经元异常放电起源需区分两个概念：①癫痫病理灶（lesion）：是癫痫发作的病理基础，指脑组织形态或结构异常直接或间接导致痫性放电或癫痫发作，CT 或 MRI 通常可显示病理灶，有的需要在显微镜下才能发现；②致痫灶（seizure focus）：是脑电图出现一个或数个最明显的痫性放电部位，痫性放电可因病理灶挤压、局部缺血等导致局部皮质神经元减少和胶质增生所致。研究表明直接导致癫痫发作并非癫痫病理灶而是致痫灶。单个病理灶（如肿瘤、血管畸形等）的致痫灶多位于病理灶边缘，广泛癫痫病理灶（如颞叶内侧硬化及外伤性瘢痕等）的致痫灶常包含在病理灶内，有时可在远离癫痫病理灶的同侧或对侧脑区。

2. 痫性放电的传播 异常高频放电反复通过突触联系和强直后易化作用诱发周边及远处的神经元同步放电，从而引起异常电位的连续传播。异常放电局限于大脑皮质的某一区域时，表现为部分发作；若异常放电在局部反馈回路中长期传导，表现为部分性发作持续状态；若异常放电通过电场效应和传导通路，向同侧其他区域甚至一侧半球扩散，表现为 Jackson 发作；若异常放电不仅波及同侧半球同时扩散到对侧大脑半球，表现为继发性全面性发作；若异常放电的起始部分在丘脑和上脑干，并仅扩及脑干网状结构上行激活系统时，表现为失神发作；若异常放电广泛投射至两侧大脑皮质并当网状脊髓束受到抑制时则表现为全身强直－阵挛性发作。

3. 痫性放电的终止 目前机制尚未完全明了，可能机制为脑内各层结构的主动抑制作用。即癫痫发作时，癫痫灶内产生巨大突触后电位，后者激活负反馈机制，使细胞膜长时间处于过度去极化状态，抑制异常放电扩散，同时减少癫痫灶的传入性冲动，促使发作放电的终止。

要点二　中医病因病机

痫病的发生，大多由于七情失调，先天因素，脑部外伤，饮食不节，劳累过度，或患他病之后，造成脏腑失调，痰浊阻滞，气机逆乱，风阳内动，而尤以痰邪作祟最为重要。

1. 风痰闭阻 惊恐伤肾，气机逆乱，脏腑受损，易致阴不敛阳而化热生风；脾气受损，运化失常，则痰浊内聚，痰浊随气逆或风动上窜，蒙蔽清窍，则可突然昏仆。

2. 痰火扰神 肝火偏旺，火动生风，风动痰升，闭阻脑窍，则猝倒叫吼，不省人事。

3. 瘀阻脑络 产伤、跌仆撞击、中风等因素损伤脑络，瘀血内停，气血不畅，脑神失养，则神明遂失，突然昏仆，神识昏蒙。

4. 心脾两虚 饮食不节，思虑、劳倦过度，或患他病之后，造成脏腑失调，气血两亏，脑失所养；脾虚不能运化，聚湿生痰，痰浊蒙蔽脑窍，则可突然昏仆，神不守舍。

5. 心肾亏虚 先天不足，肾精亏虚，后天失养，脾失运化，脏腑功能失调，精血亏耗，心脑失养，聚湿生痰，蒙蔽清窍，则可发为痫证。

本病的基本病机为脏腑失调，痰浊阻滞，气机逆乱，风痰内动，蒙蔽清窍。病理因素主要有风、火、痰、瘀，又以痰为重。本病的病位在脑，涉及肝、脾、心、肾诸脏，其中肝、脾、肾的损伤是痫病发生的主要病理基础。病理性质属于本虚标实，本虚为脏腑受损，标实为风、火、痰、瘀，四者并非孤立致病，多是互相结合、互相影响而发病。风阳夹痰，痰瘀郁而化热，风热痰瘀上蒙清窍，流窜经络等，而使本病变化更为错综复杂。此外，由于痫病昏仆抽搐发作，特别容易耗气伤神，故长期反复发作者，常容易出现神志淡漠、面色少华、健忘等心脾两虚、心神失养的症状，并且使痫病更易反复。

[常考考点]顽痰闭阻心窍、肝经风火内动是痫病的主要病机特点。以心脑神机失用为本，风、火、痰、瘀致病为标。

要点三　临床表现

（一）部分性发作

临床和脑电图的起始改变提示神经元激活限于一侧大脑半球某一部分。

1. 单纯部分性发作　发作时程较短，持续数秒至数分钟，发作起始与结束均较突然，意识不丧失。以下运动性和感觉性单纯部分性发作相当于通常所称的局限性癫痫。

（1）部分性运动性发作：一侧口角、眼睑、手指或足趾、足部肌肉的发作性抽搐，由对侧运动皮质相应区神经元异常放电所引起。抽搐可局限于起始的部位，也可从初始部位很快地扩延至同侧肢体的邻接部位或肢体远端，称为杰克逊（Jackson）癫痫。一次严重的发作后可出现抽动肢体的暂时性瘫痪或无力，称 Todd 瘫痪。局限运动性发作连续数小时或数天，称为部分性癫痫持续状态（epilepsia partialis continua）。

（2）感觉性发作：发作放电发生在与感觉有关的皮质区可引起对侧身体局限部位的感觉异常，多为针刺感、麻木感、触电感等，有的表现为发作性眩晕或简单视幻觉、听幻觉或嗅幻觉。

（3）自主神经症状的发作：如烦渴、欲排尿、出汗、面部及全身皮肤发红、呕吐、腹痛等，很少单独出现，病灶在杏仁核、岛回或扣带回。

（4）精神症状的发作：表现为各种类型遗忘症、情感异常、错觉。精神症状可单独发作，但常为复杂部分性发作或全面性强直 – 阵挛发作的先兆。

2. 复杂部分性发作　占成人癫痫发作的 50% 以上，以往称精神运动性发作或颞叶发作，以意识障碍与精神症状为突出表现。患者在发作时突然与外界失去接触，进行一些无意识的动作，称发作期自动症。如咂嘴、咀嚼、吞咽、舔舌、流涎、抚摸衣扣或身体某个部位，或机械地继续其发作前正在进行的活动，如行走、骑车或进餐等，有的突然外出、无理吵闹、唱歌、脱衣裸体、爬墙跳楼等。每次发作持续达数分钟或更长时间后，神志逐渐清醒；清醒后对发作经过无记忆。部分患者发作开始时可能先出现简单部分性发作的嗅幻觉或精神症状，使患者意识到自己又将发作。EEG 示一侧或两侧颞区慢波，杂有棘波或尖波。

3. 部分性发作继发全面性发作　部分性发作都可转为全身性发作，病人意识丧失，全身性强直 – 阵挛，症状与原发性全身性发作相同。病人常有发作后记忆丧失而忘却先出现的部分性发作症状。若观察到发作时单侧肢体抽搐、双眼向一侧偏斜、失语或发作后的局灶体征（Todd 瘫痪）等，提示病人的发作为部分性发作开始。可表现强直 – 阵挛发作，强直性发作或阵挛性发作，脑电图迅速扩展为全面性异常。

（二）全面性发作

意识障碍常为最早表现，临床症状及脑电图均示大脑半球开始即为双侧受累，抽搐为双侧性的，脑电图变化双侧同步。

1. 全面性强直 – 阵挛发作（GTCS）　即大发作，为最常见的发作类型之一，以意识丧失和全身对称性抽搐为特征。

（1）强直期：病人突然意识丧失，跌倒在地，全身肌肉强直性收缩；喉部痉挛，发出叫声；强直期持续 10 ～ 20 秒后，在肢端出现细微的震颤。

（2）阵挛期：震颤幅度增大并延及全身成为间歇性痉挛，即进入阵挛期。本期持续 30 秒钟至 1 分钟，最后一次强烈阵挛后，抽搐突然终止，所有肌肉松弛。在以上两期中，可见心率加快，血压增高，汗液、唾液和支气管分泌物增多，瞳孔散大、对光反射消失等自主神经征象；呼吸暂时中断，深、浅反射消失，病理反射征阳性。

（3）惊厥后期：呼吸首先恢复，心率、血压、瞳孔等恢复正常，肌张力松弛，意识恢复。自发作开始到意识恢复历时 5 ～ 10 分钟；清醒后常感到头昏、头痛、全身乏力和无力，对抽搐全无记忆；不少患者发作后进入昏睡。

2. 失神发作　以意识障碍为主。单纯型仅有意识丧失，复合型则伴有简短的强直、阵挛或自动症、自主神经症状。

（1）典型失神发作：通常称小发作，见于 5 ～ 14 岁的儿童。表现为意识短暂丧失，失去对周围的知觉，但无惊厥。病人突然终止原来的活动或中断谈话，面色变白，双目凝视，手中所持物件可能失握跌落，有时眼睑、口角或上肢出现不易觉察的颤动，无先兆和局部症状。一般持续 3 ～ 15 秒，事后对发作全无记忆。发作终止立即清醒。发作 EEG 呈双侧对称 3Hz 棘 – 慢综合波。

（2）不典型失神发作：意识障碍发生及休止缓慢，但肌张力改变较明显；EEG 示较慢而不规则的棘 – 慢波或尖 – 慢波。

3. 强直性发作 突然发生的肢体或躯干强直收缩，其后不出现阵挛期，时间较 GTCS 短。EEG 示低电位 10Hz 多棘波，振幅逐渐增高。

4. 肌阵挛发作 见于任何年龄，突然、短暂和快速的某一肌肉或肌肉群收缩，表现为身体一部分或全身肌肉突然、短暂的单次或重复跳动。EEG 为多棘 – 慢波。

5. 失张力发作 表现为部分或全身肌肉张力的突然丧失而跌倒在地上，但不发生肌肉的强直性收缩，持续数秒至 1 分钟，并很快恢复正常，可有短暂意识丧失。EEG 示多棘 – 慢波或低电位快活动。

（三）癫痫持续状态

癫痫持续发作或癫痫状态，传统定义认为“癫痫连续发作之间意识尚未完全恢复又频繁再发，总时间超过 30 分钟，或癫痫发作持续 30 分钟以上未自行停止”。目前观点认为，如果患者出现强直阵挛性发作持续 5 分钟以上即有可能发生神经元损伤，对于 GTCS 的患者若发生持续时间超过 5 分钟就该考虑癫痫持续状态的诊断，并须用抗癫痫药物紧急处理。癫痫持续状态是神经内科的常见急症。

病人始终处于昏迷状态，随反复发作而间歇期越来越短，体温升高，昏迷加深。如不及时采取紧急措施终止发作，病人将因衰竭而死亡。突然停用抗癫痫药物和全身感染是引起持续状态的重要原因，继发性癫痫的持续状态较原发性为多。

［常考考点］单纯部分性发作意识不丧失。癫痫发作持续状态：大发作持续 30 分钟以上。

要点四　实验室检查及其他检查

1. 脑电图（EEG）检查 脑电图上出现棘波、尖波、棘 – 慢复合波等痫性发作波形对癫痫的诊断具有重要参考价值。然而其更重要的意义是区分发作的类型：局限性发作为局限部位的痫性波形；GTCS 强直期呈低电压快活动，10Hz 以上，逐渐转为较慢、较高的尖波；阵挛期为与节律性肌收缩相应的爆发尖波和与停止肌收缩相应的慢波；失神发作可见各导程同步发生短暂 3Hz 的棘 – 慢波放电，背景电活动正常。

由于病人做脑电图检查时一般已无发作，上述典型波形已不显示，仅部分呈现短促、零落的痫性电活动，此时可采用诱发方法，如过度换气、闪光刺激、剥脱睡眠、使用药物等，则痫性电活动发生率可提高 80% 左右。此外，24 小时动态脑电图连续描记能更进一步获得脑电图异常放电的资料。

2. 影像学检查 磁共振波谱检查能较好地诊断癫痫。包括 CT 和 MRI，可确定脑结构异常或病变，对癫痫及癫痫综合征诊断和分类有帮助，有时可做出病因诊断，如颅内肿瘤、灰质异位等。MRI 较敏感，特别是冠状位 Flair 相能较好地显示海马病变。其他如 SPECT、PET 通过测定脑组织内放射性核素的聚集或摄取量来显示病灶，有较好的敏感性。

［常考考点］脑电图上出现棘波、尖波、棘 – 慢复合波等痫性发作波形对癫痫的诊断具有重要参考价值。

要点五　诊断与鉴别诊断

（一）诊断

1. 癫痫的临床诊断 主要根据癫痫患者的发作病史，特别是可靠目击者所提供的详细的发作过程和表现，辅以脑电图痫性放电即可诊断。

2. 脑电图 脑电图是诊断癫痫最常用的一种辅助检查方法，40% ～ 50% 癫痫病人在发作间歇期的首次 EEG 检查可见棘波、尖波或棘 – 慢波、尖 – 慢波等痫性放电波形。癫痫发作患者出现局限性痫样放电提示局限性癫痫，普遍性痫样放电提示全身性癫痫，但是少数病人可多次检查 EEG 始终正常。

3. 神经影像学检查 可确定脑结构性异常或损害，脑磁图、SPECT、PET 等可帮助确定癫痫灶的定位。

（二）鉴别诊断

1. 晕厥 为脑血流灌注短暂全面下降，缺血缺氧所致意识瞬时丧失和跌倒，多有见血、直立、疼痛刺激等诱因，起病和恢复都较缓慢，发病前常先有头晕、胸闷、心慌、黑蒙等症状，清醒后常有肢体发冷、乏力等，平卧后可逐渐恢复。

2. 基底动脉型偏头痛 因意识障碍应与失神发作鉴别，但其发生缓慢，程度较轻，意识丧失前常有梦样感觉；偏头痛为双侧，多伴有眩晕、共济失调、双眼视物模糊或眼球运动障碍，脑电图可有枕区棘波，EEG 正常。

3. 假性癫痫发作 又称癔症性发作，多在情绪波动后发作，症状有戏剧性，表现为双眼上翻、手足抽搐和过度换气，一般不会发生自伤或尿失禁。强烈的自我表现，精神刺激后发作，发作中哭叫、出汗和闭眼等为其特点，暗示治疗可终止发作。脑电图系统监测对其鉴别很有意义。

4. 低血糖症 血糖水平＜2mmol/L 可产生局部癫痫样抽动或四肢强直发作，伴意识丧失，常见于胰岛 β 细胞瘤或长期服降糖药的 2 型糖尿病患者，病史有助于诊断。

［常考考点］脑电图系统监测对其诊断与鉴别很有意义。

要点六 西医治疗

（一）药物治疗

在没有诱因情况下半年内出现 2 次癫痫发作的病人，必须给予正规抗痫药物治疗。单次发作的病人是否应开始长期药物治疗，要根据病人具体情况如发作类型、年龄、诱因、既往病史、家族史、有否阳性体征、EEG、有否脑结构性改变、突然意识丧失可能招致的危险等资料进行全面考虑后作出决定。

1. 抗癫痫药物的选择 根据癫痫发作类型选择用药。

（1）GTCS：首选药物为苯妥英钠、卡马西平，次选丙戊酸钠。

（2）典型失神发作及肌阵挛发作：首选丙戊酸钠，次选乙琥胺、氯硝西泮；非典型失神发作首选乙琥胺或丙戊酸钠，次选氯硝西泮。

（3）部分性发作和继发全面性发作：首选卡马西平，其次为苯妥英钠、丙戊酸钠或苯巴比妥。

（4）儿童肌阵挛发作：首选丙戊酸钠，其次为乙琥胺或氯硝西泮。

2. 传统抗癫痫药物的临床使用 ①苯妥英钠起始 200mg/d，维持 300 ～ 500mg/d。②苯巴比妥起始剂量 30mg/d，维持剂量 60 ～ 90mg/d。③卡马西平起始 200mg/d，维持 600 ～ 1200mg/d。④乙琥胺起始 500mg/d，维持 750 ～ 1500mg/d。⑤丙戊酸钠起始 200mg/d，维持 600 ～ 1800mg/d。⑥氯硝西泮 1mg/d，逐渐加量。

3. 新型抗癫痫药物的临床使用 ①托吡酯起始 25mg/d，维持 200 ～ 400mg/d。②拉莫三嗪起始 25mg/d，维持 100 ～ 300mg/d。③加巴喷丁起始 300mg/d，维持 1200 ～ 3600mg/d。④非氨酯起始 400mg/d，维持 1800 ～ 3600mg/d。⑤氨己烯酸起始 250mg/d，维持 500 ～ 3000mg/d。

4. 用药原则 ①根据发作类型选择有效、安全、易购和价廉的药物。②口服药量均自常量低限开始，逐渐调整至能控制发作而又不出现严重毒、副作用为宜。③单药治疗是癫痫用药的重要原则，单个药物治疗数周，血清药浓度已达到该药“治疗范围”浓度而无效或发生病人不能耐受的副作用，应考虑更换药物或与他药合并治疗。但需注意更换新药时不可骤停原药。④癫痫是一种需长期治疗的疾病，患者应树立信心。特发性癫痫在控制发作 1 ～ 2 年后，非特发性癫痫在控制发作 3 ～ 5 年后才减量或停药，部分患者终身服药。停药应根据癫痫类型、发作控制情况综合考虑，通常在 1 ～ 2 年逐渐减量，直至停用。

【知识纵横比较】

癫痫类型	首选药物	次选药物
全面性强直－阵挛发作（GTCS）	苯妥英钠、卡马西平	丙戊酸钠
典型失神发作及肌阵挛发作	丙戊酸钠	乙琥胺、氯硝西泮
非典型失神发作	乙琥胺或丙戊酸钠	氯硝西泮
部分性发作和继发全面性发作	卡马西平	苯妥英钠、丙戊酸钠或苯巴比妥
儿童肌阵挛发作	丙戊酸钠	乙琥胺或氯硝西泮

［常考考点］抗癫痫药物的选择。

（二）神经外科治疗

1. 手术治疗的适应证

（1）难治性癫痫：患病时间较长，并经正规抗痫药治疗两年以上无效或痫性发作严重而频繁。

（2）癫痫灶不在脑的主要功能区，且手术易于到达；术后不会遗留严重神经功能障碍。

（3）脑器质性病变所致的癫痫，可经手术切除病变者。

2. 常用方法 前颞叶切除术，选择性杏仁核、海马切除术，癫痫病灶切除术，大脑半球切除术等。脑立体定向毁损术等方法对难治性癫痫有一定的疗效。

3. 手术治疗的禁忌证

（1）相对禁忌证：内科或神经系统进行性疾病、严重行为障碍影响术后康复、增加手术病残或死亡率、活动性精神病（与发作无关）、智商小于70仅可做局部切除。

（2）绝对禁忌证：特发性全面性癫痫和不影响生活的轻微发作患者。

（三）癫痫持续状态的处理

1. 治疗原则 从速控制发作是治疗的关键。

（1）选用速效抗癫痫药物静脉给药，首次用药必须足量，发作控制不良时应重复给药。

（2）顽固性病例应多种药物联合应用。

（3）控制发作后给予足够维持量，清醒后改用口服药，并进一步查明病因。

2. 药物治疗

（1）地西泮：为首选药物。常用10mg缓慢静脉注射，每分钟不超过2mg，但作用持续时间短，需5～10分钟重复应用。或用地西泮静脉滴注维持，将50～100mg地西泮加入5%葡萄糖氯化钠注射液500mL中静脉滴注，以每小时50～100mL速度为宜。因安定对呼吸有抑制作用，甚至引起呼吸停顿，故使用时应密切观察呼吸和血压，并准备抢救呼吸的手段。

（2）苯妥英钠：为长作用抗痫药，用于地西泮控制发作后防止复发。可引起血压急剧下降及心律失常，应密切观察血压和心电图，心功能不全、心律失常、冠心病及高龄患者慎用或不用。

（3）苯巴比妥钠：肌注对大部分病人有效，一般用量为8～9mg/kg。该药一般不静注，因其对呼吸中枢抑制作用较强。该药作用慢，持续时间长，与地西泮并用效果较好。

（4）异戊巴比妥钠：0.5g溶于注射用水10～20mL中缓慢静注。该药对呼吸中枢的抑制作用较苯巴比妥钠为轻，对有明显肝肾功能不全者两药均应慎用。

（5）氯硝西泮：药效是地西泮的5倍，首次剂量3mg静脉注射后数分钟奏效，对各型癫痫状态均有效。需注意对呼吸及心脏抑制作用较强。

（6）10%水合氯醛25～30mL加等量植物油保留灌肠，适用于肝功能不全或不宜使用苯巴比妥类患者。

3. 全身麻醉 发作难以控制者，必要时在心电和呼吸监护下行全身麻醉，达到惊厥和痫性电活动都消失的程度。

4. 支持和对症治疗 吸氧、吸痰，保持呼吸道通畅，必要时行气管切开及辅助人工呼吸；做好舌咬伤、摔伤和骨折的防护；预防脑水肿和继发感染；高热可物理降温，维持水、电解质平衡等。

5. 维持用药 癫痫持续状态完全控制后，应定时定量维持用药。一般肌注苯巴比妥钠0.1～0.2g，根据用药情况可6～8小时1次，连续3～4天；病人清醒后改口服抗痫药。

［常考考点］癫痫持续状态的处理。

要点七 中医辨证论治

本病是一种反复发作性病证，其病情的轻重与病程的长短、正气的盛衰、病邪的深浅有关，故辨证时必须辨清邪之深浅、正气之盛衰。初发者，正气未衰，病邪不盛，故发作持续时间短，休止期长。反复发作者，正气渐衰，痰瘀愈结愈深，其病愈发愈频，更耗正气，互为因果，其病愈加深重。所以在治疗方面首先应辨明标本虚实。发作期以邪实为主，治疗应重在豁痰息风、开窍定痫；间歇期则多见本虚或虚实夹杂，当以调和脏腑阴阳、平顺气机为主，常用健脾化痰、补益肝肾、育阴息风、活血通络等法，以标本同治，杜其生痰动风之源。

证型		辨证要点	治法	方剂
发作期	阳痫	突然仆倒，不省人事，面色潮红，牙关紧闭，两目上视，四肢抽搐，口吐涎沫；或喉中痰鸣或发怪叫，移时苏醒如常人，发病前常有眩晕、头昏、胸闷、乏力，舌质红，苔白腻或黄腻，脉弦数或弦滑	开窍醒神，泄热涤痰息风	黄连解毒汤合定痫丸加减
	阴痫	突然昏仆，不省人事，面色暗晦萎黄，手足清冷，双眼半开半闭，僵卧拘急，或颤动，抽搐时发，口吐涎沫，一般口不啼叫，或声音小，平素常有神疲乏力，恶心泛呕，胸闷纳差，舌质淡，苔白而厚腻，脉沉细或沉迟	温阳除痰，顺气定痫	五生丸合二陈汤加减
休止期	肝火痰热证	平素性情急躁，心烦失眠，口苦咽干，时吐痰涎，大便秘结，发作则昏仆抽搐，口吐涎沫，舌红，苔黄，脉弦滑数	清肝泻火，化痰息风	龙胆泻肝汤合涤痰汤加减
	脾虚痰湿证	痫病日久，神疲乏力，眩晕时作，面色不华，胸闷痰多，或恶心欲呕，纳少便溏，舌淡胖，苔白腻，脉濡弱	健脾和胃，化痰息风	醒脾汤加减
	肝肾阴虚证	痫病日久，头晕目眩，两目干涩，心烦失眠，腰膝酸软，舌质红少苔，脉细数	补益肝肾，育阴息风	左归丸加减
	瘀阻清窍证	发则猝然昏仆，抽搐，或单见口角、眼角、肢体抽搐，颜面口唇青紫，舌质紫暗或有瘀斑，脉涩或沉弦	活血化瘀，通络息风	通窍活血汤加减

［常考考点］癫痫的辨证论治。

【知识纵横比较】

中西医结合内科学与儿科学癫痫的证治比较

癫痫（中西医结合内科学）			癫痫（中西医结合儿科学）	
证型		方剂	证型	方剂
发作期	阳痫	黄连解毒汤合定痫丸	风痫	定痫丸
	阴痫	五生丸合二陈汤	惊痫	镇惊丸
休止期	肝火痰热证	龙胆泻肝汤合涤痰汤	痰痫	涤痰汤
	脾虚痰湿证	醒脾汤	脾虚痰盛证	六君子汤加味
	肝肾阴虚证	左归丸	脾肾两虚证	河车八味丸
	瘀阻清窍证	通窍活血汤	瘀血痫	通窍活血汤

【例题实战模拟】

A1 型题

1. 儿童肌阵挛发作首选

A. 丙戊酸钠　B. 乙琥胺　C. 苯妥英钠　D. 卡马西平　E. 氯硝西泮

A2 型题

2. 患者，男，40 岁。癫痫病史多年，今因癫痫持续状态被送入医院。应采取的治疗措施是

A. 口服苯巴比妥　B. 口服苯妥英钠　C. 口服丙戊酸钠　D. 静脉注射地西泮　E. 肌内注射氯丙嗪

3. 患者，男，28 岁。癫痫大发作。眩晕，两目干涩，心烦失眠，腰膝酸软，舌红少苔，脉细数。其中医治法是

A. 补益肝肾，育阴息风　B. 健脾和胃，化痰息风　C. 清肝泻火，化痰息风

D. 涤痰息风，开窍定痫　E. 活血化瘀，通络息风

4. 患者，女，24 岁。进餐时突然倒地，意识丧失，四肢抽搐，双目上翻，牙关紧闭，口吐白沫，小便失禁，约 20 分钟后抽搐停止，神识清醒，自觉肢体酸痛。头颅 CT、血液生化检查均正常。自幼有类似发病。其诊断是

A. 癔症性抽搐　B. 低血钙性抽搐　C. 脑寄生虫病　D. 癫痫大发作　E. 昏厥性抽搐

5. 患者，女，40 岁。癫痫病史 10 年。平素性情急躁，心烦失眠，口苦咽干，时吐痰涎，大便秘结，发作则昏仆抽搐，口吐涎沫，舌红苔黄，脉弦滑数。其治法是

A. 醒脾汤　B. 左归丸　C. 龙胆泻肝汤合涤痰汤　D. 五生丸合二陈汤　E. 黄连解毒汤合定痫丸

【参考答案】

1. A 2. D 3. A 4. D 5. C

细目二 脑血管疾病

脑血管疾病（cerebral vascular disease，CVD）是由于各种病因使脑血管发生病变，引起脑部疾病的总称。临床上可分为急性脑血管病和慢性脑血管病两种。急性脑血管病又称脑卒中（stroke），是指急性起病，迅速出现局限性或弥漫性脑功能缺失征象的脑血管性临床事件。急性脑血管病按其病理性质可分为缺血性和出血性两大类，前者常见的疾病包括脑梗死（脑血栓形成、脑栓塞、腔隙性梗死等）、短暂性脑缺血发作等；后者多见的有脑出血、蛛网膜下腔出血等。慢性脑血管疾病发病隐匿，逐渐进展，如脑动脉硬化症、血管性痴呆。本节只讨论急性脑血管病。

急性脑血管病主要归属于中医学“中风病”的范畴，另有少数可归属于中医学“头痛”“眩晕”“厥证”等范畴。

要点一 常见病因

引起脑血管病的病因可以是单一的，但常为多种病因联合致病。

1. 血管壁病变 最常见的是动脉硬化，包括动脉粥样硬化和高血压动脉硬化两种。此外，还有动脉炎、先天血管异常、血管损伤、恶性肿瘤、药物等所致的血管病损。

2. 心脏病及血流动力学改变 如高血压、低血压或血压的急骤波动、各种心脏疾患所致心功能障碍、心房纤颤、传导阻滞等。

3. 血液成分改变及血液流变学异常 ①血液黏稠度增高（如高黏血症、脱水、红细胞增多症、高纤维蛋白原血症等）。②凝血机制异常（如血小板减少性紫癜、血友病、弥散性血管内凝血、妊娠、产后、手术后、恶性肿瘤、应用抗凝剂及避孕药等均可造成高凝状态）。

4. 其他血管外因素 ①主要是大血管附近病变（如颈椎病、肿瘤等压迫致脑供血不足）。②颅外形成的各种栓子（如脂肪栓子、空气栓子等）。

要点二 危险因素

许多因素与脑卒中的发生及发展有密切关系，但又无直接因果关系，故不能确定为病因，可归为危险因素，包括：高血压和低血压、心脏病、糖尿病、短暂性脑缺血发作（TIA）、脑卒中史、吸烟、高脂血症。其他相关因素如体力活动减少、超重、饮食习惯（高摄盐量及肉类、动物油的高摄入等）、感染等都与脑卒中的发生呈正相关，控制和有效干预这些因素，即可降低脑卒中的发病率和死亡率。无法干预的危险因素有高龄、性别、种族、气候、脑卒中家族史等。

1. 高血压 高血压是脑出血和脑梗死最重要的危险因素。脑卒中发病率、死亡率的上升与血压升高有着十分密切的关系。控制高血压可明显减少脑卒中，同时也有助于预防或减少其他靶器官损害，包括心力衰竭。

2. 心脏病 心房纤颤是脑卒中的一个非常重要的危险因素。非瓣膜病性房颤患者每年发生脑卒中的危险性为3%～5%，大约占血栓栓塞性卒中的50%。其他类型心脏病包括扩张型心肌病、瓣膜性心脏病（如二尖瓣脱垂、心内膜炎和人工瓣膜）、先天性心脏病（如卵圆孔未闭、房间隔缺损、房间隔动脉瘤）等也对血栓栓塞性卒中增加一定危险。

3. 糖尿病 糖尿病是脑血管病重要的危险因素。脑血管病的病情轻重和预后与糖尿病患者的血糖水平以及病情控制程度有关。因此，应重视对糖尿病的预防和控制。

4. 血脂异常 大量研究已经证实，血清总胆固醇（TC）、低密度脂蛋白（LDL）升高，高密度脂蛋白（HDL）降低与心血管病有密切关系。应用他汀类降脂药物可降低脑卒中的发病率和死亡率。

5. 吸烟 经常吸烟是公认的缺血性脑卒中的危险因素。其对机体产生的病理生理作用是多方面的，主要影响全身血管和血液系统，如加速动脉硬化、升高纤维蛋白原水平、促使血小板聚集、降低高密度脂蛋白水平等。

6. 饮酒 酒精可能通过多种机制导致卒中增加，包括升高血压，导致高凝状态、心律失常，减少脑血流量等。

7. 肥胖 肥胖人群易患心脑血管病已有不少研究证据。这与肥胖导致高血压、高血脂、高血糖是分不开的。

8. 其他危险因素

（1）高同型半胱氨酸血症：根据美国第三次全国营养调查和 Framingham 病例－对照研究的数据分析结果，高同型半胱氨酸血症与脑卒中发病有相关关系。

（2）代谢综合征（WHO，1999）：其特征性因素包括腹型肥胖、血脂异常、血压升高、胰岛素抵抗（伴或不伴糖耐量异常）等。胰岛素抵抗是其主要的病理基础，故又被称为胰岛素抵抗综合征。由于该综合征聚集了多种心脑血管病的危险因素，并与新近发现的一些危险因素相互关联，因此，对其诊断、评估以及适当的干预有重要的临床价值。

（3）缺乏体育活动：规律的体育锻炼对减少心脑血管病大有益处。研究证明，适当的体育活动可以改善心脏功能，增加脑血流量，改善微循环；也可通过降低升高的血压、控制血糖水平和降低体重等控制卒中主要危险因素的作用来起到保护性效应。

（4）饮食营养不合理：脂肪和胆固醇的过多摄入可加速动脉硬化的形成，继而影响心脑血管的正常功能，易导致脑卒中。另外，食盐量过多可使血压升高，并促进动脉硬化形成。

［常考考点］高血压是脑出血和脑梗死最重要的危险因素。

细目三　短暂性脑缺血发作

短暂性脑缺血发作（transient ischemic attack，TIA）是指历时短暂且经常反复发作的脑局部供血障碍，以相应供血区局限性和短暂性神经功能缺失为特点的一种脑血管病。每次发作历时短暂，持续数分钟至 1 小时，在 24 小时内即完全恢复，约占同期缺血性脑血管病的 7% ～ 45%。

本病属于中医学“中风”“眩晕”“厥证”等范畴。

要点一　西医病因与发病机制

TIA 的病因目前尚不十分确定，其发病机制有多种学说。主要与高血压、动脉粥样硬化、动脉狭窄、心脏病、血液成分改变及血流动力学变化等病因有关。

1. 微栓子　主要来源于颈内动脉系统动脉硬化性狭窄处的附壁血栓和动脉粥样硬化斑块的脱落、血小板聚集物、胆固醇结晶等，微栓子随血流阻塞小动脉后出现缺血症状，当栓子破碎或溶解移向远端时，血流恢复，症状消失。

2. 脑血管痉挛　脑动脉硬化后使血管腔狭窄可形成血流漩涡，刺激血管壁发生血管痉挛，而出现 TIA 的症状，当漩涡减弱时症状就消失。在持续高血压、局部损伤和微栓子的刺激下，也可引起脑动脉痉挛而致 TIA 发作。

3. 血液成分、血流动力学改变　某些血液系统疾病（如真性红细胞增多症、血小板增多症等）所致的高凝状态，以及低血压和心律失常等变化，造成脑灌注代偿失调，也可引起 TIA。

4. 颈部动脉受压学说　多属椎 – 基底动脉系统缺血。因动脉硬化或先天性迂曲等，当头颈过伸或向一侧转动时，椎动脉可在颈椎横突孔处受压，这种情况在伴有颈椎骨质增生时更易发生。

5. 其他　脑实质内的血管炎、血管壁发育异常或小灶出血、脑外盗血综合征及系统性红斑狼疮（SLE）等也可引起 TIA。

以上各种学说，可能是不同个体病例的发病机制，或同一个体可因多种促发因素相互组合而发病。

要点二　中医病因病机

1. 肝阳偏亢　患者素体阴虚，水不涵木，复因情志所伤，肝阳偏亢，上扰于头目则为眩晕；或夹痰夹瘀，横窜经络，出现偏瘫、语言不利。

2. 痰浊内生　嗜酒肥甘，饥饱劳倦，伤于脾胃，以致水谷不化为精微，反而聚湿生痰，致使清阳不升，浊阴不降，发为本病。

3. 瘀血停滞　患者素体气血亏虚，运行不畅，以致瘀血停滞；或脉络空虚，风邪乘虚入中经络，气血痹阻，肌肉筋脉失于濡养，故发生本病。

本病位于经络，其主要病机是气虚血瘀，气虚为本，血瘀为标。血瘀是 TIA 发生发展的核心，更有痰浊与瘀血互结而致病者，肝阳亦有夹痰、夹瘀而上扰者。

［常考考点］病位在经络，病机是气虚血瘀。血瘀是 TIA 发生发展的核心。

要点三　临床表现

TIA 好发于 50 ～ 70 岁，男性多于女性。发病突然，迅速出现局限性神经功能或视网膜功能障碍，多于 5 分钟左右达到高峰，症状和体征大多在 24 小时内完全消失，可反复发作；根据受累血管不同，临床上可分为颈内动脉系统 TIA 和椎 – 基底动脉系统 TIA。

1. 颈内动脉系统 TIA 较多见，持续时间较短，易进展为完全性卒中。常见症状为发作性单肢无力或轻偏瘫及对侧面部轻瘫，当主侧半球受累时可见失语，也可有失读、失写等。本病的特征性改变是伴有病变侧单眼一过性黑蒙或失明或病变侧 Horner 征；部分视野缺损常见，偏盲则较少见。

2. 椎 – 基底动脉系统 TIA 较少见。由于椎 – 基底动脉复杂的结构，故缺血所致的症状复杂多样，脑干前庭系缺血表现为眩晕、平衡失调，多不伴有耳鸣；内听动脉缺血致内耳受累可伴耳鸣。

本病的特征性症状：

①跌倒发作：患者转头或仰头时，下肢突然失去张力而跌倒，无意识丧失，常可很快自行站起，系下部脑干网状结构缺血，肌张力降低所致。

②短暂性全面性遗忘症：发作时出现短时间记忆丧失，病人对此有自知力，持续数分钟至数十分钟，发作时对时间、地点定向障碍，但谈话、书写和计算能力保持，是大脑后动脉颞支缺血，累及边缘系统的颞叶海马、海马旁回和穹隆所致。

③双眼视力障碍发作：可有复视、偏盲或双目失明。另外临床可能出现的症状还有吞咽障碍，构音不清，共济失调，意识障碍伴或不伴瞳孔缩小；一侧或双侧面、口周麻木或交叉性感觉障碍；交叉性瘫痪是一侧脑干缺血的典型表现，可因脑干缺血的部位不同而出现不同的综合征，表现为一侧动眼神经、外展神经和 / 或面神经麻痹，对侧肢体瘫痪。

［常考考点］颈内动脉系统 TIA 伴有病变侧单眼一过性黑蒙或失明或病变侧 Horner 征。

要点四 实验室检查及其他检查

TIA 无特定的实验室阳性指标，临床为明确其病因，常结合以下检查：

1. EEG、头颅 CT 或 MRI 检查 大多正常，部分病例可见脑内有小梗死灶或缺血灶。CT（10% ～ 20% 患者）、MRI（约 20% 患者）可见腔隙性梗死灶。SPECT 可有局部血流量下降，PET 可见局限性氧与糖代谢障碍。

2. DSA/MRA 或彩色经颅多普勒（TCD） 可见血管狭窄、动脉粥样硬化斑。TCD 微栓子监测适合发作频繁的 TIA 患者。

3. 心脏 B 超、心电图及超声心动图 可以发现动脉硬化、心脏瓣膜病变及心肌病变。

4. 血常规、血脂及血液流变学检查 可以确定 TIA 的发生与血液成分及流变学的关系。

5. 颈椎 X 线、CT 或 MRI 检查 可以明确是否存在颈椎病变对椎动脉的影响。

要点五 诊断与鉴别诊断

（一）诊断

由于 TIA 呈发作性，且每次发作临床症状持续时间较短，绝大多数 TIA 患者就诊时症状已消失，其诊断主要依靠病史。有典型临床表现而又能排除其他疾病时，诊断即可确立，但要进一步明确病因。其诊断要点有：多数在 50 岁以上发病；有高血压、高脂血症、糖尿病、心脏病病史及吸烟等不良嗜好；突然发生的局灶性神经功能缺失，持续数分钟，或可达数小时，但在 24 小时内完全恢复正常；不同患者的局灶性神经功能障碍症状常按一定的血管支配区刻板地反复出现；发作间歇期无神经系统定位体征。

近来 TIA 临床诊断有不同程度的扩大化倾向，已引起国内外的关注。美国国立神经疾病与卒中研究所《脑血管病分类》（第 3 版）中提出：TIA 的临床表现最常见的是运动障碍，对只出现肢体一部分或一侧面部感觉障碍、视觉丧失或失语发作病例，诊断 TIA 必须慎重。有些症状如麻木、头晕很常见，但不一定是 TIA。并明确提出不属 TIA 特征的症状有：①不伴后循环（椎 – 基底动脉系）障碍其他体征的意识丧失；②强直性及 / 或阵挛性痉挛；③躯体多处持续、进展性症状；④闪光暗点。不考虑 TIA 症状有：①进展性感觉障碍；②单纯性眩晕；③单纯性头晕眼花；④单纯性吞咽障碍；⑤单纯的构音障碍；⑥单纯的复视；⑦大小便失禁；⑧伴有意识障碍的视觉丧失；⑨伴有头痛的局灶症状；⑩单纯的精神错乱；ñ单纯的遗忘症；ò单纯的猝倒发作。

目前有关 TIA 发作持续时间多公认＜ 1 小时，且 TIA 概念的实质由单纯的时间概念向组织学损害演变。

（二）鉴别诊断

1. 局灶性癫痫 特别是单纯部分发作，常表现为持续数秒至数分钟的肢体抽搐，从躯体的一处开始，并向周围扩展，尤其是无张力性癫痫发作与 TIA 猝倒发作相似。较可靠的鉴别方法是进行 24 小时脑电图监测，如有局限性癫痫放电则可确诊为癫痫。CT 或 MRI 检查可发现脑内局灶性病变。

2. 梅尼埃病（Meniere disease） 发作性眩晕、恶心、呕吐与椎 – 基底动脉 TIA 相似，但每次发作持续时间往往超过

24 小时，可达 3 ～ 4 天，伴有耳鸣、耳阻塞感、听力减退等症状，除眼球震颤外，无其他神经系统定位体征。发病年龄多在 50 岁以下。

3. 心脏疾病 阿 – 斯（Adams–Stokes）综合征，严重心律失常如室上性心动过速、室性心动过速、心房扑动、多源性室性早搏、病态窦房结综合征等，可因阵发性全脑供血不足，出现头昏、晕倒和意识丧失，但常无神经系统局灶性症状和体征，心电图、超声心动图和 X 线检查常有异常发现。

4. 发作性睡病 可突然发生猝倒，但多见于年轻人，有明显的不可抗拒的睡眠发作，而罕见局限性神经功能缺失，易于鉴别。

5. 其他 颅内肿瘤、脓肿、慢性硬膜下血肿、脑内寄生虫等亦可出现类 TIA 发作症状，原发或继发性自主神经功能不全亦可因血压或心律的急剧变化出现短暂性全脑供血不足，出现发作性意识障碍，应注意排除。

要点六 西医治疗

部分 TIA 发作可自行缓解，其治疗目的在于消除病因，中止发作，预防再发，保护脑组织，防治 TIA 后的再灌注损伤。对于 TIA 无论何种因素所致，都应视为是脑梗死的重要危险因素，尤其是短时间内反复多次发作者。积极应用抗血小板聚集药和血管扩张药的同时，针对病因及危险因素治疗，如调整血压、降血脂、控制糖尿病、抗心律失常等。中医药辨证论治对本病有一定的疗效，如活血化瘀药物能降低血黏度，改善脑供血，部分药物能抗动脉粥样硬化，具有对因治疗的作用，远期疗效较好，可配合使用。

1. 病因治疗 针对 TIA 的病因和诱发因素进行治疗，消除微栓子来源和血流动力学障碍。如高血压病人应控制血压，有效地控制糖尿病、高脂血症、血液系统疾病、心律失常等。对颈动脉有明显动脉粥样硬化斑、狭窄＞ 70% 或血栓形成，影响脑内供血并有反复 TIA 者，可行颈动脉内膜剥离术、血栓内膜切除术、颅内外动脉吻合术或血管内介入治疗等。

2. 药物治疗

（1）抗血小板聚集剂：减少微栓子发生，减少 TIA 复发。阿司匹林每日 50 ～ 300mg，晚餐后服用；氯吡格雷每日 75mg。

（2）抗凝药物：对频繁发作的 TIA，特别是颈内动脉系统 TIA 较抗血小板药物效果好；对渐进性、反复发作、持续时间较长和一过性黑蒙的 TIA 可起预防卒中的作用。可用肝素、低分子肝素，也可选择华法林；抗凝疗法的确切疗效还待进一步评估，应注意抗凝治疗禁忌证。

（3）血管扩张药和扩容药物：早期用血管扩张药物，可使微栓子向远端移动，从而缩小缺血范围，同时血管扩张药物可促进侧支循环的建立。

（4）脑保护治疗：频繁发作的 TIA，神经影像学检查显示有缺血或脑梗死病灶者，可给予钙拮抗剂，保护脑组织。目前临床常用的有尼莫通、尼达尔、西比灵和奥力保克等。

（5）其他：对于高纤维蛋白原血症患者，可选用降纤酶、蚓激酶治疗。

要点七 中医辨证论治

证型	辨证要点	治法	方剂
肝肾阴虚，风阳上扰证	头晕目眩，甚则欲仆，目胀耳鸣，心中烦热，多梦健忘，肢体麻木，或猝然半身不遂，言语謇涩，但瞬时即过，舌质红，苔薄白或少苔，脉弦或细数	平肝息风，育阴潜阳	镇肝熄风汤加减
气虚血瘀，脉络瘀阻证	头晕目眩，动则加剧，言语謇涩，或一侧肢体软弱无力，渐觉不遂，偶有肢体掣动，口角流涎，舌质暗淡，或有瘀点，苔白，脉沉细无力或涩	补气养血，活血通络	补阳还五汤加减
痰瘀互结，阻滞脉络证	头晕目眩，头重如蒙，肢体麻木，胸脘痞闷，或猝然半身不遂，移时恢复如常，舌质暗，苔白腻或黄厚腻，脉滑数或涩	豁痰化瘀，通经活络	黄连温胆汤合桃红四物汤加减

［常考考点］TIA 的辨证论治。

【例题实战模拟】

A1 型题

1. 治疗 TIA 肝肾阴虚，风阳上扰证，应首选

A. 镇肝熄风汤　B. 天麻钩藤饮　C. 星蒌承气汤　D. 二陈汤　E. 半夏白术天麻汤

2. 治疗短暂性脑缺血发作气虚血瘀，脉络瘀阻证，应首选

A. 镇肝熄风汤　B. 补阳还五汤　C. 黄连温胆汤合桃红四物汤

D. 羚角钩藤汤　E. 半夏白术天麻汤合桃红四物汤

A2 型题

3. 患者，男，57 岁。突发一侧上肢伴无力，半小时后缓解，次日再次出现，并伴一侧视物模糊，半小时后缓解，神经系统检查未见异常。首先应考虑的诊断是

A. 脑梗死　B. 椎动脉系统 TIA　C. 颈动脉系统 TIA　D. 癫痫小发作　E. 脑血栓形成

【参考答案】

1. A　2. B　3. C

细目四　动脉硬化性脑梗死

脑梗死是指各种原因所致的脑部血液供应障碍，导致脑组织缺血、缺氧性坏死，出现相应神经功能缺损。脑梗死的临床常见类型有脑血栓形成、脑栓塞和腔隙性梗死等。脑梗死约占全部脑卒中的 80%，以半身不遂、口眼㖞斜、语言不利为临床特征。

脑血栓形成（cerebral thrombosis，CT）是脑梗死中最常见的类型，通常指脑动脉的主干或其皮层支因动脉粥样硬化及各类动脉炎等血管病变，导致血管的管腔狭窄或闭塞，进而发生血栓形成，造成脑局部供血区血流中断，脑组织缺血、缺氧、软化坏死，出现相应的神经系统症状和体征。

本病属于中医学“中风”“眩晕”“头痛”“厥证”等范畴。

要点一　西医病因病理

（一）病因

1. 动脉管腔狭窄和血栓形成　最常见的是动脉粥样硬化斑导致管腔狭窄和血栓形成。主要发生在管径＞500μm 的供血动脉，以脑部的大动脉、中动脉的分叉处以及弯曲处多见，管腔狭窄达 80% 以上才能影响脑血流量。

2. 血管痉挛　常见于蛛网膜下腔出血、偏头痛、子痫和颅外伤等病人。尚有一些病因不明的脑梗死，部分病例有高水平的抗磷脂抗体等伴发的高凝状态。

（二）病理

闭塞血管内可见血栓形成或栓子、动脉粥样硬化或血管炎等改变。病理分期为：

1. 超早期（1 ～ 6 小时）　病变区脑组织常无明显改变，可见部分血管内皮细胞、神经细胞和星形胶质细胞肿胀，线粒体肿胀空化，属可逆性。

2. 急性期（6 ～ 24 小时）　缺血区脑组织苍白，轻度肿胀，神经细胞、星形胶质细胞和血管内皮细胞呈明显缺血性改变。

3. 坏死期（24 ～ 48 小时）　可见大量神经细胞消失，胶质细胞坏死，中性粒细胞、单核细胞、巨噬细胞浸润，脑组织明显水肿；如病变范围大可向对侧移位，甚至形成脑疝。

4. 软化期（3 天～ 3 周）　病变区液化变软。

5. 恢复期（3 ～ 4 周后）　液化坏死的脑组织被吞噬、清除，胶质细胞增生，毛细血管增多，小病灶形成胶质瘢痕，大病灶形成中风囊，此期可持续数月至两年。

［常考考点］脑血栓形成最常见的是动脉粥样硬化斑导致管腔狭窄和血栓形成。

要点二　中医病因病机

多因年老正衰，劳倦内伤，或饮食不节，损伤脾胃，或情志不遂，以致脏腑功能失调，气血逆乱，风夹痰瘀，扰于脑窍，窜犯经络，发为中风。

1. 肝阳暴亢，风火上扰　平素肝旺易怒，或肝肾阴虚，肝阳偏亢，复因情志相激，肝失条达，气机不畅，气郁化火，风火相扇，冲逆犯脑。

2. 风痰瘀血，痹阻脉络　年老体衰或劳倦内伤，脏腑功能失调，内生痰浊瘀血，适逢肝风上窜之势，或外风引动内风，皆使风夹痰瘀，窜犯经络。

3. 痰热腑实，风痰上扰 饮食不节，嗜好膏粱厚味及烟酒之类，脾胃受伤，运化失司，痰热互结，腑气壅结，痰热夹风阳之邪，上扰清窍，神机失灵。

4. 气虚血瘀，脉络不畅 平素体弱，或久病伤正，正气亏虚，无力行血，血行不畅，瘀滞脑络。

本病的病位在脑，与心、肾、肝、脾密切相关。其病机归纳起来不外虚（阴虚、气虚）、火（肝火、心火）、风（肝风、外风）、痰（风痰、湿痰）、气（气逆）、血（血瘀）六端，其中以肝肾阴虚、气血衰少为致病之本，风、火、痰、气、瘀为发病之标，且两者常互为因果，或兼见同病。本病系本虚标实、上盛下虚之证，其基本病机为阴阳失调，气血逆乱，上犯于脑。

[常考考点] 病机为阴阳失调，气血逆乱，上犯于脑。病位在脑，与心、肾、肝密切相关。

要点三　临床表现

（一）一般特点

动脉粥样硬化所致者以中老年多见；动脉炎所致者以中青年多见。常在安静或休息状态下发病。神经系统局灶性症状及体征多在发病后 10 余小时或 1 ～ 2 天内达到高峰。神经系统定位体征因脑血管闭塞部位及梗死范围不同而表现各异。

（二）临床类型

1. 根据症状和体征的演进过程分类

（1）完全性卒中：发病后神经功能缺失症状较重较完全，常于数小时内（＜ 6 小时）达到高峰。病情一般较严重。多为颈内动脉或大脑中动脉主干等较大动脉闭塞所致，约占 30%。

（2）进展性卒中：指发病后神经功能缺失症状在 48 小时内逐渐进展或呈阶梯式加重，直至病人完全偏瘫或意识障碍。

（3）缓慢进展性卒中：起病后 1 ～ 2 周症状仍逐渐加重，常与全身或局部因素所致的脑灌注减少、侧支循环代偿不良、血栓向近心端逐渐扩展等有关。

（4）可逆性缺血性神经功能缺失：指发病后神经缺失症状较轻，持续 24 小时以上，但可于 3 周内恢复，不留后遗症。多数发生于大脑半球卵圆中心。

2. 根据梗死的特点分类

（1）大面积脑梗死：通常是颈内动脉主干、大脑中动脉主干或皮层支的完全性卒中，患者表现为病灶对侧完全性偏瘫、偏身感觉障碍及向病灶对侧的凝视麻痹，可有头痛和意识障碍，并呈进行性加重。

（2）分水岭脑梗死：是指相邻血管供血区之间分水岭区或边缘带（border zone）的局部缺血。一般认为，分水岭梗死多由于血流动力学障碍所致；典型者发生于颈内动脉严重狭窄或闭塞伴全身血压降低时。临床常呈卒中样发病，多无意识障碍，症状较轻，恢复较快。

（3）出血性脑梗死：是由于脑梗死供血区内动脉坏死后血液漏出继发出血，常发生于大面积脑梗死之后。

（4）多发性脑梗死：是指两个或两个以上不同的供血系统脑血管闭塞引起的梗死，多为反复发作脑梗死的后果。

（三）不同动脉闭塞的症状和体征

1. 颈内动脉闭塞 可出现病灶侧单眼一过性黑蒙，偶可为永久性视力障碍（因眼动脉缺血），或病灶侧 Horner 征这一特征性病变；常见症状有对侧偏瘫、偏身感觉障碍和偏盲等（大脑中动脉或大脑中、前动脉缺血）；主侧半球受累可有失语症。

2. 大脑中动脉闭塞 是血栓性梗死的主要血管，发病率最高，占脑血栓性梗死的 70% ～ 80%。

（1）主干闭塞："三偏征"为特征，即病灶对侧中枢性面舌瘫及偏瘫，偏身感觉障碍和同向偏盲或象限盲。上下肢瘫痪程度基本相等，可有不同程度的意识障碍，主侧半球受累可出现失语症，非主侧半球受累可见体象障碍。

（2）皮层支闭塞：上分支闭塞时可出现病灶对侧偏瘫和感觉缺失，面部及上肢重于下肢，Broca 失语（主侧半球）和体象障碍（非主侧半球）；下分支闭塞时常出现 Wernicke 失语、命名性失语和行为障碍等，而无偏瘫。

（3）深穿支闭塞：对侧中枢性上下肢均等性偏瘫，可伴有面舌瘫；对侧偏身感觉障碍，有时可伴有对侧同向性偏盲；主侧半球病变可出现皮质下失语。

3. 大脑前动脉闭塞

（1）主干闭塞：发生于前交通动脉之前可无任何症状；发生于前交通动脉之后可有对侧中枢性面舌瘫及偏瘫，以面舌瘫及下肢瘫为重，伴轻度感觉障碍；旁中央小叶受损有尿潴留或尿急；额极与胼胝体受累有精神障碍如淡漠、反应迟钝、欣快、始动障碍和缄默等，额叶病变常有强握与吮吸反射；主侧半球病变可见上肢失用，Broca 失语少见。

（2）皮层支闭塞：以对侧下肢远端为主的中枢性瘫，可伴感觉障碍；对侧肢体短暂性共济失调、强握反射及精神症状。

（3）深穿支闭塞：对侧中枢性面舌瘫及上肢近端轻瘫。

4. 大脑后动脉闭塞 此型在临床上比较少见。闭塞部位在发出交通动脉以前不出现症状。丘脑膝状动脉闭塞见丘脑综合征，表现为对侧感觉障碍，以深感觉为主，有自发性疼痛、感觉过度、轻偏瘫、共济失调和不自主运动，可有舞蹈症、手足徐动症和震颤等锥体外系症状；大脑后动脉阻塞引起枕叶梗死可出现对侧同向偏盲，瞳孔反应保持，视神经无萎缩；优势半球胼胝体部的损害可引起失读症。

5. 椎 – 基底动脉闭塞 基底动脉主干闭塞常引起广泛的脑桥梗死，可突发眩晕、呕吐、共济失调，迅速出现昏迷、面部与四肢瘫痪、去脑强直、眼球固定、瞳孔缩小、高热、肺水肿、消化道出血，甚至呼吸及循环衰竭而死亡。椎 – 基底动脉的分支闭塞，可导致脑干或小脑不同水平的梗死，表现为各种病名的综合征。体征的共同特点是下列之一：①交叉性瘫痪。②双侧运动和 / 或感觉功能缺失。③眼的协同运动障碍。④小脑功能的缺失不伴同侧长束征。⑤孤立的偏盲或同侧盲。另可伴失语、失认、构音障碍等。常见的综合征有：

（1）基底动脉尖综合征：出现以中脑病损为主要表现的一组临床综合征，临床表现包括：①眼球运动及瞳孔异常，一侧或双侧动眼神经部分或完全麻痹，眼球上视不能（上丘受累）及一个半综合征，瞳孔光反应迟钝而调节反应存在，类似 Argyll–Robertson 瞳孔（顶盖前区病损）。②意识障碍，一过性或持续数天，或反复发作（中脑和 / 或丘脑网状激活系统受累）。③对侧偏盲或皮质盲。④严重记忆障碍（颞叶内侧受累）。

有卒中危险因素的中老年人，突然发生意识障碍又较快恢复，无明显运动、感觉障碍，但有瞳孔改变、动眼神经麻痹、垂直注视障碍，应想到该综合征；如有皮质盲或偏盲、严重记忆障碍则更支持；CT 及 MRI 见中脑、双侧丘脑、枕叶、颞叶病灶即可确诊。

中脑支闭塞出现 Weber 综合征、Benedit 综合征；脑桥支闭塞出现 Millard–Gubler 综合征（外展、面神经麻痹，对侧肢体瘫痪）、Foville 综合征（同侧凝视麻痹、周围性面瘫，对侧偏瘫）。

（2）小脑后下动脉或椎动脉闭塞综合征：或称延髓背外侧综合征（Wallenberg 综合征），是脑干梗死中最常见的类型。主要表现：①眩晕、呕吐、眼球震颤（前庭神经核）。②交叉性感觉障碍（三叉神经脊束核及对侧交叉的脊髓丘脑束受损）。③同侧 Horner 征（交感神经下行纤维受损）。④吞咽困难和声音嘶哑（舌咽、迷走神经受损）。⑤同侧小脑性共济失调（绳状体或小脑受损）。

（3）闭锁综合征：双侧脑桥基底部梗死，病人意识清楚，四肢瘫痪，不能讲话和吞咽，仅能以目示意。

6. 小脑梗死 常有眩晕、恶心、呕吐、眼球震颤、共济失调、站立不稳和肌张力降低等，可有脑干受压及颅内压增高症状。

［常考考点］大脑中动脉主干闭塞以“三偏征”为特征。

要点四 实验室检查及其他检查

1. 颅脑 CT 多数于发病后 24 小时内 CT 不显示密度变化，24 ～ 48 小时后逐渐显示与闭塞血管供血区一致的低密度梗死灶，如梗死灶体积较大则可有占位效应。

2. 颅 MRI 与 CT 相比，MRI 具有显示病灶早的特点，能早期发现大面积脑梗死，清晰显示小病灶及后颅凹的梗死灶，病灶检出率 95%。功能性 MRI 如弥散加权 MRI 可于缺血早期发现病变，发病后半小时即可显示梗死灶。

3. 血管造影 DSA 或 MRA 可显示血管狭窄和闭塞的部位，可显示动脉炎、Moyamoya 病、动脉瘤和血管畸形等。

4. 脑脊液检查 通常 CSF 压力、常规及生化检查正常，大面积脑梗死压力可增高，出血性脑梗死 CSF 可见红细胞。

5. 其他检查

①彩色多普勒超声（TCD）：可发现颈动脉及颈内动脉的狭窄、动脉粥样硬化斑或血栓形成。

② SPECT：能早期显示脑梗死的部位、程度和局部脑血流改变。PET 能显示脑梗死灶局部脑血流、氧代谢及葡萄糖代谢，并监测缺血半暗带及对远隔部位代谢的影响。

［常考考点］脑血栓形成 24 小时内 CT 不显示密度变化，24 ～ 48 小时后显示低密度梗死灶。MRI 能早期发现大面积脑梗死。

要点五　诊断与鉴别诊断

（一）诊断依据

1. 起病较急，多于安静状态下发病。

2. 多见于有动脉硬化、高血压病、糖尿病及心脏病病史的中老年人。

3. 有颈内动脉系统和（或）椎 – 基底动脉系统体征和症状，如偏瘫、偏身感觉障碍、失语、共济失调等，部分可有头痛、呕吐、昏迷等全脑症状，并在发病后数小时至几天内逐渐加重。

4. 头颅 CT、MRI 发现梗死灶，或排除脑出血、脑卒中和炎症性疾病等。

（二）临床证型（OCSP 证型）

牛津郡社区卒中研究证型（OCSP）不依赖影像学结果，常规 CT、MRI 尚未能发现病灶时就可根据临床表现迅速分型，并提示闭塞血管和梗死灶的大小和部位，临床简单易行，对指导治疗、评估预后有重要价值。OCSP 临床分型标准如下：

1. 完全前循环梗死（TACI） 多为 MCA 近段主干，少数为颈内动脉虹吸段闭塞引起的大片脑梗死，表现为三联征：

（1）完全大脑中动脉（MCA）综合征表现：大脑较高级神经活动障碍（意识障碍、失语、失算、空间定向力障碍等）。

（2）同向偏盲。

（3）对侧三个部位（面、上肢与下肢）较严重的运动和 / 或感觉障碍。

2. 部分前循环梗死（PACI） 是 MCA 远段主干、各级分支或 ACA 及分支闭塞引起的中、小梗死，有以上三联征中的两个，或只有高级神经活动障碍，或感觉运动缺损较 TACI 局限。

3. 后循环梗死（POCI） 为椎 – 基底动脉及分支闭塞引起的大小不等的脑干、小脑梗死，表现为各种不同程度的椎 – 基底动脉综合征：①同侧脑神经瘫痪及对侧感觉运动障碍。②双侧感觉运动障碍。③双眼协同活动及小脑功能障碍，无长束征或视野缺损等。

4. 腔隙性梗死（LACI） 大多是基底节或脑桥小穿通支病变引起的小腔隙灶，表现为腔隙综合征，如纯运动性轻偏瘫、纯感觉性脑卒中、共济失调性轻偏瘫、手笨拙 – 构音不良综合征等。

（三）鉴别诊断

1. 脑出血 比较而言，脑出血起病更急，常有头痛、呕吐、打哈欠等颅内压增高症及不同程度的意识障碍，血压增高明显，典型者不难鉴别。但大面积梗死与脑出血、一般脑梗死与轻型脑出血临床症状相似，鉴别困难，往往需要做 CT 等检查才能鉴别。

2. 脑栓塞 起病急骤，一般临床症状常较重，常有心脏病史，特别是有心房纤颤、感染性心内膜炎、心肌梗死或有其他易产生栓子的疾病时应考虑脑栓塞。

3. 颅内占位病变 某些硬膜下血肿、颅内肿瘤、脑脓肿等发病也较快，出现偏瘫等症状，类似梗死临床表现，应注意有无高颅内压的症状及体征，CT 及 MRI 检查则可鉴别。

[常考考点] 脑血栓形成与脑出血的鉴别。

要点六　西医治疗

脑血栓形成具有起病急、病变进展快、神经病损重的特点，急性期及早实施正确的治疗，可显著提高临床疗效。目前多采用中西医结合综合治疗，具体的治疗原则应考虑以下几点：①超早期治疗，尽早发现，及时就诊，迅速处理，力争超早期溶栓治疗。②基于脑梗死后的缺血及再灌注损伤的病理改变进行综合脑保护治疗。③采取个体化的综合治疗方案，即要考虑个体因素。中医的辨证论治在体现个体化治疗方面显示了一定优势，故应采用中西医结合药物治疗与其他疗法并举的多元化治疗措施。有条件者可组建由多学科医师参与的“卒中单元”，将急救、治疗和康复融为一体，使个体治疗更具特点。④整体化观念。治疗脑血栓要考虑脑与心脏及其他器官功能的相互影响，如脑心综合征、多脏器衰竭等，重症病例要积极防治并发症，采取对症支持疗法。⑤对卒中的危险因素及时给予预防性干预措施，最终达到挽救生命、降低病残率及预防复发的目的。⑥中医药综合治疗如针刺、按摩等康复方法显示了很大优势，积极应用有助于神经功能恢复。

（一）一般治疗

包括维持生命功能、处理并发症等基础治疗。

1. 卧床休息，监测生命体征，加强皮肤、口腔、呼吸道及排便的护理，起病 24 ～ 48 小时仍不能进食者，应予鼻饲饮食。

2. 吸氧与呼吸支持。合并低氧血症患者（血氧饱和度＜ 92% 或血气分析提示缺氧）应给予吸氧，气道功能严重障碍者应给予气道支持（气管插管或切开）及辅助呼吸。

3. 心脏监测与心脏病变处理。脑梗死后 24 小时内应常规进行心电图检查，必要时进行心电监护。

4. 体温控制。对体温升高的患者应明确发热原因，如存在感染应给予抗生素治疗。对体温＞ 38℃的患者应给予退热措施。

5. 血压控制。发病后 24 小时内血压持续升高，收缩压≥ 200mmHg 或舒张压≥ 110mmHg，或伴有严重心功能不全、主动脉夹层、高血压脑病，可予谨慎降压治疗，并严密观察血压变化，必要时可静脉使用短效药物（如拉贝洛尔、尼卡地平等），最好应用微量输液泵，避免血压降得过低。准备溶栓者，应使收缩压＜ 180mmHg、舒张压＜ 100mmHg。

6. 血糖控制。约 40% 的患者存在脑卒中后高血糖，对预后不利。目前公认应对脑卒中后高血糖进行控制。如超过 11.1mmol/L，宜给予胰岛素治疗。血糖低于 2.8mmol/L 时给予 10% ～ 20% 葡萄糖口服或注射治疗。

7. 脑水肿。高峰期为发病后 2 ～ 5 天，可根据临床表现或颅内压监测，给予 20% 甘露醇 250mL，6 ～ 8 小时 1 次，静脉滴注；亦可用呋塞米 40mg 或 10% 白蛋白 50mL，静脉注射。

（二）溶栓治疗

以迅速恢复梗死区血流灌注，减轻神经元损伤。溶栓应在起病 6 小时内的治疗时间窗内进行才有可能挽救缺血半暗带。

1. 常用溶栓药物及其使用 常用尿激酶（UK）、重组的组织型纤溶酶原激活剂（rt-PA）。①尿激酶常用量 100 万～ 150 万 U，加入 5% 葡萄糖或 0.9% 生理盐水中静脉滴注，30 分钟滴完，剂量应根据病人的具体情况来确定；也可采用 DSA 监视下超选择性介入动脉溶栓。② rt-PA 每次用量为 0.9mg/kg，总量≤ 90mg，先静脉推注 10%（1 分钟），其余剂量连续静滴，60 分钟滴完。

2. 适应证 ①年龄 18 ～ 80 岁。②发病 4.5 小时以内（rt-PA）或 6 小时内（尿激酶）。③脑功能损害的体征持续存在超过 1 小时，且比较严重。④ CT 排除颅内出血，且无早期大面积脑梗死影像学改变。

3. 禁忌证 ①既往有颅内出血，包括可疑蛛网膜下腔出血；近 3 个月有头颅外伤史；近 3 周内有胃肠或泌尿系统出血；近 2 周内进行过大的外科手术；近 1 周内有不可压迫部位的动脉穿刺。②近 3 个月有脑梗死或心肌梗死史，但陈旧小腔隙未遗留神经功能体征者除外。③严重心、肾、肝功能不全或严重糖尿病者。④体检发现有活动性出血或外伤（如骨折）的证据。⑤已口服抗凝药，且 INR ＞ 1.5；48 小时内接受过肝素治疗（APTT 超出正常范围）。⑥血小板计数＜ 100×10^9/L，血糖＜ 2.7mmol/L（50mg）。⑦血压：收缩压＞ 180mmHg，或舒张压＞ 100mmHg。⑧妊娠。⑨不合作。

4. 溶栓治疗时的注意事项

（1）将患者收入 ICU 或者卒中单元进行监测。

（2）定期进行神经功能评估，第 1 小时内 30 分钟 1 次，以后每小时 1 次，直至 24 小时。

（3）患者出现严重的头痛、急性血压增高、恶心或呕吐，应立即停用溶栓药物，紧急进行头颅 CT 检查。

（4）血压的监测：溶栓的最初 2 小时内 15 分钟 1 次，随后 6 小时内为 30 分钟 1 次，以后每小时 1 次，直至 24 小时。如果收缩压≥ 180mmHg 或舒张压≥ 100mmHg，应增加血压监测次数，并给予降压药物。

（5）给予抗凝药、抗血小板药物前应复查颅脑 CT。

（6）鼻饲管、导尿管及动脉内测压管应延迟安置。

5. 溶栓并发症 ①脑梗死病灶继发出血：UK 有诱发出血的潜在危险，应监测凝血时间及凝血酶原时间。②致命的再灌注损伤及脑组织水肿。③再闭塞，可达 10% ～ 20%。

（三）抗凝治疗

1. 常用药物 ①肝素 100mg，溶于 5% 葡萄糖溶液或生理盐水 500mL 中，静脉滴注，每分钟 20 滴，8 ～ 12 小时 1 次，共 3 天。②低分子肝素 4000U，脐周或臂深部皮下注射，每日 1 次，不影响凝血机制，较安全，可用于进展性卒中的最初 1 ～ 2 天，溶栓治疗后短期应用防止再闭塞。

2. 抗凝治疗注意事项 抗凝治疗剂量宜个体化，治疗期间应监测凝血时间和凝血酶原时间，备有维生素 K、鱼精蛋白等拮抗剂，以便处理可能的出血并发症。抗凝治疗应以脑出血、活动性内脏出血以及亚急性心内膜炎为绝对禁忌证，舒张压大于 100mmHg 的高血压患者应慎用。

（四）脑保护治疗

包括采用钙离子通道阻滞剂、镁离子、抗兴奋性氨基酸递质、自由基清除剂（过氧化物歧化酶、维生素E和C、甘露醇、激素如21-氨基类固醇、巴比妥盐类、谷胱甘肽等）、酶的抑制剂、抑制内源性毒性产物（金钠多、可拉瑞啶）、神经营养因子、神经节苷脂、腺苷与纳洛酮和亚低温治疗等。

（五）降纤治疗

药物有降纤酶（Defibrase）、巴曲酶、安克洛酶和蚓激酶等；发病后3小时内给予安克洛酶可改善病人预后。

（六）抗血小板聚集治疗

发病后48小时内给予阿司匹林每日100～300mg，可降低死亡率和复发率，进行溶栓及抗凝治疗时不要同时应用，以免增加出血的风险。

（七）其他

1. 血管扩张剂 可导致脑内盗血及加重脑水肿，宜慎用或不用。

2. 神经细胞营养剂 选择适当的神经细胞营养剂，临床常用的神经细胞营养剂包括三类：①影响能量代谢，如ATP、细胞色素C、胞磷胆碱、辅酶A、辅酶Q_{10}等；②影响氨基酸及多肽类，如γ-氨基丁酸、脑活素、爱维治等；③影响神经递质及受体，如溴隐亭、麦角溴烟酯等。最新的临床及实验研究证明，脑卒中急性期不宜使用影响能量代谢的药物，这类药物可使本已缺血缺氧的脑细胞耗氧增加，加重脑缺氧及脑水肿，应在脑卒中亚急性期（病后2～4周）使用。

（八）手术治疗和介入治疗

如颈动脉内膜切除术、颅内外动脉吻合术、开颅减压术、脑室引流术等对急性脑梗死病人有一定疗效（大面积脑梗死和小脑梗死而有脑疝征象者，宜行开颅减压治疗）。

（九）高压氧治疗

可增加脑组织供氧，清除自由基水平，提高脑组织氧张力，并具有抗脑水肿、提高红细胞变形能力、控制血小板聚集率、降低血黏度和减弱脑血栓形成等作用。

（十）康复治疗

其原则是在一般和特殊疗法的基础上，对病人进行体能和技能训练，以降低致残率，增进神经功能恢复，提高生活质量，在病人生命体征平稳后即尽早进行。

（十一）预防性治疗

尽早干预。抗血小板聚集剂阿司匹林、氯吡格雷用于防治缺血性脑血管病已受到全球普遍关注，并在临床广泛应用，有肯定的预防作用。国内临床试验证实，阿司匹林的适宜剂量为每日70～150mg，氯吡格雷为每日75mg。注意适应证的选择，有胃病及出血倾向者慎用。

[常考考点]溶栓治疗的适应证及禁忌证。

要点七 中医辨证论治

证型		辨证要点	治法	方剂
中经络	肝阳暴亢，风火上扰证	平素头晕头痛，耳鸣目眩，突然发生口眼㖞斜，舌强语謇，或手足重滞，甚则半身不遂，或伴麻木等症，舌质红苔黄，脉弦	平肝潜阳，活血通络	天麻钩藤饮加减
	风痰瘀血，痹阻脉络证	肌肤不仁，手足麻木，突然口眼㖞斜，语言不利，口角流涎，舌强语謇，甚则半身不遂；或兼见手足拘挛，关节酸痛，恶寒发热；舌苔薄白，脉浮数	祛风化痰通络	真方白丸子加减
	痰热腑实，风痰上扰证	半身不遂，舌强语謇或不语，口眼㖞斜，偏身麻木，口黏痰多，腹胀便秘，头晕目眩，舌红苔黄腻或黄厚燥，脉弦滑	通腑泄热，化痰理气	星蒌承气汤加减
	气虚血瘀证	肢体不遂，软弱无力，形体肥胖，气短声低，面色萎黄，舌质淡暗或有瘀斑，苔薄厚，脉细弱或沉弱	益气养血，化瘀通络	补阳还五汤加减
	阴虚风动证	突然发生口眼㖞斜，舌强语謇，半身不遂；平素头晕头痛，耳鸣目眩，腰酸腿软；舌红，苔黄，脉弦细而数或弦滑	滋阴潜阳，镇肝息风	镇肝熄风汤加减
	脉络空虚，风邪入中证	手足麻木，肌肤不仁或突然口眼㖞斜，语言不利，口角流涎，甚则半身不遂；或兼见恶寒发热，肌体拘急，关节酸痛；舌苔薄白，脉浮弦或弦细	祛风通络，养血和营	大秦艽汤加减

续表

<table>
<tr><th colspan="3">证型</th><th>辨证要点</th><th>治法</th><th>方剂</th></tr>
<tr><td rowspan="3">中脏腑</td><td rowspan="2">闭证</td><td>痰热内闭清窍证</td><td>突然昏仆，口噤目张，气粗息高，或两手握固，或躁扰不宁，口眼㖞斜，半身不遂，昏不知人，颜面潮红，大便干结，舌红，苔黄腻，脉弦滑数</td><td>清热化痰，醒神开窍</td><td>首先灌服至宝丹或安宫牛黄丸以辛凉开窍，继以羚羊角汤加减</td></tr>
<tr><td>痰湿壅闭心神证</td><td>突然昏仆，不省人事，牙关紧闭，口噤不开，痰涎壅盛，静而不烦，四肢欠温，舌淡，苔白滑而腻，脉沉</td><td>辛温开窍，豁痰息风</td><td>涤痰汤加减</td></tr>
<tr><td>脱证</td><td>元气败脱，心神涣散证</td><td>突然昏仆，不省人事，目合口开，鼻鼾息微，手撒肢冷，汗多不止，二便自遗，肢体软瘫，舌痿，脉微欲绝</td><td>益气回阳，救阴固脱</td><td>立即用大剂参附汤合生脉散加减</td></tr>
</table>

［常考考点］脑血栓形成的辨证论治。

【例题实战模拟】

A1 型题

1. 治疗脑血栓形成风痰瘀血，痹阻脉络证，应首选

A. 天麻钩藤汤加减　B. 真方白丸子加减　C. 补阳还五汤加减　D. 镇肝熄风汤加减　E. 星蒌承气汤加减

2. 大脑中动脉脑梗死的主要表现是

A.“三偏”征　B. 共济失调　C. 吞咽困难　D. 延髓麻痹　E. 眩晕

3. 脑梗死痰湿壅闭心神证的治法是

A. 清热化痰，醒神开窍　B. 辛温开窍，豁痰息风　C. 益气回阳，救阴固脱

D. 平肝潜阳，活血通络　E. 化瘀通络

A2 型题

4. 患者，男，64 岁。高血压病史 5 年，晨起突然口齿不清，口角㖞斜，左侧肢体活动障碍。应首选的检查项目是

A. 腰穿脑脊液　B. 脑血管造影　C. 脑电图　D. 头部 CT　E. 脑超声波

5. 患者，男，56 岁。既往高血压病史 10 年。今日晨起半身不遂，舌强语謇，口眼㖞斜，偏身麻木，口黏痰多，腹胀便秘，头晕目眩，舌红苔黄腻，脉弦滑。其适宜的方剂是

A. 天麻钩藤饮加减　B. 真方白丸子加减　C. 星蒌承气汤加减

D. 补阳还五汤加减　E. 镇肝熄风汤加减

【参考答案】

1. B　2. A　3. B　4. D　5. C

细目五　脑栓塞

脑栓塞（cerebral embolism）是指各种栓子随血流进入颅内动脉系统，使血管腔急性闭塞引起相应供血区脑组织缺血、坏死及脑功能障碍。由栓塞造成的脑梗死也称为栓塞性脑梗死（embolic infarction），约占脑梗死的 15%，在青年人脑梗死中高达 30%。

本病属于中医学“中风”“眩晕”“头痛”“厥证”等范畴。

要点一　西医病因

脑栓塞依据栓子的来源分为三类。

1. 心源性　最常见，占脑栓塞的 60% ～ 75%，最多见的直接原因是慢性心房纤颤，造成心房附壁血栓脱落，约占心源性栓子的半数以上。在青年人中，风湿性心脏病仍是并发脑栓塞的重要原因；感染性心内膜炎时瓣膜上的炎性赘生物脱落，心肌梗死或心肌病的附壁血栓等亦常引起。

2. 非心源性　主动脉弓及其发出的大血管的动脉粥样硬化斑块和附着物脱落是较常见的原因。其他较少见的有：肺静脉血栓或血凝块、肺部感染、败血症可引起脑栓塞，长骨骨折或手术时脂肪栓和气栓、血管内诊断治疗时的血凝块或血栓脱落、癌性栓子、寄生虫虫卵栓子、异物栓子、肾病综合征高凝状态亦可引起脑栓塞。

3. 来源不明　约 30% 脑栓塞不能确定原因。

[常考考点]心源性栓子是脑血栓最常见的来源，最常见原因是慢性心房纤颤。

要点二　临床表现

取决于栓子的性质和数量、栓塞的部位、侧支循环的状况、栓子的变化过程、心脏功能与其他并发症等因素。

（一）病史

任何年龄均可发病，但以青壮年多见。多在活动中突然发病（也可于安静时发病，约1/3发生于睡眠中），常无前驱表现，症状多在数秒至数分钟内发展到高峰，是发病最急的脑卒中，且多表现为完全性卒中。

（二）症状和体征

（1）意识障碍：50%～60%患者起病时有意识障碍，但持续时间短，颈内动脉或大脑中动脉主干的大面积脑栓塞可发生严重脑水肿、颅内压增高、昏迷及抽搐发作；椎－基底动脉系统栓塞也可迅速发生昏迷。

（2）局限性神经缺失症状：与栓塞动脉供血区的功能相对应。约4/5脑栓塞累及大脑中动脉主干及其分支，出现失语、偏瘫、单瘫、偏身感觉障碍和局限性癫痫发作等，偏瘫多以面部和上肢为重，下肢较轻；约1/5发生在椎－基底动脉系统，表现为眩晕、复视、共济失调、交叉瘫、四肢瘫、发音及吞咽困难等；较大栓子偶可栓塞在基底动脉主干，造成突然昏迷、四肢瘫或基底动脉尖综合征。

（3）原发疾病表现：如风湿性心脏病、冠心病和严重心律失常、心内膜炎等；部分病例有心脏手术史、长骨骨折、血管内治疗史等。

（4）脑外多处栓塞证据，如皮肤、球结膜、肺、肾、脾、肠系膜等栓塞和相应的临床症状和体征。

要点三　实验室检查及其他检查

1. 头颅CT及MRI　可显示梗死灶呈多发，见于两侧，或病灶大，呈以皮质为底的楔形，绝大多数位于大脑中动脉支配区，且同一大脑中动脉支配区常见多个、同一时期梗死灶，可有缺血性梗死和出血性梗死的改变，出现出血性梗死更支持脑栓塞的诊断。一般于24～48小时后可见低密度梗死区，故应定期复查。MRI可发现颈动脉及主动脉狭窄，判断程度，显示栓塞血管的部位。

2. 脑脊液　压力正常，大面积栓塞时可增高；出血性梗死者脑脊液可呈血性或镜下可见红细胞；亚急性细菌性心内膜炎等感染性脑栓塞脑脊液白细胞增高，一般可达200×10^6/L，早期以中性粒细胞为主，晚期以淋巴细胞为主；脂肪栓塞者脑脊液可见脂肪球。

3. 其他检查　①应常规作心电图检查，可发现心肌梗死、风心病、心律失常病变的证据。②超声心动图检查可证实心源性栓子的存在。③颈动脉超声检查可评价颈动脉管腔狭窄、血流及颈动脉斑块，对颈动脉源性脑栓塞有提示意义。④血管造影时能见到栓塞性动脉闭塞有自发性消失趋势。

要点四　诊断要点

1. 无前驱症状，突然发病，病情进展迅速且多在几分钟内达高峰。
2. 局灶性脑缺血症状明显，伴有周围皮肤、黏膜和/或内脏和肢体栓塞症状。
3. 明显的原发疾病和栓子来源。
4. 脑CT和MRI能明确脑栓塞的部位、范围、数目及性质（出血性与缺血性）。

[常考考点]脑栓塞的诊断要点。

要点五　西医治疗

1. 大面积脑栓塞，以及小脑梗死可发生严重的脑水肿，或继发脑疝，应积极进行脱水、降颅压治疗，若颅内高压难以控制或有脑疝形成，需进行大颅瓣切除减压。

2. 大脑中动脉主干栓塞者，若在发病的3～6小时时间窗内，可争取溶栓治疗（参见脑血栓形成），也可立即施行栓子摘除术。气栓应采取头低位、左侧卧位。如系减压病应立即行高压氧治疗，可使气栓减少，脑含氧量增加，气栓常引起癫痫发作，应严密观察，及时进行抗癫痫治疗。脂肪栓可用扩容剂、血管扩张剂、5%碳酸氢钠注射液250mL静脉滴注，每日2次。感染性栓塞需选用有效足量的抗生素抗感染治疗。

3. 防止栓塞复发，房颤病人尽可能恢复正常心律，如不能则应采取预防性抗凝治疗以预防形成新的血栓再栓塞，防止栓塞的部位继发性血栓扩散，促使血栓溶解。可选用华法林或抗血小板聚集药物阿司匹林、氯吡格雷等，治疗中要定期监测凝血功能，并随时调整剂量，防止并发颅内或身体其他部位的出血。

4. 部分心源性脑栓塞患者发病后 2 ～ 3 小时内，用较强的血管扩张剂如罂粟碱静滴可收到意想不到的满意疗效；亦有用烟胺羟丙茶碱（脉栓通、烟酸占替诺）治疗发病 1 周内的轻、中度脑梗死病例收到较满意疗效者。

［常考考点］心源性脑栓塞 3 小时内首选的药物治疗是尿激酶。

要点六 中医辨证论治

参见本单元“细目四”。

要点七 预防

主要是预防各种原发病的发生，如已发生原发病，应尽早积极治疗，以杜绝栓子的产生。

【例题实战模拟】

A1 型题

1. 脑栓塞的栓子最常见的来源是

A. 心源性栓子　B. 下肢手术后　C. 羊水栓　D. 脂肪栓　E. 癌性栓子

B1 型题

A. 天麻钩藤饮加减　B. 真方白丸子加减　C. 大秦艽汤加减　D. 补阳还五汤加减　E. 镇肝熄风汤加减

2. 脑栓塞肝阳暴亢，风火上扰证常用的治疗方剂是

3. 脑栓塞中经络阴虚风动证常用的治疗方剂是

【参考答案】

1. A　2. A　3. E

细目六　腔隙性梗死

腔隙性梗死（lacunar infarct）是指因脑深穿动脉暂时或永久性闭塞导致大脑半球深部白质及脑干的缺血性微梗死，因脑组织缺血、坏死、液化并由吞噬细胞移除而形成腔隙，故称为腔隙性梗死。约占急性缺血性脑卒中的 20%，是脑梗死的一种常见类型。

本病属于中医学“中风”“眩晕”“头痛”等范畴。

要点一 西医病因病理

1. 高血压　高血压可导致小动脉及微小动脉壁脂质透明变性，引起管腔闭塞而产生腔隙性病变。

2. 动脉粥样硬化　使小动脉管腔狭窄，血栓形成或栓子脱落后阻塞了深穿支动脉的起始部，引起其供血区的梗死，尤其是颈动脉系统颈外段、大脑中动脉及基底动脉的粥样硬化。

3. 血流动力学异常与血液成分异常　如各种原因使血压突然下降或血液黏稠度增高，均可使已严重狭窄的动脉远端血流明显减少而发病。

4. 各种类型小栓子　小栓子的可能来源有红细胞、纤维蛋白、胆固醇、空气、心脏病及霉菌性动脉瘤等，随血流直接阻塞小动脉则引起发病。

要点二 临床表现

1. 本病多发生于 40 ～ 60 岁及以上中老年人，男性多于女性，常有多年高血压史。

2. 发病常较突然，多为急性发病，部分为渐进性或亚急性起病，多在白天活动中发病；20% 以下表现为 TIA 样起病。

3. 临床表现多样，其特点是症状较轻、体征单一，多可完全恢复，预后较好，但可反复发作，无头痛和意识障碍等全脑症状。各例的临床表现主要取决于腔隙的独特位置，由此可归纳为 21 种临床综合征，临床较为典型的有以下 6 种腔隙综合征：

（1）纯运动性轻偏瘫（PMH）：是临床中最典型、最常见的腔隙综合征，约占 60%。有一侧面部和上下肢无力，无感觉障碍、视野缺损及皮层功能缺失如失语；脑干病变的 PMH 无眩晕、耳鸣、眼震、复视及小脑性共济失调。PMH 有

7种少见的变异型：①合并运动性失语。②无面瘫的PMH。③合并水平凝视麻痹。④合并动眼神经交叉瘫（Weber综合征）。⑤合并外展神经交叉瘫。⑥伴有急性发作的精神错乱，注意力、记忆力障碍。⑦闭锁综合征。

（2）纯感觉性卒中（PSS）：较常见。对侧偏身或局部感觉障碍，多为主观感觉体验，但亦有感觉缺失者。感觉障碍严格沿人体中轴分隔，是丘脑性感觉障碍的特点。感觉异常仅位于面口部和手部者称口手综合征。

（3）共济失调性轻偏瘫（AH）：病变对侧PMH伴小脑型共济失调，下肢重，足、踝尤为明显；上肢轻，面部最轻。指鼻试验、跟膝胫试验、轮替动作、Romberg征均为阳性。幕上病变引起者有肢体麻痛；幕下病变引起者有眼球震颤、构音障碍等症。

（4）构音障碍－手笨拙综合征（DCHS）：起病突然，发病后症状即达高峰，有严重构音障碍、吞咽困难，病变对侧中枢性面舌瘫，同侧手轻度无力及精细动作笨拙，指鼻试验不准，轻度平衡障碍，但无感觉障碍。

（5）感觉运动性卒中（SMS）：以偏身感觉障碍起病，再出现轻偏瘫，可为PSS合并PMH。

（6）腔隙状态：多发性腔隙累及双侧锥体束，出现严重精神障碍、痴呆、假性延髓性麻痹、双侧锥体束征、类帕金森综合征和尿便失禁等。但并非所有多发性腔隙性梗死都是腔隙状态。

［常考考点］纯运动性轻偏瘫（PMH）是临床中最典型、最常见的腔隙综合征。

要点三　实验室检查及其他检查

1. CT　可见深穿支供血区单个或多个直径2～15mm病灶，呈圆形、卵圆形、长方形或楔形腔隙性阴影，边界清晰，无占位效应，增强时可见轻度斑片状强化，阳性率为60%～96%。

2. MRI　可清晰显示脑干病灶、对病灶进行准确定位，并能区分陈旧性腔隙系由于腔隙性梗死抑或颅内小出血所致，是最有效的检查手段。

3. 其他检查　脑电图、脑脊液及脑血管造影无肯定的阳性发现。PET和SPECT通常在早期即可发现脑组织缺血变化。颈动脉Doppler可发现颈动脉粥样硬化斑块。

要点四　诊断

目前国内外尚无统一的诊断标准，以下标准可资参考：①中年以后发病，有长期高血压病史。②临床表现符合腔隙综合征之一。③CT或MRI影像学检查可证实存在与神经功能缺失一致的病灶。④EEG、腰椎穿刺或DSA等均无肯定的阳性发现。⑤预后良好，多数患者可在短期内恢复。

要点五　西医治疗

由于腔隙性梗死大都为终末支阻塞，没有侧支循环，故治疗主要是预防疾病的复发，可针对病因及症状作相应处理。

1. 有效控制高血压病及防治各种类型脑动脉硬化是预防本病的关键。腔隙性梗死急性期将血压逐渐降至接近病人年龄的正常水平，不宜使血压大幅度下降，否则会加重病情。

2. 应用抑制血小板聚集药物（阿司匹林等），预防血栓形成，减少复发。

3. 急性期可适当应用扩血管药物，促进神经功能恢复。

4. 钙离子拮抗剂（尼莫地平、氟桂利嗪等）可减少血管痉挛，改善脑血液循环，降低腔隙性梗死复发率。

5. 控制其他可干预危险因素如吸烟、糖尿病、高脂血症等。

［常考考点］有效控制高血压病及防治各种类型脑动脉硬化是预防本病的关键。

要点六　中医辨证论治

参见本单元“细目四”。

细目七　脑出血

脑出血（intracerebral hemorrhage，ICH）是指原发性非外伤性脑实质内出血，又称原发性或自发性脑出血。常形成大小不等的脑内血肿，有时穿破脑实质形成继发性脑室内出血和/或蛛网膜下腔出血。起病急骤，主要临床表现为头痛、呕吐、意识障碍、偏瘫、偏身感觉障碍和偏盲等。

本病属于中医学“中风”“眩晕”“头痛”和“厥证”等范畴。

要点一 西医病因病理

（一）病因

1. 高血压合并小动脉硬化是脑出血最常见病因。

2. 脑动脉粥样硬化。

3. 继发于脑梗死的出血。

4. 先天性脑血管畸形或动脉瘤。

5. 血液病（如白血病、再生障碍性贫血、血小板减少性紫癜和血友病等）。

6. 抗凝或溶血栓治疗。

7. 其他，如脑动脉炎、淀粉样血管病或肿瘤侵袭血管壁破裂出血、原因不明的特发性出血等。

（二）病理

脑出血 80% 位于大脑半球，主要发生在基底节区（大脑中动脉的深穿支 – 豆纹动脉破裂），其次是脑叶的白质、脑桥及小脑。出血灶一般在 2 ～ 8cm，绝大多数为单灶，仅 18% ～ 27% 为多灶。基底节区的出血按其与内囊的关系可分为：①外侧型，出血位于壳核、带状核和外囊附近。②内侧型，出血位于内囊内侧和丘脑附近。③混合型，为外侧型和内侧型扩延的结果。脑桥出血多发生于被盖部与基底部交接处，小脑出血好发于小脑半球。

病理检查可见出血侧半球肿胀、充血，血液可流入蛛网膜下腔或破入脑室系统；出血灶呈大而不规则空腔，中心充满血液或血块，周围是坏死组织，有瘀点状出血性软化带；血肿周围组织受压，水肿明显，血肿较大时引起颅内压增高，可使脑组织和脑室移位、变形，甚至形成脑疝。脑疝是各类脑出血最常见的直接致死原因，主要有小脑幕疝、中心疝、枕骨大孔疝。急性期过后，血块溶解，含铁血黄素被巨噬细胞清除，被破坏的脑组织渐被吸收，胶质纤维增生。出血灶小者形成瘢痕，大者形成中风囊。

要点二 中医病因病机

与动脉硬化性脑梗死形成相似，可参考本单元“细目四”。

要点三 临床表现

1. 病史 发病年龄常在 50 ～ 70 岁，多数有高血压史。起病常突然而无预兆。多在活动或情绪激动时发病，症状常在数小时内发展至高峰。

2. 症状 体征急性期常见的主要表现有头痛、头晕、呕吐、意识障碍、肢体瘫痪、失语、大小便失禁等。发病时常有显著的血压升高，一般在 180/110mmHg 以上，体温升高（发病后即刻高热为丘脑体温调节中枢受损所致，体温逐渐升高并呈弛张型者，多为合并感染，低热则为吸收热），尤其是脑桥出血常引起高热。可因出血部位及出血量不同而临床症状不一，常见的有以下几类：

（1）基底节区（内囊区）出血：占全部脑出血的 70%，其中以壳核出血最为常见，占全部的 50% ～ 60%，丘脑出血占全部的 20%。临床常见以下几类：

①壳核出血：表现为突发病灶对侧偏瘫、偏身感觉障碍和同向偏盲，双眼球向病灶对侧同向凝视不能，主侧半球可有失语、失用。

②丘脑出血：突发对侧偏瘫、偏身感觉障碍和同向偏盲（表现为上视障碍，或凝视鼻尖），但其上下肢瘫痪为均等，深浅感觉障碍以深感觉障碍明显；意识障碍多见且较重，出血波及下丘脑或破入第三脑室可出现昏迷加深，瞳孔缩小，去皮质强直等；累及丘脑中间腹侧核可出现运动性震颤、帕金森综合征；累及优势侧丘脑可有丘脑性失语；可伴有情感改变（欣快、淡漠或无欲状），视听幻觉及定向、记忆障碍。

③尾状核头出血：较少见，与蛛网膜下腔出血相似，仅有脑膜刺激征而无明显瘫痪，可有对侧中枢性面舌瘫。

（2）脑叶出血：占 5% ～ 10%。

①额叶出血：前额痛、呕吐、痫性发作较多见；对侧偏瘫、共同偏视、精神障碍；优势半球出血时可出现运动性失语。

②顶叶出血：偏瘫较轻，而偏侧感觉障碍显著；对侧下象限盲；优势半球出血时可出现混合性失语。

③颞叶出血：表现为对侧中枢性面舌瘫及以上肢为主的瘫痪；对侧上象限盲；优势半球出血时可出现感觉性失语或混合性失语；可有颞叶癫痫、幻嗅、幻视。

④枕叶出血：对侧同向性偏盲，并有黄斑回避现象，可有一过性黑蒙和视物变形；多无肢体瘫痪。

（3）脑桥出血：占脑出血的 8% ～ 10%。轻症或早期检查时可发现单侧脑桥损害的体征，如出血侧的面神经和外展神经麻痹及对侧肢体弛缓性偏瘫（交叉性瘫痪），头和双眼凝视瘫痪侧。重症脑桥出血多很快波及对侧，患者迅速出现昏迷、四肢瘫痪，大多呈弛缓性，少数呈去大脑强直，双侧病理征阳性，双侧瞳孔极度缩小呈针尖样，但对光反应存在；持续高热，明显呼吸障碍，眼球浮动，呕吐咖啡样胃内容物等。病情迅速恶化，多数在 24 ～ 48 小时内死亡。

（4）小脑出血：约占脑出血的 10%。多数表现为突发眩晕，频繁呕吐，枕部头痛，一侧肢体共济失调而无明显瘫痪，可有眼球震颤，一侧周围性面瘫，但无肢体瘫痪为其常见的临床特点。重症大量出血者呈进行性颅内压迅速增高，发病时或发病后 12 ～ 24 小时内出现昏迷及脑干受压症状，多在 48 小时内因急性枕骨大孔疝而死亡。

（5）脑室出血：分原发性与继发性。继发性系指脑实质出血破入脑室者，如壳核出血常侵入内囊和破入侧脑室，丘脑出血常破入第三脑室或侧脑室，脑桥或小脑出血则可直接破入蛛网膜下腔或第四脑室。原发性者少见，占脑出血的 3% ～ 5%。小量出血者表现为头痛、呕吐、脑膜刺激征；大量出血者表现为突然昏迷，出现脑膜刺激征、四肢弛缓性瘫痪，可见阵发性强直性痉挛或去大脑强直状态，自主神经功能紊乱较突出，面部充血多汗，预后极差。

［常考考点］脑不同部位出血的临床特征。

要点四　实验室检查及其他检查

1. CT 检查　是诊断脑出血安全有效的方法，为临床上脑出血疑诊病例的首选检查。可显示血肿的部位、大小，是否有占位效应，是否破入脑室、蛛网膜下腔，周围脑组织受损情况，及有无梗阻性脑积水等，故对脑出血确诊和指导治疗均有肯定意义。

2. MRI 检查　急性期对幕上及小脑出血的诊断价值不如 CT，但对脑干出血优于 CT。

3. 数字减影脑血管造影（DSA）　脑血管造影只在考虑手术清除血肿或需排除其他疾病时方才进行。

4. 脑脊液检查　压力一般均增高，多呈洗肉水样均匀血性。有明显颅内压增高者，腰穿因有诱发脑疝的危险，仅在不能进行头颅 CT 检查且临床无明显颅内压增高表现时进行；怀疑小脑出血禁行腰穿。

5. 出血量的估算　临床可采用简便易行的多田公式，根据 CT 影像估算出血量。方法如下：

出血量 =0.5× 最大面积长轴（cm）× 最大面积短轴（cm）× 层面数。

［常考考点］CT 是诊断脑出血安全有效的方法，为临床上脑出血疑诊病例的首选检查。

要点五　诊断

典型脑出血的诊断要点：

1. 50 岁以上，多有高血压病史，在体力活动或情绪激动时突然起病，发病迅速。

2. 早期有意识障碍及头痛、呕吐等颅内压增高症状，并有脑膜刺激征及偏瘫、失语等局灶症状。

3. 头颅 CT 示高密度阴影。

［常考考点］脑出血的诊断要点。

要点六　西医治疗

急性期的治疗原则：保持安静，防止继续出血；积极抗脑水肿，降低颅压；调整血压，改善循环；加强护理，防治并发症。

（一）内科治疗

1. 一般治疗

（1）卧床休息：一般应卧床休息 2 ～ 4 周，避免情绪激动及血压升高。

（2）保持呼吸道通畅：昏迷患者应将头歪向一侧，以利于口腔分泌物及呕吐物流出，并可防止舌根后坠阻塞呼吸道，随时吸出口腔内的分泌物和呕吐物，必要时行气管切开。

（3）吸氧：有意识障碍、血氧饱和度下降或有缺氧现象（$PO_2 < 60mmHg$ 或 $PCO_2 > 50mmHg$）的患者应给予吸氧。

（4）鼻饲：昏迷或有吞咽困难者在发病第 2 ～ 3 天即应鼻饲。

（5）对症治疗：过度烦躁不安的患者可适量用镇静药；便秘者可选用缓泻剂。于头部和颈部大血管处放置冰帽、冰袋或冰毯以降低脑部温度和新陈代谢，有利于减轻脑水肿和降低颅内压等。

2. 维持水、电解质平衡和加强营养　维持中心静脉压 5 ～ 12mmHg（或肺楔压在 10 ～ 14mmHg）水平。注意防止低钠血症，以免加重脑水肿。每日补钠 50 ～ 70mmol/L，补钾 40 ～ 50mmol/L，糖类 13.5 ～ 18g。

3. 控制脑水肿 降低颅内压，应立即使用脱水剂，可快速静脉滴注 20% 甘露醇 125 ～ 250mL，每 6 ～ 8 小时 1 次，疗程 7 ～ 10 天。利尿剂常用呋塞米每次 40mg，每日 2 ～ 4 次，静脉注射，常与甘露醇合用；亦可使用甘油、10% 血清白蛋白等。

4. 控制高血压 根据患者年龄、病前血压水平、病后血压情况及颅内压高低，确定最适当的血压水平。血压 ≥ 200/110mmHg 时，在降颅压的同时可慎重平稳降血压治疗，使血压维持在略高于发病前水平或 180/105mmHg 左右；收缩压在 170 ～ 200mmHg 或舒张压在 100 ～ 110mmHg，暂时尚可不必使用降压药，先脱水降颅压，并严密观察血压情况，必要时再用降压药。血压降低幅度不宜过大，一般主张维持在 150 ～ 160/90 ～ 100mmHg 为宜，否则可能造成脑低灌注。收缩压＜ 165mmHg 或舒张压＜ 95mmHg，不需降血压治疗。

5. 止血药和凝血药 对脑出血并无效果，但如合并消化道出血或有凝血障碍时，仍可使用。常用的有 6– 氨基己酸、抗血纤溶芳酸、凝血酶、仙鹤草素等。

6. 并发症的防治

（1）感染：合并意识障碍的老年患者易并发肺部感染，或因尿潴留或导尿等易合并尿路感染，可给予预防性抗生素治疗。

（2）应激性溃疡：预防可用 H_2 受体阻滞剂或质子泵抑制剂，并可用氢氧化铝凝胶；一旦出血应按上消化道出血的常规进行治疗。

（3）抗利尿激素分泌异常综合征（又称稀释性低钠血症）：可发生于约 10% 的脑出血病人。每日水摄入量应限制在 800 ～ 1000mL，每日补钠 9 ～ 12g；低钠血症宜缓慢纠正，否则可导致脑桥中央髓鞘溶解症。

（4）痫性发作：以全面性发作为主，频繁发作者可静脉缓慢推注安定 10 ～ 20mg，或苯妥英钠 15 ～ 20mg/kg 控制发作。

（5）中枢性高热：宜先行物理降温，效果不佳者可用多巴胺能受体激动剂如溴隐亭，也可用硝苯呋海因。

（6）下肢深静脉血栓形成：勤翻身、被动活动或抬高瘫痪肢体可预防，一旦发生，应进行肢体静脉血流图检查，并给予普通肝素。

（二）手术治疗

手术治疗目的在于清除血肿，解除脑疝，挽救生命和争取神经功能的恢复。符合以下情况者，可做手术治疗：

1. 昏迷不深，瞳孔等大，偏瘫，经内科治疗后病情进一步恶化，颅内压继续增高伴脑干受压的体征，如心率徐缓、血压升高、呼吸节律变慢、意识水平下降或出现出血侧瞳孔扩大者。

2. 脑叶出血血肿超过 40mL，有中线移位或明显颅内压增高者。

3. 小脑出血血肿超过 15mL 或直径超过 3cm，蚓部血肿＞ 6mL，有脑干或第四脑室受压，第三脑室及侧脑室扩大，或出血破入第四脑室者。

4. 脑室出血致梗阻性脑积水，应尽早手术治疗（发病后 6 ～ 24 小时内）。

对已出现双侧瞳孔散大、去大脑强直或有明显生命体征改变者或脑桥出血者不宜手术。

［常考考点］手术治疗的指征及并发症的防治。

要点七 中医辨证论治

参见本单元“细目四”。

细目八 蛛网膜下腔出血

原发性蛛网膜下腔出血（subarachnoid hemorrhage，SAH）是指脑表面血管破裂后，血液流入蛛网膜下腔而言。常见病因为颅内动脉瘤，其次为脑血管畸形，还有高血压动脉硬化，也可见于动脉炎、抗凝治疗并发症等。

本病属于中医学“头痛”“中风”“眩晕”“厥证”等范畴。

要点一 西医病因与发病机制

（一）病因

先天性动脉瘤常见，约占 50% 以上，其次是脑血管畸形和高血压动脉硬化性动脉瘤。还可见于颅底异常血管网

(Moyamoya)、各种感染引起的动脉炎、肿瘤破坏血管、血液病、抗凝治疗的并发症。

（二）发病机制

1. 先天性动脉瘤 好发于脑底动脉环的前部，由于 Willis 环动脉壁发育异常，随年龄增长，在血流涡流冲击下，动脉壁弹性减弱，管壁薄弱处向外膨出形成动脉瘤。动脉瘤仅由内膜和外膜组成，易突破出血。

2. 脑血管畸形 畸形的血管壁常先天性发育不全，极为薄弱，当激动时或由于其他原因可导致破裂出血。

3. 其他 如动脉炎、颅内炎症、转移癌均可直接损伤血管壁而造成出血。

[常考考点] 蛛网膜下腔出血的常见原因是先天性动脉瘤。

要点二 中医病因病机

与脑血栓形成相似，可参考本单元“细目四”。

要点三 临床表现

1. 病史与发病 脑血管畸形破裂多发生在青少年，先天性颅内动脉瘤破裂则多发于青年以后，老年以动脉硬化而致出血者为多。绝大多数病例为突然起病，可有用力、情绪激动等诱因。

2. 症状与体征 起病时最常见的症状是突然剧烈头痛、恶心、呕吐。可有局限性或全身性抽搐、短暂意识不清甚至昏迷。体征方面最主要的是脑膜刺激征，颅神经中以一侧动眼神经麻痹最常见。少数患者早期有某一肢体轻瘫或感觉障碍等局灶性神经体征。数日后出现的偏瘫等体征则往往是继发的脑动脉痉挛所致。眼底检查可见视网膜片状出血、视乳头水肿。

60 岁以上的老年患者临床表现常不典型，头痛、呕吐、脑膜刺激征均可不明显，而其意识障碍则较重。个别极重型的出血患者可很快进入深昏迷，出现去大脑强直，因脑疝形成而迅速死亡。

3. 临床分级 一般采用 Hunt 和 Hess 分级法对动脉瘤性 SAH 的临床状态进行分级，以选择手术时机和判断预后。

Hunt 和 Hess 分级法

分类	标准
0 级	未破裂动脉瘤
Ⅰ级	无症状或轻微头痛
Ⅱ级	中至重度头痛，脑膜刺激征，颅神经麻痹
Ⅲ级	嗜睡，意识混浊，轻度局灶神经体征
Ⅳ级	昏迷，中至重度偏瘫，有早期去大脑强直或自主神经功能紊乱
Ⅴ级	深昏迷，去大脑强直，濒死状态

4. 常见并发症 包括再出血、脑血管痉挛、急性非交通性脑积水和正常颅压脑积水等。

（1）再出血：以 5 ～ 11 天为高峰，81% 发生在 1 个月内。颅内动脉瘤初次出血后 24 小时内再出血率最高，约为 4.1%，至第 14 天时累计为 19%。临床表现：在经治疗病情稳定好转的情况下，突然发生剧烈头痛、恶心呕吐、意识障碍加重、原有局灶症状和体征重新出现等。

（2）脑血管痉挛：通常发生在出血后第 1 ～ 2 周，表现为病情稳定后再出现神经系统定位体征和意识障碍，因脑血管痉挛所致缺血性脑梗死引起，腰穿或头颅 CT 检查无再出血表现。

（3）急性非交通性脑积水：指 SAH 后 1 周内发生的急性或亚急性脑室扩大所致的脑积水，机制主要为脑室内积血，临床表现主要为剧烈的头痛、呕吐、脑膜刺激征、意识障碍等，复查头颅 CT 可以诊断。

（4）正常颅压脑积水：出现于 SAH 的晚期，表现为精神障碍、步态异常和尿失禁。

[常考考点] 蛛网膜下腔出血最常见的症状是突然剧烈头痛、恶心、呕吐。体征是脑膜刺激征，颅神经中以一侧动眼神经麻痹最常见。

要点四 实验室检查及其他检查

1. 颅脑 CT 是确诊蛛网膜下腔出血的首选诊断方法。根据 CT 结果可以初步判断或提示颅内动脉瘤的位置：如位于颈内动脉段常是鞍上池不对称积血；大脑中动脉段多见外侧裂积血；前交通动脉段则是前间裂基底部积血；而出血在脚间池和环池，一般无动脉瘤。

2. 腰脊穿刺 脑脊液检查是诊断 SAH 的重要依据。腰脊穿刺有诱发重症病例形成脑疝的危险，只有在无条件做 CT 检查而病情允许的情况下，或 CT 检查无阳性发现而临床又高度怀疑 SAH 时才考虑进行。

3. 其他检查

（1）脑血管造影或数字减影血管造影（DSA）：是诊断颅内动脉瘤最有价值的方法，阳性率达 95%。因血管造影可加重神经功能损害，如脑缺血、动脉瘤再次破裂出血等，造影时宜避开脑血管痉挛和再出血的高峰期（即出血 3 天内或 3 周后进行为宜），最好过了绝对卧床期（4 ～ 6 周）。

（2）CT 血管成像（CTA）和 MR 血管成像（MRA）：是无创性的脑血管显影方法，主要用于有动脉瘤家族史或破裂先兆者的筛查、动脉瘤患者的随访以及急性期不能耐受 DSA 检查的患者。

［常考考点］颅脑 CT 是确诊蛛网膜下腔出血的首选诊断方法。脑血管造影或数字减影血管造影（DSA）是诊断颅内动脉瘤最有价值的方法。

要点五　诊断与鉴别诊断

（一）诊断

诊断依据：突然剧烈头痛、呕吐、脑膜刺激征阳性即高度提示本病，如眼底检查发现玻璃体膜下出血，脑脊液检查呈均匀血性，压力增高，则可临床确诊。

CT 检查证实临床诊断，进一步明确 SAH 的原因。

（二）鉴别诊断

1. 颅内感染 各种类型的脑膜炎虽有头痛、恶心呕吐，脑膜刺激征阳性，但常先有发热，腰脊穿刺不是血性脑脊液，而是呈炎性改变。

2. 脑出血 高血压脑出血病人腰脊穿刺脑脊液检查也可呈血性，但病人长期以来有高血压病史，发病后有内囊等脑实质出血的定位体征，头颅 CT 扫描为脑实质出血。

3. 偏头痛 本病也是突然起病的剧烈头痛、恶心呕吐，但偏头痛病人过去常有类似发作史，无脑膜刺激征，脑脊液检查正常可资鉴别。

［常考考点］蛛网膜下腔出血与颅内感染和偏头痛的鉴别（脑脊液检查）。

要点六　西医治疗

本病的治疗原则是制止继续出血，防治继发性血管痉挛，去除引起出血的病因和预防复发。

1. 一般处理及对症治疗

（1）保持生命体征稳定：SAH 确诊后有条件者应争取监护治疗，密切监测生命体征和神经系统体征的变化；保持气道通畅，维持稳定的呼吸、循环系统功能。

（2）降低颅内压：临床上主要是用脱水剂，常用的有甘露醇、呋塞米、甘油果糖、白蛋白等。若伴发的脑内血肿体积较大时，应尽早手术清除血肿，降低颅内压以抢救生命。

（3）纠正水、电解质平衡紊乱：注意液体出入量平衡。适当补液补钠、调整饮食和静脉补液中晶体胶体的比例可以有效预防低钠血症。低钾血症也较常见，及时纠正可以避免引起或加重心律失常。

（4）对症治疗：烦躁者予镇静药，头痛予镇痛药，痫性发作时可以短期采用抗癫痫药物如安定、卡马西平或者丙戊酸钠。

（5）加强护理：就地诊治，卧床休息，避免声光刺激，保持尿便通畅。意识障碍者可予鼻胃管，小心鼻饲慎防窒息和吸入性肺炎。尿潴留者留置导尿，注意预防尿路感染。采取勤翻身、肢体被动活动、气垫床等措施预防褥疮、肺不张和深静脉血栓形成等并发症。

2. 防治再出血

（1）安静休息：绝对卧床 4 ～ 6 周，镇静、镇痛，避免用力和情绪刺激。

（2）调控血压：去除疼痛等诱因后，如果平均动脉压＞ 125mmHg 或收缩压＞ 180mmHg，可在血压监测下使用短效降压药物使血压下降，保持血压稳定在正常或者起病前水平。可选用钙离子通道阻滞剂、β 受体阻滞剂或 ACEI 类等。

（3）抗纤溶药物：为了防止动脉瘤周围的血块溶解引起再度出血，可用抗纤维蛋白溶解剂，以抑制纤维蛋白溶解原的形成。常用 6- 氨基己酸（EACA），也可用止血芳酸（PAMBA）或止血环酸（氨甲环酸）。抗纤溶治疗可以降低再出血的发生率，但同时也可增加脑血管痉挛（cerebrovascular spasm，CVS）和脑梗死的发生率，建议与钙离子通道阻滞剂同时使用。

（4）外科手术：动脉瘤性 SAH，Hunt 和 Hess 分级≤Ⅲ级时，多早期行手术夹闭动脉瘤或者介入栓塞。

3. 防治脑动脉痉挛及脑缺血

（1）维持正常血压和血容量：血压偏高给予降压治疗；在动脉瘤处理后，血压偏低者，首先应去除诱因，如减或停脱水和降压药物；予胶体溶液（白蛋白、血浆等）扩容升压；必要时使用升压药物，如多巴胺静滴。

（2）早期使用尼莫地平：常用剂量 10 ～ 20mg/d，静脉滴注 1mg/h，共 10 ～ 14 天，注意其低血压的副作用。

4. 病变血管的处理

（1）血管内介入治疗：介入治疗无须开颅和全身麻醉，对循环影响小，近年来已经被广泛应用于颅内动脉瘤治疗。术前须控制血压，使用尼莫地平预防血管痉挛，行 DSA 检查确定动脉瘤部位及大小形态，选择栓塞材料行瘤体栓塞或者载瘤动脉的闭塞术。颅内动静脉畸形（arterial-venous malformation，AVM）有适应证者也可以采用介入治疗闭塞病变动脉。

（2）外科手术：需要综合考虑动脉瘤的复杂性、手术难易程度、患者临床情况的分级等以决定手术时机。动脉瘤性 SAH 倾向于早期手术（3 天内）夹闭动脉瘤；一般 Hunt 和 Hess 分级≤Ⅲ级时多主张早期手术。Ⅳ、Ⅴ级患者经药物保守治疗情况好转后可行延迟性手术（10 ～ 14 天）。对 AVM 反复出血者、年轻患者、病变范围局限和曾有出血史的患者首选显微手术切除。

（3）立体定向放射治疗（γ 刀治疗）：主要用于小型 AVM 以及栓塞或手术治疗后残余病灶的治疗。

［常考考点］蛛网膜下腔出血的西医治疗。

要点七　中医辨证论治

参见本单元“细目四”。

【例题实战模拟】

A2 型题

1. 患者，男，58 岁。清晨活动时突然昏仆，不省人事，牙关紧闭，口噤不开，痰涎壅盛，静而不烦，四肢欠温，舌淡，苔白滑而腻，脉沉。其证型是

A. 肝阳暴亢，风阳上扰证　B. 痰热腑实，风痰上扰证　C. 元气败脱，心神涣散证
D. 痰热内闭清窍证　E. 痰湿壅闭心神证

2. 患者，女，64 岁。患高血压病多年，突然昏仆，口噤目张，气粗息高，口眼㖞斜，半身不遂，昏不知人，颜面潮红，大便干结，舌红，苔黄腻，脉弦滑数。治疗应首选

A. 天麻钩藤饮加减　B. 镇肝熄风汤加减　C. 涤痰汤加减
D. 立即用大剂参附汤合生脉散加减
E. 首先灌服（或鼻饲）至宝丹或安宫牛黄丸以辛凉开窍，继用羚羊角汤加减

3. 患者，男，58 岁。既往有高血压病史。晨起时突然出现口眼㖞斜，语言謇涩，右侧半身不遂，痰多，腹胀便秘，头晕目眩，舌质红，苔黄腻，脉弦滑。测血压 180/100 mmHg，头颅 CT 未见异常。其诊断是

A. 高血压病，肝阳暴亢，风火上扰证　B. 高血压病，脑梗死，痰湿壅闭心神证
C. 高血压病，脑出血，气虚血瘀证　D. 高血压病，脑梗死，痰热腑实，风痰上扰证
E. 高血压病，阴虚风动证

4. 患者，男，60 岁。突然右侧肢体活动不利，语言不利，口角流涎，舌强语謇，手足麻木，关节酸痛，恶寒发热，舌苔薄白，脉浮数。其证型为

A. 风痰瘀血，阻痹络脉证　B. 肝阳暴亢，风火上扰证　C. 痰热腑实，风痰上扰证
D. 气虚血瘀证　E. 气虚血滞，脉络瘀阻

B1 型题

A. 大脑皮质　B. 内囊及基底节附近　C. 丘脑　D. 大脑中动脉　E. 大脑后动脉

5. 高血压脑出血最好发部位是

6. 脑栓塞多发生在

A. 甘露醇　B. 低分子右旋糖酐　C. 川芎嗪　D. 阿司匹林　E. 肝素

7. 脑血栓形成急性期的血液稀释疗法，应首选

8. 脑 CT 示基底节区低密度影，周围有水肿带，视神经乳头水肿者，治疗应首选

【参考答案】

1. E　2. E　3. D　4. A　5. B　6. D　7. B　8. A

细目九　血管性痴呆

血管性痴呆（vascular dementia，VD）是指由于脑血管和心血管疾病引发的缺血性、低灌注性和出血性脑损害而导致的智力及认知功能障碍的临床综合征，以记忆、认知功能缺损为主，可伴有语言、运动、视空间能力障碍以及人格、行为、情感等异常。发病年龄 50 ～ 70 岁，男女发病率接近。按病因可分为多发梗死性痴呆、特殊部位单发性梗死、动脉硬化性皮层下白质脑病等，其中多发梗死性痴呆是主要类型。

根据血管性痴呆的临床症状，该病属于中医学“痴呆”“善忘”“呆病”“癫病”的范畴。

要点一　西医病因与发病机制

（一）病因

一般认为，卒中是血管性痴呆（VD）发生的直接原因。目前认为 VD 发生与卒中的部位、数目和大小相关，尤以部位明显；脑血流下降也是引起 VD 的重要因素。多发梗死性痴呆是 VD 的最常见类型，是在多次脑缺血基础上变化而来，年龄、文化层次、高血压、高血脂、动脉硬化、心脏病、糖尿病等是其危险因素，目前认为 VD 也与基因有关。

（二）发病机制

VD 的发病机制非常复杂，是多种脑血管疾病的结果。当供应于大脑特定部位如额叶、颞叶、边缘系统的血管发生梗死，一方面可引起该区域的供血不足，另一方面还可因细小梗死致神经元缺血，导致该部位受损而产生痴呆。

要点二　中医病因病机

本病多因年老体虚、精气不足，久病耗损，七情内伤致气、血、痰、瘀诸邪为患；或邪阻脑络，或髓海失充，致神机失用而发为痴呆。

1. 髓海不足　年迈体衰，肾精亏虚，无以充养脑髓，髓海渐空，脑髓缩小，神明失用而发病。

2. 脾肾两虚　久病或年迈，脾肾两亏，气血化生无源，脑髓失养，神机失用而发病。

3. 肝肾阴虚　年迈久病，肝肾阴虚，清窍失养，神机失用而发病。

4. 痰浊阻窍　年老脾衰，若饮食不节或情志不遂，均可致脾失健运，不能运化水谷之精微，水液不归正化，聚而成痰，上蒙清窍，神机失用而发病。

5. 瘀血内阻　七情内伤，气血不畅，或气虚则无以帅血，或久病瘀阻脑窍，元神被扰，神机失用而发病。

脑为元神之府，灵机出于此，故痴呆病位在脑，与心、肝、脾、肾功能失调有关。肾主髓，通于脑，肾亏则脑空，与肾关系尤为密切。其基本病机为髓海不足，神机失用，以肾精亏虚为本、痰浊瘀血内阻为标，虚实夹杂。

[常考考点] 基本病机为髓减脑消，神机失调，以肾精亏虚为本、痰浊瘀血内阻为标。

要点三　临床表现

1. 起病　多数起病突然，亲属一般能说出病人患病具体时间，病情加重常常与反复患脑血管病有关。

2. 认知功能下降　多为局限性皮质性认知功能障碍，如失语、失用、失认和空间定位障碍，记忆力、计算力减退。

3. 性格改变和情感障碍　患者主动性减少，可有表情淡漠、焦虑、穿错衣裤等。常呈阶段性进展。

4. 行为障碍　生活懒散，不讲个人卫生等。

5. 具有神经功能缺损症状和体征　如偏瘫、偏盲、偏身感觉障碍，肌张力增高，锥体束征。

6. 病史　患者多有缺血性脑血管病史，多发梗死性痴呆患者多有两次或两次以上的脑卒中病史。

[常考考点] VD 的典型临床表现。

要点四　实验室检查及其他检查

1. 神经影像学　CT 可见脑白质内低密度灶；MRI 可显示脑内多发大小不等或单发的长 T_1、长 T_2 信号，病灶周围脑组织可见萎缩。

2. 神经电生理检查　VD 患者可有脑电图（EGG）局灶性异常，视觉和听觉诱发电位可有异常。

3. 脑功能和代谢检查　PET 观察 VD 患者，大脑深部灰质、小脑、颞中回、扣带回前部等部位代谢降低。

4. 神经生理学量表检查

（1）床旁认知功能评价量表：简易精神状态检查量表（MMSE）、长谷川痴呆评定量表（HDS–R）。

（2）综合认知功能评价量表：Mattis 痴呆评定量表（DRS）、Alzheimer 病评估量表和 Hachinski 缺血量表（HIS）等。

要点五　诊断与鉴别诊断

（一）诊断要点

诊断分很可能为 VD 和可能为 VD 两种，确诊有赖于病理组织学检查。

1. 临床很可能为 VD

（1）痴呆符合 DSM–I–R 的诊断标准，主要表现为认识功能明显下降以及两个以上认识功能障碍，其严重程度已干扰日常生活，并经神经心理学测试证实。

（2）临床检查有局灶性神经系统症状和体征，符合 CT、MRI 相应病灶，可有或无卒中史。

（3）痴呆与脑血管病密切相关，痴呆发生于卒中后 3 个月，并持续 6 个月以上；或认识功能障碍突然加重，或波动，或呈阶梯样逐渐发展。

2. 支持 VD 诊断

（1）认知功能损害不均匀性。

（2）人格相对完善。

（3）病程波动，多次脑卒中史。

（4）可呈现步态障碍、假性延髓性麻痹等体征。

（5）存在脑血管病的危险因素。

（二）鉴别诊断

1. Alzheimer 病（AD）　两者均存在认识功能障碍，以下几方面有助于鉴别。

（1）智能减退：AD 呈持续性进行性减退；VD 则呈阶梯性加重。

（2）神经功能缺失：AD 以神经心理障碍为主，神经功能缺失轻；VD 有明显的神经功能缺失症状和体征。

（3）影像学检查：AD 有脑萎缩，无局灶性病变；VD 有局灶性病变。

（4）Hachinski 评分：AD $<$ 4 分；VD $>$ 7 分。

2. Binswanger 病（BD）　又称皮质下动脉硬化性脑病（SAE）。BD 为一种脑血管性老年人大脑半球白质脱髓鞘性疾病。

（1）BD 表现为进展性痴呆，步态不稳和小便失禁，无失用和失认；VD 则呈阶梯性加重，有明显的神经功能缺失症状和体征。

（2）BD 的 CT 显示较对称的脑室周围白质广泛融合的大片状低密度影，且边界欠清；脑室周围白质明显萎缩及双侧脑室不同程度扩大。VD 的 CT 可见脑白质内低密度灶。

（3）BD 的 MRI 侧脑室前角、后角及体部周围均显示对称性月晕状大片长 T_1、长 T_2 异常信号，较 CT 显示更清楚，白质异常面积更大，脑室周围白质明显萎缩及双侧脑室不同程度扩大；VD 的 MRI 可显示脑内多发大小不等或单发的长 T_1、长 T_2 信号，病灶周围脑组织可见萎缩。

［常考考点］VD 与 AD、BD 的鉴别。

要点六　西医治疗

1. 一般治疗　积极调整血压使之维持适当水平，伴发高血压者，收缩压以 135 ～ 150mmHg 为宜。去除危险因素，如戒烟、控制血糖等。

2. 改善脑循环　增加脑血流量，提高脑细胞的氧供给量，改善脑功能。常用的有钙离子拮抗剂，如氟桂利嗪、尼莫地平；抗血小板聚集药物，如噻氯匹定。

3. 营养和保护脑细胞 ①脑代谢活化剂，能促进脑细胞对氨基酸、葡萄糖的利用，增强记忆，常用的有吡拉西坦、双氢麦角碱（喜得镇），对记忆、智能恢复有一定疗效，同时具有稳定情绪，治疗头痛、头晕等作用，亦可增强适应能力及生活能力。②维生素 E。

4. 康复治疗 康复治疗对 VD 有较好疗效，包括日常生活能力和语言能力的训练，鼓励病人多与外界接触，参加社交活动。

要点七　中医辨证论治

证型	辨证要点	治法	方剂
髓海不足证	智力下降，神情呆滞，记忆力和计算力下降，懈怠思卧，齿枯发焦，腰酸腿软，头晕耳鸣，舌瘦质淡红，脉沉细弱	补精填髓养神	七福饮加减
脾肾两虚证	表情呆滞，行动迟缓，记忆力减退，失认失算，口齿不清，腰膝酸软，食少纳呆，少气懒言，流涎，舌淡体胖，苔白，脉沉弱	温补脾肾	还少丹加减
痰浊蒙窍证	表情呆痴，智力减退，或哭笑无常，或默默不语，不思饮食，头晕重，脘腹胀满，口多痰涎，气短乏力，舌质淡，苔腻，脉滑或濡	健脾益气，豁痰开窍	涤痰汤加减
瘀血内阻证	表情迟钝，言语不利，或思维异常，行为古怪，善忘，易惊恐，肌肤甲错，口干不欲饮，舌质暗或有瘀斑，脉细涩	活血化瘀，开窍醒神	通窍活血汤加减
心肝火旺证	急躁易怒，善忘，判断错误，言行颠倒，伴眩晕头痛，面红目赤，心烦不寐，多疑善虑，心悸不安，咽干口燥，口臭生疮，尿赤便干，舌质红，苔黄，脉弦数	清热泻火，安神定志	黄连解毒汤加减
肝肾阴虚证	平素沉默寡言，呆钝愚痴，头晕目眩，耳鸣，腰膝酸软，五心烦热，口干，舌红少苔，脉细数	补益肝肾	知柏地黄丸加减

［常考考点］血管性痴呆的辨证论治。

【例题实战模拟】

A1 型题

1. 血管性痴呆的直接原因是

A. 脑血管狭窄　B. 脑动脉硬化　C. 卒中　D. 糖尿病　E. 高脂血症

2. 血管性痴呆中医认为是本虚标实之证，其本是

A. 肝肾阴虚　B. 脾肾阳虚　C. 痰浊阻窍　D. 瘀血内阻　E. 肾精亏虚

3. 血管性痴呆髓海不足证的治疗方剂是

A. 七福饮　B. 还少丹　C. 涤痰汤　D. 通窍活血汤　E. 知柏地黄丸

A2 型题

4. 患者，男，76 岁。近年来出现急躁易怒，善忘，判断错误，言行颠倒，伴眩晕头痛，面红目赤，心烦不寐，多疑善虑，心悸不安，咽干口燥，口臭生疮，尿赤便干，舌质红，苔黄，脉弦数。其证候类型是

A. 髓海不足证　B. 肝肾两虚证　C. 痰浊蒙窍证　D. 瘀血内阻证　E. 心肝火旺证

5. 患者，男，67 岁。症见表情呆滞，行动迟缓，记忆力减退，失认失算，口齿不清，伴有腰膝酸软，食少纳呆，少气懒言，流涎，舌淡体胖，苔白，脉沉弱。其治法是

A. 补精填髓养神　B. 温补脾肾　C. 健脾益气，豁痰开窍
D. 活血化瘀，开窍醒神　E. 补益肝肾

【参考答案】

1. C　2. E　3. A　4. E　5. B

细目十　Alzheimer 病

Alzheimer 病（AD）是老年人最常见的一种渐进性神经变性疾病。临床表现为进行性近记忆力障碍，认知功能障碍，行为异常和社交障碍。病情呈进行性加重，逐渐丧失独立生活能力。AD 发病率随年龄增高而增加，经年龄校正后男性与

女性患病率相近。

本病属于中医学“痴呆”“善忘”“呆病”“癫病”等范畴。

要点一　西医病因

Alzheimer 病（Alzheimer disease，AD）的病因尚未明确，一般认为可能包括遗传和环境等因素。

1. 遗传因素　分子遗传学和分子生物学研究表明，至少有 4 个基因与老年性痴呆有关。

2. 环境因素　AD 的主要危险因素有：①年龄：每增大 10 岁，患病率增加 5%。②性别：老年性痴呆患者女性多于男性。③文化程度：文化程度越低发生老年性痴呆的危险性越高。④孤独：离异独居老人患病率高。⑤性格：性格内向型老人发病率高。

要点二　中医病因病机

病因以内因为主，先天不足，或年迈体虚，肝肾虚损，精亏髓减；或久病迁延，心脾受损，气虚血少，导致髓海空虚，神志失养，渐成痴呆；或因痰瘀阻络，脑络壅塞，脑气与脏气不相连接，神机失用而成痴呆。

1. 髓海不足　先天禀赋不足（往往有明显家族史），元气匮乏，及至年老而肾气日衰，髓海失充，神志失养，渐成痴呆之病。

2. 脾肾亏虚　年老或久病，致脾肾亏损，气血生化不足，神志失养，而成痴呆。本病起病缓慢，以虚多见，虚在肝肾者以脑髓不足为主，虚在脾胃者以气血不足为主。

3. 痰瘀痹阻　七情所伤，肝郁气滞，血涩不行，神志失养而成痴呆。

4. 心肝火旺　七情所伤，肝郁化火，心神受扰，神志失养而成痴呆。

本病病位在脑，与心、肝、脾、肾功能失调有关。肾主髓，通于脑，肾亏则脑空，与肾关系尤为密切。其基本病机为髓减脑消，神机失调，以肾精亏虚为本，痰浊、瘀血内阻或肝火扰心为标，虚实夹杂。

［常考考点］病位在脑，与心、肝、脾、肾功能失调有关。病机为髓减脑消，神机失调。

要点三　临床表现

1. 病史与症状　AD 起病隐匿，表现为逐渐进行性恶化的病程，主要症状如下：

（1）记忆力障碍：呈隐匿起病，逐渐发生记忆障碍，以近记忆力受损为主，随后累及远记忆力受损。

（2）认知障碍：为 AD 特征性表现，表现为掌握新知识能力、社交能力下降，逐渐出现计算能力、定向能力和语言能力障碍。

（3）人格改变：伴随思维、心境、行为等改变，出现抑郁或欣快感，注意力涣散，妄想、幻觉等。

（4）失语：表现为自发言语时出现找词困难、理解力受损和失语性失写。

（5）视空间功能障碍：如不能准确判断物品的位置，在熟悉的环境中迷路。

（6）失认和失用：失认表现为不能从镜中辨认自己的面容；失用可表现为观念性失用、意想运动型失用、步行失用及失用性失写。

2. 体格检查　患者表现为注意力不集中，坐立不安，无锥体束征和感觉障碍，视力、视野基本正常。

［常考考点］AD 典型的症状和体征。

要点四　实验室检查及其他检查

1. 脑脊液中生物学标志检查　脑脊液中的总 Tau 蛋白（t-Tau）、Tau 蛋白过度磷酸化可导致神经元纤维缠结，是其主要病理特点之一。

2. 脑电图　主要有广泛性慢波，无特异性改变。

3. CT 和 MRI 检查　可见侧脑室扩大和脑沟增加，以额颞叶明显。

4. 神经心理学检查　神经心理学量表对痴呆的诊断与鉴别具有重要作用，常用的有：

（1）床旁认知功能评价量表：①简易精神状态检查量表（MMSE）。②长谷川痴呆评定量表（HDS-R）。

（2）综合认知功能评价量表：① Mattis 痴呆评定量表（DRS）。② Alzheimer 病评估量表。③ Hachinski 缺血量表（HIS）等。

要点五 诊断与鉴别诊断

（一）诊断

目前尚缺乏特异性强的诊断指标，根据患者的病史、临床资料，结合量表及有关辅助检查可初步诊断，确诊有赖于病理诊断。依据美国 NINCDS–ADRDA 标准，很可能是 AD 的标准为：

1. 临床检查确认痴呆，神经心理测试支持。
2. 有两个或两个以上认识功能障碍。
3. 进行性加重的记忆和其他智能障碍。
4. 无意识障碍，可伴有精神和行为改变。
5. 发病多在 60 岁以上。
6. 排除其他导致进行性记忆和认识功能障碍的疾病。

（二）鉴别诊断

1. 血管性痴呆 两者均存在认知功能障碍，以下几方面有助于鉴别：

（1）智能减退：AD 呈持续性、进行性智能减退；VD 则呈阶梯性加重。

（2）神经功能缺失：AD 以神经心理障碍为主，神经功能缺失轻；VD 有明显的神经功能缺失症状和体征。

（3）影像学检查：AD 有脑萎缩，无局灶性病变；VD 有局灶性病变。

（4）Hachinski 评分：AD ＜ 4 分；VD ＞ 7 分。

2. 抑郁症 表现为抑郁心境，精神、运动迟缓，对各种事情缺乏兴趣，睡眠障碍，易疲劳或无力，记忆障碍及认知功能减退；突出特点是抑郁心境，自罪、自愧和自我否定。无失语、失认和失用，抗抑郁药治疗有效。

3. 皮克病 早期以人格改变为主；自知力差、社会行为衰退、遗忘出现较晚，空间定向及认知障碍也出现较晚，CT 示额叶和（或）颞叶萎缩。

[常考考点] AD 与 VD 和抑郁症的鉴别。

要点六 西医治疗

目前尚无特效治疗，主要是对症治疗。

1. 改善认识功能 主要用乙酰胆碱前体及其酶抑制剂来增加乙酰胆碱水平，疗效目前尚不肯定，如他克林。

2. 促代谢药物 能够促进细胞对葡萄糖的利用，增加神经元代谢，起到增加神经信息传导、改善智能的治疗作用，如脑复康、脑复新。

3. 保护神经元 主要有：①抗氧化剂，如维生素 E。②雌激素：能降低更年期妇女患病的可能性，改善认识功能。③神经生长因子：具有促进胆碱能神经元的存活和分化作用，可挽救 AD 变性的神经元，保护残存的胆碱能神经元。④非甾体抗炎药物：可延缓 AD 组织破坏的进程或预防疾病的发生。

4. 康复治疗 对 AD 患者相当重要，鼓励参加各种社会日常活动，维持生活能力。

要点七 中医辨证论治

（一）治疗原则

凡禀赋不足，或见脾肾两虚之证，治宜补肾填精、健脾益气，重在培补先、后天之本，以使脑髓得充，化源充足。气滞宜行，痰滞当消，故此病治疗中又应注意开郁逐痰，或健脾化痰，或清心涤痰，或泻火祛痰，或痰瘀同治。

（二）辨证论治

参照本单元”细目九”。

细目十一 帕金森病

帕金森病（Parkinson disease，PD）又称震颤麻痹（paralysis agitans），由英国医生 James Parkinson（1817）首先描述。PD 是发生在中老年人锥体外系的进行性变性疾病，主要病变是中脑黑质，特别是致密部多巴胺（DA）能神经元变性。

本病属中医学“颤证”“颤病”“震颤”“振掉”“痉病”和“肝风”等范畴。

要点一　西医病因与发病机制

（一）病因

本病的病因迄今未明，故称原发性帕金森病，发病机制十分复杂，可能与下列因素有关：

1. 遗传因素　10%PD 患者有家族史，呈不完全外显率的常染色体显性遗传或隐性遗传。迄今已有 13 个位点（PARK1–13）的基因突变被证实与常染色体显性和隐性遗传性帕金森病有关。

2. 年龄因素　流行病学调查显示，PD 的发病与年龄有明显的关系。PD 主要见于中老年人，40 岁前发病少见。

3. 环境因素　流行病学调查显示，长期接触杀虫剂、除草剂或某些工业化学品等可能是 PD 发病的危险因素。

（二）发病机制

含色素的神经元变性、缺失，尤以黑质致密部 DA 能神经元为著。类似改变也可见于蓝斑、中缝核、迷走神经背核等部位，但程度较轻。

要点二　中医病因病机

1. 年老体弱　帕金森病多发于老年人，“年四十而阴气自半”，兼加劳顿、色欲之消耗，而致阴精虚少，形体衰败，致使筋脉失濡，肌肉拘挛，发为震颤、僵直。

2. 五志过极　五志过极皆能化火，火热内盛，耗伤阴精，阳亢风动而为本病；思虑太过，损伤脾胃，运化失司，气血生化乏源而致肢体失养，或化生痰浊，阻于筋脉。

3. 饮食不节　嗜食肥甘厚味，损伤脾胃，痰浊内生，痰阻经脉；或喜食辛辣之品，化热伤阴，阴虚阳亢，虚风内动而发本病。

4. 先天禀赋不足　禀赋不足，肾精亏虚，髓海失充，筋脉失荣而发为本病。

本病的基本病机为肝风内动，筋脉失养。其病位在筋脉，与肝、肾、脾等脏关系密切。病理因素为风、火、痰、瘀。病理性质总属本虚标实。本为气血阴阳亏虚，其中以阴津精血亏虚为主，标为风、火、痰、瘀为患。标本之间密切联系。病久则虚实寒热转化不定，而成寒热错杂、虚实夹杂之证。风以阴虚生风为主，也有阳亢风动或痰热化风者。痰或因脾虚不能运化水湿而成，或由热邪煎熬津液所致。痰邪多与肝风或热邪兼夹为患，闭阻气机，致使肌肉筋脉失养，或化热生风致颤。火有实火、虚火之分。虚火为阴虚生热化火，实火为五志过极化火，火热耗灼阴津，扰动筋脉不宁。

［常考考点］病位在脑，与肝、肾关系密切。

要点三　临床表现

大部分 PD 患者在 60 岁以后发病，起病隐袭，缓慢发展，逐渐加剧。初发症状以震颤最多，其次为步行障碍、肌强直和运动迟缓。症状常自一侧上肢开始，逐渐波及同侧下肢、对侧上肢及下肢，常成“N”字形进展，亦有自一侧下肢开始者。症状出现先后因人而异。

1. 临床特征

（1）震颤：典型表现是静止性震颤，常为首发症状，多由一侧上肢远端开始，拇指与屈曲的食指间呈“搓丸样”（pill–rolling）动作，安静或休息时出现或明显，随意运动时减轻或停止，紧张时加剧，入睡后消失。

（2）肌强直：表现为屈肌和伸肌张力同时增高，被动运动时关节始终保持增高的阻力，类似弯曲软铅管的感觉，故称“铅管样强直”；部分患者因伴有震颤，检查时可感到在均匀的阻力中出现断续停顿，如同转动齿轮感，称为“齿轮样强直”。

（3）运动迟缓：主要表现为随意动作减少，如起床、翻身、步行、方向变换等运动迟缓；面部表情肌活动减少，常常双眼凝视，瞬目减少，呈现“面具脸”；手指做精细动作如扣纽扣、系鞋带等困难；书写时字越写越小，呈现“小写征”。

（4）姿势步态异常：四肢、躯干、颈部肌强直可使患者出现特殊的屈曲体姿，表现为头部前倾，躯干俯屈，上肢肘关节屈曲，腕关节伸直，前臂内收，下肢之髋及膝关节均略微弯曲。早期走路时下肢拖曳，随病情进展呈小步态，步伐逐渐变小变慢，启动困难，行走时上肢的前后摆动减少或完全消失；站立时呈屈曲体姿，步态障碍甚为突出。转弯时，平衡障碍特别明显。晚期患者自坐位、卧位起立困难，慌张步态。

2. 其他症状

（1）Myerson 征：反复叩击眉弓上缘产生持续眨眼反应。

(2) 眼睑阵挛（闭合眼睑轻度颤动）或眼睑痉挛（眼睑不自主闭合）。

(3) 口、咽和腭肌运动障碍致讲话缓慢、发音弱、流涎，严重时吞咽困难。

(4) 脂颜和多汗。

(5) 消化道蠕动障碍致顽固性便秘。

(6) 部分患者晚期出现轻度认知功能减退和视幻觉，通常不严重。抑郁症常见。

[常考考点] 帕金森病的典型表现。

要点四 实验室检查及其他检查

1. 血常规、脑脊液检查、尿常规及血液生化等检查均无异常。

2. CT、MRI 检查无特征性所见。

3. 脑电图的基础波形稍呈慢波化。

4. 尿中多巴胺的代谢产物高香草酸（HVA）减少。

5. 基因检测 DNA 印迹技术、PCR、DNA 序列分析等在少数家族性 PD 患者可能会发现基因突变。

6. 正电子发射断层扫描（PET）或单光子发射计算机断层（SPECT）可发现 PD 患者脑内多巴胺转运载体（DAT）功能显著降低，且疾病早期即可发现，故对 PD 的早期诊断、鉴别诊断及病情进展监测均有一定的价值。

要点五 诊断与鉴别诊断

（一）诊断

1. 中老年发病，缓慢进行性病程。

2. 四项主症（静止性震颤、肌强直、运动迟缓、姿势步态异常）中至少具备两项，前两项至少具备其中之一；症状不对称。

3. 左旋多巴治疗有效。

4. 患者无眼外肌麻痹、小脑体征、直立性低血压、锥体系损害和肌萎缩等。

PD 临床诊断与死后病理证实符合率为 75% ～ 80%。

（二）鉴别诊断

1. 继发性 PD 有明确病因可寻，如感染、药物、中毒、动脉硬化和外伤等。如脑炎后帕金森综合征、药物或中毒性帕金森综合征、动脉硬化性帕金森综合征。

2. 抑郁症 不具有 PD 的肌强直和震颤，抗抑郁剂治疗有效，可资鉴别。

3. 特发性震颤 震颤以姿势性或运动性为特征，发病年龄早，饮酒或用心得安后震颤可显著减轻，无肌强直和运动迟缓，1/3 患者有家族史。

4. 肝豆状核变性 发病年龄小，有肝损害和角膜 K–F 环，血清铜、铜蓝蛋白、铜氧化酶活性降低，尿铜增加。

[常考考点] 帕金森病的诊断要点。

要点六 西医治疗

疾病早期无须特殊治疗，可鼓励患者进行适度活动和体育锻炼，若疾病影响患者日常生活和工作能力则需要治疗。本病以药物治疗为主，恢复纹状体 DA 与 Ach 递质的平衡。但只能改善症状，不能阻止病情发展，需终生服药。

（一）药物治疗

1. 治疗原则 治疗方案个体化；从小剂量开始，缓慢递增；尽量以较小剂量取得较满意疗效。

2. 常用药物

(1) 抗胆碱能药物：对震颤和强直有效，但对运动迟缓疗效较差，适用于年龄较轻震颤突出的患者。常用药物有苯海索（安坦）、丙环定（开马君）、苯托品及环戊丙醇等。前列腺肥大、青光眼患者禁用；老年人慎用，可影响记忆功能。

(2) 金刚烷胺：可促进神经末梢释放 DA 和减少 DA 再摄取，轻度改善 PD 症状，如运动减少、强直和震颤等，早期轻症患者可单独或与苯海索（安坦）合用。肾功能不全、癫痫、严重胃溃疡和肝病患者慎用，哺乳期妇女禁用。

(3) 左旋多巴及复方左旋多巴：是治疗 PD 最基本、最有效的药物。作为 DA 合成前体可透过血脑屏障，被脑 DA 能神经元摄取，脱羧转变成 DA，改善 PD 的临床症状，对运动减少有特殊疗效。临床上使用的复方 L–Dopa 有标准剂、控释剂和水溶剂等不同剂型。L–Dopa 类禁忌证：闭角型青光眼，精神病，活动性消化道溃疡应慎用。

（4）DA 受体激动剂

①非麦角类 DA 受体激动剂：无麦角副作用，用于早期或进展期帕金森病，症状波动和运动障碍发生率低，但意识模糊、幻觉及直立性低血压发生率较高，年轻患者早期可单用，中晚期患者与复方 L-Dopa 合用。常用药物为普拉克索、罗匹尼罗等。

②麦角类 DA 受体激动剂：副作用与左旋多巴类似，常见错觉和幻觉，可出现胸膜肺纤维化、多瓣膜心脏病及缩窄性心包炎等严重副作用，应定期监测心肺功能。禁忌证：精神病史患者。近期心肌梗死、严重周围血管病和活动性消化性溃疡慎用。常用的麦角类 DA 受体激动剂有溴隐亭、培高利特（培高利特已被 FDA 禁用）。

（5）单胺氧化酶 B 抑制剂：抑制神经元内 DA 分解代谢，增加脑内 DA 含量，与复方 L-Dopa 合用有协同作用，减少约 1/4 的 L-Dopa 用量，延缓开关现象出现。常用药物为思吉宁，宜在早、中午服用，不宜傍晚后应用，以免引起失眠。有胃溃疡者慎用。

（6）儿茶酚 - 邻位 - 甲基转移酶抑制剂：抑制 L-Dopa 在外周代谢，维持 L-Dopa 血浆浓度稳定，加速通过血脑屏障，阻止神经胶质内 DA 降解，增加脑内 DA 含量。与美多巴合用可增强疗效，减少症状波动反应，单独使用无效。应注意肝脏毒副作用。常用药物为恩托可朋、答是美等。

（二）外科治疗

近年来利用微电极记录和分析细胞放电的特征，可以精确定位引致震颤和肌强直的神经元，达到细胞功能定位的水平，使手术治疗的疗效和安全性大为提高。目前常用的手术方法如下：

1. 苍白球、丘脑底核毁损或切除术 丘脑手术对震颤有效，苍白球手术对运动迟缓有效。弥漫性脑血管病为手术禁忌证。

2. 脑深部电刺激（DBS） 刺激靶点主要是苍白球和丘脑底核，原理是纠正基底节过高的抑制性输出以改善症状。适应证是药物治疗失效、不能耐受或出现运动障碍（异动症）的患者，对年龄较轻，症状以震颤、强直为主且偏于一侧者效果较好，但术后仍需应用药物治疗。

（三）细胞移植及基因治疗

这是有较好前景的治疗方法，但存在一些问题。技术还不成熟，不能应用于临床。

（四）康复治疗

康复治疗作为辅助手段对改善症状也可起到一定作用。

[常考考点] 左旋多巴及复方左旋多巴是治疗 PD 最基本、最有效的药物。

要点七　中医辨证论治

（一）治疗原则

本病的初期，本虚之象并不明显，常见风火相扇、痰热壅阻之标实证，治疗当以清热、化痰、息风为主；病程较长，年老体弱，其肝肾亏虚、气血不足等本虚之象逐渐突出，治疗当滋补肝肾、益气养血、调补阴阳为主，兼以息风通络。由于本病多发于中老年人，多在本虚的基础上导致标实，因此治疗更应重视补益肝肾，治病求本。

（二）辨证论治

证型	辨证要点	治法	方剂
风阳内动证	肢体颤动粗大，程度较重，不能自制，头晕耳鸣，面赤烦躁，易激动，心情紧张时颤动加重，伴有肢体麻木，口苦而干，语言迟缓不清，流涎，尿赤，大便干，舌质红，苔黄，脉弦	镇肝息风，舒筋止颤	天麻钩藤饮合镇肝熄风汤加减
痰热风动证	头摇不止，肢麻震颤，重则手不能持物，头晕目眩，胸脘痞闷，口苦口黏，甚则口吐痰涎，舌体胖大，有齿痕，舌质红，舌苔黄腻，脉弦滑数	清热化痰，平肝息风	导痰汤合羚角钩藤汤加减
气血亏虚证	头摇肢颤，面色苍白，表情淡漠，神疲乏力，动则气短，心悸健忘，眩晕，纳呆，舌体胖大，舌质淡红，舌苔薄白滑，脉沉濡无力或沉细弱	益气养血，濡养筋脉	人参养荣汤加减
髓海不足证	头摇肢颤，持物不稳，腰膝酸软，失眠心烦，头晕，耳鸣，善忘，老年患者常兼有神呆、痴傻，舌质红，舌苔薄白，或红绛无苔，脉象细数	填精补髓，育阴息风	龟鹿二仙膏加减
阳气虚衰证	头摇肢颤，筋脉拘挛，畏寒肢冷，四肢麻木，心悸懒言，动则气短，自汗，小便清长或自遗，大便溏，舌质淡，舌苔薄白，脉沉迟无力	补肾助阳，温煦筋脉	地黄饮子加减

［常考考点］帕金森病的辨证论治。

【例题实战模拟】

A1 型题

1. 帕金森病的初发症状最常见的是

A. 步行障碍　B. 肌强直　C. 运动迟缓　D. 震颤　E. 脂颜和多汗

2. 下列不属于帕金森病四项主症的是

A. 步行障碍　B. 肌强直　C. 运动迟缓　D. 震颤　E. 脂颜和多汗

3. 治疗帕金森病最基本、最有效的药物是

A. 抗胆碱能药物　B. 金刚烷胺　C. 左旋多巴　D. DA 受体激动剂　E. 单胺氧化酶 B 抑制剂

B1 型题

A. 六味地黄丸合天麻钩藤饮加减　B. 杞菊地黄丸加减　C. 定振汤加减

D. 温胆汤合补阳还五汤加减　E. 地黄饮子加减

4. 帕金森病风阳内动证的治疗方剂是

5. 帕金森病阳气虚衰证的治疗方剂是

【参考答案】

1. D　2. E　3. C　4. A　5. E

第九单元　理化因素所致疾病

细目一　急性中毒总论

有毒化学物质进入人体，在效应部位积累到一定量而产生损害的全身性疾病称为中毒（poisoning）。中毒可分为急性和慢性两大类，主要由接触毒物的毒性、剂量和时间决定。短时间内接触大量毒物可引起急性中毒（acute poisoning）。急性中毒发病急骤，症状严重，变化迅速，如不积极治疗，可能危及生命。因此，诊断要准确而及时，治疗要迅速而恰当。长时间接触较小量毒物可引起慢性中毒（chronic poisoning）。慢性中毒起病较缓，病程较长，很多中毒都缺乏特异性诊断指标，容易误诊、漏诊。

本病在中医学中亦称“中毒”。

要点一　西医病因与发病机制

（一）病因

引起中毒的化学物质称毒物（poison）。根据毒物来源和用途分为工业性毒物、药物、农药，以及有毒动、植物。

1. 职业性中毒　在生产过程中，接触有毒的原料、中间产物或成品，如果不注意劳动保护，即可发生中毒。在保管、使用和运输方面，如不遵守安全防护制度，也会发生中毒。

2. 生活性中毒　在误食、意外接触毒物、用药过量、自杀或谋害等情况下，过量毒物进入人体都可引起中毒。

（二）发病机制

1. 局部刺激、腐蚀作用。

2. 缺氧。

3. 麻醉作用。

4. 抑制酶的活力。

5. 干扰细胞或细胞器的生理功能。

6. 竞争相关受体。

要点二　临床表现

不同化学物质急性中毒表现不完全相同，严重中毒时共同表现有发绀、昏迷、惊厥、呼吸困难、休克和少尿等。

1. 皮肤黏膜表现

（1）皮肤及口腔黏膜灼伤。

（2）发绀。

（3）黄疸。

2. 眼部表现

（1）瞳孔扩大。

（2）瞳孔缩小。

（3）视神经炎。

3. 神经系统表现

（1）昏迷。

（2）谵妄。

（3）肌纤维颤动。

（4）惊厥。

（5）瘫痪。

（6）精神失常。

4. 呼吸系统表现

（1）呼出特殊气味（如蒜臭味：有机磷农药；苦杏仁味：氰化物）。

（2）呼吸加快。

（3）呼吸减慢。

（4）肺水肿。

5. 循环系统表现

（1）心律失常。

（2）心脏骤停：①心肌毒性作用。②缺氧。③严重低钾血症。

（3）休克。

6. 泌尿系统表现

（1）肾小管堵塞。

（2）肾缺血。

（3）肾小管坏死。

最终导致急性肾衰竭，出现少尿或无尿。

7. 血液系统表现

（1）溶血性贫血。

（2）出血。

（3）白细胞减少和再生障碍性贫血。

（4）血液凝固障碍。

8. 发热。

要点三　诊断

急性中毒诊断主要依据毒物接触史和中毒临床表现。可通过环境调查了解毒物存在，并检测剩余毒物或含毒标本进行毒物鉴定，通过体检及实验室检查了解毒物对机体的影响，最后通过鉴别诊断作出病因诊断。同时应尽早掌握中毒的时间、毒物的种类、中毒的途径，初步估计毒物的剂量以及病人中毒前后的情况。

（一）毒物接触史

毒物接触史是诊断中毒的重要依据。

（二）临床表现

1. 熟悉中毒的临床表现，系统细致的体检，均有助于中毒的诊断及判断毒物种类。

2. 有如下情况应考虑中毒的可能：

（1）不明原因的昏迷。

（2）难以解释的精神改变。

（3）年轻患者不明原因的心律失常。

（4）不明原因的心脏骤停。

（5）不明原因的无尿、少尿。

（6）不明原因的发绀。

（7）难以解释的外伤。

（8）不明原因的出血、溶血、贫血。

（9）不明原因的多系统损害。

（三）实验室检查

急性中毒时，应常规留取剩余的毒物或可能含毒的标本，如呕吐物、胃内容物、尿、粪和血标本等。必要时进行毒物分析或细菌培养。不能以一项检查，尤其是一次的测定结果作为诊断的唯一依据，否则易导致误诊。

（四）毒物对机体的影响

重要脏器的功能、酶学及某些特异检查，如碳氧血红蛋白、胆碱酯酶活力等。

毒物分析虽然重要，但为尽早救治，常无须等待检验结果；而且目前许多毒物的分析手段仍然有限。

（五）现场调查

有明确的中毒史、特征性中毒表现或有家属在中毒现场者无须现场调查；中毒史不明确、临床表现不典型者，或集体中毒原因不明者，或有谋杀嫌疑者要进行现场调查，一般要立即报告公安、卫生防疫、环保等部门协同进行现场调查。

要点四　西医治疗原则

根据毒物的种类、进入途径和临床表现进行治疗。可分除毒、解毒和对症三步急救：

①立即脱离中毒现场，清除进入人体内已被吸收或尚未吸收的毒物。

②如有可能，选用特效解毒药。

③对症治疗。对不明原因中毒，除暂不能选用特效解毒药，亦应按上述原则急救处理；中毒情况危重时，应首先采取措施，稳定呼吸、循环和生命体征。

1. 立即停止毒物接触

（1）清除皮肤毒物。

（2）清除眼内毒物。

（3）吸入毒物的急救：应立即将病人脱离中毒现场，搬至空气新鲜的地方，同时可吸入氧气。

2. 清除体内尚未吸收的毒物　清除胃肠道毒物常用催吐、洗胃、导泻和灌肠，进行越早效果越明显。

（1）催吐。

（2）洗胃：原则为先出后进、快出快进、出入相当。

（3）导泻及灌肠。

3. 促进已吸收毒物的排出

（1）利尿。

（2）吸氧。

（3）血液净化：①血液透析。②血液灌流。③血浆置换。

4. 特殊解毒药物的应用。

5. 对症处理　许多中毒无特效解毒药，需要依靠强有力的对症治疗渡过难关，包括保护重要脏器的功能、维持生命体征稳定、预防并控制感染、营养支持、维持水和电解质平衡等，以及呼吸、循环、消化道、肾脏等功能的维护等。注意防治肺水肿或脑水肿。

加强危重病人的护理、注意保温、防止压疮。当中毒原因不明时普查和监测重要脏器功能，注意中毒的 3 个临床阶段，即急性全身反应阶段、临床缓解阶段、靶器官损害阶段，特别是在临床缓解阶段不要掉以轻心。

细目二　急性一氧化碳中毒

急性一氧化碳中毒是机体在短时间内吸入过量一氧化碳（CO），导致脑组织缺氧，临床上主要表现为意识障碍，严重者可引起死亡。本病在冬季是急诊常见的危重病之一。

要点一　病因与发病机制

（一）病因

CO是一种无色、无臭、无味的剧毒气体，在生产过程中接触CO（如炼铁、炼焦、矿井放炮、煤矿瓦斯爆炸及内燃机排出的废气等），如防护不周或通风不良时，可发生CO中毒；家庭用煤炉排烟不畅、煤气泄漏，在通风不良的浴室内用燃气加热淋浴等，则是生活性CO中毒最常见的原因。

（二）发病机制

CO中毒主要引起组织缺氧。CO经呼吸道吸入后，由肺泡迅速弥散入血，进入血液的CO约85%与血液中红细胞的血红蛋白结合，形成稳定的碳氧血红蛋白（COHb）。吸入较低浓度CO即可产生大量COHb。COHb不能携带氧，且不易解离；COHb存在还能使血红蛋白氧解离曲线左移，血氧不易释放给组织而造成细胞缺氧。

吸入高浓度CO时，CO与肌球蛋白结合，影响细胞内氧弥散，而损害线粒体功能。CO与还原型细胞色素氧化酶二价铁结合，抑制细胞色素氧化酶活性，并抑制细胞呼吸，导致细胞内缺氧而影响氧化过程，阻碍氧的利用。

要点二　临床表现

（一）急性中毒

急性CO中毒的症状与血液中COHb百分比有密切关系，而血液中COHb百分比又与空气中CO浓度和接触时间有关，按中毒程度可分为3级。

1. 轻度中毒　血COHb浓度达20%～30%。有不同程度的头痛、头晕、恶心、呕吐、心悸、四肢无力、嗜睡等。原有冠心病的患者可出现心绞痛。及时脱离中毒现场，吸入新鲜空气或氧疗，症状很快消失。

2. 中度中毒　血COHb浓度高于30%～40%。表现为昏睡或浅昏迷状态，面色潮红，口唇可呈樱桃红色，呼吸、血压和脉搏可有改变。及时脱离中毒现场，经治疗可恢复，一般无并发症发生。

3. 重度中毒　血COHb浓度高于50%。呈深昏迷状态，各种反射消失。部分患者表现为去大脑皮质状态（睁眼昏迷）。体温升高，呼吸频数，严重时呼吸衰竭，脉搏快而弱，血压下降。如空气中CO浓度很高，患者可在几次深呼吸后立即突然发生昏迷、惊厥、呼吸困难以致呼吸麻痹，称为“闪电样中毒”。重度中毒常出现吸入性肺炎、肺水肿、心律失常、心肌梗死、皮肤水疱、急性肾衰竭、脑局灶损害、上消化道出血等并发症。

（二）急性CO中毒迟发性脑病

部分急性CO中毒患者抢救苏醒后，经过2～60天的“假愈期”，可出现迟发性脑病的症状：

1. 精神意识障碍　呈现痴呆状态、谵妄状态或去大脑皮层状态。

2. 锥体外系神经障碍　出现震颤麻痹综合征（面具面容、四肢肌张力增强、静止性震颤、慌张步态等）。

3. 锥体系神经损害　如偏瘫、病理反射阳性或小便失禁等。

4. 大脑皮质局灶性功能障碍　如失语、失明等，或出现继发性癫痫。

5. 脑神经及周围神经损害　如视神经萎缩、听神经损害及周围神经病变等。

［常考考点］CO中毒的分度及其表现。

要点三　实验室检查及其他检查

1. 血液COHb测定

①加碱法：加碱后血液仍保持淡红色不变（正常血液加碱后则呈绿色），提示COHb浓度高达50%以上。

②分光镜检查法：监测血中COHb浓度，不仅能明确诊断，而且有助于证型和估计预后（应在脱离中毒现场8小时以内尽早抽取静脉血标本）。

2. 脑电图检查　可见弥漫性低波幅慢波，与缺氧性脑病进展相平行。

3. 头部CT检查　脑水肿时可见脑部有病理性密度减低区。

4. 血气分析 血氧分压降低。

5. 心电图检查 可见 ST 段和 T 波改变、传导阻滞等。

［常考考点］血液 COHb 测定对于中毒的确诊和分度有重要意义。

要点四 诊断与鉴别诊断

（一）诊断

1. 病史。有 CO 接触史。

2. 皮肤黏膜呈樱桃红色为其特征性体征，但仅见于 20% 的患者。

3. 血中 COHb 测定有确定诊断价值，停止接触 CO 超过 8 小时多已降至正常。

4. 除外其他引起昏迷的疾病。

5. 迟发脑病根据急性 CO 中毒病史、意识障碍恢复后的假愈期和临床表现，迟发脑病诊断一般不难。

（二）鉴别诊断

既往史、体检、实验室检查有助于鉴别诊断。血液 COHb 测定是有价值的诊断指标。

1. 急性脑血管疾病 临床也可见头痛、呕吐、意识障碍等表现，但以突然发生的剧烈头痛、意识障碍和“三偏”症状（病变对侧偏瘫、偏身感觉障碍和同向偏盲）为特征性临床表现，中老年人多见，可与急性 CO 中毒鉴别。

2. 流行性脑脊髓膜炎 冬春季节发病，儿童多见。以突起高热、头痛呕吐、皮肤瘀点、脑膜刺激征阳性为临床特点。

3. 糖尿病酮症酸中毒 可有恶心呕吐、意识障碍等，其特点为：既往糖尿病史，因感染、停用或减用胰岛素、饮食失调、应激状态等诱发，临床常见食欲减退、恶心呕吐、尿量增多、呼吸深快、呼气有烂苹果味、意识障碍，尿糖及尿酮呈强阳性。

要点五 西医治疗

治疗原则：迅速将病人搬离中毒现场，积极纠正缺氧，防治脑水肿，促进脑细胞恢复，对症治疗。

1. 纠正缺氧 吸入氧气可促使 COHb 解离，纠正机体缺氧；高压氧下，可加速 COHb 解离，既可迅速纠正组织缺氧，又可加速 CO 的清除。高压氧治疗 CO 中毒可缩短病程，降低病死率；且可减少迟发性脑病的发生。因此，对中、重度 CO 中毒，如有条件应尽早采取高压氧治疗；对危重病人可考虑换血疗法。

2. 防治脑水肿 严重中毒后 2 ～ 4 小时即可发生脑水肿，24 ～ 48 小时达高峰，因而脱水疗法非常重要。目前常采取以下方法：① 20% 甘露醇 250mL 快速静脉滴注，6 ～ 8 小时 1 次。②呋塞米 20 ～ 40mg，稀释后静脉注射。③地塞米松 10 ～ 30mg 或氢化可的松 200 ～ 300mg，静脉滴注，可与甘露醇合用。④对昏迷时间长，伴有高热的患者给予头部物理降温或冬眠药物。⑤对于频繁抽搐者，可用地西泮 10 ～ 20mg 静脉注射，也可用水合氯醛灌肠。

3. 促进脑细胞恢复 可选用 ATP、辅酶 A、细胞色素 C、大剂量维生素 C、胞磷胆碱等。

4. 对症治疗 昏迷期间加强护理，保持呼吸道通畅，必要时进行气管切开，防治肺部感染、压疮等并发症发生。

5. 迟发脑病治疗 可给予高压氧、糖皮质激素、血管扩张剂、神经细胞营养药、抗帕金森病药物以及其他对症和支持治疗。

［常考考点］CO 中毒的处理。

【例题实战模拟】

A1 型题

1. 一氧化碳中毒的特征性体征是

A. 皮肤黏膜呈樱桃红色　B. 皮肤干燥　C. 皮下气肿　D. 皮肤瘀斑　E. 皮肤潮湿

2. 对重症煤气中毒的昏迷患者，最有效的抢救措施是

A. 鼻导管吸氧　B. 20% 甘露醇快速静脉推注　C. 冬眠疗法　D. 血液透析　E. 高压氧舱治疗

3. 对诊断一氧化碳中毒最有意义的辅助检查是

A. 高铁血红蛋白浓度测定　B. 血液碳氧血红蛋白浓度测定　C. 血氧饱和度测定

D. 脑电图检查　E. 头颅 CT 检查

【参考答案】

1. A　2. E　3. B

细目三　有机磷杀虫药中毒

有机磷杀虫药（OPI）主要通过抑制体内胆碱酯酶（cholinesterase，ChE）活性，失去分解乙酰胆碱（acetylcholine，ACh）能力，使体内生理效应部位 ACh 大量蓄积，使胆碱能神经持续过度兴奋，引起毒蕈碱样、烟碱样和中枢神经系统等中毒症状和体征。严重者，常死于呼吸衰竭。

要点一　病因与发病机制

（一）病因

OPI 中毒的常见原因为生产和使用中违反操作规程造成毒物泄露、滥用或防护不当而发生急、慢性中毒；或者由于误服、自服而发生中毒。

（二）发病机制

OPI 可迅速从消化道、呼吸道或皮肤黏膜进入人体。OPI 中毒机制，主要是在人体内迅速与 ChE 结合，形成磷酰化胆碱酯酶，磷酰化胆碱酯酶不能水解 ACh，引起 ACh 蓄积，出现相应的临床表现。由于 OPI 与 ChE 是稳定的结合，早期尚可部分水解恢复 ChE 活性，但随着中毒时间的延长，最终形成老化的磷酰化胆碱酯酶，结构更加稳定，需要新的 ChE 再生后，ChE 活性才会恢复，故其毒性作用较重，症状恢复较慢。

要点二　临床表现

可有接触部位的局部损害，如皮肤黏膜的炎症、水疱、剥脱等。典型症状按发生先后分别有胆碱能兴奋或危象、中间型综合征、迟发性多发性神经病。

（一）胆碱能兴奋或危象

发生的时间与毒物种类、剂量、吸收途径和患者的状态（如空腹、饭后、酒后等）等有关。口服中毒多在 10 分钟至 2 小时发病；呼吸道吸入约 30 分钟内发病；皮肤吸收中毒，一般在接触 2 ～ 6 小时后出现症状。表现为：

1. 毒蕈碱样症状　又称 M 样症状。主要由于堆积的乙酰胆碱使副交感神经末梢过度兴奋，引起平滑肌舒缩失常和腺体分泌亢进等。

临床表现可有：

（1）腺体分泌增加：表现为大汗、多泪和流涎。

（2）平滑肌痉挛：表现为瞳孔缩小，胸闷、气短、呼吸困难，恶心、呕吐、腹痛、腹泻。

（3）括约肌松弛：表现为大小便失禁。

（4）气道分泌物明显增多：表现为咳嗽、气促，双肺有干性或湿性啰音，严重者发生肺水肿。

2. 烟碱样症状　又称 N 样症状。

（1）由于乙酰胆碱堆积在横纹肌神经 – 肌肉接头处，可出现肌纤维颤动，全身紧缩或压迫感，甚至全身骨骼肌强直性痉挛；骨骼肌过度兴奋后就会出现抑制，发生肌力减退甚至呼吸肌麻痹引起呼吸停止。

（2）乙酰胆碱还可刺激交感神经节和肾上腺髓质，出现血压升高和心律失常。

3. 中枢神经系统症状　由于乙酰胆碱在脑内蓄积，可出现头晕、头痛、倦怠、烦躁不安、语言不清、不同程度的意识障碍。重者可发生脑水肿，甚至呼吸中枢麻痹。

有些急性 OPI 中毒者，经积极抢救临床症状明显好转，稳定数天或至 1 周后，病情突然急剧恶化，再次出现胆碱能危象，甚至肺水肿、昏迷，或死亡，此称为反跳。这种现象多发生在乐果和马拉硫磷口服中毒者。

（二）迟发性多发性神经病（delayed polyneuropathy）

为急性重度、中度中毒后 2 ～ 3 周，胆碱能症状消失后出现的感觉、运动型多发性神经病。先出现腓肠肌酸痛及压痛，数日后出现下肢无力，远端最明显，逐渐影响下肢近端和上肢，多伴有肢体远端手、袜套式感觉减退。神经 – 肌电图检查提示神经源性损害。胆碱酯酶活力可正常。

（三）中间型综合征（intermeediate syndrome）

为急性中毒后 24 ～ 96 小时，胆碱能危象基本消失且意识清晰，以屈颈肌和四肢近端肌肉，第Ⅲ、Ⅶ、Ⅸ、Ⅹ对脑神经支配的肌肉、呼吸肌无力为主要临床表现。可见抬头困难、肩外展及髋屈曲困难；眼外展及眼球活动受限，眼睑下垂，睁眼困难，可有复视；颜面肌或咀嚼肌无力、声音嘶哑和吞咽困难；呼吸肌麻痹则有呼吸困难、频率减慢、胸廓运动幅度逐渐变浅，进行性缺氧致意识障碍、昏迷以致死亡。因其发生时间介于中毒急性期之后和迟发性多发性神经病之前，故称为中间综合征。胆碱酯酶活力多在30%以下。多见于含二甲氧基的化合物中毒，如倍硫磷、乐果、氧乐果等。

［常考考点］反跳现象多发生在乐果和马拉硫磷口服中毒者。

要点三　实验室检查及其他检查

ChE活力是诊断OPI中毒的特异性实验指标，对判断中毒程度、疗效和预后极为重要，但并不呈完全平行关系。以正常人血ChE活力均值作为100%，急性OPI中毒时，ChE活力值在50%～70%为轻度中毒，30%～50%为中度中毒，30%以下为重度中毒。对长期OPI接触者，血ChE活力值测定可作为生化监测指标。

呕吐物、清洗液、尿液或血液中测到相应毒物或其代谢产物可以明确有机磷农药的具体名称甚至浓度，有助于诊断和治疗。

［常考考点］ChE活力是诊断OPI中毒的特异性实验指标。

要点四　诊断与鉴别诊断

（一）诊断

根据患者OPI接触史、呼出气体或呕吐物或皮肤等部位有特异性的大蒜味，有胆碱能兴奋或危象的临床表现，特别是流涎、多汗、瞳孔缩小、肌纤维颤动和意识障碍等，结合及时测定的实验室检查结果，一般不难诊断。毒物接触史不明确的，实验室检查对诊断就更加重要。

急性中毒分级：以临床表现为主要依据，血液胆碱酯酶活性可作参考指标。

1. 轻度中毒　以M样症状为主，没有肌纤维颤动等N样症状，ChE活力为50%～70%。

2. 中度中毒　M样症状加重，出现肌纤维颤动等N样症状，ChE活力为30%～50%。

3. 重度中毒　除有M、N样症状外，具有肺水肿、呼吸衰竭、脑水肿、昏迷四项中任一表现，全血或红细胞ChE活力＜30%。

（二）鉴别诊断

需要进行鉴别诊断的疾病主要有中暑、食物中毒、急性胃肠炎、脑炎、脑干出血或梗死以及其他农药中毒等。根据有无OPI接触史、临床特征性表现和实验室检查、头CT或MRI，一般不难作出鉴别。

需要特别提出的是与氨基甲酸酯类农药中毒的鉴别。二者临床表现相似，血胆碱酯酶活力均降低，但后者无大蒜味、血胆碱酯酶活力在数小时内可自行恢复。

要点五　西医治疗

（一）急性中毒

1. 清除毒物

（1）迅速离开有毒现场，脱去污染衣物，用肥皂和微温清水清洗污染的皮肤、毛发和指甲，再用流动微温清水冲洗。

（2）口服中毒者，用2%碳酸氢钠溶液（美曲磷酯忌用）或1∶5000高锰酸钾溶液（对马拉硫磷、乐果忌用）洗胃，毒物品种不清的也可用温清水洗胃，直到洗出液清亮无大蒜味为止，最好保留胃管，间隔2小时左右可多次重复洗胃，当然洗胃液量要比第一次少得多。洗胃后用硫酸镁或甘露醇导泻；静脉输液增加尿量，促进毒物排出。中毒严重者可在彻底洗胃的前提下进行血液净化，以进一步清除血中毒物。

2. 解毒药　在清除毒物过程中，应该同时应用胆碱受体阻断药和胆碱酯酶复能药。用药原则为早期、足量、联合和重复应用解毒药。

（1）胆碱受体阻断药：阿托品为代表药物，主要作用于外周M胆碱能受体，缓解M样症状，根据中毒轻重、用药后M样症状缓解程度，决定剂量、用药途径和间隔时间，尽早使患者达到并维持“阿托品化”（表现为用阿托品后，瞳孔较前扩大、口干、皮肤干燥、心率增快和肺湿啰音消失）。其他胆碱受体阻断药还有山莨菪碱（作用与阿托品类似）、东莨菪碱（对中枢M和N受体阻断作用强于对外周M受体作用）和长托宁（即盐酸戊乙奎醚，对中枢M、N受体和外周M受体均有阻断作用，但选择性作用于M_1、M_3受体亚型，对M_2受体作用极弱，对心率无明显影响）。切忌盲目大量用药，尤其是轻度中毒患者，谨防阿托品中毒（出现瞳孔明显扩大、神志模糊、烦躁不安、谵妄、惊厥、昏迷及尿潴留等情况）。

（2）胆碱酯酶复能药：为肟类化合物，含季胺基和肟基。季胺基带正电荷，能被磷酰化胆碱酯酶的阴离子部位吸引；肟基与磷酰化胆碱酯酶中的磷有较强亲和力，可使其与ChE酯解部位分离，恢复ChE活性。

ChE 复能药尚能对抗外周 N_2 受体，控制肌纤维颤动等 N 样症状。

ChE 复能药不良反应有头晕、视力模糊、复视、血压升高等。

临床应用的胆碱酯酶复能药有氯解磷定、碘解磷定、双复磷等。氯磷定是目前临床上首选的 ChE 复能药，其复能作用强，毒副作用小，静脉注射或肌内注射均可，起效快。由于 ChE 复能药不能活化老化的胆碱酯酶，故要早期用药，并且用量要足。

以上两类解毒药对有机磷中毒患者来说是双刃剑，既有治疗作用又有毒副作用。阿托品本身就是毒性很强的药物；过量应用 ChE 复能药反而抑制胆碱酯酶活力甚至引起癫痫样发作。因此，既要坚持用早、用足、用全（两类解毒药合用）、重复应用的用药原则，又要密切观察病情变化，防止解毒药过量，尤其要避免阿托品中毒。

3. 对症治疗

（1）监护生命体征，保持呼吸道通畅。

（2）防治上消化道出血。

（3）营养、保护心肌。

（4）其他：有脑水肿时，可用甘露醇、呋塞米等脱水；维持水、电解质及酸碱平衡；注意预防肺炎、压疮等并发症并及时处理；合理营养支持。中度和重度中毒患者避免过早活动，防止病情突变。

4. 中间型综合征治疗　在治疗急性中毒的基础上，再加用氯解磷定肌内注射；主要给予对症和支持治疗。重度呼吸困难者，及时建立人工气道，进行机械通气。

5. 迟发性多发性神经病治疗　可给予维生素 B_1、维生素 B_{12} 等营养神经药物治疗，以及运动功能的康复锻炼。

［常考考点］解毒药的用药原则为早期、足量、联合和重复。胆碱受体阻断药以阿托品为代表药物。氯磷定是目前临床上首选的 ChE 复能药。

【例题实战模拟】

A1 型题

1. 治疗有机磷农药中毒毒草碱样症状的药物是

A. 阿托品　B. 氯磷定　C. 利多卡因　D. 甲硝唑（灭滴灵）　E. 双复磷

2. 下列各项，不是“阿托品化”指标的是

A. 抽搐消失　B. 颜面潮红　C. 瞳孔较前增大　D. 心率增快　E. 口干、皮肤干燥

3. 对口服有机磷农药中毒的患者，清除其未被吸收毒物的首要方法是

A. 利尿和导泻　B. 洗胃和导泻　C. 腹膜透析　D. 血液净化　E. 静注 50% 葡萄糖溶液

4. 诊断有机磷中毒的最重要指标为

A. 确切的毒物接触　B. 呕吐物有大蒜味　C. 毒蕈碱样和烟碱样症状

D. 血胆碱酯酶活性降低　E. 阿托品试验阳性

A2 型题

5. 患者，女，26 岁。被人发现时躺在公园一角落呈半昏迷状态。查体：神志不清，两瞳孔针尖样大小，口角流涎，口唇发绀，两肺满布水泡音，心率 60 次 / 分，肌肉震颤。应首先考虑的是

A. 癫痫大发作　B. 严重心律失常　C. 左心功能衰竭　D. 有机磷农药中毒　E. 安眠药中毒

B1 型题

A. 瞳孔扩大　B. 瞳孔缩小　C. 瞳孔呈白色　D. 两瞳孔大小不等　E. 瞳孔形状不规则

6. 有机磷农药中毒的瞳孔变化是

7. 阿托品中毒的瞳孔变化是

【参考答案】

1. A　2. A　3. B　4. D　5. D　6. B　7. A

细目四　急性镇静催眠药中毒

镇静催眠药是中枢神经系统抑制药，具有镇静、催眠和抗惊厥等作用。一般来说，服用小剂量时可产生镇静作用，使患者安静，减轻或消除激动、焦虑不安等；中等剂量时，引起近似生理性催眠；大剂量时则产生抗惊厥等作用。过多

剂量可麻醉全身，包括延髓中枢，一次服用大剂量可导致急性镇静催眠药中毒（acute sedative–hypnotic poisoning），长期滥用可引起耐药性和依赖性而导致慢性中毒，突然停药或减量则可引起戒断综合征。

要点一　病因与中毒机制

（一）病因

导致急性镇静催眠药中毒的主要原因是误服、自杀以及临床上一次应用剂量过大，慢性中毒则主要因长期滥用所致。镇静催眠药包括苯二氮䓬类、巴比妥类、非巴比妥非苯二氮䓬类和吩噻嗪类。急性中毒最常见的类型为苯二氮䓬类中毒。

（二）中毒机制

镇静催眠药均具有不同程度的脂溶性，脂溶性强的药物易通过血－脑屏障，快速作用于中枢神经系统而对其产生不同程度的抑制作用。

1. 巴比妥类药物　对中枢神经系统的作用范围较为广泛，主要通过抑制丙酮酸氧化酶系统，阻断脑干网状结构上行激活系统的传导，使整个大脑皮质发生弥漫性抑制，导致昏迷和反射功能消失。作用机制主要包括：

（1）促进 γ－氨基丁酸（gamma–aminobutyric acid，GABA）与其受体在突触后膜的结合，延长氯离子通道开放时间，增加氯离子内流，引起神经细胞超极化而抑制神经传导。

（2）影响 α－氨基羟甲基唑丙酸（alpha–amino–3–hydroxy–5–methyl–4–isoxazolepro– pionic acid，AMPA）的功能，使钠离子及电压依赖的钾离子的神经兴奋作用受抑制。

（3）巴比妥类药物还可通过抑制周围神经的烟碱受体而影响神经－肌肉传递以及血压水平。

（4）大剂量摄入后可直接抑制延髓呼吸中枢导致呼吸衰竭，抑制血管运动中枢引起休克及肾衰竭，抑制体温调节中枢导致低体温。

（5）长期应用巴比妥类药物可影响细胞色素 P450 氧化还原酶而导致肝损害。一般摄入催眠量的 5 倍即可中毒。

致死量：苯巴比妥 5 ～ 10g；异戊巴比妥、戊巴比妥和司可巴比妥 2 ～ 3g。

2. 苯二氮䓬类药物　是一种特异性苯二氮䓬类受体激动药，其抑制中枢神经系统的机制与巴比妥类相似，但前者主要通过增加 GABA 介导的氯离子通道开放频率而增加氯离子内流，且作用范围较小，主要选择性作用于边缘系统。大剂量使用后除可抑制中枢神经系统外，还可抑制心血管系统。一次误服大量或长期内服较大剂量可引起毒性反应。同时摄入乙醇、中枢抑制药或其他类镇静催眠药等可使其毒性增强。

3. 酚噻嗪类药物　具有多种受体阻滞作用，除了阻滞与情绪思维有关的边缘系统、基底神经节及下丘脑多巴胺受体产生抗精神病作用外，还可阻滞 M– 胆碱能受体、α－肾上腺素受体、组胺受体及 5– 羟色胺受体，抑制突触部位交感神经介质再摄取，从而对皮质、皮质下中枢产生广泛的抑制作用。此外本组药物能降低癫痫阈值，对心肌细胞具有奎尼丁样膜抑制作用。

要点二　临床表现

1. 急性巴比妥类中毒　一次服用大剂量巴比妥类药物引起中枢神经系统抑制的症状与剂量有关。

（1）轻度中毒：发生于 2 ～ 5 倍催眠剂量，表现为嗜睡、情绪不稳定、入睡后推动可以叫醒、反应迟钝、语言不清、有判断及定向力障碍、眼球有震颤。

（2）中度中毒：发生于 5 ～ 10 倍催眠剂量，沉睡或昏迷，呼吸抑制。

（3）重度中毒：发生于误服 10 ～ 20 倍催眠剂量，表现为进行性中枢神经系统抑制，由嗜睡到深昏迷，呼吸抑制，可出现腱反射亢进、强直、阵挛及 Babinski 征阳性。

2. 急性苯二氮䓬类中毒

（1）轻度中毒：主要表现为中枢神经系统受抑制，症状常较轻，主要有嗜睡、头晕、语言含糊不清、眼球震颤、意识模糊、共济失调，偶有中枢兴奋、锥体外系障碍及一时性精神错乱；呼吸及循环系统症状常不明显，偶见肝功能异常、粒细胞减少及剥脱性皮炎，年老体弱者易发生晕厥。

（2）重度中毒：可出现昏迷、血压下降及呼吸抑制等。

单一的苯二氮䓬类药物中毒很少出现严重症状，而同服乙醇或其他镇静催眠药物则易出现长时间深度昏迷和呼吸抑制等。

3. 急性非巴比妥、非苯二氮䓬类　中毒症状与巴比妥类中毒相似，但各有特点。

（1）水合氯醛中毒：常可出现心律失常和肝肾功能损害等。

（2）格鲁米特中毒：可出现抗胆碱能神经症状，且意识障碍呈周期性波动。

（3）甲喹酮中毒：可有明显的呼吸抑制，出现锥体束体征，如肌张力增强、腱反射亢进等。

（4）甲丙氨酯中毒：常有血压下降。

4. 急性吩噻嗪类中毒 误服后轻者仅有头晕、困倦、注意力不集中、表情淡漠等症状，重者可出现神经、心血管及抗胆碱毒性症状。

（1）神经系统症状：最常见的为锥体外系反应。临床表现为震颤麻痹综合征、静坐不能和急性肌张力障碍反应。此外还可出现意识障碍、嗜睡、昏迷、体温调节紊乱及癫痫发作等。

（2）心血管症状：主要表现为四肢发冷、直立性低血压，严重者甚至发生休克。由于此类药物具有奎尼丁样膜稳定及心肌抑制作用，中毒患者可出现心律失常。

（3）抗胆碱能毒性症状：主要表现为心动过速、视物模糊、口干、便秘及尿潴留等。

此外有些患者中毒后表现为一些消化道症状如恶心、呕吐、腹痛等，而对此类药物过敏者有致剥脱性皮炎、粒细胞缺乏症及胆汁性肝炎等危险。

［常考考点］各种镇静催眠药中毒的临床表现。

要点三　诊断

1. 毒物接触史 有误服或自服大量镇静催眠药物史，或现场查出有残留的该类药物。

2. 临床表现特点 急性中毒可出现意识障碍和呼吸抑制及血压下降等。

3. 辅助检查 血液、呕吐物、洗胃液及尿液中药物测定有助于确立诊断。

要点四　西医治疗

（一）清除毒物

1. 洗胃 对服药后 12 小时内或更长时间者均应进行洗胃。可用大量温生理盐水或 1：5000 高锰酸钾溶液作为洗胃液。同时可给予 10 ～ 15g 硫酸钠导泻（忌用硫酸镁，因镁离子有可能被部分吸收而加重中枢神经系统的抑制），也可给予活性炭混悬液促进毒物的吸附。对于单一的 γ－羟基丁酸盐或小剂量苯二氮䓬类则不推荐活性炭吸附。

对深昏迷者在洗胃前应行气管插管保护气道。水合氯醛对胃黏膜具有腐蚀作用，故洗胃时要特别注意防止消化道穿孔。

2. 加速毒物排泄

（1）利尿剂的应用及补液：可加速药物排出。成年人一般每天可补液约 3000mL（生理盐水及葡萄糖液各 50%），呋塞米 40 ～ 80mg，静脉注射，尿量在 250mL/h 以上时，注意补钾、补钙。休克病人、肾功能不全者禁用。

（2）碱化尿液：4% ～ 5% 碳酸氢钠液 100 ～ 125mL，静脉滴注，有利于一些镇静催眠药物由周围组织释放并经肾脏排泄，可使长效类的肾排泄量提高 5 ～ 10 倍，但对中、短效类及吩噻嗪类中毒无效。

（3）血液净化疗法：对原有肝肾功能损害或血药浓度达到致死水平或上述治疗无效者，应尽早采用体外方法加速毒物清除。血液透析能有效地增加长效巴比妥类药物的清除，但对中短效类、苯二氮䓬类及吩噻嗪类中毒效果欠佳，而以血液灌流为宜。

（二）特效解毒药

镇静催眠药物中毒普遍无特效解毒药。氟马西尼是苯二氮䓬类拮抗药，能通过竞争抑制苯二氮䓬受体而阻断苯二氮䓬类药物的中枢神经系统作用。

剂量：0.2 ～ 0.3mg 缓慢静脉注射，必要时可给予 0.2mg/min 重复静脉注射直至有反应，总量可达 2mg。因本药半衰期短（0.7 ～ 1.3 小时），故对有效者每小时应重复给药 0.1 ～ 0.4mg，以防症状复发。禁用于已合用可致癫痫发作的药物，特别是三环类抗抑郁药，此外有癫痫病史的患者给予氟马西尼后可诱发出难以控制的癫痫发作，长期服用苯二氮䓬类的患者给予氟马西尼后可能出现戒断综合征。

（三）一般治疗

1. 昏迷患者应注意保温，定时翻身、拍背，防止压疮及坠积性肺炎。
2. 吸氧，保持呼吸道通畅，及时清除口腔及咽部分泌物，深昏迷且呼吸受抑制患者给予气管插管及人工辅助呼吸。
3. 密切监护生命体征。
4. 维持水、电解质及酸碱平衡。

（四）对症治疗

1. 如出现心律失常，给予抗心律失常药物。

2. 急性中毒出现低血压多由于血管扩张所致，应输液补充血容量，如血压仍低则应加用升压药，主张用去甲肾上腺素、重酒石酸间羟胺及盐酸去氧肾上腺素等 α 受体激动药，具有 β 受体激动药作用的肾上腺素、异丙肾上腺素及多巴胺等即便使用小剂量也应慎重，有可能加重低血压（对周围 β 受体激动药有血管扩张作用）。

3. 其他如中枢神经系统抑制较重时可用苯丙胺、安钠咖等；如进入昏迷状态，可用盐酸哌甲酯 40 ～ 100mg 肌内注射，必要时可重复给药直至苏醒。此外，纳洛酮在很多临床报道中显示了较好的促进患者呼吸及意识恢复的疗效，士的宁、印防己毒素等中枢兴奋药易引起全身性惊厥而应禁用；如有震颤麻痹综合征可选用盐酸苯海索、氢溴酸东莨菪碱等；若有肌肉痉挛及张力障碍可用苯海拉明口服或肌内注射。

（五）并发症的治疗

1. 肺部感染　针对病原菌给予抗生素治疗，如长期使用抗生素需注意并发真菌感染的可能。

2. 急性肾衰竭　多因休克所致，应注意及时抗休克，并保持水、电解质平衡，避免使用损害肾脏的药物，必要时给予利尿及血液透析治疗。

［常考考点］各类药物中毒的解救措施及药物。

【例题实战模拟】

A1 型题

1. 镇静催眠药急性中毒最常见的类型是

A. 苯二氮䓬类　B. 巴比妥类　C. 非巴比妥、非苯二氮䓬类　D. 吩噻嗪类　E. 以上都不是

2. 苯巴比妥的致死量是

A.1 ～ 3g　B.3 ～ 5g　C.5 ～ 10g　D.10 ～ 15g　E.15 ～ 20g

3. 下列可使苯二氮䓬类药物毒性增加的是

A. 牛奶　B. 咖啡　C. 酒精　D. 含碳酸饮料　E. 绿茶

4. 氟马西尼是下列哪类药物的特效解毒药

A. 吩噻嗪类　B. 格鲁米特　C. 水合氯醛　D. 巴比妥类　E. 苯二氮䓬类

【参考答案】

1. A　2. C　3. C　4. E

第十单元　内科常见危重症

细目一　休克

休克（shock）是由于各种致病因素引起有效循环血容量突然下降使全身各组织和重要器官灌注不足，从而导致一系列代谢紊乱、细胞受损及脏器功能障碍。如果不及时纠正可引起多脏器功能不全综合征（MODS），最终导致死亡。

本病属中医学“厥脱”范畴。

要点一　西医病因病理与发病机制

（一）病因

1. 失血与失液。

2. 烧伤。

3. 创伤。

4. 感染。

5. 过敏。

6. 急性心力衰竭。

7. 强烈的神经刺激。

（二）病理和发病机制

1. 氧和能量代谢 在血红蛋白经过肺毛细血管时，与氧分子结合，动脉血氧饱和度（SaO_2）为100%。然后通过心脏的泵功能，将氧供给全身组织（氧供）。如果氧供不足，机体首先通过增加心排血量来改善氧供，若增加心排血量仍不能满足组织氧耗，就增加氧摄取（从血红蛋白摄取氧），$SmvO_2$（混合静脉血氧饱和度）下降。因此与 SaO_2 比较，$SmvO_2$ 能更好地反映组织供氧与氧耗的平衡。

在以上代偿机制不能纠正组织供氧与氧耗的平衡时，组织开始无氧代谢，代谢产物乳酸生成增加，乳酸可迅速被缓冲，形成可测定的乳酸盐，因此血中乳酸盐水平的升高可作为急诊科危重病近期预后指标。

较长时间的氧供不足导致细胞内三磷腺苷（ATP）耗竭，细胞膜离子泵功能障碍，钾离子外流，细胞膜静息电位降低，同时钠离子内流导致细胞内钠离子浓度升高引起细胞水肿。随着休克的进展，溶酶体酶释放到细胞中，使细胞膜水解，细胞完整性丧失，细胞内环境稳态崩解，细胞凋亡。这些病理过程导致机体代谢异常，在临床上表现为血液浓缩、高钾血症、低钠血症、肾前性氮质血症、血糖水平异常（升高或降低）和乳酸酸中毒。

2. 机体代偿机制 休克的血流动力学异常一旦出现，机体即启动一系列代偿机制以期望维持有效的组织灌注。机体在接受压力感受器和化学感受器传出的异常冲动后，通过自主神经兴奋和应激激素释放来调动代偿反应以维持内环境稳态。这些代偿反应包括维持平均循环压力、维持心功能、保证重要脏器的灌注和氧供。机体代偿机制的幅度取决于血流动力学和组织代谢失衡的严重程度。机体的代偿机制包括以下几种：

（1）小动脉血管收缩导致皮肤、骨骼肌和脏器血流再分布。

（2）增加心率和心肌收缩力，增加心排血量。

（3）静脉容量血管收缩，增加静脉回流。

（4）血管活性激素释放，以增加小动脉和静脉的张力。

（5）抗利尿激素释放，同时激活肾素－血管紧张素轴，增加水钠潴留，维持血容量。

要点二　休克分类

休克可根据血流动力学状态改变的特点分为4种，即低血容量性休克、心源性休克、分布性休克和梗阻性休克。

1. 低血容量性休克 由于血液、体液或两者同时丢失，导致有效循环血容量减少，心室舒张末期充盈压下降，其结果是心排血量不足、低血压。

2. 心源性休克 因为心肌损伤或心脏结构异常导致心功能严重下降，心排血量和血压均下降。

3. 分布性休克 是心排血量的分配异常。周围血管扩张是该型休克的特点，血管阻力下降，心排血量正常或轻度升高，但血压降低。

4. 梗阻性休克 因为心外血管回路的血流受阻和/或心排血通路梗阻，导致心室舒张末期充盈不足或因为后负荷增加导致收缩功能下降，进一步引起心排血量和血压下降，如缩窄性心包炎、心脏压塞、肺栓塞等。

其他分类方法还包括病因学分类，可分为低血容量性休克、创伤性休克、感染性休克、心源性休克、过敏性休克及神经源性休克等。但在休克的治疗过程中，了解导致休克的血流动力学改变是非常重要的。

［常考考点］休克分为低血容量性休克、心源性休克、分布性休克和梗阻性休克。

要点三　中医病因病机

厥脱是多种疾病的危重并发症，可见于外感热病过程中，亦可见于多种内科杂病的危重阶段。

1. 气阴耗伤 温热邪毒或久病耗损，致气阴两伤，阴液大耗，血行不畅，正气不足，无力鼓脉，而致厥脱。

2. 真阴衰竭 过汗过下，或暴吐暴泄，或各种原因所致的失血过多，致真阴耗竭，无以恋阳，而致厥脱。

3. 阳气暴脱 气阴耗伤加剧，或寒邪直中入里，致脏器内伤，阳气虚极，无以温煦，而致厥脱。

4. 热毒炽盛 热毒内炽，闭阻气机，阻碍升降，气机逆乱，发为厥脱。

5. 气滞血瘀 气阴耗伤，气虚无力行血，津亏则血脉不充，气滞血瘀，五脏失养，发为厥脱。

6. 心气不足 或由内科疾患，或因外科创伤，引起剧痛不止，则心气大耗，脏腑失主，五脏气乱，而致厥脱。

厥脱，不外邪气闭阻和正气耗脱两方面。正气耗脱则必致气血不畅；邪气闭阻，亦可耗损气阴，所以本证实为虚实兼夹、以虚为主之候。

要点四　临床表现

休克程度不同，其临床表现不同，主要取决于导致休克的起始病因和机体的代偿应答。

1. MODS　MODS是休克的主要死因之一。

2. 中枢神经系统　轻者可表现为意识模糊，严重者昏迷。

3. 心血管系统　心率增快是休克最敏感的指标。

4. 肺部　休克是导致急性肺损伤（ALI）或急性呼吸窘迫综合征（ARDS）的高危因素之一。常表现为喘憋、呼吸窘迫，病情进展往往需要机械通气治疗。

5. 肾　急性肾衰竭是休克的主要并发症。当出现不易纠正的肾功能损害后，死亡率明显升高。

6. 消化系统　休克可引起急性胃黏膜损害、麻痹性肠梗阻，以及肠道黏膜屏障完整性受损，导致肠道细菌移位，细菌和毒素进入血液。肝功能损伤主要表现为转氨酶和乳酸脱氢酶轻度增加，如果低灌注加重则肝广泛受损，转氨酶明显升高，同时还可出现凝血因子和血清白蛋白下降。休克时胆红素明显升高。此外，休克还可引起急性胰腺炎和胆囊炎等。

7. 血液系统　失血性休克可见血红蛋白和血细胞比容明显降低，尤其是在液体复苏治疗后。许多休克患者血小板也减少，除了扩容后稀释性血小板减少外，脓毒血症休克还可出现免疫性血小板破坏，出现弥散性血管内凝血（DIC）时血小板也因消耗而减少。在各种休克的晚期，都会出现DIC，死亡率增加。

8. 免疫系统　在休克过程中存在广泛的免疫功能不全，尤其是在低血容量性休克时。免疫功能不全可表现为吞噬细胞、T淋巴细胞、B淋巴细胞和中性粒细胞功能不全，这些细胞功能异常在短期内并不对机体造成相应影响，但常常会引起并加重感染，导致休克晚期死亡率明显增高。

9. 代谢　在休克早期，因为机体代偿性反应使交感－肾上腺素系统兴奋，糖皮质激素、胰升糖素和儿茶酚胺分泌增加，胰岛素分泌下降，导致糖原分解和糖异生增加，引起血糖水平升高（应激性高血糖），也可伴有高甘油三酯血症。在休克晚期，因为肝糖原耗竭或葡萄糖合成障碍可出现低血糖，随后因蛋白分解增加导致负氮平衡。这种蛋白质分解增加引起的负氮平衡是晚期死亡率增高的重要因素，加强营养支持治疗可改善休克患者的预后。

［常考考点］心率增快是休克最敏感的指标，急性肾衰竭是休克的主要并发症。

要点五　诊断与鉴别诊断

休克是一种危及生命的急症，必须及时诊断，及时正确处理，才能改善患者的预后。

（一）诊断

1. 诊断要点

（1）有诱发休克的病因。

（2）意识异常。

（3）脉搏细速，超过100次/分或者不能触及。

（4）四肢湿冷，胸骨部位皮肤指压痕阳性（指压后再充盈时间＞2秒），皮肤花纹、黏膜苍白或发绀，尿量＜30mL/h或无尿。

（5）收缩压＜80mmHg。

（6）脉压＜20mmHg。

（7）原有高血压者收缩压较原收缩压下降30%以上。

符合（1）、（2）、（3）、（4）中的2项，或者（5）、（6）、（7）中1项者，可以诊断为休克。

心率和血压通常是临床上观察是否存在休克的首选指标。心率增快常为休克的第一体征，但受到患者年龄、平时基础心率和药物等因素影响，也可能在失血过量、低氧血症或低血糖等情况下出现心率下降的情况。在休克早期，有的患者因为血管阻力升高，血压可能有所升高，但重要脏器在这个时候其实已经发生低灌注了。有人认为利用休克指数（心率/收缩压）更有利于判断是否存在休克状态，如果休克指数持续超过1.0，往往提示预后不良。

尿量是代表内脏灌注的敏感指标，如果尿量在1.0mL/（kg・h）以上，提示内脏灌注正常；如果尿量在0.5～1.0mL/（kg・h），提示内脏灌注减少；如果尿量＜0.5mL/（kg・h），则提示内脏灌注明显减少。对尿量的观察必须有一个时间段，至少30分钟，是临床上一个简单可行的办法。

由于组织低灌注常常发生于血压下降之前，所以血气分析可以发现血清乳酸浓度升高（＞4mmol/L）和碱剩余降低（＜－4mmol/L）。

2. 休克的分度 休克按严重程度可分为轻、中、重三度。

（1）轻度休克：表现为非生命器官血流减少，如皮肤、骨骼肌等，这些组织对缺氧耐受性高，在短期内不至于造成不可逆改变；患者意识状态常正常，尿量正常或稍下降，不伴有或仅有轻度代谢性酸中毒。

（2）中度休克：心脑以外的器官均存在不同程度的血流下降，如肝、肠或肾等器官，这些组织对缺氧的耐受性较低，临床表现为少尿，即＜0.5mL/（kg·h），酸中毒，但无明显意识障碍。

（3）重度休克：患者出现心脑灌注不足，表现为意识障碍、严重少尿或者无尿、酸中毒和心肌损伤（表现为心电图异常、心排血量减少）。

（二）鉴别诊断

低血压与休克的鉴别 低血压是休克的重要临床表现之一，但低血压的患者并非都是休克。一般认为，正常人肱动脉血压＜90/60mmHg 为低血压。低血压是一种没有休克病理变化的良性生理状态，与休克有着本质的区别。

[常考考点] 休克的诊断要点。

要点六 西医治疗

从休克的临床表现可以看出，休克可导致全身各个器官系统的缺血缺氧性损害，所以对休克的治疗要采取综合性措施，即在纠正休克状态的同时要针对病因进行有效的治疗。主要包括支持生命器官的微循环灌注、改善代谢和保护器官功能等。

（一）一般处理

1. 监测血压、心率、呼吸、血氧饱和度、神志和尿量等。

2. 开放静脉通路，通常需要开放两条静脉通路，以利于补液和药物治疗。

3. 休克患者均需要吸氧，以改善组织缺氧，可以使用鼻导管或面罩吸氧，必要时可以使用呼吸机辅助呼吸。

（二）针对病因的治疗

积极处理导致休克的病因是整个治疗的关键，与纠正休克状态的治疗应该是同步的。纠治病因可以避免休克进一步加重，纠正休克状态可以减少生命器官的损害，两者缺一不可。

（三）液体复苏治疗

液体复苏是各类休克的基本治疗（心源性休克要慎重）。休克液体复苏的基本原则如下：

1. 液体种类和性质 复苏所用的液体分为晶体液和胶体液。需要注意的是，休克时慎用葡萄糖溶液，因为输入后不能扩容，并且进入机体后葡萄糖转化为水，大量水分进入细胞内，可引起细胞水肿。同时在急性应激状态时血糖常常升高，葡萄糖耐量下降，如果大量输入外源性葡萄糖，可使高血糖不易控制，并加重代谢紊乱。

2. 晶体液和胶体液的选择 目前认为，选择胶体液或晶体液扩容同样有效，尚无优劣之分。重要的是，液体量要达到足够的充盈压以改善组织的灌注程度。

3. 输液推荐意见 最初 1 小时的补液量按 10 ～ 20mL/kg 输入，补液总量应视患者的具体情况及其心肾功能状况而定，在补液初期因补液量大、速度快，应严密观察患者血压、心率情况以避免发生心力衰竭。有条件时应行中心静脉压（CVP）或肺毛细血管楔压（PCWP）的监测，以避免在大量补液时发生肺水肿。

（四）纠正酸碱平衡和电解质紊乱

在休克时，由于组织低灌注导致无氧代谢引起乳酸生成增加，酸中毒时可使血管平滑肌对儿茶酚胺等血管活性药物敏感性降低。应该通过定期监测血气分析了解患者酸中毒情况，并适当补充碱性液体，以改善酸中毒。

（五）血管活性药物的使用

使用血管活性药物目的是收缩血管，增加血管阻力，以升高血压，保证重要器官的血液灌注；扩张微血管，以解除休克时的微循环痉挛。

使用血管活性药物前，应该充分补充血容量，尤其是使用升压药物时，需要通过扩容将血管腔隙“灌满”。

进行液体复苏时，如果血压很低，应该尽早给予升压药物，以防止长时间低血压引起致命性的并发症。使用升压药物在提高大血管灌注压的同时，也常使某些组织的毛细血管血流下降，尤其是肠道血管，所以升压药不要长时间使用，应尽早撤掉。

血管活性药物均应从小剂量开始，根据患者血压水平逐渐调整药物剂量，使平均动脉压保持在 70mmHg 以上，并注意要在扩容的同时纠正酸碱平衡紊乱和电解质紊乱。

1. 多巴胺 多巴胺是肾上腺素的前体物质，其作用具有剂量依赖性。

小剂量即< 5μg /（kg · h）时激活多巴胺能受体，具有扩张肾、肠系膜和冠状动脉的作用，增加肾小球滤过率和肾血流，增加尿钠排出量。

中剂量即 5 ～ 10μg/（kg · h）时以激活 β 受体为主，增加心肌收缩力和心率。

大剂量即> 10μg/（kg · h）时以激活 α 受体为主，使动脉收缩，血压升高。

2. 去甲肾上腺素 是一种强 α 受体激动药，并对 β 受体也有一定作用。主要作用是收缩血管，增加全身血管阻力，升高血压，但几乎不影响心率和心排血量。在经过积极补液和多巴胺治疗后效果不佳的低血压患者使用去甲肾上腺素具有较好的升压效果。使用去甲肾上腺素时，可以将起始剂量调整为 10 ～ 20μg/min，监测患者血压，在患者平均动脉压维持在 70mmHg 左右时逐渐减量。

3. 肾上腺素 为 α 和 β 肾上腺素能受体激动药，可以使心率增快，血压升高，心指数和每搏量增大。但肾上腺素可使内脏血流进一步减少，全身和局部乳酸浓度升高。因此，目前肾上腺素主要用于过敏性休克，但对其他类型的休克，如果患者对其他升压药物无反应时可试用肾上腺素。

4. 抗胆碱能药物 包括山莨菪碱、阿托品和戊乙奎醚（长托宁），具有周围抗胆碱能作用，能解除由乙酰胆碱分泌引起的平滑肌痉挛，尤其是能解除微循环痉挛，改善微循环；同时还具有兴奋呼吸中枢、解除支气管痉挛、抑制血小板和中性粒细胞聚集等作用。山莨菪碱和戊乙奎醚还有明显的保护细胞膜的功效，且因副作用较阿托品小，尤其是戊乙奎醚半衰期长、不影响心率且使用方便，两者均为临床首选药物。

（六）糖皮质激素的使用

糖皮质激素具有减轻炎症反应和在一定程度上稳定细胞膜及溶酶体膜的作用。目前还认为大剂量使用糖皮质激素具有更广泛的功能。

1. 增加心排血量，降低周围阻力，扩张微血管，改善组织血液灌注。
2. 维护细胞膜和溶酶体膜的完整性，降低毛细血管通透性，抑制炎症渗出反应。
3. 稳定补体系统，从而抑制毒素反应、白细胞趋化黏附和溶酶体酶的释放。
4. 抑制花生四烯酸代谢，控制脂氧化酶和环氧化酶产物的形成。
5. 抑制垂体 β 内啡肽的分泌。
6. 维持肝线粒体正常氧化磷酸化过程。

（七）防治 MODS

上面所述的主要是针对纠正休克状态的治疗方案。但是休克是一种累及多器官的病理生理性改变，所以在积极纠正休克的同时，应该通过一系列指标的监测判断患者各个脏器功能状态。尤其应该注意的是，在临床工作中对 MODS 的预防意义远大于治疗。

要点七 中医辨证论治

证型	辨证要点	治法	方剂
气阴耗伤	精神萎靡，面色苍白，气短息促，心烦口渴，汗出热黏或汗出肢冷，甚则大汗淋漓，喘喝，神昏，舌红或淡红，脉细数无力，或见脉散大	益气固脱，敛阴生脉	生脉散
真阴衰竭	神志恍惚，心悸或慌乱，面色潮红，汗出如油，口渴欲饮，饮不解渴，或见身热心烦，四肢温暖，舌光干枯无苔，脉虚数或结、代	育阴潜阳，复脉救逆	三甲复脉汤加减
阳气暴脱	神志淡漠或神志不清，面色苍白或青灰，冷汗淋漓，四肢厥冷，息促气微，体温不升，舌淡，脉微欲绝或不能触及	回阳救逆	四逆汤加味
热毒炽盛	兼见壮热，口渴，烦躁，舌红苔黄燥，脉沉细而数或沉数	清里泄热解毒	黄连解毒汤
气滞血瘀	兼见口唇青紫，皮肤瘀斑，腹胀，胸闷，气促，舌暗紫，脉沉细涩或结、代	理气开闭，活血通脉	四逆散合血府逐瘀汤加减
心气不足	兼见怔忡不安，气短而促，舌淡，脉细而促或结、代	补养心气	炙甘草汤加减

［常考考点］休克的辨证论治。

【例题实战模拟】

A2 型题

1. 患者，男，35 岁。突发急性心梗。胸痛彻背，肢端青紫，神情恐慌，汗出身凉，气喘息微，舌质紫暗，有瘀斑，脉结代。查体：血压 75/50 mmHg（10.6 kPa）。治疗应首选

A. 参附注射液加枳实注射液　B. 参附汤合四逆汤加减　C. 回阳救急汤加减

D. 四逆散合血府逐瘀汤加减　E. 枳实注射液加丹参注射液

2. 患者，男，20 岁。肌注青霉素后突然晕倒，血压测不到。应首先采取的抢救措施是

A. 立即静脉滴注呋塞米　B. 静脉滴注 5% 碳酸氢钠　C. 立即皮下注射肾上腺素

D. 静脉注射间羟胺　E. 静脉滴注 20% 甘露醇

B1 型题

A. 大量失血　B. 心肌梗死　C. 严重感染　D. 过敏反应　E. 外伤剧痛

3. 神经源性休克的主要病因是

4. 心源性休克的主要病因是

A. 低血容量性休克　B. 中毒性休克　C. 心源性休克　D. 过敏性休克　E. 神经源性休克

5. 急性心肌梗死引起的休克属于

6. 肌注青霉素引起的休克属于

A. 当归补血汤　B. 生脉散合大定风珠加减　C. 四逆散加味

D. 白虎加人参汤合犀角地黄汤　E. 三甲复脉汤加减

7. 治疗过敏性休克阳气暴脱证，应首选

8. 治疗过敏性休克真阴衰竭证，应首选

【参考答案】

1. D　2. C　3. E　4. B　5. C　6. D　7. C　8. E

细目二　中暑

中暑（heat illness）是指在暑热天气、湿度大和无风的高温环境下，由于体温调节中枢功能障碍、汗腺功能衰竭和水、电解质丧失过多而引起的以中枢神经和 / 或心血管功能障碍为主要表现的急性疾病。一般所指的中暑主要是热痉挛、热衰竭和热射病 3 种类型。

热射病是因高温引起体温调节中枢功能障碍，热平衡失调使体内热蓄积，临床上以高热（体温通常高于 41℃）、无汗、昏迷为主要症状。热射病可分为劳力性热射病和非劳力性热射病。

热痉挛是由于失水、失盐引起肌肉痉挛。

热衰竭主要因周围循环不足，引起虚脱或短暂晕厥。

要点一　病因

在高温（室温＞ 35℃）或在强热辐射下从事长时间劳动，如无足够防暑降温措施，可发生中暑；在气温不太高而湿度较高和通风不良的环境下从事重体力劳动也可中暑。

年老、体弱、营养不良、疲劳、肥胖、饮酒、饥饿、失水失盐、最近有过发热、穿紧身不透风衣裤、水土不服，以及甲亢、糖尿病、心血管病、广泛皮肤损害、先天性汗腺缺乏症、震颤麻痹、智能低下、应用阿托品等常为中暑诱因。此外，长期大剂量服用氯丙嗪的精神病患者在高温季节易中暑。

要点二　发病机制

机体由于种种原因产热大于散热或散热受阻，则体内有过量热蓄积，引起器官功能紊乱和组织损害。

1. 热射病　由于人体受外界环境中热原作用和体内热量不能通过正常生理性散热达到热平衡，导致体内热蓄积，引

起体温升高。起初，可通过下丘脑体温调节中枢以增加心排血量和呼吸频率、扩张皮肤血管等加快散热；如果体内热进一步蓄积，导致体温调节中枢失控，心功能减退，心排血量减少，中心静脉压升高，汗腺衰竭，体温骤升，则引起以高热、无汗、意识障碍为临床特征的热射病。

2. 热痉挛 在高温环境中，由于大量出汗，使水和盐丢失过多，如仅补充大量水而补盐不足造成低钠、低氯血症，则可导致肌肉痉挛，并可引起疼痛。

3. 热衰竭 可因过多出汗，导致失盐失水均较严重；也可由于人体对热环境不适应，从而引起周围血管过度扩张，循环血量不足，发生虚脱、休克症状。

要点三 临床表现

（一）热痉挛

常发生在高温强体力劳动后。患者常先大量出汗后突然出现阵发性四肢及腹壁肌肉，甚至肠平滑肌痉挛和疼痛。有低钠、低氯血症和肌酸尿症。

（二）热衰竭

常发生在未适应高温作业的新工人和体弱者。常无高热。患者先有头痛、头晕、恶心，继有口渴、胸闷、脸色苍白、冷汗淋漓、脉搏细弱、血压偏低。可有晕厥、抽搐。重者出现循环衰竭。可有低钠、低钾血症。

（三）热射病

分为劳力性热射病和非劳力性热射病。

1. 非劳力性热射病 常发生在小孩、老年人和有基础疾病的人群，由于机体体温调节机制衰竭导致。

2. 劳力性热射病 主要发生在年轻人，由于机体产热过多，多于散热的能力而引起。

热射病典型表现为高热、无汗、昏迷。严重患者可出现休克、心力衰竭、肺水肿、脑水肿、肝肾衰竭、弥散性血管内凝血。白细胞总数和中性粒细胞比例增多，出现蛋白尿和管型尿，血尿素氮、丙氨酸转氨酶、天冬氨酸转氨酶、乳酸脱氢酶、肌酸激酶增高，血 pH 降低。可有各种心律失常，ST 段压低及 T 波改变。太阳辐射引起的热射病称日射病。

要点四 诊断与鉴别诊断

（一）诊断

依据《职业性中暑的诊断》(2019)，中暑的诊断原则为：根据高温作业的职业史，出现以体温升高、肌痉挛、晕厥、低血压、少尿、意识障碍为主的临床表现，结合辅助检查结果，参考工作场所职业卫生学调查资料，综合分析，排除其他原因引起的类似疾病，方可诊断。

（1）中暑先兆：在高温作业环境下工作一定时间后，出现头晕、头痛、乏力、口渴、多汗、心悸、注意力不集中、动作不协调等症状，体温正常或略有升高但低于 38.0℃，可伴有面色潮红、皮肤灼热等，短时间休息后症状即可消失。

（2）热痉挛：在高温作业环境下从事体力劳动或体力活动，大量出汗后出现短暂、间歇发作的肌痉挛，伴有收缩痛，多见于四肢肌肉、咀嚼肌及腹肌，尤以腓肠肌为著，呈对称性，体温一般正常。

（3）热衰竭：在高温作业环境下从事体力劳动或体力活动，出现以血容量不足为特征的一组临床综合征，如多汗、皮肤湿冷、面色苍白、恶心、头晕、心率明显增加、低血压、少尿，体温常升高但不超过 40℃，可伴有眩晕、晕厥，部分患者早期仅出现体温升高。实验室检查可见血细胞比容增高、高钠血症、氮质血症。

（4）热射病（包括日射病）：在高温作业环境下从事体力劳动或体力活动，出现以体温明显增高及意识障碍为主的临床表现，表现为皮肤干热，无汗，体温高达 40℃及以上，谵妄、昏迷等；可伴有全身性癫痫样发作、横纹肌溶解、多器官功能障碍综合征。

（二）鉴别诊断

1. 老年性肺炎 常与中暑并存，其临床表现多种多样，甚至缺乏呼吸道症状，如无咳嗽、咳痰等，更缺乏典型的肺炎体征。发热，体温多在 39℃以下，个别可无发热，仅表现为多汗。也可表现为食欲缺乏、意识障碍或精神异常，有些表现为心悸、胸闷、心动过速、心律失常（房性期前收缩、室性期前收缩）等。易合并水、电解质紊乱和酸碱平衡失调、休克、心律失常及呼吸衰竭、心力衰竭。X 线检查可明确诊断。

2. 脑出血 常与中暑并存，本病起病急骤，表现有头痛、呕吐、进行性言语不清和昏迷、鼾声大作、小便失禁，可有抽搐。丘脑出血累及丘脑下部、脑桥出血者表现为高热、昏迷。头颅 CT 可明确诊断。

3. 糖尿病酮症酸中毒及高渗性昏迷 本病的诱发因素中以感染占首位，发热即成为主要症状之一，感染以肺部感染为多见。中暑亦是诱发因素之一。常以昏迷、失水、休克而就诊。非酮症高渗性昏迷多数见于老年人，50% 无糖尿病史。实验室检查能明确诊断。

此外，热射病需要与甲状腺危象、脑炎、有机磷农药中毒、中毒性肺炎、菌痢、疟疾相鉴别；热衰竭应与消化道出血或宫外孕、低血糖等相鉴别；热痉挛伴腹痛者应与各种急腹症相鉴别。

［常考考点］热射病典型表现：高热、无汗、昏迷。

要点五　治疗

（一）先兆中暑与轻症中暑

立即将病人转移到阴凉通风处或电扇下，最好移至空调室，以增加辐射散热。给予清凉含盐饮料。体温高者给予冷敷。必要时可静脉滴注 5% 葡萄糖氯化钠注射液 1000 ～ 2000mL。

（二）重症中暑

生命支持，包括呼吸、循环支持，必要时给予机械通气。及时采取降温措施。通风、应用电风扇以及冰敷，可选择颈部和腋窝以及腹股沟。

1. 热痉挛　应及时补充液体，在补足体液情况下，仍有四肢肌肉抽搐和痉挛性疼痛，可缓慢静脉注射 10% 葡萄糖酸钙 10mL 加维生素 C 0.5g。

2. 热衰竭　应该脱离热环境，纠正脱水和电解质紊乱，监测生命体征，计出入量。可物理降温。轻症者口服 0.1% 等渗氯化钠溶液即可。严重病例则需快速静脉滴注含 5% 葡萄糖氯化钠注射液 2000 ～ 3000mL。如血压仍未回升，可适当加用多巴胺等升压药。液体丢失应该缓慢纠正，3 ～ 6 小时内输注 1/2，剩余的 1/2 在接下来的 6 ～ 9 小时内输完。热衰竭应该尽量在 2 ～ 3 小时内纠正。

3. 热射病　预后严重，病死率高。现场可采取以下急救措施：去除衣物，保证气道通畅，给氧，静脉补充晶体液，维持呼吸和循环稳定，积极降温，从而减少器官损伤。

（1）物理降温：理想降温为 0.2℃ /min，每隔 15 分钟测肛温 1 次，目标肛温降至 38℃时停止降温，转移到空调室观察。

（2）药物降温：氯丙嗪 25 ～ 50mg 加入 500mL 溶液，静脉滴注 1 ～ 2 小时，观察血压。

（3）纳洛酮治疗：纳洛酮 0.8mg 加 25% 葡萄糖液 20mL 静脉注射，30 ～ 90 分钟重复。

（4）对症及支持治疗：①控制惊厥和癫痫，可应用苯二氮䓬类、苯妥英钠。②不主张过度液体复苏。③休克者应监测血压、心率和尿量，有条件者可测量中心静脉压、肺动脉楔压、心排血量以及体循环阻力指数等。④横纹肌溶解，需充分补液、利尿、碱化尿液，甚至透析治疗。⑤对于肝衰竭、肺水肿以及肾衰竭的患者给予相应的支持治疗。

［常考考点］重症中暑的处理。

【例题实战模拟】

A1 型题

1. 热痉挛的发病机制是

A. 缺钙　B. 周围血管扩张　C. 体内热量积蓄，体温过高

D. 大量出汗使水、盐丢失过多　E. 散热障碍

2. 下列属于热射病典型临床表现的是

A. 高热、汗出、痉挛　B. 高热、汗出、昏迷　C. 高热、无汗、昏迷

D. 高热、无汗、痉挛　E. 高热、少尿、晕厥

【参考答案】

1. D　2. C

第十一单元 肺系病证

细目 喘证

要点一 概述

喘即气喘、喘息。喘证是以呼吸困难，甚至张口抬肩、鼻翼扇动、不能平卧为临床特征的病证。

喘证的症状轻重不一，轻者仅表现为呼吸困难，不能平卧；重者稍动则喘息不已，甚则张口抬肩，鼻翼扇动；严重者，喘促持续不解，烦躁不安，面青唇紫，肢冷，汗出如珠，脉浮大无根，甚则发为喘脱。

［常考考点］喘证的主症：呼吸困难，甚至张口抬肩、鼻翼扇动、不能平卧。

要点二 病因病机

常因外邪侵袭于肺，过食生冷、肥甘，或因嗜酒伤中，情志不遂，忧思气结，慢性咳嗽、肺痨等肺系病证迁延未愈所致。

1. 外邪侵袭 外邪外闭皮毛，内遏肺气，肺卫为邪所伤，上逆作喘。若表邪未解，内已化热，或肺热素盛，寒邪外束，热不得泄，亦气逆作喘。或因风热外袭，内犯于肺，肺气壅实，清肃失司；或热蒸液聚成痰，痰热壅阻肺气，升降失常，发为喘逆。

2. 饮食不当 脾运失健，水谷不归正化，反而聚湿生痰，壅阻肺气，升降不利，发为喘促。如复加外感诱发，可见痰浊与风寒、邪热等内外合邪的错杂证候。若痰湿久郁化热，或肺火素盛，痰受热蒸，则痰火交阻于肺，痰壅火迫，肺气不降，上逆为喘。若湿痰转从寒化，可见寒饮伏肺，常因外邪袭表犯肺，引动伏饮，壅阻气道，发为喘促。

3. 情志所伤 肝气上逆于肺，肺气不得肃降，升多降少，气逆而喘。

4. 劳欲久病 久病肺虚，气失所主，气阴亏耗，不能下荫于肾，肾元亏虚，肾不纳气而短气喘促。或劳欲伤肾，精气内夺，肾之真元伤损，根本不固，不能助肺纳气，气失摄纳，上出于肺，出多入少，逆气上奔为喘。若肾阳衰弱，肾不主水，水邪泛滥，凌心犯肺，肺气上逆，心阳不振，亦可致喘，表现为虚中夹实之候。此外，如中气虚弱，肺气失于充养，亦可因气虚而喘。

喘证的发病机理主要在肺和肾，涉及肝脾。外邪侵袭，或他脏病气上犯，皆可使肺失宣降，肺气胀满，呼吸不利而致喘。如肺虚气失所主，亦可少气不足以息而为喘。肾为气之根，与肺同司气体之出纳，故肾元不固，摄纳失常则气不归原，阴阳不相接续，气逆于肺而为喘。另外，如脾经痰浊上干，以及中气虚弱，土不生金，肺气不足；或肝气上逆乘肺，升多降少，均可致肺气上逆而为喘。

喘证的病理性质有虚实之分。实喘在肺，为外邪、痰浊、肝郁气逆、邪壅肺气、宣降不利所致；虚喘责之肺、肾两脏，尤以气虚为主。实喘病久伤正，由肺及肾；或虚喘复感外邪，或夹痰浊，则病情虚实错杂，每多表现为邪气壅阻于上、肾气亏虚于下的上盛下虚证候。

喘证的严重阶段，不但肺肾俱虚，在孤阳欲脱之时，每多影响到心。心肾相互既济，心阳根于命门之火，心脏阳气的盛衰与先天肾气及后天呼吸之气皆有密切关系。故肺肾俱虚，亦可导致心气、心阳衰惫，鼓动血脉无力，血行瘀滞，面色、唇舌、指甲青紫，甚至出现喘汗致脱，亡阴、亡阳的危重局面。

［常考考点］喘证的病机是肺失宣降，肺气胀满，呼吸不利。

要点三 诊断与病证鉴别

（一）诊断

1. 以喘促短气、呼吸困难，甚至张口抬肩、鼻翼扇动、不能平卧、口唇发绀为特征。

2. 多有慢性咳嗽、哮病、肺痨、心悸等病史，每遇外感及劳累而诱发。

（二）病证鉴别

1. 喘证与气短 两者同为呼吸异常。喘证呼吸困难，张口抬肩，摇身撷肚，实证气粗声高，虚证气弱声低；短气亦即少气，主要表现呼吸浅促，或短气不足以息，似喘而无声，亦不抬肩撷肚。气短不若喘证呼吸困难之甚，但气短进一步加重，亦可呈虚喘表现。

2. 喘证与哮病 喘指气息而言，为呼吸气促困难，甚则张口抬肩，摇身撷肚。哮指声响而言，必见喉中哮鸣有声，亦伴呼吸困难。喘未必兼哮，而哮必兼喘。

要点四 辨证论治

实喘者呼吸深长有余，呼出为快，气粗声高，伴有痰鸣咳嗽，脉数有力，病势多急；虚喘者呼吸短促难续，深吸为快，气怯声低，少有痰鸣咳嗽，脉象微弱或浮大中空，病势徐缓，时轻时重，遇劳则甚。

实喘又当辨外感内伤。外感起病急，病程短，多有表证；内伤病程久，反复发作，无表证。虚喘应辨病变脏器。肺虚者劳作后气短不足以息，喘息较轻，常伴有面色皖白，自汗，易感冒；肾虚者静息时亦有气喘，动则更甚，伴有面色苍白，颧红，怯冷，腰酸膝软；心气、心阳衰弱时，喘息持续不已，伴有发绀，心悸，浮肿，脉结代。

喘证的治疗应分清虚实邪正。实喘治肺，以祛邪利气为主，区别寒、热、痰、气的不同，分别采用温化宣肺、清化肃肺、化痰理气的方法。虚喘以培补摄纳为主，或补肺，或健脾，或补肾，阳虚则温补，阴虚则滋养。至于虚实夹杂、寒热互见者，又当根据具体情况分清主次，权衡标本，辨证选方用药。此外，由于喘证多继发于各种急慢性疾病中，所以还应当注意积极地治疗原发病，不能见喘治喘。

证型		辨证要点	治法	方剂
实喘	风寒壅肺证	喘息咳逆，呼吸急促，胸部胀闷，痰多稀薄而带泡沫，色白质黏，常有头痛，恶寒，或有发热，口不渴，无汗，苔薄白而滑，脉浮紧	宣肺散寒	麻黄汤合华盖散加减
	表寒肺热证	喘逆上气，胸胀或痛，息粗，鼻扇，咳而不爽，吐痰稠黏，伴形寒，身热，烦闷，身痛，有汗或无汗，口渴，苔薄白或罩黄，舌边红，脉浮数或滑	解表清里，化痰平喘	麻杏石甘汤加减
	痰热郁肺证	喘咳气涌，胸部胀痛，痰多质黏色黄，或夹有血色，伴胸中烦闷，身热，有汗，口渴而喜冷饮，面赤，咽干，小便赤涩，大便或秘，舌质红，舌苔薄黄或腻，脉滑数	清热化痰，宣肺平喘	桑白皮汤加减
	痰浊阻肺证	喘而胸满闷塞，甚则胸盈仰息，咳嗽，痰多黏腻色白，咳吐不利，兼有呕恶，食少，口黏不渴，舌苔白腻，脉滑或濡	祛痰降逆，宣肺平喘	二陈汤合三子养亲汤加减
	肺气郁痹证	每遇情志刺激而诱发，发时突然呼吸短促，息粗气憋，胸闷胸痛，咽中如窒，但喉中痰鸣不著，或无痰声。平素常多忧思抑郁，失眠，心悸，苔薄，脉弦	开郁降气平喘	五磨饮子加减
虚喘	肺气虚耗证	喘促短气，气怯声低，喉有鼾声，咳声低弱，痰吐稀薄，自汗畏风，或见咳呛，痰少质黏，烦热而渴，咽喉不利，面颧潮红，舌质淡红或有苔剥，脉软弱或细数	补肺益气养阴	生脉散合补肺汤加减
	肾虚不纳证	喘促日久，动则喘甚，呼多吸少，气不得续，形瘦神惫，跗肿，汗出肢冷，面青唇紫，舌淡苔白或黑而润滑，脉微细或沉弱；或喘咳，面红烦躁，口咽干燥，足冷，汗出如油，舌红少津，脉细数	补肾纳气	金匮肾气丸合参蛤散加减
	正虚喘脱证	喘逆剧甚，张口抬肩，鼻扇气促，端坐不能平卧，稍动则咳喘欲绝，或有痰鸣，心慌动悸，烦躁不安，面青唇紫，汗出如珠，肢冷，脉浮大无根，或见歇止，或模糊不清	扶阳固脱，镇摄肾气	参附汤送服黑锡丹

［常考考点］喘证的辨证论治。

【例题实战模拟】

A1 型题

1. 虚喘的病位主要在

A. 肺、肾　B. 肺、脾　C. 肺、心　D. 脾、肾　E. 心、肾

A2 型题

2. 患者，男，56 岁。喘咳气急，胸部胀闷，不得卧，痰稀白量多，恶寒发热，无汗，舌苔薄白，脉浮紧。治疗应首选

A. 麻黄汤合华盖散　B. 木防己汤　C. 苓桂术甘汤　D. 越婢加半夏汤　E. 葶苈大枣泻肺汤

3. 患者，男，42 岁。喘逆上气，咳痰不爽，痰质稠、色黄，恶寒身热，无汗，舌红苔黄，脉浮滑而数。治疗应首选

A. 麻杏石甘汤　B. 黄连解毒汤　C. 清金化痰汤　D. 银翘散　E. 桑白皮汤

4. 患者，女，43 岁。与人吵架后突发上气而喘，咽中如窒，但喉中痰声不著，气憋，心悸，舌苔薄白，脉弦。其证候是

A. 风寒束肺　B. 风热袭肺　C. 痰浊壅肺　D. 肺气郁痹　E. 肝火犯肺

5. 患者，男，70 岁。喘促气短，声低气怯，咳声低弱，咳痰稀白，自汗畏风，舌淡红苔薄白，脉弱无力。治疗应首选

A. 三子养亲汤合二陈汤　B. 生脉散合补肺汤　C. 七味都气丸合生脉散
D. 参蛤散合金匮肾气丸　E. 苏子降气汤合二陈汤

【参考答案】

1. A　2. A　3. A　4. D　5. B

第十二单元　心系病证

细目　不寐

要点一　概述

不寐亦称失眠，是以经常不能获得正常睡眠为特征的一类病证，主要表现为睡眠时间、深度的不足，轻者入睡困难，或寐而不酣，时寐时醒，或醒后不能再寐，重则彻夜不寐，常影响人们的正常工作、生活、学习和健康。

西医学的神经官能症、更年期综合征、慢性消化不良、贫血、动脉粥样硬化症等以不寐为主要临床表现时，可参考本节内容辨证论治。

[常考考点] 不寐的主症：经常不能获得正常睡眠。

要点二　病因病机

每因饮食不节，情志失常，劳倦、思虑过度及病后、年迈体虚等因素，导致心神不安，或心神失养，神不守舍，不能由动转静而致不寐病证。

（一）病因

1. 饮食不节　暴饮暴食，宿食停滞，脾胃受损，酿生痰热，壅遏于中，痰热上扰，胃气失和，而不得安寐。此即“胃不和则卧不安”之理。此外，浓茶、咖啡、酒之类饮料也是造成不寐的因素。

2. 情志失常　喜怒哀乐等情志过极均可导致脏腑功能的失调，而发生不寐病证。或由情志不遂，暴怒伤肝，肝气郁结，肝郁化火，郁火扰动心神，神志不宁而不寐；或由五志过极，心火内炽，扰动心神而不寐；或由喜笑无度，心神激动，神魂不安而不寐；或由突受惊恐，导致心虚胆怯，神魂不安，夜不能寐。

3. 劳逸失调　劳倦太过则伤脾，过逸少动亦致脾虚气弱，运化不健，气血生化乏源，不能上奉于心，以致心神失养而失眠。或因思虑过度，伤及心脾，心伤则阴血暗耗，神不守舍；脾伤则食少，纳呆，生化之源不足，营血亏虚，不能上奉于心，而致心神不安。

4. 病后体虚　久病血虚，年迈血少，引起心血不足，心失所养，心神不安而不寐。亦可因年迈体虚，阴阳亏虚而致不寐。若素体阴虚，兼因房劳过度，肾阴耗伤，阴衰于下，不能上奉于心，水火不济，心火独亢，火盛神动，心肾失交而神志不宁。

（二）病机

不寐的病因虽多，但其病理变化总属阳盛阴衰，阴阳失交。一为阴虚不能纳阳，一为阳盛不得入于阴。其病位主要在心，与肝、脾、肾密切相关。因心主神明，神安则寐，神不安则不寐。而阴阳气血之来源，由水谷之精微所化，上奉于心，则心神得养；受藏于肝，则肝体柔和；统摄于脾，则生化不息；调节有度，化而为精，内藏于肾，肾精上承于心，

心气下交于肾，则神志安宁。若肝郁化火，或痰热内扰，神不安宅者以实证为主。心脾两虚，气血不足，或由心胆气虚，或由心肾不交，水火不济，心神失养，神不安宁，多属虚证，但久病可表现为虚实兼夹，或为瘀血所致。

［常考考点］不寐的病理变化：阳盛阴衰，阴阳失交。

要点三　诊断与病证鉴别

（一）诊断

1. 轻者入寐困难或寐而易醒，醒后不寐，连续 3 周以上，重者彻夜难眠。

2. 常伴有头痛、头昏、心悸、健忘、神疲乏力、心神不宁、多梦等症。

3. 本病证常有饮食不节，情志失常，劳倦、思虑过度，病后，体虚等病史。

（二）病证鉴别

不寐应与一时性失眠、生理性少寐、他病痛苦引起的失眠相区别。不寐是指单纯以失眠为主症，表现为持续的、严重的睡眠困难。若因一时性情志影响或生活环境改变引起暂时性失眠不属病态。至于老年人少寐早醒而无明显痛苦，亦多属生理状态。若因其他疾病痛苦引起失眠者，则应以祛除有关病因为首要。

要点四　辨证论治

（一）辨证要点

本病辨证首分虚实。虚证多属阴血不足，心失所养；临床特点为体质瘦弱，面色无华，神疲懒言，心悸健忘。实证为邪热扰心；临床特点为心烦易怒，口苦咽干，便秘溲赤。实证为邪热扰心。次辨病位，病位主要在心，由于心神的失养或不安，神不守舍而不寐，且与肝、胆、脾、胃、肾相关。如急躁易怒而不寐，多为肝火内扰；脘闷苔腻而不寐，多为胃腑宿食，痰热内盛；心烦心悸，头晕健忘而不寐，多为阴虚火旺，心肾不交；面色少华，肢倦神疲而不寐，多属脾虚不运，心神失养；心烦不寐，触事易惊，多属心胆气虚等。

（二）治疗原则

本病辨证首分虚实。虚证，多属阴血不足，心失所养。实证为邪热扰心。次辨病位，病位主要在心，由于心神失养而不安，神不守舍而不寐，且与肝、胆、脾、胃、肾相关。

治疗当以补虚泻实，调整脏腑阴阳为原则。实证泻其有余，如疏肝泻火、清化痰热、消导和中。虚证补其不足，如益气养血、健脾补肝益肾。在此基础上辨证选用安神定志之品，如养血安神、镇惊安神、清心安神、育阴安神、益气安神等。

（三）证治分类

证型	辨证要点	治法	方剂
肝火扰心证	不寐多梦，甚则彻夜不眠，急躁易怒，伴头晕头胀，目赤耳鸣，口干而苦，不思饮食，便秘溲赤，舌红苔黄，脉弦而数	疏肝泻火，镇心安神	龙胆泻肝汤加减
痰热扰心证	心烦不寐，胸闷脘痞，泛恶嗳气，伴口苦，头重，目眩，舌偏红，苔黄腻，脉滑数	清化痰热，和中安神	黄连温胆汤加减
心脾两虚证	不易入睡，多梦易醒，心悸健忘，神疲食少，伴头晕目眩，四肢倦怠，腹胀便溏，面色少华，舌淡苔薄，脉细无力	补益心脾，养血安神	归脾汤加减
心肾不交证	心烦不寐，入睡困难，心悸多梦，伴头晕耳鸣，腰膝酸软，潮热盗汗，五心烦热，咽干少津，男子遗精，女子月经不调，舌红少苔，脉细数	滋阴降火，交通心肾	六味地黄汤合黄连阿胶汤
心胆气虚证	虚烦不寐，触事易惊，终日惕惕，胆怯心悸，伴气短自汗，倦怠乏力，舌淡，脉弦细	益气镇惊，安神定志	安神定志丸合酸枣仁汤加减

［常考考点］不寐的辨证论治。

【例题实战模拟】

A1 型题

1. 不寐的病位主要在

A. 心　B. 脑　C. 肝　D. 脾　E. 肾

A2 型题

2. 患者，女，50 岁。心烦不寐，头重目眩，胸闷痰多，恶心口苦，嗳气吞酸，舌红苔黄腻，脉滑数。治疗应首选

A. 顺气导痰汤　B. 半夏秫米汤　C. 黄连温胆汤　D. 丹栀逍遥散　E. 朱砂安神丸

3. 患者，男，60 岁。心悸怔忡，健忘失眠，多梦，面色不华，舌质淡，脉细。其治法是

A. 滋阴养心　B. 滋补肝肾　C. 益气养阴　D. 养血安神　E. 清胃泻火

4. 患者，心烦不寐，心悸不安，伴头晕耳鸣，健忘失眠，腰酸梦遗，潮热盗汗，五心烦热，口干津少，男子遗精，女子月经不调，舌红少苔，脉细数。其治法是

A. 清心安神，养阴除烦　B. 养阴生津，除烦宁神　C. 清火除烦，宁心安神

D. 滋阴降火，交通心肾　E. 滋阴宁心，镇惊安神

5. 患者，女，45 岁。不寐多梦，易惊，胆怯心悸，遇事善惊，舌淡苔白，脉虚弦。其治法是

A. 交通心肾　B. 养血安神　C. 安神定志　D. 清心安神　E. 育阴潜阳

【参考答案】

1. A　2. C　3. D　4. D　5. C

第十三单元　脾系病证

细目一　胃痞

要点一　概述

胃痞是指以自觉心下痞塞、胸膈胀满、触之无形、按之柔软、压之无痛为主要症状的病证。按部位胃痞可分为胸痞、心下痞等。心下痞即胃脘部。本节主要讨论以胃脘部出现上述症状的胃痞，又可称胃痞。

［常考考点］胃痞的主症：自觉心下痞塞、胸膈胀满、触之无形、按之柔软、压之无痛。

要点二　病因病机

脾胃同居中焦，脾主运化，胃主受纳，共司饮食水谷的消化、吸收与输布。脾主升清，胃主降浊，清升浊降则气机调畅。肝主疏泄，调节脾胃气机。肝气条达，则脾升胃降，气机顺畅。上述病因均可影响到胃，并涉及脾、肝，使中焦气机不利，脾胃升降失职，而发胃痞。

1. 感受外邪　外感六淫，表邪入里，或误下伤中，邪气乘虚内陷，结于胃脘，阻塞中焦气机，升降失司，遂成胃痞。

2. 内伤饮食　暴饮暴食，或恣食生冷，或过食肥甘，或嗜酒无度，损伤脾胃，纳运无力，食滞内停，痰湿阻中，气机被阻，而生胃痞。

3. 情志失调　抑郁恼怒，情志不遂，肝气郁滞，失于疏泄，横逆乘脾犯胃，脾胃升降失常，或忧思伤脾，脾气受损，运化不力，胃腑失和，气机不畅，发为胃痞。

4. 药物所伤　误用、滥用药物，或因他病长期大量应用大寒大热或有毒药物，损伤脾胃，中焦气机升降失司，遂成胃痞。

胃痞的基本病位在胃，与肝、脾的关系密切。中焦气机不利，脾胃升降失职为导致本病发生的病机关键。病理性质不外虚实两端，实即实邪内阻（食积、痰湿、外邪、气滞等），虚为脾胃虚弱（气虚或阴虚），虚实夹杂则两者兼而有之。邪实多与中虚不运、升降无力有关，中焦转运无力最易招致病邪的内阻。

［常考考点］胃痞的病机是中焦气机不利，脾胃升降失职。

要点三　诊断与病证鉴别

（一）胃痞的诊断

1. 临床以胃脘痞塞、满闷不舒为主症，并有按之柔软、压之不痛、望无胀形的特点。

2. 发病缓慢，时轻时重，反复发作，病程漫长。

3. 多由饮食、情志、起居、寒温等因素诱发。

（二）病证鉴别

1. 胃痞与胃痛 两者病位同在胃脘部，且常相兼出现。然胃痛以疼痛为主，胃痞以满闷不适为患，可累及胸膈。胃痛病势多急，压之可痛；胃痞起病较缓，压无痛感，两者差别显著。

2. 胃痞与鼓胀 两者均为自觉腹部胀满的病证，但鼓胀以腹部胀大如鼓、皮色苍黄、脉络暴露为主症；胃痞以自觉满闷不舒、外无胀形为特征。鼓胀发于大腹；胃痞则在胃脘。鼓胀按之腹皮绷急；胃痞按之柔软。

3. 胃痞与胸痹 胸痹是胸中痞塞不通，而致胸膺内外疼痛之证，以胸闷、胸痛、短气为主症，偶兼脘腹不舒。胃痞以脘腹满闷不舒为主症，多兼饮食纳运无力，偶有胸膈不适，并无胸痛等表现。

4. 胃痞与结胸 两者病位皆在脘部，然结胸以心下至小腹硬满而痛、拒按为特征；胃痞在心下胃脘，以满而不痛、手可按压、触之无形为特点。

要点四 辨证论治

胃痞的基本病机是中焦气机不利，脾胃升降失宜。治疗总以调理脾胃升降、行气除痞消满为基本法则。根据其虚、实分治，实者泻之，虚者补之，虚实夹杂者补消并用。扶正重在健脾益胃、补中益气，或养阴益胃。祛邪则视具体证候，分别施以消食导滞、除湿化痰、理气解郁、清热祛湿等法。

证型		辨证要点	治法	方剂
实痞	饮食内停证	脘腹痞闷而胀，进食尤甚，拒按，嗳腐吞酸，恶食呕吐，或大便不调，矢气频作，味臭如败卵，舌苔厚腻，脉滑	消食和胃，行气消痞	保和丸加减
	痰湿中阻证	脘腹痞塞不舒，胸膈满闷，头晕目眩，身重困倦，呕恶纳呆，口淡不渴，小便不利，舌苔白厚腻，脉沉滑	除湿化痰，理气和中	二陈平胃汤加减
	湿热阻胃证	脘腹痞闷，或嘈杂不舒，恶心呕吐，口干不欲饮，口苦，纳少，舌红苔黄腻，脉滑数	清热化湿，和胃消痞	泻心汤合连朴饮加减
	肝胃不和证	脘腹痞闷，胸胁胀满，心烦易怒，善太息，呕恶嗳气，或吐苦水，大便不爽，舌质淡红，苔薄白，脉弦	疏肝解郁，和胃消痞	越鞠丸合枳术丸加减
虚痞	脾胃虚弱证	脘腹满闷，时轻时重，喜温喜按，纳呆便溏，神疲乏力，少气懒言，语声低微，舌质淡，苔薄白，脉细弱	补气健脾，升清降浊	补中益气汤加减
	胃阴不足证	脘腹痞闷，嘈杂，饥不欲食，恶心嗳气，口燥咽干，大便秘结，舌红少苔，脉细数	养阴益胃，调中消痞	益胃汤加减

［常考考点］胃痞的辨证论治。

【例题实战模拟】

A2 型题

1. 患者，以胃脘痞塞、满闷不舒为主症，按之柔软，压之不痛，望无胀形，发病缓慢，时轻时重，反复发作，病程漫长，多因饮食、情志、起居、寒温等因素诱发。其诊断是

A. 胃痛 B. 鼓胀 C. 胃痞 D. 胸痹 E. 结胸

2. 患者，脘腹痞塞不舒，胸膈满闷，头晕目眩，身重困倦，呕恶纳呆，口淡不渴，舌苔白厚腻，脉沉滑。治疗应首选

A. 保和丸 B. 泻心汤 C. 二陈平胃汤 D. 越鞠丸 E. 补中益气汤

3. 患者，脘腹痞闷，嘈杂，饥不欲食，恶心嗳气，口燥咽干，大便秘结，舌红少苔，脉细数。其治法是

A. 补气健脾，升清降浊 B. 养阴益胃，调中消痞 C. 清热化湿，和胃消痞

D. 疏肝解郁，和胃消痞 E. 健脾祛湿，理气除胀

【参考答案】

1. C 2. C 3. B

细目二 腹痛

要点一 概述

腹痛是指以胃脘以下、耻骨毛际以上部位发生疼痛为主症的病证。

[常考考点] 腹痛的主症：胃脘以下、耻骨毛际以上部位发生疼痛。

要点二 病因病机

感受外邪、饮食所伤、情志失调及素体阳虚等，均可导致气机阻滞、脉络痹阻或经脉失养而发生腹痛。

1. 外感时邪 外感风、寒、暑、热、湿邪，侵入腹中，均可引起腹痛。风寒之邪直中经脉则寒凝气滞，经脉受阻，不通则痛。若伤于暑热，或寒邪不解，郁而化热，或湿热壅滞，可致气机阻滞，腑气不通而见腹痛。

2. 饮食不节 暴饮暴食，饮食停滞，纳运无力；或过食肥甘厚腻或辛辣，酿生湿热，蕴蓄胃肠；或恣食生冷，寒湿内停，中阳受损，均可损伤脾胃，腑气通降不利而发生腹痛。其他如饮食不洁，肠虫滋生，攻动窜扰，腑气不通则痛。

3. 情志失调 情志不遂，则肝失条达，气机不畅，气机阻滞而痛作。

4. 阳气素虚 素体脾阳亏虚，虚寒中生，渐致气血生成不足，脾阳虚弱而不能温养，出现腹痛，甚至病久肾阳不足，相火失于温煦，脏腑虚寒，腹痛日久不愈。

此外，跌仆损伤，络脉瘀阻；或腹部术后，血络受损，亦可形成腹中血瘀，中焦气机升降不利，不通则痛。

总之，本病的基本病机为脏腑气机阻滞，气血运行不畅，经脉痹阻，不通则痛；或脏腑经脉失养，不荣而痛。若急性暴痛，治不及时，或治不得当，气血逆乱，可致厥脱之证；若湿热蕴结肠胃，蛔虫内扰，或术后气滞血瘀，可造成腑气不通，气滞血瘀日久，可变生积聚。

[常考考点] 基本病机为脏腑气机阻滞，气血运行不畅，经脉痹阻，不通则痛；或脏腑经脉失养，不荣而痛。

要点三 诊断与病证鉴别

（一）诊断

1. 凡是以胃脘以下、耻骨毛际以上部位的疼痛为主要表现者，即为腹痛。

其疼痛性质各异，若病因外感，突然剧痛，伴发症状明显者，属于急性腹痛；病因内伤，起病缓慢，痛势缠绵者，则为慢性腹痛。

2. 有与腹痛相关的病因，与脏腑经络相关的症状。

如涉及肠腑，可伴有腹泻或便秘；寒凝肝脉痛在少腹，常牵引睾丸疼痛；膀胱湿热可见腹痛牵引前阴，小便淋沥，尿道灼痛；蛔虫作痛多伴嘈杂吐涎，时作时止；瘀血腹痛常有外伤或手术史；少阳表里同病腹痛可见痛连腰背，伴恶寒发热，恶心呕吐。

3. 注意鉴别受病脏腑。

根据性别、年龄、婚况，与饮食、情志、受凉等关系，起病经过，其他伴发症状，以资鉴别何脏何腑受病，明确病理性质。

（二）病证鉴别

1. 腹痛与胃痛 胃处腹中，与肠相连，腹痛常伴有胃痛的症状，胃痛亦时有腹痛的表现，常需鉴别。胃痛部位在心下胃脘之处，常伴有恶心、嗳气等胃病见症；腹痛部位在胃脘以下，上述症状在腹痛中较少见。

2. 腹痛与其他内科疾病中的腹痛 许多内科疾病常见腹痛的表现，此时的腹痛只是该病的症状。如痢疾之腹痛，伴有里急后重，下利赤白脓血；积聚之腹痛，以腹中包块为特征等。腹痛病证，当以腹部疼痛为主要表现。

3. 腹痛与外科、妇科腹痛 内科腹痛常先发热后腹痛，疼痛一般不剧烈，痛无定处，压痛不显。外科腹痛多后发热，疼痛剧烈，痛有定处，压痛明显，见腹痛拒按、腹肌紧张等。妇科腹痛多在小腹，与经、带、胎、产有关，如痛经、先兆流产、宫外孕、输卵管破裂等，应及时进行妇科检查，以明确诊断。

要点四 辨证论治

腹痛的辨证应辨明腹痛性质和部位。治疗腹痛多以“通”字立法，应根据辨证的虚实寒热、在气在血，确立相应治法。在通法的基础上，结合审证求因，标本兼治。属实证者，重在祛邪疏导；对虚痛，应温中补虚、益气养血，不可滥施攻下；对于久痛入络，绵绵不愈之腹痛，可采取辛润活血通络之法。

证型	辨证要点	治法	方剂
寒邪内阻证	腹痛拘急，遇寒痛甚，得温痛减，口淡不渴，形寒肢冷，小便清长，大便清稀或秘结，舌质淡，苔白腻，脉沉紧	散寒温里，理气止痛	良附丸合正气天香散加减
湿热壅滞证	腹痛拒按，烦渴引饮，大便秘结，或溏滞不爽，潮热汗出，小便短黄，舌质红，苔黄燥或黄腻，脉滑数	泄热通腑，行气导滞	大承气汤加减
饮食积滞证	脘腹胀满，疼痛拒按，嗳腐吞酸，厌食呕恶，痛而欲泻，泻后痛减，或大便秘结，舌苔厚腻，脉滑	消食导滞，理气止痛	枳实导滞丸加减
肝郁气滞证	腹痛胀闷，痛无定处，痛引少腹，或兼痛窜两胁，时作时止，得嗳气或矢气则舒，遇忧思恼怒则剧，舌质红，苔薄白，脉弦	疏肝解郁，理气止痛	柴胡疏肝散加减
瘀血内停证	腹痛较剧，痛如针刺，痛处固定，经久不愈，舌质紫暗，脉细涩	活血化瘀，和络止痛	少腹逐瘀汤加减
中虚脏寒证	腹痛绵绵，时作时止，喜温喜按，形寒肢冷，神疲乏力，气短懒言，胃纳不佳，面色无华，大便溏薄，舌质淡，苔薄白，脉沉细	温中补虚，缓急止痛	小建中汤加减

［常考考点］腹痛的辨证论治。

【知识纵横比较】

中医内科学与中医儿科学腹痛的证治比较

腹痛（中医内科学）		腹痛（中医儿科学）	
证型	方剂	证型	方剂
饮食积滞证	枳实导滞丸加减	乳食积滞	香砂平胃散加减
湿热壅滞证	大承气汤加减	胃肠结热	大承气汤加减
中虚脏寒证	小建中汤加减	脾胃虚寒	小建中汤合理中丸加减
瘀血内停证	少腹逐瘀汤加减	气滞血瘀	少腹逐瘀汤加减
—	—	腹部中寒	养脏散

【例题实战模拟】

A1 型题

1. 下列各项，除哪项外，均是腹痛的常见病因

A. 外感时邪　B. 饮食不节　C. 情志失调　D. 阳气素虚　E. 外感风燥

2. 瘀血内停腹痛的特点是

A. 胀痛　B. 冷痛　C. 灼痛　D. 刺痛　E. 绞痛

A2 型题

3. 患者，腹痛拘急，得温痛减，遇冷更甚，饮食减少，口不渴，小便清利，舌苔白腻，脉沉紧。其证候是

A. 气滞证　B. 实寒证　C. 血瘀证　D. 实热证　E. 虚寒证

4. 患者，腹部刺痛较剧，痛处不移，触之痛甚，舌质紫暗，脉弦涩。其治法是

A. 理气和胃　B. 理气活血　C. 活血化瘀　D. 化瘀散结　E. 化痰祛瘀

5. 患者，腹痛绵绵，时作时止，喜热恶冷，痛时喜按，空腹或劳累后更甚，得食稍减，面色无华，时有大便溏薄，舌淡苔白，脉细无力。治疗应首选

A. 小建中汤　B. 桂枝茯苓丸　C. 正气天香散　D. 参苓白术散　E. 痛泻要方

【参考答案】

1. E　2. D　3. B　4. C　5. A

细目三 泄泻

要点一 概述

泄泻是以排便次数增多、粪质稀溏或完谷不化，甚至泻出如水样为主症的病证。古有将大便溏薄而势缓者称为泄，大便清稀如水而势急者称为泻，现临床一般统称泄泻。

泄泻可见于多种疾病，凡属消化器官发生功能或器质性病变导致的腹泻，如急性肠炎、炎症性肠病、肠易激综合征、吸收不良综合征、肠道肿瘤、肠结核等，或其他脏器病变影响消化吸收功能以泄泻为主症者，均可参照本节进行辨证论治。

［常考考点］泄泻的主症：排便次数增多、粪质稀溏或完谷不化，甚至泻出如水样。

要点二 病因病机

泄泻的病因有感受外邪、饮食所伤、情志失调、禀赋不足和病后体虚等。主要病机是脾病湿盛，脾胃运化功能失调，肠道分清泌浊、传导功能失司。

1. 感受外邪 外感寒湿暑热之邪均可引起泄泻，其中以湿邪最为多见。湿邪易困脾土，寒邪和暑热之邪，既可侵袭皮毛肺卫，从表入里，使脾胃升降失司，亦能夹湿邪为患，直接损伤脾胃，导致运化失常，清浊不分，引起泄泻。

2. 饮食所伤 误食馊腐不洁之物，使脾胃受伤；或饮食过量，停滞不化；或恣食肥甘辛辣，致湿热内蕴；或恣啖生冷，寒气伤中，均能化生寒、湿、热、食滞之邪，使脾运失职，升降失调，清浊不分，发生泄泻。

3. 情志失调 忧郁恼怒，精神紧张，易致肝气郁结，木郁不达，横逆犯脾；忧思伤脾，土虚木乘，均可使脾失健运，气机升降失常，遂致本病。

4. 病后体虚 久病失治，脾胃受损，日久伤肾，脾失温煦，运化失职，水谷不化，积谷为滞，湿滞内生，遂成泄泻。

5. 禀赋不足 由于先天不足，禀赋虚弱；或素体脾胃虚弱，不能受纳运化某些食物，易致泄泻。

泄泻基本病机为脾病与湿盛，致肠道功能失司而发生泄泻。病位在肠，主病之脏属脾，同时与肝、肾密切相关。病理因素主要是湿，湿为阴邪，易困脾阳，但可夹寒、夹热、夹滞。脾主运化，喜燥恶湿，大小肠司泌浊、传导。若脾运失职，小肠无以分清泌浊，则发生泄泻。

病理性质有虚实之分。一般来说，暴泻以湿盛为主，多因湿盛伤脾，或食滞生湿，壅滞中焦，脾为湿困所致，病属实证。久泻多偏于虚证，由脾虚不运而生湿，或他脏及脾，如肝木克脾，或肾虚火不暖脾，水谷不化所致。而湿邪与脾病，往往相互影响，互为因果，湿盛可困遏脾运，脾虚又可生湿。虚实之间又可相互转化夹杂。

急性泄泻经及时治疗，绝大多数可短期内痊愈，有少数病人暴泄不止，损气伤津耗液，可成痉、厥、闭、脱等危证，特别是伴有高热、呕吐、热毒甚者尤然。急性泄泻因失治或误治，可迁延日久，由实转虚，转为慢性泄泻。日久脾病及肾，肾阳亏虚，脾失温煦，不能腐熟水谷，可成命门火衰之五更泄泻。

［常考考点］泄泻基本病机为脾病与湿盛，致肠道功能失司而发生泄泻。

要点三 诊断与病证鉴别

（一）诊断

1. 以大便粪质稀溏为诊断的主要依据，或完谷不化，或粪如水样，大便次数增多，每日三五次以至十数次。

2. 常兼有腹胀、腹痛、肠鸣、纳呆。

3. 起病或急或缓。暴泻者多有暴饮暴食或误食不洁之物的病史。迁延日久，时发时止者，常由外邪、饮食或情志等因素诱发。

（二）病证鉴别

1. 泄泻与痢疾 两者均为大便次数增多、粪质稀薄的病证。泄泻以大便次数增加、粪质稀溏，甚则如水样或完谷不化为主症，大便不带脓血，也无里急后重，或无腹痛。痢疾以腹痛、里急后重、便下赤白脓血为特征。

2. 泄泻与霍乱 霍乱是一种上吐下泻并作的病证，发病特点是来势急骤，变化迅速，病情凶险，起病时先突然腹痛，继则吐泻交作，所吐之物均为未消化之食物，气味酸腐热臭，所泻之物多为黄色粪水，或吐下如米泔水，常伴恶寒、发热，部分病人在吐泻之后津液耗伤，迅速消瘦，或发生转筋，腹中绞痛。若吐泻剧烈，可致面色苍白、目眶凹陷、汗出肢冷等津竭阳衰之危候。泄泻则以大便稀溏、次数增多为特征，一般预后良好。

[常考考点] 泄泻与痢疾的鉴别。

要点四　辨证论治

泄泻的治疗大法为运脾化湿。急性泄泻多以湿盛为主，重在化湿，佐以分利，再根据寒湿和湿热的不同，分别采用温化寒湿与清化湿热之法。夹有表邪者，佐以疏解；夹有暑邪者，佐以清暑；兼有伤食者，佐以消导。久泻以脾虚为主，当以健脾；因肝气乘脾者，宜抑肝扶脾；因肾阳虚衰者，宜温肾健脾；中气下陷者，宜升提；久泄不止者，宜固涩。暴泻不可骤用补涩，以免关门留寇；久泻不可分利太过，以防劫其阴液。若病情处于虚实寒热兼夹或互相转化时，当随证而施治。

证型	辨证要点	治法	方剂
寒湿内盛证	泄泻清稀，甚则如水样，脘闷食少，腹痛肠鸣，或兼外感风寒，则恶寒，发热，头痛，肢体酸痛，舌苔白或白腻，脉濡缓	芳香化湿，解表散寒	藿香正气散加减
湿热伤中证	泄泻腹痛，泻下急迫，或泻而不爽，粪色黄褐，气味臭秽，肛门灼热，烦热口渴，小便短黄，舌质红，苔黄腻，脉滑数或濡数	清热燥湿，分利止泻	葛根芩连汤加减
食滞肠胃证	腹痛肠鸣，泻下粪便臭如败卵，泻后痛减，脘腹胀满，嗳腐酸臭，不思饮食，舌苔垢浊或厚腻，脉滑	消食导滞，和中止泻	保和丸加减
脾胃虚弱证	大便时溏时泻，迁延反复，食少，食后脘闷不舒，稍进油腻食物，则大便次数增加，面色萎黄，神疲倦怠，舌质淡，苔白，脉细弱	健脾益气，化湿止泻	参苓白术散加减
肾阳虚衰证	黎明前脐腹作痛，肠鸣即泻，完谷不化，腹部喜暖，泻后则安，形寒肢冷，腰膝酸软，舌淡苔白，脉沉细	温肾健脾，固涩止泻	四神丸加减
肝气乘脾证	泄泻肠鸣，腹痛攻窜，矢气频作，伴有胸胁胀闷，嗳气食少，每因抑郁恼怒，或情绪紧张而发，舌淡红，脉弦	抑肝扶脾	痛泻要方加减

[常考考点] 泄泻的辨证论治。

【例题实战模拟】

A1 型题

1. 下列不属于痢疾与泄泻的鉴别要点的是

A. 有无里急后重　B. 有无因情志不舒诱发　C. 有无排便次数增多
D. 有无脓血便　E. 有无腹痛肠鸣

2. 治疗久泻不止，不宜过用

A. 健脾　B. 补肾　C. 升提　D. 固涩　E. 分利

A2 型题

3. 患者，男，34 岁。症见泄泻腹痛，泻下急迫，粪色黄褐而臭，肛门灼热，烦热口渴，小便短赤，舌苔黄腻，脉滑数。其治法是

A. 消食导滞　B. 泄热导滞　C. 清热利湿　D. 通腑泄热　E. 通腑消食

4. 患者，女，23 岁。腹痛肠鸣，泻下粪便臭如败卵，但泻而不爽，脘腹胀满，舌苔白厚而腐，脉滑。治疗首选

A. 保和丸　B. 藿香正气散　C. 葛根芩连汤　D. 参苓白术汤　E. 龙胆泻肝汤

5. 患者，女，45 岁。胸胁胀闷，嗳气食少，每因抑郁恼怒之时，发生腹痛泄泻，舌淡红，脉弦。其治法是

A. 调理脾胃　B. 疏肝理气　C. 抑肝扶脾　D. 泻肝和胃　E. 疏肝和胃

【参考答案】

1. C　2. E　3. C　4. A　5. C

细目四　便秘

要点一　概述

便秘是指粪便在肠内滞留过久，秘结不通，排便周期延长；或周期不长，但粪质干结，排出艰难；或粪质不硬，虽有便意，但便而不畅的病证。

本节所论是以便秘为主要症状的辨证论治，类似于西医学的功能性便秘，同时肠道易激综合征、肠炎恢复期肠蠕动减弱所致便秘，直肠及肛门疾患引起的便秘，药物性便秘，内分泌及代谢性疾病所致便秘，以及肌力减退所致的排便困难等，可参照本节内容，并结合辨病处理。

［常考考点］便秘的主症：大便秘结不通，排便周期延长；或周期不长，但粪质干结，排出艰难；或粪质不硬，虽有便意，但便而不畅。

要点二　病因病机

便秘发病的原因归纳起来有饮食不节、情志失调、感受外邪、年老体虚等。病机主要是热结、气滞、寒凝、气血阴阳亏虚引起肠道传导失司所致。

1. 饮食不节　素体阳盛，或饮酒过多，或过食辛辣厚味，或误服温燥之药而致热毒内盛；或热病之后，余热留恋；或肺燥、肺热下移大肠，导致肠胃积热，耗伤津液，以致肠道干涩燥结，形成热结。

2. 情志失调　忧愁思虑过度，或久坐少动，每致气机郁滞，不能宣达，于是通降失常，传导失职，糟粕内停，不得下行，而致大便秘结。

3. 年老体虚　病后、产后及年老体弱之人，气血亏虚；或过用汗、利、燥热之剂，损伤阴液，或劳役过度，出汗过多；或房事劳倦损伤气血津液；或素患消渴，阴精亏耗，气虚则大肠传导无力，阴虚血亏则肠道干涩，导致大便干结，排出困难。

4. 感受外邪　外感寒邪可导致阴寒内盛，温煦无权，不能蒸化津液，使阴寒内结，糟粕不行，凝结肠道而成冷秘。

便秘的病性可概括为寒、热、虚、实四个方面。四者之中，又以虚实为纲，热秘、气秘、冷秘属实，阴阳气血不足的便秘属虚。寒、热、虚、实之间，常又相互兼夹或相互转化。如热秘久延不愈，津液渐耗，可致阴津亏虚，肠失濡润，病情由实转虚。气机郁滞，久而化火，则气滞与热结并存。气血不足者，如受饮食所伤或情志刺激，则虚实相兼。阳气虚衰与阴寒凝结可以互为因果，而见阴阳俱虚之证。

关于本病的预后，单纯性便秘只需用心调治，其愈较易，预后较佳。若属他病兼便秘者，需察病情的新久轻重。若热病之后，余热未清，伤津耗液而大便秘结者，调治得法，热去津复，预后易佳。噎膈重症，常兼便秘，甚则粪质坚硬如羊屎，预后甚差。此外，老年性便秘和产后便秘多属虚证。因气血不复，阳气不通，阴寒不散，则便秘难出，因而治疗难求速效。

［常考考点］病机是热结、气滞、寒凝、气血阴阳亏虚引起肠道传导失司。

要点三　诊断与病证鉴别

（一）诊断

1. 排便间隔时间超过自己的习惯 1 天以上，或两次排便时间间隔 3 天以上。
2. 大便粪质干结，排出艰难，或欲大便而艰涩不畅。
3. 常伴腹胀、腹痛、口臭、纳差及神疲乏力、头眩、心悸等症。
4. 本病常有饮食不节、情志内伤、劳倦过度等病史。

（二）病证鉴别

便秘与肠结　两者皆为大便秘结不通。肠结多为急病，因大肠通降受阻所致，表现为腹部疼痛拒按，大便完全不通，且无矢气和肠鸣音，严重者可吐出粪便。便秘多为慢性久病，因大肠传导失常所致，表现为腹部胀满，大便干结艰行，可有矢气和肠鸣音，或有恶心欲吐，食纳减少。

要点四　辨证论治

便秘的治疗应以通下为主，但绝不可单纯用泻下药，应针对不同的病因采取相应的治法。实秘为邪滞肠胃，壅塞不通所致，以祛邪为主，给予泄热、温散、通导之法，使邪去便通。虚秘为肠失润养，推动无力而致，以扶正为先，给予益气温阳、滋阴养血之法，使正盛便通。

证型		辨证要点	治法	方剂
实秘	热秘	大便干结，腹胀腹痛，口干口臭，面红心烦，或有身热，小便短赤，舌红，苔黄燥，脉滑数	泄热导滞，润肠通便	麻子仁丸加减
	气秘	大便干结，或不甚干结，欲便不得出，或便而不爽，肠鸣矢气，腹中胀痛，嗳气频作，纳食减少，胸胁痞满，舌苔薄腻，脉弦	顺气导滞	六磨汤加减
	冷秘	大便艰涩，腹痛拘急，胀满拒按，胁下偏痛，手足不温，呃逆呕吐，舌苔白腻，脉弦紧	温里散寒，通便止痛	温脾汤合半硫丸加减
虚秘	气虚秘	大便并不干硬，虽有便意，但排便困难，用力努挣则汗出短气，便后乏力，面白神疲，肢倦懒言，舌淡苔白，脉弱	益气润肠	黄芪汤加减
	血虚秘	大便干结，面色无华，头晕目眩，心悸气短，健忘，口唇色淡，舌淡苔白，脉细	养血润燥	润肠丸加减
	阴虚秘	大便干结，如羊屎状，形体消瘦，头晕耳鸣，两颧红赤，心烦少眠，潮热盗汗，腰膝酸软，舌红少苔，脉细数	滋阴通便	增液汤加减
	阳虚秘	大便干或不干，排出困难，小便清长，面色㿠白，四肢不温，腹中冷痛，或腰膝酸冷，舌淡苔白，脉沉迟	温阳通便	济川煎加减

［常考考点］便秘的辨证论治。

【知识纵横比较】

中西医结合内科学与儿科学便秘的证治比较

便秘（中西医结合内科学）			便秘（中西医结合儿科学）	
证型		方剂	证型	方剂
实秘	热秘	麻子仁丸	燥热内结证	麻子仁丸
	气秘	六磨汤	气机郁滞证	六磨汤
	冷秘	温脾汤合半硫丸	乳食积滞证	枳实导滞丸
虚秘	气虚秘	黄芪汤	气血亏虚证	黄芪汤合润肠丸
	血虚秘	润肠丸		
	阴虚秘	增液汤	—	—
	阳虚秘	济川煎	—	—

【例题实战模拟】

A1 型题

1. 治疗阳虚便秘的最佳选方是

A. 济川煎　B. 右归丸　C. 半硫丸　D. 温脾汤　E. 麻子仁丸

A2 型题

2. 患者，大便艰涩，腹痛拘急，胀满拒按，胁下偏痛，手足不温，呃逆呕吐，舌苔白腻，脉弦紧。治疗应首选

A. 麻子仁丸　B. 六磨汤　C. 温脾汤合半硫丸　D. 济川煎　E. 更衣丸

3. 李某，男，70 岁。便秘 30 余年，虽有便意，但临厕努挣乏力，便难排出，汗出气短，便后乏力，大便并不干结，面色㿠白，神疲气怯，舌淡嫩，苔薄，脉弱。其治法是

A. 益气润肠　B. 养血润燥　C. 温阳通便　D. 顺气导滞　E. 清热润肠

4. 患者，男，56 岁。大便秘结，排出困难，面色无华，头晕目眩，心悸，舌淡，苔白，脉细涩。其诊断是

A. 气虚便秘　B. 血虚便秘　C. 阴虚便秘　D. 冷秘　E. 气秘

B1 型题

A. 四磨饮　B. 五磨饮子　C. 黄芪汤　D. 黄芪建中汤　E. 六磨汤

5. 治疗气滞便秘的最佳选方是

6. 治疗气虚便秘的最佳选方是

【参考答案】

1. A　2. C　3. A　4. B　5. E　6. C

第十四单元　肝胆病证

细目一　胁痛

要点一　概述

胁痛是指以一侧或两侧胁肋部疼痛为主要表现的病证，是临床上比较多见的一种自觉症状。胁，指侧胸部，为腋以下至第十二肋骨部的总称。

［常考考点］胁痛主症：一侧或两侧胁肋部疼痛。

要点二　病因病机

胁痛的病因主要有情志不遂、饮食不节、跌仆损伤、久病体虚等多种因素。

1. 情志不遂　因情志所伤，可使肝失条达，疏泄不利，气阻络痹，可发为肝郁胁痛。若气郁日久，血行不畅，瘀血渐生，阻于胁络，不通则痛，亦致瘀血胁痛。

2. 跌仆损伤　胁络受伤，瘀血停留，阻塞胁络，亦发为胁痛。

3. 饮食所伤　脾胃受损，湿热内生，郁于肝胆，肝胆失于疏泄，可发为胁痛。

4. 外感湿热　湿热之邪外袭，郁结少阳，枢机不利，肝胆经气失于疏泄，可以导致胁痛。

5. 劳欲久病　久病耗伤，劳欲过度，使精血亏虚，肝阴不足，血不养肝，脉络失养，拘急而痛。

胁痛的基本病机为肝络失和，其病理变化可归结为“不通则痛”与“不荣则痛”两类。其病理因素不外气滞、血瘀、湿热三者。因肝郁气滞、瘀血停着、湿热蕴结所导致的胁痛多属实证，是为“不通则痛”。而因阴血不足，肝络失养所导致的胁痛则为虚证，属“不荣则痛”。

一般说来，胁痛初病在气。气为血帅，气行则血行，故气滞日久，其病变由气滞转为血瘀，或气滞血瘀并见。气滞日久，易于化火伤阴；肝胆湿热所致之胁痛，日久亦可耗伤阴津，皆可致肝阴耗伤，脉络失养，而转为虚证或虚实夹杂证。

胁痛的病变脏腑主要在于肝胆，又与脾胃及肾有关。胁痛病证有虚有实，而以实证多见。实证中以气滞、血瘀、湿热为主，三者又以气滞为先。虚证多属阴血亏损，肝失所养。虚实之间可以相互转化，故临床常见虚实夹杂之证。

［常考考点］胁痛的基本病机为肝络失和。其病理变化可归结为“不通则痛”与“不荣则痛”两类。

要点三　诊断与病证鉴别

（一）诊断

1. 以一侧或两侧胁肋部疼痛为主要表现者，可以诊断为胁痛。胁痛的性质可以表现为刺痛、胀痛、灼痛、隐痛、钝痛等不同特点。

2. 部分病人可伴见胸闷、腹胀、嗳气、呃逆、急躁易怒、口苦、纳呆、厌食、恶心等症。

3. 常有饮食不节、情志内伤、感受湿邪、跌仆闪挫或劳欲久病等病史。

（二）病证鉴别

胁痛与悬饮 悬饮亦可见胁肋疼痛，但其表现为饮留胁下，胸胁胀痛，持续不已，伴见咳嗽、咳痰，咳嗽、呼吸时疼痛加重，常喜向病侧睡卧，患侧肋间饱满，叩诊呈浊音，或兼见发热，一般不难鉴别。

要点四　辨证论治

胁痛之治疗原则当根据“通则不痛”的理论，以疏肝和络止痛为基本治则，结合肝胆的生理特点，灵活运用。实证之胁痛，宜用理气、活血、清利湿热之法；虚证之胁痛，宜补中寓通，采用滋阴、养血、柔肝之法。

证型	辨证要点	治法	方剂
肝郁气滞证	胁肋胀痛，走窜不定，甚则引及胸背肩臂，疼痛每因情志变化而增减，胸闷腹胀，嗳气频作，得嗳气而胀痛稍舒，纳少口苦，舌苔薄白，脉弦	疏肝理气	柴胡疏肝散加减
肝胆湿热证	胁肋胀痛或灼热疼痛，口苦口黏，胸闷纳呆，恶心呕吐，小便黄赤，大便不爽，或兼有身热恶寒，身目发黄，舌红苔黄腻，脉弦滑数	清热利湿	龙胆泻肝汤加减
瘀血阻络证	胁肋刺痛，痛有定处，痛处拒按，入夜痛甚，胁肋下或见有癥块，舌质紫暗，脉沉涩	祛瘀通络	血府逐瘀汤或复元活血汤加减
肝络失养证	胁肋隐痛，悠悠不休，遇劳加重，口干咽燥，心中烦热，头晕目眩，舌红少苔，脉细弦而数	养阴柔肝	一贯煎加减

［常考考点］胁痛的辨证论治。

【例题实战模拟】

A1 型题

1. 下列不属于胁痛病机的是

A. 肝气郁结　B. 胃气上逆　C. 瘀血凝滞　D. 肝胆湿热　E. 肝阴不足

2. 与胁痛发病关系最为密切的脏腑是

A. 心、肺　B. 脾、胃　C. 肝、胆　D. 肝、肾　E. 脾、肾

A2 型题

3. 患者，男，55 岁。3 个月前因胸胁部撞伤后出现胁肋刺痛，痛有定处，入夜痛甚，舌质紫暗，脉沉涩。治疗应首选

A. 复元活血汤　B. 少腹逐瘀汤　C. 膈下逐瘀汤　D. 调营饮　E. 香附旋覆花汤

4. 患者，男，60 岁。久患胁痛，悠悠不休，遇劳加重，头晕目眩，口干咽燥，舌红少苔，脉弦细。治疗应首选

A. 柴胡疏肝散　B. 逍遥散　C. 杞菊地黄丸　D. 一贯煎　E. 二阴煎

【参考答案】

1. B　2. C　3. A　4. D

细目二　黄疸

要点一　概述

黄疸是指以身黄、目黄、小便发黄为特征的病证，其中目睛黄染尤为本病的重要特征。

［常考考点］黄疸的主症：身黄、目黄、小便发黄。

要点二　病因病机

黄疸的发生，因外感湿热、疫毒，内伤酒食，或脾虚湿困，血瘀气滞等所致。

1. 外感湿热、疫毒 时邪疫毒，蕴结于中焦，脾胃运化失常；湿热熏蒸于肝胆，致使肝失疏泄，胆汁不循常道，随血泛溢，外溢肌肤，上注眼目，下流膀胱，使身目小便俱黄，而成黄疸。若疫毒较重者，则可伤及营血，内陷心包，发为急黄。

2. 饮食不节 饥饱失常或嗜酒过度，损伤脾胃，以致运化功能失职，湿浊内生，郁而化热，熏蒸肝胆，胆汁外溢，

乃发黄疸。

3. 脾胃虚弱 素体脾胃虚弱，运化失司，气血亏损，久之肝失所养，疏泄失职，胆汁外溢而发黄疸；或病后脾阳虚损，湿从寒化，寒湿阻滞中焦，肝胆气机不利而发黄。

黄疸的病位在肝、胆、脾、胃，基本病机是脾胃运化失健，肝胆疏泄不利，胆汁不循常道，或溢于肌肤，或上蒸清窍，或下注膀胱。病理因素主要为湿邪，病理性质有阴阳之分。阳黄多因湿热熏蒸，或疫毒伤血，发黄迅速而色鲜明；阴黄多因寒湿阻遏，脾阳不振，发黄持久而色晦暗。

［常考考点］基本病机是脾胃运化失健，肝胆疏泄不利，胆汁不循常道，或溢于肌肤，或上蒸清窍，或下注膀胱。

要点三　诊断与病证鉴别

（一）诊断

1. 以目黄、身黄、小便黄，其中目睛黄染为本病的重要特征。
2. 常伴食欲减退、恶心呕吐、胁痛、腹胀等症状。
3. 常有外感湿热疫毒，内伤酒食不节，或有胁痛、癥积等病史。

（二）病证鉴别

1. 黄疸与萎黄 黄疸的病因为外感湿热、疫毒，内伤酒食，或脾虚湿困、血瘀气滞等。其病机为湿滞脾胃，肝胆失疏，胆汁外溢。其主症为身黄、目黄、小便黄。萎黄的病因与饥饱劳倦、食滞虫积或病后失血有关。其病机为脾胃虚弱，血气不足，肌肤失养。其主症为肌肤萎黄不泽、目睛及小便不黄，常伴头昏倦怠、心悸少寐、纳少便溏等症状。

2. 阳黄与阴黄 临证应根据黄疸的色泽，并结合症状、病史予以鉴别。阳黄黄色鲜明，发病急，病程短，常伴身热、口干苦、舌苔黄腻、脉象弦数。急黄为阳黄之重症，病情急骤，疸色如金，兼见神昏、发斑、出血等危象。阴黄黄色晦暗，病程长，病势缓，常伴纳少、乏力、舌淡、脉沉迟或细缓。

要点四　辨证论治

黄疸的辨证，应以阴阳为纲，分清阳黄与阴黄。由于黄疸是湿邪为患，故化湿邪、利小便是其重要治则。阳黄应配以清热解毒，必要时还应通利腑气；阴黄应配以健脾温化；急黄则当以清热解毒、凉营开窍为主。

证型		辨证要点	治法	方剂
阳黄	热重于湿证	身目俱黄，黄色鲜明，发热口渴，或见心中懊侬，腹部胀闷，口干而苦，恶心呕吐，小便短少黄赤，大便秘结，舌苔黄腻，脉弦数	清热利湿	茵陈蒿汤加减
	湿重于热证	身目俱黄，黄色不及前者鲜明，头重身困，胸脘痞满，食欲减退，恶心呕吐，腹胀或大便溏垢，舌苔厚腻微黄，脉濡数或濡缓	利湿化浊	茵陈四苓散加减
	胆腑郁热证	身目发黄，黄色鲜明，上腹、右胁胀闷疼痛，牵引肩背，身热不退，或寒热往来，口苦咽干，呕吐呃逆，尿黄赤，大便秘，苔黄舌红，脉弦滑数	清泄胆热	大柴胡汤加减
	热毒炽盛证（急黄）	发病急骤，黄疸迅速加深，其色如金，皮肤瘙痒，高热口渴，胁痛腹满，神昏谵语，烦躁抽搐，或见衄血、便血，或肌肤瘀斑，舌质红绛，苔黄而燥，脉弦滑或数	清热解毒	犀角散加减
阴黄	寒湿困脾证	身目俱黄，黄色晦暗，或如烟熏，脘腹痞胀，纳谷减少，大便不实，神疲畏寒，口淡不渴，舌淡苔腻，脉濡缓或沉迟	温中散寒，健脾化湿	茵陈术附汤加减
	脾虚血亏证	面色萎黄，身体虚弱，肌肤不荣，面容憔悴，神疲乏力，气短懒言，纳食日少，大便溏薄，舌淡瘦小或灰暗，脉虚	健脾益气	黄芪建中汤加减

［常考考点］黄疸的辨证论治。

【例题实战模拟】

A1 型题

1. 诊断黄疸最主要的依据是

A. 目黄　B. 身黄　C. 尿黄　D. 苔黄　E. 齿垢黄

2. 黄疸形成的关键病理因素是

A. 热邪　B. 寒邪　C. 疫毒　D. 瘀血　E. 湿邪

3. 阴黄的最主要病机是

A. 湿热熏蒸，湿遏热伏　B. 湿热内蕴，蒙蔽心包　C. 瘀阻肝脾，水气内盛

D. 寒湿阻滞，脾阳不足　E. 肝胆郁热，气机阻滞

4. 黄疸的辨证纲领是

A. 阴阳　B. 寒热　C. 虚实　D. 气血　E. 表里

A2 型题

5. 患者，女，45 岁。突发身目发黄，黄色鲜明，右胁胀闷疼痛，牵引肩背，寒热往来，口苦咽干，尿黄便秘，舌红苔黄，脉弦滑数。其辨证属

A. 热重于湿　B. 湿重于热　C. 疫毒炽盛　D. 胆腑郁热　E. 脾虚湿滞

6. 患者身目俱黄，头重身困，胸脘痞满，食欲减退，恶心呕吐，腹胀，便溏，苔厚腻微黄，脉濡缓。治疗应首选

A. 茵陈蒿汤　B. 茵陈四苓散　C. 茵陈术附汤　D. 鳖甲煎丸　E. 逍遥散

【参考答案】

1. A　2. E　3. D　4. A　5. D　6. B

细目三　积证

要点一　概述

积证是以腹内结块，或胀或痛，结块固定不移，痛有定处为主要临床特征的一类病证。积证在历代医籍中亦称为“癥积”“痃癖”“癖块”“伏梁”“肥气”等。西医学中多种原因引起的腹腔肿瘤、肝脾肿大、增生型肠结核等，多属“积”之范畴。

[常考考点] 积证的主症：腹内结块，或胀或痛，结块固定不移，痛有定处。

要点二　病因病机

积证主要是由情志失调、饮食伤脾、感受外邪、病后体虚，或黄疸、疟疾等经久不愈，肝脾受损，脏腑失和，以致气滞、血瘀、痰凝于腹内，日久结为积块，而为积证。

1. 情志失调　情志不畅，肝郁气滞，气滞不能帅血畅行，以致瘀血内停，脉络受阻，结成块者，则成积证。

2. 饮食内伤　饮食不节，损伤脾胃，津液不布，湿浊内停，凝结成痰，痰阻气滞，血脉壅塞，痰浊与气血相搏，气滞血瘀，脉络阻滞，而成积证。

3. 感受外邪　外邪侵袭人体，稽留不去，致脏腑失和，气血运行不畅，痰浊内生，气滞血瘀痰凝，日久结为积块，而为积证；或风寒痰湿与气血相搏结，使瘀血留滞，脉络壅塞成块，而成积证。

4. 他病续发　黄疸、胁痛病久，余邪留恋，络脉不畅，瘀血内阻；或久疟不愈，气血凝滞，结为疟母；或感染虫毒，虫阻血络，气血运行不畅，血络瘀阻；或虚劳日久，气滞血瘀结而成块，以致成积。

5. 正气亏虚　先天禀赋不足或久病体虚致脾胃功能虚弱，气机运化无力，气、血、津液失于输布，导致痰湿内生，气血运行涩滞，以致气滞、血瘀、痰凝而成积证。

本病的病机主要是气机阻滞，瘀血内结。病理因素主要有寒邪、湿浊、痰浊、食滞、虫积等，但主要是气滞血瘀，以血瘀为主。本病病位主要在于肝、脾、胃、肠。因肝主疏泄，司藏血；脾主运化，司统血。如因情志、饮食、外邪、久病等原因，引起肝气不畅，脾运失职，肝脾不调，胃肠失和，气血涩滞，壅塞不通，形成腹内结块，导致积证。

积证日久，瘀阻伤正，脾失健运，生化乏源，可致气血亏虚，甚或阴阳并损；正气愈亏，气虚血涩，则积块愈加不易消散，甚则逐渐增大，病势进一步发展，还可以出现一些严重变证。如积久肝脾两伤，肝不藏血，脾不统血，或瘀热灼伤血络，血不循经，可导致出血；肝脾失调，气血瘀滞，日久及肾，肝、脾、肾三脏受损，气、血、水停积腹内，则可转为鼓胀；若肝胆疏泄失常，胆汁外溢，转为黄疸；气血瘀阻，水湿泛滥，亦可出现腹满肢肿等症。

[常考考点] 本病的病机主要是气机阻滞，瘀血内结。

要点三 诊断与病证鉴别

（一）诊断

1. 腹内结块，或胀或痛为本病的主要症状。

2. 以腹内积块，触之有形，固定不移，以痛为主，痛有定处为临床特征。

3. 常有情志抑郁，饮食不节，外邪侵袭，或黄疸、胁痛、虫毒、久疟、久泻、久痢、虚劳等病史。

积证多为肝脾肿大、腹腔肿瘤、增生性肠结核等，必须结合 B 超、CT、MRI、X 片、结肠镜、病理组织活检及有关血液检查以明确诊断。

（二）病证鉴别

1. 积证与腹痛 两者皆可由气滞血瘀，瘀血内结，脉络不通引起腹部疼痛，痛处固定不移，甚则出现腹部包块等症。积证之腹痛，或胀或痛，疼痛不甚，但以腹中包块为主要特征；腹痛之瘀血阻滞型，可出现少腹疼痛，部位固定不移，痛势较剧，痛如针刺，以腹部疼痛为主要表现。

2. 积证与鼓胀 积证与鼓胀均有情志抑郁、酒食所伤、感染虫毒等致气滞血瘀的相同病机，其病变部位可同在肝脾，皆有胀满、包块等临床表现。积证以腹内结块，或胀或痛为主症；但鼓胀以腹部胀大、脉络暴露为临床特征，疼痛不显，以胀为主，病机可有水饮内停，因而腹中有无水液停聚是积证与鼓胀鉴别之关键所在。

要点四 辨证论治

积证可于临床上分为初、中、末三期。初期正气尚盛，邪气虽实而不盛，表现为积块形小，按之不坚，应予消散；中期正气已虚，邪气渐甚，表现为积块增大，按之较硬，予消补兼施；末期正气大伤，邪盛已极，表现为积块明显，按之坚硬，予养正除积。辨积证初、中、末三期，以知正邪之盛衰，从而选择攻补之法。

证型	辨证要点	治法	方剂
气滞血阻证	腹部积块质软不坚，固定不移，胀痛不适，舌苔薄，脉弦	理气活血，通络消积	大七气汤加减
瘀血内结证	腹部积块明显，质地较硬，固定不移，隐痛或刺痛，形体消瘦，纳谷减少，面色晦暗黧黑，面颈胸臂或有血痣赤缕，女子可见月事不下，舌质紫或有瘀斑、瘀点，脉细涩	祛瘀软坚，扶正健脾	膈下逐瘀汤合六君子汤加减
正虚瘀结证	久病体弱，积块坚硬，隐痛或剧痛，饮食大减，肌肉瘦削，神倦乏力，面色萎黄或黧黑，甚则面肢浮肿，舌质淡紫，或光剥无苔，脉细数或弦细	补益气血，活血化瘀	八珍汤合化积丸加减

［常考考点］积证的辨证论治。

【例题实战模拟】

A1 型题

1. 积证的基本病机是

A. 肝郁气滞，络脉失和 B. 湿邪困遏，脾胃不和 C. 气机阻滞，不通则痛

D. 气机阻滞，瘀血内结 E. 气机郁滞，津凝痰聚

2. 积证与鼓胀的主要鉴别点是

A. 腹内结块 B. 水肿 C. 腹壁青筋显露 D. 腹内停水 E. 腹胀疼痛

A2 型题

3. 患者，女，53 岁。久病体弱，积块坚硬，隐痛或剧痛，饮食大减，肌肉瘦削，神倦乏力，面色黧黑，面肢浮肿，舌质淡紫，光剥无苔，脉细数。其证候是

A. 肝气郁滞 B. 瘀血内结 C. 正虚瘀结 D. 气滞痰阻 E. 气虚血瘀

4. 患者腹内积块明显，硬痛不移，面暗消瘦，纳食减少，时有寒热，舌紫暗苔薄，脉细涩。其证候是

A. 肝气郁滞 B. 食滞痰阻 C. 气滞血阻 D. 瘀血内结 E. 正虚瘀结

5. 患者，男，45 岁。腹部积块质软不坚，固定不移，胀痛不适，舌苔薄，脉弦。其治疗的方剂是

A. 柴胡疏肝散 B. 逍遥散 C. 五磨汤 D. 四七汤 E. 大七气汤

【参考答案】

1. D　2. D　3. C　4. D　5. E

细目四　聚证

要点一　概述

聚证是以腹中结块，或痛或胀，聚散无常，痛无定处为主要临床特征的一类病证。聚证在历代医籍中又称“瘕”“痃气”“癖块”“痞块”等。西医学中多种原因引起的胃肠功能紊乱、不完全性肠梗阻等所致的腹部包块，则与“聚”关系密切，可参照本节辨证论治。

［常考考点］聚证的主症：腹中结块，或痛或胀，聚散无常，痛无定处。

要点二　病因病机

聚证主要是由情志失调、食滞痰阻等因素，致肝脾受损、脏腑失和、气机阻滞、气聚成结而成。

1. 情志失调　情志抑郁，所愿不遂，肝气不畅，脏腑失和，使气机阻滞或逆乱，聚而不散，则致聚证。

2. 食滞痰阻　酒食不节，或恣食肥厚生冷，损伤脾胃，脾失健运，不能输布水谷之精微，聚生痰湿；或食滞、虫积与痰气交阻，气机壅结，则成聚证；亦有饮食不调，因食遇气，食气交阻，气机不畅而成聚证。

聚证主要病机以气机逆乱为主。大凡以肝郁气滞、痰气交阻、食滞痰阻等以气滞为主因者，多成聚证。病理因素有寒湿、食滞、虫积、痰浊等，病位主要在肝脾。肝以血为体，以气为用，主疏泄，司藏血，若肝失疏泄，气机不畅，以致气滞而成聚证；脾为气机升降之枢纽，主运化，司统血，脾运失职，肝脾不调，气机升降失常，痰湿凝聚，壅塞不通，而成聚证。

少数聚证日久不愈，或因虚极，或因燥热，或因痰浊，或因瘀阻而加重病情，进而由气入血转化成伏梁、痞气、肥气等积证。病久伤及脉道，络瘀脉损，血脉不通，瘀血留滞心脉，心脉痹阻，出现胸痹、心痛、心悸等症；留滞脑窍，则见中风偏瘫、眩晕口癖，甚至昏迷不醒；肾络瘀阻，浊邪留积，壅塞三焦，开阖不利，则出现腰痛、水肿、关格等。

［常考考点］聚证主要病机为气机逆乱。

要点三　诊断与病证鉴别

（一）诊断

以腹内结块，聚散无常，或痛或胀，以胀为主，痛无定处，时作时止为临床特征。

聚证多属胃肠道的炎症、痉挛、梗阻等病变，可结合 X 片、B 超及钡剂造影等检查明确诊断。

（二）病证鉴别

1. 聚证与气臌　两者皆可由情志失调引起的肝郁气滞所致，病位皆在肝脾，均具有脘腹满闷、胀痛等表现。鼓胀之气臌以腹部膨隆，腹部按之空空然，叩之如鼓为主症，以腹部胀满膨隆为主要特征；聚证以腹中气聚，局部可见结块，望之有形，按之柔软，聚散无常，或胀或痛，痛无定处为主症，以腹部局部包块为主要特征。

2. 聚证与胃痞　两者均可因情志失调而致气滞痰阻，出现脘腹满闷之症。胃痞临床表现为满闷不适，系自觉症状，而外无形征可见，更无包块可扪及；聚证以腹中气聚、攻窜胀满、时作时止为临床特征，其发作时，腹中气聚胀满，腹内结块望之有形，但按之无块，缓解时气聚胀满的现象消失，腹内结块消散，脘腹胀闷缓解。

要点四　积与聚主症特点与病机异同

积证望之有形，但触之必见结块，且固定不移，痛有定处；病多在血分，多属于脏；病机以痰凝血结为主。

聚证望之有形，但按之无块，聚散无常，痛无定处；病多在气分，多属于腑；病机以气机逆乱为主。

要点五　辨证论治

聚证的形成多以气滞、食积、痰阻、燥屎等内结所致。若症状以腹部胀痛为主，嗳气得舒，症状随情绪变化而起伏，则以气滞为主；若症状以脘腹胀痛，伴有嗳腐吞酸、厌食呕吐等症状，则以食积为主；若症状以脘腹痞闷、呕恶、苔腻等为主，则以痰湿为主；若出现大便秘结，或排便困难、腹痛拒按等症，则以燥屎内结为主。聚证病在气分，以疏肝理气、行气消聚为基本原则。

证型	辨证要点	治法	方剂
肝郁气滞证	腹中结块柔软，时聚时散，攻窜胀痛，脘胁胀闷不适，常随情绪变化而起伏，苔薄，脉弦	疏肝解郁，行气散结	逍遥散合木香顺气散加减
食滞痰阻证	腹胀或痛，腹部时有条索状物聚起，按之胀痛更甚，便秘，纳呆，舌苔腻，脉弦滑	导滞散结，理气化痰	六磨汤加减

［常考考点］聚证的辨证论治。

【例题实战模拟】

A1 型题

1. 患者症见腹内结块，或痛或胀，聚散无常，痛无定处。其诊断为
A. 痞块　B. 痞满　C. 积证　D. 聚证　E. 鼓胀

2. 聚证是指结块出现在
A. 身体任何部位　B. 颈部　C. 胸腔内　D. 腹腔内　E. 腹壁上

3. 聚证的病位主要在
A. 心、肺　B. 肺、肾　C. 肝、脾　D. 肝、肾　E. 脾、肾

A2 型题

4. 顾某，男，35 岁。两天来腹中结块柔软，时聚时散，攻窜胀痛，脘胁胀闷不适，苔薄，脉弦。其诊断是
A. 聚证，肝郁气滞证　B. 聚证，食滞痰阻证　C. 积证，气滞血阻证
D. 积证，肝气郁结证　E. 积证，正虚瘀结证

5. 患者，男，36 岁。腹胀痛，腹部时有条索状物聚起，按之胀痛更甚，便秘，纳呆，舌苔腻，脉弦滑。治宜使用的方剂是
A. 柴胡疏肝散　B. 逍遥散　C. 五磨饮子　D. 大七气汤　E. 六磨汤

【参考答案】

1. D　2. D　3. C　4. A　5. E

细目五　鼓胀

要点一　概述

鼓胀是指腹部胀大如鼓的一类病证，临床以腹大胀满、绷急如鼓、皮色苍黄、脉络显露为特征，故名鼓胀。

［常考考点］鼓胀的主症：腹大胀满、绷急如鼓、皮色苍黄、脉络显露。

要点二　病因病机

鼓胀的发生来势缓慢，病因虽与酒食不节、情志所伤、血吸虫感染等有关，但它的直接原因当责之于黄疸、胁痛、积聚等病迁延日久，使肝、脾、肾三脏功能失调，气、血、水瘀积于腹内，以致腹部日渐胀大，而成鼓胀。

1. 黄疸、胁痛、积聚迁延不愈　黄疸总由湿热或寒湿阻滞中焦，气机升降失常，湿浊阻滞不化，土壅木郁，肝气亦不能条达，致肝脾受损。迁延日久，使肝、脾、肾三脏功能失调，气、血、水瘀积于腹内，以致腹部日渐胀大，而成鼓胀。

2. 情志不遂　肝为藏血之脏，性喜条达。若忧思恼怒，肝失条达，气机不利，则血液运行不畅，气阻络痹而致胁痛；肝伤气滞日久，则致血脉瘀阻，日积月累，气血凝滞，肝脾俱损，而成积聚。胁痛、积聚迁延日久而成鼓胀。

3. 酒食不节　饮酒太过，或嗜食肥甘厚味，使脾胃受损，运化失职，湿浊内生，湿邪阻滞中焦，土壅木郁，影响肝胆疏泄，病由脾及肝；或胆汁被阻，不循常道，浸淫肌肤而发黄疸。此外，湿浊内生，凝结成痰，痰阻气机，气血失和，气、血、痰互相搏结，阻于腹中，结成积聚。黄疸、积聚迁延日久可成鼓胀。

4. 血吸虫感染　在血吸虫流行区接触疫水，遭受血吸虫感染，未能及时治疗，虫阻络道，内伤肝脾，肝脾气血失和，

脉络瘀阻，脾运失健而致痰浊内生，日久气滞、血瘀、痰凝相互影响、胶结不化、搏结于腹部而成积聚，积聚日久可诱发鼓胀。

鼓胀形成，肝、脾、肾功能失调是关键。肝气郁结、气滞血瘀是形成鼓胀的基本条件；其次是脾脏功能受损，运化失职，遂致水湿停聚；肾脏的气化功能障碍，不能蒸化水液而加重水湿停滞，也是形成鼓胀的重要因素。其中，气滞、血瘀、水停互为因果，是邪实的主要内容。正虚是气滞、血瘀、水停发展的必然趋势，所涉及的脏腑主要是肝、脾、肾。其病变的性质是本虚标实，或实中夹虚，或虚中有实，或虚实夹杂。

要点三　诊断与病证鉴别

（一）诊断

1. 初起脘腹作胀，食后尤甚，继而腹部胀大如鼓，重者腹壁青筋显露，脐孔凸起。

2. 常伴乏力、纳差、尿少及齿衄、鼻衄、皮肤紫斑等出血现象，可见面色萎黄、黄疸、手掌殷红、面颈及胸部红丝赤缕、血痣及蟹爪纹。

3. 本病常有酒食不节、情志内伤、虫毒感染或黄疸、胁痛、癥积等病史。

（二）病证鉴别

1. 鼓胀与水肿　鼓胀主要为肝、脾、肾受损，气、血、水互结于腹中，以腹部胀大为主，四肢肿不甚明显。晚期方伴肢体浮肿，每兼见面色青晦，面颈及胸部有血痣赤缕，胁下癥积坚硬，腹皮青筋显露等。水肿主要为肺、脾、肾功能失调，水湿泛溢肌肤。其浮肿多从眼睑开始，继则延及头面及肢体；或下肢先肿，后及全身，每见面色白，腰酸倦怠等；水肿较甚者亦可伴见腹水。

2. 气臌、水臌与血臌　腹部膨隆，嗳气或矢气则舒，腹部按之空空然，叩之如鼓，是为“气臌”，多属肝郁气滞。腹部胀满膨大，或状如蛙腹，按之如囊裹水，常伴下肢浮肿，是为“水臌”，多属阳气不振，水湿内停。脘腹坚满，青筋显露，腹内积块痛如针刺，面颈部赤丝血缕，是为“血臌”，多属肝脾血瘀水停。临床上气、血、水三者常相兼为患，但各有侧重，掌握上述特点，有助于辨证。

要点四　辨证论治

本病多属本虚标实之证。临床首先应辨其虚实标本的主次，标实者当辨气滞、血瘀、水湿的偏盛，本虚者当辨阴虚与阳虚的不同。

标实为主者，当根据气、血、水的偏盛，分别采用行气、活血、祛湿利水或暂用攻逐之法，同时配以疏肝健脾。本虚为主者，当根据阴阳的不同，分别采取温补脾肾或滋养肝肾法，同时配合行气活血利水。由于本病总属本虚标实错杂，故治当攻补兼施，补虚不忘实，泻实不忘虚。

证型	辨证要点	治法	方剂
气滞湿阻证	腹胀按之不坚，胁下胀满或疼痛，饮食减少，食后胀甚，得嗳气、矢气稍减，小便短少，舌苔薄白腻，脉弦	疏肝理气，运脾利湿	柴胡疏肝散合胃苓汤加减
水湿困脾证	腹大胀满，按之如囊裹水，甚则颜面微浮，下肢浮肿，脘腹痞胀，得热则舒，精神困倦，怯寒懒动，小便少，大便溏，舌苔白腻，脉缓	温中健脾，行气利水	实脾饮加减
水热蕴结证	腹大坚满，脘腹胀急，烦热口苦，渴不欲饮，或有面、目、皮肤发黄，小便赤涩，大便秘结或溏垢，舌边尖红，苔黄腻或兼灰黑，脉弦数	清热利湿，攻下逐水	中满分消丸合茵陈蒿汤加减
瘀结水留证	脘腹坚满，青筋显露，胁下癥结痛如针刺，面色晦暗黧黑，或见赤丝血缕，面、颈、胸、臂出现血痣或蟹爪纹，口干不欲饮水，或见大便色黑，舌质紫暗或有紫斑，脉细涩	活血化瘀，行气利水	调营饮加减
阳虚水盛证	腹大胀满，形似蛙腹，朝宽暮急，面色苍黄或㿠白，脘闷纳呆，神倦怯寒，肢冷浮肿，小便短少不利，舌体胖，质紫，苔白滑，脉沉细无力	温补脾肾，化气利水	附子理苓汤或济生肾气丸加减
阴虚水停证	腹大胀满，或见青筋暴露，面色晦滞，唇紫，口干而燥，心烦失眠，时或鼻衄，牙龈出血，小便短少，舌质红绛少津，苔少或光剥，脉弦细数	滋肾柔肝，养阴利水	六味地黄丸合一贯煎加减

续表

证型		辨证要点	治法	方剂
鼓胀变证	大出血	骤然大量呕血或便血	清热凉血，活血止血	犀角地黄汤加三七、仙鹤草、地榆炭、血余炭、大黄炭等
	昏迷	痰热内扰，蒙蔽心窍	清热豁痰，开窍息风	安宫牛黄丸合龙胆泻肝汤加减
		痰浊壅盛，蒙蔽心窍	化痰泄浊开窍	苏合香丸合菖蒲郁金汤
		气阴耗竭，正气衰败	敛阴回阳固脱	急予生脉散、参附龙牡汤

［常考考点］鼓胀的辨证论治。

【例题实战模拟】

A1 型题

1. 与鼓胀发生相关的脏腑是

A. 胃、肝、脾　B. 胃、脾、肾　C. 肝、脾、肾　D. 胃、肝、肾　E. 脾、胃、心

A2 型题

2. 患者，腹胀以上腹为重，按之不坚，胁下胀满，食少嗳气，食后胀甚，尿少，舌苔白腻，脉沉弦。其证候是

A. 气滞湿阻　B. 脾肾阳虚　C. 寒湿困脾　D. 湿热蕴积　E. 肝脾血瘀

3. 患者，腹大胀满，按之如囊裹水，颜面微浮肿，胸脘胀闷，遇热则舒，精神困倦，怯寒懒动，小便少，大便溏，舌苔白腻，脉缓。治疗应首选

A. 柴胡疏肝散　B. 济生肾气丸　C. 实脾饮　D. 调营饮　E. 胃苓汤

4. 患者，腹大坚满，脘腹绷急，烦热口苦，渴不欲饮，小便短赤，便溏不爽，舌红苔黄腻，脉滑数。其证候是

A. 气滞湿阻　B. 寒湿困脾　C. 湿热蕴结　D. 脾胃阳虚　E. 肝脾血瘀

5. 患者，腹大坚满，脉络怒张，胁腹刺痛，面色暗黑，面、颈、胸、臂有血痣，手掌赤缕，大便色黑，舌质紫暗，有紫斑，脉细涩。治疗应首选

A. 实脾饮　B. 调营饮　C. 膈下逐瘀汤　D. 少腹逐瘀汤　E. 血府逐瘀汤

6. 患者，男，50 岁。肝硬化腹水，症见腹膨大，按之坚满，脘闷腹胀纳呆，大便溏泄，小便不利，舌苔白腻，脉弦缓。其治法是

A. 疏肝理气，利湿散满　B. 运脾利湿，化气行水　C. 活血化瘀，利水消肿

D. 调脾行气，清热利湿　E. 温补肾阳，通阳利水

【参考答案】

1. C　2. A　3. C　4. C　5. B　6. B

细目六　眩晕

要点一　概述

眩晕是目眩与头晕的总称。目眩即眼花或眼前发黑，视物模糊；头晕即感觉自身或外界景物旋转，站立不稳。二者常同时并见，故统称为“眩晕”。其轻者闭目可止，重者如坐车船，旋转不定，不能站立，或伴有恶心、呕吐、汗出、面色苍白等症状。严重者可突然仆倒。

［常考考点］眩晕的主症：目眩即眼花或眼前发黑，视物模糊；头晕即感觉自身或外界景物旋转，站立不稳。

要点二　病因病机

本病的发生属虚者居多，阴虚、血少、精亏均可致眩晕。痰浊上干清窍，亦可形成眩晕。

1. 肝阳上亢 素体阳盛之人，肝阳上亢，发为眩晕；或忧郁、恼怒太过，肝气郁结，气郁化火伤阴，肝阴耗伤，风阳易动，上扰头目，发为眩晕；或肾阴素亏，不能养肝，水不涵木，肝阳上亢，肝风内动，发为眩晕。

2. 气血亏虚 忧思劳倦或饮食失节，损伤脾胃；或先天禀赋不足；或年老阳气虚衰，脾胃虚弱，不能化生气血；或久病不愈，耗伤气血；或失血之后，气随血耗，气虚则清阳不振，清气不升，血虚则脑失所养，皆能发生眩晕。

3. 肾精不足 肾为先天之本，主藏精生髓，髓聚而成脑。若先天不足，肾阴不充，或年老肾亏，或久病伤肾，或房劳过度，导致肾精亏耗，不能生髓，而脑为髓之海，髓海不足，上下俱虚，则发生眩晕。

4. 痰湿中阻 饮食不节，肥甘厚味太过，或忧思、劳倦损伤脾胃，健运失司，水湿内停，聚湿成痰；或肾虚不能化气行水，水泛为痰，痰湿中阻，清阳不升，清窍失养，故头目眩晕。

眩晕病位在清窍，与肝、脾、肾三脏密切相关。眩晕的病性为本虚标实，气血不足，肝肾阴虚为病之本，风、火、痰为病之标。眩晕的发病过程中，各种病因病机可以相互影响，相互转化，形成虚实夹杂：或阴损及阳，阴阳两虚；或肝风痰火上蒙清窍，阻滞经络，形成中风；或突发气机逆乱，清窍暂闭；或失养而引起晕厥。

［常考考点］眩晕的病性为本虚标实，气血不足，肝肾阴虚为病之本，风、火、痰为病之标。

要点三 诊断与病证鉴别

（一）诊断

1. 头晕目眩，视物旋转，轻者闭目即止，重者如坐车船，甚则仆倒。
2. 严重者可伴有头痛、项强、恶心呕吐、眼球震颤、耳鸣耳聋、汗出、面色苍白等表现。
3. 多有情志不遂、年高体虚、饮食不节、跌仆损伤等病史。

（二）病证鉴别

1. 眩晕与中风 中风以猝然昏仆，不省人事，口舌㖞斜，半身不遂，失语；或不经昏仆，仅以㖞僻不遂为特征。中风昏仆与眩晕之甚者相似，眩晕之甚者亦可仆倒，但无半身不遂、不省人事、口舌㖞斜诸症。也有部分中风病人，以眩晕、头痛为其先兆表现，故临证当注意中风与眩晕的区别与联系。

2. 眩晕与厥证 厥证以突然昏仆、不省人事、四肢厥冷为特征，发作后可在短时间内苏醒，严重者可一厥不复而死亡。眩晕严重者也有欲仆或晕旋仆倒的表现，但眩晕病人无昏迷、不省人事的表现。

要点四 辨证论治

眩晕的治疗原则是补虚泻实，调整阴阳。补虚以滋肾养肝、益气补血、健脾和胃为主。泻实以燥湿祛痰、清镇潜降、清肝泻火为主。本证多属本虚标实之证，所以一般常须标本兼顾，或者在标证缓解后，即须考虑治本。

证型	辨证要点	治法	方剂
肝阳上亢证	眩晕，耳鸣，头目胀痛，口苦，失眠多梦，遇烦劳、郁怒而加重，甚则仆倒，颜面潮红，急躁易怒，肢麻震颤，舌红苔黄，脉弦或数	平肝潜阳，清热息风	天麻钩藤饮或羚羊角汤加减
气血亏虚证	眩晕动则加剧，劳累即发，面色㿠白，神疲乏力，倦怠懒言，唇甲不华，发色不泽，心悸少寐，纳少腹胀，舌淡苔薄白，脉细弱	补益气血，健运脾胃	八珍汤加减
肾精不足证	眩晕日久不愈，精神萎靡，腰酸膝软，或遗精，滑泄，耳鸣，发落，齿摇，少寐多梦，健忘，舌瘦嫩，少苔或无苔，脉弦细或弱或细数	补益肾精，充养脑髓	河车大造丸加减
痰浊内蕴证	眩晕，头重昏蒙，或伴视物旋转，胸闷恶心，呕吐痰涎，食少多寐，舌苔白腻，脉濡滑	燥湿祛痰，健脾和胃	半夏白术天麻汤加减
瘀血阻窍证	眩晕时作，头痛如刺，兼见健忘，失眠，心悸，精神不振，耳鸣耳聋，面唇紫暗，舌暗有瘀斑，脉涩或细涩	祛瘀生新，活血通窍	通窍活血汤加减

［常考考点］眩晕的辨证论治。

【例题实战模拟】

A1 型题

1. 治疗眩晕痰浊内蕴证，应首选

A. 天麻钩藤饮　B. 半夏白术天麻汤　C. 镇肝熄风汤　D. 补阳还五汤　E. 地黄饮子

A2 型题

2. 患者，眩晕耳鸣，头胀痛，每因烦劳或恼怒而加剧，急躁易怒，少寐多梦，舌红苔黄，脉弦数。治疗应首选

A. 柴胡疏肝散　B. 当归芍药散　C. 天麻钩藤饮　D. 丹栀逍遥散　E. 黄连温胆汤

3. 患者，眩晕，动则加剧，劳则即发，面色皖白，唇甲不华，心悸少寐，神疲懒言，饮食减少，舌质淡，脉细弱。其治法是

A. 健脾益气，益肾温中　B. 温补脾肾，通络宁心　C. 健脾益肾，活血化瘀

D. 补益肝肾，化瘀通络　E. 补益气血，健运脾胃

4. 患者，男，50 岁。眩晕，头重如蒙，胸闷恶心，食少多寐，舌苔白腻，脉滑。治疗应首选

A. 黄连温胆汤　B. 天麻钩藤饮　C. 黄连上清丸　D. 半夏白术天麻汤　E. 半夏厚朴汤

5. 患者，眩晕，日久不愈，精神萎靡，腰酸膝软，或遗精，滑泄，耳鸣，发落，齿摇，少寐多梦，健忘，舌瘦嫩，少苔或无苔，脉弦细或弱或细数。治疗应首选

A. 河车大造丸　B. 左归丸　C. 大定风珠　D. 大补元煎　E. 附子理中丸

【参考答案】

1. B　2. C　3. E　4. D　5. A

第十五单元　肾系病证

细目　水肿

要点一　概述

水肿是指由外邪、饮食、劳倦等病因，引起肺失通调、脾失转输、肾失开阖、膀胱气化不利，导致津液输布失常，水液潴留，泛溢肌肤，以眼睑、头面、四肢、腹背，甚至全身浮肿为主要临床表现的一类病证。严重者还可伴有胸水、腹水。

［常考考点］水肿的主症：眼睑、头面、四肢、腹背，甚至全身浮肿。

要点二　病因病机

水液的正常运行依赖肺气的通调、脾气的转输、肾气的开阖，三焦气化畅行，小便通利。若外邪侵袭、饮食不节、禀赋不足、久病劳倦，导致肺、脾、肾三脏功能失调，气化不利，水液停聚，泛溢肌肤，而成水肿。

1. 风邪外袭　风为六淫之首，每夹寒夹热，风寒或风热之邪侵袭肺卫，肺失通调，风水相搏，发为水肿。

2. 疮毒内犯　肌肤疮毒，或咽喉肿烂，火热内攻，损伤肺、脾、肾，致津液气化失常，发为水肿。

3. 外感水湿　久居湿地，冒雨涉水，湿衣裹身时间过久，水湿内侵，困遏脾阳，脾胃失其升清降浊之能，水无所制，发为水肿。

4. 饮食不节　过食肥甘，嗜食辛辣，久则湿热中阻，损伤脾胃；或因生活饥饿，荣养不足，脾气失养，以致脾运不健，脾失转输，水湿停滞，发为水肿。

5. 禀赋不足，久病不愈　先天禀赋薄弱，肾气亏虚，膀胱开阖不利，气化失常，水泛肌肤，发为水肿。或因劳倦久病，脾肾亏虚，津液转输及气化失常，发为水肿。

水肿发病的机理主要在于肺失通调，脾失转输，肾失开阖，三焦气化不利。其病位在肺、脾、肾，而关键在肾。在发病过程中三脏又是相互联系，相互影响的。肺、脾、肾三脏与水肿之发病是以肾为本、以肺为标，而以脾为制水之脏，实为水肿发病的关键所在。

［常考考点］水肿发病的机理主要在于肺失通调、脾失转输、肾失开阖、三焦气化不利。其病位在肺、脾、肾，而关键在肾。

要点三　诊断与病证鉴别

（一）诊断

1. 水肿特点　水肿先从眼睑或下肢开始，继及四肢、全身。轻者仅眼睑或足胫浮肿，重者全身皆肿；甚则腹大胀满，气喘不能平卧。

2. 其他症状　尿闭或尿少，恶心呕吐，口有秽味，鼻衄牙宣，头痛，或有抽搐、神昏谵语等危象。

3. 病史　可有乳蛾、心悸、疮毒、紫癜以及久病体虚病史。

（二）病证鉴别

水肿与鼓胀　鼓胀是以腹部胀大、皮色苍黄、脉络暴露为主要临床表现的一类病证，四肢多不肿，反见瘦削，后期可伴见轻度肢体浮肿。水肿则以头面或下肢先肿，继及全身，一般皮色不变，肿甚者可见腹大胀满，腹壁无青筋暴露。鼓胀是由于肝、脾、肾功能失调，导致气滞、血瘀、水聚腹中。水肿乃肺、脾、肾三脏功能失调，气化不利，而导致水液泛溢肌肤。

要点四　辨证论治

水肿的辨证以阴阳为纲，首辨阳水、阴水，区分其病理属性。阳水多因风邪、疮毒、水湿所致。发病较急，每成于数日之间，肿多由面目开始，自上而下，继及全身，肿处皮肤绷急光亮，按之凹陷即起，兼有发热恶寒等表证；或烦热口渴，小便赤涩，大便秘结，皮肤疮疡等毒热证，属表证、实证，一般病程较短。阴水病因多为饮食劳倦、先天或后天因素所致脾肾亏损，发病缓慢，或反复发作，或由阳水转化而来。肿多由足踝开始，自下而上，继及全身，肿处皮肤松弛，按之凹陷不易恢复，甚则按之如泥，兼见神疲乏力，纳呆便溏，腰酸冷痛，恶寒肢冷等脾肾两虚之证。属里、属虚或虚实夹杂，病程较长。

水肿的治疗，《素问·汤液醪醴论》提出“开鬼门”“洁净府”“去菀陈莝”三条基本原则。阳水以祛邪为主，应予发汗、利水或攻逐，同时配合清热解毒、理气化湿等法。阴水当以扶正为主，健脾、温肾，同时配以利水、养阴、活血、祛瘀等法。对于虚实夹杂者，则当兼顾，或先攻后补，或攻补兼施。

证型		辨证要点	治法	方剂
阳水	风水泛溢证	眼睑浮肿，继则四肢及全身皆肿，来势迅速，多有恶寒发热，肢节酸楚，小便不利等症。偏于风热者，伴咽喉红肿疼痛，舌质红，脉浮滑数。偏于风寒者，兼恶寒，咳喘，舌苔薄白，脉浮滑或浮紧	散风清热，宣肺行水	越婢加术汤加减
	湿毒浸淫证	眼睑浮肿，延及全身，皮肤光亮，尿少色赤，身发疮痍，甚则溃烂，恶风发热，舌质红，苔薄黄，脉浮数或滑数	宣肺解毒，利湿消肿	麻黄连翘赤小豆汤合五味消毒饮加减
	水湿浸渍证	起病缓慢，病程较长，全身水肿，下肢明显，按之没指，小便短少，身体困重，胸闷，纳呆，泛恶，苔白腻，脉沉缓	健脾化湿，通阳利水	五皮饮合胃苓汤加减
	湿热壅盛证	遍体浮肿，皮肤绷急光亮，胸脘痞闷，烦热口渴，小便短赤，或大便干结，舌红苔黄腻，脉沉数或濡数	分利湿热	疏凿饮子加减
阴水	脾阳虚衰证	水肿日久，腰以下为甚，按之凹陷不易恢复，脘腹胀闷，纳减便溏，面色不华，神疲乏力，四肢倦怠，小便短少，舌质淡，苔白腻或白滑，脉沉缓或沉弱	温运脾阳，以利水湿	实脾饮加减
	肾阳衰微证	水肿反复消长不已，面浮身肿，腰以下甚，按之凹陷不起，尿量减少或反多，腰酸冷痛，四肢厥冷，怯寒神疲，面色㿠白，甚者心悸胸闷，喘促难卧，腹大胀满，舌质淡胖，苔白，脉沉细或沉迟无力	温肾助阳，化气行水	济生肾气丸合真武汤加减
	瘀水互结证	水肿延久不退，肿势轻重不一，四肢或全身浮肿，以下肢为主，皮肤瘀斑，腰部刺痛，或伴血尿，舌紫暗，苔白，脉沉细涩	活血祛瘀，化气行水	桃红四物汤合五苓散加减

[常考考点] 水肿的辨证论治。

【例题实战模拟】

A1 型题

1. 水肿病变的脏腑是

A. 心、肝、脾　B. 肝、脾、肾　C. 肺、脾、肾　D. 脾、肾、心　E. 肾、心、肺

2. 下列不属于阴水特点的是

A. 多由下而上，继及全身　B. 肿处皮肤绷急光亮　C. 按之凹陷不易恢复

D. 多逐渐发病　E. 小便少赤涩

3. 治疗水肿脾阳虚衰证，应首选

A. 真武汤　B. 越婢加术汤　C. 五皮饮　D. 五苓散　E. 实脾饮

A2 型题

4. 患者，因皮肤疮疡破溃而引发水肿，肿势从颜面渐及全身，发热咽红，舌红苔薄黄，脉滑数。其治法是

A. 温运脾阳，以利水湿　B. 健脾化湿，通阳利水　C. 宣肺解毒，利湿消肿

D. 疏风清热，宣肺利水　E. 温肾助阳，化气行水

5. 患者，女，42 岁。全身水肿，下肢明显，按之没指，小便短少，身体困重，胸闷，纳呆，泛恶，舌苔白腻，脉沉缓。治疗应首选

A. 五皮饮合胃苓汤　B. 麻黄连翘赤小豆汤　C. 越婢加术汤　D. 实脾饮　E. 疏凿饮子

6. 患者，女，15 岁。浮肿 3 月余，下肢为甚，按之凹陷不易恢复，心悸，气促，腰部冷痛，尿少，四肢冷，舌质淡胖，苔白，脉沉。其证候是

A. 湿毒浸淫　B. 湿热壅盛　C. 脾阳虚衰　D. 水湿浸渍　E. 肾阳衰微

【参考答案】

1. C　2. B　3. E　4. C　5. A　6. E

第十六单元　气血津液病证

细目一　郁证

要点一　概述

郁证是由于情志不舒、气机郁滞所致，以心情抑郁、情绪不宁、胸部满闷、胁肋胀痛，或易怒喜哭，或咽中如有异物梗塞等症为主要临床表现的一类病证。

郁有广义、狭义之分。广义的郁包括外邪、情志等因素所致的郁在内。狭义的郁即单指情志不舒为病因的郁。明代以后的医籍中记载的郁证多单指情志之郁而言。

［常考考点］郁证的主症：心情抑郁、情绪不宁、胸部满闷、胁肋胀痛，或易怒喜哭，或咽中如有异物梗塞。

要点二　病因病机

郁证的病因总属情志所伤，肝失疏泄，脾失健运，心失所养，脏腑阴阳气血失调所致，是郁证的主要病机。郁证的病因总属情志所伤，使肝气郁结，心气不舒，从而逐渐引起五脏气机不和所致，但主要是肝、脾、心三脏受累以及气血失调而成。其病机主要为气机郁滞，脏腑功能失调。

（一）病因

1. 情志失调　七情过极，刺激过于持久，超过机体的调节能力，导致情志失调，尤以悲忧恼怒最易致病。若恼怒伤肝，肝失条达，气失疏泄，而致肝气郁结。气郁日久化火，则为火郁；气滞血瘀则为血郁；谋虑不遂或忧思过度，久郁伤脾，脾失健运，食滞不消而蕴湿、生痰、化热等，则又可成为食郁、湿郁、痰郁、热郁。

2. 体质因素　原本肝旺，或体质素弱，复加情志刺激，肝郁抑脾，饮食渐减，生化乏源，日久必气血不足，心脾失

养；或郁火暗耗营血，阴虚火旺，心病及肾，而致心肾阴虚。

（二）病机

郁证成因主要为七情所伤，情志不遂，或郁怒伤肝，导致肝气郁结而为病，故病位主要在肝，但可涉及心、脾、肾。肝喜条达而主疏泄，长期肝郁不解，情怀不畅，肝失疏泄，可引起五脏气血失调。肝气郁结，横逆乘土，则出现肝脾失和之证。肝郁化火，可致心火偏亢。忧思伤脾，思则气结，既可导致气郁生痰，又可因生化无源，气血不足，而形成心脾两虚或心神失养之证。更有甚者，肝郁化火，火郁伤阴，心失所养，肾阴被耗，还可出现阴虚火旺或心肾阴虚之证。

由于本病始于肝失条达，疏泄失常，故以气机郁滞不畅为先。气郁则湿不化，湿郁则生痰，而致痰气郁结；气郁日久，由气及血而致血郁，又可进而化火等，但均以气机郁滞为病理基础。

病理性质初起多实，日久转虚或虚实夹杂。本病虽以气、血、湿、痰、火、食六郁邪实为主，但病延日久则易由实转虚，或因火郁伤阴而导致阴虚火旺、心肾阴虚之证；或因脾伤气血生化不足，心神失养，而导致心脾两虚之证。如《类证治裁·郁证》说："七情内起之郁，始而伤气，继必及血，终乃成劳。"

本病虽然预后一般良好，但必须重视情志调护，避免精神刺激，防其病情反复波动，迁延难愈。

郁证的发生有内外两个方面，外因为情志所伤，内因为脏气易郁。其病机主要为气机郁滞，脏腑功能失调。郁病初起以气滞为主，气郁日久，则可引起血瘀、化火、痰结、食滞、湿停等病机变化，病机属实；日久则易由实转虚，随其影响的脏腑及耗损气血阴阳的不同而形成心、脾、肝、肾亏虚的不同病变。临床上虚实夹杂以及初起即因耗伤脏腑的气血阴阳而表现为虚证者，亦较多见。

针对具体情况解除情志致病的原因，郁证预后通常良好。但由于郁证各证候之间关系较密切，实证可兼见虚证，虚实中又相互转化，如经久不愈，由实转虚可形成五脏亏虚之证。受到精神刺激，常使病情反复或波动；疾病迁延难愈，久可致虚劳；妇女气郁血滞，冲任失养，久则发为闭经、癥积；精神刺激不能解除，病情可进行性加重，进而可演化成癫狂。

［常考考点］病机主要为气机郁滞，脏腑功能失调。

要点三　诊断与病证鉴别

（一）诊断

1. 以忧郁不畅、情绪不宁、胸胁胀满疼痛为主要临床表现，或有易怒易哭，或有咽中如有炙脔，吞之不下、咯之不出的特殊症状。

2. 患者大多数有忧愁、焦虑、悲哀、恐惧等情志内伤的病史，并且郁证病情的反复常与情志因素密切相关。

3. 多发于青中年女性。无其他病证的症状及体征。

（二）病证鉴别

1. 郁证之梅核气与虚火喉痹　梅核气多见于青中年女性，因情志抑郁而起病，自觉咽中有物梗塞，但无咽痛及吞咽困难。咽中梗塞的感觉与情绪波动有关，在心情愉快、工作繁忙时，症状可减轻或消失，而当心情抑郁或注意力集中于咽部时，则梗塞感觉加重。虚火喉痹则以青中年男性发病较多，多因感冒、长期吸烟、饮酒及嗜食辛辣食物而引发，咽部除有异物感外，尚觉咽干、灼热、咽痒，咽部症状与情绪无关，但过度辛劳或感受外邪则易加剧。

2. 郁证之梅核气与噎膈　梅核气应当与噎膈相鉴别。梅核气的诊断要点如上所述。噎膈多见于中老年人，男性居多，梗塞的感觉主要在胸骨后部位，吞咽困难的程度日渐加重。

要点四　辨证论治

（一）辨证要点

1. 辨明受病脏腑与六郁　郁证的发生主要为肝失疏泄、脾失健运、心失所养，应依据临床症状，辨明其受病脏腑侧重之差异。郁证以气郁为主要病变，但在治疗时应辨清六郁。一般说来，气郁、血郁、火郁主要关系于肝；食郁、湿郁、痰郁主要关系于脾；而虚证则与心的关系最为密切。

2. 辨别证候虚实　实证病程较短，表现精神抑郁，胸胁胀痛，咽中梗塞，时欲太息，脉弦或滑；虚证则病已久延，症见精神不振、心神不宁、心慌、虚烦不寐、悲忧善哭、脉细或细数等。

（二）治疗原则

理气开郁、调畅气机、怡情易性是治疗郁病的基本原则。对于实证，首当理气开郁，并应根据是否兼有血瘀、火郁、痰结、湿滞、食积等而分别采用活血、降火、祛痰、化湿、消食等法。虚证则应根据损及的脏腑及气血阴精亏虚的不同情况而补之，或养心安神，或补益心脾，或滋养肝肾。对于虚实夹杂者，则又当视虚实的偏重而虚实兼顾。

（三）证治分类

证型	辨证要点	治法	方剂
肝气郁结证	精神抑郁，情绪不宁，胸部满闷，胁肋胀痛，痛无定处，脘闷嗳气，不思饮食，大便不调，苔薄腻，脉弦	疏肝解郁，理气畅中	柴胡疏肝散加减
气郁化火证	性情急躁易怒，胸胁胀满，口苦而干，或头痛、目赤、耳鸣，或吞酸嘈杂，大便秘结，舌质红，苔黄，脉弦数	疏肝解郁，清肝泻火	丹栀逍遥散加减
痰气郁结证（梅核气）	精神抑郁，胸部闷塞，胁肋胀满，咽中如有物梗塞，吞之不下，咯之不出，苔白腻，脉弦滑	行气开郁，化痰散结	半夏厚朴汤加减
心神失养证（脏躁）	精神恍惚，心神不宁，多疑易惊，悲忧善哭，喜怒无常，或时时欠伸，或手舞足蹈，骂詈喊叫等，舌质淡，脉弦	甘润缓急，养心安神	甘麦大枣汤加减
心脾两虚证	情绪不宁，多思善疑，头晕神疲，心悸胆怯，失眠健忘，纳差，面色不华，舌质淡，苔薄白，脉细	健脾养心，补益气血	归脾汤加减
心阴亏虚证	情绪不宁，心悸，健忘，失眠，多梦，五心烦热，盗汗，口咽干燥，舌红少津，脉细数	滋阴养血，补心安神	天王补心丹加减
血行郁滞证	精神抑郁，性情急躁，头痛，失眠，健忘，或胸胁疼痛，或身体某部位有发冷或发热感，舌质紫暗，或有瘀点、瘀斑，脉弦或涩	活血化瘀，理气解郁	血府逐瘀汤加减
肝肾阴虚证	眩晕，耳鸣，目干畏光，视物昏花，或头痛且胀，面红目赤，急躁易怒，或肢体麻木，筋惕肉瞤，舌干红，脉弦细或数	滋养阴精，补益肝肾	杞菊地黄丸加减

［常考考点］郁证的辨证论治。

【例题实战模拟】

A1 型题

1. 郁证的主要治法是

A. 调理阴阳　B. 疏通气机　C. 滋养气血　D. 调和营卫　E. 调理气血

2. 治疗郁证心阴亏虚证，应首选

A. 丹栀逍遥散　B. 知柏地黄丸　C. 天王补心丹合六味地黄丸　D. 一贯煎　E. 滋水清肝饮

A2 型题

3. 患者，女，45 岁。性情急躁易怒，胸胁胀满，口苦而干，头痛，目赤，耳鸣，大便秘结，舌红苔黄，脉弦数。治疗应首选

A. 柴胡疏肝散　B. 丹栀逍遥散　C. 半夏厚朴汤　D. 甘麦大枣汤　E. 天王补心丹

4. 患者，女，34 岁。咽中不适，如有物梗阻，胸中闷塞，精神抑郁则症状加重，舌苔白腻，脉沉弦而滑。其证候属

A. 肝气郁结　B. 气血郁滞　C. 痰热内蕴　D. 痰瘀互结　E. 痰气郁结

5. 患者，女，45 岁。精神恍惚，心神不宁，悲忧善哭，时时欠伸，舌淡苔薄白，脉弦细。其治法是

A. 益气养血　B. 补肾宁心　C. 养心安神　D. 解郁化痰　E. 疏肝解郁

6. 患者，女，50 岁。多思善虑，心悸胆怯，少寐健忘，面色少华，头晕神疲，食欲不振，舌淡，脉细弱。其证候是

A. 忧郁伤神　B. 心脾两虚　C. 阴虚火旺　D. 气滞痰郁　E. 气郁化火

【参考答案】

1. B　2. C　3. B　4. E　5. C　6. B

细目二　血证

要点一　概述

凡因人体的阴阳平衡失调，血液不循常道，或上溢于口鼻诸窍，或下泄于前后二阴，或渗出于肌肤所形成的一类出血性疾患，统称为血证。在古代医籍中，亦称为血病或失血。

血证的范围相当广泛，凡以出血为主要临床表现的内科病证均属本证的范围。本节涉及内科常见的鼻衄、齿衄、咯血、吐血、便血、尿血、紫斑等血证。

西医学中多种急慢性疾病所引起的出血，包括多系统疾病有出血症状者，以及造血系统病变所引起的出血性疾病，均可参考本节辨证论治。

[常考考点] 血证的主症：血液不循常道，或上溢于口鼻诸窍，或下泄于前后二阴，或渗出于肌肤。

要点二　病因病机

血证可由感受外邪、情志过极、饮食不节、劳倦过度、久病或热病等多种原因所导致。而其病机可以归结为火热熏灼、迫血妄行及气虚不摄、血溢脉外两类。

（一）病因

1. 感受外邪　外邪侵袭，或因热病损伤脉络而引起出血，其中以热邪及湿热所致者为多。如风、热、燥邪损伤上部脉络，则引起衄血、咯血、吐血；热邪或湿热损伤下部脉络，则引起尿血、便血。

2. 情志过极　情志不遂，恼怒过度，肝气郁结化火，肝火上逆犯肺则引起衄血、咳血，肝火横逆犯胃则引起吐血。

3. 饮食不节　饮酒过多，过食辛辣厚味，滋生湿热，热伤脉络，引起衄血、吐血、便血；或损伤脾胃，脾胃虚衰，血失统摄，而引起吐血、便血。

4. 劳欲体虚　神劳伤心，体劳伤脾，房劳伤肾，劳欲过度，或久病体虚，导致心、脾、肾气阴的损伤。若损伤于气，则气虚不能摄血，以致血液外溢而形成衄血、吐血、便血、紫斑；若损伤于阴，则阴虚火旺，迫血妄行而致衄血、尿血、紫斑。

5. 久病之后　久病导致血证的机理主要有三个方面：久病使阴精耗伤，以致阴虚火旺，迫血妄行而致出血；久病使正气亏损，气虚不摄，血溢脉外而致出血；久病入络，使血脉瘀阻，血行不畅，血不循经而致出血。

（二）病机

当各种原因导致脉络损伤或血液妄行时，就会引起血液溢出脉外而形成血证。

各种原因导致出血，其共同的病机可以归结为火热熏灼，迫血妄行和气虚不摄，血溢脉外两类。在火热之中，又有实火和虚火之分，外感风热燥火、湿热内蕴、肝郁化火等，均属实火，阴虚火旺之火则属虚火。气虚之中又有仅见气虚和气损及阳、阳气亦虚之别。

从证候的虚实来说，由气火亢盛所致者，属于实证；由阴虚火旺及气虚不摄所致者，则属于虚证。实证和虚证虽各有其不同的病因病机，但在疾病发展变化的过程中，又常发生实证向虚证的转化。如开始为火盛气逆，迫血妄行，但在反复出血之后，则会导致阴血亏损，虚火内生；或因出血过多，血去气伤，以致气虚阳衰，不能摄血。因此，在有的情况下，阴虚火旺及气虚不摄，既是引起出血的病理因素，又是出血所导致的结果。

此外，出血之后，已离经脉而未排出体外的血液，留积体内，蓄结而为瘀血，瘀血又会妨碍新血的生长及气血的正常运行，使出血反复难止。

血证的预后，主要与下述三个因素有关：一是引起血证的原因。一般来说，外感易治，内伤难愈；新病易治，久病难疗。二是与出血量的多少有关。出血量少者病轻，出血量多者病重，甚至形成气随血脱的危急重症。三是与兼见症状有关。出血而伴有发热、咳喘、脉数等症者，一般病情较重。

[常考考点] 血证的病机是火热熏灼，迫血妄行和气虚不摄，血溢脉外。

要点三　诊断与病证鉴别

（一）诊断依据

血证具有明显的证候特征，即表现血液或从口、鼻，或从尿道、肛门，或从肌肤而外溢。出血是一个常见的重要主症，辨治的中心。患者及家属一般均对此高度重视，快速求医诊疗。

1. 鼻衄　凡血自鼻道外溢而非因外伤、倒经所致者，均可诊断为鼻衄。

2. 齿衄　血自齿龈或齿缝外溢，且排除外伤所致者，即可诊断为齿衄。

3. 咳血　血由肺、气道而来，经咳嗽而出，或觉喉痒胸闷，一咳即出，血色鲜红，或夹泡沫，或痰血相兼，痰中带血。多有慢性咳嗽、痰喘、肺痨等病史。

4. 吐血　发病急骤，吐血前多有恶心、胃脘不适、头晕等症。血随呕吐而出，常伴有食物残渣等胃内容物，血色多为咖啡色或紫暗色，也可为鲜红色。大便色黑如漆，或呈暗红色。有胃痛、胁痛、黄疸、癥积等病史。

5. 便血　大便色鲜红、暗红或紫暗，甚至黑如柏油样，次数增多。有胃肠或肝病病史。

6. 尿血 小便中混有血液或夹有血丝，排尿时无疼痛。

7. 紫斑 肌肤出现青紫斑点，小如针尖，大者融合成片，压之不褪色。紫斑好发于四肢，尤以下肢为甚，常反复发作。重者可伴有鼻衄、齿衄、尿血、便血及崩漏。小儿及成人皆可患此病，但以女性为多见。

（二）病证鉴别

1. 鼻衄

（1）内科鼻衄与外伤鼻衄：因碰伤、挖鼻等引起血管破裂而致鼻衄者，出血多在损伤的一侧，且经局部止血治疗不再出血，没有全身症状，与内科所论鼻衄有别。

（2）内科鼻衄与经行衄血：经行衄血又名倒经、逆经，其发生与月经周期有密切关系，多于经行前期或经期出现，与内科所论鼻衄机理不同。

2. 齿衄

齿衄与舌衄：齿衄为血自齿缝、牙龈溢出；舌衄为血出自舌面，舌面上常有如针眼样出血点，与齿衄不难鉴别。

3. 咳血

（1）咳血与吐血：咳血与吐血血液均经口出，但两者截然不同。咳血是血由肺来，经气道随咳嗽而出，血色多为鲜红，常混有痰液，咳血之前多有咳嗽、胸闷、喉痒等症状，大量咳血后，可见痰中带血数天，大便一般不呈黑色。吐血是血自胃而来，经呕吐而出，血色紫暗，常夹有食物残渣，吐血之前多有胃脘不适或胃痛、恶心等症状，吐血之后无痰中带血，但大便多呈黑色。

（2）咳血与口腔出血：鼻咽部、齿龈及口腔其他部位出血的患者，常为纯血或随唾液而出，血量少，并有口腔、鼻咽部病变的相应症状可寻，可与咳血相区别。

4. 吐血

吐血与鼻腔、口腔及咽喉出血：吐血经呕吐而出，血色紫暗，夹有食物残渣，常有胃病史。鼻腔、口腔及咽喉出血，血色鲜红，不夹食物残渣，在五官科作有关检查即可明确具体部位。

5. 便血

（1）便血与痢疾：痢疾初起有发热、恶寒等症，其便血为脓血相兼，且有腹痛、里急后重、肛门灼热等症。便血无里急后重，无脓血相兼，与痢疾不同。

（2）便血与痔疮：痔疮属外科疾病，其大便下血特点为便时或便后出血，常伴有肛门异物感或疼痛；作肛门直肠检查时，可发现内痔或外痔，与内科所论之便血不难鉴别。

（3）远血与近血：便血之远近是指出血部位距肛门的远近而言。远血其病位在胃、小肠（上消化道），血与粪便相混，血色如黑漆色或暗紫色。近血来自乙状结肠、直肠、肛门（下消化道），血便分开，或是便外裹血，血色多鲜红或暗红。

（4）肠风与脏毒：两者均属便血。肠风血色鲜泽清稀，其下如溅，属风热为患。脏毒血色暗浊黏稠，点滴不畅，因湿热（毒）所致。

6. 尿血

（1）尿血与血淋：血淋与尿血均表现为血由尿道而出，两者以小便时痛与不痛为其鉴别要点，不痛者为尿血，痛（滴沥刺痛）者为血淋。

（2）尿血与石淋：两者均有血随尿出。但石淋尿中时有砂石夹杂，小便涩滞不畅，时有小便中断，或伴腰腹绞痛等症，若砂石从小便排出则痛止，此与尿血不同。

7. 紫斑

（1）紫斑与出疹：紫斑与出疹均有局部肤色的改变，紫斑呈点状者需与出疹的疹点区别。紫斑隐于皮内，压之不褪色，触之不碍手；疹高出于皮肤，压之褪色，摸之碍手。且二者成因、病位均有不同。

（2）紫斑与温病发斑：紫斑与温病发斑在皮肤表现的斑块方面，有时虽可类似，但两者病情、病势、预后迥然有别。温病发斑发病急骤，常伴有高热烦躁、头痛如劈、昏狂谵语、四肢抽搐、鼻衄、齿衄、便血、尿血、舌质红绛等，病情险恶多变。杂病发斑（紫斑）一般不如温病发斑急骤，常有反复发作史，也有突然发生者，虽时有热毒亢盛表现，但一般舌不红绛，不具有温病传变急速的特点。

（3）紫斑与丹毒：丹毒属外科皮肤病，以皮肤色红如丹得名，轻者压之褪色，重者压之不褪色，但其局部皮肤灼热肿痛，与紫斑有别。

8. 血证主要类证的鉴别 血证以出血为突出表现，随其病因、病位的不同，原有疾病的不同，症状及体征有火热亢盛、阴虚火旺及气虚不摄之分，所以掌握这三种证候的特征，对于血证的辨证论治具有重要意义。

（1）热盛迫血证：多发生在血证的初期，大多起病较急，出血的同时，伴有发热、烦躁、口渴欲饮、便秘、尿黄、舌质红、苔黄少津、脉弦数或滑数等症。

（2）阴虚火旺证：一般起病较缓，或由热盛迫血证迁延转化而成，表现为反复出血，伴有口干咽燥、颧红、潮热盗汗、头晕耳鸣、腰膝酸软、舌质红、苔少、脉细数等症。

（3）气虚不摄证：多见于病程较长，久病不愈的出血患者，表现为起病较缓，反复出血，伴有神情倦怠、心悸、气短懒言、头晕目眩、食欲不振、面色苍白或萎黄、舌质淡、脉弱等症。

要点四 辨证论治

（一）辨证要点

1. 辨病证的不同 血证具有明确而突出的临床表现——出血，一般不易混淆。但由于引起出血的原因以及出血部位的不同，应注意辨清不同的病证。如从口中吐出的血液，有吐血与咳血之分；小便出血有尿血与血淋之别；大便下血则有便血、痔疮之异。应根据临床表现、病史等加以鉴别。

2. 辨脏腑病变之异 同一血证，可以由不同的脏腑病变而引起。例如同属鼻衄，但病变脏腑有在肺、在胃、在肝的不同；吐血有病在胃及病在肝之别；齿衄有病在胃及在肾之分；尿血则有病在膀胱、肾或脾的不同。

3. 辨证候之虚实 一般初病多实，久病多虚；由火热迫血所致者属实，由阴虚火旺，气虚不摄，甚至阳气虚衰所致者属虚。

（二）治疗原则

治疗血证，应针对各种血证的病因病机及损伤脏腑的不同，结合证候虚实及病情轻重而辨证论治。概而言之，对血证的治疗可归纳为治火、治气、治血三个原则。

1. 治火 火热熏灼，损伤脉络，是血证最常见的病机。应根据证候虚实的不同，实火当清热泻火，虚火当滋阴降火，并应结合受病脏腑的不同，分别选用适当的方药。

2. 治气 气为血帅，气能统血，血与气休戚相关，故《医贯·血证论》说："血随乎气，治血必先理气。"对实证当清气降气，虚证当补气益气。

3. 治血 要达到治血的目的，最主要的是根据各种证候的病因病机进行辨证论治，其中包括适当地选用凉血止血、收敛止血或祛瘀止血的方药。

（三）分证论治

以下分别叙述鼻衄、齿衄、咳血、吐血、便血、尿血、紫斑七个血证的辨证论治。

证型		辨证要点	治法	方剂
鼻衄	热邪犯肺证（风热伤肺证）	鼻燥衄血，口干咽燥，或兼有身热、咳嗽、痰少等症，舌质红，苔薄，脉数	清泄肺热，凉血止血	桑菊饮加减
	胃热炽盛证	鼻衄，或兼齿衄，血色鲜红，口渴欲饮，鼻干，口干臭秽，烦躁，便秘，舌红，苔黄，脉数	清胃泻火，凉血止血	玉女煎加减
	肝火上炎证	鼻衄，头痛，目眩，耳鸣，烦躁易怒，两目红赤，口苦，舌红，脉弦数	清肝胃火，凉血止血	龙胆泻肝汤加减
	气血亏虚证	鼻衄，或兼齿衄、肌衄，神疲乏力，面色皖白，头晕，耳鸣，心悸，夜寐不宁，舌质淡，脉细无力	补气摄血	归脾汤加减
齿衄	胃火炽盛证	齿衄，血色鲜红，齿龈红肿疼痛，头痛，口臭，舌红，苔黄，脉洪数	清胃泻火，凉血止血	加味清胃散合泻心汤加减
	阴虚火旺证	齿衄，血色淡红，起病较缓，常因受热及烦劳而诱发，齿摇不坚，舌质红，苔少，脉细数	滋阴降火，凉血止血	六味地黄丸合茜根散加减
咳血	燥热伤肺证	喉痒咳嗽，痰中带血，口干鼻燥，或有身热，舌质红，少津，苔薄黄，脉数	清热润肺，宁络止血	桑杏汤加减
	肝火犯肺证	咳嗽阵作，痰中带血或纯血鲜红，胸胁胀痛，烦躁易怒，口苦，舌质红，苔薄黄，脉弦数	清肝泻火，凉血止血	泻白散合黛蛤散加减
	阴虚肺热证	咳嗽痰少，痰中带血或反复咳血，血色鲜红，口干咽燥，颧红，潮热盗汗，舌质红，脉细数	滋阴润肺，宁络止血	百合固金汤加减

续表

证型		辨证要点	治法	方剂
吐血	胃热壅盛证	脘腹胀闷，甚则作痛，吐血色红或紫暗，常夹有食物残渣，口臭，便秘，大便色黑，舌质红，苔黄腻，脉滑数	清胃泻火，化瘀止血	泻心汤合十灰散加减
	肝火犯胃证	吐血色红或紫暗，口苦胁痛，心烦易怒，寐少梦多，舌质红绛，脉弦数	泻肝清胃，凉血止血	龙胆泻肝汤加减
	气虚血溢证	吐血缠绵不止，时轻时重，血色暗淡，神疲乏力，心悸气短，面色苍白，舌质淡，脉细弱	健脾益气摄血	归脾汤加减
便血	肠道湿热证	便血色红，大便不畅或稀溏，或有腹痛，口苦，舌质红，苔黄腻，脉濡数	清化湿热，凉血止血	地榆散合槐角丸加减
	气虚不摄证	便血色红或紫暗，食少，体倦，面色萎黄，心悸，少寐，舌质淡，脉细	益气摄血	归脾汤加减
	脾胃虚寒证	便血紫暗，甚则黑色，腹部隐痛，喜热饮，面色不华，神倦懒言，便溏，舌质淡，脉细	健脾温中，养血止血	黄土汤加减
尿血	下焦湿热证	小便黄赤灼热，尿血鲜红，心烦口渴，面赤口疮，夜寐不安，舌质红，脉数	清热利湿，凉血止血	小蓟饮子加减
	肾虚火旺证	小便短赤带血，头晕耳鸣，神疲，颧红潮热，腰膝酸软，舌质红，脉细数	滋阴降火，凉血止血	知柏地黄丸加减
	脾不统血证	久病尿血，甚或兼见齿衄、肌衄，食少，体倦乏力，气短声低，面色不华，舌质淡，脉细弱	补中健脾，益气摄血	归脾汤加减
	肾气不固证	久病尿血，血色淡红，头晕耳鸣，精神困惫，腰脊酸痛，舌质淡，脉沉弱	补益肾气，固摄止血	无比山药丸加减
紫斑	血热妄行证	皮肤出现青紫斑点或斑块，或伴有鼻衄、齿衄、便血、尿血，或有发热，口渴，便秘，舌质红，苔黄，脉弦数	清热解毒，凉血止血	十灰散加减
	阴虚火旺证	皮肤出现青紫斑点或斑块，时发时止，常伴鼻衄、齿衄或月经过多，颧红，心烦，口渴，手足心热，或有潮热，盗汗，舌质红，苔少，脉细数	滋阴降火，宁络止血	茜根散加减
	气不摄血证	反复发生肌衄，久病不愈，神疲乏力，头晕目眩，面色苍白或萎黄，食欲不振，舌质淡，脉细弱	补气摄血	归脾汤加减

［常考考点］血证的辨证论治。

【知识纵横比较】

中医内科学与儿科学尿血的证治比较

尿血（中医内科学）		尿血（中医儿科学）	
证型	方剂	证型	方剂
—	—	风热伤络证	连翘败毒散
下焦湿热证	小蓟饮子加减	下焦湿热证	小蓟饮子
脾不统血证	归脾汤加减	脾不摄血证	归脾汤
肾气不固证	无比山药丸加减	脾肾两虚证	济生肾气丸
肾虚火旺证	知柏地黄丸加减	阴虚火旺证	知柏地黄丸

【例题实战模拟】

A2 型题

1. 患者，皮肤有青紫斑点、量多，时发时止，手足烦热，颧红咽干，午后潮热，盗汗，月经过多，色红而稠，伴齿衄，舌红少苔，脉细数。其证型是

A. 阴虚火旺　B. 脾不摄血　C. 血热伤络　D. 肝肾阴虚　E. 气滞血瘀

2. 患者，男，34岁。近来时常鼻衄，或兼齿衄，血色鲜红，牙龈红肿疼痛，口臭便秘，鼻干口干，舌红苔黄，脉洪数。其治法是

A. 益气摄血　B. 滋阴润肺　C. 滋阴降火　D. 清肝泻火　E. 清胃泻火

3. 患者，男，40岁。咳嗽，痰稠带血，咳吐不爽，心烦易怒，胸胁刺痛，颊赤，便秘，舌红苔黄，脉弦数。治疗应首选

A. 十灰散　B. 四生丸　C. 咳血方　D. 百合固金汤　E. 养阴清肺汤

4. 患者，吐血色红或紫暗，脘腹胀闷，甚则作痛，口臭，便秘，舌红苔黄腻，脉滑数。治疗应首选

A. 泻心汤合十灰散　B. 白虎汤合四生丸　C. 玉女煎合十灰散

D. 失笑散合四生丸　E. 丹参饮合十灰散

B1 型题

A. 玉女煎　B. 泻心汤合十灰散　C. 龙胆泻肝汤　D. 加味清胃散合泻心汤　E. 泻白散合黛蛤散

5. 治疗吐血肝火犯胃证，应首选

6. 治疗鼻衄胃热壅盛证，应首选

【参考答案】

1. A　2. E　3. C　4. A　5. C　6. A

细目三　痰饮

要点一　概述

痰饮是指体内水液输布、运化失常，停积于某些部位的一类病证。痰，古通"淡"，是指水一类的可以"淡荡流动"的物质。饮也是指水液，作为致病因素，则是指病理性质的液体。为此，古代所称的"淡饮""流饮"，实均指痰饮而言。

广义痰饮包括痰饮、悬饮、溢饮、支饮四类，是诸饮的总称。其中狭义的痰饮，则是指饮停胃肠之证。

［常考考点］痰饮的主症：体内水液输布、运化失常，停积于某些部位。

要点二　分类

痰饮包括痰饮、悬饮、溢饮、支饮四类。饮停胃肠之证，为痰饮；饮水后水流在胁下，咳唾引痛，谓之悬饮；水饮流行，归于四肢，当汗出而不汗出，身体疼痛，谓之溢饮；咳逆倚息，短气不得卧，其形如肿，谓之支饮。

要点三　病因病机

痰饮的成因为外感寒湿、饮食不当或劳欲所伤，以致肺、脾、肾三脏功能失调，水谷不得化为精微输布全身，津液停积为患。

1. 外感寒湿　因气候湿冷，或冒雨涉水，坐卧湿地，寒湿之邪侵袭肌表，困遏卫阳，致使肺不能宣布水津，脾无以运化水湿，水津停滞，积而成饮。

2. 饮食不当　凡暴饮过量，恣饮冷水，进食生冷；或炎夏受热以及饮酒后，因热伤冷，冷热交结，中阳被遏，脾失健运，湿从内生，水液停积而为痰饮。

3. 劳欲体虚　劳倦、纵欲太过，或久病体虚，伤及脾肾之阳，水液失于输化，亦可停而成饮。若体虚气弱，或劳倦太过之人，一旦伤于水湿，更易停蓄为病。

痰饮之生成则与肺、脾、肾功能失调有关。肺居上焦，主气，肺气有宣发肃降，通调水道的作用。若因肺气失宣，通调失司，津液失于布散，则聚为痰饮。脾居中州，主运化，有运输水谷精微之功能。若因湿邪困脾，或脾虚不运，均可使水谷精微不归正化，聚为痰湿。肾为水脏，处下焦，主水液的气化，有蒸化水液、分清泌浊的职责。若肾气肾阳不足，蒸化失司，水湿泛滥，亦可导致痰饮内生。三脏之中，脾运失司，首当其冲。因脾阳虚，则上不能输精以养肺，水谷不归正化，反为痰饮而干肺；下不能助肾以制水，水寒之气反伤肾阳，由此必致水液内停中焦，流溢各处，波及五脏。本病的病理性质，则总属阳虚阴盛，输化失调，因虚致实，水饮停积为患。

要点四　诊断与病证鉴别

（一）诊断

应根据四饮的不同临床特征确定诊断。

1. 痰饮　心下满闷，呕吐清水痰涎，胃肠沥沥有声，体形昔肥今瘦，属饮停胃肠。

2. 悬饮　胸胁胀满，咳唾引痛，喘促不能平卧，属饮流胁下。

3. 溢饮　身体疼痛而沉重，甚则肢体浮肿，当汗出而不汗出，属饮溢肢体。

4. 支饮　咳逆倚息，短气不得平卧，其形如肿，属饮邪支撑胸肺。

（二）病证鉴别

1. 悬饮与胸痹　两者均有胸痛。但胸痹为胸膺部或心前区闷痛，且可引及左侧肩背或左臂内侧，常于劳累、饱餐、受寒、情绪激动后突然发作，历时较短，休息或用药后得以缓解；悬饮为胸胁胀痛，持续不解，多伴咳唾，转侧、呼吸时疼痛加重，肋间胀满，并有咳嗽、咳痰等肺系证候。

2. 溢饮与风水证　水肿之风水相搏证，可分为表实、表虚两个类型。表实者，水肿而无汗，身体疼重，与水泛肌表之溢饮基本相同。如见肢体浮肿而汗出恶风，则属表虚，与溢饮有异。

要点五　辨证论治

应掌握阳虚阴盛、本虚标实的特点。本虚为阳气不足，标实指水饮留聚。无论病之新久，都要根据症状辨别二者主次。痰饮虽为阴邪，寒证居多，但亦有郁久化热者；初起若有寒热见症，为夹表邪；饮积不化，气机升降受阻，常兼气滞。

痰饮的治疗以温化为原则。同时还当根据表里虚实的不同，采取相应的处理。水饮壅盛者，应祛饮以治标；阳微气虚者，宜温阳以治本；在表者，当温散发汗；在里者，应温化利水；正虚者补之；邪实者攻之；如属邪实正虚，则当消补兼施；饮热相杂者，又当温清并用。

证型		辨证要点	治法	方剂
痰饮	脾阳虚弱证	胸胁支满，心下痞闷，胃中有振水音，脘腹喜温畏冷，泛吐清水痰涎，饮入易吐，口渴不欲饮水，头晕目眩，心悸气短，食少，大便或溏，形体逐渐消瘦，舌苔白滑，脉弦细而滑	温脾化饮	苓桂术甘汤合小半夏加茯苓汤加减
	饮留胃肠证	心下坚满或痛，自利，利后反快，虽利，心下续坚满，或水走肠间，沥沥有声，腹满，便秘，口舌干燥，舌苔腻，色白或黄，脉沉弦或伏	攻下逐饮	甘遂半夏汤或己椒苈黄丸加减
悬饮	邪犯胸肺证	寒热往来，身热起伏，汗少，或发热不恶寒，有汗而热不解，咳嗽，痰少，气急，胸胁刺痛，呼吸、转侧疼痛加重，心下痞硬，干呕，口苦，咽干，舌苔薄白或黄，脉弦数	和解宣利	柴枳半夏汤加减
	饮停胸胁证	胸胁疼痛，咳唾引痛，痛势较前减轻，而呼吸困难加重，咳逆气喘，息促不能平卧，或仅能偏卧于停饮的一侧，病侧肋间胀满，甚则可见偏侧胸廓隆起，舌苔白，脉沉弦或弦滑	泻肺祛饮	椒目瓜蒌汤合十枣汤加减
	络气不和证	胸胁疼痛，如灼如刺，胸闷不舒，呼吸不畅，或有闷咳，甚则迁延，经久不已，阴雨天更甚，可见病侧胸廓变形，舌苔薄，质暗，脉弦	理气和络	香附旋覆花汤加减
	阴虚内热证	胸胁胀满，咳呛时作，咳吐少量黏痰，口干咽燥，或午后潮热，颧红，心烦，手足心热，盗汗，或伴胸胁闷痛，病久不复，形体消瘦，舌质偏红，少苔，脉细数	滋阴清热	沙参麦冬汤合泻白散加减
溢饮	表寒里饮证	身体沉重而疼痛，甚则肢体浮肿，恶寒，无汗，或有咳喘，痰多白沫，胸闷，干呕，口不渴，苔白，脉弦紧	发表化饮	小青龙汤加减

续表

证型		辨证要点	治法	方剂
支饮	寒饮伏肺证	咳逆喘满不得卧，痰吐白沫量多，经久不愈，天冷受寒加重，甚至引起面浮跗肿，或平素伏而不作，遇寒即发，发则寒热、背痛、腰痛、目泣自出、身体振振瞤动，舌苔白滑或白腻，脉弦紧	宣肺化饮	小青龙汤加减
	脾肾阳虚证	喘促动则为甚，心悸，气短，或咳而气怯，痰多，食少，胸闷，怯寒肢冷，神疲，少腹拘急不仁，脐下动悸，小便不利，足跗浮肿，或吐涎沫而头目昏眩，舌体胖大，质淡，苔白润或腻，脉沉细而滑	温脾补肾，以化水饮	金匮肾气丸合苓桂术甘汤加减

［常考考点］痰饮的辨证论治。

【例题实战模拟】

A1 型题

1. 支饮饮邪停积的部位是

A. 胃肠　B. 胁下　C. 肢体　D. 胸胁　E. 腹内

2. 下列属于悬饮病主症的是

A. 心下满闷，呕吐清水痰涎　B. 胸胁饱满，咳唾引痛　C. 咳逆倚息，短气不得平卧

D. 身体沉重，肢体浮肿　E. 胃肠沥沥有声

3. 痰饮的治疗原则是

A. 宣肺　B. 健脾　C. 温化　D. 补肾　E. 发汗

A2 型题

4. 患者，胸胁支满，心下痞闷，胃中有振水音，脘腹喜温畏冷，背寒，呕吐清水痰涎，水入易吐，口渴不欲饮，心悸，气短，头昏目眩，食少，形体逐渐消瘦，舌苔白滑，脉弦细而滑。其治法是

A. 宣肺化饮　B. 淡渗利水　C. 温脾化饮　D. 温化寒湿　E. 逐水化饮

5. 患者，胸胁疼痛，咳唾引痛，咳逆气喘，息促不能平卧，喜向右侧偏卧，右侧肋间胀满，舌苔白，脉沉弦。其治法是

A. 攻下逐饮　B. 和解宣利　C. 理气和络　D. 泻肺祛饮　E. 发表化饮

【参考答案】

1. D　2. B　3. C　4. C　5. A

细目四　汗证

要点一　概述

汗证是指人体阴阳失调，营卫不和，腠理不固引起汗液外泄失常的一类病证。根据汗出的临床表现，可分为自汗、盗汗、脱汗、战汗、黄汗五种。时时汗出，动则益甚者为自汗；寐则汗出，醒来则止者为盗汗；在病情危重时全身大汗淋漓，或汗出如油者为脱汗；外感热病中，全身战栗而汗出者为战汗；汗出色黄，染衣着色者为黄汗。

［常考考点］汗证的主症是汗液外泄，分为自汗、盗汗、脱汗、战汗、黄汗五种。

要点二　病因病机

本病病因病机复杂，多由邪客表虚，营卫不和，或肺气亏虚，卫表不固；或阳气虚衰，津液失摄，或阴虚火旺，虚火烁津；或热邪郁蒸，迫津外泄等所致。

1. 营卫不和　阴阳偏盛、偏衰之体，或表虚之人，卒感风邪，可使营卫不和，卫强营弱，卫外失司，营阴不能内守而汗出。

2. 肺气亏虚　素体虚弱，病后体虚，或久患咳喘之人，肺气不足，肌表疏松，腠理不固而汗自出。

3. 阳气虚衰　久病重病，脏气不足，阳气过耗，不能敛阴，卫外不固而汗液外泄，甚则发生大汗亡阳之变。

4. 虚火扰津 烦劳过度，精神过用，伤血失精，致血虚精亏，或邪热伤阴，阴液不足，虚火内生，心液被扰，不能自藏而外泄作汗。

5. 心血不足 劳心过度，或久病血虚，致心血不足，心失所养，心液不藏而外泄则盗汗。

6. 热邪郁蒸 风寒入里化热或感受风热、暑热之邪，热淫于内，迫津外泄则大汗出；或因饮食不节，湿热蕴结，熏蒸肝胆，胆汁随汗液外泄，见汗出色黄等。

综上所述，汗证的病位在卫表肌腠，其发生与肺、心、肾密切相关。病理性质有虚、实两端。由热邪郁蒸，迫津外泄者属实；由肺气亏虚、阳气虚衰、阴虚火旺所致者属虚。气属阳，血属阴，故总由阴阳失衡所导致。或为阴血不足，虚火内生，津液被扰而汗出；或为阳气不足，固摄无权，心液外泄而汗出；至于邪客表虚，营卫不和则为本虚标实之证。古有自汗多阳气虚，盗汗多阴血虚之说，此为常理，但临证每见兼夹错杂，需详加鉴别。

要点三 诊断与病证鉴别

（一）诊断

1. 不因外界环境影响，出现头面、颈胸、四肢或全身出汗超出正常者为诊断的主要依据。

2. 昼日汗出溱溱，动则益甚者为自汗；寐中汗出津津，醒后自止者为盗汗；在外感热病中，全身战栗而汗出为战汗；在病情危重时全身大汗淋漓，汗出如油者为脱汗；汗出色黄，染衣色者为黄汗。

（二）病证鉴别

1. 生理性汗出与病理性汗出 出汗为人体的生理现象，因外界气候、运动、饮食等生活环境等因素影响，稍有出汗，其人并无不适，此属正常现象，应与病理性汗出鉴别。

2. 自汗、盗汗与脱汗 脱汗表现为大汗淋漓，汗出如珠，常同时出现声低息微，精神疲惫，四肢厥冷，脉微欲绝或散大无力，多在疾病危重时出现，为病势危急的征象，故脱汗又称为绝汗。其汗出的情况及病情的程度均较自汗、盗汗为重。

3. 自汗、盗汗与战汗 战汗主要出现于急性热病过程中，表现为突然恶寒战栗，全身汗出，发热，口渴，烦躁不安，为邪正交争的征象。若汗出之后，热退脉静，气息调畅，为正气拒邪，病趋好转，与阴阳失调、营卫不和之自汗、盗汗迥然有别。

4. 自汗、盗汗与黄汗 黄汗汗出色黄，染衣着色，常伴见口中黏苦，渴不欲饮，小便不利，苔黄腻，脉弦滑等湿热内郁之症。黄汗可见于自汗、盗汗中的邪热郁蒸型，但汗出色黄的程度较重。

要点四 辨证论治

黄汗的辨证应着重辨明阴阳虚实。虚证当根据证候的不同而治以益气，养阴，补血，调和营卫；实证当清肝泄热，化湿和营；虚实夹杂者，则根据虚实的主次而适当兼顾。此外，由于自汗、盗汗均以腠理不固、津液外泄为共同病变，故可酌加麻黄根、浮小麦、糯稻根、五味子、瘪桃干、牡蛎等固涩敛汗之品，以增强止汗的功能。

证型		辨证要点	治法	方剂
自汗	营卫不和证	汗出恶风，周身酸楚，或兼微发热，头痛，或失眠，多梦，心悸，苔薄白，脉浮或缓	调和营卫	桂枝汤加减
	肺气虚弱证	汗出恶风，动则益甚，或因久病体虚，平时不耐风寒，易于感冒，体倦乏力，苔薄白，脉细弱	益气固表	玉屏风散加减
	心肾亏虚证	动则心悸汗出，或身寒汗冷，或兼胸闷气短，腰酸腿软，面白唇淡，小便频数而色清，夜尿多，舌质淡，舌体胖润，有齿痕，苔白，脉沉细	益气温阳	芪附汤加减
	热郁于内证	蒸蒸汗出，或但头汗出，或手足汗出，或兼面赤，发热，气粗口渴，口苦，喜冷饮，胸腹胀，烦躁不安，大便干结，或见胁肋胀痛，身目发黄，小便短赤，舌质红，苔黄厚，脉洪大或滑数	清泄里热	竹叶石膏汤加减
盗汗	心血不足证	睡则汗出，醒则自止，心悸怔忡，失眠多梦，或兼眩晕健忘，气短神疲，面色少华或萎黄，口唇色淡，舌质淡，苔薄，脉虚或细	补血养心	归脾汤加减
	阴虚火旺证	寐则汗出，虚烦少寐，五心烦热，或久咳虚喘，形体消瘦，两颧发红，午后潮热，女子月经不调，男子梦遗，舌质红少津，少苔，脉细数	滋阴降火	当归六黄汤加减

续表

证型	辨证要点	治法	方剂
脱汗	多在病情危重之时，出现大汗淋漓，汗出如油，或兼精神疲惫，四肢厥冷，气短息微，舌萎少津，脉微欲绝，或脉大无力	益气回阳固脱	参附汤加味
战汗	多在急性热病中，突然全身恶寒、战栗，而后汗出，或兼发热口渴，躁扰不宁，舌质红，苔薄黄，脉细数	扶正祛邪	参附汤、生脉散，或增液承气汤加减，或凉膈散加减
黄汗	汗出色黄，染衣着色；或兼身目黄染，胁肋胀痛，小便短赤；或有发热，口渴不欲饮，或身体浮肿，舌质红，苔黄腻，脉弦滑或滑数	清热化湿	龙胆泻肝汤

［常考考点］汗证的辨证论治。

【知识纵横比较】

中西医结合内科学与儿科学汗证的证治比较

汗证（中西医结合内科学）			汗证（中西医结合儿科学）	
证型		方剂	证型	方剂
自汗	营卫不和证	桂枝汤	营卫失调	黄芪桂枝五物汤
	肺气虚弱证	玉屏风散	肺卫不固	玉屏风散合牡蛎散
	心肾亏虚证	芪附汤	气阴亏虚	生脉散加味
	热郁于内证	竹叶石膏汤	湿热迫蒸	泻黄散
盗汗	心血不足证	归脾汤	—	—
	阴虚火旺证	当归六黄汤	—	—
脱汗		参附汤加味	—	—
战汗		参附汤、生脉散，或增液承气汤加减，或凉膈散加减	—	—
黄汗		龙胆泻肝汤	—	—

【例题实战模拟】

A2 型题

1. 患者，汗出恶风，遇劳则发，易于感冒，体倦乏力，面色少华，舌苔薄白，脉细弱。治疗应首选

A. 桂枝汤　B. 四妙丸　C. 玉屏风散　D. 当归六黄汤　E. 龙胆泻肝汤

2. 患者，女，48 岁。汗出恶风，周身酸楚，微发热，头痛，失眠，多梦，心悸，苔薄白，脉浮缓。其治法是

A. 益气固表　B. 调和营卫　C. 滋阴降火　D. 清肝泄热　E. 益气化湿

3. 患者，夜寐盗汗，五心烦热，两颧色红，口渴，舌红少苔，脉细数。治疗应首选

A. 黄连阿胶汤　B. 黄连温胆汤　C. 当归六黄汤　D. 养阴清肺汤　E. 甘麦大枣汤

4. 患者，女，34 岁。每晚盗汗，伴心悸少寐，神疲气短，面色不华，舌质淡，脉细。其证候是

A. 心血不足证　B. 气血两虚证　C. 邪热郁蒸证　D. 阴虚火旺证　E. 肺卫不固证

5. 患者，男，36 岁。蒸蒸汗出，汗液易使衣服黄染，面赤烘热，烦躁，口苦，小便色黄，舌苔薄黄，脉弦数。治疗应首选

A. 当归六黄汤　B. 归脾汤　C. 龙胆泻肝汤　D. 泻黄散　E. 玉屏风散

【参考答案】

1. C　2. B　3. C　4. A　5. C

细目五 内伤发热

要点一 概述

内伤发热是指以内伤为病因，脏腑功能失调，气、血、阴、阳失衡为基本病机，以发热为主要临床表现的病证。一般起病较缓，病程较长，热势轻重不一，但以低热为多，或自觉发热而体温并不升高。

［常考考点］内伤发热的主症：发热。

要点二 病因病机

引起内伤发热的病因主要是久病体虚、饮食劳倦、情志失调及外伤出血。其病机主要为气、血、阴、阳亏虚和气、血、痰、湿郁结壅遏而致发热两类。

1. 久病体虚 由于久病或素体虚弱失于调养，以致机体的气、血、阴、阳亏虚，阴阳失衡而引起发热。若中气不足，阴火内生，可引起气虚发热；久病心肝血虚，或脾虚不能生血，或长期慢性失血，以致血虚阴伤，无以敛阳，导致血虚发热；素体阴虚，或热病日久，耗伤阴液，或治病过程中误用、过用温燥药物，致阴精亏虚，阴衰则阳盛，水不制火，而导致阴虚发热；寒证日久，或久病气虚，气损及阳，脾肾阳气亏虚，虚阳外浮，导致阳虚发热。

2. 饮食劳倦 由于饮食失调，劳倦过度，使脾胃受损，水谷精气不充，以致中气不足，阴火内生，或脾虚不能化生阴血，而引起发热；若脾胃受损，运化失职，以致痰湿内生，郁而化热，进而引起湿郁发热。

3. 情志失调 情志抑郁，肝气不能条达，气郁化火，或恼怒过度，肝火内盛，导致气郁发热。情志失调亦是导致瘀血发热的原因之一。每在气机郁滞的基础上，日久不愈，则使血行瘀滞而导致血瘀发热。

4. 外伤出血 外伤以及出血等原因导致发热主要有两个方面：一是外伤以及出血使血循不畅，瘀血阻滞经络，气血壅遏不通，因而引起瘀血发热。二是外伤以及血证时出血过多，或长期慢性失血，以致阴血不足，无以敛阳而引起血虚发热。

引起内伤发热的病机，大体可归纳为虚、实两类。由气郁化火、瘀血阻滞及痰湿停聚所致者属实，其基本病机为气、血、痰、湿等郁结，壅遏化热而引起发热。由中气不足、血虚失养、阴精亏虚及阳气虚衰所致者属虚，其基本病机是气、血、阴、阳亏虚，或因阴血不足，阴不配阳，水不济火，阳气亢盛而发热，或因阳气虚衰，阴火内生，阳气外浮而发热。总属脏腑功能失调，阴阳失衡所导致。本病病机比较复杂，可由一种也可由多种病因同时引起发热，如气郁血瘀、气阴两虚、气血两虚等。久病往往由实转虚，由轻转重，其中以瘀血病久，损及气、血、阴、阳，分别兼见气虚、血虚、阴虚或阳虚，而成为虚实兼夹之证的情况较为多见。其他如气郁发热日久伤阴，则转化为气郁阴虚之发热；气虚发热日久，病损及阳，阳气虚衰，则发展为阳虚发热。

［常考考点］内伤发热的病机总属脏腑功能失调，阴阳失衡。

要点三 诊断与病证鉴别

（一）诊断

1. 内伤发热起病缓慢，病程较长，多为低热，或自觉发热，而体温并不升高，表现为高热者较少。不恶寒，或虽有怯冷，但得衣被则温。常兼见头晕、神疲、自汗、盗汗、脉弱等症。

2. 一般有气、血、阴、阳亏虚或气郁、血瘀、湿阻的病史，或有反复发热史。

3. 无感受外邪所致的头身疼痛、鼻塞、流涕、脉浮等症。

（二）病证鉴别

内伤发热与外感发热 内伤发热起病缓慢，病程较长，或有反复发作的病史。多为低热，或自觉发热，而体温并不升高，表现为高热的较少。不恶寒，或虽有怯冷，但得衣被则减。常兼见手足心热、头晕、神疲、自汗、盗汗、脉弱等症。外感发热则因感受外邪而起，起病较急，病程较短，发热的热度大多较高，发热的类型随病种的不同而有所差异，一般外邪不除则发热不退。发热初期大多伴有恶寒，其恶寒得衣被而不减，常兼有头身疼痛、鼻塞、流涕、咳嗽、脉浮等表证。外感发热由感受外邪，正邪相争所致，属实证者居多。

要点四　辨证论治

内伤发热的辨证最重要的是要辨清证候的虚实，由气郁、血瘀、痰湿所致的内伤发热属实，由气虚、血虚、阴虚、阳虚所致的内伤发热属虚。若邪实伤正或阴虚致实，表现为虚实夹杂的证候，应分析其主次。属实者，治宜解郁、活血、除湿为主，适当配伍清热。属虚者，则应益气、养血、滋阴、温阳，除阴虚发热可适当配伍清退虚热的药物外，其余均应以补为主。对虚实夹杂者，则宜兼顾之。

证型	辨证要点	治法	方剂
阴虚发热证	午后潮热，或夜间发热，不欲近衣，手足心热，烦躁，少寐多梦，盗汗，口干咽燥，舌质红，或有裂纹，苔少甚至无苔，脉细数	滋阴清热	清骨散或知柏地黄丸加减
血虚发热证	发热，热势多为低热，头晕眼花，身倦乏力，心悸不宁，面白少华，唇甲色淡，舌质淡，脉细弱	益气养血	归脾汤加减
气虚发热证	发热，热势或低或高，常在劳累后发作或加剧，倦怠乏力，气短懒言，自汗，易感冒，食少便溏，舌质淡，苔薄白，脉细弱	益气健脾，甘温除热	补中益气汤加减
阳虚发热证	发热而欲近衣被，形寒怯冷，四肢不温，少气懒言，头晕嗜卧，腰膝酸软，纳少便溏，面色㿠白，舌质淡胖，或有齿痕，苔白润，脉沉细无力	温补阳气，引火归原	金匮肾气丸加减
气郁发热证	发热多为低热或潮热，热势常随情绪波动而起伏，精神抑郁，胁肋胀满，烦躁易怒，口干而苦，纳食减少，舌红苔黄，脉弦数	疏肝理气，解郁泄热	丹栀逍遥散加减
痰湿郁热证	低热，午后热甚，心内烦热，胸闷脘痞，不思饮食，渴不欲饮，呕恶，大便稀薄或黏滞不爽，舌苔白腻或黄腻，脉濡数	燥湿化痰，清热和中	黄连温胆汤合中和汤加减
血瘀发热证	午后或夜晚发热，或自觉身体某些部位发热，口燥咽干，但不多饮，肢体或躯干有固定痛处或肿块，面色萎黄或晦暗，舌质青紫或有瘀点、瘀斑，脉弦或涩	活血化瘀	血府逐瘀汤加减

［常考考点］内伤发热的辨证论治。

【例题实战模拟】

A1 型题

1. 下列不属于内伤发热诊断要点的是

A. 起病缓慢，病程长　B. 多为低热　C. 多为高热　D. 自觉发热，体温并不高　E. 有反复发热史

A2 型题

2. 患者，经常发低热，头晕眼花，身倦乏力，心悸不宁，面白少华，唇甲色淡，舌质淡，脉细。其治法是

A. 滋阴清热　B. 益气养血　C. 活血化瘀　D. 温补肾阳　E. 清肝泄热

3. 患者，发热，热势或低或高，常在劳累后发作，乏力气短，自汗，食少便溏，舌质淡，苔薄白，脉细弱。治疗应首选

A. 清骨散　B. 归脾汤　C. 金匮肾气丸　D. 补中益气汤　E. 中和汤

4. 患者，低热，热势常随情绪波动而变化，胸胁胀痛，烦躁易怒，口干而苦，舌苔黄，脉弦数。治疗应首选

A. 柴胡疏肝散　B. 四逆散　C. 丹栀逍遥散　D. 木香顺气散　E. 龙胆泻肝汤

5. 患者，男，56 岁。发热而欲近衣被，形寒怯冷，四肢不温，少气懒言，头晕嗜卧，腰膝酸软，纳少便溏，面色㿠白，舌质淡胖，有齿痕，苔白润，脉沉细无力。其证候是

A. 血虚发热证　B. 气虚发热证　C. 阳虚发热证　D. 痰湿郁热证　E. 阴虚发热证

【参考答案】

1. C　2. B　3. D　4. C　5. C

细目六　虚劳

要点一　概述

虚劳又称虚损，是以脏腑亏虚、气血阴阳虚衰、久虚不复成劳为主要病机，以五脏虚证为主要临床表现的多种慢性虚弱证候的总称。

［常考考点］虚劳的主症：五脏虚证。

要点二　病因病机

虚劳的病因主要有先天、后天两大因素，具体包括体质、生活与疾病因素引起脏腑气血阴阳的亏虚，日久不复，均可成为虚劳。其基本病机变化不外乎气、血、阴、阳亏虚。

1. 禀赋薄弱，因虚致病　先天不足，体质薄弱，或胎中失养、临产受损，致使形气不充、脏腑不荣、生机不旺之人易因虚致病而成虚劳；罹患疾病，因病致虚，久虚不复，致使脏腑气血阴阳亏虚日甚，亦可成为虚劳。

2. 饮食不节，损伤脾胃　饥饱不调、嗜食偏食、营养不良、饮酒过度等均会导致脾胃损伤，不能化生水谷精微，气血来源不充，脏腑经络失于濡养，日久形成虚劳。

3. 烦劳过度，损伤五脏　忧郁思虑，积思不解，所欲未遂等劳伤心神，易使心失所养，脾失健运，心脾损伤，气血亏虚成劳；恣情纵欲，房劳过度，耗损真元，致肾精亏虚，肾气不足，亦可形成虚劳。

4. 大病久病，失于调理　大病耗伤气血阴阳，正气短时难以恢复，加之病后失于调养，每易发展成劳；久病迁延失治，日久不愈，损耗人体的气血阴阳，或产后失于调理，正虚难复，均可演变为虚劳；误治失治，以致精气损伤，从而导致虚劳。

虚劳虽有因虚致病、因病成劳，或因病致虚、久虚不复成劳的不同，但其病理性质主要为气、血、阴、阳的亏虚，病损主要在五脏，尤以脾肾两脏更为重要。由于虚损的病因不一，往往首先导致某一脏气、血、阴、阳的亏损，但由于五脏相关，气血同源，阴阳互根，所以在病变过程中常互相影响。一脏受病，累及他脏，气虚不能生血，血虚无以生气；气虚者，日久阳也渐衰；血虚者，日久阴也不足；阳损日久，累及于阴；阴虚日久，累及于阳，以致病势日渐发展，而病情趋于复杂。虚劳病变涉及五脏，由于五脏在生理、病理方面有各自的特殊性，因此，五脏阴阳气血的损伤也各有不同的重点。一般来说，气虚以肺、脾为主，但病重者每可影响心、肾；血虚以心、肝为主，并与脾之化源不足有关；阴虚以肾、肝、肺为主，涉及心、胃；阳虚以脾、肾为主，重者每易影响到心。

虚劳一般病程较长，多为久病痼疾，症状逐渐加重，短期不易康复。其转归及预后与体质的强弱、脾肾的盛衰、能否解除致病原因，以及是否得到及时、正确的治疗、护理等因素有密切关系。脾肾未衰，元气未败，形气未脱，饮食尚可，无大热，或虽有热而治之能解，无喘息不续，能受补益等为虚劳的顺证表现，其预后较好。反之，形神衰惫，肉脱骨痿，不思饮食，泄泻不止，喘急气促，发热难解，声哑息微，或内有实邪而不任攻，或诸虚并集而不受补，舌质淡胖无华或光红如镜，脉急促细弦或浮大无根为虚劳的逆证表现，其预后不良。

要点三　诊断与病证鉴别

（一）诊断

1. 多见形神衰败，身体羸瘦，大肉尽脱，食少厌食，心悸气短，自汗盗汗，面容憔悴，或五心烦热，或畏寒肢冷，脉虚无力等症。若病程较长，久虚不复，症状可呈进行性加重。

2. 具有引起虚劳的致病因素及较长的病史。

3. 排除类似病证。应着重排除其他病证中的虚证。

（二）病证鉴别

虚劳与肺痨　肺痨系正气不足而被痨虫侵袭所致，其主要病位在肺，具有传染性，以阴虚火旺为病理特点，以咳嗽、咳痰、咯血、潮热、盗汗、消瘦为主要临床症状。虚劳则由多种原因所导致，久虚不复，病程较长，无传染性，以脏腑气、血、阴、阳亏虚为基本病机，可分别出现五脏气、血、阴、阳亏虚的多种症状。

要点四　辨证论治

虚劳的证候虽多，但总不离乎五脏，而五脏之伤又不外乎气、血、阴、阳，故对虚劳的辨证应以气、血、阴、阳为纲，五脏虚候为目。根据“虚则补之”的理论，虚劳的治疗当以补益为基本原则。

证型		辨证要点	治法	方剂
气虚	肺气虚证	咳嗽无力，痰液清稀，短气自汗，声音低怯，时寒时热，平素易于感冒，面白，舌质淡，脉弱	补益肺气	补肺汤加减
	心气虚证	心悸，气短，劳则尤甚，神疲体倦，自汗，舌质淡，脉弱	益气养心	七福饮加减
	脾气虚证	饮食减少，食后胃脘不舒，倦怠乏力，大便溏薄，面色萎黄，舌淡苔薄，脉弱	健脾益气	加味四君子汤加减
	肾气虚证	神疲乏力，腰膝酸软，小便频数而清，白带清稀，舌质淡，脉弱	益气补肾	大补元煎加减
血虚	心血虚证	心悸怔忡，健忘，失眠，多梦，面色不华，舌质淡，脉细或结代	养血宁心	养心汤加减
	肝血虚证	头晕，目眩，胁痛，肢体麻木，筋脉拘急，或筋惕肉瞤，妇女月经不调，甚则闭经，面色不华，舌质淡，脉弦细或细涩	补血养肝	四物汤加减
阴虚	肺阴虚证	干咳，咽燥，甚或失音，咯血，潮热，盗汗，面色潮红，舌红少津，脉细数	养阴润肺	沙参麦冬汤加减
	心阴虚证	心悸，失眠，烦躁，潮热，盗汗，或口舌生疮，面色潮红，舌红少津，脉细数	滋阴养心	天王补心丹加减
	胃阴虚证	口干唇燥，不思饮食，大便燥结，甚则干呕，呃逆，面色潮红，舌干，苔少或无苔，脉细数	养阴和胃	益胃汤加减
	肝阴虚证	头痛，眩晕，耳鸣，目干畏光，视物不明，急躁易怒，或肢体麻木，筋惕肉瞤，面潮红，舌干红，脉弦细数	滋养肝阴	补肝汤加减
	肾阴虚证	腰酸，遗精，两足痿弱，眩晕，耳鸣，甚则耳聋，口干，咽痛，颧红，舌红少津，脉沉细	滋补肾阴	左归丸加减
阳虚	心阳虚证	心悸，自汗，神倦嗜卧，心胸憋闷疼痛，形寒肢冷，面色苍白，舌质淡或紫暗，脉细弱或沉迟	益气温阳	保元汤加减
	脾阳虚证	面色萎黄，食少，形寒，神倦乏力，少气懒言，大便溏薄，肠鸣腹痛，每因受寒或饮食不慎而加剧，舌质淡，苔白，脉弱	温中健脾	附子理中汤加减
	肾阳虚证	腰背酸痛，遗精，阳痿，多尿或不禁，面色苍白，畏寒肢冷，下利清谷或五更泄泻，舌质淡胖，有齿痕，苔白，脉沉迟	温补肾阳	右归丸加减

［常考考点］虚劳的辨证论治。

【例题实战模拟】

A1 型题

1. 虚劳与肺痨的鉴别中，最有意义的是

A. 有无咳血　B. 有无午后低热　C. 有无盗汗　D. 有无消瘦　E. 有无传染性

A2 型题

2. 患者，短气自汗，声音低怯，时寒时热，平素易于感冒，舌质淡，脉弱。其证候是

A. 肺气虚　B. 脾气虚　C. 肺阴虚　D. 脾阳虚　E. 肾阳虚

3. 患者，心悸，气短，劳则尤甚，神疲体倦，自汗。治疗应首选

A. 补肺汤　B. 七福饮　C. 加味四君子汤　D. 大补元煎　E. 金匮肾气丸

4. 患者，女，40 岁。平素多病，自觉头晕、目眩加重半月，胁痛，肢体麻木，筋脉拘急，闭经，面色不华，唇甲色淡，肌肤粗糙，舌质淡红，苔少，脉细。本证候的证机概要是

A. 肝肾阴虚，瘀血阻络　B. 阴虚阳亢，上扰清空　C. 肝血亏虚，筋脉失养

D. 肝阳上亢，神窍闭阻　E. 气虚血瘀，脉络失养

5. 患者，男，68 岁。面色萎黄，食少，形寒，神倦乏力，少气懒言，大便溏薄，肠鸣腹痛，每因受寒或饮食不慎而加剧，舌质淡，苔白，脉弱。治疗宜选用的方剂是

A. 理中汤　B. 小建中汤　C. 保元汤　D. 附子理中汤　E. 右归丸

【参考答案】

1. E　2. A　3. B　4. C　5. D

细目七　厥证

要点一　概述

厥证是指由于气机逆乱，气血运行失常所引起的以突然昏倒，不省人事，或伴有四肢厥冷为主要特征的内科急症。发作时多无抽搐表现，醒后无肢体不遂、语言蹇涩的症状。

［常考考点］厥证的主症：突然昏倒，不省人事，或伴有四肢厥冷。

要点二　病因病机

厥证的发生多有明显的病因可寻，常因外邪侵袭、情志异常、劳倦饥饿太过，导致气机逆乱，升降失常，阴阳之气不相顺接。

1. 外邪侵袭　外感六淫或秽浊之邪，内犯脏腑，郁闭气机，使气机逆乱，阴阳之气不相顺接，发为昏厥。六淫之邪，以暑邪为多。暑为阳邪，内侵人体，传入心包，扰动心神；且暑多夹湿，湿阻气机，合二而为厥。

2. 七情内伤　忧思恼怒，大喜大惊，致使气机逆乱，当升不升，当降不降，气机郁闭而为昏厥，此为厥证的主要原因。如大怒则肝阳暴亢，气血随之上逆，扰动神明而为昏厥。

3. 素体虚弱　脾胃虚弱，水谷精微不能输布而为痰，偶遇刺激，痰随气逆，蒙蔽心窍；或素体阴亏，水不涵木，肝阳偏亢，又因暴怒伤肝，肝气上逆，气血逆乱于上；或素体亏虚，又遇劳倦太过，过度饥饿或房劳过度，致元气涣散，均可为昏厥。

可见，厥证的病因虽多，主要是气机突然逆乱，阴阳失调，气血运行失常所致，虽涉及五脏六腑，但与肝关系密切。病性不外虚、实两端，实为气机郁闭，虚为气血暴脱。

［常考考点］厥证的病机是气机突然逆乱，阴阳失调，气血运行失常。

要点三　诊断与病证鉴别

（一）诊断依据

1. 临床表现为突然昏仆，不省人事，或伴四肢逆冷。

2. 患者在发病之前，常有先兆症状，如头晕、视物模糊、面色苍白、出汗等，而后突然发生昏仆，不知人事，移时苏醒。发病时常伴有恶心、汗出，或伴有四肢逆冷，醒后感头晕、疲乏、口干，但无失语、瘫痪等后遗症。

3. 应了解既往有无类似病证发生，查发病原因。病前有无明显的精神刺激、情绪波动的因素，或有大失血病史，或有暴饮暴食史，或有痰盛宿疾。

（二）病证鉴别

1. 厥证与眩晕　眩晕有头晕目眩，视物旋转不定，甚则不能站立，耳鸣，无神志异常的表现，与厥证突然昏倒、不省人事，迥然有别。

2. 厥证与中风　中风以中老年人为多见，常有素体肝阳亢盛。其中脏腑者，突然昏仆，并伴有口眼㖞斜、偏瘫等症，神昏时间较长，苏醒后有偏瘫、口眼㖞斜及失语等后遗症。厥证可发生于任何年龄，昏倒时间较短，醒后无后遗症。但血厥之实证重者可发展为中风。

3. 厥证与痫病　痫病常有先天因素，以青少年为多见。病情重者，虽亦为突然昏仆，不省人事，但发作时间短暂，且发作时常伴有号叫、抽搐、口吐涎沫、两目上视、小便失禁等。常反复发作，每次症状均类似，苏醒缓解后可如常人。厥证之昏倒，仅表现为四肢厥冷，无吼叫、吐沫、抽搐等症。可作脑电图检查，以资鉴别。

4. 厥证与昏迷　昏迷为多种疾病发展到一定阶段所出现的危重证候。一般来说发生较为缓慢，有一个昏迷前的临床过程，先轻后重，由烦躁、嗜睡、谵语渐次发展，一旦昏迷后，持续时间一般较长，恢复较难，苏醒后原发病仍然存在。

厥证常为突然发生，昏倒时间较短，常因情志刺激、饮食不节、劳倦过度、亡血失津等导致发病。

要点四　辨证论治

厥证首当辨虚实。虚者为气血亏虚，多表现为面色苍白，呼吸低微，自汗肢冷，脉细；实证为气滞、血瘀、痰阻、暑闭，多见呼吸急促，口噤不开，两手紧握，喉中痰鸣或面红身热，脉实有力。次当分病因，如血厥虚证多见于大失血，实证多与精神刺激有关，痰厥多见素有咳喘宿痰，或恣食肥甘，多湿多痰之人，暑厥则多发于暑热夏季或高温环境。

厥证以气机突然逆乱，阴阳失调，升降失常为主要病机，治以调和阴阳，调畅气机为主。发作时急宜回厥醒神，实证宜芳香开窍，虚证宜补虚固脱；缓解后调治气血以增强体质。

证型		辨证要点	治法	方剂
气厥	实证	常因情志异常、精神刺激而发作，突然昏倒，不知人事，或四肢厥冷，呼吸气粗，口噤拳握，舌苔薄白，脉伏或沉弦	顺气解郁，开窍醒神	先用通关散吹鼻，继用五磨饮子加减
	虚证	平素身体虚弱，发病前有明显的情绪紧张、恐惧、疼痛或站立过久等诱发因素，发作时眩晕昏仆，面色苍白，呼吸微弱，汗出肢冷，舌淡，脉沉细微	益气回阳醒神	独参汤或四味回阳饮加减
血厥	实证	多因急躁恼怒而发，突然昏倒，不知人事，牙关紧闭，面赤唇紫，舌暗红，脉弦有力	开窍活血，顺气降逆	通瘀煎或羚角钩藤汤加减
	虚证	因失血过多而发，突然昏厥，面色苍白，口唇无华，四肢震颤，自汗肢冷，目陷口张，呼吸微弱，舌质淡，脉芤或细数无力	补益气血	先服独参汤以固脱，继服人参养荣汤或当归补血汤加减
痰厥		素有咳喘宿痰，多湿多痰，恼怒或剧烈咳嗽后突然昏厥，喉有痰声，或呕吐涎沫，呼吸气粗，舌苔白腻，脉沉滑	行气豁痰	导痰汤加减
暑厥		多发于暑热夏季或高温环境，突然昏倒，甚则谵妄，面红身热，头晕头痛，汗出，舌红干，脉洪数	清暑益气，开窍醒神	先用紫雪丹醒神开窍，继用白虎加人参汤加减

［常考考点］厥证的辨证论治。

【例题实战模拟】

A1 型题

1. 下列对于厥证的叙述中，错误的是
   A. 突然昏倒，不省人事
   B. 昏厥时间较长，甚至一厥不复
   C. 短时内苏醒，醒后无偏瘫
   D. 伴有号叫、抽搐、口吐涎沫、两目上视、小便失禁等
   E. 发病前或有精神刺激，或有大失血病史
2. 气厥实证的治疗原则是
   A. 补气，回阳，醒神　B. 开窍，顺气，解郁　C. 清心泻火，涤痰醒神
   D. 解郁，化痰，醒神　E. 平肝潜阳，理气通瘀
3. 厥证的基本病机是
   A. 气虚下陷，清阳不升　B. 气机逆乱，升降乖戾　C. 痰随气升，上蒙清窍
   D. 失血过多，气随血脱　E. 气血凝滞，脉络瘀阻
4. 气厥实证反复发作的原因，常是
   A. 精神刺激　B. 头部外伤　C. 嗜食肥甘　D. 思虑过度　E. 先天禀赋

A2 型题

5. 患者，男，56 岁。素有咳喘宿痰，多湿多痰，恼怒后突然昏厥，喉有痰声，呕吐涎沫，呼吸气粗，舌苔白腻，脉沉滑。应首选
   A. 通关散　B. 五磨饮子　C. 导痰汤　D. 苏合香丸　E. 越鞠丸

【参考答案】
1. D 2. B 3. B 4. A 5. C

第十七单元 肢体经络病证

细目一 痿证

要点一 概述

痿证是指肢体筋脉弛缓、软弱无力，日久不能随意运动而致肌肉萎缩的一种病证。
［常考考点］痿证的主症：肢体痿软不能随意运动。

要点二 病因病机

痿证是以肢体痿软不能随意运动为主要症状的一种疾病。导致肢体痿软的原因十分繁杂，不论内伤情志、外感湿热、劳倦色欲都能损伤内脏精气，导致筋脉失养，产生痿证。

1. 脏腑内热，外感邪毒 素体阴虚阳盛，或脏腑内有蕴热，热毒之邪侵扰肌肤，内舍脾肺，肺热叶焦，中焦郁热，燔灼津液，阴亏血燥，筋脉肌肤失于濡养，发为痿证。

2. 肺热伤津，津伤不布 感受温热毒邪，高热不退，或病后余热燔灼，伤津耗气，皆令“肺热叶焦”不能布送津液以润泽五脏，遂致四肢筋脉失养，痿弱不用。

3. 湿热浸淫，气血不运 久处湿地，或冒雨露，浸淫经脉，使营卫运行受阻，郁遏生热，久则气血运行不利，筋脉肌肉失却濡养而弛纵不收，成为痿证；也有因饮食不节，如过食肥甘辛辣，或嗜酒无度，损伤脾胃，内生湿热，阻碍运化，导致脾运不输，筋脉肌肉失养，而产生痿证。同时阳明湿热不清，易灼肺金，加重痿证。

4. 脾胃亏虚，精微不输 脾胃为后天之本，素体脾胃虚弱，或久病成虚，中气受损，则受纳、运化、输布的功能失常，气血津液生化乏源，无以濡养五脏，运行气血，以致筋骨失养，关节不利，肌肉瘦削，而导致肢体痿弱不用。

5. 肝肾亏损，髓枯筋痿 素体肾虚，或因房事太过，乘醉入房，精损难复，或因劳役太过，罢极本伤，阴精亏损，导致肾水亏虚，筋脉失其荣养，而产生痿证；或因五志失调，火起于内，肾水虚不能制火，以致火烁肺金，肺失治节，不能通调津液以溉五脏，脏气伤则肢体失养，导致痿躄。

此外，脾虚湿热不化，流注于下，久则亦能损伤肝肾，导致筋骨失养。

本病的病机要点为热毒炽盛、肺热津伤、湿热浸淫、脾胃虚弱、肝肾髓枯等五种，亦有夹痰、夹瘀、夹积等。病位在筋脉肌肉，与肝、肾、肺、胃关系最为密切，病久可涉及五脏。

要点三 诊断与病证鉴别

（一）诊断

1. 肢体筋脉弛缓不收，下肢或上肢、一侧或双侧软弱无力，甚则瘫痪，部分病人伴有肌肉萎缩。
2. 由于肌肉痿软无力，可有睑废、视歧、声嘶低暗、抬头无力等症状，甚则影响呼吸、吞咽。
3. 部分病人发病前有感冒、腹泻病史，有的病人有神经毒性药物接触史或家族遗传史。

（二）病证鉴别

1. 痿证与偏枯 偏枯亦称半身不遂，是中风症状，病见一侧上下肢偏废不用，常伴有语言謇涩、口眼㖞斜，久则患肢肌肉枯瘦，其瘫痪是由于中风而致，二者临床不难鉴别。

2. 痿证与痹证 痹证后期，由于肢体关节疼痛，不能运动，肢体长期废用，亦有类似痿证之瘦削枯萎者。但痿证肢体关节一般不痛，痹证则均有疼痛，其病因病机、治法也不相同，应予鉴别。

要点四 辨证论治

痿证辨证，重在辨脏腑病位，审标本虚实。痿证初起症见发热，咳嗽，咽痛，或在热病之后出现肢体软弱不用者，病位多在肺；凡见四肢痿软，食少便溏，面浮，下肢微肿，纳呆腹胀，病位多在脾胃；凡以下肢痿软无力明显，甚则不能站立，腰脊酸软，头晕耳鸣，遗精阳痿，月经不调，咽干目眩，病位多在肝肾。

痿证以虚为本，或本虚标实。因感受温热毒邪或湿热浸淫者，多急性发病，病程发展较快，属实证。热邪最易耗津伤正，故疾病早期就常见虚实错杂。内伤积损，久病不愈，主要为肝肾阴虚或脾胃虚弱，多属虚证，但又常兼夹郁热、湿热、痰浊、瘀血，而虚中有实。

治疗上，《素问·痿论篇》所言"治痿者独取阳明"，是指补脾胃、清胃火、祛湿热。另一方面朱丹溪用"泻南方、补北方"，是从清内热、滋肾阴方面，达到金水相生、滋润五脏的另一种方法。总的治法正如《医学心悟·痿》所云："不外补中祛湿、养阴清热而已。"

证型	辨证要点	治法	方剂
热毒炽盛，气血两燔证	四肢痿软无力，伴颜面红斑赤肿，或者皮肤瘙痒，伴壮热，烦躁不宁，口渴，四肢痿软无力，咽痛，饮食呛咳，尿黄或赤，大便干，舌质红绛，苔黄燥，脉洪数	清热解毒，凉血活血	清瘟败毒饮加减
肺热津伤，筋失濡润证	病起发热，或热后突然出现肢体软弱无力，可较快发生肌肉瘦削，皮肤干燥，心烦口渴，咳呛少痰，咽干不利，小便黄赤或热痛，大便干燥，舌质红，苔黄，脉细数	清热润燥，养阴生津	清燥救肺汤加减
湿热浸淫，气血不运证	四肢痿软，身体困重，或麻木、微肿，尤以下肢多见，或足胫热气上腾，或有发热，胸痞脘闷，小便短赤涩痛，苔黄腻，脉细数	清热利湿，通利筋脉	加味二妙散加减
脾胃亏虚，精微不运证	肢体痿软无力，逐渐加重，食少，便溏，腹胀，面浮不华，气短，神疲乏力，苔薄白，脉细	补脾益气，健运升清	参苓白术散加减
肝肾亏损，髓枯筋痿证	起病缓慢，下肢痿软无力，腰脊酸软，不能久立，或伴目眩发落，咽干耳鸣，遗精或遗尿，或妇女月经不调，甚至步履全废，腿胫大肉消脱，舌红少苔，脉细数	补益肝肾，滋阴清热	大补阴煎加减

［常考考点］痿证的辨证论治。

【例题实战模拟】

A2 型题

1. 患者，发热后出现肢体痿软不用，皮肤枯燥，心烦口渴，咳呛少痰，小便短赤，舌红苔黄，脉细数。其证候是
   A. 肺热津伤　B. 脾胃虚弱　C. 湿热浸淫　D. 肝肾亏损　E. 气血不足
2. 患者，肢体痿软，麻木微肿，足胫热气上腾，身体困重，胸脘痞闷，溲短涩痛，舌苔黄腻，脉滑数。其证候是
   A. 肺热津伤　B. 脾胃虚弱　C. 肝肾亏损　D. 湿热浸淫　E. 阴损及阳
3. 患者，男，40 岁。肢体软弱无力，渐进加重，食少便溏，腹胀，神疲乏力，舌苔薄白，脉细。治疗应首选
   A. 泻白散　B. 杏苏散　C. 参苓白术散　D. 清燥救肺汤　E. 沙参麦冬汤

B1 型题

A. 痿证　B. 痉证　C. 痹证　D. 厥证　E. 痫病

4. 以突然昏仆、不省人事、口吐白沫、两目上视、四肢抽搐为主要表现的病证是
5. 以肢体筋脉弛缓、软弱无力，日久因不能随意运动而致肌肉萎缩为主要表现的病证是

【参考答案】

1. A　2. D　3. C　4. E　5. A

细目二　腰痛

要点一　概述

腰痛是因感受外邪，或跌仆闪挫，或肾虚引起的腰部气血运行不畅，或失于濡养，以腰部一侧或两侧疼痛为主要症状的一类病证。

［常考考点］腰痛的主症：腰部一侧或两侧疼痛。

要点二　病因病机

腰痛的致病原因可概括为外感、内伤两个方面。外感以感受风寒湿邪或湿热之邪为主；内伤多属肾虚。另外，由于

外伤，损伤经脉，气滞血瘀亦能发生腰痛。

1. 感受寒湿 多由居处潮湿，或冒雨涉水，或劳汗当风，衣着湿冷，腰府失护，寒湿之邪乘虚而入，寒为阴邪，其性凝滞收引，既伤卫阳，又损营阴，以致腰府经脉阻遏，络脉绌急；湿邪黏腻、重着，留着筋骨肌肉，闭阻气血，寒与湿相合，致腰府经脉受阻，气血运行不畅而发腰痛。

2. 感受湿热 岁气湿热当令，或长夏之际，湿热交蒸，或湿蕴生热，湿与热合，滞于腰府，壅遏经脉引起腰痛。

3. 气滞血瘀 跌仆外伤，暴力扭转，或体位不正，腰部用力不当，或因久病导致腰部经络气血运行不畅，气血阻滞不通，瘀血留着而发生疼痛。

4. 肾亏体虚 先天禀赋不足，加之劳累太过，或久病体虚，或年老体衰，或房事不节，以致肾精亏损，腰府失养而发生腰痛。

腰为肾之府，为肾之精气所濡养。肾与膀胱相表里，足太阳经夹脊入腰中。此外，任、督、冲、带诸脉亦布其间，故内伤则不外乎肾虚。而外感风寒湿热诸邪，以湿性黏滞，最易痹着腰部，所以外感总离不开湿邪为患。内外二因，相互影响，肾虚是发病关键所在，风寒湿热痹阻不行，常因肾虚而客，否则虽感外邪，亦不会出现腰痛。至于劳力扭伤，与血瘀有关，临床上亦不少见。

要点三 诊断和病证鉴别

（一）诊断

1. 急性腰痛，病程较短，轻微活动即可引起一侧或两侧腰部疼痛加重，脊柱两旁常有明显的按压痛。
2. 慢性腰痛，病程较长，缠绵难愈，腰部多隐痛或酸痛。常因体位不当、劳累过度、天气变化等因素而加重。
3. 本病常有居处潮湿阴冷、涉水冒雨、跌仆闪挫或劳损等相关病史。

（二）病证鉴别

腰痛与腰软、肾痹 腰软是指腰部软弱无力，一般无腰部酸痛的感觉，多见于青少年，兼见发育迟缓，表现为头项软弱、手足痿痿，甚则鸡胸龟背等。肾痹是指腰背强直弯曲，不能屈伸，行动困难而言，多由骨痹日久发展而成。腰痛则以腰部疼痛为主。

要点四 辨证论治

腰痛的辨证首先要辨别外感与内伤，以明确表里虚实的不同属性。若因感受外邪所致者，多起病较急，腰痛明显，伴有外感症状，其证属表属实，治疗以祛邪通络为主，并应根据寒湿、湿热的不同分别予以温散或清利；若由肾虚内伤所致者，起病较慢，腰部酸痛，多反复发作，伴有脏腑虚损的症状，其证属里属虚，治疗以补肾壮腰为主，兼以调养气血；虚实兼见者，宜辨主次轻重，标本兼顾；外伤所致者，起病急，疼痛部位固定，瘀血症状明显，其证属实，治宜活血化瘀、通络止痛。

证型		辨证要点	治法	方剂
寒湿腰痛证		腰部冷痛重着，转侧不利，逐渐加重，静卧病痛不减，寒冷和阴雨天则加重，舌质淡，苔白腻，脉沉而迟缓	散寒行湿，温经通络	甘姜苓术汤加味
湿热腰痛证		腰部疼痛，重着而热，暑湿阴雨天症状加重，活动后或可减轻，身体困重，小便短赤，苔黄腻，脉濡数或弦数	清热利湿，舒筋止痛	四妙丸加减
瘀血腰痛证		腰痛如刺，痛有定处，痛处拒按，日轻夜重，轻者俯仰不便，重者不能转侧，舌质暗紫或有瘀斑，脉涩	活血化瘀，理气止痛	身痛逐瘀汤加减
肾虚腰痛证	肾阴虚	腰部隐隐作痛，酸软无力，缠绵不愈，心烦少寐，口燥咽干，面色潮红，手足心热，舌红少苔，脉弦细数	滋补肾阴	左归丸
	肾阳虚	腰部冷痛，缠绵不愈，局部发凉，喜温喜按，遇劳更甚，卧则减轻，常反复发作，少腹拘急，面色㿠白，肢冷畏寒，舌质淡，脉沉细无力	温补肾阳	右归丸

［常考考点］腰痛的辨证论治。

【例题实战模拟】

A1 型题

1. 下列不属于寒湿腰痛主症特点的是

A. 腰部冷痛重着　　B. 腰部转侧不利　　C. 静卧腰痛减轻
D. 寒冷和阴雨天则腰痛加重　　E. 脉沉而迟缓

2. 腰痛日久、屡次复发者，治疗时可用活血化瘀药配合
A. 补益肝肾药　B. 健脾养血药　C. 搜风通络药　D. 化痰通络药　E. 祛风胜湿药

3. 腰痛发病的关键是
A. 寒湿　B. 湿热　C. 肾虚　D. 气滞　E. 血瘀

A2 型题

4. 患者，男，45 岁。腰部冷痛重着，转侧不利，逐渐加重，遇阴雨天加重，静卧痛不减，舌苔白腻，脉沉。其证候是
A. 肾虚　B. 气滞　C. 寒湿　D. 湿热　E. 瘀血

5. 患者，男，31 岁。近一周来暑湿阴雨天气连绵，患者腰部疼痛，重着而热，身体困重，小便短赤，苔黄腻，脉濡数。其诊断是
A. 寒湿腰痛　B. 湿热腰痛　C. 风湿热痹　D. 着痹　E. 热淋

【参考答案】

1. C　2. C　3. C　4. C　5. B

中西医结合外科学

全面精讲班
中西医结合外科学

【本章通关攻略】

中西医结合外科学是中西医结合专业比较重要的一门临床课程，在中西医结合执业医师资格考试中，实践技能部分可能涉及一道病案分析题，占 20 分（实践技能总分 100 分）；综合笔试平均每年出题约 50 道，约占 50 分（综合笔试总分 600 分）。

本科目重点考查外科感染、损伤、甲状腺疾病、胸部疾病、乳房疾病、胃与十二指肠疾病、原发性肝癌、门静脉高压症、急腹症、腹外疝、肛肠疾病、泌尿与男性生殖系统疾病、周围血管疾病、皮肤及性传播疾病等。

学习本科目，应将重点放在各系统的常见病和多发病的西医诊断（临床症状、体征、实验室及其他检查）、西医治疗和中医辨证论治方面。

第一单元　中医外科证治概要

细目一　中医外科疾病命名与专业术语

【考点突破攻略】

要点一　疾病的命名原则

中医外科学多是以疾病的某一特征对外科疾病加以命名。一般是依据其发病部位、穴位、脏腑、病因、形态、颜色、特征、范围、病程、传染性等来进行。

要点二　专业术语

1. 疡　又名外疡，是一切外科疾病的总称。疡科即外科。

2. 疮疡　有广义和狭义之分。广义者指一切体表外科疾患；狭义者是指发于体表的化脓性疾病。

3. 肿疡　指体表外科疾病尚未溃破的肿块。

4. 溃疡　指一切外科疾病已溃破的疮面。

5. 胬肉　指疮疡溃破后过度生长，高突于疮面或暴翻于疮口之外的肉芽组织。

6. 痈　指气血被邪毒壅聚而发生的化脓性疾病。一般分为外痈和内痈两大类。外痈是指生于体表皮肉之间的化脓性疾患；内痈是生于脏腑的化脓性疾患。

7. 疽　指气血被毒邪阻滞而发于皮肉筋骨的疾病。常见的有有头疽和无头疽两类。有头疽是指发生在肌肤间的急性化脓性疾病；无头疽是指多发于骨骼、关节间等深部组织的化脓性疾病。

8. 根盘　指肿疡基底部周围之坚硬区，边缘清楚。

9. 根脚　指肿疡之基底根部。

10. 应指　患处已化脓，或有其他液体，用手按压时有波动感。

11. 护场　指在疮疡的正邪交争过程中，正气能够约束邪气，使之不至于深陷或扩散所形成的局部肿胀范围。有护场提示正气充足，疾病易愈；无护场提示正气不足，预后较差。

12. 袋脓 溃疡疮口缩小或切口位置不当，致空腔如袋，脓液不易排出而蓄积于内，即为袋脓。

13. 痔 痔有峙突之意，古代将生于肛门、耳道、鼻孔等九窍中的突起小肉称为痔，如鼻痔（鼻息肉）、耳痔（耳道息肉）等。由于痔的发病以肛门部最多见，故归属于肛门疾病类。

14. 漏 指溃疡疮口处脓水淋漓不止，久不收口，犹如滴漏，包括瘘管和窦道两种不同性质的病理改变。瘘管是指体表与脏腑之间有内、外口的病理性管道，或指溃口与溃口相通的病理性管道；窦道是指深部组织通向体表的病理性盲管，一般只有外口而无内口。

15. 痰 指发于皮里膜外、筋肉骨节之间的或软或硬、按之有囊性感的包块，属有形之征，多为阴证。

16. 结核 即结聚成核之意，既是症状，又是病名。泛指一切皮里膜外浅表部位的病理性肿块。

17. 岩 指病变部位的肿块坚硬如石，高低不平，固定不移，形似岩石，破溃后疮面中间凹陷较深，状如岩穴。

18. 瘤 凡瘀血、痰饮、浊气停留于人体组织之中，聚而成形所结成的块状物，称为瘤。

19. 五善 “善”是好的征象。在病程中出现善的症状表示预后较好。“五善”包括心善、肝善、脾善、肺善、肾善。

20. 七恶 “恶”是坏的征象。在病程中出现恶的症状表示预后较差。“七恶”包括心恶、肝恶、脾恶、肺恶、肾恶、脏腑败坏、气血衰竭（脱证）。

21. 顺证 外科疾病在其发展过程中，按顺序出现应有的症状者，称为“顺证”。

22. 逆证 外科疾病在其发展过程中，不以顺序而出现不良的症状者，称为“逆证”。

［常考考点］外科常用的专业术语。

【例题实战模拟】

A1 型题

1. 冻疮体现的命名方法是

A. 以病因命名 B. 以部位命名 C. 以疾病特征命名 D. 以形态命名 E. 以范围大小命名

2. 患处已化脓，或有其他液体，用手按压时有波动感，称为

A. 创面 B. 应指 C. 根盘 D. 根脚 E. 护场

3. 可见病变部位肿块坚硬如石，高低不平，固定不移症状的是

A. 结核肿块 B. 瘤 C. 瘿 D. 岩 E. 血管瘤

B1 型题

A. 创面 B. 疽 C. 根盘 D. 根脚 E. 护场

4. 肿疡基底部周围之坚硬区，边缘清楚，称之为

5. 肿疡之基底根部，称之为

【参考答案】

1. A 2. B 3. D 4. C 5. D

细目二 病因病机

【考点突破攻略】

要点一 致病因素

（一）外感六淫

1. 风 风为阳邪，善行而数变，故发病迅速，多为阳证；风性燥烈，风性上行，多侵犯人体上部，如颈痈、头面丹毒等病。致病特点是：其肿宣浮，患部皮色红或不变，痛无定处，走注甚速。

2. 寒 寒为阴邪，常侵袭人体的筋骨关节。患部特点是：多为色紫青暗，不红不热，肿势散漫，痛有定处，得暖则减，化脓迟缓。

3. 暑 暑为阳邪，具有热微则痒、热甚则痛、热胜肉腐等特征。致病特点是：多为阳证，患部焮红、肿胀、灼热，糜烂流脓或伴滋水，或痒或痛，其痛遇冷则减。

4. 湿 湿性趋下，重浊黏腻。冒雨涉水或居地潮湿等均可感受湿邪。在外科疾病中，湿热相兼尤为多见。外科疾病发于身体下部者多与湿邪有关。

5. 燥 燥有凉燥与温燥之分。在外科疾病的发病过程中以温燥者居多。燥邪易伤人体阴液，侵犯皮肤，致患部干燥、枯槁、皲裂、脱屑等。

6. 火 火为阳邪，其病一般多为阳证。患部特点是：多发病迅速，来势猛急，焮红灼热，肿处皮薄光亮，疼痛剧烈，容易化脓腐烂，或有皮下瘀斑。

（二）感受特殊之毒

特殊之毒包括虫毒、蛇毒、疯犬毒、药毒、食物毒、疫毒。由毒致病的特点是：一般发病迅速，有的具有传染性。

（三）外来伤害

凡跌仆损伤或沸水、火焰、寒冷及金刃竹木创伤等理化因素都可直接伤害人体，引起局部气血凝滞，郁久化热，热胜肉腐等。

（四）情志内伤

喜、怒、忧、思、悲、恐、惊等情志活动超过人体生理活动所能调节的范围，可使体内的气血、经络、脏腑功能失调而发生外科疾病。由情志内伤所致的外科疾病常发生在肝胆经循行部位，有夹郁夹痰的临床表现。

（五）饮食不节

恣食膏粱厚味、醇酒炙煿或辛辣刺激之品，可使脾胃功能失调，湿热火毒内生，同时感受外邪则易发生痈、有头疽、疔疮等疾病。

（六）劳伤虚损

主要是指过度劳力、劳神、房事过度等因素导致脏腑气血受损，阴阳失和，使正气亏损而发生疾病。

（七）痰饮、瘀血

痰饮、瘀血都是脏腑功能失调的病理产物，在一定的条件下，又能作用于某些器官导致新的病理变化，产生继发病证。临床上痰与瘀常相兼致病，互为因果。

[常考考点] 外科病的常见病因及致病特点。特殊之毒包括虫、蛇、犬、药、食、疫。

要点二 发病机理

局部的气血凝滞，营气不从，经络阻塞，以致脏腑功能失和等，是外科疾病总的发病机理。

1. 气血凝滞 指气血生化不及或运行障碍而致其功能失常的病理变化。当致病因素造成了局部气血凝滞之后，可出现疼痛、肿胀、结节、肿块、出血、皮肤增厚、瘀斑等。

2. 经络阻塞 局部经络阻塞是外科疾病总的发病机理之一；同时，身体经络的局部虚弱也能成为外科疾病发病的条件。

3. 脏腑失和 人体是一个完整统一的有机体，外科疾病虽然绝大多数发于体表的皮、肉、脉、筋、骨的某一部位，但与脏腑有着一定的联系。

[常考考点] 外科病的病机是气血凝滞、经络阻塞和脏腑失和。

【例题实战模拟】

A1 型题

1. 不属于外科致病因素的是

A. 六淫邪毒　B. 外来伤害　C. 感受特殊之毒　D. 气血凝滞　E. 房室损伤

B1 型题

A. 红丝疔　B. 失荣　C. 疫毒　D. 水火烫伤　E. 酒渣鼻

2. 其病因属感受特殊之毒的是

3. 其病因属外来伤害的是

A. 其肿宣浮，患部皮色红或不变，痛无定处，走注甚速

B. 多为色紫青暗，不红不热，肿势散漫，痛有定处，得暖则减，化脓迟缓

C. 多为阳证，患部焮红、肿胀、灼热，糜烂流脓或伴滋水

D. 患部干燥、枯槁、皲裂、脱屑

E. 发病迅速，来势猛急，焮红灼热，肿处皮薄光亮，疼痛剧烈，容易化脓腐烂

4. 暑邪所致的外科病证的特点是
5. 火邪所致的外科病证的特点是
【参考答案】
1. D　2. C　3. D　4. C　5. E

细目三　诊法与辨证

【考点突破攻略】

要点一　诊法

外科疾病的诊法同其他各科疾病的诊法一样，通过运用望、闻、问、切四诊的方法，取得临床第一手资料，对这些资料综合分析，进行辨病和辨证。

要点二　辨证

（一）阴阳辨证

阴阳辨证既是八纲辨证的总纲，又是外科疾病辨证的总纲。

1. 发病缓急　急性发作的病属阳；慢性发作的病属阴。

2. 病位深浅　病发于皮肉的属阳；病发于筋骨的属阴。

3. 皮肤颜色　红活焮赤的属阳；紫暗或皮色不变的属阴。

4. 皮肤温度　灼热的属阳；不热或微热的属阴。

5. 肿形高度　肿胀形势高起的属阳；平塌下陷的属阴。

6. 肿胀范围　肿胀局限，根脚收束的属阳；肿胀范围不局限，根脚散漫的属阴。

7. 肿块硬度　肿块软硬适度，溃后渐消的属阳；坚硬如石或柔软如棉的属阴。

8. 疼痛感觉　疼痛比较剧烈的属阳；不痛、隐痛或抽痛的属阴。

9. 脓液稀薄　溃后脓液稠厚的属阳；稀薄或纯血水的属阴。

10. 病程长短　阳证的病程比较短；阴证的病程比较长。

11. 全身症状　阳证初起常伴有形寒发热、口渴、纳呆、大便秘结、小便短赤，溃后症状渐次消失；阴证初起一般无明显症状，酿脓期常有骨蒸潮热、颧红，或面白、神疲、自汗、盗汗等症状，溃后尤甚。

12. 预后顺逆　阳证易消、易溃、易敛，预后多顺（良好）；阴证难消、难溃、难敛，预后多逆（不良）。

[常考考点] 阴阳辨证的临床表现。

（二）辨肿

肿是由各种致病因素导致经络阻塞、气血凝滞而形成的体表症状。肿势的缓急、集散程度常作为判断病情虚实、轻重的依据。

1. 热肿　<u>肿而色红，皮薄光泽，焮热疼痛，肿势急剧</u>。常见于阳证疮疡，如疖疔初期、丹毒等。

2. 寒肿　<u>肿而不硬，皮色不泽，苍白或紫暗，皮肤清冷</u>，常伴有酸痛，得暖则舒。常见于冻疮、脱疽等。

3. 风肿　<u>发病急骤，漫肿宣浮，或游走不定，不红微热，或轻微疼痛</u>。常见于痄腮、大头瘟等。

4. 湿肿　<u>皮肉重垂胀急，深按凹陷，如烂棉不起，浅则光亮如水疱</u>，破流黄水，浸淫皮肤。常见于股肿、湿疮。

5. 痰肿　<u>肿势软如棉，或硬如馒，大小不一，形态各异，无处不生，不红不热，皮色不变</u>。常见于瘰疬、脂瘤等。

6. 气肿　<u>皮紧内软，按之凹陷，放手复原，不红不热，或随喜怒消长</u>。常见于气瘿、乳癖等。

7. 瘀血肿　<u>肿而胀急，病程较快，色初暗褐，后转青紫</u>，逐渐变黄至消退，也有血肿染毒、化脓而肿。常见于皮下血肿等。

8. 郁结肿　<u>肿势坚硬如石，表面不平，状如岩突，推之不动，界限不清，不红不热</u>。常见于乳岩、失荣、肾岩等。

9. 实肿　<u>肿势高突，根盘收束</u>。常见于正盛邪实之疮疡。

10. 虚肿　<u>肿势平坦，根盘散漫</u>。常见于正虚不能托毒之疮疡。

[常考考点] 各种肿的特点。

（三）辨肿块

肿块是指体内比较大的或体表显而易见的肿物。

1. 大小 以厘米为单位测量肿块大小，观察肿势变化及治疗效果。

2. 形态 常见的肿块形态特征有扁平、扁圆、圆球、卵圆、索条状、分叶状及不规则形态等。

3. 质地 从肿块质地的软硬可判断其不同性质。

4. 活动度 根据肿块活动度一般可确定肿块的位置。

5. 位置 有些肿块特别需要确定其生长的位置，以决定其性质和选择不同的治疗方法。

6. 界限 指肿块与周围组织间的关系。

7. 疼痛 一般肿块多无疼痛，恶性肿块初期也很少疼痛。

8. 内容物 由于肿块来源及形成或组织结构的区别，肿块内有着不同的内容物。

（四）辨结节

结节是相对肿块而言，大者为肿块，小者为结节。

（五）辨痛

痛是气血凝滞、阻塞不通的反应。通则不痛，不通则痛。

1. 疼痛原因

（1）热痛：皮色焮红，灼热疼痛，遇冷则痛减。见于阳证疮疡。

（2）寒痛：皮色不红、不热，酸痛，得温则痛缓。见于脱疽、寒痹等。

（3）风痛：痛无定处，忽彼忽此，走注甚速，遇风则剧。见于行痹等。

（4）气痛：攻痛无常，时感抽掣，喜缓怒甚。见于乳癖等。

（5）湿痛：痛而酸胀，肢体沉重，按之出现凹陷性水肿或见糜烂流滋。见于臁疮、股肿等。

（6）痰痛：疼痛轻微，或隐隐作痛，皮色不变，压之酸痛。见于脂瘤、肉瘤。

（7）化脓痛：痛势急胀，痛无止时，如同鸡啄，按之中软应指。多见于疮疡成脓期。

（8）瘀血痛：初起隐痛、胀痛，皮色不变或皮色暗褐，或见皮色青紫瘀斑。见于创伤或创伤性皮下出血。

2. 疼痛类别

（1）卒痛：突然发作，病势急剧。多见于急性疾患。

（2）阵发痛：时重时轻，发作无常，忽痛忽止。多见于胃肠道寄生虫病、石淋等疾患。

（3）持续痛：痛无休止，持续不减，连续不断。常见于疮疡初起与成脓时或脱疽等。

3. 疼痛性质

（1）刺痛：痛如针刺，病变多在皮肤。如蛇串疮。

（2）灼痛：痛如烧灼，病变多在肌肤。如疖、颜面疔、烧伤等。

（3）裂痛：痛如撕裂，病变多在皮肉。如肛裂、手足皲裂较深者。

（4）钝痛：疼痛迟钝，病变多在骨与关节间。如流痰等。

（5）酸痛：痛而酸楚，病变多在关节间。如鹤膝痰等。

（6）胀痛：痛而紧张，胀满不适。如血肿、癃闭等。

（7）绞痛：痛如刀割，发病急骤，病变多在脏腑。如胆石症、石淋等。

（8）啄痛：痛如鸡啄，并伴有节律性痛，病变多在肌肉。常见于阳证疮疡化脓阶段。

（9）抽掣痛：痛时扩散，除抽掣外，并伴有放射痛。如乳岩、石瘿之晚期。

（六）辨痛与肿的关系

先肿而后痛者，其病浅在肌肤，如颈痈；先痛而后肿者，其病深在筋骨，如附骨疽；痛发数处，同时肿胀并起，或先后相继者，如流注；肿势蔓延而痛在一处者，是毒已渐聚；肿势散漫而无处不痛者，是毒邪四散，其势鸱张。

［常考考点］疼痛的病因和性质的辨证要点。

（七）辨痒的原因

痒是皮肤上的一种不适感，是皮肤病主要的自觉症状，且多有不同程度的局部表现，如皮肤脱屑、潮红、丘疹、水疱、风团块等。

1. 风胜 走窜不定，遍体作痒，抓破血溢，随破随收，不致化腐，多为干性，如牛皮癣、白疕、瘾疹等。

2. 湿胜 浸淫四窜，黄水淋漓，最易沿表皮蚀烂，越腐越痒，多为湿性，如急性湿疮；或有传染性，如脓疱疮。

3. 热胜 皮肤瘾疹，焮红灼热作痒，或只发于裸露部位，或遍布全身。甚则糜烂滋水淋漓，结痂成片，常不传染，如接触性皮炎。

4. 虫淫 浸淫蔓延，黄水频流，状如虫行皮中，其痒尤甚，最易传染，如手足癣、疥疮等。

5. 血虚 皮肤变厚、干燥、脱屑，很少糜烂滋水，如牛皮癣、慢性湿疮。

［常考考点］痒的辨证要点。

（八）辨脓

脓是因皮肉之间热胜肉腐，蒸酿而成。若疮疡早期不能消散，中期常会化腐成脓。

1. 成脓的特点

（1）疼痛：阳证脓疡因正邪交争剧烈，脓液积聚，脓腔张力不断增高，压迫周围组织而疼痛剧烈。局部按之灼热痛甚，拒按明显；老年、体弱者反应迟钝，痛势缓和。阴证脓疡则痛热不甚，而酸胀明显。

（2）肿胀：皮肤肿胀，皮薄光亮为有脓。深部脓肿皮肤变化不明显，但胀感较甚。

（3）温度：若为阳证脓疡，则局部温度增高。

（4）硬度：肿块已软为脓已成。

2. 确认成脓的方法

（1）按触法：若应指明显者为有脓。

（2）透光法：适用于指、趾部皮下及甲下的辨脓。

（3）点压法：适用于病灶处脓液很少的辨脓。

（4）穿刺法：适用于脓液不多且位于组织深部的辨脓。

（5）B 超。

3. 辨脓的部位深浅

（1）浅部脓疡：如阳证脓疡，肿块高突坚硬，中有软陷，皮薄焮红灼热，轻按即痛且应指。

（2）深部脓疡：肿块散漫坚硬，按之隐隐软陷，皮厚不热或微热，不红或微红，重按方痛。

4. 辨脓的形质、色泽和气味

（1）脓的形质：如脓稠厚者为元气充盛；淡薄者为元气较弱。

（2）脓的色泽：如黄白质稠，色泽鲜明，为气血充足，最是佳象；如黄浊质稠，色泽不净，为气火有余，尚属顺证；如黄白质稀，色泽洁净，气血虽虚，未为败象；如脓色绿黑稀薄，为蓄毒日久，有损筋伤骨的可能；如脓中夹有块者，为血络损伤。

（3）脓的气味：一般略带腥味，其质必稠，大多是顺证；脓液腥秽恶臭者，其质必薄，大多是逆证。

［常考考点］辨脓的要点。

【例题实战模拟】

A1 型题

1. 按外科辨证，下列不属于阳证的是

A. 疼痛较剧　B. 溃后脓液稠厚　C. 肿胀局限，根脚收束

D. 肿块坚硬如石，或柔软如棉　E. 肿胀形势高起

2. 外科辨证中，辨脓的操作方法不包括

A. 按触法　B. 透光法　C. 点压法　D. 穿刺法　E. 切开法

B1 型题

A. 寒痛　B. 风痛　C. 气痛　D. 瘀血痛　E. 化脓痛

3. 在外科辨证中，若见形势急胀，痛无止时，如有鸡啄，按之中软应指者，其痛属于

4. 在外科辨证中，若见初起隐痛，微胀微热，皮色暗褐，继而皮色青紫而胀痛者，其痛属于

A. 皮色暗褐，或青紫而胀痛　B. 痛无定处，忽此忽彼，走注甚速

C. 皮色不红、不热，酸痛，得暖则痛缓　D. 皮肤焮红、灼热、疼痛，遇冷则痛减

E. 肿势急，痛无止时，如有鸡啄，按之中软应指

5. 外科疾病热痛的特点是

6. 外科疾病寒痛的特点是

A. 风胜作痒　B. 湿胜作痒　C. 热胜作痒　D. 虫淫作痒　E. 血虚作痒

7. 外科辨证中，若见皮肤变厚、干燥、脱屑、作痒，很少糜烂流水者属于

8. 外科辨证中，若走窜无定，遍体作痒，抓破血溢，随破随收，不致化腐，多为干性者属于

【参考答案】

1. D　2. E　3. E　4. D　5. D　6. C　7. E　8. A

细目四　治法

【考点突破攻略】

要点一　内治法

1. 消法　是运用不同的治疗方法和方药，使初起的肿疡邪毒不致结聚成脓而得到消散的治法，是一切肿疡初起的治法总则。此法适用于尚未成脓的初期肿疡和非化脓性肿块性疾病以及各种皮肤疾病。

2. 托法　是用补益气血和透脓的药物，扶助正气，托毒外出，以免毒邪扩散和内陷的治疗法则。托法适用于外疡中期，即成脓期，分为补托和透托两种方法。补托法用于正虚毒盛，正气不能托毒外达，疮形平塌，根脚散漫不收，难溃难腐的虚证；透托法用于毒气虽盛而正气未衰者。

3. 补法　是用补养的药物恢复其正气，助养其新生，使疮口早日愈合的治疗法则。此法则适用于溃疡后期，此时毒势已去，精神衰疲，血气虚弱，脓水清稀，肉芽灰白不实，疮口难敛。

［常考考点］外科内治法消、托、补的含义及其适应证。

要点二　外治法

（一）药物疗法

1. 膏药

适应证：一切外科疾病初起、成脓、溃后各个阶段。

用法：太乙膏、千捶膏均可用于红肿热痛明显之阳证疮疡，为肿疡、溃疡的通用方。

2. 油膏

适应证：适用于肿疡、溃疡、皮肤病糜烂结痂渗液不多者，以及肛门病等。

用法：肿疡期用金黄膏、玉露膏，有清热解毒、消肿止痛、散瘀化痰的作用，适用于疮疡阳证。冲和膏有活血止痛、疏风祛寒、消肿软坚的作用，适用于半阴半阳证；回阳玉龙膏有温经散寒、活血化瘀的作用，适用于阴证。溃疡期可选用生肌玉红膏、红油膏、生肌白玉膏等。

3. 箍围药

适应证：凡外疡不论初起、成脓或溃后，肿势散漫不聚而无集中之硬块者。

用法：金黄散、玉露散可用于红肿热痛明显的阳证疮疡；疮形肿而不高，痛而不甚，微红微热，属半阴半阳证者，可用冲和散；疮形不红不热，漫肿无头，属阴证者，可用回阳玉龙散。

4. 草药

适应证：一切外科疾病之阳证，具有红肿热痛者；创伤浅表出血；皮肤病的止痒；毒蛇咬伤等。

用法：蒲公英、紫花地丁、马齿苋、芙蓉花叶、七叶一枝花、丝瓜叶等，有清热解毒消肿之功，适用于阳证肿疡。墨旱莲、白茅花、丝瓜叶等有止血之功，适用于浅表创伤之止血。徐长卿、蛇床子、地肤子、泽漆、羊蹄根等有止痒作用，适用于急、慢性皮肤病。半边莲捣汁内服，药渣外敷伤口周围，治毒蛇咬伤等。

5. 掺药

（1）消散药：适用于肿疡初起而肿势局限尚未成脓者。阳证用阳毒内消散、红灵丹；阴证用阴毒内消散、桂麝散。

（2）提脓祛腐药：适用于溃疡初期，脓栓未溶，腐肉未脱，或脓水不净，新肉未生的阶段。提脓祛腐的主药是升丹，因药性太猛，须加赋形药使用，常用的有九一丹、八二丹、七三丹、五五丹、九黄丹等。

（3）腐蚀药与平胬药：适用于肿疡脓未溃时、痔疮、瘰疬、赘疣、息肉等病。常用药物如白降丹，适用于溃疡疮口

太小、脓腐难去者。枯痔散一般用于痔疮。腐蚀药一般含有汞、砒成分，腐蚀力较大，在应用时必须谨慎。

（4）祛腐生肌药：适用于溃疡日久，腐肉难脱，新肉不生；或腐肉已脱，新肉不长，久不收口者。回阳玉龙散用于溃疡阴证；月白珍珠散、拔毒生肌散用于溃疡阳证；黄芪六一散、回阳生肌散用于溃疡虚证。

（5）生肌收口药：用于疮疡溃后，脓水将尽；或腐肉已脱，新肉不生，收口较慢者。常用的生肌收口药有生肌散、八宝丹等。

（6）止血药：适用于溃疡或创伤小而出血者。溃疡出血用桃花散，创伤性出血用如圣金刀散，云南白药既可用于溃疡出血，也可用于创伤性出血。

（7）清热收涩药：适用于一切皮肤病急性或亚急性皮炎而渗液不多者。常用的有青黛散、三石散等。

6. 酊剂 适用于疮疡未溃及皮肤病等。红灵酒有活血、消肿、止痛之功，用于冻疮、脱疽未溃之时；10% 土槿皮酊、复方土槿皮酊有杀虫、止痒之功，适用于鹅掌风、灰指甲、脚湿气等；白屑风酊有祛风、杀虫、止痒之功，适用于面游风。

7. 洗剂 适用于急性、过敏性皮肤病，如酒渣鼻和粉刺等。三黄洗剂有清热止痒之功，用于一切急性皮肤病，如湿疮、接触性皮炎等；颠倒散洗剂有清热散瘀之功，用于酒渣鼻、粉刺。

（二）手术疗法

1. 切开法 适用于一切外疡，不论阴证、阳证，确已成脓者。

2. 火针烙法 适用于甲下瘀血、四肢深部脓疡、疖、痈、赘疣、息肉以及创伤性出血等。

3. 砭镰法 适用于急性阳证疮疡，如下肢丹毒、红丝疔、疖疮痈肿初起、外伤瘀血肿痛、痔疮肿痛等。

4. 挑治疗法 适用于内痔出血、肛裂、脱肛、肛门瘙痒、颈部多发性疖肿等。

5. 挂线法 适用于疮疡溃后脓水不净，经内服、外敷等治疗无效而形成瘘管或窦道者；或疮口过深或生于血络丛处而不宜采用切开手术者。

6. 结扎法 适用于瘤、赘疣、痔、脱疽等病，以及脉络断裂引起的出血之症。

（三）其他疗法

1. 引流法 包括药线引流、导管引流和扩创引流等。

2. 垫棉法 适用于溃疡脓出不畅有袋脓者；或疮孔窦道形成，脓水不易排尽者；或溃疡脓腐已尽，新肉已生，但皮肉一时不能黏合者。

3. 药筒拔法 适用于有头疽坚硬散漫不收，脓毒不得外出；或脓疡已溃，疮口狭小，脓稠难出，有袋脓者；或毒蛇咬伤，肿势迅速蔓延，毒水不出者；或反复发作的流火等。

4. 针灸法 针法适用于瘰疬、乳痈、乳癖、湿疮、瘾疹、蛇串疮、脱疽、内痔术后疼痛、排尿困难等。灸法适用于肿疡初起坚肿，特别是阴寒毒邪凝滞筋骨而正气虚弱，难以起发，不能托毒外达者；或溃疡久不愈合，脓水稀薄，肌肉僵化，新肉生长迟缓者。

5. 熏法 适用于肿疡、溃疡。

6. 熨法 适用于风寒湿痰凝滞筋骨肌肉等证，以及乳痈的初起或回乳。

7. 热烘疗法 适用于鹅掌风、慢性湿疮、牛皮癣等皮肤干燥、瘙痒之症。

8. 溻渍法 适用于阳证疮疡初起和溃后、半阴半阳证及阴证疮疡。

9. 冷冻疗法 适用于瘤、赘疣、痔核、痣、早期皮肤癌等。

10. 激光疗法 二氧化碳激光适用于瘤、赘疣、痔核、痣、部分皮肤良恶性疾病等。氦氖激光适用于疮疡初起及僵块、溃疡久不愈合、皮肤瘙痒症、蛇串疮后遗症、油风等。

［常考考点］各种外治法的适应证。

【例题实战模拟】

A1 型题

1. 下列各项，宜采用透托法的是

A. 急性脓肿，毒盛正气不衰　B. 肿疡已成，正气已虚　C. 肿疡初起

D. 溃疡脓出不畅　E. 溃疡后期，疮口不敛

2. 首选用于治疗溃疡疮口过小，脓水不易排出，或已形成瘘管、窦道的外科手术疗法是

A. 烙法　B. 垫棉法　C. 浸渍法　D. 结扎法　E. 药线引流法

3. 适用于一切溃疡或烧伤，腐肉未脱，新肉未生之时的外治首选方是

A. 金黄膏　B. 冲和膏　C. 生肌玉红膏　D. 回阳玉龙膏　E. 青黛散油膏

B1 型题

A. 一切肿疡初期　B. 肿疡疮形已成者　C. 溃疡中期

D. 溃疡后期，疮口难敛者　E. 外科非化脓性肿块性疾病

4. 外科内治法的“托法”适用于

5. 外科内治法的“补法”适用于

A. 冲和膏　B. 玉露膏　C. 阳和膏　D. 回阳玉龙膏　E. 生肌白玉膏

6. 治疗疮疡半阴半阳证，应首选

7. 治疗疮疡阳证，应首选

【参考答案】

1. A　2. E　3. C　4. C　5. D　6. B　7. A

第二单元　无菌术

细目一　概述

【考点突破攻略】

要点一　无菌术、灭菌、消毒的定义

1. 无菌术是为了预防伤口的感染，针对感染来源所采取的一系列预防措施，由灭菌法、抗菌法和一定的操作规则及管理制度组成。

2. 灭菌是指杀灭一切活的微生物。

3. 消毒是指杀灭病原微生物和其他有害微生物，并不要求清除或杀灭所有微生物（如芽孢等）。

［常考考点］灭菌和消毒的定义和区别。

要点二　灭菌与消毒的方法

1. 机械方法　包括手术区域的准备等。虽然达不到灭菌的目的，但为随后采用的具体措施提供必备的条件，如手术区域皮肤的准备。

2. 物理方法　有高温、紫外线、红外线、电离辐射、真空及微波等。其中，医院常用的是高温灭菌法。

3. 化学方法　利用化学药品杀灭微生物。用于消毒灭菌的化学药品称为消毒剂。消毒剂在低浓度下虽不能杀灭微生物，但可抑制微生物的生长繁殖，起到防腐作用，此时也称作防腐剂。由于两者吸收后对人体有害，所以一般仅用于环境消毒或外用。

［常考考点］灭菌和消毒的方法有三种：机械方法、物理方法和化学方法。

【例题实战模拟】

B1 型题

A. 杀菌　B. 灭菌　C. 消毒　D. 杀毒　E 抗菌

1. 杀灭一切活的微生物，称之为

2. 杀灭病原微生物和其他有害微生物，称之为

【参考答案】

1. B　2. C

细目二 手术器械、物品、敷料的消毒与灭菌

【考点突破攻略】

要点一 化学消毒法

1. 药物浸泡消毒法

（1）2% 中性戊二醛水溶液：常用于刀片、剪刀、缝针及显微器械的消毒，还须加入 0.5% 亚硝酸钠防锈。

（2）70% ～ 75% 酒精：用途与戊二醛水溶液相同，目前较多用于已消毒过的物品浸泡，以维持消毒状态。

（3）10% 甲醛溶液：适用于输尿管导管、塑料类、有机玻璃的消毒。

（4）0.1% 苯扎溴铵（新洁尔灭）溶液：消毒效果不及戊二醛水溶液，目前常用于已消毒的持物钳的浸泡。

（5）0.1% 氯己定（洗必泰）溶液：抗菌作用较新洁尔灭强。

注意：浸泡时间均为 30 分钟。0.1% 新洁尔灭或洗必泰每 1000mL 中应加入亚硝酸钠 5g，可以防止金属生锈。

2. 甲醛气体熏蒸法 适用于不宜浸泡且不耐高温的器械和物品的消毒。如丝线、纤维内窥镜、精密仪器、手术照明灯、电线等。熏蒸 1 小时以上才可达到消毒目的。灭菌时间为 6 ～ 12 小时。

3. 环氧乙烷（过氧乙酸）熏蒸法 适用于各种导管、仪器及器械的消毒。目前使用的环氧乙烷灭菌箱，维持 6 小时即可达到灭菌效果。

要点二 物理灭菌法

1. 高压蒸气灭菌法 是目前应用最普遍且效果可靠的灭菌方法。一般当蒸气压力达到 102.97 ～ 137.2kPa（1.05 ～ 1.40kg/cm^2）时，温度能提高到 121 ～ 126℃，持续 30 分钟，即可杀死包括细菌芽孢在内的一切细菌，达到灭菌目的。

本法适用于能耐受高温的物品，如金属器械、玻璃、搪瓷器皿、敷料、橡胶、药液等的灭菌。灭菌后的物品一般可保存 2 周，若过期须重新灭菌。

2. 煮沸灭菌法 是一种较简便、可靠的常用灭菌方法。采用煮沸灭菌器，或铝锅洗净去脂污后，可作煮沸灭菌用。适用于金属器械、玻璃、橡胶类物品。在正常压力下，在水中煮沸至 100℃，持续 15 ～ 20 分钟能杀灭一般细菌，持续煮沸 1 小时以上，可杀灭带芽孢的细菌。

3. 干热灭菌法 是利用酒精火焰或使用干热灭菌器的热力灭菌方法。可用于金属器械的灭菌，但有损于器械的质量，易使锐利器械变钝，不宜常用。

［常考考点］手术器械、物品、敷料的消毒与灭菌的方法。

【例题实战模拟】

A1 型题

1. 煮沸法消毒杀灭一般细菌所需的时间为

A. 20 分钟　B. 40 分钟　C. 60 分钟　D. 80 分钟　E. 100 分钟

2. 高压灭菌法的持续时间是

A. 210 分钟　B. 30 分钟　C. 60 分钟　D. 90 分钟　E. 120 分钟

B1 型题

A. 高压蒸气灭菌法　B. 10% 甲醛溶液浸泡消毒法　C. 甲醛气体熏蒸法

D. 新洁尔灭溶液浸泡消毒法　E. 70% ～ 75% 酒精浸泡消毒法

3. 丝线、纤维内窥镜、精密仪器等常用的消毒方式是

4. 金属器械、玻璃、橡胶、药液等常用的灭菌方法是

【参考答案】

1. A　2. B　3. C　4. A

细目三　手术人员和病人手术区域的准备

【考点突破攻略】

要点一　手术人员的准备

1. 一般准备　进手术室前，在更衣室更换手术室准备的清洁鞋、衣、裤。戴好口罩，帽子要遮住全部头发，口罩遮盖口、鼻，剪短指甲。脱去袜子，穿无袖内衣。手臂皮肤有破损或化脓性感染者，不能参加手术。

2. 手臂消毒法　肥皂刷手法是经典的手臂消毒方法，但目前逐渐被应用新型灭菌剂的刷手法所代替，包括碘尔康刷手法、聚维酮碘手臂消毒法、灭菌王刷手法、紧急手术简易洗手法。

3. 穿无菌手术衣和戴无菌手套的方法

（1）穿无菌手术衣：取手术衣，双手抓住衣领两端内面，提起轻轻抖开，使有腰带的面朝外，将手术衣向上轻掷起，顺势将两手向前伸入衣袖内，让台下人员从身后协助拉好，使双手露出袖口，然后双臂交叉，稍弯腰使腰带悬空，提起腰带直身向后递带，仍由别人在身后将腰带及背部衣带系好。

（2）戴无菌干手套：先穿无菌手术衣，用手套袋内的无菌滑石粉包轻轻敷擦双手，使之光滑。用左手自手套袋内捏住两只手套的翻折部提出手套，使两只手套拇指相对。先将右手插入右手手套内，再将戴好手套的右手 2 ～ 5 指插入左手套的翻折部内，让左手插入左手套中，然后将手套翻折部翻回，套压住手术衣袖口。

［常考考点］穿无菌手术衣和戴无菌手套的方法。

要点二　病人手术区域的准备

1. 手术前皮肤准备　目的是尽可能消灭或减少切口处及其周围皮肤上的细菌。择期手术，于术前 1 日洗澡或床上擦澡，更换清洁的衣裤。手术区皮肤的毛发应剃除。皮肤上若有较多油脂或胶布粘贴的残迹，可先用汽油或松节油拭去。

2. 手术区皮肤消毒　用消毒液由手术区中心部向周围涂擦进行，皮肤消毒 2 遍。目前常用的消毒液是 0.5% 碘伏溶液。对碘过敏者，可以改用 0.1% 新洁尔灭溶液。消毒范围应包括手术切口周围 15cm 的区域。消毒步骤为自上而下，自切口中心向外周，涂擦时应稍用力，方向应一致，不可遗漏空白或自外周返回中心部位。对感染伤口或肛门等处手术，则应自手术区外周逐渐涂向感染伤口或会阴肛门处。

3. 手术区铺无菌巾　皮肤消毒后，为隔离其他部位，仅显露手术切口必需的皮肤区，减少切口污染机会，应铺置无菌巾单。小手术只覆盖一块中央部为两层的洞巾即可。对较大的手术，应根据手术部位及性质而定。原则上是除手术野外，至少要有 2 层无菌布单遮盖。如腹部手术，用 4 块无菌巾，每块在长方形巾的长边双折 1/4 ～ 1/3 宽，铺时靠切口侧。通常应先铺操作者对侧，或先铺相对不洁区，如靠近会阴部的下侧，这两块铺巾顺序有时允许颠倒，然后铺切口上侧，最后铺靠近操作者的一侧。因操作者此时尚未穿无菌手术衣，应避免自身触碰所铺的无菌巾，再用巾钳夹住无菌巾的各交角处，以防止移动。无菌巾铺置时，操作者的手切勿触碰病人皮肤，且不得任意移动无菌巾，如位置不准确，只允许由手术区向外移，而不应向内移。然后根据手术需要，再铺中单、大孔单等。大孔单的头端应盖过麻醉架，两侧和足端部位下垂超过手术床边缘 30cm 以上。第一助手消毒、铺单后，重新泡手，然后穿无菌手术衣和戴无菌手套参加手术。

［常考考点］手术区皮肤消毒的操作。

【例题实战模拟】

A1 型题

1. 参加手术人员戴手套的方法，以下说法正确的是

A. 医师已消毒的手，可以随意拿取灭菌的手套

B. 未戴手套的手只能接触手套口翻转部的外面

C. 已戴手套的手接触哪里都可以，包括手套口翻转部的外面

D. 刚戴好一只手套，但戴得不妥帖，可用另一只手去各部位拉扯，使之妥帖

E. 未戴手套的手只允许接触手套的手背部位

2. 手术区皮肤消毒的范围，应包括切口周围多大范围才符合要求

A. 5cm　　B. 10cm　　C. 15cm　　D. 20cm　　E. 25cm

3. 下列有关手术区皮肤消毒的操作，错误的是
   A. 对于无菌切口，应以手术切口处为中心，由此开始涂擦消毒剂依次向外周扩展
   B. 已接触污染区或已涂擦外周区的纱布，不应返擦已消毒的清洁区
   C. 肛门部手术，其消毒方法应以肛门部为中心，由此开始涂擦消毒剂依次向外周扩展
   D. 消毒的范围为切口周围 15cm 的区域
   E. 有延长切口可能时消毒范围适当扩大

【参考答案】

1. B　2. C　3. C

第三单元　麻　醉

细目一　概述

【考点突破攻略】

要点一　麻醉方法的分类

1. 全身麻醉

（1）吸入麻醉：麻醉药经口鼻进入，通过呼吸道达到肺泡内，再进入血液循环，最终使中枢神经系统受到抑制而产生麻醉状态。

（2）非吸入性麻醉：麻醉药由静脉、肌内注射或直肠灌注等方法进入体内，从而使中枢神经系统受到抑制。目前临床上主要采用静脉麻醉。

2. 局部麻醉　利用阻滞神经传导的药物使麻醉作用局限于躯体某一局部，使局部的痛觉消失，同时运动神经被阻滞，产生肌肉运动减弱或完全松弛。局部麻醉可分为表面麻醉、局部浸润麻醉、区域阻滞麻醉、神经阻滞麻醉。

3. 椎管内麻醉　将局部麻醉药注入椎管内，使部分脊神经被阻滞，从而使脊神经所支配的相应区域产生麻醉。根据注射间隙不同可分为蛛网膜下腔阻滞麻醉和硬脊膜外腔阻滞麻醉。

4. 针刺镇痛与辅助麻醉　是根据中医针刺腧穴止痛的经验发展起来的一种方法，目前最常用的是体针和耳针麻醉。

5. 复合麻醉　同时使用多种麻醉药物和麻醉方法使其互相配合，从而取得较单一麻醉方法更好的效果，称为复合麻醉。

要点二　麻醉方法的选择

麻醉方法的选择原则有以下四点：

1. 充分估计病人的病情和一般情况

（1）对病情重、一般情况差的病人，应选择对全身影响小、并发症少的麻醉方法。如针刺麻醉、局部麻醉等。

（2）对精神紧张、不能自控的病人，最好采用全身麻醉或在基础麻醉下行局部或部位麻醉。

（3）对老年、小儿、孕产妇，因有生理性改变，麻醉方法选择应与一般病人有所不同。

（4）对合并慢性疾病者，选择麻醉时，应根据具体情况酌情选定。

2. 根据手术需要

（1）根据手术部位选择麻醉方法。

（2）根据手术是否需要肌肉松弛进行选择。

（3）根据手术创伤或刺激大小以及出血的多少进行选择。

（4）根据手术时间的长短合理选择。

（5）根据病人的体位是否影响呼吸和循环进行具体选择。

（6）根据手术可能发生的意外进行对应选择。

3. 按麻醉药和麻醉方法本身的特点进行选择 各种麻醉药和麻醉方法都有各自的特点、适应证和禁忌证，原则上简单的手术不宜采用复杂的麻醉方法。

4. 麻醉者的技术和经验 原则上应先采用安全性较大的和比较容易操作的麻醉方法。

［常考考点］外科手术的麻醉方法。

细目二 麻醉前准备与用药

【考点突破攻略】

要点一 麻醉前准备

1. 麻醉前 1 ～ 2 天应访视病人，目的在于获得有关病史、体检和精神状态的资料；让病人了解有关的麻醉问题，解除病人的焦虑心理。

2. 对病人耐受麻醉手术的程度作出客观判断，并运用国际通用 ASA 分级，确定麻醉前的病情分级。

ASA 病情分级标准

分级	标准
Ⅰ	体格健康，发育营养良好，各器官功能正常
Ⅱ	除外科疾病外，有轻度并存疾病，功能代偿健全
Ⅲ	并存疾病较严重，体力活动受限，但尚能应付日常活动
Ⅳ	并存病严重，丧失日常活动能力，经常面临生命威胁
Ⅴ	无论手术与否，生命难以维持 24 小时的濒死病人
Ⅵ	确诊为脑死亡，其器官拟用于器官移植手术供体

注：急症手术病例，在相应的级数后加注“急”或“E”字样。

要点二 麻醉前用药

1. 麻醉前用药目的

（1）解除精神紧张和恐惧心理，达到术前安睡或嗜睡状态。

（2）控制不良反应，降低基础代谢，减少氧耗量，减少呼吸道腺体分泌，利于麻醉顺利诱导。

（3）提高痛阈，增强麻醉效果，减少麻醉药用量，利于麻醉维持。

（4）对抗麻醉药的不良反应，降低麻醉药的毒性。

2. 麻醉前用药

（1）催眠药：主要抑制大脑皮层，起镇静催眠、对抗局麻药毒性反应和降低局麻药过量惊厥发生率等作用。常用的药物为巴比妥类药。

（2）麻醉性镇痛药：具有提高痛阈，增强麻醉镇痛效果，缓解术前各种疼痛，以及稳定情绪，减轻恐惧和镇静入睡等功效。常用药有吗啡、哌替啶、芬太尼和镇痛新等。

（3）镇静安定药：具有抗焦虑和控制情绪紧张等功效，可增强催眠药、麻醉药和镇痛药的作用，降低基础代谢，预防术中恶心、呕吐以及中枢性肌肉松弛等作用。常用的药物有苯二氮䓬类，如地西泮、咪达唑仑等；丁酰胺苯类，如氟哌利多、氟哌啶醇等；吩噻嗪类，如氯丙嗪、异丙嗪等。

（4）抗胆碱类药：具有抑制呼吸道腺体分泌，保持呼吸道通畅，削弱迷走神经不良反应和维持呼吸、循环正常功能等功效。此外还有对抗吗啡类药抑制呼吸和恶心、呕吐副效应的作用。常用药有阿托品和东莨菪碱等。

（5）特殊药物：根据术前不同的病情需要使用相应的药物。如合并支气管哮喘者，或有过敏史者，可加用抗组胺药；合并糖尿病者，应用胰岛素；高热者用解热药等。

细目三　局部麻醉

【考点突破攻略】

要点一　常用局麻药

1. 常用酯类局麻药有普鲁卡因、丁卡因等，酰胺类局麻药有利多卡因、布比卡因、罗哌卡因等。

2. 临床上常依据局麻药的作用时间长短分为短效、中效和长效局麻药。短效者有普鲁卡因等，中效者有利多卡因等，长效者有丁卡因、罗哌卡因和布比卡因等。

要点二　局部麻醉方法和临床应用

（一）黏膜表面麻醉

用渗透性强的局麻药与黏膜接触，产生黏膜痛觉消失的方法称为黏膜表面麻醉，亦称为黏膜麻醉。常用于眼、鼻腔、咽喉、气管及尿道等部位的表浅手术或内镜检查术。常用的表面麻醉药有 0.5% ～ 2% 丁卡因、2% ～ 4% 利多卡因。

（二）局部浸润麻醉

沿手术切口线分层注射局麻药，以阻滞组织中的神经末梢，称局部浸润麻醉。局部浸润麻醉适用于各类中小型手术，亦适用于各种封闭治疗和特殊穿刺的局部止痛。常用于浸润麻醉的局麻药为普鲁卡因、利多卡因，一般用 0.5% ～ 2% 的溶液。

（三）区域阻滞麻醉

在手术部位的周围和基底部浸润局麻药，以阻滞进入手术区域的神经支和神经末梢，称区域阻滞麻醉。本法最适用于皮下小囊肿摘除，浅表小肿块活检，舌、阴茎或带蒂肿块等的手术和乳腺手术。常用局麻药与浸润麻醉相同。

（四）神经阻滞麻醉

将局麻药注射于神经干的周围，使该神经干所支配的区域产生麻醉，称神经阻滞麻醉。

1. 颈丛神经阻滞　颈丛阻滞适用于颈部甲状腺次全切除术、甲状腺腺瘤摘除术，以及气管、喉等的手术。

2. 臂丛神经阻滞　臂丛神经阻滞的方法有 3 种：

（1）肌间沟径路穿刺法：本法的阻滞范围广，可阻滞肩关节到手，但可能出现尺侧阻滞不全。

（2）锁骨上径路穿刺法：本法的阻滞范围主要在上臂、前臂和手。

（3）腋窝径路穿刺法。

要点三　局麻药的不良反应与防治

（一）中毒反应

1. 临床表现　主要在中枢神经系统和心血管系统。局麻药对中枢神经系统呈下行性抑制，临床上常首先出现过度兴奋状态，如恐惧不安、躁狂、语无伦次、头晕目眩、视力模糊、恶心呕吐、寒战及惊厥等。而后则迅速进入严重抑制阶段，出现昏迷甚至呼吸停止。局麻药对心血管的抑制表现为心肌收缩无力，心排血量减少，动脉血压下降，房室传导阻滞，甚至出现心房颤动或心搏停止。

2. 预防

（1）麻醉前给巴比妥类药，有减少局麻药中毒的功效。

（2）严格控制局麻药剂量，不得超过一次使用最大量。

（3）使用最低有效浓度的局麻药。

（4）局麻药中加用 1∶20 万的肾上腺素。

（5）采取边注射边回抽的用药方法，严防注入血管。

（6）全身情况不良或在血运丰富区注药，应酌情减量。

3. 治疗

（1）出现中枢兴奋或惊厥时，用苯巴比妥钠 0.1g 肌内注射，或安定 10mg 静脉注射，或用 2.5% 硫喷妥钠 3 ～ 5mL 缓慢注射，可重复注射直到惊厥解除。必要时考虑用肌松剂以控制惊厥，同时施行气管内插管。

（2）呼吸抑制者，用面罩吸高浓度氧或气管内插管行人工呼吸供氧。

（3）心血管功能抑制者，应用血管活性药和静脉补液维持有效循环，加强血压、脉搏、心电图监测，做好心、肺、脑复苏的准备工作，一旦呼吸心跳骤停，需及时抢救。

（二）过敏反应

1. 临床表现 皮肤黏膜出现皮疹或荨麻疹，并有结合膜充血和脸面浮肿等；血管神经性水肿，表现在喉头、支气管则黏膜水肿和痉挛，可出现支气管哮喘和呼吸困难；严重时可出现过敏性休克。

2. 预防

（1）术前明确病人有无局麻药应用史和过敏史。

（2）采用酯类局麻药时，术前应常规做普鲁卡因试验。

3. 治疗

（1）病情急剧者，先用肾上腺素 0.5 ～ 1mg 皮下注射或肌内注射。

（2）应用肾上腺皮质激素，以改善血管通透性。

（3）支气管哮喘发作时，应用氨茶碱 250 ～ 300mg 静脉缓注。

（4）喉头水肿时应及时吸氧，呼吸困难时应及时行气管切开。

（5）过敏性休克时，应紧急综合治疗。

（三）特异质反应

当用小剂量局麻药而出现严重中毒征象时称特异质反应，亦称高敏反应。一旦发生，应按中毒反应处理。

［常考考点］局麻药的不良反应包括中毒反应、过敏反应和特异质反应。

细目四　椎管内麻醉

【考点突破攻略】

要点一　蛛网膜下腔麻醉

（一）适应证与禁忌证

1. 适应证

（1）下腹部及盆腔手术。

（2）下肢手术。

（3）肛门及会阴部手术。

2. 禁忌证

（1）中枢神经系统进行性疾病，如多发性脊髓硬化症、脑膜炎、进行性脊髓前角灰白质炎、脊髓转移癌等。

（2）全身严重性感染或穿刺部位有炎症感染，为防止将炎症导入蛛网膜下腔引起急性脑脊髓膜炎应禁用。

（3）老年人、消瘦、体弱、高血压、严重贫血等，因循环代偿功能显著减弱，容易出现血压急剧下降，应慎用或禁用。

（4）低血容量休克，在血容量未补足的情况下，应禁用。

（5）妊娠、腹部巨大肿瘤、严重腹水等，因腹腔内压增高及腹腔内血管扩张，容易出现循环骤变，且阻滞平面难以有效控制者，应禁用。

（6）脊柱畸形或严重腰背痛者应禁用。

（二）并发症及处理

1. 术后头痛 为常见并发症，原因尚不完全清楚。一旦发生头痛，要绝对平卧，以降低脑脊液压力，减少脑脊液外渗；头痛者可针刺治疗，并服用止痛药。

2. 腰背痛 一旦出现腰背痛，可行红外线照射物理治疗，再配以推拿和药物治疗。

3. 尿潴留 解除病人顾虑，消除紧张情绪，鼓励自行排尿；针刺中极、关元、气海、三阴交等穴；1% 普鲁卡因长强穴封闭；严重者可行导尿术。

4. 下肢瘫痪 一旦发生，要积极治疗，如使用 B 族维生素药物、针灸、推拿等。

要点二 硬膜外麻醉

（一）适应证与禁忌证

1. 适应证 适用于胸壁、上肢、下肢、腹部和肛门会阴区各部位的手术，亦适用于颈椎病、腰背痛及腿痛等急、慢性疼痛的治疗。

2. 禁忌证

（1）严重休克或出血未能纠正者。

（2）穿刺部位有感染或全身严重感染者。

（3）中枢神经系统疾病。

（4）凝血功能障碍性疾病。

（5）低血压或严重高血压。

（6）慢性腰背痛或术前有头痛史。

（7）脊柱畸形或脊柱类风湿关节炎。

（8）精神病而不能合作者。

（二）并发症及处理

1. 术中并发症 全脊髓麻醉、局麻药的毒性反应、血压下降、呼吸抑制、恶心呕吐等。

2. 术后并发症 神经损伤、硬膜外血肿、硬膜外脓肿、脊髓前动脉综合征等。

［常考考点］蛛网膜下腔麻醉和硬膜外麻醉的适应证、禁忌证和并发症。

细目五 全身麻醉

【考点突破攻略】

要点一 分类

根据全麻药进入人体的途径不同，全麻可分为吸入麻醉和非吸入麻醉两大类。非吸入麻醉中包括静脉麻醉、肌内注射麻醉和直肠灌注麻醉等，临床上主要施用静脉麻醉。

要点二 并发症及处理

1. 喉痉挛 用面罩加压吸氧，必要时行环甲膜穿刺吸氧，严重时可静注琥珀酰胆碱 50 ～ 100mg 后施行气管内插管。

2. 呼吸停止 用麻醉机面罩给氧人工呼吸，若呼吸仍不恢复，应施行紧急气管内插管。一旦继发心跳停止，立即心肺复苏。

3. 血压下降 吸氧，保持呼吸通畅，在此基础上用麻黄素 15 ～ 30mg 静注或肌注升压，或 50% 葡萄糖 80 ～ 100mL 静注，并适当加快输液。

［常考考点］全身麻醉的并发症及处理。

细目六 气管内插管与拔管术

【考点突破攻略】

要点一 气管内插管适应证

1. 颌面、颈部、五官等需全麻大手术。

2. 开胸手术，需要肌肉松弛而使用肌肉松弛剂的上腹部或其他部位手术。

3. 急性消化道梗阻或急症饱食病人的手术。

4. 颅脑外科全麻手术。

5. 异常体位的全麻手术。

6. 颈部巨大包块、纵隔肿瘤或极度肥胖病人的手术。

7. 手术区位于或接近上呼吸道的全麻手术。
8. 低温或控制性低血压手术。
9. 急救与复苏。

要点二　拔管术指征

1. 病人完全清醒，呼之有明确反应。
2. 呼吸道通气量正常，肌张力完全恢复。
3. 吞咽反射、咳嗽反射恢复。
4. 循环功能良好，血氧饱和度正常。

［常考考点］气管内插管的适应证和拔管指征。

【例题实战模拟】

A1 型题

1. 下列不属于麻醉前用药目的的是
   A. 增强麻醉效果　B. 减轻患者疼痛感　C. 促进肌肉松弛　D. 解除患者精神紧张　E. 使麻醉过程平稳
2. 下列属于常用于浸润麻醉的局麻药是
   A. 普鲁卡因　B. 丁卡因　C. 布比卡因　D. 罗哌卡因　E. 2% ～ 4% 利多卡因
3. 下列不属于蛛网膜下腔麻醉常见并发症的是
   A. 四肢麻木　B. 术后头痛　C. 尿潴留　D. 下肢瘫痪　E. 腰背痛
4. 下列除哪项外，均是蛛网膜下腔阻滞术的禁忌证
   A. 脑膜炎　B. 颅内压增高　C. 败血症　D. 脊柱外伤　E. 阑尾炎
5. 下列不属于硬膜外麻醉适应证的是
   A. 胸壁、上肢手术　B. 颈椎病颈肩疼痛　C. 腰背痛及腿痛　D. 开颅手术
   E. 下肢、腹部和肛门会阴区的手术
6. 下列属于全身麻醉的并发症的是
   A. 喉痉挛　B. 术后头痛　C. 尿潴留　D. 下肢瘫痪　E. 腰背痛
7. 下列不属于气管内插管适应证的是
   A. 颌面、颈部、五官等需全麻大手术　B. 会阴部手术
   C. 急性消化道梗阻或急症饱食病人的手术　D. 颅脑外科全麻手术
   E. 异常体位的全麻手术

【参考答案】

1. C　2. A　3. A　4. E　5. D　6. A　7. B

第四单元　体液与营养代谢

细目一　体液代谢的失调

【考点突破攻略】

要点一　水和钠的代谢紊乱

正常人的血清钠浓度为 136 ～ 145mmol/L。细胞外液中钠是最主要的电解质，其平衡规律是“多进多排，少进少排，不进不排”。

（一）等渗性缺水

等渗性缺水又称急性缺水或混合性缺水，指血钠浓度正常而细胞外液容量减少的一种缺水，其特点是水和钠按其在血液中的正常比例一同丢失，无钠盐浓度及渗透压的明显改变，以细胞外液（包括循环血量）迅速减少为突出表现。

1. 病因

（1）消化液的急性丢失，如大量呕吐、腹泻、肠瘘等。

（2）体液在所谓“第三间隙”中积聚，如肠梗阻、急性弥漫性腹膜炎、腹膜后感染等病变时，大量体液聚积于肠腔、腹腔或软组织间隙。

（3）大面积烧伤早期大量渗液。

2. 临床表现 根据缺水缺钠程度，将等渗性缺水分为三度。

（1）轻度：缺水症状为口渴、少尿；缺钠症状有厌食、恶心、肢体软弱无力。体液丧失占体重的 2% ～ 4%。

（2）中度：当体液大量迅速丧失达体重的 4% ～ 6%（相当于细胞外液的 25%）时，可呈现血容量不足征象，表现为脉搏细快，肢端湿冷，“三陷一低”即眼窝下陷、浅表静脉瘪陷、皮肤干陷（弹性差），血压降低或不稳。

（3）重度：当体液继续丢失达体重的 6% ～ 7%（相当于细胞外液的 30% ～ 35%）时，即可出现休克。常伴有代谢性酸中毒。

3. 治疗

（1）积极治疗原发病，以减少水和钠的继续丧失。

（2）补液补钠

按临床表现估计：例如患者体重 60kg，有脉搏细速、血压下降等症状，表示细胞外液的丧失量约占体重的 5%，则补液量为 3000mL，可输等渗盐水或平衡液。

按红细胞比容计算：补等渗盐水量（mL）＝红细胞比容上升值 / 红细胞比容正常值 × 体重（kg）×0.25（细胞外液占体重的 20%）

补液补钠方法：一般临床上先补给计算量的 1/2 ～ 2/3，再加上每日 NaCl 需要量 4.5g 及水 2000mL。

（二）高渗性缺水

高渗性缺水又称原发性缺水，是指细胞外液减少并呈现高钠血症的一种缺水。其特点是水、钠同时损失，但失水多于失钠；细胞外液减少但渗透压升高，细胞内液缺水程度超过细胞外缺水。临床以口渴为特征性表现。

1. 病因

（1）水摄入不足：如口腔、咽、食管疾病伴吞咽困难、危重以及昏迷病人给水不足。

（2）水分丢失过多：高热或高温环境大量出汗或烧伤暴露疗法等。

（3）输入过多高渗溶液：鼻饲要素饮食、静脉高营养等。

2. 临床表现 根据失水程度，临床上将高渗性缺水分为三度：

（1）轻度：缺水失水量占体重的 2% ～ 4%。除口渴外，无其他症状。

（2）中度：缺水失水量占体重的 4% ～ 6%。极度口渴，乏力，眼窝明显凹陷，唇舌干燥，皮肤弹性差，心率加速，尿少，尿比重增高。

（3）重度：缺水失水量占体重的 6% 以上。除有上述症状外，可出现烦躁、谵妄、昏迷等脑功能障碍症状，血压下降乃至休克，少尿乃至无尿及氮质血症等。

3. 治疗

（1）积极治疗原发病，尽早解除缺水或失液的原因。

（2）补液量根据失水程度，可按体重百分比的丧失量来估计，成人每丧失体重的 1% 补液 400 ～ 500mL；也可根据血钠浓度计算：

补液量（mL）＝［血钠测定值（mmol/L）–142］× 体重（kg）×4（女性为 3，儿童为 5）

（三）低渗性缺水

低渗性缺水又称慢性缺水或继发性缺水，是指细胞外液减少的低钠血症。其特点是水、钠同时丧失，但失钠多于失水。主要是细胞外液的减少。

1. 病因

（1）胃肠道消化液长时间持续丧失，如反复呕吐、腹泻、胆胰瘘、胃肠道长期负压吸引或慢性肠梗阻，钠随消化液大量丧失，补液不足或仅补充水分。

（2）大创面慢性渗液。

（3）大量应用排钠性利尿剂（如噻嗪类、依他尼酸等）时，未注意适量补充钠盐。

（4）急性肾功能衰竭多尿期、失盐性肾炎、肾小管性酸中毒、Addison 病等肾脏排钠增多，又补充了水分。

2. 临床表现 根据缺钠程度，临床上可把低渗性缺水分为三度：

（1）轻度缺钠：每千克体重缺钠相当于氯化钠 0.5g，血清钠＜ 135mmol/L。患者感觉乏力、头昏、手足麻木，但无口渴感，尿量正常或稍多，尿钠、氯减少，尿比重低。

（2）中度缺钠：每千克体重缺钠相当于氯化钠 0.5 ～ 0.75g，血钠＜ 130mmol/L，病人除上述症状外，尚有厌食、恶心、呕吐，脉搏细速，血压不稳定或下降，脉压变小，浅静脉萎陷，视力模糊，站立性晕倒。尿少，尿中几乎不含钠和氯。

（3）重度缺钠：每千克体重缺钠相当于氯化钠 0.75 ～ 1.25g，血钠＜ 120mmol/L。除有上述中度缺钠症状外，还有肌痉挛性抽痛、腱反射减弱或消失，病人神志不清、木僵乃至昏迷。常伴有严重休克、少尿或无尿。尿素氮升高。

3. 治疗

（1）积极处理致病原因。

（2）补液量估算方法

根据临床缺钠程度估算：例如体重 60kg 病人，判断为中度缺钠，估计每千克体重丧失氯化钠 0.5g，则应补氯化钠 30g。

根据血钠浓度计算：补钠（NaCl）量（g）＝［142– 血钠测定值（mmol/L）］÷17× 体重（kg）×0.6（女性为 0.5）

按钠盐 1g ＝ 17mmol Na+ 计算氯化钠的量。

（3）补液补钠的方法。一般临床上先补给计算量的一半，再加上每日氯化钠需要量 4.5g，其余一半的钠可在次日补给。之后根据计算所得的补钠量再给予调整，结合病情决定是否需要继续补充高渗盐水或改用等渗盐水。

【知识纵横比较】

脱水性质的比较

	等渗性缺水	低渗性缺水	高渗性缺水
别称	急性缺水、混合性缺水	慢性缺水、继发性缺水	原发性缺水
特点	水钠按比例丢失	失钠多于失水	失水多于失钠
血 Na^+	135 ～ 150mmol/L	＜ 135mmol/L	＞ 150mmol/L
渗透压	正常	降低	升高
主要病因	消化液急性丢失，如呕吐、肠瘘、腹泻；体液“第三间隙积聚”，如肠梗阻、腹膜炎、腹膜后感染；大面积烧伤	胃肠道消化液长期持续丧失；大创面慢性渗液；大量应用排钠性利尿剂；急性肾功能衰竭多尿期； 失盐性肾炎等肾脏疾病	水摄入不足；水分丢失过多；鼻饲要素饮食、静脉高营养

［常考考点］缺水的性质和程度的诊断。

要点二 钾的异常

血清钾正常值为 3.5 ～ 5.5mmol/L。钾是细胞内液中的主要阳离子，体内总钾量的 98% 存在于细胞内。钾的平衡规律是“多进多排，少进少排，不进也排”。

（一）低钾血症

血清钾＜ 3.5mmol/L 为低钾血症。

1. 病因

（1）钾摄入不足：见于长期禁食而未予以补钾或补钾不够。

（2）钾丢失过多：呕吐、腹泻、长期胃肠引流或消化道外瘘等造成钾的大量丢失；使用排钾性利尿剂、失钾性肾病（急性肾衰多尿期、肾小管酸中毒等）；原发性或继发性醛固酮增多症和皮质醇增多症等使尿钾排出过多。

（3）钾在体内分布异常：体内总钾量并未减少，而是血清钾向细胞内转移，见于家族性低钾性周期性麻痹、应用大剂量胰岛素及葡萄糖静脉滴注、急性碱中毒、棉酚中毒等。

2. 临床表现 轻度低钾可无明显症状；当血清钾< 3mmol/L 时，即可出现症状。

（1）神经肌肉症状：表情淡漠、倦怠嗜睡或烦躁不安；肌肉软弱无力，腱反射迟钝或消失，眼睑下垂，后延及躯干四肢；当血清钾< 2.5mmol/L 时，可出现软瘫、呼吸无力、吞咽困难。

（2）消化系统症状：表现为食欲不振、纳差、口苦、恶心、呕吐、腹胀等，重者可出现肠麻痹。

（3）循环系统症状：低钾可引起心肌兴奋性、自律性增高，传导性降低。表现为心悸、心动过速，心律失常、传导阻滞，严重时出现室颤，心跳停止于收缩状态。

（4）泌尿系统症状：慢性失钾可影响肾小管功能，使之对抗利尿激素不敏感，导致肾脏浓缩功能障碍，出现多饮、多尿、夜尿增多，严重时出现蛋白尿和颗粒管型。可因膀胱收缩无力而出现排尿困难。

（5）对酸碱平衡的影响：低钾时，细胞内 K^+ 移至细胞外，细胞外 H^+ 移入细胞内，细胞内液 H^+ 浓度增加，而细胞外 H^+ 浓度降低，出现细胞内酸中毒和细胞外碱中毒并存。此外，因肾小管上皮细胞内缺钾，故排 K^+ 减少而排 H^+ 增多，出现代谢性碱中毒，同时排出反常性酸性尿。

（6）心电图：早期 T 波低平、双相倒置，继之 S–T 段下降、Q–T 间期延长和 U 波出现，或 T、U 波融合。

3. 治疗

（1）治疗原发疾病，以终止和减轻钾的继续丢失。

（2）重在预防，对长期禁食、慢性消耗和体液丧失较多者应注意补钾，每日预防性补钾 40 ～ 50mmol（氯化钾 3 ～ 4g）。

（3）补钾原则与方法

1）尿多补钾：休克、脱水、缺氧、酸中毒、肾功能衰竭等未纠正前，尿量< 40mL/h，或 24 小时尿量少于 500mL，暂不补钾。尽量口服。

2）低浓度、慢速度：静脉补钾应均匀分配。

3）分阶段补给：正常情况下，注射后的钾约 15 小时后才能与细胞中钾平衡，全身缺钾状况需较长时间才能纠正，一般需要 4 ～ 6 天或更长时间。

（二）高钾血症

血清钾浓度> 5.5mmol/L 称高钾血症。

1. 病因

（1）钾摄入过多：见于补钾过量、输大量库存血、应用大量含钾药物等。

（2）肾脏排钾减少：急、慢性肾功能衰竭伴少尿或无尿，是临床最常见且最重要的原因；长期应用保钾利尿剂及血管紧张素转换酶抑制剂；某些导致盐皮质激素减少而使钾潴留于血清内的疾病，如肾上腺皮质机能减退症、双侧肾上腺切除等。

（3）细胞内钾释出或外移：见于重症溶血、大面积烧伤、创伤、中毒性感染、缺氧、休克、急性酸中毒、高钾性周期性麻痹、输注精氨酸等。

2. 临床表现

（1）神经肌肉传导障碍：血钾轻度增高时仅有四肢乏力、手足感觉异常（麻木）、肌肉酸痛。当血清钾> 7.0mmol/L 时，可出现软瘫，先累及躯干，后波及四肢，最后累及呼吸肌，出现呼吸困难。

（2）心血管症状：有心肌应激性降低的表现，如血压波动（早期增高、后期下降），心率缓慢，心音遥远而弱，重者心跳骤停于舒张期，其症状常与肾功能衰竭症状同时存在。

（3）心电图检查：早期改变为 T 波高尖，基底变窄；当血清钾> 8.0mmol/L 时，P 波消失，QRS 波增宽，Q–T 间期延长。严重时出现房室传导阻滞，心室颤动。

3. 治疗 高钾血症是临床上的危急情况，应进行紧急处理。

（1）停止摄入钾：立即停止钾（包括药物和食物）摄入，积极治疗原发病，切断钾的来源。

（2）对抗心律失常：应用钙剂拮抗钾对心肌的抑制作用。立即静脉推注葡萄糖酸钙 1 ～ 2g，半小时后可重复使用一次，以后以 10% 葡萄糖溶液 500mL 加葡萄糖酸钙 2 ～ 4g 静滴维持。

（3）降低血钾浓度：是使 K^+ 暂时转入细胞内。可静脉注射 5% 碳酸氢钠溶液 60 ～ 100mL，再继续静脉滴注 100 ～ 200mL，以提高血钠浓度并扩容，促进 Na^+–K^+ 交换，使 K^+ 转入细胞内，使血清 K^+ 浓度得以稀释或从尿中排出；使用高渗糖溶液加胰岛素静脉滴注，当葡萄糖转化为糖原时将 K^+ 带入细胞内，暂时降低血 K^+ 浓度，用 25% ～ 50% 葡萄糖溶液 100 ～ 200mL 或 10% 葡萄糖溶液 500mL，按每 4 ～ 5g 葡萄糖加 1 U 胰岛素比例静脉滴注，3 ～ 4 小时后可重复用药。

（4）促进排钾：阳离子交换树脂 15 ～ 20g，饭前口服，3 ～ 4 次 / 日；或加入温水或 25% 山梨醇溶液 100mL 中，保留灌肠 0.5 ～ 1 小时，每日 3 ～ 6 次；给予高钠饮食及排钾利尿剂；病情严重且血钾进行性增高，尤其肾功能不全者，予腹膜透析或血液透析。

［常考考点］低钾血症和高钾血症的表现及处理。

【例题实战模拟】

A1 型题

1. 下列关于等渗性缺水的叙述，正确的是

A. 水和钠的丢失与血清浓度等比例　B. 血清钠浓度明显降低　C. 血清钠浓度明显增高
D. 此种缺水在外科中少见　E. 又称为慢性缺水

2. 高渗性缺水的治疗，补充的液体是

A. 等渗性盐水　B. 5% 葡萄糖溶液　C. 复方氯化钠溶液　D. 5% 葡萄糖盐水　E. 20% 葡萄糖溶液

3. 高渗性缺水的早期主要临床表现是

A. 口渴　B. 谵妄　C. 心悸　D. 直立性眩晕　E. 眼窝下陷

4. 诊断低钾血症最有意义的是

A. 血清钾浓度低于 3.5mmol/L　B. 纳差，腹胀　C. 心音低沉，心律不齐
D. 呼吸困难　E. 表情淡漠

5. 化验检查血钾浓度为 3mmol/L，下列处理方法正确的是

A. 立即补钾　B. 不需补钾　C. 尿量大于 20mL/h 后补钾
D. 尿量大于 30mL/h 时补钾　E. 尿量大于 40mL/h 时补钾

6. 下列有关高钾血症的处理，错误的是

A. 停止摄入钾　B. 立即静脉推注葡萄糖酸锌　C. 静脉注射 5% 碳酸氢钠溶液
D. 使用阳离子交换树脂　E. 使用排钾利尿剂

A2 型题

7. 患者，男，45 岁。反复呕吐 5 天，尿少，四肢凉，血压 90/60mmHg，血钠 125mmol/L。考虑诊断为

A. 感染性休克　B. 低渗性缺水　C. 高渗性缺水　D. 等渗性缺水　E. 水中毒

【参考答案】

1. A　2. B　3. A　4. A　5. E　6. B　7. B

细目二　酸碱平衡失调

【考点突破攻略】

要点一　代谢性酸中毒（代酸）

代谢性酸中毒是由于非挥发性酸生成过多和排出障碍，或因体内失碱过多，使血浆 HCO_3^- 原发性减少所致。

（一）诊断

1. 有严重腹泻、肠瘘等病史。
2. 呼吸深而快，呼吸频率有时可达 40 ～ 50 次 / 分。呼出气带有酮味。
3. 血气分析。pH 值、［HCO_3^-］明显下降，PCO_2 在正常范围或有所降低，AB、SB、BB 均降低，BE 负值增大。
4. 酸中毒程度的估计可比照 CO_2CP。轻度酸中毒 CO_2CP 为 15 ～ 22mmol/L；中度酸中毒 CO_2CP 为 8 ～ 15mmol/L；重度酸中毒 $CO_2CP < 8$mmol/L。

（二）治疗原则

去除病因，纠正缺水，恢复肾、肺功能，输入碱性药。

1. 轻度　病因治疗应放在首位，机体可通过加大肺部通气量以排出更多 CO_2，纠正脱水和电解质（Na^+）紊乱，恢复肾功能，排出 H^+，保留 Na^+ 和 HCO_3^- 等自行矫正，一般不需用碱剂治疗，尿量增多即可恢复。

2. 重度 应立即静脉给予碱性溶液，常用碱性药有：

（1）碳酸氢钠（$NaHCO_3$）：其效果迅速、直接、确切，临床上最为常用。

（2）乳酸钠：在肝功能不全、婴幼儿酸中毒、休克组织缺氧等情况，尤其是乳酸性酸中毒时不可采用。

（3）三羟甲基氨基甲烷（THAM）。

要点二 代谢性碱中毒（代碱）

代谢性碱中毒是由于酸丢失过多或碱摄入过多，使血浆 HCO_3^- 相对或绝对增高所致。

（一）诊断

1. 有胃液丢失过多、缺钾、碱性物质摄入过多的病史。
2. 某些利尿剂的作用，如呋塞米和依他尼酸。
3. 某些疾病，如甲状腺机能减退、原发性醛固酮增多症、肾素瘤等。
4. 有呼吸浅慢，口周、手足麻木，面部及四肢肌肉小抽动，出现嗜睡、烦躁、精神错乱和谵妄等精神症状。
5. 血气分析 pH 值及 HCO_3^- 明显增高；$PaCO_2$ 正常；SB、BB 增大，BE 值增大，CO_2CP 增高。
6. 血 Na^+ 增高，K^+、Cl^- 减少；尿 Cl^- 减少，呈碱性，但低钾性碱中毒时可出现反常酸性尿。

（二）治疗原则

1. 积极治疗原发病。
2. 代谢性碱中毒几乎都有低钾血症，需同时补充氯化钾。
3. 重症可以补充酸溶液。

需补酸量（mmol/L）=［测得 HCO_3^-（mmol/L）– 希望达到的 HCO_3^-（mmol/L）］× 体重（kg）×0.4

4. 碱中毒合并低钙血症而出现手足抽搐者可予钙剂。
5. 纠正碱中毒不宜过速，一般也不要求完全纠正。

要点三 呼吸性酸中毒（呼酸）

呼吸性酸中毒是由于肺通气、弥散及肺循环功能障碍，不能充分排出体内生成的 CO_2，使血液 $PaCO_2$ 增加而形成高碳酸血症。

（一）诊断

1. 有呼吸功能受损的病史。
2. 有呼吸困难、躁动不安、发绀等临床表现。
3. 动脉血气分析。急性呼吸性酸中毒 pH 值明显降低，可低于 7.0。PCO_2 增高，大于 6.0kPa。血浆 HCO_3^- 正常。慢性呼吸性酸中毒 pH 值下降不明显，PCO_2 增高，常大于 6.0kPa。血浆 HCO_3^- 有所增加，AB ＞ SB。

（二）治疗原则

1. 急性呼吸性酸中毒 尽快去除病因，保持呼吸道通畅，改善通气功能，必要时行气管插管或气管切开，或使用呼吸机。

2. 慢性呼吸性酸中毒 关键在于积极治疗原发病，包括控制感染、扩张小支气管、促进咯痰等措施，改善肺泡的通气功能。

要点四 呼吸性碱中毒（呼碱）

呼吸性碱中毒是由于肺通气过度，排出过多的 CO_2，使血液 PCO_2 下降而导致低碳酸血症。

（一）诊断

1. 多见于高温下劳动、癔症、颅脑损伤等中枢神经系统疾病，或人工辅助呼吸持续时间过长致呼吸过频、过深。
2. 有头晕、胸闷，呼吸快而深，后转浅而短促，间有叹息样呼吸等临床表现。
3. 血 pH 值增高，$PaCO_2$ 低于 4.67kPa。CO_2CP 降低，HCO_3^- 降低（高氯性代谢性酸中毒虽也有 HCO_3^- 轻度下降和高氯血症，但血 pH 值＜ 7.4，可资鉴别），SB ＞ AB。

（二）治疗原则

1. 轻度呼吸性碱中毒常见于手术后病人，一般无须治疗。
2. 严重的要处理原发病因，可用纸袋罩住口鼻以增加呼吸道死腔，减少 CO_2 的呼出，或吸含 5%CO_2 的氧气，以提高

血 $PaCO_2$。

3. 有手足抽搐者可注射钙剂。

4. 严重者（pH 值＞ 7.65）可行气管插管和控制呼吸，使 pH 值迅速下降。

要点五　复合的酸碱失衡

临床上除上述 4 种单纯型酸碱失衡外，还存在 2 种甚至 2 种以上的混合型酸碱失衡，称为混合性酸碱平衡失调。当确定了原发性酸碱平衡失调类型之后，血中 HCO_3^- 或 $PaCO_2$ 的实测值超过了代偿预计值时，即表明有混合型酸碱平衡失调存在。

（一）诊断

1. 相加性酸碱平衡紊乱

（1）混合型酸中毒：既有缺氧所致代谢性酸中毒，又有 CO_2 在体内潴留所致的呼吸性酸中毒。最典型的例子见于不同原因引起心跳骤停，此时细胞产生的乳酸不能继续氧化，［HCO_3^-］被消耗而减少，又因呼吸停止不能排出 CO_2，$PaCO_2$ 升高。

（2）混合型碱中毒：既有固定碱大量丧失的代谢性碱中毒，又有过度换气所致 CO_2 减少、$PaCO_2$ 降低的呼吸性碱中毒。如幽门梗阻的病人持续呕吐导致 H^+ 大量丧失，［HCO_3^-］增多，如同时发生感染性休克、高热可致呼吸加深、加快而排出大量 CO_2，导致 $PaCO_2$ 下降，pH 值显著增高。

2. 相消性酸碱平衡紊乱

（1）代谢性碱中毒合并呼吸性酸中毒：外科临床可见于幽门梗阻合并肺源性疾病如肺心病、肺炎或肺不张的患者，前者因固定酸大量丧失发生碱中毒，后者因 CO_2 在肺排出受阻而导致呼吸性酸中毒。

（2）代谢性酸中毒合并呼吸性碱中毒：已经存在代谢性酸中毒的病人在手术麻醉过程中采用人工呼吸机辅助呼吸，因管理不当，造成呼吸过快、过深，CO_2 丢失过多而致呼吸性碱中毒。

3. 三重性混合型酸碱平衡紊乱　呼吸性酸中毒合并代谢性碱中毒及代谢性酸中毒等。

（二）治疗原则

混合型酸碱平衡失调治疗的关键是治疗原发病，其次是正确处理原发性酸碱平衡失调，并注意防止因治疗措施失当造成医源性混合型酸碱平衡失调。

【知识纵横比较】

代酸和代碱的血气分析比较

	代谢性酸中毒	代谢性碱中毒
pH	↓	↑
HCO_3^-	减少	增多
BE	负值增大	正值增大
呼吸	深而快	浅而慢

【例题实战模拟】

A1 型题

下列哪项不是代谢性酸中毒的诊断标准

A. 有严重腹泻、肠瘘等病史　　B. 有深而快的呼吸

C. 酸中毒程度的估计可比照 CO_2CP　　D. 血浆 pH 大于 7.45

E. 血气分析，pH 值下降，SB 下降，BE 呈负值，$PaCO_2$ 呈代偿性下降，CO_2CP 下降

【参考答案】

D

细目三　肠外营养和肠内营养

【考点突破攻略】

要点一　肠外营养

肠外营养（PN）也称人工胃肠，指通过静脉途径提供患者所需的全部营养要素的营养支持方式，包括热量（碳水化合物）、必需和非必需氨基酸（蛋白质）、脂肪、电解质、维生素和微量元素，使病人在不进食的情况下维持良好营养状态的一种治疗方法。

（一）适应证

1. 胃肠道疾病，胃肠道瘘、短肠综合征、结肠手术和肠道准备以及其他胃肠道需要休息的疾病。

2. 高代谢状态，有重大应激的高分解代谢的严重创伤、大面积烧伤、严重感染和复杂大手术后等。急性胰腺炎（特别是坏死性胰腺炎）。

3. 营养不良，经口摄食不能满足营养需要者。

4. 肝、肾功能衰竭伴胃肠功能不佳者。

5. 肿瘤病人的辅助治疗。

6. 大手术围手术期营养。

（二）并发症及处理

1. 技术性并发症

（1）插管的并发症：①肺与胸膜的损伤：插管后常规胸部 X 线检查，可及时发现处理。②动脉与静脉损伤：锁骨下动脉损伤及锁骨下静脉撕裂伤可致穿刺局部出血，应立即拔出导针或导管，局部加压 5 ～ 15 分钟。③神经损伤、胸导管损伤、纵隔损伤：均应立即退出导针或导管。④栓塞：导管栓子一般需在透视定位下由带金属圈的专用器械取出。⑤导管位置异常：应在透视下重新调整，如不能纠正，应予拔出。⑥心脏并发症：应避免导管插入过深。

（2）导管留置期并发症：①静脉血栓形成和空气栓塞：一旦出现，应立即拔出导管并行溶栓治疗。②导管堵塞：常常需要换管，应在营养液输注后，用肝素稀释液冲洗导管。

2. 感染性并发症　遇到病人突然发热而又无明确原因者，应首先考虑到插管感染的可能。应立即更换输液器和营养液，并分别抽血或取营养液作细菌培养。

3. 与代谢有关的并发症

（1）糖代谢紊乱：①高血糖与低血糖：预防在于调节好输注速度，进行临床及实验室检查，如血糖、尿糖的监测等。②高渗性非酮性昏迷：一旦发生应立即停用葡萄糖液，用 0.45% 低渗盐水以 250mL/h 的速度输入，降低血渗透压，并输入胰岛素 10 ～ 12U/h 以降低血糖水平。伴有低钾血症者应同时纠正。③肝脂肪变性：易发生于长期输入葡萄糖而又缺乏脂肪酸时。宜用双能源，以脂肪乳剂替代部分能源，减少葡萄糖的用量。

（2）氨基酸性并发症：①高血氨、高氯性代谢性酸中毒：目前采用氨基酸的醋酸盐和含游离氨低的氨基酸溶液后，这种并发症已较少发生。②肝酶谱升高：这些异常改变通常是可逆的，PN 减量或停用可使肝功能恢复。③脑病：肝功能异常的患者若输入色氨酸含量高的溶液，会改变血浆氨基酸谱而引起脑病，对这种患者应输支链氨基酸含量高的溶液。

（3）营养物质缺乏：血清电解质紊乱。微量元素缺乏。必需脂肪酸缺乏。

（4）其他并发症：胆汁淤积，肠屏障功能受损。

[常考考点] 肠外营养的适应证和并发症。

要点二　肠内营养

（一）适应证

肠内营养（EN）是将营养物质经胃肠道途径供给病人的营养支持方式。当肠功能存在（完好或部分功能）且能安全使用时，就应尽量选用经胃肠营养支持。

（二）注意事项

1. 年龄小于 3 个月的婴儿不能耐受高张力膳的喂养，宜采用等张的婴儿膳，使用时要注意可能产生的电解质紊乱，并补充足够的水分。

2. 小肠广泛切除后宜采用 PN 4 ～ 6 周，以后才能采取逐步增量的 EN。

3. 胃部分切除后不能耐受高渗糖的膳食，易产生倾倒综合征，有些病人仅能耐受缓慢的滴注。

4. 空肠瘘的病人不论在瘘的上端或下端喂养均有困难，因为缺少足够的小肠吸收面积，不能贸然进行管饲，以免加重病情。

5. 处于严重应激状态，如麻痹性肠梗阻、上消化道出血、顽固性呕吐、腹膜炎或腹泻的急性期，均不宜肠内营养。

6. 严重吸收不良综合征和衰弱的病人在 EN 以前应予一段时间 PN，以改善小肠酶的活力及黏膜细胞的状态。

7. 症状明显的糖尿病、接受大剂量类固醇药物治疗及糖代谢异常的病人都不耐受膳食的高糖负荷。

8. 先天性氨基酸代谢缺陷病的儿童不能采用一般的 EN 膳。

［常考要点］肠内营养的适应证和注意事项。

【例题实战模拟】

A1 型题

1. 下列不属于外科营养支持适应证的是

A. 严重贫血　B. 胃肠道外瘘和短肠道综合征　C. 消化道广泛炎症性疾病

D. 胃肠道梗阻　E. 大手术围手术期营养

2. 下列不属于肠外营养并发症的是

A. 栓塞　B.D 导管堵塞　C. 感染　D. 高血糖　E. 胆石症

【参考答案】

1. A　2. E

第五单元　输　血

细目一　输血的适应证和禁忌证

【考点突破攻略】

要点一　适应证

1. 急性出血　失血量达总血容量的 10% ～ 20%（500 ～ 1000mL）时。

2. 贫血或低蛋白血症　慢性失血、红细胞破坏增加或蛋白合成不足。

3. 凝血异常　根据引起凝血异常的原因，选用相关的血液成分加以矫治。

4. 重症感染　可考虑输注浓缩粒细胞以帮助控制感染。

要点二　禁忌证

严格地讲，输血并无绝对禁忌证，患者需要输血时则可输血。但如有以下情况出现，则输血应慎重：脑溢血、恶性高血压、充血性心力衰竭、急性肾衰伴明显氮质血症、急性肺水肿、肺栓塞、肝功能衰竭及各种黄疸。

［常考考点］输血的适应证和禁忌证。

细目二　输血不良反应及并发症

【考点突破攻略】

要点一　发热反应

1. 原因

（1）免疫反应：多发生在反复输血的患者或经产妇中，因多次输血后可在患者血清中逐渐产生白细胞抗体或血小板抗体，再次输血时对输入的白细胞或血小板（抗原）即可发生抗原抗体反应而引起发热。

（2）细菌污染和溶血。

（3）致热原：多为细菌的代谢产物，存在于不洁的制剂如抗凝剂、保存液或采血及输血的用品中。

2. 临床表现 一般表现为畏寒或寒战，高热，体温可达 39 ～ 41℃，出汗。可伴有恶心、呕吐、皮肤潮红、心悸、心动过速、头痛。反应持续 30 分钟至 2 小时后逐渐缓解。

3. 处理 停止输血；保持静脉通路畅通；对症处理，保暖，给予退热剂、镇静剂；伴寒战者可肌注异丙嗪 25mg 或哌替啶 25 ～ 50mg。高热者予以物理降温或针刺等。

要点二 过敏反应

1. 原因

（1）过敏体质：对血中蛋白类物质过敏，或过敏体质的供血者随血将其体内的某种抗体转移给病人，当病人再次接触该过敏原时，即可触发过敏反应。此类反应的抗体常为 IgE 型。

（2）多次受血者体内产生多种抗血清免疫球蛋白抗体，以 IgA 抗体为主。

2. 临床表现 症状轻者仅有皮肤局限性或全身性瘙痒、皮肤红斑、荨麻疹。严重者只输入几毫升血制品即可出现支气管痉挛、血管神经性水肿、会厌水肿，表现为咳嗽、喘鸣、呼吸困难，以及腹痛、腹泻、喉头水肿，甚至窒息、过敏性休克、昏迷、死亡。

3. 处理 轻症者可用抗组胺药或糖皮质激素。重者立即停止输血，立即皮下或肌注 1∶1000 肾上腺素 0.5 ～ 1mL 和（或）氢化可的松 100mg 加入 500mL 葡萄糖盐水中静脉滴注，酌情使用镇静剂以及升压药等。如喉头水肿严重，应行气管插管或气管切开，以防窒息。

要点三 溶血反应

1. 原因 绝大多数是因误输 ABO 血型不合的血液引起，A 亚型不合或 Rh 系统血型不合时也可发生。

2. 临床表现 急性溶血反应常在输血十余毫升后即可发生。病人突然感到头痛、腰背痛、心前区紧迫感、呼吸急促、小便颜色酱油样（血红蛋白尿），严重时伴寒战、高热、黄疸、黏膜及皮下出血、少尿或无尿、休克等。检查可见面色潮红、皮肤湿冷、沿输血静脉红肿疼痛、脉搏细弱、血压下降等。麻醉中的病人呈不明原因的低血压或心动过速、手术区渗血突然增加等。延迟性溶血反应发生在输血后 7 ～ 14 天，症状是不明原因的发热和贫血，也可见黄疸、血红蛋白尿等，一般并不严重。

3. 处理

（1）抗休克。

（2）保护肾功能。

（3）若 DIC 明显，则使用肝素。

（4）必要时行血浆交换治疗。

（5）若血压低，则使用多巴胺、间羟胺升压。

要点四 循环超负荷

1. 原因 输血速度过快或输血量过多，则可引起循环超负荷。

2. 临床表现 输血中或输血后，突发心率加快、呼吸急促、发绀或咳吐血性泡沫痰。静脉压升高，颈静脉怒张，肺部可闻及大量湿啰音。胸片有肺水肿表现。

3. 处理 立即停止输液、输血，取半卧位，吸氧，使用速效洋地黄制剂及利尿剂，四肢轮流上止血带，减少回心血量。

要点五 细菌污染反应

1. 原因 可能与采血、贮血及输血等环节的无菌技术出现漏洞有关。以革兰染色阴性杆菌为常见。

2. 临床表现 轻者可仅有发热，重者可出现败血症和中毒性休克。出现寒战高热、面红、结膜充血、呼吸困难、发绀、呕吐、腹泻、脉搏细数、血压下降，甚至发生休克。血常规化验见白细胞明显升高。

3. 处理 采取有效地抗休克、抗感染治疗。

［常考考点］输血的不良反应及并发症的处理。

细目三　自体输血

【考点突破攻略】

要点一　适应证

1. 有大出血的手术和创伤，如胸部创伤、脾破裂及异位妊娠破裂及神经外科、骨科、心血管外科、胸腹部手术等。
2. 估计出血量在 1000mL 以上的择期手术，如主动脉瘤切除、肝叶切除等。
3. 血型特殊者（无相应供血者，输血困难）。
4. 体外循环或低温下的心内直视手术以及其他较大的择期手术与急诊手术，可考虑采用血液稀释法。

要点二　禁忌证

1. 血液受胃肠道内容物或尿液等污染，如消化道穿孔者。
2. 血液可能有癌细胞的污染，如恶性肿瘤患者。
3. 心、肺、肝、肾功能不全者。
4. 贫血或凝血因子缺乏者。
5. 血液内可能有感染者。
6. 胸腹开放性损伤超过 4 小时以上者。

［常考考点］自体输血的适应证和禁忌证。

细目四　成分输血

【考点突破攻略】

要点一　优点

1. 提高疗效。
2. 减少反应。
3. 使用合理。
4. 经济。

要点二　主要血液成分制品

1. 少浆全血　用 250mL 新鲜全血，其中含 50mL ACD 保养液，于 4℃条件下进行每分钟 2500 转离心，18 分钟后在无菌条件下分离出 100mL 血浆，其余部分即为少浆全血。

2. 红细胞成分

（1）浓缩红细胞（CRBC）：由全血经离心或沉淀后去除血浆而成。

（2）添加剂（液）红细胞：是一种从全血中尽量移除血浆后的高浓缩红细胞，其红细胞压积可高达 90%。

（3）少白细胞的红细胞：由浓缩红细胞去除粒细胞、单核细胞和大部分血小板后制成。

（4）洗涤红细胞：由浓缩红细胞加生理盐水洗涤 3 ～ 6 次而成。

（5）冰冻红细胞：亦即低温保存的红细胞液。红细胞液内加入冰冻保护剂（甘油），在低温（–196℃～ –80℃）下可以保存多年（3 ～ 10 年）。

3. 浓缩白（粒）细胞　利用离心、过滤、沉降等方法将血液中的白细胞提取并浓缩而成。

4. 浓缩血小板　有手工和机制两种制剂。一份制备好的血小板浓集悬液可浓集全血中 60% 的血小板。

［常考考点］成分输血的血液制品。

【例题实战模拟】

A1 型题

1. 下列不属于输血适应证的是

A. 急性出血　B. 黄疸　C. 凝血机制异常　D. 重症感染　E. 低蛋白血症

2. 临床上最常见的输血反应是

A. 发热反应　B. 容量超负荷　C. 过敏反应　D. 溶血反应　E. 细菌污染反应

3. 下列关于溶血性反应的治疗，不正确的是

A. 抗休克　B. 防治弥散性血管内凝血　C. 保护肾功能　D. 使用抗组胺药物　E. 换血治疗

A2 型题

4. 患者，男，52 岁。因患十二指肠球部溃疡合并幽门不全梗阻入院施行胃大部切除术。术中出血约 600mL，心率 92 次 / 分，呼吸 21 次 / 分，血压 13.1/8.0kpa（98/60mmHg），血红蛋白 105g/L。在输血问题上，正确的做法是

A. 输注晶体液补充血容量，原则上不输血　B. 输全血 600mL 补充丢失的失血量

C. 输血浆和红细胞各 300mL 代替丢失的全血　D. 输红细胞悬液 600mL，不必输注全血

E. 输血浆 600mL 补充血容量，不必输注红细胞

5. 患者，输血后 1.5 小时，出现寒战，不久体温升高达 39℃，伴头痛不适，但血压正常，最可能的情况是

A. 发热反应　B. 过敏反应　C. 溶血反应　D. 细菌污染反应　E. 枸橼酸钠中毒反应

6. 患者，男，32 岁。因患再生障碍性贫血需要输血，当输入红细胞悬液约 200mL 时，突然畏寒，发热，呕吐 1 次，尿呈酱油样，血压 75/45mmHg（10.0/6.0kPa）。该患者最有可能是

A. 发热反应　B. 溶血反应　C. 过敏反应　D. 细菌污染反应　E. 循环超负荷

【参考答案】

1. B　2. A　3. D　4. A　5. A　6. B

第六单元　休　克

细目一　休克的治疗

【考点突破攻略】

要点一　西医治疗

（一）一般紧急治疗

包括积极处理引起休克的原发伤、病。采取头和躯干抬高 20°～ 30°、下肢抬高 15°～ 20°体位，以增加回心血量。及早建立静脉通路，并用药维持血压。早期予以鼻管或面罩吸氧。注意保温。

（二）补充血容量

是纠正休克引起的组织低灌注和缺氧的关键。

（三）积极处理原发病

应在尽快恢复有效循环血量后，及时施行手术处理原发病变，才能有效地治疗休克。有时应在积极抗休克的同时进行手术。

（四）纠正酸碱平衡失调

不主张早期使用碱性药物，酸性环境有利于氧与血红蛋白解离，从而增加组织供氧。但重度休克合并酸中毒经扩容治疗不满意时，仍需使用碱性药物，同时需保证呼吸功能正常，以免引起 CO_2 潴留和继发呼吸性酸中毒。给药后应按血气分析的结果调整剂量。

（五）血管活性药物的应用

1. 血管收缩剂

（1）去甲肾上腺素：是以兴奋 α 受体为主、轻度兴奋 β 受体的血管收缩剂。常用量为 0.5 ～ 2mg 加入 5% 葡萄糖溶液 100mL 内静脉滴注。

（2）间羟胺（阿拉明）：间接兴奋 α 、β 受体，对心脏和血管的作用同去甲肾上腺素，但作用弱，维持时间约 30 分钟。常用量 2 ～ 10mg 肌注或 2 ～ 5mg 静脉注射；也可用 10 ～ 20mg 加入 5% 葡萄糖溶液 100mL 内静脉滴注。

（3）多巴胺：是最常用的血管收缩剂，具有兴奋 α 、$β_1$ 和多巴胺受体作用，其药理作用与剂量有关。小剂量〔＜ 10μg/（min · kg）〕时，主要是 $β_1$ 和多巴胺受体作用，增强心肌收缩力和增加心排出量（CO），并扩张肾和胃肠道等内脏器官血管；大剂量〔＞ 15μg/（min · kg）〕时则为 α 受体作用，增加外周血管阻力。抗休克时主要取其强心和扩张内脏血管的作用，宜采取小剂量。为提升血压，可将小剂量多巴胺与其他缩血管药物合用，而不增加多巴胺的剂量。

（4）多巴酚丁胺：对心肌的正性肌力作用较多巴胺强，能增加 CO，降低 PCWP，改善心泵功能。常用量为 2.5 ～ 10μg/（kg · min）。小剂量有轻度缩血管作用。

（5）异丙肾上腺素：是能增强心肌收缩力和提高心率的 β 受体兴奋剂，0.1 ～ 0.2mg 溶于 100mL 输液中。因对心肌有强大收缩作用和容易发生心律失常，不能用于心源性休克。

2. 血管扩张剂

（1）α 受体阻滞剂：包括酚妥拉明、酚苄明等，能解除去甲肾上腺素所引起的小血管收缩和微循环淤滞并增强左心室收缩力。其中酚妥拉明作用快，持续时间短，剂量为 0.1 ～ 0.5mg/kg 加于 100mL 静脉输液中。酚苄明是一种 α 受体阻滞剂，兼有间接反射性兴奋 β 受体的作用。作用可维持 3 ～ 4 天。用量为 0.5 ～ 1.0mg/kg，加入 5% 葡萄糖溶液或 0.9% 氯化钠溶液内，1 ～ 2 小时滴完。

（2）抗胆碱能药：包括阿托品、山莨菪碱和东莨菪碱。临床上较多用于休克治疗的是山莨菪碱（人工合成品为 654–2），可对抗乙酰胆碱所致平滑肌痉挛而使血管舒张，从而改善微循环。用法是每次 10mg，每 15 分钟一次，静注，或者 40 ～ 80mg/h 持续泵入，直到临床症状改善。

（3）硝普钠：也是一种血管扩张剂，作用于血管平滑肌，能同时扩张小动脉和小静脉，但对心脏无直接作用。静脉用药后可降低前负荷。剂量为 100mL 液体中加入 5 ～ 10mg 静脉滴注。滴速应控制在 20 ～ 100μg/min。用药超过 3 天者应每日检测血硫氰酸盐浓度，超过 12mg/dL 时即应停药，以免引起神经系统的不良反应。

3. 强心药 包括兴奋 α 和 β 肾上腺素能受体兼有强心功能的药物，如多巴胺和多巴酚丁胺等；其他还有强心苷如西地兰，可增强心肌收缩力，减慢心率。当在中心静脉压监测下，输液量已充分，但动脉压仍低而其中心静脉压显示已达 15cmH_2O 以上时，可经静脉注射西地兰行快速洋地黄化（0.8mg/d），首次剂量 0.4mg 缓慢静脉注射，有效时可再给维持量。

为了兼顾各重要脏器的灌注水平，常将血管收缩剂与扩张剂联合应用。例如：去甲肾上腺素 0.1 ～ 0.5μg/（kg · min）和硝普钠 1.0 ～ 10μg/（kg · min）联合静脉滴注，可增加心脏指数 30%，减少外周阻力 45%，使血压提高到 10.7kPa（80mmHg）以上，尿量维持在 40mL/h 以上。

（六）治疗 DIC，改善微循环

对诊断明确的 DIC，可用肝素抗凝，一般 1.0mg/kg，6 小时 1 次，成人首次可用 10000U（1mg 相当于 125U 左右）。有时还使用抗纤溶药如氨甲苯酸、氨基己酸，抗血小板黏附和聚集的阿司匹林、潘生丁和低分子右旋糖酐。

（七）皮质类固醇和其他药物的应用

皮质类固醇可用于感染性休克和其他较严重的休克。一般主张应用大剂量静脉滴注，一次滴完。为了防止多用皮质类固醇后可能产生的副作用，一般只用 1 ～ 2 次。

其他类药物包括：①钙通道阻断剂：如维拉帕米、硝苯地平等。②吗啡类拮抗剂：如纳洛酮。③氧自由基清除剂：如超氧化物歧化酶（SOD）。④调节体内前列腺素（PGS）的药物：如输注前列环素（PGI_2）以改善微循环。

要点二　中医辨证治疗

证型	辨证要点	治法	方剂
热伤气阴证	神志淡漠，反应迟钝，身热汗出，口干喜饮，四肢逆冷，小便短赤，大便秘结；舌质红，苔黄少津，脉细数	益气固脱，清热解毒养阴	生脉饮加清热解毒养阴之品

续表

证型	辨证要点	治法	方剂
热伤营血证	精神恍惚，语声低微，唇甲发绀，四肢厥冷，发斑出血；舌质暗紫有瘀点，脉数	气血两清，益气补阴	清营汤加减
阴厥证	烦躁不安，汗出，唇舌干燥，口渴欲饮，唇甲灰白或紫暗，皮肤干皱，软弱无力，尿少或无尿；舌红少津，脉细无力	益气固脱，养血育阴	人参养荣汤加减
寒厥证	精神萎靡，反应迟钝，大汗淋漓，身冷畏寒，口淡不渴，心悸胸闷，四肢厥冷，尿少或无尿；舌淡苔白，脉微欲绝	回阳救逆	四味回阳饮加减
厥逆证	面色灰白，精神恍惚或神昏，汗出身冷，口燥咽干，肌肤干皱，四肢厥冷，尿少或无尿；舌淡光滑无苔，脉微欲绝	益气固脱，阴阳双补	保元汤合固阳汤加减
阴脱证	大汗淋漓，烦躁不安，口燥咽干，皮干，静脉萎陷，尿少或无尿；舌质红而干，脉微细数	益气固脱，养血育阴	独参汤合四逆汤加减
阳脱证	神志模糊，语声低微，冷汗大出，身凉畏冷，四肢不温，尿少或无尿；舌质淡白或淡暗，脉微欲绝	益气固脱	独参汤合四逆汤频服

［常考考点］休克的辨证论治。

【知识纵横比较】

中西医结合内科学与外科学休克的证治比较

休克（中西医结合内科学）		休克（中西医结合外科学）	
证型	方剂	证型	方剂
气阴耗伤	生脉散	热伤气阴证	生脉饮
热毒炽盛	黄连解毒汤	热伤营血证	清营汤
真阴衰竭	三甲复脉汤	阴厥证	人参养荣汤
—	—	寒厥证	四味回阳饮
气滞血瘀	四逆散合血府逐瘀汤	厥逆证	保元汤合固阳汤
心气不足	炙甘草汤	阴脱证	独参汤合四逆汤
阳气暴脱	四逆汤加味	阳脱证	独参汤合四逆汤

细目二　外科常见休克

【考点突破攻略】

要点一　低血容量性休克

多见于大血管破裂，腹部损伤引起的肝、脾破裂，胃、十二指肠出血，门静脉高压症所致食管－胃底静脉曲张破裂出血等。通常在迅速失血超过全身总血量的20%时，即出现休克。严重的体液丢失可造成大量的细胞外液和血浆的丧失，以致有效循环血量减少，也能引起休克。

（一）西医治疗

1. 补充血容量

（1）失血量的估计：①轻度休克：脉搏在100次/分以下，收缩压在正常范围，脉压略小，尿量接近正常，估计失血量占全身血容量的20%（800mL）。②中度休克：脉搏在100～120次/分，收缩压9.33～12kPa（70～90mmHg），脉压小，尿少，估计失血量占全身血容量的20%～40%（800～1600mL）。③重度休克：脉搏120次/分以上，细而弱或难以触及，收缩压低于9.33kPa（70mmHg）或测不到，尿量更少或无尿，估计失血量占全身血容量的40%（1600mL）以上。

（2）立即快速输注平衡液或等渗盐水，可在45分钟内输入1000～2000mL。

（3）对烧伤、腹膜炎等以血浆丧失为主的休克，应以血浆来代替部分全血的输入。

2. 止血

（1）迅速控制明显的外出血。待休克初步纠正后再进行根治性的止血。

（2）对肝、脾破裂及大血管损伤等所致的内出血应一面补充血容量一面尽快手术止血。

（3）对消化道大出血应针对病因采取紧急止血措施，包括药物、非手术及手术治疗。

（4）对已处于休克状态下的患者，应在快速输液、输血补充血容量的同时，作好手术准备，尽早施行手术止血，决不能因病人血压过低、情况不好而犹豫不决，以致失去救治机会。

（二）中医辨证治疗

证型	辨证要点	治法	方剂
阴厥型	烦躁不安，汗出咽干，口渴欲饮，唇甲紫暗，皮肤皱瘪，四肢乏力，尿少或无尿；舌红少津，脉细无力	益气固脱，养血生津	人参养荣汤加减
寒厥型	精神萎靡，反应迟钝，大汗淋漓，身冷畏寒，口淡不渴，心悸胸闷，四肢厥冷，尿少或无；舌淡苔白，脉微欲绝	回阳救逆	四味回阳汤加减
厥逆型	面色灰白，精神恍惚，汗出身冷，口燥咽干，肌肤干皱，四肢厥冷，尿少或无；舌淡无苔，脉细欲绝	阴阳双补，救逆固脱	保元饮合固阴煎加减

［常考考点］低血容量性休克的辨证论治。

要点二　感染性休克

感染性休克多见于腹腔内感染、烧伤脓毒血症、泌尿系统感染等并发的毒血症或败血症；有时由污染手术、导管置入或输液等引起。病原菌 2/3 为革兰阴性菌，1/3 为革兰阳性菌。

（一）西医治疗

1. 控制感染

（1）处理原发病灶：有手术指征者应紧急手术，如急性梗阻化脓性胆管炎的胆道减压引流，腹腔内坏死组织（肠坏死、胰腺坏死）及积脓的清除、引流，深部脓肿的切开引流等。

（2）应用抗生素：一般可先按可能感染的细菌种类选择抗生素，严重者可经验性选用广谱抗生素。一旦获得细菌培养及药敏试验结果，立即换用有效抗生素。

（3）加强支持、营养治疗。

2. 抗休克

（1）补充血容量：一般可先输低分子右旋糖酐 500mL 及平衡液 1000mL，先快后慢。

（2）纠正酸中毒：感染性休克中代谢性酸中毒发生早而重。可在补充血容量的同时经另一静脉通路输注 5% 碳酸氢钠溶液 200mL，以后再根据血气分析结果补充。

（3）血管活性药物的应用：对于冷休克，在补足血容量、纠正酸中毒的基础上适当选用山莨菪碱或东莨菪碱、阿托品等对感染性休克的微循环改善更为安全有效。山莨菪碱 0.01 ～ 0.03mg/kg，每 10 ～ 30 分钟注射 1 次，直至病情好转，一般用 6 ～ 8 次。多巴胺或多巴酚丁胺 20 ～ 40mg 加入 250mL 输液中静脉滴注，能增加心排出量及降低外周血管阻力。

（4）维护心功能：既要保持冠状动脉血管灌流，又应注意心肌的负荷及氧耗。心功能有损害者可用葡萄糖 – 胰岛素 – 钾盐（G–I–K）液缓慢滴注或应用西地兰治疗。心脏负荷过重者则用利尿剂。

（5）皮质激素的应用：皮质类固醇能保护细胞膜和线粒体，稳定溶酶体，减轻毒素对脏器的损害。在有效抗生素控制感染的情况下使用，剂量宜大，疗程宜短。可用氢化可的松 200 ～ 300mg 或地塞米松 30 ～ 40mg 加入 5% 葡萄糖液中静滴，为首剂，以后 4 ～ 6 小时取半量滴注，3 ～ 4 次已足。

［常考考点］感染性休克的西医治疗。

（二）中医辨证治疗

证型	辨证要点	治法	方剂
热伤气阴型	神志淡漠，反应迟钝，身热汗出，口干喜饮，四肢厥冷，唇甲发绀，小便短赤，大便秘结，舌红苔黄，脉细而沉	益气养阴，清热固脱	生脉饮加清热解毒之品
热伤营血型	精神恍惚，语声低微，唇甲发绀，四肢厥冷，发斑出血；舌暗紫有瘀点，脉细数。	气血两清，益气养阴	清营汤加减

［常考考点］感染性休克的辨证论治。

【例题实战模拟】

A1 型题

1. 下列有关休克的处理，错误的是

A. 采取头低脚高位　B. 及早建立静脉通路　C. 鼻管或面罩吸氧　D. 补充血容量　E. 应用血管活性药

2. 感染性休克热伤气阴证使用的方剂是

A. 生脉饮　B. 清营汤　C. 人参养荣汤　D. 四味回阳饮　E. 保元汤合固阳汤

3. 低血容量性休克阴厥证使用的方剂是

A. 生脉饮　B. 清营汤　C. 人参养荣汤　D. 四味回阳饮　E. 保元汤合固阳汤

A2 型题

4. 患者车祸后出现精神萎靡，反应迟钝，大汗淋漓，身冷畏寒，口淡不渴，心悸胸闷，四肢厥冷，尿少，舌淡苔白，脉微欲绝。应诊断为

A. 阴厥型　B. 寒厥型　C. 厥逆型　D. 阳脱证　E. 阴脱证

【参考答案】

1. A　2. A　3. C　4. B

第七单元　围术期处理

细目一　术前准备

【考点突破攻略】

要点一　一般准备

1. 心理准备。

2. 生理准备

（1）适应性训练：术前进行卧床排尿、排便的训练；行颈部手术病人，术前应做颈后仰的训练；咳嗽训练；术前 2 周应停止吸烟。

（2）输血补液：改善全身营养及体液状态。

（3）预防感染：对因感染性疾病而行手术者，或术前有轻度感染的病人，术前与术中可给予适当的抗生素。对于切口接近感染区的手术、预计手术时间长的大手术以及血管手术，术前与术中均提倡预防性应用抗生素。

（4）肠道准备：一般手术，手术前晚 8 时起禁食、禁水；对于胃肠道手术病人，则在术前 3 天开始作肠道准备，包括进半流质、服用肠道吸收抗生素及服用轻泻剂、术前晚及手术当日晨作清洁灌肠或结肠灌洗。

（5）皮肤准备：一般在术前 1 天，病人应洗澡、理发、修剪指甲、更换内衣，手术区皮肤剃毛，剃毛后要用消毒药液清洗皮肤。对于骨科手术或整形手术，则应在术前 3 天开始皮肤准备。

要点二　特殊准备

1. 高血压　病人血压应维持在 160/100mmHg 以下。

2. 心脏病

（1）耐受力良好：非发绀性先天性心脏病和风湿性心脏病。

（2）耐受力较差：冠心病、房室传导阻滞。

（3）耐受力极差：急性心肌炎、急性心肌梗死、心力衰竭者，除非急症抢救，均应推迟手术。

3. 糖尿病　施行大手术者，血糖稳定在正常或轻度升高水平（5.6 ～ 11.2mmol/L）较为适宜。

4. 呼吸功能障碍　呼吸功能不全的主要表现是：稍作运动即发生呼吸困难，哮喘和肺气肿最常见。呼吸功能不足者，

术前都应进行血气分析和肺功能检查。凡肺功能不全同时并发感染者，必须控制感染，改善肺功能，方可手术。

5. 肝脏疾病 常见的是肝炎和肝硬化。肝轻度损害者，不影响手术耐受力；肝损害较严重或濒于失代偿者，手术耐受力显著下降，须经长时间严格准备，方可行择期手术；重度肝损害者，表现有明显营养不良、腹水或黄疸，一般不宜行任何手术。急性肝炎病人，除抢救手术外，不宜施行手术。

6. 肾脏疾病 对轻、中度肾功损害者，经过适当内科处理，都能较好地接受手术；对重度损害者，经过有效的透析疗法处理后，仍然能比较安全地耐受手术。

7. 肾上腺皮质功能不全 除慢性肾上腺皮质功能不全者外，凡是以往 6 ～ 12 个月内曾经应用激素治疗超过 1 ～ 2 周或正在接受激素治疗者，肾上腺皮质功能就可能受到不同程度的抑制，被视作肾上腺皮质功能不全。可从术前 2 天开始给予适量的激素，以提高对手术的耐受力。

［常考考点］术前的准备。

细目二　术后处理

【考点突破攻略】

要点一　术后监护与处理

（一）病情监护

1. 心电监测。
2. 动、静脉压监测。
3. 呼吸功能监测。
4. 肾功能监测。
5. 体温监测。

（二）常规处理

1. 卧位 手术后，应根据麻醉的方法及病人的全身情况、手术的方式和疾病的性质等来选择适宜的体位。

2. 导管及引流物的处理 术后要经常检查导管及引流物有无阻塞、扭曲和脱出等，及时换药并检查、记录引流量和颜色的变化。烟卷引流多在术后 3 日内拔除。乳胶片引流一般术后 1 ～ 2 日拔除。胃肠减压管一般待肠道功能恢复、肛门排气后，即可拔除。

3. 活动 病人手术后若无禁忌，原则上应鼓励及早活动，并力争在短时间内下床活动。

4. 饮食 一般在麻醉反应消失，或胃肠功能恢复后，方可进食。

要点二　术后不适的处理

1. 恶心呕吐 予以持续胃肠减压，并可辅以止吐药。

2. 腹胀 持续胃肠减压，放置肛管，高渗液低压灌肠等；有时尚需手术。

3. 呃逆 术后早期发生呃逆，可采用压迫眶上缘，针刺内关、足三里、天突、鸠尾等穴位。对顽固性呃逆可采用颈部膈神经封闭。

细目三　术后并发症的防治与切口处理

【考点突破攻略】

要点一　术后常见并发症的防治

（一）术后出血

1. 诊断

（1）有引流者，引流出的血液每小时超过 100mL，持续数小时。

（2）腹胀或呼吸困难进行性加重，在手术部位严重肿胀的同时，出现不明原因的急性贫血。

（3）术后早期出现失血性休克的临床表现，每小时尿量少于 25mL，经治疗后仍有休克或少尿的征象。

2. 治疗原则 以预防为主。改善病人凝血功能，术中严格止血，关闭切口前，确保手术野无任何出血点。一旦确诊，应积极治疗，必要时可再次手术止血。

（二）肺不张和肺部感染

1. 诊断 术后早期发热、呼吸急促、心率加快、频繁咳嗽、痰液不易咳出。病侧叩诊呈实音或浊音，听诊有局限性湿啰音、呼吸音减弱或消失。继发感染时，体温明显升高，血细胞和中性粒细胞计数增加。胸部X线平片和血气分析有助于诊断。

2. 治疗原则 鼓励并协助患者咳嗽排痰，同时使用足量、有效的抗生素。严重痰液阻塞时，可采用支气管镜吸痰，必要时考虑行气管切开术。

（三）应激性溃疡

1. 诊断 本病最突出的症状是无痛性上消化道出血，表现为呕血和黑便。胃镜检查不但可明确诊断，而且可查明出血的部位和范围。

2. 治疗原则 大部分病人适合非手术治疗。

（1）消除病因：输血补液，补充血容量，使用止血药物，控制感染。

（2）安置胃管，以冰盐水加去甲肾上腺素液灌注或局部灌注止血药。

（3）全身或局部应用抗酸剂、质子泵抑制剂、H^{+}抑制剂。

（4）胃镜检查或经胃镜治疗。

（5）手术治疗：有10%～20%的病人需要手术治疗，手术方式应根据出血部位等情况而定。

（四）切口并发症

1. 切口裂开

（1）诊断：多发生在术后5～7天。往往在突然用力时，感觉切口疼痛和骤然松开，随即有淡红色液体自切口溢出或（和）脏器脱出。

（2）治疗原则：对部分裂开者可以采用敷料及绷带包扎、胶布固定等方法。对于全层裂开者要立即用无菌敷料包括无菌容器覆盖伤口，并即刻送手术室，在无菌条件下全层间断缝合。

2. 切口感染

（1）诊断：手术后3～4日，切口疼痛加重，或减轻后又再度加重，伴有发热、脉速，体温或（和）白细胞计数升高。切口周围红、肿、热、压痛。

（2）治疗原则：切口感染早期，可使用抗生素和局部理疗，遏制脓肿形成。对于切口深部的感染，适时扩大切口，清除坏死组织及异物，敞开引流。

［常考考点］常见的术后并发症及处理。

要点二　切口处理

1. 切口的分类

（1）清洁切口（Ⅰ类切口）：指缝合的无菌切口，如甲状腺次全切除术、疝修补术等。

（2）可能污染切口（Ⅱ类切口）：指手术时可能带有污染的缝合切口，如单纯性阑尾炎切除术、胃大部分切除术等；6～8小时以内创伤，经清创处理缝合的切口等。

（3）污染切口（Ⅲ类切口）：即在邻近感染区或直接暴露于感染区的切口，如胃溃疡穿孔、阑尾穿孔手术、肠梗阻坏死的手术等。

2. 切口愈合分级

（1）甲级：愈合优良，无不良反应，用“甲”字表示。

（2）乙级：愈合欠佳，切口愈合处有炎症反应，如红肿、血肿、硬结和积液等，但未化脓，用“乙”字表示。

（3）丙级：切口化脓，需要行切开引流等处理，用“丙”字表示。

3. 缝线拆除时间 可根据切口部位、病人的年龄和局部血供情况、营养状况来决定。一般头、面、颈部切口术后4～5天拆线；下腹、会阴部手术6～7天拆线；胸部、上腹、背、臀部切口术后7～9天拆线；四肢术后10～12天拆线，近关节处可适当延长；减张缝线术后14天拆线。青少年患者可缩短拆线时间，年老、营养不良患者可延迟拆线时间，有时可采用间隔拆线。

4. 切口愈合记录 按照上述切口的分类和分级方法，拆线时应判断切口愈合情况并作出记录，如单纯性疝修补术、甲状腺次全切除术、乳腺包块切除术等切口愈合良好，记录为Ⅰ/甲。胃次全切除术切口发生积液，记录为Ⅱ/乙（积液）。甲状腺腺瘤切除术切口化脓，记录为Ⅰ/丙（化脓）。胃穿孔修补术后愈合良好，记录为Ⅲ/甲。

[常考考点]切口的处理。

【例题实战模拟】

A1 型题

1. 下列关于手术后呃逆呕吐的处理，不正确的是

A. 术后早期呃逆可采用颈部膈神经封闭　B. 持续胃肠减压　C. 辅以止吐药

D. 术后早期发生呃逆可压迫眶上缘　E. 高渗液低压灌肠

2. 下列不属于术后并发症的是

A. 术后出血　B. 肺部感染　C. 心律失常　D. 应激性溃疡　E. 切口裂开

3. 下列有关伤口拆线的时间，错误的是

A. 头、面、颈部切口术后 4 ～ 5 天拆线

B. 下腹、会阴部手术 6 ～ 7 天拆线

C. 胸部、上腹、背、臀部切口术后 7 ～ 9 天拆线

D. 四肢术后 14 天拆线，近关节处可适当延长

E. 减张缝线术后 14 天拆线

4. 甲状腺腺瘤切除术后 5 天按期拆线，切口愈合情况应记录为

A. Ⅰ/甲　B. Ⅰ/乙　C. Ⅱ/甲　D. Ⅲ/甲　E. Ⅱ/乙

A2 型题

5. 患者，手术后第 4 天，切口疼痛加重，出现明显压痛，并体温升高，脉搏频数。应首先考虑的是

A. 肺不张　B. 尿潴留　C. 肠麻痹　D. 切口感染　E. 切口裂开

【参考答案】

1. A　2. C　3. D　4. A　5. D

第八单元　重症救治

细目一　心肺脑复苏

【考点突破攻略】

要点一　概述

心跳骤停（也称心脏停搏）是指心脏的有效收缩和排血功能突然衰竭，全身血液循环停止，血液供应中断，并伴有呼吸停顿，从而导致组织缺血、缺氧和代谢障碍，表现为临床死亡状态。心肺脑复苏成功的关键是时间，在心脏停搏后 4 分钟内开始初期复苏、8 分钟内开始后期复苏者，恢复出院率最高。

（一）心跳骤停的诊断

根据以下征象：①意识突然消失，呼之不应。②大动脉搏动消失，颈动脉或股动脉搏动摸不到，血压测不到，心音听不到。③自主呼吸在挣扎一两次后停止。④瞳孔散大，对光反射消失。⑤突然出现皮肤、黏膜苍白，手术视野血色变暗发紫。

（二）心肺脑复苏的基本过程

概括分为 3 个阶段共 9 个步骤：

1. 基础生命支持阶段　亦称初期复苏，是呼吸、心跳骤停时的现场急救措施，主要任务是建立人工呼吸和循环，以迅速有效地恢复生命器官（特别是心脏和脑）血液灌流和供氧。措施为：A（airway）指保持呼吸道通畅，B（breathing）

指进行有效的人工呼吸，C（circulation）指建立有效的人工循环。

2. 进一步生命支持 又称后续复苏，是初期复苏的延续，其目的是通过更为有效的呼吸和循环支持，争取心脏恢复搏动，自主呼吸恢复，保持循环和呼吸功能稳定，为脑功能的恢复创造基础。采取的步骤为：D（drugs）药物治疗，E（ECG）心电监测及其他监测，F（fibrillation）处理心室颤动。

3. 延续生命支持 也称复苏后处理，步骤包括：G（gauge）病情判断，H（human mentation）神志恢复，I（intensive care）重症监护治疗。

［常考考点］心肺脑复苏的3个阶段共9个步骤：A、B、C、D、E、F、G、H、I。

要点二 心肺复苏

（一）初期复苏

1. 开放气道 施行人工通气的前提条件是开放呼吸通道并维持其通畅。

（1）清除呼吸道异物或分泌物：方法包括：①手指取异物。②背部拍击法。③推压法。④器械取物。

（2）处理舌后坠：①仰头托下颌。②仰头抬颌。

（3）维持呼吸道通畅：应尽可能使用口咽导气管、喉罩、气管内插管等特殊的器械保持气道通畅。

2. 人工通气 人工通气法大致可分两类：一类是无须借助器械或仪器的徒手人工呼吸法，其中以口对口（鼻）人工呼吸最适合于现场复苏。另一类是利用器械或特殊呼吸装置的机械通气法，主要用于医院内和后期复苏。

（1）口对口人工呼吸。

（2）口对鼻吹气。

（3）简易人工呼吸器。

3. 建立人工循环 人工循环建立的迟早与效果对患者预后有重要影响。主要方法是按压心脏，维持心脏的充盈和搏动，有效时可诱发心脏的自律搏动。

（1）胸外心脏按压（ECC）方法：患者仰卧在硬板上或将患者移至地面；按压部位位于胸骨中、下1/3交界处，手掌与患者胸骨纵轴平行，以避免直接按压肋骨，另一手平行按在该手背上；垂直下压的力使胸骨下降3～5cm，然后立即放松，使胸骨自行回复原位，按压与放松的时间比为1∶1，按压频率一般成人为80～100次/分。正确的胸外按压可产生相当可靠的效果，动脉压可达10.7～13.1kPa（80～100mmHg），可以防止脑细胞的不可逆性损害。

注意与人工呼吸配合。“标准CPR”为：①单人CPR：每按压15次，行口对口人工呼吸2次（15∶2），频率为80～100次/分。②双人CPR：一人行胸外按压，另一人行口对口（鼻）人工呼吸并监测颈动脉搏动，胸外按压与人工呼吸的次数比为5∶1。

胸外按压有效的指征：①能触摸到颈动脉及其他大动脉搏动。②可测到血压。③皮肤、口唇颜色转为红润。④自主呼吸恢复。⑤瞳孔逐渐缩小。⑥眼睑反射恢复。⑦下颌、四肢肌张力恢复。

胸外按压常见的并发症：①肋骨骨折、胸骨骨折以及由此损伤内脏致肝破裂、脾破裂、气胸、心包积血等。②胃内容物反流和误吸。

还可采用心前区叩击法，此法简便易行快捷，在现场可首先试用。

（2）胸内按压术（OCC）：指开胸后直接用手挤压心脏，重建血液循环。主要适于以下情况：①胸廓严重畸形或伴心脏移位者。②胸外伤引起的肋骨骨折、胸部穿透伤、胸部挤压伤、张力性气胸、心包填塞等。③ECC持续10分钟而CPR效果不佳。④术中发生心跳骤停，特别是已开胸者。

（二）后续复苏

后续复苏（ALS）是初期复苏的延续。

1. 进一步呼吸支持

（1）确保气道通畅

1）气管插管：能真正做到长时间呼吸支持及防止反流误吸。其作用还有：①建立开放的通气道。②预防误吸，并可行气管内吸引。③可给予高浓度氧。④可长时间实施人工通气。⑤提供给药途径。⑥气管内导管留置的时间不宜超过48～72小时。

2）气管切开：是创伤性开放气道的方法，在上呼吸道阻塞无法解除或气管内插管已达72小时以及气管内、支气管内分泌物不能排出时可考虑采用。

（2）机械通气和氧疗：应尽早使用机械通气以提高通气效率，改善缺氧和二氧化碳蓄积，同时吸入高浓度氧。常用方法为：

1）简易呼吸器：可用于无氧情况的现场救护，也可接上输氧管给高浓度氧。

2）呼吸机：适用于较长时间的人工呼吸。

3）吸氧：以纯氧进行通气。可以提高动脉血的氧张力和血红蛋白的氧饱和度，改善组织的缺氧，是 CPR 后续复苏过程中必不可少的治疗方法。

2. 药物治疗

（1）给药途径：CPR 过程中给药途径有 3 种，即静脉通路、气管内给药和心内注射。

（2）常用药物：借助药物治疗以激发心脏复跳，增加心肌收缩力；提高血压，增加心脏和脑血流量；降低除颤阈值，抑制心室异位节律，防止室颤复发；纠正酸碱、电解质失衡；防治脑水肿及减轻脑细胞损害。药物主要有：①肾上腺素。②多巴胺。③阿托品。④利多卡因。⑤钙剂。⑥碳酸氢钠。⑦肾上腺皮质激素。⑧其他。

3. 监测　最基本的监测项目包括触摸大动脉、观察皮肤黏膜色泽、毛细血管充盈时间、瞳孔大小、对光反应、脉率、血压、ECG、心音、呼吸音、CVP、Swan-Ganz 漂浮导管、留置导尿等。

4. 电除颤　心室颤动可分为细颤和粗颤。细颤时电击除颤鲜有成功者，必须设法将细颤转变为粗颤，一般情况下注射肾上腺素多能使细颤转为粗颤。电除颤可分为直流电除颤和交流电除颤两种。

（1）胸外直流电除颤：在心电图监视下突发的心室颤动应在 30 秒至 2 分钟内行胸外电除颤。心室颤动宜先行 CPR 中的 A、B、C 步骤至少 2 分钟，使心肌氧合良好后再行电除颤。

（2）胸内直流电除颤：已开胸的患者可直接行胸内电除颤。

（3）影响电除颤的因素：直流电除颤成功与否与其他影响心肌状态的因素密切相关。①心室颤动时间。②心肌状况。③电解质。④药物。⑤电极板的位置。

5. 人工心脏起搏　是以人工电刺激去激发心肌收缩，是治疗严重心动过缓、房室传导阻滞的重要手段。仅用于已知患者既往存在完全性房室传导阻滞，或复苏后心跳已恢复但难以维持心率者。

（三）复苏后处理

1. 维护循环功能

（1）纠正低血压。

（2）处理高血压。

（3）处理心律失常。

（4）留置导尿管观察尿量，尿液分析。

2. 维持呼吸功能

（1）保持呼吸道通畅。

（2）呼吸恢复延迟的处理。

（3）处理呼吸系统并发症。

（4）机械通气。

3. 保护肾功能。

4. 防治多器官功能衰竭。

［常考考点］心肺复苏术的操作方法。

要点三　脑复苏

1. 低温 - 脱水疗法　其实施要点为：①及早降温，6 小时内逐渐降至预定水平。②足够降温，使头温逐渐降至 28℃，其他部位温度降至 28 ～ 30℃。③降温到底，以恢复听觉为“底”。④及早进行脱水疗法，使脑脊液压力降低在正常水平以下。

2. 高压氧治疗　可使 PaO_2、血氧含量和氧弥散力明显升高，同时也使脑血管收缩、脑积液容积和脑血流量减少，从而减轻脑水肿。

3. 巴比妥类药物治疗　抑制脑代谢，控制抽搐，防止颅内压增高，目前仅用于抗惊厥。

4. 钙离子拮抗药治疗　针对 Ca^{2+} 超载在再灌注损伤中的致病影响，可选尼莫地平、利多氟嗪作为综合治疗。

5. 其他药物治疗　皮质激素、自由基清除剂、催醒药、脑细胞营养药。

［常考考点］脑复苏的处理。

细目二　多器官功能障碍综合征

【考点突破攻略】

要点一　MODS 时各器官病理生理特点

多器官功能障碍综合征（multiple organ dysfunction syndrome，MODS）是指急性疾病过程中 2 个或 2 个以上的重要器官或系统的急性功能障碍综合征。

1. 肺　是在 MODS 进展中最容易受到损害的器官，常是 MODS 早期的表现，症状明显，肺功能障碍可严重地影响全身功能，因而会加速 MODS 的发展。①当毒素或失血等因素引起休克时，可导致肺循环障碍，出现出血、缺氧及酸中毒，并导致肺泡细胞代谢障碍，肺泡表面活性物质减少或缺乏，从而出现肺泡塌陷，肺不张，造成气体交换障碍。②缺氧、酸中毒及细菌内毒素的刺激可使组织释放血管活性物质，中性粒细胞被激活，产生大量氧自由基和介质，使肺毛细血管通透性增加，血浆蛋白及血液有形成分外漏，导致肺间质水肿、肺泡水肿及透明膜形成，进一步损害肺泡气体交换功能。③微循环缺血期间可出现凝血机制障碍及血管内小血栓形成，致使肺广泛性的微血栓栓塞而造成肺动脉高压，出现压力性肺间质水肿。由于肺水肿和肺不张，使得肺通气障碍和动静脉分流增加，出现低氧血症性呼吸功能衰竭。

2. 肾　是在 MODS 进展过程中最早受到影响的重要器官，是由于肾血流灌注不足以及毒素与活化的炎性细胞和介质所直接引起的组织损伤。①各种因素引起的有效循环血量不足，使肾脏处于低灌流状态，交感神经系统兴奋，使肾素-血管紧张素分泌增加，肾血管收缩（肾小球输入小动脉收缩、输出小动脉舒张），从而使肾小球毛细血管静水压降低，肾小球滤过率明显降低，尿量减少。②肾灌注不足，导致肾小管上皮细胞损伤，使滤过液在肾小管内回吸收增加，尿量减少。

3. 肝　是在 MODS 中容易忽略的器官，也是易受到损害的器官，发生率较高。肝脏不仅在代谢方面占有重要的地位，而且也是重要的免疫器官，一旦肝脏受到损害，必然累及其他器官。如临床上所说的“肝肺综合征”“肝肾综合征”等。①细菌毒素、代谢产物、有害物质由肠道进入门静脉时，肝脏即出现病理性损伤。②肝库普弗细胞（Kupffer cell）过度激活，对内毒素、细菌和毒性产物的摄取和消除产生障碍，并影响肝细胞对炎性介质的清除，从而使肝细胞受到损伤。③肝细胞缺血缺氧和代谢障碍，其分泌、合成、转化功能降低，导致胆汁淤积，转氨酶升高，血浆氨基酸谱改变。随着肝功能障碍的逐渐加重，临床上可发生肝性脑病。

4. 胃肠道　既是 MODS 的原发部位，也是主要的靶器官之一。①休克、应激反应、内毒素均可导致胃肠黏膜血流量降低和通透性增加，肠黏膜上皮缺血、脱落，出现片状坏死，形成肠壁多发性浅表溃疡。②小肠绒毛缩短、锐减，使得吸收区减小，选择性吸收和防御屏障功能发生障碍，可出现肠麻痹、消化道出血。③肠道内菌群紊乱，外源性致病菌在肠道内繁殖，并由肝门静脉和肠系膜淋巴结扩散到体循环，释放细菌及毒素，使得病情加重。临床上常表现为不能进食、腹胀、肠麻痹和消化道出血等。

5. 心　心脏功能障碍多发生于 MODS 的终末阶段，实际上早期即已出现损伤。患者多可在 24 小时之内出现心脏指数升高，或者心动过速，经 5 ～ 10 天后心功能可恢复正常。造成心功能障碍的主要因素有以下几方面：①心脏做功增加，处于持续高动力状态，使得新陈代谢加快。②感染、创伤和缺血等使冠状动脉阻力增加，造成心肌供血不足。③心肌细胞线粒体肿胀致使心肌细胞结构破坏。④由于心肌缺血缺氧，心肌抑制因子增加，释放出大量的组胺，心肌细胞内 Na_+ 和 K^+ 分布失调，胞浆网摄入 Ca^{2+} 减少，使酶的活性降低，碱性磷酸酶减少，导致心肌收缩力降低，心输出量减少，心肌传导发生障碍。

要点二　治疗措施

1. 控制感染　积极有效地控制感染对于制止 MODS 的发生和发展是至关重要的。

2. 维持氧的供需平衡　其方法主要是选用合适的血管活性药物，常用的有多巴胺、多巴酚丁胺等；为降低心脏后负荷，可适当使用扩张血管药如硝普钠等，防止组织灌流不足；对严重低氧血症、ARDS 和急性肺损伤等患者应及时进行机械性通气，以充分供氧，并有利于 CO_2 排出。

3. 保护肝肾功能　治疗中应保持器官血流的充分供应，避免使用对肝肾功能有害的药物，为肝脏提供必要的能量、维生素和氨基酸等。

4. 免疫学治疗　肿瘤坏死因子（TNF）被认为是炎症反应的关键性传递物质，可能是败血症和 MODS 的主要病源之一。用内毒素抗体及 TNF 抗体治疗败血症可能有一定作用。

5. 营养 创伤及感染后患者的代谢增高，应特别注意营养补充，尤其是蛋白质和氨基酸的补充。最好经肠道补充，可以避免静脉高营养产生的并发症，更重要的是肠道营养可预防肠黏膜萎缩。

6. 其他 ①中和氧自由基药物，主要的有过氧化氢酶（CAT）、超氧化物歧化酶（SOD）、谷胱甘肽过氧化物酶（GSH–PX）、核酸、维生素 C、胡萝卜素酶、维生素 E 等。②抗溶蛋白酶的药物。③抑制炎性反应的药物，如激素、非激素类抗炎药、前列腺素等。

【例题实战模拟】

A1 型题

1. 下列不属于心跳骤停的诊断依据的是

A. 意识突然消失，呼之不应　B. 大动脉搏动消失　C. 自主呼吸停止

D. 瞳孔缩小如针尖大小　E. 皮肤、黏膜苍白，手术视野血色变暗发紫

2. 在心肺脑复苏过程中，属于延续支持的是

A. A（airway）指保持呼吸道通畅　B. B（breathing）指进行有效的人工呼吸

C. C（circulation）指建立有效的人工循环　D. D（drugs）药物治疗

E. I（intensive care）重症监护治疗

B1 型题

A. 5∶1　B. 15∶1　C. 15∶2　D. 30∶1　E. 30∶2

3. 单人抢救时，胸外按压与人工呼吸的比值是

4. 双人抢救时，胸外按压与人工呼吸的比值是

A. 心　B. 肺　C. 肝　D. 肾　E 胃肠道

5. MODS 进展过程中最早受到影响的器官是

6. MODS 的原发部位和主要靶器官是

【参考答案】

1. D　2. E　3. C　4. A　5. D　6. E

第九单元　疼痛与治疗

细目一　概述

【考点突破攻略】

要点一　疼痛的分类

1. 按疼痛的程度分类

（1）轻度疼痛：程度很轻或仅有隐痛。

（2）中度疼痛：较剧烈，如切割痛或烧灼感。

（3）剧烈疼痛：难以忍受，如绞痛。

2. 按疼痛的病程长短分类

（1）急性疼痛：如创伤、手术 、急性炎症、脏器穿孔等时发生的即刻疼痛。

（2）慢性疼痛：如慢性腰腿痛、晚期癌症痛等。

3. 按疼痛的深浅部位分类

（1）浅表痛：位于体表皮肤或黏膜，性质多为锐痛，比较局限，定位明确。

（2）深部痛：内脏、肌腱、关节、韧带、骨膜等部位的疼痛，性质一般为钝痛，不局限，病人常只能笼统地说明疼痛部位。

4. 按疼痛在躯体的解剖部位分类 分为头痛、颌面痛、颈项痛、肩周痛、上肢痛、胸痛、腹痛、腰背痛、盆腔痛、下肢痛、肛门痛、会阴痛等。

要点二 疼痛的测定与评估

疼痛的程度很难找到客观指标来衡量，基本上是靠患者的主观感觉认识来决定，所以病人善于描述自身疼痛的前后对比，医生却很难掌握个体间疼痛程度的差别。疼痛受多种因素的影响，同一个病人在一天之中疼痛的程度也经常发生变化，所以准确的疼痛分级是不可能的，临床常采用强度量表来进行评估。

1. 视觉模拟评分法 在纸上画一长 10cm 的直线，每厘米注明标号顺序，两端分别表示"无痛"（0）和"想象中剧烈疼痛"（10）。被测者根据其感受程度，在直线上相应部位做记号，以"无痛"端至记号之间的距离即为痛觉评分分数。0 为无痛，4 以下为轻度疼痛，4 ～ 7 为中度疼痛，大于 7 为重度疼痛，10 为最痛或极度疼痛。此法简便易行，直观且易掌握，具有粗略的量化含意，是目前临床最常用的疼痛定量方法，也是比较敏感和可靠的方法。

2. 主诉分级法 病人描述自我感受的疼痛状态，一般将疼痛分为无痛、轻微疼痛、中度疼痛、重度疼痛、极重度疼痛（不可忍受的痛），每级 1 分，分为以下五级表述：

0 级：无痛。

1 级：轻度疼痛。虽有痛感但是仍然可以忍受，能正常生活及睡眠。

2 级：中度疼痛。疼痛不能耐受，需要用止痛剂，睡眠受干扰。

3 级：重度疼痛。疼痛剧烈，伴有自主神经功能紊乱，严重干扰睡眠，被动体位，必须依靠止痛治疗。

4 级：极重度疼痛。为不可忍受的疼痛。

3. 数字分级法 是将疼痛程度用 0 ～ 10 这 11 个数字表示。0 表示无痛，10 表示最痛，被测者根据个人疼痛感受，在其中一个数做记号，表达如下：

0 度：无痛。

Ⅰ度（轻度）：间歇痛，可不用药。

Ⅱ度（中度）：持续痛，影响休息。

Ⅲ度（重度）：持续剧痛，必须用药才能缓解。

Ⅳ度（严重疼痛）：持续剧痛并伴有出汗、心率加快等自主神经症状。

4. 程度积分法

（1）疼痛程度积分法

1 分：轻痛，不影响睡眠及食欲。

2.5 分：困扰痛，疼痛反复发作，有痛苦表情，痛时中断工作，并影响食欲睡眠。

5 分：疲惫痛，持续疼痛，表情痛苦。

7.5 分：难忍痛，疼痛明显，勉强坚持，有显著的痛苦表情。

10 分：剧烈痛，剧痛难忍，伴情绪、体位的变化，呻吟或喊叫，脉搏或呼吸加快，面色苍白，多汗，血压下降。

总分＝疼痛分 × 疼痛小时 / 日。

（2）疗效评定

显效：总分下降 50% 以上。

有效：总分下降 50% 或以下。

无效：总分无下降。

细目二 慢性疼痛的治疗

【考点突破攻略】

要点一 药物治疗

1. 麻醉性镇痛药 常用的有吗啡、哌替啶、芬太尼、二氢埃托啡、可待因等。

2. 解热镇痛抗炎药 常用药有阿司匹林、吲哚美辛、布洛芬、芬必得、双氯芬酸钠、保泰松等。

3. 催眠镇静药 以苯二氮草类最常用，如地西泮、硝西泮和艾司唑仑等。巴比妥类药物多用苯巴比妥、异戊巴比妥、戊巴比妥等。

4. 抗癫痫药 苯妥英钠和卡马西平治疗三叉神经痛有效。

5. 抗忧郁药 常用的有丙米嗪、阿米替林、多塞平（多虑平）等。

要点二 神经阻滞

神经阻滞是指在末梢的脑脊髓神经、脑脊髓神经节、交感神经节等神经内或附近注入局麻药，从而阻断神经传导功能，通过神经阻滞达到解除疼痛、改善血液循环、治疗疼痛性疾病的目的。

常用的交感神经阻滞法有星状神经节阻滞和腰神经节阻滞。

要点三 椎管内注药

1. 蛛网膜下腔注药 常用无水乙醇或酚甘油注入蛛网膜下腔，破坏后根神经，使之产生脱髓鞘作用而达到止痛目的。

2. 硬脊膜外腔注药 硬脊膜外腔阻滞疗法是以止痛及血管扩张为目的，常用的药物是低浓度少量局麻药加入糖皮质激素等。

要点四 痛点注射

在明显的压痛点注射 1% 利多卡因或 0.25% 布比卡因 1 ～ 4mL，加泼尼松龙 0.5mL（12.5μg），每周 1 ～ 2 次，3 ～ 5 次为 1 个疗程，可取得良好效果。

细目三 手术后的镇痛

【考点突破攻略】

要点一 镇痛药物

术后镇痛最常用的药物是阿片类药如吗啡、哌替啶和芬太尼等。

局麻药常选用布比卡因，用于硬膜外镇痛，其作用时间较长，如浓度在 0.2% 以下不会阻滞运动神经，比较安全。

要点二 镇痛方法

1. 口服给药 习惯上一般采用全身给药，然后酌情经口服追加。

2. 椎管内镇痛

（1）蛛网膜下腔镇痛：单次蛛网膜下腔注射阿片类镇痛药，可提供长时间的镇痛作用，但易引起并发症，包括呼吸抑制、皮肤瘙痒、恶心呕吐、尿潴留等，故目前临床少用。

（2）硬膜外腔镇痛：经硬膜外腔给药镇痛的优点是：副作用少，作用确切。最常用的药物是吗啡。常见的不良反应有恶心、呕吐、皮肤瘙痒、尿潴留和呼吸抑制。

3. 胃肠外给药

（1）肌内注射：许多阿片类镇痛药可以通过肌内注射给药。

（2）静脉注射：单次间断静脉注射镇痛药物时，血浆药物浓度易于维持恒定，起效迅速。

（3）其他途径：近年来新的给药途径有经皮贴剂给药，如芬太尼、可乐定、东莨菪碱等。经口腔黏膜吸收用药的镇痛药和苯二氮草类口含制剂也已用于镇痛治疗。

4. 病人自控镇痛（PCA） 可经静脉途径给药，即病人自控静脉镇痛（PCIA）；也可通过硬膜外腔途径给药，即病人自控硬膜外镇痛（PCEA）；还可经皮下给药，即病人自控皮下镇痛（PCSA）。

细目四　癌症疼痛与治疗

【考点突破攻略】

要点一　按阶梯口服用药

1. 第一阶梯用药　为解热镇痛药，如阿司匹林，替代药物有消炎痛、扑热息痛、布洛芬、双氯芬酸、萘普生等。适用于轻度疼痛。

2. 第二阶梯用药　为弱阿片类镇痛药，如可卡因，替代药物有强痛定、羟考酮、曲马多、右丙氧芬等。适用于中度疼痛。

3. 第三阶梯用药　为强效阿片类镇痛药，如吗啡，替代药物有氢吗啡酮、羟吗啡酮、左马喃、美沙酮、芬太尼贴剂和丁丙诺啡等。适用于重度疼痛。

要点二　其他用药方法

1. 椎管内注药

（1）硬膜外腔注入吗啡。

（2）蛛网膜下腔内注入神经破坏药物。

2. 放疗、化疗和激素疗法。

3. 神经外科手术镇痛。

［常考考点］癌症的三阶梯口服用药。

【例题实战模拟】

A1 型题

1. 疼痛程度积分法，5 分是指

A. 轻痛，不影响睡眠及食欲

B. 困扰痛，疼痛反复发作，有痛苦表情，痛时中断工作，并影响食欲、睡眠

C. 疲惫痛，持续疼痛，表情痛苦

D. 难忍痛，疼痛明显，勉强坚持，有显著的痛苦表情

E. 剧烈痛，剧痛难忍，伴情绪、体位的变化，呻吟或喊叫，脉搏或呼吸加快，血压下降

2. 外科手术后硬膜外腔镇痛最常用的药物是

A. 吗啡　B. 哌替啶　C. 芬太尼　D. 布比卡因　E. 布鲁卡因

B1 型题

A. 消炎痛　B. 强痛定　C. 曲马多　D. 美沙酮　E. 右丙氧芬

3. 属于癌症疼痛治疗第一阶段用药的是

4. 属于癌症疼痛治疗第三阶段用药的是

【参考答案】

1. C　2. A　3. A　4. D

第十单元　内镜与腔镜技术

细目一　内镜外科技术

【考点突破攻略】

要点一　基本操作技术

1. 注射术。
2. 钳夹术。
3. 切除术。
4. 导线置入和扩张术。
5. 支架置放术。
6. 氩气刀凝切术。
7. 超声内镜穿刺术。

要点二　内镜在临床上的应用

（一）纤维胃镜

通常所说的胃镜检查包括食管、胃、十二指肠内镜检查。

1. 适应证

（1）凡有上腹部不适，疑有食管、胃、十二指肠疾病者，需胃镜明确诊断。
（2）X 线检查发现食管、胃、十二指肠病变，但性质未明者，需病理诊断。
（3）食管、胃、十二指肠疾病治疗或手术后的随访。
（4）治疗某些食管、胃、十二指肠疾病，如上消化道出血的止血、异物取出、息肉切除、狭窄的扩张等。
（5）晚期胃肠道肿瘤的治疗。

2. 并发症　穿孔、出血、心肺意外、药物反应和感染。

［常考考点］纤维胃镜检查的适应证和并发症。

（二）纤维胆道镜

1. 适应证

（1）胆总管切开后胆汁混浊或呈泥沙样胆汁，或有不明原因的肝内胆管出血。
（2）肝胆管内触及结石或硬结。
（3）需对胆管内病变组织进行活检。
（4）胆道取石前后检查结石的位置以及结石是否取尽。

2. 并发症　出血、胰腺炎、胆管炎、感染等。

［常考考点］纤维胆道镜的适应证和并发症。

细目二　腔镜外科技术

【考点突破攻略】

要点一　基本操作技术

1. 建立气腹，闭合法、开放法。
2. 腹腔镜下止血。

3. 腔镜下组织分离与切开。
4. 腔镜下缝合。
5. 标本取出。

要点二　手术并发症

1. CO_2 气腹相关的并发症与不良反应　皮下气肿、气胸、心包积气、气体栓塞、高碳酸血症与酸中毒、心律失常、下肢静脉淤血和血栓形成、腹腔内缺血、体温下降等。

2. 血管损伤。

3. 内脏损伤　①空腔脏器损伤：包括肝外胆管、小肠、结肠、胃、输尿管和膀胱等。②实质性脏器损伤：包括肝、脾、膈肌、肾、子宫等。

4. 腹壁并发症　戳孔出血与腹壁血肿、戳孔感染、腹壁坏死性筋膜炎和戳孔疝等。

[常考考点] 腔镜外科技术的常见并发症。

【例题实战模拟】

A1 型题

1. 下列不属于纤维胃镜检查并发症的是
A. 穿孔　B. 出血　C. 心血管意外　D. 胰腺炎　E. 药物反应和感染

2. 下列不属于纤维胆管镜适应证的是
A. 胆总管切开后胆汁混浊或呈泥沙样胆汁　B. 肝胆管内触及结石或硬结
C. 需对胆管内病变组织进行活检　D. 胆道取石前后检查结石的位置以及结石是否取尽
E. 胆囊炎

3. 下列不属于纤维胆管镜并发症的是
A. 出血　B. 胰腺炎　C. 胆囊炎　D. 胆管炎　E. 感染

【参考答案】

1. D　2. E　3. C

第十一单元　外科感染

细目一　浅部组织的化脓性感染

【考点突破攻略】

要点一　疖和疖病

（一）临床表现

1. 局部症状　初起毛囊处有红、肿、热、痛的小结节，逐渐肿大并隆起，数天后中央部组织坏死，出现脓栓，红、肿、热、痛随之加重，中心部位变软，随后脓栓脱落，脓液排出，炎症随之消退而愈。

2. 全身症状　一般无全身症状；可出现全身不适、畏寒、发热、头痛、厌食等。面部“危险三角区”的疖，沿眼内眦静脉和眼静脉感染到颅内，引起化脓性海绵状静脉窦炎，出现波及眼部周围的红肿、硬块、疼痛，并有全身寒战高热、头痛、昏迷，甚至死亡。

（二）西医治疗

以局部治疗为主。初起可热敷、理疗、药物外敷，促其吸收消散。如成脓有波动感变软时，可切开引流。面部疖应避免切开、挤压。面部疖和有全身症状的疖和疖病应给予抗生素治疗，并增加营养。患有糖尿病者，应同时治疗糖尿病。

[常考考点] 疖的临床表现及西医治疗。

（三）中医辨证治疗

证型	辨证要点	治法	方剂
暑疖	初起局部皮肤潮红，次日发生肿痛，根脚很浅，范围局限，直径多在 3cm 左右，舌苔黄，脉数	清热利湿解毒	清暑汤加减
蝼蛄疖	疮形肿势虽小，但根脚坚硬，未破如蟮拱头	补益气血，托毒生肌	托里消毒散加减
疖病	好发于项后、背部、臀部等处，疖数个到数十个，反复发作，缠绵经年不愈。阴虚者兼有口渴唇燥，舌红，苔薄，脉细数；脾虚者兼有面色萎黄，纳少便溏，舌淡或有齿痕，苔薄，脉濡	祛风清热利湿	防风通圣散加减

［常考考点］疖和疖病的辨证论治。

要点二 痈

（一）临床表现

1. 局部症状 早期在局部呈片状稍隆起的紫红色浸润区，质地坚韧，界限不清。随后中央形成多个脓栓，破溃后呈蜂窝状。常有局部淋巴结肿大、疼痛。

2. 全身症状 大多数病人有畏寒发热、食欲不振、白细胞计数增高等全身表现。

［常考考点］痈的临床表现。

（二）西医治疗

1. 全身治疗 应注意休息，加强营养支持，镇静止痛，静脉使用抗生素。糖尿病患者应控制血糖。

2. 局部治疗 初起可用热敷、理疗、药物外敷。成脓后切开引流。切开时行“+”字或双“++”字切口才能使引流通畅彻底。

［常考考点］痈的切开引流要求。

（三）中医辨证治疗

证型	辨证要点	治法	方剂
热毒蕴结证	初起局部起一肿块，上有粟粒状脓头，肿块渐向周围扩大，脓头增多，色红灼热疼痛；舌红，苔黄，脉滑数	和营托毒，清热利湿	仙方活命饮加减
阴虚火盛证	局部疮形平塌，根盘散漫，疮色紫滞，不易化脓腐脱，溃出脓水稀少或带血水，疼痛剧烈；伴有高热，唇燥咽干，纳呆，大便秘结，小便短赤；舌红，苔黄，脉细数	滋阴生津，清热托毒	竹叶黄芪汤加减
气血两虚证	局部疮形平塌散漫，疮色晦暗，化脓迟缓，腐肉难脱，脓水清稀，闷肿胀痛，疮口易成空壳；兼有发热，精神不振，面色苍白；舌淡，苔白腻，脉数无力	调补气血	十全大补汤加减

［常考考点］痈的辨证论治。

要点三 急性蜂窝织炎

（一）临床表现

由溶血性链球菌引起的急性蜂窝织炎因链激酶和透明质酸酶的作用，病变扩展迅速，不易局限，有时引起脓毒血症；由金黄色葡萄球菌感染引起的急性蜂窝织炎则易局限形成脓肿；由厌氧菌感染引起的急性蜂窝织炎可出现捻发音，常见于被肠道、泌尿道内容物污染的会阴部、腹部伤口，脓液恶臭，全身症状重。

发生部位浅者红、肿、热、痛等局部症状明显，范围扩大迅速，进而中心坏死、化脓，出现波动感。部位深者局部红肿不明显，但局部水肿、压痛明显，并伴有全身症状。发生于口底、颌下、颈部的急性蜂窝织炎可因炎症水肿扩展引起喉头水肿，出现呼吸困难，有发生窒息的危险。

［常考考点］急性蜂窝织炎的表现。

（二）西医治疗

1. 局部治疗 初起应休息，局部理疗，药物外敷。一旦脓肿形成，应及时切开引流。位于口底、颌下的急性蜂窝织炎，应早期切开减压引流。

2. 全身治疗 应加强营养支持、止痛，应用抗生素治疗。

（三）中医辨证治疗

证型	辨证要点	治法	方剂
锁喉痈	小儿多见，感染起源于口腔或面部。初起喉结处红肿绕喉，根脚散漫，坚硬灼热疼痛；经2～3天后，肿势可延及腮颊，下至前胸；伴有壮热口渴，头痛项强，大便燥结，小便短赤；苔黄腻，舌红绛，脉弦滑数或洪数	散风清热，化痰解毒	普济消毒饮加减
臀痈	臀部肌内注射染毒或患疮疖挤压等引起。臀部一侧初起疼痛，肿胀焮红，皮肤红肿以中心最为明显而四周较淡，边缘不清，红肿逐渐扩大而有硬结。伴恶寒发热，头痛骨楚，食欲不振，舌质红，苔黄或黄腻，脉滑数	清热解毒，和营利湿	黄连解毒汤合仙方活命饮加减
足发背	多因足癣感染引起。初起足背红肿灼热疼痛，肿势弥漫，边界不清，影响活动，舌红，苔黄腻，脉弦数	清热解毒，和营利湿	五神汤加减

［常考考点］急性蜂窝织炎的辨证论治。

要点四　丹毒

（一）临床表现

好发部位为下肢和头面部。起病急，病人常有头痛、畏寒、发热等全身症状。局部表现呈片状红疹，颜色鲜红，中间较淡，边缘清楚，略微隆起。手指轻压可使红色消退，松压后很快又恢复鲜红色。红肿向四周扩展时，中央红色逐渐消退、脱屑，转为棕黄色。红肿区有时有水疱形成，局部有烧灼样疼痛。常伴有附近淋巴结肿大、疼痛。病人常有头痛、畏寒、发热等全身症状。

［常考考点］丹毒的临床表现。

（二）西医治疗

注意休息，抬高患肢。局部湿热敷。全身应用青霉素或磺胺药。应积极治疗足癣，减少丹毒复发。

（三）中医辨证治疗

证型	辨证要点	治法	方剂
风热毒蕴证	发于头面部，皮肤焮红灼热，肿胀疼痛，甚则发生水疱，眼胞肿胀难睁；伴恶寒，发热，头痛；舌质红，苔薄黄，脉浮数	疏风清热解毒	普济消毒饮
肝脾湿火证	发于腰胯胁下，大片鲜红，红肿蔓延，摸之灼手，肿胀触痛；舌红，苔黄腻，脉弦滑数	清肝泄热利湿	龙胆泻肝汤或柴胡清肝汤加减
湿热毒蕴证	下肢小腿处灼热肿胀，痛如火燎，表面光亮；舌红，苔黄腻，脉滑数。反复发作可形成大脚风	利湿清热解毒	五神汤合萆薢渗湿汤加减
胎火蕴毒证	多发生于初生儿。脐腹部开始皮肤鲜红，向外游走遍体，压之减退，放手又显，表面紧张光亮，摸之灼手，肿胀触痛；兼有发热，舌红，苔黄，脉数	凉血清热解毒	犀角地黄汤加减

［常考考点］丹毒的辨证论治。

要点五　浅部急性淋巴管炎与淋巴结炎

（一）临床表现

急性淋巴管炎分为网状淋巴管炎（丹毒）和管状淋巴管炎。管状淋巴管炎常见于四肢，尤以下肢多见，常合并有手足癣感染。分为深、浅两种。浅部淋巴管受累时，常在伤口或感染灶肢体近侧出现一条或数条“红线”，硬且明显压痛。深部淋巴管炎看不到红线，但肢体明显肿胀和压痛，特别是淋巴管走行部位压痛更明显。伴有全身不适、畏寒发热、头痛、乏力、食欲不振等。

急性淋巴结炎早期，有局部淋巴结肿大、疼痛和压痛；病情发展，则有局部红肿热痛加剧。炎症继续向淋巴结周围蔓延，可扩展成肿块，出现发热、头痛、乏力等全身症状，也可发展形成脓肿，呈外痈表现。

（二）西医治疗

及时处理原发病灶，如损伤、手足癣、感染灶等。抬高患肢，局部休息。形成脓肿应切开引流。早期应全身使用抗生素。

（三）中医辨证治疗

证型	辨证要点	治法	方剂
红丝疔	多发于下肢小腿部，先有足部疔或足癣感染，上延红丝，常伴有发热，头痛，行动不便，局部肿胀、压痛，重者畏寒，纳呆；舌红，苔黄腻，脉数	清热解毒	五味消毒饮加减。火毒入营者合犀角地黄汤，黄连解毒汤
颈痈	初起结块形如鸡卵，皮色不变，肿胀、灼热、疼痛。逐渐漫肿坚实；伴有寒热、头痛、项强；舌红，苔黄腻，脉滑数	散风清热，化痰消肿	牛蒡解肌汤加减
腋痈	初起腋下可触及肿块，皮色不变，灼热疼痛，同时上肢活动不利；伴有恶寒发热，纳呆；舌红，苔薄白，脉滑数	清肝解郁，消肿化毒	柴胡清肝汤加减
胯腹痈	初起腹股沟部结块，形如鸡卵，肿胀发热，皮色不变，疼痛明显；伴有畏寒发热；舌红，苔黄腻，脉滑数	清热利湿解毒	五神汤合萆薢渗湿汤加减
委中毒	腘窝处木硬肿胀，焮红疼痛，皮色如常或微红，形成肿块则患肢小腿屈伸困难，行动不便；伴有恶寒发热，纳呆；舌红，苔黄腻，脉滑数	和营祛瘀，清热利湿	活血散瘀汤加减

［常考考点］浅部淋巴管炎和淋巴结炎的辨证论治。

要点六　脓肿

（一）临床表现

浅表脓肿可见局部隆起，红肿热痛明显，压之剧痛，有波动感。深部脓肿则红肿和波动感不明显，但局部疼痛、水肿、有压痛，患处可发生功能障碍。在压痛或水肿最明显处用粗针穿刺，抽得脓液即可确诊。大的或深部脓肿常有明显的全身症状。

（二）西医治疗

有全身症状者，应用敏感抗生素治疗并对症处理。脓肿已经形成，一经诊断，即应切开引流。

（三）中医辨证治疗

证型	辨证要点	治法	方剂
余毒流注证	发病前有疖、疔、痈等病史，局部漫肿疼痛，伴壮热、口渴，甚则神昏谵语；舌红，苔黄腻，脉洪数	清热解毒，凉血通络	黄连解毒汤合犀角地黄汤加减
火毒结聚证	多见于体表感染，患部肿势高突，焮热灼痛，有波动感；舌红，苔黄，脉数	清火解毒透脓	五味消毒饮合透脓散加减
瘀血流注证	劳伤筋脉诱发者，多发于四肢内侧；跌打损伤诱发者，多发于伤处；患部肿痛，皮色微红或呈青紫，溃后脓液中夹有瘀血块；舌红或边有瘀点，苔薄黄或黄腻，脉数或涩	和营祛瘀，清热化湿	活血散瘀汤加减
暑湿流注证	夏秋季节多见；局部漫肿疼痛；初起恶寒发热，头胀，胸闷呕恶；舌红，苔白腻，脉滑数	清热解毒化湿	清暑汤加减

［常考考点］脓肿的辨证论治。

【例题实战模拟】

A1 型题

1. 治疗丹毒风热化火证，应首选青霉素加

A. 五神汤　B. 化斑解毒汤　C. 柴胡清肝汤　D. 普济消毒饮　E. 桃红四物汤

2. 面部“危险三角区”疖最危险的并发症是

A. 眼球感染　B. 面部蜂窝织炎　C. 海绵窦静脉炎　D. 窒息　E. 毒血症

A2 型题

3. 患者，男，70 岁。上唇一个毛囊尖处出现红肿、疼痛的结节，中央部有灰黄色小脓栓形成。下列处置错误的是

A. 休息　B. 外敷鱼石脂膏　C. 挤出脓栓，以利引流　D. 应用抗生素　E. 湿热敷

4. 患者，背部肿胀灼痛 5 天，伴发热，口渴，大便干结。检查：背部有一个 15cm×7cm 的红肿块，上有很多个小脓头，舌红苔黄，脉滑数。其治法是

A. 和营托毒，清热利湿　B. 凉血泻火，清热利湿　C. 清热解毒，凉血泻火　D. 清热凉血解毒　E. 凉血解毒，清热利湿

5. 患者，男，30 岁。腋下触及肿块，皮色不变，灼热疼痛，同时上肢活动不利；伴有恶寒发热，纳呆，舌红，苔薄白，脉滑数。治疗的方剂是

A. 活血散瘀汤　B. 柴胡清肝汤　C. 牛蒡解肌汤　D. 黄连解毒汤　E. 五味消毒饮

【参考答案】

1. D　2. C　3. C　4. A　5. B

细目二　手部急性化脓性感染

【考点突破攻略】

要点一　脓性指头炎

（一）临床表现

初起时指端有针刺样疼痛，随组织肿胀，压力增高，产生剧痛。当指动脉被压时，转为搏动性疼痛。指头红肿并不明显，或反呈黄白色。轻触指头即产生剧烈疼痛。多伴有发热，全身不适，白细胞计数增高等。晚期大部分组织因缺血坏死、神经末梢受压和营养障碍而麻痹，疼痛反而减轻。因指骨缺血坏死，可形成慢性骨髓炎。

（二）西医治疗

初起可采用热敷，并酌情使用抗生素或内服中药治疗。出现跳痛，指头张力增高时，即应切开减压、引流。在患指末节侧面作纵切口，不可超过指关节。如脓腔较大，亦可作对口引流。

（三）中医辨证治疗

证型	辨证要点	治法	方剂
火毒结聚证	指端隐痛，继而刺痛，灼热肿胀，发红不明显，指末节呈蛇头状；舌红，苔黄，脉数	清热解毒	五味消毒饮加减
热盛肉腐证	指端剧烈跳痛，触之痛甚；兼有畏寒、发热、头痛，全身不适，纳呆，失眠；舌红，苔黄，脉数	清热解毒，透脓止痛	黄连解毒汤合五味消毒饮加减

［常考考点］脓性指头炎的临床表现及西医处理（注意：患指末节侧面作纵切口，不可超过指关节）。

要点二　急性化脓性腱鞘炎和化脓性滑囊炎

（一）临床表现

病情发展迅速，24 小时左右即可出现剧烈疼痛和明显炎症，伴有发热、头痛、全身不适等症状。

1. 急性化脓性腱鞘炎　除手指末节外，患指呈明显均匀肿胀，皮肤高度紧张。轻度屈曲使腱鞘处于松弛位，以减轻疼痛。任何轻微的被动伸指动作均能引起剧烈疼痛。化脓后若不及时切开减压引流，腱鞘内脓液积聚，压力迅速增高，可致肌腱坏死而丧失患指功能。感染亦可向近侧蔓延到手掌深部间隙，或经滑液囊扩散到腕部和前臂。

2. 化脓性滑囊炎　小指腱鞘炎可蔓延到尺侧滑液囊；拇指腱鞘炎可蔓延到桡侧滑液囊，而引起滑囊炎，同时还有小鱼际或大鱼际处的剧烈肿胀、疼痛和压痛。

（二）西医治疗

早期治疗与脓性指头炎相同。如治疗无好转，应及早切开减压引流，以防止肌腱受压坏死。腱鞘炎切口应选在手指侧面，切口不能超过指关节，不能损伤指神经、血管。滑液囊感染的切口，分别选择在小鱼际和大鱼际处。

（三）中医辨证治疗

参照“脓性指头炎”。

［常考考点］急性化脓性腱鞘炎和化脓性滑囊炎脓成以后切开引流的切口位置。

要点三　掌深部间隙感染

（一）临床表现

手掌深部间隙感染时，掌心凹陷消失，隆起，皮肤紧张发白，压痛明显。中指、无名指、小指半屈位。手背肿胀严重，伴有高热、头痛、脉快等全身症状。

鱼际间隙感染时，大鱼际处和拇指指蹼肿胀，压痛显著。掌中凹陷存在，食指半屈位，拇指半屈并外展，活动受限，不能对掌，同时伴有全身症状。

（二）西医治疗

早期行理疗、外敷药物，并使用大剂量抗生素。短期内无好转时，应及早切开引流。掌中间隙感染切口在掌横纹中 1/3 处，行横形切口，或在中指、无名指指蹼间行纵切口，长 1 ～ 1.5cm；鱼际间隙感染时，在大鱼际偏尺侧波动感最明显处，或在拇指、食指指蹼虎口处行切口。

（三）中医辨证治疗

参照“脓性指头炎”。

［常考考点］掌深部间隙感染的切口位置。

【例题实战模拟】

A1 型题

1. 下列有关脓性指头炎的叙述，不正确的是

A. 指端有针刺样疼痛　B. 指头呈黄白色　C. 可有搏动性疼痛　D. 伴有发热　E. 患指呈明显均匀肿胀

2. 脓性指头炎的切开引流的要求是

A. 指端做横切口　B. 指腹做弧形切口　C. 患指末节侧面做纵向切口

D. 患指末节侧面做“S”形切口　E. 患指末节侧面做弧形切口

A2 型题

3. 患者，诊断为脓性指头炎。症见指端剧烈跳痛，触之痛甚，兼有畏寒、发热、头痛，全身不适，纳呆，失眠，舌红，苔黄，脉数。宜内服的方剂是

A. 五味消毒饮　B. 黄连解毒汤合五味消毒饮　C. 清营汤　D. 透脓散　E. 活血散瘀汤

B1 型题

A. 指端　B. 指腹　C. 手指侧面　D. 手指正面　E. 大小鱼际

4. 腱鞘炎化脓后的切口应在

5. 滑液囊感染化脓后的切口应在

【参考答案】

1. E　2. C　3. B　4. C　5. E

细目三　全身性感染

【考点突破攻略】

要点一　临床表现

1. 脓毒症的主要表现　骤起寒战，继以高热，可达 40 ～ 41℃；或低温，起病急，病情重，发展迅速；头痛、头晕、恶心、呕吐、腹胀、面色苍白或潮红、出冷汗；神志淡漠或烦躁、谵妄和昏迷；心率加快，脉搏细速，呼吸急促或困难；肝、脾可肿大，严重者出现黄疸或皮下出血瘀斑等。

2. 感染致病菌的临床特点　脓毒症的临床表现尚因感染致病菌种的不同而存在某些差别。根据临床上常见的致病菌，可分为三大类型：

（1）革兰阳性细菌脓毒症：特点是可有或无寒战，发热呈稽留热或弛张热。病人面色潮红，四肢温暖、干燥，多呈谵妄和昏迷。常有皮疹、腹泻、呕吐，可出现转移性脓肿，易并发心肌炎。发生休克的时间较晚，血压下降也较缓慢。

（2）革兰阴性杆菌脓毒症：特点是一般以突然寒战开始，发热可呈间歇热，严重时体温不升或低于正常。病人四肢

厥冷、发绀、少尿或无尿。有时白细胞计数增加不明显或反见减少。休克发生早，持续时间长。

（3）真菌性脓毒症：临床表现酷似革兰阴性杆菌脓毒症。病人突然发生寒战、高热（39.5～40℃），一般情况迅速恶化，出现神志淡漠、嗜睡、血压下降和休克，少数病人尚有消化道出血。周围血象常可呈白血病样反应，出现晚幼粒细胞和中幼粒细胞，白细胞计数可达 25×10^9/L。

要点二　西医治疗

（1）原发感染灶的处理。

（2）抗菌药物的应用：对真菌性脓毒症应尽量停用广谱抗生素，改用对原来感染有效的窄谱抗生素，并全身应用抗真菌药物。

（3）支持疗法。

（4）对症治疗。

（5）减轻中毒症状和防治休克：联合使用抗生素和肾上腺皮质激素，减轻全身炎性反应和中毒症状，防治休克及重要器官功能衰竭。

要点三　中医辨证治疗

证型	辨证要点	治法	方剂
疔疮走黄证	在原发病灶的基础上突然疮顶陷黑无脓，肿势软漫，迅速向周围扩散，皮色暗红；伴寒战高热，头痛，烦躁不安；舌质红绛，苔黄燥，脉洪数	凉血清热解毒	五味消毒饮合黄连解毒汤加减
火陷证	多见于有头疽1～2周的毒盛期。局部疮顶不高，根盘散漫，疮色紫滞，疮口干枯无脓，灼热疼痛；伴壮热口渴，便秘溲赤，烦躁不安，甚者神昏谵语、发痉；舌质红绛，苔黄燥或黄腻，脉洪数或滑数	凉血解毒，泄热养阴，清心开窍	清营汤加减
干陷证	多见于有头疽2～3周的溃脓期。局部脓腐不透，疮口中央糜烂，脓少而薄，疮色灰暗，肿势平塌，散漫不聚，胀闷或微痛不甚；伴发热或恶寒，神疲纳少，自汗，胁痛，神昏谵语，气息短促；舌质淡红，脉虚数；或体温反而不高，肢冷，大便溏薄，小便频数；舌质淡，苔灰腻，脉沉细	补养气血，托毒透邪，佐以清心安神	托里消毒散加减
虚陷证	多见于有头疽第4周的收口期。局部肿势已退，疮口腐肉已尽，而脓水稀薄色灰，或偶带绿色，新肉不生，状如镜面，光白板亮，不知疼痛；伴虚热不退，形神委顿，纳食日减，或有腹痛腹泻，自汗肢冷，气息短促；舌淡，苔薄白或无苔，脉沉细或虚大无力	温补脾肾	附子理中汤加减

［常考考点］全身性感染的辨证论治。

【例题实战模拟】

A1 型题

1. 治疗全身性感染火陷证，应选用

A. 托里消毒散　B. 附子理中汤　C. 清营汤　D. 五味消毒饮　E. 黄连解毒汤

A2 型题

2. 患者，诊断为有头疽。症见局部肿势已退，疮口腐肉已尽，而脓水稀薄色灰，新肉不生，状如镜面，光白板亮，不知疼痛；全身热不退，形神委顿，纳食日减，自汗肢冷，气息短促；舌淡，苔薄白，脉沉细。辨证为

A. 疔毒走黄证　B. 火陷证　C. 干陷证　D. 虚陷证　E. 邪入心营证

【参考答案】

1. C　2. D

细目四　特异性感染

【考点突破攻略】

要点一　破伤风

（一）临床表现

1. 潜伏期　长短不一，潜伏期越短，症状越重，死亡率越高。

2. 前驱症状　有头昏头痛、失眠、乏力、烦躁不安，伤口局部疼痛，附近肌肉有牵拉感，咀嚼肌酸胀，反射亢进。一般持续 10 ～ 24 小时。

3. 典型症状

（1）肌肉持续性收缩。全身肌肉呈持续性强烈收缩，先是咀嚼肌，以后顺序为面肌、颈肌、背腹肌，最后是膈肌和肋间肌。逐渐咀嚼不便、张口困难、牙关紧闭、苦笑面容、颈项强直、角弓反张、呼吸困难。

（2）肌肉阵发性痉挛和抽搐，伴面色发绀，呼吸急促，口吐白沫，全身大汗，四肢抽搐不止，发作间歇期肌肉仍不能完全松弛。

4. 并发症　①呼吸困难、窒息是破伤风病人死亡的主要原因。②肺部感染。③水、电解质紊乱和酸中毒。④肌肉撕裂、骨折。

［常考考点］破伤风的典型症状和并发症。

（二）西医治疗

1. 消除毒素来源，扩创引流。

2. 中和游离毒素，使用破伤风抗毒素。

3. 控制和解除痉挛，减轻病人痛苦，降低体能消耗，防止窒息和并发症发生（①保持环境安静。②镇静、解痉）。

4. 应用抗生素抑制破伤风杆菌生长，防止其他细菌感染。

5. 支持治疗。

6. 保持呼吸道通畅。

［常考考点］破伤风的西医处理。破伤风抗毒素的应用。

（三）中医辨证治疗

证型	辨证要点	治法	方剂
风毒在表证	轻度张口及吞咽困难，全身肌肉痉挛，或只限于破伤部位局部肌肉痉挛，抽搐较轻，痉挛期短，间歇期长；舌苔白腻，脉弦数	祛风镇痉	玉真散合五虎追风散加减
风毒入里证	发作频繁，间歇期短，全身肌肉痉挛，发热汗多，牙关紧闭，角弓反张，抽搐频作，呼吸急促，痰涎壅盛，大便秘结，小便短赤；舌质红，苔黄糙，脉弦数	祛风镇痉，清热解毒	木萸散加减
阴虚邪留证	疾病后期，抽搐停止，倦怠乏力，头晕，心悸，口渴，面色无华，牙关不适，偶有痉挛或屈伸不利；舌淡红，苔少，脉细数无力	益胃养阴，疏风通络	沙参麦冬汤加减

［常考考点］破伤风的中医辨证论治。

要点二　气性坏疽

（一）临床表现

1. 全身表现　创伤后并发此症的时间最早为伤后 8 ～ 10 小时，最迟为 5 ～ 6 日，通常在伤后 1 ～ 4 日。临床特点是：病情突然恶化，烦躁不安，有恐惧或欣快感；皮肤、口唇变白，大量出汗，脉搏快速，体温逐步上升。随着病情的发展，可发生溶血性贫血、黄疸、血红蛋白尿、酸中毒，全身情况可在 12 ～ 24 小时内全面迅速恶化。

2. 局部表现　伤肢沉重或疼痛，持续加重，犹如胀裂，止痛剂不能奏效；局部肿胀与创伤所能引起的程度不成比例，并迅速向上、下蔓延。伤口中有大量浆液性或浆液血性渗出物，可浸湿厚层敷料，有时可见气泡从伤口中冒出。皮下由于气、水混杂，可触及捻发音。局部张力大，皮肤受压而发白，浅部静脉回流发生障碍，故皮肤表面可出现如大理石样斑纹，伤口可有恶臭。

［常考考点］气性坏疽的临床表现。

（二）西医治疗

1. 急症清创。
2. 应用抗生素，首选青霉素。
3. 高压氧治疗。
4. 全身支持疗法。

（三）中医辨证治疗

证型	辨证要点	治法	方剂
湿热火盛，燔灼营血证	起病急骤，患肢沉重、灼热、肿胀、剧痛，皮色暗红，按之凹陷，良久不起；皮肤可见水疱，中央皮肉腐烂，四周紫黑色，迅速腐烂，疮形略凹陷，溃后流出脓液稀薄如水、恶臭，并混以气泡，轻压周围组织有捻发音；伴有高热、烦渴、纳差、呕恶、神昏、溲赤；舌红绛，苔黄燥，脉洪数	清火利湿，凉血解毒	黄连解毒汤、犀角地黄汤合三妙丸加减
气血不足，心脾两虚证	腐肉大片脱落，疮口日见扩大，疮面色淡，收口缓慢；伴神疲乏力，纳差；舌淡、脉细	益气补血，养心健脾	八珍汤合归脾汤

［常考考点］气性坏疽的辨证论治。

【例题实战模拟】

A1 型题

1. 下列有关气性坏疽的治疗，错误的是

A. 急症清创　B. 首选青霉素　C. 高压氧治疗　D. 全身支持疗法　E. 肾上腺皮质激素

2. 气性坏疽治疗应首先采取的措施是

A. 病变区先做广泛、多处切开，后用氧化剂冲洗　B. 截除患肢　C. 全身支持治疗　D. 中医治疗　E. 抗生素治疗

3. 以下属于外科特异性感染的是

A. 破伤风　B. 丹毒　C. 痈　D. 特殊部位的伤口感染　E. 伤口的厌氧菌感染

4. 下列不属于破伤风并发症的是

A. 呼吸困难　B. 肺部感染　C. 肌肉撕裂　D. 颅内感染　E. 电解质紊乱

A2 型题

5. 患者，诊断为破伤风。发作频繁，间歇期短，全身肌肉痉挛，发热汗多，牙关紧闭，角弓反张，抽搐频作，呼吸急促，痰涎壅盛，大便秘结，小便短赤；舌质红，苔黄糙，脉弦数。其应内服的方剂是

A. 玉真散合五虎追风散　B. 木萸散　C. 沙参麦冬汤　D. 羚角钩藤汤　E. 天麻钩藤饮

【参考答案】

1. E　2. A　3. A　4. D　5. B

第十二单元　损　伤

细目一　颅脑损伤

【考点突破攻略】

要点一　脑震荡

（一）临床表现

1. 一过性昏迷　受伤后立即出现短暂的昏迷，常为数分钟，一般不超过半小时。

2. 逆行性遗忘　清醒后不能回忆受伤之时或受伤前后的情况，但对往事却能清楚回忆，故又称“近事遗忘症”。

3. 较重者　在昏迷期间可有皮肤苍白、出汗、血压下降、心动徐缓、呼吸浅慢等表现，但随着意识的恢复很快趋于正常。清醒后可有头痛、头晕、恶心、呕吐等症状。

4. 神经系统检查　无阳性体征。

（二）西医治疗

对症治疗，输液、吸氧，适量给予镇静止痛剂和调节血管药物。如恶心呕吐较重者，服用小剂量的冬眠灵、灭吐灵等，并静脉应用脱水药。

（三）中医辨证治疗

证型	辨证要点	治法	方剂
昏迷期	脑部受外力震击后昏迷不醒，持续时间一般不超过30分钟；或心神恍惚，无抽筋；舌质淡红，苔薄，脉弦滑	开窍通闭	苏合香丸或至宝丹急灌服
苏醒期	清醒后见头痛、头晕、恶心，时有呕吐、夜寐不宁等症状	祛瘀止痛，和胃止呕	柴胡细辛汤加减
恢复期	7～10天以后仍感头微晕，肢倦乏力，精神不振；舌质淡，苔薄白，脉细弱	益气补肾，养血健脑	可保立苏汤加减

［常考考点］脑震荡的临床表现及辨证论治。

要点二　脑挫裂伤

（一）临床表现

1. 昏迷。

2. 局灶症状和体征　随脑受损的部位、范围和程度不同而异，对诊断和判定脑伤的部位很有意义。若大脑功能区受损，可立即呈现相应的神经功能障碍或体征，如运动区损伤出现锥体束征、肢体抽搐或偏瘫，语言中枢损伤出现失语等。发生于“哑区”的损伤则无局灶症状或体征出现。

3. 颅内压增高与脑疝　为继发脑水肿或颅内血肿所致，使昏迷或瘫痪程度加重，或意识好转，清醒后又变为模糊，同时有血压升高、心率减慢、呼吸加深、瞳孔不等大及锥体束征等表现。

4. 其他表现　常合并蛛网膜下腔出血，因而出现脑膜刺激征，如颈项强直、克氏征阳性并有血性脑脊液；若合并颅底骨折，则引起附近软组织出血征象和脑脊液漏。

（二）西医治疗

1. 脱水疗法是防治脑水肿、降低颅内压的有效措施。一般用渗透性脱水剂或利尿脱水剂。
2. 肾上腺皮质激素的运用。
3. 神经营养剂和促醒药物。
4. 高压氧疗法。
5. 低温疗法。
6. 防治并发症，积极防治消化道出血、肺炎、癫痫等并发症。

（三）中医辨证治疗

证型	辨证要点	治法	方剂
昏愦期	昏愦深着，两手握固，牙关紧闭；脉沉迟	辛香开窍，通闭醒神	苏合香丸或黎洞丸；安宫牛黄丸（热闭神昏）；至宝丹（痰热蒙窍）
苏醒期	神志恍惚不清，头痛头晕，呕吐恶心，夜寐不宁，或醒后不省人事，昏沉嗜卧；脉细无力	镇心安神，升清降浊	琥珀安神汤加减。若眩晕不止，或夜寐烦躁不宁甚者，用天麻钩藤饮；若痰气上逆，神志迷蒙，不能自主者，改用癫狂梦醒汤加减
恢复期	神情痴呆，或失语，或语言謇涩，或错语健忘，或半身不遂，四肢麻木；舌干红无苔，脉弦细数	益气养阴，祛瘀开窍	补阳还五汤合救呆至神汤加减

［常考考点］脑挫裂伤的表现和辨证论治。

要点三　颅内血肿

（一）临床表现

1. 意识障碍的变化　意识障碍有嗜睡、蒙眬、浅昏迷、深昏迷几个级别。

（1）昏迷－清醒－再昏迷：常是颅内血肿，尤其是硬脑膜外血肿的典型症状。

（2）持续昏迷并呈进行性加重：伤情严重，颅内压增高较快，易发生脑疝。

（3）清醒－昏迷：伤后无原发性昏迷若干时间后，出现昏迷并进行性加重，多见于小儿颅内血肿。

2. 瞳孔改变　瞳孔改变多发生在患侧，可先缩小，对光反应迟钝，继之瞳孔进行性扩大，对光反应消失，提示已发生小脑幕切迹疝。

3. 锥体束征　早期出现的一侧肢体肌力减退，如无进行性加重表现，可能是脑挫裂伤的局灶体征；如果是稍晚出现或早期出现而有进行性加重，则应考虑为血肿引起脑疝或血肿压迫运动区所致；去大脑强直为脑疝晚期表现。

4. 生命体征　常为进行性的血压升高、心率减慢和呼吸深慢（“两慢一高”）。由于颞区的血肿大都先经历小脑幕切迹疝，然后合并枕骨大孔疝，故严重的呼吸循环障碍常在经过一段时间的意识障碍和瞳孔改变后才发生；额区或枕区的血肿则可不经历小脑幕切迹疝而直接发生枕骨大孔疝，可表现为一旦有了意识障碍，瞳孔变化和呼吸骤停几乎是同时发生。

（二）西医治疗

颅内血肿诊断一经确立，即应争分夺秒立即进行手术抢救，力求在脑疝形成前施行急诊手术，切忌进行不必要的辅助检查。

1. 颅内血肿的手术指征

（1）意识障碍程度逐渐加深。

（2）颅内压的监测压力在 2.7kPa（270mmH_2O）以上，并呈进行性升高表现。

（3）有局灶性脑损害体征。

（4）CT 检查血肿较大（幕上者＞40mL，幕下者＞10mL），或血肿虽不大但中线结构移位明显（移位＞1cm）、脑室或脑池受压明显。

（5）在非手术治疗过程中病情恶化。

2. 术前准备　快速为伤员剃光头、备血和留置导尿。已发生脑疝者快速静滴脱水剂。

3. 常用的手术方式　开颅血肿清除术；钻孔探查术；脑室引流术；钻孔引流术；去骨瓣减压术。

［常考考点］颅内血肿的诊断及手术指征。

【例题实战模拟】

A1 型题

1. 下列不属于脑震荡诊断要点的是

A. 有一过性昏迷，不超过半个小时　B. 肢体活动障碍　C. 近事遗忘
D. 有头部外伤史　E. 神经系统检查及有关辅助检查均无阳性体征

2. 病人外伤后，疑为脑震荡，下列临床症状中最具有诊断意义的是

A. 头部有伤痕　B. 有短暂昏迷和逆行性遗忘　C. 颅骨有骨折
D. 有生命体征的改变　E. 头颅 CT 正常

A2 型题

3. 青年男性，4 小时前跌伤头部，昏迷约 10 分钟，醒后逐渐头痛剧烈、呕吐频繁，约半小时后再次昏迷。入院时检查：血压 21.3/12.0kPa（160/90mmHg），脉率 70 次 / 分，呼吸 20 次 / 分，右颞部头皮挫伤，右侧瞳孔大于左侧，右瞳孔对光反射消失，左上下肢瘫痪并有锥体束征；X 线摄片右颞可见一横行骨折线。该病例可诊断为

A. 右侧硬脑膜外血肿　B. 脑震荡　C. 右侧脑挫裂伤　D. 脑水肿　E. 弥漫性轴索损伤

4. 头部外伤后病人当即昏迷，半小时后方苏醒，发现右侧肢体轻瘫，腰穿呈血性脑脊液，以后逐渐好转。最可能的诊断是

A. 脑震荡　B. 脑挫裂伤　C. 急性硬脑膜外血肿　D. 急性硬脑膜下血肿　E. 脑内血肿

【参考答案】

1. B　2. B　3. A　4. B

细目二　胸部损伤

【考点突破攻略】

要点一　肋骨骨折

（一）临床表现

1. 有明确的外伤史。

2. 局部疼痛　尤其在深呼吸、咳嗽或转动体位时加剧。尚可出现不同程度的呼吸困难和循环障碍。

3. 体格检查　受伤的局部胸壁有时肿胀，按之有压痛，甚至可有骨摩擦感。多根多处肋骨骨折时伤侧胸壁可有反常呼吸运动。受伤的胸壁部分脱离胸廓整体，失去支持形成浮（动）胸壁，也称连枷胸。

（二）西医治疗

1. 闭合性单处肋骨骨折　治疗的重点是止痛、固定胸廓和防治并发症。

2. 闭合性多根多处肋骨骨折　若胸壁软化范围较小，除止痛外尚需局部压迫包扎。大块胸壁软化或两侧胸壁有多根多处肋骨骨折时，因反常呼吸运动、呼吸道分泌物增多或血痰阻塞气道，病情危笃，需采取紧急措施，清除呼吸道分泌物，以保证呼吸道通畅；对咳嗽无力、不能有效排痰或呼吸衰竭者，要行气管插管或气管切开。

3. 胸壁反常呼吸运动的局部处理　包扎固定法；牵引固定法；内固定法。

4. 开放性肋骨骨折　需彻底清创。如胸膜已穿破，尚需行胸膜腔引流术。多根多处肋骨骨折者，于清创后用不锈钢丝做内固定术。手术后应用抗生素。

（三）中医辨证治疗

证型	辨证要点	治法	方剂
气滞血瘀证	伤后胁肋刺痛，痛处固定，局部可见瘀斑、瘀点，呼吸及咳嗽时疼痛加重；舌质紫暗，脉象沉涩	活血化瘀，理气止痛	复元活血汤加减
肺络损伤证	伤后胁肋刺痛，痛处固定，伴见咳嗽、咯血或痰中带血，甚则呼吸短促，胸部胀闷；舌质紫，脉沉涩	宁络止血，止咳平喘	十灰散合止嗽散加减
筋骨不续证	伤处肿痛减轻，骨折处尚未愈合；舌质暗红，脉弦	续筋接骨，理气活血	接骨紫金丹加减
肝肾不足证	损伤后期，症见胁肋隐痛，悠悠不休，口干咽燥，心中烦热，头晕目眩，腰膝酸软，遗精；舌红少苔，脉弦细	调补肝肾，强筋壮骨	六味地黄丸加减
气血亏虚证	伤后症见少气乏力，失眠多梦，心悸怔忡，纳食减少；舌质淡，苔薄白，脉沉细	益气养血	八珍汤加减

［常考考点］肋骨骨折的辨证论治。

要点二　气胸与血胸

（一）西医病因病理

胸部损伤引起胸膜腔内积气称为气胸，胸膜腔积血者，称血胸。二者常合并存在，称为血气胸。

气胸的形成多由于肺组织、支气管破裂，空气逸入胸膜腔；或因胸壁伤口穿破胸膜，胸膜腔与外界沟通，外界空气进入所致。一般分为闭合性、开放性和张力性气胸三类。

1. 闭合性气胸　多见于一般闭合性胸部损伤。小量气胸，肺萎陷在30%以下者，多无明显症状。大量气胸时病人有胸闷、胸痛和气促症状，气管向健侧移位，伤侧胸部叩诊呈鼓音，听诊呼吸音减弱或消失。胸部X线检查显示不同程度的肺萎陷和胸膜腔积气。

2. 开放性气胸　胸壁伤口成为胸膜腔与外界相连的通道，以致空气可随呼吸而自由出入胸膜腔内，形成开放性气胸。

（1）伤侧胸膜腔负压消失：肺被压缩而萎陷，两侧胸膜腔压力不等而使纵隔移位，健侧肺扩张因而受限。

（2）纵隔扑动与胸膜肺休克：吸气时健侧胸膜腔负压升高，与伤侧压力差增大，纵隔向健侧进一步移位；呼气时两侧胸膜腔压力差减小，纵隔移回伤侧，这种反常运动称为纵隔扑动。纵隔扑动能影响静脉血流回心脏，引起循环功能严重障碍；纵隔的左右摆动会刺激纵隔和肺门神经，引发休克。

（3）临床表现：病人出现气促、呼吸困难和发绀、循环障碍以至休克。胸壁伤口开放者，呼吸时能听到空气出入胸膜腔的吸吮样声音。伤侧胸部叩诊呈鼓音，听诊呼吸音减弱或消失，气管、心脏明显向健侧移位。胸部X线检查示伤侧肺明显萎陷、胸膜腔积气、气管和心脏等纵隔器官偏移。

3. 张力性气胸 又称高压性气胸，常见于肺大泡破裂、较大支气管破裂、较深的肺裂伤或胸壁穿透伤，其裂口形成活瓣。吸气时空气可从裂口进入胸膜腔内，而呼气时活瓣关闭，气体不能排出，只进不出，使胸膜腔内积气不断增多，压力不断升高，压迫伤侧肺，使之逐渐萎陷，并将纵隔推向健侧，挤压健侧肺，产生呼吸和循环功能的严重障碍。

病人极度呼吸困难、烦躁、意识障碍、大汗淋漓、发绀，可有脉细速、血压降低等休克表现。体格检查可见伤侧胸部饱满，肋间隙增宽，呼吸幅度减低，颈部、胸部可见皮下气肿。叩诊呈高度鼓音，听诊呼吸音消失。胸部X线检查显示胸膜腔大量积气，肺完全萎陷，气管和心脏向健侧移位。

4. 血胸 胸部损伤后引起胸膜腔积血者，称为损伤性血胸。有明确的胸部外伤史，小量出血的血胸，其胸内积血少于500mL者，可无明显症状。胸部X线检查可见肋膈角消失。中等量以上出血的血胸，短期内胸腔积血达1000mL以上时，多可出现面色苍白、脉搏细速、呼吸急促、血压下降等休克征象和胸腔积液的体征。胸部X线检查可见伤侧胸膜腔内有大片积液阴影，纵隔向健侧移位。胸腔穿刺抽出血液即可确诊。

下列征象提示进行性出血：

（1）脉搏逐渐增快，血压持续下降。

（2）经输血补液后血压不回升或升高后又迅速下降。

（3）血红蛋白、红细胞计数和红细胞比容等重复测定持续降低。

（4）胸膜腔穿刺因血凝固抽不出血液，但连续胸部X线检查显示胸膜腔阴影继续增大。

（5）闭式胸膜腔引流后，引流血量连续3小时每小时超过200mL。

［常考考点］气胸和血胸的典型表现。

（二）西医治疗

1. 闭合性气胸 小量气胸无须治疗，可于1～2周内自行吸收。大量气胸需进行胸膜腔穿刺，抽尽积气，或行胸膜腔引流术，应用抗生素。

2. 开放性气胸 急救处理是：用无菌敷料如凡士林纱布加棉垫封盖伤口，再用胶布或绷带包扎固定，使开放性气胸转变为闭合性气胸，然后穿刺胸膜腔，抽气减压。进一步的处理是：给氧和输血补液，纠正休克，清创、缝合胸壁伤口，并行闭式胸膜腔引流术。如疑有胸腔内脏器损伤或活动性出血，则需剖胸探查。术后应用抗生素；鼓励病人咳嗽排痰和早期活动。

闭式胸膜腔引流术的适应证：气胸、血胸或脓胸需要持续排气、排血或排脓者；切开胸膜腔者。

闭式胸膜腔引流的穿刺部位：液体一般选在腋中线和腋后线之间的第6～8肋间插管引流。气体常选锁骨中线第2肋间。

3. 张力性气胸 张力性气胸的急救处理是：立即排气，降低胸腔内压力。进一步处理是：胸腔闭式引流，同时应用抗生素。如胸膜腔插管后漏气仍严重，病人呼吸困难未见好转，往往提示肺、支气管的裂伤较大或断裂，应及早剖胸探查，修补裂口，或做肺段、肺叶切除术。

4. 血胸 小量血胸可自然吸收，不需穿刺抽吸。若积血量较多，应早期进行胸膜腔穿刺。进行性血胸，首先输入足量血液，以防治低血容量性休克。须及时剖胸探查，寻找出血部位。凝固性血胸，在出血停止、伤员情况稳定后，剖胸清除积血和血块，以防感染或机化。

［常考考点］各类型气胸和血胸的处理。

（三）中医辨证治疗

证型	辨证要点	治法	方剂
气滞证	呼吸急促，甚则不能平卧，胸部胀闷；舌质淡红，脉弦	开胸顺气	理气止痛汤加减
气脱证	呼吸困难，呼吸音低微，发绀，大汗淋漓，四肢厥冷；舌淡苔白，脉微弱	益气固脱	参附汤加味
血瘀气滞证	呼吸气短，胸胁胀痛或刺痛，固定不移，面青；舌紫暗，脉沉涩	理气活血，逐瘀通络	复元活血汤加减
血虚气脱证	呼吸表浅，面色苍白，甚则大汗淋漓，四肢厥冷；脉微欲绝	益气养血固脱	四君子汤合生脉散加减

[常考考点] 胸部损伤的辨证论治。

【例题实战模拟】

A1 型题

1. 关于多根肋骨骨折与反常呼吸的关系，下列说法正确的是
   A. 只要有多根肋骨骨折就会引起反常呼吸
   B. 多根多处肋骨骨折才会出现反常呼吸
   C. 吸气时软化胸壁向外抬起
   D. 反常呼吸对呼吸有影响，对循环无影响
   E. 反常呼吸可以引起循环衰竭，但对呼吸无明显影响
2. 开放性气胸的急救处理原则是
   A. 吸氧　B. 输血、输液　C. 气管插管　D. 迅速封闭创口　E. 予呼吸兴奋剂
3. 张力性气胸的急救措施是
   A. 面罩吸氧　B. 输液　C. 气管切开　D. 人工呼吸　E. 粗针头胸腔穿刺、排气、减压
4. 气胸做胸腔穿刺排气，其穿刺点应在伤侧
   A. 锁骨中线第 2 肋间　B. 锁骨中线第 4 肋间　C. 腋中线第 7 肋间
   D. 腋后线第 7 肋间　E. 腋后线第 8 肋间

B1 型题

A. 血府逐瘀汤　B. 复元活血汤　C. 桃红四物汤　D. 理气止痛汤　E. 接骨紫金丹

5. 肋骨骨折气滞血瘀证的治疗方剂是
6. 气胸、血胸血瘀气滞证的治疗方剂是

【参考答案】

1. B　2. D　3. E　4. A　5. A　6. A

细目三　腹部损伤

【考点突破攻略】

要点一　脾破裂

（一）临床表现

真性脾破裂表现为急性失血性休克和血性腹膜炎的症状。首先患者出现口渴、尿少、心慌、烦躁不安，进一步发展到面色苍白，身出冷汗，四肢不温，心慌心悸，神志模糊，脉搏微弱，血压较低或测不到。查体：心率较快，听诊心音低钝较弱；全腹有压痛、反跳痛，腹肌轻度抵抗感，叩诊有振水感。腹穿有血性液体。

中央型和包膜下脾破裂，由于受包膜的限制，出血局限，所以临床表现不明显，早期诊断不易。如果血肿继续增大，可发生“延迟性脾破裂”。

（二）西医治疗

一般需积极手术治疗。轻度损伤可用黏合剂止血。对于不可修补的脾脏损伤，可行脾切除术。对于 5 岁以下儿童不宜行全脾切除术，应保留副脾或脾组织自体移植。

（三）中医辨证治疗

分型论治可参见“肝破裂”内容。

[常考考点] 脾破裂的诊断、西医处理原则。

要点二　肝破裂

（一）临床表现

肝破裂的临床表现取决于损伤的程度与病理类型。大多数肝破裂为真性破裂，主要表现是腹腔内出血引起的腹膜刺激征，常引起出血性休克、右肩部放射性疼痛。腹部有腹膜刺激征，出现移动性浊音。指检在直肠膀胱陷凹内有饱满隆

起的感觉。胆囊及胆总管损伤者可出现陶土样便、黄疸、胆红素尿、皮肤发痒。

中心型肝裂伤与包膜下血肿可无腹膜刺激征，仅右季肋部有疼痛与压痛。严重的中心型肝裂伤可因肝细胞坏死而出现肝细胞性黄疸、创伤性胆道出血，或继发感染，形成脓肿。胆管创伤后胆汁外溢，可造成胆瘘及胆汁性腹膜炎。

（二）西医治疗

迅速建立2条以上静脉输液通道，快速静脉输注平衡液，积极配血，尽快输入全血，以纠正休克。应注意防止肺水肿、输血反应、低血浆蛋白血症及凝血功能障碍的发生，并做好急诊手术的各项准备。

肝破裂原则上均应手术治疗，确切止血、防止胆瘘、彻底清创、清除失活的肝组织、充分引流和处理其他合并伤。

［常考考点］肝破裂的诊断及西医处理原则。

（三）中医辨证治疗

证型	辨证要点	治法	方剂
气滞血瘀证	跌打损伤，血积胁下，右胁肋部肿痛剧烈，压痛明显；脉弦	疏肝理气，活血逐瘀	复元活血汤加减
气随血脱证	伤后出血过多，突然出现面色爪甲苍白，大汗淋漓，四肢厥冷，口渴，气急烦躁，或倦卧气微，二便失禁；舌淡，唇干或青紫，脉芤或细数	益气生血，回阳固脱	当归补血汤合参附汤
气血两虚证	损伤后期，面色皖白，头晕目眩，视物不清，短气无力，纳少；舌淡，脉细无力	补气养血	八珍汤加减
肝郁气滞证	损伤后期，胁肋隐痛不适，咳吐、大便等屏气时疼痛加剧，胸闷，喜太息，情志抑郁易怒，纳少；舌苔薄白，脉弦	疏肝解郁，理气止痛	柴胡疏肝散加减

［常考考点］肝脾破裂的辨证论治。

要点三　胰腺损伤

（一）临床表现

轻症的临床症状常不典型。较重的胰腺损伤表现为上腹部剧烈疼痛及弥漫性腹膜炎体征；刺激膈肌而出现肩背部疼痛，伴恶心、呕吐、腹胀；可因疼痛与大量体液丢失而出现休克。脐周皮肤可呈青紫色。

（二）西医治疗

1. 治疗原则　减少一切可能的胰腺刺激，抑制胰酶分泌，防治胰酶对机体的损伤，抗感染，防治多器官功能不全综合征。

2. 治疗措施　控制饮食和胃肠减压；支持治疗；抗感染；抗休克；抗胰酶疗法；对症治疗。

3. 手术治疗　原则是彻底清创，完全止血，充分引流胰腺创面及处理合并伤。如发生胰瘘，除加强引流外，应禁食并给予全肠外营养支持。

（三）中医辨证治疗

证型	辨证要点	治法	方剂
气郁血瘀证	上腹部疼痛，向腰背部放射，腹胀，恶心呕吐，上腹部压痛较剧；舌质红，苔黄，脉弦紧	行气止痛，活血祛瘀	越鞠丸合复元活血汤加减
热毒内蕴证	持续性腹部剧痛，腹胀拒按，局部或全腹压痛、反跳痛，腹肌紧张，肠鸣音减弱或消失；伴发热，恶心呕吐，大便秘结，小便短赤；舌质红，苔黄腻或黄糙，脉洪数	清热解毒，顺气通腑	黄连解毒汤合大承气汤加减
气血瘀结证	伤后数周或数年，上腹部出现包块，隐痛不适，或出现肩背部放射痛，俯仰转侧则疼痛加重，纳呆便秘，低热；舌偏红，苔黄干，脉细数或弦涩	行气活血，化瘀散结	膈下逐瘀汤加减
热厥证	腹部膨胀，全腹压痛、反跳痛，腹肌紧张明显；精神萎靡或烦躁不安，神昏谵语，口干唇燥，手足不温，甚则四肢厥冷，呼吸浅促，或斑疹衄血，呕血便血，少尿或无尿；舌质红绛，苔黄干而厚，脉沉细而数或微细欲绝	清营泄热，解毒养阴	清营汤加减

［常考考点］胰腺损伤的辨证论治。

【知识纵横比较】

肝脾破裂和胰腺破裂的证治比较

肝脾破裂		胰腺破裂	
证型	方剂	证型	方剂
气滞血瘀证	复元活血汤	气郁血瘀证	越鞠丸合复元活血汤
气随血脱证	当归补血汤合参附汤	热毒内蕴证	黄连解毒汤合大承气汤
气血两虚证	八珍汤	气血瘀结证	膈下逐瘀汤
肝郁气滞证	柴胡疏肝散	热厥证	清营汤

要点四　十二指肠及小肠损伤

（一）临床表现

主要表现为腹痛、腹胀、恶心呕吐、腹部压痛及反跳痛、腹肌紧张、肠鸣音减弱或消失、移动性浊音、肝浊音界缩小或消失等腹膜刺激症状与体征。如损害严重或出血过多，患者可出现休克。

（二）西医治疗

1. 术前注射破伤风抗毒素。

2. 输血补液，纠正水、电解质及酸碱平衡紊乱。

3. 禁食，持续胃肠减压。禁食期间给予全静脉营养。

4. 使用广谱抗生素防治腹腔内感染。

5. 手术治疗。对十二指肠损伤可做单纯缝合修补加高位空肠造瘘术；如修补困难或不可靠，应考虑行改道术。小肠单纯穿孔者行修补术；小肠部分断裂或完全离断者行清创缝合术；对于不宜单纯缝合、小肠某段广泛性挫伤、血液循环不良、大范围肠系膜横向断裂、沿肠管纵轴方向较长的纵裂伤者，宜行小肠部分切除吻合术。

要点五　结肠与直肠损伤

（一）临床表现

主要表现为细菌性腹膜炎。开放性损伤引起的结肠损伤一般在探查时可以确诊。闭合性结肠损伤由于肠内容物呈半流体甚至呈固体形态，流动性小，化学刺激性也小，因而症状体征发展缓慢，为早期诊断带来一定困难。

（二）西医治疗

一经确诊，均应立即手术治疗，对诊断尚未明确而高度怀疑的病例亦应施行手术探查。

手术方法：结肠损伤均宜行拉出式结肠造口术；盲肠、升结肠及横结肠的单纯性损伤，如裂口小且其他条件好，可考虑做一期修补。直肠损伤视损伤部位高低，可分别经腹剪开腹膜返折或经尾骨旁进入直肠后间隙修补。乙状结肠转流造口及直肠旁充分引流是创伤修复的必要条件。

【例题实战模拟】

A1 型题

1. 治疗肝破裂血脱证，应选用

A. 柴胡疏肝散　B. 四物汤　C. 复元活血汤　D. 当归补血汤合参附汤　E. 八珍汤合归脾汤

A2 型题

2. 患者，左季肋部和左上腹部被汽车撞伤，面色苍白，脉细速，脉搏 140 次 / 分，血压 80/60mmHg，左季肋部皮肤擦伤、明显肿胀、压痛，全腹轻度压痛、反跳痛、肌紧张。首先应考虑为

A. 肝破裂　B. 脾破裂　C. 胃破裂　D. 肠破裂　E. 严重腹壁软组织伤

【参考答案】

1. D　2. B

细目四　泌尿系损伤

【考点突破攻略】

要点一　肾损伤

（一）临床表现

1. 主要症状

（1）休克：呈创伤出血性休克表现，多见于粉碎肾或肾蒂伤病人。

（2）血尿：绝大多数肾损伤病人均可出现血尿，轻者为镜下血尿，重者出现肉眼血尿，可伴有条状血凝块和肾绞痛。血尿与损伤程度不一定成比例，肾蒂伤或血块、肾组织碎片阻塞输尿管时，血尿可不明显或无血尿。

（3）疼痛。

（4）发热：血肿和尿外渗可继发感染，甚至出现全身中毒症状。

2. 主要体征　腰腹部肿块和触痛。肾周围血肿和尿外渗使局部形成肿块，腰部可有压痛和叩击痛，严重时腰肌紧张和强直。合并腹腔脏器损伤时可出现腹膜刺激征。

（二）西医治疗

1. 急救治疗　对大出血而休克的病人应采取抗休克、复苏等急救措施，严密观察生命体征变化，同时明确有无合并伤，并积极做好手术探查准备。

2. 非手术治疗　绝对卧床休息 2 ～ 4 周；镇静、止痛及止血药的应用；应用抗生素防治感染；加强支持疗法，保持足够尿量；动态检测血红蛋白和血细胞比容；定时监测生命指征及局部体征的变化。

3. 手术治疗　一旦确定为严重肾裂伤、粉碎肾或肾蒂伤应立即手术探查，如保守治疗发现下列情况时应施行手术：经积极抗休克治疗后症状不见改善，提示有内出血者；血尿加重，血红蛋白和血细胞比容继续下降；腰腹部肿块明显增大并怀疑有腹腔脏器损伤。手术时可根据肾损伤的程度和范围，选择肾周围引流、肾修补或肾部分切除、肾切除、肾血管修复等术式。

（三）中医辨证治疗

证型	辨证要点	治法	方剂
肾络损伤证	多属肾挫伤和肾挫裂伤的初期。外伤后腰痛，活动时加重，肾区叩痛，镜下血尿或肉眼血尿，面色苍白；舌质淡紫或有瘀斑，苔薄白，脉弦细数	止血益肾，通络止痛	小蓟饮子加减
瘀血内阻证	多属肾挫伤，或肾挫裂伤的中期。腰痛，活动不利，或可触到腰部或腹部肿块，血尿或夹有血块，小便涩痛不爽，面色不华；舌紫或有瘀斑，脉弦涩	活血祛瘀止痛	桃红四物汤加减
气阴两虚证	多属肾挫伤，或肾挫裂伤后期，或严重肾损伤术后。肿痛减轻，仍有尿血，神疲乏力，腰酸软，食少纳呆，或自汗、盗汗；舌淡苔薄，脉细弱	益气养阴	补中益气汤合知柏地黄丸加减；严重肾损伤术后，可合八珍汤加减

要点二　膀胱损伤

（一）临床表现

轻微的膀胱挫伤，仅有下腹部的疼痛和少量终末血尿或镜下血尿，短期可愈合。膀胱破裂可因损伤的程度不同而产生休克、腹痛、排尿困难和血尿等。

1. 主要症状

（1）休克：多为创伤和出血所致。

（2）腹痛：多表现为下腹和耻骨后的疼痛，有骨盆骨折时症状会更加明显，并可放射至会阴、直肠及下肢。尿液进入腹腔可出现全腹痛。

（3）排尿困难和血尿：可有尿急和排尿感，但仅排出少量的血尿。如有血块堵塞，尿液外渗至膀胱周围或腹腔，尿道可无尿液排出。开放性损伤可有体表伤口漏尿；如与直肠、阴道相通可经肛门、阴道漏尿。

2. 主要体征　耻骨上区有压痛，直肠指诊触到直肠前壁有饱满感，提示腹膜外膀胱破裂；全腹压痛、反跳痛、肌紧张，并有移动性浊音，提示腹膜内膀胱破裂。

3. 导尿试验 膀胱破裂时导尿管可顺利插入膀胱，可流出少量血尿。从导尿管注入灭菌生理盐水200mL，片刻后吸出。液体外漏时吸出量会减少，腹腔液体回流时吸出量会增多。若液体进出量差异很大，提示膀胱破裂。

（二）西医治疗

1. 非手术治疗 膀胱挫伤一般不需要特殊的处理，只需卧床休息、多饮水。必要时予以止血、预防感染等治疗。

2. 手术治疗 膀胱破裂出现休克时应行抗休克治疗，尽早使用广谱抗生素，同时手术探查膀胱，直视下止血。

（三）中医辨证治疗

证型	辨证要点	治法	方剂
络伤血瘀证	下腹部疼痛，或剧痛难忍，或放射至会阴及下肢，膀胱区压痛明显，小便窘迫，或有血尿；舌淡或紫，苔薄白，脉弦细	活血祛瘀	小蓟饮子加减
气阴两虚证	损伤后期腹痛明显减轻，但神疲乏力，少气懒言，或潮热盗汗，面赤咽干，心烦少寐，小便无力，或尿频，面色无华；舌淡苔薄或少苔，脉细数无力	补气养阴	补中益气汤合知柏地黄汤加减

要点三 尿道损伤

（一）临床表现

1. 主要症状 严重损伤时，如骨盆骨折所致后尿道损伤，常合并大出血，引起损伤失血性休克；可见肉眼血尿，尿道完全断离时可无血液流出。前尿道损伤有会阴部疼痛，并可放射至尿道外口；后尿道损伤可出现下腹部疼痛。常因疼痛而出现排尿困难，尿道完全断裂时可出现尿潴留。

2. 主要体征 尿道骑跨伤时，常发生会阴部、阴囊处瘀斑、肿胀。尿道球部损伤时，尿外渗使会阴、阴囊、阴茎肿胀，有时可向上蔓延至腹壁。后尿道损伤时，尿外渗在尿生殖膈以上，直肠指诊可发现前方有波动感及压痛，有时还可能触到浮动的前列腺尖端。

（二）西医治疗

治疗原则：①防治休克和感染。②恢复尿道连续性。③引流膀胱尿液（暂时尿流改道）。④彻底引流尿外渗。⑤防治并发症如尿道狭窄、尿瘘。⑥注意合并伤的处理。

1. 紧急处理 尿道球海绵体严重出血或骨盆骨折可致休克，应尽早采取抗休克措施。前者应积极采取手术止血，后者勿随意搬动，以防加重出血和损伤。尿潴留未能立即手术者，可进行耻骨上膀胱穿刺造瘘引流尿液。尿道损伤或轻度裂伤者排尿有困难时，予以保留导尿1周，并用抗生素预防感染。

2. 手术治疗

（1）前尿道横断或严重撕裂：经会阴切口，有血肿时应予清除，再行尿道断端吻合术，留置导尿2～3周，同时行引流和耻骨上膀胱造瘘术。

（2）后尿道损伤：早期行耻骨上高位膀胱造瘘。如为尿道不完全撕裂，一般在3周内愈合并恢复排尿。早期部分病人可行尿道会师复位术。尿道复位术后留置导尿管3～4周，若经过顺利、排尿通畅，可避免第二期尿道吻合术。

（3）并发症处理

1）尿外渗：应切开引流，防止感染。阴茎、会阴、下腹壁等表浅尿外渗区宜行多个切口引流。膀胱及腹后壁深部的尿外渗需在耻骨上充分引流或行负压吸引。尿道狭窄应定期施行尿道扩张术，无效者可用尿道镜行狭窄尿道切开或于伤后3个月切除尿道瘢痕组织及行尿道端端吻合术。合并直肠损伤时应早期立即修补，并行暂时性结肠造瘘。尿道直肠瘘时一般3～6个月后再施行修补手术。

2）尿道狭窄：定期行尿道扩张术，以扩大并保持尿道通畅。严重者可行腔内经尿道狭窄部瘢痕组织切开术，或行延期尿道瘢痕切除端端吻合术，也可先行会阴部造口术、二期尿道成形术。

（三）中医辨证治疗

证型	辨证要点	治法	方剂
络伤溢血证	尿道疼痛，尿道滴血，颜色鲜红，为损伤早期表现，或小便困难，排出不畅；舌淡苔白，脉弦	止血镇痛	活血止痛散加减
瘀血阻窍证	尿道疼痛，尿道出血，带有血块，损伤部位皮肤青紫、肿胀，排尿不畅；舌淡紫或有瘀斑，脉弦涩	活血化瘀	活血散瘀汤加减

【知识纵横比较】

肾损伤、膀胱损伤和尿道损伤的证治比较

肾损伤		膀胱损伤		尿道损伤	
证型	方剂	证型	方剂	证型	方剂
肾络损伤证	小蓟饮子	络伤血瘀证	小蓟饮子	络伤溢血证	活血止痛散
瘀血内阻证	桃红四物汤	—	—	瘀血阻窍证	活血散瘀汤
气阴两虚证	补中益气汤合知柏地黄丸	气阴两虚证	补中益气汤合知柏地黄汤	—	—

【例题实战模拟】

A1 型题

1. 下列不是肾损伤主要临床表现的是

A. 休克　B. 血尿　C. 疼痛　D. 腰部肿块　E. 排尿困难

A2 型题

2. 患者，男，20 岁。因车祸致耻骨骨折，3 小时后发现下腹胀，排尿困难。应首先考虑的是

A. 膀胱破裂　B. 尿道球部损伤　C. 肾损伤　D. 尿道海绵体部损伤　E. 尿道膜部损伤

B1 型题

A. 小蓟饮子　B. 活血散瘀汤　C. 补中益气汤合知柏地黄丸　D. 活血止痛散　E. 桃红四物汤

3. 肾损伤瘀血内阻证的治疗方剂是

4. 尿道损伤瘀血阻窍证的治疗方剂是

A. 小蓟饮子　B. 活血散瘀汤　C. 补中益气汤合知柏地黄丸　D. 活血止痛散　E. 八正散

5. 肾损伤肾络损伤证的治疗方剂是

6. 膀胱损伤络伤血瘀证的治疗方剂是

【参考答案】

1. E　2. C　3. E　4. B　5. A　6. A

细目五　烧伤

【考点突破攻略】

要点一　临床表现

（一）全身表现

1. 生命体征变化　脉搏和心率加快，呼吸动度加深、频率加快等。最初血压可稍有升高，而严重烧伤者，常因渗出增多而出现血压下降，甚至发生休克。

2. 发热　体温多在 38℃左右，若体温过高，应考虑有并发感染的可能。

3. 其他　口渴、尿少、纳差、便秘等，后期可出现营养不良表现。

（二）局部表现

疼痛，红斑，水疱，渗出，焦痂。

（三）并发症

1. 休克　主要表现为心率增快，脉搏细弱，心音低弱；早期脉压变小，随后血压下降；呼吸浅快；尿量减少。

2. 全身性感染　并发全身性感染时，临床常有一些骤然变化的迹象，如病人性格的改变，初始有些兴奋、多语、定向力障碍，继而出现幻觉、迫害妄想，甚至大喊大叫，或对周围反应淡漠；体温骤升或骤降，波动幅度在 1 ～ 2℃；体温骤升者起病时常伴有寒战，体温不升者常提示为革兰阴性杆菌感染；心率加快（成人常在 140 次 / 分以上）；呼吸急促；

创面表现骤变，如一夜之间出现创面萎陷、色泽转暗、肉芽组织水肿糜烂、出现出血斑点等。

3. 应激性溃疡 临床上多有腹痛、饱胀、嗳气、呕血、黑便等。大出血者常发生出血性休克。

4. 肝功能衰竭 主要诱因为重度休克、脓毒症、全身侵袭性感染或败血症。

5. 心力衰竭 主要病因为休克期补液过量，内毒素对心肌的直接损害；严重吸入性损伤，或诱发了 ARDS，进一步促使心肌缺血缺氧；并发严重脓毒症或感染性休克。

6. 急性肾功能不全。

7. 成人呼吸窘迫综合征。

8. 多系统器官功能障碍综合征 伤情越重，并发 MODS 的机会愈多。

［常考考点］烧伤的表现及并发症。

要点二 诊断

（一）烧伤面积的估计

1. 中国新九分法 按体表面积划分为 11 个 9% 的等份，另加 1%，构成 100% 的体表面积。即头、面、颈部为 9%，双上肢为 2×9% = 18%，躯干前后包括外阴为 3×9% = 27%，双下肢包括臀部为（5×9%）+1% = 46%。

2. 手掌法 病人并指的掌面约占体表面积的 1%。

（二）烧伤深度的鉴别

三度四分法 一般认为Ⅰ°、浅Ⅱ°烧伤属于浅度烧伤；深Ⅱ°和Ⅲ°烧伤属于深度烧伤。

Ⅰ°烧伤：仅伤及表皮浅层，生发层健在，再生能力强。表面呈红斑状，干燥无渗出，有烧灼感，3 ～ 7 天痊愈，短期内可有色素沉着，又称红斑性烧伤。

浅Ⅱ°烧伤：伤及表皮的生发层、真皮乳头层。局部红肿明显，有薄壁大水疱形成，内含淡黄色澄清液体，水疱皮如被剥脱，创面红润、潮湿，疼痛明显。上皮再生靠残存的表皮生发层和皮肤附件（汗腺、毛囊）的上皮增生，如不发生感染，1 ～ 2 周内愈合，一般不留瘢痕，多数有色素沉着，又称水疱性烧伤。

深Ⅱ°烧伤：伤及皮肤的真皮层，介于浅Ⅱ°和Ⅲ°之间，深浅不尽一致，也可有水疱，但去疱皮后创面微湿，红白相间，痛觉较迟钝。

Ⅲ°烧伤：为全层皮肤烧伤，甚至达到皮下、肌肉或骨骼。创面无水疱，呈蜡白或焦黄色，甚至炭化，痛觉消失，局部温度低，皮层凝固性坏死后形成焦痂，触之如皮革，痂下可见树枝状栓塞的血管，又称焦痂性烧伤。

［常考考点］烧伤的三度四分法。浅Ⅱ°烧伤与深Ⅱ°烧伤的区别。

（三）烧伤严重程度的判断

1. 轻度烧伤 Ⅱ°烧伤面积在 9% 以下。

2. 中度烧伤 Ⅱ°烧伤面积在 10% ～ 29%，或Ⅲ°烧伤面积不足 10% 。

3. 重度烧伤 Ⅱ°以上烧伤总面积在 30% ～ 49%；或Ⅲ°烧伤面积 10% ～ 19%；或虽总面积、Ⅲ°烧伤面积不到上述标准，但为呼吸道烧伤、化学烧伤、已有休克等并发症或合并有其他严重创伤者。

4. 特重度烧伤 烧伤总面积达 50% 以上，或Ⅲ°烧伤超过 20%。

要点三 西医治疗

（一）治疗原则

1. 保护烧伤创面，防止和清除外源性污染。

2. 早期及时补液，保持呼吸道通畅，强心、护肾、纠正低血容量性休克。

3. 预防局部和全身性感染。

4. 非手术和手术方法，尽量减少瘢痕增生所造成的功能障碍和畸形。

（二）现场急救

尽快消除致伤因素，脱离现场，积极实施危及生命损伤的救治，保护受伤部位。

（三）休克的防治

严重烧伤多在烧伤后 6 ～ 12 小时发生休克，特重度烧伤在伤后 2 小时即可发生。因烧伤早期发生的休克基本上是低血容量性休克，故处理原则是尽快恢复血容量。

（四）全身性感染的防治

1. 及时而积极地纠正休克，维持机体的防御功能，保护肠黏膜的组织屏障。
2. 正确处理创面。深度烧伤的处理多沿用早期切痂植皮方法，规范地采用烧伤湿性医疗技术。
3. 合理选择抗生素。
4. 营养的支持、水与电解质紊乱的纠正、脏器功能的维护等综合措施。

要点四　中医辨证治疗

证型	辨证要点	治法	方剂
火毒伤津证	壮热烦躁，口干喜饮，便秘尿赤；舌红绛而干，苔黄或黄糙，或舌光无苔，脉洪数或弦细数	清热解毒，益气养阴	白虎加人参汤
火毒内陷证	壮热不退，口干唇燥，躁动不安，大便秘结，小便短赤；舌红绛而干，苔黄或黄糙或焦干起刺，脉弦数等；若火毒传心，可见烦躁不安，神昏谵语；火毒传肺，可见呼吸气粗，鼻翼扇动，咳嗽痰鸣，痰中带血；火毒传肝，可见黄疸，双目上视，痉挛抽搐；若火毒传脾，可见腹胀便结，便溏黏臭，恶心呕吐，不思饮食，或有呕血、便血；火毒传肾，可见浮肿，尿血或尿闭	清营凉血解毒	清营汤或犀角地黄汤加减
阴伤阳脱证	神疲倦卧，面色苍白，呼吸气微，表情淡漠，嗜睡，自汗肢冷，体温不升反低，尿少；全身或局部水肿，创面大量液体渗出；舌淡暗苔灰黑，或舌淡嫩无苔，脉微欲绝或虚大无力	回阳救逆，益气护阴	四逆汤、参附汤合生脉散加味
脾虚阴伤证	疾病后期，火毒已退，脾胃虚弱，阴津耗损；面色萎黄，纳呆食少，腹胀便溏，口干少津，或口舌生糜；舌暗红而干，苔花剥或光滑无苔，脉细数	补气健脾，益胃养阴	益胃汤合参苓白术散加减
气血两虚证	疾病后期，火毒渐退，低热或不发热，精神疲倦，气短懒言，形体消瘦，面色无华，食欲不振，自汗，盗汗；创面肉芽色淡，愈合迟缓；舌淡，苔薄白或薄黄，脉细弱	补气养血，兼清余毒	托里消毒散加减

[常考考点] 烧伤的辨证论治。

【例题实战模拟】

A1 型题

1. 以下浅Ⅱ°烧伤的表现，正确的是
   A. 皮肤发红、灼痛、无水疱
   B. 有水疱，水疱下创面红白相间、感觉稍迟钝
   C. 有水疱，水疱下创面均匀发红、湿润、剧痛
   D. 有水疱，水疱下创面红白相间、无痛觉、拔毛也无痛
   E. 创面腊白、无水疱、无感觉

A2 型题

2. 患者，双手齐腕部以下全部被开水烫伤，其所占面积是
   A.1%　　B.2%　　C.3%　　D.4%　　E.5%
3. 患者，女，45 岁。因火灾中被烧伤左头面颈部，局部红肿疼痛，可见大水疱。其烧伤程度为
   A. 浅Ⅱ° 99%　　B. 浅Ⅱ° 18%　　C. 浅Ⅱ° 4.5%　　D. Ⅰ° 27%　　E. 深Ⅱ° 10%

【参考答案】

1. C　2. E　3. C

细目六　冷伤

【考点突破攻略】

要点一　临床表现

1. 非冻结性冷伤　冻疮常不自觉地发病，受冻局部出现红斑、水肿、硬结，温暖后灼痒、胀痛或感觉异常，有时出现水疱，水疱下创面潮红，有浆液渗出，继发感染可形成溃疡。

2. 冻结性冷伤

（1）局部冻结性冷伤：按其损伤程度可分为四度，在冻结融解前不易区分其深度，复温后，不同深度的冻伤各有不同的表现：

Ⅰ°冻伤：伤及表皮层。局部红肿，有发热、痒、刺痛的感觉，数日后表皮干脱而愈，不留瘢痕。

Ⅱ°冻伤：损伤达真皮层。局部红肿较明显且有水疱形成，疱内为血清状液或稍带血栓，自觉疼痛，知觉迟钝。如无感染，局部可成痂，经 2 ～ 3 周痂脱而愈，很少有瘢痕。若并发感染，则创面形成溃疡，愈合后有瘢痕。

Ⅲ°冻伤：损伤皮肤全层或深至皮下组织。创面由白色变为黑褐色，试验知觉消失，其周围红肿疼痛，可出现血疱。若无感染，坏死组织干燥成痂，然后逐渐脱痂和形成肉芽创面，愈合甚慢而留有瘢痕。

Ⅳ°冻伤：损伤深达肌肉、骨骼等组织。局部表现类似Ⅲ°冻伤，即伤处发生坏死，其周围有炎症反应，常需在处理中确定其深度。容易并发感染而成湿性坏疽，治愈后可有功能障碍或致残。

（2）全身冻结性冷伤：开始时有寒战、苍白、发绀、疲乏无力等表现，随后出现肢体僵硬、幻觉、意识模糊甚至昏迷，心律失常，呼吸抑制，终至心跳呼吸骤停。

要点二　西医治疗

1. 急救和复温　迅速使病人脱离低温环境和冰冻物体，立即施行局部或全身的快速复温。

2. 局部冻结伤的治疗

Ⅰ°冻伤创面一般不需特殊处理，保持创面干燥和清洁即可。

Ⅱ°创面在复温解冻消毒后，应注意保护水疱，用软干纱布包扎，让其痂下愈合。如有感染，先敷以抗菌湿纱布，以后再敷冻疮膏。

Ⅲ°、Ⅳ°冻伤采用暴露疗法，保持创面清洁干燥，待坏死组织边缘或分界线清楚、周围炎症减轻或消散、感染控制后将坏死组织切除（包括坏死的指、趾）。

3. 一般的全身治疗　Ⅲ°以上局部冻伤，常需全身治疗：①注射破伤风抗毒素。②选用改善血液循环的药物。常用的有小分子右旋糖酐、托拉苏林、罂粟碱等。③使用抗生素。④Ⅲ°、Ⅳ°冻伤病人需要高价营养，包括高热量、高蛋白和多种维生素等。

4. 全身性冻伤的治疗　复温后，首先要防治休克和维护呼吸功能。全身性冻伤常合并局部冻伤，故不可忽视创面处理。

要点三　中医辨证治疗

证型	辨证要点	治法	方剂
寒盛阳衰证	四肢厥逆，恶寒蜷卧，极度疲乏，昏昏欲睡，呼吸微弱；苔白，脉沉微细	回阳救逆，温通血脉	四逆加人参汤加减
寒凝血虚证	形寒肢冷，局部疼痛喜暖；舌淡而黯，苔白，脉沉细	补养气血，温经通脉	当归四逆汤或桂枝加当归汤
气血两虚证	头晕目眩，少气懒言，四肢倦怠，面色苍白或萎黄，疮口不收；舌淡，苔白，脉沉细弱或虚大无力	益气养血，祛瘀通脉	人参养荣汤加减
瘀滞化热证	发热口干，患处暗红微肿，局部疼痛喜冷；或患处红肿灼热，溃烂腐臭，脓水淋漓，筋骨暴露；舌暗红，苔黄，脉数	清热解毒，活血止痛	四妙勇安汤加减

［常考考点］冻伤的辨证论治。

【例题实战模拟】

A1 型题

1. 下列对于非冻结性损伤的叙述，不正确的是

A. 局部红斑　B. 水肿　C. 硬结　D. 温暖后灼痒、胀痛　E. 知觉迟钝

2. 冻疮血虚寒凝证的治法是

A. 回阳救逆，温通血脉　B. 补养气血，温经通脉　C. 益气养血，祛瘀通脉

D. 清热解毒，活血止痛　E. 温经散寒，养血通脉

A2 型题

3. 患者冻伤后，症见发热口干，患处暗红微肿，局部疼痛喜冷，溃烂腐臭，脓水淋漓，筋骨暴露，舌黯红，苔黄，脉数。适宜内服的方剂是

A. 四逆加人参汤　B. 当归四逆汤　C. 阳和汤　D. 人参养荣汤　E. 四妙勇安汤

B1 型题

A. 不需特殊处理　B. 保护水疱　C. 用软干纱布包扎　D. 局部敷冻疮膏　E. 暴露疗法

4. Ⅰ°冻伤的处理，正确的是

5. Ⅲ°冻伤的处理，正确的是

【参考答案】

1. E　2. B　3. E　4. A　5. E

细目七　咬螫伤

【考点突破攻略】

要点一　毒蛇咬伤

（一）病因病理

1. 神经毒　主要是阻断神经肌肉的接头，引起弛缓型麻痹，产生肌肉运动障碍。终致周围性呼吸衰竭，引起缺氧性脑病、肺部感染及循环衰竭，若抢救不及时可导致死亡。

2. 血液毒　具有强烈的溶组织、溶血和抗凝作用，对心血管和血液系统产生多方面的毒性作用。

3. 酶的作用

（1）蛋白质水解酶：由于溶解肌肉组织和损害血管壁，从而增加管壁的通透性，因而可导致蛇伤局部肌肉坏死、出血、水肿，甚至深部组织溃烂。

（2）磷脂酶 A：其毒性作用是间接溶血作用，可引起极为严重的溶血症；还可使毛细血管通透性增加而引起出血，间接干扰心血管系统及神经系统的功能。

（3）透明质酸酶：能溶解细胞与纤维间质，破坏结缔组织的完整性，促使蛇毒从咬伤局部向其周围迅速扩散、吸收。

（4）三磷酸腺苷酶：可以破坏三磷酸腺苷而减少体内能量供给，影响体内神经介质、蛋白质的合成，导致各系统的生理功能障碍。

（二）临床表现

1. 局部症状　被毒蛇咬伤后，患部一般都有较粗大而深的毒牙痕，而无毒蛇咬伤的牙痕则小而排列整齐。神经毒毒蛇咬伤后局部症状不显著，疼痛较轻或没有疼痛，仅感局部麻木或蚁行感，伤口出血很少或不出血，周围不红肿。血液毒毒蛇咬伤后局部疼痛剧烈，肿胀明显，且迅速向肢体近心端发展，伤口有血性液体渗出，或出血不止，伤口周围皮肤青紫、瘀斑或血疱，有的伤口组织坏死形成溃疡，所属淋巴结、淋巴管红肿疼痛。混合毒毒蛇咬伤后伤口疼痛逐渐加重，并有麻木感，伤口周围皮肤迅速红肿，并有水疱、血疱，重者伤口坏死溃烂，区域淋巴结肿大压痛。

2. 全身症状　随毒蛇种类而异。神经毒毒蛇咬伤者潜伏期较长，多在伤后 1～6 小时出现症状，表现为头昏头痛、胸闷恶心、四肢乏力麻木、眼睑下垂，重者声音嘶哑、语言不利、呼吸困难、瞳孔散大、全身瘫痪、惊厥抽搐，终致呼吸麻痹而死亡。血液毒毒蛇咬伤者在短期内即出现全身中毒症状，恶寒发热、烦躁、口干、全身关节肌肉酸痛、腹痛、腹

泻或大便秘结，重者可有广泛的皮下出血或瘀斑，以及内脏出血，如咯血、呕血、便血、尿血等，最终因循环衰竭、休克而死亡。混合毒毒蛇咬伤者兼见上述两种表现，混合毒造成死亡的主要原因仍为神经毒。

［常考考点］毒蛇咬伤的临床表现。

（三）西医治疗

1. 一般治疗 补充足够的营养物质和维生素，维持水、电解质平衡，防治脑水肿和心功能衰竭。毒蛇咬伤后常规进行破伤风抗毒素的治疗。咬伤数日内病情较重者，按危重病症抢救处理。

2. 抗蛇毒血清的应用 一般多用蝮蛇抗毒血清，使用前必须先做过敏试验，过敏试验阳性者可按脱敏疗法注射。同时可配合使用糖皮质激素。

3. 危重病症的抢救 防治多种器官的功能不全，如呼吸肌麻痹、休克、急性肾衰、广泛出血等的处理。

［常考考点］破伤风抗毒素和抗蛇毒血清的应用。

（四）中医辨证治疗

证型	辨证要点	治法	方剂
风毒（神经毒）证	局部伤口无红肿，疼痛轻微，感觉麻木；全身症状有头昏、眼花、嗜睡、气急，严重者呼吸困难，四肢麻痹，张口困难，口角流涎，双目直视，眼睑下垂，复视，表情肌麻痹，神志模糊甚至昏迷；舌质红，苔薄白，脉弦数或迟弱	活血通络，驱风解毒	活血驱风解毒汤（经验方）加减
火毒（血液毒）证	局部肿痛严重，常有水疱、血疱或瘀斑，严重者出现局部组织坏死；全身症状可见恶寒发热，烦躁，咽干口渴，胸闷心悸，肋胀胁痛，大便干结，小便短赤或尿血；或五官、内脏出血，斑疹隐隐；舌质红，苔黄，脉滑数或结代	泻火解毒，凉血活血	龙胆泻肝汤合五味消毒饮加减
风火毒证	局部红肿较重，一般多有创口剧痛，或有水疱、血疱、瘀斑或伤处溃烂；全身症状有头晕头痛，眼花，寒战发热，胸闷心悸，大便秘结，小便短赤，严重者烦躁抽搐，甚至神志昏聩；舌质红，苔白黄相兼，脉弦数	清热解毒，凉血息风	黄连解毒汤合五虎追风散加减
蛇毒内陷证	毒蛇咬伤后失治、误治，出现高热、躁狂不安、痉厥抽搐或神昏谵语；局部伤口由红肿突然变为紫暗或紫黑，肿势反而消减；舌质红绛，脉细数	清营凉血解毒	清营汤加减

［常考考点］毒蛇咬伤的辨证论治。

要点二 兽咬伤

（一）临床表现

有伤口感染后相应的局部或全身症状，或狂犬病毒引起的恐水症等症状，如微热、头痛、乏力、畏光、恐惧不安、喉间梗塞、伤口痛痒麻木，甚则急躁骚动、发热口渴而不敢饮水，对光、色、声很敏感，可引起抽搐，或作犬吠声，常有吞咽和呼吸困难。

（二）治疗

1. 咬伤后，应立即处理伤口。先用等渗盐水反复冲洗，用干纱布蘸干净伤口，以 70% 酒精或碘伏消毒周围皮肤。较深的伤口，需用 3% 过氧化氢冲洗，必要时稍扩大伤口，不予缝合，以利引流。

2. 免疫治疗。注射抗狂犬病免疫血清，于伤后 3 日内进行，预防剂量为每千克体重 40U。一般成人用量为 10 ～ 20mL，可于伤口周围注射 5 ～ 10mL，其余进行肌内注射。用前常规行过敏试验。免疫血清只延长潜伏期而不能预防狂犬病的发生。亦可采用人狂犬病免疫蛋白 20U/kg，半量注射于伤口，余下进行肌内注射。

3. 应用破伤风抗毒素、镇静剂、抗生素。

4. 患者应予隔离，安置于清静的单人病房内，由专人重点护理，避免各种外界刺激。

5. 全身支持疗法，包括呼吸支持、心脑功能维护、营养支持等。

6. 中医辨证治疗

（1）前驱期：治宜祛风解毒，方用人参败毒散加减。

（2）毒发期：治宜解毒开窍，方选玉真散加减。

（3）麻痹期：治宜益气回阳、解毒固脱，方用生脉饮合人参四逆汤加减。

［常考考点］狂犬咬伤的处理。

【例题实战模拟】

A1 型题

1. 毒蛇咬伤后，如为神经毒，其中医名称是

A. 火毒　B. 风毒　C. 风火毒　D. 热毒　E. 湿毒

2. 下列有关神经毒毒蛇咬伤的表现，不正确的是

A. 头昏头痛、胸闷恶心　B. 四肢乏力麻木、眼睑下垂　C. 呼吸困难、瞳孔散大

D. 全身瘫痪、痉厥抽搐　E. 皮下出血或瘀斑

3. 被毒蛇咬伤后，下列哪个药物应用越早效果越好

A. 升压药　B. 抗生素　C. 呼吸兴奋剂　D. 抗蛇毒血清　E. 肾上腺皮质激素

4. 毒蛇咬伤蛇毒内陷证的治疗方剂是

A. 活血驱风解毒汤　B. 龙胆泻肝汤合五味消毒饮　C. 黄连解毒汤合五虎追风散

D. 清营汤　E. 托里消毒散

5. 下列有关狂犬咬伤的处理，不正确的是

A. 立即用等渗盐水反复冲洗

B. 再用干纱布蘸干净伤口，以 70% 酒精或碘伏消毒周围皮肤

C. 较深的伤口，需用 3% 过氧化氢冲洗

D. 必要时稍扩大伤口，清创后缝合

E. 于伤后 3 日内注射抗狂犬病免疫血清

A2 型题

6. 患者，被毒蛇咬伤后，症见局部肿痛严重，水疱、血疱；伴恶寒发热，烦躁，咽干口渴，胸闷心悸，胁胀胁痛，大便干结，尿血；内脏出血，斑疹隐隐；舌质红，苔黄，脉滑数。其辨证为

A. 风毒（神经毒）证　B. 火毒（血液毒）证　C. 风火毒证　D. 蛇毒内陷证　E. 毒窜经络证

【参考答案】

1. B　2. E　3. D　4. D　5. D　6. B

第十三单元　常见体表肿物

细目一　脂肪瘤

【考点突破攻略】

要点一　临床表现

单发或多发。好发于肩、背、臀部。位于皮下的脂肪瘤大小不等，呈圆形、扁圆形或分叶状，边界清楚，基部较广泛，质软，有假性波动感，与周围组织无粘连，基底部可移动，但活动度不大。一般无自觉症状，发展缓慢，极少恶变。

要点二　西医治疗

一般无须处理，较大者可手术切除。

［常考考点］脂肪瘤的特点。

细目二　纤维瘤

【考点突破攻略】

要点一　临床表现

纤维瘤可分为软、硬两种。软者又称皮赘，通常有蒂，大小不等，柔软无弹性，多见于面、颈及胸背部。硬者具有包膜，是由增生纤维组织构成的硬性结节，切除后不易复发，不发生转移。其生长缓慢，大小不定，可由针尖至鸡蛋大小或更大，实性，圆形，质硬，光滑，界清，无粘连，活动度大，无压痛，很少引起压迫和功能障碍。

要点二　西医治疗

宜早期切除。由于临床上与早期低恶性的纤维肉瘤不易鉴别，术后须进行病理检查。腹壁硬性纤维瘤有浸润性且易恶性变，应早期进行广泛切除。

［常考考点］纤维瘤的特点。

细目三　神经纤维瘤

【考点突破攻略】

要点一　临床表现

可单发或多发，以单发者常见，多发者又称为神经纤维瘤病。本病有如下特点：①呈多发性，数目不定，几个甚至上千个不等。肿物大小不一，米粒至拳头大小，多凸出于皮肤表面，质地或软或硬，有的可下垂或有蒂，大者可达十数千克。②肿瘤沿神经干走向生长，多呈念珠状，或呈蚯蚓结节状。③皮肤出现咖啡斑，大小不定，可为雀斑小点状，或为大片状，其分布与神经瘤分布无关，是诊断本病的重要依据。

要点二　西医治疗

可行手术切除。目前对神经纤维瘤病尚无有效根治方法，手术仅限于引起疼痛，影响功能与外貌，或疑有恶变者。

［常考考点］神经纤维瘤的特点。

细目四　皮脂腺囊肿

【考点突破攻略】

要点一　临床表现

囊肿可单发或多发。多呈圆形，直径多在 1 ～ 3cm，略隆起。质软，界清，表面与皮肤粘连，稍可移动，肿物中央皮肤表面可见一小孔，此为腺体导管开口处，有时可见有一黑色粉样小栓，其内容物为灰白色、豆腐渣样物质，有臭味。一般无自觉症状，合并感染时，局部可出现红肿、疼痛、触痛、化脓甚至破溃。

要点二　西医治疗

可手术摘除。并发感染时应先控制感染，波动感明显者可行切开引流术，待炎症消退或伤口愈合，再行手术摘除。

［常考考点］皮脂腺囊肿的特点。

细目五　血管瘤

【考点突破攻略】

要点一　临床表现

1. 毛细血管瘤　好发于婴幼儿头、面、颈部或成人的胸腹部，单发或多发，色鲜红或暗红，呈边缘不规则、不高出皮肤的斑片状，或高出皮肤，分叶，似草莓样。大小不一，界限清楚，柔软可压缩，压之可褪色。

2. 海绵状血管瘤　常见于头部、颈部，也可发生于其他部位及内脏。瘤体呈紫红或暗红色，柔软如海绵，大小不等，边界清楚，位于皮下或黏膜下组织内者可境界不清。指压柔软，有波动感，偶有少数呈柔韧或坚实感，无波动和杂音。

3. 蔓状血管瘤　多发于头皮，瘤体外观常见蚯蚓状蜿蜒迂曲的血管，有压缩性和膨胀性，紫红色，有搏动、震颤及血管杂音，局部温度稍高。肿瘤周围有交通的小动脉，如将其压迫，则搏动消失。血管瘤有时会突然破溃，可引起危及生命的大出血。

要点二　西医治疗

1. 手术治疗　适用于各种类型的血管瘤。对较大或无法确定范围的血管瘤，术前应行 X 线血管造影。

2. 放射疗法　婴儿和儿童的毛细血管瘤对放射线很敏感，但有一定副作用，应慎用。

3. 硬化剂注射　适用于中小型海绵状血管瘤，也可作为术前治疗的一种措施。

4. 冷冻、激光、电烙等　可用于表浅的面积小的血管瘤。对婴幼儿肢体巨大血管瘤无法进行其他治疗时，可用弹力绷带加压包扎。

[常考考点] 血管瘤的特点及外科处理。

【例题实战模拟】

A1 型题

1. 下列不属于脂肪瘤特点的是

A. 好发于肩、背、臀部　　B. 大小不等　　C. 呈圆形、扁圆形或分叶状

D. 边界清楚　　E. 皮肤出现咖啡斑

2. 肿瘤沿神经干走向生长，多呈念珠状，或呈蚯蚓结节状的是

A. 脂肪瘤　B. 纤维瘤　C. 神经纤维瘤　D. 皮脂腺囊肿　E. 血管瘤

3. 肿瘤中央皮肤表面可见一小孔，并可见黑色粉样小栓的是

A. 脂肪瘤　B. 纤维瘤　C. 神经纤维瘤　D. 皮脂腺囊肿　E. 血管瘤

4. 下列除哪项外，其余肿瘤一般均考虑手术治疗

A. 脂肪瘤　B. 纤维瘤　C. 神经纤维瘤　D. 皮脂腺囊肿　E. 血管瘤

A2 型题

5. 患者，女，28 岁。右前臂圆形肿物如指头大小，质硬，表面光滑，边缘清楚，无粘连，活动度大。应首先考虑的是

A. 皮脂腺囊肿　B. 脂肪瘤　C. 神经纤维瘤　D. 纤维瘤　E. 血管瘤

【参考答案】

1. E　2. C　3. D　4. A　5. D

第十四单元　甲状腺疾病

细目一　单纯性甲状腺肿

【考点突破攻略】

要点一　临床表现

甲状腺不同程度的肿大和肿大结节对周围器官引起的压迫症状是本病主要的临床表现。

1. 甲状腺肿大　病程早期，甲状腺呈对称、弥漫性肿大，腺体表面光滑，质地柔软，随吞咽上下移动。后期在肿大腺体的一侧或两侧可扪及单个或多个结节。当结节发生囊肿样变并发囊内出血时，可引起结节迅速增大，可伴有疼痛。

2. 压迫症状　单纯性甲状腺肿体积较大时可压迫气管、食管和喉返神经，出现气管弯曲、移位和气道狭窄，受压过久还可使气管软骨变性、软化，影响呼吸或引起呼吸困难；压迫喉返神经引起声嘶；压迫食管引起吞咽不适感，但不会引起梗阻症状；胸骨后甲状腺肿尚可压迫上腔静脉造成颜面部青紫色浮肿，颈部和胸部表浅静脉扩张。

［常考考点］单纯性甲状腺肿的临床表现。

要点二　西医治疗

1. 药物治疗　常用制剂有干甲状腺制剂、左旋甲状腺素。

2. 手术治疗　有下列情况之一者，可考虑手术切除治疗：①巨大甲状腺肿影响生活和工作者。②甲状腺肿大引起压迫症状者。③胸骨后甲状腺肿。④结节性甲状腺肿继发功能亢进者。⑤结节性甲状腺肿疑有恶变者。为防止术后残留甲状腺组织再形成腺肿及甲状腺功能低下，宜长期服用甲状腺激素制剂。

［常考考点］单纯性甲状腺肿手术切除的指征。

要点三　中医辨证治疗

证型	辨证要点	治法	方剂
肝郁脾虚证	颈部弥漫性肿大，伴四肢困乏，气短，纳呆体瘦；苔薄，脉弱无力	疏肝解郁，健脾益气	四海舒郁丸加减
肝郁肾虚证	颈部肿块皮宽质软，伴有神情呆滞，倦怠畏寒，行动迟缓，肢冷，性欲下降；舌淡，脉沉细	疏肝补肾，调摄冲任	四海舒郁丸合右归丸加减

［常考考点］单纯性甲状腺肿的辨证论治。

【例题实战模拟】

A1 型题

1. 下列不属于单纯性甲状腺肿手术适应证的是

A. 巨大甲状腺肿影响生活和工作者　B. 甲状腺肿大伴有不适者　C. 胸骨后甲状腺肿

D. 结节性甲状腺肿继发功能亢进者　E. 结节性甲状腺肿疑有恶变者

2. 单纯性甲状腺肿肝郁脾虚证的治法是

A. 疏肝解郁，健脾益气　B. 疏肝补肾，调摄冲任　C. 疏肝理气，化痰散结

D. 清肝泄胃，解毒消肿　E. 温补脾肾，化痰散结

3. 单纯性甲状腺肿肝郁肾虚证的治疗方剂是

A. 海藻玉壶汤　B. 普济消毒饮　C. 四海舒郁丸　D. 柴胡疏肝散　E. 龙胆泻肝汤

A2 型题

4. 患者，女，27 岁。发现颈部弥漫性肿大 3 个月，诊断为“单纯性甲状腺肿”，伴四肢困乏，善太息，气短，纳呆体

瘦，苔薄，脉弱无力。治疗应首选

A. 海藻玉壶汤　B. 四海舒郁丸　C. 逍遥散　D. 柴胡疏肝散　E. 二陈汤

【参考答案】

1. B　2. A　3. C　4. B

细目二　慢性淋巴细胞性甲状腺炎

【考点突破攻略】

要点一　临床表现

本病起病缓慢，呈无痛性弥漫性甲状腺肿。初期甲状腺多呈轻中度弥漫性肿大，以峡部为显著；肿大两侧多对称，一侧肿大明显者少见；肿块质硬，表面光滑，病程较长者可扪及结节；多伴甲状腺功能减退。早期可有甲亢表现，但不久便会减轻或消失；较大的甲状腺肿可有压迫症状。

［常考考点］慢性淋巴细胞性甲状腺炎的临床表现。

要点二　西医治疗

1. 甲状腺激素替代疗法。

2. 免疫抑制治疗。

3. 手术治疗。甲状腺肿大有明显压迫症状者及合并恶性病变者应手术治疗。行甲状腺峡部切除、甲状腺大部切除及根治性切除。手术后大多继发甲低，需长期服用甲状腺制剂。

要点三　中医辨证治疗

证型	辨证要点	治法	方剂
气滞痰凝证	肿块坚实，轻度作胀，重按才感疼痛，其痛牵引耳后枕部，或有喉间梗塞感，痰多，一般无全身症状；苔黄腻，脉弦滑	疏肝理气，化痰散结	海藻玉壶汤加减
肝郁胃热证	颈前肿痛，胸闷不适，口苦咽干，急躁易怒，心悸多汗；苔薄黄，脉弦数	清肝泄胃，解毒消肿	普济消毒饮合丹栀逍遥散加减
脾肾阳虚证	颈下瘿肿，面色苍白，形寒肢冷，腰膝酸软，头目晕眩，或面浮肢肿；舌质淡，苔白滑或腻，脉沉细	温补脾肾，化痰散结	阳和汤加减

［常考考点］慢性淋巴细胞性甲状腺炎的辨证论治。

【例题实战模拟】

A1 型题

1. 甲状腺肿合并甲状腺功能减退最常见的原因是

A 急性甲状腺炎　B. 亚急性甲状腺炎　C. 慢性淋巴细胞性甲状腺炎　D. 单纯性甲状腺肿　E. 慢性侵袭性甲状腺炎

2 下列有关慢性淋巴细胞性甲状腺炎的临床表现，不正确的是

A. 起病缓慢，呈无痛性弥漫性甲状腺肿　B. 肿大两侧多不对称　C. 肿块质硬，表面光滑　D. 可扪及结节　E 伴甲状腺功能减退

3. 慢性淋巴细胞性甲状腺炎手术治疗的适应证是

A. 甲状腺肿大质地较硬　B. 伴有恶变　C. 伴有甲亢症状　D. 伴有甲减症状　E. 伴有多发结节

4. 慢性淋巴细胞性甲状腺炎气滞痰凝证的治疗方剂是

A. 海藻玉壶汤　B. 普济消毒饮　C. 四海舒郁丸　D. 柴胡疏肝散　E. 龙胆泻肝汤

A2 型题

5. 患者，女，45 岁。曾患慢性淋巴细胞性甲状腺炎。现症见颈下瘿肿，面色苍白，形寒肢冷，腰膝酸软，头目晕眩，

面浮肢肿；舌质淡，苔白滑，脉沉细。其证候是

A. 气滞痰凝证　B. 肝郁胃热证　C. 脾肾阳虚证　D. 痰凝血瘀证　E. 肝肾亏虚证

【参考答案】

1. C　2. B　3. B　4. A　5. C

细目三　甲状腺功能亢进症的外科治疗

【考点突破攻略】

要点一　手术适应证

1. 中度以上的原发性甲亢。
2. 继发性甲亢，或高功能甲状腺腺瘤。
3. 胸骨后甲状腺肿并发甲亢；腺体较大伴有压迫症状的甲亢。
4. 抗甲状腺药物或 ^{131}I 治疗后复发，或不适宜药物及 ^{131}I 治疗的甲亢。
5. 妊娠早、中期的甲亢患者又符合上述适应证者。

[常考考点] 甲亢手术的适应证。

要点二　手术禁忌证

1. 青少年患者。
2. 症状较轻者。
3. 老年病人或有严重器质性疾病不能耐受手术者。

[常考考点] 甲亢手术的禁忌证。

要点三　常见手术并发症及其防治原则

1. 术后呼吸困难和窒息　多发生在术后 48 小时内，是术后最危急的并发症。常见原因：血肿压迫气管、喉头水肿、气管塌陷、双侧喉返神经损伤。因此，术后应常规在病人床旁放置无菌的气管切开包和手套，以备急用。若系喉头水肿，则快速滴注 20% 甘露醇 250mL、氢化可的松 100 ～ 200mg，以减轻水肿。气管软化者，应在术中行气管悬吊或气管切开。

2. 喉返神经损伤　大多数是因手术处理甲状腺下极时不慎将喉返神经切断、缝扎或挫夹、牵拉，造成永久性或暂时性损伤所致。少数也可由血肿或瘢痕组织压迫或牵拉而发生。由挫夹、牵拉、血肿压迫所致者，多为暂时性，经理疗等及时处理后，一般可能在 3 ～ 6 个月内逐渐恢复。

3. 喉上神经损伤　多发生于处理甲状腺上极时离腺体太远，分离不仔细，将神经与周围组织一同大束结扎所引起。若损伤外支会使环甲肌瘫痪，引起声带松弛，音调降低，说话费力。内支损伤则喉部黏膜感觉丧失，进食特别是饮水时容易误咽发生呛咳。若非双侧切断，一般经理疗、针灸治疗多可自行恢复。故结扎、切断甲状腺上动、静脉时，应紧贴甲状腺上极，以避免损伤喉上神经。

4. 手足抽搐　抽搐发作时立即静脉注射 10% 葡萄糖酸钙或氯化钙。

5. 甲状腺危象　是甲亢的严重合并症，若不及时处理，可迅速发展至昏迷、虚脱、休克甚至死亡，死亡率 20% ～ 30%。治疗包括：①肾上腺素能阻滞剂。②碘剂。③氢化可的松。④镇静剂。⑤降温。⑥静脉输注大量葡萄糖溶液补充能量。⑦有心力衰竭者加用洋地黄制剂。⑧吸氧。

6. 甲状腺功能减退　发生甲状腺功能减退时应给予甲状腺素制剂。

[常考考点] 常见的手术并发症。

要点四　中医辨证治疗

证型	辨证要点	治法	方剂
肝郁痰结证	颈部瘿肿，质软不硬，喉感堵塞，胸闷不舒，性急易怒，忧郁怔忡，心悸失眠，眼突舌颤，倦怠乏力，大便溏薄，月经不调；舌红，苔薄腻，脉弦滑	疏肝理气，软坚散结	柴胡疏肝散合海藻玉壶汤加减

续表

证型	辨证要点	治法	方剂
肝火旺盛证	颈部肿大，眼突肢颤，心烦心悸，急躁易怒，面红目赤，口干口苦，坐卧不宁，怕热多汗，消谷善饥，形渐消瘦；舌红苔黄，脉弦数有力	清肝泻火，解郁散结	龙胆泻肝汤合藻药散加减
胃火炽盛证	多食善饥，形体消瘦，口干而渴，喜喝冷饮，好动怕热，汗出心悸，急躁易怒，眼突颈粗，小便黄赤，大便干燥；舌暗红，苔薄黄或黄燥，脉数	清胃泻火，生津止渴	白虎加人参汤合养血泻火汤加减
阴虚火旺证	头晕眼花，目赤干涩，羞明刺痛，心悸烦躁，少寐失眠，咽干口燥，眼突肢颤，手足心热，食多消瘦，月经不调，颈大有结；舌红少苔或苔剥，脉细而数	滋阴清热，化痰软坚	知柏地黄汤合当归六黄汤加减
气阴两虚证	神疲乏力，气促汗多，口咽干燥，五心烦热，面白唇淡，眼突手颤，颈肿胸闷，抑郁善忧，夜寐不安，心悸喜忘，食多便溏，腹胀泄泻，形体消瘦；舌红少苔，脉细数无力	益气养阴，泻火化痰	生脉散合补中益气汤加减

［常考考点］甲亢的辨证论治。

【知识纵横比较】

中西医结合内科学与外科学甲状腺功能亢进症的证治比较

甲状腺功能亢进症（中西医结合内科学）		甲状腺功能亢进症（中西医结合外科学）	
证型	方剂	证型	方剂
气滞痰凝证	逍遥散合二陈汤	肝郁痰结证	柴胡疏肝散合海藻玉壶汤
肝火旺盛证	龙胆泻肝汤	肝火旺盛证	龙胆泻肝汤合藻药散
阴虚火旺证	天王补心丹	阴虚火旺证	知柏地黄汤合当归六黄汤
气阴两虚证	生脉散加味	气阴两虚证	生脉散合补中益气汤
—	—	胃火炽盛证	白虎加人参汤合养血泻火汤

【例题实战模拟】

A1 型题

1. 甲亢手术的适应证是
   A. 青少年甲亢患者　B. 甲亢症状较轻者　C. 老年病人不能耐受手术者
   D. 有严重器质性疾病不能耐受手术者　E. 中度以上的原发性甲亢
2. 甲亢手术的禁忌证是
   A. 中度以上的原发性甲亢
   B. 青少年甲亢
   C. 胸骨后甲状腺肿并发甲亢，腺体较大伴有压迫症状的甲亢
   D. 抗甲状腺药物或 ^{131}I 治疗后复发，或不适宜药物及 ^{131}I 治疗的甲亢
   E. 妊娠早、中期的甲亢患者
3. 下列哪项不是甲状腺功能亢进症的术后并发症
   A. 手足抽搐　B. 喉返神经损伤　C. 甲状腺危象　D. 甲状腺功能减退　E. 甲状腺炎

A2 型题

4. 患者，女，34 岁。诊断为甲亢。症见多食善饥，形体消瘦，口干而渴，喜喝冷饮，好动怕热，汗出心悸，急躁易怒，眼突颈粗，小便黄赤，大便干燥；舌暗红，苔薄黄，脉数。其证型是
   A. 肝郁痰结证　B. 肝火旺盛证　C. 阴虚火旺证　D. 气阴两虚证　E. 胃火炽盛证

B1 型题

A. 柴胡疏肝散合海藻玉壶汤　B. 龙胆泻肝汤合藻药散　C. 知柏地黄汤合当归六黄汤
D. 普济消毒饮合丹栀逍遥散　E. 白虎加人参汤合养血泻火汤

5. 慢性淋巴细胞性甲状腺炎肝胃蕴热证的治疗方剂是

6. 甲状腺功能亢进症肝火旺盛证的治疗方剂是

【参考答案】

1. E 2. B 3. E 4. E 5. D 6. B

细目四 甲状腺肿瘤

【考点突破攻略】

要点一 甲状腺腺瘤

（一）临床表现

多以颈前无痛性肿块为首发症状，常偶然发现。颈部出现圆形或椭圆形结节，质韧有弹性，表面光滑，边界清楚，无压痛，多为单发，随吞咽上下移动。有时可压迫气管移位，但很少造成呼吸困难，罕见喉返神经受压表现。可引起甲亢及发生恶性变。

（二）西医治疗

原则上应早期切除，行包括腺瘤的患侧甲状腺大部或部分切除。切除标本必须立即行冰冻切片检查，以判定有无恶变。

（三）中医辨证治疗

证型	辨证要点	治法	方剂
肝郁气滞证	颈部肿块不红、不热、不痛；伴烦躁易怒，胸胁胀满；舌苔白脉弦	疏肝解郁，软坚化痰	逍遥散合海藻玉壶汤加减
痰凝血瘀证	颈部肿物疼痛，坚硬；气急气短，吞咽不利；舌质暗红有瘀斑，脉细涩	活血化瘀，软坚化痰	海藻玉壶汤合神效瓜蒌散加减
肝肾亏虚证	颈部肿块柔韧，常伴性情急躁，易怒，口苦，心悸，失眠，多梦，手颤，月经不调；舌红，苔薄，脉弦	养阴清火，软坚散结	知柏地黄丸合消瘰丸加减

［常考考点］甲状腺肿瘤的辨证论治。

要点二 甲状腺癌

（一）西医病因病理

甲状腺癌的病因尚未明了，其发生与多种因素有关，如放射性损害（X 线外照射）、致甲状腺肿物质、TSH 的刺激、遗传等。甲状腺癌的病理类型可分为髓样癌、滤泡状腺癌、未分化癌、乳头状癌。除髓样癌外，绝大部分甲状腺癌起源于滤泡上皮细胞。

（二）临床表现与检查

1. 临床表现

（1）甲状腺肿块。

（2）压迫症状。

（3）转移及扩散。

（4）髓样癌常有家族史，癌肿可产生 5– 羟色胺和降钙素，临床上可出现腹泻、心悸、脸面潮红和血钙降低等症状。

2. 检查

（1）放射免疫测定血浆降钙素，对髓样癌有诊断价值。

（2）放射性同位素检查。

（3）影像学检查

1）X 线检查：检查对诊断颈部有无转移及气管、血管有无受累有帮助。

2）B 型超声波检查：可检测甲状腺肿块的形态、大小、数目，可确定其为囊性还是实性。

（4）穿刺细胞学检查与病理切片。

（三）西医治疗

1. 手术治疗 可根据肿瘤临床特点来选择手术切除范围。

2. 内分泌治疗 甲状腺乳头状癌和滤泡癌术后应常规给予甲状腺素，对预防复发及转移灶的治疗均有一定疗效，但对未分化癌和髓样癌无效。

3. 外放射治疗 主要用于未分化型甲状腺癌。

4. 放射性核素治疗。

5. 化学治疗 分化型甲状腺癌对化疗多不敏感，临床主要应用于失去手术机会或有转移的未分化腺癌。

（四）中医辨证治疗

证型	辨证要点	治法	方剂
气郁痰凝证	颈前肿块无痛，坚硬如石，生长较决，表面高低不平，肤色不变；伴性情急躁或郁闷不舒，胸胁胀满，口苦咽干，纳呆食少；舌质淡暗，苔白或腻，脉弦滑	理气开郁，化痰消坚	海藻玉壶汤合逍遥散加减
气血瘀滞证	肿块增长快，坚硬如石，表面不光滑，活动度差或消失，疼痛，或有皮肤青筋暴露；伴形体渐瘦，神疲乏力，或有音哑；舌质红，有瘀斑，苔黄，脉弦数	理气化痰，活血散结	桃红四物汤合海藻玉壶汤加减
瘀热伤阴证	肿块坚硬如石，推之不移，局部僵硬，形体消瘦，皮肤枯槁，声音嘶哑，腰酸无力；舌质红，少苔，脉细沉数	养阴和营，化痰散结	通窍活血汤合养阴清肺汤加减

［常考考点］甲状腺癌的辨证论治。

【例题实战模拟】

A2 型题

1. 患者，男，50 岁。多年存在的颈部肿块突然迅速增大，质变硬，吞咽时上下移动受限，伴胸胁胀满，口苦咽干，舌苔薄白，脉弦。其证型是

A. 热毒蕴结证　B. 气血瘀滞证　C. 瘀血内阻证　D. 毒热未尽证　E. 气郁痰凝证

2. 患者，男，27 岁。发现颈前肿块 3 个月，诊断为“甲状腺瘤”，局部时有发胀，胸闷，有痰难咳，舌暗红，有瘀斑，脉细涩。治疗应首选海藻玉壶汤合

A. 八珍汤　B. 神效瓜蒌散　C. 逍遥散　D. 柴胡疏肝散　E. 二陈汤

B1 型题

A. 海藻玉壶汤　B. 桃红四物汤　C. 养阴清肺汤　D. 四海舒郁丸　E. 柴胡疏肝散

3. 甲状腺癌气滞痰凝证的治疗方剂是

4. 慢性淋巴细胞性甲状腺炎气滞痰凝证的治疗方剂是

【参考答案】

1. E　2. B　3. A　4. A

第十五单元　胸部疾病

细目一　原发性支气管肺癌

【考点突破攻略】

要点一　临床表现与检查

（一）临床表现

1. 主要症状

（1）咳嗽：为肺癌最常见的症状，早期多为刺激性干咳。

（2）血痰：痰中带血也是肺癌的首发症状之一，癌细胞检出率高。

（3）胸痛：如果出现难以控制的持续性剧痛，提示有广泛的胸膜或局部胸壁侵犯。

（4）发热。

（5）气短及胸闷。

2. 主要体征

（1）肿瘤引起的肺部体征：肿瘤位于胸膜附近时易产生不规则的钝痛，肋骨、脊柱受侵时可有持续性胸痛及定点压痛。

（2）纵隔受累的体征：压迫喉返神经时，喉镜检查可见患侧声带麻痹。压迫膈神经可引起同侧横膈麻痹和上升，X线透视可见病侧横膈运动迟缓。压迫上腔静脉、奇静脉可致上腔静脉综合征，出现头部和上肢静脉回流受阻，产生头面部、前胸部淤血，静脉曲张和水肿。侵犯迷走神经可使心率加快。心肌和心包受到侵犯时可出现心包填塞症状及体征。侵犯下颈交感神经链则产生 Horner 综合征。

（3）肿瘤转移引起的体征：最常见的为锁骨上淋巴结，也可见腋下淋巴结肿大。肺癌转移到中枢神经系统可引起相应的病理体征。肺癌可引起异位激素综合征。

（二）检查

1. 影像学诊断 胸部 X 线摄片检查、CT、MRI。

2. 组织细胞学诊断

（1）痰细胞学检查：是肺癌普查和诊断的一种简便有效方法。

（2）支气管镜检查：是诊断肺癌的一个重要手段。

（3）纵隔镜检查：主要用于判明中央型肺癌侵犯纵隔的范围。

（4）经胸壁肺穿刺活检。

（5）转移病灶活组织检查。

［常考考点］原发性支气管肺癌的诊断（临床表现 + 实验室检查）。

要点二 外科治疗

外科手术治疗是将带肿瘤的病肺连同肺门淋巴结彻底切除，达到根治的目的。中央型肺癌常须施行全肺切除；有些中央型肺癌也可施行袖式肺叶切除术，以保证健康的肺组织和肺功能。对周围型肺癌，肺叶切除已被公认为合理的手术。肺切除术的疗效与肿瘤的病理类型、恶性程度、范围、位置和有无淋巴结转移有关。

手术方式有全肺切除术、肺叶切除术、袖状肺叶切除术、胸腔镜下肺段或肺叶切除术。

下列情况为外科手术的禁忌证：①远处有转移，如肝、脑、骨骼系统及锁骨上和腋下淋巴结转移。②广泛肺门和纵隔淋巴结转移，如临床上发生上腔静脉受压、喉返神经麻痹、膈神经麻痹等。③胸膜受到侵犯引起血性胸腔积液，并找到癌细胞，或癌肿侵入胸壁组织。④病人一般情况差，心、肺、肝、肾功能不佳，难以耐受手术者。

要点三 中医辨证治疗

证型	辨证要点	治法	方剂
气滞血瘀证	咳嗽，血痰，气促，胸胁胀痛或刺痛，大便干结；舌质紫暗或有瘀斑，苔薄黄，脉弦或涩	行气化瘀，软坚散结	血府逐瘀汤加减
脾虚痰湿证	咳嗽痰多，胸闷纳呆，神疲乏力，面色苍白，大便溏薄；舌质淡胖，苔白腻，脉濡缓或濡滑	健脾除湿，化痰散结	六君子汤合海藻玉壶汤加减
阴虚内热证	咳嗽，无痰或少痰或有泡沫痰，或痰黄难咳，痰中带血，胸痛气短，心烦失眠，口干便秘，发热；舌质红，苔花剥或光剥无苔，脉细数	养阴清热，软坚散结	百合固金汤加减
热毒炽盛证	高热，气促，咳嗽，痰黄稠或有血痰，胸痛，口苦，口渴欲饮，便秘，尿短赤；舌质红，苔黄而干，脉大而数	清热泻火，解毒散肿	白虎承气汤加减
气阴两虚证	胸背部隐隐作痛，咳声低弱，神疲乏力，五心烦热，自汗盗汗；舌质红，苔少，脉沉细数	益气养阴，清肺解毒	沙参麦冬汤加减，或四君子汤合清燥救肺汤化裁

［常考考点］支气管肺癌的辨证论治。

【知识纵横比较】

中西医结合内科学与外科学原发性支气管肺癌的比较

原发性支气管肺癌（中西医结合内科学）		原发性支气管肺癌（中西医结合外科学）	
证型	方剂	证型	方剂
气滞血瘀证	血府逐瘀汤	气滞血瘀证	血府逐瘀汤
痰湿蕴肺证	导痰汤	脾虚痰湿证	六君子汤合海藻玉壶丸
阴虚毒热证	沙参麦冬汤合五味消毒饮	阴虚内热证	百合固金汤
气阴两虚证	生脉散合沙参麦冬汤	气阴两虚证	沙参麦冬汤，或四君子汤合清燥救肺汤
—	—	热毒炽盛证	白虎承气汤

【例题实战模拟】

A1 型题

1. 原发性支气管肺癌常见的临床症状是

A. 胸痛　B. 咳嗽　C. 血痰　D. 声音嘶哑　E. 胸闷

2. 下列不属于原发性支气管肺癌脾虚痰湿证辨证要点的是

A. 咳嗽痰多　B. 胸闷纳呆，大便溏薄　C. 神疲乏力，面色苍白
D. 舌苔黄腻　E. 脉濡缓或濡滑

3. 原发性支气管肺癌气滞血瘀证的治法是

A. 行气化瘀，软坚散结　B. 健脾除湿，化痰散结　C. 养阴清热，软坚散结
D. 清热泻火，解毒散肿　E. 益气养阴，清肺解毒

A2 型题

4. 患者，男，60 岁。咳嗽 3 个月，偶有血丝痰，首先应做的检查是

A. 痰查结核杆菌　B. 胸部 CT　C. 支气管镜　D. 胸部 X 线　E. 胸部 B 超

B1 型题

A. 血府逐瘀汤　B. 六君子汤合海藻玉壶丸　C. 百合固金汤
D. 沙参麦冬汤　E. 白虎承气汤

5. 原发性支气管肺癌气阴两虚证的使用方剂是

6. 原发性支气管肺癌阴虚内热证的使用方剂是

【参考答案】

1. B　2. D　3. A　4. D　5. D　6. C

细目二　食管癌

【考点突破攻略】

要点一　临床表现与检查

（一）临床表现

1. 早期症状　吞咽食物梗噎感；胸骨后疼痛；食管内异物感；咽喉部干燥与紧缩感；食物吞咽缓慢并有滞留感。

2. 中晚期症状

（1）吞咽困难：是食管癌的典型症状。

（2）梗阻症状：严重者常伴有反流，持续吐黏液。

（3）疼痛：胸骨后或背部肩胛区持续性绞痛，常提示食管癌已有外侵。

（4）出血：呕血或黑便。

（5）声音嘶哑：是喉返神经受到肿瘤直接侵犯或转移淋巴结压迫所引起的早期临床症状。

（6）体重减轻和厌食。

（二）检查

1. 食管拉网细胞学检查是诊断早期食管癌比较有效的方法。

2. 食管镜检查可以在直视下观察肿瘤大小、形态和部位。

3. X 线钡餐检查。

4. CT 检查。

［常考考点］食管癌的诊断（症状 + 体征 + 实验室检查）。

要点二　外科治疗

手术是治疗食管癌的首选方法。对全身情况良好，有较好的心肺功能储备，无明显远处转移征象者，可考虑手术治疗。

手术禁忌证：全身情况差，已呈现恶病质；有严重心、肺或肝、肾功能不全者；X 线造影及其他影像学检查发现病变侵犯范围大，已有明显外侵现象及穿孔征象或侵及邻近重要脏器者；已有远处转移者。

［常考考点］手术是治疗食管癌的首选方法。

要点三　中医辨证治疗

证型	辨证要点	治法	方剂
痰气交阻证	有轻微的食管不适，或吞咽时稍有梗阻感，胸膈满闷，两胁胀痛，嗳气，口干；舌质偏红，苔薄腻，脉弦滑	开郁，化痰，润燥	启膈散合逍遥散加减
痰湿内蕴证	吞咽困难，或食入即吐，呕吐痰涎，或如豆汁，胸脘痞闷，大便溏薄，小便不利，头身困重；舌苔白腻或灰腻，脉象弦细而滑	除湿化痰，降逆止呕	二陈汤合旋覆代赭汤加减
瘀毒内结证	吞咽困难，疼痛难忍，食饮难下，呕吐赤汁，食管中疼痛，痛及颈背；烦躁不安，面色晦暗，口渴咽干，大便干结，小便赤；舌质紫黑，有瘀点，苔黄或粗糙无光泽，脉涩	活血化瘀，解毒祛邪	桃仁四物汤合犀角地黄汤加减
津亏热结证	吞咽梗涩而痛，饮能入而食难下；形体逐渐消瘦，五心烦热，口干咽燥，大便干结；舌质红干或有裂纹，脉弦细	清热养阴	五汁安中饮加味
阴枯阳衰证	长期饮食困难，近于梗阻；呕恶气逆，形体枯羸，目不识人，气短乏力，语声低微，面色晦暗或苍白，大便难下；舌质暗绛，舌体瘦小，少苔乏津或无苔，脉细数或沉细无力	滋阴壮阳，益气养血	大补元煎加减

［常考考点］食管癌的辨证论治。

【例题实战模拟】

A1 型题

1. 食管癌的典型临床症状是

A. 胸骨后疼痛　B. 食管内异物感　C. 吞咽困难　D. 呕血黑便　E. 声音嘶哑

2. 食管癌的首选治疗方法是

A. 放射治疗　B. 化学药物治疗　C. 分子靶向治疗　D. 保守治疗　E. 手术治疗

3. 下列不属于食管癌手术治疗禁忌证的是

A. 全身情况尚可，体重未见明显下降　B. 有严重心、肺或肝、肾功能不全者

C. X 线造影发现病变侵犯范围大，已有明显外侵现象　D. 具有穿孔征象或侵及邻近重要脏器者

E. 有远处转移者

4. 食管癌痰气交阻证的治疗方剂是

A. 启膈散合逍遥散　B. 二陈汤合旋覆代赭汤　C. 桃仁四物汤合犀角地黄汤

D. 五汁安中饮加味　E. 大补元煎

A2 型题

5. 患者，男，56 岁。症见吞咽困难，疼痛难忍，食饮难下，呕吐赤汁，食管中疼痛，痛及颈背；烦躁不安，面色晦暗，口渴咽干，大便干结，小便赤，舌质紫黑有瘀点，脉涩。其辨证为

A. 痰气交阻证　B. 痰湿内蕴证　C. 瘀毒内结证　D. 津亏热结证　E. 阴枯阳衰证

【参考答案】

1. C　2. E　3. A　4. A　5. C

第十六单元　乳房疾病

细目一　急性乳腺炎

【考点突破攻略】

要点一　西医病因病理

本病的发病原因主要有乳汁淤积和细菌入侵两个方面。致病菌以金黄色葡萄球菌为主，少数可为链球菌感染。大多数发生在产后哺乳期的最初 3 ～ 4 周内，尤其以初产妇为多见。

要点二　临床表现与检查

（一）临床表现

1. 症状

（1）乳房肿胀疼痛。

（2）发热。

（3）其他症状。初起时可出现骨节酸痛、胸闷、呕吐、恶心等症状。化脓时可有口渴、纳差、小便黄、大便干结等症状。

2. 体征　初起时患部压痛，结块或有或无，皮色微红或不红。化脓时患部肿块逐渐增大，结块明显，皮肤红热水肿，触痛显著，拒按。脓已成时肿块变软，按之有波动感。

（二）检查

1. 血常规检查。

2. 患部穿刺抽脓。

3. B 型超声波检查。

［常考要点］急性乳腺炎的表现：乳房肿胀疼痛、发热。

要点三　西医治疗

1. 本病早期宜用含有 100 万 U 青霉素的等渗盐水 20mL 注射在炎性结块四周，必要时每 4 ～ 6 小时重复 1 次，能促使早期炎症灶消散。

2. 应用足量广谱抗菌药物。可选用青霉素、红霉素、头孢类抗生素等。

3. 脓肿形成后宜及时切开排脓。切开引流时应注意以下各点：①为避免手术损伤乳管而形成乳瘘，应以乳头为中心循乳管方向行放射状切口，至乳晕处为止。深部或乳房后脓肿可沿乳房下缘行弧形切口，经乳房后间隙引流，既有利于引流排脓，又可避免损伤乳管。乳晕下脓肿应沿乳晕边缘行弧形切口。②若炎症明显而波动感不明显者，应在压痛最明显处进行穿刺，及早发现深部脓肿。③切开后应以手指探入脓腔，轻轻分离多房脓肿的房间隔膜，以利引流。④为有利于引流通畅，可在探查脓腔时找到脓腔的最低部位，另作切口行对口引流。

4. 感染非常严重或脓肿切开引流损伤乳管者，可终止乳汁分泌。

［常考考点］乳晕下脓肿，切开引流应沿乳晕边缘作弧形切口。乳房后脓肿，切开排脓应沿乳房下缘作弧形切口。一般切口应以乳头为中心循管方向做放射状切口。

要点四　中医辨证治疗

证型	辨证要点	治法	方剂
肝胃郁热证	乳房肿胀疼痛，皮肤微红或不红，结块或有或无，乳汁排泄不畅，患部微热触痛；可伴有畏寒发热，头痛，胸闷不舒，骨节酸痛，口渴等；舌质淡红或红，苔薄黄，脉弦或浮数	疏肝清胃，通乳散结	瓜蒌牛蒡汤加减
热毒炽盛证	肿块逐渐增大，皮肤焮红灼热，疼痛剧烈，呈持续性搏动性疼痛，壮热不退，口渴喜饮，患部拒按，若肿块中央变软，按之应指，为脓已成；或见局部漫肿痛甚，发热，穿刺抽得脓液；或溃后脓出不畅，红肿疼痛不消，发热不退，有袋脓现象或传囊之变，同侧腋窝淋巴结肿痛，舌质红，苔黄腻，脉弦数或滑数	清热解毒，托里透脓	五味消毒饮合透脓散加减
正虚毒恋证	溃后乳房肿痛逐渐减轻，但疮口脓水不断，收口迟缓，或乳汁从疮口流出，形成乳漏；伴有面色少华、易疲劳、饮食欠佳、低热不退等；舌质淡，苔薄，脉细	益气和营，托毒生肌	托里消毒散加减
气血凝滞证	大量使用抗生素或过用寒凉中药后，乳房结块，质硬不消，微痛不热，皮色不变或暗红，日久不消，无明显全身症状；舌质瘀紫，苔薄白，脉弦涩	疏肝活血，温阳散结	四逆散加味加减

［常考考点］急性乳腺炎的辨证论治。

【例题实战模拟】

A1 型题

1. 下列有关急性乳腺炎的叙述，不正确的是

A. 病因是乳汁淤积和细菌入侵　B. 产后哺乳期的最初 3 ～ 4 周内易发　C. 经产妇多见

D. 伴有发热　E. 患部乳房有压痛

2. 诊断乳房深部脓肿的主要依据是

A. 恶寒发热，乳房触痛　B. 乳房红肿热痛　C. 穿刺抽出脓性液体

D. 局部检查有波动感　E. 超声检查提示有液平面

3. 首选用于治疗急性乳腺炎肝胃郁热证的方剂是

A. 托里消毒散　B. 普济消毒饮　C. 瓜蒌牛蒡汤　D. 柴胡清肝汤　E. 五味消毒饮

A2 型题

4. 患者，女，23 岁。产后 23 天，左乳房肿痛，伴发热恶寒，口干，舌红苔薄黄，脉浮数。查体：左乳外上象限可扪及一硬块，皮肤微红压痛。诊断为急性乳腺炎，治疗应首选青霉素加

A. 瓜蒌牛蒡汤　B. 黄连清解汤　C. 四妙散　D. 黄连解毒汤　E. 仙方活命饮

5. 患者，女，25 岁。患急性乳腺炎 6 天，局部红肿灼热，疼痛剧烈，伴有发热。外治应首选

A. 金黄膏　B. 七三丹　C. 黑虎丹　D. 五五丹　E. 桃花散

【参考答案】

1. C　2. C　3. C　4. A　5. A

细目二　乳腺增生病

【考点突破攻略】

要点一　临床表现与检查

（一）临床表现

1. 症状

（1）乳房内肿块：肿块常为多发性，呈结节状，形态不规则，大小不等，质韧而不硬，与皮肤和深部组织之间无粘连，推之能移，但与周围组织分界并不清楚。

（2）乳房胀痛：胀痛的特点是具有周期性，常发生或加重于月经前期。

（3）乳头溢液：若病变与大导管相通，或导管内有多发性乳头状增生及乳头状瘤病，常可出现乳头溢液，多呈黄绿色、棕色或血性，偶为无色浆液。

（4）其他症状：常可伴有胸闷不舒，心烦易怒，失眠多梦，疲乏无力，腰膝酸软，经期紊乱，经量偏少等表现。

2. 体征 乳房内可扪及多个形态不规则的肿块，多呈片块状、条索状或颗粒状结节，也可各种形态混合存在。各种形态的肿块边界都不甚清楚，与皮肤及深部组织无粘连，推之能活动，多有压痛。

（二）检查

1. X 线钼钯摄片为边缘模糊不清的阴影或有条索状组织穿越其间。
2. B 超为不均匀的低回声区以及无回声囊肿。
3. 切除（或切取）活检是最确切的诊断。

［常考考点］乳腺增生病的临床表现和 X 线钼钯摄片的特征性改变。

要点二　西医治疗

（一）药物治疗

1. 维生素类药物 可每次口服维生素 B_6 与维生素 E，或口服维生素 A。

2. 激素类药物 可选用黄体酮、达那唑、丙酸睾丸酮等。

（二）手术治疗

对可疑病人应及时进行活体组织切片检查，如发现有癌变，应及时行乳癌根治手术。若病人有乳癌家族史，或切片检查发现上皮细胞增生活跃，宜及时施行单纯乳房切除手术。

要点三　中医辨证治疗

证型	辨证要点	治法	方剂
肝郁气滞证	乳房胀痛或有肿块，一般月经来潮前乳痛加重和肿块稍肿大，行经后好转；常伴有情绪抑郁，心烦易怒，失眠多梦，胸胁胀满等；舌质淡红，苔薄白，脉细涩	疏肝理气，散结止痛	逍遥散加减
痰瘀凝结证	乳中结块，多为片块状，边界不清，质地较韧，乳房刺痛或胀痛；舌边有瘀斑，苔薄白或薄而微黄，脉弦或细涩	活血化瘀，软坚祛痰	失笑散合开郁散加减
气滞血瘀证	乳房疼痛及肿块没有随月经周期变化的规律性，乳房疼痛以刺痛为主，痛处固定，肿块坚韧；伴有经行不畅，经血量少，色暗红，夹有血块，少腹疼痛；舌质淡红，边有瘀点或瘀斑，脉涩	行气活血，散瘀止痛	桃红四物汤合失笑散加减
冲任失调证	乳房肿块表现突出，结节感明显，经期前稍有增大变硬，经后可稍有缩小变软，乳房胀痛较轻微，或有乳头溢液；伴月经紊乱，量少色淡，腰酸乏力；舌质淡红，苔薄白，脉弦细或沉细	调理冲任，温阳化痰，活血散结	二仙汤加减

［常考考点］乳腺增生病的辨证论治。

【例题实战模拟】

A1 型题

1. 乳腺囊性增生病用逍遥散治疗，其证型是

A. 肝郁气滞　B. 痰瘀凝结　C. 气滞血瘀　D. 冲任失调　E. 肝脾不和

2. 首选用于治疗乳腺增生病痰瘀凝结证的方剂是

A. 逍遥散　B. 柴胡疏肝散　C. 血府逐瘀汤　D. 失笑散合开郁散　E. 桃红四物汤合失笑散

A2 型题

3. 患者，女，33 岁。患乳腺增生病，双乳房结节月经前增大，面色少华，心烦易怒，月经紊乱，量少、色淡，舌淡红，苔薄白，脉弦细。其证型是

A. 肝郁气滞　B. 肝胃不和　C. 痰瘀凝结　D. 气滞痰凝　E. 冲任失调

B1 型题

A. 逍遥散　B. 失笑散合开郁散　C. 桃红四物汤合失笑散　D. 二仙汤　E. 四逆散

4. 急性乳腺炎气血瘀滞证的治疗方剂是
5. 乳腺增生病气滞血瘀证的治疗方剂是
【参考答案】
1. A 2. D 3. E 4. E 5. C

细目三 乳房纤维腺瘤

【考点突破攻略】

要点一 临床表现与检查

（一）临床表现

1. 症状

（1）乳房肿块：多发生于乳房外上象限，圆形，光滑，大小不等，个别的直径可超过 10cm，称为巨大纤维瘤。
（2）乳房轻微疼痛。
（3）其他症状：可有情志抑郁、心烦易怒、失眠多梦等症状。

2. 体征 乳房内可扪及单个或多个圆形或卵圆形肿块，质地坚韧，表面光滑，边缘清楚，无粘连，极易推动。患乳外观无异常，腋窝淋巴结不肿大。

（二）检查

1. 钼靶 X 线乳房摄片 显示肿瘤阴影为圆形或卵圆形，形态规则，边缘整齐光滑，密度较周围组织略高且均匀。

2. B 型超声波检查 显示肿块为实质性，边界清楚。

3. 活体组织病理切片检查 将乳腺肿块全部切除后，取活体组织行病理切片检查，以进一步明确诊断。

［常考考点］乳房纤维腺瘤的症状和体征：乳房单个或多个圆形或卵圆形肿块，质地坚韧，表面光滑，边缘清楚，无粘连。

要点二 西医治疗

本病一般发展缓慢，虽属良性，但也有发生恶变的可能。一旦发现，应积极治疗。根治本病的方法是手术切除。

要点三 中医辨证治疗

证型	辨证要点	治法	方剂
肝气郁结证	肿块较小，发展缓慢，不红不热，不觉疼痛，推之可移，伴胸闷叹息；舌质正常，苔薄白，脉弦	疏肝解郁，化痰散结	逍遥散加减
血瘀痰凝证	肿块较大，坚硬木实，重坠不适，伴胸闷牵痛，烦闷急躁，或月经不调、痛经；舌质暗红，苔薄腻，脉弦滑或弦细	疏肝活血，化痰散结	逍遥散合桃红四物汤加减

［常考考点］乳腺纤维腺瘤的辨证论治。

【知识纵横比较】

乳腺增生病和乳房纤维腺瘤的证治比较

乳腺增生病		乳房纤维腺瘤	
证型	方剂	证型	方剂
肝郁气滞证	逍遥散	肝气郁结证	逍遥散
痰瘀凝结证	失笑散合开郁散	血瘀痰凝证	逍遥散合桃红四物汤
气滞血瘀证	桃红四物汤合失笑散	—	—
冲任失调证	二仙汤	—	—

【例题实战模拟】

A2 型题

1. 患者，两侧乳房有边界不清的坚实肿块，其大小与月经周期无明显关系，乳房疼痛轻微，舌边有瘀斑，苔薄白，脉细涩。其治法是

A. 调理冲任，温阳化痰　B. 疏肝解郁，化痰散结　C. 行气活血，散瘀止痛

D. 疏肝清胃，通乳散结　E. 清热解毒，通乳透脓

2. 患者，女，32 岁。右乳房发现肿块 1 年，无疼痛。查体：右乳外下象限可扪及 2.5cm×1.5cm 大小肿块，形如鸡卵，表面光滑，活动度好。应首先考虑的是

A. 乳腺癌　B. 乳房结核　C. 乳腺增生病　D. 乳房纤维腺瘤　E. 乳腺导管内乳头状瘤

3. 患者，查体发现单发的乳腺肿块，无疼痛，腋窝淋巴结不大，无周期性改变，考虑可能的诊断是

A. 乳腺癌　B. 积乳囊肿　C. 急性乳腺炎　D. 乳房纤维腺瘤　E. 乳腺导管扩张症

B1 型题

A. 逍遥散　B. 失笑散合开郁散　C. 桃红四物汤合失笑散　D. 二仙汤　E. 柴胡疏肝散

4. 乳腺增生病肝郁气滞证的治疗方剂是

5. 乳房纤维腺瘤肝郁气滞证的治疗方剂是

【参考答案】

1. C　2. D　3. D　4. A　5. A

细目四　乳腺癌

【考点突破攻略】

要点一　西医病因病理

乳腺癌的病因和其他恶性肿瘤一样，尚不完全明确，但已被证明雌性激素的活性与乳腺癌的发生有密切的关系。乳腺癌病理的分期目前使用的方法多采用世界卫生组织 FOOTE-STEWART 分类法，是根据肿瘤的始发部位，结合其生物特性分为浸润和非浸润型（原发癌）。临床上比较常用的分型方法是：根据肿瘤分化程度分为两大类，即低分化乳腺癌和高分化乳腺癌。同时，根据乳腺癌的发展进程有原发性和转移性之分。

要点二　临床表现与检查

（一）临床表现

1. 症状

（1）乳房内包块：往往以无疼痛、单发包块、质地硬、表面不光滑、与周围组织粘连、界限不清、不易推动、无自觉症状为特点。

（2）局部皮肤改变：包块表面皮肤出现明显的凹陷性酒窝征，是乳癌早期的常见局部体征。到了晚期，肿块表面局部皮肤因皮下淋巴管被阻塞，引起淋巴性水肿，皮肤呈橘皮样改变。

（3）乳头部的变化：使乳头及整个乳房明显抬高或可使乳头内陷。

（4）特殊类型乳腺癌的症状：炎性乳癌多发生于年轻女性，特别是妊娠期和哺乳期女性。这种乳癌发展非常快，状如急性炎症表现，整个乳房高度肿胀，质地坚硬，无明显的局限性包块。

2. 体征

（1）视诊：要注意乳房体积的变化，乳头有无内陷及抬高。

（2）触诊：一般应在月经期后进行，乳房触诊检查的顺序是内上、外上、外下、内下四个象限及乳晕区域。在触诊过程中一定要注意手法的轻重，并注意乳头是否有溢液，最后检查腋窝、锁骨上及锁骨下是否有肿大的淋巴结。

（二）检查

运用 X 线、B 超、针刺活检、细胞学等检查方法，提高了术前诊断率。

［常考要点］乳腺癌的特征性表现；凹陷性酒窝征是乳癌早期的常见局部体征。

要点三　西医治疗

1. 手术治疗　自 1894 年 Halsted 倡导乳癌根治术以来，手术治疗是治疗Ⅰ、Ⅱ期乳癌的常规手段。

2. 放射治疗　是综合治疗乳癌的一种方法，可以提高 5 年生存率，减少切口与局部的复发率。

3. 化学药物治疗　术前、术中、术后都要使用化疗，以达到对微小扩散转移灶的根治性治疗。

4. 内分泌疗法　近年来根据雌激素受体的检查结果，选择内分泌治疗方案。ER、PR 阳性，应选用内分泌疗法。Her–2 过度表达者，可根据情况在化疗或内分泌治疗的基础上联合曲妥珠单抗靶向治疗，或靶向治疗单独使用。

［常考考点］乳腺癌的西医治疗方法。

要点四　中医辨证治疗

证型	辨证要点	治法	方剂
肝郁气滞证	两胁胀痛，易怒易躁，乳房结块如石；舌苔薄黄或薄白，舌红有瘀点，脉弦有力	疏肝解郁，理气化痰	逍遥散加减
冲任失调证	乳中结块，皮核相连，坚硬如石，推之不移；伴有腰膝酸软，女子月经不调，男子遗精阳痿，五心烦热；舌淡无苔，少有龟裂，脉沉无力	调摄冲任，理气散结	二仙汤合开郁散加减
毒热蕴结证	身微热，乳房结块增大快，已破溃，状如山岩，形似莲蓬，乳头内陷；舌红绛，苔中剥，脉濡数	清热解毒，活血化瘀	清瘟败毒饮合桃红四物汤加减
气血两虚证	乳房结块溃烂，色紫暗，时流污水，臭气难闻；头晕耳鸣，肢体消瘦，五心烦热，面色苍白，夜寐不安；舌淡苔白，脉沉细	调理肝脾，益气养血	人参养荣汤加减

［常考考点］乳腺癌的辨证论治。

【知识纵横比较】

乳腺增生病与乳腺癌的证治比较

乳腺增生病		乳腺癌	
证型	方剂	证型	方剂
肝郁气滞证	逍遥散	肝郁气滞证	逍遥散
痰瘀凝结证	失笑散合开郁散	—	—
—	—	气血两虚证	人参养荣汤
气滞血瘀证	桃红四物汤合失笑散	毒热蕴结证	清瘟败毒饮合桃红四物汤
冲任失调证	二仙汤	冲任失调证	二仙汤加味

【例题实战模拟】

A1 型题

1. 首选用于治疗乳腺癌肝郁气滞证的方剂是

A. 四逆散　B. 逍遥散　C. 香贝养荣汤　D. 神效瓜蒌散　E. 瓜蒌牛蒡汤

2. 乳腺癌热毒蕴结证首选

A. 二仙汤　B. 逍遥散　C. 人参养荣汤　D. 清瘟败毒饮合桃花四物汤　E. 八珍汤

A2 型题

3. 乳癌患者，发现同侧腋下及胸骨旁有淋巴结转移，但一般情况尚可，宜行

A. 乳癌扩大根治术　B. 单纯乳房切除术　C. 乳癌根治术　D. 改良根治术　E. 放疗加化疗

4. 患者，女，52 岁。右乳房发现肿块 3 个月。查体：右乳头抬高，右乳外上象限可扪及一个 2cm×2.5cm 大小肿块，质硬，表面不平，边界不清，皮肤橘皮样变。应首先考虑的是

A. 乳腺癌　B. 乳房结核　C. 乳腺增生病　D. 乳管扩张症　E. 乳房纤维腺瘤

B1 型题

A. 桃红四物汤　B. 逍遥散　C. 人参养荣汤　D. 二仙汤　E. 八珍汤

5. 乳腺增生病冲任失调证的治疗方剂是

6. 乳腺癌冲任失调证的治疗方剂是

【参考答案】

1. D　2. A　3. B　4. A　5. D　6. D

第十七单元　胃与十二指肠疾病

细目一　胃及十二指肠溃疡急性穿孔

【考点突破攻略】

要点一　临床表现与检查

（一）临床表现

1. 症状

（1）剧烈腹痛。

（2）休克症状。

（3）恶心呕吐。

（4）全身情况。穿孔早期体温多正常，病人蜷曲静卧而不敢动，面色苍白，脉搏细速。6 ～ 12 小时后体温开始明显上升，常伴有脱水、感染、麻痹性肠梗阻、休克症状。

2. 体征

（1）腹部压痛及腹肌强直。

（2）腹腔内积气积液。

（二）检查

1. 实验室检查　白细胞总数及中性粒细胞比例增高。

2. X 线检查　在立位腹部透视或摄片时可见半月形的膈下游离气体影，对诊断有重要意义。

3. 超声波检查　可帮助判断腹腔渗液量多少，有无局限性积液及脓肿形成，作为穿刺引流的定位等。

4. 腹腔穿刺　可疑病例可行腹腔穿刺，阳性者有助于诊断，并可推断腹腔渗液的多少及腹腔污染的轻重，对选择治疗方法也有参考价值。

［常考考点］急性穿孔的表现和阳性检查结果。

要点二　诊断与鉴别诊断

（一）诊断

1. 多数病人有溃疡病史，且近期有溃疡病活动症状。

2. 突然发生的持续性上腹部剧烈疼痛，迅速发展到全腹，并常伴有轻度休克症状。

3. 检查时有明显的腹膜刺激征，并多有肝浊音界缩小或消失。

如 X 线检查发现膈下有游离气体，应能确诊。必要时可行腹腔穿刺检查。

（二）鉴别诊断

1. 急性胰腺炎　本病也可出现上腹部突然剧烈疼痛，伴有呕吐及早期腹膜刺激征，但其发病不如溃疡病穿孔急骤，腹痛开始时有由轻而重的过程，疼痛位于上腹部偏左，常向腰背部放射，早期腹膜刺激征不如溃疡病穿孔明显，无气腹征，血、尿淀粉酶升高，腹腔穿刺液可为血性。

2. 急性阑尾炎穿孔　胃、十二指肠溃疡急性穿孔时，漏出物可沿升结肠外侧沟流至右下腹，引起右下腹疼痛和压痛，易与急性阑尾炎的“转移性右下腹痛”相混淆。但急性阑尾炎起病不是很突然，腹痛是逐渐加重的，疼痛程度也不如溃疡病穿孔剧烈，体征以右下腹为甚，无气腹征。

3. 急性胆囊炎 重症胆囊炎伴腹膜炎者体征与溃疡病穿孔相似。但急性胆囊炎一般炎症反应较重，体征主要集中在右上腹，有时可触及肿大的胆囊，墨非征阳性。X线腹部透视膈下无游离气体，B超检查即可做出鉴别。

4. 胃癌穿孔 其急性穿孔引起的腹内病理变化与溃疡病穿孔相同，因而症状和体征也相似，术前难以鉴别，有的甚至术中也难以确认溃疡是否已有癌变，或根本就是胃癌穿孔。

［常考考点］胃及十二指肠溃疡急性穿孔与急性胰腺炎、急性阑尾炎穿孔鉴别。

要点三　非手术疗法适应证

1. 穿孔小或空腹穿孔，就诊比较早，腹腔积液少，无腹胀，一般情况好，感染中毒症状不明显，不伴有休克及重要脏器严重病变者。

2. 单纯性溃疡穿孔，无合并出血、梗阻、癌变或再穿孔等溃疡病的严重并发症。

3. 年龄较轻，溃疡病史不长，非顽固性溃疡。

4. 就诊时腹腔炎症已有局限趋势者。

要点四　手术疗法适应证

1. 不适合非手术治疗的患者。

2. 经过非手术治疗 6 ～ 12 小时，症状体征不见缓解者。

［常考考点］胃及十二指肠溃疡急性穿孔非手术疗法和手术疗法的适应证。

细目二　胃及十二指肠溃疡大出血

【考点突破攻略】

要点一　临床表现与检查

（一）临床表现

1. 症状 最常见的表现是呕血和黑便。

2. 体征 腹部体检一般仅有上腹部压痛，部分病人有胃脘部胀满感。肠鸣音活跃，通常并不亢进，约半数病人体温轻度增高。

（二）检查

1. 实验室检查 应定期作红细胞计数、血红蛋白及血球压积的测定，进行性的下降提示出血随之增多。

2. 纤维胃镜检查 上消化道出血时可行急诊胃镜检查，可直接观察溃疡的部位、大小、深度，并可发现明显的出血部位，并可在镜下行电凝止血或局部用止血药止血。

要点二　诊断与鉴别诊断

（一）诊断

有典型溃疡病发作史或过去检查曾证明有溃疡病的患者如果发生胃肠道出血，最大的可能为溃疡出血，绝大多数诊断可确立，结合纤维胃镜检查及实验室检查，可以明确诊断。

（二）鉴别诊断

1. 胃癌出血 近年来，胃癌的发生率上升较快，胃癌伴出血者逐年增加，当发生上消化道大出血时应予警惕。纤维胃镜检查可见典型的恶性溃疡表现，活检可明确诊断，癌肿标志物检查明显升高提示癌肿存在。

2. 食管与胃底静脉破裂出血 有慢性肝炎、肝硬化病史的患者，突然发生出血且伴有腹痛，提示出血来势凶猛，常以呕血为主，并很快出现失血性休克。

3. 干呕或呕吐后突然发生出血 须警惕食管－贲门黏膜撕裂综合征（Mallory–Weiss tear），食管裂孔疝亦可引起大出血。

4. 急性胃黏膜出血 出血前有烧伤、损伤或严重感染等病史，或者长期服用激素者，应高度怀疑急性胃黏膜出血。

5. 胆道出血 有胆道疾病史者可出现周期性反复出血，呕血、便血均可发生，但以便血为主，大多发生在胆绞痛缓解后，间歇期约为 1 周。

［常考考点］胃及十二指肠溃疡大出血的诊断。

要点三 西医治疗

（一）内科紧急处理

1. 建立输液通道，快速补充循环血容量。
2. 应用止血药物。
3. 抗酸抗溃疡治疗。
4. 经胃管注入冰的生理盐水。
5. 经选择性动脉造影栓塞止血。
6. 纤维胃镜下应用激光、电凝止血。

（二）外科治疗

1. 急诊手术的适应证

（1）急性大出血，短期内出现休克征象者。

（2）反复多次出血，尤其近期反复大出血者。

（3）出血后经 6 ～ 8 小时内输血 600 ～ 1000mL，休克症状无明显好转或虽一度好转，但很快又重新出现休克症状者。

（4）在内科严格治疗期间出现大出血者。

（5）大出血合并有梗阻、穿孔，或者曾有梗阻、穿孔病史者。

（6）患者年龄偏大（50 岁以上），有高血压、动脉硬化及肝肾疾病，估计出血难以自愈者。

（7）近期胃镜或钡餐检查证实，溃疡位于胃小弯侧及十二指肠球部后壁，或检查发现溃疡基底部出血呈喷射状者。

2. 手术方式的选择

（1）若病人耐受力良好，则可考虑行根治性手术，即胃大部切除术，除了切除出血部位外，连同溃疡病灶一并切除，可达到根治目的。

（2）若病人情况很差，估计较难忍受长时间手术者，则尽量采用简单有效的方法，如切开胃前壁，对出血部位的血管行“8”字缝合，确定不再出血后再将前壁缝合。

（3）若病人耐受力尚可，但估计难以承受胃大部切除术者，可以选择溃疡局部切除术，也可施行迷走神经切断加幽门成形，或胃空肠吻合及溃疡出血点缝扎术。

［常考考点］胃及十二指肠溃疡大出血的手术指征。

细目三 胃及十二指肠溃疡瘢痕性幽门梗阻

【考点突破攻略】

要点一 临床表现与检查

（一）临床表现

1. 症状 患者有长期溃疡病反复发作史，近来有发作征象。梗阻早期可以是不完全性的，逐渐出现食欲减退、恶心、上腹部饱胀及沉重感。当出现完全性梗阻时，呕吐频繁，呕吐量大且多含积存的宿食，有酸臭味，呕吐物中不含胆汁，呕吐后上腹饱胀感减轻，腹痛消失，过一段时间又可出现类似呕吐，且全身情况逐渐恶化，消瘦及脱水明显。

2. 体征 由于患者长期不能进食，明显消瘦，伴有严重脱水，故有严重营养不良。

（二）检查

1. 实验室检查。呈血液浓缩状，血清钾、氯化物和血浆蛋白均低于正常，二氧化碳结合力和非蛋白氮增高，尿比重升高，偶可见尿酮。
2. X 线钡餐检查。
3. 纤维胃镜检查。

［常考考点］胃及十二指肠溃疡瘢痕性幽门梗阻的表现：呕吐宿食。

要点二　诊断与鉴别诊断

（一）诊断

根据长时期溃疡病史及典型的胃潴留症状，配合实验室检查和X线钡餐检查等辅助检查，一般诊断溃疡所致瘢痕性幽门梗阻并无困难。

（二）鉴别诊断

1. 痉挛性和水肿性幽门梗阻　这种梗阻常为间歇性，有溃疡病的疼痛发作，虽有呕吐但不剧烈，亦无胃扩张，呕吐物中很少有宿食，常为当日所摄食物。

2. 胃癌所致幽门梗阻　胃幽门部肿瘤可以引起幽门梗阻，若为癌肿晚期所引起的幽门梗阻，可有恶性肿瘤的全身症状及癌胚抗原等标志物的异常，通过钡餐和胃镜检查、活组织检查等，往往都能获得确诊。

3. 十二指肠球部以下梗阻性病变　如胰头壶腹部肿瘤压迫十二指肠所致梗阻，往往有阻塞性黄疸出现，CT等检查可见该部位的占位及浸润。十二指肠肿瘤所致梗阻常有血便表现。肠系膜上动脉压迫综合征者可有呕吐，但一般不为宿食，呕吐物中有胆汁。钡餐检查可确定梗阻的部位。这类病人在餐后俯卧15～30分钟可使食物通过而使症状缓解。

要点三　西医治疗

手术治疗

1. 手术前处理　处理的初期包括胃肠减压，洗胃，纠正血容量及水、电解质和代谢紊乱，降低胃酸分泌，并开始肠外营养支持。

2. 手术方式　国内目前仍以胃大部切除术为主，也可采用迷走神经干切断加胃窦部切除术。

对全身情况极差的患者和老年患者，可以行胃空肠吻合术以解除梗阻，也可加做迷走神经干切断术以减少胃酸的分泌。

要点四　中医辨证治疗

证型	辨证要点	治法	方剂
脾胃虚寒证	上腹饱胀，食后较甚，朝食暮吐，暮食朝吐，吐出物为宿食残渣及清稀黏液，吐后则舒服，畏寒喜热，神疲乏力，大便溏少；舌质淡红，苔白或白滑，脉沉弱	温中健脾，和胃降逆	丁香透膈散加减
痰湿阻胃证	脘腹胀满，进食后加重，胸膈痞闷，呕吐频繁，吐出物为食物残渣及痰涎白沫；伴有眩晕、心悸；舌质淡红，苔白厚腻或白滑，脉弦滑	涤痰化浊，和胃降逆	导痰汤加减
胃中积热证	脘腹胀满，餐后加重，朝食暮吐，暮食朝吐，吐出物为食物残渣及秽浊酸臭之黏液；心烦口渴，欲进冷饮，小便黄少，大便干结；舌质红少津，苔黄燥或黄腻，脉滑数	清泄胃热，和中降逆	大黄黄连泻心汤加减
气阴两虚证	病程日久，反复呕吐，形体消瘦，神疲乏力，唇干口燥，小便短少，大便干结；舌红少津，脉细数	益气生津，降逆止呕	麦门冬汤加减

［常考考点］幽门梗阻的辨证论治。

细目四　胃癌

【考点突破攻略】

要点一　临床表现与检查

（一）临床表现

1. 症状

（1）胃部痛是胃癌最常见也最易被忽视的症状。

（2）食欲减退、消瘦、乏力。

（3）恶心、呕吐。

（4）出血和黑便。

2. 体征 一般胃癌尤其是早期胃癌常无明显的体征。晚期胃癌可出现上腹部肿块、直肠前触及肿物、脐部肿块、锁骨上淋巴结肿大等体征。

（二）检查

1. X线钡餐检查。
2. 内窥镜检查。
3. 实验室检查对胃癌诊断无特异性，胃液及大便隐血试验可以为发现胃癌提供线索。
4. 超声波检查。

［常考考点］胃癌的诊断。

要点二 西医治疗

1. 手术治疗 是治疗胃癌的主要手段。胃癌根治术应遵循以下三点要求：①充分切除原发癌灶。②彻底廓清胃周围淋巴结。③完全消灭腹腔游离癌细胞和微小转移灶。

2. 化学治疗。

3. 放射治疗。

［常考考点］胃癌常用胃癌根治术。

要点三 中医辨证治疗

证型	辨证要点	治法	方剂
肝胃不和证	多见于早、中期胃癌及胃癌术后患者。胃脘胀满疼痛，痛引两胁，情志不舒，善怒，喜太息；嗳腐吞酸，呃逆呕吐，吞咽不畅；脉弦	疏肝和胃，降逆止痛	逍遥散合旋覆代赭汤加减
脾胃虚寒证	见于中、晚期胃癌。胃脘隐痛，喜温喜按，大便溏薄，呕吐清稀；神疲乏力，食少腹胀，朝食暮吐；舌淡胖边有齿痕，脉沉缓无力	温中散寒，健脾和胃	附子理中汤加减
胃热伤阴证	多见于早、中期胃癌及放疗的患者。胃脘灼热、疼痛，食后痛剧，尿黄便秘；饥不欲食，胃中嘈杂，心烦口渴；舌干红绛，少苔或无苔，脉细数	养阴清热，和胃止痛	竹叶石膏汤合玉女煎加减
气血双亏证	晚期胃癌多见。心悸头晕，形瘦无华，疲乏气短；自汗盗汗，纳呆食少，虚烦不眠，胃脘隐痛；舌淡有齿痕或有瘀斑，脉虚细无力	补气养血，健脾补肾	十全大补汤加减
脾虚痰湿证	多见于中、晚期胃癌合并贲门或幽门梗阻者。头晕身重，呕吐痰涎，胃脘痞满疼痛；口淡少食，腹胀便溏，痰核累累；舌淡胖苔浊，脉濡滑	健脾化湿，软坚散结	参苓白术散合二陈汤加减
瘀毒内阻证	多见于进展期胃癌。胃脘刺痛拒按，呕血腥秽，或心下痞块坚硬，呕吐食少，大便黑干；舌紫或有瘀斑，苔浊腻，脉沉涩	活血祛瘀，解毒养阴	失笑散合膈下逐瘀汤加减

［常考考点］胃癌的辨证论治。

【知识纵横比较】

胃癌与胃及十二指肠溃疡瘢痕性幽门梗阻的证治比较

胃十二指肠溃疡瘢痕性幽门梗阻		胃癌	
证型	方剂	证型	方剂
—	—	肝胃不和证	逍遥散合旋覆代赭汤
脾胃虚寒证	丁香透膈散	脾胃虚寒证	附子理中汤
胃中积热证	大黄黄连泻心汤	—	—
气阴两虚证	麦门冬汤	胃热伤阴证	竹叶石膏汤合玉女煎
—	—	瘀毒内阻证	失笑散合膈下逐瘀汤
痰湿阻胃证	导痰汤	脾虚痰湿证	参苓白术散合二陈汤
—	—	气血双亏证	十全大补汤

中西医结合内科学与外科学中胃癌的证治比较

胃癌（中西医结合内科学）		胃癌（中西医结合外科学）	
证型	方剂	证型	方剂
痰气交阻证	启膈散	—	—
肝胃不和证	柴胡疏肝散	肝胃不和证	逍遥散合旋覆代赭汤
脾胃虚寒证	理中汤合四君子汤	脾胃虚寒证	附子理中汤
胃热伤阴证	玉女煎	胃热伤阴证	竹叶石膏汤合玉女煎
瘀毒内阻证	膈下逐瘀汤	瘀毒内阻证	失笑散合膈下逐瘀汤
痰湿阻胃证	开郁二陈汤	脾虚痰湿证	参苓白术散合二陈汤
气血两虚证	八珍汤	气血双亏证	十全大补汤

【例题实战模拟】

A1 型题

1. 胃及十二指肠溃疡病，下列哪种情况暂不需手术治疗

A. 胃及十二指肠瘢痕性幽门梗阻

B. 溃疡恶变

C. 35 岁男性病人因十二指肠溃疡饥饿时引起剧烈腹痛

D. 胃及十二指肠溃疡急性穿孔腹膜炎表现严重

E. 复合溃疡经系统内科治疗无效

2. 下列哪项不符合胃及十二指肠溃疡大出血的诊断

A. 有明显腹膜刺激征　B. 主要症状是呕血和解柏油样大便　C. 出现失血性休克

D. 血红蛋白明显下降　E. 病人呈贫血面容，血细胞比容小于 30%

3. 瘢痕性幽门梗阻最主要的临床表现是

A. 呕吐大量隔餐或隔夜食物　B. 消瘦　C. 上腹胀痛　D. 胃型及胃蠕动波　E. 食欲减退

4. 下列哪项不属于急性穿孔的诊断要点

A. X 线检查发现膈下有游离气体

B. 墨菲征阳性

C. 检查时有明显的腹膜刺激征，并多有肝浊音界缩小或消失

D. 有溃疡病史，且近期有溃疡活动状况

E. 突然发生的持续性上腹部剧烈疼痛，迅速发展到全腹，并常伴有轻度休克症状

A2 型题

5. 患者，男，60 岁。胃部疼痛史半年，近来出现进行性贫血消瘦等，首先应考虑

A. 十二指肠溃疡出血　B. 胃溃疡出血　C. 门静脉高压，食管－胃底静脉曲张破裂出血

D. 应激性溃疡　E. 胃癌

6. 患者，男，55 岁。患胃癌。胃脘胀满疼痛，痛引两胁，情志不舒，善怒，喜太息，嗳腐吞酸，呃逆呕吐，吞咽不畅，脉弦。其证型是

A. 肝胃不和　B. 脾胃虚寒　C. 胃热伤阴　D. 气血双亏　E. 脾虚痰湿

B1 型题

A. 丁香透膈散　B. 小建中汤　C. 理中丸　D. 黄芪建中汤　E. 附子理中汤

7. 胃及十二指肠溃疡瘢痕性幽门梗阻脾胃虚寒证的治疗方剂是

8. 胃癌脾胃虚寒证的治疗方剂是

【参考答案】

1. C　2. A　3. A　4. B　5. E　6. A　7. A　8. E

第十八单元　原发性肝癌

【考点突破攻略】

要点一　临床表现与检查

（一）临床表现

1. 症状　早期无明显症状。常见症状为肝区疼痛、腹胀、消瘦乏力、纳差、上腹肿块。

2. 体征

（1）肝肿大。

（2）黄疸。

（3）腹水。

3. 临床分型

（1）单纯型：临床和化验无明显肝硬化表现者。

（2）硬化型：有明显肝硬化的临床表现和血液学改变者。

（3）炎症型：病情发展快，伴有持续性高热或谷丙转氨酶持续增高在 1 倍以上者。

4. 并发症

（1）上消化道出血。

（2）肝昏迷。

（3）肝癌结节破裂。

［常考考点］肝癌的常见并发症是上消化道出血、肝昏迷、肝癌结节破裂。

（二）检查

1. 甲胎蛋白（AFP）检测　对原发性肝癌的诊断价值很大，特异性较高。

2. 肝功能及酶学检查　晚期肝癌或合并肝硬化者可有肝功能损害。大多有血清碱性磷酸酶、γ–GT 增高。

3. 超声检查　是肝癌诊断中最常用而有效的方法。

4. X 线检查　肝右叶的癌肿可发现右膈肌抬高，运动受限或局限隆起。肝左叶或巨大肝癌在行胃肠钡餐造影时可见胃及结肠肝曲被推压现象。

5. CT　可以明确病灶的数目、位置、大小及与重要血管的关系。

6. 磁共振显像（MRI）。

7. 肝血管造影。

8. 肝穿刺活组织检查。

［常考考点］甲胎蛋白（AFP）检测对原发性肝癌的诊断价值很大。

要点二　西医治疗

1. 手术治疗　肝区段切除术，左、右半肝切除术，肝中叶切除术，左、右肝三叶切除术等。

2. 介入治疗　肝动脉灌注 TAI+TAE、无水酒精瘤内注射、经皮射频治疗。

3. 生物治疗。

4. 放射治疗。

要点三　中医辨证治疗

证型	辨证要点	治法	方剂
气滞血瘀证	相当于单纯型Ⅱ期。症见两胁胀痛，腹部结块，推之不移，胸闷腹胀，纳呆乏力；舌淡红，苔薄白或薄黄，脉弦	疏肝理气，活血化瘀	小柴胡汤合大黄䗪虫丸加减

续表

证型	辨证要点	治法	方剂
脾虚湿困证	相当于单纯型Ⅱ期或硬化型Ⅱ期伴有腹水。症见脘腹胀满，胁痛肢楚，神疲乏力，纳呆便溏，四肢肿胀；舌淡胖，苔白或腻，脉弦而滑	益气健脾，化湿祛痰	四君子汤合逍遥散加减
肝胆湿热证	相当于炎症型Ⅲ期。症见胁下积块，腹大如鼓，黄疸日深，纳呆乏力，小便短赤，腹水肢肿；舌红或绛，苔黄或糙，脉弦滑数	清利湿热，活血化瘀	茵陈蒿汤合鳖甲煎丸加减
肝肾阴虚证	相当于硬化型Ⅲ期。症见口干，低热盗汗，形体消瘦，腰痛酸软，小便短赤；舌红少苔，脉细数	养阴散结，凉血解毒	青蒿鳖甲汤合一贯煎加减

【知识纵横比较】

中西医结合内科学与外科学原发性肝癌的证治比较

原发性肝癌（中西医结合内科学）		原发性肝癌（中西医结合外科学）	
证型	方剂	证型	方剂
气滞血瘀证	逍遥散合桃红四物汤	气滞血瘀证	小柴胡汤合大黄䗪虫丸
湿热瘀毒证	茵陈蒿汤合鳖甲煎丸	肝胆湿热证	茵陈蒿汤合鳖甲煎丸
肝肾阴虚证	滋水清肝饮合鳖甲煎丸	肝肾阴虚证	青蒿鳖甲汤合一贯煎
—	—	脾虚湿困证	四君子汤合逍遥散

【例题实战模拟】

A1 型题

1. 原发性肝癌晚期的重要体征是

A. 蜘蛛痣　B. 下肢浮肿　C. 质地坚硬，表面不规则的肝脏肿块
D. 消瘦、营养不良　E. 肝区叩击痛

2. 治疗原发性肝癌脾虚湿困证，应首选

A. 逍遥散合桃红四物汤　B. 茵陈蒿汤合鳖甲煎丸加减　C. 四君子汤合逍遥散
D. 失笑散合丹参饮　E. 柴胡疏肝散

3. 原发性肝癌肝肾阴虚证的治法是

A. 疏肝理气，活血化瘀　B. 清利湿热，活血化瘀　C. 养阴散结，凉血解毒
D. 补气温阳，化瘀解毒　E. 益气养阴，化瘀解毒

A2 型题

4. 患者，诊断为原发性肝癌。症见两胁胀痛，腹部结块，推之不移，脘腹胀闷，纳呆乏力，嗳气泛酸，大便不实，舌质暗红，有瘀斑，苔薄白，脉弦涩。适宜的方剂是

A. 小柴胡汤合大黄䗪虫丸　B. 逍遥散合桃红四物汤　C. 茵陈蒿汤合鳖甲煎丸
D. 滋水清肝饮合鳖甲煎丸　E. 柴胡疏肝散加减

B1 型题

A. 疏肝理气，活血化瘀　B. 清热利湿，化瘀解毒　C. 养阴清热，解毒祛瘀
D. 理气化痰，消食散结　E. 温中散寒，健脾调胃

5. 治疗原发性肝癌肝胆湿热证，应首选

6. 治疗原发性肝癌气滞血瘀证，应首选

【参考答案】

1. C　2. C　3. C　4. A　5. B　6. A

第十九单元 门静脉高压症

【考点突破攻略】

要点一 解剖概要

门静脉与其他部位静脉相比有三个特点：

1. 门静脉主干的两端均为毛细血管，一端为胃肠道、脾、胰腺、胆道等的毛细血管，另一端为肝小叶内的毛细血管网（肝窦）。

2. 门静脉主干中少有静脉瓣存在。

3. 门静脉与腔静脉系统之间存在多处交通支。主要有：①胃底、食管下段交通支。②直肠下端肛管交通支。③前腹壁交通支。④腹膜后交通支。

要点二 临床表现与检查

（一）临床表现

1. 症状 脾肿大、脾功能亢进、呕血或柏油样黑便、腹水及非特异性全身症状（如乏力、嗜睡、厌食、腹胀等）。

2. 体征 查体可触及脾肿大，肿大可达脐下。

［常考要点］门静脉高压症临床表现为脾肿大、脾功能亢进、呕血或柏油样黑便、腹水。

（二）检查

1. 血象 脾功能亢进时，白细胞计数减少至 $3\times10^9/L$ 以下；血小板计数减少至（70 ～ 80）$\times10^9/L$ 以下。

2. 肝功能 肝功能储备可用 Child 肝功能分级方法评价。

3. X 线检查 上消化道造影显示食管 - 胃底静脉曲张，表现为食管、胃底黏膜紊乱，呈蚯蚓状或蚕食样。

4. 内镜检查 最好在出血 24 小时内进行，阳性率高。

5. B 超检查及多普勒测定 是目前最方便的测定方法。

6. 特殊检查

（1）肝活检。

（2）免疫学检查。

（3）脾静脉造影。

7. 门静脉压力的测定 术前及术中测定门静脉压力对诊断、选择手术方法及其预后判断均有帮助。

（1）手术前后测定方法：①经皮脾穿刺脾髓测压（SP）。②经皮肝穿刺肝内门静脉分支测压（PVP）。③肝静脉插管测压。

（2）术中测压方法：①门脉压：直接穿刺门静脉主干（FPP）或门静脉分支，如大网膜静脉。②术中暂时钳夹门静脉，测得压力为肝侧门静脉闭锁压（HOPP），正常为 0.49 ～ 0.98kPa（50 ～ 100mmH_2O）；在阻断脏侧门静脉测得的压力为脏侧门静脉闭锁压（SOPP），正常值为 3.92 ～ 5.58kPa（400 ～ 600mmH_2O）。SOPP 与 HOPP 的压力差相当于门静脉入肝血流的最大灌注压（MPP），反映门静脉入肝的血流量。

［常考考点］门静脉高压症的典型表现和阳性检查结果。

要点三 诊断与鉴别诊断

1. 出血的鉴别 凡有急性大量消化道出血者，首先要考虑到胃及十二指肠溃疡、食管 - 胃底静脉曲张破裂出血和胃癌这三个最常见的原因；其次为胃黏膜的急性炎症病变等。

（1）溃疡病大出血：有典型的溃疡病史，出血前往往有突然加重或失去原来的疼痛规律；胃溃疡以呕血为主，最终会出现柏油样便。而十二指肠溃疡以柏油样便为主，往往有大量呕血，呕吐的血多为咖啡色，出血量大时便血呈紫红色，出血后上腹部的疼痛可以缓解或减轻。病人的肝功能应为正常，很少有腹水；钡餐造影和胃镜检查可以明确诊断。

（2）胃癌出血：一般病史较长，有类似溃疡病史，食欲减退、消瘦、贫血、上腹部隐痛可逐渐加重。早期持续小量出血，粪便隐血试验持续阳性，侵犯大血管时可发生呕血、便血及休克。胃镜下可见到典型的恶性溃疡和肿瘤表现，活检可以明确诊断。胃癌病人出血后原来的症状持续存在或进一步加重。

（3）胆道出血：有肝胆疾病或外伤病史，可有黄疸，但一般很少有肝硬化。胆道造影可以明确病变的部位及出血的原因。B 超与 CT 检查对诊断有很大的帮助。

（4）急性胃黏膜病变：一般有重症感染、损伤、烧伤等病史。可有呕血或血便，但以呕血为主，反复出现，间歇期可达数日。

（5）Mallory–Weiss 综合征：Mallory–Weiss 综合征简称为 M–W 综合征，在消化道出血中所占的比例有上升的趋势。其在临床上典型的表现为酗酒呕吐后随之而来的呕血。多为食管内压力急剧上升，食管与胃连接部的黏膜撕裂伤所致。所有遇到胃内有积血而又无原发病灶时，就应考虑到本病的可能。

2. 脾肿大和脾功能亢进的鉴别 可分为原发性和继发性两大类。原发性有原发性血小板减少性紫癜、先天性溶血性贫血、原发性白细胞减少症和全血性血细胞减少症。一般先有某些血细胞减少，继而脾肿大，但骨髓涂片则有相应的血细胞增生过盛现象。继发性脾功能亢进一般均有某些前驱疾病，如血吸虫病、疟疾、黑热病、白血病等引起脾肿大后，因脾功能亢进而有不同的血细胞减少现象，无肝病，肝功能正常。如果不能确诊为肝硬化的早期表现或肝后型门脉高压症，有时需要行肝活检和门脉压力测定。

3. 腹水的鉴别

（1）心源性腹水：如风湿性心脏病所致二尖瓣狭窄、缩窄性心包炎等心脏病，在发生心力衰竭时，往往出现腹水，易与肝硬化腹水相混淆；但若详细地询问病史，细致地进行心脏听诊，再结合心电图及 X 线检查，一般进行鉴别并不太困难。

（2）肾源性腹水：慢性肾炎很容易发生腹水而被误诊为肝硬化。但慢性肾炎合并有全身浮肿、血尿、高血压、尿中有大量蛋白及管型，结合病史，诊断并不困难。

（3）腹腔内肿瘤：腹腔内肿瘤可以压迫门静脉或癌栓在门静脉内形成栓塞而使血液回流受阻，致使门静脉出现高压及腹水。此时大部分已属肿瘤晚期，可有血液及淋巴远处转移，也可有腹腔内大量种植。要详细询问病史及查体，钡餐造影、B 超、CT 检查有鉴别价值，同时进行腹水内查找癌细胞更有助于诊断。

要点四　西医治疗

（一）非手术治疗

食管 – 胃底曲张静脉破裂出血，尤其是肝功能储备 Child C 级病人，尽可能采用非手术治疗。

1. 补充血容量。
2. 应用血管活性药物。①血管加压素。②生长抑素。
3. 内镜治疗。①经纤维内镜注射硬化剂。②经内镜食管曲张静脉套扎术。
4. 三腔管压迫止血。
5. 经颈静脉门体分流术。

（二）手术疗法

1. 分流术。
2. 断流术。
3. 转流术。

［常考考点］门静脉高压症的西医处理。

要点五　中医辨证治疗

证型	辨证要点	治法	方剂
瘀血内结证	腹部积块明显，硬痛不移，面黯消瘦，纳减乏力，时有寒热，女子或见月事不下；舌边暗紫或见瘀点，苔薄，脉弦涩	祛瘀软坚，兼调脾胃	膈下逐瘀汤加减
寒湿困脾证	腹大胀满，按之如囊裹水，甚则颜面浮肿，脘腹痞满，得热稍舒，精神困倦，怯寒懒动，小便少，大便溏，或身目发黄，面色晦暗；舌苔白腻，脉缓	温中健脾，行气利水	实脾饮加茵陈加减
气随血脱证	患者突然大量吐血及便血后出现面色苍白，四肢厥冷，汗出；舌淡，苔白，脉微	益气固脱	独参汤加减

［常考考点］门静脉高压症的辨证论治。

【例题实战模拟】

A1 型题

1. 门静脉系与腔静脉系之间主要的交通支中，最具有临床重要性的是

A. 脐旁静脉交通支　B. 胃底、食管下端交通支　C. 直肠下端、肛管交通支

D. 前腹壁交通支　E. 腹膜后交通支

2. 门静脉高压症的三大临床主要表现是

A. 脾肿大、上消化道出血、腹水　B. 肝大、上消化道出血、腹水

C. 脾大、脾功能亢进、腹水　D. 肝大、脾大、腹水

E. 脾大、腹水、黄疸

3. 肝功能储备 Child C 级病人，食管－胃底静脉曲张破裂出血，宜采用的治疗方法是

A. 分流术　B. 断流术　C 转流术　D. 非手术疗法　E. 胃大部切除术

4. 患者，男，45 岁。既往有乙肝病史 20 年。现症见腹大胀满，按之如囊裹水，甚则颜面浮肿，脘腹痞满，得热稍舒，精神困倦，怯寒懒动，小便少，大便溏，身目发黄，面色晦暗；舌苔白腻，脉缓。宜选用的治疗方剂是

A. 真武汤　B. 实脾饮加茵陈　C. 茵陈蒿汤　D. 五苓散　E. 膈下逐瘀汤

【参考答案】

1. B　2. A　3. D　4. B

第二十单元　急腹症

细目一　急性阑尾炎

【考点突破攻略】

要点一　西医病因病理

1. 病因　急性阑尾炎的发病过程往往是复杂的，其发病有三种学说：阑尾腔梗阻学说、细菌感染学说、神经反射学说。上述三种因素在急性阑尾炎的发病过程中可相继出现，且互相影响，互为因果。

2. 病理

（1）急性单纯性阑尾炎：炎症局限于阑尾黏膜及黏膜下层，逐渐扩展至肌层、浆膜层。阑尾轻度肿胀，浆膜充血，有少量纤维素性渗出物。

（2）化脓性阑尾炎：炎症发展到阑尾壁全层，阑尾显著肿胀，浆膜充血严重，附着纤维素渗出物，并与周围组织或大网膜粘连，腹腔内有脓性渗出物。

（3）坏疽或穿孔性阑尾炎：阑尾壁出现全层坏死，局部呈暗紫色或黑色，可局限在一部分或累及整个阑尾，极易破溃穿孔。穿孔后感染扩散可引起弥漫性腹膜炎或门静脉炎、败血症等。

（4）阑尾周围脓肿：化脓或坏疽的阑尾被大网膜或周围肠管粘连包裹，脓液局限于右下腹而形成阑尾周围脓肿或炎性肿块。

要点二　临床表现与检查

（一）临床表现

1. 主要症状

（1）转移性右下腹疼痛。

（2）胃肠道症状。

（3）全身症状。可有头晕、头痛、乏力、汗出、口干、尿黄、脉数等症状。少数坏疽性阑尾炎或导致门静脉炎时，

可有寒战高热。

2. 主要体征

（1）压痛：右下腹局限性显著压痛是阑尾炎最重要的特征。

（2）反跳痛。

（3）腹肌紧张。

（4）右下腹包块，若阑尾周围脓肿形成，右下腹可扪及痛性包块，边界不清且固定。

［常考考点］右下腹局限性显著压痛是阑尾炎最重要的特征。

（二）检查

下列检查方法可协助阑尾炎的定性、定位诊断。

1. 结肠充气试验（Rovsing 征） 如出现右下腹疼痛为阳性，可提示阑尾炎的存在。

2. 腰大肌试验（Psoas 征） 阳性提示炎性阑尾贴近腰大肌，多见于盲肠后位阑尾炎。

3. 闭孔内肌试验（Obturator 征） 阳性提示炎性阑尾位置较低，贴近闭孔内肌，为盆腔位阑尾炎。

4. 直肠指诊 直肠右侧前上方有触痛，提示炎性阑尾位置较低。

5. 经穴触诊 阑尾穴有压痛，尤以右侧明显而多见。

要点三 诊断与鉴别诊断

（一）诊断

根据转移性右下腹疼痛的病史和右下腹局限性压痛的典型阑尾炎特点，一般即可做出诊断。

（二）鉴别诊断

1. 胃及十二指肠溃疡穿孔 多有上消化道溃疡病史，突然出现上腹部剧烈疼痛并迅速波及全腹。腹膜刺激征明显，多有肝浊音界消失，肠鸣音消失，可出现休克，X 线检查常可发现膈下游离气体。

2. 急性胃肠炎 多有饮食不洁史，肠鸣音亢进，一般无腹膜刺激征，大便检查可有脓细胞及未消化食物。

3. 急性肠系膜淋巴结炎 腹痛常与上呼吸道感染并发，早期即可有高热、白细胞数增高，但腹痛、压痛相对较轻且较广泛，在肠系膜区域内有时可触及肿大淋巴结。

4. 右肺下叶大叶性肺炎或右侧胸膜炎 常有右侧胸痛及呼吸道症状，腹部无固定性显著压痛点。胸部 X 线检查有鉴别意义。

5. 急性胆囊炎、胆石症 右上腹持续性疼痛，阵发性加剧，可伴有右肩部放射痛，腹膜刺激征以右上腹为甚，墨菲（Murphy）征阳性。

6. 右侧输尿管结石 常突然出现剧烈绞痛，向会阴部及大腿内侧放射，但腹部体征不明显，有肾区叩击痛，可伴有尿频、尿急、尿痛或肉眼血尿等症状，一般无发热。X 线摄片常可发现阳性结石。

7. 异位妊娠破裂 常有急性失血症状和下腹疼痛症状，有停经史，妇科检查阴道内有血液，阴道后穹隆穿刺有血等。

［常考要点］转移性右下腹疼痛的病史和右下腹局限性压痛的典型阑尾炎的特点。

要点四 西医治疗

尽早采用手术疗法，尤其是老年人、小儿、妊娠期急性阑尾炎。其主要方法是阑尾切除术。对腹腔渗液严重，或腹腔已有脓液的急性化脓性或坏疽性阑尾炎，应同时行腹腔引流；对阑尾周围脓肿，如有扩散趋势，可行脓肿切开引流。

［常考考点］阑尾炎西医尽早采用手术疗法。

要点五 中医辨证治疗

证型	辨证要点	治法	方剂
瘀滞证	转移性右下腹痛，呈持续性、进行性加剧，右下腹局限性压痛或拒按；伴恶心纳差，可有轻度发热；苔白腻，脉弦滑或弦紧	行气活血，通腑泄热	大黄牡丹汤合红藤煎剂加减
湿热证	腹痛加剧，右下腹或全腹压痛、反跳痛，腹皮挛急，右下腹可扪及包块；壮热，恶心纳差，便秘或腹泻；舌红苔黄腻，脉弦数或滑数	通腑泄热，利湿解毒	复方大柴胡汤
热毒证	腹痛剧烈，全腹压痛、反跳痛，腹皮挛急；高热不退或恶寒发热，恶心纳差，便秘或腹泻；舌红绛，苔黄厚，脉洪数或细数	通腑排毒，养阴清热	大黄牡丹汤合透脓散加减

［常考考点］急性阑尾炎的辨证论治。

【例题实战模拟】

A1 型题

1. 急性阑尾炎时，闭孔肌试验阳性，提示

A. 阑尾位置较深　B. 阑尾为盲肠后位　C. 阑尾位置较低为盆腔位阑尾

D. 阑尾为盲肠内位　E. 提示有盆腔脓肿形成

2. 急性阑尾炎热毒证者宜用

A. 复方大柴胡汤　B. 大黄牡丹汤合透脓散　C. 大黄牡丹汤合红藤煎剂

D. 龙胆泻肝汤　E. 大陷胸汤

A2 型题

3. 患者，转移性右下腹痛 2 天，全腹痛 1 天。检查：腹膜刺激征阳性，以右下腹为著，肠鸣音减弱，血白细胞计数 1.8×10^9/L。应首先考虑的是

A. 急性肠胃炎　B. 急性胆囊炎　C. 急性胰腺炎　D. 子宫外孕破裂　E. 阑尾炎穿孔并发腹膜炎

4. 患者，1 天前出现转移性右下腹疼痛，目前腹痛加剧，全腹压痛、反跳痛，腹皮挛急，右下腹可扪及包块；伴壮热，恶心纳差，便秘；舌红苔黄腻，脉弦数。其证候是

A. 瘀滞证　B. 湿热证　C. 热毒证　D. 寒湿证　E. 阴虚证

【参考答案】

1. C　2. B　3. E　4. B

细目二　肠梗阻

【考点突破攻略】

要点一　分类

1. 按发病的基本原因分类

（1）机械性肠梗阻。

（2）动力性肠梗阻：①麻痹性肠梗阻。②痉挛性肠梗阻。

（3）血运性肠梗阻。

2. 按肠壁有无血运障碍分类

（1）单纯性肠梗阻：只有肠内容物通过受阻而无肠管血运障碍者。

（2）绞窄性肠梗阻：肠梗阻的同时伴有肠壁血运障碍者。

3. 按梗阻部位不同分类　可分为高位小肠梗阻、低位小肠梗阻或结肠梗阻。

4. 按梗阻程度分类　可分为完全性肠梗阻和不完全性肠梗阻。

5. 按梗阻进展速度分类　可分为急性肠梗阻和慢性肠梗阻。

要点二　西医病因病理

（一）局部病理生理改变

1. 肠蠕动变化　机械性肠梗阻表现为梗阻上段肠管的蠕动增强，麻痹性肠梗阻则肠蠕动减弱或消失。

2. 肠腔膨胀、积气积液。

3. 肠壁充血水肿、通透性增加。

4. 肠壁坏死穿孔。

（二）全身病理生理改变

1. 体液丧失可迅速导致严重缺水、血容量减少和血液浓缩，甚至出现休克。

2. 电解质紊乱和酸碱平衡失调。

3. 感染和中毒。

［常考要点］机械性肠梗阻最常见，绞窄性肠梗阻最危险。

要点三　临床表现与检查

（一）临床表现

1. 症状

（1）腹痛：单纯性机械性肠梗阻一般呈阵发性剧烈腹痛；绞窄性肠梗阻往往出现剧烈的持续性腹痛伴有阵发性加重；麻痹性肠梗阻多呈持续性胀痛。

（2）呕吐。

（3）腹胀。

（4）停止排气排便。

2. 体征

（1）全身情况：单纯性肠梗阻的早期一般无明显变化；梗阻晚期有脱水表现。绞窄性肠梗阻可出现休克表现。

（2）腹部体征

1）望诊：腹部膨胀，高位梗阻多在上腹部；低位小肠梗阻多在中腹部。麻痹性肠梗阻多呈全腹均匀膨胀；闭袢性肠梗阻可出现不对称膨胀；机械性肠梗阻多可见肠型及肠蠕动波。

2）触诊：单纯性肠梗阻可有不定位的轻压痛；绞窄性肠梗阻则出现压痛、反跳痛、肌紧张等腹膜刺激征。

3）叩诊：肠胀气时一般呈鼓音。当绞窄性肠梗阻时腹腔有渗液，可出现移动性浊音。

4）听诊：肠鸣音亢进，呈高调金属音或气过水声；麻痹性肠梗阻时，则肠鸣音减弱或消失。

（3）直肠指检：应作为常规检查，不能忽视。直肠肿瘤引起肠梗阻时，可触及直肠内肿物；肠套叠、绞窄性肠梗阻时，指套可染有血迹。

（二）检查

1. 实验室检查

（1）血液：严重失水，血液浓缩时，血红蛋白及红细胞压积升高；肠绞窄伴腹膜炎时，白细胞总数及中性粒细胞比例升高。血钾、钠、氯离子及二氧化碳结合力、血气分析等测定能判断电解质、酸碱平衡紊乱情况。

（2）尿液：脱水时尿量减少，尿比重升高。

（3）呕吐物及粪便检查：如有大量红细胞或隐血试验阳性，多表示肠管有血运障碍或出血性的病变。

2. X 线检查　肠管的气液平面是肠梗阻特有的 X 线表现。

［常考考点］痛、吐、胀、闭是各类肠梗阻共同的四大症状。腹部立位 X 线透视或平片检查是肠梗阻常用的检查方法，肠管的气液平面是肠梗阻特有的 X 线检查表现。

要点四　诊断与鉴别诊断

（一）诊断

典型的肠梗阻具有痛、呕、胀、闭四大症状，腹部可见肠型及肠蠕动波，肠鸣音亢进，可出现全身脱水等体征；结合腹部 X 线检查，明确诊断并不困难。

（二）鉴别诊断

1. 机械性与动力性肠梗阻的鉴别　机械性肠梗阻，早期腹胀不明显。麻痹性肠梗阻则腹胀显著，多无阵发性腹部绞痛，肠鸣音减弱或消失，X 线检查可显示大、小肠全部均匀胀气。

2. 单纯性与绞窄性肠梗阻的鉴别　当肠梗阻有下列临床表现时，应考虑到绞窄性肠梗阻的可能。

（1）腹痛发作急骤，剧烈，呈持续性并有阵发性加重。

（2）呕吐出现早而频繁，呕吐物为血性或肛门排出血性液体，或腹穿抽出血性液体。

（3）早期出现脉率加快，体温升高，白细胞增高，甚至出现休克。

（4）腹膜刺激征明显且固定，肠鸣音由亢进变为减弱，甚至消失。

（5）腹胀不对称，有局部隆起或可触及孤立胀大的肠袢。

（6）X 线检查可见孤立胀大的肠袢，位置固定，不随时间而改变，或肠间隙增宽，提示有腹腔积液。

（7）经积极非手术治疗后症状体征无明显改善。

3. 高位肠梗阻与低位肠梗阻的鉴别　高位小肠梗阻呕吐发生早而频繁，腹胀不明显；低位小肠梗阻腹胀明显，呕吐出现晚而次数少，并可吐出粪样物。

4. 完全性肠梗阻与不完全性肠梗阻的鉴别 完全性肠梗阻呕吐频繁，如为低位梗阻则腹胀明显，完全停止排气排便。不完全性肠梗阻呕吐与腹胀都较轻或无呕吐，尚有少量排气排便。

5. 肠梗阻病因的鉴别 新生婴儿以肠道先天性畸形最多见，2 岁以下小儿则肠套叠多见，3 岁以上儿童以蛔虫团堵塞所致的肠梗阻居多，老年人则以肿瘤及粪块堵塞常见。临床上最为常见的是粘连性肠梗阻。

【知识纵横比较】

各型肠梗阻的鉴别

分型	临床特点
机械性肠梗阻	阵发性腹部绞痛
麻痹性肠梗阻	腹胀显著，肠鸣音减弱或消失
绞窄性肠梗阻	①腹痛，呈持续性并有阵发性加重； ②呕吐物或肛门排出物或腹穿抽出血性液体； ③脉率加快，体温升高，白细胞增高，甚至出现休克； ④腹膜刺激征，肠鸣音由亢进变为减弱，甚至消失
高位肠梗阻	呕吐发生早而频繁，腹胀不明显
低位肠梗阻	腹胀明显，呕吐出现晚而次数少，可吐出粪样物
完全性肠梗阻	呕吐频繁
不完全性肠梗阻	呕吐与腹胀都较轻或无呕吐，尚有少量排气排便

［常考考点］各型肠梗阻的鉴别。

要点五 西医治疗

（一）非手术治疗

1. 适应证

（1）单纯性粘连性肠梗阻。

（2）动力性肠梗阻。

（3）蛔虫团、粪便或食物团堵塞所致的肠梗阻。

（4）肠结核等炎症引起的不完全性肠梗阻、肠套叠早期。

2. 方法

（1）禁食与胃肠减压。

（2）纠正水、电解质和酸碱平衡紊乱。

（3）防治感染和毒血症。

（4）灌肠疗法。

（5）颠簸疗法。

（6）其他，如穴位注射阿托品，嵌顿疝的手法复位回纳，腹部推拿按摩等。

（二）手术治疗

1. 适应证

（1）绞窄性肠梗阻。

（2）有腹膜刺激征或弥漫性腹膜炎征象的各型肠梗阻。

（3）应用非手术疗法后经 6 ～ 8 小时观察，病情不见好转。

（4）肿瘤及先天性肠道畸形等不可逆转的器质性病变引起的肠梗阻。

2. 方法

（1）解除梗阻病因。

（2）切除病变肠管行肠吻合术。

（3）短路手术。

（4）肠造口术或肠外置术。

［常考考点］非手术治疗和手术治疗的适应证。

要点六　中医辨证治疗

证型	辨证要点	治法	方剂
气滞血瘀证	腹痛阵作，胀满拒按，恶心呕吐，无排气排便；舌质淡红，苔薄白，脉弦或涩	行气活血，通腑攻下	桃核承气汤加减
肠腑热结证	腹痛腹胀，痞满拒按，恶心呕吐，无排气排便；发热，口渴，小便黄赤，甚者神昏谵语；舌质红，苔黄燥，脉洪数	活血清热，通里攻下	复方大承气汤加减
肠腑寒凝证	起病急骤，腹痛剧烈，遇冷加重，得热稍减，腹部胀满，恶心呕吐，无排气排便，脘腹怕冷，四肢畏寒；舌质淡红，苔薄白，脉弦紧	温中散寒，通里攻下	温脾汤加减
水结湿阻证	腹痛阵阵加剧，肠鸣辘辘有声，腹胀拒按，恶心呕吐，口渴不欲饮，无排气排便，尿少；舌质淡红，苔白腻，脉弦缓	理气通下，攻逐水饮	甘遂通结汤加减
虫积阻滞证	腹痛绕脐阵作，腹胀不甚，腹部有条索状团块，恶心呕吐，呕吐蛔虫，或有便秘；舌质淡红，苔薄白，脉弦	消导积滞，驱蛔杀虫	驱蛔承气汤加减

［常考考点］肠梗阻的辨证论治。

【例题实战模拟】

A1 型题

1. 下列除哪项外，均是肠梗阻常见的临床表现

A. 腹痛　B. 呕吐　C 便秘　D. 腹胀　E. 停止排气排便

2. 下列不属于手术疗法适应证的是

A. 绞窄性肠梗阻

B. 有腹膜刺激征或弥漫性腹膜炎征象的各型肠梗阻

C. 应用非手术疗法后经 6 ～ 8 小时观察，病情未见好转

D. 肿瘤及先天性肠道畸形等不可逆转的器质性病变引起的肠梗阻

E. 蛔虫团、粪便或食物团堵塞所致的肠梗阻

A2 型题

3. 患者，女，53 岁。阵发性腹痛、腹胀 3 天，伴恶心呕吐，无排便排气，小便黄，舌红，苔薄白，脉沉弦。查体：腹软，轻压痛，偶见肠型。诊断为肠梗阻，其证型是

A. 气滞血瘀证　B. 肠腑热结证　C. 肠腑寒凝证　D. 水结湿阻证　E. 虫积阻滞证

B1 型题

A. 动力性肠梗阻　B. 血运性肠梗阻　C. 机械性肠梗阻　D. 完全性肠梗阻　E. 不完全性肠梗阻

4. 由于器质性病变致肠腔变小，使肠内容物通过发生障碍，称为

5. 肠腔不通同时伴肠壁血运障碍，称为

【参考答案】

1. C　2. A　3. E　4. C　5. B

细目三　胆道感染与胆石症

【考点突破攻略】

要点一　急性胆道感染

（一）西医病因病理

1. 病因

（1）梗阻因素：胆石症和胆管狭窄是造成胆道梗阻，引起胆道感染的重要原因。胆石症、胆管狭窄和胆道感染常同

时并存，互为因果，互相影响。

（2）感染因素：包括寄生虫感染、细菌感染和病毒感染等。

（3）局部供血障碍：胆道局部供血障碍是胆道感染或炎症的另一重要原因。

（4）其他：胆道畸形、胆道创伤和胆道运动功能障碍也可致急性胆道感染。

2. 病理 根据胆囊壁的病变程度和范围常分为以下几种类型：

（1）急性单纯性胆囊炎：一般为急性胆囊炎的早期表现。

（2）急性化脓性胆囊炎：急性单纯性胆囊炎继续发展，梗阻因素未能解除或继发严重的感染。

（3）急性坏疽性胆囊炎：为急性胆囊炎的晚期表现，常同时伴有胆囊壁内脓肿破溃而出现胆囊穿孔、胆汁性腹膜炎。

（4）急性梗阻性化脓性胆管炎：是由于胆管梗阻和细菌感染，胆管内压升高，肝脏胆血屏障受损，大量细菌和毒素进入血循环，造成以肝胆系统病损为主，合并多器官损害的全身严重感染性疾病，是急性胆管炎的严重形式。

（二）临床表现与检查

1. 临床表现

（1）急性胆囊炎：突发右上腹阵发性绞痛，常在饱餐、进油腻食物后或在夜间发作。疼痛常放射至右肩部、肩胛部和背部。伴恶心呕吐、厌食等。右上腹可有不同程度、不同范围的压痛、反跳痛及肌紧张，Murphy 征阳性。

（2）急性梗阻性化脓性胆管炎：本病发病急骤，病情进展快，除具有一般胆道感染的 Charcot 三联征（腹痛、寒战高热、黄疸）外，还可出现休克、中枢神经系统受抑制表现，即 Reynolds 五联征。

2. 检查

（1）急性胆囊炎：实验室检查：有轻度白细胞升高；血清转氨酶轻度升高，AKP 升高。影像学检查：B 超检查可显示胆囊增大、囊壁增厚甚至有“双边”征，以及胆囊内结石光团。此外，如 ^{99m}Tc–EHI–DA 检查，由于胆囊管梗阻，胆囊不显影，其敏感性几乎达 100%。

（2）急性梗阻性化脓性胆管炎：实验室检查：白细胞计数升高，中性粒细胞升高，血小板计数降低。凝血酶原时间延长，肝功能有不同程度的受损。影像学检查：以 B 超最为实用，能及时了解胆道梗阻的部位、病变性质、肝内外胆管扩张等情况。

（三）西医治疗

1. 一般治疗 包括禁食，输液，纠正水、电解质及酸碱代谢失衡，全身支持疗法；选用针对革兰阴性、阳性细菌及厌氧菌均有作用的广谱抗生素或联合用药。使用维生素 K、解痉止痛药等对症处理。对于急性重症胆管炎，要重视恢复血容量，改善和保证组织器官的良好灌流和氧供。

2. 手术治疗 急诊手术适用于：①发病在 48 ～ 72 小时以内者。②经非手术治疗无效且病情恶化者。③怀疑有胆囊穿孔、弥漫性腹膜炎、急性化脓性胆管炎、急性坏死性胰腺炎等并发症者。手术方法包括：胆囊造口术、胆囊切除术、胆总管探查、T 型管引流术。

3. 非手术方法 置管引流包括胆囊穿刺置管术、经皮肝穿刺胆道置管引流术和经内镜鼻胆管引流术。

（四）中医辨证治疗

证型	辨证要点	治法	方剂
蕴热证（肝胆蕴热）	胁腹隐痛，胸闷不适，肩背窜痛，口苦咽干，腹胀纳呆，大便干结，有时低热；舌红苔腻，脉平或弦	疏肝清热，通下利胆	金铃子散合大柴胡汤加减
湿热证（肝胆湿热）	发热恶寒，口苦咽干，胁腹疼痛难忍，皮肤黄染，不思饮食，便秘尿赤；舌红苔黄，脉弦数滑	清胆利湿，通气通腑	茵陈蒿汤合大柴胡汤加减
热毒证（肝胆脓毒）	胁腹剧痛，痛引肩背，腹拘强直，压痛拒按，高热寒战，上腹饱满，口干舌燥，不能进食，大便干燥，小便黄赤，甚者谵语，肤黄有瘀斑，四肢厥冷，鼻衄齿衄；舌绛有瘀斑，苔黄开裂，脉微欲绝	泻火解毒，通腑救逆	黄连解毒汤合茵陈蒿汤加减

［常考考点］急性胆道感染的辨证论治。

要点二 胆石症

（一）临床表现与检查

1. 临床表现

（1）胆囊结石：阵发性绞痛，可向右肩胛部放射，称为胆绞痛，常伴有恶心呕吐。高脂肪餐、暴饮暴食、过度疲劳可诱发胆绞痛。右上腹部有程度不同的压痛。

（2）肝外胆管结石：发作期间可表现 Charcot 三联征，即腹痛、寒战高热和黄疸。上腹部及右上腹有压痛。

（3）肝内胆管结石：急性发作时肝区疼痛，寒战发热，体温为弛张热型，可有轻度黄疸，肝脏可有不对称增大，肝区有叩击痛。在不发作期间症状不典型，常表现有上腹隐痛、恶心、嗳气、反酸、食欲不振等，也可无任何症状。

［常考考点］胆结石的临床表现。

2. 检查

（1）血常规：急性发作期白细胞增高，中性粒细胞比例增高，多数病人白细胞增高的程度与合并感染的轻重相并行。

（2）肝功能：胆石症反复发作可引起轻重不同的肝脏损害，肝功能试验可发现异常，例如血清谷丙转氨酶（SGPT）、谷胺酰转肽酶（γ-GT）增高，血清胆红素增高。

（3）影像学检查：胆道造影、B 超、CT 或 MRI 检查可见到胆囊或（和）胆管扩张和结石影像。其中 B 超方便易行，价格低廉，为首选检查。

［常考考点］胆石症的影像学检查首选 B 超。

（二）西医治疗

1. 排石疗法 适应证：①胆管结石直径＜ 1cm，胆管下端无狭窄。②胆管或肝管多发小结石。③手术后胆管残余结石。④较小的胆囊结石，胆囊舒缩功能较好者。

2. 电针排石 电针除了能消炎止痛，使胆道感染的症状得以控制外，也可促使排出胆石。

3. 溶石疗法 口服溶石药物：鹅去氧胆酸和熊去氧胆酸。

4. 碎石疗法 适应证：①症状性胆囊结石。②口服胆囊造影检查显示胆囊功能正常。③阴性胆结石。④胆囊内直径 0.5 ～ 2cm 的单颗结石，或直径 0.5 ～ 1cm 的多发结石，但不得超过 5 颗结石。⑤单发胆管阴性结石且定位准确。

5. 取石疗法 经皮肝穿刺胆道（PTCS）以及经十二指肠镜 Oddi 括约肌切开取石（EST）等。

6. 外科手术 手术方法与胆道感染大致相同，根据结石部位的不同，分别采用胆囊切除、胆总管切开取石、T 管引流术及胆肠内引流术等，部分肝胆管结石病人须行肝叶切除术。近年来随着外科微创技术的发展，对于胆囊和胆总管结石的择期治疗，主张首选联合电子内镜（胆道镜、十二指肠镜和腹腔镜）下的微创外科手术。

［常考考点］排石疗法和碎石疗法的适应证。

（三）中医辨证治疗

证型	辨证要点	治法	方剂
肝郁气滞证	右上腹间歇性绞痛或闷痛，有时可向右肩背部放射，右上腹有局限性压痛；伴低热，口苦，食欲减退；舌质淡红，苔薄白或薄黄，脉弦紧	疏肝利胆，理气开郁	金铃子散合大柴胡汤加减
肝胆湿热证	右上腹持续性胀痛，多向右肩背部放射，右上腹肌紧张，有压痛，有时可摸到肿大的胆囊；伴高热、恶寒、口苦咽干、恶心呕吐、不思饮食，部分病人出现身目发黄；舌质红，苔黄腻，脉弦滑或弦数	疏肝利胆，清热利湿	茵陈蒿汤合大柴胡汤加减
肝胆脓毒证	右上腹硬满灼痛，痛而拒按，或可触及肿大的胆囊，黄疸日深，壮热不止；舌质红绛，苔黄燥，脉弦数。严重者，四肢厥冷，脉细数	泻火解毒，养阴利胆	茵陈蒿汤合黄连解毒汤加味
肝阴不足证	胁肋隐痛，绵绵不已，可向右肩背部放射，遇劳加重，口干咽燥，心中烦热，两目干涩，头晕目眩；舌红少苔，脉弦细	滋阴柔肝，养血通络	一贯煎加减

［常考考点］胆石症的辨证论治。

【知识纵横比较】

胆囊炎和胆石症的证治比较

胆囊炎		胆石症	
证型	方剂	证型	方剂
蕴热证（肝胆蕴热）	金铃子散合大柴胡汤	肝郁气滞证	金铃子散合大柴胡汤
湿热证（肝胆湿热）	茵陈蒿汤合大柴胡汤	肝胆湿热证	茵陈蒿汤合大柴胡汤
热毒证（肝胆脓毒）	黄连解毒汤合茵陈蒿汤	肝胆脓毒证	茵陈蒿汤合黄连解毒汤
—	—	肝阴不足证	一贯煎

【例题实战模拟】

A1 型题

1. Charcot 三联征包括

A. 腹痛、寒热、胆囊肿大
B. 上腹剧痛、板状腹、黄疸
C. 束腰带状腹痛、淀粉酶升高、腹水
D. 腹痛、寒热、黄疸
E. 寒热、黄疸、肝大

2. 下列不属于胆石症碎石疗法适应证的是

A. 症状性胆囊结石
B. 口服胆囊造影检查显示胆囊功能正常
C. 阴性胆结石
D. 胆囊内直径 0.5 ～ 1cm 的多发结石（5 颗以上）
E. 单发胆管阴性结石且定位准确

A2 型题

3. 患者，女，64 岁。右上腹持续胀痛半月余，伴恶寒发热，恶心呕吐，便秘尿赤。检查：巩膜轻度黄染，右上腹压痛、轻度反跳痛，右上腹可触及边缘不清的压痛包块；舌红，苔黄腻，脉弦数。其治法是

A. 清热解毒，活血祛瘀
B. 通里攻下，活血化瘀
C. 活血化瘀，行气止痛
D. 疏肝理气，利胆排石
E. 清胆利湿，通气通腑

B1 型题

A. 金铃子散合大柴胡汤
B. 茵陈蒿汤合大柴胡汤
C. 黄连解毒汤合茵陈蒿汤
D. 一贯煎
E. 柴胡疏肝散

4. 胆囊炎肝胆脓毒证的治疗方剂是

5. 胆石症肝胆脓毒证的治疗方剂是

【参考答案】

1. D　2. D　3. E　4. C　5. C

细目四　急性胰腺炎

【考点突破攻略】

要点一　西医病因病理

1. 病因

（1）梗阻因素：最常见的梗阻原因是胆结石。胆胰共同通路的梗阻导致胆汁反流进入胰管，造成胆汁诱发的胰实质损伤。

（2）过量饮酒。

（3）暴饮暴食。

（4）其他：高脂血症、高钙血症、创伤、胰腺缺血、病毒感染及某些药物（如雌激素、口服避孕药等）也可能诱发。

2. 病理 程度不同的水肿、出血和坏死是急性胰腺炎的基本病理改变。

（1）急性水肿性胰腺炎：病变多局限于胰体尾部。病变的胰腺肿大变硬，被膜紧张。镜下见间质充血水肿并有中性粒细胞及单核细胞浸润。有时可发生局限性脂肪坏死，但无出血。

（2）急性出血坏死性胰腺炎：病变以广泛的胰腺坏死、出血为特征，伴轻微炎症反应。病变胰腺肿大，质软，出血呈暗红色，严重者整个胰腺变黑，分叶结构模糊。胰腺周围组织可见散在的黄白色皂化斑或小块状的脂肪坏死灶。镜下胰腺组织呈大片凝固坏死，间质小血管壁也有坏死。坏死胰腺以局部纤维化而痊愈或转变为慢性胰腺炎。晚期坏死胰腺组织合并感染，形成胰腺脓肿。过度的炎症反应所引起的循环、代谢、免疫等方面的改变，导致多器官功能不全综合征（MODS），并进而发展成 MSOF。

要点二 临床表现与检查

（一）临床表现

1. 症状

（1）腹痛：是主要临床症状。腹痛剧烈，起始于中上腹，也可偏重于右上腹或左上腹，放射至背部；累及全胰则呈腰带状向腰背部放射痛。

（2）恶心、呕吐。

（3）腹胀。

2. 体征

（1）发热：初期常呈中度发热，合并胆管炎者可伴寒战、高热。胰腺坏死伴感染时，高热为主要症状之一。

（2）黄疸：仅见于少数病例。

（3）腹膜炎体征：坏死性胰腺炎压痛明显，并有肌紧张和反跳痛，范围较广或延及全腹。

（4）休克。

（5）皮肤瘀斑：脐周、腰部可出现青紫色的不规则斑块。少数重症胰腺炎可于左腰部有青紫色斑（Grey–Turner 征），在脐周也可有青紫色斑（Cullen 征）。

（6）手足搐搦。

（7）呼吸窘迫综合征和多器官功能衰竭。

［常考要点］急性胰腺炎的症状：腹痛、恶心、腹胀。

（二）检查

1. 血清、尿淀粉酶测定 血清淀粉酶测定是被最广泛应用的诊断方法。血清淀粉酶在发病 2 小时后开始升高，24 小时达高峰，4 ～ 5 天后逐渐下降；尿淀粉酶于发病后 24 小时开始升高，48 小时达到高峰，持续 1 ～ 2 周才缓慢下降。

2. 腹部 B 超 能发现胰腺水肿和胰周液体的积聚，还可探查胆囊增大、胆管扩张或结石影。

3. 增强 CT 扫描 弥漫性或局灶性胰腺增大、水肿、坏死液化，胰腺周围组织变模糊、增厚，并可见积液，还可发现急性胰腺炎的并发症，如胰腺脓肿、假囊肿或坏死。

［常考考点］血清、尿淀粉酶测定对诊断的意义。

要点三 临床分型

1. 轻型急性胰腺炎 临床上表现为急性、持续性腹痛（偶无腹痛），血清淀粉酶活性增高≥正常值上限 3 倍，影像学提示胰腺有或无形态改变，排除其他疾病者；可有或无其他器官功能障碍；少数病例血清淀粉酶活性正常或轻度增高。

2. 重症急性胰腺炎 急性胰腺炎伴有脏器功能障碍，或出现坏死、脓肿或假性囊肿等局部并发症者，或两者兼有。常见腹部体征有上腹部明显的压痛、反跳痛、肌紧张、腹胀、肠鸣音减弱或消失等。可以有腹部包块，偶见腰肋部皮下瘀斑征和脐周皮下瘀斑征。可以并发一个或多个脏器功能障碍，也可伴有严重的代谢功能紊乱，包括低钙血症（血钙＜ 1.87mmol/L）。增强 CT 为诊断胰腺坏死的最有效方法，B 超及腹腔穿刺对诊断有一定帮助。APACHE Ⅱ评分≥ 8 分。Balthazar CT 分级系统≥Ⅱ级。

在重症急性胰腺炎患者中，凡在起病 72 小时内经正规非手术治疗（包括充分液体复苏）仍出现脏器功能障碍者，可诊断为暴发性急性胰腺炎。暴发性急性胰腺炎病情凶险，非手术治疗常不能奏效，常继发腹腔间隔室综合征。

要点四　诊断与鉴别诊断

（一）诊断

突发上腹剧痛、恶心、呕吐、腹胀并伴有腹膜刺激征，经检查可除外胃肠穿孔、绞窄性肠梗阻等其他急腹症，并具备下列4项中2项者即可诊断为重症急性胰腺炎：①血、尿淀粉酶增高，或突然下降到正常，但病情恶化。②血性腹水，其淀粉酶增高。③难治性休克。④B超或CT检查示胰腺肿大，质不均，胰外有浸润。

［常考考点］重症急性胰腺炎的诊断。

（二）鉴别诊断

1. 消化道溃疡穿孔　有溃疡病史，初起即为持续性剧痛，腹肌紧张呈板状腹，肝浊音界缩小或消失，腹部X线片示有膈下游离气体。

2. 急性胆囊炎　疼痛多在右上腹，呈绞痛样发作，向右肩背部放射，呕吐后腹痛稍有减轻，伴寒战发热，右上腹压痛、肌紧张。

3. 急性肠梗阻　多有手术或腹膜炎病史，腹痛为痉挛性，时缓时急，逐渐加重，多位于脐周，伴有呕吐、不排便、不排气。肠鸣音亢进，可闻及气过水声或金属音，腹部可见到肠型及蠕动波，腹部透视有肠内气液平面、闭袢影像等。

4. 急性肾绞痛　阵发性绞痛，腰部重于腹部，并放射至腹股沟部与阴囊。如有血尿、尿频或尿急，更有助于鉴别。

要点五　西医治疗

（一）非手术治疗

（1）禁食。
（2）胃肠减压。
（3）补充血容量。
（4）抑制胰腺分泌和抑制胰酶活性。
（5）支持治疗。
（6）防治感染。
（7）腹腔灌洗。
（8）脏器支持治疗。

（二）手术治疗

1. 适应证　①胰腺坏死并发感染形成脓肿或出现败血症。②并发腹腔出血或出现假性囊肿破裂并发症。③系明确外科原因引起的胰腺炎，如胆石症、输入袢综合征等，旨在去除病因。④非手术治疗临床无效的病例。

2. 手术方式　引流术、坏死组织清除术和规则性胰腺切除术。

［常考考点］急性胰腺炎手术治疗的适应证。

要点六　中医辨证治疗

证型	辨证要点	治法	方剂
肝郁气滞证（轻型）	腹中阵痛或窜痛，恶心呕吐，无腹胀，上腹仅有压痛，无明显腹肌紧张；舌质淡红，苔薄白或黄白，脉细或紧	疏肝理气，兼以清热燥湿通便	柴胡清肝饮、大柴胡汤、清胰汤Ⅰ号
脾胃实热证（重型）	上腹满痛拒按，痞寒腹坚，呕吐频繁，吐后腹痛无减，大便干结，小便不通，小便短赤，身热口渴；舌质红，苔黄腻或燥，脉弦滑或滑数，重者厥脱	清热泻火，通里逐积，活血化瘀	大陷胸汤、大柴胡汤、清胰合剂
脾胃湿热证（胆道疾患并发胰腺炎）	脘胁疼痛，胸脘痞满拒按，气痛阵作，口苦咽干，泛恶不止，或有身目俱黄，便干溲赤；舌红绛，苔黄腻，脉弦滑数	清热利湿，行气通下	龙胆泻肝汤、清胰汤Ⅰ号
蛔虫上扰证（胆道蛔虫引起的急性胰腺炎）	持续性上腹疼痛，剑突下阵发性钻顶样剧痛，或伴吐蛔；苔白或微黄而腻，脉弦紧或弦细	清热通里，制蛔驱虫	清胰汤Ⅱ号、乌梅汤等

［常考考点］急性胰腺炎的辨证论治。

【知识纵横比较】

胆石症和急性胰腺炎的证治比较

急性胰腺炎		胆石症	
证型	方剂	证型	方剂
肝郁气滞证（轻型）	柴胡清肝饮、大柴胡汤、清胰汤Ⅰ号	肝郁气滞证	金铃子散合大柴胡汤
脾胃实热证（重型）	大陷胸汤、大柴胡汤、清胰合剂	肝胆湿热证	茵陈蒿汤合大柴胡汤
脾胃湿热证（胆道疾患并发胰腺炎）	龙胆泻肝汤、清胰汤Ⅰ号	肝胆脓毒证	茵陈蒿汤合黄连解毒汤
蛔虫上扰证（胆道蛔虫引起的急性胰腺炎）	清胰汤Ⅱ号、乌梅汤等	肝阴不足证	一贯煎

【例题实战模拟】

A1 型题

1. 下例有关急性胰腺炎的诊断，不正确的是
   A. 上腹剧痛、恶心、呕吐、腹胀　B. 血、尿淀粉酶增高　C. 血、尿淀粉酶降低
   D. 难治性休克　E. CT 检查示胰腺肿大，质不均，胰外有浸润
2. 下列不属于重症急性胰腺炎诊断标准的是
   A. 血、尿淀粉酶增高，或突然下降到正常，但病情恶化　B. 血性腹水，其淀粉酶增高
   C. 难治性休克　D. 合并急性胆囊炎
   E. B 超或 CT 检查示胰腺肿大，质不均，胰外有浸润
3. 下列不属于急性胰腺炎手术治疗适应证的是
   A. 胰腺坏死并发感染形成脓肿　B. 并发腹腔出血　C. 出现败血症
   D. 非手术治疗临床无效的病例　E. 上腹剧痛、恶心、呕吐、腹胀并伴有腹膜刺激征
4. 急性胰腺炎肝郁气滞证的治法是
   A. 疏肝理气，清热燥湿通便　B. 清热泻火，通里逐积，活血化瘀　C. 清热利湿，行气通下
   D. 清热通里，制蛔驱虫　E. 疏肝利胆，理气开郁

【参考答案】

1. C　2. D　3. E　4. A

第二十一单元　腹外疝

细目一　概述

【考点突破攻略】

要点一　西医病因病理

（一）病因

1. 腹壁强度降低　潜在的腹壁强度降低最常见于某些组织穿过腹壁的部位，如精索或子宫圆韧带穿过的腹股沟管、股动脉穿过的股管、脐血管穿过的脐环等处，其他如腹白线因发育不良也可成为腹壁的薄弱点。此外，手术切口愈合不良、外伤、感染、腹壁神经损伤、老年、久病、肥胖所致肌肉萎缩等也是腹壁强度降低的原因。

2. 腹内压力增高 常见的原因有慢性咳嗽、慢性便秘、排尿困难（如包茎、膀胱结石、前列腺增生）、腹水、妊娠、举重、婴儿经常啼哭等。正常人虽时有腹内压增高的情况，但如腹壁完整而维持一定的强度，则不会发生疝。

（二）病理解剖

典型的腹外疝由疝环、疝囊、疝内容物和疝外被盖组成。

1. 疝环 也称疝门，它是疝突向体表的门户，亦即腹壁薄弱点或缺损所在。各种疝通常以疝环所在部位作为命名依据，如腹股沟疝、股疝、脐疝、切口疝等。

2. 疝囊 是壁层腹膜经疝环向外突出形成的囊袋。可分为疝囊颈、体和底三部分。疝囊颈是疝囊体与腹腔之间通道的狭窄部分，其位置相当于疝环。疝囊体是疝囊扩大部分。疝囊底为其最低部分。

3. 疝内容物 是进入疝囊的腹腔内脏器或组织，以小肠最为多见，大网膜次之。此外，如盲肠、阑尾、乙状结肠、横结肠、膀胱等均可进入疝囊，但较少见。

4. 疝外被盖 是指疝囊以外的各层组织。

［常考考点］腹外疝由疝环、疝囊、疝内容物和疝外被盖组成。

要点二 临床类型

腹外疝有易复性、难复性、嵌顿性、绞窄性等类型。

1. 易复性疝 一般腹外疝病人在站立、行走、劳动或腹内压骤增时突出，在平卧、休息或用手向腹腔推送时又可回纳腹腔内，则称为易复性疝。

2. 难复性疝 有些腹外疝的内容物反复突出，致疝囊颈受摩擦而损伤，并产生粘连，使内容物不能完全回纳，称为难复性疝。

少数病程较长的疝因内容物不断进入疝囊时产生的下坠力量，将疝囊颈上方的腹膜逐渐推向疝囊，尤其是髂窝区后腹膜与后腹壁结合得极为松弛，更易被推移，以致盲肠（包括阑尾）、乙状结肠或膀胱随之下移而形成疝囊壁的一部分，这种疝称为滑动性疝。因其内容物不能完全还纳，也属难复性疝。

3. 嵌顿性疝 疝环较小而腹内压突然增高时，疝内容物可强行扩张囊颈而进入疝囊，随后因囊颈的弹性收缩，又将内容物卡住，使其不能回纳，这种疝称为嵌顿性疝。肠管嵌顿后，疝囊内的肠壁及其系膜渐增厚，颜色由正常的淡红逐渐转为深红，囊内可有淡黄色积液，此时肠系膜内动脉搏动尚能扪到。嵌顿如能及时解除，上述病变可恢复正常。

4. 绞窄性疝 嵌顿疝如不及时解除，肠管及其系膜受压情况不断加重可使动脉血流减少，以至完全阻断。此时肠系膜动脉搏动消失，肠壁逐渐失去光泽、弹性和蠕动能力，最终变黑坏死。疝囊内积液转为紫红色血水，甚至成脓性。

5. 其他 肠管受压或绞窄时，临床上还可同时伴有急性机械性肠梗阻。有时嵌顿的内容物仅为部分肠壁，系膜侧肠壁及其系膜并未进入疝囊，肠腔并无完全梗阻，这种疝称为肠管壁疝或 Richter 疝。如嵌顿的是小肠憩室（常为 Meckel 憩室）则称 Litter 疝。

［常考考点］各类型疝的特点。

细目二 腹股沟斜疝

【考点突破攻略】

要点一 腹股沟管解剖

腹股沟管并非呈管形，而是腹股沟区肌层间一个潜在的裂隙，位于腹股沟韧带中点上方 2cm 处，与韧带平行。成人腹股沟管长 4 ～ 5cm，内有精索或子宫圆韧带通过。有内、外两口及前、后、上、下四壁。内口即内环（腹环），外口即外环（皮下环），其大小一般可容一指尖。前壁为皮肤、皮下组织、腹外斜肌腱膜，外侧 1/3 部分尚有腹内斜肌；后壁为腹膜与腹横筋膜，内侧的 1/3 尚有联合腱；上壁为腹内斜肌和腹横肌下缘；下壁为腹股沟韧带和腔隙韧带。在腹外斜肌与腹内斜肌之间有髂腹下神经和髂腹股沟神经通过。

要点二 临床表现

1. 易复性斜疝 此型斜疝用手轻按疝囊，嘱患者咳嗽，可扪及膨胀性冲击感。病人平卧或用手法将包块向腹环处推挤，包块可回纳消失。再以手指尖经阴囊皮肤伸入外环，可发现外环扩大，局部腹壁软弱。此时需嘱患者咳嗽，指尖有冲击感。包块消失后，用手指紧压腹股沟管腹环处，让患者咳嗽、站立或鼓腹，包块不再出现。若疝内容物为小肠，则包块柔软、光滑、有弹性，叩诊呈鼓音，听诊可闻及肠鸣音；当包块回纳进入腹腔时，可听到“咕噜声”。若内容物为大网膜，则包块坚韧、无弹性，叩诊呈浊音，听诊无肠鸣音，回纳不伴“咕噜”声。

2. 难复性斜疝 此型斜疝除坠胀感、牵引痛稍重外，其主要表现为包块不能完全回纳，尚有消化不良和便秘等症状。

滑动性斜疝也属难复性疝，多见于青壮年男性，右多于左，其比例约为 6∶1。虽不多见，但滑入疝囊内的盲肠或乙状结肠，在疝手术时容易误当疝囊切开，应予注意。

3. 嵌顿性和绞窄性斜疝 此型斜疝常发生在高强度劳动或剧烈咳嗽及严重便秘等腹内压骤增时。主要表现为包块突然增大，伴有明显疼痛，包块变硬无弹性，触痛明显，不能回纳；如疝内容物为肠管，可出现急性肠梗阻或绞窄性肠梗阻症状，如腹部绞痛、恶心、呕吐、便秘、腹胀等；若疝内容物为大网膜，局部触痛常较轻。

疝一旦嵌顿则自行回纳的机会很少，在临床上嵌顿和绞窄是不能完全分开的两个发展阶段。一般认为，嵌顿疝超过 24 ～ 48 小时，出现毒血症及严重水、电解质紊乱与酸碱失衡表现，有包块皮肤水肿、发红等症状者，应考虑为绞窄性疝。当然，临床上也有绞窄性疝在肠袢坏死穿孔时，疼痛可因疝囊内压力骤降而暂时缓解的，所以疼痛减轻而包块仍存在者，不应认为是病情好转。绞窄时间越长者，其疝内容物越易发生感染。感染侵及周围组织，可引起疝外被盖组织的急性炎症，严重者可发生脓毒血症。

［常考考点］各型斜疝的临床特点。

要点三　西医治疗

（一）非手术疗法

1 岁以内的婴儿，因其腹肌可随身体发育逐渐强壮，疝有消失的可能，故暂不手术。可用棉线束带或绷带压住腹股沟管内环，这样可防止疝块突出，给发育中的腹肌以加强腹壁的机会。

老年体弱或因故不适于手术者，可用疝带治疗。但长期使用可以刺激致疝颈肥厚、硬韧；疝内容物与疝壁粘连，容易造成嵌顿或绞窄。发生嵌顿如时间较短（不超过 2 ～ 4 小时），且局部压痛不明显，腹部无压痛及腹肌紧张等腹膜刺激症状，估计无肠管绞窄坏死时，可以试行手法复位，手法切忌粗暴。复位后观察 24 ～ 48 小时，注意有无腹膜炎出现，以及肠梗阻是否解除。

（二）手术疗法

手术疗法效果确切，但对合并慢性咳嗽、便秘、排尿困难、腹水、妊娠等有腹内压增高者，务必先行处理，以免术后复发。手术方法可归纳为传统的疝修补术、无张力疝修补术和经腹腔镜疝修补术等。

腹股沟疝的手术方法很多，其手术目的是切除疝囊和加强腹股沟管薄弱部分，通常有三类。

1. 疝高位结扎 指在疝颈部结扎疝囊。可视疝囊大小，对其远端疝囊给予切除或留于原位，这样就堵住了腹内脏器或组织进入疝囊内的通道。结扎应尽量在高的水平进行，如结扎偏低，那只是把一个较大的疝囊转化成一个较小的疝囊，给疝复发造成了条件。单纯的疝囊高位结扎术只有在腹股沟管薄弱部于发育过程中能够逐渐加强时，疗效才确切，所以该术式多用于婴幼儿。对其他年龄段及绞窄性斜疝患者，如因局部有严重感染，修补易失败时亦可应用。

2. 疝修补术 适用于腹股沟管缺损不大，附近肌腱比较完整的成年患者。其方法是在疝高位结扎的基础上，视薄弱或缺损部位而决定内环修补和腹股沟管壁修补。

（1）内环修补：适用于内环扩大的病例。如内环仅轻度扩大，将内环的下缘间断缝合数针，能容小指尖通过即可。

（2）腹股沟管壁修补：其方法很多，通常可分为加强腹股沟管前壁或后壁两类。

弗格森法：是加强腹股沟管前壁最常用的方法。高位结扎疝颈后，不游离精索；将腹内斜肌下缘和联合腱在精索浅面缝于腹股沟韧带上，以消灭弓状下缘与腹股沟韧带之间的空隙。此方法适用于腹股沟管后壁发育尚健全的儿童和青年人较小的斜疝。

巴西尼法：是修补腹股沟管后壁的方法。在高位疝囊颈结扎后，将精索游离提起，在精索深面，将腹内斜肌下缘和联合腱缝于腹股沟韧带上，精索位于腹内斜肌与腹外斜肌腱膜之间。适用于成人斜疝和腹壁一般性薄弱者。

麦可威法：是修补腹股沟管后壁的方法。在巴西尼法的基础上，在精索深面将腹内斜肌下缘和联合腱缝于耻骨梳韧带上，可同时加强腹股沟三角和间接封闭股环。多用于腹壁重度薄弱的较大斜疝和复发性疝。

（3）无张力疝修补术：分离出疝囊后，如疝囊较小，无须高位结扎或切除，将其内翻送入腹腔。然后将用人工材料制成一个圆形花瓣形的充填物填充在疝的内环处以填补缺损，再将一个合成纤维网片缝合于腹股沟管后壁而替代传统的张力缝合。

3. 疝成形术 巨型疝或复发性疝、腹股沟管后壁严重缺损等无法利用局部组织进行修补者，应施行疝成形术。基本术式按巴西尼法进行。传统上是将同侧腹直肌前鞘瓣向外下翻转，在精索深面缝至腹股沟韧带上，或用自体阔筋膜移到腹股沟管后壁。近年来人工材料涤纶网、四氟乙烯网、尼龙网等的出现为在无张力状态下进行疝修补创造了条件，主要用于修复腹股沟区的腹横筋膜缺损。手术要点是：切除软弱损坏的腹横筋膜及腹膜外组织，将合成纤维网固定于缺损的腹横筋膜边缘深面及腹股沟韧带上。这种方法克服了传统术式张力大、术后局部牵扯感、疼痛较重和组织间愈合差等缺点。

除以上方法外，尚可利用腹腔镜等设备进行手术。

［常考考点］腹股沟斜疝的外科处理方法及适应证。

【知识纵横比较】

腹股沟斜疝的手术方式及适应人群比较

手术方式	适合人群
疝高位结扎术	婴幼儿的腹肌在发育中可逐渐强壮而使腹壁加强，单纯疝囊高位结扎常能获得满意的疗效，不需要实行修补术
内环修补术	即缝合腹横筋膜在内环处的裂隙，较 Bassini 法步骤简单，创伤小，适用于老年人、儿童
弗格森法修补术（Ferguson） 精索原位腹股沟斜疝修补术	适用于疝囊较小和腹股沟后壁较坚强的病例。其特点是不游离精索，只在精索前面加强腹股沟管的前壁。一般用于青年
巴西尼法修补术（Bassini） 精索腱膜下移位腹股沟疝修补术	适用于疝囊较大而腹壁薄弱的成年患者。其特点是将精索移位至腹内斜肌和腹外斜肌腱膜之间
麦可威法修补术（McVay） 改良精索腱膜下移位腹股沟斜疝修复术；麦克凡氏腹股沟斜疝修补术；麦克维疝修补术	适用于腹壁肌肉很薄弱的成人、老年人和复发性腹股沟斜疝。其特点是将联合腱缝合在耻骨韧带上，以达到加强和修补腹股沟管后壁的目的

细目三　腹股沟直疝

【考点突破攻略】

要点一　局部解剖

腹股沟三角：其外侧边是腹壁下动脉，内侧边为腹直肌外侧缘，底边为腹股沟韧带。此区内无腹肌覆盖，腹横筋膜又比其他部位薄弱，易发生疝，故又称直疝三角。

要点二　临床表现

多见于老年男性体弱者，其基本表现与斜疝相似，但其包块位于腹股沟内侧和耻骨结节的外上方，多呈半球状，从不进入阴囊，不伴有疼痛及其他症状。起立时出现，平卧时消失。因其基底部较宽，容易还纳，极少发生嵌顿。还纳后指压内环不能阻止其出现。如以食指经外环插入腹股沟管内，可触及后壁明显缺损。疝内容物常为小肠或大网膜，膀胱有时可进入疝囊，成为滑动性直疝；如发生粘连，膀胱即成为疝囊的一部分，手术时应注意。

要点三　西医治疗

早期可试用疝带治疗，但手术加强腹股沟三角仍是最有效的治疗手段。常用手术方法是：在精索深面将腹内斜肌下缘和联合腱缝合至耻骨梳韧带上。如疝囊颈偏小者，也可采取高位结扎；巨大的疝囊则须连续缝合，以关闭腹腔，然后决定是否应用人工材料进行修补。

【知识纵横比较】

腹股沟斜疝和直疝的比较

鉴别要点	腹股沟斜疝	腹股沟直疝
发病年龄	多见儿童及青壮年	多见于老年体弱者
突出路径	经腹股沟突出由外上向右下前斜行进入阴囊	腹股沟三角直接由后向前突出，不进入阴囊
疝块外形	椭圆形、梨形，上部呈蒂柄状	半球状，基底部宽
疝块回纳后压住内环	疝块不再突出	疝块仍突出
精索与疝囊关系	精索在疝囊后方	精索在疝囊前方
疝囊颈与腹壁下动脉关系	疝囊颈在其外侧	疝囊颈在其内侧
嵌顿机会	较高	较低

细目四　股疝

【考点突破攻略】

要点一　股管解剖

股管是腹股沟韧带下内侧一个漏斗形的间隙，长 1 ～ 1.5cm，直径 1.5cm，有上、下两口。上口为股环，有股环隔膜覆盖；下口为卵圆窝，是股部阔筋膜上的一个薄弱部分，其浅面有筛状板覆盖，大隐静脉在此处穿过筛状板进入股静脉。股管前壁是腹股沟韧带，后壁是耻骨梳韧带，内侧是陷窝韧带，外侧是股静脉。股管内被脂肪、疏松结缔组织充填。

要点二　临床表现

常在腹股沟韧带下方卵圆窝处出现一半球形肿块，一般约核桃大小，除部分病人在久站或咳嗽时感到患处胀痛外，无明显其他症状，尤其肥胖病人易被忽视。由于股环狭小，同时疝内容物进入股管呈垂直而下，突出卵圆窝后向前转折，构成锐角，因此极容易发生嵌顿和绞窄，这时可出现剧烈疼痛和急性肠梗阻症状。由于局部表现不明显，易被误诊为腹内原因所致的急腹症。但在肠壁性绞窄性股疝时，可无肠梗阻表现，待肠壁坏死、穿孔，局部形成脓肿或蜂窝织炎时，常被切开引流而形成肠瘘。

要点三　西医治疗

股疝不能自愈，容易嵌顿，一旦嵌顿可迅速发展为绞窄性股疝，因此股疝确诊后应及时给予手术治疗。对嵌顿或绞窄性股疝更应施行急诊手术。常用的方法有两类，即腹股沟上修补法和腹股沟下修补法。

1. 腹股沟上修补法　基本手术是 Mcvay 修补法，在切开腹股沟管后壁腹横筋膜后，用纱布推开腹膜外脂肪，找出股静脉，并在其内侧分离疝囊颈部，边分离边向上提出疝囊，必要时在卵圆窝处向上推压，有助于疝囊的完全游离。将疝囊高位结扎切断，将耻骨韧带、陷窝韧带及腹股沟韧带缝合在一起，借以关闭股环；也可采用人工合成材料及腹腔镜修补术。本法适用于较大股疝或嵌顿性股疝。

2. 腹股沟下修补法　在卵圆窝处行 6 ～ 7cm 直切口或斜切口。切开皮下层及筛状板后，在股静脉内侧显露出疝囊；其外常有一层脂肪，有时不容易分离，易损伤外侧的股静脉和大隐静脉。切开疝囊、回纳内容物后，疝囊颈部行高位结扎。然后将腹股沟韧带与耻骨梳韧带间断缝合，封闭股环。缝合内侧时应包括陷窝韧带，缝合外侧时勿损伤压迫股静脉。此法适用于较小股疝或老年体弱者。

【例题实战模拟】

A1 型题

1. 腹外疝发生的两个主要因素是

A. 妊娠和劳累　　B. 腹水和排尿困难　　C. 久站和负重

D. 慢性咳嗽和便秘　　E. 腹壁强度降低和腹内压增高

2. 典型的腹外疝不包括

A. 疝囊　B. 疝环　C. 疝外壁　D. 疝内容物　E. 疝外被盖

3. 嵌顿性疝与绞窄性疝的主要区别是

A. 疝内容物能否回纳　B. 有无肠梗阻表现　C. 疝囊部位是否发硬

D. 有无休克表现　E. 疝内容物有无血液循环障碍

A2 型题

4. 患者，男，74 岁。右侧腹股沟区可复性肿块 8 年。查体：患者直立时，在腹股沟内侧端、耻骨结节上外方有 4cm×4cm 大小的半球形肿物，未进入阴囊，平卧后自行消失。该患者最可能的诊断是

A. 股疝　B. 隐睾　C. 交通性鞘膜积液　D. 腹股沟斜疝　E. 腹股沟直疝

B1 型题

A. 疝内容物易回纳入腹腔　B. 疝内容物不能完全回纳入腹腔

C. 疝内容物有动脉性血液循环障碍　D. 疝内容物被病环卡住不能还纳，但无动脉性血液循环障碍

E. 疝内容为部分肠壁

5. 绞窄性疝的特点是

6. 难复性疝的特点是

【参考答案】

1. E　2. C　3. E　4. E　5. C　6. B

第二十二单元　肛肠疾病

细目一　概述

【考点突破攻略】

要点　齿线及周围组织

齿线，又名齿状线，是由直肠柱与肛瓣的游离缘联合而成，是皮肤与黏膜的交界处，是内外胚层的移行区。齿线上下两方的上皮、血管、淋巴及神经的来源完全不同，其上、下的主要区别见下表：

齿线上、下的解剖差异

部位	齿线以上	齿线以下
组织结构	黏膜	皮肤
动脉供应	直肠上、下动脉	肛管动脉
静脉回流	直肠上静脉丛回流入门静脉	直肠下静脉丛回流入下腔静脉
淋巴回流	腹主动脉旁淋巴结	腹股沟淋巴结
神经支配	自主神经系统，无痛觉	躯体神经支配，痛感敏锐

（一）齿线上区

1. 直肠柱　或称肛柱，为肠腔内壁垂直的黏膜皱襞。直肠柱上皮对触觉和温觉刺激的感受比齿线下部的肛管更敏感。

2. 肛瓣　两个直肠柱下端之间有半月形黏膜皱襞，称为肛瓣。

3. 肛隐窝　或称肛窦，是肛瓣与直肠柱之间的肠壁黏膜形成向上开口的袋状间隙。肛窦口向上，深 3 ～ 5mm，底部有肛腺的导管开口。此处常存积粪屑杂质，易致损伤及感染而引发肛隐窝炎及各种肛肠疾病。

4. 肛腺　是连接肛隐窝内下方的腺体，与肛隐窝相通。肛腺分泌的液体存在肛窦内，排便时可起到润滑大便的作用。

5. 肛垫　位于直肠、肛管结合处，亦称直肠肛管移行区（痔区）。该区为环状的海绵状组织带，富含血管、结缔组

织、弹性纤维及与平滑肌相混合的纤维肌性组织（Treitz 肌）。肛垫像一胶垫，协助括约肌封闭肛门。

（二）齿线下区

1. 肛乳头 直肠柱下端的三角形小隆起，沿齿线排列，称为肛乳头，由纤维结缔组织组成，含有血管和毛细淋巴管，表面覆以皮肤。

2. 括约肌间沟 又称肛门白线，是内、外两括约肌之间的括约肌间沟，直肠指检时能触到明显的环形沟。

3. 栉膜 是齿线与括约肌间沟之间的肛管上皮，是皮肤与黏膜的过渡区，皮薄而致密，色苍白而光滑。栉膜区是肛管的最狭窄地带。

细目二 痔

【考点突破攻略】

要点一 痔的分类与病理

（一）分类

临床上根据痔发生部位的不同，主要分为内痔、外痔和混合痔三种。

1. 内痔 内痔是发生于齿线上，由直肠上静脉丛淤血、扩张、屈曲所形成的柔软静脉团。内痔是肛门直肠疾病中最常见的一种疾病，以便血、坠胀、肿块脱出为主要临床表现。常见并发症有下血、嵌顿、贫血。内痔表面为直肠黏膜所覆盖，好发于肛门右前、右后和左侧正中部位（即膀胱截石位 3、7、11 点处）。

内痔分期：

Ⅰ期内痔：无明显自觉症状，痔核小，便时粪便带血，或滴血，量少，无痔核脱出，镜检痔核小，质软，色红。

Ⅱ期内痔：周期性、无痛性便血，呈滴血或射血状，量较多，痔核较大，便时痔核能脱出肛外，便后能自行还纳。

Ⅲ期内痔：便血少或无便血，痔核大，呈灰白色，便时痔核经常脱出肛外，甚至行走、咳嗽、喷嚏、站立时也会脱出肛门，不能自行还纳，须用手托、平卧休息或热敷后方能复位。

Ⅳ期内痔（嵌顿性内痔）：平时或腹压稍大时痔核即脱出肛外，手托亦常不能复位。痔核经常位于肛外，易感染，形成水肿、糜烂和坏死，疼痛剧烈。指诊肛门括约肌松弛，肛内可触及较大、质硬的痔核。镜检见痔核表面纤维组织增生变厚呈灰白色。长期便血者可引起贫血。

［常考考点］内痔的特点以及内痔的分期。

2. 外痔 外痔是发生于齿线下，由痔外静脉丛扩大、曲张，或痔外静脉丛破裂，或反复发炎纤维增生所形成的疾病。以自觉坠胀、疼痛和有异物感为主要临床表现。外痔表面为肛管皮肤所覆盖，不能送入肛门，不易出血。常见外痔有结缔组织性外痔、静脉曲张性外痔、血栓性外痔等。

（1）结缔组织性外痔（皮痔）：因肛门裂伤、内痔反复脱出，或产育、便秘、溲难努责，导致邪毒外侵、湿热下注和局部气血运行不畅，筋脉阻滞，瘀结不散，或慢性炎症刺激，反复发炎、肿胀、肥大、增生，致使肛门周围结缔组织增生所形成的赘皮。当肛门皱襞受损、感染，以致皱襞皮肤充血、肿胀而成为炎性外痔。

（2）静脉曲张性外痔（血痔）：下蹲排便时，腹内压增高，致使齿线下肛门缘周围皮下静脉曲张而形成的静脉团淤血。多呈圆形或不规则突起，恢复正常体位后则又可消失。

（3）血栓性外痔（葡萄痔）：因便秘或排便时用力努挣，致使肛门静脉丛破裂，血液漏出血管外所形成的静脉血栓。

［常考考点］外痔的特点以及外痔的分型。

3. 混合痔 混合痔是直肠上、下静脉丛淤血、扩张、屈曲、相互沟通吻合而形成的静脉团。其位于齿线上下，表面同时为直肠黏膜和肛管皮肤所覆盖。内痔发展到Ⅱ期以上时多形成混合痔，故又被称为“带有外痔成分的内痔”。混合痔逐步发展，周围组织被破坏和发生萎缩，肥大的肛垫逐渐增大、下移、脱出至肛门外。当脱出痔块在肛周呈梅花状时，称为“环形痔”。脱出痔若被痉挛的括约肌嵌顿，可发生水肿、淤血甚至坏死，临床上称为嵌顿性痔或绞窄性痔。

（二）病理

痔是肥大、移位的肛垫，而不是曲张的直肠上静脉末支，这一观点已被认同。肛垫内正常纤维弹力结构的破坏，伴有肛垫内静脉的曲张和慢性炎症纤维化，肛垫出现病理性肥大且向远侧移位后而形成痔。

长期饮酒和恣嗜辛辣等刺激性食物可使局部充血；肛周感染可引起静脉周围炎使肛垫肥厚；营养不良可使局部组织萎缩无力；久坐久立或便秘、妊娠、前列腺增生等使腹内压升高而影响痔静脉回流的因素均可诱发痔。

要点二 临床表现与检查

（一）临床表现

1. 症状

（1）便血：无痛性间歇性便血是内痔最常见的早期症状。多表现为便后肛门出血，血色鲜红，不与粪便相混或便上带血，或血染手纸，或滴血，或呈喷射状出血，便后出血自行停止。内痔出血多为间歇性，粪便干燥、疲劳、饮酒、过食刺激性食物常为出血诱因。少数患者因长期反复出血，导致严重贫血。

（2）脱出：内痔痔核增大，排便时受粪便挤压，与肌层分离而脱出肛外。早期表现为便时脱出，便后能自行还纳；后期经常脱出而不能自行还纳，须用手托复位，或长时间卧床休息方能复位，甚者于用力、行走、咳嗽、喷嚏、下蹲时均可脱出。脱出的痔核易感染而发炎、水肿、嵌顿、剧烈疼痛，以致复位困难。

（3）疼痛：单纯性内痔无疼痛，少数患者仅感肛门坠胀或排便困难。当痔核发炎肿胀或痔内血栓形成时，则可出现疼痛，且疼痛常伴随大便不尽感。当痔核脱出嵌顿、感染而出现水肿、坏死时，局部疼痛剧烈，且在排便、坐立、行走、咳嗽等情况时疼痛加剧。

（4）肿胀：多见于炎性外痔和血栓性外痔。肛门缘赘皮呈椭圆形或不规则肿胀，表面色稍暗，并感肛门坠胀。

（5）异物感：多见于结缔组织性外痔。肛门边缘赘生皮瓣，便后肛门不易擦净，平素自觉肛门有异物感。

（6）黏液外溢：直肠黏膜长期受痔核刺激，产生炎症性渗出，使分泌物增多。肛门括约肌松弛时可随时流出，使肛门皮肤经常受刺激而发生湿疹、瘙痒。轻者便时流出，重者在不排便时也自然流出，污染内裤，病人极不方便。痔核脱出时分泌物更多。

（7）瘙痒：因分泌物或脱出痔核刺激，致使肛门周围潮湿不洁而发生湿疹和瘙痒，病人极为难受。

（8）便秘：患者常因便时恐惧出血而人为地控制大便，造成习惯性便秘，导致大便干燥极易擦破痔核黏膜引起出血，从而形成恶性循环。

2. 体征 血栓性外痔可见肛门缘周围有暗紫色椭圆形肿块突起，表面水肿。结缔组织性外痔可见肛门缘有不规则赘皮突起。内痔或混合痔一般不能见之于外，当痔核发生脱出时，可见脱出痔块呈暗紫色，时有活动性出血点。

（二）检查

1. 指诊 内痔可触及颗粒状、柔软肿块。血栓性外痔触之质硬，剧痛，不能活动。

2. 肛门镜检查 无痔核脱出者，可用肛门镜检查。内痔可见直肠下端齿线上黏膜呈大小不等的圆形或椭圆形肿块，质软，色红；或黏膜变厚，肿块表面糜烂、渗出或粗糙，呈紫红色或暗红色，并有少量分泌物；有时肿块表面可见活动性出血点。

[常考考点] 痔的常见症状和体征。

要点三 西医治疗

（一）一般治疗

在痔的初期或无症状静止期的痔，需多摄入纤维性食物、养成良好的大便习惯、保持大便通畅、热水坐浴等。血栓性外痔经局部坐浴、热敷、外敷消炎止痛药，疼痛可缓解而不需要手术。嵌顿性痔初期可用手法复位，使脱出的痔块还纳肛门内，并阻止其再脱出。

（二）外治

1. 熏洗法 适用于各期内痔及内痔脱出或外痔肿胀明显或脱肛者。常用花椒盐水，或苦参汤、五倍子汤、祛毒汤，或 1∶5000 高锰酸钾液、洁尔阴、日舒安药液等熏洗热敷，以活血消肿止痛、收敛止痒。

2. 外敷法 适用于各期内痔、外痔感染发炎及手术后换药。常用消痔散、五倍子散等药物外敷患处，以清热消肿止痛、收敛止血。

3. 塞药法 适用于Ⅰ、Ⅱ期内痔。常用痔疮锭、九华栓等塞入肛门内，以清热消肿、止痛止血。

4. 枯痔法 适用于Ⅱ、Ⅲ期内痔。常用枯痔散、灰皂散等外敷于痔核表面，以腐蚀痔核，促使痔核干枯、坏死、脱落。

[常考考点] 外治法的适应证。

（三）其他疗法

1. 冷冻疗法 通过冷冻而使痔核坏死、脱落，达到痊愈的目的。适用于各期内痔、混合痔的内痔部分。

2. 激光治疗 激光具有热、光、机械压力和电磁场四种效应，利用激光的效应可使痔核组织发生凝结、烧灼而碳化或气化，达到切割痔核组织和凝固血管而治愈痔的目的。适用于各期内痔、混合痔及外痔。

3. 胶圈套扎疗法 通过器械将小乳胶圈套在痔核根部，利用胶圈的弹性阻断血液循环，使痔核缺血、坏死、脱落而达到痊愈的目的。适用于Ⅱ、Ⅲ期内痔，混合痔的内痔部分。

4. 结扎术 在痔核深部用粗线贯穿结扎，使痔核缺血坏死而脱落，以达到痊愈的目的。适用于Ⅱ～Ⅲ期内痔，特别是纤维型内痔。

禁忌证：肛门周围脓肿或湿疮者；内痔伴有痢疾或腹泻者；因腹腔肿瘤引起的内痔；内痔伴有严重肺结核、高血压，以及肝、肾疾病和血液病患者；临产期孕妇。

［常考考点］冷冻疗法、激光疗法、胶圈套扎疗法和结扎疗法的适应证。

（四）手术治疗

1. 痔切除术 适用于结缔组织性外痔和静脉曲张性外痔。

2. 血栓性外痔剥离术 适用于血栓性外痔，痔核较大，血栓不易吸收，炎症局限者。

3. 外痔剥离内痔结扎术 适用于混合痔。

4. 外切内注结扎术 适用于混合痔。

5. 吻合器痔上黏膜环切术 适用于Ⅱ～Ⅲ期内痔、环状痔和部分Ⅳ期内痔。

［常考考点］各种手术疗法的适应证。

要点四 中医辨证治疗

证型	辨证要点	治法	方剂
风伤肠络证	大便带血，滴血或呈喷射状出血，血色鲜红，或有肛门瘙痒；舌红，苔薄白或薄黄，脉浮数	清热凉血祛风	凉血地黄汤加减
湿热下注证	便血鲜红，量多，肛内肿物脱出，可自行还纳，肛门灼热；舌红，苔薄黄腻，脉弦数	清热渗湿止血	脏连丸加减
气滞血瘀证	肛内肿物脱出，甚或嵌顿，肛门紧缩，坠胀疼痛，甚则肛门缘有血栓，形成水肿，触之疼痛明显；舌暗红，苔白或黄，脉弦或涩	清热利湿，祛风活血	止痛如神汤加减
脾虚气陷证	肛门坠胀，痔核脱出，需用手托方能复位，便血鲜红或淡红；面色无华，神疲乏力，少气懒言，纳呆便溏；舌淡胖，边有齿痕，苔薄白，脉弱	补气升提	补中益气汤加减

［常考考点］痔的辨证论治。

【例题实战模拟】

A1 型题

1. Ⅱ期内痔的特点是

A. 平时或腹压稍大时，痔核即脱出肛外，手托亦常不能复位

B. 痔核大，呈灰白色，便时痔核经常脱出肛外，甚至行走、咳嗽、喷嚏、站立时也会脱出肛门

C. 痔核不能自行还纳，须用手托、平卧休息或热敷后方能复位

D. 痔核较大，便时痔核能脱出肛外，便后能自行还纳

E. 无明显自觉症状，便时粪便带血，量少，无痔核脱出

2. 内痔最常见的早期症状是

A. 无痛性间歇性便血　B. 脱出　C. 疼痛　D. 瘙痒　E. 便秘

A2 型题

3. 患者，50 岁。排便时出血，量不多，肛门脱出肿物，如李子大小，表面色紫，微带白色，需用手推挤方能还纳，病已 10 年，近来加重。其诊断是

A. Ⅰ期内痔　B. Ⅱ期内痔　C. Ⅲ期内痔　D. Ⅳ期内痔　E. 直肠脱垂

4. 患者，女，46 岁。大便时肛内有物脱出，不能自行还纳，偶有便血，量不多，1 年前曾行内痔注射治疗。查体：痔核已纤维化。该患者目前最佳的治疗方法是

A. 熏洗法　B. 塞药法　C. 消痔灵注射　D. 枯痔钉疗法　E. 结扎疗法

5. 患者，男，43 岁。既往有痔疮病史 6 年，2 天前大便后肛内肿物脱出，嵌顿，肛门紧缩，坠胀疼痛，肛门缘有血栓，形成水肿，触之疼痛明显，舌暗红，苔白或黄，脉弦涩。适宜的内服方剂是

A. 凉血地黄汤　B. 脏连丸　C. 止痛如神汤　D. 补中益气汤　E. 桃红四物汤

【参考答案】

1. D　2. A　3. C　4. E　5. C

细目三　肛周脓肿

【考点突破攻略】

要点一　西医病因病理

直肠肛管周围脓肿的常见致病菌有大肠杆菌、金黄色葡萄球菌、链球菌和绿脓杆菌，偶有厌氧菌和结核杆菌，常是多种病菌混合感染。直肠肛管周围脓肿的成因主要与肛窦感染有关。

因肛窦开口向上，腹泻、便秘时粪便易损伤或嵌入肛窦；或分泌物阻塞肛窦，引起水肿、感染而延及肛腺，形成肛腺脓肿，然后再向上下蔓延或穿过肠壁、肛管括约肌而至直肠肛管周围间隙，形成直肠肛管周围脓肿。

外伤、炎性病变或注射药物时消毒不严，注射剂量、药物浓度、注射深浅、部位等不恰当，引起局部坏死、感染而形成脓肿，或经淋巴引流扩散到直肠肛管周围间隙而引起直肠肛管周围脓肿。

直肠肛管周围脓肿的病理改变大致可分为四期：

（1）感染物进入肛窦，形成炎症反应，导致肛窦炎。

（2）感染沿肛腺继续扩散，肛腺管水肿、阻塞，致使肛腺发炎，炎症扩散至直肠肛管周围形成肛周炎，为脓肿的前驱期。

（3）炎症继续发展，由腺组织经血管、淋巴管侵入周围组织，沿括约肌肌间隔蔓延，形成脓肿。

（4）脓肿自行向皮肤或黏膜穿破，脓腔逐渐机化缩小，形成瘘道。

要点二　临床表现与检查

（一）临床表现

1. 症状　主要表现为肛门周围突发肿块，继则剧烈疼痛，局部红肿灼热，坠胀不适，伴有不同程度的全身症状，易肿，易脓，易溃，但不易敛，溃后易形成肛瘘。因脓肿部位不同而症状各异，一般而言，位于提肛肌以上的脓肿位置深隐，局部症状轻，全身症状重；位于提肛肌以下的脓肿部位浅而局部红肿热痛明显，全身症状较轻。

（1）肛门周围皮下脓肿：肛门周围皮下脓肿是最常见的一种脓肿，多由肛腺感染向下蔓延，在肛管内、外括约肌之间突出至皮下，一般不大。主要症状是：初起时局部发硬，继之红肿灼热或有压痛，或呈持续性跳痛，排便、受压及咳嗽时加重，行动不便，坐卧不安，全身感染症状不明显。

（2）坐骨直肠窝脓肿（坐骨直肠间隙脓肿）：肛腺脓肿突破肛门外括约肌而进入坐骨直肠间隙，形成坐骨直肠间隙脓肿。初起即有发热、乏力、食欲不振、寒战、恶心等全身感染症状，随后局部症状加重，肛门灼热，红肿疼痛，疼痛呈持续性胀痛或跳痛，有明显深压痛，可有排尿困难，里急后重，便时疼痛加重。如不及时切开，脓肿可向下穿入肛管周围间隙，再由皮肤穿出，形成肛瘘。

（3）骨盆直肠间窝脓肿（骨盆直肠间隙脓肿）：肛腺脓肿向上突破直肠纵肌进入提肛肌上骨盆直肠间隙形成脓肿，与肛门周围皮下脓肿相比，坐骨直肠间隙脓肿少见。发病缓慢，有持续性高热、头痛、恶心等全身症状，初起仅感会阴、直肠坠胀，便时尤为不适，便意不尽，时有排尿困难，常无定位症状，肛周无异常表现。

（4）直肠后间隙脓肿：坐骨直肠窝脓肿或肛门后脓肿引流不及时，脓液向上穿透提肛肌形成脓肿。肛门外观正常，但直肠内有明显的坠胀感，骶尾部可产生钝痛，向臀部及下肢放射，在尾骨与肛门之间有明显的深部压痛，并可出现发热、周身不适等全身中毒症状。

（5）直肠黏膜下脓肿

1）直肠骨盆部直肠黏膜下脓肿：局部肿痛等症状不明显，全身发热等症状显著。

2）直肠肛管部肛管黏膜下脓肿：局部疼痛、肿胀、压痛等症状显著，全身症状不明显。

2. 体征 浅部脓肿肛门周围可见肿块，局部皮肤发红，有压痛，成脓后可触及波动感；深部脓肿则局部无明显体征，红肿不明显，有压痛，不易触及波动感，穿刺可抽出脓液。

概言之，脓肿位置浅在者局部症状重，全身症状轻；脓肿位置深隐者局部症状轻，全身症状重。

（二）检查

1. 直肠镜检查 直肠黏膜下脓肿可见直肠黏膜有明显的局限性肿胀、发红。

2. B 超、CT 检查 深部脓肿穿刺未发现脓腔时，行 B 超或 CT 检查可发现脓腔。

要点三 西医治疗

（一）非手术治疗

1. 抗感染 可联合选用 2 ～ 3 种对革兰阴性杆菌有效的抗生素。

2. 温水坐浴或局部理疗 改善局部微循环，促进炎症吸收和消散，且减轻疼痛。

3. 口服泻剂或石蜡油 可以减轻排便疼痛。

（二）手术治疗

1. 切开引流术 适用于肛门周围皮下脓肿、肛管后脓肿和直肠黏膜下脓肿。

2. 切开挂线疗法 适用于坐骨直肠窝脓肿、肌间脓肿、骨盆直肠间隙脓肿和脓腔通过肛管直肠环者。

3. 分次手术 适用于体弱者之深部脓肿或脓肿无切开挂线条件的患者。

要点四 中医辨证治疗

证型	辨证要点	治法	方剂
热毒蕴结证	肛门周围突然肿痛，持续加剧；伴有恶寒发热，大便秘结，小便短赤等；局部红、肿、热、痛明显，皮肤焮热；舌红，苔薄黄，脉数	清热解毒，消肿止痛	仙方活命饮或黄连解毒汤加减
火毒炽盛证	肛周疼痛剧烈，持续数日，痛如鸡啄，眠寐不能；伴恶寒发热，口干便秘，溲赤而难；肛周红肿，按之有波动感或穿刺有脓，或脓出黄稠而带粪臭味；舌红，苔黄，脉弦滑数	清热解毒透脓	透脓散加减
阴虚毒恋证	肛周肿痛，皮肤暗红，成脓时间长，溃后脓出色白稀薄，疮口难敛；伴有全身倦怠无力，心烦，潮热，盗汗；舌红，苔少，脉细数	养阴清热，祛湿解毒	青蒿鳖甲汤合三妙丸加减

［常考考点］肛周脓肿的辨证论治。

【例题实战模拟】

A1 型题

1. 直肠肛管周围脓肿的主要病因是

A. 外伤　B. 肛窦感染　C. 肛裂　D. 药物注射　E. 全身感染

2. 最常见的直肠肛管周围脓肿是

A. 坐骨直肠窝脓肿　B. 骨盆直肠间窝脓肿　C. 肛门周围皮下脓肿

D. 直肠后间隙脓肿　E. 直肠黏膜下脓肿

3. 关于肛痈，错误的描述是

A. 突发性肛门肿痛　B. 坠胀　C. 骨盆直肠间隙脓肿局部症状明显

D. 肛门旁皮下脓肿溃后形成低位肛瘘　E. 直肠后间隙脓肿骶尾部可有钝痛

4. 肛痈与血栓外痔的共有症状是

A. 肿痛　B. 流脓　C. 脱出　D. 便秘　E. 便血

A2 型题

5. 患者，肛周疼痛剧烈，已持续数日，痛如鸡啄，眠寐不能；伴恶寒发热，口干便秘，溲赤而难；肛周红肿，按之有波动感；舌红，苔黄，脉弦滑数。适宜的内服方是

A. 仙方活命饮　B. 黄连解毒汤　B. 透脓散　C. 青蒿鳖甲汤合三妙丸　E. 止痛如神汤

【参考答案】

1. B　2. C　3. C　4. A　5. B

细目四　大肠癌

【考点突破攻略】

要点一　结肠癌

（一）临床表现与检查

1. 临床表现　早期无特异性表现。中期以后的主要症状有排便习惯或粪便形状改变，腹痛，腹部肿块，肠梗阻及全身慢性中毒症状。

（1）右半结肠癌：主要表现为贫血，腹部肿块，腹痛。

（2）左半结肠癌：主要表现为便血，黏液便，肠梗阻。

2. 检查

（1）X线气钡双重对比造影：可发现肠腔狭窄或钡影残缺及肿瘤数目等。

（2）纤维结肠镜或电子肠镜：不仅可以看到肠内病变的形态和范围，更重要的是取活组织病理检查以确诊。

（3）血清癌胚抗原（CEA）检查：60% 的结肠癌患者 CEA 升高，尤其是动态观察 CEA 对判定术后预后和复发有重要价值。

［常考考点］结肠癌的诊断。

（二）西医治疗

1. 结肠癌根治术　手术方式和范围应根据肿瘤部位、浸润深度和转移范围以及是否伴有肠梗阻而定。病变范围小或局限者应行彻底根治术，广泛浸润或有转移者只宜行减症或减量（姑息性）手术，以缓解病情、改善症状，为综合治疗创造条件。

2. 化学治疗　化疗是手术后辅助治疗，有提高 5 年生存率的可能。化疗时机、剂量因人而定，常用方案为 5-FU 联合铂类药物为主。

（三）中医辨证治疗

证型	辨证要点	治法	方剂
气滞血瘀证	触及腹部肿块、结节，腹痛，腹胀，嗳气，恶心，呕吐，便血；舌紫暗或有瘀斑，脉弦涩或弦滑	祛瘀散结，理气降逆	桃红四物汤加减
湿热下注证	便下脓血，里急后重，腹部灼痛，大便黏滞恶臭；舌质红，苔黄腻，津少，脉洪大或滑数	清热，解毒，利湿	槐角地榆汤加味
正虚邪实证	腹部胀满，大便秘结不畅，时流臭水，消瘦，乏力，自汗，脓血便，扪及腹块；舌质淡，苔黄燥，脉细	补益气血，理气通腑	八珍汤合麻仁滋脾丸加减
脾肾两虚证	腹胀，腹泻，腰膝酸软，不思饮食，四肢无力，失眠倦怠，尿少；舌淡，脉细无力	健脾益肾，扶正固本	益气固本解毒汤加减

［常考考点］结肠癌的辨证论治。

要点二　直肠癌

（一）临床表现与检查

1. 临床表现

（1）排便习惯改变是常见早期症状。

（2）出血。

（3）脓血便。

（4）大便变细或变形：当出现肠管部分内容物通过障碍时，则有腹痛、腹胀、肠鸣音亢进等不完全性肠梗阻表现。

（5）转移征象：当肿瘤侵犯膀胱、前列腺时，可有尿频、尿痛、血尿等表现。骶前神经受侵犯，可出现骶尾部持续性剧烈疼痛。直肠癌晚期或有肝转移时可出现肝大、黄疸、腹水、贫血、消瘦、浮肿及恶病质等。

2. 检查

（1）大便隐血检查。

（2）内镜检查：除可肉眼做出诊断外，还可取组织作病理学检查。

（3）直肠指诊：是诊断直肠癌的最重要方法。

（4）影像学检查：腹部或盆腔 B 超检查、CT 检查主要针对直肠癌的分期进行评估，检出癌肿浸润肠壁的深度及有无邻近器官受累情况，有无肝转移，为手术方案提供依据。

（5）肿瘤标记物：癌胚抗原（CEA）主要用于预测直肠癌的预后和监测复发。

（二）西医治疗

1. 手术治疗 无手术禁忌证、可以切除的直肠癌应尽可能早期实施根治术。切除范围应包括肿瘤病变、足够的肠管、被侵犯的邻近器官、四周可能被浸润的组织、全直肠系膜淋巴结。不能实施根治术者亦应行缓解症状的姑息性切除。

2. 放射治疗 可在术前施行。作为提高疗效的辅助疗法，术前放疗可提高手术切除率。术后放疗用于手术不能达到目的、术后局部复发或晚期的病人。

3. 化疗 是手术后辅助治疗，有提高 5 年生存率的可能。化疗时机、剂量因人而定，常用方案为 5–FU 联合铂类药物为主。

（三）中医辨证治疗

证型	辨证要点	治法	方剂
脾虚湿热证	腹胀，气短，乏力，食欲不振，腹痛拒按，面黄，便稀溏，或便下脓血，里急后重；舌胖嫩，苔黄腻，脉细数或滑数	清热利湿，理气健脾	四妙散合白头翁汤加减
湿热瘀毒证	腹胀，腹痛或窜痛，拒按，矢气胀减，腹内包块，便下黏液脓血或里急后重，排便困难；舌质红有瘀斑，苔黄，脉弦数	清热解毒，通腑化瘀，攻积祛湿	木香分气丸加减
脾肾寒湿证	黏液血便，形体消瘦，面色㿠白，肠鸣腹泻，泻后痛减，腹痛喜热，形寒肢冷；舌淡，苔白，脉细冷	祛寒胜湿，健肺温肾	参苓白术散合吴茱萸汤加减
肾阳不固、痰湿凝聚证	腹痛，腹胀，腹部包块，纳呆，气短乏力，痰多，形体消瘦，腰膝酸软，四肢沉重，脓血黏液便，甚至脱肛；舌淡胖，苔白滑腻，脉细濡	益肺补肾，祛湿化痰	导痰汤加减

［常考考点］直肠癌的辨证论治。

【知识纵横比较】

结肠癌与直肠癌的证治比较

结肠癌		直肠癌	
证型	方剂	证型	方剂
气滞血瘀证	桃红四物汤	脾虚湿热证	四妙散合白头翁汤
湿热下注证	槐角地榆汤	湿热瘀毒证	木香分气丸
正虚邪实证	八珍汤合麻仁滋脾丸	脾肾寒湿证	参苓白术散合吴茱萸汤
脾肾两虚证	益气固本解毒汤	肾阳不固、痰湿凝聚证	导痰汤

【例题实战模拟】

A1 型题

1. 如果怀疑患者患乙状结肠癌，能够最终明确诊断的检查方法是

A. CT 检查　　B. 血 CEA 检查　　C. B 超检查

D. 纤维结肠镜下活检，送病理切片检查　　E. 收集粪便内脱落细胞，送细胞学检查

2. 直肠癌最初的症状是

A. 便血　B. 腹痛　C. 腹泻　D. 排便次数增多及排便不尽感　E. 粪便变形变细

3. 下列不属于结肠癌表现是

A. 肛门重坠感　B. 粪便形状改变　C. 腹部肿块　D. 排便习惯改变　E. 肠梗阻

B1 型题

A. 四妙散合白头翁汤　B. 木香分气丸　C. 槐角地榆汤
D. 参苓白术散合吴茱萸汤　E. 导痰汤

4. 结肠癌湿热下注证的治疗方剂是

5. 直肠癌湿热瘀毒证的治疗方剂是

【参考答案】

1. D　2. D　3. A　4. C　5. B

第二十三单元　泌尿与男性生殖系统疾病

细目一　泌尿系结石

【考点突破攻略】

要点一　西医病因病理

一般认为尿中晶体过多（超饱和状态、草酸盐、尿酸盐、磷酸盐等）或晶体聚合抑制物质（焦磷酸盐、黏多糖、多肽、尿素等）减少，以及成核基质的存在是形成结石的三个主要因素。

1. 全身性因素

（1）代谢紊乱：高血钙、高尿钙（甲状旁腺功能亢进者）可使尿酸钙增加；痛风者尿酸增高，损害肾小管，使尿中基质增多，盐类析出，皆易形成结石。

（2）饮食结构：儿童因动物蛋白质、维生素 A 摄入不足而易形成膀胱结石。饮食中动物蛋白、精制糖摄入过多，纤维素摄入减少可促成上尿路结石。

（3）药物因素：磺胺类药物易在酸性尿中析出结晶引起尿结石；维生素 D 摄入过多可引起上尿路结石；大量摄入维生素 C 会使尿中草酸含量明显增加而引起草酸钙结石。

（4）遗传因素：与遗传有关的如先天性胱氨酸代谢紊乱所致的胱氨酸结石。

（5）生活环境：气候、水源、长期进食含钙量高的饮食或药物，与结石发生有一定关系。

2. 尿液因素

（1）尿中形成结石物质排出过多：如钙、草酸、尿酸排出量增加。长期卧床，骨质脱钙，尿钙升高，尿流不畅，并发感染，易成结石。

（2）尿 pH 值改变：尿液过酸易产生尿酸结石、胱氨酸结石；磷酸镁铵及磷酸钙结石易在碱性尿中形成。

（3）尿中抑制晶体形成的物质减少：枸橼酸、焦磷盐酸、酸性黏多糖、镁减少易产生结石。

（4）尿量减少：尿液浓缩使尿内成石物质浓度增高。

3. 局部因素

（1）尿液淤滞：泌尿道解剖结构异常致尿路梗阻、尿流障碍，易使尿中晶体沉淀，形成结石。

（2）尿路感染：脓球、坏死组织、菌落可成为结石核心，有的细菌（葡萄球菌、链球菌、变形杆菌）能分解尿素产生氨，使尿 pH 值升高（碱性），易形成磷酸钙和碳酸钙结石。

（3）尿路异物：尿中结晶易附于异物形成结石。

4. 结石的成分与性质

（1）草酸盐（钙）结石：含钙多，棕褐色，坚硬，粗糙不规则，呈桑椹状，X 线片上显影佳，多在上尿路发生。

（2）磷酸盐结石（钙、镁、铵）：灰白色、黄色或棕色，质脆，表面粗糙，多形成鹿角状，X 线片上显分层影。

（3）尿酸盐结石：黄色或红棕色，质硬，表面光滑，X 线片上不显影，多在肾、输尿管发生。

（4）胱氨酸结石：淡黄或黄棕色，X 线片上不易显影。

（5）尿酸盐结石和胱氨酸结石：B 超下可见强光团。

5. 结石所在的部位

（1）肾结石：原发，位于肾盏或肾盂，单个或多个，可呈鹿角状（铸状）。

（2）输尿管结石：多来源于肾脏，可滞留于输尿管任何一段，以三个生理狭窄部为多见。

（3）膀胱结石：小儿及老人多为原发，其余多来自上尿路，逐渐增大，可形成尿路中最大的结石。

（4）尿道结石：多来源于膀胱。

6. 结石引起的损害

（1）直接损害：结石较大而表面粗糙，易使黏膜损伤，形成溃疡，黏膜受到结石长期刺激可生成息肉，甚至癌变。

（2）梗阻：结石以上的输尿管、肾积水，被动地代偿性扩张、变性，乃至肾功能损害。

（3）感染：尿路被结石梗阻，尿液滞留，易继发感染，如肾盂肾炎、脓肾、肾周围炎、膀胱炎等。

［常考考点］结石的损害。

要点二 临床表现与检查

（一）临床表现

1. 上尿路结石 包括肾脏结石和输尿管结石。①疼痛，肾绞痛、腰腹部钝痛、放射痛。②血尿。③梗阻。

2. 下尿路结石 包括膀胱结石和尿道结石。

（1）膀胱结石：典型症状为排尿突然中断，并感疼痛，可放射至阴茎头部和远端尿道，改变体位后可缓解症状。

（2）尿道结石：表现为突发性尿线变细、排尿费力、呈点滴状、尿流中断，甚至出现排尿障碍而发生急性尿潴留。

［常考考点］不同部位结石的特征性表现。

（二）检查

1. 实验室检查

（1）尿常规：可见红细胞；pH 值对判断结石成分有积极意义。

（2）尿培养：在合并感染时，可确定致病菌，并通过药敏试验指导用药。

（3）血、尿生化：测定血与尿中的钙、磷、尿素氮及肌酐清除率等，如有异常时，有助于分析结石形成的原因，并了解结石对肾功能的影响。

（4）结石成分分析：将已排出或取出的结石进行成分分析，确定其类型，可为以后的防治提供参考。

2. 影像学检查

（1）腹部平片（KUB）：显示结石大小、个数、外形及透光程度，必要时可摄侧位片或断层片，以助确诊。

（2）静脉尿路造影（IVP）：观察肾功能，确定有无梗阻及结石与尿路的关系。

（3）B 型超声波检查（BUS）：有助于阴性结石的诊断，同时可了解结石个数、大小及肾脏积水程度。

（4）放射性核素检查：可显示有无梗阻，梗阻的部位、程度及肾功能受损情况。

（5）逆行性肾盂造影：对于 IVP 不显影或显影不佳时，可选择此检查。有助于了解尿路是否通畅、是否有阴性结石存在，同时也有助于肿瘤的鉴别。

（6）CT 检查：怀疑阴性结石或肿瘤时，作为 BUS 的补充。

［常考考点］腹部平片（KUB）可显示结石大小、个数、外形及透光程度。

要点三 西医治疗

（一）一般治疗

1. 大量饮水 保持每天尿量在 2000mL 以上，有利于减少晶体形成和促进结石的排出，是预防结石形成和增大的最有效方法。

2. 调节饮食与尿 pH 值 含钙结石应限制含钙、草酸成分丰富的食物，如牛奶、奶制品、豆制品、巧克力、坚果含钙量高，浓茶、番茄、菠菜、芦笋等含草酸量高。尿酸结石不宜服用动物内脏等高嘌呤食物，避免高动物蛋白、高动物脂肪和高糖食物，宜食用含纤维素丰富的食物。对尿酸和胱氨酸结石者可口服枸橼酸钾、重碳酸钠，以碱化尿液。感染性结石者可口服氯化铵酸化尿液，有预防作用。

3. 控制感染 结石梗阻时易继发感染，应进行尿液细菌学检查，并选择敏感抗生素抗炎治疗。

（二）肾绞痛的治疗

结石性肾绞痛疼痛剧烈，应及时处理。可选择下列方法：①消炎痛栓 1 粒，塞肛。②阿托品 0.5mg，肌注。③哌替啶 50mg，肌注。④黄体酮 20mg，肌注。⑤针刺肾俞、足三里、三阴交、京门等。

（三）体外冲击波碎石（ESWL）

适用于直径≤ 2.5cm 的上尿路结石。远端尿路梗阻、妊娠、出血性疾病、严重心脑血管病、安置心脏起搏器、血肌酐≥ 265μmol/L、急性尿路感染、育龄妇女下段输尿管结石等不宜使用。

（四）手术治疗

1. 腔镜手术 有输尿管镜取石或碎石术、经皮肾镜取石或碎石术。

较小的膀胱结石可经膀胱镜碎石钳机械碎石。尿道结石原则上将结石推入膀胱，然后按膀胱结石处理。

2. 开放手术 常用的方法有肾盂、肾窦、肾实质切开取石术，以及肾部分切除术、肾切除术、输尿管切开取石术、膀胱切开取石术。

另外，双侧输尿管结石应先处理梗阻严重侧；一侧输尿管结石、另一侧肾结石时应先处理输尿管结石；双侧肾结石应先处理易于取出而安全的一侧；鹿角形结石应采取综合性治疗措施。

［常考考点］体外冲击波碎石（ESWL）的适应证和禁忌证。

要点四 中医辨证治疗

证型	辨证要点	治法	方剂
湿热蕴结证	腰痛，少腹急满，小便频数短赤，溺时涩痛难忍，淋沥不爽，口干欲饮；舌红，苔黄腻，脉弦细	清热利湿，通淋排石	八正散加减
气滞血瘀证	腰腹酸胀或隐痛，时而绞痛，局部有压痛或叩击痛；舌暗或有瘀斑，苔薄白或微黄，脉弦紧	行气活血，通淋排石	金铃子散合石韦散加减
肾气不足证	腰酸坠胀，疲乏无力，病程日久，时作时止，尿频或小便不利，夜尿多，面色无华或面部轻度浮肿；舌淡，苔薄白，脉细无力	补肾益气，通淋排石	济生肾气丸加减

［常考考点］泌尿系结石的辨证论治。

【例题实战模拟】

A1 型题

1. 下列不属于泌尿系统结石引起的病变是

A. 局部直接损伤　B. 梗阻　C. 出血　D. 感染　E. 癌变

2. 对腹部平片不能显示的小结石和透 X 线的结石的诊断，应首先考虑的检查是

A. B 超　B. 腹部 CT　C. 尿常规　D. 排泄性尿路造影　E. 24 小时尿定量分析

A2 型题

3. 患者，男，56 岁。患泌尿系结石日久，腰部胀痛，小便不利，时发时止，遇劳加重。首选方剂是

A. 济生肾气丸　B. 三金排石汤　C. 金铃子散　D. 八正散　E. 石韦散

4. 患者，男，32 岁。突发腰痛，少腹急满，小便频数短赤，溺时涩痛难忍，淋沥不爽，伴口干欲饮，舌红，苔黄腻，脉弦细。应考虑的诊断是

A. 前列腺炎，湿热下注证　B. 泌尿系结石，气滞血瘀证　C. 淋病，湿热毒蕴证

D. 泌尿系结石，湿热蕴结证　E. 睾丸炎，湿热下注证

【参考答案】

1. E　2. A　3. A　4. D

细目二　睾丸炎与附睾炎

【考点突破攻略】

要点一　临床表现

1. 急性非特异性睾丸炎　多发于单侧。睾丸肿痛，程度由轻微不适到剧烈疼痛不等，向腹股沟放射，阴囊皮肤发红、肿胀。

2. 腮腺炎性睾丸炎　临床表现与非特异性睾丸炎类似，症状较轻，常在腮腺炎后 4 ～ 7 天发病，可由单侧累及双侧。

3. 急性附睾炎　突发性阴囊疼痛，坠胀不适，患侧阴囊肿胀，阴囊皮肤发红、发热、疼痛，沿精索放射至腹股沟，甚至放射至腰部，疼痛剧烈。附睾肿大发硬，触痛明显，附睾、睾丸界限不清，形成脓肿时可有波动感，脓溃则有瘘管。

4. 慢性附睾炎　阴囊轻度坠胀不适或疼痛，可放射至下腹部及同侧大腿内侧，休息后好转。患侧附睾局限性增厚、肿大，精索及输精管增粗，与睾丸界限清楚。

要点二　西医治疗

1. 一般治疗　急性期应卧床休息，托起阴囊，口服止痛退热药物，避免性生活与体力活动；慢性期合并前列腺炎的患者，可配合采用热水坐浴等疗法。注意保持会阴部清洁，避免睾丸损伤。

2. 药物治疗　根据细菌培养及药敏试验，选择有效抗生素，足量应用，以控制感染。常用抗生素有青霉素、氨苄西林等。高热伴中毒症状明显者应加用激素治疗。腮腺炎性睾丸炎抗生素治疗无效，以对症治疗为主，必要时用退热止痛药。

3. 外治法　早期可用冰袋敷于阴囊，以防止肿胀；后期用热敷，可加速炎症消退。附睾疼痛严重的患者可用 0.5% 利多卡因行精索封闭。

要点三　中医辨证治疗

证型	辨证要点	治法	方剂
湿热下注证	一侧或双侧睾丸、附睾肿胀疼痛，阴囊皮肤红肿疼痛，痛引小腹；伴恶寒发热，头痛，口渴；舌红苔黄腻，脉滑数	清热利湿，解毒消肿	龙胆泻肝汤加减
火毒炽盛证	睾丸肿痛剧烈，阴囊红肿灼热，若脓成则按之应指，高热，口渴，小便黄赤短少；舌红苔黄腻，脉洪数	清火解毒，活血透脓	仙方活命饮加减
脓出毒泄证	脓液溃出，色黄质稠，睾丸肿痛减轻，热退或仍微热；或脓液清稀，创口不收，身困乏力；舌红苔白，脉细或细数	益气养阴，清热除湿	滋阴除湿汤加减
寒湿凝滞证	睾丸坠胀隐痛，遇寒加重，自觉阴部发凉，可伴腰酸、遗精；舌淡苔白润，脉弦紧或沉弦	温经散寒止痛	暖肝煎加减

［常考考点］睾丸炎和附睾炎的辨证论治。

【例题实战模拟】

A1 型题

1. 下列不属于睾丸炎和附睾炎临床表现的是

A. 睾丸肿痛　　B. 阴囊皮肤发红、肿胀　　C. 疼痛向腹股沟放射

D. 疼痛可放射至腰部　　E. 尿频、尿急、尿痛

2. 睾丸炎火毒炽盛证的治法是

A. 清热利湿，解毒消肿　　B. 清火解毒，活血透脓　　C. 益气养阴，清热除湿

D. 温经散寒，祛湿止痛　　E. 活血化瘀，行气止痛

A2 型题

3. 患者，双侧睾丸、附睾肿胀疼痛，阴囊皮肤红肿疼痛，痛引小腹，伴恶寒发热，头痛，舌红，苔黄腻，脉滑数。

治疗应首选

A. 龙胆泻肝汤　B. 暖肝煎　C. 滋阴除湿汤　D. 仙方活命饮　E. 二仙汤

B1 型题

A. 龙胆泻肝汤　B. 仙方活命饮　C. 滋阴除湿汤　D. 暖肝煎　E. 八正散

4. 泌尿系结石湿热蕴结证的治疗方剂是

5. 睾丸炎湿热下注证的治疗方剂是

【参考答案】

1. E　2. B　3. A　4. E　5. A

细目三　前列腺炎

【考点突破攻略】

要点一　临床表现与检查

（一）临床表现

1. 急性细菌性前列腺炎

（1）全身症状：起病突然，发热，寒战，乏力，虚弱，厌食，恶心呕吐。血液检查白细胞计数明显增高。

（2）局部症状：腰骶部、会阴或耻骨上、腹股沟处坠胀、疼痛，排便或久坐后加重，可向腰背、下腹部、大腿放射。

（3）尿路症状：尿频、尿急、尿痛、尿滴沥、排尿不净及尿道脓性分泌物，排尿时尿道灼热感，尿线变细或中断，甚至出现尿潴留。可出现初血尿、终末血尿或全程血尿，多为镜下血尿。

（4）直肠症状：直肠胀满，里急后重，用力排便时肛门疼痛，尿道口溢出白色黏液。

（5）性功能障碍：性欲减退，阳痿，血精，性交痛。

（6）前列腺触诊：可触及肿大前列腺，触痛明显，整个或部分腺体坚韧。按摩前列腺可自尿道口引出前列腺液，其中有大量白细胞或脓细胞以及含脂肪的巨噬细胞，培养可有细菌生长。为避免败血症和泌尿系上行感染，急性期不宜行前列腺按摩。

2. 慢性前列腺炎

（1）疼痛：程度较轻，多为胀痛、抽痛，主要在会阴及腹股沟部，可放射至阴茎、睾丸、耻骨上和腰骶部，有时射精后疼痛和不适是突出特征。

（2）尿路症状：轻度尿频、尿急、尿痛，夜尿多，排尿时尿道内有异常感觉，如发痒、灼热、排尿不净。

（3）尿道口滴白：多在尿末或大便时尿道口溢出白色黏液，还可于早起及运动后发生。

（4）性功能障碍：阳痿，早泄，血精，性欲减退，性交痛，不育。

（5）神经衰弱症状：头晕耳鸣，失眠多梦，神疲乏力，健忘，精神抑郁，自信心减弱。

（6）其他症状：虹膜炎、关节炎、神经炎等。

（7）前列腺触诊：腺体大小多正常或稍大，两侧叶不对称，表面软硬不均，中央沟存在。严重时前列腺压痛明显，腺体硬度增加或腺体缩小。

［常考考点］急慢性前列腺炎的典型特征。

（二）检查

1. 一般检查

（1）尿三杯试验：将一次排出的尿液分成 3 份，最初 10 ～ 15mL 尿为第一杯，中间为第二杯，最后 10mL 为第三杯。离心，取各自沉淀作显微镜检查。前列腺炎患者第一杯尿有碎屑和脓尿；第二杯较清晰；第三杯混浊，其中细菌和白细胞增多。

（2）前列腺液检查：直肠指检按摩前列腺取得前列腺液，于显微镜下检查，每高倍视野白细胞 10 个以上或少于 10 个，伴有成堆脓球，卵磷脂小体减少。

（3）前列腺液培养：取前列腺液进行细菌培养，可以鉴别细菌性和非细菌性前列腺炎。

（4）前列腺液 pH 值测定：正常前列腺液的 pH 值为 6 ～ 7，呈弱酸性。慢性前列腺炎时 pH 值明显升高。

2. 特殊检查

（1）免疫学检查：急性前列腺炎患者前列腺液 IgA 和 IgG 水平增高，慢性患者的前列腺液 IgA 增加最明显，其次为 IgG。

（2）细菌学检查：细菌性前列腺炎患者 ESP 和 VB3 的细菌计数高于 VB1 和 VB2；非细菌性前列腺炎患者的四种标本均无细菌。

要点二　西医治疗

（一）一般治疗

合理安排生活起居，加强身体锻炼，增强体质，性生活有规律。注意饮食，不吃刺激性食物，禁酒戒烟，适量多饮水，保持大便通畅。避免久坐、久骑，注意休息。

（二）抗生素治疗

急性细菌性前列腺炎患者对抗生素反应较好。首选复方新诺明（TMP-SMZ），该药能在前列腺液中保持较高浓度，抗菌效果显著。喹诺酮类抗生素治疗慢性前列腺炎效果较好，此类药物抗菌谱广，前列腺内浓度比血清高。

（三）心理治疗

解释病情，增强患者信心，消除其顾虑，必要时应用镇静剂。

（四）外治法

1. 前列腺按摩

（1）急性前列腺炎禁忌采用。

（2）慢性前列腺炎时，按摩可改善局部血运，排出腺体内炎性分泌物。每周 1 次，动作宜轻柔，切忌暴力挤压。

2. 熏洗坐浴疗法　对充血性前列腺炎疗效肯定。温水坐浴和药物可促进盆腔的血运，改善局部微循环，促使炎症吸收。用 42 ～ 46℃温水坐浴，每天 2 次，每次 20 分钟，20 天为 1 个疗程。

3. 药物离子透入疗法　选择高敏、广谱抗生素或中药制剂，经直肠内或耻骨联合上直流电药物导入治疗慢性前列腺炎，疗效满意。

4. 其他疗法　如针灸、敷贴疗法、直肠内给药法和物理疗法等。

［常考考点］急慢性前列腺炎的治疗。

要点三　中医辨证治疗

证型	辨证要点	治法	方剂
湿热下注证	尿频、尿急、尿痛，尿道灼热感，排尿不利，尿末或大便时滴白，会阴、少腹、睾丸、腰骶坠胀疼痛；伴发热、恶寒、头身痛楚等；舌红，苔黄腻，脉弦滑或数	清热利湿	八正散或龙胆泻肝汤加减
气滞血瘀证	病程长，少腹、会阴、睾丸坠胀疼痛，感觉排尿不净；指诊前列腺压痛明显，质地不均匀，可触及结节；舌质暗或有瘀斑，苔薄白，脉弦滑	活血化瘀，行气止痛	前列腺汤加减
阴虚火旺证	腰膝酸软，头晕目眩，失眠多梦，五心烦热，遗精或血精，排尿或大便时有白浊，尿道不适；舌红少苔，脉细数	滋阴降火	知柏地黄汤加减
肾阳虚衰证	腰膝酸软，手足不温，小便频数，淋沥不尽，阳痿早泄；舌淡胖，苔白，脉沉细	温补肾阳	济生肾气丸加减

［常考考点］前列腺炎的辨证论治。

【例题实战模拟】

A1 型题

1. 前列腺炎气滞血瘀证内服方应选

A. 前列腺汤　B. 桃红四物汤　C. 血府逐瘀汤　D. 少腹逐瘀汤　E. 金铃子散合桃红四物汤

A2 型题

2. 患者，男，56 岁。有慢性前列腺炎史 3 年。刻下症见：少腹、睾丸、会阴胀痛不适，舌有瘀点，脉细涩。治疗应首选的方剂是

A. 右归丸　B. 八正散　C. 抵当汤　D. 大分清饮　E. 前列腺汤

3. 患者，男，30 岁。主诉终末尿痛，尿频，腰骶及会阴部疼痛 3 月余，便后或晨起后发现尿道口有白色分泌物，乏力，腰酸，前列腺液检查 WBC 20 ～ 30/HP，磷脂小体减少，舌红苔黄腻，脉细数。诊为前列腺炎（精浊），其证型是

A. 气滞血瘀证　B. 湿热蕴结证　C. 阴虚火旺证　D. 肾阳虚损证　E. 热毒蕴结证

B1 型题

A. 青霉素　B. 红霉素　C. 复方新诺明　D. 头孢类抗生素　E. 喹诺酮类抗生素

4. 急性细菌性前列腺炎，抗生素治疗应首选

5. 慢性细菌性前列腺炎，抗生素治疗应首选

【参考答案】

1. A　2. E　3. B　4. C　5. E

细目四　前列腺增生症

【考点突破攻略】

要点一　临床表现与检查

（一）临床表现

1. 症状

（1）尿频：患者早期表现为尿频，尤其夜尿次数明显增多（每夜 2 次以上）。

（2）排尿困难：进行性排尿困难是前列腺增生最重要的症状。增生的腺体压迫尿道，使尿道延长、变窄、弯曲，尿道阻力增加。当后尿道阻力超过逼尿肌的张力时，逼尿肌不能长时间维持收缩，无法排空膀胱，出现残余尿。轻度梗阻表现为排尿等待、中断、尿后滴沥不尽；梗阻加重则出现排尿费力、尿流变细、射程缩短，最终呈滴沥状排尿。

（3）血尿：前列腺增大使腺体黏膜表面小血管和毛细血管充血、张力增大，当膀胱收缩或扩张时，血管张力改变，可发生镜下血尿或肉眼血尿，如黏膜血管扩张破裂，可出现大出血，血块阻塞尿道或充满膀胱；膀胱颈部充血或并发炎症、结石时，也可出现血尿。

（4）尿潴留：常由气候变化、饮酒或劳累等诱因，使前列腺和膀胱颈部充血、水肿，导致排尿困难加重，尿液突然完全不能排出，发生急性尿潴留，表现为下腹部疼痛、膀胱区膨胀。如残余尿随梗阻加重而增多，过多的残余尿使膀胱失去收缩能力，逐渐发生尿潴留，为慢性尿潴留。此时可并发充溢性尿失禁，即膀胱过度充盈使少量尿液从尿道口溢出。尿潴留常损害肾功能，严重者可导致肾功能衰竭。

（5）其他症状：膀胱出口梗阻可导致膀胱结石、膀胱炎。排尿不畅，长期靠增加腹压排尿可引发痔疮、便血、脱肛等，还可形成腹外疝。

2. 体征

（1）直肠指检：可于直肠前壁触及增生的前列腺。正常前列腺表面光滑、柔软、界限清楚，中央可触及纵向浅沟，横径 4cm，纵径 3cm，前后径 2cm，重约 20g。临床按前列腺增生情况分为三度。Ⅰ度：前列腺大小为正常的 1.5 ～ 2 倍，质地中等，中央沟变浅，重量为 20 ～ 25g。Ⅱ度：前列腺大小为正常的 2 ～ 3 倍，质地中等，中央沟极浅，重量为 25 ～ 50g。Ⅲ度：前列腺大小为正常的 3 ～ 4 倍，质地硬韧，中央沟消失，重量为 50 ～ 70g。

（2）触诊：严重尿潴留时，耻骨上可触及肿大包块。梗阻引起严重肾积水时，上腹部两侧可触及肿大肾脏。

（二）检查

1. 尿流率检查　可检查下尿路有无梗阻和梗阻的程度。尿流动力学检查可鉴别逼尿肌、尿道括约肌失调和不稳定膀胱逼尿肌引起的排尿困难，还有助于确定手术适应证及判断手术后的疗效。

2. 血清前列腺特异抗原（PSA）测定　当前列腺体积较大，质地较硬，或有结节时，应测定血清 PSA，以排除前列腺肿瘤。正常 PSA ＜ 4ng/mL，如异常增高，应考虑癌肿。

3. B 超检查　经腹 B 超可观察前列腺形态、结构、大小、突入腔内的情况，测定膀胱内残余尿量，有助于了解有无肾积水及积水程度。经直肠 B 超可显示前列腺的断面像、前列腺病变发展程度及形态变化。

4. 膀胱镜检查　可直接观察后尿道、膀胱颈形态、腔内前列腺增生情况，有助于了解后尿路梗阻程度，发现膀胱内有无占位性病变及结石，对临床出现无痛性血尿的患者尤为必要。

5. 泌尿系 X 线检查

（1）静脉尿路造影：可了解下尿路梗阻以及肾盂、输尿管扩张的程度。造影剂充满膀胱时显示充盈缺损，说明前列腺中叶或侧叶明显突出于膀胱内。排尿后摄片可观察残余尿是否存在及程度。

（2）前列腺造影：经会阴或直肠黏膜穿刺，分别将造影剂注入腺体的左右叶，注射后拍摄正侧位片，可清楚观察前列腺包膜轮廓，进而了解前列腺形态、大小、密度及病变性质。

6. CT 及 MRI 检查 二者均以形态、密度来判断前列腺大小、性质以及前列腺周围的关系。有助于了解腺体与周围组织之间的关系，对外科手术治疗的选择有重要意义。

［常考考点］前列腺增生症的诊断（症状＋体征＋检查）。进行性排尿困难是前列腺增生最重要的症状。

要点二 西医治疗

1. 一般治疗 注意气候变化，防止受凉，预防感染，戒烟禁酒，不吃辛辣刺激性食物，保持平和心态，适当多饮水，不憋尿。

2. 药物治疗 治疗前列腺增生的药物包括激素类药物、α 受体阻滞剂及植物药等。

3. 手术治疗 前列腺增生患者出现严重梗阻时应考虑手术治疗。开放性手术包括经耻骨上前列腺摘除术、耻骨后前列腺摘除术、经会阴前列腺摘除术，特点是疗效好，治疗彻底，但创伤较大。经尿道前列腺电切术（TURP）、等离子双级切除术等是非开放性腔内手术，其特点是创伤小、痛苦少、恢复快，对年老体弱、增生不太大的患者尤为适用。

4. 其他疗法

（1）激光治疗：激光导光束经膀胱镜置入，接触式或非接触式直接作用于前列腺，通过切割、气化、消融等手段达到治疗增生的目的。

（2）经尿道气囊高压扩张术：经尿道插入带气囊的导管，利用气囊压力撑开前列腺，达到扩张尿道的目的。

（3）前列腺尿道支架置入术：利用记忆合金制成的网状支架撑起前列腺尿道部，改善梗阻症状。

（4）电磁波疗法：包括微波和射频治疗，原理都是局部热疗。治疗时应注意调节温度，避免灼伤尿道。

（5）高强度聚集超声治疗：通过超声传递能量，“热消融”治疗前列腺增生。

［常考考点］前列腺增生的手术治疗。

要点三 中医辨证治疗

证型	辨证要点	治法	方剂
湿热下注证	小便频数，排尿不畅，甚或点滴而下，尿黄而热，尿道灼热或涩痛；小腹拘急胀痛，口苦而黏，或渴不欲饮；舌红，苔黄腻，脉弦数或滑数	清热利湿，通闭利尿	八正散加减
气滞血瘀证	小便不畅，尿线变细或尿液点滴而下，或尿道闭塞不通，小腹拘急胀痛；舌质紫暗或有瘀斑，脉弦或涩	行气活血，通窍利尿	沉香散加减
脾肾气虚证	尿频不爽，排尿无力，尿线变细，滴沥不畅，甚者夜间遗尿；倦怠乏力，气短懒言，食欲不振，面色无华，或气坠脱肛；舌淡，苔白，脉细弱无力	健脾温肾，益气利尿	补中益气汤加减
肾阳衰微证	小便频数，夜间尤甚，排尿无力，滴沥不爽或闭塞不通；神疲倦怠，畏寒肢冷，面色㿠白；舌淡，苔薄白，脉沉细	温补肾阳，行气化水	济生肾气丸加减
肾阴亏虚证	小便频数不爽，淋沥不尽，尿少热赤；神疲乏力，头晕耳鸣，五心烦热，腰膝酸软，咽干口燥；舌红，苔少或薄黄，脉细数	滋补肾阴，清利小便	知柏地黄丸加减

［常考考点］前列腺增生症的辨证论治。

【知识纵横比较】

前列腺炎和前列腺增生症的证治比较

前列腺炎		前列腺增生症	
证型	方剂	证型	方剂
湿热下注证	八正散或龙胆泻肝汤	湿热下注证	八正散
气滞血瘀证	前列腺汤	气滞血瘀证	沉香散
阴虚火旺证	知柏地黄汤	肾阴亏虚证	知柏地黄丸
肾阳虚衰证	济生肾气丸	肾阳衰微证	济生肾气丸
—	—	脾肾气虚证	补中益气汤

中西医结合外科学前列腺增生症与妇产科学产后排尿异常的证治比较

前列腺增生症（中西医结合外科学）		产后尿潴留（中西医结合妇产科学）		产后小便频数（中西医结合妇产科学）	
证型	方剂	证型	方剂	证型	方剂
脾肾气虚证	补中益气汤	肺脾气虚证	补气通脬饮	肺脾气虚证	黄芪当归散
肾阳衰微证	济生肾气丸	肾阳亏虚证	济生肾气丸	肾气虚证	肾气丸
气滞血瘀证	沉香散	血瘀证	加味四物汤	—	—
		气滞证	木通散	—	—
肾阴亏虚证	知柏地黄丸	—	—	—	—
湿热下注证	八正散	—	—	—	—

【例题实战模拟】

A1 型题

1. 前列腺增生症最重要的临床症状是

A. 尿频　B. 排尿困难　C. 血尿　D. 尿急　E. 尿痛

2. 与前列腺增生症（精癃）病人直肠指诊前列腺的特征不符的是

A. 表面光滑而无结节　B. 边缘清楚　C. 中等硬度而富有弹性　D. 中央沟变浅或消失　E. 压痛明显

A2 型题

3. 急性前列腺增生症患者，症见尿频、尿急、尿痛，会阴部胀痛，疼痛向大腿内侧放射，伴恶寒发热，口干口苦，舌红，苔黄腻，脉滑数。其证型是

A. 湿热下注证　B. 气血瘀滞证　C. 肾阳亏虚证　D. 阴虚火旺证　E. 中气下陷证

B1 型题

A. 少腹逐瘀汤　B. 沉香散　C. 桃红四物汤　D. 血府逐瘀汤　E. 前列腺汤

4. 前列腺增生症气滞血瘀证的内服方宜选

5. 前列腺炎气滞血瘀证的内服方宜选

【参考答案】

1. B　2. E　3. A　4. B　5. E

第二十四单元　周围血管疾病

细目一　血栓闭塞性脉管炎

【考点突破攻略】

要点一　西医病因病理

（一）病因

关于病因有以下学说：烟草致敏学说、寒冻学说、免疫学说、激素学说等，总之，凡是能使周围血管长久地处于痉挛状态的因素都可能是血栓闭塞性脉管炎（TAO）发病的原因。

（二）病理

1. 早期多侵犯中小动、静脉，病情进展可波及腘、股、髂动脉和肱动脉，侵犯腹主动脉及内脏血管者罕见。

2. 病变呈节段性分布，两段之间血管比较正常。

3. 可分为急性期和慢性期，在急性期为急性动、静脉炎和其周围炎，并可波及伴随神经。血管全层有广泛的内皮细胞和成纤维细胞增生，并有淋巴细胞浸润，中性粒细胞浸润较少，还可见巨细胞、血管内皮增生和血栓形成。慢性期管腔内血栓机化，内有新生细小血管再通，含有大量成纤维细胞，并与增生的血管内膜融合粘连。动脉内弹力层显著增厚，动脉各层有广泛的成纤维细胞增生。动脉周围显著纤维化，呈炎症性粘连，使动脉、静脉、神经包裹在一起，形成坚硬的索条。呈周期性发作，故具有急、慢性变化。

4. 当血管闭塞时都会有侧支循环建立，如果代偿不足，或侧支血管痉挛，即可引起肢体循环障碍而出现发凉、麻木、疼痛、溃疡和坏疽。

要点二　临床表现与检查

（一）临床表现

1. 症状

（1）疼痛：疼痛是 TAO 病人最突出的症状，大约有 1/10 的患者在开始患病时就有疼痛。当病情进一步发展为动脉闭塞时，则产生更为严重的缺血性疼痛。早期患肢伴随发凉、麻木和足底弓疼痛，病人行走一段路程后，小腿部及足弓部肌肉发生胀痛或抽痛，如继续行走时疼痛加重，最后被迫止步，休息后症状缓解，再行走后症状又出现，即所谓“间歇性跛行”。如病情继续加重，则动脉缺血更为严重，甚至肢体处于休息状态时疼痛仍不缓解，且以夜间尤甚。病人常抱膝而坐，彻夜不眠；或将肢体下垂，此时即所谓 TAO 病人的静息痛，其疼痛常会因为情绪刺激及局部受冷而加重。

（2）发凉：患肢发凉、肢冷，自觉凉感，往往在夏季也要加穿袜、鞋，即使这样亦感发凉。

（3）感觉异常：患肢（趾、指）可出现发痒、胼胝感、针刺、麻木、灼热、酸胀感等，甚或在足部或小腿有部分感觉丧失区。

2. 体征

（1）皮肤颜色改变：初发病时患肢因缺血皮肤苍白，当抬高患肢时此苍白变得更为明显，进一步可呈发绀色，接近坏疽或坏疽时呈暗紫色。

（2）游走性血栓性浅静脉炎：约有半数病人早期或整个病程中反复出现此症。具体表现为浅静脉区皮肤沿静脉走行处可见发硬、红肿的硬结或条索，伴有压痛及灼热感，以足部及小腿处多见，大腿偶可出现。病变呈迁移性发作，可单处亦可数处同时发病。每次发作时局部病变长度为数毫米至数十毫米，时间 1 ～ 3 周，消退后往往残留色素沉着痕迹。

（3）营养障碍：病变部位由于缺血、营养不良而致皮肤干燥、皲裂、脱屑、少汗或无汗，趾背、足背及小腿汗毛脱落，趾（指）甲变厚、变形、生长缓慢，小腿肌肉萎缩等。

（4）动脉搏动减弱或消失：足背动脉及胫后动脉搏动通常触不到或减弱，腘动脉及股动脉搏动常减弱或消失，有时可累及上肢的桡、尺动脉，其搏动不能触及。

（5）雷诺现象（Raynaud 现象）：TAO 病人早期受情绪或寒冷刺激呈现指（趾）由苍白、潮红继而发绀的颜色变化。

（6）坏疽和溃疡：当肢体脉管阻塞依靠其侧支循环亦难以维持局部营养，或因加温、药物刺激或损伤等，均可诱发局部坏疽或溃疡。溃疡部位可位于甲旁、趾间或足的侧面，或趾（指）关节，并可波及整个趾（指）甚或整个足（手）部。大多发生干性坏疽，待部分组织坏死后脱落即形成溃疡，此时如继发感染即变为湿性坏疽。根据坏疽或溃疡的范围，可将其分为三级：

Ⅰ级——坏疽、溃疡只限于趾部。

Ⅱ级——坏疽、溃疡延及跖趾（掌指）关节或跖（掌）部。

Ⅲ级——坏疽、溃疡延及全足背（掌背）或侵及跟踝（腕）关节或腿部。

（二）检查

1. 多普勒（Doppler）肢体血流超声检查 可显示动脉缺血样改变或闭塞样改变，往往描记足背及胫后动脉时可出现直线波形；显示动脉搏动波形降低，往往只有主峰，缺乏次峰和第三峰，监听器中搏动声消失或减弱，并有踝压指数等灵敏数据的改变。新型超声可直接显示血管的闭塞程度和管径大小及血流速度等相关指标。

2. 皮肤温度测定 在室温下（15～25℃）患者的皮肤温度低于正常体温 2℃时，则表示血液供应不足。TAO 病人患肢皮温降低。

3. 肢体光电容积描记（PPG） 可出现缺血样波形改变。

4. 阻抗血流图（IPG） 可反映血管功能状态及血流状况，TAO 病人血流量减少，并有趾（指）动脉压力等数据的改变。显示峰值幅度降低，提示血流速度减慢；降支下降速度减慢提示血液流出阻力增加。

5. 红外热像仪测定 可明确肢体缺血的“冷区”，提示缺血范围。

6. 血液流变学检查 可有全血黏度增高、红细胞压积增高等改变。

7. 甲皱微循环测定 可有甲皱毛细血管袢轮廓不清，排列紊乱，管袢变短、变细、扩张淤血及畸形表现。

8. 血液凝固学检测 可有血小板黏附和聚集、纤维蛋白原增高等血液高凝表现。另外，还可测定凝血酶原Ⅲ（AT-Ⅲ）、纤维蛋白原（Fibrinogen）、α_2- 巨球蛋白（α_2-Macroglobulin）等，可更好地了解血液是否存在高凝状态。

9. 免疫球蛋白检测 免疫球蛋白及其复合物，以及 T 细胞亚群检测均可出现增高或阳性表现。

10. 动脉造影 可进一步判定阻塞部位及情况，侧支循环情况等，为手术提供资料。现在有条件的医院可在数字减影血管造影（DSA）下进行。

11. 足背动脉血氧饱和度测定 肢体末梢动脉血多缺氧而致足背动脉血氧饱和度降低。

［常考考点］疼痛是 TAO 病人最突出的症状；发凉是 TAO 早期的常见症状。

要点三　西医治疗

（一）药物治疗

1. 扩血管药物 妥拉苏林；罂粟碱；烟酸。

2. 抗血小板聚集药 阿司匹林；潘生丁。

3. 改善微循环药物 前列腺素 E_1；己酮可可碱。

4. 止痛剂 可选用非甾体类抗炎药和新型麻醉剂、止痛剂等。

5. 抗生素 合并坏疽、溃疡时可适当选用。

（二）手术治疗

1. 腰交感神经节切除术。

2. 血管重建术。

3. 大网膜移植术。

4. 截肢（趾、指）术。

5. 神经压榨术。

（三）高压氧疗法

目前有条件的医院进行此疗法，取得一定疗效。

要点四　中医辨证治疗

证型	辨证要点	治法	方剂
寒湿证	面色暗淡无华，喜暖怕冷，患肢沉重、酸痛、麻小感，小腿抽痛感。常伴有间歇性跛行，趺阳脉搏动减弱或消失，局部皮色苍白，触之冰凉、干燥；舌淡，苔白腻，脉沉细而迟。其他症状并不显著，或伴有迁移性静脉炎	温阳通脉，祛寒化湿	阳和汤加减
血瘀证	患肢暗红、紫红或青紫，下垂时更甚，抬高则见苍白，足趾毳毛脱落，皮肤、肌肉萎缩，趾甲变厚，并可有粟粒样黄褐色瘀点反复出现，趺阳脉搏动消失，患肢持久性静息痛，尤以夜间痛甚，患者往往抱膝而坐，或患肢悬垂在床边，不能入睡；舌质红或紫暗，苔薄白，脉沉细而涩	活血化瘀，通络止痛	桃红四物汤加减
热毒证	患肢皮肤黯红而肿，趺阳脉搏动消失，患肢如煮熟之红枣，皮肤上起黄疱，渐变为紫黑色，呈浸润性蔓延，甚则五趾相传，波及足背，肉枯筋萎，色黑而干枯、溃破腐烂，疮面肉色不鲜，疼痛异常，如汤泼火烧样，彻夜不得安眠，常须弯膝抱足按摩而坐。并伴有发热、口干、食欲减退、便秘、尿黄赤、舌质红、苔黄腻、脉洪数或细数	清热解毒，化瘀止痛	四妙勇安汤加减
气血两虚证	面容憔悴，萎黄消瘦，神情倦怠，心悸气短，畏寒自汗；患肢肌肉萎缩，皮肤干燥脱屑，趾甲干燥肥厚；坏死组织脱落后疮面生长缓慢，经久不愈，肉芽暗红或淡而不鲜；舌质淡，脉沉细而弱	补气养血，益气通络	十全大补丸加减
肾虚证	大多见于寒湿证、血瘀证和热毒证之久病后，兼见精神萎靡不振，面色晦暗无华，上半身热而下半身寒，口淡不渴，头晕腰痛，筋骨痿软，大便不爽，脉沉细无力	肾阳虚者温补肾阳；肾阴虚者滋补肾阴	肾阳虚者桂附八味丸加减；肾阴虚者六味地黄丸加减

［常考考点］血栓闭塞性脉管炎的辨证论治。

【例题实战模拟】

A1 型题

1. 有关血栓闭塞性脉管炎，下列哪项是错误的
   A. 是一种慢性持续性进行性疾病　B. 在我国北方多见　C. 病变只发生在下肢
   D. 病变呈节段性，节段间有内膜正常的血管　E. 与吸烟和足部受寒有关
2. 血栓闭塞性脉管炎寒湿证的治法是
   A. 清热解毒，活血化瘀　B. 活血通络，散寒止痛　C. 清热活血，疏通经络
   D. 温阳通脉，祛寒化湿　E. 清热解毒，化痰通络
3. 血栓闭塞性脉管炎血瘀证的治疗方剂是
   A. 阳和汤　B. 桃红四物汤　C. 四妙勇安汤　D. 十全大补丸　E. 六味地黄丸

A2 型题

4. 患者，男，34 岁。患肢皮肤暗红而肿，趺阳脉搏动消失，患肢如煮熟之红枣，皮肤上起黄疱，渐变为紫黑色，呈浸润性蔓延，波及足背，肉枯筋痿，色黑而干枯，溃破腐烂，疮面肉色不鲜，疼痛异常，如汤泼火烧样，彻夜不得安眠，常须弯膝抱足按摩而坐。伴有发热，口干，食欲减退，便秘，尿黄赤，舌质红，苔黄腻，脉洪数。其证候是
   A. 寒湿证　B. 血瘀证　C. 热毒证　D. 气血两虚证　E. 肾虚证
5. 脱疽患者，男，39 岁。症见患肢夜间痛甚难寐，抱膝而坐，患肢暗红，下垂更甚，汗毛脱落，舌质暗红，苔薄白，脉弦。其辨证属
   A. 寒湿阻络证　B. 血脉瘀阻证　C. 湿热毒盛证　D. 热毒伤阴证　E. 气阴两虚证

【参考答案】

1. C　2. D　3. B　4. C　5. B

细目二　动脉硬化性闭塞症

【考点突破攻略】

要点一　西医病因病理

目前本病的病因和发病机制尚未完全清楚，但是高血压、高脂血症、吸烟、糖尿病、肥胖等是其高危因素。其发病机制目前有如下三种学说：血管内膜损伤及平滑肌细胞增殖学说、脂质浸润学说、血流动力学说。

要点二　临床表现与检查

（一）临床表现

1. 症状　早期的症状主要为肢体发凉、间歇性跛行，可有肢体麻木、沉重无力、酸痛、刺痛及烧灼感，继而出现静息痛。

如病变在髂动脉者，其闭塞位置较高，可引起双下肢、双臀、髂、大腿后侧或小腿腓肠肌部位症状，有时伴阳痿；如病变在股－腘段动脉时，可有小腿肌群的症状；如果病变闭塞部位在胫前、胫后则可表现以足部或小腿为主的症状。

2. 体征

（1）皮肤温度下降：根据病变闭塞部位的不同，其皮肤温度由大腿股部至足部均可降低，但通常在远端足趾处其皮温明显下降。

（2）皮肤颜色变化：有闭塞的动脉血供不足时，根据其病程的长短，侧支循环情况，可有皮肤苍白、潮红、青紫、发绀等改变。初期一般呈苍白，如时间久者可出现潮红、青紫等。

（3）肢体失养：主要表现为肌萎缩、皮肤萎缩变薄、骨质疏松、发脱落、趾甲增厚变形、坏疽或溃疡。坏疽以足趾远端为最常见。溃疡多发生于缺血局部压迫后或外伤后，如踝关节突出处等。

（4）动脉搏动减弱或消失：根据闭塞部位，可扪及胫后动脉、足背动脉及腘动脉、股动脉搏动减弱或消失。

（二）检查

1. 一般检查　包括心电图、心功能及眼底检查、血脂、血糖检查。通过一般检查可判定患者的动脉硬化和高脂血症的情况以及是否患有糖尿病等。

2. 无创伤性血管检查　包括超声多普勒（Doppler）肢体血流检查及电阻抗或光电容积血流描记（PPG）的检查。踝压/肱压值称为踝肱压指数，即踝压（踝部胫前或胫后动脉收缩压）与同侧肱压相比，正常值＞1.0，如＞0.5而＜1则视为缺血，如＜0.5则为严重缺血。

3. 血液流变学检查　可以反映患者血液黏度等数项指标，提示血液流变性改变。

要点三　西医治疗

（一）非手术治疗

降血脂；扩血管；抗凝祛聚；去纤溶栓；其他，如抗生素应用、体液补充等。

（二）手术治疗

1. 经皮腔内血管成形术。
2. 动脉旁路转流术。
3. 动脉内膜剥脱术。
4. 截肢术。

要点四　中医辨证治疗

证型	辨证要点	治法	方剂
寒凝血脉证	肢体肢端发凉、冰冷，肤色苍白，肢体疼痛；舌质淡苔白，脉沉迟或弦细。	温经散寒，活血化瘀	阳和汤加减
血瘀脉络证	肢体发凉麻木、刺痛，夜间静息疼痛，病位有瘀点或瘀斑，皮色潮红或紫红色；舌有瘀点、瘀斑，或舌质红绛、紫暗，脉弦涩或沉细。	活血化瘀，通络止痛	桃红四物汤加减

续表

证型	辨证要点	治法	方剂
热毒蕴结证	肢体坏疽或呈干性或伴脓出，局部红肿疼痛，或伴瘀点、瘀斑，可有发热，恶寒，严重者神志失常；舌质红绛，舌苔初白腻、黄腻，久之黄燥或黑苔，脉滑数、弦数或洪数。	清热解毒，利湿通络	四妙勇安汤加减
脾肾阳虚证	年老体弱，全身怕冷，肢体发凉，肌肉枯萎，神疲乏力，足跟及腰疼痛，阳痿，性欲减退，食少纳呆，膀胱胀满；舌质淡，苔白，脉沉细。	补肾健脾，益气活血	八珍汤合左归丸或右归丸加减

［常考考点］动脉硬化性闭塞症的辨证论治。

【知识纵横比较】

血栓闭塞性脉管炎和动脉硬化性闭塞症的证治比较

血栓闭塞性脉管炎		动脉硬化性闭塞症	
证型	方剂	证型	方剂
寒湿证	阳和汤	寒凝血脉证	阳和汤
血瘀证	桃红四物汤	血瘀脉络证	桃红四物汤
热毒证	四妙勇安汤	热毒蕴结证	四妙勇安汤
气血两虚证	十全大补丸	—	—
肾虚证	肾阳虚者桂附八味丸；肾阴虚者六味地黄丸	脾肾阳虚证	八珍汤合左归丸或右归丸

【例题实战模拟】

A1 型题

1. 以下有关动脉硬化性闭塞症的描述，不正确的是
   A. 患肢麻木、沉重无力、酸痛　B. 不会出现间歇性跛行
   C. 远端足趾处皮温明显下降　D. 可有皮肤苍白、潮红、青紫、发绀等改变
   E. 动脉搏动减弱或消失
2. 脱疽（动脉硬化性闭塞症）热毒蕴结证的治法
   A. 清热解毒，利湿通络　B. 活血化瘀，通络止痛　C. 清热解毒，化瘀止痛
   D. 清热解毒，消肿止痛　E. 清热解毒透脓

【参考答案】

1. B　2. A

细目三　下肢深静脉血栓形成

【考点突破攻略】

要点一　临床表现与检查

（一）临床表现

1. 中央型　发生于髂 – 股静脉部位的血栓形成。

（1）症状：患肢沉重、胀痛或酸痛，可有股三角区疼痛。

（2）体征：起病急，全下肢肿胀明显，患侧髂窝股三角区有疼痛和压痛；胫前可有压陷痕，患侧浅静脉怒张，可伴发热，肢体皮肤温度可升高。左侧多于右侧。

2. 周围型　股 – 腘静脉以及小腿端深静脉处血栓形成。

（1）症状：大腿或小腿肿痛、沉重、酸胀，发生在小腿深静脉者疼痛明显，不能踏平行走。

（2）体征：股静脉为主的大腿肿胀，程度不是很重，皮温一般升高不明显，皮肤颜色正常或稍红。局限于小腿深静

脉者，小腿剧痛，不能行走，行走则疼痛加重，往往呈跛行，腓肠肌压痛明显，Homans 征阳性（即仰卧时双下肢伸直，将踝关节过度背屈，会引发腓肠肌紧张性疼痛）。

3. 混合型 全下肢深静脉血栓形成。

（1）症状：全下肢沉重、酸胀、疼痛，股三角及腘窝和小腿肌肉疼痛。

（2）体征：下肢肿胀，股三角、腘窝、腓肠肌处压痛明显。如果体温升高和脉率加速不明显、皮肤颜色变化不显著者，称股白肿。如果病情严重，肢体肿胀明显，影响了动脉供血时，则足背及胫后动脉搏动减弱或消失，肢体皮肤青紫，皮温升高，称股青肿。后者可发生肢体坏疽。

4. 并发症及后遗症

（1）并发症：下肢深静脉血栓形成可向其远、近端蔓延，进一步加重回流障碍。如血栓波及下腔静脉则可引发双侧下肢回流障碍。血栓脱落，随血流回流至肺动脉处，可引发肺栓塞，肺栓塞可致死。

（2）后遗症：下肢静脉血栓形成后，可破坏静脉瓣膜，遗留下深静脉瓣膜功能不全综合征。本病早期管腔闭塞；而中期可出现部分再通；后期可全部再通，也可再次形成血栓。

（二）检查

1. 超声多普勒（Doppler）检查 双功能彩色多普勒超声可从影像、声音来对下肢深静脉血栓形成进行诊断，可看到管腔内血栓回声、管径大小、形态、血流情况、静脉最大流出率等，是无创检查中较理想的方法。

2. 放射性核素检查 其原理是放射性物质被新鲜血栓大量摄取，比较正常血流即可判断有无血栓形成。

3. 数字减影血管造影（DSA）检查 这是一种有创检查方法，可分为逆行和顺行静脉造影。本法可直接看到静脉的中断、充盈缺损和侧支循环或再通的情况。临床多采用顺行造影。

4. 凝血系列指标检查 包括出凝血时间、凝血酶原时间及纤维蛋白原等的测定。在溶栓治疗期间，应注意凝血指标的测定。

［常考考点］血栓性深静脉炎的诊断。

要点二 西医治疗

（一）非手术疗法

1. 一般处理 卧床，抬高患肢，适当活动，离床活动应用弹力袜或弹力绷带保护患肢。

2. 溶栓疗法 病程不超过 72 小时的患者，可给予尿激酶（UK）静脉滴注。此外，还可用链激酶（SK）等溶栓药物。

3. 抗凝疗法 是治疗本病的一种重要方法。常用药物有肝素和华法林（香豆素衍化物类）。

4. 祛聚疗法 常用的药物有阿司匹林、双嘧达莫（潘生丁）等。

5. 祛纤疗法 目的在于祛纤、降低血黏度。

（二）手术疗法

主要采取 Fogarty 导管取栓术。髂 – 股静脉血栓形成，病程不超过 48 小时者，或出现股青肿时，应选择手术疗法。其方法为将 Fogarty 导管由一侧大隐静脉分支插入至下腔静脉后，充气囊阻断静脉回流，由患肢股静脉再插入另一 Fogarty 导管达血栓近侧后充盈第二导管气囊，缓缓回拉带出血栓，再拉出第一根导管，使血流恢复。术后要辅用抗凝、祛聚疗法。

［常考考点］血栓性深静脉炎的非手术疗法和手术疗法。

要点三 中医辨证治疗

证型	辨证要点	治法	方剂
湿热蕴阻，气滞血瘀证	患肢肿胀，皮色苍白或发绀，扪之灼热，腿胯部或小腿部疼痛，固定不移，发热；舌质紫暗或略红，舌有瘀斑，苔腻，脉数	理气活血，清热利湿	桃红四物汤合草薢渗湿汤加减
气虚血瘀，寒湿凝滞证	患肢肿胀久不消退，沉重麻木，皮色发紫，或皮色苍白，青筋露出，按之不硬，无明显凹陷；舌淡有齿痕，苔薄白，脉沉涩	益气活血，通阳利水	补阳还五汤合阳和汤加减

［常考考点］下肢深静脉血栓形成的辨证论治。

【例题实战模拟】

A1 型题

1. 中央型深静脉血栓形成的部位多位于

A. 髂 – 股静脉　B. 股 – 腘静脉　C. 股静脉为主　D. 全下肢深静脉　E. 小腿端静脉

2. 下肢深静脉血栓形成的治疗不包括

A. 离床活动应用弹力袜或弹力绷带保护患肢　B. 尿激酶静脉滴注　C. 肝素

D. 祛聚疗法　E. 升高血黏度

3. 下列哪项不是下肢深静脉血栓形成的主要表现

A. 患肢出现条索状物　B. 肢体肿胀　C. 疼痛　D. 局部皮温升高　E. 浅静脉怒张

4. 气虚湿阻型下肢深静脉血栓形成的治疗宜用

A. 和营活血，利湿通络　B. 健脾利湿，活血通络　C. 益气活血，通阳利水

D. 健脾渗湿，活血通络　E. 健脾益气，利水消肿

5. 下肢深静脉血栓形成最严重的并发症是

A. 浅静脉扩张　B. 皮炎　C. 臁疮　D. 肺栓塞　E. 下肢深静脉功能不全

【参考答案】

1. A　2. E　3. A　4. C　5. D

细目四　单纯性下肢静脉曲张

【考点突破攻略】

要点一　临床表现

1. 症状

（1）患肢浅静脉隆起、扩张、迂曲，状如蚯蚓，甚者呈大团块，站立时明显，少数人在卧位时由于静脉倒流不明显，曲张静脉空虚亦不明显；严重者可于静脉迂曲处触及“静脉结石”。

（2）患肢沉重感，酸胀感，时有疼痛。尤其当患者久行时由于血液倒流而致静脉淤积加重，回流受影响而出现诸症状。

2. 体征

（1）患肢小腿下段、足踝部或足背部肿胀，并可有压陷痕。

（2）皮肤营养变化，可出现皮肤变薄、色素沉着（多在足靴区）、湿疹样皮炎和溃疡形成。

（3）血栓性浅静脉炎：由于血液淤积，血流缓慢，在曲张静脉处形成血栓而出现局部索条状红肿处，并有压痛。

（4）出血：由于外伤或小静脉自发破裂而继发出血。

（5）下肢静脉功能试验：①深静脉通畅试验。②大隐静脉瓣膜功能试验。③交通静脉瓣膜功能试验。

要点二　诊断

1. 家族史或长期站立、寒冷刺激等病史。

2. 肢体有曲张或呈团块样静脉。

3. 足靴区可出现营养不良情况，如色素沉着、溃疡等。

4. 大隐静脉瓣膜功能试验、深静脉通畅试验及深浅静脉交通支试验提示大隐静脉或小隐静脉瓣膜功能不全，并可有交通支瓣膜功能不全。

［常考考点］单纯性下肢静脉曲张的诊断。

要点三　西医治疗

1. 一般措施　防止腹内压增加，加穿弹力袜外部加压，以减轻对浅静脉血管的压力，同时保护浅静脉过度伸张。

2. 手术治疗　术式选择大隐静脉高位结扎加剥脱术。

3. 硬化剂注射和压迫疗法 本方法适用于少量、局限的病变以及手术的辅助治疗，处理残留的曲张静脉。

4. 并发症处理

（1）血栓性浅静脉炎：可给予局部外用肝素钠乳膏或局部热敷治疗，抗生素对感染性静脉炎有效。

（2）溃疡形成：局部湿敷利凡诺等外用药物，如面积大也可考虑清创后植皮。

（3）曲张静脉破裂出血：抬高患肢和加压包扎后即可止血，无须特殊用药。

［常考考点］下肢静脉曲张的西医处理和并发症。

要点四 中医辨证治疗

证型	辨证要点	治法	方剂
气血瘀滞证	患肢小腿沉重，遇寒湿加重，酸痛或胀痛，久立久坐后加重；患肢显见脉道迂曲或扭曲成团，或局部硬结；小腿下部皮肤颜色紫褐灰暗；可伴烦躁易怒或神情抑郁，叹息脘闷；舌质淡紫或有瘀斑瘀点，苔白，脉弦细或沉涩	行气活血，祛瘀除滞	柴胡疏肝散加减
湿热瘀阻证	患肢瘀肿，色灰紫暗，漫及小腿全部，青筋隐现，有紫红色索条或肿硬区；小腿溢出污液或附有糜苔，小腿前或侧方瘀肿溃烂，疮口色暗，肉腐失新；伴烦躁不安，发热口渴，尿赤，便干；舌质暗红或紫，伴瘀斑瘀点，苔黄或白，脉滑数或弦数	清热利湿，活血祛瘀	革薢渗湿汤合大黄蟅虫丸加减

［常考考点］单纯性下肢静脉曲张的辨证论治。

【例题实战模拟】

A1 型题

1. 单纯性下肢静脉曲张不会出现

A. 小腿皮肤变薄、色素沉着　　B. 患肢小腿下段、足踝部或足背部肿胀

C. 患肢沉重感，酸胀感，时有疼痛　　D. 出血

E. 巴宾斯基征阳性

2. 确诊为单纯性下肢静脉曲张，症状明显和无禁忌证者，最佳的治疗方法是

A. 曲张静脉高位结扎、主干剥脱和交通支结扎　　B. 外敷中草药治疗

C. 穿弹力袜　　D. 抗凝、祛聚、扩血管和溶栓治疗

E. 单纯高位结扎术

3. 单纯性下肢静脉曲张湿热瘀阻证的治疗主方是

A. 五味消毒饮　　B. 大黄蟅虫丸合革薢渗湿汤　　C. 除湿胃苓汤

D. 当归饮子　　E. 四物消风饮

【参考答案】

1. E　2. A　3. B

第二十五单元 皮肤及性传播疾病

细目一 带状疱疹

【考点突破攻略】

要点一 临床表现

本病好发于春秋季节，发病前患部皮肤常有感觉过敏，皮肤灼热刺痛，伴全身不适、疲乏无力、食欲不振、轻度发热等前驱症状。2～5 天后局部出现皮损，但亦有无前躯症状即发疹者。皮损先为在一定神经分布区域发生不规则红斑，继而出现簇集性丘疱疹，水疱内容物透明澄清，或呈黄色、浅黄色半透明，数日后疱液混浊或呈血性。疱壁较厚不易破

溃，5 ～ 10 天疱疹干瘪结痂而自愈。

皮疹多沿某一周围神经分布，排列呈带状，发于身体一侧，不超过正中线。好发部位为肋间神经、颈部神经、三叉神经及腰骶神经支配区。神经痛为本病的特征之一，一般在有神经痛的同时或稍后即出现皮损，但亦有在神经痛 4 ～ 5 天后才发生皮损者。神经疼痛程度不一，约有 50% 的 50 岁以上患者，可持续数月甚至更长时间。

临床可有多种类型，如局部仅出现潮红、淡红斑或丘疹，无典型水疱者，称不完全型或顿挫型带状疱疹；若皮损为大疱，直径超过 1cm 者称大疱型带状疱疹；若疱内容物为血性者，称出血性带状疱疹；老年或营养不良者水疱基底部组织坏死，结黑褐色痂皮，愈后遗留瘢痕，称坏疽性带状疱疹；若局部发疹后数日内全身发生类似于水痘样皮疹，常伴高热，可并发肺、脑等脏器损害者，称为泛发性带状疱疹；若病毒侵犯三叉神经眼支，疼痛剧烈，可累及眼角膜，形成角膜溃疡，愈后形成瘢痕而失明；严重者发生全眼球炎、脑炎，甚至死亡，称为眼带状疱疹；若病毒侵犯面神经及听神经，可出现外耳道或鼓膜疱疹，或出现患侧面瘫及轻重不等的耳鸣、耳聋等听觉症状。当膝状神经节受累，影响面神经的运动和感觉纤维，可产生面瘫及轻重不等的耳鸣、耳痛及外耳道疱疹，称之为 Ramsay–Hunt 综合征；若病毒侵犯脊神经后根神经节引起交感和副交感神经受累使其支配的内脏区域发疹，引起胃肠炎及泌尿系症状等，称之为内脏带状疱疹。

［常考考点］带状疱疹的临床表现。

要点二　诊断与鉴别诊断

（一）诊断

春秋季节常见，以皮疹为簇集性、呈带状排列、单侧分布及神经痛为特点。病程 2 ～ 3 周，愈后极少复发。

（二）鉴别诊断

1. 单纯疱疹　好发于皮肤黏膜交界处，不沿神经呈带状分布。自觉症状轻微，水疱较小易破。多见于发热性疾病患者，有复发倾向。

2. 接触性皮炎　有明显的接触史，皮损与神经分布无关，自觉烧灼、剧痒感，无神经痛。

［常考考点］带状疱疹的诊断：簇集性水疱呈带状排列 + 神经痛。

要点三　西医治疗

1. 全身治疗

（1）抗病毒药物。

（2）止痛药物。

（3）维生素药物。

（4）免疫调节剂。

（5）皮质类固醇激素。

2. 局部治疗

（1）2% 甲紫溶液，或阿昔洛韦软膏、3% ～ 5% 阿昔洛韦霜、3% 阿糖胞苷霜等外涂。眼带状疱疹可用 0.5% 阿昔洛韦溶液、3% 阿昔洛韦软膏、0.5% ～ 1% 疱疹净溶液点眼。

（2）有感染者可用 0.5% 雷佛奴尔溶液、0.1% 新霉素溶液湿敷。

（3）神经痛明显者可用 1% 达可罗宁紫草地榆油膏、5% 苯唑卡因代马妥油膏或泥膏外涂。

要点四　中医辨证治疗

证型	辨证要点	治法	方剂
肝经郁热证	皮疹潮红，疱壁紧张，灼热刺痛；伴口苦咽干，心烦易怒，大便干，小便黄；舌质红，苔黄腻，脉滑数	清泻肝火，解毒止痛	龙胆泻肝汤加减
脾虚湿蕴证	皮损色淡，疱壁松弛，破后糜烂、渗出，疼痛轻；口不渴，食少腹胀，大便时溏；舌质淡，苔白或白腻，脉沉缓或滑	健脾利湿，清热解毒	除湿胃苓汤加减
气滞血瘀证	皮疹大部分消退，但疼痛不止或隐痛绵绵；坐卧不安，夜寐不宁；舌质紫暗，苔白，脉弦细或涩	理气活血，通络止痛	柴胡疏肝散合桃红四物汤加减

［常考考点］带状疱疹的辨证论治。

【例题实战模拟】

A1 型题

1. 带状疱疹肝经郁热证的治法是

A. 清热解毒，活血化瘀　　B. 清泻肝火，解毒止痛　　C. 清热活血，疏通经络

D. 理气活血，重镇止痛　　E. 清热解毒，化痰通络

2. 带状疱疹气滞血瘀证的使用方剂是

A. 龙胆泻肝汤　　B. 除湿胃苓汤　　C. 膈下逐瘀汤

D. 血府逐瘀汤　　E. 柴胡疏肝散合桃红四物汤

A2 型题

3. 患者，女，30 岁。左侧腰周出现绿豆大水疱，簇集成群，累累如串珠，排列成带状，疼痛较重，舌苔薄黄，脉弦数。其诊断是

A. 接触性皮炎　B. 药物性皮炎　C. 带状疱疹　D. 热疮　E. 湿疮

4. 患者，女，54 岁。诊断为带状疱疹，症见皮损色淡，疱壁松弛，破后糜烂、渗出，疼痛轻；口不渴，食少腹胀，大便时溏；舌质淡，苔白腻，脉沉缓。其证候类型是

A. 肝经郁热证　B. 脾虚湿蕴证　C. 气滞血瘀证　D. 湿热蕴脾证　E. 脾气亏虚证

【参考答案】

1. B　2. E　3. C　4. B

细目二　癣

【考点突破攻略】

要点一　临床表现

（一）头癣

1. 黄癣　初起毛发根部红色丘疹或脓疱，干后形成黄痂，逐渐增厚扩大，形成碟形黄癣痂，边缘翘起，中心微凹，上有毛发贯穿。剥去痂皮，其下为鲜红湿润的糜烂面或浅表溃疡，有特殊的鼠尿臭味。病发失去光泽，易于脱落，但不折断，若不及时治疗，毛囊受到破坏而形成萎缩性瘢痕，遗留永久性脱发，严重时只在头皮的边缘保留残余的头发。患者自觉瘙痒剧烈，有继发感染时可伴发热，局部淋巴结肿大。黄癣菌也可侵犯头皮外的光滑皮肤及甲部，偶见侵犯内脏器官。

2. 白癣　好发于头顶中间，也可在额顶部或枕部。开始时为大小不一灰白色鳞屑性斑片，圆形或椭圆形，时有瘙痒，其上头发失去光泽，白色斑片日久蔓延扩大，形成大片。患部头发一般距头皮 2～4mm 处折断，根部有一白色菌鞘围绕，为真菌孢子寄生于发外形成，断发极易拔除，患部皮肤无炎症反应。病程缠绵，迁延数年不愈，但至青春期，大多自愈，新发再生，不留瘢痕。若患处发生感染化脓时，则该处头发永不再生而留有瘢痕。

3. 黑点癣　发病初期为散在性、局限性点状红斑，以后发展为大小不等的圆形或不规则形灰白色鳞屑斑，边缘清楚。病发长出头皮后即折断，远望形如黑点，自觉瘙痒。本病进展缓慢，可经年累月不愈，因毛囊被破坏而形成瘢痕。黑头癣除发生于头皮外，亦可侵犯光滑的皮肤及指（趾）甲。

［常考考点］黄癣与白癣的特征性表现。

（二）手足癣

1. 足癣

（1）水疱型：多发生在趾间、足跖及其侧缘。皮损为聚集或散在的深在性皮下水疱，壁厚发亮，感觉瘙痒。数天后干燥脱屑或融合成多房性水疱，撕去疱壁可露出蜂窝状基底及鲜红色糜烂面。

（2）浸渍糜烂型：发生于趾缝间，尤以 4、5 趾间多见。表现为趾间潮湿，皮肤浸渍发白，如将白皮剥去，基底呈鲜红色，可有少量淋巴液，瘙痒剧烈。此型易继发感染，并发急性淋巴管炎、淋巴结炎及丹毒。

（3）鳞屑角化型：以足跟、足跖及其侧缘多见。角质层增厚、粗糙、脱屑、干燥。冬季易发生皲裂，疼痛明显。本型多见于病程长、年龄大的患者。

2. 手癣 皮损初起为掌心或指缝水疱或掌部皮肤角化脱屑、水疱。水疱破后干涸，叠起白屑，中心向愈，四周继发水疱，并可延及手背、腕部。自觉瘙痒，反复发作手掌皮肤肥厚、皲裂疼痛。损害若侵及指甲，可使甲板增厚或萎缩翘起，色灰白而成甲癣（灰指甲）。

3. 体癣 好发于夏季，冬季常好转。皮疹好发于颜面及颈部，亦可发生于躯干、四肢等处。损害为圆形或钱币形红斑，数目不定，病灶中央常自愈，周边稍隆起，呈活动性，有炎性丘疹、小疱、痂皮、鳞屑等。可形成环形，有时亦可互相融合成多环形或损害中央发生新皮疹而形成同心环状。自觉瘙痒，可反复发作。

股癣多发生在男性成年人，主要发生在腹股沟内侧与阴囊相接触的大腿根部及臀部。皮疹与体癣相似，两侧对称发生，病人自觉剧痒。患处由于搔抓或摩擦，潮湿糜烂，呈湿疹样改变，慢性阶段皮损可以出现苔藓化。胖人多汗者病情较为严重。

［常考考点］手癣、足癣、体癣的特征。

要点二 诊断与鉴别诊断

（一）诊断

头癣

（1）黄癣：皮损为以毛发为中心的黄癣痂，伴鼠尿臭味，发展缓慢，毛发脱落，形成永久性脱发。直接镜检为发内菌丝孢子，滤过紫外线检查显示暗绿色荧光，培养为许兰毛癣菌。

（2）白癣：皮损为白色鳞屑斑，断发有白色菌鞘，愈后不留瘢痕，青春期可自愈。镜检发外密集小孢子，滤过紫外线检查显示亮绿色荧光，培养为大小孢子菌或铁锈色小孢子菌或羊毛状小孢子菌。

（3）黑点癣：皮损为小片白色鳞屑斑，低位断发，形如黑点，进展缓慢，有的至青春期可自愈，病久可形成瘢痕。镜检可见发内呈链状排列稍大的小孢子，培养为堇色毛菌和断发毛癣菌。

［常考考点］黄癣、白癣黑点癣的镜检结果。

（二）鉴别诊断

1. 头癣

（1）头皮脂溢性皮炎：好发于青年人；皮损为白色鳞屑堆叠，搔抓脱落，脱发而不断发；无传染性；真菌检查阴性。

（2）银屑病：头部皮损为大小不一略高起的银白色鳞屑性斑块，边界清楚，刮去鳞屑可见出血点，无断发及白色菌鞘；真菌镜检阴性。

（3）头部湿疹：头部皮损有丘疱疹、糜烂、渗出、结痂等多形损害，瘙痒，一般不脱发；真菌镜检阴性。

2. 手足癣

（1）手足部湿疹：常对称发生，皮疹为多形性，边界不清，瘙痒剧烈，反复发作；真菌检查阴性。

（2）汗疱疹：多发生于手足多汗患者，对称发生深在性小水疱，瘙痒及烧灼感；好发于春秋季，常每年定期反复发作；真菌检查阴性。

3. 体癣

（1）玫瑰糠疹：好发于躯干及四肢近心端；皮疹呈椭圆形，皮疹长轴与皮纹一致，常先出现母斑；查真菌阴性。

（2）银屑病：皮疹有时呈环形，基底为淡红色浸润性斑块，上覆以多层银白色鳞屑，刮去银屑后有薄膜现象和点状出血；好发于头部、躯干和四肢；一般冬重夏轻；真菌检查阴性。

［常考考点］头癣、体癣与银屑病的鉴别。

要点三 西医治疗

（一）头癣

1. 抗菌疗法 常用药物有灰黄霉素和酮康唑，以灰黄霉素为首选。服药期间应避免服用抑制胃液分泌的药物，定期检查肝功能。其他抗真菌药物如伊曲康唑、疗霉舒等亦可酌情采用。

2. 局部治疗 常用药物有 2.5% ～ 5% 碘酊、10% 硫黄软膏、复方苯甲酸软膏、硝酸咪康唑霜剂及洗剂等。上述药物可选一种，或数种交替外用，擦药时擦遍全头，一般用药 5 ～ 7 周，直到临床症状消失后 2 周为止，不得中途间断。黄癣患者若菌痂很厚时，应先以油剂除去菌痂，再外擦药物。

（二）手足癣

1. 全身治疗 适用于病情较重及反复发作患者，可选用酮康唑、伊曲康唑、特比萘芬或氟康唑等抗真菌药物口服。

2. 局部治疗

水疱型：选用 1% ～ 3% 益康唑、克霉唑、联苯苄唑霜及复方苯甲酸搽剂、复方雷琐辛搽剂等外用。

浸渍糜烂型：选用高锰酸钾溶液（1∶6000 ～ 1∶4000）热浸或醋酸铅液（1∶2000）湿敷。外搽作用比较温和的制剂如复方雷琐辛搽剂、2% 咪康唑霜等。

鳞屑角化型：先用角质剥脱剂，如 10% 水杨酸软膏、30% ～ 40% 尿素软膏，待角化减轻后，再用咪唑类抗真菌药物。

不论用哪种外用药，均需坚持连续治疗 1 ～ 2 个月。如伴发感染，可外用抗炎药物。

（三）体癣

1. 全身治疗　全身泛发性癣可选用伊曲康唑、特比萘芬、酮康唑、氟康唑等抗真菌药内服。

2. 局部治疗　酌情外搽复方苯甲酸搽剂或软膏（怀氏搽剂或软膏）、复方雷琐辛搽剂（卡氏搽剂）、3% 咪康唑霜、1% ～ 2% 克霉唑霜、酮康唑霜、联苯苄唑霜、特比萘芬软膏等。

［常考考点］头癣治疗首选灰黄霉素，其他癣使用抗真菌药。

要点四　中医辨证治疗

疾病	证型	辨证要点	治法	方剂
头癣	虫毒湿聚证	皮损泛发，蔓延浸淫，或大部分头皮毛发受累，患处皮肤红肿，痂厚；舌质红，苔黄腻，脉滑数	祛风除湿，杀虫止痒	苦参汤加减
手足癣	湿热蕴结证	皮疹以水疱、丘疱疹、糜烂为主，局部红赤肿痛；舌质红，苔黄腻，脉滑数	清热利湿，解毒消肿	萆薢化毒汤合五神汤加减
	血虚风燥证	皮疹以角质层肥厚、干燥、脱屑、皲裂为主，自觉疼痛；舌质淡红，苔薄白，脉细	养血祛风	当归饮子加减
体癣		皮疹泛发，瘙痒剧烈，股癣潮湿糜烂，呈湿疹样改变；舌质红，苔黄腻，脉滑数	清热利湿，祛风止痒	龙胆泻肝汤加减

［常考考点］癣的辨证论治。

【例题实战模拟】

A1 型题

1. 以下关于黄癣的叙述，不正确的是

　A. 好发于头部　B. 皮损初起毛发根部红色丘疹或脓疱，干后形成黄痂

　C. 有特殊的鼠尿臭味　D. 病发易于折断，参差不齐

　E. 可遗留永久性脱发

2. 下列癣病中，皮损为白色鳞屑斑的是

　A. 黄癣　B. 白癣　C. 手癣　D. 足癣　E. 股癣

3. 头癣的抗菌治疗，应首选的药物是

　A. 灰黄霉素　B. 酮康唑　C. 伊曲康唑　D. 疗霉舒　E. 特比萘芬

A2 型题

4. 患者，男，30 岁。两大腿内侧可见 3 枚钱币形红斑，边界清楚，中心消退，外围扩张，无明显疼痛，瘙痒感明显，多在夏季加重，入冬减轻。应首先考虑的是

　A. 股癣　B. 黄癣　C. 白癣　D. 湿疹癣　E. 银屑病

5. 患者，患有足癣，皮疹以角质层肥厚、干燥、脱屑、皲裂为主，自觉疼痛；舌质淡红，苔薄白，脉细。其适宜的内服中药方剂是

　A. 苦参汤　B. 萆薢化毒汤合五神汤　C. 龙胆泻肝汤　D. 除湿胃苓汤　E. 当归饮子

【参考答案】

1. D　2. B　3. A　4. A　5. E

细目三　湿疹

【考点突破攻略】

要点一　临床表现

1. 急性湿疹　急性发病，皮损为多密集的粟粒大小的丘疹、丘疱疹，基底潮红，由于搔抓，丘疹、丘疱疹或水疱顶端抓破后流滋、糜烂及结痂，皮损中心较重，外周有散在丘疹、红斑、丘疱疹。病变常为片状或弥漫性，无明显边界。皮损呈多形性，常有红斑、潮红、丘疹、丘疱疹、水疱、脓疱、流滋、结痂等数种皮损共存。可发生在身体的任何部位，亦可泛发全身，但常发于头面、耳后、手足、阴囊、外阴、肛门等，多呈对称分布。急性湿疹经过治疗，1 ～ 2 个月脱去痂皮而愈。因搔抓继发感染，可形成糜烂、渗液、化脓，并可并发毛囊炎、局部淋巴结炎等。

2. 亚急性湿疹　常由于急性湿疹未能及时治疗，或处理不当，致病程迁延所致。皮损较急性湿疹轻，以丘疹、结痂、鳞屑为主，仅有少量水疱及轻度糜烂。

3. 慢性湿疹　急性和亚急性湿疹长期不愈或反复发作而成。部分病人一开始即表现为慢性湿疹的症状。皮损表现为皮肤肥厚粗糙、浸润，色暗红或紫褐色，有不同程度的苔藓样变。皮损表面常附有鳞屑伴抓痕、血痂、色素沉着，部分皮损可出现新的丘疹或水疱，抓破后有少量流滋。皮损多局限于某一部位，如小腿、手足、肘窝、腘窝、外阴、肛门等处。发生于手足及关节部位者，常易出现皲裂，自觉疼痛，影响活动。患者自觉瘙痒，呈阵发性，夜间或精神紧张、饮酒、食辛辣发物时瘙痒加剧。病程较长，反复发作，时轻时重。

[常考考点] 各型湿疹的典型表现。

要点二　诊断与鉴别诊断

（一）诊断

1. 急性湿疹　本病起病较快。皮损呈多形性，对称分布，以头、面、四肢远端、阴囊等处多见，可泛发全身。自觉灼热、剧烈瘙痒。可发展成亚急性或慢性湿疹。

2. 亚急性湿疹　常由急性湿疹病程迁延所致。皮损渗出较少，以丘疹、丘疱疹、结痂、鳞屑为主。有轻度糜烂，颜色较暗红。自觉瘙痒剧烈。

3. 慢性湿疹　常由急性湿疹或亚急性湿疹长期不愈转化而来。皮损多局限于某一部位，境界清楚，有明显的肥厚浸润，表面粗糙，或呈苔藓样变，颜色褐红或褐色，常伴有丘疱疹、痂皮、抓痕。常反复发作，时轻时重，有阵发性瘙痒。

（二）鉴别诊断

1. 接触性皮炎　与急性湿疹相鉴别，本病有接触过敏物病史；常见于暴露部位或接触部位；皮损以红斑、水疱或大疱为主，边界清楚；去除病因后很快痊愈，不复发。

2. 药物性皮炎　与急性湿疹相鉴别，发病突然，皮损广泛而多样。一般发病前有明确的服药史。

3. 神经性皮炎　与慢性湿疹相鉴别，本病多发于颈、肘、尾骶部，常不对称。有典型的苔藓样变，无多形性皮损，无渗出。

[常考考点] 湿疹与接触性皮炎、药物性皮炎和神经性皮炎的鉴别诊断。

要点三　西医治疗

1. 全身治疗

（1）抗组胺类药物。

（2）镇静剂。

（3）非特异性脱敏疗法：急性或亚急性泛发性湿疹时，可静脉注射 10% 葡萄糖酸钙或 10% 硫代硫酸钠、维生素 C。

（4）普鲁卡因静脉注射。

（5）皮质类固醇激素。

（6）抗生素应用。

2. 局部治疗

（1）急性湿疹：急性红肿，有大量浆液或脓液，或多或少痂皮的糜烂面和溃破面，宜用湿敷，如醋酸铅、3% 硼酸溶液、高锰酸钾溶液等；急性红肿，有丘疹水疱，甚至脓疱疹，但无糜烂面或溢液，则采用干燥疗法，如炉甘石洗剂或粉剂外搽。

（2）亚急性湿疹：炎症不显著或稍有溢液，宜用糊剂，如 3% ～ 5% 糠馏油糊剂或含有 2% ～ 5% 的硫黄煤焦油糊剂、3% 黑豆馏油等。

（3）慢性湿疹：以止痒、抑制表皮细胞增生、促进真皮炎症浸润吸收为原则。常用药物有 5% ～ 10% 复方松馏油软膏、10% ～ 20% 黑豆馏油软膏、皮质类固醇激素乳剂等。

要点四　中医辨证治疗

证型	辨证要点	治法	方剂
湿热浸淫证	发病急，皮损潮红灼热，瘙痒无休，抓破渗液流脂水；伴身热，心烦，口渴，大便干，尿短赤；舌质红，苔黄或黄腻，脉滑或数	清热利湿	萆薢渗湿汤合三妙丸加减
脾虚湿蕴证	发病缓慢，皮损潮红，瘙痒，抓后糜烂渗出，可见鳞屑；伴有纳少，腹胀便溏；舌淡胖，苔白或腻，脉弦缓	健脾利湿	除湿胃苓汤加减
血虚风燥证	病程久，皮损色暗或色素沉着，剧痒，或皮损粗糙肥厚；伴口干不欲饮，纳差，腹胀；舌质淡，苔白，脉弦细	养血润肤，祛风止痒	当归饮子加减

［常考考点］湿疹的辨证论治。

【例题实战模拟】

A1 型题

1. 不符合急性湿疹特点的是

A. 皮疹形态单一，境界清楚　B. 对称分布　C. 剧烈瘙痒　D. 常有渗液、糜烂　E. 严重时有大疱

2. 中医治疗湿疹脾虚湿蕴证的首选方剂是

A. 黄连解毒汤　B. 萆薢化毒汤　C. 龙胆泻肝汤　D. 知柏地黄丸　E. 除湿胃苓汤

3. 湿疮湿热浸淫证的治疗主方是

A. 五味消毒饮　B. 三妙丸合萆薢渗湿汤　C. 除湿胃苓汤　D. 当归饮子　E. 四物消风饮

B1 型题

A. 养血地黄汤　B. 四物汤　C. 当归饮子　D. 桃红四物汤　E. 除湿胃苓汤

4. 手足癣血虚风燥证的使用方剂是

5. 湿疹血虚风燥证的使用方剂是

【参考答案】

1. A　2. E　3. B　4. C　5. C

细目四　荨麻疹

【考点突破攻略】

要点一　临床表现

本病可以发生于任何年龄和季节。发病突然，在皮肤上出现大小形态不一的鲜红或白色的风团，少数患者也可仅有水肿性红斑。可因搔抓刺激，风团互相融合成片，有时在风团表面出现水疱。消退迅速，不留痕迹，以后又不断成批发生，时隐时现，可泛发全身。自觉灼热，瘙痒剧烈。部分患者可有怕冷、发热等症状。如侵犯消化道黏膜，可伴有恶心呕吐、腹痛腹泻等症状；发生于咽喉者，可引起喉头水肿和呼吸困难，甚至可以发生晕厥。荨麻疹型血管炎患者的皮损可发生于任何部位，但以面、上肢和躯干部最多见，反复发作风团，有时为多形红斑样皮损，其上可见微细紫癜，皮损消退后遗留紫癜、鳞屑或色素沉着。

根据病程长短，可分为急性和慢性两种。急性者，骤发速愈，一般经 1 周左右可以痊愈；慢性者，病程在 1 ～ 2 个

月以上，反复发作，迁延数月，甚至数年。

要点二　诊断与鉴别诊断

（一）诊断

突然发作，皮损为大小不等、形状不一的风团及水肿性斑块。皮疹时隐时现，发无定处，剧烈瘙痒，消退后不留痕迹。部分病人可有腹痛、腹泻、发热、关节痛等症状。严重者可有呼吸困难，甚至窒息。结合各项检查有助于病因诊断。

（二）鉴别诊断

1. 接触性皮炎　有明确接触史；皮损多局限于接触部位；有红斑、肿胀、丘疹、水疱、糜烂、渗出等，但以单一皮损为主；如不接触致敏物，一般不再复发。

2. 多形性红斑　损害多在手足背、颜面、耳等处；为红斑、水疱，呈环形；时轻时重，不易消退。

［常考考点］荨麻疹的诊断与鉴别。

要点三　西医治疗

1. 全身治疗

（1）抗组胺类药物。

（2）肾上腺皮质激素。

（3）拟交感神经药。

（4）维生素类。

（5）其他，如组胺球蛋白及肽酶治疗慢性荨麻疹。

2. 局部治疗　外搽止痒洗剂，如荷酚液、1% 麝香草酚、2% 碳酸等。

要点四　中医辨证治疗

证型	辨证要点	治法	方剂
风寒束表证	皮疹色白，遇风寒加重，得暖则减；恶寒怕冷，口不渴；舌质淡红，苔薄白，脉浮紧	疏风散寒，调和营卫	麻黄桂枝各半汤加减
风热犯表证	风团鲜红，灼热剧痒，遇热加重，得冷则减；伴有发热，恶寒，肿痛；舌质红，苔薄白或薄黄，脉浮数	疏风清热止痒	消风散加减
胃肠湿热证	皮疹色红片大，瘙痒剧烈；伴腹痛，恶心呕吐，神疲纳呆，大便秘结或泄泻；舌质红，苔黄腻，脉弦滑数	疏风解表，通腑泄热	防风通圣散加减
血虚风燥证	反复发作，迁延日久，午后或夜间加重；心烦易怒，口干，手足心热；舌质淡红少津，苔薄白，脉沉细	养血祛风，润燥止痒	当归饮子加减

［常考考点］荨麻疹的辨证论治。

【例题实战模拟】

A1 型题

1. 下列有关荨麻疹的特点，不正确的是

A. 突然发作，消退迅速，不留痕迹　B. 皮损为大小不等、形状不一的风团及水肿性斑块

C. 皮疹时隐时现，发无定处　D. 以单一皮损为主

E. 剧烈瘙痒，消退后不留痕迹

2. 下列不属于荨麻疹病因病机的是

A. 风寒束表　B. 风热犯表　C. 胃肠湿热　D. 脾虚湿盛　E. 血虚风燥

A2 型题

3. 患者，男，14 岁。汗出当风，全身突发皮疹，疹色白，遇风寒加重，得暖则减；伴恶寒怕冷，口不渴；舌质淡红，苔薄白，脉浮紧。其证候类型是

A. 风寒束表证　B. 风热犯表证　C. 胃肠湿热证　D. 脾虚湿盛证　E. 血虚风燥证

B1 型题

A. 麻黄桂枝各半汤　B. 消风散　C. 防风通圣散　D. 当归饮子　E. 除湿胃苓汤

4. 荨麻疹风热犯表证的治疗方剂是

5. 荨麻疹胃肠湿热证的治疗方剂是

【参考答案】

1. D　2. D　3. A　4. B　5. C

细目五　皮肤瘙痒症

【考点突破攻略】

要点一　临床表现

1. 全身性瘙痒症　最初瘙痒仅局限于一处，进而逐渐扩展至身体之大部或全身。瘙痒常为阵发性，以夜间为重。饮酒之后、情绪变化、被褥温暖及搔抓摩擦，甚至某些暗示，都可促使瘙痒发作或加重，瘙痒的程度因人而异，有的轻微，时间也较短暂；有的剧烈，难以忍受，常不断搔抓，直至皮破血流有疼痛感觉时为止。老年人因皮肤腺体功能减退，皮肤萎缩、干燥、粗糙，易泛发全身性瘙痒，称为老年瘙痒症。与季节关系明显者，如每逢冬季即泛发全身瘙痒，春暖缓解，或逢夏季瘙痒，秋凉自愈的，均称为季节性瘙痒症。

2. 局限性瘙痒症　好发于肛门、阴囊、女阴和小腿等部位。

（1）肛门瘙痒症：一般瘙痒仅局限于肛门及其周围的皮肤，但有时亦可蔓延至会阴、女阴或阴囊的皮肤，因经常搔抓，肛门皱襞肥厚，亦可有辐射状皲裂、浸渍、苔藓样变或湿疹样变等继发性损害。

（2）阴囊瘙痒症：瘙痒大都局限于阴囊，亦可波及阴茎、会阴及肛门。由于经常搔抓，亦会出现苔藓样变、湿疹样变或感染等继发性损害。

（3）女阴瘙痒症：部位主要在大阴唇和小阴唇，但阴阜、阴蒂及阴道黏膜亦常有瘙痒感。因不断搔抓，阴唇部常有皮肤肥厚及浸渍，阴蒂及阴道黏膜可有红肿及糜烂。

［常考考点］皮肤瘙痒症的表现。

要点二　诊断与鉴别诊断

（一）诊断

全身性或局限性皮肤瘙痒，仅有继发改变而无原发性皮肤损害。诊断皮肤瘙痒症时，应详问病史，进行必要的全面检查，尽可能寻找病因及原发病。

（二）鉴别诊断

1. 荨麻疹　突然发生，出现大小不等的风团，色红或苍白，迅速出现，迅速消退，消退后不留任何痕迹。

2. 虫咬皮炎　皮疹多见于头面、颈项、手足等暴露部位；有小出血点、丘疹、疱疹、风团、肿胀。

3. 药物性皮炎　有用药史；皮损表现不一，形态各异；停止用药后皮损可消失。

4. 疥疮　皮损发生在手指缝、会阴部及皱褶部位；有丘疹、血痂，开始有条索状隧道；可找到疥虫；在集体或家庭中有类似病史者。

5. 神经性皮炎　好发于颈、小腿、踝、耳后等部位；皮肤苔藓样变明显且出现较早。

［常考考点］皮肤瘙痒症与荨麻疹和疥疮的鉴别。

要点三　西医治疗

1. 全身治疗

（1）抗组胺类药。

（2）普鲁卡因静脉封闭、钙剂或硫代硫酸钠静脉注射、组织胺蛋白皮下注射对全身性瘙痒症可能有效。

（3）老年患者可用性激素治疗。

2. 局部治疗　外用药物治疗根据病情选用含止痒剂的炉甘石洗剂、达克罗宁洗剂或乳剂、薄荷脑软膏、苯唑卡因软膏、糠馏油、黑豆馏油霜、皮质类固醇激素软膏或霜剂等进行治疗。

3. 物理疗法 可选紫外线照射、皮下输氧、淀粉浴、糠浴或矿泉浴等。

要点四 中医辨证治疗

证型	辨证要点	治法	方剂
风热血热证	皮肤瘙痒剧烈，遇热更甚，皮肤抓破后有血痂；伴心烦，口渴，尿黄，便秘；舌质红，苔薄黄，脉浮数	疏风清热，凉血止痒	消风散合四物汤加减
湿热蕴结证	瘙痒不止，抓破后脂水淋漓；伴口干口苦，胸胁闷胀，小便黄赤，大便秘结；舌红，苔黄腻，脉滑数	清热利湿止痒	龙胆泻肝汤加减
血虚肝旺证	老年人为多见，病程较长，皮肤干燥，抓破后血痕累累；伴头晕眼花，失眠多梦；舌红苔薄，脉细数或弦数	养血润燥，祛风止痒	当归饮子加减

［常考考点］皮肤瘙痒症的辨证论治。

【知识纵横比较】

荨麻疹和皮肤瘙痒症的证治比较

荨麻疹		皮肤瘙痒症	
证型	方剂	证型	方剂
风寒束表证	麻黄桂枝各半汤	—	—
风热犯表证	消风散	风热血热证	消风散合四物汤
胃肠湿热证	防风通圣散	湿热蕴结证	龙胆泻肝汤
血虚风燥证	当归饮子	血虚肝旺证	当归饮子

【例题实战模拟】

A1 型题

1. 下列关于皮肤瘙痒症的描述，不正确的是
   A. 全身性瘙痒症瘙痒常为阵发性，尤以夜间为重
   B. 肛门瘙痒症有时亦可蔓延至会阴、女阴或阴囊的皮肤
   C. 常有原发性皮肤损害
   D. 女阴瘙痒症部位主要在大阴唇和小阴唇
   E. 阴囊瘙痒症会出现苔藓样变、湿疹样变或感染等继发性损害
2. 皮肤瘙痒症血虚肝旺证的治法是
   A. 疏风清热，凉血止痒　B. 清热利湿止痒　C. 养血润燥，祛风止痒
   D. 疏风散寒，调和营卫　E. 疏风解表，通腑泄热
3. 皮肤瘙痒症湿热蕴结证的治疗方剂是
   A. 麻黄桂枝各半汤　B. 消风散　C. 防风通圣散　D. 龙胆泻肝汤　E. 当归饮子

B1 型题

A. 麻黄桂枝各半汤　B. 消风散　C. 防风通圣散　D. 龙胆泻肝汤　E. 当归饮子

4. 荨麻疹风热犯表证的治疗方剂是
5. 皮肤瘙痒症风热血热证的治疗方剂是

【参考答案】

1. C　2. C　3. D　4. B　5. B

细目六　银屑病

【考点突破攻略】

要点一　临床表现

1. 寻常型银屑病　临床最多见，大多急性发病。初起一般为粟粒至绿豆大炎性红色丘疹，以后可逐渐扩大或融合成为棕红色斑块，边界清楚，周围有炎性红晕，基底浸润明显，表面覆盖多层干燥的银白色鳞屑，轻轻刮除表面鳞屑，则渐露出一层淡红发亮的半透明薄膜，这是表皮内棘细胞层，称薄膜现象。再刮除薄膜，即到达真皮乳头层的顶部，此处的毛细血管被刮破，则出现小出血点，称点状出血现象。白色鳞屑、发亮薄膜和点状出血是本病的临床特征。

2. 脓疱型银屑病

（1）泛发性脓疱型银屑病：大多急性发病，常伴高热、关节肿痛、全身不适及白细胞增高等全身症状，并在银屑病的基本损害上出现密集的针头至粟粒大小的浅在性无菌性小脓疱，在表面覆盖着不典型的银屑病鳞屑，脓疱和红斑常融合成大片疱壁灰白色、周围潮红的脓湖，迅速扩大。全身各处均可发疹。

（2）跖脓疱型银屑病：皮损只限于手足部，多发生于掌跖，也可扩展到指（趾）背侧，常对称发生。皮损为成批出现许多淡黄色针头至粟粒大小的脓疱，基底潮红，疱壁不易破裂，经 1 ～ 2 周后即可自行干涸结痂，形成脱屑。剥除鳞屑后可出现小出血点，以后又可在鳞屑下出现成群的新脓疱，以致在同一斑块上可见脓疱和结痂。皮损有疼痛和瘙痒。

3. 关节病型银屑病　又名银屑病性关节炎。其关节症状往往与皮肤症状同时加重或减轻。

4. 红皮病型银屑病　又名银屑病性剥脱性皮炎。本病的临床表现为剥脱性皮炎。

［常考考点］白色鳞屑、发亮薄膜和点状出血是银屑病的临床特征。

要点二　诊断与鉴别诊断

（一）诊断

1. 寻常型银屑病　根据好发部位、层层银白色鳞屑、薄膜现象、点状出血等易诊断。

2. 脓疱型银屑病　主要是在寻常型银屑病基础上出现多数小脓疱，且反复发生。

3. 关节病型银屑病　与寻常型银屑病或脓疱型银屑病同时发生，大、小关节可以同时发病，特别是指关节易发病。关节症状的轻重随皮损的轻重而变化。具有上述临床症状和血清类风湿因子检查阴性，而在皮肤上伴有银屑病皮损为诊断本病的主要依据。

4. 红皮病型银屑病　皮肤弥漫性发红、干燥，覆以薄鳞屑，有正常皮岛，有银屑病史，易诊断。

（二）鉴别诊断

1. 慢性湿疹　多发生于肢体的屈侧；剧烈瘙痒，鳞屑少，且不呈银白色，皮肤肥厚，苔藓样变及色素沉着等同时存在。

2. 脂溢性皮炎　与头皮银屑病鉴别，损害边缘不十分鲜明，基底部浸润较轻，鳞屑少而薄，呈油腻带黄色，刮除后无点状出血，无束状发；常合并有脱发；好发于头皮、胸、背、颈及面等部位。

3. 玫瑰糠疹　好发于躯干及四肢近端；皮损为多数椭圆形小斑片，其长轴沿皮纹方向排列，鳞屑细小而薄；病程仅数周，消退后不易复发。

4. 扁平苔藓　皮疹为紫红色的多角形扁平丘疹，密集成片状或带状，表面有蜡样光泽；可见网状纹理（Wickham纹），鳞屑薄、不易刮除；常有剧烈瘙痒。

要点三　西医治疗

1. 全身治疗

（1）维生素类药。

（2）抗肿瘤药。

（3）免疫疗法。

（4）皮质激素。

（5）封闭疗法。

（6）抗生素。

2. 局部治疗 煤焦油制剂、5% ～ 10% 硫黄、5% 水杨酸、0.1% ～ 0.4% 蒽林、皮质类固醇霜剂、维甲酸软膏等。

3. 物理疗法 包括紫外线照射、光化学疗法（PUVA）、沐浴疗法等。

要点四 中医辨证治疗

证型	辨证要点	治法	方剂
风热血燥证	皮损鲜红，皮疹不断出现，红斑增多，刮去鳞屑可见发亮薄膜、点状出血，有同形反应，伴瘙痒；心烦，口渴，大便干，尿黄；舌红，苔黄或腻，脉弦滑或数	清热凉血，祛风润燥	凉血地黄汤加减
血虚风燥证	皮损色淡，部分消退，鳞屑较多，皮肤干燥；伴头晕眼花，面色㿠白，口干，便干；舌淡红，苔薄白，脉细缓	养血和血，祛风润燥	当归饮子加减
瘀滞肌肤证	一般病程较长，反复发作，多年不愈，皮损肥厚浸润，颜色暗红，鳞屑较厚，有的呈蛎壳状，或伴关节活动不利；舌紫黯或有瘀斑、瘀点，脉涩或细缓	活血化瘀，祛风润燥	桃红四物汤加减
湿热蕴阻证	多发生于腋窝、腹股沟等屈侧部位，红斑糜烂，瘙痒，或掌跖部有脓疱，或阴雨季节加重；伴有胸闷纳呆，神疲乏力；苔薄黄腻，脉濡滑	清热利湿，和营通络	萆薢渗湿汤加减
火毒炽盛证	多属红皮病型或脓疱病型。全身皮肤发红，或呈暗红色，甚则稍有肿胀，鳞屑不多，皮肤灼热，或弥布散在小脓疱；常伴壮热口渴，便干溲赤；舌质红绛，苔薄，脉弦滑数	凉血清热解毒	清营汤加减

［常考考点］银屑病的辨证论治。

【知识纵横比较】

荨麻疹与皮肤瘙痒症、银屑病的证治比较

荨麻疹		皮肤瘙痒症		银屑病	
证型	方剂	证型	方剂	证型	方剂
风寒束表证	麻黄桂枝各半汤	—	—	—	—
风热犯表证	消风散	风热血热证	消风散合四物汤	风热血燥证	凉血地黄汤
胃肠湿热证	防风通圣散	湿热蕴结证	龙胆泻肝汤	湿热蕴阻证	萆薢渗湿汤
—	—	—	—	瘀滞肌肤证	桃红四物汤
血虚风燥证	当归饮子	血虚肝旺证	当归饮子	血虚风燥证	当归饮子
—	—	—	—	火毒炽盛证	清营汤

【例题实战模拟】

A1 型题

1. 寻常型银屑病的典型临床表现是

A. 皮肤弥漫性发红、干燥　B. 出现多数小脓疱，且反复发生

C. 白色鳞屑、发亮薄膜和点状出血　D. 消退期常见同形反应

E. 有正常皮岛，有银屑病史

A2 型题

2. 患者，男，33 岁。患银屑病（白疕），皮损色淡，部分消退，鳞屑较多，皮肤干燥，伴头晕眼花，面色㿠白，口干，舌淡红，苔薄白，脉细缓。其治法是

A. 清热泻火，凉血解毒　B. 清利湿热，解毒通络　C. 活血化瘀，解毒通络

D. 养血和血，祛风润燥　E. 清热凉血，解毒消斑

3. 患者，男，22 岁。有白疕病史，近 2 周复发，全身鲜红色丘疹、斑片，不断扩大，鳞屑多，新疹不断出现，瘙痒较重，舌红苔黄，脉数。治疗应选用

A. 当归饮子　B. 导赤散　C. 清营汤　D. 消风散　E. 犀角地黄汤

B1 型题

A. 凉血地黄汤　B. 萆薢渗湿汤　C. 消风散合四物汤　D. 当归饮子　E. 龙胆泻肝汤

4. 皮肤瘙痒症风热血热证的治疗方剂是

5. 银屑病风热血燥证的治疗方剂是

【参考答案】

1. C　2. D　3. C　4. C　5. A

细目七　白癜风

【考点突破攻略】

要点一　临床表现

皮损为局部色素脱失斑，呈乳白色斑点或斑片，境界清楚，边缘褐色，皮损区内毛发可变白，但无皮肤萎缩、硬化及脱屑等变化，无自觉症状。患处曝晒日光后，特别是浅色肤种病人易产生潮红、疼痛，甚至起水疱。在进行期，皮损可逐渐扩大，境界欠清，有时机械性刺激如压力、摩擦或过紧的腰带亦可促使白斑出现（同形反应）。在稳定期，皮损停止发展，边缘色素增加，或中央出现岛状褐色斑点。皮损可发于任何部位，但多见于面、颈、手背、躯干、外生殖器等部位。

［常考要点］白癜风的临床表现。

要点二　诊断与鉴别诊断

（一）诊断

根据脱色斑为后天性，呈乳白色，周边有色素沉着带，无自觉症状，可诊断本病。

（二）鉴别诊断

1. 贫血痣　本病为先天性白斑，多在出生时即已存在；摩擦局部，周围皮肤充血发红而白斑处不发红，因而白斑更为明显。

2. 花斑癣　损害发生于颈、躯干、上肢；为淡白色圆形或椭圆形，表面往往有细鳞屑；损害中容易找到真菌。

3. 单纯糠疹　皮损淡白色或灰白色，其上覆着少量灰白色糠状鳞屑；多发于面部，其他部位很少累及。

要点三　西医治疗

1. 补骨脂素及其衍生物。
2. 皮质类固醇激素。
3. 自体表皮移植。

要点四　中医辨证治疗

证型	辨证要点	治法	方剂
气血不和证	发病时期长短不一，多在半年至3年左右，皮损白斑光亮，好发于头面、颈及四肢或泛发全身，起病快，发展亦快，常扩散为一片，皮损无自觉症状或微痒；舌质淡红，苔薄白，脉细滑	调和气血，消风通络	柴胡疏肝散加减
肝肾不足证	发病时间长，或有家族史，皮损呈乳白色，局限或泛发；舌质淡或有齿痕，苔白，脉细无力	滋补肝肾，养血祛风	六味地黄汤加减

［常考考点］白癜风的辨证论治。

【例题实战模拟】

A1 型题

1. 关于白癜风的皮损表现，下列说法错误的是

A. 色素脱失斑　B. 边界清楚，边缘有色素沉着环　C. 皮损处毛发变白
D. 皮损中可出现色素岛　E. 摩擦后皮损周围皮肤充血，而白斑区仍苍白

2. 白癜风肝肾不足证的治疗方剂是
A. 六味地黄丸　B. 杞菊地黄丸　C. 凉血地黄汤　D. 一贯煎　E. 沙参麦冬汤

A2 型题

3. 患者，男，54 岁。3 年前在头面、颈及四肢各处，出现皮损，白斑光亮，患处无自觉症状，舌质淡红，苔薄白，脉细滑。其适宜的治疗方剂是
A. 柴胡疏肝散　B. 六味地黄汤　C. 当归饮子　D. 消风散　E. 凉血地黄汤

【参考答案】

1. E　2. A　3. A

细目八　淋病

【考点突破攻略】

要点一　临床表现

有不洁性交或间接接触传染史。潜伏期一般为 2 ～ 10 天，平均 3 ～ 5 天。

（一）男性淋病

1. 急性淋病　尿道口红肿发痒及轻度刺痛，继而有稀薄黏液流出，引起排尿不适，24 小时后症状加剧。排尿开始时，尿道外口刺痛或灼热痛，排尿后疼痛减轻。尿道口溢脓，开始为浆液性分泌物，以后逐渐出现黄色黏稠的脓性分泌物。

2. 慢性淋病　表现为尿痛轻微，排尿时仅感尿道灼热或轻度刺痛，常可见终末血尿。尿道外口不见排脓，挤压阴茎根部或用手指压迫会阴部，尿道外口仅见少量稀薄浆液性分泌物。

（二）女性淋病

1. 急性淋病　主要类型有：

（1）淋菌性宫颈炎。

（2）淋菌性尿道炎。

（3）淋菌性前庭大腺炎。

2. 慢性淋病　常见下列情况：

（1）幼女淋菌性外阴阴道炎。

（2）女性淋病若炎症波及盆腔等处，则易并发盆腔炎、输卵管炎、子宫内膜炎等。

（3）播散性淋病。

（4）其他部位的淋病。

［常考考点］淋病的典型症状。

要点二　诊断与鉴别诊断

（一）诊断

1. 临床表现　本病须根据病史、临床表现和实验室检查结果综合分析、慎重诊断。

（1）感染史：有与淋病患者性交或不洁性交，以及共同生活史；慢性期患者曾有淋病病史。

（2）典型症状体征：主要表现为尿道炎、阴道炎等，出现急性、慢性尿道炎症及局部红、肿、热、痛，有分泌物或呈脓性。部分病例可无临床症状。

2. 实验室及特殊检查　以尿道、阴道等处分泌物及局部刮片、挤压液和抽取液涂片或培养，淋球菌呈阳性，血清学检查可作诊断参考。

（二）鉴别诊断

1. 非淋菌性尿道炎　主要由沙眼衣原体和解脲支原体感染所引起。其潜伏期较长；尿道炎症较轻，尿道分泌物少；分泌物查不到淋球菌，有条件的可作衣原体、支原体检测。

2. 念珠菌性尿道炎　病史较长，多有反复感染史。尿道口、龟头、包皮潮红，可有白色垢物，瘙痒明显；实验室检

查可见念珠菌丝。

要点三 西医治疗

1. 青霉素类。
2. 壮观霉素（淋必治）。
3. 喹诺酮类。

要点四 中医辨证治疗

证型	辨证要点	治法	方剂
湿热毒蕴证（急性淋病）	尿道口红肿，尿液混浊如脂，尿道口溢脓，尿急，尿频、尿痛，淋沥不止，严重者尿道黏膜水肿，附近淋巴结肿痛，女性宫颈充血、触痛，并有脓性分泌物，可有前庭大腺红肿热痛等，可伴有发热等全身症状；舌红，苔黄腻，脉滑数	清热利湿，解毒化浊	龙胆泻肝汤酌加土茯苓、红藤、萆薢；热毒入络者，合清营汤加减
阴虚毒恋证（慢性淋病）	小便不畅、短涩，淋沥不尽，女性带下多，或尿道口见少许黏液，酒后或疲劳易复发，腰酸腿软，五心烦热，食少纳差；舌红，苔少，脉细数	滋阴降火，利湿祛浊	知柏地黄丸酌加土茯苓、萆薢等

［常考考点］淋病的辨证论治。

【知识纵横比较】

前列腺炎与淋病的证治比较

前列腺炎		淋病	
证型	方剂	证型	方剂
湿热下注证	八正散或龙胆泻肝汤	湿热毒蕴证（急性淋病）	龙胆泻肝汤
气滞血瘀证	前列腺汤	—	—
阴虚火旺证	知柏地黄汤	阴虚毒恋证（慢性淋病）	知柏地黄丸
肾阳虚衰证	济生肾气丸	—	—

【例题实战模拟】

A1 型题

1. 下列各项，不属于淋病特点的是

A. 尿频尿急　B. 尿道刺痛　C. 尿道溢脓　D. 排尿困难　E. 腹股沟淋巴结肿大

A2 型题

2. 患者，男，36 岁。7 天前有不洁性交史，现尿道口红肿，有脓性分泌物溢出，伴尿频、尿急、尿痛。考虑诊断为

A. 淋病　B. 前列腺炎　C. 梅毒　D. 生殖器疱疹　E. 尖锐湿疣

3. 患者，男，28 岁。3 天来尿道口红肿，尿急、尿频、尿痛，淋沥不止，尿液混浊如脂，尿道口溢脓，舌红苔黄腻，脉滑数。西医诊断为急性淋病，治疗应首选

A. 知柏地黄丸　B. 龙胆泻肝汤　C. 清营汤　D. 萆薢渗湿汤　E. 四妙勇安汤

B1 型题

A. 导赤散　B. 前列腺汤　C. 知柏地黄汤　D. 济生肾气丸　E. 龙胆泻肝汤

4. 前列腺炎湿热下注证的治疗方剂是

5. 淋病湿热毒蕴证的治疗方剂是

【参考答案】

1. D　2. A　3. B　4. E　5. E

细目九　梅毒

【考点突破攻略】

要点一　临床表现

1. 一期梅毒　主要表现为疳疮（硬下疳），发生于不洁性交后 2～4 周，常发生在外生殖器部位，少数发生在唇、咽、宫颈等处，男性多发生在阴茎的包皮、冠状沟、系带或龟头上。

2. 二期梅毒　主要表现为杨梅疮，一般发生在感染后 7～10 周或硬下疳出现后 6～8 周。早期症状有流感样综合征，表现为头痛、恶寒、低热、食欲差、乏力、肌肉及骨关节疼痛、全身淋巴结肿大，继而出现皮肤黏膜损害、骨损害、眼梅毒、神经梅毒等。

3. 三期梅毒　亦称晚期梅毒。此期特点为病程长，易复发，除皮肤黏膜损害外，常侵犯多个脏器。

4. 潜伏梅毒（隐性梅毒）　梅毒未经治疗或用药剂量不足，无临床症状，血清反应阳性，排除其他可引起血清反应阳性的疾病存在，脑脊液正常，称为潜伏梅毒。

5. 胎传梅毒（先天梅毒）　是母体内的梅毒螺旋体由血液通过胎盘传到胎儿血液中，导致胎儿感染的梅毒。

［常考考点］三期梅毒的特征性表现。

要点二　诊断与鉴别诊断

（一）诊断

1. 临床表现

（1）病史：①多有冶游史或不洁性交史，或有与梅毒病人密切接触史，或有与梅毒病人共用物品史。②曾有性病史，或有硬下疳，二期或三期梅毒表现的病史。

（2）症状体征：皮肤、黏膜、阴部、肛门、口腔等处有梅毒性表现，感染期较长者有内脏受损症状体征。

2. 实验室及特殊检查　梅毒螺旋体检查和梅毒血清试验阳性。

（二）鉴别诊断

1. 硬下疳与软下疳　病原菌为杜克雷嗜血杆菌，潜伏期短，发病急，炎症明显，基底柔软，溃疡较深，表面有脓性分泌物，疼痛剧烈，常多发。

2. 梅毒玫瑰疹与风热疮（玫瑰糠疹）　皮损为椭圆形，红色或紫红色斑，其长轴与皮纹平行，附有糠状鳞屑，常可见较大母斑，自觉瘙痒，淋巴结无肿大。梅毒血清反应阴性。

3. 梅毒扁平湿疣与尖锐湿疣　疣状赘生物呈菜花状或乳头状隆起，基底较细，呈淡红色。梅毒血清反应阴性。

［常考考点］梅毒的诊断：症状＋梅毒螺旋体检查和梅毒血清试验阳性。

要点三　西医治疗

抗生素治疗，首选青霉素类药物。

［常考考点］梅毒的治疗首选青霉素类药物。

要点四　中医辨证治疗

证型	辨证要点	治法	方剂
肝经湿热证	多见于一期梅毒。外生殖器疳疮质硬而润，或伴有横痃，杨梅疮多在下肢、腹部、阴部；兼见口苦口干，小便黄赤，大便秘结；舌质红，苔黄腻，脉弦滑	清热利湿，解毒驱梅	龙胆泻肝汤加减
血热蕴毒证	多见于二期梅毒。周身起杨梅疮，色如玫瑰，不痛不痒，或见丘疹、脓疱、鳞屑；兼见口干咽燥，口舌生疮，大便秘结；舌质红绛，苔薄黄或少苔，脉细滑或细数	凉血解毒，泄热散瘀	清营汤合桃红四物汤加减
毒结筋骨证	见于杨梅结毒。患病日久，在四肢、头面、鼻咽部出现树胶肿，伴关节、骨骼作痛，行走不便，肌肉消瘦，疼痛夜甚；舌质暗，苔薄白或灰或黄，脉沉细涩	活血解毒，通络止痛	五虎汤加减

续表

证型	辨证要点	治法	方剂
肝肾亏损证	见于三期梅毒脊髓痨者。患病可达数十年之久，逐渐两足瘫痪或痿弱不行，肌肤麻木或虫行作痒，筋骨窜痛；腰膝酸软，小便困难；舌质淡，苔薄白，脉沉细弱	滋补肝肾，填髓息风	地黄饮子加减
心肾亏虚证	见于心血管梅毒患者。症见心慌气短，神疲乏力，下肢浮肿，唇甲青紫，腰膝酸软，动则气喘；舌质淡有齿痕，苔薄白而润，脉沉弱或结代	养心补肾，祛瘀通阳	苓桂术甘汤加减

［常考考点］梅毒的辨证论治。

【例题实战模拟】

A1 型题

1. 一期梅毒的主要表现是

A. 疳疮（硬下疳）　B. 横痃　C. 杨梅疮　D. 杨梅结毒　E. 生殖器疱疹

2. 早期梅毒检查的主要方法为

A. 梅毒血清试验　B. 脑脊液检查　C. 暗视野显微镜螺旋体检查　D. 血常规检查　E. X 射检查

B1 型题

A. 硬下疳　B. 横痃　C. 杨梅疮　D. 杨梅结毒　E. 软下疳

3. 梅毒二期的表现为

4. 梅毒三期的表现为

【参考答案】

1. A　2. C　3. C　4. D

细目十　尖锐湿疣

【考点突破攻略】

要点一　临床表现

有与尖锐湿疣患者不洁性交或生活接触史。潜伏期 1 ～ 12 个月，平均 3 个月。

基本损害为淡红色或暗红褐色、柔软的表皮赘生物。赘生物大小不一，单个或群集分布，表面分叶或呈棘刺状，湿润，基底较窄或有蒂，但在阴茎体部可现基底较宽的“无蒂疣”。由于皮损排列分布不同，外观上常表现为点状、线状、重叠状、乳头瘤状、鸡冠状、菜花状、蕈状等不同形态。

要点二　诊断与鉴别诊断

（一）诊断

（1）性接触史：患者多有不洁性接触史或夫妇同病。

（2）好发部位：男性好发于阴茎龟头、冠状沟、系带；同性恋发生于肛门、直肠；女性好发于外阴、阴蒂、宫颈、阴道和肛门。

（3）皮损特点：初起为淡红色丘疹，逐渐增大，融合成乳头状、菜花状或鸡冠状增生突起，表面湿润，根部有蒂，易出血。

（4）醋酸白试验：用 3% ～ 5% 的醋酸液涂擦或湿敷 3 ～ 10 分钟，阳性者局部变白，病灶稍隆起，在放大镜下观察更明显。

［常考考点］尖锐湿疣的诊断。

（二）鉴别诊断

1. 假性湿疣　多发生于 20 ～ 30 岁的女性外阴，特别是小阴唇内侧和阴道前庭；皮损为直径 1 ～ 2mm 大小的白色或淡红色小丘疹，表面光滑如鱼子状，群集分布，无自觉症状。

2. 扁平湿疣　为梅毒常见的皮肤损害，皮损为扁平而湿润的丘疹，表面光滑，成片或成簇分布，皮损内可找到梅毒螺旋体。梅毒血清反应强阳性。

3. 阴茎珍珠状丘疹 多见于青壮年。皮损为冠状沟部珍珠样半透明小丘疹，呈半球状、圆锥状或不规则状，色白或淡黄、淡红，沿冠状沟排列成一行或数行，或包绕一周，无自觉症状。

要点三 西医治疗

1. 口服或注射可选用阿昔洛韦、利巴韦林、聚肌胞、干扰素等抗病毒药物和免疫增强剂。

2. 外涂可根据病情选用足叶草脂素（疣脱欣）、1% ～ 5% 5- 氟尿嘧啶、30% ～ 50% 三氯醋酸或 3% ～ 5% 酞丁胺等涂敷于疣体表面。注意保护正常皮肤黏膜。

3. 使用激光、冷冻、电灼疗法时注意不要过度治疗，避免损害正常皮肤黏膜和瘢痕形成，预防感染。

4. 疣体较大者可手术切除。

要点四 中医辨证治疗

证型	辨证要点	治法	方剂
湿毒下注证	外生殖器或肛门等处出现疣状赘生物，色灰或褐或淡红，质软，表面秽浊潮湿，触之易出血，恶臭；伴小便黄或不畅；苔黄腻，脉滑或弦数	利湿化浊，清热解毒	萆薢化毒汤加黄柏、土茯苓、大青叶
湿热毒蕴证	外生殖器或肛门等处出现疣状赘生物，色淡红，易出血，表面有大量秽浊分泌物，色淡黄，恶臭，瘙痒，疼痛；伴小便色黄量少，口渴欲饮，大便干燥；舌红，苔黄腻，脉滑数	清热解毒，化浊利湿	黄连解毒汤加苦参、萆薢、土茯苓、大青叶、马齿苋等

［常考考点］尖锐湿疣的辨证论治。

【例题实战模拟】

A1 型题

1. 有关尖锐湿疣的描述不正确的是

A. 潜伏期 3 年　B. 多有不洁性接触史

C. 男性好发于阴茎龟头、冠状沟、系带　D. 醋酸白试验阳性者局部变白，病灶稍隆起

E. 初起为淡红色丘疹，逐渐增大，融合成乳头状、菜花状或鸡冠状增生突起

2. 尖锐湿疣的潜伏期为

A. 2 ～ 5 天　B. 1 周左右　C. 1 ～ 12 个月　D. 3 周左右　E. 3 个月

3. 不用于尖锐湿疣涂敷的药是

A. 10% ～ 25% 的足叶草酯　B. 1% ～ 5% 的 5- 氟尿嘧啶　C. 30% ～ 50% 的三氯醋酸

D. 地塞米松软膏　E. 3% ～ 5% 的酞丁胺

A2 型题

4. 张某，女，23 岁。患尖锐湿疣，外生殖器及肛门出现疣状赘生物，色灰，质柔软，表面秽浊潮湿，触之易出血，恶臭，小便色黄，不畅，舌苔黄腻，脉弦数。治拟利湿化浊、清热解毒，应首选

A. 黄连解毒汤　B. 萆薢化毒汤　C. 龙胆泻肝汤　D. 知柏地黄丸　E. 土茯苓合剂

【参考答案】

1. A　2. C　3. D　4. B

全面精讲班
中西医结合妇科学

中西医结合妇产科学

【本章通关攻略】

中西医结合妇产科学是中西医结合医学最重要的一门临床课程，在中西医结合执业医师资格考试中，实践技能部分可能涉及一道病案分析题，占 20 分（实践技能总分 100 分），综合笔试部分平均每年出题约 50 道，约占 50 分（综合笔试总分 600 分）。

本科目重点考查妇产科的常见病和多发病，主要涉及月经病、带下病、妊娠病、产后病和妇科杂病五方面的内容。

学习本科目，应将重点放在各系统常见病和多发病的西医诊断、西医治疗和中医辨证论治方面，并要善于归纳总结，纵横比较。

第一单元　女性生殖系统解剖

细目一　骨盆

【考点突破攻略】

要点一　骨盆的组成

1. 骨盆的骨骼　包括骶骨、尾骨及左右两块髋骨。骶骨由 5 ～ 6 块骶椎合成；尾骨由 4 ～ 5 块尾椎合成；每块髋骨又包括髂骨、坐骨及耻骨。

2. 骨盆的关节　包括耻骨联合、骶髂关节和骶尾关节。

3. 骨盆的韧带　有骶结节韧带、骶棘韧带。骶棘韧带宽度即坐骨切迹宽度，是判断中骨盆是否狭窄的重要标志。

［常考考点］骨盆的骨骼、关节和韧带。

要点二　骨盆的分界

以耻骨联合上缘、髂耻缘和骶岬上缘的连线为界，将骨盆分为假骨盆和真骨盆。

1. 假骨盆　位于骨盆分界线之上，又称大骨盆。与产道无直接关系，但其某些径线的长短可作为了解真骨盆大小的参考。

2. 真骨盆　真骨盆又称小骨盆，包括骨盆入口、骨盆腔和骨盆出口。骨盆腔前壁为耻骨联合、耻骨支，后壁为骶骨与尾骨，两侧壁为坐骨、坐骨棘、骶棘韧带。

［常考考点］真假骨盆的分界线是耻骨联合上缘、髂耻缘和骶岬上缘的连线。

要点三　骨盆的类型

1. 女型　骨盆入口呈横椭圆形，最多见。

2. 男型　亦称为漏斗型骨盆。最少见。

3. 类人猿型　骨盆前部较窄而后部较宽。

4. 扁平型　骨盆浅。

【例题实战模拟】

A1 型题

1. 女性骨盆临床上多见的是

A. 女型　B. 男型　C. 扁平型　D. 混合型　E. 类人猿型

2. 骨盆的分界以哪条线为主分为真假骨盆

A. 髂耻线　B. 骶髂线　C. 髂前上棘连线　D. 髂后上棘连线　E. 耻骨联合水平

3. 以下不属于骨盆构成的是

A. 骶骨　B. 尾骨　C. 耻骨　D. 坐骨　E. 股骨

【参考答案】

1. D　2. A　3. E

细目二　内、外生殖器

【考点突破攻略】

要点一　外阴的范围和组成

外阴是指生殖器官的外露部分，为两股内侧从耻骨联合至会阴之间的区域。包括以下部分：

（一）阴阜

为耻骨联合前面隆起的脂肪垫。青春期该部皮肤开始生长阴毛，分布呈倒置的三角形。

（二）大阴唇

为两股内侧隆起的一对皮肤皱襞，前接阴阜，后连会阴。大阴唇外侧面为皮肤，有阴毛及色素沉着，内含皮脂腺和汗腺；内侧面湿润似黏膜。皮下为疏松结缔组织和脂肪组织，含丰富的血管、淋巴管和神经，外伤后易形成血肿。未产妇女两侧大阴唇自然合拢，经产妇向两侧分开，绝经后大阴唇萎缩，阴毛稀少。

（三）小阴唇

位于大阴唇内侧的一对薄皮肤皱襞。表面湿润，色褐，无毛，富含神经末梢。两侧小阴唇前端融合，并分为前后两叶包绕阴蒂，前叶形成阴蒂包皮，后叶形成阴唇系带。

（四）阴蒂

位于两侧小阴唇顶端下方，可勃起。阴蒂的前端为阴蒂头，富含神经末梢，是性反应器官；中为阴蒂体；后为附着于耻骨支上的两个阴蒂脚。

（五）阴道前庭

指两侧小阴唇之间的菱形区，前为阴蒂，后为阴唇系带。此区前方有尿道外口，后方有阴道口，阴道口与阴唇系带之间有一浅窝，称舟状窝，又称阴道前庭窝。菱形区内尚有以下结构：

1. 前庭球　又称球海绵体，位于前庭两侧，前部与阴蒂相连，后部与前庭大腺相邻，表面被球海绵体肌覆盖。

2. 前庭大腺　又称巴氏腺，位于阴道口的两侧，大阴唇后部，被球海绵体肌覆盖。如黄豆大，左右各一。腺管细长，1～2cm，开口于前庭后方小阴唇与处女膜之间的沟内，性兴奋时分泌黏液，起润滑作用。正常情况下不能触及此腺，若腺管口闭塞，易形成脓肿或囊肿。

3. 尿道外口　位于阴蒂头后下方，其后壁有一对并列的腺体，称尿道旁腺。尿道旁腺开口小，容易有细菌潜伏。

4. 阴道口和处女膜　阴道口位于尿道口后方的前庭后部，其周缘覆有一层较薄的黏膜皱襞称处女膜。膜中央有孔，孔的形状和大小因人而异，处女膜可因性交或剧烈运动而破裂，并受分娩影响，产后仅残留处女膜痕。

要点二　内生殖器及其功能

女性内生殖器位于真骨盆内，包括阴道、子宫、输卵管及卵巢，后两者常被称为子宫附件。

（一）阴道

为性交器官，也是月经血排出及胎儿娩出的通道。位于真骨盆下部中央，呈上宽下窄的管道。上端包绕宫颈，下端开口于阴道前庭后部。前壁长 7～9cm，与膀胱和尿道邻接，后壁长 10～12cm，与直肠贴近。环绕宫颈周围的部分称阴道穹隆，分为前、后、左、右四部分，其中后穹隆最深，与盆腔最低部分的直肠子宫陷凹紧密相邻，临床上可经此处穿刺或引流。

阴道壁由黏膜、肌层和纤维组织膜构成。阴道壁有很多横纹皱襞及弹力纤维，有较大的伸展性；又富有静脉丛，局部受伤易出血或形成血肿。阴道黏膜由复层鳞状上皮覆盖，无腺体，受性激素的影响有周期性变化。肌层由内环、外纵两层平滑肌构成。

（二）子宫

1. 位置形态 子宫位于骨盆腔中央，前方为膀胱，后方为直肠，呈倒置的梨形，为空腔器官，约重50g，长7～8cm，宽4～5cm，厚2～3cm，容量约有5mL。子宫上部较宽，称宫体，其顶部称宫底，宫底两侧为宫角，与输卵管相通。子宫下部较窄呈圆柱状，称宫颈。宫体与宫颈的比例，儿童期为1∶2，成人期为2∶1，老年期为1∶1。

宫腔为上宽下窄的三角形。在宫体与宫颈之间形成最狭窄的部分称为子宫峡部，在非孕时约长1cm，其上端为解剖学内口，下端为组织学内口。妊娠期子宫峡部逐渐伸展变长，于妊娠末期可达7～10cm，形成子宫下段，成为软产道的一部分。宫颈内腔呈梭形，称宫颈管，成年妇女约长3cm，其下端为宫颈外口，连接阴道。宫颈以阴道为界，分为宫颈阴道上部和宫颈阴道部。未产妇的宫颈外口呈圆形；已产妇因分娩影响形成横裂而分为上下两唇。

2. 组织结构 宫体和宫颈的组织结构不同。

（1）宫体：宫体壁由外向内分为浆膜层（即脏层腹膜）、肌层和子宫内膜层。

1）子宫内膜层：从青春期开始，子宫内膜受卵巢激素的影响，其表面2/3发生周期性变化，称为功能层，余下1/3即靠近肌层的内膜无变化称为基底层。

2）子宫肌层：由平滑肌及弹力纤维组成，非孕时约厚0.8cm。可分为三层：外层纵形，内层环形，中层交叉排列。子宫收缩时压迫血管可止血。

3）子宫浆膜层：为覆盖于宫体底部及前后面的脏层腹膜。在子宫前面近峡部处，形成膀胱子宫陷凹。在子宫后方形成直肠子宫陷凹，又称道格拉斯陷凹。

（2）宫颈：主要由结缔组织构成，亦含有平滑肌纤维、血管及弹力纤维。宫颈管黏膜上皮细胞为高柱状，内有腺体分泌碱性黏液，形成黏液栓，将其与外界隔开，黏液栓成分及性状受性激素的影响有周期性变化。宫颈阴道部为鳞状上皮覆盖，表面光滑。宫颈外口柱状上皮与鳞状上皮交界处是宫颈癌的好发部位。

3. 子宫韧带 有圆韧带、阔韧带、主韧带和宫骶韧带4对韧带，其作用是与骨盆底肌及筋膜共同维持子宫的正常位置。

（三）输卵管

输卵管为一对细长而弯曲的管状器官，内侧与宫角相连，外端游离，长8～14cm。可分为间质部、峡部、壶腹部、伞部4部分。为卵子与精子相遇的场所，受精卵由输卵管向宫腔运行。输卵管伞部有“拾卵”作用。

输卵管壁由浆膜层、平滑肌层和黏膜层组成。平滑肌收缩时，能引起输卵管由远端向近端的蠕动，以协助受精卵向宫腔运行。黏膜层上皮细胞分为纤毛细胞、无纤毛细胞、楔状细胞及未分化细胞四种。纤毛细胞的纤毛自外端向子宫方向摆动，有利于卵子的运送；无纤毛细胞有分泌作用；楔状细胞可能为无纤毛细胞的前身，二者随月经周期变化；未分化细胞为上皮的储备细胞。

（四）卵巢

1. 位置和形态 卵巢为一对性腺，呈扁椭圆形，外侧以骨盆漏斗韧带与盆壁相连，内侧以卵巢固有韧带与子宫相连。卵巢前缘中部有卵巢门，卵巢血管与神经由此出入。成年妇女卵巢大小约为4cm×3cm×1cm，重5～6g，呈灰白色，绝经后萎缩变硬。

2. 组织结构 卵巢表面无腹膜，由单层立方上皮覆盖称生发上皮。其内有一层纤维组织，称卵巢白膜。再向内为卵巢实质，可分为皮质和髓质两部分。外层为皮质，是卵巢的主体，由各级发育卵泡、黄体和它们退化形成的残余结构及间质组织组成。髓质由疏松结缔组织、丰富的血管、神经、淋巴管及少量与卵巢悬韧带相连续的平滑肌纤维组成。

要点三　中医对女性生殖器的认识

中医古籍中将外阴称之为阴户，又名四边、产户；将阴毛称为毛际；将阴道口和处女膜称为玉门（未嫁）、龙门（未产）、胞门（已产）。中医认为，阴户、玉门是生育胎儿，排出月经、带下、恶露的关口，也是合阴阳的出入口。

阴道又称子肠、产道，宫颈外口被称为子门、子户。中医认为，阴道是娩出胎儿，排出月经、带下、恶露的通道，是合阴阳禁闭子精、防御外邪的处所。子门是排出月经和娩出胎儿的关口。

子宫又称为女子胞、胞宫、胞脏、子脏、子处、血室。中医认为，子宫具有主行月经、孕育胎儿的功能。子宫形态中空及在月经期、分娩期“泻而不藏”似腑，在两次月经之间及妊娠期“藏而不泻”似脏，即子宫亦藏亦泻，藏泻有时，行经、蓄经、育胎、分娩，藏泻分明，又无表里相配，故称为“奇恒之府”。

［常考考点］女性内生殖器官的结构及功能。

【例题实战模拟】

A1 型题

1. 下列各项，不属于女性生殖器内脏部分的是

A. 子宫　B. 卵巢　C. 前庭大腺　D. 输卵管　E. 附件

2. 下列关于子宫的叙述，错误的是

A. 位于骨盆腔中央　B. 宫腔呈上窄下宽的三角形　C. 主月经

D. 主孕育胎儿　E. 形态似腑，功能似脏

B1 型题

A. 大阴唇　B. 小阴唇　C. 前庭大腺　D. 阴道前庭　E. 处女膜

3. 发生感染时，最易形成炎症及脓肿的部位是

4. 局部受伤时，最易出血，形成血肿的部位是

A. 子宫部　B. 输卵管峡部　C. 输卵管壶腹部　D. 输卵管漏斗部　E. 输卵管伞部

5. 女性结扎手术部位应首选

6. 用以识别输卵管的标志是

【参考答案】

1. C　2. B　3. C　4. A　5. B　6. E

细目三　邻近器官

【考点突破攻略】

要点　女性生殖器的邻近器官

女性生殖器的邻近器官主要有尿道、膀胱、输尿管、直肠、阑尾。

细目四　骨盆底

【考点突破攻略】

要点一　骨盆底的解剖结构

骨盆底由多层肌肉和筋膜组成，封闭骨盆出口，盆腔脏器赖以承载并保持其正常位置。若骨盆底的结构与功能异常，可影响盆腔脏器的位置和功能，甚至引起分娩障碍；而分娩处理不当，亦可损伤骨盆底。骨盆底可分为三层：

1. 外层　在外生殖器、会阴皮肤及皮下组织的下面，包括会阴浅筋膜及其深面的球海绵体肌、坐骨海绵体肌、会阴浅横肌三对肌肉和肛门外括约肌。此层肌肉的肌腱会合于阴道外口和肛门之间，形成中心腱。

2. 中层　为泌尿生殖膈。由上下两层坚韧的筋膜及一薄层肌肉组成，覆盖于骨盆出口平面的前三角形平面上，故亦称三角韧带。其上有尿道及阴道从中穿过。两层筋膜间有一对由两侧坐骨结节到中心腱的会阴深横肌和尿道周围的尿道括约肌。

3. 内层　为盆膈，是骨盆底最里面、最坚韧的一层，由肛提肌及其筋膜组成，有尿道、阴道和直肠穿过。肛提肌是位于骨盆底的成对扁阔肌，向下、向内合成漏斗形，每侧肛提肌从前内向后外由耻尾肌、髂尾肌、坐尾肌三部分组成。肛提肌有上提和增强盆底托力的作用，又因部分肌纤维在阴道及直肠周围密切交织，还有加强肛门和阴道括约肌的作用。

要点二　会阴

会阴有广义和狭义之分。广义的会阴是指封闭骨盆出口的所有软组织。狭义的会阴是指阴道口与肛门之间的软组织，厚 3 ～ 4cm，又称会阴体。会阴的伸展性大，妊娠后组织变松软，有利于分娩。但亦可对胎先露形成阻碍，故在分娩时应注意保护会阴并视情况适时切开。

细目五　血管、淋巴及神经

【考点突破攻略】

要点一　血管

1. 动脉　女性内、外生殖器官的血液供应主要来自卵巢动脉、子宫动脉、阴道动脉和阴部内动脉。

2. 静脉　盆腔静脉在相应器官及其周围形成静脉丛，互相吻合，故盆腔静脉感染易于蔓延。卵巢静脉与同名动脉伴行，右侧汇入下腔静脉，左侧汇入左肾静脉，故左侧盆腔静脉曲张较多见。

要点二　淋巴

主要包括外生殖器淋巴与盆腔淋巴两组。

1. 盆腔淋巴　①髂淋巴组：收集来自阴道上部、宫颈、子宫及膀胱的淋巴。②腰淋巴组：收集宫体、宫底、输卵管及卵巢的淋巴。③骶前淋巴组：收集来自直肠、阴道后壁及子宫等的淋巴。

2. 外生殖器淋巴　分深、浅两部分，均汇入髂淋巴组。①腹股沟浅淋巴结：分上、下两组。上组收集外生殖器、阴道下段、会阴及肛门等部的淋巴；下组收纳会阴及下肢的淋巴，其输出管大部分注入腹股沟深淋巴结，少部分注入髂外淋巴结。②腹股沟深淋巴结：主要收纳阴蒂、腹股沟浅淋巴，汇入闭孔及髂内等淋巴结。

要点三　神经

女性内、外生殖器官由躯体神经和自主神经共同支配。外生殖器官主要由阴部神经支配，内生殖器官主要由交感神经与副交感神经支配。子宫平滑肌有自律活动，完全切断其神经仍能有节律地收缩，还能完成分娩活动。临床上可见低位截瘫的产妇仍能自然分娩。

第二单元　女性生殖系统生理

细目一　妇女一生各生理阶段分期

【考点突破攻略】

女性一生分为胎儿期、新生儿期（出生后 4 周内）、儿童期（出生 4 周到 12 岁左右）、青春期（自乳房发育等第二性征至生殖器官发育成熟，获得性生殖能力）、性成熟期（一般自 18 岁左右开始，历时 30 年左右）、绝经过渡期（指从开始出现绝经趋势直至最后一次月经的时期）、绝经后期（指绝经后的生命时期）。

细目二　月经及月经期的临床表现

【考点突破攻略】

要点一　月经的概念

月经是伴随卵巢周期性变化而出现的子宫内膜周期性脱落及出血。规律月经的出现是生殖功能成熟的标志之一。月经第一次来潮称月经初潮。初潮年龄多在 13 ～ 14 岁，可早在 11 岁或迟至 15 岁。

要点二　正常月经的临床表现

正常月经具有周期性和自限性。出血的第 1 日为月经周期的开始，两次月经第 1 日的间隔时间为一个月经周期，一般是 21 ～ 35 日，平均 28 日。每次月经持续天数称经期，一般为 2 ～ 8 日，多为 4 ～ 6 日。经量是指一次月经的总失血量，正常为 20 ～ 60mL，若超过 80mL 为月经过多。月经血一般呈暗红色，不凝，出血量多时可有血凝块。一般月经期无特殊症状，有些妇女出现下腹及腰骶部下坠不适或子宫收缩痛等症状，少数有头痛及轻度神经系统不稳定症状。

[常考考点] 月经的生理现象。

【例题实战模拟】

A1 型题

1. 月经血呈不凝状态的原因是
   A. 月经量多　B. 有宫颈黏液　C. 含有前列腺素
   D. 含有大量纤溶酶　E. 含有脱落的阴道上皮细胞
2. 下列有关月经血的特征，错误的是
   A. 经血为暗红色　B. 有宫颈黏液　C. 呈凝固状态
   D. 有子宫内膜碎片　E. 含有脱落的阴道上皮细胞
3. 下列关于正常女子月经的描述，错误的是
   A. 初潮年龄为 11 ～ 18 岁　B. 月经周期一般为 21 ～ 35 日　C. 每次行经时间为 3 ～ 5 天
   D. 每次月经量约为 100mL　E. 月经血一般为暗红色，不凝固

【参考答案】

1. D　2. C　3. D

细目三　卵巢功能及其周期性变化

【考点突破攻略】

要点一　卵巢的功能

卵巢具有产生卵子并排卵的生殖功能和产生女性激素的内分泌功能。

要点二　卵巢的周期性变化

从青春期开始至绝经前，卵巢在形态和功能上发生周期性变化，称为卵巢周期。主要有以下变化：

1. 卵泡的发育及成熟　卵巢的基本生殖单位是始基卵泡。性成熟期每月发育一批卵泡，一般只有一个优势卵泡可达完全成熟并排出卵子，其余的卵泡在发育不同阶段闭锁。妇女一生中一般只有 400 ～ 500 个卵泡发育成熟并排卵。根据卵泡的形态、大小、生长速度和组织学特征，其生长主要经历始基卵泡、窦前卵泡、窦状卵泡、排卵前卵泡（即成熟卵泡）四个阶段。成熟卵泡直径可达 18 ～ 23mm，其结构自外向内依次是卵泡外膜、卵泡内膜、颗粒细胞、卵泡腔、卵丘、放射冠、透明带。

2. 排卵　卵细胞被排出的过程称排卵。排卵时随卵细胞同时排出的有透明带、放射冠及少量卵丘内的颗粒细胞。排卵多发生在下次月经来潮前 14 日左右。

3. 黄体形成及退化　排卵后形成黄体。卵泡颗粒细胞和卵泡内膜细胞在黄体生成素（LH）排卵峰作用下进一步黄素化，分别形成颗粒黄体细胞及卵泡膜黄体细胞。排卵后 7 ～ 8 日黄体体积和功能达到高峰，直径 1 ～ 2cm，外观呈黄色。若卵子未受精，黄体在排卵后 9 ～ 10 日开始退化，黄体功能限于 14 日。黄体退化后形成白体。黄体衰退后月经来潮，卵巢中又有新的卵泡发育，开始新的周期。

要点三　卵巢激素及其生理作用

（一）卵巢激素

卵巢合成及分泌的性激素主要有雌激素、孕激素和少量雄激素，均为甾体激素。

1. 雌激素　卵泡开始发育时，雌激素分泌量很少，月经第 7 日卵泡分泌雌激素量迅速增加，排卵前达高峰。排卵后 1 ～ 2 日，黄体开始分泌雌激素使循环中的雌激素又逐渐上升，在排卵后 7 ～ 8 日黄体成熟时循环中雌激素形成第二个高峰，峰值低于排卵前高峰。其后黄体萎缩，雌激素水平急剧下降，月经期达最低水平。

2. 孕激素　卵泡早期不合成孕酮，排卵前成熟卵泡的颗粒细胞在 LH 排卵峰的作用下黄素化，开始分泌少量孕酮。排卵后黄体分泌孕酮逐渐增加，至排卵后 7 ～ 8 日黄体成熟时分泌量达最高峰，以后逐渐下降，到月经来潮时降到卵泡期水平。

3. 雄激素　主要来自肾上腺，卵巢也能分泌部分雄激素，卵巢内泡膜主要合成雄烯二酮，间质细胞和门细胞主要合成睾酮。排卵前循环中雄激素升高，可促进非优势卵泡闭锁并提高性欲。

（二）卵巢性激素的生理作用

1. 雌激素的生理作用

（1）促进子宫肌细胞增生和肥大；增进血运，促使和维持子宫发育；增加子宫平滑肌对缩宫素的敏感性。

（2）使子宫内膜腺体及间质增生、修复。

（3）使宫颈口松弛、扩张，宫颈黏液分泌增加，性状变稀薄，富有弹性易拉成丝状。

（4）促进输卵管肌层发育及上皮分泌活动，并可加强输卵管平滑肌节律性收缩振幅。

（5）使阴道上皮细胞增生和角化，黏膜变厚，增加细胞内糖原含量，使阴道维持酸性环境。

（6）使阴唇发育丰满，色素加深。

（7）促使乳腺管增生，乳头、乳晕着色，促进其他第二性征的发育。

（8）协同 FSH 促进卵泡发育。

（9）通过对下丘脑和垂体的正负反馈调节，控制 Gn 的分泌。

（10）促进水钠潴留；促进肝脏高密度脂蛋白合成，抑制低密度脂蛋白合成，降低循环中胆固醇水平；维持和促进骨基质代谢。

2. 孕激素的生理作用　孕激素通常在雌激素作用的基础上发挥效应。

（1）降低子宫平滑肌兴奋性及其对缩宫素的敏感性，抑制子宫收缩，有利于胚胎及胎儿宫内生长发育。

（2）使增生期子宫内膜转化为分泌期内膜，为受精卵着床做准备。

（3）使宫颈口闭合，黏液分泌减少，性状变黏稠。

（4）抑制输卵管平滑肌节律性收缩的振幅。

（5）加快阴道上皮细胞脱落。

（6）促进乳腺腺泡发育。

（7）孕激素在月经中期具有增强雌激素对垂体 LH 排卵峰释放的正反馈作用；在黄体期对下丘脑、垂体有负反馈作用，抑制促性腺激素分泌。

（8）兴奋下丘脑体温调节中枢，使基础体温在排卵后升高 0.3 ～ 0.5℃。临床上据此作为判定排卵日期的标志之一。

（9）促进水钠排泄。

3. 孕激素与雌激素的协同和拮抗作用　孕激素在雌激素作用的基础上，进一步促使女性生殖器和乳房的发育，为妊娠准备条件，二者有协同作用；雌激素和孕激素又有拮抗作用，雌激素促进子宫内膜增生及修复，孕激素则限制子宫内膜增生，并使增生期内膜转化为分泌期。其他拮抗作用表现在子宫收缩、输卵管蠕动、宫颈黏液变化、阴道上皮细胞角化和脱落以及水钠代谢等方面。

4. 雄激素的生理作用

（1）对女性生殖系统的影响：从青春期开始，雄激素分泌增加，促使阴蒂、阴唇和阴阜发育，促进阴毛、腋毛生长。但雄激素过多容易对雌激素产生拮抗，可减缓子宫及其内膜的生长、增殖，抑制阴道上皮的增生和角化，还与性欲有关。

（2）对机体代谢功能的影响：雄激素能促进蛋白合成，促进肌肉生长，刺激骨髓中红细胞的增生。在性成熟期前，促使长骨骨基质生长和钙的保留；性成熟后可导致骨骺关闭，使生长停止。可促进肾远曲小管对水、钠的重吸收并保留钙。

［常考考点］卵巢分泌的雌激素和孕激素的作用（协同作用和拮抗作用）。

【例题实战模拟】

A1 型题

1. 下列关于卵巢功能的叙述，正确的是

A. 提供成熟卵子，提供支持生殖的内分泌　B. 产生月经　C. 孕育胎儿

D. 为卵子提供通道　E. 性交器官

2. 关于卵巢周期性变化的叙述，错误的是

A. 成熟黄体能分泌大量雌激素　B. 排卵时卵母细胞和卵丘同时被挤出

C. 排卵后血体变成黄体　D. 卵泡发育成熟且排卵一般一个月只有一个

E. 卵巢内有数个始基卵泡同时发育

3. 合成孕激素的是

A. 肾上腺　B. 合体滤泡　C. 卵泡　D. 黄体　E. 下丘脑

4. 下列各项不属于雌激素生理作用的是

A. 促进卵泡发育　B. 使阴道上皮细胞脱落加快　C. 促使乳腺管增生

D. 促进第二性征发育　E. 促进骨中钙的沉积

5. 下列属于孕激素的生理功能的是

A. 促进子宫发育　B. 促进女性第二性征发育

C. 使阴道上皮细胞增生、角化　D. 通过中枢神经系统使体温升高 0.3 ～ 0.5℃

E. 对防止高血压及冠状动脉硬化有一定的作用

【参考答案】

1. A　2. A　3. D　4. B　5. D

细目四　子宫内膜及其他生殖器的周期性变化

【考点突破攻略】

要点一　子宫内膜周期性变化

子宫内膜分为基底层和功能层。功能层是胚胎植入的部位。功能层由基底层再生而来，受卵巢性激素的影响呈现周期性变化，若未受孕功能层则坏死脱落形成月经。正常一个月经周期以 28 日为例，其组织形态的周期性变化分为增生期、分泌期和月经期 3 期。

要点二　其他生殖器的周期性变化

1. 宫颈黏液　在卵巢性激素影响下，宫颈黏液的理化性质及其分泌量均有明显的周期性改变。卵泡期随着雌激素水平不断提高，宫颈黏液分泌量不断增加，至排卵期黏液变稀薄、透明，拉丝度可达 10cm 以上。黏液涂片检查，可见羊齿植物叶状结晶，一般月经周期第 6 ～ 7 日开始出现，到排卵期最典型。排卵后受孕激素影响，黏液分泌量逐渐减少，质地变黏稠而混浊，拉丝度差，易断裂。涂片检查时结晶逐渐模糊，至月经周期第 22 日左右完全消失，出现排列成行的椭圆体。临床上可检查宫颈黏液，以了解卵巢功能。

2. 阴道黏膜　排卵前，在雌激素作用下，阴道黏膜底层细胞增生，逐渐演变为中层细胞与表层细胞，使阴道上皮增厚，表层细胞角化，其程度在排卵期最明显，细胞内富含糖原，经乳杆菌分解为乳酸，使阴道内保持一定酸度，可防止致病菌的繁殖。排卵后，在孕激素的作用下，表层细胞脱落。阴道上段黏膜对性激素最敏感，临床上常借助阴道上 1/3 段脱落细胞的变化，了解体内雌激素水平和有无排卵。

3. 输卵管　输卵管黏膜由非纤毛和纤毛细胞组成。在雌激素作用下，输卵管黏膜纤毛细胞生长，体积增大；非纤毛细胞分泌增加，为卵子提供运输和种植前的营养物质。雌激素还促进输卵管发育及输卵管肌层的节律性收缩。孕激素能抑制输卵管节律性收缩振幅，抑制输卵管黏膜纤毛细胞的生长，减低分泌细胞分泌黏液的功能。雌、孕激素的协同作用，保证受精卵在输卵管内正常运行。

4. 乳房 雌激素促进乳腺管的增生，孕激素促进乳腺小叶及腺泡生长。某些女性在经前期有乳房肿胀疼痛感，可能是由于乳腺管的扩张、充血及乳房间质水肿所致。由于雌、孕激素撤退，月经来潮后上述症状大多消退。

【例题实战模拟】

A1 型题

1. 下列关于子宫内膜周期性变化的描述，错误的是

A. 增生早期　B. 增生晚期　C. 排卵期　D. 分泌期　E. 月经期

2. 阴道上皮增厚，表层细胞出现角化最明显的时期是

A. 月经期　B. 增生期　C. 排卵期　D. 分泌期　E. 排卵后

B1 型题

A. 子宫收缩　B. 子宫颈黏液有羊齿状结晶　C. 乳房发育　D. 基础体温上升　E. 输卵管蠕动

3. 孕激素的作用是

4. 雌激素和孕激素协同的作用是

【参考答案】

1. C　2. C　3. D　4. C

细目五　月经周期的调节

【考点突破攻略】

要点一　下丘脑促性腺激素释放激素

下丘脑弓状核神经细胞分泌的促性腺激素释放激素（GnRH），直接通过垂体门脉系统输送到腺垂体，调节垂体促性腺激素（Gn）的合成和分泌。GnRH 分泌呈脉冲式，脉冲间隔为 60 ～ 120 分钟。

下丘脑是 HPOA 的启动中心，GnRH 的分泌受垂体 Gn 和卵巢性激素的反馈调节，包括起促进作用的正反馈调节和起抑制作用的负反馈调节。反馈调节包括长反馈、短反馈和超短反馈。长反馈是指卵巢分泌到循环中的性激素对下丘脑垂体的反馈作用；短反馈是指垂体激素对下丘脑 GnRH 分泌的负反馈；超短反馈是指 GnRH 对其本身合成、分泌的抑制。

要点二　腺垂体对卵巢功能的调节

腺垂体的促性腺激素细胞分泌 Gn，包括卵泡刺激素（FSH）和黄体生成素（LH），对 GnRH 的脉冲式刺激起反应，亦呈脉冲式分泌。FSH 是卵泡发育必需的激素，其主要生理作用是：①直接促进窦前卵泡及窦状卵泡的生长发育。②激活颗粒细胞芳香化酶，促进雌二醇的合成与分泌。③在前一周期的黄体晚期及卵泡早期，促使卵巢内窦卵泡群的募集。④调节优势卵泡的选择和非优势卵泡的闭锁。⑤在卵泡期晚期与雌激素协同，诱导颗粒细胞生成 LH 受体，为排卵及黄素化作准备。LH 的主要生理作用是在卵泡期刺激卵泡膜细胞合成雄激素，为雌二醇的合成提供底物；排卵前促使卵母细胞进一步成熟及排卵；在黄体期维持黄体功能，促进孕激素、E_2 和抑制素 A 的合成与分泌。

要点三　卵巢性激素的反馈作用

卵巢性激素对下丘脑和垂体具有反馈调节作用。

1. 雌激素 卵泡早期，低雌激素负反馈作用于下丘脑，抑制 GnRH 释放，降低垂体对 GnRH 的反应性，抑制垂体 Gn 分泌。卵泡晚期，雌激素达到阈值并≥ 48 小时，刺激 LH 分泌高峰。黄体期协同孕激素对下丘脑有负反馈作用。

2. 孕激素 排卵前，低水平孕激素可增强雌激素对促性腺激素的正反馈作用；在黄体期，高水平的孕激素对促性腺激素的脉冲分泌产生负反馈抑制作用。

【例题实战模拟】

A1 型题

1. 调节垂体促性腺激素的合成和分泌的是

A. 下丘脑促性腺激素释放激素（GnRH） B. 卵泡刺激素（FSH） C. 黄体生成素（LH）
D. 卵巢性激素 E. 垂体后叶素

2. 下列有关卵巢激素的反馈作用，错误的是
A. 可以产生正反馈
B. 可以产生负反馈
C. 大量雌激素抑制下丘脑分泌卵泡刺激素释放激素
D. 大量雌激素兴奋下丘脑分泌黄体生成素释放激素
E. 卵巢性激素释放减少，增强对下丘脑的抑制，新的周期开始

【参考答案】

1. A 2. E

细目六 中医对月经、带下及其产生机理的认识

【考点突破攻略】

要点一 中医有关月经的概念和认识

月经是指女性在一定年龄阶段内有规律、周期性的子宫出血，又称为“月事”“月信”“月汛”“月水”“经水”。

1. 月经的生理现象 健康女子一般到14岁左右月经第一次来潮，称为初潮。月经的规律性和周期性表现为月经有正常周期、经期、经量、经色和经质。妇女一般到49岁左右绝经。在绝经前后的一段时间称为“经断前后”或“绝经前后”。部分妇女可出现面红潮热、烘热汗出、心悸、失眠和情绪不稳等症状，轻者通过心理调适可自愈，重者称为绝经前后诸证，需治疗。生育年龄的妇女妊娠期间月经停闭，多数哺乳期妇女亦无月经来潮，属生理性停经。

2. 特殊的月经现象 个别妇女身体无特殊不适而定期两个月来潮一次者，称为“并月”；三个月一潮者称为“居经”，亦名“季经”；一年一行者称为“避年”；终生不潮而能受孕者称为“暗经”。妊娠早期仍按月有少量阴道流血，但无损于胎儿者，称为“激经”，亦称“盛胎”或“垢胎”。这些特殊月经生理现象，临床应以生育能力是否正常判断其属于生理或病理。

［常考考点］月经的特殊生理现象：并月、居经、避年、暗经、激经。

要点二 月经产生的机理

月经是肾气、天癸、冲任、气血协调作用于胞宫，并在其他脏腑、经络的协同作用下，使胞宫定期藏泻而产生的生理现象，是女性生殖功能正常的反映。

要点三 中医对月经周期调节的认识

在月经周期中，肾阴阳消长、气血盈亏具有周期性的消长变化，形成胞宫定期藏泻的节律，并以每月一次的月经来潮为标志。通常将一个月经周期划分为4个阶段，即月经期、经后期、经间期和经前期。如此循环往复，目的是种子育胎。

要点四 带下的生理现象及其产生机理

（一）带下的生理现象

生理性带下是润泽于阴户和阴道的无色透明、黏而不稠、无特殊气味的液体。有时略呈白色，也称白带。健康女子在月经初潮后开始有较明显的带下分泌，其量不多，不致外渗，每逢月经前、经间期和妊娠期其量稍有增加，绝经后明显减少。生理性带下对阴道和阴户起濡润和充养的作用，并能抵御病邪的入侵。

［常考考点］带下的生理现象。

（二）带下产生及调节的机理

肾气旺盛，并化生天癸，在天癸作用下，任脉广聚脏腑所化水谷之精津，使任脉所司的阴精、津液旺盛充沛，下注于胞中，流于阴股，生成生理性带下，此过程又得到督脉的温化和带脉的约束。

【例题实战模拟】

A1 型题

1. 身无病，每三月一行经者，称

A. 居经　B. 暗经　C. 闭经　D. 激经　E. 并月

2. 与月经产生没有直接关系的脏腑是

A. 肾　B. 肺　C. 胆　D. 脾　E. 胃

3. 下列对天癸认识的叙述，错误的是

A. 天癸之源在肾　B. 随肾气的盛衰而变化　C. 决定月经的来潮和绝止

D. 受冲任二脉调节　E. 促进人体生长发育，产生生殖功能

【参考答案】

1. A　2. C　3. D

第三单元　妊娠生理

细目一　妊娠

【考点突破攻略】

要点　妊娠的概念

妊娠是胚胎和胎儿在母体内发育成长的过程。成熟卵子受精是妊娠的开始，胎儿及其附属物自母体排出是妊娠的终止。

细目二　受精与受精卵发育、输送及着床

【考点突破攻略】

要点一　受精卵发育、输送及着床的相关概念

精子和次级卵母细胞结合形成受精卵的过程称为受精。受精后的卵子称为受精卵或孕卵。

精液进入阴道后，精子离开精液，经宫颈管进入宫腔及输卵管腔，精子表面的糖蛋白被生殖道分泌物中的 α 与 β 淀粉酶降解，同时顶体膜结构中胆固醇与磷脂比率和膜电位发生变化，降低顶体膜稳定性，此过程称为精子获能。

当精子与卵子相遇，精子头部顶体外膜与精细胞膜顶端破裂，形成小孔释放出顶体酶，可溶解卵子外围的放射冠和透明带，这一过程称为顶体反应。

在受精后 72 小时受精卵分裂成由 16 个细胞组成的实心细胞团，称为桑椹胚。

在受精后第 6 ～ 7 日，晚期胚泡透明带消失，逐渐侵入子宫内膜，称为受精卵着床，也称受精卵植入。

要点二　受精与受精卵发育、输送及着床的机理

卵子从卵巢排出后进入腹腔，经输卵管伞端的“拾卵”作用，进入输卵管壶腹部与峡部联接处等待受精。受精发生在排卵后 12 小时内，整个受精过程约需 24 小时。当获能的精子与卵子相遇，发生顶体反应，借助顶体酶的作用，精子穿过放射冠及透明带与卵子融合。当精子头部与卵子表面接触，便开始了受精过程，其他精子不再能进入。获能的精子穿过次级卵母细胞透明带为受精的开始，卵原核与精原核融合为受精的完成，形成二倍体的受精卵。

受精后 30 小时，受精卵借助输卵管蠕动和输卵管上皮纤毛推动向宫腔方向移动，并开始进行有丝分裂，称为卵裂。约在受精后 72 小时形成桑椹胚，随后早期胚泡形成，约在受精后第 4 日，早期胚泡进入宫腔，在子宫腔内继续分裂发育

成晚期胚泡。在受精后第 6 ～ 7 日受精卵着床。

着床需经过定位、黏附和穿透 3 个阶段。着床必须具备：①透明带消失。②囊胚细胞滋养细胞分化出合体滋养细胞。③胚泡和子宫内膜同步发育且功能协调。④孕妇体内有足够数量的孕酮，子宫有一极短的窗口期允许受精卵着床。

受精卵着床后，子宫内膜迅速发生蜕膜变，此时的子宫内膜称蜕膜。按蜕膜与囊胚的部位关系，将蜕膜分为底蜕膜、包蜕膜和真蜕膜。

［常考考点］受精、顶体反应、卵裂、桑葚胚、受精卵着床等概念。

【例题实战模拟】

A1 型题

受精卵开始着床的时间是受精后

A. 第 3 ～ 4 日　B. 第 4 ～ 5 日　C. 第 5 ～ 6 日　D. 第 6 ～ 7 日　E. 第 9 ～ 10 日

【参考答案】

D

细目三　胎儿附属物的形成及其功能

【考点突破攻略】

要点一　胎儿附属物的形成

胎儿附属物是指胎儿以外的组织，包括胎盘、胎膜、脐带和羊水。

1. 胎盘　胎盘是维持胎儿生长发育的重要器官，由羊膜、叶状绒毛膜和底蜕膜组成。妊娠足月胎盘呈圆形或椭圆形，重 450 ～ 650g，直径 16 ～ 20cm，厚 1 ～ 3cm，中央厚，边缘薄，分为胎儿面和母体面。胎儿面表面覆盖着一层灰蓝色、光滑半透明的羊膜。母体面表面呈暗红色，蜕膜间隔形成若干浅沟分成母体叶。

2. 胎膜　胎膜由绒毛膜和羊膜组成。胎膜外层是平滑绒毛膜，内层为羊膜。

3. 脐带　脐带是连接胎儿与胎盘的条索状组织，一端连于胎儿腹壁脐轮，另一端附着于胎盘胎儿面。妊娠足月的脐带长 30 ～ 100cm，平均 55cm，表面覆盖羊膜，呈灰白色。脐带断面中央有一条管壁较薄、管腔较大的脐静脉，两侧有两条管壁较厚、管腔较小的脐动脉。血管周围为胚胎结缔组织，可保护脐血管。

4. 羊水　羊膜腔内的液体称为羊水，胚胎在羊水中生长发育。

（1）羊水的来源：妊娠早期的羊水主要是母体血清经胎膜进入羊膜腔的透析液。妊娠中期的羊水主要来自胎儿尿液。妊娠晚期胎肺参与羊水的生成。

（2）羊水的吸收：① 50% 靠胎膜完成。②胎儿吞咽羊水。③脐带每小时可吸收羊水 40 ～ 50mL。④胎儿角化前皮肤也有吸收羊水的功能，但量很少。

（3）羊水量、性状及成分：羊水量逐渐增加，妊娠 38 周约为 1000mL，以后逐渐减少，足月妊娠时羊水量约为 800mL。过期妊娠羊水量明显减少，可减少至 300mL 以下。

羊水的成分随妊娠时间不同而有所差别。妊娠早期羊水为无色透明液体。妊娠足月时羊水略混浊，不透明，可见悬浮的小片状物，包括胎脂、胎儿脱落的上皮细胞、毳毛、毛发、少量白细胞、白蛋白、尿酸盐及多种激素和酶。

［常考考点］胎儿的附属物：胎盘、胎膜、脐带和羊水。

要点二　胎儿附属物的功能

（一）胎盘的功能

胎盘具有气体交换、营养物质供应、排除胎儿代谢产物、防御和合成功能。

合成功能主要是合成激素和酶，激素包括蛋白激素和甾体激素两类。蛋白激素有人绒毛膜促性腺激素（HCG）、人胎盘生乳素（HPL）等；甾体激素有雌激素、孕激素等。酶包括缩宫素酶、耐热性碱性磷酸酶等。

人绒毛膜促性腺激素（HCG）是由合体滋养细胞产生的糖蛋白激素，受精后第 6 日开始分泌，妊娠 8 ～ 10 周血清中 HCG 浓度达高峰，以后迅速下降，产后 2 周内消失。在受精后 7 日可用放免法（RIA）自母体血清中测出，为诊断早孕的最敏感方法。HCG 的功能：①维持月经黄体寿命，使黄体增大成为妊娠黄体，增加甾体激素的分泌，以维持妊娠。②

刺激孕酮形成，促进雄激素转化为雌激素。③抑制植物血凝素对淋巴细胞的刺激作用，以免胚胎滋养层被母体淋巴细胞攻击。④刺激胎儿睾丸分泌睾酮，促进男性性分化。⑤与母体甲状腺细胞 TSH 受体结合，刺激甲状腺活性。

（二）胎膜的功能

胎膜的重要作用是维持羊膜腔的完整性，并保护胎儿。胎膜在分娩发动上有一定作用。

（三）脐带的功能

脐带是胎儿和母体之间进行物质交换的重要通道，脐带受压使血流受阻造成缺氧，可导致胎儿窘迫，甚至危及胎儿生命。

（四）羊水的功能

1. 保护胎儿 恒温适量的羊水防止胎儿及胎体与羊膜粘连而发生畸形；缓冲外界打击和震动对胎儿造成的损伤；避免子宫肌壁或胎儿对脐带的直接压迫所致的胎儿窘迫；在子宫收缩时，尤其第一产程初期，羊水可使压力均匀分布，避免直接作用于胎儿。

2. 保护母体 羊水可减轻胎动所致的不适感；临产后羊水囊扩张子宫颈口及阴道；破膜后羊水冲洗阴道减少感染机会。

[常考考点] 胎儿附属物的功能。

【例题实战模拟】

A1 型题

1. 胎儿附属物不包括

A. 胎盘　B. 胎膜　C. 胎脂　D. 脐带　E. 羊水

2. 胎盘的功能不包括

A. 免疫功能　B. 气体交换　C. 营养作用　D. 保护胎儿　E. 排泄作用

3. 有关羊水功能的描述，错误的是

A. 隔离羊膜与胎体，以免发生粘连，导致畸形　B. 保持胎儿恒温

C. 保护胎儿免受外来撞击　D. 产程中使压力均匀分布

E. 排出胎儿代谢产物

4. 下列不属于胎盘功能的是

A. 气体交换　B. 营养物质供应　C. 排出胎儿代谢产物　D. 生血　E. 防御功能

5. 下列各项，不是胎盘合成的是

A. 雌激素　B. 甲胎蛋白　C. 人绒毛膜促性腺激素　D. 人胎盘生乳素　E. 缩宫素酶

B1 型题

A. 4～6 周　B. 8～10 周　C. 12 周　D. 16 周　E. 20 周

6. 正常妊娠时，绒毛膜促性腺激素出现高峰，是在末次月经后的

7. 正常妊娠时，绒毛膜促性腺激素开始下降，是在末次月经后的

【参考答案】

1. C　2. D　3. E　4. D　5. B　6. B　7. C

细目四　妊娠期母体的变化

【考点突破攻略】

要点　妊娠期各系统变化特点

一、生殖系统的变化

（一）子宫

1. 宫体 逐渐增大变软。妊娠早期，子宫略呈球形且不对称，受精卵着床部位的子宫壁突出明显。孕 12 周后增大子宫渐匀称并超出盆腔，于耻骨联合上方可触及。妊娠晚期子宫右旋，与乙状结肠占据盆腔左侧有关。子宫增大主要是

肌细胞肥大，细胞质内的肌动蛋白和肌球蛋白含量大增，为临产后子宫阵缩提供物质基础。子宫肌壁厚度非孕时期约有1.0cm，孕中期逐渐增厚达2.0～2.5cm，于孕末期又变薄为1.0～1.5cm。

2. 子宫峡部 非孕时约长1cm，孕12周以后，峡部逐渐伸展、拉长、变薄，扩展成宫腔一部分，形成子宫下段。临产后伸展至7～10cm，成为软产道的一部分。

3. 宫颈 妊娠早期宫颈肥大、变软，呈紫蓝色。宫颈管内腺体肥大、宫颈黏液增多，形成黏稠的黏液栓，有防止病原体入侵宫腔的作用。接近临产时，宫颈管变短并出现轻度扩张。

【知识纵横比较】

妊娠期生殖系统的变化

器官		非孕时	妊娠足月时
宫体	重量	50g	1000g
	容量	5mL	5000mL
	大小	7cm×5cm×3cm	35cm×25cm×22cm
峡部长度		1cm	7～10cm

（二）卵巢

妊娠期略增大，排卵和新卵泡发育均停止。一般于一侧卵巢中可见妊娠黄体，妊娠6～7周前分泌雌、孕激素维持妊娠。黄体功能于妊娠10周后被胎盘取代，黄体开始萎缩。

（三）输卵管

妊娠期输卵管伸长，但肌层并不增厚。黏膜上皮细胞变扁平，基质中可出现蜕膜细胞。有时黏膜呈蜕膜样改变。

（四）阴道

妊娠期黏膜变软并呈紫蓝色，皱襞增多，伸展性增加。阴道上皮细胞糖原积聚，乳酸含量增多，阴道pH值降低，有利于防止感染。

（五）外阴

妊娠期外阴部充血，皮肤增厚，大小阴唇色素沉着，大阴唇内血管增多，结缔组织变软，伸展性增加。小阴唇皮脂腺分泌增多。

二、乳房的变化

妊娠早期开始增大，孕妇常感乳房发胀、触痛或刺痛。乳头增大变黑，更易勃起。乳晕变黑，其外围的皮脂腺肥大形成散在的结节状小隆起，称为蒙氏结节。

胎盘分泌大量雌激素和孕激素，刺激乳腺腺管及腺泡发育。乳腺发育完善还需垂体催乳激素、人胎盘生乳素以及胰岛素、皮质醇、甲状腺激素的共同作用。妊娠期间虽有多种大量的激素参与乳腺发育，做好泌乳准备，但妊娠期间并无乳汁分泌，与大量雌、孕激素抑制乳汁生成有关。于妊娠末期挤压乳头时，可有少许淡黄色稀薄液体流出，称为初乳。

三、血液循环系统的变化

（一）血液

1. 血容量 从妊娠6～8周血容量开始增加，孕32～34周达高峰，增加40%～45%。血浆约增加1000mL，红细胞约增加450mL，故血液呈稀释状态。

2. 血液成分

（1）红细胞：妊娠期网织红细胞轻度增多。由于血液稀释，足月妊娠时红细胞计数由非孕时的4.2×10^{12}/L下降为3.6×10^{12}/L左右，血红蛋白由非孕时的130g/L下降为110g/L左右，血细胞比容由0.38～0.47下降到0.31～0.34。孕妇约储备铁0.5g，妊娠中晚期应注意补充铁剂。

（2）白细胞：妊娠7～8周开始轻度增加，30周达高峰，为（5～12）$\times10^{9}$/L，主要为中性粒白细胞增加。

（3）凝血因子：妊娠期间凝血因子Ⅱ、Ⅴ、Ⅶ、Ⅷ、Ⅸ、Ⅹ增加，血液处于高凝状态。妊娠晚期，凝血酶原时间及活化部分凝血活酶时间轻度缩短。血浆纤维蛋白原含量比非孕妇女增加50%，红细胞沉降率加快。纤溶酶原显著增加，优球蛋白溶解时间延长，表明纤溶活性降低。

（4）血浆蛋白：由于血液稀释，血浆蛋白从孕早期开始降低，至妊娠中期后为 60 ～ 65g/L，主要是白蛋白减少。

（二）心血管的变化

1. 心脏 妊娠后期心脏向左、上、前移位，心尖搏动左移 1.0 ～ 2.0cm，心浊音界稍扩大。多数孕妇心尖区可听到 1 ～ 2 级柔和的吹风样收缩期杂音。至妊娠末期心脏容量增加 10%，心率每分钟增加 10 ～ 15 次。心电图因心脏左移出现电轴左偏约 15°。

2. 心排出量 自妊娠 10 周开始增加，妊娠 32 ～ 34 周达高峰，左侧卧位测量心排出量比非孕时增加 30%，持续到分娩。临产后在第二产程心排出量显著增加。

3. 血压 妊娠早、中期血压偏低，晚期轻度升高。收缩压一般不受影响，脉压增大。孕妇体位影响血压，坐位稍高于仰卧位。

4. 静脉压 下肢静脉压于孕晚期升高，孕妇易发生下肢、外阴静脉曲张和痔。孕妇若长时间处于仰卧位姿势，可引起仰卧位低血压综合征。

四、泌尿系统的变化

妊娠期间肾脏略增大。孕早期肾小球滤过率（GFR）及肾血浆流量（RPF）开始增加，孕中期分别约增加 50%、35%。由于 GFR 增加，而肾小管对葡萄糖再吸收能力不能相应增加，约有 15% 孕妇餐后可出现生理性糖尿。GFR 和 RPF 均受体位影响，仰卧位时尿量及钠的排泄与侧卧位相比减少一半，GFR 及 RPF 也相应减少。因此孕妇做肾功能试验时应注明左侧卧位。妊娠期间孕激素使泌尿系统平滑肌张力减弱。孕中期易患急性肾盂肾炎，以右侧多见。

五、消化系统的变化

受大量雌激素影响，妊娠期间牙龈充血、水肿，牙龈易出血。受孕激素影响，孕妇易出现“烧心感”、上腹部饱胀、便秘，常引起痔疮或使原有痔疮加重。妊娠期易诱发胆囊炎及胆石症。

六、呼吸系统的变化

妊娠期胸廓改变包括肋骨展平，肋膈角增宽。胸廓横径、前后径及周径增大。妊娠晚期以胸式呼吸为主，呼吸次数变化不大，但呼吸较深。妊娠中期耗氧量增加 10% ～ 20%，肺通气量约增加 40%，有过度通气现象，使动脉血 PaO_2 增高达 92mmHg，$PaCO_2$ 降至 32mmHg，有利于给孕妇及胎儿供氧，并通过胎盘排出胎儿血中的二氧化碳。

妊娠期肺功能的变化有：①肺活量无明显改变。②通气量每分钟约增加 40%，潮气量约增加 39%。③残气量约减少 20%。④肺泡换气量约增加 65%。⑤上呼吸道（鼻、咽、气管）黏膜增厚，轻度充血、水肿，易发生上呼吸道感染。

七、内分泌系统的变化

（一）垂体

妊娠期垂体稍增大，妊娠末期腺垂体增大明显。嗜酸细胞肥大增多，形成“妊娠细胞”。

1. 促性腺激素 妊娠早期大量雌、孕激素对下丘脑及腺垂体的负反馈作用使 Gn 分泌减少，卵巢内的卵泡不再发育成熟，即无排卵。

2. 催乳激素（PRL） 妊娠 7 周开始增多，分娩前达峰值约 150μg/L，为非孕妇女的 10 倍。PRL 可促进乳房发育，为产后泌乳做准备。不哺乳者，于产后 3 周内降到非孕时水平，哺乳者约在产后 80 日以后降至孕前水平。

（二）肾上腺皮质

1. 皮质醇 妊娠期间皮质醇增加 3 倍，但仅有 10% 的游离皮质醇起作用，故孕妇并无肾上腺皮质功能亢进表现。

2. 醛固酮 妊娠期间醛固酮水平增多 4 倍，但仅有 30% ～ 40% 为有活性作用的游离醛固酮，不致引起过多的水钠潴留。

3. 睾酮 内层网状带分泌睾酮略有增加，孕妇阴毛及腋毛增多、增粗。

（三）甲状腺

妊娠期间甲状腺呈中度增大。甲状腺素结合球蛋白（TBG）增加 2 ～ 3 倍，血中甲状腺激素虽增多，但游离甲状腺激素并无增多，故孕妇无甲亢表现。孕妇及胎儿体内的促甲状腺激素均不能通过胎盘，各自负责自身甲状腺功能的调节。

（四）甲状旁腺

妊娠早期孕妇血清中甲状旁腺素水平降低。随妊娠进展，孕妇钙浓度缓慢降低，致使甲状旁腺素在妊娠中晚期逐渐升高。

八、新陈代谢的变化

（一）体重

自孕 13 周起平均每周体重增加不超过 350g，直至孕足月时体重约增加 12.5kg。

（二）糖类代谢

妊娠期间血中胰岛素增加，致使孕妇空腹血糖稍低于非孕妇，糖耐量试验血糖增高幅度大且恢复延迟。妊娠期间注射胰岛素后，降血糖效果不如非孕妇女，故妊娠期间胰岛素需要量增多。

（三）脂肪代谢

妊娠期间血脂增高，脂肪储备较多。孕期遇能量消耗过多时，体内动用大量脂肪，使血中酮体增加，易发生酮血症。孕妇尿中出现酮体多见于妊娠剧吐，或产妇因产程过长、能量过度消耗而糖原储备量相对减少时。

（四）蛋白质代谢

妊娠期孕妇处于正氮平衡状态，对蛋白质的需要量增加。母体储备的蛋白质，除供给胎儿生长发育及子宫、乳房增大的需要外，还为分娩期消耗做准备。

（五）水代谢

妊娠期间母体水分增加平均约为 7.5L，水钠潴留和排泄形成适当比例，故不引起水肿。但至妊娠末期组织间液可增加 1 ～ 2L 而致水肿。

（六）矿物质代谢

胎儿生长发育需要大量的钙、磷、铁。妊娠中、晚期应注意多补充钙剂，以提高血钙值。需补充铁剂，以防止发生缺铁性贫血。

（七）基础代谢率

于妊娠早期稍下降，妊娠中晚期逐渐增高，至妊娠晚期可增高 15% ～ 20%。

九、皮肤及其他

1. 色素沉着 孕妇皮肤色素沉着，如面颊、乳头、乳晕、腹白线及外阴等处。在面颊可见黄褐斑，分娩后可渐减退。

2. 妊娠纹 妊娠期孕妇腹部皮肤可出现不规则平行裂纹，呈淡红色或紫褐色，称为妊娠纹，见于初产妇。产后逐渐退变呈银白色，持久不消退。

3. 骨骼、关节及韧带的变化 骨质一般无改变，仅在妊娠次数过多、过密又不注意补充钙质及维生素 D 时引起骨质疏松。妊娠后期部分孕妇自觉腰骶部及肢体疼痛不适。妊娠晚期孕妇重心前移，为保持身体平衡，孕妇头部与肩部向后仰，形成典型的孕妇姿势。

［常考考点］妊娠期各系统的变化。

【例题实战模拟】

A1 型题

妊娠期孕妇腹部皮肤可出现不规则平行裂纹，称为

A. 肥胖纹　B. 妊娠纹　C. 皱纹　D. 蝴蝶斑　E. 妊娠斑

【参考答案】

B

细目五　中医对妊娠生理的认识

【考点突破攻略】

中医称妊娠为“重身”“怀子”或“怀孕”。

（一）妊娠机制

中医学认为，受孕机理在于肾气充盛，天癸成熟，冲任二脉以及胞宫功能正常，男女两精相合，即可构成胎孕。另外，受孕须有一定的时机，即“氤氲之时”“的候”，相当于排卵期。

（二）妊娠生理现象

1. 生理特点 妊娠期间胞宫行使藏而不泻功能，月经停闭。脏腑、经络之血下注冲任胞宫以养胎元，因此，孕妇机体出现“血感不足，气易偏盛”的生理特点。

2. 临床表现 妊娠初期，由于血聚于下，冲脉气盛，易夹胃气及肝气上逆，出现饮食偏嗜，恶心作呕，晨起头晕等现象。孕妇可自觉乳房胀大，乳头、乳晕颜色加深。妊娠中期白带稍增多。4～5个月后，孕妇可自觉胎动，小腹逐渐膨隆。妊娠6个月后，胎儿增大，易阻滞气机，水道不利，出现轻度肿胀。妊娠末期，由于胎儿先露部压迫膀胱与直肠，可见小便频数、大便秘结等现象。

3. 脉象 妊娠2～3个月后，六脉平和滑利，按之不绝，尺脉尤甚。

细目六　妊娠诊断

【考点突破攻略】

要点一　早期妊娠的诊断

（一）临床表现

1. 停经 生育年龄妇女，平素月经周期规律，一旦月经过期10天或以上，应考虑早期妊娠。哺乳期妇女的月经虽未恢复，但仍有再次妊娠的可能。

2. 早孕反应 约半数左右的妇女，在停经6周左右出现晨起恶心、呕吐、食欲减退、喜食酸物或偏食，称早孕反应。一般于妊娠12周左右消失。

3. 尿频 妊娠早期因增大的子宫压迫膀胱所致。

（二）检查与体征

1. 乳房 自妊娠8周起，乳房逐渐增大。孕妇自觉乳房轻度胀痛、乳头刺痛，乳头及周围乳晕着色，可见深褐色蒙氏结节。

2. 生殖器官 妊娠6～8周时，阴道黏膜及子宫颈充血，呈紫蓝色。子宫增大变软，子宫峡部极软，子宫体与子宫颈似不相连，称黑加征。孕后最初是子宫前后径变宽略饱满，妊娠5～6周宫体呈球形，至妊娠8周宫体约为非妊娠子宫的2倍，妊娠12周时子宫约为非妊娠子宫的3倍。当宫底超出骨盆腔时在耻骨联合上方可触及。

（三）辅助检查

1. 妊娠试验 用免疫学方法（多用试纸法）检测，若为阳性，表明受检者尿中含HCG，也可抽血查HCG协助诊断早期妊娠。

2. 超声检查 妊娠早期超声检查的主要目的是确定宫内妊娠，排除异位妊娠、滋养细胞疾病、盆腔肿块等，并确定胎数。估计孕龄。停经35日时，宫内可见妊娠囊；妊娠6周时，可见胚芽及原始心管搏动。妊娠11～13^{+6}周测胎儿头臀长度，准确估计孕周，校正预产期，同时检测胎儿颈项透明带厚度和胎儿鼻骨等，可作为早孕期染色体疾病筛查的指标。妊娠9～13^{+6}周超声检查可排除严重的胎儿畸形。

［常考考点］早期妊娠的诊断。

要点二　中、晚期妊娠的诊断

（一）临床表现

1. 子宫增大 随着妊娠进展，子宫逐渐增大。手测子宫底高度或尺测耻上子宫长度，可以估计胎儿大小及孕周。增长过速或过缓均可能为异常。一般来讲，妊娠满12周，手测子宫底高度在耻骨联合上2～3横指，满16周脐耻之间，满20周脐下1横指，满24周脐上1横指，满28周脐上3横指，满32周脐与剑突之间，满36周剑突下2横指，满40周脐与剑突之间或略高。

2. 胎动 胎儿的躯体活动称胎动。一般妊娠20周左右开始自觉有胎动。妊娠周数越多，胎动越活跃，但至妊娠末期胎动逐渐减少。

3. 胎心音 妊娠18～20周，用听诊器即可在孕妇腹壁上听到胎心音，呈双音，如钟表的“滴答”声，110～160次/分，超声多普勒听诊效果更好。妊娠24周以前，胎心音多在脐下正中或稍偏左或右听到；妊娠24周以后，胎心音多在胎儿背侧听得最清楚。

4. 胎体 妊娠 20 周以后，经腹壁可以触及子宫内的胎体。妊娠 24 周以后，运用四步触诊法可以区分胎头、胎臀、胎背及胎儿四肢，查清胎儿在子宫内的位置。

（二）辅助检查

1. 超声检查 B 型超声显像法不仅能显示胎儿数目、胎方位、胎心搏动和胎盘位置，以及其与子宫颈内口的关系，测羊水量、评估胎儿体重，且能测胎头双顶径、股骨长等多条径线，了解胎儿生长发育情况。

2. 彩色多普勒超声 可检测子宫动脉、脐动脉和胎儿动脉的血流速度和波形。子宫动脉（妊娠中期）血流舒张期早期切迹可评估子痫前期风险，妊娠晚期脐动脉搏动指数和阻力指数可评估胎盘血流。

［常考考点］妊娠中晚期的诊断。

要点三 胎产式、胎先露、胎方位

胎儿在子宫内的姿势，称为胎姿势。

（一）胎产式

胎体纵轴与母体纵轴的关系称胎产式。两纵轴平行者称纵产式，占妊娠足月分娩总数的 99.75%。两纵轴垂直者称横产式，仅占妊娠足月分娩总数的 0.25%。两纵轴交叉成角度者称斜产式，在分娩过程中多转为纵产式，偶尔转为横产式。

（二）胎先露

最先进入骨盆入口的胎儿部分称为胎先露。纵产式有头先露、臀先露，横产式有肩先露。头先露又可因胎头屈伸程度不同分为枕先露、前囟先露、额先露、面先露。臀先露又可因入盆先露不同分为混合臀先露、单臀先露和足先露。偶见头先露或臀先露与胎手或胎足同时入盆，称之为复合先露。

（三）胎方位

胎儿先露部的指示点与母体骨盆的关系称胎方位，简称胎位。枕先露以枕骨，面先露以颏骨，臀先露以骶骨，肩先露以肩胛骨为指示点。根据指示点与母体骨盆前、后、左、右、横的关系而有不同的胎位。如：枕先露时，胎头枕骨位于母体骨盆的左前方，应为枕左前位，余类推。

［常考考点］胎产式、胎先露、胎方位的概念。

【例题实战模拟】

A1 型题

1. 下列哪项方法不宜用于闭经与早孕的鉴别

A. 妇科检查　B. 基础体温测定　C. 尿妊娠试验

D. 腹部 X 线检查　E. B 型超声波检查

B1 型题

A. 妇科内诊，基础体温测定　B. 阴道后穹隆穿刺，基础体温测定　C. 基础体温测定，HCG 测定

D. 尿妊娠试验，基础体温测定　E. B 型超声检查，尿妊娠试验

2. 确诊早孕最可靠的辅助方法是

3. 确诊宫外孕（未破裂型），最可靠的辅助方法是

【参考答案】

1. D　2. E　3. E

第四单元　产前保健

细目一　围生医学

【考点突破攻略】

要点一　围生医学的概念

围生医学又称围产医学，是研究在围生期内加强对围生儿及孕产妇的卫生保健的一门科学。

要点二　围生期的概念

围生期是指产前、产时和产后的一段时期。围生期的规定有 4 种：①围生期Ⅰ：从妊娠满 28 周至产后 1 周。②围生期Ⅱ：从妊娠满 20 周至产后 4 周。③围生期Ⅲ：从妊娠满 28 周至产后 4 周。④围生期Ⅳ：从胚胎形成至产后 1 周。此期间的胎儿及新生儿称为围生儿。我国采用围生期Ⅰ计算围生期相关的统计指标。

［常考考点］围生期Ⅰ是指从妊娠满 28 周至产后 1 周。

【例题实战模拟】

A1 型题

我国现阶段采用的围生期范围是

A. 从胚胎形成至产后 1 周　B. 从妊娠满 20 周至产后 4 周　C. 从妊娠满 28 周至产后 1 周

D. 从妊娠满 28 周至产后 4 周　E. 从妊娠满 24 周至产后 1 周

【参考答案】

C

细目二　孕妇监护

【考点突破攻略】

要点一　产前检查时间

首次产前检查的时间从确诊为早孕时开始。根据我国《孕前和孕期保健指南》，目前推荐的检查孕周分别是：妊娠 $6\sim13^{+6}$ 周，$14\sim19^{+6}$ 周，20 ～ 24 周，25 ～ 28 周，29 ～ 32 周，33 ～ 36 周，37 ～ 41 周（每周 1 次）。有高危因素者，可酌情增加次数。

要点二　预产期推算

从末次月经第一日算起，月份减 3 或加 9，日数加 7（农历日数加 14）。若孕妇记不清末次月经时间，应采用超声检查来协助推算预产期。若根据末次月经推算的孕周与妊娠早期超声检查推算的孕周时间间隔≥ 5 天，应根据超声结果校正预产期。妊娠早期超声检测胎儿头臀长是估计孕周最准确的指标。

要点三　产前检查的步骤及方法

1. 腹部检查

（1）望诊：注意腹形及大小，有无妊娠纹、手术瘢痕及水肿等。

（2）触诊：首先，用软尺测耻上子宫长度及腹围值。然后用四步触诊法检查子宫大小、胎产式、胎先露、胎方位及先露部是否衔接。在做前三步手法时，检查者面向孕妇；做第四步手法时，检查者面向孕妇足端。

第一步手法：检查者两手置于子宫底部，触摸宫底高度，估计胎儿大小与妊娠周数是否相符，以两手指腹相对交替轻推，判断宫底部的胎儿部分，若为胎头则硬而圆且有浮球感，若为胎臀则软而宽且形状略不规则。

第二步手法：检查者两手分别置于腹部两侧，一手固定，另手轻轻深按，两手交替，仔细分辨胎背及胎儿四肢的位置，以间接判断胎方位。触到宽阔平坦饱满部分为胎背，可变形的高低不平部分是胎儿肢体。

第三步手法：检查者右手拇指与其余四指分开，置于耻骨联合上方握住胎先露部，进一步查清是胎头或胎臀，左右推动确定是否衔接。

第四步手法：检查者左右手分别置于胎先露部的两侧，向骨盆入口方向深按，进一步确诊胎先露及其入盆程度。

（3）听诊：在靠近胎背上方的腹壁听胎心音最清楚。枕先露时，胎心音在脐右（左）下方；臀先露时，胎心音在脐右（左）上方；肩先露时，胎心音在靠近脐部下方听得最清楚。

2. 产道检查　包括骨产道和软产道检查。

（1）骨产道检查：包括骨盆外测量及内测量，首次产检应做骨盆外测量。

1）骨盆外测量：①髂棘间径：孕妇取伸腿仰卧位，测量两髂前上棘外缘的距离。正常值为 23 ～ 26cm。②髂嵴间径：孕妇取伸腿仰卧位，测量两髂嵴外缘最宽的距离。正常值为 25 ～ 28cm。③骶耻外径：孕妇取左侧卧位，右腿伸直，左腿屈曲，测量第 5 腰椎棘突下至耻骨联合上缘中点的距离。正常值为 18 ～ 20cm。④坐骨结节间径或称出口横径：孕妇取仰卧位，两腿弯曲，双手抱膝，测量两坐骨结节内侧缘的距离。正常值为 8.5 ～ 9.5cm。若此径＜ 8cm，应加测出口后矢状径。⑤出口后矢状径：坐骨结节间径中点至骶骨尖端的长度。正常值为 8 ～ 9cm。出口后矢状径与坐骨结节间径之和大于 15cm 时，表示骨盆出口无明显狭窄。⑥耻骨弓角度：用左右手拇指指尖斜着对拢，放置在耻骨联合下缘，左右两拇指平放在耻骨降支的上面，测量两拇指间的角度，为耻骨弓角度。正常值为 90°，若＜ 80°为异常。此角度可反映骨盆出口横径的宽度。

2）骨盆内测量：妊娠 24 ～ 36 周时测量。①对角径：为耻骨联合下缘至骶岬上缘中点的距离，正常值为 12.5 ～ 13cm。此值减去 1.5 ～ 2cm 为骨盆入口前后径长度，称真结合径，正常值约为 11cm。②坐骨棘间径：即两坐骨棘间的距离，正常值为 10cm。③坐骨切迹宽度：指坐骨棘与骶骨下部间的距离，即骶棘韧带宽度。将阴道内的食指置于韧带上移动。正常情况能容纳三横指（5.5 ～ 6cm），否则为中骨盆狭窄。

（2）软产道检查（即阴道检查）：软产道包括子宫下段、宫颈、阴道、盆底软组织。妊娠早期初诊时检查，以了解软产道有无阴道隔膜、囊肿、赘生物等异常。

3. 肛门指诊检查　可了解胎先露部、骶骨前面弯曲度、坐骨棘间径、坐骨切迹宽度及骶尾关节活动度，并测量出口后矢状径。

［常考考点］产前检查的时间和预产期的计算。

【例题实战模拟】

A1 型题

1. 产前检查的时间，正确的是

A. 从妊娠 6 ～ 13^{+6} 周开始　B. 妊娠 20 周起进行产前系列检查　C. 从妊娠 20 ～ 30 周期每 4 周检查一次　D. 从妊娠 30 周开始每周检查一次　E. 高危妊娠应每周检查一次

2. 月经规律的妇女，推算预产期常用的时间是

A. 末次月经干净之日　B. 末次月经开始之日　C. 初觉胎动之日　D. 房事之日　E. 早孕反应开始之日

3. 孕 20 周末胎儿发育特征，下列叙述正确的是

A. 皮下脂肪开始沉着　B. 用听诊器可在孕妇腹部听到胎心音　C. 身长 40cm　D. 指甲已达指端　E. 内脏器官已发育齐全

4. 末次月经是 2000 年 2 月 26 日，其预产期应是

A. 2000 年 12 月 1 日　B. 2000 年 12 月 2 日　C. 2000 年 12 月 3 日　D. 2000 年 12 月 4 日　E. 2000 年 12 月 5 日

A2 型题

5. 患者，女，25 岁，已婚初孕。月经规律，末次月经从 1999 年 11 月 30 日开始，干净之日为 12 月 7 日。预产期应

是 2000 年

A. 8 月 14 日　B. 8 月 30 日　C. 9 月 7 日　D. 9 月 14 日　E. 9 月 30 日

【参考答案】

1. B　2. B　3. B　4. D　5. C

细目三　评估胎儿健康的技术

【考点突破攻略】

要点一　胎儿宫内情况监护

（一）确定是否为高危儿

高危儿包括：①孕龄＜ 37 周或≥ 42 周。②出生体重＜ 2500g。③小于孕龄儿或大于孕龄儿。④生后 1 分钟内 Apgar 评分 0 ～ 3 分。⑤产时感染。⑥高危妊娠产妇的新生儿。⑦手术产儿。⑧新生儿的兄姐有严重的新生儿病史或新生儿期死亡等。

（二）胎儿宫内状况的监测

1. 妊娠早期　妇科检查确定子宫大小及是否与妊娠周数相符。超声检查最早在妊娠第 6 周即可见妊娠囊和原始心管搏动。有条件时，妊娠 11 ～ 13^{+6} 周超声测量胎儿颈项透明层厚度和胎儿发育情况。

2. 妊娠中期　每次产前检查测量宫底高度和听取胎心率。超声检查胎儿生长状况并筛查胎儿结构有无异常。

3. 妊娠晚期

（1）每次产前检查测量宫底高度并听取胎心率。超声检查判断胎儿生长状况，且能判定胎位、胎盘位置、羊水量和胎盘成熟度。

（2）胎动监测是孕妇自我评价胎儿宫内状况的方法。一般妊娠 20 周开始自觉胎动，胎动夜间和下午较为活跃。胎动常在胎儿睡眠周期消失，持续 20 ～ 40 分钟。妊娠 28 周以后，胎动计数＜ 10 次 /12 小时或减少 50% 者提示有胎儿缺氧可能。

（3）电子胎心监护的优点是能连续观察并记录胎心率的动态变化，同时描记子宫收缩和胎动情况，反映三者间的关系。其中基线变异是最重要的评价指标。

（4）预测胎儿宫内储备能力：①无应激试验：是指在无宫缩、无外界负荷刺激情况下，对胎儿进行胎心率宫缩图的观察和记录。本试验是通过观察胎动时胎心率的变化，以了解胎儿的储备能力。用于产前监护。②缩宫素激惹试验（OCT）：又称宫缩应激试验（CST），其原理是诱发宫缩并用胎儿监护仪记录胎心的变化。本方法是了解胎盘于宫缩时一过性缺氧的负荷试验，以测定胎儿的储备能力。

（5）胎儿生物物理相（BPP）评分：利用胎儿电子监护仪和 B 型超声联合监测判断胎儿有无急慢性缺氧的一种监护方法。

要点二　胎肺成熟度的监测

1. 妊娠满 34 周胎儿肺发育基本成熟。

2. 卵磷脂 / 鞘磷脂比值。若羊水 L/S ≥ 2，提示胎儿肺成熟。可用羊水振荡试验（泡沫试验）间接估计 L/S 值。

3. 磷脂酰甘油（PG）阳性，提示胎肺成熟。

［常考考点］高危儿的诊断。

【例题实战模拟】

A1 型题

下列不属于高危儿的是

A. 孕龄＜ 37 周或≥ 42 周　B. 出生体重＜ 3000g

C. 小于孕龄儿或大于孕龄儿　D. 生后 1 分钟内 Apgar 评分 0 ～ 3 分

E. 产时感染

【参考答案】

B

细目四　孕期用药

【考点突破攻略】

要点一　西医孕期用药原则

①用药必须有明确指征，避免不必要的用药。②根据病情选用有效且对胎儿相对安全的药物。③选择单一用药，避免联合用药。④应选用结论比较肯定的药物，避免使用较新且未肯定对胎儿是否有不良影响的药物。⑤严格掌握剂量和用药持续时间，注意及时停药。⑥妊娠早期若病情允许，尽量推迟到中晚期再用药。

要点二　中医孕期用药原则

妊娠期间，凡峻下、滑利、祛瘀、破血、耗气、散气以及一切有毒药品，都应慎用或禁用。但在病情需要的情况下，也可适当选用，所谓“有故无殒，亦无殒也”。但须严格掌握剂量，并“衰其大半而止”，以免动胎、伤胎。

［常考考点］中西药的用药原则。

【例题实战模拟】

A1 型题

1. 下列有关西药的应用原则，错误的是

A. 用药必须有明确指征　B. 对胎儿相对安全的药物　C. 一般联合用药
D. 选用结论比较肯定的药物　E. 严格掌握剂量和用药持续时间

2. 妊娠禁用或慎用的中药不包括

A. 峻下、滑利药　B. 祛瘀、破血药　C. 耗气、散气药　D. 有毒药品　E. 清热、解毒药

【参考答案】

1. C　2. E

第五单元　正常分娩

细目一　决定分娩的四因素

【考点突破攻略】

要点一　产力

产力是指将胎儿及其附属物从子宫内逼出的力量，包括子宫收缩力（简称宫缩）、腹肌和膈肌收缩力（统称腹压）以及肛提肌收缩力。

（一）子宫收缩力

是临产后的主要产力，贯穿于分娩全过程。临产后的子宫收缩力能使子宫颈管缩短消失、宫口扩张、先露下降、胎儿和胎盘娩出。其特点有节律性、对称性和极性及缩复作用。

（二）腹肌及膈肌收缩力

是第二产程娩出胎儿的重要辅助力量。腹压在第三产程还可促使胎盘娩出。

（三）肛提肌收缩力

肛提肌收缩力有协助胎先露部在盆腔进行内旋转的作用。当胎头枕部露于耻骨弓下时，能协助胎头仰伸及娩出；当胎盘降至阴道时有助于胎盘娩出。

［常考考点］产力包括子宫收缩力、腹肌和膈肌收缩力及肛提肌收缩力。

要点二　产道

产道是指胎儿娩出的通道，分为骨产道和软产道两部分。

（一）骨产道

指真骨盆，是产道的重要部分，其大小、形状与分娩关系密切。

1. 骨盆平面及径线

（1）骨盆入口平面：呈横椭圆形，前方为耻骨联合上缘，两侧为髂耻缘，后方为骶岬前缘，有4条径线。

1）入口前后径：又称真结合径，指耻骨联合上缘中点至骶岬前缘正中间的距离，平均值为11cm。

2）入口横径：左右髂耻缘之间的最大距离，平均值为13cm。

3）入口斜径：左右各一。左骶髂关节至右髂耻隆突间的距离为左斜径，右骶髂关节至左髂耻隆突间的距离为右斜径，平均值为12.75cm。

（2）中骨盆平面：呈前后径长的椭圆形，是骨盆最小平面，最狭窄。前方为耻骨联合下缘，两侧为坐骨棘，后方为骶骨下端，有两条径线。

1）中骨盆前后径：耻骨联合下缘中点通过两侧坐骨棘连线中点至骶骨下端间的距离，平均值为11.5cm。

2）中骨盆横径：即坐骨棘间径，平均值为10cm。

（3）骨盆出口平面：由两个不同平面的三角形组成，其共同的底边是坐骨结节间径。前三角的顶端为耻骨联合下缘，两侧为耻骨降支；后三角的顶端为骶尾关节，两侧为骶结节韧带。有四条径线。

1）出口前后径：耻骨联合下缘至骶尾关节的距离，平均值为11.5cm。

2）出口横径：又称坐骨结节间径，平均值为9cm。

3）出口前矢状径：耻骨联合下缘中点至坐骨结节间径中点间的距离，平均值为6cm。

4）出口后矢状径：骶尾关节至坐骨结节间经中间点的距离，平均值为8.5cm。若出口横径稍短，而出口后矢状径略长，两径之和≥15cm时，正常大小的胎头可通过后三角区经阴道娩出。

2. 骨盆轴与骨盆倾斜度

（1）骨盆轴：连接骨盆各平面中点的假想曲线称为骨盆轴。此轴上段向下向后，中段向下，下段向下向前。分娩时胎儿沿此轴完成分娩机制。

（2）骨盆倾斜度：指妇女站立时骨盆入口平面与地平面所形成的角度，一般为60°。如骨盆倾斜度过大，影响胎头衔接和娩出。

（二）软产道

是由子宫下段、子宫颈、阴道及骨盆底软组织构成的弯曲通道。

1. 子宫下段的形成　由非孕时约1cm的子宫峡部伸展形成。妊娠12周后峡部已扩展成宫腔的一部分，妊娠末期被渐拉长形成子宫下段。临产后拉长达7～10cm。由于子宫肌纤维的缩复作用，子宫上下段的肌壁厚薄不同，在两者之间子宫内面形成一环状隆起，称生理性缩复环。

2. 宫颈的变化及宫颈管的消失　临产前的子宫颈管长2～3cm。临产后的规律宫缩及胎先露部支撑前羊水囊呈楔状，致使宫颈内口向上向外扩张，形成漏斗状宫颈管，随后宫颈管逐渐变短消失。初产妇多是宫颈管先消失，宫口后扩张。经产妇多是宫颈管短缩消失与宫口扩张同时进行。

3. 骨盆底、阴道及会阴的变化　软产道下端形成一个向前弯的长筒，阴道黏膜皱襞展开，阴道扩张，使腔道加宽。会阴体由5cm变薄为2～4mm。

要点三　胎儿

（一）胎儿大小

胎儿大小是决定分娩难易的重要因素之一。胎头是胎体的最大部分，胎儿过大致胎头径线过大，尽管骨盆大小正常，也可引起相对性头盆不称造成难产。

1. 胎头　颅骨由两块顶骨、额骨、颞骨及一块枕骨组成。颅骨间的缝隙称颅缝。两颅缝交汇处空隙较大者称为囟门，位于胎头前方的菱形称大囟门（前囟），位于胎头后方的三角形称小囟门（后囟）。在分娩过程中，颅骨轻度移位重叠使头颅变形缩小，有利于胎儿娩出。

2. 胎头径线　①双顶径（BPD）：两顶骨隆突间的距离，为胎头最大横径，足月胎儿的平均值为9.3cm。②枕额径：

由鼻根上方至枕骨隆突间的距离，足月胎儿平均值约 11.3cm，胎头以此径线衔接。③枕下前囟径：又称小斜径，前囟门中央至枕骨隆突下方的距离，是胎头的最小径线，足月胎儿平均值约 9.5cm，胎头俯屈后以此径线通过产道。④枕颏径：又称大斜径，颏骨下方中央至后囟顶部之间的距离，是胎头最大径线，足月胎儿平均值约 13.3cm。

（二）胎位

产道为一纵行管道，如为纵产式（头位或臀位），胎体纵轴与骨盆轴相一致，胎儿容易通过产道。头先露时，胎头先通过产道，较臀位易娩出。臀先露时，因胎臀较胎头周径小且软，阴道不能充分扩张，胎头无变形机会，使胎头娩出困难。肩先露时，胎体纵轴与骨盆轴垂直，足月活胎不能通过产道，对母儿威胁较大。

（三）胎儿畸形

如脑积水、连体胎儿等，由于胎头或胎体过大，难以通过产道。

［常考考点］影响分娩的胎儿因素是胎位、胎儿大小和胎儿畸形。

要点四　精神心理因素

分娩对产妇是一种持久而强烈的应激源。相当数量的初产妇恐惧分娩、怕疼痛、怕出血、怕难产、担心胎儿畸形、怕有生命危险等，致使情绪紧张，处于焦虑、不安和恐惧的精神心理状态，可影响机体内部的平衡适应力和健康，进而影响产力，影响产程进展。

［常考考点］决定分娩的四因素：产力、产道、胎儿和精神心理因素。

【例题实战模拟】

A1 型题

1. 决定分娩的主要因素是

A. 产力、产道　B. 产道、胎儿　C. 产力、产道、会阴盆底
D. 产力、产道、胎儿　E. 产力、胎儿、胎位

2. 胎儿经阴道娩出最主要的力是

A. 子宫收缩力　B. 肛提肌收缩力　C. 腹肌收缩力　D. 膈肌收缩力　E. 腹部压力

3. 关于软产道的组成，错误的是

A. 子宫下段　B. 输卵管　C. 子宫颈　D. 阴道　E. 盆底软组织

4. 决定胎儿能否顺利通过产道的胎儿因素不包括

A. 胎位　B. 胎儿大小　C. 胎儿有无畸形　D. 胎儿性别　E. 胎儿颅骨过硬

5. 孕妇因恐惧分娩可产生下列变化，错误的是

A. 心率加快　B. 呼吸急促　C. 肺内气体交换不足　D. 产程缩短　E. 体力消耗过多

【参考答案】

1. D　2. A　3. B　4. D　5. D

细目二　枕先露的分娩机制

【考点突破攻略】

分娩机制是指胎儿先露部随骨盆各平面的不同形态，被动进行一系列适应性转动，以其最小径线通过产道的全过程。以枕左前位为例说明。

1. 衔接　胎头双顶径进入骨盆入口平面，胎头颅骨最低点接近或达到坐骨棘水平，称为衔接。部分初产妇在预产期前 1 ～ 2 周内胎头衔接，经产妇多在分娩开始后胎头衔接。

2. 下降　胎头沿骨盆轴前进的动作称下降。下降动作贯穿于分娩全过程。临床上以胎头下降的程度作为判断产程进展的重要标志。

3. 俯屈　当胎头下降至骨盆底时，处于半俯屈状态的胎头枕部遇肛提肌阻力进一步俯屈，使胎头衔接时的枕额径变为最小的枕下前囟径，有利于胎头进一步下降。

4. 内旋转　胎头围绕骨盆纵轴旋转，使其矢状缝与中骨盆及出口前后径相一致的动作称为内旋转。胎头在第一产程

末完成内旋转动作。

5. 仰伸 胎头下降达阴道外口时，宫缩和腹压继续迫使胎头下降，肛提肌收缩力又将胎头向前推进，两者共同作用使胎头向下向前，枕骨下部达耻骨联合下缘时，以耻骨弓为支点使胎头逐渐仰伸，胎头娩出。

6. 复位及外旋转 胎头娩出后，为使胎头与胎肩恢复正常关系，胎头枕部向左旋转45°称复位。胎肩在盆腔内继续下降，前（右）肩向前向中线旋转45°时，胎儿双肩径转成与骨盆出口前后径相一致的方向，胎头枕部需在外继续向左旋转45°以保持胎头与胎肩的垂直关系，称为外旋转。

7. 胎肩及胎儿娩出 胎头完成外旋转后，前（右）肩在耻骨弓下先娩出，继之后（左）肩在会阴前缘娩出，随后胎体及其下肢娩出。

［常考考点］胎儿娩出的机制是衔接→下降→俯屈→内旋转→仰伸→复位和外旋转→胎肩及胎儿娩出。

【例题实战模拟】

A1 型题

1. 下列关于枕前位分娩机制，判定产程进展的重要标志是
A. 衔接　B. 下降　C. 内旋转　D. 俯屈　E. 仰伸

2. 下列关于正常枕先露分娩机制的叙述，正确的是
A. 下降，衔接，内旋转，俯屈，仰伸复位，外旋转　B. 衔接，俯屈，内旋转，下降，仰伸复位，外旋转
C. 衔接，下降，俯屈，内旋转，仰伸复位，外旋转　D. 下降，俯屈，衔接，内旋转，仰伸复位，外旋转
E. 衔接，下降，内旋转，俯屈，仰伸复位，外旋转

【参考答案】

1. B　2. C

细目三　先兆临产及临产的诊断

【考点突破攻略】

要点一　先兆临产

出现预示不久将临产的症状，称为先兆临产。

1. 假临产 分娩发动之前，孕妇常出现不规则子宫收缩，称为“假临产”。其特点是宫缩持续时间短而不恒定，宫缩强度并不逐渐增强，间歇时间长而不规律；宫颈管不缩短，宫口不扩张；常在夜间出现清晨消失；镇静剂能抑制假临产。

2. 胎儿下降感 胎先露下降进入骨盆入口后，子宫底下降，产妇多有轻松感，呼吸较前轻快，进食量增多。

3. 见红 在临产前24～48小时，因宫颈内口附近的胎膜与该处的子宫壁分离，毛细血管破裂经阴道排出少许血液，与宫颈黏液相混排出，称见红，是分娩即将开始比较可靠的征象。

［常考考点］先兆临产的表现：假临产、胎儿下降感和见红。

要点二　临产的诊断

临产开始的主要标志是有规律而逐渐增强的子宫收缩，持续30秒及以上，间歇5～6分钟，并伴有进行性宫颈管消失、宫口扩张和胎先露部下降。

［常考考点］临产的表现。

【例题实战模拟】

A1 型题

临产的重要标志是
A. 见红，破膜，规律宫缩　B. 见红，规律宫缩，宫口开张不明显　C. 见红，胎先露下降，伴尿频
D. 规律宫缩，见红　E. 规律宫缩，进行性宫口扩张和胎先露下降

【参考答案】

E

细目四 分娩的临床经过及处理

【考点突破攻略】

要点一 总产程及产程分期

总产程即分娩全过程，是从开始出现规律宫缩至胎儿胎盘娩出，分为3个产程。

1.第一产程（宫颈扩张期） 从规律宫缩到宫口开全。初产妇潜伏期不超过20小时，经产妇不超过14小时。

2.第二产程（胎儿娩出期） 从宫口开全到胎儿娩出。初产妇不超过3小时，经产妇不应超过2小时。

3.第三产程（胎盘娩出期） 从胎儿娩出后到胎盘胎膜娩出。需5～15分钟，不超过30分钟。

［常考考点］产程分期：第一产程、第二产程和第三产程。

要点二 各产程的临床经过及处理

一、第一产程的临床表现及处理

（一）临床表现

1.规律宫缩 产程开始时，宫缩持续时间短（约30秒）且弱，间歇时间长（5～6分钟），随着产程进展，持续时间渐长且增强，间歇期缩短。当宫口近开全时，宫缩持续时间可达1分钟及以上，间歇期仅1～2分钟。

2.宫口扩张 随宫缩渐频且增强时，子宫颈管逐渐缩短，直至消失，宫口逐渐扩张至开全（10cm）。

3.胎先露下降程度 是决定能否经阴道分娩的重要观察指标。

4.胎膜破裂 简称破膜，多发生在宫口近开全时。

（二）观察产程及处理

1.子宫收缩 包括宫缩频率、强度、持续时间、间歇时间、子宫放松情况。常用观察子宫收缩的方法包括腹部触诊及仪器监测。腹部触诊：助产人员将手掌放于产妇的腹壁上，宫缩时可感到宫体部隆起变硬、间歇期松弛变软。仪器监护最常用的是外监护。

2.宫口扩张及胎先露下降 经阴道指诊检查宫口扩张和胎先露下降情况。消毒外阴，通过食指和中指直接触摸了解骨盆、产道情况，了解宫颈管消退和宫口扩张情况、胎先露高低、确定胎方位及胎先露下方有无脐带，并进行Bishop宫颈成熟度评分。

胎头下降情况有两种评估方法：①腹部触诊：在骨盆入口平面上方可触及的剩余胎头部分，以国际五分法表示，用于初步判断。②胎儿颅骨最低点与坐骨棘平面的关系：阴道检查可触及坐骨棘，胎头颅骨最低点平坐骨棘时，以“0”表示；在坐骨棘平面上1cm时，以“–1”表示；在坐骨棘平面下1cm时，以“+1”表示。以此类推。

3.胎膜破裂 一旦胎膜破裂，应立即监测胎心，并观察羊水性状，破膜后应每2小时测量产妇体温，注意排查绒毛膜羊膜炎。

（三）胎心和母体观察及处理

1.胎心监测 胎心应在宫缩间歇期听诊，随产程进展适当增加听诊次数。高危妊娠或怀疑胎儿受累、羊水异常时建议连续电子胎心监护评估，密切监测胎儿宫内情况。

2.母体观察及处理

（1）生命体征：测量产妇生命体征并记录。

（2）阴道流血：观察有无异常阴道流血，警惕前置胎盘胎盘早剥、前置血管破裂出血等情况。

（3）饮食：产妇宜少量多次摄入无渣饮食，既保证充沛的体力，又利于在需要急诊剖宫产时的麻醉安全。

（4）活动与休息：宫缩不强且未破膜，产妇可在室内适当活动。

（5）排尿：鼓励产妇每2～4小时排尿一次，避免膀胱充盈影响宫缩及胎头下降，必要时导尿。

（6）精神支持。

二、第二产程的临床表现及处理

（一）临床表现

宫口开全或近开全后，胎膜多会自然破裂，若未破膜者给予人工破膜。当胎头降至骨盆出口压迫骨盆底组织时，产妇有排便感，不自主向下屏气，会阴渐膨隆并变薄，肛门括约肌松弛。宫缩时胎头露出于阴道口，露出部分不断增大，在宫缩间歇期胎头又缩回阴道内，称胎头拨露。胎头双顶径越过骨盆出口，宫缩间歇时胎头不再回缩，称胎头着冠。此时会阴极度扩展，胎头娩出、复位和外旋转，随之胎肩、胎体很快娩出。

（二）观察产程及处理

1. 密切监测胎心 每次宫缩过后或每 5 分钟监测一次，听诊胎心应在宫缩间歇期且至少听诊 30 ～ 60 秒，必要时用胎心监护仪监测。发现胎心异常应立即阴道检查，迅速结束分娩。

2. 指导产妇屏气 宫口开全后应指导产妇运用腹压。让产妇宫缩时屏气增加腹压，宫缩间歇期呼气并使全身肌肉放松，安静休息。

3. 接生准备 初产妇宫口开全、经产妇宫口扩张 6cm 且宫缩规律有力时，应将产妇送至产房做好接生准备工作。消毒后铺巾准备接生。

4. 接产 当胎头拨露使会阴后联合紧张时开始保护会阴。当胎头枕部在耻骨弓下露出时，左手应按分娩机制协助胎头仰伸。此时如宫缩强应嘱产妇张口哈气，让产妇在宫缩间歇时稍向下屏气，使胎头缓慢娩出。胎头娩出后，右手仍保护会阴，左手自鼻根向下颏挤压，挤出口鼻内的黏液和羊水，然后协助胎头复位和外旋转。左手将胎儿颈部向下轻压，使前肩自耻骨弓下先娩出，继之再托胎颈向上，使后肩娩出。双肩娩出后，右手方可放松，双手握住胎儿的腋部向外牵引，胎体及下肢即可顺利娩出。在距脐轮 10 ～ 15cm 处，用两把止血钳钳夹，在两钳间剪断脐带。

三、第三产程的临床表现及处理

（一）临床表现

胎儿娩出后子宫迅速收缩，宫底降至脐平，宫缩暂停几分钟后又重新出现，胎盘与子宫壁发生错位而剥离，形成胎盘后血肿，剥离面不断增加，最终胎盘完全从子宫壁剥离而娩出。胎盘剥离征象有：①子宫体变硬呈球形，宫底上升达脐上。②阴道口外露的一段脐带自行延长。③阴道少量流血。④经耻骨联合上方轻压子宫下段时，宫体上升而外露的脐带不再回缩。胎盘娩出方式包括胎儿面娩出式（多见）和母体面娩出式（少见，胎盘娩出前先有较多量阴道流血）。

（二）处理

1. 新生儿处理 ①清理呼吸道。②脐带处理。③新生儿阿普加（Apgar）评分及脐动脉血气 pH 测定的意义。Apgar 评分是用于快速评估新生儿一般状况的方法，包括心率、呼吸、肌张力、喉反射及皮肤颜色。1 分钟 Apgar 评分评估出生时状况，反映宫内的情况；5 分钟 Apgar 评分反映复苏效果，与近期和远期预后关系密切。脐动脉血气代表新生儿在产程中血气变化的结局，提示有无缺氧、酸中毒及其严重程度，反映窒息的病理生理本质，较 Apgar 评分客观、特异性强。

我国新生儿窒息标准：① 5 分钟 Apgar 评分 $\leqslant 7$ 分，仍未建立有效呼吸。②脐动脉血气 pH < 7.15。③排除其他引起 Apgar 评分低的病因。④产前具有可能导致窒息的高危因素。以上①～③为必要条件，④为参考条件。

2. 协助胎盘娩出。

3. 检查胎盘胎膜。

4. 检查软产道 若有裂伤应立即缝合。

5. 预防产后出血 为减少产后出血量，应用缩宫素等缩宫剂结合按摩子宫加强子宫收缩，注意观察并精准测量出血量。

6. 产后观察 产后应在产房观察 2 小时，严密观察血压、脉搏、子宫收缩、宫底高度、膀胱充盈、阴道流血量、会阴阴道有无血肿等情况。

[常考考点] 三个产程的临床表现及处理。

要点三 中医关于分娩的认识

1. 预产期的计算方法 中医学有明确的记载。《妇婴新说》指出：“分娩之期，或早或迟……大约自受胎之日计算，应以二百八十日为准，每与第十次经期暗合也。”与西医学计算为 280 天基本一致。

2. 分娩先兆 孕妇分娩，又称临产，分娩前多有征兆，如胎位下移，小腹坠胀，有便意感，或阴道有少量血水排出，又称“见红”等。古人还观察到有些孕妇在妊娠末期出现一些无规律的腹痛等假临产现象，如试胎（试月）、弄胎。《医

宗金鉴 · 妇科心法要诀》说："妊娠八九个月时，或腹中痛，痛定仍然如常者，此名试胎……若月数已足，腹痛或作或止，腰不痛者，此名弄胎。"二者均不是真正临产，应予区别。

3. 正产现象 在临产时出现腹部阵阵作痛，小腹重坠，逐渐加重至产门开全，阴户窘迫，胎儿、胞衣依次娩出，分娩结束。

4. 临产调护 《达生编》提出了"睡、忍痛、慢临盆"的临产调护六字要诀，对分娩的调护具有重要的指导意义。

［常考考点］试胎（试月）、弄胎和临产调护六字要诀。

【例题实战模拟】

A1 型题

1. 临产调护六字真言"睡、忍痛、慢临盆"出自

A.《经效产宝》 B.《十产论》 C.《女科百问》 D.《达生编》 E.《妇人大全良方》

A2 型题

2. 患者，女，24 岁，已婚。孕 39 周，阵发性下腹痛约 13 小时，伴阴道少许出血，肛门坠胀，有排便感。检查：宫缩 45 秒 /3 分钟，宫口已开大达 9cm。其诊断是

A. 分娩先兆 B. 先兆早产 C. 已临产，第一产程

D. 已临产，第二产程 E. 已临产，第三产程

B1 型题

A. 从规律宫缩到宫口开全 B. 宫口开全到胎儿娩出 C. 胎儿娩出至胎盘娩出

D. 从规律宫缩到宫口开大 3cm E. 胎盘娩出到产后 2 小时

3. 产程中第二产程是指

4. 产程中第三产程是指

【参考答案】

1. D 2. C 3. B 4. C

第六单元 正常产褥

细目一 产褥期

【考点突破攻略】

要点 产褥期的概念

产妇全身器官除乳腺外，从胎盘娩出至恢复或接近正常未孕状态所需的一段时期称为产褥期，一般为 6 周。

细目二 产褥期母体的变化

【考点突破攻略】

要点一 生殖系统

（一）子宫复旧

妊娠子宫从胎盘娩出逐渐恢复至未孕状态的过程称为子宫复旧。子宫体的复旧主要是宫体肌纤维缩复和子宫内膜再生。子宫复旧不是肌细胞数目的减少，而是肌细胞的缩小。产后 1 周子宫体缩小至妊娠 12 周大小，产后 10 天在腹部扪不到子宫底，产后 6 周恢复到孕前大小。子宫重量分娩后约为 1000g，产后 1 周约为 500g，直至产后 6 周时为 50 ～ 70g。胎盘排出后子宫胎盘附着面立即缩小一半，开放的螺旋小动脉和静脉窦压缩变窄和血栓形成，出血逐渐减少和停止。子

宫内膜基底层逐渐再生新的功能层，约需3周。胎盘附着部位内膜完成修复需至产后6周。

（二）子宫颈

产后1周，子宫颈管及子宫颈内口恢复至未孕状态。产后4周，子宫颈完全恢复至未孕状态。由于分娩时子宫颈外口3点、9点处易形成轻度裂伤，使初产妇的子宫颈外口由产前的圆形（未产型）变为产后的"一"字形横裂（已产型）。

（三）阴道与外阴

产褥期阴道腔逐渐缩小，阴道壁肌张力逐渐恢复，黏膜皱襞约于产后3周重新出现，但阴道于产褥期结束时尚不能完全恢复至未孕时的紧张度。

外阴水肿2～3日自行消退，轻度撕裂或会阴伤口缝合术后的伤口均在3～4日内愈合。处女膜因在分娩时撕裂形成痕迹，称处女膜痕。

（四）盆底组织

盆底肌及其筋膜在分娩时过度扩张致弹性减弱，且常伴有肌纤维部分断裂而致盆底松弛。如产妇能坚持康复运动，盆底肌有可能恢复至接近未孕状态。如盆底肌及其筋膜发生严重撕裂，产褥期过早参加体力劳动可导致阴道壁膨出，甚至子宫脱垂。

要点二　乳房

产褥期乳房的变化主要是泌乳。随着胎盘的排出，胎盘催乳素、孕激素、雌激素水平急剧下降，乳汁开始分泌。以后的乳汁分泌则依赖于哺乳时的吸吮刺激。吸吮动作还反射性引起神经垂体释放缩宫素，发生射乳。不断的排空乳房也是维持乳汁分泌的重要条件。乳汁分泌还与产妇营养、睡眠、情绪和健康状况密切相关。

要点三　循环系统与血液系统

（一）心血管系统

循环血容量于产后2～3周恢复至未孕状态。在产后72小时内，体循环血容量增加15%～25%，应注意预防心衰的发生。

（二）血液系统

产褥早期，产妇血液仍处于高凝状态。纤维蛋白原、凝血酶、凝血酶原于产后2～4周内降至正常。产后红细胞计数和血红蛋白值增高。白细胞总数于产褥早期仍较高，可达（15～30）$\times 10^9$/L，其中中性粒细胞增多。血小板数也增多。血沉于产后3～4周降至正常。

［常考考点］产褥期母体的各种变化。

细目三　产褥期临床表现

【考点突破攻略】

要点一　生命体征

产后体温多在正常范围内，若产程延长致过度疲劳时，体温可在产后24小时内略升高，一般不超过38℃。产后3～4天可有泌乳热，持续4～16小时下降，不属病态。产后脉搏略缓慢，每分钟60～70次，产后1周恢复正常。产后由妊娠期的胸式呼吸变为深慢的胸腹式呼吸，每分钟14～16次。血压于产褥期平稳，妊娠期高血压产妇的血压于产后明显降低。

要点二　子宫复旧

胎盘娩出后，子宫底在脐下一指。产后第1日宫底稍上升至脐平，以后每日下降1～2cm，在产后10日子宫下降入骨盆腔内。

要点三　产后宫缩痛

产褥期由于子宫阵发性收缩引起下腹部剧烈痛称产后宫缩痛。产后1～2日出现，持续2～3日疼痛自然消失。

要点四　恶露

产后随子宫蜕膜的脱落，含有血液、坏死蜕膜等组织经阴道排出，称恶露。分为：①血性恶露：持续 3 ～ 4 日。②浆液恶露：持续 10 日左右。③白色恶露：持续 3 周干净。正常恶露有血腥味，但无臭味，持续 4 ～ 6 周。总量 250 ～ 500mL。

要点五　褥汗

产后 1 周内皮肤排泄功能旺盛，排出大量汗液，以夜间睡眠和初醒时更明显，不属病态。

［常考考点］产褥期的临床表现。

【例题实战模拟】

A1 型题

1. 下列产褥期的临床表现，正确的是
   A. 产后第 1 日，子宫底稍下降　B. 产后初期，产妇脉搏增快　C. 产后 1 ～ 2 日可发生“泌乳热”
   D. 产后 1 ～ 2 日出现宫缩痛　E. 恶露通常持续 1 ～ 2 周
2. 下列关于正常产褥的叙述，正确的是
   A. 产后 1 周宫底稍上升至脐平　B. 体温在产后 24 小时升高，不超过 38℃
   C. 血性恶露持续 10 天　D. 产后 1 个月排出大量汗液
   E. 产后 1 周出现宫缩痛
3. 正常情况下，产后恶露持续的时间是
   A. 4 ～ 6 周　B. 6 ～ 8 周　C. 3 ～ 4 天　D. 7 ～ 10 天　E. 2 ～ 3 周

【参考答案】

1. D　2. B　3. A

细目四　产褥期处理及保健

【考点突破攻略】

要点一　产褥期处理

1. 产后 2 小时的处理　产后 2 小时内极易发生产后出血、子痫、产后心力衰竭等严重并发症，故应严密观察产妇血压、脉搏、子宫收缩情况、阴道流血量及膀胱充盈等。若发现子宫收缩乏力，应按摩子宫并肌注子宫收缩剂。若阴道流血量不多，但宫底上升者，提示宫腔积血，应挤压宫底排出积血，并给予子宫收缩剂。

2. 饮食　产后 1 小时可让产妇进流食或清淡半流食，食物应富有营养、足够热量和水分。若哺乳应多进蛋白质和汤汁食物，适当补充维生素和铁剂。

3. 排尿与排便　产后 4 小时应让产妇排尿；若排尿困难，可用热水熏洗外阴，用温开水冲洗尿道口诱导排尿，按摩膀胱，或针刺关元、气海、三阴交、阴陵泉等，或用穴位封闭新斯的明 0.5mg。采用上述方法无效时应予以导尿，并预防感染。产妇应多吃蔬菜及早日下床活动，以防止便秘。若发生便秘，口服缓泻剂，或用开塞露塞肛或温肥皂水灌肠。

4. 脉搏、呼吸、血压　产后应每日测量体温、脉搏、呼吸、血压。若体温持续升高提示体内有感染灶，应仔细检查确定病因。

5. 子宫复旧与恶露　每日应在同一时间手测宫高以了解子宫复旧过程，观察恶露量、颜色、气味，若子宫复旧不全，恶露量多、色红，持续时间延长，应给予缩宫剂；若合并感染，恶露有腐臭味且有子宫压痛，应给予抗生素控制感染。

6. 乳房护理　产后半小时内开始哺乳，提倡按需哺乳。乳胀者于哺乳前调节饮食，保持心情舒畅，或用中药治疗。乳头皲裂者，除哺乳前湿热敷外，还可挤少许乳汁涂在乳头和乳晕上，也可用麻油或蛋黄油涂之，或用 10% 复方安息香酸酊。皲裂严重者应停止哺乳，用吸乳器吸出乳汁喂养新生儿。哺乳期以 10 个月至 1 年为宜。需退奶者，可用炒麦芽 60g，煎汤频服，或用中药免怀散（《济阴纲目》：红花、赤芍药、当归尾、川牛膝）水煎服，连服 3 剂，或芒硝 250g 分装两纱布袋中敷于两乳房，湿硬时更换。目前不推荐用雌激素或溴隐亭退奶。

7. 会阴处理 每日用0.05%聚维酮碘液擦洗会阴2～3次。保持会阴清洁和干燥。会阴部有伤口者，应每日检查伤口周围有无红肿、硬结、分泌物及愈合情况，产后24小时可用红外线照射外阴。有缝线者产后3～5日拆线，若伤口感染时，应提前拆线引流或扩创处理，50%硫酸镁湿热敷可减轻会阴缝合肿胀疼痛，若疼痛严重或伴有大便坠胀要怀疑有血肿的可能。

要点二 产褥期保健

产褥期保健的目的是防止产后出血、感染等并发症的发生，促使产后恢复。

1. 产后活动 尽早适当活动及做产后康复运动。经阴道分娩的产后6～12小时可起床轻微活动，第2天可在室内随意走动，产后康复锻炼的运动量应循序渐进。

2. 避孕 产褥期原则上应禁止性生活。产后42日起应采取避孕措施，首选工具避孕，如男用避孕套。若不哺乳者则可选用药物避孕。

3. 产后检查 包括产后访视和产后健康检查。访视内容包括产妇饮食、睡眠、大小便、恶露、哺乳及心理状况等，检查两侧乳房、会阴切口、剖宫产腹部切口等。产后6周到医院常规随诊，包括一般检查，如测血压、查血尿常规等；妇科检查了解子宫复旧情况，给予计划生育及性生活指导。同时给婴儿做一次全面检查。

要点三 母乳喂养

母乳喂养对母婴健康均有益。对婴儿可提供满足其发育所需营养，提高免疫力，促进其牙齿及颜面部发育，增加母婴感情。对母亲可促进子宫复旧，推迟月经复潮及排卵时间，降低其患乳腺癌、卵巢癌的风险等。

第七单元 妇产科疾病的病因与发病机制

细目一 病因

【考点突破攻略】

要点一 西医病因

1. 生物因素 各种病原体感染人体后可引起妇产科内、外生殖器炎症性疾病。

2. 精神因素 长期的精神紧张、焦虑，过度的忧郁、悲伤、恐惧，强烈的精神刺激，均可导致神经－内分泌功能失调、紊乱而发生妇产科疾病。

3. 营养因素 严重的营养不良可引发闭经；脂肪缺乏影响脂溶性维生素E、K的吸收和利用，维生素K缺乏引起月经量增加；维生素E缺乏，可引起子宫发育不良、不孕、流产等；营养过剩常引起内分泌功能紊乱导致月经失调、闭经。

4. 理化因素 妇产科手术创伤、化学药物、放射线对子宫、卵巢等器官的破坏及生殖内分泌调节系统影响可引起月经量减少、继发性闭经。

5. 免疫因素 免疫功能主要表现在生理防御、自身稳定和免疫监视三个方面，具有抵御外邪入侵，促进疾病自愈和促使机体恢复健康的作用，免疫功能异常可引起妇产科疾病。

6. 先天及遗传因素 各种先天或遗传因素常导致生殖器官发育异常、原发性闭经；染色体异常或基因异常可直接引起遗传性疾病；基因突变及其相关的遗传因素是多种妇科恶性肿瘤发生的相关因素。

要点二 中医常见病因

（一）淫邪致病

淫邪因素主要指风、寒、暑、湿、燥、火六种致病邪气，六淫皆能导致妇产科疾病，但妇女“以血为本”，寒、热、湿邪更易与血相搏结而引发妇产科疾病。

1. 寒邪 寒为阴邪，易伤阳气；寒主收引、凝滞，易使气血运行不畅。寒邪从来源上有内寒、外寒之分；从性质上有虚寒、实寒之别。外寒者，如外感寒邪、冒雨涉水；内寒者，如素体阳气不足，寒自内生，或过食生冷、过服寒凉泻火之品，损伤阳气，阴寒内生，阳气受损，失其温煦、推动与气化的功能，可致脏腑、经络、气血的功能减退；血为寒凝，血行不畅，可致冲任、胞宫、胞脉阻滞而发生多种妇产科疾病。

2. 热邪 热为阳邪，其性亢奋炎上，易耗气伤津，迫血妄行。热邪有外热、内热之分，实热、虚热之别。实热者，如素体阳盛、感受热邪、过食辛辣、过服辛热药品、六淫郁遏而化火或五志过极化火；虚热者，如素体阴虚，或失血伤阴，或吐泻伤阴，或温燥伤阴，或利湿伤阴，阴虚生内热。热邪可扰动冲任，使血海不宁，迫血妄行；可煎熬津血，使血行不畅；热盛蕴毒，热极生风均可引起多种妇产科疾病。

3. 湿邪 湿为阴邪，其性黏滞重着，易困阻气机，滞碍阳气，滞涩血行。湿有外湿、内湿之分。外湿者，多因久居湿地，或经期冒雨涉水，外感湿邪。内湿者，多因脾失健运，水湿不化，湿浊内盛；或肾阳不足，蒸腾气化功能失常，水湿内停。湿聚成痰，则为痰湿，湿邪可从阳化而为湿热，也可从寒化而为寒湿。水湿、湿热、痰湿壅塞胞宫，阻滞冲任，或浸淫任带，或湿溢肌肤，均可引起多种妇产科疾病。湿邪常与热邪、毒邪、寒邪合并致病。

（二）情志因素

情志因素是指喜、怒、忧、思、悲、恐、惊七种情志变化，正常情况下是人的心理对外界环境和情感刺激的不同反应。情志过激则成为致病因素，主要引起气分病变，继而累及血分，导致妇女气血、脏腑、冲任功能失调而发生妇产科病证。妇科常见情志致病因素为怒、思、恐。怒使气郁、气逆，进而引起血分病变，可致月经后期、闭经、痛经、经行吐衄、不孕、癥瘕等；忧思气结、伤脾，可致月经失调、闭经、胎动不安等；惊恐伤肾，每使气下、气乱，可致月经过多、崩漏、胎动不安、堕胎、小产等，甚或闭经。

（三）生活失调

1. 房劳多产 房劳指房事不节，即淫欲过度、早婚及经期产后阴阳交合；多产指产育过众。淫欲过度、早婚易耗精伤肾；经期产后阴阳交合则易致瘀血停滞，或外邪乘虚而入，与胞宫之血相结；产育过众则耗气伤血，均可成为经、带、胎、产诸疾病因。

2. 饮食不节 包括饥饱失常、饮食偏嗜、寒温失宜等。饮食不足，气血生化乏源，易致月经过少、闭经、胎动不安、胎萎不长等；暴饮暴食，过食肥甘厚味，痰湿内生，阻滞冲任，可引起月经后期、月经过少、闭经、不孕症、癥瘕等；过食辛热、饮酒无度，常致冲任蕴热，出现月经先期、月经过多、崩漏等；过食寒凉，内伤阳气，气血凝滞，可引起痛经、闭经、带下过多、不孕。

3. 劳逸失度 妇女在月经期、妊娠期、产褥期应特别注意劳逸结合。劳则气耗，易致月经过多、经期延长、崩漏、胎漏、胎动不安、堕胎、小产、早产、恶露不绝、阴挺等；逸则气滞，常可引起痛经、胎位不正、难产等。

4. 跌仆损伤 经期、孕期跌仆闪挫，可致气血不和，冲任不固，发生月经不调、崩漏、堕胎、小产、早产等；妇产科手术不当，损伤胞宫胞脉，可引起月经过少、闭经、子宫穿孔等。

5. 药误虫蚀 日常生活中摄生不慎，局部感染病虫，虫蚀外阴、阴中，可引起阴痒、带下过多。孕期用药不当，药物毒性可直接损伤冲任、胎元，使胎元不固，导致堕胎、小产、胎死腹中或胎儿畸形。

（四）体质因素

体质因素直接决定着机体的抗病能力，是疾病产生的内在因素，而且决定着导致疾病的种类、程度、转归和预后。在妇产科疾病的发生中，往往素体阴虚者易出现月经先期、经期延长、漏下、胎漏等病；素体阳虚者易出现月经后期、痛经、不孕症诸疾；偏脾虚者易见月经过多、经行泄泻、妊娠恶阻、子肿；偏肝郁者常见月经先后无定期、经行情志异常、缺乳、癥瘕。同样感受湿邪，由于体质的不同，有从热化，形成湿热，从寒化，形成寒湿之别。体质强健者，往往病轻、易愈，体质虚弱者常常病重、难愈。

细目二　发病机制

【考点突破攻略】

要点一　妇产科疾病的病理生理特点

包括自稳调节功能紊乱、损伤与抗损伤反应、疾病过程中的因果转化、疾病过程中局部与全身的关系。

要点二　中医对妇产科疾病发病机理的认识

（一）脏腑功能失常

脏腑生理功能的紊乱和脏腑气血阴阳的失调，均可导致妇产科疾病，其中关系最密切的是肾、肝、脾。

1. 肾的功能失常

（1）肾气虚：肾气的盛衰直接影响天癸的至与竭，从而影响月经与胎孕，故肾气虚常致闭经、不孕。肾气不足，封藏失职，冲任不固，可致月经先期、月经过多、崩漏；胎失所系，胎元不固，可致胎漏、胎动不安、滑胎、子宫脱垂。

（2）肾阴虚：肾阴亏虚，精亏血少，冲任不足，血海不能按时满盈，出现月经后期、月经过少、闭经；冲任亏虚，不能摄精成孕，出现不孕；虚热内生，热扰冲任，血海不宁，迫血妄行，可致月经先期、经间期出血、崩漏等。

（3）肾阳虚：肾阳虚弱，不能温煦胞宫，可致妊娠腹痛、胎萎不长、不孕等；肾阳不足，封藏失职，冲任不固，可致崩漏；肾阳亏虚，蒸腾气化失职，不能温化水湿，可致带下过多、经行浮肿、子肿、经行泄泻。

（4）肾阴阳俱虚：肾为水火之宅，肾阴肾阳相互依存，相互制约，阴损可以及阳，阳损可以及阴，病久可致肾阴阳俱虚，常见于绝经前后诸证。

2. 肝的功能失常

（1）肝气郁结：若情志内伤，肝气郁结，冲任不畅，可致痛经、月经后期、闭经、经行乳房胀痛、妊娠腹痛、不孕；冲任血海蓄溢失常，可致月经先后无定期。

（2）肝郁化火：肝气郁结，郁而化热，热伤冲任，血海不宁，迫血妄行，可致月经先期、月经过多、崩漏、经行吐衄、胎漏、产后恶露不绝等。

（3）肝血不足：肝血损耗，肝阴不足，血海不盈，可致月经过少、闭经、不孕；肝阴不足，经期、孕期阴血下注血海，肝阴益虚，血虚生风化燥，发生经行风疹块、妊娠身痒。

（4）肝阳上亢：肝阴不足，肝阳偏亢，经前或孕后阴血下聚冲任，肝阳上亢，引起经行眩晕、经行头痛、子晕；阴虚阳亢，肝风内动，发为子痫。

（5）肝经湿热：肝气犯脾，肝郁化热，脾虚生湿，肝经湿热蕴结，下注冲任，浸淫任带，可致带下过多、阴痒等；湿热蕴结胞中，阻滞冲任，发生不孕、带下病、癥瘕。

3. 脾的功能失常

（1）脾气虚弱：脾为中土主运化，司中气而统血，与胃同为后天之本，气血生化之源。脾气虚弱，血失统摄，冲任不固，可致月经先期、月经过多、崩漏；胎失气载，可致胎漏、胎动不安、堕胎、小产；脾虚气陷，升举无力，可致子宫脱垂。

（2）脾虚血少：脾失健运，化源不足，冲任血虚，血海不能按时满溢，可致月经后期、月经过少、闭经；胎失血养，可致胎动不安、胎漏、堕胎、小产、胎萎不长等。

（3）脾阳虚损：脾阳不足，运化失职，水湿内停，水湿泛溢肌肤，可致妊娠水肿；湿浊下注，浸淫任带，使任脉不固、带脉失约，可致带下病；湿浊内停，夹痰饮上逆，可致妊娠呕吐。

（二）气血失调

气血失调是妇产科疾病的重要机理。妇女经、孕、产、乳均以血为本，又常耗血，故使机体处于血常不足，气相对有余的生理状态。气为血帅，血为气母，气以行血，血以载气。气血之间相互依存、相互资生。气病可以及血，血病可以及气。

1. 气分病机

（1）气虚：素体虚弱，或劳倦过度，或大病久病，均可引起气虚为患。气虚冲任不固，可致月经先期、月经过多、崩漏、产后恶露不绝等；气虚摄纳无权，乳汁自出；气虚卫外不固，可出现经行感冒、产后自汗。

（2）气陷：气虚升举无力而下陷，无力载胎系胞，可致胎漏、胎动不安、子宫脱垂、妊娠及产后小便不通。

（3）气滞：肝气郁结，气机阻滞，冲任胞脉不畅，可致月经后期、痛经、闭经、经行乳房胀痛；气行不畅，津液停滞，水湿不布，可见经行浮肿、子肿；气滞引起血瘀，冲任胞脉不通，可致癥瘕、不孕。

（4）气逆：怒则气上，经行冲气旺盛，夹肝气上逆，损伤阳络可致经行吐衄；孕后冲气偏盛，冲气夹胃气肺气上逆，胃失和降，引起恶阻，肺失肃降，可致子嗽。

2. 血分病机

（1）血虚：大病、久病之后，或经、产耗血失血过多；劳神思虑太过伤脾，或素体脾胃虚弱，化源不足。血虚血海不盈，冲任亏虚，可致月经后期、月经过少、痛经、闭经、妊娠腹痛、胎萎不长、产后身痛、缺乳、不孕等。

（2）血瘀：气滞、寒凝、热灼、气虚、外伤等均可引起瘀血。瘀血阻滞胞脉、胞络、冲任，使经隧不通，可致月经后期、月经过少、痛经、闭经、产后腹痛、不孕等；瘀血阻滞，旧血不去，新血难安，血不归经，可致月经过多、崩漏、恶露不绝等；瘀血与痰饮、湿浊相互胶结于下腹部胞中，可形成癥瘕包块。

（3）血热：外感热邪，或过服辛辣温燥之品导致阳盛血热；或素体阴虚内热，热邪与血相互搏结，热扰冲任，血海不宁，迫血妄行，可致月经先期、月经过多、崩漏、胎漏、胎动不安、产后恶露不绝等。

（4）血寒：外感寒邪，或过服寒凉药物、食物，损伤人体阳气；或素体阳虚阴盛，寒邪与血相互搏结，血为寒凝，冲任、胞脉阻滞，可致月经后期、月经过少、痛经、闭经、妊娠腹痛、产后腹痛、产后身痛、不孕等。

（三）冲、任、督、带损伤

各种病因及脏腑功能失常、气血失调，均可引起机体发生病变，但只有引起冲、任、督、带损伤，进而导致胞宫、胞脉、胞络受损，才会导致妇产科病证的发生。冲、任、督、带损伤和胞宫、胞脉、胞络受损，是妇产科疾病的基本病机和最终病位，是妇产科疾病与其他科疾病相区别的重要病机。

1. 冲任损伤 冲任二脉皆起于胞中，“冲为血海”“为十二经脉之海”，能调节十二经的气血；“任主胞胎”，为阴脉之海，与足三阴经均有交汇，对人体的阴经有调节作用；任通冲盛才能使天癸发挥对人体生长发育和生殖的影响，维持正常的生殖功能。因此，冲任损伤，必然会导致妇产科各种疾病的发生。冲任损伤的主要病机有冲任不足、冲任不固、冲任失调、冲任阻滞、寒凝冲任、热蕴冲任等。

2. 督脉虚损 督脉亦起于胞中，“贯脊属肾”，与足太阳相通，为“阳脉之海”，总督诸阳。任督二脉，同起于胞中，交会于龈交穴，其经气循环往复，调节人体阴阳平衡，维持胞宫的生理功能，督脉虚损，可致阴阳失调，出现闭经、崩漏、绝经前后诸证、不孕等。

3. 带脉失约 带脉束腰一周，与冲、任、督脉间接相通，起着约束诸经、提摄子宫的作用。带脉失约可致带下过多、胎动不安、滑胎、子宫脱垂等。

（四）胞宫、胞脉、胞络受损

胞宫借经络与脏腑相连，与胞脉、胞络协调完成其主月经、主胎孕的生理功能。除脏腑功能失常、气血失调、冲任督带损伤可间接影响胞宫的功能外，也可由跌仆闪挫、外伤、经期不节房事等直接损伤胞宫，使冲任失调，引起胎漏、胎动不安、堕胎、小产、带下病等，或由于子宫发育异常影响其生理功能，引发妇产科疾病。

【例题实战模拟】

A1 型题

1. 妇产科疾病中医常见淫邪因素是

A. 寒、热、湿　B. 寒、热、燥　C. 寒、湿、燥　D. 湿、热、燥　E. 寒、湿、火

2. 下列不是妇科常用治法的是

A. 滋肾补肾　B. 疏肝养肝　C. 健脾和胃　D. 滋肺养心　E. 清热解毒

3. 下列不用利湿除痰法治疗的疾病是

A. 癥瘕　B. 不孕症　C. 带下病　D. 崩漏　E. 闭经

【参考答案】

1. A　2. D　3. D

第八单元　妇产科疾病的中医诊断与辨证要点

【考点突破攻略】

要点一　月经病的诊断与辨证要点

（一）月经病的诊断

主要是以月经周期、经期和经量的情况，以及伴随行经或绝经前后出现的症状为依据。但应注意月经后期、闭经等

与妊娠停经相鉴别；痛经、经期延长、月经过少、月经过多、崩漏等与胎、产病症及妇科肿瘤等相鉴别。

（二）月经病的辨证要点

主要以月经的期、量、色、质、气味及伴随月经周期性出现的突出症状的特点，结合全身证候与舌脉征象进行辨证。

1. 以期而论 一般周期提前，多为血热或气虚；周期推后，多为血虚、肾虚或血寒、气滞、痰湿；周期先后无定期，多为肝郁或肾虚；经期延长，多为气虚、血热和血瘀。

2. 以量而论 量多者，以血热、气虚和血瘀为常见；量少者，以血虚、肾虚血寒、血瘀为常见；量或多或少者，以肝郁、肾虚为多见。

3. 以色而论 色鲜红或紫红者属热，暗红者属寒，淡红者为虚，暗淡者为虚寒。

4. 以质地和气味而论 黏稠者多属热属实，清稀者多属寒属虚，有血块者多属血瘀。若兼气味臭秽者多属热（毒），气味血腥者多属寒，恶臭难闻者多属瘀血败浊成毒为患。

5. 以经期伴随症状而论 在经前或行经之初出现者，多属实证；在经后或行经末期出现者，多属虚证；平时持续存在，经期加重者，多属湿热蕴结或气滞血瘀。

［常考考点］月经病的辨证重点是月经的期、量、色、质、气味的特点。

要点二 带下病的诊断与辨证要点

（一）带下病的诊断

主要以带下的量、色、质、气味异常，或伴全身或局部症状为依据，临床应借助妇科检查和实验室及辅助检查进一步明确引起带下异常的原发疾病的病因和病位。

（二）带下病的辨证要点

根据带下的量、色、质、气味异常的特点，结合全身与局部症状的临床特点来分析。一般正常带下无色、无臭，其量不多。若带下量多，色白者多属虚属寒，病变涉及脾、肾；色白质稠，如唾如涕，绵绵不断，多属脾虚；量多质薄，清稀如水，兼腰膝酸软，多属肾虚；量多质稠，色黄或黄白相兼有臭味，多属湿热；兼阴中瘙痒，属湿热蕴结，酿虫生风；若带下黄绿如脓，为湿热成毒；带下量多，色黄如脓，臭秽难闻，多属湿毒重证，为热毒内炽之象。带下色赤为肝火炽盛；赤白相兼者，多属湿热或虚热为患。湿热者，多有少腹坠胀、阴户瘙痒；虚热者，多伴五心烦热，或兼潮热盗汗等。若带下腥味多属寒证；若酸秽腐臭，则为热证。

［常考考点］带下病辨证重点辨带下的量、色、质、气味异常的特点。

要点三 妊娠病的诊断与辨证要点

（一）妊娠病的诊断

诊断妊娠病首先要确定妊娠，古称“候胎”。诊断时要注意分清是母病动胎还是胎元本身有缺陷，是病理性妊娠本身的疾病还是妊娠期合并发生的内、外科病证。除根据孕妇出现的与妊娠有关的临床主症诊断妊娠病外，还需借助实验室及辅助检查；同时还要分辨妊娠疾病与孕期的关系。

（二）妊娠病的辨证要点

主要根据妊娠病不同临床主症的特点，结合全身兼症和舌脉征象，运用脏腑、气血、八纲辨证的方法进行综合分析和证候归纳。辨明是胎病或为母病。辨清胎可安或不可安。如妊娠恶阻应根据主症呕吐的特点，即呕吐物的颜色、气味、性状进行分析。一般呕吐清涎、色浅、味淡，多属脾虚；呕吐物夹有痰涎，伴中脘痞满、舌苔厚腻，为脾虚夹痰；呕吐物酸苦，伴口干、舌苔黄腻，多属肝胃郁热。又如妊娠肿胀应根据肿胀发生的部位、范围、程度等特点辨其性质与证型，首先分清属于水肿还是气肿。一般肿胀延及大腿、外阴和胸腹部，程度较重，皮薄而光亮，按之凹陷，即时难起，为水肿，属脾虚、肾虚或脾肾阳虚；肿胀部位不定，程度不重，皮厚而色不变，按之无明显凹陷，随按随起，为气肿，属气滞湿阻。

要点四 产后病的诊断与辨证要点

（一）产后病的诊断

产后病是分娩结束后至产褥期发生的与分娩和产褥有关的疾病。产后病的诊断主要依据近期有分娩史，全面了解患者产前有无妊娠合并症及其治疗效果，产时有无异常，是否顺产、滞产、手法或器械助产、剖宫产，出血多少、有无创伤等，并把握好时限以及与分娩和产褥有关等要点。东汉《伤寒杂病论·妇人产后病脉证并治》中根据产后阴血亏虚、元气虚弱的特点提出了“新产三病”，即“痉”“郁冒”“大便难”。《张氏医通》又提出产后败血上冲有“冲心”“冲肺”“冲胃”三种危重症；产后发生呕吐、盗汗、泄泻三种伤津耗液的病证称为“产后三急”，告诫人们应引起高度重视。而现代产科所强调的产科急重病症，则主要指产后出血、羊水栓塞、子宫破裂、产后感染等危及孕产妇生命的并发症。

［常考考点］产后三病、三冲、三急。

（二）产后病的辨证要点

产后病的辨证应注重“产后三审”，即一审小腹痛与不痛，以辨恶露有无停滞；二审大便通与不通，以验津液之盛衰；三审乳汁与饮食多少，以察胃气的强弱。除此之外，亦应抓住产后病不同临床主症的特点，结合全身兼症和舌脉征象，运用脏腑、气血、八纲辨证的方法进行综合分析和证候归纳。即主要以恶露的量、色、质和气味，乳汁多少，饮食、二便、腹痛状况等为辨证的依据。如恶露量多或少，色紫暗，有血块，腹痛拒按，多属血瘀；恶露量多，色红，有臭气，多属血热；恶露量多，色淡质稀，神疲乏力，多属气虚。大便干涩难下，多属津血不足。产后小便不通，多为气虚或肾虚。乳汁甚少、稀薄，乳房柔软，多属气血虚弱；乳汁少、质稠，乳房胀硬，多属肝郁气滞。

［常考考点］产后三审。

要点五　杂病的诊断与辨证要点

（一）妇科杂病的诊断

凡不属经、带、胎、产疾病范畴，而又与女性生殖器官解剖和生理病理特点有密切关系的一类疾病，称为妇科杂病。如癥瘕（包括女性生殖器肿瘤、子宫内膜异位症、盆腔炎性肿块等）、不孕症、脏躁、子宫脱垂、阴痒、阴疮、外阴色素减退疾病、盆腔淤血综合征等，诊断主要依据各具体疾病特有的临床表现结合辅助检查进行，但应注意与内、外科疾病相鉴别。

（二）妇科杂病的辨证要点

主要是根据各病症不同临床主症的证候特点，结合全身兼症和舌脉征象，运用脏腑、气血、八纲辨证的方法进行综合分析和证候归纳。

【例题实战模拟】

A1 型题

1. 下列哪项不是月经后期虚寒证的主症
   A. 经期延后，量少色淡，质清稀　B. 小腹空痛，心悸失眠　C. 腰酸无力
   D. 小便清长，大便稀溏　E. 脉沉迟或细弱无力
2. 下列各项中，不是闭经气血虚弱证主要症状的是
   A. 月经闭止，腰膝酸软　B. 月经量少，经色淡，质稀，继而停经　C. 头晕眼花
   D. 神疲乏力　E. 食欲不振
3. 问带下史要注意
   A. 期、量、色、质　B. 量、色、质、味　C. 期、色、质　D. 色、质、味　E. 量、色、期
4. 带下量多，兼腰膝酸软，属于
   A. 脾虚湿盛　B. 肾气虚损　C. 阴虚血燥　D. 湿热下注　E. 气血虚弱
5. 产后“三急”是指
   A. 呕吐、泄泻、盗汗　B. 尿失禁、缺乳、大便难　C. 血晕、发热、痉证
   D. 病痉、病郁冒、大便难　E. 腹痛、恶露不下、发热

【参考答案】

1. B　2. A　3. B　4. B　5. A

第九单元　治法概要

细目一　内治法

【考点突破攻略】

要点一　内分泌治疗

目的是为了调整、恢复女性的生殖内分泌节律及功能，改善女性的精神、心理、内分泌、代谢和机体功能状态。包括：促性腺激素释放激素类药物、促性腺激素类药物、性激素类药物（雌激素类药物、孕激素类药物、雄激素类药物）、抗催乳素类药物、抗雌激素类药物、抗孕激素类药物、抗雄激素类药物、前列腺素。

要点二　中医内治法

（一）滋肾补肾

1. 益气补肾　适用于肾气不足引起的月经失调、崩漏、闭经、胎动不安、滑胎、子宫脱垂等；代表方如寿胎丸、补肾固冲丸、大补元煎。

2. 滋肾益阴（滋肾填精）　适用于肾阴不足或肾精亏损所致的月经失调、绝经综合征、先兆流产、不孕症等；代表方如六味地黄丸、左归丸、养精种玉汤等。

若阴不敛阳，阳失潜藏，阴虚阳亢，可致妊娠期高血压疾病等；治宜滋阴潜阳。若肾水不能上济，心肾不交，心火偏亢可致经行口糜、经行失眠、妊娠心烦、绝经前后诸证等；治宜滋阴降火，交通心肾；代表方如黄连阿胶汤。若肾水不足，虚火上炎，肺失宣润可致经行吐衄、妊娠咳嗽、妊娠失音等；治宜滋肾润肺；代表方如顺经汤、百合固金汤等。

若肾水不能涵养肝木，使肝肾不足，冲任损伤，可致崩漏、闭经、痛经、月经不调、滑胎、胎萎不长、不孕、阴痒等；治宜滋肾养肝；可于滋肾药中加养肝之品，代表方有调肝汤、一贯煎等。

3. 温肾助阳　若肾阳不足，命门火衰可致月经后期、月经过少、痛经、闭经、崩漏、经行浮肿、经行泄泻、绝经前后诸证、带下病、妊娠腹痛、胎漏、胎动不安、堕胎、小产、妊娠肿胀、妊娠小便不通、不孕症等；治宜温肾助阳；代表方如肾气丸、右归丸、内补丸等。

若肾阳不足，脾阳失煦，可致月经后期、闭经、胎萎不长、带下病、妊娠肿胀、不孕症等；治宜温肾培脾；可于温肾药中加温脾之药，代表方如健固汤、真武汤。

4. 阴阳双补　若肾阴阳俱虚可致崩漏、闭经、绝经前后诸证、滑胎、不孕症等；治宜阴阳双补；代表方如归肾丸、二仙汤等。

（二）疏肝养肝

1. 疏肝解郁　适用于肝郁气滞，疏泄失常导致的月经不调、痛经、闭经、经行乳房胀痛、妊娠腹痛、妊娠期高血压疾病、缺乳、不孕症等；代表方如逍遥散、柴胡疏肝散、下乳涌泉散。

若肝郁脾虚可致月经不调、崩漏、经行泄泻、妊娠肿胀等；治宜舒肝实脾；代表方如逍遥散、痛泻要方。

2. 疏肝清热　若肝郁化火，热扰冲任可致月经不调、崩漏、胎漏等；治宜疏肝清热；代表方如丹栀逍遥散。若肝经湿热，肝胆火盛，还可致经期延长、经间期出血、痛经、带下病、产后发热、产后恶露不绝、阴痒、阴疮等；治宜清肝泄热；代表方如龙胆泻肝汤、清肝止淋汤。

3. 养血柔肝　适用于肝阴不足，肝血衰少引起的月经不调、闭经、绝经前后诸证等；代表方如杞菊地黄丸、一贯煎、二至丸、调肝汤、四物汤。

凡肝血不足，肝阳上亢，甚至肝风内动而致妊娠眩晕、妊娠痫证、经行头痛、绝经前后诸证等；治宜平肝潜阳，或镇肝息风；代表方如天麻钩藤饮、镇肝熄风汤。

（三）健脾和胃

1. 健脾益气　适用于脾胃虚弱，化源不足，血海不盈所致的月经后期、月经过少、闭经、胎漏、胎动不安、胎萎不长、缺乳等；代表方如四君子汤等。

若脾虚中气下陷，甚或统摄无权，可致月经过多、崩漏、经期延长、胎动不安、产后乳汁自出、子宫脱垂等；治宜补中益气，升阳举陷；代表方如补中益气汤、举元煎、固冲汤。若中阳不振，脾失健运，水湿泛溢，可致经行浮肿、经行泄泻、带下病、妊娠水肿、胎水肿满等；治宜温补脾胃，升阳除湿；代表方如理中丸、白术散、完带汤。

2. 健脾和胃 适用于脾胃素弱，胃失和降，或肝旺伐胃，冲气上逆引起的妊娠恶阻；代表方如香砂六君子汤、苏叶黄连汤。因热而上逆者；治宜清热降逆；代表方如加味温胆汤。因寒而上逆者；治宜温中降逆；代表方如小半夏加茯苓汤、干姜人参半夏汤。

（四）调理气血

1. 理气 因气虚、气陷导致的月经先期、月经过多、经期延长、崩漏、胎漏、胎动不安、滑胎、胎死不下、难产、胞衣不下、产后排尿异常、恶露不绝、子宫脱垂等；治宜健脾益气，或补脾升陷；代表方如四君子汤、补中益气汤、举元煎。因气郁、气逆可致月经后期、月经先后无定期、月经过少、闭经、痛经、月经前后诸证、妊娠腹痛、胎气上逆、妊娠恶阻、妊娠肿胀、缺乳、癥瘕、不孕症等；治宜理气行滞或顺气降逆；代表方如加味乌药汤、天仙藤散、柴胡疏肝散；常用顺气降逆之品同前治胃失和降药。

2. 调血 因血虚引起的月经过少、闭经、妊娠腹痛、胎漏、胎动不安、胎萎不长、产后腹痛、产后痉证、产后发热、产后身痛等；治宜补血养血；代表方如当归补血汤、四物汤、人参养荣汤、人参滋血汤、胶艾汤。因血瘀冲任，可致月经不调、闭经、崩漏、痛经、异位妊娠、妊娠腹痛、胎死不下、产后血晕、产后腹痛、产后恶露不绝、癥瘕等；治宜活血化瘀；代表方如桃红四物汤、生化汤、少腹逐瘀汤、血府逐瘀汤，以及宫外孕Ⅰ、Ⅱ号方。

实寒或虚寒使经脉凝滞，冲任受阻可致月经后期、月经过少、闭经、痛经、妊娠腹痛、产后腹痛、恶露不下等；治宜温经活血；代表方如温经汤、艾附暖宫丸。

实热或虚热伏于冲任，血海不宁可致月经先期、月经过多、经期延长、崩漏、经间期出血、胎漏、妊娠心烦、妊娠小便淋痛、产后发热、产后恶露不绝等；治宜清热凉血或养阴清热；代表方如清经散以清实热为主，两地汤、知柏地黄汤、加减一阴煎以滋阴清热为主，清热固经汤、保阴煎以清实热为主，亦可清虚热。

气血两虚所致的闭经、痛经、胎漏、胎动不安、堕胎、小产、胎萎不长、胎死不下、难产、产后血晕、缺乳、乳汁自出；治宜气血双补；代表方如八珍汤、十全大补丸、人参养荣汤、当归补血汤、通乳丹。若气阴两虚所致的崩漏、妊娠恶阻等；治宜益气养阴；代表方如生脉散。若气滞血瘀所致的痛经、闭经、崩漏、癥瘕等；治宜行气活血，或破瘀散结；代表方如血府逐瘀汤、少腹逐瘀汤、膈下逐瘀汤、失笑散等。

（五）清热解毒

适用于热毒内盛所致的崩漏、经期延长、带下病、阴痒、阴疮、盆腔炎性疾病、阴道炎、不孕症等；代表方如五味消毒饮、银翘红酱解毒汤、银甲丸等。

（六）利湿除痰

若脾虚失运，水湿停滞，阻遏阳气，可致经行泄泻、经行浮肿、妊娠肿胀、带下病、胎水肿满等；治宜健脾益气，升阳除湿；代表方如完带汤、参苓白术散、健固汤、茯苓导水汤、全生白术散等。若肾阳衰微，不能温化水湿，上述症状进一步加重；治宜温肾化湿，或温阳行水；代表方如四神丸、真武汤。若湿蕴化热者；治宜清热利湿；代表方如龙胆泻肝汤、萆薢渗湿汤、止带方。若脾失健运，痰湿停聚，可致经闭、癥瘕、不孕症、带下病等；治宜祛痰化湿；代表方如苍附导痰丸、涤痰汤、启宫丸。若脾肾同病而致痰湿停聚，或痰浊阻碍气血，形成痰瘀互结之重证；治宜温肾健脾、温阳行水，或理气化痰、破瘀消癥中兼顾扶理脾肾。

（七）调理奇经

目前多以入肝、脾、肾经药物或调理气血药物来调治奇经。若冲任不足，胞脉失养可致月经后期、月经过少、闭经、胎漏、胎动不安、缺乳、不孕等；治宜调补冲任；代表方如寿胎丸、内补丸、毓麟珠。若气虚冲任不固，不能制约，可致月经量多、经期延长、崩漏、带下过多、胎漏、胎动不安、滑胎、堕胎、小产、子宫脱垂等；治宜固冲任；代表方如补肾固冲丸、安冲汤、固冲汤。凡冲任气血失调所致的月经失调，或冲气上逆所致的妊娠恶阻、经行吐衄、经行头痛等；治宜调理冲任；代表方如加味乌药汤、苏叶黄连汤。若寒侵冲任，血行不畅，胞脉受阻，可致月经后期、月经过少、闭经、痛经、妊娠腹痛、产后腹痛、恶露不下、不孕症、癥瘕等；治宜温冲任；代表方如温经汤、艾附暖宫丸。若热伏冲任，血海不宁，迫血妄行所致的月经先期、月经过多、崩漏、经间期出血、胎漏、胎动不安、妊娠心烦、妊娠小便淋痛、产后发热、产后恶露不绝等，或湿热扰于冲任所致的带下病；治宜清冲任；代表方如清经散、两地汤、保阴煎、止带方。

（八）调节肾 – 天癸 – 冲任 – 胞宫生殖轴

1. 中药人工周期疗法 是按照中医妇科学的基础理论，结合月经周期中经后期、经间期、经前期、行经期不同时期的阴阳转化、消长节律，采取周期性用药的治疗方法。用药思路在于月经（或阴道出血）后血海空虚，治法上以滋肾益阴养血为主；经间期为重阴转化期，主以活血化瘀以疏通冲任血气，并配合激发兴奋肾阳，使之施泻而促排卵；经前期又为阳长期，治宜阴中求阳，温肾暖宫辅以滋肾益阴之药；行经期为重阳转化期，血海满盈而溢下，治宜活血调经，冀其推动气血运行，子宫排经得以通畅。

2. 针刺调治促进排卵 是通过针刺、电针或激光针等方法刺激某些穴位，引起排卵的一种方法。20 世纪 60 年代之后，已有较多针刺关元、中极、子宫、三阴交、血海、大赫各穴以促排卵的临床与实验研究报道，并认为针刺在一定条件下可能通过调节中枢 β 内啡肽水平而促进 GnRH 分泌引起排卵。基于有关月经产生及调节机理的理论，西医妇产科学的丘脑下部 – 垂体 – 卵巢 – 子宫轴，与中医妇产科学的肾 – 天癸 – 冲任 – 子宫轴两者之间有着甚为相近的前提，既然针刺可能通过对生殖轴的作用而引起排卵，从中医妇科学的角度而言，也可以认为针刺促排卵具有一定的调整肾 – 天癸 – 冲任 – 胞宫轴的作用。

细目二 外治法

【考点突破攻略】

要点一 药物治疗

1. 熏洗、坐浴法 将药物煮沸 20 ～ 30 分钟，煎汤至 1000 ～ 2000mL，趁热熏蒸或熏洗患部，先熏后洗，待药水温度适中后改为坐浴，将阴部直接坐泡在温度适中的药液中 20 分钟左右，达到患部清热、消肿、止痛、止痒，改善局部循环等目的。外阴破损者不宜应用，经期停用，孕期禁用。

2. 冲洗法 用药液直按冲洗外阴、阴道，起到迅速清除菌虫的作用。适用于阴道炎、宫颈炎和阴式手术前的准备。经期停用，孕期禁用。

3. 纳药法 将药物置于阴道穹隆内或子宫颈表面，达到止痒、清热、除湿、杀虫、拔毒、化腐生肌等目的。常用于各种阴道炎、子宫颈炎等。禁忌证同冲洗法。

4. 敷贴法 将药物制成膏剂、散剂、糊剂等，直接敷贴于患处，起到解毒、消肿、止痛或拔脓生肌等作用。常用于外阴肿痛、盆腔炎性疾病及回乳等。经期停用，孕期禁用。

5. 保留灌肠 将药物浓煎至 100 ～ 150mL，通过肛管注入直肠内（深 10 ～ 15cm），药物经过直肠黏膜吸收达到治疗目的。常用于盆腔炎性疾病、盆腔淤血综合征、陈旧性宫外孕等。药温 37℃左右，每日 1 次，在排空大便后进行，灌肠后药液须保留 30 分钟以上。经期停用，孕期禁用。

6. 宫腔注药法 将药液经导管注入宫腔及输卵管腔内。适用于子宫内膜炎、输卵管炎、输卵管阻塞等。可根据病情选用抗生素类、透明质酸酶、地塞米松或中药注射剂等，达到消炎、促使组织粘连松解和改善局部血液循环等目的。在月经干净 3 ～ 7 天内进行。有阴道流血或急性炎症者禁用。

要点二 物理疗法

物理疗法是一种利用自然界以及人工的物理能作用于机体以防治疾病的方法。常用的物理疗法有电疗法、光线疗法、热疗法、冷冻疗法、激光疗法。

［常考考点］妇科常用外治法的适应证。

【例题实战模拟】

B1 型题

A. 熏洗法 B. 坐浴法 C. 冲洗法 D. 纳药法 E. 敷贴法

1. 常用于乳痈、外阴肿胀、慢性盆腔炎的是
2. 常用于各种阴道炎、宫颈炎、宫颈癌的是
3. 常用于阴道炎、宫颈炎、阴道手术前准备的是
4. 适用于各种外阴炎、阴道炎、白带增多症的是

5. 常用于外阴病变，如外阴阴道炎、外阴湿疹的是

【参考答案】

1. E 2. D 3. C 4. B 5. A

第十单元 妊娠病

细目一 中医对妊娠病的认识

【考点突破攻略】

要点一 妊娠病的概念

妊娠期间，发生与妊娠有关的疾病，称妊娠病，亦称胎前病。妊娠病不但影响孕妇的健康，妨碍妊娠的继续和胎儿的正常发育，甚则威胁生命，因此必须重视妊娠病的预防和治疗。

要点二 妊娠病的发病机理

常见的发病机理包括：①阴血亏虚：阴血素虚，孕后血聚胞宫以养胎元，阴血益虚，可致阴虚阳亢而发病。②气机阻滞：素多忧郁，气机不畅，胎体渐长，易致气机升降失常，气滞则血瘀、水停而致病。③脾肾虚损：肾虚则精亏血少，胎失所养；或肾气虚弱，胎失所系，胎元不固。脾虚则气血乏源，胎失所养；或脾虚湿聚，泛溢肌肤或水停胞中为患。④冲气上逆：孕后经血不泻，下聚冲任、胞宫以养胎元，冲脉气盛，冲气易夹胃气或肝气上逆而发病。

要点三 妊娠病的治疗原则

妊娠病的治疗原则，以胎元正常与否为前提。①胎元正常者，治病与安胎并举。②胎元不正，胎堕难留，或胎死不下，或孕妇有病不宜继续妊娠者，宜从速下胎以益母。诊治过程中需注意：①首先确定妊娠，并根据症状及检查所见，确定为何种妊娠病。②辨明母病胎病：如因母病而致胎不安者，当重在治疗母病，母病去则胎自安；若因胎不安而致母病者，应重在安胎，胎安则母病自愈。③选方用药须时刻顾护胎元。

［常考考点］妊娠病的病机和治则。

细目二 妊娠剧吐

【考点突破攻略】

要点一 概念

妊娠早期，少数孕妇早孕反应严重，恶心呕吐频繁，不能进食，以致出现体液失衡及新陈代谢障碍，甚至危及生命者，称妊娠剧吐。本病属中医“妊娠恶阻”范畴，亦称“恶阻”“阻病”“子病”“病儿”等。

要点二 中医发病机理

本病主要发病机理是冲气上逆，胃失和降。孕后血聚养胎，冲气偏盛而上逆，循经犯胃引起恶心呕吐。常见病因病机有脾胃虚弱、肝胃不和、痰滞。若频繁呕吐，饮食难进，可致气阴两虚。

要点三 临床表现

1. 症状 多见于年轻初孕妇，于停经 6 周左右出现恶心呕吐频繁，食入即吐，呕吐物中可有胆汁或咖啡渣样物，晨起较重，或伴头晕、倦怠乏力等症状。严重时可出现嗜睡、意识模糊、谵妄，甚至昏迷、死亡，或因维生素 B_1 缺乏引发 Wernicke 脑病。

2. 体征 明显消瘦，精神萎靡，面色苍白，皮肤干燥，眼球凹陷，脉搏加快，体温可轻度升高，严重者可见黄疸、昏迷等。妇科检查可见妊娠子宫大小与停经月份相符。

［常考考点］妊娠剧吐的症状和体征。

要点四 诊断与鉴别诊断

1. 诊断 根据停经 6 周左右出现频繁呕吐不能进食的临床表现，结合以下实验室检查明确诊断：①妊娠试验阳性。②尿液检查：测定尿量、尿比重、尿酮体、尿蛋白及管型。尿酮体是诊断妊娠剧吐引起代谢性酸中毒的重要指标。③血液检查：测定血常规及红细胞压积、血钾、钠、氯及二氧化碳结合力，检查血胆红素、转氨酶、尿素氮、肌酐等，以判断有无血液浓缩、水电解质紊乱及酸碱失衡，肝肾功能是否受损及受损程度。④必要时进行心电图检查、眼底检查及神经系统检查。

2. 鉴别诊断 需与葡萄胎、妊娠合并病毒性肝炎、妊娠合并急性胆囊炎、妊娠合并急性胰腺炎、胃肠道疾患等相鉴别。

要点五 西医治疗

1. 止呕 口服维生素 B_6 或维生素 B_6– 多西拉敏复合制剂、甲氧氯普胺等。

2. 纠正脱水、电解质紊乱及酸碱失衡 重症患者需住院治疗，禁食，每日补液量不少于 3000mL，尿量维持在 1000mL 以上。输液中加入氯化钾、维生素 C、维生素 B_6，同时肌注维生素 B_1。合并酸中毒者，应根据二氧化碳结合力水平，静脉补充碳酸氢钠溶液。一般经上述治疗 2 ～ 3 日后，病情多迅速好转。

若经上述治疗无好转，体温持续高于 38℃，心率每分钟超过 120 次，出现持续黄疸或持续蛋白尿，或伴发 Wernicke 综合征时，则应终止妊娠。

［常考考点］终止妊娠的指征。

要点六 中医辨证论治

以调气和中，降逆止呕为大法。用药时需照顾胎元，如有胎元不固，酌加安胎之品。

证型	辨证要点	治法	方剂
脾胃虚弱证	妊娠早期，恶心呕吐，甚则食入即吐，口淡，吐出物为清水或食物，头晕，神疲倦怠，嗜睡；舌淡，苔白，脉缓滑无力	健脾和胃，降逆止呕	香砂六君子汤
肝胃不和证	妊娠早期，恶心呕吐，甚则食入即吐，呕吐酸水或苦水，口苦咽干，头晕而胀，胸胁胀痛；舌质红，苔薄黄或黄，脉弦滑数	清肝和胃，降逆止呕	橘皮竹茹汤加黄连或黄连温胆汤合左金丸
痰滞证	妊娠早期，呕吐痰涎，胸膈满闷，不思饮食，口中淡腻，头晕目眩，心悸气短，舌淡胖，苔白腻，脉滑	化痰除湿，降逆止呕	青竹茹汤
气阴两亏证	呕吐不止，不能进食，导致阴液亏损，精气耗散，出现精神萎靡，形体消瘦，眼眶下陷，双目无神，四肢无力，呕吐带血样物，发热口渴，尿少便秘，唇舌干燥，舌红少津，苔薄黄或光剥，脉细滑数无力	益气养阴，和胃止呕	生脉散合益胃汤

［常考考点］妊娠剧吐的辨证论治。

【例题实战模拟】

A1 型题

1. 中医认为妊娠剧吐的主要发病机理是

A. 脾胃虚弱，肝气偏旺　B. 冲气上逆，胃失和降　C. 肝失条达，气机郁滞

D. 痰湿内停，阻郁脾阳　E. 肝气郁结，胃气上逆

2. 下列除哪项外，均属于妊娠剧吐终止妊娠的临床表现

A. 呕吐物中有胆汁或咖啡渣样物　B. 持续黄疸　C. 持续蛋白尿

D. 体温升高（持续在 38℃以上）　E. 心动过速（≥ 120 次 / 分）

A2 型题

3. 患者，女，24 岁，已婚。停经 45 天，已确诊为早孕。10 天来呕吐频频，食入即吐，吐出物带血丝，精神萎靡，

便结尿少，眼眶下陷，脉细滑无力。检查示尿酮体阳性。治疗应首选

A. 黄连温胆汤合左金丸　　B. 口服维生素 B_6 加生脉散合益胃汤汤

C. 输液加生脉散合增液汤　　D. 输液加橘皮竹茹汤加黄连、生姜

E. 输液加香砂六君子汤加生姜

4. 患者，女，28 岁。妊娠 50 天，恶心，呕吐清水，神疲嗜睡，脘腹胀闷，舌淡苔白，脉缓滑无力。治疗应首选的方剂是

A. 小半夏加茯苓汤　B. 白术散　C. 橘皮竹茹汤　D. 苏叶黄连汤　E. 香砂六君子汤

5. 患者，女，26 岁，已婚。停经 48 天，尿妊娠试验（+），1 周来纳呆恶心，呕吐食物残渣，恶闻食气，口淡，神疲思睡，舌淡苔白润，脉缓滑无力。其证型是

A. 痰滞证　B. 脾胃虚弱　C. 痰湿中阻　D. 肝胃不和　E. 气阴两亏证

【参考答案】

1. B　2. A　3. B　4. E　5. B

细目三　流产

【考点突破攻略】

要点一　概念

妊娠不足 28 周，胎儿体重少于 1000g 而终止者称流产。其中发生在妊娠 12 周前者称早期流产；发生于妊娠 12 ～ 28 周者称晚期流产。流产分为自然流产和人工流产。

要点二　中医有关流产的概念（胎漏、胎动不安、堕胎、小产、滑胎）

妊娠期阴道少量流血，时下时止，或淋沥不断，而无腰酸腹痛者，称为“胎漏”，或“胞漏”“漏胎”等。妊娠期出现腰酸腹痛，小腹下坠，或阴道少量流血者，称为“胎动不安”，或“胎气不安”。若腹痛加剧，阴道流血增多或有流液，腰酸下坠，势有难留者，称“胎动欲堕”。妊娠 12 周内胚胎自然殒堕者，称“堕胎”。妊娠 12 ～ 28 周内胎儿已成形而自然殒堕者，称为“小产”，或“半产”。凡堕胎或小产连续发生 3 次或 3 次以上者，称为“滑胎”，亦称“屡孕屡堕”或“数堕胎”。

[常考考点] 胎漏、胎动不安、堕胎、小产、滑胎的概念。

要点三　西医病因

1. 胚胎因素　早期流产染色体异常者占 50% ～ 60%，包括数目异常或结构异常。除遗传因素外，感染、药物等因素也可引起染色体异常。染色体异常的胚胎多数会发生流产，即使极少数妊娠至足月，出生后会发生某些功能缺陷或畸形。

2. 母体因素　包括全身性疾病、内分泌失调、生殖器官疾病、创伤刺激及免疫功能异常等。

3. 父亲因素　精子染色体异常可导致流产。

4. 环境因素　砷、铅、甲醛、苯、氯丁二烯、氧化乙烯等化学和放射性物质过多接触。

要点四　临床类型与临床表现

1. 先兆流产　指妊娠 28 周前出现少量阴道流血，下腹痛或腰背痛。妇科检查：子宫颈口未开，胎膜未破，子宫大小与停经周数相符。经治疗及休息后症状消失，可继续妊娠。中医称“胎漏”“胎动不安”。若阴道流血量增多或下腹痛加剧，可发展为难免流产。

2. 难免流产　一般由先兆流产发展而来，阴道流血增多，阵发性腹痛加重，或胎膜破裂出现阴道流水。妇科检查：子宫颈口已扩张，有时宫颈口可见胚胎组织或羊膜囊堵塞，子宫与妊娠周数相符或略小。中医称“胎动欲堕”。

3. 不全流产　由难免流产发展而来，部分妊娠物已排出体外，尚有部分残留在宫腔内或嵌顿于宫颈口处，影响子宫收缩，出血量多，甚至发生失血性休克。妇科检查：宫颈口已扩张，子宫颈口可见妊娠组织堵塞及持续性血液流出，一般子宫小于停经周数。中医称“堕胎”“小产”。

4. 完全流产　妊娠物已全部排出宫腔，阴道流血逐渐停止，腹痛逐渐消失。妇科检查：子宫颈口关闭，子宫接近正

常大小。属中医“堕胎”“小产”或“暗产”范畴。

5. 稽留流产 指胚胎或胎儿已死亡，滞留在宫腔内未及时自然排出，又称过期流产。胚胎或胎儿死亡后子宫不再增大反而缩小，早孕反应消失，如至妊娠中期，孕妇腹部不见增大，胎动消失。妇科检查：子宫颈口闭，子宫明显小于停经周数，质地不软，未闻及胎心音。中医称“胎死不下”。

6. 复发性流产 与同一性伴侣连续发生 3 次或 3 次以上自然流产者称为复发性流产。每次流产往往发生于同一妊娠月份，其流产过程与一般流产相同，中医称“滑胎”。

7. 流产合并感染 流产过程中，若阴道流血时间长，有组织残留于宫腔内或非法堕胎等，有可能引起宫腔感染，严重时感染可扩展到盆腔、腹腔甚至全身，并发盆腔炎、腹膜炎、败血症及感染性休克等。

［常考考点］各型流产的临床表现。

【知识纵横比较】

各型流产的临床比较

流产类型	临床表现	妇科检查
先兆流产（胎漏、胎动不安）	妊娠 28 周前出现少量阴道流血，下腹痛或腰背痛	子宫颈口未开，胎膜未破，子宫大小与停经周数相符（不做）
难免流产（胎动欲堕）	阴道流血增多，阵发性腹痛加重，或胎膜破裂出现阴道流水	子宫颈口已扩张，有时宫颈口可见胚胎组织或羊膜囊堵塞，子宫与妊娠周数相符或略小
不全流产（堕胎、小产）	部分妊娠物已排出体外，尚有部分残留在宫腔内或嵌顿于宫颈口处，影响子宫收缩，出血量多，甚至发生失血性休克	宫颈口已扩张，子宫颈口妊娠组织堵塞及持续性血液流出，一般子宫小于停经周数
完全流产（堕胎、小产、暗产）	妊娠物已全部排出宫腔，阴道流血逐渐停止，腹痛逐渐消失	子宫颈口关闭，子宫接近正常大小
稽留流产（胎死不下）	胚胎或胎儿已死亡，滞留在宫腔内未及时自然排出，又称过期流产。胚胎或胎儿死亡后子宫不增大反缩小，早孕反应消失，如至妊中期，孕妇腹部不见增大，胎动消失	子宫颈口闭，子宫明显小于停经周数，质地不软，未闻及胎心音
复发性流产（滑胎）	连续 3 次或 3 次以上自然流产，往往发生于同一妊娠月份，其流产过程与一般流产相同	
流产合并感染	宫腔感染，严重时感染可扩展到盆腔、腹腔甚至全身，并发盆腔炎、腹膜炎、败血症及感染性休克等	炎症表现

要点五 诊断与鉴别诊断

（一）诊断

1. 病史 应询问患者有无停经史和反复流产史，有无早孕反应、阴道流血，以及阴道流血的量及持续时间，有无腹痛及腹痛部位、性质、程度，有无阴道排液及妊娠物排出。

2. 体格检查 观察患者全身状况，有无贫血及感染征象，测量体温、血压、脉搏等。消毒后进行妇科检查，注意是否有宫颈口扩张、羊膜囊膨出、妊娠物堵塞于宫颈口及子宫大小是否与停经周数符合。

3. 辅助检查

（1）B 型超声检查：了解宫内有无妊娠囊，观察有无胎动和胎心搏动等。

（2）妊娠试验。

（3）激素测定：早孕时测定血孕酮、β-HCG 水平，协助判断先兆流产的预后。

（4）其他检查：对于复发性流产者可行染色体、免疫因素、宫颈功能、甲状腺功能检查。

（二）鉴别诊断

注意各种类型流产的鉴别诊断。早期流产应与异位妊娠、葡萄胎、异常子宫出血及子宫肌瘤等鉴别。

要点六 西医治疗

（一）先兆流产

卧床休息，禁性生活。黄体功能不足者可给予黄体酮和维生素 E。甲状腺功能减退者给予甲状腺素片。经治疗 2 周，若阴道流血停止，B超提示胚胎存活，可继续妊娠。若临床症状加重，B超发现胚胎发育不良，血 β-HCG 持续不升或下降，表明流产不可避免，应终止妊娠。

（二）难免流产

一旦确诊，应尽早使胚胎、胎盘组织完全排出。早期流产应行刮宫术，妊娠物送病理检查。晚期流产时因子宫较大，可用缩宫素促使子宫收缩，当胎儿和胎盘组织排出后需检查是否完全，必要时清宫。

（三）不全流产

及时行刮宫术或钳刮术，以清除宫腔内残留组织，必要时补液、输血，给予抗生素预防感染。

（四）完全流产

症状消失，B型超声检查宫腔内无残留物，如无感染征象不需处理。

（五）稽留流产

确诊后应尽早清宫。术前应检查血常规、凝血功能，并做好输血准备。若凝血功能正常，则先给 3 ～ 5 天雌激素以提高子宫肌对缩宫素的敏感性。若子宫小于 12 孕周，应采用刮宫术，术前备血，术时注射缩宫素加强子宫收缩，减少出血。一次不能刮净，可于 5 ～ 7 天后再次刮宫。如子宫大于 12 孕周者，可静滴缩宫素或使用米非司酮加米索前列醇，促使胎儿、胎盘自然排出。若凝血功能异常，尽早使用肝素、纤维蛋白原，输新鲜血或新鲜冰冻血浆，待凝血功能改善后再行引产或刮宫。

（六）复发性流产

孕前需进行卵巢功能、夫妇双方染色体、血型鉴定及丈夫的精液检查，女方生殖道检查，包括子宫输卵管造影及宫腔镜检查等必要的检查以查出引起复发性流产的原因。宫颈功能不全应在孕 12 ～ 14 周行宫颈环扎术，术后定期随诊，提前住院，待分娩发动前拆除缝线，以免造成宫颈撕裂。子宫畸形应在孕前行矫治术。黄体功能不全者，应给予黄体酮制剂，用药到孕 12 周时即可停药。甲状腺功能低下者应在孕前及整个孕期补充甲状腺素。抗磷脂抗体阳性患者可在确定妊娠以后使用小剂量阿司匹林和（或）低分子肝素。补充维生素 E 及给予心理治疗。怀疑同种免疫性流产者，可行淋巴细胞主动免疫治疗或静脉免疫球蛋白治疗，但仍有争议。

（七）流产合并感染

治疗原则是控制感染的同时尽快清除宫内残留物。

［常考考点］各型流产的西医处理原则和方法。

要点七　胎漏、胎动不安、滑胎的中医病因病机与辨证论治

（一）中医病因病机

主要发病机制是冲任损伤，胎元不固。引起胎漏、胎动不安的常见病因病机有肾虚、气血虚弱、血热和血瘀，若病势进一步发展，可引起堕胎、小产。导致滑胎的病因病机主要有肾虚和气血虚弱。

（二）胎漏、胎动不安、滑胎的辨证论治

1. 胎漏、胎动不安的辨证论治　辨证应根据阴道流血的量、色、质，腰腹疼痛的性质、程度，以及兼症、舌脉，进行综合分析，辨其虚、热、瘀及转归。治疗以补肾安胎为大法，根据不同证型辅以益气养血、清热等。

证型	辨证要点	治法	方剂
肾虚证	妊娠期阴道少量流血，色淡黯，腰酸，腹坠痛，头晕耳鸣，两膝酸软，小便频数，夜尿多，或曾屡次堕胎；舌淡，苔白，脉沉细滑尺弱	补肾益气，固冲安胎	寿胎丸加党参、白术
气血虚弱证	妊娠期阴道少量流血，色淡红，质稀薄，或腰腹胀痛，小腹下坠，神疲肢倦，面色㿠白，头晕眼花，心悸气短；舌质淡，苔薄白，脉细滑	补气养血，固肾安胎	胎元饮
血热证	妊娠期阴道下血，色深红或鲜红，质稠，或腰腹坠胀作痛，心烦少寐，口干口渴，溲赤便结；舌质红，苔黄，脉滑数	清热凉血，固冲安胎	保阴煎
血瘀证	宿有癥疾，或孕后阴道下血，色黯红或红，甚则腰酸腹痛下坠；舌黯或边有瘀点，脉弦滑或沉弦	活血消癥，补肾安胎	桂枝茯苓丸加菟丝子、桑寄生、续断

2. 滑胎的辨证论治　滑胎多为虚证，“虚则补之”为治疗原则。治疗时以预防为主，防治结合，即孕前培补其损，孕后保胎治疗。

证型	辨证要点	治法	方剂
肾气亏损证	屡孕屡堕，甚或如期而堕，月经初潮迟，月经周期推后或时前时后，经量较少，色淡黯，头晕耳鸣，腰膝酸软，夜尿频多，眼眶黯黑，或面有黯斑；舌质淡或淡黯，脉沉弱	补肾益气，调固冲任	补肾固冲丸
气血虚弱证	屡孕屡堕，月经量少，或月经周期延后，或闭经，面色白或萎黄，头晕心悸，神疲乏力；舌质淡，苔薄，脉细弱	益气养血，调固冲任	泰山磐石散

［常考考点］胎漏、胎动不安和滑胎的证治。

【知识纵横比较】

胎漏、胎动不安与滑胎的证治比较

胎漏、胎动不安		滑胎	
证型	方剂	证型	方剂
肾虚证	寿胎丸加党参、白术	肾气亏损证	补肾固冲丸
气血虚弱证	胎元饮	气血虚弱证	泰山磐石散

【例题实战模拟】

A1 型题

1. 治疗复发性流产肾气亏虚证，应首选的方剂是

A. 寿胎丸　B. 胎元饮　C. 加减一阴煎　D. 补肾固冲丸　E. 泰山磐石散

A2 型题

2. 患者，女，25 岁，已婚。停经 54 天，3 天来阴道少量出血，色淡红，腰酸腹坠隐痛，头晕耳鸣，小便频数，舌淡苔白，脉沉滑尺弱。检查：尿妊娠试验（+），子宫大小与孕月相符。治疗应首选

A. 维生素 E+ 寿胎丸　B. 维生素 E+ 胎元饮　C. 维生素 E+ 固阴煎

D. 黄体酮 + 圣愈汤　E. 黄体酮 + 保阴煎

3. 患者，女，26 岁，已婚。孕 8 周，阴道出血量多，伴阵发性腹痛，诊断为难免流产。应首先考虑的治疗措施是

A. 尽快清宫　B. 卧床休息　C. 肌注抗生素　D. 给予止血药物　E. 给予大剂量雌激素

B1 型题

A. 先兆流产　B. 难免流产　C. 不全流产　D. 完全流产　E. 复发性流产

4. 中医称之为胎动欲堕者，是指

5. 中医称之为屡孕屡堕者，是指

【参考答案】

1. D　2. A　3. A　4. B　5. E

细目四　异位妊娠

【考点突破攻略】

要点一　概念

凡受精卵在子宫体腔以外着床发育称为异位妊娠，习称宫外孕。

要点二　西医病因病理

（一）病因

主要有输卵管炎症、输卵管手术史、输卵管发育不良或功能异常、辅助生殖技术、宫内节育器及盆腔内肿瘤压迫、子宫内膜异位症形成的粘连、受精卵游走等。其中输卵管炎症是输卵管妊娠最主要的病因。

（二）病理

1. 输卵管妊娠流产 多见于输卵管壶腹部妊娠，一般发生在 8 ～ 12 周。输卵管妊娠完全流产，一般出血量较少；输卵管妊娠不全流产，因残存绒毛仍保持活力，继续侵蚀输卵管组织引起反复出血，又因管壁肌层薄弱收缩力差，血管开放，出血较多。

2. 输卵管妊娠破裂 多见于峡部妊娠，一般发生在 6 ～ 8 周。由于管腔狭窄，孕卵绒毛侵蚀并穿透管壁而破裂，发生大量出血，严重时可引起休克。

3. 继发腹腔妊娠 当输卵管妊娠流产或破裂后，胚胎排入腹腔，如果绒毛组织仍然附着于管壁或从破损处向外生长，胚胎继续生存，可形成继发性腹腔妊娠。

4. 陈旧性宫外孕 输卵管妊娠破裂或流产后，如反复少量出血形成血肿，被大网膜及肠管所包裹，日久血肿机化变硬并与周围组织粘连而形成盆腔包块，称为陈旧性宫外孕。

5. 子宫的变化 输卵管妊娠时，受妊娠期内分泌影响，子宫增大变软，但小于停经月份。子宫内膜呈蜕膜变化，但无绒毛，异位孕卵死亡后脱落蜕膜常呈整块片状或三角形，称蜕膜管型，有时呈细小碎片脱落。

要点三 中医病因病机

本病的基本病机是少腹血瘀实证。常见病因病机有胎阻胞络、气虚血瘀、气滞血瘀、气陷血脱、瘀结成癥。

要点四 临床表现

1. 症状

（1）停经：多有 6 ～ 8 周的停经史。

（2）腹痛：输卵管妊娠未破裂时，患者下腹一侧隐痛或胀痛。输卵管妊娠破裂时，患者突感下腹一侧有撕裂样剧痛，常伴恶心呕吐。疼痛范围与内出血量有关，可波及下腹或全腹，甚至可引起肩胛部放射性疼痛。当血液积聚在子宫直肠窝时，可引起肛门坠胀和排便感。

（3）阴道流血：常为少量不规则流血，色暗红或深褐，一般不超过月经量。少数可见流血较多，可伴有子宫蜕膜管型或碎片排出。

（4）晕厥与休克：腹腔内大量出血及剧烈腹痛可导致晕厥与休克，其程度与内出血的速度及量有关，但与阴道流血量不成正比。

2. 体征

（1）一般情况：腹腔内出血较多时，患者呈贫血貌，可有面色苍白、脉快而细弱、血压下降等休克表现。

（2）腹部检查：下腹部明显压痛和反跳痛，尤以病侧为甚，但腹肌紧张常较轻。内出血多时，叩诊有移动性浊音。陈旧性宫外孕包块较大或位置较高者腹部可扪及。

（3）妇科检查：阴道内可见来自宫腔的少量血液，后穹隆常饱满，有触痛。子宫颈摇举痛。子宫稍大变软，但小于停经月份。内出血多时，子宫可有漂浮感。子宫一侧可触及肿块，有触痛。陈旧性宫外孕时，可在子宫直肠窝处触及半实质性压痛包块，边界清楚，不易与子宫分开，日久血肿包块机化变硬。

［常考考点］异位妊娠的症状和体征。

要点五 诊断与鉴别诊断

（一）诊断

1. 病史 包括停经史及盆腔炎性疾病史、长期痛经史、盆腔或宫腔手术和人工流产史等。

2. 临床表现 下腹一侧疼痛、阴道不规则流血、晕厥和休克。患侧下腹压痛及反跳痛，叩诊有移动性浊音。后穹隆饱满，宫颈举痛或摇摆痛，子宫有漂浮感等。

3. 实验室及其他检查

（1）血 β-HCG 测定：是早期诊断异位妊娠的重要方法。血 β-HCG 的动态变化也是宫外孕保守治疗的重要评价指标。

（2）B 型超声检查：主要了解宫腔内有无孕囊，附件部位有无包块及盆腹腔内有无积液。若能在宫旁低回声区内探及胚芽及原始心管搏动，即可确诊。

（3）阴道后穹隆穿刺：适用于疑有腹腔内出血或 B 型超声检查显示有盆腔积液的患者。如经后穹隆穿刺抽出暗红色不凝血，说明有血腹症存在，可协助诊断异位妊娠。

（4）诊断性刮宫：仅适用于阴道流血较多者，刮出物送病理检查，目的在于排除宫内妊娠流产。

（5）腹腔镜检查：不再是诊断异位妊娠的“金标准”，目前很少将其作为检查手段，更多作为手术治疗。

（二）鉴别诊断

输卵管妊娠应与宫内妊娠流产、急性输卵管炎、急性阑尾炎、黄体破裂及卵巢囊肿蒂扭转等鉴别。

［常考考点］异位妊娠的诊断要点。

要点六　西医治疗

1. 药物治疗　主要适用于早期输卵管妊娠、要求保留生育能力的年轻患者。可采用化学药物治疗、中医中药治疗。必须符合下列条件：①输卵管妊娠未发生破裂或流产。②输卵管妊娠包块直径＜ 4cm。③血 β–HCG ＜ 2000U/L。④无明显内出血。⑤肝肾功能及血常规检查正常。

药物治疗期间应动态监测血 β–HCG、B 型超声、肝肾功能和血常规，并注意患者病情变化及药物的毒副作用。若用药后 14 日血 β–HCG 下降并连续 3 次阴性，腹痛缓解或消失，阴道流血减少或停止为显效。若药物治疗后病情无改善甚至加重，应改用手术治疗。

2. 手术治疗　适用于：①生命体征不稳定或有腹腔内出血征象者。②病情有进展者（如血 HCG ＞ 3000U/L 或持续升高、有胎心搏动、附件区大包块等）。③随诊不可靠者。④药物治疗禁忌证或无效者。⑤持续性异位妊娠者。

［常考考点］异位妊娠药物治疗和手术治疗的适应证。

要点七　中医辨证论治

中医治疗以活血化瘀、杀胚消癥为主，根据疾病发展阶段和临床类型不同辨证论治，已破损期配合西医方法。遣方用药应注意峻猛药不可过用，中病即止；或配以补气摄血药物，以免造成再次大出血。

1. 内治法

证型		辨证要点	治法	方剂
未破损期	胎阻胞络证	短暂停经后下腹一侧隐痛，或伴呕恶，妊娠试验阳性或弱阳性，血 β–HCG 升高；B 型超声证实输卵管妊娠但未破损；舌暗红或正常，苔薄白，脉弦滑	活血祛瘀，杀胚消癥	宫外孕Ⅱ号方加紫草、蜈蚣、水蛭、天花粉
已破损期	不稳定型——胎元阻络、气虚血瘀证（多见于输卵管妊娠流产）	停经后下腹一侧腹痛拒按，阴道不规则少量流血，头晕神疲，血 β–HCG 动态监测呈升高趋势；舌淡暗，苔薄白，脉细滑	益气化瘀，消癥杀胚	宫外孕Ⅰ号方加党参、黄芪、紫草、蜈蚣、天花粉
	休克型——气陷血脱证（多见于输卵管妊娠破裂）	停经后突发下腹一侧撕裂样剧痛，阴道不规则少量流血，面色苍白，四肢厥冷，冷汗淋漓，烦躁不安，甚或昏厥；妊娠试验阳性或弱阳性；B 型超声或后穹隆穿刺提示腹腔内出血；舌淡，苔薄白，脉细数无力或芤	回阳救逆，益气固脱	参附汤合生脉散加黄芪、柴胡、炒白术
	包块型——瘀结成癥证（指陈旧性宫外孕）	输卵管妊娠破损日久，腹痛减轻或消失，盆腔有局限性包块；血 β–HCG 持续下降或阴性；舌质暗，苔薄白，脉弦细或涩	活血化瘀，消癥散结	理冲丸加土鳖虫、水蛭、炙鳖甲

2. 外治法　在内治法基础上可配合外敷中药及中药保留灌肠以内外同治。适用于未破损型或陈旧性宫外孕。

［常考考点］异位妊娠的证型及其辨证要点、治法、使用方剂的名称。

【例题实战模拟】

A1 型题

1. 下列哪项是异位妊娠破裂时最主要的症状

A. 停经史和早孕反应　B. 不规则阴道出血　C. 突感一侧下腹撕裂样剧痛

D. 晕厥与休克　E. 急性贫血

2. 疑为宫外孕破裂，最常用的辅助检查方法是

A. 妊娠试验　B. B 超　C. 阴道后穹隆穿刺　D. 腹腔镜检查　E. 诊断性刮宫

A2 型题

3. 患者，女，26 岁，已婚。停经 45 天，伴下腹部剧烈疼痛 1 天，偶有阴道少量出血；查尿 HCG（+），B 超示宫内未见胎囊。首先考虑的诊断是

A. 妊娠腹痛　B. 不全流产　C. 胎动不安　D. 异位妊娠　E. 痛经

4. 患者，女，24 岁，已婚。异位妊娠已破损，腹腔血肿包块形成，腹痛逐渐减轻，下腹坠胀，有便意感。治疗常选

A. 宫外孕Ⅰ号方　B. 理冲丸加土鳖虫、水蛭、炙鳖甲　C. 宫外孕Ⅰ号方加党参、黄芪

D. 宫外孕Ⅱ号方加紫草、蜈蚣　E. 桂枝茯苓丸

【参考答案】

1. C　2. C　3. D　4. B

细目五　妊娠期高血压疾病

【考点突破攻略】

要点一　病理生理变化

全身小血管痉挛、内皮损伤及局部缺血是妊娠期高血压疾病的基本病理生理变化。由于小动脉广泛性痉挛，造成管腔狭窄，周围循环阻力增大，血管壁及内皮细胞损伤，通透性增加，体液和蛋白质渗漏，出现血压升高、蛋白尿、水肿、全身各脏器灌注减少，造成脑、肾、肝、心血管等重要器官功能受到损害，出现相应的临床症状，甚至导致母儿死亡。子宫胎盘灌注不足，出现胎儿生长受限、胎儿窘迫、胎盘早剥，对母儿造成危害。

要点二　中医病因病机

本病可由脾肾两虚，水湿内停，或气机阻滞，津液不布发为子肿；阴虚阳亢，上扰清窍，或痰浊上扰，引起子晕；若子肿、子晕进一步发展，肝阳上亢，肝风内动，或痰火上扰，蒙蔽清窍，出现抽搐昏迷者，即发为子痫。常见病因病机有脾肾两虚、气滞湿阻、阴虚肝旺、脾虚肝旺、肝风内动和痰火上扰。

要点三　分类与临床表现

1. 妊娠期高血压　妊娠 20 周后出现 BP ≥ 140/90mmHg，于产后 12 周内恢复正常；尿蛋白（–），少数患者可伴有上腹部不适或血小板减少，产后方可确诊。

2. 子痫前期　①轻度：妊娠 20 周后出现 BP ≥ 140/90mmHg；尿蛋白≥ 0.3g/24h 或随机尿蛋白（+）；可伴上腹不适、头痛等症状。②重度：BP ≥ 160/110mmHg；尿蛋白≥ 5.0g/24h 或随机尿蛋白（+++）；血肌酐＞ 106μmol/L；血小板＜ 100×10^9/L；微血管病性溶血（血 LDH 升高）；血清 ALT 或 AST 升高；持续性头痛或其他脑神经症状或视觉障碍；持续性上腹部疼痛。

3. 子痫　子痫前期孕妇抽搐而不能用其他原因解释。

4. 慢性高血压并发子痫前期　高血压孕妇妊娠前无尿蛋白，妊娠 20 周后出现尿蛋白≥ 0.3g/24h；或孕后突然尿蛋白增加，或血压进一步升高或血小板＜ 100×10^9/L，或出现其他肝功能损害、肺水肿、神经系统异常或视觉障碍等表现。

5. 妊娠合并慢性高血压　孕 20 周前收缩压≥ 140mmHg 和（或）舒张压≥ 90mmHg（除外滋养细胞疾病），但妊娠期无明显加重；或孕 20 周后首次诊断高血压并持续到产后 12 周后。

［常考考点］妊高征的分类及各型特点。

要点四　诊断与鉴别诊断

（一）诊断

1. 病史　患者有本病的高危因素、临床表现，特别应注意有无头痛、视力改变、上腹不适等。

2. 高血压　收缩压≥ 140mmHg 或舒张压≥ 90mmHg，血压升高至少出现两次以上，间隔≥ 4 小时。慢性高血压并发子痫前期常在妊娠 20 周后血压持续上升。其中特别注意舒张压的变化。注意血压较基础血压升高 30/15mmHg，但低于

140/90mmHg 时，不作为诊断依据，须严密观察。

3. 尿蛋白 应取中段尿进行检查，每 24 小时内尿液中的蛋白含量≥ 0.3g 或在至少相隔 6 小时的两次随机尿液检查中尿蛋白浓度为 30mg/L（定性 +）。避免阴道分泌物污染尿液。

4. 水肿 孕妇出现水肿的特点是自踝部逐渐向上延伸的凹陷性水肿，休息后不缓解。水肿局限于膝以下为“+”，延至大腿为“++”，涉及腹壁及外阴为“+++”，全身水肿或伴有腹水为“++++”。因正常妊娠、贫血及低蛋白血症均可发生水肿，故本病之水肿无特异性，不能作为妊娠期高血压疾病的诊断标准及分类依据。

5. 辅助检查

（1）尿液检查：应测尿比重、尿常规、24 小时尿蛋白定量等。重度子痫前期患者应每日检查 1 次尿蛋白。

（2）血液检查：可有血液浓缩（红细胞压积≥ 35%），血浆及全血黏度增加；凝血障碍时，主要为血小板减少，抗凝血酶Ⅲ下降。

（3）肝肾功能检查：肝细胞功能受损，可致 AST、ALT 升高；低蛋白血症，白 / 球蛋白比值倒置；总胆红素和碱性磷酸酶水平升高。肾功能受损时，血清尿素氮、肌酐、尿酸增加；尿酸增高可用于与慢性高血压的鉴别诊断；重度子痫前期与子痫应测定二氧化碳结合力及电解质，及时发现酸中毒。

（4）眼底检查：眼底视网膜小动脉可以反映全身小动脉痉挛的程度及本病严重程度，眼底检查可见视网膜小动脉痉挛，动静脉管径比例由正常的 2∶3 变为 1∶2 甚至 1∶4，亦可发展为视网膜水肿、渗出或出血，严重时发生视网膜剥离。

6. 其他 心电图、超声心动图、胎盘功能、胎儿成熟度检查、脑血流图检查等。

（二）鉴别诊断

子痫前期应与妊娠合并慢性肾炎相鉴别，子痫应与癫痫、脑炎、脑肿瘤、脑血管畸形破裂出血、糖尿病高渗性昏迷、低血糖昏迷等相鉴别。

［常考考点］妊高征的诊断要点。

要点五 子痫前期及子痫的西医治疗原则

（一）子痫前期的西医治疗原则

休息、镇静、解痉、降压、合理扩容、必要时利尿、密切监测母胎状态、适时终止妊娠。

（二）子痫的西医治疗原则

一旦发生子痫，立即左侧卧位以减少误吸，开放呼吸道，建立静脉通道，留置尿管监测尿量，密切观察生命体征，避免声、光等刺激。预防坠地外伤、唇舌咬伤。治疗原则：控制抽搐，纠正缺氧和酸中毒，降低颅压，控制血压，抽搐控制后终止妊娠。

［常考考点］子痫前期和子痫的治疗原则。

要点六 子肿、子晕、子痫的概念及辨证论治

（一）子肿、子晕、子痫的概念

1. 子肿 妊娠中晚期，孕妇出现肢体面目肿胀者称“子肿”，亦称“妊娠肿胀”。

2. 子晕 妊娠期出现以头晕目眩，状若眩冒为主症，甚或眩晕欲厥，称“子晕”，亦称“妊娠眩晕”。

3. 子痫 妊娠晚期或临产前及新产后，突然发生眩晕倒仆，昏不知人，两目上视，牙关紧闭，四肢抽搐，全身强直，须臾醒，醒复发，甚至昏迷不醒者，称为“子痫”，又称“子冒”“妊娠痫证”。

（二）子肿、子晕、子痫的辨证论治

疾病	证型	辨证要点	治法	方剂
子肿	脾肾两虚证	妊娠中晚期，面目及下肢浮肿，甚或遍及全身，肤色淡黄或白，皮薄而光亮，按之凹陷，即时难起，倦怠无力，气短懒言，食欲不振，下肢逆冷，腰酸膝软，小便短少，或大便溏薄；舌淡胖边有齿痕，苔白滑或薄腻，脉沉滑无力	健脾温肾，行水消肿	白术散合五苓散
	气滞湿阻证	妊娠中晚期，先由脚肿，渐及于腿，皮色不变，随按随起，头晕胀痛，胸闷胁胀，或脘胀，纳少；苔薄腻，脉弦滑	理气行滞，除湿消肿	天仙藤散

续表

疾病	证型	辨证要点	治法	方剂
子晕	阴虚肝旺证	妊娠中晚期，头晕目眩，头痛耳鸣，视物模糊，颜面潮红，心烦失眠，口干咽燥；舌红或绛，少苔，脉弦细滑数	滋阴养血，平肝潜阳	杞菊地黄丸加天麻、钩藤、石决明
	脾虚肝旺证	妊娠中晚期，面浮肢肿逐渐加重，头昏头重如眩冒状，胸闷心烦，呕逆泛恶，神疲肢软，纳少嗜卧；舌淡胖有齿痕，苔腻，脉弦滑而缓	健脾利湿，平肝潜阳	半夏白术天麻汤
子痫	肝风内动证	妊娠晚期、产时或新产后，头痛眩晕，视物不清，突发四肢抽搐，两目直视，牙关紧闭，角弓反张，甚至昏不知人，颜面潮红，心悸烦躁；舌红苔薄黄，脉细弦滑或弦滑数	滋阴清热，平肝息风	羚角钩藤汤
	痰火上扰证	妊娠晚期，或正值分娩时或新产后，头晕头重，胸闷烦躁泛恶，面浮肢肿，猝然昏不知人，面部口角及四肢抽搐，气粗痰鸣；舌红，苔黄腻，脉弦滑数	清热豁痰，息风开窍	牛黄清心丸

［常考考点］子肿、子晕、子痫的证治。

要点七　预防

定期产前检查，早期发现，早期治疗；孕期注意休息和睡眠，适度锻炼；保持心情舒畅，切勿情绪激动；应进食富含蛋白质、维生素及多种微量元素的食物及新鲜果蔬，不推荐严格限制盐的摄入及肥胖孕妇限制热量摄入；补钙有预防妊娠期高血压疾病的作用。高凝倾向孕妇孕前或孕后每日睡前可口服低剂量阿司匹林直至分娩。

【知识纵横比较】

中西医结合内科学原发性高血压与妇产科学妊娠期高血压的证治比较

原发性高血压		妊娠期高血压	
证型	方剂	证型	方剂
肝肾阴虚证	杞菊地黄丸	阴虚肝旺证	杞菊地黄丸加天麻、钩藤、石决明
肾阳虚衰证	济生肾气丸	脾肾两虚证	白术散合五苓散

【例题实战模拟】

A1 型题

1. 妊娠高血压综合征肝风内动证的首选方是

A. 镇肝熄风汤　B. 牛黄清心丸　C. 天麻钩藤汤　D. 羚角钩藤汤　E. 杞菊地黄丸

2. 天香藤散适用于妊娠高血压综合征的证型是

A. 脾虚湿困　D. 肾虚水停　C. 气滞湿阻　D. 脾虚肝旺　E. 阴虚肝旺

A2 型题

3. 患者，女，26 岁，已婚。孕 36 周余，小腿水肿，胸闷气短，疲乏无力，口淡纳少，腹胀便溏。舌胖嫩边有齿痕，苔薄白，脉滑缓无力。检查：水肿（+），血压 130/90mmHg（17.33/11.99kPa）。治疗应首选

A. 降压药肼苯达嗪　B. 利尿药氨苯蝶啶　C. 补气方四君子汤

D. 健脾行水方白术散　E. 化气行水方真武汤

4. 患者，女，27 岁，已婚。G_1P_0。孕 36 周，1 个月前血压正常，近 1 周双下肢浮肿，伴头晕、眼花、视物不清；血压 160/110mmHg，尿蛋白（++），胎心好。应首选的措施是

A. 积极治疗 24 ～ 48 小时，上述症状不缓解，考虑终止妊娠

B. 积极治疗 1 周后，考虑终止妊娠

C. 立即剖宫产

D. 积极治疗，等待自然分娩

E. 人工破膜及静脉滴注催产素引产

【参考答案】

1. D 2. C 3. D 4. A

细目六 胎儿生长受限

【考点突破攻略】

要点一 概念

胎儿生长受限（FGR）是由于病理原因造成胎儿的生长未能达到其潜在应有的生长速率，出生体重低于同孕龄同性别胎儿平均体重的两个标准差或第10百分位数，或足月胎儿出生体重小于2500g。中医称为“胎萎不长”，亦称“妊娠胎萎燥”“胎弱症”或“妊娠胎不长”。

要点二 西医病因

1. 母体因素 主要有营养因素（最常见）、妊娠合并症和并发症以及孕妇年龄、身高、体重、子宫发育畸形、宫内感染、接触放射线或有毒物质，不良的生活习惯如吸烟、酗酒和吸毒等。

2. 胎儿因素 主要有染色体异常和内分泌异常。

3. 胎盘脐带因素 胎盘病变或脐带因素如过长、过细、扭转、打结等。

要点三 中医病因病机

主要发病机制是父母禀赋虚弱，生殖之精不健，或孕后调养失宜，脏虚胞损，气血不足，胎失所养而生长受限。常见病因病机有肾气亏虚、气血虚弱、阴虚血热和胞宫虚寒。

要点四 诊断

1. 病史 必须准确确定胎龄。有引起FGR的高危因素，有过出生缺陷儿、FGR、死胎的不良分娩史。吸烟、吸毒与酗酒等不良嗜好。

2. 临床指标 测量子宫长度、腹围，推测胎儿大小，可用于低危人群的筛查。

（1）子宫长度、腹围值连续3周测量均在第10百分位数以下者，为筛选FGR指标。

（2）胎儿发育指数在 −3 和 +3 之间为正常，小于 −3 提示可能为FGR。

（3）妊娠晚期孕妇每周增加体重0.5kg。若体重增长停滞或增长缓慢时，可能为FGR。

3. 辅助检查

（1）B型超声：是判断FGR的关键步骤。①胎头双顶径测量（BPD）：妊娠晚期双顶径增长值每周增加＜1.7mm。②头围、腹围的比值（HC/AC）：＜正常同孕周平均值的第10百分位数。

（2）多普勒超声：测定子宫动脉、脐动脉及胎儿大脑中动脉S/D比值和阻力指数（RI），若妊娠晚期脐动脉S/D比值升高提示FGR。

（3）抗心磷脂抗体测定：ACA与部分FGR的发生有关。

要点五 西医治疗

1. 一般治疗 均衡膳食，吸氧，卧床休息。左侧卧位可改善子宫胎盘血液循环，促进胎儿发育。

2. 母体静脉营养 理论上可通过静脉营养给母体补充氨基酸、能量合剂及葡萄糖，但尚未证实。

3. 药物治疗 β肾上腺素激动剂能改善子宫胎盘血流，促进胎儿生长发育，硫酸镁能恢复胎盘正常的血液灌注。丹参能促进细胞代谢、改善微循环、降低毛细血管通透性，有利于维持胎盘功能。低分子肝素、阿司匹林用于抗磷脂综合征的治疗。

4. 胎儿健康状况监测 无应激试验（NST）、胎儿生物物理评分（BPP）、胎儿血流监测等。胎儿监护应遵循循序渐进的流程。

5. 产科处理

（1）继续妊娠指征：胎儿状况良好，胎盘功能正常，妊娠未足月、孕妇无合并症及并发症者，可在密切监护下妊娠至 38 ～ 39 周，但不应超过预产期。

（2）终止妊娠指征：综合考虑病因、监测指标异常情况、孕周和新生儿重症监护的技术水平。

若出现单次胎儿多普勒血流异常应严密随访，不宜立即终止妊娠。若出现脐动脉舒张末期血流消失，可期待至≥ 34 周终止妊娠；出现脐动脉舒张末期血流倒置，则考虑期待至≥ 32 周终止妊娠。若 32 周前出现脐动脉舒张末期血流缺失或倒置，合并静脉导管血流异常，综合考虑孕周、新生儿重症监护水平，完成促胎肺成熟后，可考虑终止妊娠。

孕周未达 32 周者，应使用硫酸镁保护胎儿神经系统。若孕周未达 35 周者，应促胎肺成熟后再终止妊娠。如果新生儿重症监护技术水平不足，应鼓励宫内转运。

分娩方式选择：适当放宽剖宫产指征。①阴道分娩：自然临产后，应尽快入院，加强胎心监护。排除阴道分娩禁忌证，根据胎儿情况、宫颈成熟度及羊水量，决定是否引产及引产方式。②剖宫产：单纯的 FGR 并非剖宫产指征。胎儿病情危重，产道条件欠佳，或有其他剖宫产指征，应行剖宫产结束分娩。

要点六　中医辨证论治

证型	辨证要点	治法	方剂
肾气亏虚证	妊娠中晚期腹形小于妊娠月份，胎儿存活，头晕耳鸣，腰膝酸软，或形寒肢冷，倦怠无力；舌淡，苔白，脉沉细	补肾益气，填精养胎	寿胎丸
气血虚弱证	妊娠中晚期腹形明显小于妊娠月份，胎儿存活，面色㿠白或萎黄，神疲懒言，气短乏力，头晕心悸；舌淡，苔少，脉细弱	益气养血，滋养胎元	胎元饮
阴虚内热证	妊娠中晚期腹形小于妊娠月份，胎儿存活，颧赤唇红，手足心热，烦躁不安，口干喜饮；舌质红，少苔，脉细数	滋阴清热，养血育胎	保阴煎
胞宫虚寒证	妊娠腹形明显小于妊娠月份，胎儿存活，形寒怕冷，腰腹冷痛，四肢不温；舌淡苔白，脉沉迟	温肾扶阳，养血育胎	长胎白术散

［常考考点］胎儿生长受限的辨证论治。

【知识纵横比较】

胎漏、胎动不安与胎萎不长的证治比较

胎漏、胎动不安		胎萎不长	
证型	方剂	证型	方剂
肾虚证	寿胎丸	肾气亏虚证	寿胎丸
气血虚弱证	胎元饮	气血虚弱证	胎元饮
血热证	保阴煎	阴虚内热证	保阴煎
—	—	胞宫虚寒证	长胎白术散
血瘀证	桂枝茯苓丸	—	—

【例题实战模拟】

A1 型题

1. 胎儿生长受限是指

A. 孕 37 周后，胎儿出生体重小于 3000g　　B. 孕 42 周后，胎儿出生体重小于 2500g

C. 孕 37 周后，胎儿出生体重小于 2000g　　D. 孕 37 周后，胎儿出生体重小于 2500g

E. 孕 42 周后，胎儿出生体重小于 2000g

2. 下列各项，不属于胎儿生长受限的中医病机的是

A. 肾气亏虚　B. 阴虚内热　C. 气血虚弱　D. 脾虚湿盛　E. 胞脏虚寒

A2 型题

3. 患者，女，26 岁，已婚。孕 26 周，产检发现孕妇腹形小于妊娠月份，胎儿存活，伴有头晕心悸，少气懒言，面色苍白，舌淡，苔少，脉细弱。治疗的首选方是

A. 白术散　B. 胎元饮　C. 寿胎丸　D. 保阴煎　E. 长胎白术散

4. 患者，女，28 岁，已婚。妊娠 35 个月，腹形小于妊娠月份，胎儿存活，颧赤唇红，手足心热，口干喜饮，舌质嫩红，少苔，脉细数。治疗的首选方是

A. 白术散　B. 胎元饮　C. 寿胎丸　D. 保阴煎　E. 长胎白术散

5. 患者，女，30 岁。孕 37 周，腹形小于妊娠月份，胎儿存活，头晕耳鸣，腰膝酸软，形寒肢冷，舌淡，苔白，脉沉细。治疗的最佳选方为

A. 寿胎丸　B. 保阴煎　C. 胎元饮　D. 长胎白术散　E. 归脾汤

【参考答案】

1. D　2. D　3. B　4. D　5. A

细目七　前置胎盘

【考点突破攻略】

要点一　概念

前置胎盘是指妊娠 28 周后，胎盘附着于子宫下段，甚至胎盘下缘达到或覆盖宫颈内口，其位置低于胎先露部；是妊娠期严重的并发症，是妊娠晚期阴道流血的主要原因。

[常考考点] 前置胎盘的概念。

要点二　西医病因

目前尚不清楚，可能与子宫内膜病变及损伤、胎盘异常、受精卵滋养层发育迟缓及辅助生殖技术相关。

要点三　分类

根据胎盘下缘与宫颈内口的关系，前置胎盘分为 4 类：①完全性前置胎盘：宫颈内口全被胎盘覆盖，又称为中央性前置胎盘。②部分性前置胎盘：宫颈内口部分被胎盘覆盖。③边缘性前置胎盘：胎盘下缘附着于子宫下段，胎盘边缘达宫颈内口，但未超越宫颈内口。④低置胎盘：胎盘附着于子宫下段，边缘距宫颈内口＜ 2cm。

要点四　临床表现

1. 症状　妊娠晚期或临产时，发生无诱因、无痛性反复阴道流血。阴道流血发生时间、发生次数、出血量多少与前置胎盘类型有关。

2. 体征　患者一般情况与出血量有关，大量出血时面色苍白、脉搏增快微弱、血压下降甚至休克。腹部检查：子宫软，无压痛，子宫大小与停经月份相符；由于子宫下段有胎盘占据，故胎先露高浮，约有 15% 并发胎位异常；出血不多时胎心正常，出血多时胎儿因缺氧而导致窘迫，严重时胎死宫内。

要点五　诊断

1. 病史　以往有多次刮宫、产褥感染、剖宫产等病史；或高龄产妇或双胎妊娠史；孕妇不良生活习惯。

2. 临床表现　有上述临床症状和体征，可对前置胎盘的类型作出初步判断。

3. 辅助检查　①血常规可了解贫血情况。② B 型超声可确定前置胎盘类型。③磁共振（MRI）检查有利于对病变进行综合评价，对凶险性前置胎盘的诊断更有帮助。

[常考考点] 前置胎盘的诊断。

要点六　对母儿的影响

1. 产时、产后出血　附着于子宫前壁的前置胎盘行剖宫产时，如子宫切口无法避开胎盘，则出血明显增多。胎儿分娩后，子宫下段肌肉收缩力较差，附着的胎盘不易剥离。即使剥离后因开放的血窦不易关闭而常发生产后出血。

2. 植入性胎盘　偶可发生。由于子宫下段蜕膜发育不良，胎盘绒毛可植入子宫下段肌层，使胎盘剥离不全而发生大出血。有时需切除子宫而挽救产妇生命。

3. 产褥感染 产妇出血，贫血而体弱，加上胎盘剥离面又靠近宫颈内口，容易发生感染。

4. 围生儿预后不良 出血量多可致胎儿缺氧或宫内窘迫。有时因大出血而需提前终止妊娠，新生儿死亡率高。

要点七 西医治疗原则

治疗原则是在保证孕妇安全的前提下达到或更接近足月妊娠，从而提高胎儿的成活率。具体措施有：卧床休息、抑制宫缩、止血、间断吸氧、纠正贫血和预防感染，适时终止妊娠。终止妊娠指征：①反复大量流血甚至休克者，无论胎儿成熟与否，应及时终止妊娠；②胎龄达36周以上，胎儿成熟度检查提示胎儿肺成熟；③胎龄未达36周，出现胎儿窘迫征象，或胎儿电子监护发现胎心异常者；④出血量多，危及胎儿；⑤胎儿已死亡或出现难以存活的畸形。

［常考考点］前置胎盘终止妊娠的指征。

【例题实战模拟】

A1型题

1. 下列有关前置胎盘的叙述，错误的是
   A. 孕28周后胎盘附着于子宫下段　B. 胎盘下缘达到宫颈内口　C. 其位置低于胎先露部
   D. 孕24周后胎盘附着于子宫前部　E. 胎盘覆盖宫颈内口
2. 下列不属于前置胎盘终止妊娠指征的是
   A. 反复大量流血甚至休克者，无论胎儿成熟与否，应及时终止妊娠
   B. 胎龄达36周以上，胎儿成熟度检查提示胎儿肺成熟
   C. 胎龄未达36周，出现胎儿窘迫征象，或胎儿电子监护发现胎心异常者
   D. 出血量少，胎儿宫内储备尚可
   E. 胎儿已死亡或出现难以存活的畸形

【参考答案】

1. D　2. D

细目八 胎盘早剥

【考点突破攻略】

要点一 概念

胎盘早剥是指妊娠20周后正常位置的胎盘在胎儿娩出前部分或全部从子宫壁剥离。本病是妊娠晚期严重的并发症，具有起病急、发病快的特点，如处理不及时可危及母儿生命。

［常考考点］胎盘早剥的概念。

要点二 西医病因病理

（一）病因

尚不清楚，可能与孕妇血管病变、机械因素、宫腔压力骤减及其他高危因素（如高龄产妇、吸烟、滥用可卡因、孕妇代谢异常、孕妇有血栓形成倾向、子宫肌瘤等）有关。

（二）病理

主要病理变化是底蜕膜出血形成胎盘后血肿，使胎盘自附着处剥离。按照病理类型胎盘早剥分为显性剥离、隐性剥离及混合性剥离3种。胎盘早剥发生内出血时，血液积聚在胎盘与子宫壁之间，随着胎盘后血肿压力的增加，血液浸入子宫肌层，引起肌纤维分离、断裂甚至变性，当血液浸至子宫浆膜层时，子宫表面呈蓝紫色瘀斑，称为子宫胎盘卒中。

严重的胎盘早剥可引发弥散性血管内凝血（DIC）、脏器缺血和功能障碍、继发性纤溶亢进、凝血功能障碍等一系列病理生理改变。

要点三 临床表现与分类

典型临床表现是阴道流血、腹痛，可伴有子宫张力增高和子宫压痛，尤以胎盘剥离处最明显。阴道流血特征为陈

旧不凝血，但出血量往往与疼痛程度、胎盘剥离程度不一定符合，尤其是后壁胎盘的隐性剥离。早期表现通常以胎心率异常为首发变化，宫缩间歇期子宫呈高张状态，胎位触诊不清。严重时子宫呈板状，压痛明显，胎心率改变或消失，甚至出现恶心、呕吐、出汗、面色苍白、脉搏细弱、血压下降等休克征象。出现胎儿宫内死亡的患者胎盘剥离面积常超过50%；接近30%的胎盘早剥会出现凝血功能障碍。

在临床上推荐按照胎盘早剥的Page分级标准评估病情的严重程度。0级：分娩后回顾性产后诊断；Ⅰ级：外出血，子宫软，无胎儿窘迫；Ⅱ级：胎儿宫内窘迫或胎死宫内；Ⅲ级：产妇出现休克症状，伴或不伴弥散性血管内凝血。

［常考考点］胎盘早剥的分度及表现。

要点四　诊断与鉴别诊断

（一）诊断

1. 病史　有慢性高血压病、妊娠期高血压疾病，或腹部直接撞击史，或有羊水过多骤然流出等病史。

2. 临床表现　妊娠20周后或者分娩期胎儿娩出前阴道流血，量或多或少，腹痛、贫血，或伴休克表现。腹部检查：子宫体压痛明显，硬如板状，或宫底高，胎位不清，胎心不规律或消失。

3. 辅助检查　①全血细胞计数及凝血功能检查：Ⅱ、Ⅲ度患者应检测肾功能及二氧化碳结合力，若并发DIC，应行DIC筛选试验（血小板计数、凝血酶原时间、血纤维蛋白原测定）。结果可疑者，进一步做纤溶确诊试验。情况紧急时，可抽取肘静脉血2mL于一试管中，轻叩管壁，7～10分钟后观察是否有血块形成，若无血块或血块质量差，说明有凝血障碍。②B型超声检查：可显示胎盘与子宫壁之间有无剥离出血及其程度，还可了解胎儿宫内情况。

（二）鉴别诊断

胎盘早剥需与前置胎盘、先兆子宫破裂相鉴别。

要点五　并发症

主要有胎儿宫内死亡、弥散性血管内凝血（DIC）、产后出血、急性肾衰竭、羊水栓塞。

［常考考点］胎盘早剥的常见并发症。

要点六　西医治疗原则

治疗原则为早期识别、积极处理休克、及时终止妊娠、控制DIC、减少并发症。一旦确诊Ⅱ、Ⅲ级胎盘早剥应及时终止妊娠。根据孕妇病情轻重、胎儿宫内状况、产程进展、胎产式等，决定终止妊娠的方式。

（1）阴道分娩：适用于0～Ⅰ级患者，一般情况良好，病情较轻，以外出血为主，宫口已扩张，估计短时间内可结束分娩。

（2）对20～34^{+6}周合并Ⅰ级胎盘早剥的产妇，尽可能保守治疗延长孕周，孕35周前应用糖皮质激素促进胎肺成熟，注意密切监测胎盘早剥情况，一旦出现明显阴道流血、子宫张力高、凝血功能障碍及胎儿窘迫时应立即终止妊娠。

（3）剖宫产术：①Ⅰ级胎盘早剥，出现胎儿窘迫征象者。②Ⅱ级胎盘早剥，不能在短时间内结束分娩者。③Ⅲ级胎盘早剥，产妇病情恶化胎儿已死，不能立即分娩者。④破膜后产程无进展者。⑤产妇病情急剧加重危及生命时，不论胎儿是否存活，均应立即行剖宫产。

［常考考点］胎盘早剥的处理。

【例题实战模拟】

A1型题

1. 下列属于Ⅲ级胎盘早剥临床表现的是

A. 外出血　B. 子宫软　C. 胎儿宫内窘迫　D. 胎死宫内　E. 产妇出现休克症状

2. 下列各项，不属于胎盘早剥并发症的是

A. 急性肾衰竭　B. 弥散性血管内凝血　C. 诱发早产　D. 胎死宫内　E. 羊水栓塞

【参考答案】

1. E　2. C

细目九　羊水过多

【考点突破攻略】

要点一　概念

妊娠期间羊水量超过 2000mL 为羊水过多，可分为慢性羊水过多和急性羊水过多。

要点二　西医病因与对母儿的影响

1. 西医病因　羊水过多的发生可能与胎儿畸形、多胎妊娠及巨大儿、胎盘及脐带病变、胎儿水肿、妊娠期合并症、特发性羊水过多等有关。

2. 对母儿的影响　羊水过多时孕妇易并发妊娠期高血压疾病、胎膜早破、早产、胎盘早剥；亦可造成宫缩乏力、产程延长及产后大出血等。胎儿易发生胎位异常、脐带脱垂、胎儿窘迫，常合并胎儿畸形，早产增多，同时围生儿死亡率明显升高。

要点三　中医病因病机

多由水气、水湿浸渍胞胎所致，常见的病因病机有脾气虚弱、气滞湿郁、肾阳亏虚。

要点四　诊断

1. 临床表现　妊娠 20 ～ 32 周腹部胀大迅速、子宫明显大于妊娠月份并伴有压迫症状和胎位不清、胎心音遥远等体征。

2. 实验室及其他检查

（1）B 型超声检查：羊水指数≥ 25cm 或羊水池最大深度（AFV）≥ 8cm 可诊断为羊水过多。同时 B 型超声检查还可了解胎儿情况，如无脑儿、脊柱裂、胎儿水肿及双胎等。

（2）实验室检查

1）羊水检查：羊水甲胎蛋白（AFP）较同期正常妊娠平均值高出 3 个标准差以上。

2）血糖检查：尤其慢性羊水过多者，应排除糖尿病。

3）血型检查：胎儿水肿者应排除母胎血型不合。

4）胎儿染色体检查：了解染色体数目及结构有无异常。

［常考考点］羊水过多的诊断要点。

要点五　西医治疗

症状轻、胎儿无畸形、孕期不足 37 周、胎肺不成熟者应尽可能延长孕周，予以保守治疗。若胎儿畸形，则及时终止妊娠。

1. 胎儿正常

（1）一般治疗：低盐饮食、减少孕妇饮水量。左侧卧位，每周复查羊水指数及胎儿生长情况。

（2）羊膜穿刺：对压迫症状严重、孕周小、胎肺不成熟者，可在 B 型超声监测下行经腹羊膜穿刺放出适量羊水，以缓解症状。

（3）前列腺素合成酶抑制剂：吲哚美辛可抑制胎儿排尿、减少羊水量，但可致动脉导管狭窄，故不宜长期使用。

（4）病因治疗：积极治疗妊娠期糖尿病或糖尿病合并妊娠；母胎血型不合而 B 型超声检查提示胎儿水肿。

（5）分娩期处理：应警惕脐带脱垂和胎盘早剥的发生。若破膜后宫缩乏力，可静脉滴注缩宫素增强宫缩，密切观察产程进展。胎儿娩出后及时应用宫缩剂，预防产后出血。

2. 胎儿异常　一旦确诊胎儿畸形、染色体异常，应及时终止妊娠。终止妊娠的方法根据具体情况选择人工破膜引产或依沙吖啶引产。

［常考考点］羊水过多西医的处理。

要点六　中医辨证论治

证型	辨证要点	治法	方剂
脾气虚弱证	妊娠五六月，腹大异常，腹皮绷紧光亮，胸膈满闷，阴部水肿，严重时全身浮肿，神疲肢软；舌淡胖，脉沉滑无力	健脾渗湿，养血安胎	鲤鱼汤加陈皮、大腹皮、桑寄生、续断
气滞湿郁证	孕期胎水过多，腹大异常，胸膈胀满，甚则喘不得卧，肢体肿胀，皮色不变，按之压痕不显；舌淡苔薄腻，脉弦滑	理气行滞，利水除湿	茯苓导水汤去槟榔，加防己
肾阳亏虚证	妊娠中后期，腹部增大异常，胸闷气短，甚则不能平卧，伴腰酸、下肢水肿、逆冷，小便不利；舌淡苔白润，脉沉迟	补肾温阳，化气行水安胎	真武汤加减

【知识纵横比较】

子肿和羊水过多的证治比较

子肿（妊高征）		羊水过多	
证型	方剂	证型	方剂
脾肾两虚证	白术散合五苓散	脾气虚弱证	鲤鱼汤加陈皮、大腹皮、桑寄生、续断
		肾阳亏虚证	真武汤加减
气滞湿阻证	天仙藤散	气滞湿郁证	茯苓导水汤去槟榔，加防己

【例题实战模拟】

A1 型题

1. 羊水过多的处理，不正确的是

A. 胎儿畸形，应立即终止妊娠　　B. 胎儿无畸形，孕妇症状较轻，妊娠不足 37 周者可继续妊娠

C. 吲哚美辛治疗　　D. 高盐饮食

E. 必要时服用利尿剂及镇静剂

A2 型题

2. 妊娠中后期，腹部增大异常，胸闷气短，甚则不能平卧，伴腰酸、下肢水肿、逆冷，小便不利，舌淡苔白润，脉沉迟。治疗的方剂是

A. 济生肾气丸　B. 五苓散　C. 真武汤　D. 白术散　E. 鲤鱼汤

B1 型题

A. 茯苓导水汤　B. 白术散　C. 鲤鱼汤　D. 天仙藤散　E. 五苓散

3. 子肿气滞湿阻证的治疗方剂是

4. 羊水过多气滞湿阻证的治疗方剂是

【参考答案】

1. D　2. C　3. D　4. A

细目十　母胎血型不合

【考点突破攻略】

要点一　概念

母胎血型不合系孕妇与胎儿之间因血型不合而发生的同族血型免疫疾病，可使胎儿红细胞凝集破坏，引起胎儿或新生儿溶血症。此病胎儿死亡率高，即使幸存也会影响患儿智力发育。在妊娠期亦可导致流产、胎死腹中。中医学无此病名，根据其疾病特征和临床表现多属“胎黄”“胎疸”“滑胎”“死胎”等病证范围。

要点二　西医病因

1. ABO 血型不合　此病多发生于孕妇血型为 O 型而胎儿血型为 A 型或 B 型，孕妇对胎儿的 A 或 B 抗原致敏而产生抗体，抗体与抗原结合，发生胎儿、新生儿溶血。虽然母儿 ABO 血型不合发生率很高，但真正发生溶血病例不多，即使发生溶血，症状较轻，表现为轻、中度的贫血和黄疸，极少发生核黄疸和水肿。

2. Rh 血型不合　发生于孕妇为 Rh 阴性，胎儿为 Rh 阳性者。胎儿的 Rh 血型抗原经胎盘到母体，刺激母体产生相应的抗 Rh 抗体，此抗体经过胎盘循环，再回到胎儿而发生溶血。

要点三　危害

母胎血型不合可出现胎儿或新生儿溶血，造成流产、死胎、胎儿水肿、新生儿黄疸，存活者也可能留下后遗症而智力低下、痴呆或运动障碍，甚至死亡。

要点四　中医病因病机

常见病因病机有湿热内蕴、热毒内结、瘀热互结、阴虚血热。

要点五　诊断与鉴别诊断

（一）诊断要点

1. 病史　曾有分娩过黄疸或水肿新生儿史，母亲有流产、早产、胎死宫内史；母亲曾接受过输血。

2. 实验室及其他检查

（1）血型检查：孕妇血型为 O 型或 Rh 阴性，需要检查配偶血型。

（2）血型抗体的测定：在 ABO 血型不合中，如果免疫抗 A 抗体或免疫抗 B 抗体滴度达到 1∶64，可疑胎儿溶血；如果达到 1∶512 高度怀疑胎儿溶血。但孕妇抗体滴度的高低并非都与胎儿溶血程度成正比，需要结合其他检测方法综合判断。Rh 血型不合中，抗 D 抗体滴度自 1∶2 起即有意义。抗 D 滴度达到 1∶16，胎儿溶血情况加重。其抗体滴度与胎儿溶血程度成正比。

（3）B 型超声检查：通过观察胎儿、胎盘及羊水情况，可判断胎儿溶血严重程度。

（4）羊水检查：当胎儿溶血后羊水变黄。溶血程度愈重，羊水愈黄。

（5）电子胎心监护：孕 32 周起进行 NST 检查，出现正弦波形，提示胎儿贫血缺氧。

（6）脐带血管穿刺：有一定风险。一般在进行脐血管换血或输血的同时取样，检查胎儿血型、Rh 因子、血红蛋白、胆红素，监测溶血度和检查治疗效果，以指导进一步治疗。

（二）鉴别诊断

ABO 血型不合需与 Rh 血型不合相鉴别；新生儿黄疸者应与新生儿生理性黄疸相鉴别；母儿血型不合应与先天性胆管闭锁相鉴别；新生儿水肿应与先天性心脏病、多囊肾或其他肾先天性畸形等相鉴别。

要点六　中医辨证论治

证型	辨证要点	治法	方剂
湿热内蕴证	有流产、死胎或新生儿溶血病史，化验提示 ABO 血型不合；孕后腹胀纳差，皮肤瘙痒，带下量多，色黄质稠，小便黄，大便不爽；舌质红，苔黄腻，脉弦滑	清热利湿，固冲安胎	茵陈二黄汤
热毒内结证	有流产、死胎或新生儿溶血病史，化验提示 ABO 血型不合；孕后面红口干，渴喜冷饮，心烦易怒，腰酸腹痛，四肢肿胀不适，小便黄，大便秘结；舌红，苔黄燥，脉弦滑数	清热解毒，利湿安胎	黄连解毒汤加茵陈、苎麻根、甘草
瘀热互结证	有流产、死胎或新生儿溶血病史，化验提示 ABO 血型不合；孕后腹部刺痛，或胀痛不适，口干喜饮，溲赤便结；舌暗红，苔黄，脉弦涩	清热凉血，化瘀安胎	二丹茜草汤
阴虚血热证	有流产、死胎或新生儿溶血病史，化验提示 ABO 血型不合，伴有口燥咽干，面赤心烦，手足心热，腰酸腿软；舌红少苔，脉细滑数	滋阴清热，养血安胎	知柏地黄汤加茵陈、桑寄生、菟丝子

［常考考点］母胎血型不合的辨证论治。

【例题实战模拟】

A1 型题

1. 下列不属于母胎血型不合造成的危害是

A. 流产　B. 胎儿水肿　C. 新生儿黄疸　D. 死胎　E. 胎盘早剥

2. 母胎血型不合阴虚内热证的治法是

A. 清热利湿，固冲安胎　B. 清热解毒，利湿安胎　C. 清热凉血，化瘀安胎

D. 滋阴清热，养血安胎　E. 滋阴降火，利湿安胎

A2 型题

3. 患者，女，26 岁，O 型血。既往有死胎病史，化验提示 ABO 血型不合；孕后腹部刺痛不适，口干喜饮，溲赤便结，舌暗红，苔黄，脉弦涩。其证候是

A. 湿热内蕴证　B. 热毒内结证　C. 瘀热互结证　D. 阴虚血热证　E. 脾肾两虚证

B1 型题

A. 茵陈蒿汤　B. 黄连解毒汤　C. 二丹茜草汤　D. 知柏地黄汤　E. 茵陈二黄汤

4. 母胎血型不合湿热内蕴证的治疗方剂是

5. 母胎血型不合热毒内结证的治疗方剂是

【参考答案】

1. E　2. D　3. C　4. E　5. B

第十一单元　妊娠合并疾病

细目一　心脏病

【考点突破攻略】

要点一　妊娠与心脏病的相互影响

（一）妊娠对心脏病的影响

1. 妊娠期　为适应母儿的需要，妊娠期血容量增加、心排出量加大、心率加快，心脏负担加重，至妊娠 32 ～ 34 周达到高峰；妊娠晚期子宫增大，膈肌上升，心脏位置改变，大血管扭曲，也导致心脏负担加重。故妊娠易致心脏病加重，甚至发生心衰。

2. 分娩期　心脏负担最重的时期。子宫收缩时，子宫血液被挤入体循环，回心血量增加，外周阻力增加；第二产程时，除宫缩外，产妇屏气用力，腹壁肌和骨骼肌同时收缩，使周围循环、肺循环阻力加大，心脏负担进一步加重；第三产程时，因胎儿娩出腹压骤减，血液流向内脏，回心血量减少，均易使心脏功能不良者发生心衰。

3. 产褥期　产后 3 日内心脏负担仍较重，胎盘循环停止，子宫内血液大量涌入体循环，回心血量增加；孕期组织间潴留液体也开始回到体循环，血容量暂时性增加，心脏病者仍有可能发生心衰。

（二）妊娠合并心脏病对胎儿的影响

妊娠合并心脏病患者，流产、早产、死胎、胎儿生长受限、胎儿窘迫、新生儿窒息的发生率均明显增高。围生儿死亡率是正常妊娠的 2 ～ 3 倍。治疗心脏病的某些药物对胎儿也有潜在的毒性反应。

要点二　诊断

（一）病史

妊娠前有心悸、气急或心力衰竭史，或体检曾被诊断有器质性心脏病，或曾有风湿热病史。

（二）临床表现

1. 症状　有劳力性呼吸困难、经常性夜间端坐呼吸、咯血、经常性胸闷、胸痛等心功能异常的症状。

2. 体征 可有发绀、杵状指、持续性颈静脉怒张。心脏听诊有 2 级以上舒张期杂音或粗糙的 3 级以上全收缩期杂音。

妊娠合并心脏病的孕妇，若出现下述症状与体征，应考虑早期心衰：①轻微活动后即出现胸闷、心悸、气短。②休息时心率＞ 110 次 / 分，呼吸＞ 20 次 / 分。③夜间常因胸闷而坐起，或到窗口呼吸新鲜空气。④肺底部出现少量持续性湿啰音，咳嗽后不消失。

3. 辅助检查

（1）心电图：提示严重心律失常或心肌损害。

（2）X 线或超声心动检查：提示心界显著扩大、心脏结构异常。

要点三 常见并发症

包括心力衰竭（易发生在妊娠 32 ～ 34 周、分娩期及产褥早期）；感染性心内膜炎；缺氧和发绀；静脉栓塞及肺栓塞（是孕产妇重要死因之一）及恶性心律失常。

要点四 西医治疗原则

（一）防治心力衰竭

保证充分休息，避免过劳及情绪激动。保证合理的高蛋白、高维生素和铁剂的补充，以整个妊娠期体重增长不超过 12kg 为宜。每日食盐量不超过 4 ～ 5g。预防和积极治疗引起心力衰竭的诱因。动态观察心脏功能。一旦发生急性心衰，需多学科合作抢救。根据孕周、疾病的严重程度及母儿情况综合考虑终止妊娠的时机和方法。急性左心衰的处理与未妊娠者基本相同。但应用强心药时应注意，同样剂量药物在孕妇血中浓度相对偏低。孕妇对洋地黄类药物耐受性较差，需注意其毒性反应。不主张预防性应用洋地黄，早期心力衰竭者，可给予作用和排泄较快的制剂，产褥期可根据临床效果减量。不主张用饱和量，病情好转停药。妊娠晚期原则上待心力衰竭控制后再行产科处理。 若为严重的心力衰竭，也可控制心力衰竭的同时紧急剖宫产以减轻心脏负担。

（二）妊娠期处理

1. 终止妊娠 凡不宜妊娠者，应于孕 12 周前行人工流产术，妊娠 12 周以上者在严密监护下行钳刮术或中期引产术。积极防治心衰，如已发生心衰，应先控制心衰，再终止妊娠。孕 28 周以上者，不宜施行引产术；顽固性心衰，为减轻心脏负担，在内科医生的严格监护下行剖宫产术。

2. 预防心衰 定期检查，孕 20 周前每 2 周检查 1 次，孕 20 后每周检查 1 次，及早发现心衰的早期征象，住院治疗；注意休息及饮食调控；纠正和预防并发症。

（三）分娩期处理

1. 分娩方式的选择 应提前决定分娩方式。妊娠合并心脏病应适当放宽剖宫产指征。

2. 产程处理 严密观察第一产程，尽可能缩短第二产程，正确处理第三产程。产后出血过多时，及时输血、输液，注意输液速度不可过快。禁用麦角新碱，以防静脉压增高。

（四）产褥期处理

产后 3 日内，尤其产后 24 小时内，密切监测生命体征，充分休息，广谱抗生素预防感染。心功能在Ⅲ级以上者，不宜哺乳。不宜再妊娠者，可于产后 1 周行绝育术。

（五）心脏手术的指征

一般不主张在妊娠期手术，尽可能在幼年、孕前、分娩后行心脏手术。妊娠期必须手术且手术操作不复杂者，宜在孕 12 周前进行，手术前后注意保胎及预防感染。

要点五 中医辨证论治

证型	辨证要点	治法	方剂
心气虚证	妊娠期间，心悸怔忡，面色㿠白或青白，气短喘促自汗，动则加剧，肢倦乏力；舌质淡，苔薄白，脉沉弱或结代	益气养血，宁心安胎	养心汤去肉桂、半夏，加麦冬
心血虚证	妊娠期间，心悸怔忡，面色少华，唇甲色淡，头晕目眩，眠差多梦；舌质淡，脉细弱	养血益气，宁心安胎	归脾汤
阳虚水泛证	妊娠后心悸气短，喘不得卧，咳白色泡沫痰，畏寒肢冷，倦怠懒言，腰痛肢肿，尿少便溏；舌质淡，苔白润，脉沉滑弱或结代	温阳化气，行水安胎	真武汤合五苓散去猪苓，加桑寄生、菟丝子

续表

证型	辨证要点	治法	方剂
气虚血瘀证	妊娠期间，心悸怔忡，气短胸闷，胸胁作痛，咳嗽气喘，口唇发绀；舌质紫暗，脉弦涩或结代	益气化瘀，通阳安胎	补阳还五汤合瓜蒌薤白半夏汤去红花、桃仁、半夏、地龙，加桑寄生、杜仲

【知识纵横比较】

中西医结合内科学慢性心力衰竭与妇产科学妊娠合并心脏病的证治比较

慢性心力衰竭		妊娠合并心脏病	
证型	方剂	证型	方剂
心肺气虚证	养心汤合补肺汤	心气虚证	养心汤去肉桂、半夏，加麦冬
阳虚饮停证	真武汤	阳虚水泛证	真武汤合五苓散去猪苓，加桑寄生、菟丝子
气虚血瘀证	人参养荣汤合桃红四物汤	气虚血瘀证	补阳还五汤合瓜蒌薤白半夏汤去红花、桃仁、半夏、地龙，加桑寄生、杜仲

【例题实战模拟】

A1 型题

1. 妊娠与心脏病的相互影响，下列说法错误的是

A. 妊娠激素变化可以部分对抗心衰　B. 妊娠期血容量增加，心排出量增加，心率加快

C. 妊娠显著加大心脏负担　D. 子宫增大，机械性增加心脏负担，更易发生心力衰竭

E. 治疗要预防及治疗心衰，适时终止妊娠

2. 不属于妊娠合并心脏病诊断要点的是

A. 妊娠前有心脏病的病史　B. 妊娠前心电图正常　C. 出现心功能异常的症状

D. 发绀、杵状指　E. 心脏听诊杂音

3. 治疗气虚血瘀型妊娠合并心脏病的首选方是

A. 七味白术散　B. 当归补血汤　C. 归脾汤　D. 补阳还五汤合瓜蒌薤白半夏汤　E. 人参归脾丸

【参考答案】

1. A　2. B　3. D

细目二　病毒性肝炎

【考点突破攻略】

要点一　妊娠与病毒性肝炎的相互影响

（一）妊娠对病毒性肝炎的影响

妊娠后孕妇营养物质需要量增加，基础代谢增加，胎儿的代谢、解毒需母体肝脏完成，大量雌激素需肝脏灭活，致使肝脏负担加重；妊娠期高血压疾病时易使肝脏受损；分娩时消耗、缺氧等加重肝损害。因此，孕妇易被病毒感染而患急性病毒性肝炎，原有肝炎患者病情也会加重，重症肝炎及肝性脑病发生率较非孕期高 37 ～ 65 倍。

（二）病毒性肝炎对妊娠的影响

1. 对母体的影响　妊娠早期，使早孕反应加重。妊娠晚期、妊娠期高血压疾病发生率增加，分娩时易发生产后出血，重症肝炎常并发 DIC。

2. 对胎儿的影响　妊娠早期患病毒性肝炎，流产、早产、死胎、死产的发生率明显增高，新生儿患病率及死亡率也增高。由于染色体畸变，胎儿畸形率约高 2 倍。近年研究示病毒性肝炎与唐氏综合征的发病密切相关。

要点二　诊断与鉴别诊断

（一）诊断

1. 病史　与肝炎患者有密切接触史，半年内有输血、注射血液制品史。

2. 临床表现　妊娠期出现不能用早孕反应或其他原因解释的消化道症状，如食欲不振、恶心、呕吐、腹胀、肝区疼痛、乏力、畏寒、发热，部分患者皮肤巩膜黄染、尿黄。腹部检查肝区叩击痛、肝肿大，妊娠晚期因子宫增大极少被触及。

3. 实验室检查　血清 ALT 增高、持续时间长。黄疸型肝炎血清总胆红素升高，达 17μmol/L 以上。黄疸型肝炎尿胆红素阳性。病原学检查出相应肝炎病毒血清抗原、抗体阳性，聚合酶链反应（PCR）检测相应病毒 DNA 或 RNA 阳性，据此可确定分型。

4. 妊娠合并急性重症肝炎的诊断　发病急骤，病情发展迅速，需考虑急性重症肝炎：①消化道症状严重，无食欲，频繁呕吐，极度乏力，出现腹水、腹胀。②黄疸进行性加重，血清总胆红素＞171μmol/L。③迅速出现烦躁不安、嗜睡、昏迷等肝性脑病症状。④有肝臭气，肝进行性缩小，肝功明显异常，酶胆分离，白 / 球蛋白倒置。⑤凝血功能障碍，全身出血倾向。⑥肝肾综合征引起急性肾衰竭。

（二）鉴别诊断

需与妊娠剧吐及妊娠期高血压疾病引起的肝损害、妊娠期肝内胆汁淤积症、妊娠期急性脂肪肝、药物性肝损伤相鉴别。

要点三　西医治疗原则

保护肝脏，预防治疗肝性脑病，预防及治疗 DIC，治疗肾衰竭。

要点四　中医辨证论治

证型	辨证要点	治法	方剂
湿热蕴结证	妊娠期间身目俱黄，色鲜明如橘子色，右胁胀痛，恶心厌食，口苦咽干，胸胁痞满，倦怠乏力，尿黄便坚；舌质红，苔黄腻，脉弦滑或濡数	清热利湿，佐以安胎	茵陈蒿汤加金钱草、虎杖、桑寄生、续断
湿邪困脾证	妊娠期面目周身发黄，其色晦暗，呕恶纳少，脘腹胀满，体倦便溏；舌质淡，苔白腻，脉濡	健脾化湿，养血安胎	胃苓汤去桂枝、泽泻，加桑寄生、菟丝子
肝郁脾虚证	孕妇两胁胀痛，胸闷腹胀，食欲不振，情绪抑郁，时时叹息，乏力便溏；舌淡红，苔薄白，脉弦滑	疏肝理气，健脾安胎	逍遥散加桑寄生、菟丝子
热毒内陷证	妊娠期间突然出现身目发黄，极度乏力，口有肝臭味，或伴高热，神昏谵语，衄血，心烦口渴，脘腹胀满，溲赤便结；舌质红绛，苔黄干燥，脉弦数或弦大	清热解毒，凉血救阴	犀角地黄汤合黄连解毒汤加茵陈、大青叶

［常考考点］妊娠合并病毒性肝炎的辨证论治。

【例题实战模拟】

A1 型题

1. 病毒性肝炎湿热蕴结证与湿邪困脾证的鉴别要点是

A. 黄疸　B. 食欲不振　C. 纳呆腹胀　D. 黄腻苔　E. 身体困倦

A2 型题

2. 患者，女，30 岁。妊娠期间，胸闷腹胀，食纳不振，情志抑郁，喜叹息，神疲乏力，舌淡红，苔薄白微腻，脉弦滑；查肝功能异常，乙肝表面抗原阳性。治疗的首选方剂是

A. 茵陈蒿汤　B. 胃苓汤　C. 逍遥散　D. 犀角地黄汤合黄连解毒汤　E. 柴胡疏肝散

【参考答案】

1. D　2. C

细目三　糖尿病

【考点突破攻略】

要点一　妊娠与糖尿病的相互影响

（一）妊娠对糖尿病的影响

妊娠可使隐性糖尿病显性化，导致糖尿病病情加重。使既往无糖尿病的孕妇发生妊娠期糖尿病（GDM）。应用胰岛素治疗的孕妇在孕早期因空腹血糖低，易致低血糖，随妊娠进展和抗胰岛素样物质的增加，胰岛素用量将不断增加。分娩期体力消耗较大，进食量少，若不及时减少胰岛素用量易发生低血糖。产后因胎盘分泌的抗胰岛素样物质迅速消失，应立即减少胰岛素用量。由于孕期糖代谢的复杂变化，治疗时应及时调整胰岛素用量，否则部分患者可出现血糖过低或过高，甚至导致低血糖昏迷及酮症酸中毒。

（二）糖尿病对妊娠的影响

1. 对孕妇的影响　①高血糖可使胚胎发育异常甚至死亡，流产发生率增高。②糖尿病孕妇妊娠期高血压疾病的发生率是非糖尿病孕妇的 2 ～ 4 倍。糖尿病合并肾脏病时，其发病率高达 50% 以上。③糖尿病孕妇易并发感染，如外阴阴道假丝酵母菌病、肾盂肾炎、无症状菌尿症、产褥感染及乳腺炎等，甚至出现败血症。④易并发羊水过多。⑤因巨大儿发生率明显增高，难产、产道损伤、手术率增高，产程延长易致产后出血。⑥易发生糖尿病酮症酸中毒，孕早期可致胎儿畸形，中晚期易致胎儿窘迫及胎死宫内。⑦ GDM 孕妇再次妊娠时，复发率高达 33% ～ 69%。17% ～ 63% 的患者可发展为 2 型糖尿病。

2. 对胎儿的影响　巨大儿增多，胎儿畸形率增高（常见心血管畸形和神经系统畸形），胎儿生长受限、流产和早产发生率增高，妊娠中晚期的糖尿病酮症酸中毒可引起胎儿窘迫和胎死宫内。

3. 对新生儿的影响　使新生儿呼吸窘迫综合征发生率增高，并易发生低血糖。

要点二　诊断

1. 病史　可有糖尿病家族史，既往有 PCOS、GDM 病史，年龄＞ 30 岁，肥胖，原因不明的流产、早产、死胎、死产、巨大儿、羊水过多、畸形儿、新生儿死亡等不良孕产史。

2. 临床表现　孕期出现多饮、多食、多尿或外阴阴道假丝酵母菌病反复发作。孕妇体重过高，或伴有羊水过多、巨大儿。

3. 实验室检查

（1）空腹血浆葡萄糖（FPG）测定：妊娠期首次检查 FPG ≥ 5.1mmol/L 者，可直接诊断为 GDM。

（2）葡萄糖耐量试验（OGTT）：在妊娠 24 ～ 28 周以及 28 周后才来产检者，行 OGTT。空腹血糖及服糖后 1 小时、2 小时的血糖值分别为 5.1mmol/L、10.0mmol/L、8.5mmol/L。任何一点血糖值达到或超过上述标准，即诊断为 GDM。

（3）孕妇具有 GDM 高危因素或者医疗资源缺乏的地区，建议妊娠 24 ～ 28 周首先检查 FPG。FPG ≥ 5.1mmol/L 者，可直接诊断为 GDM。4.4mmol/L ≤ FPG ＜ 5.1mmol/L 者，应尽早行 OGTT 试验。FPG ＜ 4.4mmol/L 者，孕妇发生 GDM 的机会小，可暂时不进行 OGTT 检查。

（4）孕妇具有 GDM 高危因素，首次 OGTT 结果正常者，必要时在孕晚期重复 OGTT。

（5）未定期产前检查者，如果首次就诊时间在孕 28 周以后，建议初次就诊时即行 OGTT 或 FPG。

［常考考点］妊娠期糖尿病的实验室诊断。

要点三　西医治疗原则

（一）一般治疗

注意合理饮食控制和适当运动治疗，保证热量和营养的正常需求，孕中期以后，每周热量增加 3% ～ 8%，控制餐后 1 小时血糖值在 8mmol/L 以下，使胎儿正常生长发育。为避免孕妇饥饿性酮症及胎儿生长受限，不宜过分控制饮食。

（二）药物治疗

1. 胰岛素　妊娠不同时期机体对胰岛素需求不同，应加强监护。孕前应用胰岛素控制血糖的患者，孕早期因早孕反应进食量减少，需据血糖监测情况及时减少胰岛素用量，建议每日 7 次监测血糖：三餐前半小时，三餐后 2 小时，夜间血糖。随妊娠进展，抗胰岛素激素分泌渐增，约妊娠 20 周时胰岛素需要量开始增加，故需及时调整用量，定期测定肾功能、糖化血红蛋白，并进行眼底检查。妊娠 26 ～ 34 周胰岛素用量达到高峰，以后稍有下降，可在加强胎儿成熟度、胎盘功能的监测下继续妊娠，必要时提早住院。

2. 妊娠期糖尿病酮症酸中毒的治疗 在严密观察血气、血糖、电解质的同时予小剂量常规胰岛素 0.1U/（kg・h）静滴。每 1 ～ 2 小时监测血糖一次。血糖＞ 13.9mmol/L 时，将胰岛素加入 0.9% 氯化钠注射液静滴；血糖≤ 13.9mmol/L 时，可将胰岛素加入 5% 葡萄糖氯化钠注射液中静滴，酮体转阴后可改为皮下注射。

（三）产科处理

1. 分娩期处理

（1）分娩时机：原则上应尽量推迟终止妊娠的时间。血糖控制良好，孕晚期无合并症，胎儿宫内状况良好，应等待至妊娠 39 周终止妊娠。血糖控制不满意，有下列情况者立即终止妊娠：①血管病变。②合并重度子痫前期。③胎儿生长受限。④严重感染。⑤胎儿窘迫。终止妊娠前予地塞米松促进胎肺成熟。

（2）分娩方式：有下列情况者，应选择剖宫产或放宽剖宫产指征：①胎盘功能不良。②巨大儿、胎位异常、胎儿窘迫等。③糖尿病病程＞ 10 年，伴有视网膜病变及肾功能损害、重度子痫前期。④有死胎、死产史的孕妇。

（3）产时处理：注意休息、镇静，给予适当饮食，严密监测血糖、尿糖、尿酮体变化，将血糖控制在接近正常水平，加强胎儿监护。

2. 新生儿处理 按高危新生儿处理，注意保温、吸氧，加强血糖、胰岛素、胆红素、血红蛋白、钙、磷等的监测，预防低血糖、低血钙、高胆红素血症的发生，出生 30 分钟开奶同时滴服 25% 葡萄糖液，必要时静脉滴注。

要点四 中医辨证论治

证型	辨证要点	治法	方剂
肺热津伤证	妊娠期间，烦渴多饮，口干舌燥，尿频量多；舌边尖红，苔薄黄或少苔，脉滑数	清热润肺，生津止渴	消渴方去天花粉，加葛根、麦冬、石斛、黄芩、菟丝子
胃热炽盛证	妊娠期间，多食易饥，形体消瘦，口干多饮，大便秘结，小便频数；苔黄燥，脉滑实有力	清胃泻火，养阴生津	玉女煎去牛膝，加玄参、芦根、黄连、黄芩
肾阴亏虚证	妊娠期间，尿频量多，尿浊如膏脂，或尿甜，口干舌燥，头晕耳鸣，皮肤干燥，腰膝酸软；舌红，少苔，脉细数	滋补肝肾，养阴清热	六味地黄丸合地黄饮子去丹皮、茯苓，加菟丝子
阴阳两虚证	妊娠期间口渴思饮，小便频多，混浊如膏，甚则饮一溲二，面色黧黑，腰膝酸软，形寒肢冷；舌淡，苔少，脉沉细无力	滋阴助阳	金匮肾气丸去泽泻、丹皮、附子，加仙灵脾、菟丝子、益智仁

［常考考点］妊娠期糖尿病的辨证论治。

【知识纵横比较】

中西医结合内科学、妇产科学与儿科学糖尿病的证治比较

糖尿病（中西医结合内科学）		妊娠期合并糖尿病（中西医结合妇产科学）		儿童期糖尿病（中西医结合儿科学）	
证型	方剂	证型	方剂	证型	方剂
肺热伤津证	消渴方	肺热伤津证	消渴方	肺热津伤	玉女煎
胃热炽盛证	玉女煎	胃热炽盛证	玉女煎	胃燥津伤	白虎加人参汤合增液汤
肾阴亏虚证	六味地黄丸	肾阴亏虚证	六味地黄丸合地黄饮子	肾阴亏损	六味地黄丸
阴阳两虚证	金匮肾气丸	阴阳两虚证	金匮肾气丸	阴阳两虚	金匮肾气丸

【例题实战模拟】

A1 型题

1. 妊娠与糖尿病二者间的相互影响，错误的是

A. 妊娠可加重糖尿病病情　B. 糖尿病患者妊娠后易发生感染

C. 易并发妊高征、羊水过多、巨大儿　D. 可促进产后子宫恢复正常

E. 畸胎、死胎发生率高

2. 治疗胃热炽盛型妊娠糖尿病的首选方是

A. 白虎汤　B. 六味地黄丸　C. 玉女煎　D. 四君子汤　E. 左归丸

B1 型题

A. 妊娠合并重症肝炎　B. 妊娠合并糖尿病　C. 妊娠合并心脏病

D. 妊娠合并高血压病　E. 妊娠合并甲亢

3. 易引起胎盘早剥的疾病是

4. 易引起巨大儿的疾病是

【参考答案】

1. D　2. C　3. D　4. B

细目四　尿路感染

【考点突破攻略】

要点一　概念

尿路感染又称泌尿系感染，是妊娠常见的合并症，可造成早产、败血症，甚至诱发急性肾功能衰竭，其中以急性肾盂肾炎最常见。本病属中医学“子淋”范畴。

要点二　中医病因病机

常见病因病机为阴虚火旺，心火偏亢，湿热下注膀胱，致膀胱气化失司，水道不利，而出现小便异常改变。

要点三　诊断

（一）病史

孕前或有尿频、尿急、尿痛病史。

（二）临床表现

1. 症状　无症状菌尿症仅出现菌尿。急性膀胱炎表现为膀胱刺激征（尿频、尿急、尿痛），下腹部不适，偶有血尿。急性肾盂肾炎起病急骤，常突然出现寒战、发热（39 ～ 40℃）、头痛、周身酸痛、恶心、呕吐及腰痛和膀胱刺激征，排尿时伴有下腹疼痛。慢性肾盂肾炎表现为反复发作的泌尿道刺激症状或仅有菌尿症，可有慢性肾功能不全的表现。

2. 体征　急性肾盂肾炎肋腰点（腰大肌外缘与第 12 肋骨交叉处）有压痛，右肾区或双肾区叩击痛。

（三）实验室检查

主要进行中段清洁尿常规、中段尿细菌培养及 12 小时尿沉渣计数检查。急性肾盂肾炎外周血白细胞增高。

要点四　中医辨证论治

治疗以清润为主，勿过用苦寒通利药物，以免重耗阴液，伤动胎元。

证型	辨证要点	治法	方剂
阴虚火旺证	妊娠期间，小便频数，淋沥涩痛，量少深黄，腰膝酸软，五心烦热，午后潮热，心烦不寐，大便干结；舌红，苔少或薄黄，脉细滑数	养阴泻火通淋	知柏地黄丸去丹皮，加麦冬、五味子、车前草
心火偏亢证	妊娠期间，小便频数，尿道口灼热疼痛，尿短赤，小腹拘急，发热面赤，心烦易怒，口干苦或口舌生疮；舌尖红，苔黄而干，脉细滑数	清心泻火通淋	导赤散去木通，加黄连、玄参、车前草
湿热下注证	妊娠期间，小便频而急，尿短黄赤，面色垢黄，腰痛，口苦咽干，渴不欲饮或喜热饮，胸闷食少；舌红，苔黄腻，脉滑数	清热利湿通淋	五淋散加车前子

【知识纵横比较】

中西医结合内科学尿路感染与妇产科学妊娠尿路感染的证治比较

尿路感染（中西医结合内科学）		尿路感染（中西医结合妇产科学）	
证型	方剂	证型	方剂
膀胱湿热证	八正散	湿热下注证	五淋散加车前子
—	—	心火偏亢证	导赤散
肝胆郁热证	丹栀逍遥散合石韦散	—	—
脾肾亏虚，湿热屡犯证	无比山药丸	—	—
肾阴不足，湿热留恋证	知柏地黄丸	阴虚火旺证	知柏地黄丸

【例题实战模拟】

A1 型题

1. 下列不属于妊娠合并急性肾盂肾炎临床表现及体征的是

A. 突发寒战、高热　B. 恶心、呕吐　C. 膀胱刺激症状　D. 肾区疼痛及叩痛　E. 膀胱区压痛

A2 型题

2. 孕妇，32 岁。妊娠期间，尿频、尿急、灼热疼痛，艰涩不利，身热心烦，口干不欲饮，舌红，苔黄腻，脉滑数。治疗应首选

A. 导赤散　B. 加味五淋散　C. 知柏地黄丸　D. 五苓散　E. 真武汤

3. 患者，女，28 岁。妊娠期间，小便频数，尿道口灼热疼痛，尿短赤，小腹拘急，发热面赤，心烦易怒，口舌生疮，舌尖红，苔黄而干，脉细滑数；实验室检查示：蛋白尿，氮质血症。其中医辨证为

A. 脾虚湿盛证　B. 肾阳虚证　C. 阴虚火旺证　D. 心火偏亢证　E. 湿热下注证

【参考答案】

1. E　2. B　3. D

第十二单元　异常分娩

细目一　产力异常

【考点突破攻略】

要点一　概念与分类

产力是分娩的动力，包括子宫收缩力、腹肌与膈肌收缩力及肛提肌收缩力。产力以子宫收缩力为主，贯穿于分娩全过程，通常将子宫收缩节律性、对称性及极性不正常，或强度、频率的改变称子宫收缩力异常，简称产力异常。临床上分为子宫收缩乏力和子宫收缩过强两类，每类又分为协调性和不协调性。

要点二　西医病因

常见病因有头盆不称或胎位异常、子宫因素、精神因素、内分泌失调和药物影响。

要点三　临床表现与诊断

一、子宫收缩乏力

（一）症状及体征

1. 协调性宫缩乏力　子宫收缩节律性、对称性、极性正常，但收缩功能低下，收缩强度弱，宫腔内压力低（＜ 15mmHg），宫缩持续时间短、间歇时间长且无规律（＜ 2 次 /10 分钟）。

2. 不协调性宫缩乏力　子宫收缩极性倒置，宫缩兴奋点不始自两侧子宫角部，而来自子宫下段一处或多处，子宫收缩波由下向上扩散，失去正常对称性、节律性和极性，宫缩时宫底部收缩不强，而是子宫下段强，间歇时子宫不能完全放松，宫口扩张及胎先露下降缓慢或停滞，呈无效宫缩。

（二）产程异常

1. 潜伏期延长　从临产规律宫缩开始至活跃期起点（4 ～ 6cm）称为潜伏期。初产妇＞ 20 小时、经产妇＞ 14 小时称为潜伏期延长。

2. 活跃期延长　从活跃期起点（4 ～ 6cm）至宫颈口开全称为活跃期。活跃期宫颈口扩张速度＜ 0.5cm/h 称为活跃期延长。

3. 活跃期停滞　当破膜且宫颈口扩张≥ 6cm 后，若宫缩正常，宫颈口停止扩张≥ 4 小时，或宫缩欠佳，宫颈口停止扩张≥ 6 小时称为活跃期停滞。

4. 第二产程延长　初产妇＞ 3 小时，经产妇＞ 2 小时（硬膜外麻醉镇痛分娩时，初产妇＞ 4 小时，经产妇＞ 3 小时），产程无进展（胎头下降和旋转），称为第二产程延长。

5. 滞产　总产程超过 24 小时为滞产。

二、子宫收缩过强

（一）协调性子宫收缩过强

产道无阻力时，宫口开全迅速，短时间分娩结束。若总产程＜ 3 小时结束分娩，称急产。若伴头盆不称，胎位异常，可见病理性缩复环，或发生子宫破裂。

（二）不协调性子宫收缩过强

1. 强直性子宫收缩　主要指外界因素等致子宫颈内口以上子宫肌层强烈的痉挛性收缩，宫缩间歇期短或无间歇。产妇持续性腹痛，烦躁不安，拒按，胎位、胎心不清，有时有肉眼血尿、病理缩复环等先兆子宫破裂征象。

2. 子宫痉挛性狭窄环　指子宫壁局部肌肉呈痉挛性不协调性收缩形成的环状狭窄，持续不放松。狭窄环可出现在子宫颈、子宫体的任何部位，多在子宫上下段交界处，也可在胎体某一狭窄部，以胎颈、胎腰处常见。产妇持续性腹痛，烦躁不安，宫颈扩张缓慢，胎先露下降停滞，胎心时快时慢。

要点四　对母儿的影响

一、子宫收缩乏力

（一）对产妇影响

1. 水、电解质紊乱、酸中毒　产程延长，使产妇休息不好，进食少，体力消耗大，疲乏，排尿困难，严重时脱水，甚至出现酸中毒、低钾血症。

2. 泌尿生殖道瘘　因产程延长，膀胱被压迫于耻骨联合与胎先露之间，引起组织缺血、坏死，而发生膀胱阴道瘘或尿道阴道瘘。

3. 产后出血　子宫收缩乏力影响胎盘剥离、娩出及子宫血窦关闭，从而引起产后出血。

4. 产褥感染　胎膜早破，或产程延长，多次肛查或阴道检查，增加感染的机会。

（二）对胎儿影响

产程延长，影响胎盘血液循环，致胎儿宫内缺氧，易发生胎儿宫内窘迫。

二、子宫收缩过强

1. 对产妇影响　急产可致软产道撕裂伤甚至子宫破裂，因接产时来不及消毒可致产褥感染。胎儿娩出后子宫肌纤维缩复不良导致胎盘滞留或产后出血。

2. 对胎儿及新生儿影响 宫缩过强、过频，易发生胎儿窘迫、新生儿窒息甚至死亡。胎儿娩出过快，可致新生儿颅内出血。急产易致新生儿感染及坠地骨折等。

要点五 西医处理原则

1. 协调性宫缩乏力 寻找原因，检查有无头盆不称及胎位异常，了解宫颈扩张及先露部下降情况。估计不能经阴道分娩者，应及时行剖宫产术；若无头盆不称或胎位异常，估计能从阴道分娩，则采取中西医结合疗法加强宫缩。

2. 不协调性宫缩乏力 治疗原则是调节子宫收缩，恢复正常节律性和极性。可用哌替啶、吗啡或地西泮使产妇充分休息，不协调性多能恢复为协调性宫缩。若经上述处理，宫缩仍不能给予纠正，产程无进展，宜行剖宫产术。不协调性宫缩乏力在宫缩未恢复为协调性之前，严禁使用宫缩剂。

3. 子宫收缩过强 停止粗暴的宫腔操作及阴道检查，及时给予宫缩抑制剂，如哌替啶、硫酸沙丁胺醇、硫酸镁。子宫痉挛性狭窄环经处理后不缓解，见胎儿窘迫，则实施剖宫产术结束分娩。如为梗阻性原因，立即行剖宫产术。做好接产及抢救新生儿窒息的准备，对急产来不及消毒，或新生儿直接坠地者，给予抗生素预防感染，肌注维生素 K_1 预防颅内出血。产后仔细检查宫颈、阴道、外阴等，若有撕裂，应及时缝合。如胎死宫内，宫口开全，可用乙醚麻醉经阴道分娩。

［常考考点］产力异常的西医处理。

【知识纵横比较】

分类	临床表现		西医处理
子宫收缩乏力	协调性	子宫收缩节律性、对称性及极性正常，收缩功能低	缩宫素加强宫缩
	不协调性	子宫收缩极性倒置，失去正常对称性、节律性和极性，收缩功能低	哌替啶、吗啡、地西泮 严禁宫缩剂
子宫收缩过强	协调性	病理性缩复环，或发生子宫破裂	哌替啶、硫酸沙丁胺醇、硫酸镁，不缓解行剖宫产
	不协调性	强烈痉挛性收缩，宫缩间歇期短或无间歇	

【例题实战模拟】

A1 型题

1. 第二产程达 4 小时胎头无明显下降，称为

A. 潜伏期延长　B. 活跃期停止　C. 第二产程延长　D. 第二产程停滞　E. 胎头下降停止

2. 不协调性子宫收缩乏力的主要表现，错误的是

A. 自觉宫缩减弱　B. 拒按子宫　C. 烦躁不安　D. 宫口扩张缓慢　E. 胎先露不能下降

【参考答案】

1. C　2. A

细目二 产道异常

【考点突破攻略】

要点一 分类

产道异常包括骨产道异常及软产道（子宫下段、宫颈、阴道、外阴）异常。

要点二 诊断

一、骨产道异常

（一）临床表现

1. 骨盆入口平面狭窄 ①胎头衔接受阻：初产妇在预产期前 1 ～ 2 周胎头已衔接，临产后胎头仍迟迟不入盆，腹部

检查胎头跨耻征阳性。胎位异常如臀先露、面先露或肩先露发生率显著增高。②骨盆入口临界狭窄：临产后如胎位、胎儿大小、产力均正常，胎头常以矢状缝在骨盆入口横径衔接，即后顶骨入盆。临床表现为潜伏期及活跃早期延长，活跃后期产程进展顺利。③骨盆入口绝对性狭窄：胎位、胎儿大小、产力均正常，胎头仍不能入盆，常导致分娩梗阻性难产。

2. 中骨盆及出口平面狭窄 ①胎头衔接正常：胎头顺利入盆，表现为潜伏期及活跃早期产程进展顺利。胎头到达中骨盆因狭窄导致内旋转受阻，出现持续性枕横位或枕后位。产程进展受阻出现继发性宫缩乏力，第二产程延长或停滞。②胎头受阻于中骨盆：在宫缩的压力下胎头变形，颅骨重叠，软组织水肿，脑组织损伤，颅内出血及胎儿宫内窘迫，可发生先兆子宫破裂及子宫破裂。

3. 单纯骨盆出口平面狭窄 第一产程进展顺利，胎头到达盆底受阻，不能通过出口横径，出现第二产程停滞，继发性宫缩乏力。

（二）体格检查

1. 一般检查 注意观察孕妇身高、体型、步态。身高＜ 145cm 应注意均小骨盆。注意脊柱有无畸形、侧弯，米氏菱形窝是否对称等。

2. 腹部检查 观察是否有尖腹、悬垂腹等，部分初产妇在预产期前 1 ～ 2 周、经产妇在临产后胎头应入盆衔接，如尚未入盆，则需充分估计头盆关系。具体方法如下：嘱孕妇排空膀胱，仰卧位，两腿伸直。检查者手指轻轻向骨盆腔方向推压胎头，若胎头低于耻骨联合平面，表示胎头可以入盆，头盆相称，称胎头跨耻征阴性；若胎头与耻骨联合在同一平面，提示可疑头盆不称，跨耻征可疑阳性；若胎头高于耻骨联合，提示头盆不称，称胎头跨耻征阳性。对跨耻征阳性的孕妇，应取两腿屈曲半卧位，再次检查跨耻征，如转为阴性，考虑为骨盆倾斜度异常，而非头盆不称。

（三）骨盆测量

1. 骨盆外测量 ①骨盆外测量各径线均较正常值小 2cm 或更多者，提示均小骨盆。②骶耻外径＜ 18cm，常为扁平骨盆。③坐骨结节间径＜ 8cm，耻骨弓角度＜ 90°，为漏斗骨盆。④米氏菱形窝不对称，各边不等长者，可能为偏斜骨盆。

2. 骨盆内测量 骨盆外测量异常，应进行骨盆内测量。①对角径＜ 11.5cm，属扁平骨盆。②坐骨棘明显突出，棘间径估计＜ 10cm，坐骨切迹底部＜ 2 横指，考虑为中骨盆平面狭窄。坐骨结节间径加后矢状径＜ 15cm，提示骨盆出口平面狭窄。

二、软产道异常

软产道包括盆底软组织、阴道、宫颈、子宫。

（一）外阴异常

包括会阴坚韧、外阴水肿和外阴瘢痕。

（二）阴道异常

包括阴道横隔、阴道纵隔和阴道囊肿或肿瘤。

（三）宫颈异常

包括宫颈瘢痕、宫颈水肿、宫颈坚韧、宫颈肿瘤。

（四）子宫异常

包括子宫畸形、瘢痕子宫。

要点三 对母儿的影响

（一）对产妇影响

1. 骨盆入口平面狭窄 胎先露不能衔接于骨盆入口平面，引起继发性宫缩乏力，产程延长，甚至停滞。

2. 中骨盆、出口平面狭窄 胎先露内旋转受阻，形成持续性枕横位或枕后位。长时间压迫局部软组织，引起组织缺血、缺氧、坏死，导致生殖道瘘；产程延长易致宫内感染。

（二）对胎儿、新生儿影响

易发生脐带脱垂、胎儿宫内窘迫、胎膜早破、胎儿宫内感染；胎头受压致胎儿颅内出血；因难产增加手术助产，易发生新生儿产伤及感染。

要点四 西医处理原则

（一）一般处理

分娩过程中，安慰产妇，使其精神舒畅，并保证充足的休息及丰富的营养。同时监测宫缩、胎心、胎先露部下降及宫口扩张情况。

（二）骨盆入口平面狭窄处理

1. 绝对性骨盆狭窄，足月活胎不能入盆，临产后剖宫产结束分娩。

2. 相对性骨盆狭窄，足月活胎体重＜ 3000g，胎心率及产力正常，应在严密监护下试产。试产过程中宫缩乏力，静脉滴注缩宫素加强宫缩，试产 4 ～ 6 小时，胎头仍不入盆，宫口扩张缓慢，或伴见胎儿窘迫，应及时行剖宫产术。

（三）中骨盆及骨盆出口平面狭窄处理

中骨盆狭窄使胎头俯屈及内旋转受阻，形成持续性枕横位或枕后位。如宫口开全胎头双顶径达坐骨棘水平或以下，可经阴道徒手旋转胎头为枕前位，待其自然分娩，或行产钳或胎头吸引术助产。胎头双顶径未达坐骨棘水平，出现胎儿宫内窘迫，需行剖宫产。骨盆出口狭窄，不能试产。出口横径加后矢状径＜ 15cm，足月胎儿不能经阴道分娩，需行剖宫产。

（四）骨盆三个平面狭窄处理

主要指均小骨盆。如胎儿较小，宫缩好，胎位正常，可以试产。如胎儿较大，头盆不称，应尽早行剖宫产术。

（五）畸形骨盆

根据畸形种类、程度、胎儿大小、产力等具体分析。若畸形严重，及时行剖宫产术。

【例题实战模拟】

A1 型题

产道异常对胎儿、新生儿的影响，错误的是

A. 易发生胎膜早破　B. 易发生脐带脱垂　C. 导致胎儿宫内窘迫　D. 新生儿骨折　E. 可致胎儿颅内出血

【参考答案】

D

细目三 胎位异常

【考点突破攻略】

要点一 分类

胎位异常包括：胎头位置异常，臀先露，肩先露，复合先露。

要点二 诊断

（一）持续性枕后位、枕横位

1. 临床表现 胎头枕骨持续位于骨盆后方，直接压迫直肠，在宫口未开全时过早出现排便感及肛门坠胀，产妇不自主向下屏气，过早使用腹压，常致继发性宫缩乏力及宫颈水肿。导致第二产程延长、宫颈扩张延缓或停滞。

2. 腹部检查 宫底部触及胎儿臀部，胎背偏向母体侧方或后方，对侧可触及胎儿肢体，胎心音在脐下一侧偏外方听及最响亮。

3. 肛门检查或阴道检查 在宫口开全或近开全时肛查感到直肠后部较空虚，则为枕后位。矢状缝在骨盆横径上形成枕左横位或枕右横位。囟门触不清时，做阴道检查，通过触摸耳郭位置及方向确定胎方位。

4. B 型超声检查 根据胎头面部眼眶、口、鼻、枕部等的位置，确定胎方位。

（二）胎头高直位

1. 临床表现 临产后胎头入盆困难，下降缓慢或停滞，宫口扩张缓慢甚至停滞，并感到耻骨联合部位疼痛。处理不及时易发生滞产、先兆子宫破裂或子宫破裂。

2. 腹部检查 高直前位时胎背占据产妇腹前壁，触不到胎儿肢体，胎心在腹中线稍高处听诊最清楚。高直后位产妇腹部被胎儿肢体占据，下腹部左右两侧均可听到胎心音，有时在耻骨上方触及胎儿下颏。

3. 阴道检查 胎头矢状缝与骨盆入口前后径相一致，前囟在骶岬前，后囟在耻骨联合后，为胎头高直前位，反之为胎头高直后位。

（三）面先露

1. 临床表现 潜伏期延长，可合并活跃期延长，胎头迟迟不易入盆。

2. 腹部检查 颏前位时，在腹前壁下可触及胎儿肢体，胎心在胎儿肢体侧的下腹部听得清楚。颏后位时胎儿枕部与胎背接触，于耻骨联合上方可触及枕骨隆突与胎背之间有明显的凹沟，胎心较遥远且弱。

3. 肛查及阴道检查 肛查可触及高低不平、软硬不均的面部，宫口开大 3cm 以上阴道内诊可扪及胎儿口、鼻、眼等。

4. B 型超声检查 可以确诊面先露并能确定胎方位。

（四）臀先露

1. 临床表现 孕妇常感肋下有圆而硬的胎头，先露胎臀不能紧贴子宫下段，常致宫缩乏力，宫口扩张延缓，产程延长。

2. 腹部检查 子宫轮廓呈纵椭圆形，子宫底部可触及圆而硬的胎头，按时有浮球感，耻骨联合上可触及宽而软、形状不规则的胎臀，胎心听诊在脐上最清楚。

3. 肛门检查及阴道检查 肛查可触到软而不规则的胎臀或胎足，肛查先露位置较高。

4. B 型超声检查 能确诊臀位的类型。

（五）肩先露

1. 临床表现 肩先露不能紧贴子宫颈，缺乏直接刺激，易发生宫缩乏力。胎肩对宫颈压力不均，易致胎膜早破。破膜后胎儿上肢、脐带顺着羊水一起脱出，导致胎儿窘迫，甚至胎死宫内。

2. 腹部检查 子宫呈横椭圆形，腹部一侧触及胎头，另一侧触及胎臀，宫底低于相应孕周，耻骨联合上方空虚，胎心在脐周听诊最清楚。

3. 阴道检查 若宫口扩张，胎膜已破可触及胎儿肩胛骨、肩峰、腋窝及肋骨。

4. B 型超声检查 能准确探清肩先露并能确定胎方位。

（六）复合先露

阴道检查触及胎先露旁有小肢体可确诊。

［常考考点］各种胎位异常的临床表现。

要点三 西医处理原则

（一）持续性枕横位、枕后位

骨盆正常，胎儿不大，具有有效宫缩时，可试产经阴道分娩。

（二）胎头高直前位

骨盆正常，胎儿不大，产力正常，可试从阴道分娩。若经阴道分娩难度大，需剖宫产分娩。

（三）面先露

如无头盆不称，宫缩好，胎儿不大，可经阴道自然娩出。有头盆不称或胎儿窘迫，应行剖宫产分娩。

（四）臀先露

1. 妊娠期 妊娠 30 周前，臀先露多可自然回转成头位。妊娠 30 周后仍为臀位，用膝胸卧位或艾灸、激光照射至阴穴纠正胎位。

2. 分娩期 若骨盆正常，胎儿不大，产力正常，可从阴道分娩。但臀先露应适当放宽剖宫产手术指征。

（五）肩先露

1. 妊娠期 妊娠后期发现肩先露，可采用膝胸卧位，或艾灸、激光照射至阴穴及时纠正。

2. 分娩期 宫口开大 5cm 以上，破膜不久，在乙醚深麻下行内转胎位术，转成臀先露。出现先兆子宫破裂或已有子宫破裂征象，无论胎儿是否存活，均应立即行剖宫产术。胎儿死亡，宫口已开全，无先兆子宫破裂，应全麻下行断头术或碎胎术。

（六）复合先露

无头盆不称，胎头与脱出肢体已入盆，在宫口开全后上推肢体，压胎头下降，产钳助产。若头盆不称，应行剖宫产。

［常考考点］各种胎位异常的西医处理原则。

【例题实战模拟】

A1 型题

胎头高直前位，胎儿较大，宫缩乏力，应采取的措施是

A. 试产　　B. 剖宫产结束分娩　　C. 可经阴道自然娩出

D. 妊娠 30 周后可采用膝胸卧位　　E. 向脱出肢体的对侧侧卧

【参考答案】

B

第十三单元　胎儿窘迫与胎膜早破

细目一　胎儿窘迫

【考点突破攻略】

要点一　西医病因

胎儿窘迫指胎儿在子宫内因急性或慢性缺氧危及其健康和生命的综合症状。

（一）胎儿急性缺氧

因母胎间血氧运输及交换障碍或脐带血循环障碍所致。常见因素有：①前置胎盘、胎盘早剥。②脐带异常，如脐带绕颈、脐带扭转、脐带真结、脐带脱垂、脐带过长或过短等。③各种原因导致休克。④缩宫素使用不当，造成过强及不协调宫缩。⑤孕妇应用麻醉药及镇静剂过量，呼吸抑制。

（二）胎儿慢性缺氧

①母体血液氧含量不足。②子宫胎盘血管硬化、狭窄、梗死，使绒毛间隙血液灌注不足。③胎儿自身因素，如胎儿严重的心血管疾病、胎儿畸形、颅内出血及颅脑损伤等。

要点二　临床表现

（一）急性胎儿窘迫

主要发生在分娩期，多因脐带异常、胎盘早剥、宫缩过强、产程延长及休克等引起。

1. 产时胎心率异常　产时胎心率变化是急性胎儿窘迫的重要征象。缺氧早期，胎儿电子监护可出现胎心基线代偿性加快、晚期减速或重度变异减速：随产程进展，尤其在较强宫缩刺激下胎心基线可下降到＜ 110bpm，当胎心基线＜ 100bpm，基线变异＜ 5bpm，伴频繁晚期减速或重度变异减速时提示胎儿缺氧严重，胎儿常结局不良，可随时胎死宫内。

2. 羊水胎粪污染　胎儿可在宫内排出胎粪，影响胎粪排出量主要的是孕周。10% ～ 20% 的分娩中会出现羊水胎粪污染。羊水中胎粪污染不是胎儿窘迫的征象。出现羊水胎粪污染时，如果胎心监护正常，不需要特殊处理；如果胎心监护异常，存在宫内缺氧情况，会引起胎粪吸入综合征（MAS），造成胎儿不良结局。

3. 胎动异常　初期胎动频繁，继而减弱及次数减少，甚至消失。

4. 酸中毒　采集胎儿头皮血进行血气分析，血 pH ＜ 7.20，PaO_2 ＜ 10mmHg，$PaCO_2$ ＞ 60mmHg 可诊断为胎儿酸中毒。

［常考考点］急性胎儿窘迫的表现。

（二）慢性胎儿窘迫

1. 胎动减少或消失　胎动＜ 10 次 /12 小时为胎动减少，是胎儿缺氧的重要表现。胎动消失 24 小时后胎心消失。

2. 胎儿电子监护　缺氧时胎心率可出现以下异常：① NST 无反应型。②在无胎动与宫缩时，胎心率＞ 180bmp 或＜ 110bmp 持续 10 分钟以上。③基线变异频率＜ 5bmp。④ OCT 可见频繁重度变异减速或晚期减速。

3. 胎盘功能低下　尿雌三醇（E_3）＜ 10mg/24h，或连续测定下降＞ 30%、尿中雌激素 / 肌酐比值＜ 10、血清胎盘生

乳素< 4mg/L、妊娠特异性 β_1 糖蛋白< 100mg/L，均提示胎盘功能不良。

4. B 型超声监测 根据 B 型超声监测脐动脉血流信号、胎动、胎儿呼吸运动、胎儿肌张力、羊水量，加之胎儿电子监护 NST 结果综合评分≤ 4 分提示胎儿窘迫，5 ～ 6 分胎儿可疑缺氧。

［常考考点］慢性胎儿窘迫的表现。

要点三　诊断

根据病史、临床表现、辅助检查做出诊断。

要点四　西医处理

1. 急性胎儿窘迫 左侧卧位，吸氧，纠正脱水、酸中毒及电解质紊乱。宫口开全或近开全，尽快经阴道助产分娩。宫口未开全，短时间不能经阴道分娩者，剖宫产分娩。胎儿娩出后，应做好新生儿窒息抢救准备。

2. 慢性胎儿窘迫 卧床休息，左侧卧位，定时间断吸氧，积极治疗妊娠合并症及并发症。孕周小，估计胎儿娩出后存活可能性小，应尽量延长孕周，同时促胎肺成熟。妊娠近足月，行剖宫产术终止妊娠。

【例题实战模拟】

A1 型题

1. 胎儿窘迫的病因，错误的是

A. 母体因素　B. 环境因素　C. 胎盘、脐带因素　D. 胎儿因素　E. 难产处理不当

2. 急性胎儿窘迫的处理原则，正确的是

A. 延长妊娠周数　B. 适时剖宫产　C. 尽快终止妊娠　D. 尽快吸氧　E. 尽快引产

【参考答案】

1. B　2. C

细目二　胎膜早破

【考点突破攻略】

要点一　概念

胎膜早破是指在临产前胎膜破裂。胎膜早破易导致早产、脐带脱垂及母儿感染等。中医称为“胎衣先破”。

要点二　西医病因

常见病因有生殖道感染、羊膜腔压力增高、胎膜受力不均、创伤、营养因素等。

要点三　诊断

1. 临床表现 孕妇主诉阴道流液或外阴湿润等。

2. 阴道酸碱度检查 pH ≥ 6.5，提示胎膜早破。

3. 阴道液涂片检查 阴道液涂片见到羊齿植物叶状结晶。

4. 超声检查 羊水量减少可协助诊断。

5. 羊膜腔感染检测 羊水细菌培养可协助诊断。

6. 胰岛素样生长因子结合蛋白 –1（IGFBP–1）、可溶性细胞间黏附分子 –1（sICAM–1）、胎盘 α 微球蛋白 –1（PAMG–1）检测 特异性强，不受血液、精液、尿液和宫颈黏液等影响。

7. 羊膜镜检查 看不到前羊膜囊，可直视胎儿先露部。

［常考考点］胎膜早破的诊断。

要点四　对母儿的影响

1. 对母体影响 宫内感染机会增加，破膜超过 24 小时，感染率增加 5 ～ 10 倍；羊膜腔感染易发生产后出血；若突

然破膜，有时可引起胎盘早剥。

2. 对胎儿影响 常诱发早产、脐带脱垂、胎儿窘迫及新生儿感染性疾病。

要点五 西医处理

1. 期待疗法 适用于妊娠 28 ～ 35 周、胎膜早破不伴感染，羊水平段≥ 3cm 者。

（1）一般处理：绝对卧床，保持外阴部清洁，避免不必要的肛诊及阴道检查，密切观察产妇体温、心率、宫缩、阴道流液性状及血白细胞计数。

（2）预防感染：破膜超过 12 小时者，应给予抗生素预防感染。

（3）抑制子宫收缩：有宫缩者，静脉滴注硫酸镁等。

（4）促胎肺成熟：妊娠 35 周前给予地塞米松。

2. 终止妊娠

（1）经阴道分娩：妊娠 35 周后，胎肺成熟，宫颈成熟，无禁忌证可引产。

（2）剖宫产：胎头高浮，胎位异常，宫颈不成熟，胎肺成熟，明显羊膜腔感染，伴有胎儿窘迫，抗感染同时行剖宫产术终止妊娠，做好新生儿复苏准备。

［常考考点］胎膜早破的西医处理。

【例题实战模拟】

A1 型题

1. 胎膜早破是指

A. 临产时胎膜破裂　B. 妊娠 40 周前胎膜破裂　C. 妊娠 32 周前胎膜破裂
D. 临产前胎膜破裂　E. 任何时期的胎膜破裂

2. 下列各项，不属于胎膜早破常见病因的是

A. 胎膜受力不均　B. 营养因素　C. 生殖道感染　D. 胎儿过大　E. 羊膜腔压力增高

3. 胎膜早破诊断常用的检查方法及处理，错误的是

A. 阴道酸碱度检查　B. 阴道液涂片检查　C. 羊膜镜检查　D. 羊水涂片检查　E. 终止妊娠

【参考答案】

1. D　2. D　3. D

第十四单元　分娩期并发症

细目一　产后出血

【考点突破攻略】

要点一 概念

产后出血是指胎儿娩出后 24 小时内失血量≥ 500mL，剖宫产时≥ 1000mL，居我国孕产妇死亡原因的首位，属于中医学“产后血崩”“产后血晕”“胞衣不下”范畴。

［常考考点］产后出血是指胎儿娩出后 24 小时内失血量≥ 500mL，剖宫产时≥ 1000mL。

要点二 西医病因

常见病因有子宫收缩乏力、胎盘因素、软产道裂伤和凝血功能障碍。其中子宫收缩乏力是最常见的原因。

［常考考点］子宫收缩乏力是产后出血最常见的原因。

要点三　中医病因病机

本病的主要发病机理是气虚失摄，冲任不固；或瘀阻冲任，血不循经而妄行。常见病因病机为气虚和血瘀。

要点四　诊断

1. 病史　可有多胎妊娠、巨大胎儿、羊水过多、产程延长、急产、前置胎盘、胎盘早剥、妊娠期高血压疾病、宫腔感染史等。

2. 临床表现　主要为胎儿娩出后阴道大量出血，24 小时出血量≥ 500mL，继发休克。检查可见宫底升高、轮廓不清，胎盘、胎膜缺损，阴道、会阴、宫颈裂伤等。

3. 实验室检查　血常规及血小板计数、纤维蛋白原、凝血酶原时间等凝血功能检测可协助诊断。

要点五　西医治疗

1. 子宫收缩乏力　导尿排空膀胱后可采用以下方法加强宫缩：①按摩子宫：经腹壁按摩子宫或腹部－阴道，双手按摩子宫，直至宫缩恢复正常。②应用宫缩剂：可采用缩宫素、麦角新碱、米索前列醇等。③可采用宫腔纱条填塞法压迫止血、结扎盆腔血管或行髂内动脉或子宫动脉栓塞，必要时行子宫次全切除术或子宫全切除术。

2. 胎盘因素　如有胎盘滞留时应立即取出或徒手剥离胎盘后取出。胎盘和胎膜残留可行钳刮术或刮宫术。

3. 软产道损伤　宫颈裂伤＞ 1cm 且有活动性出血应缝合。若裂伤累及子宫下段可经腹行裂伤修补术。

4. 凝血功能障碍　尽快输新鲜全血，补充血小板、纤维蛋白原或凝血酶原复合物、凝血因子等。

［常考考点］产后出血的西医处理原则和方法。

要点六　中医辨证论治

证型	辨证要点	治法	方剂
气虚证	新产后，突然阴道大量出血，血色鲜红，头晕目花，心悸怔忡，气短懒言，肢冷汗出，面色苍白；舌淡，脉虚数	补气固冲，摄血止崩	升举大补汤去黄连，加地榆炭、乌贼骨
血瘀证	新产后，突然阴道大量下血，色黯红，夹有血块，小腹疼痛拒按，血块下后腹痛减轻；舌紫暗，或有瘀点瘀斑，脉沉涩	活血化瘀，理血归经	化瘀止崩汤

［常考考点］产后出血的辨证论治。

要点七　预防

1. 做好孕前及孕期保健，对不宜继续妊娠者，应在早孕时及时终止。积极治疗各种妊娠合并症，防止产后出血的发生。

2. 正确处理各产程，防止产程延长，避免手术创伤，胎盘娩出后仔细检查胎盘、胎膜及软产道，产程中发现异常出血，及时检查和处理。

3. 产后产妇留在产房继续观察 2 小时，严密观察生命体征、子宫收缩及阴道流血情况，鼓励产妇排空膀胱和及早哺乳。

【例题实战模拟】

A1 型题

1. 产后出血是指正常生产胎儿娩出后阴道出血量超过

A. 300mL　B. 400mL　C. 500mL　D. 600mL　E. 700mL

2. 治疗气虚型产后出血的首选方剂是

A. 升举大补汤　B. 独参汤　C. 归脾汤　D. 当归黄芪汤　E. 夺命散

A2 型题

3. 新产后，突然阴道大量下血，色黯红，夹有血块，小腹疼痛拒按，血块下后腹痛减轻，舌紫暗，或有瘀点瘀斑，脉沉涩。其证候类型是

A. 气虚证　　B. 血瘀证　　C. 肾虚证　　D. 血热证　　E. 阴虚火旺证

【参考答案】

1. C　2. A　3. B

细目二　子宫破裂

【考点突破攻略】

要点一　西医病因

包括梗阻性难产、瘢痕子宫、宫缩剂使用不当和产科手术损伤。

要点二　分类

按发生原因分为自然破裂和损伤性破裂。按破裂程度分为完全性破裂和不完全性破裂。按发生部位分为子宫体部破裂和子宫下段破裂。

要点三　诊断与鉴别诊断

（一）诊断

1. 先兆子宫破裂

（1）病史：多见于阻塞性难产，如骨盆狭窄、胎位不正、胎儿过大等，临产后常有产程停滞或延长，或不适当使用宫缩剂。

（2）临床表现：病理缩复环、下腹部压痛、胎心率的变化及血尿是先兆子宫破裂的四个重要症状。由于产程停滞延长，孕妇可有水、电解质紊乱。

2. 子宫破裂

（1）病史：可有瘢痕子宫等。

（2）临床表现：在先兆子宫破裂的基础上突然发生剧烈腹痛，有休克及明显的腹部体征。

（3）B 型超声检查：能确定破口部位及胎儿与子宫的关系。

（二）鉴别诊断

子宫破裂需与胎盘早剥、难产并发腹腔感染相鉴别。

［常考考点］先兆子宫破裂的症状和体征：病理缩复环、下腹部压痛、胎心率的变化及血尿。

要点四　西医治疗

1. 先兆子宫破裂　立即抑制子宫收缩：肌注哌替啶 100mg，或静脉全身麻醉。立即行剖宫产术。

2. 子宫破裂　在输液、输血、吸氧、抗休克的同时，无论胎儿是否存活，均应迅速手术。

要点五　预防

做好产前检查，及时发现胎位、骨盆、胎儿的异常。密切观察产程进展，严格掌握试产的适应证，特别对有剖宫产史准备试产者。严格掌握宫缩剂使用的适应证、禁忌证。应用缩宫素催产时需专人监护。规范手术操作，手法应轻柔，忌粗暴。

【例题实战模拟】

A1 型题

1. 先兆子宫破裂的表现，不包括

A. 下腹部有压痛　　B. 大便失禁　　C. 烦躁不安　　D. 感宫缩过强　　E. 排尿困难

2. 子宫破裂的预防，不包括

A. 做好产前检查　　B. 密切观察产程进展　　C. 严格掌握宫缩剂使用的适应证、禁忌证

D. 应用镇静剂　　E. 手法应轻柔，忌用暴力

【参考答案】

1. B 2. D

细目三 羊水栓塞

【考点突破攻略】

要点一 概念

羊水栓塞是指在分娩过程中羊水突然进入母体血循环引起急性肺栓塞、过敏性休克、弥散性血管内凝血（DIC）、肾衰竭或猝死的严重分娩并发症。本病属中医学“产后血晕”范畴。

要点二 西医病因

一般认为由污染羊水中的有形物质（胎儿毳毛、角化上皮、胎脂、胎粪）进入母体血循环引起。羊膜腔内压力增高、胎膜破裂和宫颈或宫体损伤处有开放的静脉或血窦是导致羊水栓塞发生的基本条件。诱发因素为高龄初产妇和多产妇、自发或人为的过强宫缩、急产、胎膜早破、前置胎盘、胎盘早剥、子宫不完全破裂、剖宫产术、羊膜腔穿刺、大月份钳刮术等。

要点三 诊断

1. 病史 分娩过程中宫缩过强、胎膜早破、宫颈裂伤、急产等，或存在某些病理性妊娠因素如胎盘早剥、前置胎盘等。

2. 临床表现 胎膜破裂后、胎儿娩出后或手术中产妇突然出现寒战、呛咳、气急、烦躁不安、尖叫、发绀、呼吸困难、抽搐、出血、不明原因休克等临床表现。

3. 实验室及其他检查

（1）实验室检查：血涂片查找羊水有形物质：采集下腔静脉血，镜检见到羊水成分可以确诊。血小板计数、纤维蛋白原定量、凝血酶原时间测定等可协助诊断 DIC。

（2）辅助检查：胸部 X 线摄片见双肺弥漫性点片状浸润阴影，沿肺门周围分布，伴右心扩大。心电图或心脏彩色多普勒超声检查可见右心房、右心室扩大，ST 段下降。

［常考考点］羊水栓塞的临床表现。

要点四 西医治疗原则

一旦发生羊水栓塞，应立即抢救。早期阶段以抗过敏，纠正呼吸循环功能衰竭和改善低氧血症、抗休克为主；DIC 阶段早期抗凝治疗，晚期抗纤溶治疗；少尿无尿阶段，应及时使用利尿剂，预防肾衰竭发生。

［常考考点］羊水栓塞的西医治疗原则。

要点五 预防

人工破膜应在宫缩间歇时进行。中期妊娠钳刮时，应先破膜，羊水流尽再钳刮。合理使用宫缩剂，防止宫缩过强，避免急产、子宫破裂、子宫颈裂伤等诱发因素。

【例题实战模拟】

A1 型题

1. 羊水栓塞的临床表现，不包括

A. 休克　B. DIC　C. 出血　D. 感染　E. 急性肾功能衰竭

2. 羊水栓塞的产妇，表现为大出血、呼吸困难，应首先处理的是

A. 抗过敏　B. 抗休克　C. 吸氧　D. 止血　E. 纠正心衰

3. 关于羊水栓塞的西医处理，错误的是

A. 给氧　B. 抗过敏　C. 抗休克　D. 停止妊娠　E. 产科处理

A2 型题

4. 患者，女，25 岁。在分娩时突发呼吸困难，其后咯血而死。尸检发现肺小血管内有胎脂及角化上皮。其死因可能是

A. 血栓栓塞　B. 气体栓塞　C. 脂肪栓塞　D. 羊水栓塞　E. 瘤细胞栓塞

【参考答案】

1. D　2. C　3. D　4. D

细目四　脐带异常

【考点突破攻略】

要点一　类型

脐带异常的类型有脐带先露与脐带脱垂、脐带缠绕、脐带长度异常、脐带打结、脐带扭转及脐带附着异常等。

要点二　脐带先露与脐带脱垂的西医处理

1. 脐带先露　经产妇、胎膜未破、宫缩良好者，取头低臀高位，密切观察胎心率，等待胎头衔接，宫口渐扩张，胎心持续良好者，可经阴道分娩。初产妇、足先露或肩先露者，应行剖宫产术。

2. 脐带脱垂　胎心尚好，胎儿存活者，应争取尽快娩出胎儿。

［常考考点］脐带异常的处理。

要点三　预防

加强妊娠晚期及临产后监护，尽早发现脐带先露。对临产后胎先露部未入盆者，尽量不做或少做肛查或阴道检查。行人工破膜应采取高位破膜，使羊水缓慢流出，以免脐带脱出。

【例题实战模拟】

A2 型题

患者，女，35 岁，已婚。妊娠 38 周，臀位胎膜早破，无宫缩，胎心 136 次 / 分，脐带脱垂于阴道口，有搏动。下列处理错误的是

A. 等待临产　B. 抬高臀部　C. 及时还纳脐带　D. 向上托先露部　E. 立即准备剖宫产

【参考答案】

A

第十五单元　产后病

细目一　中医对产后病的认识

【考点突破攻略】

要点一　产后病的概念

产妇在产褥期内发生与分娩或产褥有关的疾病，称为“产后病”。

要点二　产后“三冲”“三病”“三急”

产后“三病”“三冲”“三急”为古代医家对产后常见病和危重症的概括。产后三冲是指产后败血上冲，冲心、冲胃、

冲肺。产后三急是指产后呕吐、盗汗、泄泻，三者并见必危。产后三病是指产后病痉、病郁冒、大便难。

[常考考点] 产后三冲、三病、三急。

要点三　产后病的病因病机

产后病的病因病机主要有亡血伤津、元气受损、瘀血内阻、外感六淫或饮食房劳所伤。

要点四　产后“三审”

产后病的诊断除以四诊八纲为基本方法外，尤其要注意“三审”：先审小腹痛与不痛，以辨有无恶露停滞；次审大便通与不通，以验津液之盛衰；再审乳汁的行与不行及饮食多少，以察胃气之强弱。

[常考考点] 产后三审，

要点五　产后病的治疗原则

对产后病的治疗，应根据亡血伤津、元气受损、瘀血内阻、多虚多瘀的病机特点，本着“勿拘于产后，亦勿忘于产后”的原则，结合病情进行辨证论治。

要点六　产后用药“三禁”

产后用药“三禁”，即禁大汗，以防亡阳；禁峻下，以防亡阴；禁通利小便，以防亡津液。

[常考考点] 产后用药三禁。

要点七　产后病的预防与调摄

产后病应注重调护。居室宜温度适宜，空气流通；衣着宜适寒温以防感受风寒或暑热之邪；饮食宜清淡、富含营养、易消化；劳逸结合，勿过劳伤气；保持情志舒畅；产后百日内禁房事；保持外阴清洁，以防病邪乘虚入侵。

【例题实战模拟】

A1 型题

1. 产后三病是指

A. 呕吐、泄泻、盗汗　　B. 尿失禁、缺乳、大便难　　C. 血晕、发热、痉证

D. 病痉、病郁冒、大便难　　E. 腹痛、恶露不下、发热

2. 产后郁冒，属产后哪项之一

A.“三冲”　B.“三急”　C.“三病”　D.“三禁”　E.“三审”

3. 产后“三审”，首审

A. 小腹痛与不痛　B. 大便通与不通　C. 乳汁行与不行　D. 饮食多少　E. 小便通与不通

【参考答案】

1. D　2. C　3. A

细目二　晚期产后出血

【考点突破攻略】

要点一　概念

晚期产后出血是指分娩 24 小时后，在产褥期内发生的子宫大量出血。以产后 1 ～ 2 周发病最常见，亦有产后 2 月余发病者。本病属中医学“产后恶露不绝”“产后血崩”范畴。

要点二　西医病因

晚期产后出血常见病因有胎盘胎膜残留、蜕膜残留、子宫胎盘附着面感染或复旧不全、剖宫产术后子宫伤口裂开或产后子宫滋养细胞肿瘤、子宫黏膜下肌瘤等。

要点三　中医病因病机

本病的主要发病机制为冲任不固，气血运行失常。常见病因病机有气虚、血热和血瘀。

要点四　临床表现

（一）症状

1. 阴道流血　以阴道反复流血或突然大量出血为特征。

2. 腹痛和发热　反复出血并发感染者，可出现腹痛和发热。

3. 全身症状　出血多时有头晕、心悸，甚至休克的表现。

（二）体征

1. 体格检查　贫血貌，同时有不同程度的心率加快，血压降低，脉压缩小，呼吸增快。

2. 妇科检查　子宫复旧不佳可扪及子宫增大、变软，宫口松弛，有时可触及残留组织和血块；伴有感染者，子宫有压痛；剖宫产切口裂开，宫颈内有血块，宫颈外口松，有时可触及子宫下段明显变软，切口部位有凹陷或突起；滋养细胞肿瘤患者，有时可于产道内发现转移结节。

［常考考点］晚期产后出血的诊断。

要点五　西医治疗

1. 一般治疗　如有休克立即纠正休克，并给予支持疗法。

2. 止血、抗感染　应给予广谱抗生素、子宫收缩剂。

3. 清除宫内残留物　在输液、备血及准备开腹手术的条件下刮宫，刮出物送病理检查。

4. 剖宫产术后出血　超声除外胎盘残留者，绝对卧床，大量广谱抗生素和缩宫素静滴。若反复多量阴道流血，可行剖腹探查，行清创缝合及髂内动脉、子宫动脉结扎止血或行髂内动脉栓塞术；必要时采用低位子宫次全切除术或子宫全切除术。如疑有胎盘残留，应在手术室输血、输液并做好手术准备的条件下刮宫；肿瘤引起的阴道流血应做相应处置。

［常考考点］晚期产后出血的西医处理。

要点六　中医辨证论治

证型	辨证要点	治法	方剂
气虚证	产后恶露量多，或血性恶露持续10日不止，色淡红，质稀，无臭气，面色㿠白，神疲懒言，四肢无力，小腹空坠；舌淡，苔薄白，脉细弱	补脾益气，固冲摄血	补中益气汤加艾叶炭、鹿角胶
血热证	产后恶露过期不止，量较多，色鲜红或紫红，质黏稠，有臭气，面色潮红，口燥咽干；舌红，苔少，脉细数	清热凉血，安冲止血	保阴煎加七叶一枝花、贯众、炒地榆、煅牡蛎
血瘀证	产后血性恶露持续10日不止，量时多时少，色紫黯，有血块，小腹疼痛拒按，块下痛减；舌紫暗或边尖有瘀斑、瘀点，脉沉涩	活血化瘀，调冲止血	生化汤合失笑散加益母草、茜草

［常考考点］晚期产后出血的辨证论治。

【例题实战模拟】

A1 型题

1. 晚期产后出血是指

A. 分娩 1 周后，产褥期内发生的子宫大量出血　B. 分娩 48 小时后，产褥期内发生的子宫大量出血
C. 分娩 24 小时后，产褥期内发生的子宫大量出血　D. 分娩 72 小时后，产褥期内发生的子宫大量出血
E. 分娩 12 小时后，产褥期内发生的子宫大量出血

2. 治疗晚期产后出血气虚型的主方是

A. 胶艾汤加味　B. 补中益气汤加味　C. 归脾汤加味　D. 保阴煎加味　E. 举元煎

3. 超声除外胎盘残留的晚期产后出血血瘀证患者，中西医治疗应首选

A. 清宫术，固本止崩汤　B. 子宫动脉结扎，保阴煎　C. 米索前列醇，举元煎

D. 广谱抗生素，补中益气汤　　E. 缩宫素，生化汤合失笑散

A2 型题

4. 患者，产后 3 天，阴道出血时少时多，色紫黯，有血块，小腹阵发性疼痛，腰骶酸胀，舌紫暗，脉细涩。其中医证型是

A. 湿热蕴滞证　B. 气虚血瘀证　C. 瘀阻子宫证　D. 阴虚血瘀证　E. 气血两虚证

B1 型题

A. 冲任损伤，不能制约经血　B. 气虚失摄，血失所统　C. 冲任不固，气血运行失常
D. 热扰冲任，迫血妄行　E. 血热气逆，冲任失调

5. 晚期产后出血，中医的发病机理是

6. 无排卵性异常子宫出血，中医的发病机理是

【参考答案】

1. C　2. B　3. E　4. C　5. C　6. A

细目三　产褥感染

【考点突破攻略】

要点一　概念

产褥感染是指分娩及产褥期生殖道受病原体侵袭而引起局部或全身的感染，是导致孕产妇死亡的四大原因（产褥感染、产科出血、妊娠合并心脏病、子痫）之一。产褥感染属中医学“产后发热”范畴。

要点二　西医病因病理

（一）病因

1. 诱因　产妇体质虚弱、孕期贫血、营养不良、妊娠晚期性交、慢性疾病、胎膜早破、羊膜腔感染、产科手术操作、产程延长、产前产后出血过多等。

2. 病原体种类　①外源性如衣原体、支原体以及淋病奈瑟菌等。②内源性为孕期及产褥期生殖道寄生大量需氧菌、厌氧菌、假丝酵母菌及支原体等，以厌氧菌为主。

3. 感染途径　①外源性感染多由被污染的衣物、用具、各种手术器械及临产前性生活等途径侵入机体。②内源性感染为正常孕妇生殖道寄生的病原体，当抵抗力降低等感染诱因出现时致病。

（二）病理

1. 急性外阴、阴道、宫颈炎，甚至阴道旁结缔组织炎或盆腔结缔组织炎。
2. 急性子宫内膜炎、子宫肌炎、子宫内膜充血、坏死，严重者形成肌壁间脓肿。
3. 急性盆腔结缔组织炎、急性输卵管炎、局部充血、水肿致盆腔脓肿，甚至“冰冻骨盆”。
4. 急性盆腔腹膜炎及弥漫性腹膜炎，引起肠粘连或形成直肠子宫陷凹局限性脓肿。
5. 血栓性静脉炎，病变单侧居多，病变多在股静脉、腘静脉及大隐静脉。
6. 脓毒血症及败血症，可发生感染性休克和迁徙性肺脓肿、左肾脓肿或败血症。

要点三　中医病因病机

主要为产后体虚，感染邪毒，正邪交争所致。如热毒不解，极易传入营血或内陷心包。常见病因病机有感染邪毒、热入营血和热陷心包。

要点四　临床表现

1. 症状

（1）发热：一般出现在产后 3 ～ 7 天。

（2）腹痛：多从下腹部开始，逐渐波及全腹。

（3）恶露异常：恶露明显增多，混浊，或呈脓性，有臭味。

（4）下肢血栓性静脉炎：可见下肢持续性疼痛、肿胀，站立时加重，行走困难。如形成脓毒血症、败血症，则可出现持续高热、寒战、谵妄、昏迷、休克，甚至死亡。

2. 体征

（1）体格检查：体温升高，脉搏增快，下腹部可有压痛，炎症波及腹膜时，可出现腹肌紧张及反跳痛。下肢血栓性静脉炎患者局部静脉压痛，或触及硬索状，下肢水肿，皮肤发白，习称“股白肿”。

（2）妇科检查：外阴感染时，会阴切口或裂伤处可见红肿、触痛，或切口化脓、裂开。阴道与宫颈感染时黏膜充血、溃疡，脓性分泌物增多。如为宫体或盆腔感染，双合诊检查子宫有明显触痛，大而软，宫旁组织明显触痛、增厚或触及包块，有脓肿形成时，肿块可有波动感。

要点五　诊断与鉴别诊断

1. 诊断

（1）病史：多有难产、产程过长、手术产、急产、不洁分娩、胎膜早破、产后出血或产褥期性交等病史。

（2）临床表现：发热、下腹疼痛、恶露异常。体温升高，脉搏增快，下腹有压痛，或有反跳痛、肌紧张。妇科检查子宫大而软，有压痛，双侧附件区压痛或触及包块。

（3）实验室及其他检查：白细胞总数明显升高，中性粒细胞增高。B 型超声可了解子宫大小、有无残留物及复旧情况。

2. 鉴别诊断　需与产褥病率的其他疾病（如急性乳腺炎、呼吸道感染、泌尿系统感染）及产褥中暑相鉴别。

［常考考点］产褥感染的诊断：病史＋临床表现＋血象。

要点六　西医治疗

1. 一般治疗　适当物理降温，取半卧位；纠正水及电解质紊乱；病情严重可少量输血。

2. 抗生素　根据临床表现及临床经验选用广谱抗生素，首选青霉素类和头孢类药物，同时加用甲硝唑，青霉素过敏可选用林可霉素或红霉素。

3. 引流通畅　会阴伤口、腹部伤口感染、盆腔脓肿者，应行切开引流。

4. 血栓性静脉炎的治疗　在应用抗生素的同时加服中药，也可加用肝素治疗。

5. 手术治疗　抗感染并清除宫腔残留。若出现脓毒血症时，及时行子宫切除术。

［常考考点］产褥感染的西医治疗。

要点七　中医辨证论治

证型	辨证要点	治法	方剂
感染邪毒证	产后高热寒战，小腹疼痛拒按，恶露量多或少，色紫黯如败酱，气臭秽，烦躁，口渴引饮，尿少色黄，大便燥结；舌红，苔黄而干，脉数有力	清热解毒，凉血化瘀	五味消毒饮合失笑散加丹皮、赤芍、鱼腥草、益母草
热入营血证	产后高热汗出，烦躁不安，皮肤斑疹隐隐；舌红绛，苔黄燥，脉弦细而数	清营解毒，散瘀泄热	清营汤加紫花地丁、蒲公英、栀子、丹皮
热陷心包证	产后高热不退，神昏谵语，甚至昏迷，面色苍白，四肢厥冷；舌红绛，脉微而数	清心开窍	清营汤送服安宫牛黄丸或紫雪丹

［常考考点］产褥感染的辨证论治。

【例题实战模拟】

A1 型题

1. 产褥感染热入营血证的治法是

A. 清热解毒，凉血化瘀　　B. 清热解毒，泻下逐瘀　　C. 清热解毒，凉血养阴

D. 清营解毒，散瘀泄热　　E. 清心开窍，回阳救逆

2. 产后发热感染邪毒证，治疗应首选

A. 青霉素加五味消毒饮合失笑散　　B. 青霉素加白虎加人参汤　　C. 青霉素加大黄牡丹汤

D. 庆大霉素加清营汤送服紫雪丹　　E. 庆大霉素加清营汤送服安宫牛黄丸

3. 下列关于产后感染邪毒发热主症的叙述，错误的是

A. 高热寒战　B. 小腹疼痛拒按　C. 恶露色暗如败酱　D. 口干不欲饮　E. 舌红，苔黄，脉数

A2 型题

4. 患者，女，26 岁，已婚。孕 2 产 1，现孕 40 周，来院途中分娩，总产程 1 小时，产后 5 天出现寒战、高热、下腹痛，无乳胀及腹泻；妇科检查：阴道内有脓血，宫颈轻度裂伤，子宫大而软，压痛明显。应首先考虑的是

A. 乳腺炎　B. 宫颈炎　C. 产褥感染　D. 产后细菌性痢疾　E. 泌尿系统感染

B1 型题

A. 解毒活血汤　B. 荆防败毒饮　C. 五味消毒饮　D. 清营汤　E. 清瘟败毒饮

5. 产后高热，恶露不畅，有臭气，小腹痛剧，便秘，舌红，苔黄，脉数。最佳选方是

6. 产后高热汗出，烦躁，斑疹隐隐，舌红绛，苔黄燥，脉弦细而数。最佳选方是

【参考答案】

1. D　2. A　3. D　4. C　5. C　6. D

细目四　产褥中暑

【考点突破攻略】

要点一　西医治疗原则

治疗原则是立即改变高温和不通风环境，采取中西医方法，迅速降温，纠正水、电解质紊乱及酸中毒。迅速降低体温是抢救成功的关键。

要点二　中医辨证论治

证型	辨证要点	治法	方剂
暑入阳明证	产后壮热，面赤气粗，烦渴引饮，头晕，头痛；舌质红，脉洪大或滑数	清暑泄热，透邪外达	白虎汤加西瓜翠衣、竹叶、芦根
暑伤气津证	产后身热多汗，口渴心烦，体倦少气，小便短赤；舌红，少津，脉虚数	清热解暑，益气生津	清暑益气汤
暑入心营证	产后神昏谵语，灼热烦躁，甚或猝然晕倒，不省人事，身热肢厥，牙关紧闭；舌绛，脉洪大或滑数	清营泄热，清心开窍	清营汤送服安宫牛黄丸或紫雪丹或至宝丹

［常考考点］产褥中暑的辨证论治。

【例题实战模拟】

A1 型题

1. 治疗产褥中暑暑伤气津证，应首选

A. 白虎汤　B. 竹叶石膏汤　C. 清暑益气汤　D. 凉膈散　E. 银翘散

B1 型题

A. 牛黄清心丸　B. 清营汤加安宫牛黄丸　C. 白虎汤　D. 白虎加人参汤　E. 羚角钩藤汤

2. 产褥中暑暑入心营证的治疗方剂是

3. 产褥感染热陷心包证的治疗方剂是

【参考答案】

1. C　2. B　3. B

细目五　产褥期抑郁症

【考点突破攻略】

要点一　概念

产妇在产褥期间出现抑郁症状，称为产褥期抑郁症。是产褥期精神综合征最常见的一种类型。多在产后2周内发病，4～6周症状明显。

要点二　中医病因病机

常见病因病机有心脾两虚、瘀阻气逆和肝郁气滞。

要点三　中医辨证论治

证型	辨证要点	治法	方剂
心脾两虚证	产后精神不振，心神不宁，悲伤欲哭，失眠多梦，健忘，伴神疲乏力，面色萎黄；舌淡，苔薄白，脉细弱	补益心脾，养血安神	甘麦大枣汤合归脾汤
瘀阻气逆证	产后抑郁寡欢，或神志错乱如见鬼状，喜怒无常，少寐多梦，恶露不下或不畅，色紫黯有块，小腹硬痛拒按；舌黯有瘀斑，脉弦或涩	活血化瘀，镇逆安神	癫狂梦醒汤加酸枣仁
肝郁气结证	产后精神郁闷，心烦易怒，失眠多梦，伴善太息，胸胁乳房胀痛；舌淡，苔薄白，脉弦细	疏肝解郁，镇静安神	逍遥散加首乌藤、合欢皮、磁石、柏子仁

［常考考点］产后抑郁的辨证论治。

【例题实战模拟】

A1型题

产褥期抑郁症心脾两虚证，应首选

A. 养心汤　B. 逍遥散　C. 甘麦大枣汤合归脾汤　D. 炙甘草汤　E. 桂枝加龙骨牡蛎汤

【参考答案】

C

细目六　产后缺乳

【考点突破攻略】

要点一　概念

哺乳期产妇无乳汁分泌，或泌乳量少，不能满足喂养婴儿者，称产后缺乳。中医称之为"产后缺乳"，或"产后乳汁不足""产后乳汁不行"等。

要点二　中医病因病机

主要发病机制为气血化源不足，或乳汁运行受阻。常见病因病机是气血虚弱、肝郁气滞和痰浊阻滞。

要点三　中医辨证论治

证型	辨证要点	治法	方剂
气血虚弱证	产后乳少或全无，乳汁清稀，乳房柔软，无胀感，面色少华，神疲乏力，食欲不振，或心悸头晕；舌淡白，脉虚细	补气养血，佐以通乳	通乳丹去木通，加通草

续表

证型	辨证要点	治法	方剂
肝郁气滞证	产后乳汁甚少或全无，乳汁浓稠，乳房胀硬或疼痛，情志抑郁，或有微热，食欲不振；舌质正常或黯红，苔微黄，脉弦或弦数	疏肝解郁，通络下乳	下乳涌泉散
痰浊阻滞证	乳汁甚少或无乳可下，乳房硕大或下垂不胀，乳汁不稠；形体肥胖，胸闷痰多，纳少便溏，或食多乳少，舌淡胖，苔腻，脉沉细	健脾化痰通乳	苍附导痰丸合漏芦散

［常考考点］产后缺乳的辨证论治。

【例题实战模拟】

A1 型题

1. 产后缺乳肝郁气滞证的治疗方剂是

A. 逍遥散　B. 柴胡疏肝散　C. 下乳涌泉散　D. 通乳丹　E. 左金丸

A2 型题

2. 患者，女，30 岁，已婚。分娩一女婴。因小事与家人发生争吵后，情志抑郁，食欲不振，2 天后乳汁减少，乳房胀硬，低热，舌质正常，脉弦。其证型是

A. 气血虚弱　B. 肝郁气滞　C. 心脾两虚　D. 肝胃不和　E. 肝经郁热

【参考答案】

1. C　2. B

细目七　产后关节痛

【考点突破攻略】

要点一　概念

产褥期内，出现关节或肢体酸楚、疼痛、麻木、重着者，称产后关节痛。中医称本病为“产后身痛”“产后痹证”“产后遍身痛”。

要点二　中医病因病机

本病多因产后气血虚弱，风、寒、湿等邪乘虚而入，使气血凝滞，“不通则痛”，或经脉失养，“不荣则痛”，导致肢体关节疼痛。常见病因病机有血虚、血瘀、风寒和肾虚。

要点三　中医辨证论治

证型	辨证要点	治法	方剂
血虚证	产后遍身酸痛，肢体麻木，关节酸楚，面色萎黄，头晕心悸；舌淡，苔少，脉细弱	养血益气，温经通络	黄芪桂枝五物汤加当归、鸡血藤
血瘀证	产后遍身疼痛，或关节刺痛，按之痛甚，恶露量少色黯，小腹疼痛拒按；舌紫暗，脉涩	养血活络，行瘀止痛	生化汤加桂枝、牛膝或身痛逐瘀汤
风寒证	产后肢体、关节疼痛，屈伸不利，或痛处游走不定，或冷痛剧烈，畏寒恶风，或关节肿胀，麻木重着，恶寒，发热，头痛；舌淡，苔薄白，脉浮紧	养血祛风，散寒除湿	独活寄生汤
肾虚证	产后腰膝、足跟痛，艰于俯仰，头晕耳鸣，夜尿多，舌淡暗，脉沉细弦	补肾养血，强腰壮骨	养荣壮肾汤加秦艽、熟地黄

［常考考点］产后关节痛的辨证论治。

【例题实战模拟】

A1 型题

1. 黄芪桂枝五物汤用于治疗产后关节痛的证型是

A. 气虚证　B. 血虚证　C. 血瘀证　D. 肾虚证　E. 风寒证

A2 型题

2. 患者，产后 28 天。腰膝关节酸痛，足跟痛，头晕耳鸣，夜尿多，舌淡暗，苔薄白，脉沉细。首选的治疗方法是

A. 养血益气，温经通络　B. 养血活络，行瘀止痛　C. 养血祛风，散寒除湿

D. 补肾强腰，壮筋骨　E. 补肾温阳，化气利水

3. 患者，分娩后 2 周。出现遍身疼痛，偶有关节刺痛，按之痛甚，恶露量少，色黯，小腹疼痛拒按，舌紫暗，苔薄白，脉涩。治疗应首选的方剂是

A. 黄芪桂枝五物汤　B. 加味四物汤　C. 生化汤　D. 独活寄生汤　E. 养荣壮肾汤

【参考答案】

1. B　2. D　3. C

细目八　产后排尿异常

【考点突破攻略】

要点一　概念

产后排尿异常包括产后尿潴留及小便频数与失禁。产后膀胱充盈而不能自行排尿或排尿困难者称为产后尿潴留；产后排尿失去控制，不能自主排出者称为尿失禁。中医称本病分别为“产后小便不通”“产后小便频数与失禁”。

要点二　中医病因病机

1. 产后尿潴留的主要病机　膀胱气化不利。常见病因病机有肺脾气虚、肾阳亏虚、血瘀、气滞。

2. 产后小便频数与失禁的主要病因病机　肺脾气虚、肾气亏虚。

要点三　中医辨证论治

（一）产后尿潴留

证型	辨证要点	治法	方剂
肺脾气虚证	产后小便不通，小腹胀急疼痛或坠胀，倦怠乏力，气短懒言，面色㿠白；舌淡，苔薄白，脉缓弱	益气生津，宣肺利水	补气通脬饮
肾阳亏虚证	产后小便不通，小腹胀急疼痛，腰膝酸软，面色晦暗；舌淡，脉沉细迟弱	补肾温阳，化气利水	济生肾气丸
血瘀证	产后小便不通，小腹胀满刺痛，乍寒乍热；舌紫暗，苔薄白，脉沉涩	养血活血，祛瘀利尿	加味四物汤
气滞证	产后小便不通，小腹胀满或痛，情志抑郁，胸胁胀痛，烦闷不安；舌淡红，脉弦	理气行滞，行水利尿	木通散

（二）产后小便频数与失禁

证型	辨证要点	治法	方剂
肺脾气虚证	产后小便频数，或失禁，气短懒言，倦怠乏力，小腹下坠，面色不华；舌淡，苔薄白，脉缓弱	益气固摄	黄芪当归散加山茱萸、益智仁
肾气虚证	产后小便频数，或失禁，夜尿频多，头晕耳鸣，腰膝酸软，面色晦暗；舌淡，苔白滑，脉沉细无力，两尺尤弱	温阳化气，补肾固脬	肾气丸加益智仁、桑螵蛸

［常考考点］产后尿潴留、产后小便频数与失禁的辨证论治。

【知识纵横比较】

中西医结合外科学前列腺增生症与妇产科学产后排尿异常的证治比较

前列腺增生症		产后尿潴留		产后小便频数与失禁	
证型	方剂	证型	方剂	证型	方剂
脾肾气虚证	补中益气汤	肺脾气虚证	补气通脬饮	肺脾气虚证	黄芪当归散
肾阳衰微证	济生肾气丸	肾阳亏虚证	济生肾气丸	肾气虚证	肾气丸
气滞血瘀证	沉香散	血瘀证	加味四物汤	—	—
		气滞证	木通散	—	—
肾阴亏虚证	知柏地黄丸	—	—	—	—
湿热下注证	八正散	—	—	—	—

【例题实战模拟】

A1 型题

1. 下列各项，不属于产后尿潴留气虚证主要症状的是

A. 产后小便不通　B. 小腹胀急疼痛　C. 气短懒言　D. 面色晦暗　E. 脉缓弱

A2 型题

2. 产后小便不通，小腹胀急疼痛，腰膝酸软，面色晦暗，舌淡，脉沉细迟弱。其证候是

A. 肺脾气虚证　B. 肾阳亏虚证　C. 血瘀证　D. 气滞证　E. 肾阴亏虚证

B1 型题

A. 补气通脬饮　B. 济生肾气丸　C. 加味四物汤　D. 补中益气汤　E. 黄芪当归散

3. 产后尿潴留肺脾气虚证的治疗方剂是

4. 产后小便频数肺脾气虚证的治疗方剂是

【参考答案】

1. B　2. B　3. A　4. E

第十六单元　外阴色素减退性疾病

细目一　外阴慢性单纯性苔藓

【考点突破攻略】

要点一　中医病因病机

常见病因病机是肝郁气滞和湿热下注。

要点二　临床表现

1. 症状　外阴瘙痒剧烈，甚则坐卧不安，影响睡眠，或伴灼热疼痛。

2. 体征　病变早期皮肤暗红或粉红，角化过度则呈白色。病损范围主要累及大阴唇、阴唇间沟、阴蒂包皮、阴唇后联合等处，常呈对称性。局部皮肤增厚似皮革或苔藓样变。

［常考考点］外阴慢性单纯性苔藓的临床表现。

要点三　中医辨证论治

证型	辨证要点	治法	方剂
肝郁气滞证	外阴瘙痒、干燥、灼热疼痛，局部皮肤粗糙、增厚或皲裂、脱屑、溃疡，或色素减退，性情抑郁，经前乳房胀痛，胸闷嗳气，两胁胀痛；舌质暗，苔薄，脉细弦	疏肝解郁，养血通络	黑逍遥散去生姜，加川芎
湿热下注证	外阴奇痒，灼热疼痛，带下量多，色黄气秽，局部皮肤黏膜粗糙肥厚或破损溃疡，渗流黄水，胸闷烦躁，口苦口干，溲赤便秘；舌红，苔黄腻，脉弦数	清热利湿，通络止痒	龙胆泻肝汤去木通

［常考考点］外阴慢性单纯性苔藓的辨证论治。

细目二　外阴硬化性苔藓

【考点突破攻略】

要点一　中医病因病机

外阴硬化性苔藓的常见病因病机有肝肾阴虚、血虚化燥和脾肾阳虚。

要点二　临床表现

1. 症状　外阴瘙痒，或无不适，晚期出现性交困难。

2. 体征　检查时见大小阴唇、阴蒂包皮、阴唇后联合及肛周皮肤色素减退呈粉红或白色，萎缩变薄，干燥皲裂。晚期皮肤菲薄，阴道口挛缩狭窄，甚至仅容指尖。

［常考考点］外阴硬化性苔藓的临床表现。

要点三　中医辨证论治

证型	辨证要点	治法	方剂
肝肾阴虚证	外阴干燥瘙痒，夜间尤甚，局部皮肤萎缩，色素减退或消失，变白或粉红，干燥薄脆，阴道口缩小，伴头晕目眩，双目干涩，腰膝酸楚；舌红，苔少，脉细或细数	补益肝肾，养荣润燥	归肾丸合二至丸
血虚化燥证	外阴干燥瘙痒，变薄，变白，脱屑，皲裂，阴唇、阴蒂萎缩或粘连，头晕眼花，心悸怔忡，气短乏力，面色萎黄；舌淡，苔薄，脉细	益气养血，润燥止痒	人参养荣汤
脾肾阳虚证	外阴瘙痒，局部皮肤黏膜薄脆、变白、弹性减弱，腰背酸楚，小便频数，四肢欠温，形寒畏冷，面浮肢肿，纳差便溏，性欲淡漠；舌淡胖，苔薄白或薄润，脉沉细无力	温肾健脾，养血润燥	右归丸加黄芪、白术

［常考考点］外阴硬化性苔藓的辨证论治。

【例题实战模拟】

A1 型题

1. 下列各项，属于外阴硬化性苔藓临床表现的是

A. 白带量多　　B. 月经量少　　C. 外阴局部皮肤色素沉着

D. 外阴局部皮肤增厚　　E. 外阴瘙痒

2. 外阴慢性单纯性苔藓肝郁气滞的治法是

A. 益气养血，疏风止痒　　B. 疏肝解郁，养血通络　　C. 滋补肝肾，活血通络

D. 清热利湿，杀虫止痒　　E. 滋阴补肾，清肝止痒

3. 归肾丸合二至丸治疗外阴硬化性苔藓的临床表现是

A. 外阴瘙痒，灼热疼痛，带下量多色黄，胸闷烦躁，口苦口干，舌红，苔黄腻，脉弦数

B. 外阴瘙痒，局部萎缩变白，头晕目眩，腰背酸楚，舌红，苔少，脉细数

C. 外阴瘙痒，阴部干涩，性情抑郁，乳房胀痛，胸闷嗳气，舌质暗，苔薄，脉弦细

D. 外阴干燥瘙痒，变薄变白皲裂，心悸怔忡，气短乏力，舌淡，苔薄，脉细

E. 外阴瘙痒，局部薄脆变白无弹性，小便频数，形寒畏冷，舌淡胖，苔薄白，脉沉细无力

A2 型题

4. 患者，女，34 岁。外阴奇痒，灼热疼痛，带下量多，色黄气秽，局部皮肤黏膜粗糙肥厚或破损溃疡，渗流黄水，胸闷烦躁，口苦口干，溲赤便秘；舌红，苔黄腻，脉弦数。其证候是

A. 肝郁气滞证　B. 血虚化燥证　C. 湿热下注证　D. 脾肾阳虚证　E 肝肾阴虚证

【参考答案】

1. E　2. B　3. B　4. C

第十七单元　女性生殖系统炎症

细目一　女性生殖道的自然防御功能

【考点突破攻略】

1. 外阴　两侧大阴唇自然合拢，遮掩阴道口、尿道口，防止外界微生物的污染。

2. 阴道　阴道口闭合，阴道前后壁紧贴，可防止外界污染。生理情况下，雌激素使阴道上皮增生变厚并增加细胞内糖原含量，经阴道乳杆菌转化为乳酸，维持阴道正常的酸性环境，抑制其他病原体生长，称为阴道自净作用。此外，阴道分泌物可维持巨噬细胞活性，防止细菌侵入阴道黏膜。

3. 子宫颈　宫颈内口紧闭，宫颈管分泌大量黏液形成黏液栓，成为上生殖道感染的机械屏障；黏液栓内含有乳铁蛋白、溶菌酶，可抑制细菌侵入子宫内膜。

4. 子宫内膜　育龄妇女子宫内膜周期性剥脱，为消除宫腔感染的有利条件。子宫内膜分泌液也含有乳铁蛋白、溶菌酶，可清除少量进入宫腔的病原体。

5. 输卵管　输卵管黏膜上皮细胞的纤毛向宫腔方向摆动以及输卵管的蠕动，均有利于阻止病原体的侵入。输卵管分泌液与子宫内膜分泌液一样，也含有乳铁蛋白、溶菌酶，能清除偶尔进入上生殖道的病原体。

6. 生殖道免疫系统　生殖道黏膜如宫颈和子宫聚集有不同数量的淋巴组织及散在的淋巴细胞，此外中性粒细胞、巨噬细胞、补体以及一些细胞因子均在局部有着重要的免疫功能，发挥抗感染作用。

细目二　外阴炎

【考点突破攻略】

要点一　中医病因病机

常见病因病机包括湿热下注、湿毒浸渍和肝肾阴虚。

要点二　临床表现

1. 症状　外阴瘙痒，或灼热，或痒痛，排尿时疼痛加剧，或阴部干涩，灼热瘙痒。

2. 体征　外阴皮肤黏膜红肿、溃疡、糜烂、脓水淋沥，严重者可有腹股沟淋巴结肿大、压痛，体温升高等一系列急性炎症反应。

要点三　中医辨证论治

证型	辨证要点	治法	方剂
湿热下注证	外阴肿痛，灼热或瘙痒，充血或有糜烂、溃疡，带下增多，色黄质稠，气味秽臭，伴烦躁易怒，口干口苦；舌苔黄腻，脉弦数	清热利湿，杀虫止痒	龙胆泻肝汤去木通，加苦参、虎杖
湿毒浸渍证	外阴灼痛，肿胀，充血，溃疡，渗流脓水，带下增多，色黄秽臭，尿黄便秘；舌红，苔黄糙，脉滑数	清热解毒，除湿止痒	五味消毒饮加土茯苓、蚤休、薏苡仁、萆薢
肝肾阴虚证	阴部干涩、瘙痒，五心烦热，头晕目眩，烘热汗出，腰酸耳鸣；舌红少苔，脉细数	滋肾降火，调补肝肾	知柏地黄汤加当归、白鲜皮、制首乌

［常考考点］外阴炎的辨证论治。

要点四　阴痒的中医外治法

1. 塌痒汤　水煎熏洗，适用于湿虫滋生证。
2. 蛇床子散　水煎，趁热先熏后坐浴。
3. 苦参汤　水煎熏洗。
4. 珍珠散　研细末外用。

【例题实战模拟】

A1 型题

1. 下列有关外阴炎的临床表现，错误的是
A. 局部瘙痒　B. 大小便困难　C. 局部灼热　D. 黏膜红肿　E. 局部糜烂、脓水淋沥

2. 外阴炎湿毒浸渍证首选的治疗方剂是
A. 五味消毒饮　B. 少腹逐瘀汤　C. 苓桂术甘汤　D. 桂枝茯苓丸　E. 龙胆泻肝汤

B1 型题

A. 五味消毒饮　B. 少腹逐瘀汤　C. 苓桂术甘汤　D. 桂枝茯苓丸　E. 龙胆泻肝汤

3. 外阴慢性单纯性苔藓湿热下注证的治疗方剂是
4. 外阴炎湿热下注证的治疗方剂是

【参考答案】

1. B　2. A　3. E　4. E

细目三　前庭大腺炎症

【考点突破攻略】

要点一　西医病因病理

病原体多为葡萄球菌、大肠埃希菌、链球菌及肠球菌等，淋病奈瑟菌及沙眼衣原体亦为常见病原体。急性炎症发作时，腺管黏膜发生充血肿胀，并分泌大量脓性液体，若管口粘连、闭塞，分泌物潴留，则形成前庭大腺脓肿。如分泌物中脓细胞被逐渐吸收而变为透明液体，则成为前庭大腺囊肿。

要点二　中医病因病机

常见的中医病因病机为热毒蕴结、寒凝痰瘀。

要点三　临床表现

（一）急性炎症

1. 症状　局部肿胀、疼痛、灼热感，常伴恶寒、发热等全身症状。

2. 体征 局部皮肤红肿、发热、压痛，若形成脓肿时，则疼痛加剧，行走困难，继续增大则脓肿溃破，有脓液流出。破孔小、引流不畅者，炎症可反复急性发作。检查见大阴唇下 1/3 处有肿块，触痛明显，脓肿形成时有压痛及波动感。常伴腹股沟淋巴结肿大。

（二）慢性炎症

1. 症状 前庭大腺囊肿肿块大小不一。囊肿大，可有外阴坠胀或性交不适感。

2. 体征 检查见囊肿大小不等，多呈椭圆形。如继发感染，则呈急性炎症表现。

［常考考点］前庭大腺炎的临床表现。

要点四 西医治疗

1. 急性期应卧床休息，保持外阴部清洁。可取前庭大腺开口处分泌物进行细菌培养，确定病原体。针对病原体选择合适的抗生素口服或肌注。脓肿形成者需行切开引流并行造口术。

2. 慢性期囊肿者可定期观察，对较大或反复急性发作的囊肿应行囊肿造口术。

要点五 中医辨证论治

证型	辨证要点	治法	方剂
热毒蕴结证	外阴一侧红肿疼痛，灼热结块，拒按，或破溃溢脓，带下量多，色黄臭秽，甚或恶寒发热，口渴咽干，心烦易怒，溲赤便结；舌红，苔黄腻，脉弦滑数	清热解毒，消肿散结	仙方活命饮
寒凝痰瘀证	外阴一侧结块肿胀，隐痛缠绵，皮色不变，经久不消；舌质胖，苔薄，脉细缓	温经散寒，涤痰化瘀	阳和汤

［常考考点］前庭大腺炎的辨证论治。

【例题实战模拟】

A1 型题

治疗前庭大腺炎寒凝痰瘀滞证，应首选

A. 阳和汤　B. 少腹逐瘀汤　C. 温经汤（《金匮要略》）　D. 桂枝茯苓丸　E. 内补丸

【参考答案】

A

细目四　阴道炎症

【考点突破攻略】

要点一 滴虫阴道炎、外阴阴道假丝酵母菌病、细菌性阴道病、萎缩性阴道炎的病因

1. 滴虫阴道炎 病原体为阴道毛滴虫引起。有直接传播、间接传播、医源性传播。

2. 外阴阴道假丝酵母菌病 假丝酵母菌为致病菌。感染途径为内源性传染、性交、衣物传染。

3. 细菌性阴道病 加德纳菌、厌氧菌及人型支原体，与频繁性交或阴道灌洗有关。

4. 萎缩性阴道炎 卵巢功能减退，阴道上皮糖原减少，抵抗力下降，致病菌过度繁殖。

［常考考点］滴虫阴道炎、外阴阴道假丝酵母菌病的病原体。

要点二 中医病因病机

常见病因病机有肝经湿热、滋生湿虫。

要点三 临床表现

（一）滴虫阴道炎

1. 症状 白带多，呈灰黄色稀薄泡沫状。阴道口及外阴瘙痒，或有灼热、疼痛、性交痛等。

2. 体征 阴道黏膜点状充血，后穹隆有多量灰黄色稀薄脓性分泌物，多呈泡沫状。

（二）外阴阴道假丝酵母菌病

1. 症状 白带增多，呈白色凝乳状或豆渣样。外阴及阴道奇痒、灼痛、性交痛。

2. 体征 阴道黏膜附有白色膜状物，擦去后见黏膜充血红肿。

（三）细菌性阴道病

1. 症状 分泌物增多，灰白色稀薄，有鱼腥臭味。性交后加重可伴有轻度外阴瘙痒或烧灼感，坠胀，有灼痛感、瘙痒，尿痛及性交痛。

2. 体征检查 可见阴道黏膜无红肿、充血等炎症反应，分泌物易从阴道壁拭去。

（四）萎缩性阴道炎

1. 症状 阴道分泌物增多，多呈水状。外阴瘙痒，灼热，干涩感。

2. 体征 外阴、阴道潮红、充血、萎缩，呈老年性改变，黏膜皱襞消失，上皮平滑、菲薄。

［常考考点］各型阴道炎（病）的症状和体征。

要点四　诊断

1. 滴虫阴道炎

（1）病史：不洁性交史或滴虫污染源接触史。

（2）症状特点：白带多，呈灰黄色稀薄泡沫状。

（3）实验室检查及其他检查：阴道分泌物中找到滴虫即可确诊。

2. 外阴阴道假丝酵母菌病

（1）病史：长期服用避孕药物及抗生素、妊娠期妇女、有糖尿病史及不洁性接触史等。

（2）症状特点：白带多，呈凝乳状或豆渣样。

（3）实验室检查及其他检查：阴道分泌物镜检找到芽孢或假菌丝即可诊断。

3. 细菌性阴道病 灰白色、均质、稀薄、腥臭味白带；阴道 pH ＞ 4.5（pH 多为 5.0 ～ 5.5）；胺臭味试验阳性；或分泌物加生理盐水见到线索细胞。上述 4 项中 3 项阳性即可诊断。

4. 萎缩性阴道炎

（1）病史：自然绝经、人工绝经的妇女，其他原因引起的雌激素水平不足。

（2）症状特点：阴道分泌物增多及外阴瘙痒、灼热感。

（3）实验室检查及其他检查：阴道分泌物 pH 值增高，血雌激素水平明显低下。

［常考考点］四型阴道炎（病）的诊断及鉴别。

要点五　西医治疗

（一）滴虫阴道炎

1. 全身用药 口服甲硝唑。

2. 局部治疗 1% 乳酸或 0.5% 醋酸液冲洗阴道；甲硝唑栓每晚塞入阴道，10 日为一疗程。

（二）外阴阴道假丝酵母菌病

1. 一般治疗 2% ～ 3% 苏打液冲洗外阴及阴道或坐浴。

2. 局部用药 制霉菌素、酮康唑、克霉唑、咪康唑栓等局部外用。

3. 全身用药 口服伊曲康唑、氟康唑。

（三）萎缩性阴道炎

1. 阴道冲洗 1% 乳酸或 0.5% 醋酸液冲洗阴道。

2. 局部用药 已烯雌酚片或甲硝唑放入阴道。

3. 全身用药 口服已烯雌酚或尼尔雌醇。

（四）细菌性阴道病

1. 全身用药 口服甲硝唑，7 日为 1 疗程，连续应用 3 个疗程。

2. 局部用药 甲硝唑栓或 2% 克林霉素软膏。

［常考考点］四型阴道炎（病）的西医治疗。

要点六　中医辨证论治

证型	辨证要点	治法	方剂
肝经湿热证	带下多，色白或黄，呈泡沫状或黄绿如脓，甚或杂有赤带，有臭味，外阴瘙痒，头晕目胀，心烦口苦，胸胁、少腹胀痛，尿黄便结；舌质红，苔黄，脉弦涩	清热利湿，杀虫止痒	龙胆泻肝汤加苦参、百部、蛇床子
湿虫滋生证	阴部瘙痒，如虫行状，甚则奇痒难忍，灼热疼痛，带下量多，色黄呈泡沫状，或色白如豆渣状，臭秽，心烦少寐，胸闷呃逆，口苦咽干，小便黄赤；舌红，苔黄腻，脉滑数	清热利湿，解毒杀虫	革薢渗湿汤加苦参、防风

［常考考点］阴道炎症的辨证论治。

【例题实战模拟】

A1 型题

1. 下列关于阴道假丝酵母菌病的描述，正确的是

A. 主要是直接传染　B. 孕妇与非孕妇发病率大体相同

C. 白带增多，灰白色，稀薄泡沫状　D. 多见于长期服用甲羟孕酮的妇女

E. 有白假丝酵母菌感染的阴道 pH 值为 4.0 ～ 4.7

2. 外阴瘙痒，阴道见黄色泡沫状分泌物、味臭，最可能的诊断为

A. 淋病　B. 非特异性阴道炎　C. 外阴阴道假丝酵母菌病　D. 滴虫阴道炎　E. 宫颈糜烂

3. 治疗外阴阴道假丝酵母菌病，局部用药应首选

A. 制霉菌素加二妙虎参煎剂　B. 克林霉素加塌痒方　C. 甲硝唑加二妙虎参煎剂

D. 诺氟沙星加苦参合剂　E. 氯霉素加柴马洗剂

A2 型题

4. 患者，女，50 岁，已婚。近 3 天带下量多，色黄，质稀，有味；妇科检查：带下量多，黄绿色，质稀，有泡沫。应首先考虑的是

A. 细菌性阴道病　B. 滴虫阴道炎　C. 外阴阴道假丝酵母菌病

D. 老年性阴道炎　E. 非淋菌性阴道炎

5. 患者，女，21 岁，未婚。3 天来带下量多，色黄呈脓性，有臭气，阴部坠胀，口苦咽干，舌红苔黄腻，脉弦滑；阴道分泌物镜检见大量脓细胞。其诊断是

A. 滴虫阴道炎湿热证　B. 滴虫阴道炎湿毒证　C. 外阴阴道假丝酵母菌病湿热证

D. 非特异性阴道炎湿热证　E. 非特异性阴道炎湿毒证

6. 患者，外阴奇痒难忍，灼热疼痛，带下量多，色黄气秽，胸闷烦躁，口苦口干，溲黄便干，舌红，苔黄腻，脉弦数；妇科检查见局部皮肤黏膜粗糙肥厚，破溃流水。治疗应首选的方剂是

A. 五味消毒散　B. 完带汤　C. 逍遥散　D. 龙胆泻肝汤　E. 知柏地黄丸

B1 型题

A. 白带多，白色凝乳状　B. 白带少，色黄质稠，阴痒

C. 白带少，呈水状，干涩感　D. 白带多，灰黄色稀薄泡沫状

E. 白带多，灰白色稀薄，鱼腥臭味

7. 细菌性阴道病的临床表现是

8. 外阴阴道假丝酵母菌病的临床表现是

【参考答案】

1. E　2. D　3. A　4. B　5. D　6. D　7. E　8. A

细目五　子宫颈炎症

【考点突破攻略】

要点一　西医病因病理

1. 病因　包括病原体感染如淋病奈瑟菌、沙眼衣原体、生殖支原体、葡萄球菌、链球菌、大肠埃希菌、厌氧菌等。也可由机械性刺激或损伤并发感染而发病。

2. 病理　包括急性子宫颈炎和慢性子宫颈炎。后者有慢性子宫颈管黏膜炎、子宫颈息肉、子宫颈肥大 3 种病理类型。

要点二　临床表现

1. 症状　急性子宫颈炎多无症状或阴道分泌物增多呈黏液脓性，伴有外阴瘙痒及灼热感。慢性子宫颈炎表现为阴道分泌物增多，呈乳白色黏液状，或呈淡黄色脓性，或有血性白带或性交后出血，伴腰腹坠痛。

2. 体征　宫颈充血、水肿、黏膜外翻，黏液脓性分泌物从宫颈管流出。慢性子宫颈炎可见黄色分泌物覆盖子宫颈口或从子宫颈口流出，或在糜烂样改变的基础上伴有子宫颈充血、水肿、脓性分泌物增多，亦可见子宫颈息肉或肥大。

［常考考点］急、慢性宫颈炎的临床表现。

要点三　诊断

1. 病史　常有分娩、流产、手术感染史，不洁性生活、宫颈损伤或病原体感染等病史。

2. 临床表现　阴道分泌物增多，呈黏液脓性或乳白色黏液状，甚至有血性白带或性交后出血，或伴有外阴瘙痒或腰酸，下腹坠痛。

3. 妇科检查　可见宫颈充血、水肿、黏膜外翻，有脓性白带从宫颈口流出、量多；宫颈有不同程度的糜烂、肥大、息肉、裂伤或宫颈腺囊肿。

4. 实验室及其他检查

（1）实验室检查：阴道分泌物检查白细胞增多，宫颈刮片或做 TCT 宫颈细胞学检查。

（2）辅助检查：B 型超声、彩色多普勒超声了解宫颈及盆腔情况。阴道镜检查或活检。

［常考考点］宫颈炎的诊断。

要点四　西医治疗

（一）急性子宫颈炎治疗

针对病原体选用抗生素。淋病奈瑟菌性宫颈炎常用药物如头孢曲松钠、头孢克肟或氨基糖苷类。治疗沙眼衣原体药物主要有四环素类如多西环素、红霉素类如阿奇霉素、喹诺酮类如氧氟沙星。临床常同时选用抗淋病奈瑟菌药物和抗衣原体药物。

（二）慢性子宫颈管黏膜炎

根据宫颈管分泌物培养及药敏试验结果选用相应抗感染药物。

（三）子宫颈息肉

行息肉摘除术，将切除组织送病理。

（四）子宫颈肥大

一般无须治疗。

要点五　中医辨证论治

证型	辨证要点	治法	方剂
热毒蕴结证	带下量多，色黄或黄绿如脓，质稠，或夹血色，或混浊如米泔，臭秽，小腹胀痛，腰骶酸楚，小便黄赤，或有阴部灼痛、瘙痒，舌红苔黄，脉滑数	清热解毒，燥湿止带	止带方合五味消毒饮
湿热下注证	带下量多，色黄或黄白相兼，质稠有臭味，少腹胀痛，胸胁胀痛，心烦易怒，口干口苦但不欲饮；舌红，苔黄腻，脉滑数	疏肝清热，利湿止带	龙胆泻肝汤去木通

续表

证型	辨证要点	治法	方剂
脾虚湿盛证	带下量多，色白或淡黄，质稀或如涕如唾，无臭味，面色萎黄，精神倦怠，小腹坠胀，纳差便溏；舌淡胖有齿痕，苔薄白或腻，脉缓弱	健脾益气，升阳除湿	完带汤
肾阳虚损证	带下量多，色白质稀，清冷如水，淋漓不止，面色晦暗，腰脊酸楚，形寒肢冷，大便稀薄或五更泄泻，尿频清长，或夜尿增多；舌质淡，苔薄白或润，脉沉迟	温肾助阳，涩精止带	内补丸

［常考考点］子宫颈炎症的辨证论治。

【例题实战模拟】

A1 型题

1. 治疗慢性宫颈炎湿热内蕴证，应首选

A. 龙胆泻肝汤　B. 止带方　C. 二妙丸　D. 五味消毒饮　E. 仙方活命饮

2. 下列各项，不属于宫颈糜烂湿热下注证主要症状的是

A. 伴少腹胀痛　B. 阴部灼痛　C. 带下量多、色黄　D. 带下质稠有臭味　E. 舌红，苔黄腻，脉滑数

【参考答案】

1. A　2. B

细目六　盆腔炎性疾病

【考点突破攻略】

要点一　西医病因病理

（一）病因

盆腔炎性疾病的常见原因如下：

1. 产后体虚，如产道损伤或出血过多或胎盘胎膜残留等，病原体易侵入宫腔而引起感染。
2. 宫腔操作，如放置节育器、刮宫术或生殖道原有慢性炎症，手术干扰引起感染并扩散。
3. 经期及产褥期卫生不良，可使病原体侵入宫腔而引起炎症。
4. 下生殖道感染，如淋病奈瑟菌性宫颈炎、衣原体性宫颈炎等，上行蔓延致盆腔炎性疾病。
5. 邻近器官炎症直接蔓延，如阑尾炎、腹膜炎、膀胱炎等。
6. 盆腔炎性疾病再次感染，导致急性发作。

若盆腔炎性疾病未能彻底治愈，或患者体质虚弱，病程迁延可致盆腔炎性疾病后遗症。

（二）病理

1. 急性子宫内膜炎及子宫肌炎，内膜充血、水肿、渗出，严重者坏死、脱落形成溃疡。
2. 急性输卵管炎、输卵管积脓、输卵管卵巢脓肿，轻者输卵管轻度充血、肿胀、略增粗；重者输卵管明显增粗、弯曲，纤维素性脓性渗出物增多，造成与周围组织粘连。
3. 急性盆腔结缔组织炎及盆腔腹膜炎，结缔组织充血、水肿，可导致血栓性静脉炎或形成阔韧带脓肿，蔓延至盆腔腹膜时，可致急性盆腔腹膜炎或盆腔脓肿，造成急性弥漫性腹膜炎。
4. 当病原体毒性强、数量多、患者抵抗力降低时，可发展为败血症、脓毒败血症，甚至导致感染性休克而使患者死亡。
5. 淋病奈瑟菌及衣原体感染均可引起肝周围炎，肝包膜水肿，吸气时右上腹疼痛。
6. **盆腔炎性疾病后遗症**　主要有慢性输卵管炎、输卵管积水、输卵管卵巢囊肿、慢行结缔组织炎。

要点二　中医病因病机

常见病因病机为热毒炽盛、湿热瘀结。

要点三　临床表现

1. 症状　下腹疼痛伴发热，甚至高热、寒战，阴道分泌物增多，呈脓性，秽臭。

2. 体征　急性病容，体温升高，心率增快，下腹部有肌紧张、压痛及反跳痛，肠鸣音减弱或消失。妇科检查：阴道充血，有大量脓性分泌物，穹隆明显触痛。宫颈充血、水肿，举痛明显，宫体稍大，较软，压痛，活动受限。输卵管压痛明显，有时扪及包块。

[常考考点] 盆腔炎性疾病的表现：下腹痛 + 发热 + 带下异常。

要点四　诊断与鉴别诊断

（一）诊断

1. 盆腔炎性疾病

（1）病史：有妇产科手术史、盆腔炎病史；或经期产后不注意卫生、房事不洁等。

（2）临床表现：高热，下腹痛，阴道分泌物增多，下腹部肌紧张、压痛、反跳痛。

（3）实验室及其他检查

1）实验室检查：白细胞升高，红细胞沉降率升高，血 C– 反应蛋白升高。阴道分泌物见大量白细胞，后穹隆穿刺可吸出脓液。分泌物、穿刺液、血液培养可检测病原体。

2）辅助检查：B 型超声检查提示盆腔内有炎性渗出液或肿块。

2. 盆腔炎性疾病后遗症

（1）病史：既往有分娩、流产、经期及宫腔内手术期间盆腔急性感染病史或急性阑尾炎等病史。

（2）临床表现：下腹部疼痛，痛连腰骶；可伴有低热起伏，易疲劳，劳则复发，带下增多，月经不调，甚至不孕。

（3）妇科检查：子宫触压痛，活动受限，宫体一侧或两侧附件增厚、压痛，甚至触及炎性肿块。盆腔 B 超、子宫输卵管造影及腹腔镜检有助于诊断。

（二）鉴别诊断

1. 子宫内膜异位症　以进行性加重的痛经为特征，病程长，与盆腔炎性疾病后遗症相似。后者的特点是长期慢性疼痛，可有反复急性发作，低热，经行、性交、劳累后疼痛加重。子宫内膜异位症平时不痛，或仅有轻微疼痛不适，经期则腹痛难忍，并呈进行性加重。腹腔镜检、B 超及抗子宫内膜抗体等检验有助于确诊。

2. 卵巢囊肿　输卵管积水，或输卵管卵巢囊肿者，需与卵巢囊肿鉴别。前者有盆腔炎病史，肿块成腊肠型，囊壁较薄，周围有粘连，活动受限。卵巢囊肿多为圆形或椭圆形，周围无粘连，活动自如，常无明显自觉不适，偶于妇科体检中发现。B 超可资鉴别。

[常考考点] 盆腔炎性疾病的诊断。

要点五　西医治疗

1. 抗生素治疗　根据药敏试验选用抗生素。病原体多为需氧菌、厌氧菌及衣原体混合感染，故抗生素多采用广谱抗生素及联合用药。常用药有青霉素类、头孢菌素类、氨基糖苷类、大环内酯类、四环素类、喹诺酮类、硝咪唑类、克林霉素及林可霉素等。

2. 手术治疗　如经药物治疗无效、输卵管积脓或输卵管卵巢脓肿持续存在或脓肿破裂时，可考虑手术治疗。根据情况选择经腹手术或腹腔镜手术。手术范围应根据病变范围、患者年龄、一般状态等全面考虑，原则以切除病灶为主。

要点六　中医辨证论治

（一）盆腔炎性疾病

证型	辨证要点	治法	方剂
热毒炽盛证	高热恶寒，甚或寒战，头痛，下腹疼痛拒按，口干口苦，精神不振，恶心纳少，大便秘结，小便黄赤，带下量多，色黄如脓，秽臭；舌质红，苔黄糙或黄腻，脉洪数或滑数	清热解毒，化瘀止痛	五味消毒饮合大黄牡丹汤

续表

证型	辨证要点	治法	方剂
湿热瘀结证	下腹部疼痛拒按或胀满，热势起伏，寒热往来，带下量多、色黄、质稠、味臭秽，或经量增多、淋漓不止，大便溏或燥结，小便短赤；舌红有瘀点，苔黄厚，脉滑数	清热利湿，化瘀止痛	仙方活命饮加薏苡仁、冬瓜仁

（二）盆腔炎性疾病后遗症

盆腔炎性疾病后遗症多为邪热余毒残留，与冲任之气血相搏结，凝聚不去，日久难愈，耗伤气血，虚实错杂。

证型	辨证要点	治法	方剂
湿热瘀结证	少腹部隐痛，或疼痛拒按，痛连腰骶，低热起伏，经行或劳累时加重，带下量多，色黄，质黏稠；胸闷纳呆，口干不欲饮，大便溏或秘结，小便黄赤；舌体胖大，色红，苔黄腻，脉弦数或滑数	清热利湿，化瘀止痛	银甲丸或当归芍药散
气滞血瘀证	少腹部胀痛或刺痛，经行腰腹疼痛加重，经血量多有块，瘀块排出则痛减，带下量多，婚久不孕；经行情志抑郁，乳房胀痛体紫暗，舌有瘀斑、瘀点，苔薄，脉弦涩	活血化瘀，理气止痛	膈下逐瘀汤
寒湿凝滞证	小腹冷痛，或坠胀疼痛，经行腹痛加重，喜热恶寒，得热痛缓，经行错后，经血量少，色暗，带下淋沥，神疲乏力，腰骶冷痛，小便频数，婚久不孕；舌暗红，苔白腻，脉沉迟	祛寒除湿，活血化瘀	少腹逐瘀汤
气虚血瘀证	下腹部疼痛结块，缠绵日久，痛连腰骶，经行加重，经血量多有块，带下量多，精神不振，疲乏无力，食少纳呆；舌体暗红，有瘀点瘀斑，苔白，脉弦涩无力	益气健脾，化瘀散结	理冲汤

［常考考点］盆腔炎性疾病及盆腔炎性疾病后遗症的辨证论治。

【例题实战模拟】

A1 型题

1. 下列不是盆腔炎性疾病临床表现的是

A. 少腹一侧或双侧隐痛，反复发作　B. 突然少腹剧痛，伴有停经史
C. 带下增多，色黄质稠　D. 经量增多，经期延长或婚久不孕
E. 妇科检查示附件增厚，有压痛

A2 型题

2. 患者，女，30 岁，已婚。清宫术后 10 天，高热，恶寒，下腹疼痛拒按，带下量多，色黄如脓，秽臭，口干口苦，大便秘结，舌红，苔黄糙或黄腻，脉洪数或滑数。应首先考虑的诊断是

A. 热毒壅盛证　B. 湿热瘀结证　C. 气营同病证　D. 寒湿壅阻证　E. 气滞血瘀证

3. 患者，女，32 岁。小腹及少腹疼痛拒按，有灼热感，伴腰骶疼痛，低热起伏，带下量多，色黄、质稠，溲黄，舌红苔黄腻，脉弦滑。其治法是

A. 清热除湿，化瘀止痛　B. 行气活血，化瘀止痛　C. 疏肝理气，化瘀止痛
D. 凉血活血，化瘀止痛　E. 健脾利湿，化瘀止痛

【参考答案】

1. B　2. A　3. A

第十八单元　月经病

细目一　中医对月经病的认识

【考点突破攻略】

要点一　月经病的概念

月经病是以月经的周期、经期、经量等发生异常，或伴随月经周期或围绕经断前后出现明显症状为特征的疾病。

要点二　月经病的病因病机

月经病发生的主要机理是脏腑功能失常、气血失调，导致冲任二脉损伤。其病因除外感邪气、内伤七情、房劳多产、饮食不节之外，尚须注意体质因素对月经病发生的影响。

要点三　月经病的治疗原则

治疗原则重在治本调经。治本大法有补肾、健脾、疏肝、调理气血等，以补肾健脾为要。

要点四　治疗中应注意的问题

月经病的治疗中应注意：①辨经病、他病：如因他病致经不调者，当治他病，病去则经自调；若因经不调而生他病者，当予调经，经调则他病自愈。②辨标本缓急：急则治其标，缓则治其本，如痛经剧烈，应以止痛为先；若经崩暴下，当以止血为主。缓则审证求因治其本。③辨月经周期：经期血室正开，应慎用大寒大热之剂；经前血海充盈，宜疏导而勿滥补；经后血海空虚，宜调补而勿强攻。此外，不同年龄的妇女有不同的生理特点，治疗的侧重点也不同，应予考虑。

细目二　排卵障碍性异常子宫出血

【考点突破攻略】

要点一　中医对排卵障碍性异常子宫出血的认识

异常子宫出血（AUB）指与正常月经的周期频率、规律性、经期长度、经期出血量中的任何一项不符，源自子宫腔的异常出血。排卵障碍性异常子宫出血（AUB-O）属于 AUB 9 个类型疾病之一，是由于下丘脑 - 垂体 - 卵巢轴功能异常引起的异常子宫出血，包括稀发排卵、无排卵及黄体功能不足，以及中医学的“崩漏”及“月经不调”。

崩漏系指妇女在非行经期间阴道大量流血或持续淋沥不断，前者称“崩中”或“经崩”，后者称“漏下”或“经漏”。

月经不调是指月经的周期、经期和经量发生异常的一组月经病的总称，包括月经先期、月经后期、月经先后无定期、月经过多、月经过少、经期延长以及经间期出血等。月经先期是指月经周期提前 1 ～ 2 周；月经后期是指月经周期延后 7 天以上，甚至 3 ～ 5 个月一行。月经先期、后期均须连续出现 2 个月经周期以上。月经先后无定期是指月经周期时或提前时或延后 7 天以上，连续 3 个月经周期以上。月经过多是指每次行经血量较平常明显增多者；月经过少是指每次行经血量较平时明显减少，或行经时间缩短至 1 ～ 2 天，经量亦少者。经期延长是指行经持续时间超过 7 天以上，甚至淋沥 2 周方净者。经间期出血是指月经周期基本正常，在两次月经之间，即氤氲之时发生的周期性阴道少量流血者。

［常考考点］崩漏、月经先期、月经后期、月经先后无定期、经期延长的概念。

要点二　西医病因病理

（一）病因

各种因素如精神紧张、情绪变化、营养不良、饮食不节、过度运动、代谢紊乱、环境及气候骤变、酗酒以及某些药物等，引起下丘脑－垂体－卵巢轴的功能调节异常导致异常子宫出血。

（二）子宫内膜病理改变

1. 无排卵性异常子宫出血

（1）子宫内膜增生：包括单纯型增生、复杂型增生和不典型增生。后者不属于异常子宫出血范畴。

（2）增殖期子宫内膜：在月经周期后半期甚至月经期仍表现为增殖期形态。

（3）萎缩型子宫内膜：子宫内膜萎缩菲薄，腺体少而小，腺上皮细胞为单层立方形或低柱状，腺腔狭小而直，间质少而致密，胶原纤维相对增多。

2. 排卵性异常子宫出血

（1）排卵性月经过多：子宫内膜于经前呈分泌反应，少数有高度分泌反应。

（2）黄体功能不足：分泌期内膜腺体分泌不良，内膜活检显示分泌反应落后 2 日。

（3）子宫内膜不规则脱落：黄体发育良好但萎缩过程延长。月经期第 5 ～ 6 天，仍能见呈分泌反应的子宫内膜，常表现为混合型子宫内膜。

（4）排卵期出血：子宫内膜呈早期分泌反应，部分可能有晚期增生期变化。

［常考考点］功能失调性子宫出血的子宫内膜病理改变及临床表现。

要点三　中医病因病机

主要病机是冲任损伤，不能制约经血，胞宫蓄溢失常，而引起月经先期、经期延长、月经过多、崩漏等；若因虚、实之邪引起冲任血海不盈或冲任被阻，则出现月经后期、量少；若在氤氲期因肾阴虚、脾虚、湿热、血瘀等引起阴阳转化失调，损及冲任胞络，则引起经间期出血。常见病因病机有肾虚、脾虚、血虚、血热、血寒、血瘀、痰湿和湿热等。

要点四　临床类型及表现

1. 症状

（1）无排卵性异常子宫出血：常表现为月经周期紊乱，经期长短不一，经量时多时少，甚至大量出血。可继发贫血，伴有乏力、头晕等症状，甚至出现失血性休克。

（2）排卵性异常子宫出血：①黄体功能不足：黄体期缩短，常伴不孕或孕早期流产。②子宫内膜不规规脱落：月经周期正常，但经期延长，可长达 9 ～ 10 日，或伴经量增多。③排卵性月经过多：月经量多，周期正常。④排卵期出血：月经中期或在基础体温开始上升时出现少量阴道流血。⑤稀发排卵：表现为月经后期、量少。

2. 体征　有程度不等的贫血貌，妇科检查无明显异常。

【知识纵横比较】

各型排卵障碍性异常子宫出血的比较

类型	子宫内膜病理改变	临床表现
无排卵性（增生）	子宫内膜增生症	不规则子宫出血 周期、经期、经量均无规律——崩漏
	增殖期子宫内膜	
	萎缩型子宫内膜	
有排卵性（分泌）	黄体功能不足	黄体期缩短 不孕或孕早期流产——月经先期
	子宫内膜不规规脱落	周期正常 经期延长，长达 9 ～ 10 日——经期延长
	排卵性月经过多	周期正常 月经量多——月经过多

要点五　诊断与鉴别诊断

1. 诊断　根据病史、临床表现和以下实验室及其他检查以明确诊断。

（1）诊断性刮宫：其作用是止血和明确子宫内膜病理诊断。为确定排卵和黄体功能，应在经前 1 ～ 2 日或月经来潮 6

小时内诊刮；若怀疑子宫内膜不规则脱落，应在月经第5日诊刮；长期、大量出血者可随时诊刮。

（2）B型超声检查：可了解子宫大小、形态，宫腔内有无赘生物，子宫内膜厚度等。

（3）宫腔镜检查：可直视宫腔内情况，选择病变区域进行活检以诊断宫腔病变。

（4）基础体温测定：单相型提示无排卵；黄体功能不足时呈双相型，高温相9～11天；子宫内膜不规则脱落呈双相型，但下降缓慢。

（5）激素测定：黄体中期测血孕酮值呈卵泡期水平，为无排卵。在早卵泡期测血LH、FSH、PRL、E_2、T、TSH水平，了解无排卵的病因。

（6）血常规及凝血功能测定：了解贫血程度和排除血液系统病变。

2. 鉴别诊断 应与妊娠相关疾病、生殖器官肿瘤、生殖器官感染、生殖道损伤及全身性疾病如血液病、内分泌失调等引起的阴道流血相鉴别。并注意有无放置宫内节育器、口服避孕药及服用性激素药物等。

要点六 西医治疗原则

1. 无排卵性异常子宫出血，青春期及生育期以止血，调整周期，促排卵为主；绝经过渡期以止血，调整周期，减少经量，防止子宫内膜病变为原则。

2. 排卵性异常子宫出血主要是促进黄体功能恢复。

3. 对已婚育龄期或绝经过渡期患者，应常规使用诊断性刮宫，止血迅速，并可行内膜病理检查以除外恶性病变。

4. 药物治疗是异常子宫出血的一线治疗。常采用性激素止血和调整月经周期。出血期可辅用止血药物。

5. 稀发排卵者参照“闭经”治疗。

［常考考点］排卵障碍性异常子宫出血的西医治疗原则。

要点七 中医治疗原则

崩漏的治疗，应根据病情的缓急轻重、出血的久暂，采用“急则治其标，缓则治其本”的原则，灵活运用“塞流”“澄源”“复旧”三法。

塞流：即止血。暴崩之际，急当止血防脱。澄源：即辨证求因以治本。血止或病缓时应针对病因施治，使崩漏得到根本上的治疗。塞流、澄源两法常同步进行。复旧：即调理善后。是巩固崩漏治疗的重要阶段。临床多采用补肾、扶脾或疏肝之法。治崩三法既有区别，又有内在联系，临床应用不能截然分开，须结合具体病情灵活运用。塞流需澄源，澄源当固本，复旧要求因。

月经不调的治疗，重在调经治本，恢复月经的周期、经期和经量。

要点八 中医辨证论治

1. 无排卵性异常子宫出血（崩漏）

证型	辨证要点	治法	方剂
肾阳虚证	经来无期，出血量多，或淋漓不尽，色淡质清，腰痛如折，畏寒肢冷，面色晦暗或有黯斑，小便清长；舌淡暗，苔白润，脉沉迟无力	温肾固冲，止血调经	右归丸去肉桂，加艾叶炭、补骨脂、黄芪
肾阴虚证	经乱无期，出血量少或多，淋沥不净，色鲜红，质稠，头晕耳鸣，腰膝酸软，手足心热；舌质红，苔少，脉细数	滋肾益阴，固冲止血	左归丸去牛膝合二至丸
脾虚证	经血非时暴下不止，或淋漓不断，色淡质稀，神倦懒言，面色㿠白，不思饮食，或面浮肢肿；舌淡胖，边有齿痕，苔薄白，脉缓无力	补气摄血，固冲调经	固本止崩汤或固冲汤
虚热证	经乱无期，量少淋沥不净或量多势急，血色鲜红而质稠，口干咽燥，心烦潮热，大便干结；舌红，少苔，脉细数	滋阴清热，止血调经	保阴煎合生脉散加阿胶
实热证	经血非时暴下不止，或淋漓日久不断，色深红，质稠，口渴烦热，溲黄便结；舌红，苔黄，脉滑数	清热凉血，止血调经	清热固经汤加沙参、麦冬
血瘀证	经乱无期，量时多时少，时出时止，或淋漓不断，或经闭数月又忽然暴下继而淋漓，色紫黯有块，小腹疼痛拒按，块下痛减；舌紫暗或有瘀斑，苔薄白，脉涩	活血化瘀，止血调经	逐瘀止血汤

2. 排卵性异常子宫出血（月经不调）

（1）排卵性月经过多（月经过多）

证型	辨证要点	治法	方剂
气虚证	经行量多，色淡红，质稀，肢倦神疲，气短懒舌，面色㿠白，小腹空坠；舌淡，苔薄，脉缓弱	补气升提，固冲止血	举元煎或安冲汤加升麻
血热证	经行量多，色深红或鲜红，质黏稠，口渴心烦，溲黄便结；舌红，苔黄，脉滑数	清热凉血，固冲止血	保阴煎加炒地榆
血瘀证	经行量多，色紫黯，质稠，有血块，经行腹痛，块下痛减，或平时小腹胀痛；舌紫暗或有瘀点，脉涩	活血化瘀，固冲止血	桃红四物汤加三七、茜草、蒲黄

（2）黄体功能不足（月经先期）

证型	辨证要点	治法	方剂
脾气虚证	月经提前，或兼量多，色淡质稀，神疲肢倦，面色萎黄，气短懒言，小腹空坠，食少纳差；舌淡，脉缓弱	健脾益气，固冲调经	补中益气汤
肾气虚证	月经周期提前，量少，色淡黯，质稀薄，腰膝酸软，头晕耳鸣，夜尿频多；舌淡暗，苔薄白，脉沉细	补肾益气，固冲调经	固阴煎
阳盛血热证	月经提前，量多，经色深红或紫红，质稠，面红颧赤，心烦口渴，溲黄便结；舌红苔黄，脉滑数	清热降火，凉血调经	清经散
肝郁血热证	月经提前，量或多或少，色深红或紫红，质稠有块，经行不畅，乳房或少腹胀痛，胸胁胀满，口苦咽干；舌红，苔薄黄，脉弦数	疏肝解郁，清热调经	丹栀逍遥散
阴虚血热证	月经先期，量少，色鲜红，手足心热，咽干口燥，潮热盗汗，心烦失眠；舌红，少苔，脉细数	养阴清热，固冲调经	两地汤

（3）子宫内膜不规则脱落（经期延长）

证型	辨证要点	治法	方剂
气虚证	经行时间延长，量多，色淡质稀，神倦嗜卧，气短懒言，肢软无力，小腹空坠，面色㿠白；舌质淡，苔薄白，脉缓弱	补气摄血，固冲调经	举元煎
虚热证	经行时间延长，量少，色鲜红，质稍稠，口燥咽干，手足心热，两颧潮红，大便燥结；舌红，少苔，脉细数	养阴清热，凉血调经	两地汤合二至丸
湿热蕴结证	经行时间延长，量少，色深红，混杂黏液，质稠，平时带下量多、色黄臭秽，腰腹胀痛，小便短赤，大便黏滞；舌红，苔黄腻，脉滑数	清热利湿，止血调经	固经丸
血瘀证	经行时间延长，经量时多时少，经行不畅，色黯有块，小腹疼痛拒按，面色晦暗或有暗斑；舌质紫暗或有瘀斑，脉弦涩	活血化瘀，固冲调经	桃红四物汤合失笑散

（4）排卵期出血（经间期出血）

证型	辨证要点	治法	方剂
肾阴虚证	经间期少量出血，色鲜红，质稠，腰膝酸软，头晕耳鸣，手足心热；舌红，少苔，脉细数	滋肾养阴，固冲止血	加减一阴煎
湿热证	经间期少量阴道流血，色深红，质稠，平时带下量多，色黄，或赤白带下，质黏腻，或有臭气，小腹时痛，小便短赤；舌红，苔黄腻，脉滑数	清热除湿，凉血止血	清肝止淋汤去阿胶、红枣，加茯苓、炒地榆

［常考考点］各型排卵障碍性异常子宫出血的辨证论治。

【知识纵横比较】

导致子宫异常出血的病因病机无外乎热、虚、瘀三个方面，下面就排卵障碍性异常子宫出血，从热、虚、瘀三个方面总结各种疾病的使用方剂。

血热证

疾病	实热证		虚热证	
	证型	方剂	证型	方剂
崩漏	实热证	清热固经汤	虚热证	保阴煎合生脉散
月经过多	血热证	保阴煎	—	—
月经先期	阳盛血热证	清经散	阴虚血热证	两地汤
	肝郁血热证	丹栀逍遥散	—	—
经期延长	湿热蕴结证	固经丸	虚热证	两地汤合二至丸
经间期出血	湿热证	清肝止淋汤	—	—

虚证

疾病	脾虚证		肾虚证	
	证型	方剂	证型	方剂
崩漏	脾虚证	固本止崩汤或固冲汤	肾阳虚证	右归丸
			肾阴虚证	左归丸合二至丸
月经过多	气虚证	举元煎或安冲汤	—	—
月经先期	脾气虚弱证	补中益气汤	肾气不固证	固阴煎
经期延长	气虚证	举元煎	—	—
经间期出血	—	—	肾阴虚证	加减一阴煎

血瘀证

疾病	瘀	
	证型	方剂
崩漏	血瘀证	逐瘀止血汤
月经过多	血瘀证	桃红四物汤
月经先期	—	—
经期延长	血瘀证	桃红四物汤合失笑散

【例题实战模拟】

A1 型题

1. 下列关于无排卵性异常子宫出血的子宫内膜病理变化，正确的是
   A. 排卵型月经过多　B. 萎缩型子宫内膜　C. 子宫内膜脱落不全　D. 黄体功能不全　E. 排卵期出血
2. 下列不属于月经先期病因病机的是
   A. 气虚不能统血　B. 虚热迫血妄行　C. 阳盛血海不宁　D. 血瘀新血不守　E. 肝郁血热妄行
3. 治疗月经先期阴虚血热证，应首选
   A. 两地汤加孕激素　B. 举元煎加雄激素　C. 健固汤加雄激素　D. 健固汤加孕激素　E. 右归丸加雌激素
4. 治疗无排卵型异常子宫出血的治疗原则是
   A. 塞流、澄源、复旧　B. 止血固冲，以防脱证　C. 滋阴清热，止血调经
   D. 止血、调整月经周期、促进排卵　E. 急则治其标，缓者治其本
5. 治崩的三法是
   A. 塞流、澄源、求因　B. 补肾、益脾、调肝　C. 补肾、益脾、化痰
   D. 塞流、澄源、复旧　E. 塞流、止血、求因

A2 型题

6. 患者，女，18 岁。月经周期正常，月经淋漓不断超过 7 天，体温呈双相。诊断为

A. 无排卵型异常子宫出血，经期延长　B. 无排卵型异常子宫出血，月经过多

C. 有排卵型异常子宫出血，月经先后无定期　D. 有排卵型异常子宫出血，经期延长

E. 无排卵型异常子宫出血，崩漏

7. 患者，女，30 岁，已婚。月经周期正常，但经量多（5 包纸 / 次），色深红、质稠，心烦口渴，尿黄便结，舌红苔黄，脉滑数。妇科盆腔及 B 型超声波检查无异常，基础体温呈双相。治疗应首选

A. 黄体酮加保阴煎　B. 黄体酮加清经散　C. 丙酸睾酮加保阴煎

D. 丙酸睾酮加清经散　E. 丙酸睾酮加丹栀逍遥散

8. 患者，女，24 岁。平素月经周期 28 天，经期 9 天，量较少，色红质稠，口干咽燥，潮热盗汗。其病证结合诊断是

A. 经期延长，血瘀证　B. 月经过少，肾虚证　C. 经期延长，虚热证

D. 月经过少，气滞血瘀证　E. 经期延长，血热证

9. 患者，女，34 岁。月经周期 20 ～ 22 日一行，量少，色淡暗，腰膝酸软，头晕耳鸣，夜尿频多，舌质淡暗，苔薄白，脉沉细。曾 4 次在发现怀孕不足 40 日时流产。现测基础体温双相。其病证结合诊断是

A. 排卵性月经过多，肾气不固证　B. 排卵期出血，肾气不固证　C. 黄体功能不足，肾气不固证

D. 黄体功能不足，脾气虚弱证　E. 无排卵性异常子宫出血，肾虚证

B1 型题

A. 保阴煎　B. 两地汤　C. 清热固经汤　D. 清经散　E. 丹栀逍遥散

10. 治疗崩漏实热证，应首选的方剂是

11. 治疗崩漏虚热证，应首选的方剂是

【参考答案】

1. B　2. D　3. A　4. E　5. D　6. D　7. A　8. C　9. C　10. C　11. A

细目三　闭经

【考点突破攻略】

要点一　概念

闭经为常见的妇科症状，表现为无月经或月经停止。根据既往有无月经来潮，分为原发性闭经和继发性闭经两类。原发性闭经是指年龄超过 14 岁，第二性征未发育者；或年龄超多 16 岁，第二性征已发育，月经还未来潮。继发性闭经指正常月经建立后月经停止 6 个月，或按自身原有月经周期计算停止 3 个周期以上者。青春期前、妊娠期、哺乳期及绝经后的月经不来潮属生理现象。

要点二　病因及分类

（一）原发性闭经

多为遗传原因或先天发育缺陷引起，较少见。

（二）继发性闭经

发病率明显高于原发性闭经，以下丘脑性闭经最常见。

1. 下丘脑性闭经　以功能性原因为主，可因精神应激、体重下降和神经性厌食、运动性闭经、药物性闭经、颅咽管瘤等导致。属低促性腺素性闭经，治疗及时尚可逆。

2. 垂体性闭经　可因垂体梗死、垂体肿瘤、空蝶鞍综合征而导致。

3. 卵巢性闭经　可因卵巢早衰、卵巢功能性肿瘤、多囊卵巢综合征导致。卵巢分泌性腺激素低下，致子宫内膜不发生周期性变化而引起，属高促性腺素性闭经。

4. 子宫性闭经　可因子宫内膜损伤、子宫切除后或子宫腔内放疗后引起。

5. 其他　其他内分泌功能异常如肾上腺、甲状腺、胰腺等功能紊乱也可引起闭经。

要点三 中医病因病机

闭经的病因病机有虚实两端。虚者多因精亏血少，冲任不充，血海空虚，胞宫无血可下所致；实者多因邪气阻隔，冲任阻滞，脉道不通，经血不得下行所致。主要包括肾气亏损、肝肾阴虚、气血虚弱、阴虚血燥、气滞血瘀、痰湿阻滞和寒凝血瘀。

要点四 诊断

1. 病史 对原发性闭经，应了解先天身体状况及后天生长发育过程；对继发性闭经，应注意有无月经初潮较迟及月经稀发病史；或有产后出血史等；或接受过激素或放射治疗；营养不良或精神创伤；急慢性疾病史如贫血、结核病等；或有人工流产、刮宫史；滥用避孕药或长期哺乳史等。

2. 临床表现 原发或继发闭经。

3. 体格检查 检查全身及第二性征发育是否正常，有无乳汁分泌及甲状腺肿大等。

4. 妇科检查 注意内外生殖器发育状况，有无先天性缺陷、畸形，盆腔有无肿物等。

5. 辅助检查

（1）功能试验

1）孕激素试验：常用黄体酮、地屈孕酮等，停药后出现撤药性出血，为阳性反应，提示子宫内膜有一定水平雌激素影响；停药后无出血，为阴性反应，应进一步行雌孕激素序贯试验。

2）雌孕激素序贯试验：以戊酸雌二醇 2mg 或结合雌激素 1.25mg，连服 20 日，最后 10 日加用地屈孕酮，停药后发生撤药性出血者为阳性，提示子宫内膜正常；若无撤药性出血，为阴性，应重复一次试验；若仍无出血，诊断为子宫性闭经。

3）垂体兴奋试验：注射 LHRH 后 LH 值升高，表明垂体正常，病变在下丘脑；多次重复试验，LH 无升高或升高不显著，表明垂体功能减退，如希恩综合征。

（2）激素测定：建议停用雌孕激素药物至少两周后行激素测定。

1）血甾体激素测定，包括雌二醇、孕酮及睾酮测定。睾酮值高，提示可能有多囊卵巢综合征或卵巢支持 – 间质细胞瘤等。

2）催乳素及垂体促性腺激素测定。

3）肥胖、多毛、痤疮患者还需行胰岛素、雄激素测定，糖耐量、胰岛素释放试验等。

（3）影像学检查

1）盆腔超声检查：观察盆腔有无子宫，子宫形态、大小及内膜厚度，卵巢大小、形态、卵泡数目等。

2）子宫输卵管造影：了解宫腔病变及宫腔粘连等。

3）CT 或 MRI：用于盆腔及头部蝶鞍区检查，了解盆腔肿块和中枢神经系统病变性质。

4）宫腔镜检查：用以诊断宫腔粘连。

5）腹腔镜检查：直视下观察卵巢形态、子宫大小，对诊断多囊卵巢综合征等有价值。

6）染色体检查：对诊断原发性闭经的病因及指导临床处理有重要意义。

7）其他：如靶器官反应检查，包括基础体温测定、子宫内膜取样等。

要点五 西医治疗

（一）全身治疗

治疗全身性疾病，合理饮食，保持标准体重，消除精神紧张和焦虑。

（二）性激素治疗

1. 性激素补充治疗

（1）雌激素补充治疗：戊酸雌二醇 1mg/d 或结合雌激素 0.625mg/d 或微粒化 17– 雌二醇 1mg/d，连服 21 日，停药 1 周后重复给药。适用于无子宫者。

（2）雌孕激素人工周期疗法：适用于有子宫者。上述雌激素连服 21 日，最后 10 日加服醋酸甲羟孕酮 6 ～ 10mg/d，连续 3 ～ 6 个周期。

（3）孕激素疗法：适用于体内有一定内源性雌激素水平的闭经。可于月经后半周期予黄体酮 20mg，肌内注射，1 次

/日，连用5日；或醋酸甲羟孕酮6～10mg，1次/日，口服，连用5日。

2. 诱发排卵 适用于有生育要求的患者。

（1）氯米芬：用于有一定内源性雌激素水平的无排卵者。月经第5日始，每日50～100mg，连用5日。

（2）促性腺激素：适用于低促性腺激素闭经及氯米芬促排卵失败者。常用HMG或FSH和HCG联合用药促排卵法。

（3）促性腺激素释放激素（GnRH）：适用于下丘脑性闭经，用脉冲皮下注射或静脉给药。

3. 溴隐亭 单纯高PRL血症者，每日2.5～5mg，多在服药的第5～6周恢复月经。

4. 其他激素治疗

（1）肾上腺皮质激素：适用于先天性肾上腺皮质增生引起的闭经，常用泼尼松或地塞米松。

（2）甲状腺素：如甲状腺片，适用于甲状腺功能减退所致的闭经。

（三）辅助生殖技术

（四）手术治疗

对于生殖器畸形、Asherman综合征及卵巢肿瘤等一经确诊可手术治疗。

［常考考点］闭经的西医治疗。

要点六 中医辨证论治

证型	辨证要点	治法	方剂
肾气亏损证	年逾16岁尚未行经，或初潮较迟，时有月经停闭，或月经周期建立后，出现周期延后渐至停闭；或体质虚弱，全身发育欠佳，第二性征发育不良，或腰腿酸软，头晕耳鸣，倦怠乏力，夜尿频多，面色晦暗，眼眶暗黑；舌质淡暗，苔薄白，脉沉弱或沉细	补肾益气，养血调经	加减苁蓉菟丝子丸加淫羊藿、紫河车
肝肾阴虚证	年满16周岁尚未行经，或初潮较晚，月经量少，周期延后，渐致经闭不行，头晕耳鸣，腰腿酸软，两目干涩，或夜尿频多，阴部干涩，带下量少；舌质淡，苔少，脉沉细弱	滋补肝肾，养血调经	育阴汤去海螵蛸、牡蛎，加当归、菟丝子
气血虚弱证	月经周期延后，量少，色淡，质稀，渐致闭经，神疲肢倦，头晕眼花，心悸气短，面色萎黄，唇色淡红；舌淡苔少或薄白，脉沉缓或细弱	益气健脾，养血调经	人参养荣汤
阴虚血燥证	月经由后期、量少，渐至闭经，两颧潮红，五心烦热，盗汗，甚或骨蒸劳热，或干咳、咳血，口干咽燥；舌红，苔少，脉细数	养阴清热，养血调经	加减一阴煎加丹参、黄精、女贞子、香附
痰湿阻滞证	月经周期延后、量少、色淡、质黏稠，渐至停闭，形体肥胖，胸闷呕恶，倦怠嗜睡，面浮肢肿，带下量多，色白质稠；舌苔白腻，脉沉缓或滑	燥湿化痰，活血通经	丹溪治湿痰方或苍附导痰丸合佛手散
气滞血瘀证	月经停闭，胸胁、乳房胀痛，少腹胀痛拒按，精神抑郁，烦躁易怒，嗳气叹息；舌紫暗，或有瘀点，脉沉弦或沉涩	行气活血，祛瘀通经	血府逐瘀汤
寒凝血瘀证	月经停闭，小腹冷痛拒按，得热痛减，形寒肢冷，面色青白；舌紫暗，苔白，脉沉紧	温经散寒，活血通经	温经汤

［常考考点］闭经的辨证论治。

【例题实战模拟】

A1型题

1. 治疗闭经气滞血瘀证，应首选

A. 血府逐瘀汤　B. 温经汤（《妇人大全良方》）　C. 膈下逐瘀汤　D. 少腹逐瘀汤　E. 桂枝茯苓丸

2. 治疗闭经气血虚弱证，应首选

A. 加减一阴煎　B. 启宫丸　C. 人参养荣汤　D. 举元煎　E. 圣愈汤

A2型题

3. 患者，女，30岁，已婚。停经8个月，小腹疼痛，胸胁胀满，以往月经正常，曾生育一胎，人工流产4次。8个月前因孕50天行无痛人流，之后月经再未来潮，曾用孕激素及雌孕激素序贯疗法无效。最可能的诊断是

A. 下丘脑性闭经　B. 垂体性闭经　C. 子宫性闭经　D. 营养不良性闭经　E. 卵巢性闭经

B1 型题

A. 启宫丸　B. 血府逐瘀汤　C. 丹溪治湿痰方　D. 半夏白术天麻汤　E. 育阴汤

4. 治疗痰湿阻滞型闭经的首选方是

5. 治疗肝肾两虚型闭经的首选方是

【参考答案】

1. A　2. C　3. C　4. C　5. E

细目四　痛经

【考点突破攻略】

要点一　概念

痛经为最常见的妇科症状之一，指行经前后或月经期出现下腹部疼痛、坠胀，伴有腰酸或其他不适。症状严重者影响生活和工作。痛经分为原发性和继发性两类，原发性是指生殖器无器质性病变的痛经，占痛经的 90% 以上；继发性痛经是指由盆腔器质性疾病引起的痛经。

要点二　中医病因病机

痛经的发生与冲任胞宫的周期性气血变化密切相关。主要病机在于邪气内伏或精血素虚，更值经行前后冲任气血变化急骤，导致冲任气血运行不畅，胞宫经血运行受阻，以致“不通则痛”；或冲任胞宫失于濡养，“不荣则痛”，从而引起痛经。常见病因病机有气滞血瘀、寒凝血瘀、湿热瘀阻、气血虚弱及肝肾亏损、阳虚内寒。

要点三　中医辨证论治

证型	辨证要点	治法	方剂
气滞血瘀证	经前或经期小腹胀痛，拒按，经血量少，经行不畅，色紫黯有块，块下痛减，经前胸胁、乳房胀满或胀痛；舌紫暗或边有瘀点，脉弦或弦滑	理气活血，逐瘀止痛	膈下逐瘀汤加蒲黄
寒凝血瘀证	经前或经期小腹冷痛，拒按，得热痛减，经量少，色暗有块，畏寒肢冷，恶心呕吐；舌暗，苔白腻，脉沉紧	温经散寒，化瘀止痛	少腹逐瘀汤加苍术、茯苓、乌药
湿热瘀阻证	经前或经期小腹疼痛或胀痛，灼热感，或痛连腰骶，或平时小腹疼痛，经前加剧；经血量多或经期延长，色黯红，质稠或夹较多黏液，带下量多，色黄质黏有臭味，或低热起伏，小便黄赤；舌红，苔黄腻，脉滑数	清热除湿，化瘀止痛	清热调血汤加蒲公英、薏苡仁
气血虚弱证	经期或经后小腹隐痛，喜揉喜按，月经量少，色淡，质稀，神疲乏力，面色无华；舌淡，苔薄，脉细弱	补气养血，调经止痛	黄芪建中汤加党参、当归
肝肾亏损证	经期或经后小腹绵绵作痛，经色淡，量少，腰膝酸软，头晕耳鸣；舌质淡，脉沉细弱	滋肾养肝，调经止痛	调肝汤加桑寄生、肉苁蓉
阳虚内寒证	经期或经后小腹冷痛，喜按，得热则舒，经量少，经色暗淡，腰腿酸软，小便清长；舌淡胖，苔白润，脉沉	温经扶阳，暖宫止痛	温经汤（《金匮要略》）加附子、艾叶、小茴香

［常考考点］痛经的辨证论治。

【例题实战模拟】

A1 型题

1. 痛经肝肾亏损证腹痛的特点是

A. 小腹灼痛　B. 小腹绵绵作痛　C. 小腹冷痛　D. 小腹刺痛　E. 小腹胀痛

2. 痛经气滞血瘀证的临床表现是

A. 经期或经后小腹绵绵作痛　B. 经期或经后小腹胀痛　C. 经前或经期小腹冷痛

D. 经期或经后小腹隐痛　　E. 经前或经期小腹胀痛

3. 首选用于治疗痛经寒湿凝滞证的方剂是

A. 温经汤　B. 膈下逐瘀汤　C. 少腹逐瘀汤　D. 八珍益母汤　E. 艾附暖宫丸

A2 型题

4. 患者，女，25 岁，未婚。每次行经期间，小腹冷痛拒按，得热则舒，月经量少，色黯有块，畏寒身痛，舌淡暗，苔白腻，脉沉紧。其中医治法是

A. 理气活血，化瘀止痛　B. 理气行滞，化瘀止痛　C. 疏肝行气，缓急止痛

D. 温经祛寒，活血止痛　E. 益气补血，活血止痛

5. 患者，女，23 岁，未婚。每逢经行小腹胀痛拒按，经量少，色紫黯有块，块下痛减，伴胸胁、乳房作胀，舌暗，脉弦。治疗应首选

A. 少腹逐瘀汤　B. 膈下逐瘀汤　C. 柴胡疏肝散　D. 桂枝茯苓丸　E. 丹栀逍遥散

B1 型题

A. 经期或经后小腹胀痛　B. 经期或经后小腹隐痛　C. 经前或经期小腹坠痛

D. 经前或经期小腹胀痛　E. 经前或经期小腹冷痛

6. 寒凝血瘀型痛经腹痛的特点是

7. 气血虚弱型痛经腹痛的特点是

【参考答案】

1. B　2. E　3. C　4. D　5. A　6. E　7. B

细目五　多囊卵巢综合征

【考点突破攻略】

要点一　内分泌特征与病理生理

（一）内分泌特征

以雄激素过多、雌酮过多、黄体生成素 / 卵泡刺激素（LH/FSH）比值增大、胰岛素抵抗为主要特征。

（二）病理

1. 卵巢变化　双侧卵巢较正常增大 2 ～ 5 倍，呈灰白色，包膜增厚、坚韧。

2. 子宫内膜变化　因持续无排卵，子宫内膜长期受雌激素刺激，呈现不同程度增生性改变，如单纯型增生、复杂型增生、不典型增生，甚至有可能导致子宫内膜癌。

要点二　中医病因病机

常见病因病机有肾虚、痰湿阻滞、肝经湿热和气滞血瘀。

要点三　临床表现

1. 症状

（1）月经不调：多为月经稀发、经量过少、闭经，也可表现为异常子宫出血等。

（2）不孕：由于持续性无排卵而导致不孕。

（3）肥胖：约占 50%，多为中心型肥胖。

2. 体征

（1）体格检查：①多毛、痤疮，毛发呈现男性分布。②黑棘皮症，在阴唇、颈背部、腋下、乳房下和腹股沟等处的皮肤出现灰褐色色素沉着，呈对称性，皮肤增厚。③其他男性化体征，如秃发等。

（2）妇科检查：阴毛粗浓黑呈男性分布，阴蒂肥大，可扪及增大的卵巢。

［常考考点］多囊卵巢综合征的症状和体征。

要点四 诊断与鉴别诊断

1. 诊断

(1) 临床表现：月经失调，闭经，不孕，多毛，痤疮，黑棘皮症，腹部肥胖。

(2) 实验室及其他检查

1) 激素测定：血清 FSH 正常或偏低，LH 升高，LH/FSH ≥ 2 ～ 3；血清睾酮、雄烯二酮水平升高。

2) 基础体温测定：多呈现单相型。

3) 诊断性刮宫：经前数日或经潮 6 小时内诊刮，子宫内膜呈增生改变，无分泌期变化。

4) 超声检查：卵巢体积增大，每侧卵巢内每个切面可见≥ 12 个直径为 2 ～ 9mm 小卵泡，呈车轮状排列。

5) 腹腔镜检查：包膜增厚，包膜下显露多个卵泡，无排卵征象；活检病理可确诊。

(3) 诊断标准：①稀发排卵或无排卵。②雄激素水平升高的临床表现和（或）高雄激素血症。③卵巢多囊改变。④上述 3 条中符合 2 条，并排除其他致雄激素水平升高的病因。

2. 鉴别诊断 需与分泌雄激素的卵巢肿瘤、肾上腺皮质增生或肿瘤、卵泡膜增殖症、高泌乳素血症伴发 PCOS 相鉴别。

[常考考点] 多囊卵巢综合征的诊断。

要点五 西医治疗

(一) 药物治疗

1. 调整月经周期

(1) 短效避孕药：首选有抗雄激素作用的避孕药，即复方醋酸环丙孕酮（达英 –35），也可用妈富隆。可重复使用 3 ～ 6 个月。能有效治疗多毛和痤疮。

(2) 孕激素：在月经周期后半期口服醋酸甲羟孕酮 10 ～ 12 天，或肌注黄体酮 3 ～ 7 天。

2. 高雄激素血症的治疗 除上述短效避孕药及孕激素外，还可口服螺内酯，治疗多毛需 6 ～ 9 个月。

3. 胰岛素抵抗的治疗 二甲双胍适用于治疗肥胖或胰岛素抵抗，可改善胰岛素抵抗及月经、排卵功能。连用 3 ～ 6 个月。

4. 促排卵治疗 一线促排卵药是氯米芬，二线促排卵药是 HMG/FSH，卵泡发育成熟时应用 HCG。

(二) 手术治疗

1. 腹腔镜下卵巢打孔术 适用于 LH 和游离睾酮升高、对促排卵药物治疗无效者。

2. 卵巢楔形切除术 将双侧卵巢楔形切除 1/3，以降低雄激素水平，提高妊娠率。

[常考考点] 多囊卵巢综合征的西医治疗。

要点六 中医辨证论治

证型	辨证要点	治法	方剂
肾阴虚证	月经初潮迟至，后期，量少，渐至停闭，或月经周期紊乱，经血淋漓不净，婚后日久不孕，形体瘦小，头晕耳鸣，腰膝酸软，手足心热，便秘溲黄；舌红，少苔或无苔，脉细数	滋阴补肾，调补冲任	左归丸
肾阳虚证	月经后期，量少，色淡，质稀，渐至经闭，或月经周期紊乱，经量多或淋漓不净，婚久不孕，头晕耳鸣，腰膝酸软，形寒肢冷，小便清长，大便不实，性欲淡漠，形体肥胖，多毛；舌淡，苔白，脉沉无力	温肾助阳，调补冲任	右归丸
痰湿阻滞证	月经量少，经行延后，甚至停闭，婚久不孕，带下量多，头晕头重，胸闷泛恶，四肢倦怠，形体肥胖，多毛；舌体胖大，色淡，苔白腻，脉滑	燥湿除痰，通络调经	苍附导痰丸合佛手散
肝经湿热证	月经紊乱，量多或淋漓不断，或月经延后，量少，婚久不孕，带下量多色黄，毛发浓密，面部痤疮，经前胸胁乳房胀痛，或有溢乳，大便秘结；苔黄腻，脉弦数	清肝解郁，除湿调经	龙胆泻肝汤
气滞血瘀证	月经延后，量少不畅，经行腹痛拒按，甚或经闭，婚后不孕，精神抑郁，胸胁胀满，面额痤疮，性毛较浓，或颈项、腋下、腹股沟等处色素沉着；舌紫暗，或边尖有瘀点，脉沉弦或沉涩	行气活血，祛瘀通经	膈下逐瘀汤

［常考考点］多囊卵巢综合征的辨证论治。

【知识纵横比较】

闭经与多囊卵巢综合征的证治比较

闭经		多囊卵巢综合征	
证型	方剂	证型	方剂
肾气亏损证	加减苁蓉菟丝子丸	肾阴虚证	左归丸
肝肾阴虚证	育阴汤	肾阳虚证	右归丸
阴虚血燥证	加减一阴煎	—	—
气血虚弱证	人参养荣汤	—	—
—	—	肝经湿热证	龙胆泻肝汤
痰湿阻滞证	丹溪治湿痰方	痰湿阻滞证	苍附导痰丸合佛手散
气滞血瘀证	血府逐瘀汤	气滞血瘀证	膈下逐瘀汤
寒凝血瘀证	温经汤	—	—

【例题实战模拟】

A1 型题

1. 多囊卵巢综合征肾阳虚证中西医治疗应首选

A. 复方醋酸环丙孕酮，右归丸　B. 氯米芬，苍附导痰汤　C. 复方醋酸环丙孕酮，膈下逐瘀汤

D. 糖皮质激素，左归丸　E. 黄体酮，龙胆泻肝丸

A2 型题

2. 患者，女，30 岁，已婚。经期延后及月经量少 3 年，未避孕，未怀孕 2 年，头晕头重，胸闷泛恶，形体肥胖，多毛，大便不实，舌苔白腻，脉濡；B 超检查示双侧卵巢呈多囊性改变。治疗首选方剂是

A. 右归丸　B. 苍附导痰丸合佛手散　C. 丹栀逍遥散　D. 膈下逐瘀汤　E. 二陈汤

B1 型题

A. 少腹逐瘀汤　B. 温胆汤　C. 二陈汤　D. 丹溪治湿痰方　E. 苍附导痰丸

3. 治疗多囊卵巢综合征痰湿阻滞证，应首选的方剂是

4. 治疗闭经痰湿阻滞证，应首选的方剂是

A. 血府逐瘀汤　B. 膈下逐瘀汤　C. 少腹逐瘀汤　D. 桃红四物汤　E. 失笑散

5. 多囊卵巢综合征气滞血瘀证的治疗方剂是

6. 闭经气滞血瘀证的治疗方剂是

【参考答案】

1. A　2. B　3. E　4. D　5. B　6. A

细目六　经前期综合征

【考点突破攻略】

要点一　中医对经前期综合征的认识

中医学无此专门病名，散在记载于“经行头痛”“经行乳房胀痛”“经行发热”“经行身痛”“经行泄泻”“经行浮肿”等范畴。《中医妇科学》将本病称为“月经前后诸证”。

妇女行经之前，阴血下注冲任，血海充盈，冲气旺盛而全身阴血相对不足，脏腑功能失调，气血失和，易出现一系列证候。常见的病因病机有肝郁气滞、肝肾阴虚、脾肾阳虚、心肝火旺、气滞血瘀、痰火上扰等。

要点二 临床表现

1. 病史 该病常因家庭不和，或工作紧张而诱发，与精神心理因素密切相关。

2. 症状 ①躯体症状：表现为头痛、乳房胀痛、腹部胀满、肢体浮肿、体重增加、运动协调功能减退。②精神症状：易怒、焦虑、抑郁、情绪不稳定、疲乏以及饮食、睡眠、性欲改变。③行为改变：思想不集中、工作效率低、意外事故倾向，易有犯罪行为或自杀意图。

3. 体征 每随月经周期见颜面及下肢凹陷性水肿，体重增加，或乳房胀痛，且有触痛性结节，或口腔黏膜溃疡，或见荨麻疹、痤疮。

［常考考点］经前期综合征的典型症状和体征。

要点三 中医辨证论治

证型	辨证要点	治法	方剂
肝郁气滞证	经前乳房、乳头胀痛，胸闷胁胀，精神抑郁，头晕目眩，烦躁易怒，或少腹胀痛；舌质红或紫暗，脉弦	疏肝解郁，养血调经	柴胡疏肝散
肝肾阴虚证	经前、经期头晕头痛，烦躁失眠，口干不欲饮，烘热汗出，腰酸腿软，肢体麻木，口舌糜烂；舌红少苔，脉细数	滋肾养肝，育阴调经	一贯煎
脾肾阳虚证	经前、经期面目、四肢浮肿，经行泄泻，腰腿酸软，身倦无力，形寒肢冷；舌淡，苔白滑，脉沉缓	温肾健脾，化湿调经	右归丸合苓桂术甘汤
心肝火旺证	经前或经期狂躁易怒，头痛头晕，口苦咽干，面红目赤，口舌生疮，溲黄便干，经行吐衄；舌质红，苔薄黄，脉弦滑数	疏肝解郁，清热调经	丹栀逍遥散加黄芩
气滞血瘀证	经前或经期头痛剧烈，或经行发热，腹痛拒按，肢体肿胀不适；月经量少，或经行不畅，经色紫暗有块；舌紫暗或尖边有瘀点，脉弦涩	理气活血，化瘀调经	血府逐瘀汤
痰火上扰证	经行烦躁不安，情绪不宁，甚或狂躁不安，胸闷泛恶，痰多不寐，面红目赤，大便干结；月经量多，色深红，质黏稠，平时带下量多，色黄质稠；舌红，苔黄厚或腻，脉弦滑而数	清热化痰，宁心安神	生铁落饮加郁金、黄连

［常考考点］经前期综合征的辨证论治。

【例题实战模拟】

A2 型题

1. 患者，女，23 岁。每逢经行小腹胀痛拒按，月经量少，色紫黯有块，块下痛减，伴胸胁、乳房作胀，舌暗，脉弦。治疗应首选

A. 柴胡疏肝散　B. 血府逐瘀汤　C. 少腹逐瘀汤　D. 桂枝茯苓丸　E. 逍遥散

2. 治疗经前期综合征肝郁气滞证，应首选的方剂是

A. 逍遥散　B. 柴胡疏肝散　C. 血府逐瘀汤　D. 滋水清肝饮　E. 丹栀逍遥散

3. 患者，女，36 岁，已婚。半年来每逢经后两乳作胀，腰膝酸软，两目干涩，咽干口燥，五心烦热，舌红少苔，脉细数。治疗应首选

A. 调肝汤　B. 逍遥散　C. 一贯煎　D. 丹栀逍遥散　E. 柴胡疏肝散

4. 患者，女，24 岁，已婚。月经规律，经行烦躁不安，情绪不宁，胸闷泛恶，痰多不寐，面红目赤，大便干结；月经量多，色深红，质黏稠，平时带下量多，色黄质稠；舌红，苔黄厚，脉弦滑而数。治疗应首选的方剂是

A. 逍遥丸　B. 黄连温胆汤　C. 柴胡疏肝散　D. 生铁落饮　E. 桃红四物汤

B1 型题

A. 血府逐瘀汤　B. 膈下逐瘀汤　C. 少腹逐瘀汤　D. 桃红四物汤　E. 失笑散

5. 痛经气滞血瘀证的治疗方剂是

6. 经前期综合征气滞血瘀证的治疗方剂是

【参考答案】

1. B　2. B　3. C　4. D　5. B　6. A

细目七　绝经综合征

【考点突破攻略】

要点一　概念

绝经综合征是指妇女绝经前后出现性激素波动或减少所致的一系列躯体及精神心理症状，分为自然绝经和人工绝经。自然绝经是指卵巢内卵泡生理性耗竭所致的绝经；人工绝经是指两侧卵巢经手术切除或放射线照射等所致的绝经。人工绝经者更易发生绝经综合征。大多数症状轻微，不作为病态；少数妇女症状较严重，甚至影响工作、生活。临床以月经改变、血管舒缩症状、精神神经症状、泌尿生殖道症状、心血管疾病、骨质疏松为特征，如烘热汗出、烦躁易怒、潮热面红、眩晕耳鸣、心悸失眠、腰背酸楚、面浮肢肿、情志不宁等。其发病率为82.73%。绝经综合征属于中医学“绝经前后诸证”“经断前后诸证”范畴。

要点二　内分泌变化

1. 雌激素　整个绝经过渡期雌激素不呈逐渐下降趋势，而是在卵泡发育停止时，雌激素水平才下降。

2. 孕激素　在绝经过渡期卵泡发育质量下降，黄体功能不全，孕酮量减少。绝经后无孕酮分泌。

3. 雄激素　绝经后总体雄激素水平下降。

4. 促性腺激素　绝经后FSH、LH明显升高，FSH升高更为显著，FSH/LH $>$ 1。

5. 促性腺激素释放激素　围绝经期GnRH分泌增加，并与LH相平衡。

6. 抑制素　绝经后妇女血抑制素浓度下降，较雌二醇下降早且明显。

7. 抗苗勒管激素　其水平下降，能较早反映卵巢功能衰退。

[常考考点]绝经综合征的激素变化特点。

要点三　中医病因病机

《素问·上古天真论》曰：“女子七岁，肾气盛，齿更发长；二七而天癸至，任脉通，太冲脉盛，月事以时下，故有子……七七任脉虚，太冲脉衰少，天癸竭，地道不通，故形坏而无子也。”这是女性生长发育、生殖与衰老的自然规律，多数妇女可以顺利渡过，但部分妇女则由于体质、产育、疾病、营养、劳逸、社会环境、精神因素等方面的原因，不能很好地调节这一生理变化，使得肾阴阳平衡失调而导致本病。另外，肾阴阳失调，常涉及其他脏腑，尤以心、肝、脾为主。若肾阴不足，不能上济心火，则心火偏亢；乙癸同源，肾阴不足，精亏不能化血，导致肝肾阴虚，肝失柔养，肝阳上亢；肾与脾先后天互相充养，脾阳赖肾阳以温煦，肾虚阳衰，火不暖土，又导致脾肾阳虚。常见的病因病机有肝肾阴虚、脾肾阳虚、肾虚肝郁、心肾不交、肾阴阳两虚。

[常考考点]绝经综合征的病因病机是肝肾阴虚、脾肾阳虚、肾虚肝郁、心肾不交和肾阴阳两虚。

要点四　临床表现

1. 症状

（1）近期症状：①月经紊乱：表现为月经周期不规则、经期持续时间长及经量增多或减少。②血管舒缩症状：主要是潮热、汗出，为雌激素减低的特征性症状。③自主神经失调症状：常出现心悸、眩晕、头痛、失眠、耳鸣等。④精神神经症状：表现为激动易怒、焦虑不安或情绪低落、抑郁、不能自我控制等。

（2）远期症状：①泌尿生殖道症状：出现阴道干燥、性交困难及反复阴道感染等泌尿生殖道萎缩症状，排尿困难、尿痛、尿急等反复发生的尿路感染。②骨质疏松：50岁以上妇女半数以上会发生骨质疏松，多在绝经后5～10年内，最常发生在椎体。③阿尔茨海默症：是老年性痴呆的主要类型。绝经后期妇女比老年男性罹患率高，可能与雌激素水平降低有关。④心血管病变：绝经后妇女动脉硬化、冠心病的发病风险较绝经前明显增加。

2. 体征　随着绝经年限的增长，妇科检查可见内外生殖器官不同程度萎缩，宫颈及阴道分泌物减少。

[常考考点]绝经综合征的诊断。

要点五 西医治疗

1. 激素补充疗法（HRT）

（1）适应证：①有血管舒缩功能不稳定及泌尿生殖道萎缩症状。②低骨量及绝经后骨质疏松症。③有精神神经症状者。

（2）禁忌证：①原因不明的阴道流血或子宫内膜增生。②已知或怀疑妊娠、乳腺癌及与性激素相关的恶性肿瘤。③6个月内有活动性血栓病。④严重肝肾功能障碍、血卟啉症、耳硬化症、系统性红斑狼疮。⑤与孕激素相关的脑膜瘤。

（3）方法：在卵巢功能开始减退及出现相关症状后即可应用。停止 HRT 治疗时，一般应缓慢减量或间歇用药，逐步停药。以雌激素为主，辅以孕激素。常用雌激素有戊酸雌二醇、结合雌激素、尼尔雌醇。

①连续序贯法：以 28 天为一个治疗周期，雌激素不间断应用，孕激素于周期第 15 ～ 28 天应用。周期之间不间断。本方案适用于绝经 3 ～ 5 年内妇女。②周期序贯法：以 28 日为一个治疗周期，第 1 ～ 21 天每天给予雌激素，第 11 ～ 21 天内给予孕激素，第 22 ～ 28 天停药。孕激素用药结束后，可发生撤退性出血。本方案适用于围绝经期及卵巢早衰的妇女。③连续联合治疗：每天给予雌激素和孕激素，发生撤退性出血的概率低。适用于绝经多年的妇女。④单一雌激素治疗：适用于子宫切除术后或先天性无子宫的卵巢功能低下妇女。⑤单一孕激素治疗：适用于绝经过渡期或绝经后症状严重且有雌激素禁忌证的妇女。

2. 非激素类药物 对有血管舒缩症状及精神神经症状者，可口服盐酸帕罗西汀；防治骨质疏松可选用钙剂和维生素 D、双磷酸盐类等制剂。

［常考考点］绝经综合征激素补充疗法的适应证和禁忌证。

要点六 中医辨证论治

证型	辨证要点	治法	方剂
肝肾阴虚证	经断前后，阵发性烘热汗出，头晕目眩，腰膝酸软，口燥咽干，月经紊乱，月经先期，月经量时多时少，色鲜红，质稠，失眠多梦，健忘，阴部干涩，或皮肤干燥、瘙痒、感觉异常，溲黄便秘；舌红，少苔，脉细数	滋养肝肾，育阴潜阳	杞菊地黄丸去泽泻
脾肾阳虚证	经断前后，经行量多，经色淡暗，或崩中漏下，精神萎靡，面色晦暗，腰背冷痛，小便清长，夜尿频数，或面浮肢肿；舌淡或胖嫩边有齿印，苔薄白，脉沉细弱	温肾扶阳	右归丸加减
肾虚肝郁证	经断前后，阵发性烘热汗出，腰膝酸软，烦躁易怒，情绪异常，头晕耳鸣，乳房胀痛，月经紊乱，或胸闷善叹息；舌淡红或偏暗，苔薄白，脉弦细	滋肾养阴，疏肝解郁	一贯煎
心肾不交证	经断前后，心悸怔忡，心烦不宁，腰膝酸软，多梦易惊，烘热汗出，眩晕耳鸣，失眠健忘，月经紊乱，量少，色鲜红；舌质偏红，少苔，脉细数	滋阴降火，交通心肾	天王补心丹去人参、朱砂，加太子参、桑椹
肾阴阳两虚证	经断前后，时而烘热汗出，时而畏寒肢冷，腰酸乏力，头晕耳鸣，浮肿便溏，月经紊乱，月经过多或过少，淋漓不断，或突然暴下如注，色淡或黯，舌淡，苔薄，脉沉弱	滋阴补肾，调补冲任	二仙汤合二至丸

［常考考点］绝经综合征的辨证论治。

【例题实战模拟】

A1 型题

1. 下列关于绝经综合征的叙述，错误的是

A. 中医又称为绝经前后诸证　B. 发生在 45 ～ 55 岁　C. 卵巢功能衰退是主要原因

D. 血中促性腺激素水平明显降低　E. 可有潮热、汗出、心悸、耳鸣等症状

2. 围绝经期综合征肾虚肝郁证的首选方为

A. 逍遥散　B. 丹栀逍遥散　C. 一贯煎　D. 柴胡疏肝散　E. 乌药汤

3. 应用激素替代法治疗绝经综合征的适应证是

A. 肝肾功能障碍

B. 可疑子宫内膜癌
C. 因孕激素水平低落而产生明显的神经血管舒缩性综合症状
D. 因雌激素水平低落而产生明显的神经血管舒缩性综合症状
E. 心血管疾病或凝血功能亢进

4. 绝经综合征肝肾阴虚证的治疗方剂是
A. 杞菊地黄丸　B. 一贯煎　C. 二仙汤　D. 八珍汤　E. 归脾汤

B1 型题
A. 一贯煎　B. 滋水清肝饮　C. 知柏地黄丸　D. 杞菊地黄丸　E. 柴胡疏肝散

5. 经前期综合征肝肾阴虚证的治疗方剂是
6. 绝经综合征肝肾阴虚证的治疗方剂是

【参考答案】
1. D　2. C　3. D　4. A　5. A　6. D

第十九单元　女性生殖器官肿瘤

细目一　宫颈癌

【考点突破攻略】

要点一　病因、组织发生和病理

（一）病因

1. 病毒感染　高危型 HPV 的持续感染是主要危险因素。16、18 型所致的宫颈癌约占全部宫颈癌的 70%。

2. 性行为及分娩次数　性活跃、初次性生活＜16 岁、早年分娩、多产等与宫颈癌发生密切相关。

3. 其他　吸烟可增加感染 HPV 效应。

（二）病理

1. 浸润性鳞状细胞癌　占宫颈癌的 75% ～ 80%。

2. 腺癌　占宫颈癌的 20% ～ 25%。

3. 其他　少见类型如腺鳞癌、腺样基底细胞癌等。

［常考考点］高危型 HPV 的持续感染是宫颈癌的主要危险因素。

要点二　转移途径、临床分期及临床表现

（一）转移途径

直接蔓延最常见，可有淋巴转移，血行转移极少见。晚期可转移至肺、肝或骨骼等。

（二）临床分期

采用国际妇产科联盟（FIGO）临床分期标准（2009 年）。Ⅰ期肿瘤严格局限于宫颈（扩展至宫体可以被忽略）；Ⅱ期肿瘤已超出宫颈，但未达盆壁，或未达阴道下 1/3；Ⅲ期肿瘤侵入及盆壁和（或）侵及阴道下 1/3 和（或）引起肾积水或无功能肾；Ⅳ期肿瘤超出真骨盆或（活检证实）侵犯膀胱和（或）直肠黏膜。

（三）临床表现

1. 症状

（1）阴道流血：早期多为接触性出血或血水样阴道分泌物；晚期为不规则阴道流血。

（2）阴道排液：多数患者阴道有白色或血性、稀薄如水样或米泔状、腥臭的排液。晚期因癌组织坏死伴感染，可有大量米汤样或脓性恶臭白带。

（3）晚期症状：根据癌灶累及范围出现不同的继发性症状。如尿频、尿急、便秘、下肢水肿和腰痛等；癌肿压迫或累及输尿管时，出现输尿管梗阻、肾盂积水及尿毒症；晚期可有贫血、恶病质等全身衰竭症状。

2. 体征 原位癌及微小浸润癌可无明显病灶。外生型宫颈癌可见息肉状、菜花状赘生物，质脆易出血；内生型宫颈肥大、质硬、宫颈管膨大；晚期癌组织坏死脱落，形成溃疡或空洞伴恶臭。阴道壁受累时，可见赘生物生长或阴道壁变硬；宫旁组织受累时，双合诊、三合诊检查可扪及宫颈旁组织增厚、结节状、质硬或形成冰冻盆腔。

［常考考点］宫颈癌的临床分期及症状和体征。

要点三 诊断与鉴别诊断

（一）诊断

根据病史、症状和妇科检查及宫颈活组织活检可以确诊。

1. 病史 早婚、早产、多产、性生活紊乱等。

2. 症状 早期宫颈癌常无症状及明显体征。随着病情发展可出现阴道流血、排液及邻近器官的压迫症状。

3. 辅助检查 早期病例的诊断应采用子宫颈细胞学检查和（或）HPV 检测、阴道镜检查、子宫颈活组织检查的“三阶梯”程序，确诊依据为组织学诊断。子宫颈有明显病灶者，可直接在癌灶取材。对子宫颈活检为 HSIL 但不能除外浸润癌者，或活检为可疑微小浸润癌需要测量肿瘤范围或除外进展期浸润癌者，需行宫颈锥切术。

（二）鉴别诊断

主要依据宫颈活组织病理检查，与有临床类似症状或体征的各种宫颈病变鉴别。

［常考考点］宫颈癌的诊断依靠组织学检查。

要点四 西医治疗

1. 手术治疗 主要用于早期宫颈癌（ⅠA～ⅡA）。

2. 放射治疗 包括腔内照射及体外照射。适用证：①部分ⅠB2 期和ⅡA2 期及ⅡB～ⅣA 期患者。②全身状况不适合手术的早期患者。③宫颈大块病灶的术前放疗。④手术治疗后病理检查发现有高危因素的辅助治疗。

3. 化疗 适用于较晚期局部大病灶及复发患者的手术前和放疗前增敏治疗。

要点五 预后及随访

（一）预后

5 年生存率：Ⅰ期＞ 85%，Ⅱ期 50%，Ⅲ期 25%，Ⅳ期 5%。

（二）随访

治疗后 2 年内应每 3 ～ 6 个月复查 1 次；3 ～ 5 年内每 6 个月复查 1 次；第 6 年开始每年复查 1 次。随访内容包括妇科检查、阴道脱落细胞检查、胸部 X 线摄片、血常规及子宫颈鳞状细胞癌抗原（SCCA）、超声、CT 或磁共振等。

要点六 预防

1. 加强性知识教育，提倡晚婚，杜绝性紊乱。
2. 重视高危因素及高危人群，积极治疗性传播疾病，早期发现及诊治 CIN，并密切随访。
3. 开展宫颈癌的筛查，有性生活的妇女每年应接受普查一次，做到早发现、早诊断、早治疗。
4. 推广 HPV 预防性疫苗接种。

【例题实战模拟】

A1 型题

1. 诊断宫颈癌的辅助检查不包含

A. 宫腔镜　B. 宫颈刮片细胞学检查　C. 阴道镜　D. 宫颈活检　E. 宫颈锥切术

2. 关于宫颈癌的叙述，下列哪项是错误的

A. 可出现恶病质　B. 阴道流血是常见症状　C. 早期宫颈癌常无症状

D. 有外生和内生两型　E. 宫颈刮片细胞学检查是最可靠的检查方法

【参考答案】

1. A　2. E

细目二 子宫肌瘤

【考点突破攻略】

要点一 分类

1. 按肌瘤生长部位 分为宫体肌瘤（90%）、宫颈肌瘤（10%）。

2. 按肌瘤与子宫肌壁的关系 分为肌壁间肌瘤（60% ～ 70%）、浆膜下肌瘤（20%）和黏膜下肌瘤（10% ～ 15%）。

各种类型的肌瘤可并存同一子宫，称为多发性子宫肌瘤。

要点二 病理、变性

（一）病理

1. 巨检 实质性球形包块，表面光滑，质地较子宫肌硬，压迫周围肌壁纤维形成假包膜；切面呈灰白色，可见漩涡状或编织状结构。

2. 镜检 主要由梭形平滑肌细胞和不等量纤维结缔组织构成。肌细胞大小一致，排列成漩涡状或栅状、核为杆状。

（二）变性

指肌瘤失去原有的典型结构。常见变性有：玻璃样变（最常见）、囊性变、红色样变（多见于妊娠期或产褥期）、肉瘤样变（仅 0.4% ～ 0.8%）、钙化。

［常考考点］子宫肌瘤变性：玻璃样变、囊性变、红色样变、肉瘤样变、钙化。

要点三 中医病因病机

本病多因脏腑失和，气血失调，痰、郁、瘀等聚结胞宫，日久成癥。常见病因病机有：气滞血瘀、寒湿凝滞、痰湿瘀阻、肾虚血瘀、气虚血瘀和湿热瘀阻。

要点四 临床表现

（一）症状

症状与肌瘤、数目关系不大，而与肌瘤部位、大小和有无变性相关。

1. 月经异常 多表现为经量增多、经期延长。

2. 下腹包块 当子宫增大≥ 3 个月妊娠大时，于腹部可触及。巨大的黏膜下肌瘤可脱出于阴道外。

3. 压迫症状 子宫体下段前壁或宫颈肌瘤压迫膀胱可发生尿频、尿急、排尿困难。子宫后壁特别是子宫体下段肌瘤可压迫直肠引起便秘等。

4. 白带增多 肌壁间肌瘤可有白带增多，黏膜下肌瘤更为明显。

5. 其他 可伴不孕、继发性贫血等。浆膜下肌瘤蒂扭转时可出现急腹痛。肌瘤红色变性时，腹痛剧烈且伴发热。

（二）体征

与肌瘤大小、位置、数目及有无变性相关。较大肌瘤可在下腹部扪及实质性肿块。妇科检查扪及子宫增大，表面不规则，单个或多个结节状突起。黏膜下肌瘤位于宫腔内者子宫均匀增大，脱出于宫颈外口者，阴道窥器检查即可看到宫颈口处有肿物，粉红色，表面光滑，宫颈外口边缘清楚。

［常考考点］子宫肌瘤的典型症状和体征。

要点五 诊断

根据病史、体征和超声检查，诊断多无困难。若有需要，还可选择宫腔镜等协助诊断。

要点六 西医治疗原则

1. 随访观察 如肌瘤无症状尤其是近绝经期患者，可 3 ～ 6 个月复查一次。

2. 药物治疗 适用于症状轻、近绝经年龄及全身情况不宜手术者。可以选择促性腺激素释放激素类似物、米非司酮等。

3. 手术治疗 手术指征：①月经过量致继发贫血，药物治疗无效；②有蒂肌瘤扭转引起的急性腹痛；③子宫肌瘤体积大或引起膀胱、直肠等压迫症状；④能确定不孕或反复流产的唯一病因是肌瘤；⑤疑有肉瘤变。

4. 介入治疗 适用于症状性子宫肌瘤不需要保留生育功能，但希望避免手术或手术风险大者。

5. 妊娠合并子宫肌瘤的处理 孕期无症状者，定期产前检查，严密观察，不需特殊处理。

妊娠合并子宫肌瘤多能自然分娩，但应预防产后出血。若肌瘤阻碍胎儿下降应行剖宫产术，术中是否同时切除肌瘤，需根据肌瘤大小、部位和患者情况而定。

［常考考点］子宫肌瘤的手术指征。

要点七 中医辨证论治

活血化瘀、软坚散结为本病的治疗大法。

证型	辨证要点	治法	方剂
气滞血瘀证	小腹包块坚硬，胀痛拒按，月经量多，经行不畅，色紫黯有块，经前乳房胀痛，胸胁胀闷，小腹胀痛或有刺痛；舌边有瘀点或瘀斑，苔薄白，脉弦涩	行气活血，化瘀消癥	膈下逐瘀汤
痰湿瘀阻证	小腹有包块、胀满，月经后期，量少不畅，或量多有块，经质稠黏，带下量多，色白质黏稠，脘痞多痰，形体肥胖，嗜睡肢倦；舌淡胖紫，苔白腻，脉沉滑	化痰除湿，活血消癥	开郁二陈汤加丹参、水蛭
肾虚血瘀证	小腹有包块，月经量多或少，色紫黯，有血块，腰酸膝软，头晕耳鸣，夜尿频多；舌淡暗，舌边有瘀点或瘀斑，脉沉涩	补肾活血，消癥散结	金匮肾气丸合桂枝茯苓丸
气虚血瘀证	小腹包块，小腹空坠，月经量多，经期延长，色淡有块，神疲乏力，气短懒言，纳少便溏，面色无华；舌淡暗，边尖有瘀点或瘀斑，脉细涩	益气养血，消癥散结	理冲汤加桂枝、山慈菇、煅龙骨、煅牡蛎
湿热瘀阻证	小腹包块，疼痛拒按，经行量多，经期延长，色红有块，质黏稠，带下量多，色黄秽臭，腰骶酸痛，溲黄便结；舌暗红，边有瘀点瘀斑，苔黄腻，脉滑数	清热利湿，活血消癥	大黄牡丹汤加红藤、败酱草、石见穿、赤芍

［常考考点］子宫肌瘤的辨证论治。

【例题实战模拟】

A1 型题

1. 下列有关子宫肌瘤的分类，错误的是

A. 宫体肌瘤 B. 肌壁间肌瘤 C. 浆膜下肌瘤 D. 结缔组织肌瘤 E. 黏膜下肌瘤

2. 下列不属于子宫肌瘤临床表现的是

A. 月经改变 B. 白带增多 C. 恶液质 D. 下腹坠胀 E. 不孕

3. 下列属于子宫肌瘤手术指征的是

A. 腹部包块 B. 1 个月妊娠子宫大 C. 近绝经年龄 D. 腹痛、腰酸 E. 继发性贫血

A2 型题

4. 患者，女，39 岁，已婚。已确诊为子宫肌瘤，症见腹有癥瘕，小腹胀痛，精神抑郁，经前乳房胀痛，舌边有瘀点，舌苔薄，脉弦。治疗应首选

A. 桂枝茯苓丸 B. 血府逐瘀汤 C. 膈下逐瘀汤 D. 真武汤 E. 理中汤

5. 患者，女，32 岁。结婚 5 年未孕，月经规则，自觉胸脘痞闷，带下量多、色白、质黏，舌苔白腻，脉细滑。妇科检查：子宫如孕 2 个月大小，宫底部明显突出，质硬，B 型超声波检查为单个结节，血红蛋白 90g/L。应首选的治疗措施是

A. 甲睾酮加开郁二陈汤 B. 雌激素加开郁二陈汤 C. 输血加开郁二陈汤
D. 子宫肌瘤摘除术 E. 子宫次全切除术

【参考答案】

1. D 2. C 3. E 4. C 5. D

细目三　卵巢肿瘤

【考点突破攻略】

要点一　卵巢肿瘤组织学分类

1. 上皮性肿瘤　是最常见的组织学类型，可分为浆液性、黏液性、子宫内膜样、透明细胞、移行细胞和浆黏液性肿瘤5类，各类肿瘤又有良性、交界性和癌。

2. 生殖细胞肿瘤　可分为畸胎瘤、无性细胞瘤、卵黄囊瘤、胚胎性癌、非妊娠性绒癌、混合型生殖细胞肿瘤等。

3. 性索－间质肿瘤　可分为纯型间质肿瘤、纯型性索肿瘤和混合型性索－间质肿瘤。

4. 转移性肿瘤。

要点二　卵巢恶性肿瘤的转移途径及临床分期

（一）转移途径

以直接蔓延和腹腔种植为主，其次为淋巴转移，血行转移较少见。

（二）临床分期

采用国际妇产科联盟（FIGO）制定的手术和病理分期标准。

Ⅰ期肿瘤局限于卵巢；Ⅱ期肿瘤累及一侧或双侧卵巢，伴盆腔内扩散（骨盆入口平面以下）；Ⅲ期一侧或双侧卵巢肿瘤，并有镜检证实的盆腔外腹膜转移或证实有腹膜后淋巴结转移；Ⅳ期超出腹腔外的远处转移。

要点三　临床表现

1. 卵巢良性肿瘤　早期肿瘤较小，多无症状。肿瘤增大时，可出现腹胀等不适感。妇科检查可触及子宫一侧或双侧球形肿块，多为囊性，表面光滑，活动，与子宫无粘连。若肿瘤大至占满盆、腹腔时，可出现压迫刺激症状，如尿频、排尿困难、便秘等。

2. 卵巢恶性肿瘤　早期常无症状。晚期主要症状为腹胀、下腹肿块或腹水等。肿瘤若向周围组织浸润或压迫神经，可引起腹痛、腰痛或下肢疼痛；若压迫盆腔静脉，可出现下肢浮肿；功能性肿瘤可出现相应的雌、雄激素过多的症状。晚期出现消瘦、贫血等恶病质征象。三合诊检查，在阴道后穹隆触及质硬的结节，肿块多为双侧，实性或囊实性，表面凹凸不平，固定不动，常伴有腹水。有时在腹股沟区、腋下、锁骨上触及肿大的淋巴结。

要点四　诊断及良性卵巢肿瘤与恶性卵巢肿瘤的鉴别诊断

（一）诊断

结合病史和体征，辅以必要的辅助检查确定：①肿块来源是否卵巢。②肿块性质是否为肿瘤。③肿块是良性还是恶性。④可能组织学类型。⑤恶性肿瘤的转移范围。常用辅助检查有：

1. 影像学检查

（1）超声检查：可根据肿块的囊性或实性、囊内有无乳头等判断肿块性质，诊断符合率＞90%。

（2）磁共振、CT、PET检查：磁共振可较好判断肿块性质及其与周围器官的关系。

2. 肿瘤标志物

（1）血清CA125：80%患者的血清CA125水平升高，不单独用于早期诊断，更多用于病情监测和疗效评估。

（2）血清AFP：对卵巢卵黄囊瘤有特异性诊断价值。

（3）血清HCG：对非妊娠性绒癌有特异性。

（4）性激素：卵巢颗粒细胞瘤、卵泡膜细胞瘤产生较高水平雌激素。

（5）血清HE4：与CA125联合应用来判断盆腔肿块的良恶性。

3. 腹腔镜检查　可直接观察肿块外观和盆腔、腹腔及横膈等部位，在可疑部位进行多点活检，抽取腹腔积液行细胞学检查。

4. 细胞学检查　抽取腹腔积液或腹腔冲洗液和胸腔积液，查找癌细胞。

5. 病理组织学检查　手术标本的病理检查可明确诊断。

（二）卵巢良性肿瘤与恶性肿瘤的鉴别诊断

卵巢良性肿瘤和恶性肿瘤的鉴别诊断

鉴别要点	良性肿瘤	恶性肿瘤
病史	病程长，逐渐增大	病程短，迅速增大
体征	单侧多，活动，囊性，表面光滑，通常无腹水	双侧多，固定，实性或囊实性，表面不平，结节状，常伴腹水，多为血性，可查到癌细胞
一般情况	良好	逐渐出现恶病质
B型超声	为液性暗区，可有间隔光带，边界清晰	液性暗区内有杂乱光团、光点，肿块边界不清

［常考考点］卵巢良恶性肿瘤的鉴别。

要点五　并发症

主要有蒂扭转（约10%）、破裂（约3%）、感染（较少见）和恶变。

［常考考点］卵巢肿瘤的并发症：蒂扭转、破裂、感染和恶变。

要点六　西医治疗原则

若卵巢肿块直径＜5cm，疑为卵巢瘤样病变，可作短期观察或用中药治疗。确诊为良性肿瘤或直径5cm以上者，首选手术治疗。恶性肿瘤以根治性手术为主，辅以化疗、放疗等综合治疗。

要点七　预防

1. 开展卫生宣教，高危妇女宜服避孕药预防。

2. 重视体检与筛查。30岁以上妇女每年行妇科检查、超声检查及CA125检查；对于有高风险的人群，可以接受相关基因检测；对于乳癌、胃肠癌等患者治疗后，必须严密随访、定期复查。

3. 预防性输卵管切除。在实施保留卵巢的子宫切除术时，建议可同时切除双侧输卵管，以降低卵巢癌的风险。

【例题实战模拟】

A1型题

恶性卵巢肿瘤与良性卵巢肿瘤的鉴别，错误的是

A. 病程短，迅速增大　B. 双侧多见　C. 肿块边界清晰　D. 逐渐出现恶病质　E. 表面不平

【参考答案】

C

细目四　子宫内膜癌

【考点突破攻略】

要点一　西医病因病理

（一）病因

子宫内膜癌可能有两种发病类型。Ⅰ型即雌激素相关型，占多数，预后好。Ⅱ型为非雌激素相关型，预后不良。

（二）病理

巨检分为弥散型和局灶型。

要点二　转移途径、临床分期

（一）转移途径

主要转移途径为直接蔓延、淋巴转移，晚期可血行转移。

（二）临床分期

采用国际妇产科联盟（FIGO）制定的子宫内膜癌分期标准：Ⅰ期肿瘤局限于子宫体；Ⅱ期肿瘤侵犯宫颈间质，但无宫体外蔓延；Ⅲ期肿瘤局部和（或）区域扩散；Ⅳ期肿瘤侵及膀胱和（或）直肠黏膜，和（或）远处转移。

要点三　诊断与鉴别诊断

（一）诊断

1. 病史及临床表现　对于绝经后阴道流血、绝经过渡期月经紊乱，均应排除子宫内膜癌。

2. 影像学检查　彩色多普勒显像可显示丰富血流信号。其他如磁共振成像和 CT 可协助判断。

3. 诊断性刮宫　是子宫内膜癌的确诊依据。

4. 宫腔镜检查　可直接观察宫腔及宫颈管内有无癌灶，直视下活检，有利于发现较小和早期病变。

5. 其他　如子宫内膜微量组织学或细胞学检查、血清 CA125 测定。

（二）鉴别诊断

主要与子宫内膜炎及萎缩性阴道炎、子宫黏膜下肌瘤或内膜息肉、宫颈管癌、子宫肉瘤及输卵管癌相鉴别。

［常考考点］子宫内膜癌的诊断。

要点四　西医治疗原则

1. 手术治疗　为首选治疗方法。

2. 放疗　治疗子宫内膜癌有效方法之一，分近距离照射及体外照射两种。有单纯放疗及放疗联合手术两种方案。

3. 化疗　为晚期或复发子宫内膜癌综合治疗措施之一，也可用于术后有复发高危因素患者的治疗，以期减少盆腔外的远处转移。

4. 孕激素治疗　主要用于保留生育功能的早期子宫内膜癌患者，也可作为晚期或复发子宫内膜癌患者的综合治疗方法之一。

要点五　中医辨证论治

证型	辨证要点	治法	方剂
痰湿结聚证	阴道流血，淋漓不尽，质黏腻，带下量多，或黄白相间，质黏，形体肥胖，嗜睡乏力，纳呆便溏；舌淡，苔白腻，脉濡滑	化湿涤痰，软坚散结	苍附导痰丸加半枝莲、夏枯草、海藻、昆布
湿热瘀毒证	阴道流血，色紫黯质稠，带下量多，色黄如脓，或赤白相混，恶臭，胸闷腹痛，腰酸疼痛，口干咽苦，便秘或溏泄，小便赤或涩痛不利；舌质红，苔黄腻，脉滑数或弦数	清热解毒，活血化瘀	黄连解毒汤加土茯苓、薏苡仁、丹皮、赤芍、半枝莲、白花蛇舌草
肝肾阴虚证	阴道流血，淋漓不尽，色红或黯，赤白带下伴臭味，眩晕耳鸣，颧红咽干，五心烦热，腰酸腿痛；舌质红，少苔，脉细数或弦细	滋阴降火，清热解毒	知柏地黄丸加白花蛇舌草、半枝莲、椿根皮、甘草
脾肾阳虚证	阴道流血，淋漓不尽，色淡质稀，带下量多，质稀，秽臭不甚，腰膝酸软，头晕目眩，倦怠乏力，形寒畏冷，小便清长，纳呆便溏；舌淡胖，边有齿痕，苔薄，脉沉细无力	温肾健脾，益气化瘀	固冲汤合肾气丸加三七

［常考考点］子宫内膜癌的辨证论治。

要点六　预防

①重视绝经后和绝经过渡期妇女月经紊乱的诊治。②正确掌握雌激素应用指征及方法。③对有高危因素的人群，如肥胖、不育、绝经延迟、长期应用雌激素及他莫昔芬等，应密切随访或监测。④建议 30 岁后每年一次妇科检查和内膜活检。

【例题实战模拟】

A1 型题

1. 子宫内膜癌的主要转移途径是

A. 淋巴转移　B. 血行转移　C. 直接蔓延　D. 腹腔种植　E. 以上都不是

2. 子宫内膜癌的确诊依据是

A. 宫腔镜检查　B. 诊断性刮宫　C. 血清 CA125 测定　D. 彩色多普勒超声　E. MRI

3. 子宫内膜癌的首选治疗方法是

A. 化疗　B. 放射治疗　C. 手术治疗　D. 中药治疗　E. 孕激素疗法

B1 型题

A. 知柏地黄丸　B. 杞菊地黄丸　C. 一贯煎　D 滋水清肝饮　E. 六味地黄丸

4. 子宫内膜癌肝肾阴虚证的治疗方剂是

5. 经前期综合征肝肾阴虚证的治疗方剂是

【参考答案】

1. C　2. B　3. C　4. A　5. C

第二十单元　妊娠滋养细胞疾病

细目一　葡萄胎

【考点突破攻略】

要点一　西医病因病理

（一）病因

确切病因迄今不清。在完全性葡萄胎中，其发生与地域差异、营养状况及社会因素有关。病因学中年龄是一项显著相关因素，年龄大于 40 岁者葡萄胎发生率比年轻妇女高 7.5 倍。

（二）病理

1. 大体观察　①完全性葡萄胎：子宫膨大，宫腔内被大小不等之水泡所充满，绒毛干梗将无数水泡相连成串，水泡间空隙充满血液及凝血块。②部分性葡萄胎：除不等量的水泡外，可见正常的绒毛，常并见发育不良的胚胎或胎儿组织。

2. 组织学特点　滋养细胞呈不同程度增生，是葡萄胎最重要的组织学特征。

3. 卵巢黄素化囊肿　发生率为 30% ～ 50%，常为双侧，大小不等。

［常考考点］滋养细胞呈不同程度增生是葡萄胎最重要的组织学特征。

要点二　临床表现

1. 症状

（1）停经后阴道流血：多于停经 8 ～ 12 周出现不规则阴道流血，时断时续，或出现反复大出血，有时可伴见葡萄样水泡状组织排出。

（2）子宫异常增大变软：约 2/3 患者的子宫大于相应的正常妊娠月份，且质地极软。1/3 患者的子宫大小与停经月份相符。小于停经月份的只占少数。

（3）妊娠呕吐及子痫前期征象：葡萄胎时出现妊娠呕吐较正常妊娠为早，持续时间长，且症状严重。少数患者孕 24 周前出现高血压、蛋白尿、水肿等子痫前期征象，但子痫罕见。

（4）甲状腺功能亢进现象：约 10% 患者可出现轻度的甲亢现象，但突眼少见。

（5）下腹痛：葡萄胎增长迅速，子宫急速膨大可引起下腹胀痛；葡萄胎间歇性阴道流血前常伴阵发性下腹隐痛。

（6）贫血与感染：多因反复出血或突然大出血而致不同程度的贫血，可因急性大失血而发生休克。患者因抵抗力降低，细菌易从阴道上行侵袭造成内生殖器官感染，甚至全身感染。

2. 体征　子宫大小与停经月份不相符，多数大于停经月份、质软；在双侧附件多数可扪及大小不等、活动的囊性肿物，即卵巢黄素化囊肿。

部分性葡萄胎可有完全性葡萄胎的大多数症状，但程度较轻。子宫大小与停经月份多数相符或小于停经月份，一般无腹痛，呕吐较轻，多无子痫前期征象，通常不发生卵巢黄素化囊肿。

［常考考点］葡萄胎的典型症状和体征。

要点三　诊断与鉴别诊断

（一）诊断

1. 病史　有停经史，停经时间多为 2 ～ 4 个月，平均为 12 周。

2. 临床表现　根据停经后有不规则阴道流血，较严重的妊娠呕吐，子宫异常增大变软，子宫在 5 个月妊娠大小时触不到胎体，听不到胎心，无胎动，应疑诊为葡萄胎。如果伴有子痫前期征象或甲亢现象，更有助于诊断。若阴道有水泡状组织排出，葡萄胎的诊断基本成立。诊断有疑问时需结合下述辅助检查以确诊。

3. 实验室及其他检查

（1）HCG 测定：葡萄胎时血清中 β –HCG 浓度明显高于正常妊娠月份的相应值。若葡萄胎因绒毛退化，β –HCG 水平也可能低下，多见于部分性葡萄胎。

（2）超声检查：为最常用而又比较准确的诊断方法。①B 型超声检查：子宫腔内呈“落雪状”或“蜂窝状”影像，是完全性葡萄胎的典型表现。部分性葡萄胎在上述影像中还可见胎囊或胎儿。②超声多普勒：葡萄胎只能探测到子宫血流杂音而探测不到胎心。

（二）鉴别诊断

需与先兆流产、双胎妊娠和羊水过多鉴别。

［常考考点］葡萄胎的诊断。

要点四　西医治疗与随访

（一）西医治疗

1. 清宫　一般选用吸刮术，术前应做好输液、备血准备，选用大号吸管吸引。若有持续子宫出血或超声提示有妊娠物残留，需要第二次刮宫。

2. 卵巢黄素化囊肿的处理　一般不必处理。即使发生扭转，亦可在腹腔镜直视下穿刺吸液。若因扭转时间较长而发生坏死，需行患侧切除术。

3. 预防性化疗　预防性化疗仅适用于有高危因素和随访困难的完全性葡萄胎患者，但非常规治疗。

4. 子宫切除术　单纯子宫切除不能预防葡萄胎发生子宫外转移，所以极少应用，除非患者合并其他需要切除子宫的指征，绝经前妇女应保留两侧卵巢。当子宫小于妊娠 14 周大小时可直接切除子宫。手术后仍需定期随访。

（二）随访

定期随访可早期发现滋养细胞肿瘤并及时处理。随访包括：① HCG 定量测定：在葡萄胎排空后每周一次直至 HCG 正常后 3 周，以后每月一次直至 HCG 正常后 6 个月，然后再每 2 个月一次共 6 个月，自第一次阴性后共计一年。②注意月经是否规则，有无阴道异常流血、咳嗽、咯血及其他转移灶症状，并行妇科检查，定期或必要时行盆腔 B 型超声、X 线胸片或 CT 检查。

葡萄胎随访期间必须严格避孕 6 个月，推荐避孕套和口服避孕药，一般不用宫内节育器，以免穿孔或混淆子宫出血的原因。

【例题实战模拟】

A1 型题

1. 下列葡萄胎治疗后的随访，最有价值的检查是

A. 妇科检查　B. 肺部摄片　C. 尿妊娠试验　D. 血 HCG 测定　E.B 超检查

2. 对疑似葡萄胎者，应选择的检查手段是

A. HCC 测定
B. HCG 测定和 B 超
C. 妇科检查见子宫大于相应月份的正常妊娠子宫
D. 妇科检查见双侧卵巢增大
E. 妇科检查见阴道内有血

3. 关于葡萄胎清宫术后的随访，错误的是

A. 应定期查 HCG
B. 应随访 2 年

C. 应注意有无阴道出血、咳嗽、咯血等症状　D. 定期做盆腔检查 B 超、X 线胸片检查
E. 应采用宫内节育器或避孕药避孕

A2 型题

4. 患者，女，35 岁。葡萄胎刮宫术后 5 个月，间断有阴道出血，量不多，术后以工具避孕。现尿妊娠试验（+），胸片可见两肺中下叶散在多个半透明小圆形阴影。应首先考虑的是

A. 葡萄胎　B. 绒毛膜痛　C. 侵蚀性葡萄胎　D. 吸宫不全　E. 妊娠

5. 患者，女，41 岁。葡萄胎二次清宫后 1 周，少量阴道出血、咯血。病理结果显示：滋养细胞高度增生；血清 HCG 20 万 mIU/mL。应首选的治疗措施是

A. 口服避孕药　B. 再次行刮宫术　C. 全子宫切除术　D. 预防性化疗　E. 口服宫外孕Ⅱ号方

【参考答案】

1. D　2. B　3. E　4. C　5. D

细目二　妊娠滋养细胞肿瘤

【考点突破攻略】

要点一　病理

侵蚀性葡萄胎大体检查见子宫肌壁内有大小不等、深浅不一的水泡状组织，宫腔内可以没有原发病灶。当侵蚀病灶接近子宫浆膜层时，子宫表面可见紫蓝色结节。侵蚀较深时可穿透子宫浆膜层或阔韧带。镜下可见绒毛结构及滋养细胞增生和异型性。少数绒毛结构退化，仅见绒毛阴影。

绒癌绝大多数原发于子宫。肿瘤常位于子宫肌层内，也可突向宫腔或穿破浆膜，单个或多个，大小不等，无固定形态，与周围组织分界清，质软而脆，海绵样，暗红色，伴出血坏死。镜下特点为不形成绒毛或水泡状结构，成片高度增生，广泛侵入子宫肌层并破坏血管，造成出血坏死。

要点二　临床表现

侵蚀性葡萄胎多数发生在葡萄胎排空后 6 个月内。而绒癌发病距前次妊娠时间长短不一，继发于葡萄胎的绒癌绝大多数在一年以上发病，而继发于流产和足月产的绒癌约 50% 在一年内发病。

1. 阴道流血　在葡萄胎排空、流产或足月产后，有持续的阴道不规则流血。或有正常月经一段时间后停经，又出现阴道不规则流血。

2. 子宫增大　常在葡萄胎排空后 4 ～ 6 周子宫未恢复到正常大小，质地偏软。

3. 卵巢黄素化囊肿　在葡萄胎排空、流产或足月产后，卵巢黄素化囊肿持续存在。

4. 腹痛　当子宫病灶穿破浆膜层时可引起急性腹痛及腹腔内出血症状。黄素化囊肿发生扭转或破裂时也可出现急性腹痛。

5. 假孕症状。

6. 转移症状　至肺、阴道、肝及脑出现的相应症状，其中脑转移预后凶险，为主要致死原因。

［常考考点］妊娠滋养细胞肿瘤的临床症状。

要点三　诊断与鉴别诊断

（一）诊断

1. 病史　有葡萄胎、流产、足月产或异位妊娠病史。

2. 临床表现　同前述。

3. 实验室及其他检查

（1）血 β –HCG 连续测定：是主要诊断依据。

葡萄胎后妊娠滋养细胞肿瘤，符合下列任何一项且排除妊娠物残留或再次妊娠，即可诊断：① HCG 测定 4 次高水平呈平台状态（±10%），并持续 3 周或以上，即 1、7、14、21 日。② HCG 测定 3 次上升（＞ 10%），并至少持续 2 周或以上，即 1、7、14 日。③ HCG 水平持续异常达 6 个月或更长。

非葡萄胎后妊娠滋养细胞肿瘤的诊断标准：流产、足月产、异位妊娠后4周以上，HCG仍持续高水平，或曾经下降后又上升，已排除妊娠物残留或再次妊娠，可诊断。

（2）超声检查：是诊断子宫原发病灶最常用的方法。超声提示子宫增大，肌层内可见高回声或不规则团块，边界清但无包膜。

（3）病理检查：在子宫肌层内或子宫外转移灶组织中若见到绒毛或退化的绒毛阴影，则诊断为侵蚀性葡萄胎；若仅见成片滋养细胞浸润及坏死出血，未见绒毛结构者，则诊断为绒癌。

（4）X线胸部摄片、CT、磁共振检查：肺转移发生机会最多，X线胸片或CT检查或可见转移病灶，观察其动态变化对判断病情的发展变化意义重大。磁共振成像主要用于脑、肝和盆腔病灶的诊断。

（二）鉴别诊断

主要与葡萄胎残留、较大的卵巢黄素化囊肿尚未萎缩、转移病灶与原发疾病相鉴别。

［常考考点］妊娠滋养细胞肿瘤的诊断。

要点四　西医治疗与随访

以化疗为主，手术和放疗为辅。制定治疗方案前要作出正确的临床分期和预后评分。

1. 化疗　①常用药物：甲氨蝶呤（MTX）、放线菌素D（Act-D）、5氟尿嘧啶（5-FU）等。②用药原则：低危病例常用单一药物治疗，高危病例宜用联合化疗。③疗效判定：在每一疗程结束后，每周测血β-HCG，在每个疗程结束后18日内，血β-HCG下降至少1个对数，称为有效。④毒、副反应：以造血功能障碍为主，其次为消化道反应，肝功能损害也常见。⑤停药指征：化疗需坚持到症状及体征消失，HCG每周测定1次，连续3次正常，再巩固1～3个疗程方可停药。随访5年无复发者称为治愈。

2. 手术　主要用于化疗的辅助治疗。常用有子宫切除、肺叶切除术等。

3. 放疗　应用较少，主要用于肝、脑转移和肺部耐药病灶的治疗。

［常考考点］妊娠滋养细胞肿瘤以化疗为主，手术和放疗为辅。

【例题实战模拟】

A1型题

1. 侵蚀性葡萄胎最常见的转移部位是

A. 阴道　B. 宫旁　C. 肺　D. 脑　E. 肝

2. 绒毛膜癌的临床表现，不包括

A. 持续的阴道不规则流血　B. 闭经，然后阴道出血　C. 失血性贫血

D. 子宫增大变硬　E. 有酱油色和特臭的分泌物

【参考答案】

1. C　2. D

第二十一单元　子宫内膜异位症及子宫腺肌病

细目一　子宫内膜异位症

【考点突破攻略】

要点一　概念

具有活性的子宫内膜组织（腺体和间质）出现在子宫体以外部位时称为子宫内膜异位症。本病属于中医学“痛经”“癥瘕”“月经不调”“不孕症”等范畴。

要点二 西医病因病理

（一）病因

尚未完全阐明，目前主要有以下学说：种植学说（经血逆流、淋巴及静脉播散、医源性种植）、体腔上皮化生学说、诱导学说等。内异症的形成可能还与遗传、免疫、炎症等因素相关。

（二）病理

基本病理变化为异位内膜随卵巢激素的变化而发生周期性出血，使周围纤维组织增生和粘连，出现紫褐色斑点或小泡，最后发展为大小不等的紫蓝色结节或包块。病变可因发生部位和程度不同而有所差异。

1. 巨检

（1）卵巢子宫内膜异位症：最多见。卵巢常与其邻近的组织器官紧密粘连，使其固定在盆腔内。病灶分为微小病灶型和典型病灶型（又称卵巢巧克力囊肿）。

（2）腹膜子宫内膜异位症：分为色素沉着型（紫蓝色或黑色病灶）和无色素沉着型（红色病变和白色病变）。

（3）深部浸润型子宫内膜异位症：是指病灶浸润深度≥ 5mm，常见于宫骶韧带、直肠子宫陷凹、阴道穹隆、直肠阴道隔等。

（4）其他部位的子宫内膜异位症：包括瘢痕内异症，以及其他少见的远处内异症，如肺、胸膜等部位的内异症。

2. 镜下检查 典型的异位内膜组织可见到子宫内膜腺体、内膜间质、纤维素及出血等。异位内膜极少发生恶变。

要点三 中医病因病机

本病以瘀血阻滞冲任胞宫为基本病机。常见病因病机有气滞血瘀、寒凝血瘀、瘀热互结、痰瘀互结、气虚血瘀、肾虚血瘀。

要点四 临床表现

1. 症状 因人而异，且可因病变部位不同而出现不同症状，约有 25% 患者无明显不适。

（1）痛经和下腹痛：主要症状是继发性痛经进行性加剧，呈周期性。但也有表现为非周期性的慢性盆腔痛。疼痛程度与病灶大小不一定成正比。有 27% ～ 40% 患者无疼痛症状。

（2）月经失调：15% ～ 30% 患者表现为经量增多、经期延长或经前点滴出血。

（3）不孕：发生率为 40%。

（4）性交痛：病变累及直肠子宫陷凹、宫骶韧带或因局部粘连导致子宫后倾固定，性交时宫颈受到碰撞及子宫的收缩和向上提升可引起疼痛。

（5）其他：肠道子宫内膜异位症可出现腹痛、腹泻、便秘，甚至周期性少量便血，严重者可压迫肠腔引起肠梗阻；异位内膜侵犯泌尿系，可在经期出现尿痛、尿频，但常被痛经症状所掩盖；病灶压迫或侵犯输尿管可引起输尿管阻塞、肾盂积水。剖宫产术后的腹壁瘢痕内异症，术后有周期性腹壁瘢痕疼痛，瘢痕深处可扪及包块，且包块日渐增大，疼痛加剧。

此外，当卵巢子宫内膜异位囊肿破裂时，囊内液流入盆腹腔刺激腹膜，可引起突发性剧烈腹痛，伴恶心、呕吐和肛门坠胀。

2. 体征 较大的卵巢异位囊肿可在腹部或妇检时扪及囊性包块。囊肿破裂时可出现腹膜刺激征。典型盆腔内异症在妇检时发现子宫多后倾固定，直肠子宫陷凹、宫骶韧带或子宫后壁下段扪及触痛性结节，一侧或双侧附件区扪及囊性不活动包块。若病变累及腹壁切口及脐部等其他部位，在相应部位可触及硬韧、不活动、边界不甚清楚的触痛性结节。病变累及直肠阴道隔时可在阴道后穹隆部扪及或看到隆起的紫蓝色斑点、小结节或包块。

［常考考点］内异症的症状和体征。

要点五 诊断

1. 病史 重点询问月经、妊娠、流产、分娩、家族及手术等病史。

2. 临床表现 育龄妇女有继发性、进行性加剧的痛经和不孕、性交痛或慢性盆腔痛病史，盆腔检查扪及与子宫相连的囊性包块或盆腔内有触痛性结节，即可初步诊断为子宫内膜异位症。

3. 实验室及其他检查 ①影像学检查：B 型超声检查、盆腔 CT、MRI。② CA125 值测定：血清 CA125 值可升高，但一般不超过100U/L。③腹腔镜检查：是目前诊断子宫内膜异位症的最佳方法，在腹腔镜下活检即可确诊，并确定临床分期。

［常考考点］腹腔镜检查是目前诊断子宫内膜异位症的最佳方法。

要点六　西医治疗

（一）药物治疗

目的为抑制卵巢功能，减少内异灶活性及粘连的形成，阻止内异症发展。

1. 非甾体类抗炎药　吲哚美辛、萘普生、布洛芬等。

2. 避孕药　常用低剂量高效孕激素和炔雌醇复合制剂。长期连续服用，造成类似妊娠的人工闭经，称为假孕疗法。每日1片，连续服用6～9个月。

3. 孕激素　通过抑制垂体促性腺激素分泌，导致内膜萎缩和闭经。可用甲羟孕酮20～30mg/d，或炔诺酮5mg/d，连续应用6个月。

4. 孕激素受体拮抗剂　米非司酮具有强抗孕激素作用，每日口服25～100mg，造成闭经使病灶萎缩。

5. 孕三烯酮　能抗雌、孕激素，降低性激素结合蛋白水平，抑制FSH、LH峰值并减少LH均值，使异位内膜萎缩、吸收。每周2～3次，每次2.5mg，连续用药6个月。

6. 促性腺激素释放激素激动剂　其作用与体内的GnRH相似，能耗尽GnRH受体，使Gn减少，出现暂时性绝经。常用药物有亮丙瑞林、戈舍瑞林、曲普瑞林。每隔28日注射一次，共3～6次或更长时间。

（二）手术治疗

目的是去除病灶，恢复正常解剖结构。适用于药物治疗后症状无缓解、病情加剧或生育功能未恢复者，以及较大的卵巢异位囊肿且迫切希望生育者。

1. 保留生育功能手术　适用于年轻、有生育要求的患者。手术范围为切净或破坏所见的异位内膜灶，分离粘连，保留子宫和附件。

2. 保留卵巢功能手术　切除盆腔内病灶及子宫，保留至少一侧或部分卵巢，又称半根治手术。适用于Ⅲ、Ⅳ期，症状明显且无生育要求的45岁以下患者。

3. 根治性手术　将子宫、双侧附件及盆腔内所有异位内膜病灶予以切除和清除。卵巢切除后，体内残留异位内膜灶可逐渐自行萎缩退化直至消失。适用于45岁以上重症患者。

4. 手术与药物联合治疗　术前先用药物治疗3～6个月使异位内膜灶缩小、软化，有利于手术操作和缩小手术范围。术后也可给予药物治疗3～6个月，降低复发率。

［常考考点］内异症的西医药物和手术治疗。

要点七　中医辨证论治

证型	辨证要点	治法	方剂
气滞血瘀证	经前、经行小腹胀痛、拒按，甚或前后阴坠胀欲便；经血紫黯有块，块下痛减，经量或多或少，腹中积块，固定不移，胸闷乳胀，或不孕；舌紫暗或有瘀点、瘀斑，脉弦或涩	理气活血，活血祛瘀	膈下逐瘀汤
寒凝血瘀证	经前或经行小腹冷痛、绞痛，拒按，得热痛减，经行量少，色紫黯，或经血淋漓不净，或月经延期，不孕，下腹结块，固定不移，形寒肢冷，面色青白；舌紫暗，苔薄白，脉沉弦或紧	温经散寒，活血祛瘀	少腹逐瘀汤
瘀热互结证	经前或经期小腹疼痛，有灼热感，拒按，遇热痛增，月经先期、量多，经色深红，质黏稠夹血块，心烦口渴，溲黄便结，或不孕，性交疼痛，盆腔结节包块触痛明显；舌红有瘀点或舌暗红，苔黄，脉弦数	清热凉血，活血祛瘀	清热调血汤加红藤、薏苡仁、败酱草
痰瘀互结证	下腹结块，经前、经期小腹掣痛，拒按，婚久不孕，平时形体肥胖，头晕沉重，胸闷纳呆，呕恶痰多，带下量多，色白质黏，无味；舌淡胖而紫黯，或舌边尖有瘀斑、瘀点，苔白滑或白腻，脉细	理气化痰，活血逐瘀	苍附导痰汤合桃红四物汤
气虚血瘀证	经行腹痛，喜按喜温，经量或多或少，色淡质稀，婚久不孕，面色少华，神疲乏力，纳差便溏，盆腔结节包块；舌淡暗，边有齿痕，苔薄白或白腻，脉细无力或细涩	益气活血，化瘀散结	理冲汤

续表

证型	辨证要点	治法	方剂
肾虚血瘀证	经行腹痛，痛引腰骶，月经先后无定期，经量或多或少，色淡黯质稀，或有血块，不孕或易流产，头晕耳鸣，腰膝酸软，性欲减退，盆腔可扪及结节或包块；舌淡暗或有瘀点，苔薄白，脉沉细而涩	补肾益气，活血化瘀	归肾丸合桃红四物汤

［常考考点］子宫内膜异位症的辨证论治。

【知识纵横比较】

痛经与子宫内膜异位症 / 子宫腺肌病的证治比较

痛经		子宫内膜异位症 / 子宫腺肌病	
证型	方剂	证型	方剂
气滞血瘀证	膈下逐瘀汤	气滞血瘀证	膈下逐瘀汤
寒湿凝滞证	少腹逐瘀汤	寒凝血瘀证	少腹逐瘀汤
湿热瘀阻证	清热调血汤	瘀热互结证	清热调血汤
气血虚弱证	黄芪建中汤	痰瘀互结证	苍附导痰汤合桃红四物汤
肝肾亏损证	调肝汤	气虚血瘀证	理冲汤
—	—	肾虚血瘀证	归肾丸合桃红四物汤

【例题实战模拟】

A1 型题

1. 治疗轻度子宫内膜异位症，应采取的治疗措施是

A. 避孕药治疗　B. 高效孕激素治疗　C. 保留卵巢功能手术　D. 根治性手术　E. 假绝经疗法

2. 治疗子宫内膜异位症气滞血瘀证，应首选的方剂是

A. 温经汤　B. 桃红四物汤　C. 少腹逐瘀汤　D. 失笑散　E. 膈下逐瘀汤

A2 型题

3. 患者，女，32 岁，已婚。继发加重性痛经伴经量过多 4 年，经服百消丹治疗，效果欠佳。经期小腹冷痛，喜温畏冷，经血有块，块下痛减，形寒肢冷，舌暗苔白，脉弦紧。已确诊为子宫内膜异位症，治疗应首选

A. 炔诺酮加膈下逐瘀汤　B. 炔诺酮加血府逐瘀汤　C. 甲羟孕酮加少腹逐瘀汤

D. 甲羟孕酮加膈下逐瘀汤　E. 炔诺酮加桃红四物汤

4. 患者，女，31 岁，已婚。人工流产术后 1 年，经行腹痛逐逝加重，灼痛难忍，拒按，月经量多，色深红，舌红苔黄，脉弦数；妇科检查：后穹窿可触及蚕豆大小的触痛性结节。治疗应首选

A. 血府逐瘀汤　B. 清热调血汤　C. 膈下逐瘀汤　D. 失笑散　E. 银甲丸

【参考答案】

1. A　2. E　3. C　4. B

细目二　子宫腺肌病

【考点突破攻略】

要点一　概念

当子宫内膜腺体及间质侵入子宫肌层时，称为子宫腺肌病。本病属中医学“痛经”“癥瘕”“月经不调”等范畴。

要点二　西医病因病理

（一）病因

多认为由于子宫内膜基底层缺乏黏膜下层，基底层内膜细胞侵入子宫肌层所致。可能由于遗传因素及多次妊娠和分娩时子宫壁的创伤、慢性子宫内膜炎或高水平雌孕激素使基底层子宫内膜侵入肌层为患。

（二）病理

1. 巨检　病灶有弥漫型及局限型两种。多为弥漫性生长，子宫呈均匀增大，剖面见肌层明显增厚且硬，无漩涡状结构，在肌壁中见到粗厚的肌纤维带和微囊腔，腔中偶见陈旧血液。少数病灶呈局限性生长形成结节或团块，似肌壁间肌瘤，称子宫腺肌瘤。腺肌瘤不同于肌瘤之处在于其周围无包膜存在。

2. 镜检　特征为肌层内有呈岛状分布的异位内膜腺体与间质。因异位内膜细胞属基底层内膜，对卵巢激素特别是孕激素不敏感，故异位腺体常处于增生期，偶见分泌期改变。

[常考考点] 子宫腺肌病的镜检特征是肌层内有呈岛状分布的异位内膜腺体与间质。

要点三　中医病因病机

参见“子宫内膜异位症”。

要点四　临床表现

主要表现为经量增多、经期延长及进行性加剧的痛经。妇科检查时子宫呈均匀性增大或有局限性结节隆起，质硬有压痛，经期压痛尤著。

[常考考点] 子宫腺肌病的临床表现。

要点五　诊断

根据临床症状与体征可作出初步诊断，B 型超声和 MRI、血清 CA125 检查有一定帮助，确诊需行组织病理学检查。

要点六　西医治疗

1. 药物治疗　对于症状较轻、有生育要求及近绝经期患者可试用孕三烯酮、GnRH-α 或左炔诺孕酮宫内缓释系统（LNG-IUS）治疗。

2. 手术治疗　年轻或希望生育的子宫腺肌病患者，可试行病灶切除术；对症状严重、无生育要求或药物治疗无效者，应行全子宫切除术。是否保留卵巢，取决于卵巢有无病变和患者年龄。

要点七　中医辨证论治

参见“子宫内膜异位症”。

【知识纵横比较】

中西医结合妇产科学常见病气滞血瘀证的用方比较

疾病	气滞血瘀证用方
子宫内膜异位症 / 子宫腺肌病	膈下逐瘀汤
子宫肌瘤	膈下逐瘀汤
经前期综合征	血府逐瘀汤
多囊卵巢综合征	膈下逐瘀汤
痛经	膈下逐瘀汤
闭经	血府逐瘀汤

【例题实战模拟】

A1 型题

1. 下列哪项不是子宫腺肌病的病因

A. 多次妊娠　B. 分娩时子宫壁创伤　C. 慢性子宫内膜炎　D. 高雌激素刺激　E. 慢性盆腔炎

2. 下列关于子宫腺肌病的叙述，错误的是

A. 多发生于子宫肌瘤摘除术后　B. 痛经是主要症状　C. 子宫多均匀增大

D. 过量雌激素的刺激是病因之一　E. 对性激素治疗缺乏反应

【参考答案】

1. E　2. A

第二十二单元　子宫脱垂

要点一　概念

子宫脱垂是指子宫从正常位置沿阴道下降，宫颈外口达坐骨棘水平以下，甚至子宫全部脱出于阴道口外。本病相当于中医学的“阴挺”“阴菌”等。

要点二　西医病因

1. 妊娠、分娩　为主要病因。

2. 衰老　在盆底松弛中具有重要作用。

3. 长期腹压增加　慢性咳嗽、长期排便困难、经常超重负荷、腹部巨大肿瘤、大量腹水等均使腹内压力增加，迫使子宫下移。

4. 医源性原因。

要点三　中医病因病机

主要病机是冲任不固，带脉失约，提摄无力。常见病因有中气下陷、肾气亏虚和湿热下注。

［常考考点］子宫脱垂的病机是冲任不固，带脉失约，提摄无力。

要点四　临床表现及分度

（一）临床表现

1. 症状　Ⅰ度患者一般无不适。Ⅱ度以上患者常有不同程度的腰骶部疼痛或下坠感；站立过久、劳累后或腹压增加时子宫脱垂症状明显。Ⅲ度常伴有排尿排便异常。脱出在外的子宫及阴道黏膜长期与衣裤摩擦导致宫颈、阴道壁溃疡，甚至出血；继发感染时有脓血分泌物渗出。

2. 体征　嘱病人向下屏气，增加腹压时子宫颈外口达坐骨棘水平以下或露于阴道口。子宫脱垂常伴有直肠、膀胱脱垂，阴道黏膜多增厚，宫颈肥大并延长。

（二）分度

检查时嘱患者平卧并用力向下屏气。

Ⅰ度　轻型：子宫颈外口距处女膜缘＜ 4cm，但未达处女膜缘。

重型：宫颈外口已达处女膜缘，在阴道口可见到宫颈。

Ⅱ度　轻型：子宫颈已脱出阴道口，但宫体仍在阴道内。

重型：宫颈及部分宫体已脱出于阴道口。

Ⅲ度　子宫颈及宫体全部脱出至阴道口外。

［常考考点］子宫脱垂的分度。

要点五　诊断

1. 病史　多有滞产、第二产程延长、难产、助产术等病史，以及长期腹压增加、体弱、营养不良、产后过早从事体力劳动等。

2. 临床表现　子宫脱垂，常伴有不同程度的腰骶部疼痛或下坠感。重度子宫脱垂者，常伴有排尿排便异常。

要点六　西医治疗

1. 保守治疗　子宫托适用于子宫脱垂和阴道前后壁脱垂。但重度子宫脱垂伴盆底肌明显萎缩、宫颈或阴道壁有炎症或溃疡者均不宜使用，经期停用。

2. 手术疗法　目的是消除症状，修复盆底支持组织。

（1）曼氏手术：行阴道前后壁修补、主韧带缩短及宫颈部分切除，适用于较年轻、宫颈较长、希望保留生育功能的Ⅱ、Ⅲ度子宫脱垂伴阴道前、后壁脱垂患者。

（2）阴式子宫全切除及阴道前后壁修补术：适用于Ⅱ、Ⅲ度子宫脱垂伴阴道前、后壁脱垂，年龄较大无生育要求且无手术禁忌者。

（3）阴道封闭术：分阴道半封闭术和阴道全封闭术。适用于年老体弱不能耐受较大手术、不需保留性交功能者。

（4）盆底重建手术：可经阴道、经腹腔镜或经腹完成。

［常考考点］子宫托和手术治疗的适应证。

【知识纵横比较】

保守治疗和手术治疗的适应证

西医治疗	方法	适应证
保守治疗	子宫托	适用于子宫脱垂和阴道前后壁脱垂，但重度子宫脱垂伴盆底肌明显萎缩、宫颈或阴道壁有炎症或溃疡者均不宜使用，经期和妊娠期停用
手术治疗	曼式手术	适用于较年轻、宫颈较长、希望保留生育功能的Ⅱ、Ⅲ度子宫脱垂伴阴道前、后壁脱垂患者
	阴式子宫全切除及阴道前后壁修补术	适用于Ⅱ、Ⅲ度子宫脱垂伴阴道前、后壁脱垂，年龄较大无生育要求且无手术禁忌者
	阴道封闭术	适用于年老体弱不能耐受较大手术、不需保留性交功能者
	盆底重建手术	可经阴道、经腹腔镜或经腹完成

要点七　中医辨证论治

以益气升提、补肾固脱为主要治法。

证型	辨证要点	治法	方剂
中气下陷证	阴中有物突出，劳则加剧，小腹下坠，神倦乏力，少气懒言，或面色无华；舌淡，苔薄，脉缓弱	补益中气，升阳举陷	补中益气汤加枳壳
肾气亏虚证	阴中有物脱出，久脱不复，腰酸腿软，头晕耳鸣，小便频数或不利，小腹下坠；舌质淡，苔薄，脉沉弱	补肾固脱，益气升提	大补元煎加黄芪、升麻、枳壳
湿热下注证	阴中有物脱出，表面红肿疼痛，甚或溃烂流液，色黄气秽；舌质红，苔黄腻，脉弦数	清热利湿	龙胆泻肝汤合五味消毒饮

［常考考点］子宫脱垂的辨证论治。

【例题实战模拟】

A1 型题

1. Ⅱ度子宫脱垂是指

A. 宫颈外口距处女膜缘＜ 4cm　　B. 宫颈已脱出阴道口，宫体仍在阴道内

C. 宫颈外口达处女膜缘　　D. 宫颈及宫体全部脱出至阴道口外

E. 宫颈外口距处女膜缘＜ 2cm

2. 子宫脱垂湿热下注证的治疗方法是

A. 清热解毒　B. 宁心安神　C. 补肾固脱　D. 益气升提　E. 清热利湿

3. 治疗子宫脱垂肾虚证，应首选

A. 固阴煎　B. 保阴煎　C. 大补元煎　D. 一阴煎　E. 一贯煎

A2 型题

4. 患者，女，68 岁。阴中有块状物脱出 10 年余，劳则加剧，平卧则回纳，小腹下坠，四肢乏力，少气懒言，面色无华，舌淡，苔薄，脉虚细；妇科检查诊断为子宫脱垂。其中医治法是

A. 补益中气，升阳举陷　B. 补肾固脱，益气升提　C. 清热利湿，升阳固脱

D. 益气养血，温阳固脱　E. 补肾健脾，升阳固脱

【参考答案】

1. B　2. E　3. C　4. A

第二十三单元　不孕症

【考点突破攻略】

要点一　概念、分类

不孕症是指女性无避孕性生活至少 12 个月而未孕。分为原发性和继发性两类，其中既往从未有过妊娠史，无避孕且从未妊娠者称为原发性不孕；后者指既往有过妊娠史，而后无避孕连续 12 个月未妊娠者。我国不孕症发病率为 7% ～ 10%。原发性不孕相当于中医学“全不产”“绝产”“绝嗣”“绝子”等，继发性不孕为“断续”。

要点二　西医病因

不孕症病因有女方因素、男方因素或不明原因等。女方因素占 60% ～ 70%，男方因素占 10% ～ 30%，不明原因占 10% ～ 20%。在女性不孕中，盆腔因素约占 35%，排卵障碍占 25% ～ 35% 。

要点三　中医病因病机

常见病因病机有肾虚（肾气虚、肾阳虚、肾阴虚）、肝气郁结、痰湿壅阻、瘀滞胞宫、湿热内蕴。

要点四　检查与诊断

（一）检查

1. 病史　包括盆腹腔病变、手术史；月经史、婚姻状态及性生活情况、孕产史；既往有无生殖道感染病史以及家族中有无出生缺陷及流产史。

2. 临床表现　可伴有与病因相关的症状。

3. 体格检查　检查体格发育及营养状况、BMI，注意有无雄激素过多体征，如多毛、痤疮及黑棘皮征等。

4. 妇科检查。

5. 女性不孕特殊检查

（1）卵巢功能检查：包括超声检查、基础激素水平测定、基础体温（BBT）测定。

1）超声检查：推荐使用经阴道超声，可监测优势卵泡发育、子宫内膜并诊断盆腔占位。

2）基础激素水平测定：于周期第 2 ～ 4 天测定性激素六项，可反映卵巢的储备功能和基础状态，并诊断多囊卵巢综合征等排卵障碍。

3）基础体温测定：周期性连续的基础体温测定可以大致反映排卵和黄体功能。

（2）输卵管通畅检查：子宫输卵管 X 线造影或子宫输卵管超声造影。

（3）宫腔镜检查：了解宫腔及输卵管开口情况。

（4）腹腔镜检查：直视下观察子宫、附件及其盆腔情况。

（5）其他：染色体检查；免疫试验；CT 或 MRI 检查。

（二）诊断

1. 病史 注意结婚年龄，健康状况，性生活情况，月经史、分娩史及流产史等。注意有无生殖器感染，是否采取避孕措施，有无结核史、内分泌病变史以及腹部手术史。

2. 临床表现 育龄妇女，夫妇同居 1 年，配偶生殖功能正常，未采取避孕措施而未曾妊娠。

［常考考点］不孕症的诊断。

要点五　西医治疗

（一）纠正盆腔器质性病变

1. 输卵管性不孕的治疗 对输卵管阻塞或粘连，可行腹腔镜下输卵管造口术、整形术、吻合术等。经治疗失败可接受辅助生殖技术助孕。

2. 卵巢肿瘤 性质不明的卵巢肿瘤应尽量于不孕症治疗前确诊，必要时手术探查。

3. 子宫病变 子宫内膜息肉、宫腔粘连等如果影响宫腔环境，可行宫腔镜手术。

4. 子宫内膜异位症 应进行腹腔镜的诊断和治疗，对于复发性内异症、卵巢功能明显减退的患者慎重手术。

5. 生殖系统畸形及结核 对因治疗。

6. 免疫性不孕 避免抗原刺激，应用免疫抑制剂。

（二）诱导排卵

1. 氯米芬 首选促排卵药，适用于体内有一定雌激素水平者和下丘脑 – 垂体轴反馈机制健全者。

2. 来曲唑 可抑制雄激素向雌激素的转化，减低雌激素水平。

3. 尿促性素 用于氯米芬抵抗和无效患者。

4. 卵泡刺激素 用于 HMG 治疗失败者。

5. 促性腺激素释放激素 应用 GnRH-α 200～500μg，皮下注射 2～4 周，可以降低 PCOS 患者的 LH 和雄激素水平，再用 HMG、FSH 或 GnRH 脉冲治疗，可提高排卵率和妊娠率，降低 OHSS 和流产率。

6. 溴隐亭 适用于无排卵伴有高催乳素血症者。

（三）不明原因不孕的治疗

目前尚无肯定有效的治疗方法和疗效指标。对卵巢功能减退和年龄＞ 30 岁的夫妇，一般慎重选择期待，可行宫腔内丈夫精液人工授精治疗。

（四）辅助生殖技术

包括人工授精、体外受精 – 胚胎移植及其衍生技术等。

［常考考点］不孕症的西医治疗。

要点六　中医辨证论治

证型	辨证要点	治法	方剂
肾气虚证	婚久不孕，月经不调或停闭，经量或多或少，色黯；头晕耳鸣，腰膝酸软，精神疲倦，小便清长；舌淡，苔薄，脉沉细尺弱	补肾益气，温养冲任	毓麟珠
肾阴虚证	婚久不孕，月经先期量少或量多，色红无块，形体消瘦，腰酸，头目眩晕，耳鸣，五心烦热；舌红苔少，脉细数	滋阴养血，调冲益精	养精种玉汤合清骨滋肾汤
肾阳虚证	婚久不孕，月经后期量少，色淡，或见月经稀发甚则闭经；面色晦暗，腰酸腿软，性欲淡漠，大便不实，小便清长；舌淡，苔白，脉沉细	温肾益气，调补冲任	温肾丸
肝气郁结证	婚久不孕，经前乳房、小腹胀痛，月经周期先后不定，经血夹块，情志抑郁或急躁易怒，胸胁胀满；舌质暗红，脉弦	疏肝解郁，养血理脾	开郁种玉汤
痰湿壅阻证	婚久不孕，经行后期，量少或闭经，带下量多质稠，形体肥胖，头晕，心悸，胸闷呕恶；苔白腻，脉滑	燥湿化痰，调理冲任	启宫丸

续表

证型	辨证要点	治法	方剂
瘀滞胞宫证	婚久不孕，月经后期，经量多少不一，色紫夹块，经行不畅，小腹疼痛拒按，或腰骶疼痛；舌黯或紫，脉涩	活血化瘀，调理冲任	少腹逐瘀汤
湿热内蕴证	继发不孕，月经先期，经期延长，淋漓不断，赤白带下，腰骶酸痛，少腹坠痛，或低热起伏；舌红，苔黄腻，脉弦数	清热除湿，活血调经	仙方活命饮加红藤、败酱草、车前子、薏苡仁

［常考考点］不孕症的辨证论治。

闭经、多囊卵巢综合征和不孕症的证治比较

闭经		多囊卵巢综合征		不孕症	
证型	方剂	证型	方剂	证型	方剂
肾气亏损证	加减苁蓉菟丝子丸	—	—	肾气虚证	毓麟珠
肝肾阴虚证	育阴汤	肾阳虚证	右归丸	肾阳虚证	温肾丸
阴虚血燥证	加减一阴煎	肾阴虚证	左归丸	肾阴虚证	养精种玉汤合清骨滋肾汤
气血虚弱证	人参养荣汤	—	—	—	—
—	—	肝经湿热证	龙胆泻肝汤	湿热内蕴证	仙方活命饮
痰湿阻滞证	丹溪治湿痰方	痰湿阻滞证	苍附导痰丸合佛手散	痰湿壅阻证	启宫丸
气滞血瘀证	血府逐瘀汤	气滞血瘀证	膈下逐瘀汤	肝气郁结证	开郁种玉汤
寒凝血瘀证	温经汤	—	—	瘀滞胞宫证	少腹逐瘀汤

【例题实战模拟】

A1 型题

1. 不孕症肾气虚证的首选治疗方是

A. 毓麟珠　B. 温肾丸　C. 养精种玉汤　D. 开郁种玉汤　E. 苍附导痰丸

2. 启宫丸治疗的不孕症的证型是

A. 肝气郁结证　B. 痰湿阻滞证　C. 肝肾不足证　D. 肾阴虚证　E. 瘀血阻滞证

3. 治疗不孕症血瘀证，应首选

A. 当归补血汤　B. 补阳还五汤　C. 少腹逐瘀汤　D. 桃红四物汤　E. 通窍活血汤

A2 型题

4. 患者，女，28 岁。结婚 2 年不孕，月经先后不定期，23 ～ 56 天一行，行经期 3 ～ 7 天，量少，色黯、有血块，经前乳胀，胸胁胀满，烦躁易怒，舌暗红，苔薄白，脉细弦。妇科盆腔检查正常，基础体温连续测定 4 日均为单相，男方检查未发现异常。治疗应首选

A. 雌激素加少腹逐瘀汤　B. 雌激素加启宫丸　C. 雌激素加开郁种玉汤
D. 氯底酚胺加少腹逐瘀汤　E. 氯底酚胺加开郁种玉汤

B1 型题

A. 二陈汤　B. 苍附导痰丸　C. 启宫丸　D. 丹溪治湿痰方　E. 佛手散

5. 治疗不孕症痰湿阻滞证的方剂是

6. 治疗闭经痰湿阻滞证的方剂是

【参考答案】

1. A　2. B　3. C　4. E　5. C　6. D

第二十四单元 计划生育

细目一 避孕

【考点突破攻略】

要点一 概念

避孕是指采用科学方法使妇女暂时不受孕。

要点二 临床常用避孕方法

有宫内节育器、激素避孕及其他避孕方法。

要点三 放置宫内节育器的适应证、禁忌证及并发症

1. 适应证 已婚育龄妇女自愿要求以 IUD 避孕而无禁忌证者。

2. 禁忌证 ①妊娠或妊娠可疑。②生殖道急性炎症。③人工流产出血多，怀疑有妊娠组织物残留或感染可能；中期妊娠引产、分娩或剖宫产胎盘娩出后，子宫收缩不良有出血或潜在感染可能。④生殖器肿瘤。⑤生殖器畸形如纵隔子宫、双子宫等。⑥宫颈内口过松、重度陈旧性宫颈裂伤或子宫脱垂。⑦严重的全身性疾病。⑧宫腔＜ 5.5cm 或＞ 9.0cm（除外足月分娩后、大月份引产后或放置含铜无支架宫内节育器）。⑨近 3 个月内有月经失调、阴道不规则流血。⑩有铜过敏史。

3. 并发症

（1）子宫穿孔、节育器异位。

（2）节育器嵌顿或断裂。

（3）节育器下移或脱落。

（4）带器妊娠。

［常考考点］宫内节育器放置的禁忌证和并发症。

细目二 人工流产

【考点突破攻略】

要点一 概念

人工流产指采用药物或手术方法终止妊娠。

要点二 药物流产

药物流产是应用药物终止早期妊娠的方法，目前临床常用米非司酮配伍米索前列醇。米非司酮具有抗孕酮特性，同时释放内源性前列腺素，促进子宫收缩及宫颈软化。米索前列醇有兴奋子宫和宫颈软化作用。

1. 适应证 ①正常宫内妊娠，孕龄 7 周以内，自愿要求药物终止妊娠年龄＜ 40 岁的健康育龄妇女。②高危手术流产对象，如瘢痕子宫、多次人工流产及严重骨盆畸形等。③对手术流产有恐惧或顾虑心理者。

2. 禁忌证 ①有使用米非司酮的禁忌证：肾上腺疾患、糖尿病及其他内分泌疾病、肝肾功能异常、妊娠期皮肤瘙痒史、血液病和血栓性疾患、与甾体激素有关的肿瘤。②有使用米索前列醇的禁忌证：心血管系统疾病、青光眼、胃肠功能紊乱、高血压、哮喘、癫痫、贫血。③其他：过敏体质、带器妊娠、宫外孕或可疑宫外孕、妊娠剧吐，长期服用抗结核、抗癫痫、抗抑郁、抗前列腺素药物等。

要点三　手术流产

手术流产指采用手术方法终止妊娠，包括负压吸引术与钳刮术。

（一）负压吸引术

1. 适应证　①妊娠 10 周内要求终止妊娠而无禁忌证者。②妊娠 10 周内因某种疾病而不宜继续妊娠者。

2. 禁忌证　①生殖器官炎症。②各种疾病的急性期或严重的全身性疾病不能耐受手术者。③术前两次体温高于 37.5℃者。

（二）钳刮术

1. 适应证　妊娠 10 ～ 14 周内要求终止妊娠而无禁忌证者，或因某种疾病而不宜继续妊娠或其他流产方法失败者。

2. 禁忌证　同负压吸引术。

［常考考点］药物流产和手术流产的适应证和禁忌证。

细目三　节育措施常见不良反应的中医药治疗

【考点突破攻略】

要点一　月经异常

证型	辨证要点	治法	方剂
肝郁血瘀证	宫内置环后出现经量多于既往月经量或行经时间延长，经色黯红，有血块或经行不畅，胸胁、乳房胀痛，嗳气口苦；舌暗红，苔薄，脉弦涩	理气化瘀止血	四草止血方
阴虚血瘀证	宫内置环后出现经量多于既往月经量或行经时间延长，经色黯红，有血块或经行不畅，潮热颧红，咽干口燥，手足心热；舌红，苔少，脉细数	养阴清热，化瘀止血	二至丸加生地黄、炒蒲黄、茜草、山萸肉
气虚血瘀证	宫内置环后出现经量多于既往月经量或行经时间延长，经色黯红，有血块或经行不畅，神疲体倦，面色㿠白，手足心热；舌红，苔少，脉细数	益气化瘀止血	举元煎合失笑散加血余炭、茜草
瘀热互结证	宫内置环后出现经量多于既往月经量或行经时间延长，经色黯红，有血块或经行不畅，心烦口渴，或伴发热，溲赤便结；舌红，苔薄，脉弦数	清热凉血，化瘀止血	清经散去黄柏，熟地黄改为生地黄，加茜草、三七、地榆炭

要点二　流产术后出血

证型	辨证要点	治法	方剂
瘀阻胞宫证	出血量时多时少，或淋漓不净，色紫黯，有血块，小腹阵发性疼痛，腰骶酸胀；舌紫暗，脉细涩	活血化瘀，固冲止血	生化汤加益母草、炒蒲黄
气血两虚证	出血量多，或淋漓不净，色淡红或稍黯，小腹坠胀，或伴腰痛，腰酸下坠，神疲乏力，纳食欠佳，夜寐欠佳；舌淡红，脉细无力	益气养血，固冲止血	八珍汤加海螵蛸、炙黄芪
湿热蕴滞证	出血量时多时少，色紫黯如败酱，质黏腻，有臭气，小腹作痛，腰酸下坠，纳呆口腻，小便黄；舌红或有紫点，苔黄腻，脉细数	清利湿热，化瘀止血	固经丸加马齿苋、薏苡仁、仙鹤草

细目四　输卵管绝育术

【考点突破攻略】

要点一　适应证与禁忌证

（一）开腹输卵管结扎术

1. 适应证　①已婚妇女，夫妇双方自愿绝育者。②由于疾病因素，不宜生育者。

2. 禁忌证　① 24 小时内体温 2 次≥ 37.5℃。②全身情况不佳不能耐受手术者。③严重的神经官能症。④各种疾病急性期、盆腔炎性疾病、腹壁皮肤感染等。

（二）经腹腔镜输卵管绝育术

1. 适应证　同上。

2. 禁忌证　主要为腹腔粘连、心肺功能不全、膈疝等，余同开腹输卵管结扎术。

要点二　并发症

1. 出血或血肿。
2. 感染。
3. 脏器损伤，包括膀胱损伤、肠管损伤、输卵管系膜撕裂与血肿。
4. 输卵管再通。其发生与手术时期、结扎方法本身缺陷以及术者的技术误差有关。

［常考考点］绝育手术的适应证和禁忌证。

细目五　计划生育措施的选择

【考点突破攻略】

要点一　新婚期

多采用口服短效避孕药、避孕套或女性外用避孕药。一般不选用宫内节育器。

要点二　哺乳期

多采取避孕套、IUD，不宜选用药物避孕。

要点三　生育后期

各种避孕方法均适用，无生育要求者最好行绝育术。

要点四　绝经过渡期

可选用避孕套，亦可选用 IUD。

【例题实战模拟】

A1 型题

1. 不能产生避孕效果的是
   A. 宫内节育器　B. 阴茎套　C. 安全期性交　D. 服用避孕药物　E. 性交后冲洗

2. 下列不属于宫内节育器放置禁忌证的是
   A. 月经过多过频　B. 生殖器急慢性炎症　C. 正常产后 3 个月
   D. 子宫畸形，宫口过松　E. 严重全身性疾病

3. 以下属于人工流产适应证的是
   A. 避孕失败要求终止妊娠者　B. 急性乙型肝炎合并妊娠　C. 妊娠合并急性肾功能衰竭

D. 妊娠 35 周　　　　　　　　　　　　E. 妊娠伴急性心衰

4. 下列各项，不属于人工流产并发症的是

A. 人流综合征　　B. 子宫穿孔　　C. 人流后宫缩不良　　D. 人流不全　　E. 人流术后感染

A2 型题

5. 患者，女，25 岁，已婚。顺产后 6 个月，在哺乳中，身体健康，月经正常。最适宜的计划生育措施是

A. 口服避孕药　　B. 外用避孕药　　C. 安全期避孕　　D. 放置宫内节育器　　E. 行绝育术

【参考答案】

1. E　2. C　3. A　4. C　5. D

中西医结合儿科学

全面精讲班
中西医结合儿科学

【本章通关攻略】

中西医结合儿科学是中西医结合专业的一门临床课程，在历年的中西医结合执业医师资格考试中占据非常重要的地位。其中实践技能考试中可能会有一道病案分析题，占 20 分（实践技能总分 100 分）；综合笔试考试中，每年出题约 50 道，占 50 分左右（综合笔试总分 600 分）。

本科目重点考查儿科临床的常见病和多发病，如新生儿病理性黄疸、急性上呼吸道感染、肺炎、支气管哮喘、病毒性心肌炎、鹅口疮、胃炎、小儿腹泻病、急性肾小球肾炎、肾病综合征、病毒性脑炎、注意力缺陷多动障碍、免疫性血小板减少症、儿童期糖尿病、风湿热、过敏性紫癜、蛋白质－能量营养不良、维生素 D 缺乏性佝偻病及儿科感染性疾病。

学习本科目，应重点掌握各种常见病、多发病的诊断、西医治疗原则和使用药物、中医辨证论治。常采用比较的方法、纵横联系的方法，对相关知识进行总结归纳。

第一单元　儿科学基础

细目一　小儿年龄分期与生长发育

【考点突破攻略】

要点一　年龄分期标准

古代医籍对小儿年龄分期划分比较详细的是《寿世保元》，其中指出：“夫小儿半周两岁为婴儿，三四岁为孩儿，五六岁为小儿，七八岁为龆龀，九岁为童子，十岁为稚子矣。”现代儿科学一般将其分为七个阶段。各期之间既有区别，又相互联系，不能截然分开。

1. 胎儿期　从受精卵形成到小儿出生统称为胎儿期。胎龄从孕妇末次月经的第一天算起为 40 周，280 天，以 4 周为一个妊娠月，即“怀胎十月”。

2. 新生儿期　自出生后脐带结扎开始至生后满 28 天称为新生儿期。围生期又称围产期，是指胎龄满 28 周至生后 7 足天。

3. 婴儿期　从出生到满 1 周岁为婴儿期。

4. 幼儿期　1 ～ 3 周岁称为幼儿期。

5. 学龄前期　3 周岁后至入小学前（6 ～ 7 岁）为学龄前期，也称幼童期。

6. 学龄期　从 6 ～ 7 周岁入小学至青春期之前（一般为女 12 岁，男 13 岁）称学龄期。

7. 青春期　从第二性征出现到生殖功能基本发育成熟、身高基本停止增长的时期称为青春期。一般女孩自 11 ～ 12 岁到 17 ～ 18 岁，男孩自 13 ～ 14 岁开始到 18 ～ 20 岁。近年来，小儿进入青春期的平均年龄有提早的趋势。

［常考考点］小儿的年龄分期时间界定。

要点二　各年龄期特点及预防保健

1. 胎儿期　胎儿期完全依靠母体而生存，以组织与器官的迅速生长和功能渐趋成熟为其主要特点，尤其妊娠早期是机体各器官形成的关键时期。此时如受到各种不利因素的影响，便可影响胎儿各器官的正常分化，从而造成流产或各种畸形。因此孕期保健必须从妊娠早期开始。

2. 新生儿期 此时小儿开始独立生活，是适应外界环境的阶段。由于生理调节和适应能力不成熟，受内、外环境的影响较大。因此，此期小儿的发病率高，常有产伤、感染、窒息、出血、溶血及先天畸形等疾病发生。新生儿期保健重点强调合理喂养、保暖及预防感染等。

围生期包括了胎儿晚期、分娩过程和新生儿早期，是小儿经历巨大变化、生命遭受最大危险的时期。此期的死亡率是衡量一个国家或地区的产科和新生儿科质量的一项重要指标，重视优生优育必须抓好围生期保健。

3. 婴儿期 此期是小儿生长发育最迅速的时期，需要摄入的热量和营养素（尤其是蛋白质）特别高，但由于其消化和吸收功能尚不够完善，因此容易发生消化功能紊乱和营养不良；半岁以后，因从母体获得的被动免疫力逐渐消失，而自身免疫功能尚未成熟，易患感染性疾病，故应提倡母乳喂养，科学育儿，同时应做好计划免疫。

4. 幼儿期 此期小儿生长速度稍减慢，但活动范围增大，接触周围事物增多，故智能发育较前突出，语言、思维和交往能力增强，但对危险事物的识别能力差，应注意防止意外创伤和中毒；断乳和添加其他食物须在幼儿早期完成，因此要注意保证营养，防止营养不良和消化功能紊乱。

5. 学龄前期 此期生长速度减慢，但智能发育更趋完善，好奇多问，求知欲旺，模仿性强，具有较大的可塑性，是小儿性格特点形成的关键时期，因此要注意培养其良好的道德品质和生活习惯，为入学做好准备。学龄前期儿童易患肾炎、风湿热等疾病，应注意防治。

6. 学龄期 此期体格生长稳步增长，除生殖系统外其他器官的发育到本期末已接近成人水平。脑的形态发育基本完成，智能发育进一步成熟，控制、理解、分析和综合能力增强，是接受科学文化教育的重要时期。发病率较前有所降低，但要注意预防近视和龋齿，端正坐、立、行的姿势，安排有规律的生活和学习，保证充足的营养和睡眠。

7. 青春期 此期主要特点为体格生长再度加速，出现第二个高峰，继而生殖系统发育渐趋成熟，性别差异显著，女孩出现月经，男孩发生遗精，第二性征逐渐明显。此时由于神经内分泌调节不稳定，常出现心理、行为和精神方面的不稳定。此期疾病多与内分泌及自主神经系统的功能紊乱有关，如甲状腺肿、贫血，女孩出现月经不规则、痛经等。在保健方面，除保证供给足够的营养以满足生长发育迅速增加所需外，尚应根据其心理和生理上的特点，加强教育和引导，使之树立正确的人生观。

［常考考点］小儿各年龄期特点及预防保健要点。

要点三　小儿体格生长指标

1. 体重 正常新生儿出生时的体重平均为 3kg，生后 3 月龄的婴儿体重约为出生时的 2 倍；12 月龄时婴儿体重约为出生时的 3 倍，是第一个生长高峰；2 岁时婴儿体重约为出生时的 4 倍；2 岁后到 11 ～ 12 岁前每年体重增长约 2kg。为便于临床应用，可按公式粗略估计体重：

≤ 6 月龄婴儿	体重 = 出生时体重（kg）+ 月龄 ×0.7（kg）
7 ～ 12 月龄婴儿	体重 =6（kg）+ 月龄 ×0.25（kg）
1 岁至青春前期	体重 = 年龄 ×2（kg）+8（kg）

2. 身高（长） 身高是指头顶到足底的全身垂直长度；＜ 3 岁的儿童立位测量不易准确，应仰卧位测量，称身长；3 岁以后用站立测量为身高，立位与仰卧位测量值相差 1 ～ 2cm。正常新生儿出生时的身长平均约 50cm；第 1 年内增长最快，约 25cm；第 2 年增长稍慢，约 10cm；2 岁时身长约 85cm。身高在进入青春早期时出现第二次增长高峰，速度达儿童期的 2 倍，持续 2 ～ 3 年。

2 ～ 12 岁身高（长）的估算公式：身高（cm）=7× 年龄 +75

3. 头围 自双眉弓上缘处，经过枕骨大节绕头 1 周的长度为头围。新生儿头围平均 34cm，在第一年的前 3 个月和后 9 个月头围都约增长 6cm，故 1 岁时头围为 46cm；生后第 2 年头围增长减慢，2 岁时头围 48cm，5 岁时为 50cm，15 岁时接近成人为 54 ～ 58cm。头围测量在 2 岁前最有价值，头围过大常见于脑积水和佝偻病后遗症，头围过小提示脑发育不良。

4. 胸围 用软尺由乳头向后背绕肩胛角下缘绕胸一周的长度为胸围。出生时胸围平均为 32cm，比头围小 1 ～ 2cm，1 周岁左右头、胸围相等，以后胸围逐渐大于头围。1 岁至青春前期胸围超过头围的厘米数约等于小儿岁数减 1。

［常考考点］小儿体重、身高（长）、头围、胸围的正常值及计算方法。

要点四　各年龄段呼吸、脉搏、血压常数及计算方法

1. 呼吸、脉搏　各年龄小儿呼吸、脉搏比较，见下表：

各年龄组小儿呼吸、脉搏次数（每分钟）

年龄	呼吸	脉搏	呼吸 / 脉搏
新生儿	45 ～ 40	140 ～ 120	1∶3
≤ 1 岁	40 ～ 30	130 ～ 110	1∶（3 ～ 4）
1^+ ～ 3 岁	30 ～ 25	120 ～ 100	1∶（3 ～ 4）
3^+ ～ 7 岁	25 ～ 20	100 ～ 80	1∶4
7^+ ～ 14 岁	20 ～ 18	90 ～ 70	1∶4

2. 血压测量　血压时应根据不同年龄选择不同宽度的袖带，应为上臂长度的 1/2 ～ 2/3，袖带过宽时测得血压值较实际为低，过窄时则较实际为高。新生儿和小婴儿可用多普勒血压测量仪测定收缩压，或用简易的潮红法测量。小儿年龄愈小血压愈低。

儿童时期正常血压可用公式推算：收缩压（mmHg）=2× 年龄（岁）+80；舒张压（mmHg）= 收缩压 ×2/3。（kPa 值 =mmHg 测定值 ÷7.5）

［常考考点］小儿呼吸、脉搏及血压与年龄的关系。

要点五　骨骼和牙齿发育指标

1. 颅骨发育　根据头围大小，骨缝和前、后囟闭合迟早来衡量颅骨的发育。前囟为顶骨和额骨边缘形成的菱形间隙，其大小以对边中点连线长度进行衡量，出生时 1.0 ～ 2.0cm，以后随颅骨发育而增大，6 个月后逐渐骨化而变小，在 1 ～ 1.5 岁时闭合。后囟在出生时即已很小或已闭合，最迟于生后 2 ～ 4 个月闭合。颅骨缝在生后 3 ～ 4 个月闭合。检查前囟门对儿科临床很重要，早闭或过小见于小头畸形；迟闭、过大见于佝偻病、先天性甲状腺功能低下症等；前囟饱满常提示颅内压增高，见于脑积水、脑炎、脑膜炎和脑肿瘤等疾病；凹陷则见于脱水或极度消瘦者。

2. 脊柱发育　脊柱的变化反映椎骨的发育。3 个月左右随着抬头动作的发育出现颈椎前凸；6 个月后会坐时，出现向后凸的胸曲；1 岁会走时出现腰椎前凸，至 6 ～ 7 岁时这 3 个脊柱自然弯曲才被韧带所固定，脊柱的生理弯曲使身体姿势得到平衡。

3. 长骨发育　临床上，婴儿早期应摄膝部 X 线片，年长儿摄左手腕骨的正位片，了解骨的发育，判断骨龄。腕部出生时无骨化中心，其出现的时间次序为：3 个月左右有头状骨、钩骨；约 1 岁时出现下桡骨骺；2 ～ 2.5 岁有三角骨；3 岁左右有月骨；3.5 ～ 5 岁出现大、小多角骨；5 ～ 6 岁时有舟骨；6 ～ 7 岁有下尺骨骺；9 ～ 10 岁时出现豆状骨。10 岁时出全，共 10 个。故 1 ～ 9 岁腕部骨化中心的数目约为其岁数加 1。临床常测定骨龄以协助诊断某些疾病，如生长激素缺乏症和甲状腺功能低下症、肾小管酸中毒等骨龄明显延后；中枢性性早熟和先天性肾上腺皮质增生症则骨龄常超前。

4. 牙齿的发育　牙齿可分为乳牙和恒牙两种，乳牙 20 个，恒牙 32 个。约自 6 个月起（4 ～ 10 个月）乳牙开始萌出，12 个月尚未出牙者可视为异常，乳牙最晚 2 岁半出齐。2 岁以内乳牙的数目约为月龄减 4（或 6）。6 ～ 7 岁乳牙开始脱落换恒牙。

［常考考点］颅骨、长骨和牙齿的正常发育情况。

要点六　感觉、运动和语言发育

1. 感觉发育

（1）视觉：新生儿已有视觉感应功能，但视觉不敏锐，只能短暂注视和反射性地跟随较近处（15 ～ 20cm 内）缓慢移动的物体，可出现一时性斜视和眼球震颤，3 ～ 4 周内消失。新生儿后期视觉感知发育迅速，1 个月可凝视光源，开始有头眼协调；3 ～ 4 个月看自己的手；4 ～ 5 个月认识母亲面容，初步分辨颜色，喜欢红色；1 ～ 2 岁喜看图画，能区别形状；6 岁视深度已充分发育，视力达 1.0。

（2）听觉：出生时中耳鼓膜有羊水潴留，听力较差；3 ～ 7 日后羊水逐渐吸收听觉已相当好；3 ～ 4 个月时头可转向声源，听到悦耳声时会微笑；7 ～ 9 个月时能确定声源，开始区别语言的意义；1 岁时听懂自己的名字；2 岁后能区别不

同声音；4岁听觉发育完善。

2. 运动发育 运动发育或称神经运动发育，可分为大运动（包括平衡）和细运动两大类。发育规律是：自上而下、由近到远、由不协调到协调、先正向动作后反向动作。

（1）平衡与大运动：如抬头、翻身、坐、爬、站立、走、跑、跳等。一般小儿3个月抬头较稳，4个月翻身，6个月时能独坐，8～9个月可用双上肢向前爬，1岁能走，2岁会跳，3岁才能快跑。

（2）细动作：是指手指的精细动作。新生儿两手紧握拳，生后3个月时能有意识地握物，3～4个月时能玩弄手中物体，6～7个月时出现换手、捏与敲等探索性动作，9～10个月能用拇指取细小物品，12～15个月时能用匙取食、乱涂画，2～3岁会用筷子，4岁能自己穿衣，绘画及书写。

3. 语言发育 小儿语言要经过发音、理解和表达三个阶段。新生儿啼哭是语言的开始，然后3个月咿呀作语；6个月时能发出个别音节；1岁时能连说两个重音的字，会叫“妈妈”，先单音节、双音节，后组成句子；4岁时能清楚表达自己的意思，能叙述简单事情；6岁时说话完全流利，句法基本正确。

［常考考点］小儿运动发育的规律是：自上而下、由近到远、由不协调到协调、先正向动作后反向动作。

【例题实战模拟】

A1 型题

1. 新生儿期是指出生后脐带结扎开始至满

A. 24天　B. 28天　C. 30天　D. 42天　E. 60天

2. 6周岁小儿按公式计算，体重应为

A. 15kg　B. 16kg　C. 17kg　D. 18kg　E. 20kg

3. 按公式计算，10岁小儿的身高应为

A. 125cm　B. 135cm　C. 145cm　D. 155cm　E. 165cm

4. 正常小儿前囟关闭的年龄是生后

A. 6～8个月　B. 8～10个月　C. 10～12个月　D. 12～18个月　E. 18～24个月

5. 小儿开始出乳牙的年龄是生后

A. 2～3个月　B. 3～6个月　C. 4～10个月　D. 7～11个月　E. 9～12个月

B1 型题

A. 囟门隆起　B. 囟门凹陷　C. 囟门迟闭　D. 囟门早闭　E. 囟门宽大

6. 脑炎的常见体征是

7. 失水的常见体征是

【参考答案】

1. B　2. E　3. C　4. D　5. C　6. A　7. B

细目二　小儿生理特点、病理特点

【考点突破攻略】

要点一　生理特点

1. 脏腑娇嫩、形气未充 脏腑，即五脏六腑；娇嫩，即娇气、嫩弱之意；形，指形体结构，即四肢百骸，筋肉骨骼，精血津液等；气，指生理功能活动，如肺气、脾气、肾气等；充，即充实、完善之意。所谓脏腑娇嫩、形气未充，即小儿时期机体各系统和器官的形态发育及生理功能都处在不断成熟和不断完善的过程中。《灵枢·逆顺肥瘦》曰：“婴儿者，其肉脆、血少、气弱。”《小儿药证直诀·变蒸》说：“五脏六腑，成而未全……全而未壮”。这些都是对此特点的论述。五脏六腑的形和气皆属不足，其中尤以肺、脾、肾三脏更为突出，故曰小儿“肺常不足”“脾常不足”“肾常虚”。

肺位在上，为娇脏，主一身之气，司呼吸，主宣发肃降，开窍于鼻，外合皮毛。小儿肺脏尤娇，肺常不足，表现为呼吸不匀，息数较促，容易感冒、咳喘；小儿腠理疏松，肌肤薄嫩，卫外不固，感受外邪，从口鼻皮毛而入，首先犯肺。其他脏腑病变亦可累及肺，继之发病。

脾胃为后天之本，脾主运化水谷精微，升清降浊，为气血生化之源。小儿处于生长发育时期，年龄越小，生长发育速度越快，因而对营养物质的需求相对于成人较多，故脾胃功能相对不足，小儿脾常不足表现为运化力弱，饮食要注意有常、有节，否则易出现腹痛、积滞、吐泻。

肾为先天之本，肾藏精，主水，主纳气。小儿肾常虚表现为肾气未盛，肾精未充，骨骼未坚，齿未长或长而未坚；青春期前的女孩无“月事以时下”，男孩无“精气溢泻”，婴幼儿二便不能自控或自控能力弱等。小儿心肝二脏亦未充盛，功能未健。心主血脉、主神明，小儿心气未充，心神怯弱，所以易受惊吓，其思维及行为的约束能力较差；肝主疏泄、主风，小儿肝气未实，表现为好动，易发惊惕、抽搐等症。

2. 生机蓬勃，发育迅速 生机蓬勃，发育迅速，是指小儿在生长发育过程中，无论在机体的形态结构方面，还是各种生理功能方面，都在迅速不断地向着成熟完善的方面发展。

古代医家把小儿生机蓬勃、发育迅速的特点概括为“纯阳之体”或“体禀纯阳”。如《颅囟经·脉法》说：“凡孩子三岁以下，呼为纯阳，元气未散。”所谓“纯”，指小儿未经情欲克伐，胎元之气尚未耗散；所谓“阳”，即以阳为用，描述小儿生机旺盛，发育迅速，好比旭日之初升，草木之方萌，蒸蒸日上、欣欣向荣的蓬勃景象。因此“纯阳”并不等于“盛阳”、有阳无阴或阳亢阴亏。

要点二 病理特点

小儿病理特点可以将其归纳为“发病容易、传变迅速，脏气清灵、易趋康复”。

1. 发病容易，传变迅速 由于小儿脏腑娇嫩，形气未充，为稚阴稚阳之体，对疾病的抵抗力较差，加之寒暖不能自调，乳食不能自节，一旦调护失宜，外则易为六淫所侵，内则易为饮食所伤，故病理上表现为易于发病，易于传变，年龄越小则越显突出。

小儿易发疾病，除先天禀赋及与胎产护理有关的病证外，常见病、多发病突出表现在肺、脾、肾系疾病和传染病等方面，这与其“三不足”的生理特点密切相关。

小儿病理特点的另一方面，表现为“肝常有余”“心常有余”。这是由于小儿心肝发育未臻成熟，心怯神弱、肝气未盛，外邪一旦侵袭，易于枭张入里，化毒化火，犯肝而生风、犯心而生惊，故易发生心肝病证，如壮热、昏迷、抽搐之惊风、疫毒痢、暑温等。

小儿疾病发生之后，传变迅速的病理特点，主要表现在寒热虚实等病性的迅速转化、演变与夹杂较成人突出，即易虚易实、易寒易热。

易虚易实，是指小儿一旦患病，则邪气易实而正气易虚。实证往往可迅速转化为虚证，或者转为虚实并见之证；虚证往往兼见实象，出现错综复杂的证候。如感受外邪，化热化火，灼伤肺津，炼液为痰，痰热闭阻肺络，发生肺炎喘嗽（实证）；肺气闭阻，心血运行不畅，出现心阳虚衰、阳气外脱之证（虚证）；又如内伤乳食，发生泄泻（实证）、暴泻或久泻，津伤液脱，出现伤阴或阴损及阳、阴阳两伤之证（虚证）。

易寒易热，是由于小儿具有“稚阴稚阳”的特点，患病之后不但寒证易于转化为热证，也容易从热证转化为寒证，而尤以寒证转化为热证更为突出。因为小儿体属“纯阳”“稚阴”，所以在病机转化上寒易化热表现尤为突出。如表寒证不及时疏解，风寒可迅速化热入里，或致阳热亢盛，热盛生风。另外，小儿的生理特点又是“稚阳”，虽然生机旺盛，但其阳气并不充沛，因此病理变化上也易于阳虚转寒。如急惊风（实热证），可因正不胜邪瞬即出现面色苍白、脉微肢冷等虚寒危象；实热证误用或过用寒凉攻下，也可导致下利厥逆之证（里寒证）。

2. 脏气清灵，易趋康复 虽然小儿发病容易，传变迅速，但小儿活力充沛，对药物的反应敏捷；病因单纯，忧思较少，精神乐观。只要诊断正确、辨证准确、治疗及时、处理得当、用药适宜，疾病就容易很快康复，正如张景岳《小儿则》云：“其脏气清灵，随拨随应，但能确得其本而撮取之，则一药可愈。”

[常考考点] 小儿的生理和病理特点。

【例题实战模拟】

A1 型题

1. 小儿脏腑娇嫩、形气未充，突出表现这一特点的脏腑是

A. 心、肝、脾 B. 肝、脾、肾 C. 肺、脾、肾 D. 肝、脾、肺 E. 心、肝、肺

2. 小儿纯阳之体的含义是

A. 虚阳 B. 有阳无阴 C. 阳亢阴亏 D. 阳常有余 E. 生长发育迅速

3. 肺系疾病成为儿科发病率最高疾病的原因是

A. 肺常不足　B. 肺脾气虚　C. 肺肾阴虚　D. 金实不鸣　E. 木火刑金

4. 小儿易见呕吐、积滞、厌食等病的原因是

A. 脾胃不和　B. 食滞伤中　C. 脾常不足　D. 乳食不节　E. 脾胃虚弱

5. 小儿易患昏迷、抽搐、惊风病的原因是

A. 肾常虚　B. 食滞伤中　C. 脾常不足　D. 乳食不节　E. 心肝有余

【参考答案】

1. C　2. E　3. A　4. C　5. E

细目三　小儿喂养与保健

【考点突破攻略】

要点一　营养基础

营养是保证小儿正常生长发育和身心健康的重要物质基础。胎儿依靠孕母供给营养，出生后的营养素则主要来自所摄取的食物。小儿营养与成人的不同之处，在于其提供的各种营养素和能量要保证不断的生长发育所需，故良好的营养供给可促进生长发育；营养不足则可导致生长发育迟缓，甚至引起营养不良等病证。

要点二　母乳喂养的优点和方法

生后 6 个月之内以母乳为主要食品者，称为母乳喂养。母乳喂养最适合婴儿需要，《万氏家藏育婴秘诀 · 鞠养以慎其疾四》说："乳为血化美如饴。"应大力提倡母乳喂养，宣传母乳喂养的优点。

1. 优点　母乳是婴儿最适宜的天然营养品。①母乳营养丰富，蛋白质、脂肪、糖之比例为 1∶3∶6；②母乳易于消化、吸收和利用；③含有丰富的抗体和免疫活性物质，有抗感染和抗过敏的作用；④母乳温度适宜、经济、卫生；⑤母乳喂养能增进母子感情；⑥产后哺乳可刺激子宫收缩，促其早日恢复。

2. 方法

（1）时间：主张正常足月新生儿出生半小时内就可开奶，满月前坚持按需喂哺，随着月龄增长逐渐定时喂养，每次哺乳不宜超过 20 分钟。

（2）方法：乳母取坐位；每次哺乳前要用温开水拭净乳头，将小儿抱于怀中，让婴儿吸空一侧乳房后再吸另一侧。哺乳完毕后将小儿轻轻抱直，头靠母肩，轻拍其背，使吸乳时吞入胃中的空气排出，可减少溢乳。

（3）断母乳：12 个月左右为最合适的断母乳时间，最迟不超过 2 岁。若正值夏季炎热或小儿患病之时，应适当推迟断母乳。

［常考考点］母乳喂养的优点以及开乳、断乳的时间。

要点三　人工喂养的基本知识

由于各种原因母亲不能喂哺婴儿时，可选用牛、羊乳等，或其他代乳品喂养婴儿，称为人工喂养。人工喂养不如母乳喂养，但如能选用优质乳品或代乳品，调配恰当，供量充足，注意消毒，也能满足小儿营养需要，使生长发育良好。

牛乳是最常用的代乳品，所含蛋白质虽然较多，但以酪蛋白为主。酪蛋白易在胃中形成较大的凝块，不易消化。另外，牛乳中含不饱和脂肪酸少，明显低于人乳，牛乳中乳糖含量亦低于人乳。奶方的配制包括稀释、加糖和消毒三个步骤。稀释度与小儿月龄有关，生后不满 2 周采用 2∶1 奶（即 2 份牛奶加 1 份水）；以后逐渐过渡到 3∶1 或 4∶1 奶；满月后即可进行全奶喂养。加糖量为每 100mL 加 5 ～ 8g；婴儿每日约需加糖牛奶 110mL/kg，需水每日 150mL/kg（包含牛乳量）。目前，常用的乳制品还有全脂奶粉、配方奶粉、鲜羊乳等。在不易获得乳制品的地区或对牛奶过敏的婴儿，还可选用大豆类代乳品进行喂养。

要点四　辅助食品的添加原则

添加辅食时应根据婴儿的实际需要和消化系统的成熟程度，遵照循序渐进的原则进行。添加辅食的原则有：①从少到多，以使婴儿有一个适应过程。②由稀到稠，如从米汤开始到稀粥，再增稠到软饭。③由细到粗，如从菜汁到菜泥，乳牙萌出后可试食碎菜。④由一种到多种，习惯一种食物后再加另一种，不能同时添加几种；如出现消化不良时应暂停

喂食该种辅食，待恢复正常后，再从开始量或更小量喂起。⑤天气炎热或婴儿患病时，应暂缓添加新品种。

［常考考点］添加辅食的原则：从少到多，由稀到稠，由细到粗，由一种到多种。

要点五　计划免疫

应注意按期完成各种预防接种，建立预防接种档案。1岁内婴儿需完成卡介苗、脊髓灰质炎三型混合疫苗、百日咳、白喉、破伤风类毒素混合制剂、麻疹减毒疫苗及乙型肝炎病毒疫苗等预防接种。此外，根据流行地区、季节，进行乙型脑炎疫苗、流行性脑脊髓膜炎疫苗、风疹疫苗、流感疫苗、腮腺炎疫苗、甲型肝炎病毒疫苗等的接种。

［常考考点］1岁以内应该接种的疫苗种类。

【例题实战模拟】

A1型题

1. 新生儿出生后可以开乳的时间是

A. 1天　B. 12天　C. 6天　D. 2小时　E 半小时

2. 不适合断奶的季节是

A. 春季　B. 夏季　C. 秋季　D. 冬季　E. 秋、冬季

3. 下列不属于小儿添加辅食的原则的是

A. 由少到多　B. 由稀到稠　C. 由粗到细　D. 由一种到多种　E. 在婴儿健康时添加

4. 下列不属于1岁以内应该接种的是

A. 卡介苗　B. 脊髓灰质炎三联疫苗　C. 百白破三联疫苗　D. 麻风腮　E. 乙肝疫苗

A2型题

5. 患儿，4个月。前日其母给其喂蛋黄后，出现哭闹不安，大便干结，吃奶减少。此时应当

A. 暂停母乳喂养　B. 暂停添加辅食　C. 继续添加辅食　D. 改为人工喂养　E. 改为混合喂养

【参考答案】

1. E　2. B　3. C　4. D　5. B

细目四　小儿诊法概要

【考点突破攻略】

要点一　望诊的主要内容及临床意义

望诊在儿科疾病的诊断上显得尤为重要，历代儿科医家都把望诊列为四诊之首。儿科望诊主要包括望神色、望形态、审苗窍、察指纹、辨斑疹、察二便等六个方面的内容。

1. 整体望诊　包括神、色、形、态四部分。

（1）望神：神，是脏腑功能与气血津液的外在表现，也指意识、精神状态和思维活动。神，反映在目光、面色、表情、意识和体态上，故应从局部到整体仔细观察。目为心之使、肝之窍，内通于脑，五脏六腑之精气皆上注于目，故察目是望神的重点。有神者，黑睛圆大，目光炯炯，转动灵活，精力充沛，表情活泼，常可逗乐。其面色红润，呼吸调匀，四肢活动自主，此为脏气清灵，气血调和。有神是健康的表现，即使有病，也轻浅易治。无神者目光呆滞，精神萎靡，面色晦暗，疲乏嗜睡，呼吸不匀，肌肉痿软，为有病或病情较重。

（2）望色：小儿面部皮肤薄嫩，故气血盈亏、色泽变化易于显露。色泽即颜色与光泽，皮肤颜色分红、白、黄、青、黑五种，简称五色。面呈红色，多主热证；面呈白色，多主寒证、虚证；面呈黄色，多为脾虚、湿盛；面呈青色，主寒、主痛、主惊、主瘀；面呈黑色，主寒证、肾虚、痛证、瘀证、水饮内停。

（3）望形体：应按顺序观察头囟、躯干、四肢、毛发、指甲等部位。凡毛发润泽、皮肤柔韧、肌肉丰满、筋骨强健、神态灵活者，属胎禀充足，营养良好，是身体健康的表现。毛发萎黄、皮肤干枯、筋骨软弱、肌瘦形瘠、神态呆滞者，多为禀赋不足，或后天营养失调。头方发少、囟门迟闭，可见于佝偻病。头大颈缩、前囟宽大、头缝裂开、眼珠下垂者，见于解颅。皮肤干燥、缺少弹性，伴眼眶凹陷者，为脱水征象。

（4）望姿态：“阳主动，阴主静”。喜伏卧者，多为内伤乳食；喜蜷卧者，多为内寒或腹痛；翻滚不安，呼叫哭吵，双

手捧腹，多为腹痛；端坐喘促，痰鸣哮吼，多为哮喘；气促鼻扇，胸肋凹陷，常为肺炎喘嗽。

2. 局部望诊 包括头面、苗窍、指纹、二便及斑、疹、痧、痘。

（1）舌象：小儿舌体柔软，活动自如，颜色淡红。望诊包括望舌质和舌苔。

舌质：正常舌质呈淡红，不胖不瘦，润泽柔软，活动自如。舌质淡白为气血亏虚。

舌苔：外感初起，病在卫表，舌苔薄白；薄白而干，或嫩黄者，为外感风热；薄白而润者，为外感风寒。

（2）察目：首先观察眼神，若黑睛圆大、光亮灵活，为肝肾气血充沛；眼无光彩，二目无神，为病态；两目凝视，或直或斜，多为肝风内动；瞳孔散大，对光反射迟钝，病多危重；瞳孔缩小，多为热毒内闭，见于中毒（有机磷、毒蕈或某些药物）。注意眼窝有无凹陷，眼睑有无浮肿、下垂，结膜是否充血、巩膜是否黄染。

（3）望鼻：鼻塞，流清涕，伴有喷嚏，为风寒感冒；鼻流黄浊涕者，多为风热客肺；鼻流浊涕，有腥臭而反复难愈者，多为肺经郁热，常见于鼻渊；鼻衄为肺经有热，血热妄行；鼻孔干燥，为肺热伤津，或燥邪犯肺；鼻翼扇动，兼有高热气促者，多为邪热壅肺。

（4）望口：依次观察口唇、口腔黏膜、齿龈及咽喉。唇干樱红，多为暴泻伤阴；上下唇紧闭者，多为风邪入络或肝风内动。口腔、舌部黏膜破溃糜烂，满口白屑，状如雪花，为脾经郁热，多见于鹅口疮；两颊黏膜有针尖大小的白色小点，周围红晕，为麻疹黏膜斑。牙龈红肿多属胃火上炎；咽红乳蛾肿大，为外感风热或胃热之火上炎；咽部有灰白色假膜，轻拭不去，重擦出血，白膜复生，常为白喉。

（5）察耳：耳内流脓，牵耳作痛者，为肝胆火盛，见于化脓性中耳炎。若以耳垂为中心的弥漫肿胀疼痛，则为流行性腮腺炎。

（6）望二阴：女孩前阴红赤而潮湿者，多为湿热下注，兼有瘙痒者，应注意有无滴虫。肛门潮湿有红疹，多为尿布皮炎，肛门瘙痒，入夜尤甚，多为蛲虫侵扰；便后直肠脱出，多属中气亏虚，见于脱肛。

（7）辨斑疹：应注意辨别斑疹形态、出疹部位、时间、顺序、按之有无褪色、并发症状、发热与出疹的关系及恢复期表现。

（8）察二便：乳幼儿大便呈果酱色，伴阵发哭吵，常为肠套叠所致；大便呈灰白色者，可见于胆道闭锁。

要点二 指纹诊查的方法及临床意义

1. 指纹诊查方法 观察指纹是儿科的特殊诊法，适用于3岁以下小儿。指纹是从虎口沿食指内侧（桡侧）所显现的脉络（浅表静脉）。以食指三指节分风、气、命三关，食指根（连掌）的第一指节为风关，第二指节为气关，第三指节为命关。正常小儿的指纹隐约可见，色泽淡紫，纹形伸直，不超过风关。

2. 指纹诊查的临床意义 临床根据指纹的浮沉、色泽、推之是否流畅及指纹到达的部位来辨证。并以"浮沉分表里、红紫辨寒热、淡滞定虚实、三关测轻重"作为辨证纲领。

（1）浮沉分表里：浮，为指纹显露；沉，为指纹深隐。即以指纹显隐来分辨疾病的表里。

（2）红紫辨寒热：红，为红色，即指纹显红色，主寒证；紫，紫色，指纹显紫色，主热证。

（3）淡滞定虚实：淡，为推之流畅，主虚证；滞，为推之不流畅，复盈缓慢，主实证。

（4）三关测轻重：根据指纹所显现的部位判别疾病的轻重，达风关者病轻，达气关者稍重，达命关者病重。若"透关射甲"即指纹穿过了风、气、命三关达到指甲的部位，则病情危笃。

指纹诊法在临床有一定的诊断意义。但若纹证不符时，当"舍纹从证"。

要点三 闻诊的主要内容及临床意义（啼哭声、尿液、粪便气味）

1. 啼哭声 啼哭是小儿的语言，由于饥饿思食、尿布浸湿、包扎过紧等护理不当时小儿常以啼哭表示不适，故小儿啼哭并非一定有病。健康小儿啼哭有泪，声音洪亮，属正常。但若啼哭声尖锐、忽然惊啼、哭声嘶哑、大哭大叫不止，或常啼无力，声慢而呻吟者，当详察原因。

2. 粪便气味 新生儿生后3～4天内，大便呈黏稠糊状，褐色，无臭气，日行2～3次，是为胎粪。单纯母乳喂养之婴儿大便呈卵黄色，稠而不成形，稍有酸臭气，日行3次左右。牛乳、羊乳为主喂养者，大便色淡黄，质较干硬，有臭气，日行1～2次。当小儿饮食过渡到与成人接近时，大便亦与成人相似。

大便燥结，为内有实热或阴虚内热；大便稀薄，夹有白色凝块，为内伤乳食；大便稀薄，色黄秽臭，为肠腑湿热；下利清谷，洞泄不止，为脾肾阳虚；大便赤白黏冻，为湿热积滞，常见于痢疾；婴幼儿大便呈果酱色，伴阵发性哭闹，常为肠套叠；大便色泽灰白不黄，多系胆道阻滞。

3. 小便气味 小便清澈量多为寒；小便色黄量少为热；尿色深黄为湿热内蕴；黄褐如浓茶，多为湿热黄疸；尿色红如洗肉水或镜检红细胞增多者为尿血。大体鲜红色为血热妄行，淡红色为气不摄血，红褐色为瘀热内结，暗红色为阴虚内热。

要点四 问诊的主要内容及临床意义

小儿问诊的内容除与成人相同者外，要注意问年龄、问个人史，要结合儿科病的发病特点询问。

1. 问个人史

（1）出生史：包括胎次、产次、是否足月，母亲孕期健康状况，顺产或难产，接生技术，有无窒息、出血、感染，出生时体重和出生后评分等。

（2）喂养史：包括喂养方式，代乳品种类，体重增长，添加辅食情况等。

（3）生长发育史：身长、体重随年龄增长情况，动作发育、语言发育及社会适应能力。

2. 问预防接种史 了解实行计划免疫及免疫反应等情况。

要点五 基本脉象

小儿脉诊与成人脉诊不同，3 岁以下小儿由于其手臂短，难分三部，加之诊病时小儿多有哭闹，影响脉象的真实性，故一般以察指纹诊法代替切脉。3 岁以上小儿用“一指定三关”的方法诊脉，也称作“寸口一指脉”，即一般以一指正按定关脉，向前辗定寸脉，向后辗定尺脉。7 岁以上儿童采用成人三指定寸关尺三部的诊脉方法。正常小儿脉象平和，较成人细软而快。

小儿脉象有浮、沉、迟、数、有力、无力六种。浮沉分表里，迟数辨寒热，有力、无力定虚实。轻按能及为浮脉，多见于表证，浮而有力为表实，浮而无力为表虚；重按才能触及的为沉脉，多见于里证，沉而有力为里实，沉而无力为里虚；脉搏频速，一息六七次以上的数脉，多见于热证，数而有力为实热，数而无力为虚热。肝病、惊风可见弦脉；痰涎壅盛或积滞内蕴，常有滑脉。

要点六 按诊（皮肤、头颅、胸腹、四肢）

1. 按皮肤 肤冷汗多为阳气不足；肤热无汗为热闭于内；肤热汗出，为热蒸于外；皮肤干燥失去弹性，为吐泻阴液耗脱之证。肌肤肿胀，按之随手而起，属阳水水肿；肌肤肿胀，按之凹陷难起，属阴水水肿。

2. 按头囟 按察小儿头囟的大小、凹凸、闭合的情况，头颅的坚硬程度等。囟门隆凸，按之紧张，为囟填，多为风火痰热上攻，肝火上亢，热盛生风；囟门凹陷，为囟陷，常因阴津大伤，若兼头颅骨软者为气阴虚弱，精亏骨弱；颅骨按之不坚而有弹性感，多为维生素 D 缺乏性佝偻病。

3. 按胸腹 左侧前胸心尖搏动处古称“虚里”，是宗气会聚之所。若搏动太强，节律不匀，为宗气内虚外泄；若搏动过速，伴喘促，是宗气不继之征。胸廓高耸如鸡之胸，后凸如龟之背是为骨疳；肋骨串珠亦为虚羸之证。按察腹部，右上腹胁肋下触及痞块，或按之疼痛，为肝大；左上腹胁肋下触及有痞块，为脾大，俱多为气滞血瘀之征。剑突下疼痛多属胃脘痛；脐周按之痛，可触及团块、推之可散者，多为虫证。大凡腹痛喜按，为虚为寒；腹痛拒按，多为实为热；腹部胀满，叩之如鼓者为气胀；叩之音浊，按之有液体波动之感，脐突者，多有腹水；右下腹按之疼痛，兼发热，右下肢拘急者多属肠痈。

4. 按四肢 高热时四肢厥冷为热深厥甚；平时肢末不温为阳气虚弱；手足心发热多为阴虚内热。四肢肌肉结实者体壮，松弛软弱者脾气虚弱。

［常考考点］小儿四诊的内容及临床意义。

【例题实战模拟】

A1 型题

1. 古代医家认为诊断小儿疾病最重要的是

A. 按诊　B. 望诊　C. 闻诊　D. 问诊　E. 切诊

2. 面呈青色不属于

A. 寒证　B. 痛证　C. 瘀证　D. 水饮证　E. 惊痫

3. 解颅不表现为

A. 头大颌缩　B. 前囟宽大　C. 头缝开解　D. 眼窝凹陷　E. 眼睑下垂

4. 腮腺管口红肿，按摩肿胀腮部无脓水流出者称为

A. 痄腮　B. 发颐　C. 痰核　D. 瘰疬　E. 乳蛾

5. 婴儿大便呈果酱色，伴阵阵哭闹，多为

A. 痢疾　B. 伤食　C. 肠套叠　D. 消化道溃疡　E. 肠痉挛

B1 型题

A. 热　B. 寒　C. 虚　D. 实　E. 里

6. 小儿指纹主病，红主

7. 小儿指纹主病，滞主

【参考答案】

1. B　2. D　3. D　4. A　5. C　6. B　7. D

细目五　儿科辨证的意义

【考点突破攻略】

要点一　八纲辨证的意义

八纲辨证各种疾病都具有错综复杂的病史、症状和体征。通过四诊收集的资料，再归纳、分析而概括为表、里、寒、热、虚、实、阴、阳八类证候，用以表示疾病的部位、性质及小儿体质强弱和病势的盛衰，这种分析疾病的方法就叫作八纲辨证。表里是辨别疾病病位的纲领；寒热是辨别疾病性质的纲领；虚实是辨别人体正气强弱和病邪盛衰的纲领；而阴阳是辨别疾病性质的总纲领。八纲辨证的前列六纲，都可以分别归入阴阳，表、热、实证属于阳证范畴；里、寒、虚证属于阴证范畴。由于小儿生长发育快，新陈代谢旺盛，故得病后，病情发展变化较迅速，传变较复杂。因此，必须结合证候仔细辨别。

要点二　脏腑辨证的意义

脏腑辨证是按中医五脏六腑的生理功能和病理表现，来分析内脏病变的部位和性质。《素问·至真要大论》已建立了五脏辨证的基础。《金匮要略》创立了根据脏腑病机进行辨证的方法。《小儿药证直诀》则就儿科疾病五脏证治创立了系统的小儿脏腑辨证体系。在儿科临床上，脏腑辨证是杂病辨证的基本方法，即使在外感病辨证中也时常应用，被认为是儿科辨证最为重要的辨证方法之一。

要点三　三焦辨证和卫气营血辨证的意义

温病即热性病，大多属于感染性疾病的范围，以发病急、进展快、变化多为特点。这类疾病的辨证施治，是在《伤寒论》六经辨证的基础上，根据病情发展的规律，运用三焦辨证和卫气营血辨证。一般来说，热性病的传变，在儿科可分为表证（相当于急性热病之初期，邪在卫分阶段）、表里兼证（相当于急性热病之初期或中期，邪由卫分渐入气分或营分阶段）和里证（相当于急性热病中期之邪盛期，多见营血证候，或相当于后期之正虚或正虚邪恋期，此期包括后遗症）三个阶段。

细目六　儿科治疗概要

【考点突破攻略】

要点一　治疗原则

1. 中西医有机结合，取长补短　在儿科疾病的防治中，中西药物各有所长，中西医有机结合，优势互补，更有利于患儿的治疗与康复。例如，微小病变型肾病综合征，应用西药肾上腺皮质激素能明显缓解病情，但激素剂量大且服用时间较长时，可出现阴虚火旺证候，可给予知柏地黄丸以滋阴降火，能明显减少激素的副作用，提高治疗效果；又如治疗小儿血小板减少性紫癜，在应用免疫抑制剂的同时，采用补血、活血的中药，可减少化疗药物的不良反应，提高疗效。

2. 治疗要及时，方药要精简 小儿属于稚阴稚阳之体，脏腑娇嫩，形气未充；发病时有变化迅速、易虚易实、易寒易热的特点。例如，小儿肺炎发病时按常证辨证施治，若治疗不及时或治疗不恰当，可转变为变证，合并心力衰竭、呼吸衰竭和感染性休克等。因此，掌握有利治疗时机，及时采取有效治疗措施十分重要。

3. 注意调理和顾护脾胃 小儿的生长发育，全靠后天脾胃化生的精微之气以充养；疾病的恢复赖脾胃的健运生化；先天不足的小儿更要靠后天来调补。因此，在疾病治疗过程中，应慎用大苦、大寒及峻下攻伐之品，以免损伤脾胃；在疾病后期，应注重调理脾胃，以利疾病恢复。

4. 注重整体治疗，合理调护 虽然小儿病因特点以外感、饮食损伤和先天因素居多，但随着儿童心理疾病的发病率日益增高，情志因素在小儿疾病中的重要作用日益显著。小儿心神怯弱，心理承受能力差，更应注重身、心两方面的治疗。

［常考考点］小儿疾病治疗的原则。

要点二　药物剂量计算常用方法

小儿用药剂量较成人更须准确，计算方法有多种，按体重、体表面积、年龄或按成人剂量折算。

1. 按体重计算 是西医最常用、最基本的计算方法。应以实际测得体重为准，或按公式计算（小儿生长发育章节）获得。每日（次）剂量 = 病儿体重（kg）× 每日（次）每千克体重需要量。年龄愈小，每千克体重剂量相对稍大，年长儿按体重计算剂量超过成人量时，以成人剂量为限。

2. 按体表面积计算 此法较按年龄、体重计算更为准确。近年来多主张按体表面积计算。小儿体表面积计算公式为：＜30kg 小儿体表面积（m^2）=0.035× 体重（kg）+0.1；＞30kg 小儿体表面积（m^2）=0.02×［体重（kg）–30］+1.05。小儿剂量 = 剂量 /（m^2）× 小儿体表面积（m^2）。

3. 按年龄计算 适用剂量幅度大，不需十分精确的药物。如营养类药物可按年龄计算，比较简单易行。

4. 按成人量折算 小儿剂量 = 成人剂量 × 小儿体重（kg）/50，此法仅用于未提供小儿剂量的药物，所得剂量一般偏小，故不常用。

5. 小儿中药用量 新生儿用成人量的 1/6，乳婴儿为成人量的 1/3，幼儿为成人量的 1/2，学龄儿童为成人量的 2/3 或成人量。

［常考考点］小儿中药用量的计算方法。

要点三　常用内治法则

1. 疏风解表法 主要适用于外邪侵袭所致的表证。使用时需辨明风寒、风热。辛温解表常用荆防败毒散、葱豉汤；辛凉解表常用银翘散、桑菊饮；解暑透表常用新加香薷饮；透疹解表常用宣毒发表汤。小儿应用发汗剂要慎重，不宜量大，不宜反复使用。

2. 止咳平喘法 主要适用于邪郁肺经所致的咳喘证。寒痰内伏，治以温肺散寒、化痰平喘，常用小青龙汤、射干麻黄汤；痰热闭肺，治以清热化痰、宣肺平喘，常用定喘汤、麻杏石甘汤。咳喘久病，多累及于肾，常在止咳平喘方剂中加温肾纳气的药物，如蛤蚧等。

3. 清热解毒法 主要适用于邪热炽盛的实热证。按邪热之在表在里，属气属血，入脏入腑分别选方。如病邪由表入里，常用清热解毒透邪的栀子豉汤、葛根芩连汤；阳明里热者，常用清热生津的白虎汤；湿热滞留胃肠，常用清热解毒化湿的白头翁汤、茵陈蒿汤；热入营血常用清热解毒凉血的清营汤、犀角地黄汤、神犀丹；痈、毒、疔、疮常用泻火解毒的黄连解毒汤、泻心汤；肝胆火旺时常用清肝解毒泻火的龙胆泻肝汤。

4. 消食导滞法 主要适用于小儿饮食不节、乳食内滞之证，如积滞、疳证等。消乳化积常用消乳丸；消食化积常用保和丸；通导积滞常用枳实导滞丸、木香槟榔丸；健脾消食常用健脾丸等。

5. 镇惊开窍法 主要用于小儿抽搐、惊痫等病证。热极生风，项强抽搐，选羚角钩藤汤等清热镇惊息风；热入营血而神昏、惊厥，可选用安宫牛黄丸、至宝丹等镇惊开窍，清热解毒；痰浊上蒙，惊风抽搐可用苏合香丸、小儿回春丹等豁痰开窍。

6. 凉血止血法 主要用于各种急、慢性出血病证属于血热妄行者。以血热为主者，常用犀角地黄汤、小蓟饮子、十灰散、玉女煎。

7. 利水消肿法 主要适用于水湿停聚，小便短少而致水肿者。阳水常用五苓散、越婢加术汤、五苓散、五皮饮。阴水常用防己黄芪汤、实脾饮、真武汤等。

8. 益气健脾法 主要适用于脾胃虚弱之病证。如小儿泄泻日久、疳证及病后体虚等，常用七味白术散、四君子汤、参苓白术散、补中益气汤等。

9. 培元补肾法 主要适用于胎禀不足、肾气亏虚及肾不纳气之证。如解颅、五迟、五软、遗尿、哮喘等。常用六味地黄丸、河车大造丸、菟丝子散、金匮肾气丸等。

10. 回阳救逆法 主要适用于阳气虚脱之危重症。常用生脉注射液、四逆汤、回阳救逆汤、参附龙牡救逆汤等。

11. 活血化瘀法 主要用于各种血瘀之证。临床可见口唇青紫、肌肤瘀斑、痛有定处、舌质暗有瘀点等。常用方剂如桃红四物汤、血府逐瘀汤、少腹逐瘀汤等。

要点四　常用外治法的治疗机理和适应证

1. 推拿疗法 推拿是根据经络腧穴、营卫气血的原理，结合现代医学神经、循环、消化、代谢、运动等解剖生理知识，用手法物理刺激经穴和神经，以达到促进气血运行、经络通畅，调节神经功能，增强体质和调和脏腑的作用。常用手法有按、摩、推、拿、揉、搓等。主要用于治疗小儿泄泻、腹痛、厌食、斜颈等病证。

2. 捏脊疗法 捏脊疗法是通过对督脉和膀胱经的捏拿，达到调整阴阳、通理经络、调和气血、恢复脏腑功能为目的的一种疗法。常用治疳证、婴儿泄泻及脾胃虚弱的患儿。

3. 针灸与打刺疗法

（1）针灸疗法：就是针刺或温灸一定的穴位或部位，达到通经脉、调气血的目的，使人体阴阳平衡，以治疗疾病的一种外治法。小儿针灸循经取穴基本与成人相同，但一般采用浅刺、速刺、不留针的针法；小儿灸法常适用于慢性虚弱性疾病及以风寒湿邪为患的病证。

（2）打刺疗法：也称皮肤针刺法（梅花针、七星针），主要用于治疗脑瘫后遗症。

（3）刺四缝疗法：四缝是经外奇穴，位于食、中、无名及小指四指中节横纹中点，是手三阴经所过之处。针刺四缝有解热除烦、通畅百脉、调和脏腑的功效，常用于治疗疳证、厌食。

4. 拔罐疗法 本法可促进气血流畅、营卫运行，也有祛风散寒、宣肺止咳、舒筋活络的作用。常用于治疗肺炎喘嗽、哮喘、腹痛、遗尿等病证。小儿常用口径 4 ～ 5cm 的竹罐或玻璃罐。

［常考考点］小儿外治疗法的适应证。

【例题实战模拟】

A1 型题

1. 小儿推拿疗法一般不用于治疗

A. 泄泻　B. 腹痛　C. 厌食　D. 水肿　E. 斜颈

2. 下列有关刺四缝疗法操作的描述，错误的是

A. 皮肤局部消毒　B. 选五指中节横纹中点　C. 手持三棱针　D. 刺入 1 分深　E. 挤出黄白色黏液

B1 型题

A. 1/2　B. 1/3　C. 1/4　D. 1/5　E. 1/6

3. 新生儿使用中药剂量为成人量的

4. 幼儿使用中药剂量为成人量的

A. 肺炎喘嗽　B. 斜颈　C. 疳证　D. 脑瘫后遗症　E. 乳蛾

5. 捏脊疗法适宜治疗的是

6. 拔罐疗法适宜治疗的是

【参考答案】

1. D　2. B　3. E　4. A　5. C　6. A

细目七　小儿体液平衡的特点和液体疗法

【考点突破攻略】

要点一　脱水程度的判断

1. 轻度脱水　失水量占体重 5% 以下（30 ～ 50mL/kg）。患儿精神正常或稍差；皮肤稍干燥，弹性尚可；眼窝、前囟轻度凹陷；哭时有泪；口唇黏膜稍干；尿量稍减少。

2. 中度脱水　失水量占体重的 5% ～ 10%（50 ～ 100mL/kg）。患儿精神萎靡或烦躁不安，皮肤干燥、弹力差；眼窝、前囟明显凹陷；哭时泪少；口唇黏膜干燥；四肢稍凉，尿量明显减少，脉搏增快，血压稍降或正常。

3. 重度脱水　失水量占体重的 10% 以上（100 ～ 120mL/kg）。患儿呈重病容，精神极度萎靡，表情淡漠，昏睡甚至昏迷；皮肤灰白或有花纹，干燥，失去弹性；眼窝、前囟深度凹陷，闭目露睛；哭时无泪；舌无津，口唇黏膜极干燥；因血容量明显减少可出现休克症状，如心音低钝，脉细而快，血压下降，四肢厥冷，尿极少或无尿等。

［常考考点］脱水程度的判断。

要点二　脱水形质的判断

指现存液体渗透压的改变，常用血清钠的含量来判定细胞外液的渗透压。脱水时，由于水和电解质（主要是钠）丢失的比例不同，据此将脱水分为等渗性、低渗性和高渗性脱水三种类型。

1. 等渗性脱水　水和电解质（主要是钠）以血浆含量浓度成比例丢失，脱水后血浆渗透压在正常范围内。血清钠浓度为 130 ～ 150mmol/L。

2. 低渗性脱水　电解质的损失量比水多，脱水后血浆渗透压较正常低，血清钠＜ 130mmol/L，细胞外液呈低渗状态。

3. 高渗性脱水　电解质损失量比较少，脱水后血浆渗透压高于正常，血清钠＞ 150mmol/L，细胞外液呈高渗状态。

要点三　代谢性酸中毒的主要临床表现

轻度酸中毒的症状不明显，常被原发病所掩盖。较重酸中毒表现为呼吸深而有力，唇呈樱桃红色，精神萎靡，嗜睡，恶心，频繁呕吐，心率增快，烦躁不安，甚则出现昏睡、昏迷、惊厥等。严重酸中毒，血浆 pH 值＜ 7.20 时，心肌收缩无力，心率转慢，心输出量减少，周围血管阻力下降，致低血压、心力衰竭和室颤。半岁以内小婴儿呼吸代偿功能差，酸中毒时其呼吸改变可不典型，往往仅有精神萎靡、面色苍白等。

［常考考点］酸中毒的临床表现。出现呼吸深而有力（酸中毒大呼吸）。

要点四　液体疗法

1. 液体疗法　是纠正失水、酸中毒、电解质紊乱，恢复和维持血容量、体液平衡的重要措施。输液前，要对脱水和电解质紊乱的性质、程度有正确的估计，并在此基础上制订合理有效的补液方案。液体疗法计算主要包括累积损失、继续损失和生理需要三个部分。

2. 液量计算

（1）补充累积损失量

1）定输液总量（定量）：轻度脱水 30 ～ 50mL/kg；中度脱水 50 ～ 100mL/kg；重度脱水 100 ～ 120mL/kg。计算总量先给 2/3，学龄前期及学龄期小儿体液组成已接近成人，补液量应酌减 1/4 ～ 1/3。

2）定输液种类（定性）：输液种类根据脱水性质决定。原则先盐后糖，即先补充电解质后补充糖液。通常对低渗脱水应补给 2/3 张含钠液；等渗脱水补给 1/2 张含钠液；高渗脱水补给 1/3 ～ 1/5 张含钠液。若临床上判断脱水性质有困难时，可先按等渗脱水补充。

3）定输液速度（定速）：补液速度取决于脱水程度，原则上先快后慢。如重度脱水，尤其对于有明显血容量和组织灌注不足的患儿，应首先快速应用 2 ：1 含钠液，按 20mL/kg（总量不超过 300mL）于 30 分钟至 1 小时内静脉输入，以迅速改善循环血量和肾功能；其余累积损失量于 8 ～ 12 小时内输完。高渗性脱水患儿的输注速度宜稍慢。

（2）补充继续损失量：在开始补液时造成脱水的原因大多继续存在，如腹泻、呕吐、胃肠引流等，以致体液继续丢失，如不予以补充又成为新的累积损失，应给予补充。此种丢失量依原发病而异，且每日有变化，必须根据实际损失量用类似的溶液补充。体液继续损失量一般每日 10～40mL/kg，予以 1/3～1/2 张含钠液。

（3）补充生理需要量：尽量口服补充，对不能口服或口服量不足者可静脉滴注 1/4～1/5 张含钠液，同时给予生理需要量的钾。长期输液或合并营养不良者，应注意蛋白质的补充。

［常考考点］液体疗法的计算，尤其是累计损伤量的计算（三定：定量、定性、定速）。

【例题实战模拟】

A1 型题

1. 下列不属于代谢性酸中毒临床表现的是

A. 呼吸深而有力　B. 唇呈樱桃红色　C. 精神萎靡　D. 恶心呕吐　E. 心率减慢

2. 重度脱水有明显血容量和组织灌注不足的患儿，应首先快速应用

A. 2/3 张含钠液　B. 1/2 张含钠液　C. 2∶1 等张含钠液　D. 1/3 张含钠液　E. 1/4～1/5 张含钠液

A2 型题

3. 患儿，8 个月。腹泻 3 天。每天十余次，黄色稀水便。查体：体重 6.8kg，精神萎靡，皮肤弹性极差，前囟及眼窝明显凹陷，四肢凉，血压偏低，口渴不明显，尿量极少，血清钠 125mmol/L。其诊断应是

A. 中度脱水、等渗性　B. 重度脱水、等渗性　C. 中度脱水、低渗性

D. 重度脱水、低渗性　E. 轻度脱水、等渗性

4. 患儿，男，1 岁。体重 10kg，腹泻 1 天，精神萎靡，皮肤苍白，干燥，弹力差，四肢稍凉，尿量明显减少，测得二氧化碳结合力为 11mmol/L，血钠 135mmol/L。输液时液体的张力是

A. 1/3 张　B. 1/2 张　C. 1/4 张　D. 1/5 张　E. 2/3 张

【参考答案】

1. E　2. C　3. C　4. B

第二单元　新生儿疾病

细目一　新生儿黄疸

【考点突破攻略】

要点一　西医病因与发病机制

1. 感染性

（1）新生儿肝炎：多由宫内病毒感染引起，是新生儿期的一组临床症候群。常见的病毒有乙型肝炎病毒、巨细胞病毒、风疹病毒、单纯疱疹病毒、肠道病毒及 EB 病毒等。

（2）新生儿败血症：是指病原体侵入患儿血液并生长、繁殖、产生毒素而造成的全身性反应。常见的病原体为细菌，也可为霉菌、病毒或原虫等。

2. 非感染性

（1）新生儿溶血症：系指母婴血型不合引起的同族免疫性溶血。我国以 ABO 血型不合最常见；其次为 Rh 血型不合引起的溶血病。ABO 溶血主要发生在母亲 O 型而胎儿 A 型或 B 型，可以发生在第一胎。在母婴 ABO 血型不合中，仅 1/5 发生 ABO 溶血病。Rh 溶血病一般不发生在第一胎，这是因为自然界无 Rh 血型物质，Rh 抗体只能由人类红细胞 Rh 抗原刺激产生。

ABO 溶血除引起黄疸外，其他改变不明显。Rh 溶血可造成胎儿重度贫血，甚至心力衰竭。重度贫血、低蛋白血症和心力衰竭可导致全身水肿（胎儿水肿）。贫血时，髓外造血增强，可出现肝脾肿大。胎儿血中的胆红素经胎盘进入母亲肝脏进行代谢，故娩出时黄疸往往不明显。出生后，由于新生儿处理胆红素的能力较差，因而出现黄疸。血清未结合胆红素过高可透过血脑屏障，使基底核等处的神经细胞黄染，发生胆红素脑病。

（2）胆管阻塞：先天性胆道闭锁和先天性胆总管囊肿，使肝内或肝外胆管阻塞，结合胆红素排泄障碍，导致病理性黄疸。临床特点为黄疸呈进行性加重；大便变淡，渐趋白色；尿色如红茶样；体检腹部膨隆，肝脾肿大、变硬，腹壁静脉显露。实验室检查：初期结合胆红素增高，日久未结合胆红素亦增多。

（3）母乳性黄疸：喂母乳后发生未结合胆红素增高，发病机制尚未完全明确。临床特点为患儿一般情况较好，暂停母乳 3 ～ 5 天黄疸减轻，在母乳喂养条件下，黄疸完全消退需 1 ～ 2 个月。

（4）其他：遗传疾病，如葡萄糖 -6- 磷酸脱氧酶（G-6-PD）缺陷、球形红细胞增多症、半乳糖血症等；药物因素，如由维生素 K_3、K_4 等药物可引起黄疸。

要点二　中医病因病机

1. 湿热郁蒸　由孕母内蕴湿热传于胎儿，或胎产之时，或出生之后，婴儿感受湿热邪毒。湿热邪毒蕴结脾胃，熏蒸肝胆，以致胆汁外溢皮肤、面目，发为胎黄。湿热熏蒸，黄色鲜明，属于阳黄。若热毒炽盛，湿热化火，内陷厥阴，可出现黄疸加深、神昏、抽搐等胎黄动风之危象。若邪毒炽盛，正气不足，气阳虚衰，出现面色苍白、四肢厥冷、呼吸急促、脉微等胎黄虚脱之证。

2. 寒湿阻滞　婴儿先天禀赋不足，脾阳本虚，寒湿内生，或生后为湿邪所侵，蕴于脾胃，脾阳受困，寒湿阻滞，气机不畅，以致肝失疏泄、胆液外溢而发病。因湿邪阻滞，脾阳受遏，故黄色晦暗、精神疲乏，属阴黄之候。

3. 气滞血瘀　婴儿胎黄日久，脾湿内蕴，气机不利，血行受阻，气血郁滞，脉络瘀积，肝胆疏泄失常，胆液外溢发为胎黄。此外，亦有因胎儿先天缺陷，胆道阻塞，胆液瘀积于里，泛溢肌肤而发病。

总之，胎黄的发病与先天禀赋因素及后天感受湿邪或湿热毒邪密切相关。病机为湿邪或湿热之邪阻滞脾胃，肝失疏泄，胆汁外溢，而发为胎黄，病位主要在脾、胃、肝、胆。

［常考考点］病机为湿邪或湿热之邪阻滞脾胃，肝失疏泄，胆汁外溢，而发为胎黄，病位主要在脾、胃、肝、胆。

要点三　生理性黄疸与病理性黄疸的鉴别

生理性黄疸与病理性黄疸的鉴别

鉴别项目	生理性黄疸	病理性黄疸
出现时间	出生后 2 ～ 3 天出现	生后 24 小时内即出现
达峰时间	4 ～ 6 天达高峰	持续加深，或消退后复现
消退时间	10 ～ 14 天消退，早产儿持续时间较长	3 周后仍不消退
血清总胆红素	足月儿＜ 221μmol/L（12.9mg/dL） 早产儿＜ 256.5μmol/L（15mg/dL）	足月儿＞ 221μmol/L（12.9mg/dL） 早产儿＞ 256.5μmol/L（15mg/dL）
全身表现	轻微食欲不振	症状明显

足月儿间接胆红素超过 307.8μmol/L（18mg/dL）可引起胆红素脑病（核黄疸），损害中枢神经系统，遗留后遗症。

［常考考点］生理性黄疸与病理性黄疸的鉴别。

要点四　西医治疗原则及主要治疗方法

1. 治疗原则　治疗原则首先重视病因治疗，其次降低血中未结合胆红素浓度，防止胆红素脑病的发生。

2. 西医治疗

（1）病因治疗

1）新生儿肝炎：以保肝治疗为主，供给充分的热量及维生素。禁用对肝脏有毒的药物。

2）先天性胆道闭锁：强调早期诊断，早期手术治疗。

3）新生儿败血症：一般应联合应用抗生素静脉给药治疗，要早用药、足疗程（一般 10 ～ 14 天），同时注意药物的副作用。

4）其他：注意防止低血糖、低体温，纠正缺氧、贫血、水肿和心力衰竭等。

（2）对症治疗

1）光照疗法：简称光疗，是降低血清未结合胆红素简单而有效的方法。

光照疗法原理：未结合胆红素在光照下发生光化学变化，转变成水溶性的异构体，经胆汁和尿液排出。波长425～475nm的蓝光和波长510～530nm的绿光效果较好，日光灯或太阳光也有一定疗效。

光照疗法的指征：①血清总胆红素水平，足月儿＞205μmol/L（12mg/dL）；低出生体重儿（LBW）＞170μmol/L（10mg/dL）；极低出生体重儿（VLBW）＞102μmol/L（7mg/dL）；超低出生体重儿（ELBW）＞85μmol/L（5mg/dL）。②产前已诊断为新生儿溶血症者，出现黄疸即血清胆红素＞85μmol/L（5mg/dL）。此外，有学者对VLBW生后进行预防性光疗3天取得良好疗效。

光照疗法的注意事项：①光照时，婴儿双眼用黑色眼罩保护，以免损伤视网膜，会阴、肛门部用尿布遮盖，其余均裸露，照射时间以不超过3天为宜。②光疗可出现发热、腹泻和皮疹，但多不严重，可继续光疗。③蓝光可分解体内核黄素，加重溶血，故光疗时应补充核黄素（光疗时每次5mg，每日3次；光疗后每日1次，连服3日）。④当血清结合胆红素＞68μmol/L（4mg/dL）时可使皮肤呈青铜色即青铜症，此时应停止光疗，青铜症可自行消退。此外，光疗时应适当补充水分及钙剂。

2）药物治疗：①供给白蛋白：输血浆每次10～20mL/kg或白蛋白1g/kg，以增加其与未结合胆红素的联结，减少胆红素脑病的发生。②纠正代谢性酸中毒：应用5%碳酸氢钠提高血pH值，以利于未结合胆红素与白蛋白的联结。③肝酶诱导剂：能增加UDPGT的生成和肝脏摄取未结合胆红素的能力。常用苯巴比妥每日5mg/kg，分2～3次口服，共4～5日。

3）换血疗法：主要是换出部分血中游离抗体和致敏红细胞，减轻溶血；换出血中大量胆红素，防止发生胆红素脑病；纠正贫血，改善携氧，防止心力衰竭。大部分Rh溶血病和个别严重的ABO溶血病需换血治疗。

［常考考点］光疗的适应证及注意事项。

要点五　中医辨证论治

胎黄的辨证有寒、热、瘀的不同。湿热熏蒸所致胎黄，其黄色鲜明，舌质红，舌苔黄，一般病程较短，为阳黄。寒湿阻滞所致胎黄，其黄色晦暗，舌质淡，舌苔白腻，病程较长，为阴黄。气滞血瘀所致瘀积胎黄，其黄疸日渐加重，胁下痞块质硬，唇舌紫暗或有瘀斑、瘀点。湿热熏蒸治以清热利湿退黄，寒湿阻滞治以温中化湿退黄，瘀积发黄治以化瘀消积退黄。

证型	辨证要点	治法	方药
湿热郁蒸	阳黄：目黄、身黄，其黄鲜明，哭闹不安，呕吐腹胀，乳食不思，尿黄便结，或伴有发热，舌质红，苔黄腻，指纹紫滞	清热利湿退黄	茵陈蒿汤加味
寒湿阻滞	阴黄：目黄、身黄，其色晦暗，黄疸持续不退，精神差，吮乳少，易呕吐，小便黄，四肢欠温，腹胀便溏，或大便灰白，舌质淡，苔白腻，指纹色淡	温中化湿退黄	茵陈理中汤加味
气滞血瘀	面目皮肤发黄，颜色晦滞，日益加重，腹部胀满，右胁下痞块，神疲纳呆，小便短黄，大便不调或灰白，舌紫暗有瘀斑瘀点，苔黄或白，指纹紫滞	化瘀消积退黄	血府逐瘀汤加减

［常考考点］新生儿黄疸的辨证论治。

【例题实战模拟】

A1型题

1. 治疗新生儿湿热胎黄的首选方剂是

A. 茵陈蒿汤　B. 茵陈理中汤　C. 膈下逐瘀汤　D. 羚角钩藤汤　E. 茵陈四苓散

2. 下列有关病理性黄疸的叙述，错误的是

A. 黄疸出现时间较早或太晚　B. 黄疸程度较重　C. 黄疸持续时间较短

D. 黄疸进展快　E. 有伴随症状

A2型题

3. 女婴，足月，25天。出生后2周出现身黄、目黄，其色晦暗，持续不退，精神差，吮乳少，易呕吐，尿黄，四肢欠温，腹胀便溏，舌质淡，苔白腻，指纹色淡。治疗宜选

A. 茵陈蒿汤加减　B. 茵陈理中汤加味　C. 血府逐瘀汤加减　D. 羚角钩藤汤加减　E. 茵陈四苓散加减

B1 型题

A. 234.7μmo1/L　B. 221μmol/L　C. 257μmo1/L　D. 307.8μmol/L　E. 342.0μmol/L

4. 足月儿生理性黄疸，血清总胆红素峰值一般不超过

5. 早产儿生理性黄疸，血清总胆红素峰值一般不超过

【参考答案】

1. A　2. C　3. B　4. B　5. C

细目二　新生儿寒冷损伤综合征

【考点突破攻略】

要点一　西医发病机制

1. 寒冷和保温不当　新生儿尤其是早产儿的生理特点是发生低体温和皮肤硬肿的重要原因：

（1）体温调节中枢发育不成熟。当环境温度过低时，其增加产热和减少散热的调节功能差，使体温减低。

（2）皮肤表面积相对较大，皮下脂肪少，血管丰富，易于散热。环境温度降低时，散热增加使体温下降。

（3）能量贮备少，产热不足。新生儿以棕色脂肪组织的化学产热方式为主，缺乏寒战等物理产热方式。因此，新生儿期易发生低体温，早产儿、低出生体重儿和小于胎龄儿尤为明显。

（4）新生儿皮下的白色脂肪中，饱和脂肪酸较多，且熔点高，当体温降低时，则皮脂易发生硬化。

综上所述，当环境温度过低时，新生儿易出现体温过低和皮肤硬肿。

2. 某些疾病　严重感染、缺氧、心力衰竭和休克等使能量增加，摄入不足，再加上缺氧使物质的氧化发生障碍，故产热能力明显不足。

3. 多器官损害　低体温和皮肤硬肿，可使局部血液循环淤滞，引起缺氧和代谢性酸中毒，导致皮肤毛细血管壁通透性增加，出现水肿。

要点二　中医病因病机及诊断要点

1. 中医病因病机　本病的发生，内因多为先天禀赋不足，元阳不振；外因多为护理不当，感受寒冷，或患其他疾病所致。其病机主要为阳气虚衰，寒凝血涩。

（1）寒邪侵袭：小儿为稚阴稚阳之体，由于护理不当，外感风寒，寒邪直中脏腑，则寒凝气滞，血行不畅，可见肌肤僵硬，呈青紫色，形成硬肿。

（2）肾阳虚衰：先天禀赋不足，元阳不振，或复感寒邪，损伤机体阳气，阳气更加虚衰。阳气虚衰，不能温煦肌肤，故身寒肢冷，体温过低；阳虚而生内寒，寒主凝滞，寒凝则气滞血瘀，形成皮肤硬肿，颜色紫暗。严重者血不循经而外溢，出现皮下瘀斑。脾肾阳虚，水湿无以温化，则见水肿；阳衰之极，可见气息微弱，全身冰冷，脉微欲绝之危候。

2. 诊断要点

（1）病史：时处寒冷季节，环境温度过低或有保暖不当史；严重感染史；早产儿或足月小样儿；窒息、产伤等所致的摄入不足或能量供给低下。

（2）临床表现：早期哺乳差，哭声低，反应低下，病情加重后体温＜35℃，严重者＜30℃，腋温、肛温差由正值变为负值。感染或夏季发病者不出现低体温。硬肿为对称性，依次为双下肢、臀、面颊、双上肢、背、腹、胸部等，严重时肢体僵硬，不能活动，多脏器功能损害。

（3）实验室检查：血白细胞总数升高或减少，中性粒细胞增高，血小板减少。由于缺氧与酸中毒，血气分析可有血 pH 降低、PaO_2 降低、$PaCO_2$ 增高。由于心肌损害，心电图可表现为 Q-T 延长、低电压、T 波低平或 ST 段下移。有 DIC 表现者，血 DIC 指标阳性。

［常考考点］新生儿寒冷损伤综合征的诊断要点。

要点三　西医治疗原则

1. 治疗原则　及时复温，提供热量和液体，去除病因，早期纠正脏器功能紊乱。

2. 西医治疗

（1）复温：凡肛温＞30℃且腋温高于肛温者，提示棕色脂肪产热好，可置于已预热至适中温度的暖箱中，一般经6～12小时即可恢复正常体温。无论肛温＜30℃或＞30℃，只要腋温低于肛温，提示靠棕色脂肪自身产热难以恢复正常体温，应置于比肛温高1℃～2℃的暖箱中进行外加温，每小时提高箱温0.5℃～1℃（箱温不超过34℃），在12～24小时内可恢复正常体温。复温中应观察腹壁温、肛温及腋温的变化，随时调节暖箱温度，并同时监测呼吸、心率、血压及血气等。基层单位复温可用热水袋、热水瓶、火炕或电热毯包裹等方法；也可将婴儿置于怀抱中紧贴人体，比较安全。

（2）供给热量和液体：热量供给应从每日210kJ/kg(50kcal/kg）开始，逐渐增加至每日419～502kJ/kg(100～120kcal/kg）；液体量可按0.24mL/kJ（1mL/kcal）计算。有明显心、肾功能损害者，应严格控制输液速度和液体入量，可以应用多巴胺改善肾血流，以每分钟5μg/kg持续静脉滴注。

（3）纠正器官功能紊乱：有微循环障碍、休克者应进行纠酸、扩容；有肺出血时应及早气管内插管，进行正压通气治疗；出现肾功能障碍和DIC时要及时对症处置。

（4）控制感染：选择适当抗生素，防止感染，并给予必要的对症处理。

［常考考点］新生儿寒冷损伤综合征的复温方法。

要点四　中医外治疗法

1. 中药热敷　生葱30g，生姜30g，淡豆豉30g。捣碎混匀，酒炒，热敷于局部。用于寒凝血涩证。

2. 中药药浴　取当归、红花、川芎、赤芍、五灵脂、肉桂、丹参各6g，鸡血藤、黄芪各8g。研粉，加水煎至2000mL，滤去药渣，作药浴用。水温37～40℃，每次15分钟，每日1～2次，浴时室温应在30℃或稍高，浴后立即擦干，放入暖箱中保温。

3. 艾条温灸　用艾条温灸硬肿局部。

要点五　预防与调护

1. 预防

（1）做好孕妇保健，尽量避免早产，减少低体重儿的出生。防止产伤、窒息等。

（2）寒冷季节出生的小儿应加强保暖，室温一般应保持在20～26℃；若室温过低，应采取措施，同时加强合理喂养。

（3）出生后的新生儿，应经常检查皮肤及皮下脂肪的软硬情况，加强消毒隔离，防止和减少新生儿感染的发生。

2. 调护

（1）对早产儿、体弱儿要做好保暖工作，供给足够热量，使身体产热而复温。

（2）能吸吮者，尽量母乳喂哺和口服补液，对吸吮力差者，可用鼻饲，必要时静滴葡萄糖注射液。

第三单元　呼吸系统疾病

细目一　急性上呼吸道感染

【考点突破攻略】

要点一　主要病原体及临床表现

1. 主要病原体　以病毒为主，占原发上呼吸道感染的90%以上，常见有鼻病毒、柯萨奇病毒、流感病毒、副流感病毒、呼吸道合胞病毒、冠状病毒、单纯疱疹病毒、EB病毒、埃可病毒及腺病毒等。肺炎支原体也可引起上呼吸道感染。细菌感染多为继发，乙型溶血性链球菌A组、肺炎球菌、嗜血流感杆菌及葡萄球菌等多见。

2. 临床表现　病情轻重程度相差较大，与年龄、感染病原体和机体抵抗力有关。轻症病例仅有鼻部症状；重症病例可引起很多并发症，如中耳炎、风湿热、心包炎、骨髓炎等疾病。上感分为一般类型和特殊类型。

要点二　中医病因病机及治疗原则

小儿感冒发生的原因，以感受风邪为主，常兼寒、热、暑、湿、燥邪等。小儿肺常不足，当机体抵抗力低下时，外邪易于乘虚侵入而发为感冒。外邪客于肺卫，导致卫阳受遏，肺气失宣，因而出现发热、恶风、鼻塞流涕、喷嚏及咳嗽等症。因此，小儿感冒的病机关键为肺卫失宣。病变部位主要在肺，亦常累及肝、脾等脏。

治疗原则：以疏风解表为基本原则。根据不同的证型分别治以辛温解表、辛凉解表、清暑解表、清瘟解毒。治疗兼证，在解表基础上，分别佐以化痰、消导、镇惊之法。

要点三　小儿上呼吸道感染的特殊类型

特殊类型上感：①疱疹性咽峡炎：由柯萨奇 A 组病毒所致。好发于夏秋季。表现为急性发热，体温大多在 39℃以上，流涎、咽痛等。体检时可见咽部红肿，咽腭弓、悬雍垂、软腭等处可见 2 ～ 4mm 大小的疱疹，周围红晕，疱疹破溃后形成小溃疡。病程约 1 周。②咽结合膜热：由腺病毒 3、7 型所致。好发于春夏季，多呈高热，咽痛，眼部刺痛。体检时可见咽部充血，一侧或两侧滤泡性眼结合膜炎，颈部、耳后淋巴结肿大。病程 1 ～ 2 周。

要点四　常见兼夹证（夹痰、夹滞、夹惊）的中医病因病机及治疗原则

（一）常见兼夹证的中医病因病机

1. 夹痰　由于小儿肺脏娇嫩，感邪之后，失于宣肃，气机不利，津液不得敷布而内生痰液，痰壅气道，则咳嗽加剧、喉间痰鸣，此为感冒夹痰。

2. 夹滞　小儿脾常不足，感邪之后，脾运失司，有饮食不节，致乳食停积，阻滞中焦，则脘腹胀满、不思乳食，或伴呕吐、泄泻，此为感冒夹滞。

3. 夹惊　小儿神气怯弱，肝气未盛，感邪之后，热扰心肝，易致心神不安、睡卧不宁、惊惕抽风，此为感冒夹惊。

（二）治疗原则

（1）夹痰：偏于风寒者，治以辛温解表，宣肺化痰；偏于风热者，治以辛凉解表，清肺化痰。

（2）夹滞：解表兼以消食导滞。

（3）夹惊：解表兼清热镇惊。

要点五　中医辨证论治

证型		辨证要点	治法	方药
主证	风寒感冒	发热，恶寒，无汗，头痛，鼻流清涕，喷嚏，咳嗽，咽部不红肿，舌淡红，苔薄白，脉浮紧或指纹浮红	辛温解表	荆防败毒散加减
	风热感冒	发热重，恶风，有汗或少汗，头痛，鼻塞，鼻流浊涕，喷嚏，咳嗽，痰稠色白或黄，咽红肿痛，口干渴，舌质红，苔薄黄，脉浮数或指纹浮紫	辛凉解表	银翘散加减
	暑邪感冒	发热，无汗或汗出热不解，头晕、头痛，鼻塞，身重困倦，胸闷，泛恶，口渴心烦，食欲不振，或有呕吐、泄泻，小便短黄，舌质红，苔黄腻，脉数或指纹紫滞	清暑解表	新加香薷饮加减
	时邪感冒	起病急骤，全身症状重。高热，恶寒，无汗或汗出热不解，头痛，心烦，目赤咽红，肌肉酸痛，腹痛，或有恶心、呕吐，舌质红，舌苔黄，脉数	清瘟解毒	银翘散合普济消毒饮加减
兼证	夹痰	感冒兼见咳嗽较剧，痰多，喉间痰鸣	辛温解表，宣肺化痰；辛凉解表，清肺化痰	风寒夹痰证加用三拗汤、二陈汤；风热夹痰证加用桑菊饮加减
	夹滞	感冒兼见脘腹胀满，不思饮食，呕吐酸腐，口气秽浊，大便酸臭，或腹痛泄泻，或大便秘结，小便短黄，舌苔厚腻，脉滑	解表兼以消食导滞	保和丸
	夹惊	感冒兼见惊惕哭闹，睡卧不宁，甚至骤然抽风神昏，舌质红，脉浮弦	解表兼以清热镇惊	镇惊丸加减，另服小儿回春丹或小儿金丹片

［常考考点］小儿上感的辨证论治。

【知识纵横比较】

中西医结合内科学和儿科学上感的证治比较

上感（中西医结合儿科学）			上感（中西医结合内科学）	
证型		方药	证型	方药
主证	风寒感冒	荆防败毒散	风寒束表证	荆防败毒散
	风热感冒	银翘散	风热犯表证	银翘散或葱豉桔梗汤
	暑邪感冒	新加香薷饮	暑湿伤表证	新加香薷饮
	时邪感冒	银翘散合普济消毒饮	—	—
兼证	夹痰	三拗汤、二陈汤（风寒）； 桑菊饮（风热）	—	—
	夹滞	保和丸	—	—
	夹惊	镇惊丸，另服小儿回春丹或小儿金丹片	—	—

【例题实战模拟】

A1 型题

1. 小儿感冒的病原体主要是

A. 葡萄球菌　B. 病毒　C. 肺炎支原体　D. 衣原体　E. 立克次体

2. 小儿感冒出现的兼证是

A. 夹痰、夹滞、夹惊　B. 夹风、夹痰、夹食　C. 夹火、夹痰、夹瘀

D. 夹风、夹惊、夹滞　E. 夹食、夹滞、夹惊

3. 治疗小儿风寒感冒的方药是

A. 银翘散　B. 新加香薷饮　C. 荆防败毒散　D. 黄芪桂枝五物汤　E. 桑杏汤

4. 治疗时邪感冒常选银翘散合

A. 清瘟败毒饮　B. 普济消毒饮　C. 防风通圣散　D. 柴葛解肌汤　E. 荆防败毒散

A2 型题

5. 病儿，盛夏外出游玩，现高热无汗，头痛胸闷，身重困倦，纳呆，鼻塞流涕，苔白腻，脉数。治疗首选

A. 荆防败毒散　B. 银翘散　C. 新加香薷饮　D. 杏苏散　E. 桑菊饮

【参考答案】

1. B　2. A　3. C　4. B　5. C

细目二　肺炎

【考点突破攻略】

要点一　常见病原体及发病机制

1. 常见病原体　发达国家中小儿肺炎病原以病毒为主，发展中国家则以细菌为主。其中肺炎链球菌、金黄色葡萄球菌、流感嗜血杆菌是重症肺炎的主要病因。儿童肺炎支原体感染、婴儿衣原体感染有增多的趋势。

2. 发病机制　病原体常由呼吸道入侵，少数经血行入肺。当炎症蔓延到细支气管和肺泡时，支气管黏膜充血、水肿，管腔变窄，导致通气功能障碍；肺泡壁充血水肿，炎性分泌物增多，导致换气功能障碍。通气不足引起缺氧和 CO_2 潴留，导致 PaO_2 降低和 $PaCO_2$ 增高；换气功能障碍主要引起缺氧，导致 PaO_2 降低，为代偿缺氧状态。患儿呼吸频率加快，呼吸深度加强，呼吸辅助肌参与活动，出现鼻翼扇动和三凹征，同时心率也加快。缺氧、CO_2 潴留和毒血症，可导致机体其他系统器官的功能障碍和代谢紊乱。

要点二　中医病因病机

本病外因责之于感受风邪，或由其他疾病传变而来；内因责之于小儿形气未充，肺脏娇嫩，卫外不固。小儿外感风邪，外邪由口鼻或皮毛而入，侵犯肺卫，肺失宣降，清肃之令不行，致肺被邪束，闭郁不宣，化热烁津，炼液成痰，阻于气道，肃降无权，从而出现咳嗽、气喘、痰鸣、鼻扇、发热等肺气闭塞的证候，发为肺炎喘嗽。其病机关键为肺气闭郁。

［常考考点］肺炎的病机关键为肺气闭郁。

要点三　临床分类方法

1. 病理分类　按解剖部位分为：小叶性肺炎（支气管肺炎）、大叶性肺炎、间质性肺炎、毛细支气管炎等。其中以支气管肺炎最为多见。

2. 病因分类　按病因可分为感染因素引起的肺炎如细菌性肺炎、病毒性肺炎、支原体肺炎、衣原体肺炎、真菌性肺炎、原虫性肺炎；非感染因素引起的肺炎如吸入性肺炎、坠积性肺炎、嗜酸细胞性肺炎等。

3. 病程分类　病程＜1个月者，称为急性肺炎；1～3个月称为迁延性肺炎；＞3个月者称为慢性肺炎。

4. 病情分类

（1）轻症：呼吸系统症状为主，无全身中毒症状。

（2）重症：除呼吸系统受累外，其他系统亦受累，且全身中毒症状明显。

要点四　支气管肺炎、腺病毒肺炎、合胞病毒肺炎、支原体肺炎的临床特点

1. 支气管肺炎　起病急，发病前多数有上呼吸道感染表现。以发热、咳嗽、气促为主要症状。发热热型不定，多为不规则发热，也可表现为弛张热或稽留热，新生儿及体弱儿可表现为不发热；咳嗽较频，早期为刺激性干咳，以后咳嗽有痰，痰色白或黄，新生儿、早产儿则表现为口吐白沫；气促多发生于发热、咳嗽之后，月龄＜2个月，呼吸≥60次/分；月龄2～12个月，呼吸≥50次/分；1～5岁，呼吸≥40次/分。气促加重，可出现呼吸困难，表现为鼻翼扇动、点头呼吸、三凹征等。肺部体征早期可不明显或仅有呼吸音粗糙，以后可闻及固定的中、细湿啰音；若病灶融合，出现肺实变体征，则表现为语颤增强、叩诊浊音、听诊呼吸音减弱或管状呼吸音。新生儿肺炎肺部听诊仅可闻及呼吸音粗糙或减低，病程中亦可出现细湿啰音或哮鸣音。

2. 腺病毒肺炎　多见于6个月～2岁的婴幼儿。发热、咳嗽、呼吸困难为主要症状。急骤发热，大多自第1～2日起即发生高热，体温可达39℃以上，至第3～4日多呈稽留热或不规则热。咳嗽较剧，频咳或阵咳。呼吸困难多开始于第3～6日。重症者可出现鼻翼扇动、三凹征、喘憋及口唇甲床青紫。肺部体征出现较晚，初期听诊仅有呼吸音粗糙或干啰音，发热4～5日后方可闻及湿啰音。

3. 合胞病毒肺炎　多见于2岁以内，尤以2～6个月婴儿多见。发热、咳嗽、喘憋为主要症状。约2/3的病例有发热，多为高热，最高可达41℃，高热时间大多为1～4天。咳嗽大多为干咳。中、重症病儿有喘憋，呼吸困难，出现呼吸增快、三凹征、鼻翼扇动及口唇发绀。肺部听诊可闻及喘鸣音、肺底部可闻及细湿啰音。毛细支气管炎在喘憋发作时，往往听不到湿啰音。

4. 支原体肺炎　多见于年长儿，婴幼儿感染率也可高达25%～69%。发热、咳嗽、咳痰为主要症状。热型不定，大多在39℃左右，热程1～3周。刺激性剧烈咳嗽为突出表现，有时阵咳酷似百日咳样咳嗽，咳痰黏稠，甚至带有血丝。年长儿常伴有咽痛、胸闷及胸痛等症状。婴幼儿则起病急，病情重，常有呼吸困难及喘憋。肺部体征因年龄而异，年长儿大多缺乏显著的肺部体征，婴幼儿叩诊呈浊音，听诊呼吸音减弱，有时可闻及湿啰音。部分婴儿可闻及哮鸣音。

［常考考点］各型肺炎的典型症状和体征。

要点五　肺炎心衰的诊断标准及主要治疗方法

1. 诊断标准　①心率突然加快，婴儿超过180次/分；幼儿超过160次/分。②呼吸突然加快，超过60次/分。③突然发生极度烦躁不安，明显发绀，皮肤苍白发灰，指（趾）甲微血管再充盈时间延长。④心音低钝，有奔马律，颈静脉怒张。⑤肝脏迅速增大。⑥颜面、眼睑或下肢水肿，尿少或无尿。具有前5项者即可诊断为心力衰竭。

2. 主要治疗方法　镇静、给氧，增强心肌收缩力，减慢心率，增加心搏出量，减轻心脏负荷。

［常考考点］肺炎合并心衰的诊断标准。

要点六 抗生素药物选择原则

抗生素使用原则：①根据病原菌选择敏感药物。②早期治疗。③选用渗入下呼吸道浓度高的药物。④足量、足疗程。⑤重症宜联合用药，经静脉给药。

［常考考点］肺炎抗生素的使用原则。

要点七 中医辨证论治

证型		辨证要点	治法	方药
常证	风寒闭肺	恶寒发热，无汗，呛咳不爽，呼吸气急，痰白而稀，口不渴，咽不红，舌质不红，舌苔薄白或白腻，脉浮紧，指纹浮红	辛温宣肺，化痰止咳	华盖散加减
	风热闭肺	初起证候稍轻，发热恶风，咳嗽气急，痰多，痰稠黏或黄，口渴咽红，舌红，苔薄白或黄，脉浮数。重证则见高热烦躁，咳嗽微喘，气急鼻扇，喉中痰鸣，面色红赤，便干尿黄，舌红苔黄，脉滑数，指纹紫滞	辛凉宣肺，化痰止咳	银翘散合麻杏石甘汤加减
	痰热闭肺	发热烦躁，咳嗽喘促，呼吸困难，气急鼻扇，喉间痰鸣，口唇发绀，面赤口渴，胸闷胀满，泛吐痰涎，舌质红，舌苔黄腻，脉象弦滑	清热涤痰，开肺定喘	五虎汤合葶苈大枣泻肺汤加减
	毒热闭肺	高热持续，咳嗽剧烈，气急鼻扇，甚至喘憋，涕泪俱无，鼻孔干燥如烟煤，面赤唇红，烦躁口渴，溲赤便秘，舌红而干，舌苔黄腻，脉滑数	清热解毒，泻肺开闭	黄连解毒汤合麻杏石甘汤加减
	阴虚肺热	病程较长，低热盗汗，干咳无痰，面色潮红，舌红少津，舌苔花剥、苔少或无苔，脉细数	养阴清肺，润肺止咳	沙参麦冬汤加减
	肺脾气虚	低热起伏不定，面白少华，动则汗出，咳嗽无力，纳差便溏，神疲乏力，舌质偏淡，舌苔薄白，脉细无力	补肺健脾，益气化痰	人参五味子汤加减
变证	心阳虚衰	骤然面色苍白，口唇发绀，呼吸困难或呼吸浅促，额汗不温，四肢厥冷，虚烦不安或神萎淡漠，右胁下出现痞块并渐增大，舌质略紫，苔薄白，脉细弱而数，指纹青紫，可达命关	温补心阳，救逆固脱	参附龙牡救逆汤加减
	邪陷厥阴	壮热烦躁，神昏谵语，四肢抽搐，口噤项强，双目上视，舌质红绛，指纹青紫，可达命关，或透关射甲	平肝息风，清心开窍	羚角钩藤汤合牛黄清心丸加减

［常考考点］肺炎的辨证论治。

【知识纵横比较】

中西医结合内科学和儿科学肺炎的证治比较

肺炎（中西医结合儿科学）			肺炎（中西医结合内科学）	
证型		方药	证型	方药
常证	风寒闭肺证	华盖散	邪犯肺卫证	三拗汤或桑菊饮
	风热闭肺证	银翘散合麻杏石甘汤		
	痰热闭肺证	五虎汤合葶苈大枣泻肺汤	痰热壅肺证	麻杏石甘汤合《千金》苇茎汤
	毒热闭肺证	黄连解毒汤合麻杏石甘汤	—	—
	阴虚肺热证	沙参麦冬汤	正虚邪恋证	竹叶石膏汤
	肺脾气虚证	人参五味子汤	—	—
变证	心阳虚衰证	参附龙牡救逆汤	阴竭阳脱证	生脉散合四逆汤
	邪陷厥阴证	羚角钩藤汤合牛黄清心丸	热陷心包证	清营汤合菖蒲郁金汤

【例题实战模拟】

A1 型题

1. 重型肺炎与轻型肺炎的主要区别点是

A. 发热　B. 伴有循环、神经、消化等系统功能障碍　C. 肺部啰音密集
D. 肺部病变范围大　E. 口周、鼻唇沟和指（趾）端发绀

2. 下列不是肺炎合并心力衰竭诊断要点的是
A. 心率突然超过 180 次 / 分　B. 呼吸突然加快，超过 60 次 / 分
C. 突然极度烦躁不安、发绀　D. 左肋缘下可扪及脾脏
E. 心音低钝，颈静脉怒张

3. 小儿肺炎按病程分类，急性肺炎是指
A. 1 ～ 3 个月　B. 3 ～ 6 个月　C. 6 ～ 8 个月　D. 1 个月以内　E. 8 ～ 10 个月

4. 肺炎按病理分类的是
A. 间质性肺炎　B. 病毒性肺炎　C. 急性肺炎　D. 重症肺炎　E. 原虫性肺炎

5. 治疗肺炎喘嗽痰热闭肺证，应首选
A. 三拗汤　B. 五虎汤合葶苈大枣泻肺汤　C. 二陈汤　D. 定喘汤　E. 麻杏石甘汤

A2 型题

6. 男孩，6 个月。高热、咳嗽、喘憋、呼吸困难，出现呼吸增快、三凹征、鼻翼扇动及口唇发绀，肺基底部可听到细湿啰音。本病例诊断最大可能是
A. 革兰阴性杆菌肺炎　B. 肺炎支原体肺炎　C. 腺病毒肺炎
D. 呼吸道合胞病毒肺炎　E. 葡萄球菌肺炎

7. 患儿，肺炎喘嗽反复不愈 2 周余，低热起伏，咳嗽无力，多汗，四肢欠温，面色白，纳呆便溏，舌质偏淡，舌苔白滑，指纹淡红而滞，在风关。治疗应选
A. 桂枝汤　B. 麻黄汤　C. 四君子汤　D. 补中益气汤　E. 人参五味子汤

【参考答案】

1. B　2. D　3. D　4. A　5. B　6. D　7. E

细目三　支气管哮喘

【考点突破攻略】

哮喘是一种反复发作的哮鸣气喘疾病。哮指声响言，喘指气息言，哮必兼喘，故通称哮喘。临床以发作时喘促气急，喉间痰吼哮鸣，呼气延长；严重者不能平卧，呼吸困难，张口抬肩，摇身撷肚，唇口青紫为特征。常在清晨或夜间发作或加剧。本病包括西医学所称的喘息性支气管炎、支气管哮喘。本病有明显的遗传倾向，初发年龄以 1 ～ 6 岁多见。大多数病儿可经治疗缓解或自行缓解，在正确的治疗和调护下，随年龄的增长，大多可以治愈。但如长时间的反复发作，喘息持续，难以缓解，甚至终身不愈。本病发作有较明显的季节性，冬季及气候多变时易于发作。

要点一　西医发病机制

气道慢性（变应性）炎症是哮喘的基本病变，由此引起的气流受限，气道高反应性是哮喘的基本特征。参与这些基本病损的形成过程有：

1. 免疫因素　本病患儿都存在由免疫介质、淋巴细胞、嗜酸性粒细胞和肥大细胞参与的气道黏膜病理改变过程。一方面是 IgE 介导的作用，过敏原与特异性 IgE 结合，引起肥大细胞和嗜酸性粒细胞脱颗粒，释放白三烯（LTs）、血小板活化因子、组胺、前列腺素等介质，使平滑肌收缩、黏膜水肿、分泌物增加，导致支气管狭窄，发生哮喘；另一方面是非 IgE 介导作用，嗜酸性粒细胞、T 淋巴细胞能产生 IL-5 等细胞因子。IL-5 可促使嗜酸性粒细胞黏附于血管内皮细胞并促进其分化成熟，延长其存活时间。在嗜酸性粒细胞颗粒内含有的碱性蛋白（MBP）和嗜酸性粒细胞阳离子蛋白（ECP）等，能损伤呼吸道及肺上皮细胞，使神经末梢暴露，从而形成气道高反应性。

2. 神经、精神因素　β 肾上腺素能使受体功能低下和迷走神经张力亢进，或同时伴有 α 肾上腺素能神经的反应性增加，可使支气管平滑肌收缩，腺体分泌增多，促进哮喘发作。

［常考考点］气道慢性（变应性）炎症是哮喘的基本病变。

要点二 中医病因病机

1. 病因

（1）内因：肺、脾、肾三脏不足是哮喘形成的主要内因。

（2）外因：感触外邪（接触异物、异味及嗜食咸酸等）。

2. 病机 其病机为外因诱发，触动伏痰，痰阻气道所致。小儿因先天禀赋不足，或因后天调护失养，或病后体弱，导致肺、脾、肾三脏不足，水湿代谢异常，凝聚成痰，痰饮留伏于体内，这是发病的内在因素。

哮喘发病，主要是因痰饮久伏，遇到诱因，一触即发，痰随气升，气因痰阻，相互搏结，阻塞气道。气机升降不利，以致呼吸困难，气息喘促。若痰气交阻气道加重，导致肺气闭阻，气滞血瘀，心血瘀阻，出现口唇、肢端发绀，甚则面色苍白、头额冷汗、肢冷脉微等阳气欲脱的危象。

由于感邪的不同，体质的差异，所以病性上又有寒热虚实的区别和转化。哮喘发作，若系外感风寒，内伤生冷，引动伏痰，则为寒性哮喘；若感受风热，夹痰内阻，痰热蕴肺，则为热性哮喘；若肺络痰热未清，又感风寒，可见寒热夹杂；若体质虚弱，外邪夹痰伏留肺络，又可成为虚实夹杂的证候。

哮喘反复发作，可以导致肺气耗散，寒痰伤及脾肾之阳，痰热耗伤肺肾之阴，故在缓解期可出现肺、脾、肾三脏的虚损之象。

［常考考点］支气管哮喘的病机为外因诱发，触动伏痰，痰阻气道。

要点三 诊断与鉴别诊断

1. 诊断要点 儿童哮喘诊断标准（2003 年中华医学会儿科分会呼吸学组）：

（1）反复发作的喘息、气促、胸闷或咳嗽，多与接触变应原、冷空气、物理或化学性刺激、病毒性上下呼吸道感染、运动等有关。

（2）发作时双肺可闻及散在或弥漫性以呼气相为主的哮鸣音，呼气相延长。

（3）支气管舒张剂有显著疗效。

（4）除外其他疾病引起的喘息、气促、胸闷或咳嗽。

（5）对于症状不典型的患儿，同时在肺部闻及哮鸣音者，可酌情采用支气管舒张试验协助诊断，若阳性可诊断为哮喘。

2. 鉴别诊断 哮喘需与肺炎喘嗽相鉴别。哮喘以咳嗽、哮鸣、气喘、呼气延长为主症，大都不发热，常反复发作，多有过敏史，两肺听诊以哮鸣音为主；肺炎喘嗽以发热、咳嗽、痰壅、气喘为主症，多数发热，两肺听诊以湿啰音为主。

［常考考点］儿童哮喘诊断标准以及哮喘与肺炎喘嗽的鉴别。

要点四 咳嗽变异性哮喘的诊断依据及治疗

1. 诊断依据

（1）持续咳嗽＞1 个月，常在夜间和 / 或清晨发作，运动、遇冷空气或嗅到特殊气味后加重，痰少，临床上无感染征象，或经较长时间抗生素治疗无效。

（2）支气管舒张剂诊断性治疗可使咳嗽发作缓解（基本诊断条件）。

（3）有个人或家族过敏史、家族哮喘史，过敏原（变应原）检测阳性可作辅助诊断。

（4）排除其他原因引起的慢性咳嗽。

2. 治疗 因为发病机制与哮喘相同，都存在气道慢性反应炎症及气道高反应性，所以较长期地应用控制药物吸入激素或 β_2 受体激动剂或长期口服白三烯受体拮抗剂能取得较好疗效。并可配合中医辨证治疗。

要点五 西医治疗原则

采用长期、持续、规范和个体化的治疗原则。发作期，抗炎、平喘，以便快速缓解。缓解期，应坚持长期控制症状、抗炎，降低气道高反应性，避免触发因素，自我保健。

要点六 中医辨证论治

本病在发作期以八纲辨证为主，缓解期以脏腑辨证为主。发作期，以邪实为主，治疗时当攻邪以治其标，并分辨寒热虚实，随证施治；缓解期以正虚为主，当扶正以治其本，治以补肺固表、扶脾益肾，调其脏腑功能；若虚中有实，虚实夹杂，则宜扶正祛邪、标本兼顾。

证型		辨证要点	治法	方药
发作期	寒性哮喘	咳嗽气促，喉间哮鸣，咳痰清稀色白，呈黏沫状，形寒无汗，鼻流清涕，面色晦滞带青，四肢不温，口不渴，或渴喜热饮，舌淡红，舌苔薄白或白腻，脉象浮滑，指纹红	温肺散寒，化痰定喘	小青龙汤合三子养亲汤
	热性哮喘	咳喘哮鸣，声高息涌，痰稠色黄，发热面红，胸闷膈满，渴喜冷饮，小便黄赤，大便干燥或秘结，舌红，舌苔黄腻，脉象滑数，指纹紫	清热化痰，止咳定喘	麻杏石甘汤或定喘汤加减
	外寒内热	病程长，喘促迁延不愈，动则喘甚，面白少华，形寒肢冷，尿频或小便清长，伴见咳嗽痰多，喉间痰鸣，舌淡，苔白或腻，脉细弱	降气化痰，补肾纳气	射干麻黄汤合都气丸加减
缓解期	肺气虚弱	面白，气短懒言，咳嗽无力，语声低微，倦怠乏力，容易出汗，反复感冒，舌质淡，苔薄，脉细无力	补肺固表	玉屏风散加减
	脾气虚弱	面色虚浮少华，食少脘痞，大便不实，倦怠乏力，痰多而咳，舌淡，苔白，脉缓无力	健脾化痰	六君子汤加减
	肾虚不纳	面白少华，形寒怯冷，四肢不温，腰膝酸软，动则心悸气促，遗尿或夜间尿多，小便澄清，舌淡，苔薄白；或舌红，苔花剥，脉沉细无力	补肾固本	金匮肾气丸加减

［常考考点］儿童哮喘的辨证论治。

要点七　急性发作期的西医治疗

1. 吸氧　用面罩或双导管吸氧。氧气浓度以 40% 为宜，每分钟 4 ～ 5L。

2. β_2 受体激动剂　首选吸入治疗。将 β_2 受体激动剂药液放入雾化器中，用空气压缩泵加氧吸入，第 1 小时可每隔 20 分钟吸入 1 次，以后每隔 2 ～ 4 小时可重复吸入，病情好转后，可每隔 6 小时吸入一次。

3. 静脉用药　全身应用糖皮质激素作为儿童危重哮喘治疗的一线药物，应尽早使用。甲基泼尼松龙每次 1 ～ 2mg/kg，或琥珀酸氢化可的松每次 5 ～ 10mg/kg，每 4 ～ 6 小时静脉滴注一次。好转后可口服泼尼松。静脉滴注氨茶碱可作为治疗儿童危重哮喘的一种选择。

儿童危重哮喘经氧疗、全身应用糖皮质激素、β_2 受体激动剂等治疗后病情继续恶化，应及时给予辅助机械通气治疗。对未做气管插管者，慎用镇静剂。

［常考考点］儿童哮喘的西医治疗。

【知识纵横比较】

中西医结合内科学与儿科学支气管哮喘的证治比较

分期	支气管哮喘（中西医结合内科学）		支气管哮喘（中西医结合儿科学）	
	证型	方药	证型	方药
发作期	寒哮证	射干麻黄汤	寒性哮喘	小青龙汤合三子养亲汤
	热哮证	定喘汤	热性哮喘	麻杏石甘汤或定喘汤
	寒包热哮证	小青龙加石膏汤或厚朴麻黄汤加减	外寒内热	射干麻黄汤合都气丸
	风痰哮证	三子养亲汤加味	—	—
缓解期	肺虚证	玉屏风散	肺气虚弱	玉屏风散
	脾虚证	六君子汤	脾气虚弱	六君子汤
	肾虚证	金匮肾气丸或七味都气丸	肾虚不纳	金匮肾气丸

【例题实战模拟】

A1 型题

1. 下列不属于哮喘缓解期肺气虚弱证证候特征的是

A. 面色苍白　B. 气短懒言　C. 倦怠乏力　D. 自汗盗汗　E. 舌红苔黄

2. 哮喘缓解期肺气虚弱证的首选方药是

A. 定喘汤　B. 六味地黄汤　C. 百合固金汤　D. 玉屏风散　E. 六君子汤

3. 对诊断小儿支气管哮喘最有价值的肺部体征是

A. 双肺呼吸音增粗　B. 双下肺中细湿啰音　C. 两肺满布哮鸣音，呼气延长

D. 双肺呼吸音减弱　E. 右肺中湿啰音，随体位改变

4. 咳嗽变异性哮喘（过敏性咳嗽）的诊断依据之一是

A. 咳嗽持续或反复发作＞1 周　B. 咳嗽持续或反复发作＞15 天　C. 咳嗽持续或反复发作＞1 个月

D. 咳嗽持续或反复发作＞2 个月　E. 咳嗽持续或反复发作＞3 个月

A2 型题

5. 患儿，男，4 岁。喘息发作 3 次。现喘息突然发作，双肺哮鸣音，母有哮喘病史。症见喉间痰鸣，痰多白沫，鼻流清涕，四肢欠温，面色晦暗，舌淡红，苔白。其诊断是

A. 热性哮喘　B. 寒性哮喘　C. 肺炎喘嗽　D. 风寒咳嗽　E. 风热咳嗽

6. 患儿，男，8 岁。既往有哮喘史，近 1 月来不咳不喘，但见形寒肢冷，面色白，四肢不温，尿清而频，舌淡，苔白，脉细无力。其证型是

A. 寒性哮喘　B. 热性哮喘　C. 肺炎喘嗽　D. 哮喘，肾虚不纳证　E. 风寒咳嗽

【参考答案】

1. E　2. E　3. C　4. C　5. B　6. D

细目四　反复呼吸道感染

【考点突破攻略】

要点一　诊断标准

反复呼吸道感染的诊断标准

年龄	上呼吸道感染次数 / 年	下呼吸道感染次数 / 年
0～2 岁	7	3
3～5 岁	6	2
6～12 岁	5	2

注：①上呼吸道感染第 2 次距第 1 次至少要间隔 7 天以上。②若上呼吸道感染次数不足，可加上、下呼吸道感染次数；不足者需观察 1 年。

［常考考点］反复呼吸道感染的诊断标准。

要点二　中医病因病机

小儿反复呼吸道感染多因正气不足，卫外不固，造成屡感外邪，邪毒久恋，稍愈又作，往复不已之势。其发病机理大致有以下几方面。

1. 禀赋不足，体质虚弱　若父母体弱多病或在妊娠时罹患各种疾病，或早产、双胎、胎气孱弱，生后肌骨嫩怯，腠理疏松，不耐自然界中不正之气的侵袭，一感即病，父母及同胞中亦常有反复呼吸道感染的病史。

2. 喂养不当，调护失宜　人工喂养或因母乳不足，过早断乳，或偏食、厌食，营养不良，脾胃运化力弱，饮食精微摄取不足，脏腑功能失健，脾肺气虚，易遭外邪侵袭。

3. 少见风日，不耐风寒　户外活动过少，日照不足，肌肤柔弱，卫外不固，对寒冷的适应能力弱，犹如阴地草木、

温室花朵，软脆不耐风寒。一旦形寒饮冷，感冒随即发生，或他人感冒，一染即病。病后又易于发生传变。

4. 用药不当，损伤正气 感冒之后过服解表之剂，损伤卫阳，以致表卫气虚，营卫不和，营阴不能内守而汗多，卫阳不能外御而易感。药物使用不当，损耗小儿正气，使抵抗力下降而反复感邪不已。

5. 正虚邪伏，遇感乃发 外邪侵袭之后，由于正气虚弱，邪毒往往不能廓清，留伏于里，一旦受凉或疲劳后，新感易受，留邪内发；或虽无新感，旧病复燃，诸证又起。

总之，小儿脏腑娇嫩，肌肤薄弱，藩篱疏松，阴阳均较稚弱，复感儿则肺、脾、肾三脏更为不足，卫外功能薄弱，对外邪的抵抗力差；加上寒暖不能自调，一旦偏颇，六淫之邪不论从皮毛而入，或从口鼻而受，均及于肺。正与邪的消长变化，导致小儿反复呼吸道感染。

要点三　中医辨证论治

证型	辨证要点	治法	方药
营卫失和，邪毒留恋	反复感冒，恶寒怕热，不耐寒凉，平时汗多，肌肉松弛；或伴有低热，咽红不退，扁桃体肿大；或肺炎喘嗽后久不康复；舌淡红，苔薄白，或花剥，脉浮数无力，指纹紫滞	扶正固表，调和营卫	黄芪桂枝五物汤加减
肺脾两虚，气血不足	屡受外邪，咳喘迁延不已，或愈后又作，面黄少华，厌食，或恣食肥甘生冷，肌肉松弛，或大便溏薄，咳嗽多汗，唇口色淡，舌质淡红，脉数无力，指纹淡	健脾益气，补肺固表	玉屏风散加味
肾虚骨弱，精血失充	反复感冒，甚则咳喘，面白无华，肌肉松弛，动则自汗，寐则盗汗，睡不安宁，五心烦热，立、行、齿、发、语迟，或鸡胸龟背，舌苔薄白，脉数无力	补肾壮骨，填阴温阳	补肾地黄丸加味

［常考考点］反复呼吸道感染的辨证论治。

【例题实战模拟】

B1 型题

A. 上呼吸道感染感染 5 次，下呼吸道感染 2 次　B. 上呼吸道感染感染 5 次，下呼吸道感染 3 次
C. 上呼吸道感染感染 6 次，下呼吸道感染 3 次　D. 上呼吸道感染感染 7 次，下呼吸道感染 2 次
E. 上呼吸道感染感染 7 次，下呼吸道感染 3 次

1. 0 ～ 2 岁小儿反复呼吸道感染的诊断标准是
2. 6 ～ 12 岁小儿反复呼吸道感染的诊断标准

A. 人参五味子汤　B. 黄芪桂枝五物汤　C. 六君子汤　D. 四君子汤　E. 玉屏风散

3. 反复呼吸道感染，肺脾两虚证的首选方剂是
4. 反复呼吸道感染，营卫失和证的首选方剂是

【参考答案】

1. E　2. A　3. E　4. B

第四单元　循环系统疾病

细目　病毒性心肌炎

【考点突破攻略】

要点一　西医发病机制

病毒性心肌炎的发病机理尚不完全清楚。急性期，病毒通过心肌细胞的相关受体侵入心肌细胞，在细胞内复制，直

接损害心肌细胞，导致变性、坏死和溶解。而严重慢性持久的心肌病变与病毒持续存在及病毒感染后介导的免疫损伤密切相关。一方面是病毒特异性细胞毒性T淋巴细胞引起被感染的心肌溶解、破坏；另一方面是自身反应性T淋巴细胞破坏未感染的心肌细胞，引起心肌损伤。

要点二　中医病因病机

小儿素体正气亏虚是发病之内因，温热邪毒侵袭是发病之外因。病变部位主要在心，常涉及肺、脾、肾。小儿肺脏娇嫩，卫外不固，脾常不足，易遭风热、湿热时邪所侵。外感风热邪毒多从鼻咽而入，先犯于肺卫；外感湿热邪毒多从口鼻而入，蕴郁于肠胃。继而邪毒由表入里，留而不去，内舍于心，导致心脉痹阻，心血运行不畅，或热毒之邪灼伤营阴，可致心之气阴亏虚。心气不足，血行无力，血流不畅，可致气滞血瘀。心阴耗伤，心脉失养，阴不制阳，可致心悸不宁。心阳受损，阳失振奋，气化失职，可致怔忡不安。病情迁延，伤及脾肺，脾虚水湿停聚，肺虚失于清肃，致痰浊内生，痰瘀互结，阻滞脉络。若原有素体阳气虚弱，病初即可出现心肾阳虚甚至心阳欲脱之危证。本病久延不愈者，常因医治不当如汗下太过，或疾病、药物损阴伤阳，气阴亏虚，心脉失养，出现以心悸为主的虚证，或者兼有瘀阻脉络的虚实夹杂证。

总之，本病以外感风热、湿热邪毒为发病主因，瘀血、痰浊为病变过程中的病理产物，耗气伤阴、血脉阻滞为主要病理变化，病程中或邪实正虚，或以虚为主，或虚中夹实，病机演变多端，要随证辨识，特别要警惕心阳暴脱变证的发生。

要点三　临床诊断依据

1. 心功能不全、心源性休克或心脑综合征。

2. 心脏扩大（X线、超声心动图检查具有表现之一）。

3. 心电图改变：以R波为主的2个或2个以上的主要导联（Ⅰ、Ⅱ、aVF、V_5）的ST-T改变持续4天以上伴动态变化，窦房传导阻滞、房室传导阻滞，完全性右或左束支阻滞，成联律、多形、多源、成对或并行性早搏，非房室结及房室折返引起的异位性心动过速，低电压（新生儿除外）及异常Q波。

4. CK-MB升高或心肌肌钙蛋白（cTnI或cTnT）阳性。

［常考考点］病毒性心肌炎的诊断标准。

要点四　常用的西医治疗方法

1. 休息　急性期需卧床休息，以减轻心脏负荷。

2. 营养心肌药物　辅酶Q_{10}（CoQ_{10}）为细胞代谢及细胞呼吸的激活剂，有改善心肌代谢、保护细胞膜完整和抗氧自由基作用。每日1mg/kg，分2次口服，连用3个月以上。1，6-二磷酸果糖具有恢复、改善心肌细胞代谢作用，每次100～250mg/kg，每日1次静脉滴注，2周为一疗程。维生素C能清除自由基，改善心肌代谢，有助于心肌炎的恢复。维生素C每日100mg/kg，加入10%葡萄糖液100～150mL静脉慢滴，疗程1个月。

3. 肾上腺皮质激素　通常不主张使用，主要用于心源性休克、致死性心律失常（三度房室传导阻滞、室性心动过速）等严重病例的抢救。

4. 控制心力衰竭　常用药物有地高辛、西地兰等。

［常考考点］西医的治疗方法。

要点五　中医辨证论治

证型	辨证要点	治法	方药
风热犯心	发热，低热绵延，或不发热，鼻塞流涕，咽红肿痛，咳嗽有痰，肌痛肢楚，头晕乏力，心悸气短，胸闷胸痛，舌质红，舌苔薄，脉数或结代	清热解毒，宁心复脉	银翘散加减
湿热侵心	寒热起伏，全身肌肉酸痛，恶心呕吐，腹痛泄泻，心悸胸闷，肢体乏力，舌质红，苔黄腻，脉濡数或结代	清热化湿，宁心复脉	葛根黄芩黄连汤加减
气阴亏虚	心悸不宁，活动后尤甚，少气懒言，神疲倦怠，头晕目眩，烦热口渴，夜寐不安，舌光红少苔，脉细数或促或结代	益气养阴，宁心复脉	炙甘草汤合生脉散加减

续表

证型	辨证要点	治法	方药
心阳虚弱	心悸怔忡，神疲乏力，畏寒肢冷，面色苍白，头晕多汗，甚则肢体浮肿，呼吸急促，舌质淡胖或淡紫，脉缓无力或结代	温振心阳，宁心复脉	桂枝甘草龙骨牡蛎汤加减
痰瘀阻络	心悸不宁，胸闷憋气，心前区痛如针刺，脘闷呕恶，面色晦暗，唇甲青紫，舌体胖，舌质紫暗，或舌边尖见有瘀点，舌苔腻，脉滑或结代	豁痰化瘀，活血通络	瓜蒌薤白半夏汤合失笑散加减

［常考考点］病毒性心肌炎的辨证论治。

【知识纵横比较】

中西医结合内科学和儿科学病毒性心肌炎的证治比较

病毒性心肌炎（中西医结合内科学）		病毒性心肌炎（中西医结合儿科学）	
证型	方药	证型	方药
热毒侵心证	银翘散加减	风热犯心证	银翘散加减
湿毒犯心证	葛根芩连汤合甘露消毒丹加减	湿热侵心证	葛根黄芩黄连汤加减
气阴两虚证	炙甘草汤合生脉散加减	气阴两虚证	炙甘草汤合生脉散加减
心阴虚损证	天王补心丹	心阳虚弱证	桂枝甘草龙骨牡蛎汤
阴阳两虚证	参附养荣汤加味	痰瘀阻络证	瓜蒌薤白半夏汤合失笑散

【例题实战模拟】

A1 型题

1. 治疗病毒性心肌炎湿热邪毒，内侵心脉证的首选方剂是

A. 生脉散　B. 银翘散　C. 甘麦大枣汤　D. 复脉汤　E. 葛根黄芩黄连汤

2. 诊断病毒性心肌炎的主要指标，错误的是

A. 急、慢性心功能不全或心脑综合征　B. 有心脏扩大、奔马律或心包炎表现之一

C. 多汗、肌痛、胸闷　D. 发病 1 个月内血清 CK–MB 增高

E. 心脏同位素扫描发现异常

A2 型题

3. 患儿，女，7 岁。2 周前曾有感冒，现自觉乏力，时有胸痛，间见憋气，纳差便调，咽红咳嗽，苔黄，脉数。诊断为病毒性心肌炎，中医辨证为邪毒犯心，治疗应首选

A. 银翘散　B. 失笑散　C. 生脉散　D. 葛根黄芩黄连汤　E. 桂枝甘草龙骨牡蛎汤

4. 患儿，女，2 岁。神疲乏力、心悸不适 2 周，近 2 天复感外邪，发热咳嗽，突然面色苍白，呼吸急促，额汗不温，四肢厥冷，唇指发青，脉沉细微弱。其证候是

A. 心阳暴脱　B. 心脉瘀阻　C. 气阴亏虚　D. 心阳虚弱　E. 风热犯心

B1 型题

A. 心悸不宁，胸闷憋气，心前区痛如针刺，舌质紫暗，脉结代

B. 心悸不宁，憋气乏力，少气懒言，烦热口渴，舌红少苔，脉细数

C. 心悸怔忡，神疲乏力，畏寒肢冷，舌质淡胖，脉缓无力

D. 寒热起伏，心悸胸闷，肌肉酸痛，腹痛泄泻，舌质红，苔黄腻，脉濡数

E. 心悸气短，胸闷胸痛，发热咳嗽，咽红肿痛，舌红脉数

5. 病毒性心肌炎湿热侵心证的临床表现是

6. 病毒性心肌炎痰瘀阻络证的临床表现是

【参考答案】

1. E　2. C　3. A　4. A　5. D　6. A

第五单元　消化系统疾病

细目一　鹅口疮

【考点突破攻略】

要点一　病原菌及临床特征

1. 病原菌　本病为白色念珠菌感染所致，多见于营养不良、慢性腹泻、长期使用广谱抗生素或激素的患儿。新生儿可因奶头、乳具污染而传播，也可在出生时经产道感染。

2. 临床特征　主要为口腔黏膜上出现白色或灰白色乳凝块样白膜。初起时，呈点状和小片状，微凸起，可逐渐融合成大片，白膜界线清楚，不易拭去。如强行剥落后，可见充血、糜烂创面，局部黏膜潮红粗糙，可有溢血，但不久又为新生白膜覆盖。偶可波及喉部、气管、肺或食管、肠管，甚至引起全身性真菌病，出现呕吐、吞咽困难、声音嘶哑或呼吸困难等。

［常考考点］鹅口疮的病因是白色念珠菌感染，临床特征是口腔黏膜上出现白色或灰白色乳凝块样白膜。

要点二　中医病因病机

鹅口疮的发病，可由胎热内蕴、口腔不洁、感受秽毒之邪所致。其主要病变在心、脾、肾，因舌为心之苗，口为脾之窍，脾脉络于舌，少阴之脉通于舌，若感受秽毒之邪，循经上炎，则发为口舌白屑之症。

要点三　中医辨证论治

证型	辨证要点	治法	方药
心脾积热	口腔满布白屑，周围红较甚，面赤，唇红，或伴发热、烦躁、多啼，口干或渴，大便干结，小便黄赤，舌红，苔薄白，脉滑或指纹青紫	清心泻脾	清热泻脾散加减
虚火上浮	口腔内白屑散在，周围红晕不著，形体瘦弱，颧红，手足心热，口干不渴，舌红，苔少，脉细或指纹紫	滋阴降火	知柏地黄丸加减

［常考考点］鹅口疮的辨证论治。

要点四　预防和调护

1. 预防

（1）孕妇注意个人卫生，患阴道霉菌病者要及时治愈。

（2）注意口腔清洁，婴儿奶具要消毒。

（3）避免过烫、过硬或刺激性食物，防止损伤口腔黏膜。

（4）注意小儿营养，积极治疗原发病。长期用抗生素或肾上腺皮质激素者，尽可能暂停使用。

2. 调护

（1）母乳喂养时，应用冷开水清洗奶头，喂奶后给服少量温开水，清洁婴儿口腔。

（2）用银花甘草水轻轻搽洗患儿口腔，每日 3 次。

（3）保持大便通畅，大便干结者，适当食用水果及蜜糖。

（4）注意观察口腔黏膜白屑变化，如发现患儿吞咽或呼吸困难，应立即处理。

【例题实战模拟】

A1 型题

1. 引起鹅口疮的病原是

A. 流感杆菌　B. 葡萄球菌　C. 白色念珠菌　D. 柯萨奇病毒　E. 链球菌

2. 下列不属于鹅口疮好发人群的是

A. 新生儿　B. 营养不良患儿　C. 慢性腹泻患儿　D. 使用激素患者　E. 使用广谱抗生素患者

A2 型题

3. 小儿口腔舌面满布白屑，面赤唇红，烦躁不宁，吮乳啼哭，大便干结，小便短黄。诊断为鹅口疮，其中医证型为

A. 心脾积热　B. 虚火上炎　C. 脾虚湿困　D. 心火炽盛　E. 心脾湿热

4. 病儿，3 个月。口腔黏膜散在白屑，形体怯弱，手足心热，两颧潮红，口干不渴，舌红苔少，脉细。治疗首选

A. 知柏地黄丸　B. 一贯煎　C. 六味地黄丸　D. 玉女煎　E. 都气丸

【参考答案】

1. C　2. A　3. A　4. A

细目二　疱疹性口炎

【考点突破攻略】

要点一　中医病因病机

中医认为，本病多由风热乘脾、心脾积热，或虚火上炎所致。外感风热之邪，内应于脾胃，风热夹毒上乘于口而发为口疮；或调护失宜，喂养不当，恣食肥甘煎炒之品，邪热内积心脾，心火上炎，外发为口疮；或素体虚弱，或久病久泻，气阴两虚，虚火上炎，熏灼口舌而生疮。

要点二　中医辨证论治

证型	辨证要点	治法	方药
风热乘脾	以口颊、上颚、齿龈、口角溃烂为主，甚则满口糜烂，周围黏膜色红，疼痛明显，拒食，烦躁不安，口臭，涎多，或伴发热，小便短赤，大便秘结，舌红，苔薄黄，脉数	疏风清热，泻火解毒	银翘散加减
心火上炎	舌上、舌边溃烂，色赤疼痛，烦躁多啼，口干欲饮，小便短黄，舌尖红，苔薄黄，脉数	清心泻火，凉血解毒	泻心导赤汤加减
虚火上炎	口腔溃疡较少，呈灰白色，周围色不红或微红，口臭不甚，反复发作或迁延不愈，神疲颧红，口干不渴，舌红，苔少或花剥，脉细数	滋阴降火，引火归原	六味地黄丸加肉桂

[常考考点]疱疹性口炎的辨证论治。

【例题实战模拟】

A1 型题

1. 疱疹性口炎心火上炎证的中医治法是

A. 疏风清热　B. 清热解毒　C. 清心泻火　D. 滋阴降火　E. 引火归原

2. 治疗虚火上浮型口疮，常选六味地黄丸加

A. 桂枝　B. 肉桂　C. 牛膝　D. 生石膏　E. 犀角

A2 型题

3. 病儿，口腔溃疡 3 天，色红疼痛拒食，心烦口渴，小便短赤，舌尖红，脉细数。诊断为口疮，证属

A. 脾胃积热　B. 心火上炎　C. 心肝火盛　D. 虚火上浮　E. 肝肾阴虚

B1 型题

A. 凉膈散　B. 玉女煎　C. 泻心汤　D. 导赤散　E. 泻心导赤散

4. 心火上炎型口疮的首选方是

5. 风热乘脾型口疮的首选方是

【参考答案】

1. C 2. B 3. B 4. E 5. A

细目三 胃炎

【考点突破攻略】

要点一 西医诊断要点及鉴别诊断

（一）诊断要点

急性胃炎无特征性临床表现，诊断主要依靠病史、体检、临床表现及内镜检查。慢性胃炎诊断及分类主要根据胃镜下表现和病理组织学检查。

（二）鉴别诊断

由于引起小儿腹痛的病因很多，急性发作的腹痛必须注意与外科急腹症和肝、胆、胰、肠等腹内脏器的器质性疾病，以及腹型过敏性紫癜相鉴别。慢性反复发作性腹痛应与消化性溃疡、肠道寄生虫、肠痉挛等疾病相鉴别。

1. 消化性溃疡 儿童消化性溃疡的症状和体征不典型。新生儿和婴儿多见继发性溃疡，发病急，首发症状为消化道出血和穿孔，原发性以胃溃疡多；幼儿期胃和十二指肠溃疡发病率相等，常见进食后呕吐，间歇发作脐周及上腹部疼痛，少见成人那种烧灼感，食后减轻；学龄前及学龄期儿童以原发性十二指肠溃疡多见，表现为反复发作性脐周及上腹部胀痛、烧灼感，也有仅表现为贫血、粪便隐血试验阳性。若素食 3 天后检查粪便隐血试验阳性提示溃疡有活动性。纤维胃镜检查是当前诊断溃疡病准确率最高的办法。

2. 急性胰腺炎 主要临床表现为上腹疼痛、恶心、呕吐，血清及尿淀粉酶常增高。儿童重症急性胰腺炎腹痛剧烈，早期就可出现全身中毒症状，可有明显的腹膜炎、血性腹水。

3. 肠蛔虫症 常有不固定腹痛、偏食、异食癖、恶心、呕吐等消化功能紊乱症状，有时出现全身过敏症状。往往有吐、排虫史，粪便查找虫卵，驱虫治疗有效等可协助诊断。

4. 肠痉挛 婴儿多见，可出现反复发作的阵发性腹痛，腹部无异常体征，排气、排便后可缓解。

5. 心理因素所致非特异性腹痛 是一种常见的儿童期身心疾病。其发生与情绪改变有关。表现为弥漫性、发作性腹痛，持续数十分钟或数小时而自行缓解，可伴有恶心、呕吐等症状。临床和辅助检查往往无阳性表现。

要点二 中医辨证论治

采用八纲辨证，注意辨寒热虚实。治疗宜采用消食导滞、温散寒邪、清热化湿、疏肝理气、温中补虚、养阴益胃等方法，使气机宣通，脾胃调和，通则不痛。

证型	辨证要点	治法	方药
乳食积滞	胃脘胀满，疼痛拒按，嗳腐吞酸，甚则呕吐，呕吐物多为酸臭乳块或不消化食物，舌质红，苔厚腻，脉滑	消食消乳，和胃止痛	伤食用保和丸加减；伤乳用消乳丸加减
寒邪犯胃	胃脘冷痛，遇寒痛甚，喜温喜按，纳少便溏，口淡流涎，舌质淡，苔白，脉沉紧	温散寒邪，和胃止痛	香苏散合良附丸加减
湿热中阻	胃脘灼痛拒按，胸腹痞满，口黏纳呆，甚者呕吐，吐物酸臭，头身重着，口干尿赤，舌质红，苔黄腻，脉滑数	清热化湿，理气止痛	黄连温胆汤加减
肝气犯胃	胃脘胀痛连胁，胸闷嗳气，甚者呕吐酸苦，大便不畅，得嗳气、矢气则舒，遇烦恼郁怒则痛作或痛甚，苔薄白，脉弦	疏肝理气，和胃止痛	柴胡疏肝散加减
脾胃虚寒	胃脘隐隐作痛，绵绵不断，喜暖喜按，得食则减，时吐清水，面色无华，神疲乏力，手足欠温，大便溏薄，甚则便血，舌质淡，苔白，脉细弱或沉缓	温中健脾，益气和胃	黄芪建中汤加减
胃阴不足	胃脘隐隐灼痛，似饥而不欲食，口燥咽干，五心烦热，消瘦乏力，口渴思饮，大便干结，舌红少津，脉细数	养阴益胃，和中止痛	益胃汤加减

［常考考点］胃炎的辨证论治。

【知识纵横比较】

中西医结合内科学急性胃炎、慢性胃炎与儿科学胃炎的证治比较

急性胃炎（中西医结合内科学）		慢性胃炎（中西医结合内科学）		胃炎（中西医结合儿科学）	
证型	方药	证型	方药	证型	方药
肝气犯胃证	柴胡疏肝散	肝胃不和证	柴胡疏肝散	肝气犯胃	柴胡疏肝散
湿热中阻证	清中汤	脾胃湿热证	三仁汤	湿热中阻	黄连温胆汤
胃络瘀阻证	失笑散合丹参饮	胃络瘀阻证	失笑散合丹参饮	—	—
胃阴不足证	一贯煎合芍药甘草汤	胃阴不足证	益胃汤	胃阴不足	益胃汤
脾胃虚寒证	黄芪建中汤	脾胃虚弱证	四君子汤	脾胃虚寒	黄芪建中汤
寒邪客胃证	香苏散合良附丸	—	—	寒邪犯胃	香苏散合良附丸
饮食伤胃证	保和丸	—	—	乳食积滞	伤食用保和丸；伤乳用消乳丸

【例题实战模拟】

A1 型题

1. 小儿胃炎肝气犯胃证的治法是

A. 消食消乳，和胃止痛　B. 温散寒邪，和胃止痛　C. 清热化湿，理气止痛

D. 疏肝理气，和胃止痛　E. 温中健脾，益气和胃

2. 小儿胃炎胃阴不足证的适宜方剂是

A. 麦门冬汤　B. 一贯煎合芍药甘草汤　C. 益胃汤　D. 沙参麦冬汤　E. 六味地黄丸

A2 型题

3. 患儿，男，6 岁。症见胃脘胀满，疼痛拒按，嗳腐吞酸，甚则呕吐，呕吐物多为酸臭乳块或不消化食物，舌质红，苔厚腻，脉滑。适宜的方剂是

A. 枳实导滞丸　B. 保和丸　C. 黄连温胆汤　D. 黄芪建中汤　E. 柴胡疏肝散

B1 型题

A. 柴胡疏肝散　B. 黄连温胆汤　C. 益胃汤　D. 黄芪建中汤　E. 香苏散合良附丸

4. 小儿胃炎寒邪客胃证的首选治疗方剂

5. 小儿胃炎脾胃虚寒证的首选治疗方剂

【参考答案】

1. D　2. C　3. B　4. E　5. D

细目四　小儿腹泻病

【考点突破攻略】

要点一　中医病因病机

（一）病因

1. 感受外邪　小儿脏腑柔嫩，肌肤薄弱，冷暖不知自调，易为外邪侵袭而发病。外感风、寒、暑、热诸邪常与湿邪相合而致泻，盖因脾喜燥而恶湿，湿困脾阳，运化失职，湿盛则濡泄，故前人有“无湿不成泻”“湿多成五泻”之说。由于时令气候不同，长夏多湿，故外感泄泻以夏秋季节多见，其中又以湿热泻最常见，风寒致泻则四季均有。

2. 伤于饮食　小儿脾常不足，饮食不知自节，若调护失宜，哺乳不当，饮食失节或不洁，过食生冷瓜果或难以消化之食物，皆能损伤脾胃，发生泄泻。如《素问·痹论》所说：“饮食自倍，肠胃乃伤。”小儿易为食伤，发生伤食泻，在其他各种泄泻证候中亦常兼见伤食证候。

3. 脾胃虚弱　小儿素体脾虚，或久病迁延不愈，脾胃虚弱，胃弱则腐熟无能，脾虚则运化失职，不能分清别浊，清

浊相干并走大肠，而成脾虚泄泻。亦有暴泻实证，失治误治，迁延不愈，风寒、湿热外邪已解而脾胃损伤，转成脾虚泄泻者。

4. 脾肾阳虚 脾虚致泻者，一般先耗脾气，继伤脾阳，日久则脾损及肾，造成脾肾阳虚。阳气不足，温煦失职，阴寒内盛，水谷不化，并走肠间，而致澄澈清冷，洞泄而下的脾肾阳虚泻。

（二）发病机制

小儿泄泻发生的原因，以感受外邪、伤于饮食、脾胃虚弱为多见。其主要病变在脾胃。因胃主受纳腐熟水谷，脾主运化水湿和水谷精微，若脾胃受病，则饮食入胃之后，水谷不化，精微不布，清浊不分，合污而下，致成泄泻。

要点二 临床表现

腹泻的共同临床表现

（1）胃肠道症状：大便次数增多，大便每日数次至数十次，多为黄色水样或蛋花样大便，含有少量黏液，少数患儿也可有少量血便。食欲低下，常有呕吐，严重者可吐咖啡色液体。

（2）重型腹泻除较重的胃肠道症状外，常有较明显的脱水、电解质紊乱和全身中毒症状。

1）脱水：患儿表现皮肤黏膜干燥，弹性下降，眼窝、囟门凹陷，尿少、泪少，甚则出现四肢发凉等末梢循环改变。由于腹泻患儿丧失的水和电解质的比例不尽相同，可造成等渗、低渗、高渗性脱水，以前两者多见。

2）代谢性酸中毒：患儿可出现精神不振，口唇樱红，呼吸深大等症状，但小婴儿症状很不典型。

3）低钾血症：患儿表现为精神不振、无力、腹胀、心律不齐等。

4）低钙和低镁血症：腹泻患儿进食少，吸收不良，从大便丢失钙、镁，可使体内钙、镁减少，活动性佝偻病和营养不良患儿更多见，脱水、酸中毒纠正后易出现低钙症状（手足搐搦和惊厥）；极少数久泻和营养不良患儿输液后出现震颤、抽搐，用钙治疗无效时应考虑低镁血症的可能。

［常考考点］小儿腹泻病的常见症状。

要点三 诊断与鉴别诊断

根据发病季节、病史（包括喂养史和流行病学资料）、临床表现和大便性状易于做出临床诊断。必须判定有无脱水（程度和性质）、电解质紊乱和酸碱失衡；注意寻找病因，肠道内感染的病原学诊断比较困难，从临床诊断和治疗需要考虑，可先根据大便常规有无白细胞将腹泻分为两组：

1. 大便无或偶见少量白细胞者 为侵袭性细菌以外的病因（如病毒、非侵袭性细菌、寄生虫等肠道内、外感染或喂养不当）引起的腹泻，多为水泻，有时伴脱水症状，应与下列疾病鉴别。

（1）生理性腹泻：多见于6个月以内婴儿，外观虚胖，常有湿疹，生后不久即出现腹泻，除大便次数增多外，无其他症状，食欲好，不影响生长发育。近年来发现此类腹泻可为乳糖不耐受的一种特殊类型，添加辅食后，大便即转为正常。

（2）导致小肠消化吸收功能障碍的各种疾病：如乳糖酶缺乏、葡萄糖－半乳糖吸收不良、失氯性腹泻、原发性胆酸吸收不良、过敏性腹泻等，可根据各病特点进行鉴别。

2. 大便有较多白细胞者 常由各种侵袭性细菌感染所致，仅凭临床表现难以区分，必要时应进行大便细菌培养、细菌血清型和毒性检测，尚需与下列疾病鉴别。

（1）细菌性痢疾：常有流行病学接触史，便次多，量少，脓血便伴里急后重，大便镜检有较多脓细胞、红细胞和吞噬细胞，大便细菌培养有痢疾杆菌生长可确诊。

（2）坏死性肠炎：中毒症状较严重，腹痛，腹胀，频繁呕吐，高热，大便糊状呈暗红色，渐出现典型的赤豆汤样血便，常伴休克，腹部X线摄片呈小肠局限性充气扩张，肠间隙增宽，肠壁积气等。

要点四 常见类型肠炎的临床特点

1. 轮状病毒肠炎 呈散发或者小流行，经粪－口传播，也可通过气溶胶形式经呼吸道感染致病。潜伏期1～3天，多发生于6～24个月的婴幼儿。起病急，常伴发热等上呼吸道感染症状，无明显感染中毒症状。病初1～2天常发生呕吐，随后出现腹泻。大便呈黄色水样或蛋花汤样。为自限性疾病，自然病程3～8天。

2. 诺如病毒肠炎 暴发高峰多见于寒冷季节。诺如病毒为集体机构急性暴发性胃肠炎的首要病原。感染后潜伏期多为12～36小时，急性起病。首发症状多为阵发性腹痛、恶心、呕吐和腹泻，全身症状有畏寒、发热、头痛、乏力、肌痛等。吐泻频繁者可发生脱水等症。本病为自限性疾病，症状持续 12 ～ 72 小时。

3. 产毒性细菌引起的肠炎 多发生在夏天。潜伏期 1 ～ 2 天，起病较急。轻症仅大便次数增多，性状轻微改变。重症腹泻频繁，量多，镜检无白细胞，伴呕吐，常发生脱水、电解质及酸碱平衡紊乱。本病为自限性疾病，自然病程一般 3 ～ 7 天。

4. 侵袭性细菌引起的肠炎 多见于夏季。潜伏期长短不等。根据病原菌侵袭肠段部位不同，临床特点各异。一般表现为急性起病，高热，腹泻频繁，大便黏液状，带脓血，有腥臭味。常伴恶心、呕吐、腹痛和里急后重。大便镜检有大量白细胞和数量不等的红细胞。粪便培养可找到相应的致病菌。

5. 抗生素相关性腹泻

（1）金黄色葡萄球菌肠炎：多继发于大量使用抗生素后，表现为发热、呕吐、腹泻、不同程度的中毒症状、脱水、电解质紊乱，甚至发生休克。典型大便为暗绿色，量多带黏液，少数为血便。大便镜检有大量脓细胞和成簇的革兰阳性球菌。

（2）假膜性小肠结肠炎：由难辨梭状芽孢杆菌引起。几乎各种抗生素均能引起（除万古霉素和胃肠道外用的氨基糖苷类抗生素），可在用药 1 周或迟至停药后 4 ～ 6 周发病。表现为腹泻，轻症大便每日数次，停用抗生素后很快痊愈。重症腹泻频繁，黄绿色水样便，可有假膜排出。可引起血便，出现脱水、电解质紊乱和酸中毒。大便厌氧菌培养、组织培养法检测细胞毒素可助诊断。

（3）真菌性肠炎：多为白色念珠菌所致。2 岁以下婴儿多见。常并发于其他感染，或肠道菌群失调时。病程迁延，常伴鹅口疮。大便次数增多，黄色稀便，泡沫较多，有时可见豆腐渣样细块（菌落）。大便镜检有真菌孢子和菌丝。

［常考考点］常见类型肠炎的临床特点。

要点五 西医治疗原则

1. 饮食疗法 腹泻时应注意进行饮食调整，减轻胃肠道负担，但是由于肠黏膜的修复及蛋白丢失导致机体对蛋白质需求增加，故控制饮食应适当，以保证机体生理的需要量，补充疾病消耗，利于疾病的恢复。母乳喂养的患儿可继续母乳喂养；混合喂养或人工喂养的患儿，用稀释牛奶或奶制品喂养，逐渐恢复正常饮食；儿童则采用半流质易消化饮食，然后恢复正常饮食。有严重呕吐者可暂时禁食 4 ～ 6 小时，但不禁水，待病情好转，再由少到多，由稀到稠逐渐恢复正常饮食；病毒性肠炎多有继发性双糖酶缺乏，可采用去乳糖饮食，如用去乳糖配方奶粉或去乳糖豆奶粉。有些患儿在应用无双糖饮食后腹泻仍不改善，需要考虑蛋白过敏引起的过敏性腹泻，改用其他种类饮食。腹泻停止后，继续给予营养丰富的饮食，并每日加餐一次，共两周。

2. 液体疗法 主要是纠正水、电解质紊乱及酸碱失衡。常用的液体疗法有口服补液和静脉补液法。

3. 药物治疗

（1）控制感染：病毒性及非侵袭性细菌所致，一般不用抗生素，应合理使用液体疗法，选用微生态制剂和肠黏膜保护剂。但对重症患儿、新生儿、小婴儿和免疫功能低下的患儿应选用抗生素。根据大便培养和药敏试验结果进行调整。黏液、脓血便患者多为侵袭性细菌感染，针对病原选用第三代头孢菌素类、氨基糖苷类抗生素。婴幼儿选用氨基糖苷类和其他有明显副作用的药物时应慎重。

（2）微生态疗法：长期腹泻者大多与肠道功能及肠道菌群失调有关，故切忌滥用抗生素，可用微生态疗法。微生态制剂有助于恢复肠道正常菌群的生态平衡，抑制病原菌的定植和侵袭，有利于控制腹泻。常用的有双歧杆菌、嗜乳酸杆菌、粪链球杆菌、需氧芽孢杆菌等菌制剂。如肠道菌群严重紊乱，应选用两种以上的菌制剂进行治疗。

（3）肠黏膜保护剂：与肠道黏液蛋白相互作用可增强其屏障功能，同时能吸附病原体和毒素，阻止病原微生物的攻击，维持肠细胞的吸收和分泌功能，如蒙脱石散。

4. 迁延性和慢性腹泻病的治疗 主要是积极寻找病程迁延的原因，针对病因治疗；同时做好液体疗法、营养治疗和药物疗法。

（1）液体疗法：预防和治疗脱水，纠正电解质紊乱，调节酸碱平衡。

（2）营养治疗：此类患儿多有营养障碍，因此继续饮食是十分必要的。应继续母乳喂养；人工喂养者应调整饮食，6 个月以下小儿，用牛奶加等量米汤或水稀释，或用酸奶，也可用奶－谷类混合物，每日喂 6 次，以保证足够的热量；6 个月以上的可用已习惯的日常饮食，应由少到多，由稀到稠；少数严重病例不能耐受口服营养物质，可采用静脉营养。

（3）药物疗法：抗生素应慎用，仅用于分离出有特异病原的患儿，并要依据药物敏感试验结果选用。注意补充微量元素与维生素，同时给予微生态疗法和肠黏膜保护剂。

要点六　重度脱水伴有休克的补液方法

如重度脱水，尤其对于有明显血容量和组织灌注不足的患儿，应首选快速应用 2 ∶ 1 含钠液，按 20mL/kg（总量不超过 300mL）于 30 分钟至 1 小时内静脉输注，以迅速改善循环血量和肾功能；其余累计损失量于 8 ～ 12 小时内输完。

[常考考点] 重度脱水伴有休克使用 2∶1 含钠液补液。

要点七　中医辨证论治

证型		辨证要点	治法	方药
常证	湿热泻	大便水样，或如蛋花汤样，泻下急迫，量多次频，气味秽臭，或见少许黏液，腹痛时作，食欲不振，或伴呕恶，神疲乏力，或发热烦躁，口渴，小便短黄，舌质红，苔黄腻，脉滑数，指纹紫	清肠解热，化湿止泻	葛根黄芩黄连汤加减
	风寒泻	大便清稀，夹有泡沫，臭气不甚，肠鸣腹痛，或伴恶寒发热，鼻流清涕，咳嗽，舌质淡，苔薄白，脉浮紧，指纹淡红	疏风散寒，化湿和中	藿香正气散加减
	伤食泻	大便稀溏，夹有乳凝块或食物残渣，气味酸臭如败卵，脘腹胀满，便前腹痛，泻后痛减，腹痛拒按，嗳气酸馊，或有呕吐，不思乳食，夜卧不安，舌苔厚腻，或微黄，脉滑实，指纹滞	运脾和胃，消食化滞	保和丸加减
	脾虚泻	大便稀溏，色淡不臭，多于食后作泻，时轻时重，面色萎黄，形体消瘦，神疲倦怠，舌淡苔白，脉缓弱，指纹淡	健脾益气，助运止泻	参苓白术散加减
	脾肾阳虚泻	久泻不止，大便清稀，澄澈清冷，完谷不化，或见脱肛，形寒肢冷，面色㿠白，精神萎靡，睡时露睛，舌淡苔白，脉细弱，指纹色淡。	温补脾肾，固涩止泻	附子理中汤合四神丸加减
变证	气阴两伤	泻下过度，质稀如水，精神萎靡或心烦不安，目眶及囟门凹陷，皮肤干燥或枯瘪，啼哭无泪，口渴引饮，小便短少，甚至无尿，唇红而干，舌红少津，苔少或无苔，脉细数	益气养阴	人参乌梅汤加减
	阴竭阳脱	泻下不止，次频量多，精神萎靡，表情淡漠，面色青灰或苍白，哭声微弱，啼哭无泪，尿少或无，四肢厥冷，舌淡无津，脉沉细欲绝	回阳固脱	生脉散合参附龙牡救逆汤加减

[常考考点] 小儿腹泻病的辨证论治。

【例题实战模拟】

A1 型题

1. 下列有关脾虚泄泻特点的叙述，错误的是
   A. 食后作泻，时泻时止　B. 久泻不愈　C. 肌肉消瘦　D. 面色红润　E. 神疲倦怠
2. 下列有关湿热泄泻特点的叙述，错误的是
   A. 大便清稀有泡沫　B. 泻下急迫，或如水注　C. 肛门灼热　D. 常伴发热　E. 伴有黏液
3. 婴幼儿风寒泄泻大便的特点为
   A. 泻物酸馊　B. 泻下急迫，或如水注，便黄夹黏液
   C. 大便稀薄，时泻时止，水谷不化　D. 大便清稀，中多泡沫，臭气不甚
   E. 粪质清稀，完谷不化
4. 治疗婴幼儿湿热泄泻的方剂是
   A. 藿香正气散　B. 葛根黄芩黄连汤　C. 香连丸　D. 芍药汤　E. 白头翁汤

B1 型题

A. 2∶1 等张含钠液　B. 4∶1 液　C. 4∶3∶2 液　D. 3∶2∶1 液　E. 2∶1 液

5. 婴儿腹泻重度脱水应首先补充的液体是
6. 低渗性脱水第一天应补充的液体是

【参考答案】

1. D　2. A　3. D　4. B　5. A　6. E

第六单元　泌尿系统疾病

细目一　急性肾小球肾炎

【考点突破攻略】

要点一　西医发病机制

（一）病因

最常见的是A组乙型溶血性链球菌的某些致肾炎菌株，细菌型随感染部位而不同：咽部感染多为12型；皮肤感染多为49型。葡萄球菌、肺炎链球菌和革兰阴性杆菌等其他细菌也可致病。另外，某些病毒（如流感病毒、腮腺炎病毒、柯萨奇病毒B4和埃可病毒等）、真菌、钩端螺旋体、立克次体和疟原虫等感染也可并发急性肾炎。

（二）发病机制

细菌感染多数通过抗原－抗体免疫反应引起肾小球毛细血管炎症病变；而病毒和其他病原体则直接侵袭肾组织而致肾炎，在尿中常能分离到致病原。

（三）病理

急性链球菌感染后肾小球肾炎典型的病理表现是弥漫性、渗出性和增生性肾小球炎症。肾小球体积增大，内皮细胞与系膜细胞增生，系膜基质增多，可见中性粒细胞浸润，毛细血管管腔变窄。严重时肾小囊壁层细胞增生形成新月体，使囊腔变窄。免疫荧光检查在毛细血管袢和系膜区见到颗粒状IgG、补体C_3、IgM、IgA等沉积物。电镜下，在基底膜上皮侧可见“驼峰”样电子致密物沉积，为本病的特征性改变。

要点二　中医病因病机

感受风寒，或风热客于肺卫，阻于肌表，导致肺气失宣，肃降无权，水液不能下达，以致风遏水阻，风水相搏，流溢肌肤而发为水肿，称之为“风水”。

疮毒疖肿侵袭皮肤，邪毒湿热郁遏肌表，内犯肺脾，致使肺失通调，脾失健运，水无所主，流溢肌肤，发为水肿。又湿热下注，灼伤膀胱血络而产生尿血。

在疾病发展过程中，若水湿泛滥、热毒炽盛，正气受损，正不胜邪，可出现一系列危重变证：

（1）邪陷心肝：湿热邪毒，郁阻脾胃，内陷厥阴，致使肝阳上亢，肝风内动，心窍闭阻，而出现头痛、眩晕，甚则神昏、抽搐。

（2）水凌心肺：水邪泛滥，上凌心肺，损及心阳，闭阻肺气，心失所养，肺失肃降，而出现喘促、心悸，甚则发绀。

（3）水毒内闭：湿浊内盛，脾肾衰竭，三焦壅塞，气机升降失司，水湿失运，不得通泄，致使水毒内闭，而发生少尿、无尿。此证亦称“癃闭”“关格”。

要点三　临床表现

1. 前驱感染　发病前1～3周有上呼吸道或皮肤等前驱感染。

2. 典型表现　起病时可有低热、疲倦乏力、食欲不振等，肾炎症状主要表现为水肿、血尿和高血压。

（1）浮肿、少尿：浮肿为早期最常见的症状，自颜面眼睑开始，1～2日渐及全身，呈非凹陷性。少数亦可有胸水、腹水。可伴尿量减少，多在一周后随尿量增多而水肿消退。

（2）血尿：几乎所有病例都有镜下血尿，30%～50%的病例有肉眼血尿。中性或碱性尿呈鲜红色或洗肉水样，酸性尿呈浓茶样。肉眼血尿通常在1～2周转为镜下血尿。镜下血尿一般持续1～3个月，少数病例可延续半年或更久。

（3）高血压：病程早期30%～70%的患儿有高血压。在1～2周后随尿量增多血压可逐渐下降，少数可迁延1～2个月。

［常考考点］急性肾小球肾炎的典型表现：水肿、少尿、血尿、高血压。

3. 严重表现

（1）严重的循环充血：由于水钠潴留，血容量增加而出现循环充血。表现为呼吸急促、肺部闻及湿啰音，严重者可出现呼吸困难、胸闷及频咳，两肺满布湿啰音，甚至出现心界扩大、肝大及压痛，水肿加剧。

（2）高血压脑病：由于血压骤升，脑血管痉挛，导致脑组织缺血、缺氧、血管渗透性增高而发生脑水肿。常见于病程早期，血压在 150 ～ 160/100 ～ 110mmHg 以上，并有剧烈头痛、恶心呕吐、视力障碍、惊厥、昏迷等临床表现。

（3）急性肾功能衰竭：病初由于尿量减少可表现暂时血尿素氮增高，不同程度的高钾血症及代谢性酸中毒，一般持续 3 ～ 5 日或 1 周以上，随尿量增加而好转。少数严重病例可持续数周不恢复，预后较差。

［常考考点］急性肾小球肾炎的重症：严重循环充血、高血压脑病合急性肾衰竭。

4. 非典型表现

（1）无症状性急性肾炎：患儿仅有血尿或血补体 C_3 降低而无临床症状。此型病例多在 APSGN 发病高峰期，经尿检才被发现。

（2）肾外症状性急性肾炎：以水肿和 / 或高血压起病，严重者有高血压脑病或循环充血症状，而尿改变轻微或无改变，但有链球菌前驱感染和血补体 C_3 明显降低。

（3）以肾病综合征表现的急性肾炎：患儿起病或在病程中出现大量蛋白尿、低蛋白血症和高胆固醇血症，水肿严重并部分转变为凹陷性。此类患儿肾活检病理改变类似典型病例；亦有报告此型患者肾小球毛细血管袢免疫物质沉积较一般患者为多，预后较差。

要点四　诊断与鉴别诊断

1. 诊断要点　根据急性起病，1 ～ 3 周前有链球菌感染史（上呼吸道或皮肤感染），典型表现为浮肿、高血压和血尿，不同程度蛋白尿，急性期血清 ASO 滴度升高，总补体及 C_3 暂时性下降，可临床诊断为急性肾炎。

［常考考点］急性肾炎的诊断要点。

2. 鉴别诊断

（1）急性肾盂肾炎：在小儿也可表现有血尿，但多伴有发热、尿路刺激症状，尿检以白细胞为主，尿细菌培养阳性可以区别。

（2）慢性肾炎急性发作：常在呼吸道感染后 2 ～ 4 天出现急性发作，其临床表现及尿常规变化与急性肾小球肾炎相似，但慢性者既往有肾炎的病史，可有贫血、低蛋白血症、高脂血症，血清补体浓度多正常，偶有持续性降低，尿量不定而比重偏低。对有些病例能明确是急性或慢性肾小球肾炎，除了肾穿刺进行病理鉴别诊断之外，临床上可根据病程和症状、体征及化验结果的动态变化来加以判断。

（3）急进性肾炎：起病与急性肾小球肾炎相同，常在 3 个月内病情持续进展恶化，血尿、高血压、急性肾功能衰竭伴少尿或无尿持续不缓解，病死率高。

（4）病毒性肾炎：其特点为病毒感染的极期突然发生肉眼血尿，1 ～ 2 天内肉眼血尿消失，镜下血尿持续较长，高血压、浮肿及全身症状较轻。

要点五　西医治疗原则

1. 防治感染　有链球菌感染灶者应用青霉素 10 ～ 14 天，以彻底清除体内病灶中残余细菌，减轻抗原抗体反应。

2. 利尿　水肿、尿少、高血压时可口服氢氯噻嗪，每日 1 ～ 2mg/kg，分 2 次口服；明显循环充血患者可用呋塞米，每次 1mg/kg 静脉注射，每日 1 ～ 2 次。

3. 降压　凡经休息、限水、限盐、利尿而血压仍高者，或血压迅速升高至 140/90mmHg，且有明显自觉症状时，应给予降压。可用利血平，首剂按每次 0.07mg/kg 肌内或静脉注射（总量不超过 2mg）。必要时 12 小时可重复 1 次；亦可选用钙通道阻滞剂，如硝苯地平（心痛定）口服或舌下含服，剂量开始自每日 0.25 ～ 0.5mg/kg；血管紧张素转换酶抑制剂（卡托普利）作用也快，剂量自每日 0.3 ～ 0.5mg/kg 起，最大剂量每日 5 ～ 6mg/kg，分 3 次口服，15 分钟即见效。

要点六　严重病例（严重循环充血、高血压脑病、急性肾功能不全）的西医处理原则

1. 严重循环充血　严格卧床休息，限制水钠摄入量，使用强利尿剂（如呋塞米或利尿酸静脉注射）。必要时加用酚妥拉明或硝普钠以减轻心脏前后负荷，经上述治疗仍未能控制者可行腹膜透析、血液滤过或血液透析，以及时迅速缓解循环的过度负荷。

2. 高血压脑病 选用降压效力强而迅速的药物。首选硝普钠，对伴肺水肿者尤宜，起效快，但维持时间短，停用后5分钟作用消失，须维持静滴，滴速每分钟不超过8μg/kg。滴注时小儿可给5～20mg溶于100mL葡萄糖液中，以每分钟1μg/kg速度开始静滴，根据血压调整，输液瓶及输液管均应黑纸包裹避光。对持续抽搐者可应用地西泮每次0.1～0.3mg/kg，总量不超过10mg，静脉注射，利尿剂有协助降压的效果，宜采用速效有力的利尿剂和脱水剂。

3. 急性肾功能不全 是急性肾炎的主要死亡原因。治疗原则是保持水、电解质及酸碱平衡，严格控制24小时入液量，供给足够热量，防止并发症，促进肾功能的恢复。

要点七 中医辨证论治

证型			辨证要点	治法	方药
急性期	常证	风水相搏	水肿自眼睑开始迅速波及全身，以头面部肿势为著，皮色光亮，按之凹陷随手而起，尿少色赤，微恶风寒或伴发热，咽红咽痛，骨节酸痛，鼻塞咳嗽，舌质淡，苔薄白或薄黄，脉浮	疏风宣肺，利水消肿	麻黄连翘赤小豆汤合五苓散加减
		湿热内侵	浮肿或轻或重，小便黄赤而少，甚者尿血，烦热口渴，头身困重，常有近期疮毒史，舌质红，苔黄腻，脉滑数	清热利湿，凉血止血	五味消毒饮合小蓟饮子加减
	变证	邪陷心肝	肢体面部水肿，头痛眩晕，烦躁不安，视物模糊，口苦，恶心呕吐，甚至抽搐、昏迷，尿短赤，舌质红，苔黄糙，脉弦数	平肝泻火，清心利水	龙胆泻肝汤合羚角钩藤汤加减
		水凌心肺	全身明显水肿，频咳气急，胸闷心悸，不能平卧，烦躁不宁，面色苍白，甚则唇指青紫，舌质暗红，舌苔白腻，脉沉细无力	泻肺逐水，温阳扶正	己椒苈黄丸合参附汤加减
		水毒内闭	全身水肿，尿少或尿闭，色如浓茶，头晕头痛，恶心呕吐，嗜睡，甚则昏迷，舌质淡胖，苔垢腻，脉象滑数或沉细数	辛开苦降，解毒利尿	温胆汤合附子泻心汤加减
恢复期		阴虚邪恋	乏力头晕，手足心热，腰酸盗汗，或有反复咽红，舌红苔少，脉细数	滋阴补肾，兼清余热	知柏地黄丸合二至丸加减
		气虚邪恋	身倦乏力，面色萎黄，纳少便溏，自汗出，易于感冒，舌淡红，苔白，脉缓弱	健脾益气，兼化湿浊	参苓白术散加减

［常考考点］急性肾炎的辨证论治。

要点八 预防与调护

1. 预防 平时加强锻炼，增强体质；积极预防各种感染，已患感染性疾病者及时治疗。

2. 调护

（1）彻底治疗呼吸道、皮肤、口腔、中耳等各部位感染。

（2）病初应注意休息，尤其水肿、尿少、高血压明显者应卧床休息。待血压恢复，水肿消退，尿量正常后逐渐增加活动。

（3）水肿期及血压增高者，应限制盐和水的摄入。每日准确记录尿量、入水量和体重，监测血压。

（4）急性期应限制蛋白质摄入。

【例题实战模拟】

A1 型题

1. 急性肾炎（阳水）水肿最先出现的部位是

A. 眼睑　B. 面部　C. 踝部　D. 胫骨前　E. 腰部

2. 下述不是急性肾小球肾炎临床特征的是

A. 多数病人都有血尿　B. 全身性凹陷性水肿　C. 病程早期常有高血压

D. 血压急剧升高时可出现高血压脑病　E. 部分病例可出现急性肾功能不全

3. 下述病史与急性肾小球肾炎关系最密切的是

A. 1～3周前上呼吸道感染　B. 3天前腹泻　C. 2周前腰部外伤史

D. 3个月前有猩红热史　E. 2个月前有水痘病史

4. 小儿急性肾小球肾炎（阳水）风水相搏型应首选

A. 五味消毒饮　B. 八正散　C. 银翘散　D. 麻黄连翘赤小豆汤　E. 实脾饮

5. 小儿急性肾小球肾炎邪陷心肝证的治法是

A. 疏风利水，清热解毒　B. 平肝泻火，清心利水　C. 清热解毒，活血化瘀

D. 泻肺逐水，疏风利水　E. 疏风利水

A2 型题

6. 患儿，女，10 岁。西医确诊为急性肾小球肾炎。症见眼睑先肿，继而四肢、皮肤光亮，指压不显，小便短黄，镜下血尿，体温 38℃，间有咳嗽，苔薄白，脉浮散。其证型是

A. 水凌心肺　B. 邪陷心肝　C. 风水相搏　D. 湿热内侵　E. 肺脾气虚

7. 患儿，男，9 岁。西医确诊为急性肾小球肾炎。病程已逾 3 个月，症见面睑不肿，血尿消失，面色少华，倦怠乏力，易感，多汗，舌质偏淡，苔白，脉缓弱。其证型是

A. 风水相搏　B. 肺脾气虚　C. 湿热内侵　D. 水凌心肺　E. 邪陷心肝

8. 患儿，男，8 岁。西医确诊为急性肾小球肾炎，病程第 10 日。症见全身水肿，尿闭，头晕头痛，恶心呕吐，口中气秽，苔腻，脉弦。其证型是

A. 风水相搏　B. 湿热内侵　C. 水凌心肺　D. 水毒内闭　E. 邪陷心肝

【参考答案】

1. A　2. B　3. A　4. D　5. B　6. C　7. B　8. D

细目二　肾病综合征

【考点突破攻略】

要点一　主要临床特点和分型

肾病综合征是一组由多种原因引起的肾小球滤过膜通透性增高，导致大量血浆蛋白自尿中丢失的临床综合征，具有以下四大特点：大量蛋白尿，低蛋白血症，高胆固醇血症（高脂血症）和不同程度的水肿。肾病综合征按病因可分为原发性、继发性和先天性三种类型：90% 以上患儿属原发性；继发性患者多见于过敏性紫癜、乙型肝炎病毒相关肾炎和系统性红斑狼疮等疾病；先天性患者在我国较少见。

要点二　诊断与鉴别诊断

1. 诊断要点　大量蛋白尿（尿蛋白 +++ ～ ++++，1 周内 3 次测定 24 小时尿蛋白定量 ≥ 50mg/kg）；血浆白蛋白低于 30g/L；血浆胆固醇高于 5.7mmol/L；不同程度的水肿。以上四项中以大量蛋白尿和低白蛋白血症为必要条件。

2. 鉴别诊断　临床可分为两型，符合上述标准诊断为单纯性肾病；在符合单纯性肾病基础上凡具有以下四项之一或多项者属于肾炎性肾病：① 2 周内分别 3 次以上离心尿检查红细胞 ≥ 10/HP，并证实为肾小球源性血尿者。②反复或持续高血压（学龄儿童 ≥ 130/90mmHg，学龄前儿童 ≥ 120/80mmHg）并除外使用糖皮质激素等原因所致。③肾功能不全，并排除由于血容量不足等所致。④持续低补体血症。

［常考考点］肾病综合征的诊断标准。

要点三　常见并发症

1. 感染　肾病患儿极易患各种感染。其原因为：①免疫功能低下。②蛋白质营养不良。③高度水肿造成局部血液循环不良。④应用激素、免疫抑制剂。常见的有呼吸道感染、肠道感染、皮肤感染、尿路感染等。

2. 电解质紊乱和低血容量　常见的诱因为：①呕吐、腹泻、强力利尿而致水液、电解质丢失。②长期禁盐饮食。③低蛋白血症。④长期应用激素后突然停用。常见的电解质紊乱为低钾、低钠、低钙血症。严重的血容量不足时可出现低血容量性休克。

3. 血栓形成　常见的原因为：①高脂血症时血黏稠度增加。②肝脏合成凝血物质增加。③尿中丢失抗凝血酶。④血浆纤溶酶原活性下降。⑤感染或血管壁损伤激活内源性凝血系统。⑥肾上腺皮质激素的应用促进高凝。⑦强力利尿而致血液浓缩等。肾病综合征易呈高凝状态而致各种动、静脉血栓形成，以肾静脉血栓最为多见。典型表现为突发腰痛，出现血尿或血尿加重，少尿甚至发生肾功能衰竭，双侧下肢不对称肿胀和活动障碍；但大部分病例为亚临床型，无明显

症状。

4. 肾小管功能障碍 由于大量蛋白尿的重吸收，可导致肾小管（主要是近曲小管）功能损害，出现肾性糖尿或氨基酸尿，严重者呈 Fanconi 综合征。

5. 急性肾衰竭 5% 微小病变型肾病可并发急性肾衰竭。

6. 肾上腺危象 由于肾上腺皮质激素应用不当，发生感染，或应激状态，机体内皮质醇水平不足所致。临床表现为剧烈呕吐、腹痛、血压降低、脉搏增快、呼吸困难，甚至休克、死亡。

7. 生长迟缓 频繁复发和长期大剂量肾上腺皮质激素治疗的患儿，常出现维生素 D 及钙代谢紊乱，可见生长障碍和青春期开始时间延迟。但多数患儿在肾病缓解后有追赶生长现象。

［常考考点］肾病综合征的并发症。

要点四 肾上腺皮质激素治疗方案

肾上腺皮质激素目前为肾病综合征治疗首选药。

1. 初治病例 诊断确定后应尽早选用泼尼松治疗，多采用中、长程疗法，即每日 1.5 ～ 2mg/kg，全日量不超过 60mg，分 3 次口服。若 4 周内尿蛋白转阴则自转阴后原量再用 2 周后开始减量，隔日 2mg/kg 晨顿服，继用 4 周，以后每 2 ～ 4 周减量 2.5 ～ 5mg 直至停药，疗程 6 个月（中程疗法）。若 4 周内未转阴者，可继用至转阴后 2 周，一般用药 8 周，最长不超过 12 周，然后改隔日晨起顿服，继用 4 周，减量方法同上，疗程 9 ～ 12 个月（长程疗法）。

2. 复发和糖皮质激素依赖性肾病 调整糖皮质激素的剂量和疗程，原则上再次恢复到初始疗效剂量或上一个疗效剂量。或改隔日疗法为每日疗法，或将激素减量的速度放慢，延长疗程。亦可慎用甲基泼尼松龙冲击治疗，剂量每日 15 ～ 30mg/kg（总量每日不超过 1g），溶于 10% 葡萄糖液 100 ～ 200mL 中，1 ～ 2 小时内静脉滴注，连用 3 日为一疗程，必要时隔 1 ～ 2 周再用 1 ～ 2 个疗程。两疗程之间以泼尼松 2mg/kg，隔日顿服，以后逐渐减量。

3. 激素治疗的副作用 长期超生理剂量使用糖皮质激素可见以下副作用：①代谢紊乱。②消化性溃疡和精神欣快感，还可出现白内障、无菌性股骨头坏死、高凝状态、生长停滞等。③易发生感染或诱发结核灶的活动。④急性肾上腺皮质功能不全，戒断综合征。

［常考考点］肾上腺皮质激素目前为肾病综合征治疗首选药。

要点五 中医辨证论治

1. 本证

证型	辨证要点	治法	方药
肺脾气虚	全身浮肿，面目为著，尿量减少，面白身重，气短乏力，纳呆便溏，自汗出，易感冒，或有上气喘息，咳嗽，舌淡胖，脉虚弱	益气健脾，宣肺利水	防己黄芪汤合五苓散加减
脾肾阳虚	全身明显浮肿，按之深陷难起，腰腹下肢尤甚，面白无华，畏寒肢冷，神疲蜷卧，小便短少不利，可伴有胸水、腹水，纳少便溏，恶心呕吐，舌质淡胖或有齿痕，苔白滑，脉沉细无力	温肾健脾，化气行水	偏肾阳虚，真武汤合黄芪桂枝五物汤加减；偏脾阳虚，实脾饮加减
肝肾阴虚	浮肿或重或轻，头痛头晕，心烦躁扰，口干咽燥，手足心热或有面色潮红，目睛干涩或视物不清，痤疮，失眠多汗，舌红苔少，脉弦细数	滋阴补肾，平肝潜阳	知柏地黄丸加减
气阴两虚	面色无华，神疲乏力，汗出，易感冒或有浮肿，头晕耳鸣，口干咽燥或长期咽痛，咽部暗红，手足心热，舌质稍红，舌苔少，脉细弱	益气养阴，化湿清热	六味地黄丸加黄芪

2. 标证

证型	辨证要点	治法	方药
外感风邪	发热，恶风，无汗或有汗，头身疼痛，流涕，咳嗽，或喘咳气急，或咽痛乳蛾肿痛，舌苔薄，脉浮	辛温宣肺祛风（风寒）；辛凉宣肺祛风（风热）	麻黄汤加减（风寒）；银翘散加减（风热）
水湿	全身浮肿，肿甚者皮肤光亮，可伴见腹胀水臌，水聚肠间，辘辘有声，或见胸闷气短，心下痞满，甚有喘咳，小便短少，脉沉	从主证治法，补气健脾、逐水消肿（水臌、悬饮）	防己黄芪汤合己椒苈黄丸加减

续表

证型	辨证要点	治法	方药
湿热	皮肤脓疱疮、疖肿、疮疡、丹毒等，或口黏口苦、口干不欲饮、脘闷纳差等，或小便频数不爽、量少、有灼热或刺痛感、色黄赤混浊、小腹坠胀不适，或有腰痛、恶寒发热、口苦便秘，舌质红，苔黄腻，脉滑数	清热解毒燥湿（上）；清热解毒，化浊利湿（中）；清热利湿（下）	五味消毒饮加减（上），甘露消毒丹加减（中），八正散加减（下）
血瘀	面色紫暗或晦暗，眼睑下青暗，皮肤不泽或肌肤甲错，有紫纹或血缕，常伴有腰痛或胁下癥瘕积聚，唇舌紫暗，舌有瘀点或瘀斑，苔少，脉弦涩	活血化瘀	桃红四物汤加减
湿浊	纳呆，恶心呕吐，身重困倦或精神萎靡，水肿加重，舌苔厚腻，血尿素氮、肌酐增高	利湿降浊	温胆汤加减

【知识纵横比较】

中西医结合内科学与儿科学肾病综合征的证治比较

肾病综合征（中西医结合内科学）		肾病综合征（中西医结合儿科学）	
证型	方药	证型	方药
风水相搏证	越婢加术汤	肺脾气虚证	防己黄芪汤合五苓散
湿毒浸淫证	麻黄连翘赤小豆汤合五味消毒饮	—	—
水湿浸渍证	五皮饮合胃苓汤	肝肾阴虚证	知柏地黄丸
湿热内蕴证	疏凿饮子	气阴两虚证	六味地黄丸加黄芪
脾虚湿困证	实脾饮	脾肾阳虚证	偏肾阳虚，真武汤合黄芪桂枝五物汤；偏脾阳虚，实脾饮
肾阳衰微证	济生肾气丸合真武汤	—	—

【例题实战模拟】

B1 型题

A. 大量蛋白尿，低蛋白血症，高胆固醇血症，明显浮肿　B. 血尿，水肿，高血压，程度不等的肾功能损害
C. 血尿，低蛋白血症　D. 高血压，大量蛋白尿
E. 高血压，低蛋白血症

1. 急性肾炎的临床特征是
2. 肾病综合征的临床特征是

A. 血液高凝状态和血栓形成　B. 严重循环充血和急性心力衰竭　C. 酸中毒
D. 营养不良　E. 中毒性脑病

3. 肾病综合征的常见并发症是
4. 急性肾小球肾炎的常见并发症是

A. 肺、脾、肾　B. 肝、脾、肾　C. 心、肾、肝　D. 心、肾、脾　E. 肺、肝、肾

5. 与小儿急性肾炎（阳水）病位相关的三脏是
6. 与小儿肾病综合征（阴水）病位相关的三脏是

【参考答案】

1. B　2. A　3. A　4. B　5. A　6. A

第七单元　神经系统疾病

细目一　癫痫

【考点突破攻略】

要点一　中医病因病机

（一）病因

主要有先天因素、顽痰内伏、暴受惊恐、惊风频发、颅脑外伤等。

（二）病机

1. 顽痰阻窍　先天禀赋不足或生后调摄不当，导致脾失健运，聚湿生痰，痰阻经络，气机不利，阴阳不相顺接，清阳被蒙，故发癫痫。

2. 暴受惊恐　孕母受惊于外，则胎感于内，势必影响胎儿。生后若有所犯，则引发痫证。出生小儿神气怯弱，元气未充，脾常不足，痰浊内生，若乍见异物，猝闻异声，或不慎跌仆，暴受惊恐，可致气机逆乱，痰随气逆，蒙蔽清窍，阻滞经络，发为痫证。

3. 惊后成痫　古人云："惊风三发便成痫"。若小儿惊风反复发作，风邪与伏痰相搏，阻塞心窍，扰乱神明，横窜经络，因而时发时止，形成癫痫。

4. 血滞心窍　产时手术损伤，或其他颅脑外伤，使血络受损，血溢脉外，瘀血停积，血滞心窍，窍闭不通，筋脉失养，导致抽搐顿作，发为癫痫。此外，先天元阴不足，肝失所养，克脾伤心，生后不久亦可发生癫痫。

癫痫病位在心、肝、脾、肾。痰、瘀为其主要病理因素。临床发作多因风痰上涌，阻塞心窍，内乱神明，外闭经络所致。

［常考考点］癫痫的病机是风痰上涌，阻塞心窍，内乱神明，外闭经络。

要点二　临床表现

癫痫是一种反复发作性的疾患，发作形式多种多样，临床出现意识、运动、感觉、精神或自主神经功能障碍。主要表现为一过性的意识丧失或意识改变，肢体肌肉强直或阵挛性抽搐，还可出现行为、情感、知觉等方面的异常。临床根据其脑电图变化及发作时症状表现常分为局灶性发作、全面性发作两大发作类型。

［常考考点］癫痫的典型临床表现。

要点三　诊断要点与鉴别诊断

（一）诊断要点

诊断要点包括详细病史、体格检查、脑电图检查、神经影像学检查和相关实验室检查等。

（二）鉴别诊断

1. 晕厥　晕厥是各种原因引起的一过性脑供血不足导致突然发生的意识丧失状态，常见于较大儿童。久站时易发作。发作时先有出汗、面色苍白、视物模糊，继之意识障碍、全身肌张力丧失，严重者可见惊厥发作，一般无二便失禁，无发作后有嗜睡及神经系统体征，脑电图正常。

2. 屏气发作　又称为呼吸暂停症。多于 6 ～ 18 个月起病，5 岁前多停止发作。发作多有诱因，如恐惧、生气等。临床分为青紫型和苍白型。发作时先大哭，随之呼吸暂停、青紫；重者意识丧失、躯体强直或抽动，或苍白，失张力，心率减慢，持续 1 ～ 3 分钟缓解。本病有明显诱因，脑电图正常。

要点四　中医辨证论治

本病治疗以豁痰化瘀、镇惊息风为主。惊痫者宜镇惊安神，风痫者宜息风定痫，痰痫者宜涤痰开窍，瘀痫者宜活血通窍。若虚中夹实，则攻补兼施。

证型	证候	治法	方药
惊痫	起病前常有惊吓史，发作时惊叫，吐舌，急啼，神志恍惚，面色时红时白，惊惕不安，如人将捕之状，四肢抽搐，夜卧不宁，舌淡红，苔白，脉弦滑，乍大乍小，指纹色青。	镇惊安神	镇惊丸加减
风痫	发作时突然仆倒，神志丧失，颈项及全身强直，继而抽搐，两目窜视，牙关紧闭，口吐白沫，口唇及面部色青，舌苔白，脉弦	息风定痫	定痫丸加减
痰痫	发作时痰涎壅盛，喉间痰鸣，神志恍惚，状如痴呆，或为失神，瞪目直视，或仆倒于地，手足抽搐不甚明显，肢体麻木、疼痛，骤发骤止，舌苔白腻，脉弦滑	涤痰开窍	涤痰汤加减
瘀血痫	常有产伤或颅脑外伤史，发作时头晕眩仆，神志不清，四肢抽搐，抽搐部位较为固定，头痛，消瘦，大便干硬如羊屎，舌红少苔或见瘀点，脉涩，指纹沉滞	活血化瘀，通窍息风	通窍活血汤加减
脾虚痰盛	癫痫发作频繁或反复发作，神疲乏力，面色无华，时作眩晕，食欲欠佳，大便稀薄，舌质淡，苔薄腻，脉濡缓	健脾化痰	六君子汤加味
脾肾两虚	发病年久，屡发不止，瘛疭颤动，时有眩晕，智力迟钝，腰膝酸软，神疲乏力，少气懒言，四肢不温，睡眠不宁，大便稀溏，舌淡红，苔白，脉沉细无力	补益脾肾	河车八味丸加减

［常考考点］癫痫的辨证论治。

要点五　癫痫持续状态的定义及治疗

（一）癫痫持续状态的定义

癫痫持续状态是指癫痫发作持续 30 分钟以上；或反复发作达 30 分钟以上，其间意识不能恢复者。

（二）癫痫持续状态的治疗

1. 原则　尽快控制发作；保持呼吸道通畅；保护脑和其他重要脏器功能，防治并发症；积极寻找病因，进行治疗；发作停止以后给予抗癫痫药物治疗，防止再发作。

2. 快速控制惊厥　首选安定类药物，如地西泮、劳拉西泮或氯硝西泮。国内多用地西泮，每次用量 0.3 ～ 0.5mg/kg，最大不超过 10mg，幼儿一次不超过 5mg，静脉注入，速度每分钟 1mg，新生儿每分钟 0.1 ～ 0.2mg。必要时 15 ～ 20 分钟后可重复使用，24 小时内可用 2 ～ 4 次。注射过程中若惊厥控制，剩余药液则不再注入。安定类药物可抑制呼吸，对已用过苯巴比妥的病人尤应注意。

3. 维持生命功能，防治并发症　保持呼吸通畅，吸氧，积极防治高热、脑水肿、酸中毒、电解质紊乱、呼吸及循环衰竭等。

［常考考点］癫痫发作快速控制惊厥首选药物是安定类。

【知识纵横比较】

中西医结合内科学和儿科学癫痫的证治比较

癫痫（中西医结合内科学）			癫痫（中西医结合儿科学）	
证型		方药	证型	方药
发作期	阳痫	黄连解毒汤合定痫丸	风痫	定痫丸
	阴痫	五生丸合二陈汤	惊痫	镇惊丸
休止期	肝火痰热证	龙胆泻肝汤合涤痰汤	痰痫	涤痰汤
	脾虚痰湿证	醒脾汤	脾虚痰盛	六君子汤加味
	肝肾阴虚证	左归丸	脾肾两虚	河车八味丸
	瘀阻清窍证	通窍活血汤	瘀血痫	通窍活血汤

【例题实战模拟】

A2 型题

1. 患儿，男，5 岁。突然出现全身肢体抽搐，伴神志丧失，持续约 5 分钟，自行缓解。发病前呕吐 1 次，为胃内容物。

无发热，大便稀溏。查大便常规：未见红、白细胞。查脑电图：可见棘、尖慢波，呈爆发现象。既往曾因感冒，高热惊厥3次。其诊断是

A. 急惊风　B. 慢惊风　C. 疫毒痢　D. 癫痫　E. 暑厥

2. 患儿，5岁。癫痫病史5个月，发作时惊叫急啼，精神恐惧，面色时红时白，惊惕不安，四肢抽搐，舌淡红，苔薄白，脉弦滑。其病证是

A. 风痫　B. 痰痫　C. 惊痫　D. 瘀血痫　E. 虚痫

3. 患儿，女，3岁。发作性瞪目直视，神志恍惚，痰涎壅盛，喉间痰鸣，止后如常，舌苔白腻，脉滑。其治法是

A. 镇惊安神　B. 豁痰开窍　C. 息风止痉　D. 化瘀通窍　E. 健脾化痰

4. 患儿，男，9岁。发作性惊厥3年。发时全身肢体抽搐，双目上视，神志不清，止后如常，舌苔白，脉弦。诊断为风痫，治疗应首选

A. 定痫丸　B. 涤痰汤　C. 镇惊丸　D. 通窍活血汤　E. 河车八味丸

【参考答案】

1. D　2. C　3. B　4. A

细目二　病毒性脑炎

【考点突破攻略】

要点一　西医发病机制

（一）病因

目前国内外报道有100多种病毒可引起脑炎病变，但引起急性脑炎较常见的病毒是肠道病毒、单纯疱疹病毒、虫媒病毒、腺病毒、巨细胞病毒及某些传染病病毒等。

（二）发病机理

1. 感染途径　病毒进入机体的主要途径有皮肤、结膜、呼吸道、肠道和泌尿生殖系统。病毒感染机体后是否进入中枢神经系统取决于病毒的性质、病毒寄生部位以及机体对病毒的免疫反应。

2. 发病机理

（1）病毒对神经组织的直接侵袭：病毒大量增殖，引起神经细胞变性、坏死和胶质细胞增生与炎症细胞浸润。

（2）机体对病毒抗原的免疫反应：剧烈的组织反应可导致脱髓鞘病变及血管和血管周围的损伤，而血管病变又影响脑循环加重脑组织损伤。

要点二　中医病因病机

本病为感受温热邪毒（疫毒）所致。包括风热、暑热、燥热毒邪等，暑热之邪常夹湿邪为患。温热毒邪侵袭人体，往往起病急骤，变化迅速，热极化火生风。本病感邪轻重不一，但总不离热、痰、风的相互转化。“热盛生风，风盛生痰，痰盛生惊”，热为生风生痰的始动因素。热郁肌表，或邪热内扰，则发热；热邪烁津，炼液为痰，痰蒙清窍，则神志昏蒙；火热生风，或邪陷心肝，引动肝风，则抽搐。

感邪之后，痰热互结，热炽生惊动风，痰浊蒙蔽清窍，因而患儿除发热、头痛、项强外，随之心神失主，肝风妄动，轻则嗜睡、烦躁，重者昏愦不语、频频抽掣。若热势不炽，痰浊蒙蔽心窍，阻滞脑络，以致神志迷乱，则可没有热盛之象，反见精神异常，如抑郁呆滞、喃喃自语，或狂躁不宁、毁物哭喊等，也有如癫痫样发作者。痰浊阻滞经络，则血行不畅，肢体失用，可见肢体麻木无力，步态不稳，甚至瘫痪。

本病病性为痰热，病变脏腑在心、肝、脑窍。证候表现为温病气营两燔或痰浊蒙蔽清窍，但多无疫邪受病的特点，也不一定按卫气营血规律传变。这是本病的特征。

要点三　临床表现

由于病毒性脑炎的病变部位和轻重程度差别很大，因此临床表现多种多样，且轻重不一，但大多数患儿先有全身感染症状，而后出现神经系统的症状、体征。

（一）前驱症状

可有发热，头痛，上呼吸道感染症状，精神萎靡，恶心呕吐，腹痛，肌痛。

（二）神经系统症状体征

主要为发热，颅内压增高，不同程度的意识障碍及反复惊厥发作等症状。

1. 颅内压增高表现为头痛、呕吐、血压增高等，小婴儿表现为烦躁不安、易激惹、前囟饱满等，若出现呼吸节律不规则或瞳孔不等大，则考虑颅内高压并发脑疝的可能性。

2. 意识障碍可表现有嗜睡、昏睡及昏迷等，部分患儿表现为精神情绪异常，如躁狂、幻觉、失语以及定向力、计算力与记忆力障碍等。

3. 惊厥主要表现为全部或局灶抽搐发作。

4. 病理征和脑膜刺激征阳性。

5. 因感染病毒不同，临床伴有症状各有特点，如肠道病毒性脑炎，可出现皮疹；单纯疱疹病毒性脑炎常有口唇或角膜疱疹；腮腺炎病毒性脑炎常有腮腺肿大。

［常考考点］病毒性脑炎的典型症状和体征。

要点四　诊断与鉴别诊断

（一）诊断要点

病毒性脑炎的诊断主要根据病毒感染的流行病史、临床表现、相应的脑脊液改变和病原学鉴定。应注意排除颅内其他非病毒感染、Reye 综合征等急性脑部疾患。

（二）鉴别诊断

1. 颅内其他病原感染　主要根据脑脊液外观、常规、生化和病原学检查，与化脓性、结核性、隐球性脑膜炎进行鉴别。

2. Reye 综合征　具有发热、昏迷、惊厥等急性脑病表现，脑脊液无明显异常，与病毒性脑炎容易混淆。但前者有肝功能异常、部分患者血糖下降等特点。

［常考考点］病脑的诊断：流行病史 + 症状 + 脑脊液或病原学。

要点五　西医治疗措施

病毒性脑炎尚无特效治疗，目前以对症处理和支持疗法为主。

（一）对症处理

1. 注意营养供给，维持水和电解质平衡。

2. 控制高热，可给予物理降温及化学药物降温。

3. 重症患儿应注意呼吸道和心血管功能的监护与支持，及时处理颅内高压和呼吸循环功能障碍。对于颅内压明显增高的重症患儿，迅速稳妥地降低颅内压非常重要。一般选用 20% 甘露醇 0.5 ～ 1.5g/kg 每 4 ～ 8 小时 1 次，必要时再联合应用呋塞米、白蛋白、激素等。

4. 控制惊厥，可适当给予止惊剂如安定、苯巴比妥等。

（二）病因治疗

1. 单纯疱疹病毒　可给予阿昔洛韦治疗，每次 10mg/kg 于 1 小时内静脉滴注，每 8 小时用 1 次，疗程 1 ～ 2 周。

2. 其他病毒感染　可酌情选用干扰素、更昔洛韦、利巴韦林、免疫球蛋白、中药等。

（三）肾上腺皮质激素的应用

对重症、急性期的病例，应考虑用肾上腺皮质激素制剂如地塞米松，可减轻炎症、水肿，降低血管通透性。但不宜长期使用。

要点六　中医辨证论治

本病病位在心、肝、脑窍，病性属实，病机为热炽、痰浊。痰热壅盛者治以泻火涤痰；痰蒙清窍者治以涤痰开窍；痰瘀阻络者宜涤痰通络、活血化瘀。总之，本病早期治疗以清热、涤痰为两大法则，配合开窍、息风、活血等方法；后期应积极配合针灸、推拿治疗以利康复。

证型	辨证要点	治法	方药
痰热壅盛	高热不退，头痛剧烈，恶心呕吐，神志不清，或谵语妄动，喉中痰鸣，唇干渴饮，颈项强直，烦躁不安，四肢抽搐，舌质红绛，舌苔黄腻，脉数或滑数	泻火涤痰	清瘟败毒饮加减
痰蒙清窍	起病稍缓，表情淡漠，目光呆滞，喃喃自语，神志模糊；或见痴呆，语言不利；或见失语，口角流涎，喉间痰鸣，纳差乏力，舌质胖嫩，舌苔白，脉弦滑	涤痰开窍	涤痰汤加减
痰瘀阻络	神志不明，肢体不用，僵硬强直，或震颤抖动，肌肉痿软，或见面瘫、斜视，舌紫暗或有瘀点，舌苔薄白，脉弦滑	涤痰通络，活血化瘀	指迷茯苓丸合桃红四物汤加减

［常考考点］病毒性脑炎的辨证论治。

【例题实战模拟】

A1 型题

1. 中医治疗病毒性脑炎阴虚内热证的首选方剂是
   A. 青蒿鳖甲汤　B. 茵陈蒿汤　C. 生脉散　D. 人参养荣汤　E. 沙参麦冬汤
2. 中医治疗病毒性脑炎痰热壅盛证的首选方剂是
   A. 银翘散合白虎汤　B. 清营汤　C. 清瘟败毒饮　D. 涤痰汤　E. 犀角地黄汤
3. 西医治疗病毒性脑炎的措施，错误的是
   A. 注意营养供给，维持水和电解质平衡　B. 重症患儿应注意呼吸道和心血管功能的监护与支持
   C. 积极控制脑水肿和颅内高压　D. 控制惊厥发作
   E. 使用广谱抗生素
4. 病毒性脑炎痰瘀阻络的治法是
   A. 清热解毒，宁心安神　B. 涤痰通络，活血化瘀　C. 益气养血，化瘀通络
   D. 辛凉解表，清气泄热　E. 养阴清热

A2 型题

5. 患儿，9 个月。烦躁不安，易激惹，偶尔呕吐，大便稀，2～3 次 / 日；查体：嗜睡，前囟稍紧张，颈抵抗可疑，心肺腹无异常，布氏征（+），巴氏征（+）。最有鉴别诊断意义的检查是
   A. 脑脊液检查　B. 大便常规　C. 白细胞总数 + 分类　D. 结核菌素试验　E. X 线胸片

【参考答案】

1. B　2. C　3. E　4. B　5. A

第八单元　小儿常见心理障碍

细目一　注意力缺陷多动障碍

【考点突破攻略】

要点一　中医病因病机

1. 病因　病因主要为先天禀赋不足，后天饮食失调，产伤外伤，病后及情志失调，生长发育影响等。

2. 病机　本病的主要发病机制为阴阳平衡失调，即阳动有余，阴静不足。

小儿心常有余，心火易亢，心火炽盛，炼液成痰，痰热互结，扰及心神，而出现心神不宁，多动不安。

肾主骨生髓，髓通于脑，藏志。小儿脏腑柔弱，肾常虚。若禀赋不足或病后肾精亏虚，髓海不充，则动作笨拙、健忘、遗尿等。

肝为刚脏而性动，主筋，藏魂，其志在怒，其气急，体阴而用阳。小儿肝常有余，若久病耗损致肝体之阴不足，肝用之阳偏亢，则注意力不集中，冲动任性，动作粗鲁，兴奋不安，性情执拗。

脾属土为至阴之脏，其性静，藏意，在志为思。小儿脾常不足，若喂养不当或疾病所伤，运化失常，脾失濡养，则失静谧，而兴趣多变，做事有头无尾，言语冒失，健忘不能自制。

总之，本病的主要发病机制为阴阳平衡失调，其病位常涉及心、肝、脾、肾四脏，阴虚为本，阳亢、痰浊、瘀血为标，属本虚标实之证。

［常考考点］注意力缺陷多动障碍病机为阴阳平衡失调，即阳动有余，阴静不足。

要点二　临床表现

本病的临床表现以动作过多、易冲动和注意力不集中为主。

1. 活动过多　患儿自幼可表现为睡眠不安、脾气不好、格外活泼、喂养困难等，至学龄前期和学龄期症状更趋明显。表现为：多动不宁，常惹人生气；课堂上小动作多，常干扰别人，不听劝阻。

2. 注意力不集中　患儿主动注意功能明显减弱，对无关的刺激却给予过分的注意。因此上课精力分散，听课、做作业易分神，做任何事情都不能善始善终。

3. 情绪不稳、冲动任性　患儿缺乏克制能力，易激惹，对愉快或不愉快的事情常出现过度兴奋或异常愤怒的反应，想要什么，非得立刻满足不可，做事不顾后果等。情绪不稳，常会无缘无故地叫喊或哄闹。

4. 学习困难　虽然本病患儿大多智力正常或接近正常，但因多动、注意力不集中而给学习带来一定的困难。

5. 其他　可出现某些行为问题、认知功能障碍或合并抽动症等。

［常考考点］注意力缺陷多动障碍临床表现以动作过多、易冲动和注意力不集中为主。

要点三　诊断与鉴别诊断

注意力缺陷多动障碍的诊断要点以动作过多、易冲动和注意力不集中为主。抽动障碍常表现为多组肌群抽动，如频繁眨眼、甩头及耸肩等运动性抽动和发声性抽动，属神经精神障碍性疾病。注意力缺陷多动障碍临床主要表现为多动、情绪不稳、易冲动和注意力不集中，没有抽动症状。但有部分抽动障碍患儿可同时伴有注意力缺陷多动障碍。

［常考考点］注意力缺陷多动障碍与抽动障碍的鉴别。

要点四　中医辨证论治

本病以八纲辨证为主，结合脏腑辨证。辨证时应分辨阴阳虚实。明确病位在心、肝、脾、肾。

治疗原则当以调和阴阳为主，根据临床见证不同，实则泻之，虚则补之，虚实夹杂者治以攻补兼施，标本兼顾。临床分为肾虚肝亢、心脾两虚、痰火内扰三个证型。

证型	辨证要点	治法	方药
肝肾阴虚	多动难静，急躁易怒，冲动任性，神思涣散，动作笨拙，注意力不集中，五心烦热，睡眠不宁，或学习成绩低下，记忆力欠佳，或有遗尿，腰酸乏力，舌红，苔薄，脉弦细	滋养肝肾，平肝潜阳	杞菊地黄丸加减
心脾两虚	神思涣散，注意力不集中，多动不安，头晕健忘，思维缓慢，做事有头无尾，神疲肢倦，少寐多言，食少便溏，面色萎黄，舌淡，苔白，脉弱无力	健脾养心，益气安神	归脾汤合甘麦大枣汤加减
痰火内扰	多动多语，烦躁不宁，冲动任性，难以制约，兴趣多变，注意力不集中，胸闷烦热，懊侬不眠，口苦食少，溲赤便结，舌红，苔黄腻，脉滑数	清热化痰，宁心安神	黄连温胆汤加减

［常考考点］注意力缺陷多动障碍的辨证论治。

【例题实战模拟】

A1 型题

1. 下列不符合注意力缺陷多动障碍临床特征的是

A. 冲动任性　B. 女多于男　C. 智力正常或基本正常　D. 注意力不集中　E. 动作过多

A2 型题

2. 患者，7 岁。神思涣散，注意力不集中，多动不安，头晕健忘，思维缓慢，做事有头无尾，神疲肢倦，少寐多言，食少便溏，面色萎黄，舌淡，苔白，脉弱无力。应诊断为

A. 惊风　B. 癫痫　C. 抽动障碍　D. 注意力缺陷多动障碍　E. 痉挛症

3. 患儿，男，10 岁。诊断为注意力缺陷多动障碍，辨证为肾虚肝亢证。其治法是

A. 健脾养心，益气安神　B. 清热泻火，化痰宁心　C. 滋养肝肾，平肝潜阳

D. 益气养心，缓肝理脾　E. 清热化痰，宁心安神

B1 型题

A. 六味地黄丸　B. 黄连温胆汤　C. 杞菊地黄丸　D. 知柏地黄汤　E. 人参归脾汤

4. 注意力缺陷多动障碍肾虚肝亢证首选的方剂是

5. 注意力缺陷多动障碍痰火内扰证的首选方剂是

【参考答案】

1. B　2. D　3. C　4. C　5. B

细目二　抽动障碍

【考点突破攻略】

要点一　中医病因病机

1. 病因　本病多由先天禀赋不足、饮食所伤、感受外邪、情志失调以及劳倦过度等因素所致。

2. 病机　其基本病理改变为肝风、痰火胶结成疾。病位主要在肝，常涉及心、脾、肾三脏。

情志内伤或劳倦过度者，可化火生风而致肝亢风动；久病耗伤，或先天不足者，可致筋脉失养而出现虚风内动，土虚木亢，肝风夹痰上扰走窜，则噘嘴、口唇蠕动。风盛生痰，风痰鼓动，上犯清窍，流窜经络，则见眨眼、摇头、耸肩、秽语、肢体抽动。脾失健运，痰浊内生，痰阻心窍，心神被蒙，则脾气乖戾，喉发异声。心血不足，心神失养；或痰热内蕴，上扰心神，则抽动呼叫、秽语不由自主。禀赋不足，或久病及肾，肾阴亏虚，水不涵木，相火妄动，夹痰上扰，闭阻咽喉，金鸣异常，则喉发异声。

要点二　临床表现

1. 多发性抽动　可出现躯体多部位肌群的抽动。抽动呈突然、快速、多变、难以控制、反复发生、无节律等特点。临床表现可分为简单、复杂两类。简单性运动抽动，有眨眼、挤眉、噘嘴、做怪相、摇头、耸肩、甩臂、搓指、握拳、挺胸、扭腰、收腹、踮脚、抖腿、步态异常等；复杂性运动抽动，常呈现形态特异动作，如冲动性触摸东西、下蹲、膝部弯曲、蹲姿舐地、走路旋转、打自己等。抽动症状因情绪激动、紧张而加重，睡眠时明显减轻，当全神贯注于某种活动时，抽搐随之减少。

2. 发声抽动　症状可单独存在，也可与复杂运动性抽动同时发生。引起发声抽动最常见部位是喉部，抽动时呈爆破音、呼噜音、咳嗽，或洁喉动作声响；舌肌抽动则发出“咂舌”“吭吭”“嘘”“吱”“嘎”声；鼻部抽动呈现耸鼻声、气喘声，或嗤之以鼻状的发声动作或哽咽声等。

3. 秽语症　其特点往往发生在最不适宜的地点和场合，以罕见的抑扬顿挫、无理方式，大声地表达淫秽字语。

4. 其他　约有半数的患儿会出现共鸣，最常见的形式是模仿他人的语言、习惯等。本病还常伴有行为紊乱，轻者躁动不安、过分敏感、易激惹或行为退缩，重者呈现难以摆脱的强迫行为、注意力不集中、破坏行为及学习困难等。但患儿智力正常，体格及神经系统检查未见异常。

［常考考点］抽动障碍的典型表现。

要点三　诊断与鉴别诊断

1. 诊断要点　诊断标准根据 DSM- Ⅳ诊断标准。

（1）具有多种运动抽动和一种或多种发声抽动，但不一定同时存在。所指的抽动为突然、快速、反复性、非节律性、刻板的动作或发声。

（2）一天内发作多次抽动（通常是一阵阵发作），病情持续或间歇发作超过一年，其无抽动间歇期连续不超过 3 个月。

（3）上述症状引起明显的不安，显著地影响社交、就业和其他重要领域的活动。

（4）发病于 18 岁前。

（5）上述症状不是直接由某些药物（如兴奋剂）或内科疾病（如亨廷顿病或病毒感染后脑炎）引起。

［常考考点］抽动障碍的诊断标准。

2. 鉴别诊断

（1）风湿性舞蹈病：6 岁以后多见，女孩居多。主要表现为四肢较大幅度的无目的而不规则的舞蹈样动作，常伴有肌力及肌张力减低，并可见其他风湿热症状。

（2）习惯性抽搐：4 ～ 6 岁多见。往往只有一组肌肉抽搐，如眨眼、皱眉、龇牙或咳嗽声。发病前常有某些诱因，一般病情轻，预后好，但与抽动障碍并无严格的界限，有些患儿可发展为抽动障碍。

（3）注意力缺陷多动障碍：本病以注意力不集中，自我控制差，动作过多，情绪不稳，冲动任性，伴有学习困难，但智力正常或基本正常为主要临床特征，往往有家族史。

［常考考点］抽动障碍与风湿性舞蹈病、习惯性抽搐的鉴别。

要点四　西医药物治疗

1. 氟哌啶醇　该药为多巴胺受体强有力的阻滞剂。该药主要副作用为易出现锥体外系症状等。

2. 泰必利　新合成的神经精神安定药，具有阻断中脑边缘系统多巴胺能受体作用，抗抽动作用较氟哌啶醇为弱。

要点五　中医辨证论治

本病辨证应以八纲辨证结合脏腑辨证为主，分清虚证、实证，明确病变所累及之脏腑。中医证候分为外风引动、肝亢风动、痰火扰神、脾虚肝旺、阴虚风动五个证型。

本病以息风止动为基本治疗原则。治疗时，属外风引动者，治宜疏风解表、息风止动；属肝亢风动者，治宜平肝潜阳、息风止动：属痰火扰神者，治宜清热化痰、息风止动；属脾虚肝旺者，治宜扶土抑木、调和肝脾；属阴虚风动者，治宜滋水涵木、柔肝息风。

证型	辨证要点	治法	方剂
外风引动	喉中异声或秽语，挤眉眨眼，每于感冒后症状加重，常伴鼻塞流涕，咽红咽痛，或有发热，舌淡红，苔薄白，脉浮数	疏风解表，息风止动	银翘散
肝亢风动	摇头耸肩，挤眉眨眼，噘嘴踢腿，抽动频繁有力，不时咳叫，声音高亢，急躁易怒，自控力差，伴头晕头痛，面红目赤，或腹动胁痛，便干尿黄，舌红苔黄，脉弦数	平肝潜阳，息风止动	天麻钩藤饮
痰火扰神	肌肉抽动有力，喉中痰鸣，异声秽语，偶有眩晕，睡眠多梦，喜食肥甘，烦躁易怒，口干口苦，大便秘结，小便短赤，舌红苔黄腻，脉滑数	清热化痰，息风止动	黄连温胆汤
脾虚肝旺	抽动无力，时轻时重，眨眼皱眉，噘嘴吸鼻，腹部抽动，喉出怪声，精神倦怠，面色萎黄，食欲不振，形瘦性急，夜卧不安，大便不调，舌质淡，苔薄白或薄腻，脉细或细弦	扶土抑木，调和肝脾	缓肝理脾汤
阴虚风动	挤眉弄眼，摇头扭腰，肢体抖动，咽干唇燥，形体偏瘦，性情急躁，两颧潮红，五心烦热，睡眠不安，大便偏干，舌质红少津，苔少或花剥，脉细数或弦细无力	滋水涵木，柔肝息风	大定风珠

［常考考点］抽动障碍的辨证论治。

【例题实战模拟】

A1 型题

1. 中医认为抽动障碍的病位主要在

A. 心　B. 肺　C. 脾　D. 肝　E. 肾

2. 中医治疗抽动障碍痰火扰神证的首选方剂是

A. 千金龙胆汤　B. 黄连温胆汤　C. 礞石滚痰丸　D. 大定风珠　E. 定痫丸

3. 中医治疗抽动障碍阴虚风动证的首选方剂是

A. 生脉饮　B. 大定风珠　C. 青蒿鳖甲汤　D. 当归龙荟丸　E. 温胆汤

A2 型题

4. 患儿，7 岁。面红耳赤，烦躁易怒，皱眉眨眼，张口歪嘴，摇头耸肩，发作频繁，抽动有力，口出异声秽语，大便秘结，小便短赤，舌红苔黄，脉弦数。应诊断为

A. 惊风　B. 风湿性舞蹈病　C. 抽动障碍　D. 注意力缺陷多动障碍　E. 习惯性抽搐

5. 患儿，男，10 岁。诊断为抽动障碍 5 年。症见面色萎黄，精神疲惫，胸闷不适，食欲不振，睡卧露睛，喉中作声，肌肉抽动，时作时止，时轻时重，舌质淡，苔白，脉沉弦无力。其证候是

A. 肝亢风动　B. 痰火扰心　C. 脾虚肝旺　D. 阴虚风动　E. 肾虚肝亢

【参考答案】

1. D　2. B　3. B　4. C　5. C

第九单元　造血系统疾病

细目一　营养性缺铁性贫血

【考点突破攻略】

要点一　中医病因病机

（一）病因

主要为先天禀赋不足，脾肾素虚，喂养不当，偏食少食或未按时添加辅食，大病、久病，诸虫损伤等原因。

（二）病机

血液的化生与心、肝、脾、肾的功能密切相关，而小儿营养性贫血尤与脾胃的功能最为密切。脾胃为气血生化之源，无论何种原因损伤脾胃，致使脾胃运化功能失常，精微无从运化，气血津液不能化生，即可导致气血虚弱而形成贫血。

要点二　临床表现及实验室检查

（一）临床表现

1. 皮肤黏膜逐渐苍白或苍黄，口唇和甲床颜色浅淡，易疲乏，不爱活动，食欲减退，年长儿可自诉头晕，眼前发黑、耳鸣等症状。

2. 食欲减退，少数有异食癖，或有呕吐、腹泻。

3. 烦躁不安或精神萎靡不振，注意力不集中，记忆力减退，严重者智力低于同龄儿。

4. 明显贫血，心率增快，心脏扩大。

5. 肝、脾和淋巴结轻度肿大。

6. 易发生感染。

［常考考点］贫血的典型症状和体征。

（二）实验室检查

1. 血象　外周血象示小细胞低色素性贫血；网织红细胞数正常或轻度减少；白细胞、血小板一般无改变。外周血涂片可见红细胞大小不等，以小细胞为多，中央淡染区扩大。

2. 骨髓象　有核红细胞增生活跃，粒红比例正常或红系增多；红系以中幼红细胞增多明显，各期红细胞胞体均小，胞浆少，染色偏蓝，胞浆成熟程度落后于胞核。粒细胞及巨核细胞系一般正常。

3. 有关铁代谢检查

（1）血清铁蛋白（serum ferritin，SF）：在缺铁早期即可表现降低。当 SF ＜ 12μg/L 时，提示缺铁。

（2）红细胞游离原卟啉（free erythrocyte protoporphyrin，FEP）增高：当 FEP ＞ 0.9μmol/L（500μg/dL）时，提示细胞内缺铁。

（3）血清铁（SI）、总铁结合力（TIBC）和转铁蛋白饱和度（TS）：这三项检查反映血浆中铁含量，通常在缺铁后期

（表现明显小细胞低色素性贫血）才出现异常。表现为 SI 减低，< 9 ～ 10.7μmol/L（50 ～ 60μg/dL）有意义；TIBC 增加，> 62.7μmol/L（350μg/dL）有意义；TS 明显下降，< 15% 有诊断意义。

（4）骨髓可染铁：骨髓涂片观察红细胞内的铁粒细胞数，如< 15%，提示储存铁减少，细胞外铁也减少。这是一项反映体内贮铁的敏感而可靠的指标。

［常考考点］贫血是血象、骨髓象和铁代谢的变化。

要点三　诊断与鉴别诊断

1. 诊断要点

（1）病史：有明确的缺铁病史，如喂养不当、铁摄入量不足、吸收障碍、需要增多或慢性失血等。

（2）临床表现：发病缓慢，皮肤黏膜逐渐苍白或苍黄，以口唇、口腔黏膜及甲床最为明显，神疲乏力，食欲减退，或异食癖。年长儿有头晕耳鸣、眼花等症状。部分患儿可有肝脾肿大。

（3）实验室及特殊检查：①贫血为小细胞低色素性，平均血红蛋白浓度（MCHC）< 0.31，红细胞平均体积（MCV）< 80fL，平均血红蛋白（MCH）< 26pg。② 3 个月～ 6 岁血红蛋白< 110g/L，6 岁以上血红蛋白< 120g/L。③血清铁、总铁结合力、转铁蛋白饱和度、红细胞游离原卟啉、血清铁蛋白等异常。

2. 鉴别诊断　营养性巨幼红细胞性贫血是由于缺乏维生素 B_{12} 或（和）叶酸所引起的一种大细胞性贫血。多见于单纯羊乳或母乳喂养，未及时添加辅食的婴幼儿。临床除贫血表现外，可出现烦躁不安，表情呆滞，嗜睡，反应迟钝，智力动作发育落后，甚则出现肢体头身震颤、肌无力等神经系统表现。末梢血中红细胞体积变大，MCV > 94fL，MCH > 32pg，红细胞的减少比血红蛋白的减少更为明显，网织红细胞、白细胞、血小板计数常减少。骨髓象增生明显活跃，以红细胞系增生为主，各期幼红细胞均出现巨幼变。

［常考考点］缺铁性贫血的诊断要点及与营养性巨幼红细胞性贫血的鉴别。

要点四　西医治疗原则及补铁方法

（一）西医治疗原则

去除病因和补充铁剂。

（二）补铁方法

1. 口服铁剂　口服剂量以元素铁计算，口服铁的剂量按元素铁每日 2 ～ 6mg/kg，分 3 次口服。一次量不应超过 1.5 ～ 2mg/kg。二价铁盐较易吸收，常用制剂有 2.5% 硫酸亚铁合剂、富马酸亚铁和葡萄糖酸亚铁等。最好于两餐之间服药，既减少对胃黏膜的刺激，又利于吸收；同时口服维生素 C 能促进铁的吸收。牛奶、茶、咖啡及抗酸药等与铁剂同服均可影响铁的吸收。

2. 注射铁剂　对口服不耐受或胃肠道疾病影响铁的吸收时，可用注射铁剂。但注射铁较容易发生不良反应，甚至可发生过敏性反应致死，故应慎用。

铁剂治疗有效者于 2 ～ 3 天后网织红细胞即见升高，5 ～ 7 天达高峰，2 ～ 3 周后下降至正常；治疗约 2 周后，血红蛋白相应增加，临床症状亦随之好转。血红蛋白达正常水平后应继续服用铁剂 6 ～ 8 周再停药，以补足铁的贮存量。如 3 周内血红蛋白上升不足 20g/L，应注意寻找原因。

［常考考点］缺铁性贫血的西医治疗：二价铁口服。

要点五　中医辨证论治

（一）辨证要点

本病以脏腑辨证为主，兼用气血阴阳辨证。临证时首先辨明病因，根据脏腑、气血和阴阳虚损的主次，抓住病机，分清轻重缓急辨证施治。

（二）治疗原则

按“形之不足温之以气，精之不足补之以味”的原则，运用调理脾胃、阴阳双补、脾胃并调之法，使阳生阴长，精血互生。

（三）临床分型

辨证分为脾胃虚弱、心脾两虚、肝肾阴虚、脾肾阳虚四型。

证型	辨证要点	治法	方药
脾胃虚弱	面色萎黄无华，唇淡不泽，指甲苍白，长期食欲不振，神疲乏力，形体消瘦，大便不调，舌淡苔白，脉细无力，指纹淡红	健运脾胃，益气养血	六君子汤加减
心脾两虚	面色萎黄或苍白，唇甲淡白，发黄枯燥，容易脱落，心悸气短，头晕目眩，夜寐欠安，语声低弱，精神萎靡，注意力不集中，记忆力下降，食欲不振，舌淡红，苔薄白，脉细弱，指纹淡红	补脾养心，益气生血	归脾汤加减
肝肾阴虚	头晕目涩，面色苍白，肌肤不泽，毛发枯黄，爪甲易脆，四肢震颤抽动，两颧潮红，潮热盗汗，腰膝酸软，发育迟缓，舌红，苔少或光剥，脉弦数或细数	滋养肝肾，益精生血	左归丸加减
脾肾阳虚	面白虚浮，唇舌爪甲苍白，精神萎靡不振，发育迟缓，囟门迟闭，方颅，鸡胸，毛发稀疏，畏寒肢冷，纳谷不馨，或有大便溏泄，舌淡胖嫩，苔白，脉沉细无力，指纹淡	温补脾肾，益精养血	右归丸加减

要点六　预防与调护

（一）预防

1. 提倡母乳喂养。

2. 做好喂养指导，合理配置饮食结构，及时添加含铁丰富且铁吸收率高的辅助食物，纠正偏食、挑食、吃零食等不良习惯。

（二）调护

1. 贫血患儿要预防感冒，注意寒暖调摄。重度贫血应避免剧烈运动，注意休息。

2. 宜摄入易于消化、营养丰富的饮食，多吃含铁丰富且铁吸收率高的食品，如肝、瘦肉、鱼等。

【知识纵横比较】

中西医结合内科学缺铁性贫血与儿科学营养性缺铁性贫血的证治比较

缺铁性贫血（中西医结合内科学）		营养性缺铁性贫血（中西医结合儿科学）	
证型	方药	证型	方药
脾胃虚弱证	香砂六君子汤合当归补血汤	脾胃虚弱证	六君子汤
心脾两虚证	归脾汤或八珍汤	心脾两虚证	归脾汤
脾肾阳虚证	八珍汤合无比山药丸	脾肾阳虚证	右归丸
虫积证	化虫丸合八珍汤	肝肾阴虚证	左归丸

【例题实战模拟】

A1 型题

1. 营养性缺铁性贫血，使用铁剂治疗不正确的方法为

A. 二价铁比三价铁容易吸收，最好用硫酸亚铁

B. 最好与牛奶同服

C. 同时加用维生素 C 可促进铁的吸收

D. 铁剂治疗有效者于 2 ～ 3 天后网织红细胞即见升高

E. 铁剂注射易致不良反应，故应慎用

2. 营养性缺铁性贫血，铁剂治疗后停药指征为

A. 网织红细胞升高后再用 1 ～ 2 个月　　B. 血红蛋白及红细胞恢复正常

C. 面色转红，精神及食欲好转　　D. 血清铁恢复正常

E. 血红蛋白及红细胞恢复正常后再用 2 个月左右

A2 型题

3. 患儿，3 个月。母乳喂养，未加辅食，食欲不振，有异食癖，皮肤黏膜渐苍白，肝肋下 3cm，脾肋下 1.5cm，血红蛋白 70g/L，红细胞 3.5×10^{12}/L。最可能的诊断是

A. 营养性大细胞性贫血　　B. 生理性贫血　　C. 营养性感染性贫血
D. 营养性缺铁性贫血　　E. 先天性再生障碍性贫血

4. 患儿，男，3 岁。诊断为营养性缺铁性贫血。症见面色萎黄，唇甲淡白，发黄枯燥，容易脱落，心悸气短，头晕目眩，夜寐欠安，语声低微，精神萎靡，食欲不振，舌淡红，苔薄白，脉细弱，指纹淡红。其首选方剂是

A. 归脾汤　B. 左归丸　C. 六君子汤　D. 异功散　E. 右归丸

5. 患儿，男，9 个月。出生时 3kg，现在体重 9kg。近有食欲不振，面色萎黄，唇甲色淡，形体消瘦，大便偏稀，舌淡苔白，指纹淡红。血常规示：Hb 90g/L，RBC 3.3×10^{12}/L。诊断为营养性缺铁性贫血，其证型是

A. 心脾两虚　B. 脾胃虚弱　C. 肝肾阴虚　D. 气血亏虚　E. 脾肾阳虚

【参考答案】

1. B　2. E　3. D　4. A　5. B

细目二　免疫性血小板减少症

【考点突破攻略】

要点一　西医发病机制

急性免疫性血小板减少症（急性 ITP）大多与前驱病毒感染有关。血小板膜糖蛋白与病毒等病原微生物之间可能存在相同或相似的抗原决定簇，当病毒感染后机体产生的抗病毒抗体可与血小板膜抗原发生交叉反应而使血小板膜损伤而被单核 - 巨噬细胞系统破坏，使血小板寿命缩短导致血小板减少。此外，抗病毒抗体与相应抗原形成免疫复合物附着于血小板表面，亦可导致血小板破坏增加。急性 ITP 患者血小板相关抗体（PAIgG）明显升高。近年研究显示，急性 ITP 时 T 细胞亚群的基因表达发生明显变化。

慢性 ITP 多数病例病因不明。近年发现，许多病毒感染，如 HIV、HCV 等常有慢性血小板减少。慢性 ITP 是一种自身免疫性疾病。本病患者血小板表面可检测到血小板相关抗体且与血小板寿命缩短密切相关。

要点二　中医病因病机

小儿素体正气亏虚是发病之内因，外感风热时邪及其他异气是发病之外因。本病多为本虚标实之证，病位主要在心、肝、脾、肾四脏，其主要病机在于热、虚、瘀。其热又有虚、实之分：实热是指胃火炽盛，或肝郁化火，或感受邪毒、内伏营血；虚热是指阴虚火旺、虚火内盛。虚者脾肾两虚，以致血液化生不足和失于统摄；或肝肾阴虚、阴虚内热，迫血妄行。瘀由火热伤络，络伤血瘀；或气虚血瘀，瘀伤血络。故本病病机以虚为本，热瘀为标。本病急性期多因外感风热或疫毒之邪，热毒入侵，内扰营血，灼伤血络，迫血妄行，溢于脉外，出现皮肤黏膜紫癜或伴其他出血，多属实证。慢性型常因病程迁延，气血耗伤，以致脏腑气血虚损。

要点三　临床表现

1. 急性型　多见于 1 ～ 6 岁小儿，男女发病数无差异。病前 1 ～ 3 周或同时有急性病毒感染史，如上呼吸道炎、流行性腮腺炎、水痘、风疹、麻疹、传染性单核细胞增多症等，偶有因接种疫苗后发生。起病急骤，出血症状较重，以自发性皮肤和 / 或黏膜出血为突出表现，瘀点、瘀斑呈针尖至米粒大，遍布全身，而以四肢多见。常见鼻衄、牙龈出血，呕血、便血少见，偶见肉眼血尿。青春期女孩可有月经过多。重者可有面色苍白、贫血和循环衰竭，偶见失血性休克。少数患者可有结膜下和视网膜出血。颅内出血者约占 1%。出血严重者可致贫血。淋巴结不肿大。肝脾偶见轻度肿大。85% ～ 90% 的患者于 1 ～ 6 个月内自然痊愈。

2. 慢性型　病程超过 6 个月者为慢性型，多见于学龄前及学龄期儿童，约 10% 的病人由急性型转化而来。大多数患儿起病缓慢，出血症状较轻，出血部位限于皮肤、黏膜，很少有内脏出血，脾脏可轻度肿大。出血症状及血小板减少时轻时重，或发作与缓解交替。有 30% ～ 50% 的病例发病数年后可自然缓解。

［常考考点］免疫性血小板减少症的临床表现。

要点四　诊断与鉴别诊断

1. 诊断要点　本病根据病史、临床表现和实验室检查，即可做出诊断。临床以出血为主要症状，血小板计数

＜ 100×10^9/L，急性型大多＜ 20×10^9/L。骨髓巨核细胞计数增多或正常，胞体大小不一，以小型为多，幼稚型和/或成熟未释放型巨核细胞比例增加。血清中检出抗血小板抗体。需排除其他引起血小板减少的疾病。

2. 鉴别诊断

（1）过敏性紫癜：紫癜多见于下肢、臀部皮肤，为出血性斑丘疹，呈对称分布，伸侧面多于屈侧面，血小板不减少。常伴有荨麻疹及不同程度的关节痛和腹痛。

（2）再生障碍性贫血：以贫血为主要表现，除出血及血小板减少外，呈全血细胞减低现象，红细胞、白细胞总数及中性粒细胞减少，网织红细胞不高。骨髓系统生血功能减低，三系造血细胞均减少，巨核细胞减少或极难查见。

［常考考点］免疫性血小板减少症的诊断要点及其与过敏性紫癜的鉴别。

要点五　中医辨证论治

本病的辨证以八纲辨证为主，兼用脏腑辨证。根据起病的缓急和临床不同的证候，分清实证、虚证、虚实夹杂证。急性型多属实证，治疗宜采用清热解毒、凉血止血之法；慢性型多属虚证，治疗宜采用益气健脾、养血摄血之法；兼有瘀血者，配合活血祛瘀法；久病伤阴者，应用滋阴清热之法。

证型	辨证要点	治法	方药
血热伤络	起病急骤，皮肤出现瘀斑瘀点，色红鲜明，常密集成片，伴有齿衄、鼻衄，偶有尿血，面红目赤，心烦口渴，便秘尿少，舌红，苔黄，脉数	清热解毒，凉血止血	犀角地黄汤加减
气不摄血	皮肤、黏膜瘀斑瘀点反复发作，色青紫而暗淡，伴鼻衄、齿衄，神疲乏力，面色萎黄或苍白无华，食欲不振，大便溏泄，头晕心悸，舌淡红，苔薄，脉细弱	益气健脾，摄血养血	归脾汤加减
阴虚火旺	皮肤、黏膜散在瘀点瘀斑，下肢尤甚，时发时止，颜色鲜红，伴齿衄、鼻衄或尿血，低热盗汗，手足心热，心烦颧红，口干咽燥，舌红少苔，脉细数	滋阴清热，凉血宁络	大补阴丸合茜根散加减
气滞血瘀	病程缠绵，出血反复不止，皮肤紫癜色暗，面色晦暗，舌暗红或紫或边有紫斑，苔薄白，脉细涩	活血化瘀，理气止血	桃仁汤加减

［常考考点］免疫性血小板减少症的辨证论治。

要点六　调护要点

1. 急性期或出血量多时，卧床休息，限制患儿活动，消除紧张情绪。
2. 大出血者，应绝对卧床休息，密切注意患儿的生命体征变化。
3. 避免外伤和跌仆碰撞，防止创伤和颅内出血。
4. 注意饮食调护，避免进食粗纤维或坚硬食品。

【知识纵横比较】

中西医结合内科学与儿科学免疫性血小板减少症的证治比较

免疫性血小板减少症（中西医结合内科学）		免疫性血小板减少症（中西医结合儿科学）	
证型	方药	证型	方药
血热妄行证	犀角地黄汤	血热伤络证	犀角地黄汤
阴虚火旺证	茜根散或玉女煎	阴虚火旺证	大补阴丸合茜根散
气不摄血证	归脾汤	气不摄血证	归脾汤
瘀血内阻证	桃红四物汤	气滞血瘀证	桃仁汤

【例题实战模拟】

A1 型题

1. 免疫性血小板减少症慢性型的病程是

A. ＞ 1 个月　　B. ＞ 2 个月　　C. ＞ 3 个月　　D. ＞ 5 个月　　E. ＞ 6 个月

2. 中医治疗免疫性血小板减少症气滞血瘀证的首选方剂是

A. 归脾汤　B. 四物汤　C. 八珍汤　D. 桃仁汤　E. 生脉散

3. 中医治疗免疫性血小板减少症气不摄血证的首选方剂是

A. 清营汤　B. 归脾汤　C. 导赤散　D. 犀角地黄汤　E. 小蓟饮子

A2 型题

4. 患儿，男，2 岁。起病急骤，皮肤出现瘀斑瘀点，色红鲜明，伴有齿衄、鼻衄，偶见尿血，面红目赤，心烦口渴，便秘尿少，舌红，苔黄，脉数。其首选方剂是

A. 犀角地黄汤　B. 归脾汤　C. 大补阴丸合茜根散　D. 桃仁汤　E. 参苓白术散

5. 患儿，男，4 岁。上感后出现皮肤黏膜散在瘀点瘀斑，下肢尤甚，时发时止，颜色鲜红，伴齿衄、鼻衄，低热盗汗，手足心热，心烦颧红，口干咽燥，舌红少苔，脉细数。其治疗方剂是

A. 犀角地黄汤　B. 归脾汤　C. 大补阴丸合茜根散　D. 桃仁汤　E. 参苓白术散

【参考答案】

1. E　2. D　3. B　4. A　5. C

第十单元　内分泌疾病

细目一　儿童期糖尿病

【考点突破攻略】

要点一　诊断与鉴别诊断

1. 诊断标准　①空腹血糖≥ 7.0mmol/L。②随机血糖≥ 11.1mmol/L。③糖耐量试验中 120 分钟血糖≥ 11.1mmol/L。凡符合上述任何一条即可诊断为糖尿病。儿童 1 型糖尿病一旦出现临床症状、尿糖阳性、空腹血糖达 7.0mmol/L 以上和随机血糖在 11.1mmol/L 以上，一般不需做 OGTT 就能确诊。

[常考考点] 儿童期糖尿病的诊断标准（与成人一致）。

2. 鉴别诊断

（1）肾性糖尿病：无糖尿病症状，多在体检筛查尿常规时发现，血糖及胰岛素分泌正常。

（2）非糖尿病性葡萄糖尿症：如 Fanconi 综合征、肾小管酸中毒、胱氨酸尿症或重金属中毒等患儿都可发生糖尿，主要依靠空腹血糖测定，必要时可进行糖耐量试验。

（3）假性高血糖：短期大量食入或输入葡萄糖液或应激状态时，可有尿糖和（或）血糖一过性增高。

（4）其他还原糖尿症：尿液中果糖和戊糖等其他还原糖均可使斑氏试液呈色，用葡萄糖氧化酶法检测尿液可以鉴别。

要点二　中医辨证论治

主要按照八纲辨证结合脏腑辨证进行辨证论治。病初多为阴虚燥热，若失治，病情迁延，可由阴津亏虚发展为阴阳两虚，甚至虚阳浮越。久病不愈，若发疮、疖、痈等，需加用清热解毒之品；并发目盲，则治以滋补肝肾。

证型	辨证要点	治法	方药
肺热津伤	口渴多饮，随饮随渴，舌燥咽干，尿频量多，舌尖红，苔薄黄少津，脉洪数或细数	清热润肺，生津止渴	玉女煎加减
胃燥津伤	多食善饥，口渴多饮，形体消瘦，大便燥结，小便频数，舌红，苔黄，脉数	清胃泄热，养阴保津	白虎加人参汤合增液汤加减
肾阴亏损	尿频量多，口干舌燥，或渴而多饮，五心烦热，头昏乏力，腰膝酸软，形体消瘦，舌红，脉细数	滋阴补肾，生津清热	六味地黄丸加减
阴阳两虚	小便频数，混浊如膏脂，甚则饮一溲一，腰膝酸软，头晕耳鸣，咽干唇燥，面容憔悴，耳轮干枯，四肢欠温，大便溏薄，舌淡，苔白而干，脉沉细无力	育阴温阳，阴阳双补	金匮肾气丸加减

［常考考点］儿童期糖尿病的辨证论治。

【知识纵横比较】

中西医结合内科学、妇产科学与儿科学糖尿病的证治比较

糖尿病（中西医结合内科学）		妊娠期合并糖尿病（中西医结合妇产科学）		儿童期糖尿病（中西医结合儿科学）	
证型	方药	证型	方药	证型	方药
肺热伤津证	消渴方加减	肺热伤津证	消渴方	肺热津伤	玉女煎
胃热炽盛证	玉女煎加减	胃热炽盛证	玉女煎	胃燥津伤	白虎加人参汤合增液汤
肾阴亏虚证	六味地黄丸加减	肾阴亏虚证	六味地黄丸合地黄饮子	肾阴亏损	六味地黄丸
阴阳两虚证	金匮肾气丸加减	阴阳两虚证	金匮肾气丸	阴阳两虚	金匮肾气丸

【例题实战模拟】

A1 型题

1. 儿童期糖尿病的诊断标准中，错误的是

A. 空腹血糖≥ 7.0mmol/L　　B. 餐后 2 小时血糖≥ 11.1mmol/L

C. 糖耐量试验中 120 分钟血糖≥ 11.1mmol/L　　D. 任意时间血糖≥ 11.1mmol/L

E. 尿糖（+++）

2. 儿童期糖尿病肺热津伤证的治疗方剂是

A. 消渴方　B. 玉女煎　C. 六味地黄丸　D. 白虎加人参汤　E. 沙参麦冬汤

A2 型题

3. 患儿，10 岁。症见多食善饥，口渴多饮，形体消瘦，大便燥结，小便频数，舌红，苔黄，脉数；查空腹血糖 7.8mmol/L。其常用的治法是

A. 清热润肺，生津止渴　B. 清胃泄热，养阴保津　C. 滋阴补肾，生津清热

D. 育阴温阳，阴阳双补　E. 滋养胃阴，补气生津

B1 型题

A. 二仙汤　B. 六味地黄丸　C. 左归丸　D. 金匮肾气丸　E. 右归丸

4. 儿童期糖尿病肾阴虚证的治疗方剂是

5. 儿童期糖尿病阴阳两虚证的治疗方剂是

【参考答案】

1. E　2. B　3. B　4. B　5. D

细目二　性早熟

【考点突破攻略】

性早熟是指女孩 8 岁以前、男孩 9 岁以前，出现青春期特征即第二性征的一种内分泌疾病。性征与真实性别一致者为同性性早熟，不一致者为异性性早熟。性早熟因引发原因不同而分为中枢性（真性性早熟）和外周性（假性性早熟）性早熟两种。真性性早熟中无特殊原因可查明者，称为特发性真性（体质性）性早熟。真性性早熟发病率近年有逐渐上升的趋势，女孩发病率为男孩发病率的 4 ～ 5 倍，80% ～ 90% 的女性患儿为特发性真性性早熟，而男孩真性性早熟属特发性者仅约 40%，故对男性性早熟尤应注意探查原发疾患。

要点一　病因与发病机制

（一）病因

1. 真性性早熟（中枢性）

（1）特发性性早熟：大部分病因不明，故称为特发性性早熟。

（2）继发性性早熟：肿瘤或占位性病变（下丘脑错构瘤、囊肿等）；中枢神经系统感染；获得性损伤（外伤、手术、放化疗等）；先天发育异常（脑积水、视中隔发育不全等）。

（3）其他：原发性甲状腺功能减退症。

2. 假性性早熟（外周性）

（1）性腺肿瘤：卵巢肿瘤、睾丸肿瘤。

（2）肾上腺疾病：肾上腺肿瘤、先天性肾上腺皮质增生等。

（3）外源性：含雌激素的药物、食物等。

（4）多发性骨纤维发育不良伴性早熟（McCune-Albright 综合征）。

（二）发病机理

青春期的生理发育和性器官成熟是受下丘脑－垂体－性腺轴（HPGA）的调控。青春期前，儿童的 HPGA 轴功能处于较低水平。青春期，下丘脑以脉冲形式分泌促性腺激素释放激素（GnRH），刺激垂体前叶分泌促性腺激素（Gn），即卵泡刺激素（FSH）和黄体生成素（LH），从而促进卵巢和睾丸发育，分泌雌二醇（E_2）和睾酮（T）。真性性早熟表现为 HPGA 轴提前发动、功能亢进，可导致生殖能力提前出现。假性性早熟是由于内源性（非中枢性）或外源性激素的刺激作用，导致第二性征提前出现。但是患儿的 HPGA 轴并未启动，反而受到体内存在的性激素的负反馈抑制，所以患儿并无生殖能力。

要点二　临床表现

中枢性性早熟的临床特征与正常青春发育程序相似，但临床变异较大，症状发展快慢不一。女孩可表现为乳房、大小阴唇及阴毛的发育，男孩可表现为睾丸、阴茎增大，并出现阴毛、痤疮、变声等。此外，由于过早发育引起患儿近期蹿长，骨骼生长加速，骨龄提前，骨骺可提前融合，故可造成终生身高落后。

外周性性早熟临床表现可有第二性征出现，但非青春期发动，一般无性腺增大，与下丘脑－垂体－性腺轴的活动无关，而与内源性或者外源性性激素水平升高有关。

［常考考点］中枢性性早熟和外周性性早熟的临床表现。

要点三　诊断与鉴别诊断

根据性早熟的发病机制和病因，可将性早熟分为中枢性性早熟和外周性性早熟。二者均可有第二性征的明显提前。女孩可表现为乳房、大小阴唇及阴毛的发育，男孩可表现为睾丸、阴茎增大，并出现阴毛、痤疮、变声等。

真性性早熟第二性征发育的顺序与正常发育是一致的，并且由于过早发育引起患儿近期蹿长，骨骼生长加速，骨龄提前，骨骺可提前融合，故可造成终生身高落后。

假性性早熟可由于外源性激素的刺激作用导致第二性征提前出现，如误服避孕药及含性激素的食品或保健品出现性早熟表现，但停止摄入后，上述征象会逐渐自行消失。McCune-Albright 综合征除性早熟外，还伴有单侧或双侧多发性的骨纤维结构不良（X 线摄片可见），同侧肢体皮肤有片状的棕褐色色素沉着（牛奶咖啡斑），也可伴有多种内分泌腺的功能异常。

诊断真性性早熟和假性性早熟可以通过 GnRH 兴奋试验鉴别。GnRH 兴奋试验亦称黄体生成素释放激素（LHRH）兴奋试验。其原理是通过 GnRH 刺激垂体分泌黄体生成素（LH）和卵泡刺激素（FSH），从而评价垂体促性腺激素细胞储备功能，对鉴别真性和假性性早熟非常有价值。真性性早熟者静脉注射 LHRH 后 15 ～ 30 分钟，FSH 及 LH 水平成倍增高。假性性早熟不增高。

［常考考点］真性性早熟者静脉注射 LHRH 后 15 ～ 30 分钟，FSH 及 LH 水平成倍增高。假性性早熟不增高。

要点四　西医治疗原则

本病由于病因不同，治疗方法各不相同。对特发性真性性早熟重症或后期，单纯采用西医治疗，可控制和延缓性成熟速度，抑制性激素引起的骨骺提前成熟，防止骨骺过早融合；对部分性真性性早熟、外源性激素引起的假性性早熟以及特发性真性性早熟早期或轻症可以采用中医辨证治疗为主。

要点五　中医辨证论治

小儿性早熟出现女孩乳房发育、男孩睾丸增大等第二性征的病机，与成年妇女乳腺小叶增生以“肝”为主病机不同，本病辨证主要应以“肾”为主，阴虚火旺为本，部分伴有肝经郁热证候，治疗可以疏肝泻火为主。

证型	辨证要点	治法	方药
阴虚火旺	女孩乳房发育或伴其他性征及内外生殖器发育，甚者月经提前来潮；男孩睾丸容积增大（≥ 4mL），或伴喉结突出，变声，或有遗精；或伴有潮热，盗汗，五心烦热，便秘，舌红或舌尖红，少苔，脉细数	滋补肾阴，清泻相火	知柏地黄丸加减
肝经郁热	女孩乳核增大，触之疼痛，阴道分泌物增多；男孩阴茎勃起，变声；伴胸闷不舒，心烦易怒，痤疮，便秘，舌红，苔黄或黄腻，脉弦数或弦细数	疏肝解郁，清利湿热	丹栀逍遥散加减

［常考考点］性早熟的辨证论治。

【例题实战模拟】

A1 型题

1. 关于性早熟的定义，年龄要求分别是

A. 女孩 7 岁以前、男孩 8 岁以前　B. 女孩 7 岁以前、男孩 9 岁以前　C. 女孩 8 岁以前、男孩 8 岁以前

D. 女孩 8 岁以前、男孩 9 岁以前　E. 女孩 8 岁以前、男孩 10 岁以前

2. 下列不属于中枢性性早熟和周围性性早熟的主要鉴别点的是

A. 是否有第二性征发育　B. HPGA 轴是否提前发动　C. 是否具备生殖能力

D. 性腺是否增大　E. GnRH 兴奋试验

B1 型题

A. 六味地黄丸　B. 左归丸　C. 知柏地黄丸　D. 一贯煎　E. 丹栀逍遥散

3. 性早熟阴虚火旺证的治疗方剂是

4. 性早熟肝经郁热证的治疗方剂是

【参考答案】

1. D　2. A　3. C　4. E

第十一单元　免疫系统疾病

细目一　风湿热

【考点突破攻略】

要点一　病因及发病机制

（一）西医病因及发病机制

1. 病因　风湿热是与 A 组 β 型溶血性链球菌感染有关的全身结缔组织的免疫炎性病变。0.3% ～ 3% 因该菌引起的咽峡炎患儿，于发病 1 ～ 4 周后发生风湿热。病变主要侵及心脏和关节，其次为脑、皮肤、浆膜及血管。反复发作可使患儿留下心瓣膜病。

2. 发病机理

（1）变性渗出期：主要累及心脏、关节滑膜及其周围组织、皮肤等结缔组织，表现为变性、水肿、淋巴细胞和浆细胞浸润等渗出性炎症反应；心包膜纤维素性渗出，关节腔内浆液性渗出。本期持续约 1 个月。

（2）增生期：本期特点是风湿小体（Aschoff 小体）的形成。好发部位为心肌、心瓣膜、心外膜、关节处皮下组织和腱鞘，是诊断风湿热的病理依据，表示风湿活动。此期持续 3 ～ 4 个月。

（3）硬化期：风湿小体中央变性和坏死物质被吸收，炎症细胞减少，纤维组织增生和瘢痕形成，心瓣膜增厚形成瘢痕。此期持续 2 ～ 3 个月。此外，大脑皮层、小脑、基底核可见散在非特异性细胞变性。

［常考考点］风湿热与 A 组 β 型溶血性链球菌感染有关，病理分变性渗出期、增生期和硬化期。

（二）中医病因及病机

1. 病因 痹证的病因有内外之别，内因主要为体质虚弱，外因则责之于风、寒、湿、热。小儿稚阴稚阳，卫外不固，腠理稀疏，外感风寒湿热之邪，不易及时驱散，邪从热化，留滞经络，痹阻气血，使肌肉、关节疼痛而成痹证。病初多属实证，久则正虚邪实，虚实夹杂。

2. 病机 风为阳邪，善行而数变；湿为阴邪，停滞而留恋。故本病起病较急，病情缠绵，且易复发。本病的发生是正气虚，卫气不固，营气失守，风寒湿热之邪不断伤及人体，外侵皮腠，壅塞于筋骨关节之间，进而内舍于心，则心脉运行不畅，引发心悸、怔忡等。

（1）感受寒湿：小儿阳气未充，腠理不固，长期居处潮湿，或感受寒湿之邪，寒邪收引，湿邪黏滞，造成经络壅塞，气血运行不畅，则筋脉失养，出现关节酸痛，局部不红，遇寒加剧，得温痛减等寒湿阻络之证。

（2）感受湿热：若风热之邪与湿相并，或因风寒湿痹郁久从阳化热，热邪与人体气血相搏，阻于经络而见关节红肿热痛、发热等。

（3）心脉痹阻：痹证迁延，正虚邪恋，五脏气血虚少，经脉凝滞，气血不畅，波及脏腑，导致心脉痹阻，以致血不养心而心悸气短。

（4）心脾阳虚：久病入络，损伤阳气，水液失于温化而泛溢周身，出现心悸、气促不能卧、水肿等证候。

（5）气虚血瘀：疾病日久，营血化生不足，气血亏虚，则心脉痹阻，血行不畅，瘀血内生，出现神疲乏力、心悸、唇甲发绀等气虚血瘀之证。

（6）其他：若风邪留于肌肤腠理之间，营卫失和，皮肤可见环形红斑；若湿邪凝结于肌肉筋脉之间可见皮下小结；若湿热久羁，痰湿中阻，至筋脉失养，郁火伤阴，引动肝风，则可出现手舞足蹈、挤眉眨眼、努嘴吐舌等证。

要点二 临床表现

本病主要表现为心脏炎、关节炎、舞蹈症、皮下小节和环形红斑，发热和关节炎是最常见的主诉。

发病前 1 ～ 3 周可有咽炎、扁桃体炎、感冒等短期发热或猩红热病史。通常急性起病，而心脏炎和舞蹈病初发时多呈缓慢过程。病初多有发热，热型不规则，有面色苍白、多汗、疲倦、腹痛等症状。

（一）心脏炎

占 40% ～ 50%，心肌、心内膜、心包膜均可累及，以心肌炎和心内膜炎最多见，也可发生全心炎。心脏炎可单独出现，也可以与几个症状合并出现，一般在关节症状出现 1 ～ 2 周内出现。

1. 心肌炎 临床可见心率加快，与体温升高不成比例；心界扩大，心音减弱，可闻及奔马律，心尖部可听到轻度收缩期杂音；心律失常，可出现不同程度的房室传导阻滞、期前收缩等，心电图可显示 P–R 间期延长及 T 波低平和 ST 段异常；或有心律失常。

2. 心内膜炎 二尖瓣最常受累，主动脉瓣次之；二尖瓣关闭不全，表现为心尖部 2 ～ 3/6 级吹风样全收缩期杂音，向腋下传导，以及二尖瓣相对狭窄所引起的舒张中期杂音。主动脉关闭不全时胸骨左缘第 3 肋间可闻及叹气样舒张期杂音。

3. 心包炎 患儿有心前区疼痛，心底部听到心包摩擦音，心音遥远；积液量多时心前区搏动消失，有颈静脉怒张、肝肿大等心包填塞表现；X 线检查心影向两侧扩大呈“烧瓶状”。心电图示低电压，早期 ST 段抬高，随后 ST 段回到等电位线，并出现 T 波改变。超声心动图可确诊少量心包积液。

（二）关节炎

游走性多关节炎，主要累及四肢大关节，不对称分布，表现为局部关节红、肿、热、痛，活动受限。经治疗后可痊愈，不留畸形。

（三）舞蹈病

也称 Sydenham 舞蹈病，常在咽峡炎后 1 ～ 6 个月出现。女孩多见。特征为面部和四肢肌肉不自主、无目的地快速运动，如伸舌、歪嘴、挤眉弄眼、耸肩缩颈、语言障碍、书写困难、细微动作不协调等锥体外系神经系统症状。在兴奋或注意力集中时加剧，入睡后消失。病程 3 个月左右。

（四）皮肤症状

1. 皮下小结 起病后数周出现，常伴有严重心脏炎，小结呈圆形，质硬，无压痛，可活动，分布于肘、腕、膝、踝等关节的伸侧面，以及枕部、前额头皮、脊柱棘突处。经 2 ～ 4 周自然消失。

2. 环形红斑 较少见，位于躯干和四肢近端屈侧面，呈一过性，或时隐时现呈迁延性，可持续数周。

［常考考点］主要表现为心脏炎、关节炎、舞蹈病、皮下小结和环形红斑。

要点三　诊断与鉴别诊断

（一）诊断

Jones 诊断标准：结合病史、症状和实验室检查结果进行综合分析。在确定链球菌感染证据的前提下，有两项主要表现或一项主要表现加两项次要表现，提示风湿热高度可能。

风湿热的诊断标准

主要表现	次要表现	链球菌感染证据
心脏炎	发热	咽拭子培养阳性
多关节炎	关节痛	快速链球菌抗原试验阳性
舞蹈病	风湿热既往史	抗链球菌抗体滴度升高
皮下小结	血沉增快、CRP 阳性	近期猩红热病史
环形红斑	P-R 间期延长	—

（二）鉴别诊断

1. 幼年类风湿关节炎　多见于 3 岁以下小儿，侵犯小关节较多，很少呈游走性，反复发作后遗留关节畸形。病程长者 X 线骨关节摄片可见关节面破坏、关节间隙变窄和邻近骨骼骨质疏松。

2. 结核性风湿病　为结核菌感染引起的变态反应性关节炎，结核菌素试验强阳性，可有原发综合征和支气管淋巴结核等病灶，可伴有疱疹性角膜结膜炎。

3. 感染性心内膜炎　先天性心脏病或风湿性心脏病合并感染性心内膜炎时易与风湿性心脏病伴风湿活动相混淆，长期发热、贫血、脾大、皮肤瘀斑或其他栓塞症状有助于诊断，血培养阳性，超声心动图可看到心瓣膜或心内膜有赘生物。

［常考考点］风湿热的 Jones 诊断标准。

要点四　治疗原则

1. 急性期应卧床休息　无心脏炎者卧床 2 周；心脏炎无心脏扩大者卧床 4 周；心脏炎伴有心脏扩大者卧床 6 周；心脏炎伴心力衰竭者应卧床 8 周。

2. 控制链球菌感染　大剂量青霉素静脉滴注，持续 2 ～ 3 周。

3. 抗风湿治疗　心脏炎时宜早期使用糖皮质激素；关节炎患儿可使用水杨酸制剂。

4. 对症治疗　充血性心力衰竭者可加用地高辛，小剂量维持治疗。注意限制液体入量。舞蹈症患儿可用巴比妥类或氯丙嗪等。关节肿痛者应限制活动。

要点五　中医辨证论治

本病以八纲辨证、脏腑辨证为主。初起以实证为多，根据感受风、寒、湿、热之邪的不同特点，分别以祛风、散寒、利湿、清热等法；久病耗伤气血，损及肝肾，治疗当以扶正为先，或扶正祛邪并用；若病延日久，内舍于心，则可出现心脉瘀阻、脾虚水泛、耗伤气阴的证候，应需明辨标本虚实之主次而治之。

证型	辨证要点	治法	方药
湿热阻络	发热恶风，汗出不解，口渴欲饮，关节肿痛，局部灼热，或呈游走性，可有鼻衄，皮肤红斑，小便黄赤，大便秘结，舌质红，苔黄厚腻，脉滑数	清热利湿，祛风通络	宣痹汤加减
寒湿阻络	关节酸痛，局部不红，遇寒加剧，得温痛减，或有低热，气短乏力，心悸怔忡，舌质淡，苔白腻，脉濡缓	散寒除湿，养血祛风	蠲痹汤合独活寄生汤加减
风湿淫心	发热不退，头重身困，心悸气短，疲乏无力，关节肿痛，纳呆泛恶，舌质淡，苔腻，脉濡滑	祛风除湿，通络宁心	大秦艽汤加减
心脾阳虚	心悸怔忡，动则气短，难以平卧，面色无华，浮肿尿少，手足不温，舌质淡胖，苔薄白，脉结代	温阳利水	真武汤合金匮肾气丸加减
气虚血瘀	病程日久，神疲乏力，心悸气短，动则尤甚，面晦颧红，唇甲发绀，形体瘦弱，舌质紫暗，苔薄，脉细弱或结代	养血活血，益气通脉	补阳还五汤加减

［常考考点］风湿热的辨证论治。

要点六　预后及预防

（一）预后

风湿热预后主要取决于心脏炎的严重程度、是否复发、有无合并症、是否早期诊断与接受合理治疗，以及是否按期进行预防风湿热复发措施。严重心脏炎伴充血性心力衰竭者预后较差。

（二）预防

1. 初次发作的预防　无风湿热病史儿童主要是增强体质，防止上呼吸道感染，避免寒冷潮湿，及时应用青霉素治疗链球菌性咽峡炎可有效预防风湿热的发生。

2. 复发的预防　是指对已患过风湿热的小儿进行预防。首选药物为苄星青霉素（长效青霉素），每月肌内注射 120 万单位以预防链球菌感染，注射期限至少 5 年，最好延长到成人期。有风湿性心脏病者，宜作终身药物预防。对青霉素过敏者可改用红霉素类药物口服，每月口服 6 ～ 7 天，疗程同前。

【例题实战模拟】

A1 型题

1. 导致风湿热的病原菌是

A. 金黄色葡萄球菌　B. 肺炎双球菌　C. A 组乙型溶血性链球菌　D. 流感杆菌　E. 大肠杆菌

2. 确诊风湿热的主要表现，错误的是

A. 心脏炎　B. 游走性多发性关节炎　C. 舞蹈病　D. 发热　E. 环形红斑

3. 风湿热的主要病变部位是

A. 皮肤及血管　B. 皮肤及浆膜　C. 心脏及皮肤　D. 心脏及关节　E. 关节及血管

4. 风湿性心内膜炎最常受累的瓣膜为

A. 二尖瓣　B. 主动脉瓣　C. 肺动脉瓣　D. 三尖瓣　E. 二尖瓣及三尖瓣

A2 型题

5. 患儿，男，10 岁。因四肢关节游走性疼痛反复发作 2 年而就诊。现症见四肢关节游走性疼痛，神疲乏力，心悸气短，动则尤甚，面晦，颧红，唇甲发绀，形体瘦弱，舌质紫，苔薄，脉细弱或结代。首选方剂是

A. 九味羌活汤　B. 血府逐瘀汤　C. 桃红四物汤　D. 补中益气汤　E. 补阳还五汤

【参考答案】

1. C　2. D　3. D　4. A　5. E

细目二　过敏性紫癜

【考点突破攻略】

要点一　西医病因与发病机制

过敏性紫癜存在显著免疫异常，突出表现为 B 淋巴细胞克隆活化，患儿 T 淋巴细胞和单核细胞 CD_{40} 配体过度表达，促进 B 淋巴细胞分泌大量 IgA 和 IgE，引起自身免疫反应，形成免疫复合物。大量的 IgA 免疫复合物沉积在血管壁上，损伤小动脉和毛细血管，进而引起广泛的毛细血管炎，使毛细血管通透性增高，导致皮下组织、黏膜及内脏器官出血及水肿。

目前认为本病的发病机制可能为：尚未明确的感染原或过敏原，作用于具有遗传背景的个体，引起机体异常免疫应答，激发 B 细胞克隆增殖，导致 IgA 介导的系统性免疫性血管炎。

要点二　中医病因病机

1. 病因　本病的发生与外感风热湿热、饮食失节、瘀血阻络等因素有关：

（1）外感因素：六淫之邪侵袭，邪郁化热，由表入里，入营入血，迫血妄行，络脉损伤，血不循经，泛溢肌肤则为紫癜；内伤胃肠血络，而见呕血、便血；下注膀胱而见尿血。瘀热阻滞四肢经络，则为关节肿痛。

（2）饮食因素：饮食不节或饮食不当，常导致脾胃运化失司，内热聚生，外发于肌肤，迫血外溢而成紫癜。另外，饮食不洁会导致虫积而诱发本病。

（3）虚损因素：禀赋不足，或疾病反复发作后脏腑虚损，气虚血瘀，血不循经而成紫癜。

（4）瘀血阻滞：离经之血不能速散，可形成瘀血，瘀血在经络脏腑之间，阻塞气机，故常伴腹痛、关节痛，尤其是反复发作者更为突出。

2. 病机 本病多为内有伏热又感时邪而发病，临床以阳证、热证、实证居多，其病机主要为血热和血瘀。邪热入血，迫血妄行，血不循经，热盛伤络是其主要病理基础。病位在心、肺、脾，也可涉及肝肾。新病在表，但因风热湿毒之邪为患，易夹诸邪而犯胃肠，或侵肝肾，或着肢节，故其总趋势是由表入里。

要点三 临床表现

本病起病前 1 ～ 3 周常有上呼吸道感染史，也可伴有低热、乏力、食欲减退等全身症状。临床表现主要可见皮肤紫癜、关节肿痛、腹痛、血尿、蛋白尿等，各种症状可以不同组合，出现先后不一。以皮肤紫癜为首发症状，少数病例以腹痛、关节炎或肾脏症状首先出现。

1. 皮肤紫癜 病程中反复出现皮肤紫癜为本病特点。多见于四肢及臀部，部分累及上肢、躯干，面部少见。典型皮疹初为小型荨麻疹或紫红色斑丘疹，高出皮肤，压之不褪色。重症患儿大片融合成大疱伴出血性坏死。皮疹无压痛，无痒或微痒，分批出现，新旧并存，呈对称性分布。

2. 消化道症状 以脐周或下腹部绞痛伴呕吐为主。约半数病儿大便隐血试验阳性，部分病儿出现便血，甚至呕血。

3. 关节症状 出现多发性大关节肿痛，以膝、踝受累多见，肘、腕次之，常反复发作，关节腔内为浆液性渗出积液，数日后消失，不留畸形。

4. 肾脏症状 肾脏症状轻重不一，多数患儿出现血尿和蛋白尿；少数重症患儿伴浮肿及高血压，为紫癜性肾炎；少数呈肾病综合征表现。多数病儿肾脏病变能完全恢复。约 6% 患儿在几年后发展为慢性肾炎，偶有发生急性肾功能衰竭，死于尿毒症。

5. 其他表现 中枢神经系统病变是本病潜在危险之一，偶可发生颅内出血、惊厥、昏迷、失语等。

要点四 诊断与鉴别诊断

1. 诊断要点 诊断主要依靠典型的皮肤紫癜，或同时伴腹痛、便血、关节肿痛、肾损害等表现来进行诊断。

2. 鉴别诊断

（1）免疫性血小板减少症：多为散在针尖大小出血点，不高出皮肤，易磕碰处分布较多，血小板计数减少，出血时间延长，骨髓中成熟巨核细胞减少。

（2）细菌感染：如脑膜炎双球菌菌血症、败血症及亚急性细菌性心内膜炎均可出现紫癜样皮疹，皮疹为瘀血斑点，不伴有血管神经水肿，其中心部位可有坏死。这类疾病起病急骤，全身中毒症状重，血培养阳性。

（3）急腹症：在皮疹出现前发生腹痛等症状应与急腹症鉴别。儿童期出现急性腹痛者，要考虑过敏性紫癜的可能，此时应仔细寻找典型皮肤紫癜，注意关节、腹部、肾脏的综合表现。

（4）肾脏症状明显时应与链球菌感染后肾小球肾炎、IgA 肾病等相鉴别。

［常考考点］过敏性紫癜的诊断要点及其与免疫性血小板减少症的鉴别。

要点五 中医辨证论治

中医辨证应首先分清标本虚实，初起热毒较盛，治应清热解毒凉血；久则耗伤阴津，虚热内生，故常用滋阴清热、益气健脾等法以进一步清除余邪，调和气血；若合并瘀血之证，则佐以活血化瘀，可达到降低毛细血管通透性和改善血液循环的作用。

证型	辨证要点	治法	方药
风热伤络	紫癜见于下半身，以下肢和臀部为多，呈对称性，颜色鲜红，呈丘疹或红斑，大小形态不一，可融合成片，或有痒感，伴发热，微恶风寒，咳嗽，咽红，或见关节痛，腹痛，便血，尿血，舌质红，苔薄黄，脉浮数	祛风清热，凉血安络	银翘散加减

续表

证型	辨证要点	治法	方药
血热妄行	起病急骤，壮热面赤，咽干，心烦，渴喜冷饮，皮肤瘀斑瘀点密集或成片，伴鼻衄、齿衄，大便干燥，小便黄赤，舌质红绛，苔黄燥，脉弦数	清热解毒，凉血止血	犀角地黄汤加减
湿热痹阻	皮肤紫癜多见于关节周围，尤以膝踝关节为主，关节肿胀灼痛，影响肢体活动，偶见腹痛、尿血，舌质红，苔黄腻，脉滑数或弦数	清热利湿，通络止痛	四妙散加味
胃肠积热	瘀斑遍布，下肢多见，腹痛阵作，口臭纳呆，腹胀便秘，或伴齿龈出血，便血，舌红苔黄，脉滑数	泻火解毒，清胃化斑	葛根黄芩黄连汤合小承气汤加味
阴虚火旺	起病缓慢，时发时隐，或紫癜已退，仍有腰背酸软，五心烦热，潮热盗汗，头晕耳鸣，尿血，便血，舌质红，少苔，脉细数	滋阴降火，凉血止血	知柏地黄丸加减
气虚血瘀	病情反复发作，斑疹紫暗，腹痛绵绵，神疲倦怠，面色萎黄，纳少，舌淡，边尖有瘀点瘀斑，苔薄白，脉细弱	益气活血，化瘀消斑	黄芪桂枝五物汤加减

［常考考点］过敏性紫癜的辨证论治。

【纵横比较知识】

免疫性血小板减少症和过敏性紫癜的证治比较

免疫性血小板减少症		过敏性紫癜	
证型	方药	证型	方药
—	—	风热伤络	银翘散
血热伤络证	犀角地黄汤	血热妄行	犀角地黄汤
气不摄血证	归脾汤	湿热痹阻	四妙散
—	—	胃肠积热	葛根黄芩黄连汤合小承气汤
阴虚火旺证	大补阴丸合茜根散	阴虚火旺	知柏地黄丸
气滞血瘀证	桃仁汤	气虚血瘀	黄芪桂枝五物汤

【例题实战模拟】

A1 型题

1. 过敏性紫癜与免疫性血小板减少症的鉴别点是

A. 免疫性血小板减少症出血点高出表面　B. 过敏性紫癜出血点遍布全身

C. 免疫性血小板减少症血小板减少　D. 过敏性紫癜血小板减少

E. 过敏性紫癜出血时间延长

2. 过敏性紫癜血热妄行证的首选方剂是

A. 银翘散　B. 犀角地黄汤　C. 四妙散　D. 葛根黄芩黄连汤　E. 茜根散

A2 型题

3. 患儿，12 岁。伤后出现瘀斑遍布，下肢多见，腹痛阵作，口臭纳呆，腹胀便秘，或伴齿龈出血，便血，舌红苔黄，脉滑数。其证候类型是

A. 风热伤络　B. 血热妄行　C. 湿热痹阻　D. 胃肠积热　E. 阴虚火旺

B1 型题

A. 银翘散加减　B. 犀角地黄汤加减　C. 四妙散加味

D. 葛根黄芩黄连汤加味　E. 茜根散加减

4. 中医治疗过敏性紫癜风热伤络证的首选方是

5. 中医治疗过敏性紫癜湿热痹阻证的首选方是

【参考答案】

1. C　2. B　3. D　4. A　5. C

细目三　皮肤黏膜淋巴结综合征

【考点突破攻略】

要点一　中医病因病机

本病主要是外感温热毒邪，犯于肺卫，蕴于肌腠，侵犯营血所致。

温热毒邪主要从口鼻而入，蕴于肺胃，导致肺胃炽热。邪热上攻咽喉，可见咽红；热毒内迫营血，流注络脉，故手掌、足底潮红；毒入血分，由里出表则出疹；温热毒邪炼液为痰，阻于脉络，故臀核肿大。温毒之邪，易从火化，伤津耗液，故舌色深绛，状如杨梅，唇红皲裂。目为肝窍，肝火上炎，发为两目红赤。热毒流注经脉而致关节肿痛。热炽营血，血液凝滞，运行不畅，造成血瘀诸症。后期热盛伤津，气血耗损，肢末失养，可见黏膜脱皮，甚至脱甲。本病初起病位主要在肺、胃，随着病情发展，由于热毒炽盛，随营血走窜流注，可内侵于心，或留滞于筋脉、关节、肌肉，或影响三焦气化而致心、肝、肾等五脏均可发生病变。

要点二　临床表现及实验室检查

（一）临床表现

1. 主要表现

（1）发热：持续性5天以上，体温达39℃以上，呈稽留热或弛张热，抗生素治疗无效，持续7～14天。

（2）球结膜充血：无脓性分泌物或流泪，热退后消散。

（3）唇及口腔表现：唇红干燥、皲裂、出血或结痂，舌乳头突起呈杨梅舌。

（4）手足症状：手足呈硬性水肿，继之手掌、足底弥漫性红斑，伴疼痛和僵直，持续10天左右始退，于甲床皮肤交界处出现特征性的指、趾端大片状脱皮，重者指、趾甲也脱落。

（5）多形性皮疹：发热2～4天可出现弥漫性充血性斑丘疹或多形红斑样或猩红热样皮疹，肛周皮肤发红、脱皮。有的婴儿原卡介苗接种处出现红斑、疱疹或结痂。约1周左右消退。

（6）颈淋巴结肿大：单侧或双侧，直径在1.5cm以上，坚硬有触痛，但表面不红，无化脓，常为一过性。

2. 心脏表现　常于发病1～6周出现，也可以迟至急性期后数月，甚至数年才发生。可出现心肌炎、心包炎、心内膜炎和心律失常，严重者可出现充血性心力衰竭、心源性休克等。冠状动脉炎伴动脉瘤和血栓梗塞可引起猝死。

3. 其他伴随症状　偶见腹痛、腹泻及关节肿痛，少数患儿可出现肝肿大、黄疸，部分病儿可出现脓尿或尿道炎，偶有无菌性脑膜炎和间质性肺炎。

[常考考点]皮肤黏膜淋巴结综合征的典型表现。

（二）实验室检查

1. 血常规　白细胞总数及中性粒细胞百分比增高，或有轻度贫血，血小板第2周开始增多，血液呈高凝状态。

2. 血沉　明显增快。

3. C 反应蛋白　增高。

4. 血清蛋白电泳　显示球蛋白升高，以 α_2 球蛋白显著。

5. 心电图　ST段、T波异常及心律失常等。

6. 超声心动图　在半数病人可发现心血管病变，如心包积液、左室扩大、二尖瓣关闭不全及冠脉扩张等。

要点三　诊断与鉴别诊断

（一）诊断要点

日本MCLS研究会（1984年）提出本病诊断标准应在下述六条主要临床症状中包括发热在内的5条即可确诊：

1. 不明原因的发热，持续5天或更久（必备条件）。
2. 双侧球结膜弥漫性充血。
3. 口腔及咽部黏膜弥漫充血，唇发红及干裂，并呈杨梅舌。
4. 发病初期手足硬肿和掌跖发红，恢复期指趾端出现膜状脱皮或肛周脱屑。
5. 躯干部多形充血性红斑。

6. 颈淋巴结非化脓性肿大。

［常考考点］皮肤黏膜淋巴结综合征的诊断标准。

（二）鉴别诊断

1. 猩红热 发热、咽痛为初期症状，病后 1 ～ 2 天出现皮疹，为粟粒状弥漫性均匀皮疹，疹间皮肤潮红，指趾肿胀不明显，有口周苍白圈、帕氏线、杨梅舌等特殊体征，抗链球菌溶血素“O”明显增高，青霉素治疗有效。

2. 传染性单核细胞增多症 无球结膜充血及口腔黏膜改变，四肢末端无硬肿及脱皮。外周血白细胞分类以单核淋巴细胞为主，占 70% ～ 90%，异常淋巴细胞达 10%。

3. 幼年类风湿关节炎 发热时间较长，无手指、足趾末端红肿，无掌跖潮红、球结膜充血、口唇潮红、口咽黏膜充血及杨梅舌，无冠脉损害等症状，可出现关节疼痛，类风湿因子可为阳性。

［常考考点］皮肤黏膜淋巴结综合征与猩红热和传单的鉴别。

要点四 西医治疗方法

1. 阿司匹林 为本病首选药，服用剂量为每日 50 ～ 100mg/kg，分 3 ～ 4 次服，热退后 2 ～ 3 日逐步减量，每日 5 ～ 15mg/kg，再用 6 ～ 8 周。有冠状动脉病变者可根据血小板数调整剂量，疗程至冠状动脉病变恢复正常。

2. 丙种球蛋白（IVIG） 宜于发病早期（10 天以内）大剂量应用，2g/kg 于 8 ～ 12 小时左右静脉缓慢输入，可迅速退热，预防冠状动脉病变发生。应同时加口服阿司匹林，剂量和疗程同上。

3. 肾上腺皮质激素 在其他药物治疗无效时可使用，但不宜单独使用，可与阿司匹林和潘生丁合并应用。泼尼松剂量为每日 2mg/kg，用药 2 ～ 4 周。

4. 潘生丁（双嘧达莫） 适用于血小板显著增多或有冠状动脉病变、血栓形成者，加用潘生丁，每日 2mg/kg，可能有促进恢复作用。

［常考考点］阿司匹林为本病首选药。

要点五 中医辨证论治

中医归为“温病”范畴。本病以温病卫气营血辨证为主。初发多为卫气同病，呈现典型临床症状时则气营（血）两燔，热退后多为气阴两伤之正虚或正虚邪恋。治疗以清热解毒、活血化瘀为主，病初佐辛凉透表，气营两燔时配合凉血、活血，热退宜益气养阴。

证型	辨证要点	治法	方药
卫气同病	病起急骤，持续发热，不恶寒或微恶风，口渴喜饮，无汗，微咳，目赤头痛，口咽潮红，手掌、足底潮红，面部、躯干部初现皮疹，颈部臖核肿大，胃纳减退，或有吐泻，舌边尖红，苔薄白或薄黄，脉浮数	清热解毒，辛凉透表	银翘散合白虎汤加减
气营两燔	壮热不已，汗出不畅，渴欲饮冷，目赤唇红，斑疹鲜红，偶有瘙痒，单侧或双侧颈部臖核肿大，坚硬触痛，表面不红，不化脓，手足呈坚实性肿胀，掌跖及指趾端潮红，杨梅舌，指纹紫或脉细数	清热解毒，凉营化瘀	清营汤加减
气阴两伤	身热已退（或有低热留恋），疲乏少力，自汗盗汗，手足硬肿及红斑消退，指趾末端出现膜样脱皮，口渴喜饮，舌红少津，苔少，指纹紫，脉细数。有的患儿可见心悸、脉结代等	益气养阴，清解余邪	沙参麦冬汤或竹叶石膏汤加减

［常考考点］皮肤黏膜淋巴结综合征的辨证论治。

【例题实战模拟】

A1 型题

1. 皮肤黏膜淋巴结综合征的中医病因病机是

A. 温邪与气血相搏，侵犯营血 B. 风邪与气血相搏，侵犯营血 C. 素体阳虚，腠理空疏

D. 卫阳不固，外感风寒湿邪 E. 温邪直中脏腑

2. 下列不属于皮肤黏膜淋巴结综合征最早出现的症状的是

A. 球结膜充血 B. 淋巴结肿大 C. 心血管症状和体征 D. 发热 E. 腹痛、腹泻

3. 皮肤黏膜淋巴结综合征气营两燔证的主方是

A. 银翘散　B. 竹叶石膏汤　C. 生脉散加味　D. 清营汤　E. 麻杏石甘汤

A2 型题

4. 患儿，2 岁。发热 7 天，壮热，体温 40℃，昼轻夜重，唇干赤裂，烦躁不宁，肌肤斑疹。诊断为皮肤黏膜淋巴结综合征，其病机是

A. 邪在肺胃　B. 卫气同病　C. 邪在少阴　D. 气营两燔　E. 邪在太阳

【参考答案】

1. A　2. C　3. D　4. D

第十二单元　营养性疾病

细目一　小儿肥胖症

【考点突破攻略】

要点一　中医病因病机

（一）病因

引起小儿肥胖症的主要病因为饮食失调和脾肾两虚。

1. 饮食失调　饮食不节，过食肥甘之物，则壅滞难化，损伤脾胃，脾虚则内湿不运，日久躯脂满溢，发为肥胖。

2. 脾肾两虚　先天禀赋不足，脾肾虚弱，水湿不运，聚湿成痰，壅滞于体内，发生肥胖。

（二）病机

脂膏来源于食物，属于津液的一种。正常情况下，食物经脾胃的吸收、转运，肺的输布，肝的疏泄，肾的蒸腾气化而运行、营养全身。

小儿脾常不足，若饮食不节，嗜食肥甘厚味，损伤脾气，脾不能为胃行其津液，痰湿内生，而发为肥胖；痰湿内蕴化热，导致胃中积热，胃强脾弱，消谷善饥，摄食过量，导致脾虚运化无力更甚。

小儿过于安逸，伤及一身之气，或先天禀赋不足，脾肾两虚，或肝之疏泄功能、肺之输布功能失调等，都可引起津液及脂膏的生成、输布失常，导致痰湿、脂膏停于体内，外至四肢百骸，内至脏腑，发生肥胖。

本病的基本病机是脾胃运化失常，痰湿、脂膏内停。痰湿、脂膏为其主要病理产物。病位主要在脾、胃，涉及肝、肺、肾，属本虚标实之证。

［常考考点］小儿肥胖症病机是脾胃运化失常，痰湿、脂膏内停。

要点二　诊断

小儿肥胖的诊断标准尚不统一，目前国内外常采用的指标有两个：身高标准体重（weight-for-height）和体重指数（body mass index，BMI）。

（1）身高标准体重法：体重大于参照人群（同性别、同身高人群）体重的 20% 便可诊断为肥胖。体重超过按照身高计算的标准体重的 20% ～ 29% 为轻度肥胖，超过 30% ～ 49% 为中度肥胖，超过 50% 以上的为重度肥胖。应注意除外继发性肥胖。

（2）体重指数法（BMI）：是体重和身高平方的比值（kg/cm^2）。小儿 BMI 随年龄性别而有差异，评价时可查阅图表，若 BMI 值在 P85 ～ P95 为超重，超过 P95 为肥胖。

［常考考点］小儿肥胖的诊断标准。

要点三　中医辨证论治

本病按脏腑辨证，主要区分痰、湿和脏腑虚损。治疗以补脏腑和除痰湿为主，兼以清热为辅。临床分为脾虚痰阻、胃热湿阻、脾肾两虚三个证型。

证型	辨证要点	治法	方药
脾虚痰阻	肢体虚胖、困重，疲乏无力，少气懒言，纳差，腹满，小便少，舌质淡红，苔白腻，脉沉缓	运脾除湿	胃苓汤加减
胃热湿阻	肥胖臃肿，消谷善饥，肢体困倦，头胀眩晕，懒言少动，或口渴喜饮，或大便秘结，舌苔黄腻，脉滑数	清胃泄热，兼以化湿	泻黄散加减
脾肾两虚	肥胖虚浮，疲乏无力，腰膝酸软，甚者畏寒肢冷，懒言少动，舌质淡红，苔白，脉沉缓无力	补益脾肾，温阳化湿	苓桂术甘汤合真武汤加减

［常考考点］小儿肥胖症的辨证论治。

【例题实战模拟】

A1 型题

1. 小儿肥胖症的诊断标准，按身高标准体重法，大于参照人群（同性别、同身高人群）体重的

A. 5%　B. 8%　C. 10%　D. 15%　E. 20%

2. 小儿肥胖症的诊断标准，按体重指数法，肥胖的标准是 BMI 超过

A. 75%　B. 80%　C. 85%　D. 90%　E. 95%

A2 型题

3. 患儿，男，6 岁。体重 30kg，症见肢体虚胖、困重，疲乏无力，少气懒言，纳差，腹满，小便少，舌质淡红，苔白腻，脉沉缓。其证候是

A. 脾阳虚证　B. 胃热湿阻证　C. 脾虚痰阻证　D. 脾气虚证　E. 脾肾两虚证

B1 型题

A. 胃苓汤　B. 三子养亲汤　C. 泻黄散　D. 清胃散　E. 苓桂术甘汤合真武汤

4. 小儿肥胖胃热湿阻证的治疗方剂是

5. 小儿肥胖脾肾两虚证的治疗方剂是

【参考答案】

1. E　2. E　3. C　4. C　5. E

细目二　蛋白质 – 能量营养不良

【考点突破攻略】

要点一　发病机制

（一）病因

1. 原发性　因食物中蛋白质和能量摄入量长期不能满足机体生理需要和生长发育所导致。常见于食物供给不足、喂养不当、不良饮食习惯和其他一些精神因素。

2. 继发性　常与消化吸收障碍和需要量增加有关。消化系统解剖和功能上的异常，如唇裂、幽门梗阻、慢性腹泻、肠吸收不良综合征等可影响饮食的消化和吸收；长期发热、各种急慢性传染病的恢复期等均可导致分解代谢增加，营养需求量增多；慢性消耗性疾病，如糖尿病、大量蛋白尿、甲状腺功能亢进、恶性肿瘤等则可致代谢消耗过多。

另外，胎儿营养不良引起的低体重出生儿、早产、多胎、宫内感染及先天代谢缺陷病等，也可引起生后营养不良。

（二）发病机制

由于蛋白质和能量长期摄入不足，导致处于生长发育期的小儿新陈代谢失调、各系统组织器官功能低下、免疫功能抑制而发生一系列病生理改变。

1. 新陈代谢异常

（1）蛋白质：由于蛋白摄入不足，数天后即造成血浆和肌肉蛋白含量减少，其中以白蛋白下降为主，球蛋白改变不明显，继之血浆氨基酸浓度下降。当血浆总蛋白浓度＜ 40g/L，白蛋白＜ 20g/L 时，可发生低蛋白性水肿。

（2）碳水化合物：由于糖原储存不足或消耗过多，血糖降低，可出现低血糖。

（3）脂肪：体内脂肪大量消耗导致血清胆固醇浓度降低；浮肿型 PEM 体内脂肪消耗超过肝脏代谢能力，导致大量甘油三酯在肝脏累积，引起肝脏脂肪浸润和变性。

（4）水、盐代谢：营养不良时 ATP 合成减少，可影响细胞膜上钠泵转运，致使细胞内水钠潴留；并可有低钾、钙、镁症及代谢性酸中毒。

（5）体温调节：由于热量摄入不足，皮下脂肪薄，散热快，血糖低，氧耗量及周围血循环减少，导致体温偏低。

2. 各系统功能低下

（1）消化系统：受累最为突出，胃肠黏膜萎缩变薄，胃肠道消化液和酶分泌减少，酶活性低下，消化功能显著减退，肠蠕动减弱，易引起菌群失调而导致胃肠道感染和腹泻。

（2）循环系统：心肌收缩力减弱，心搏出量减少，血压偏低和脉搏细弱。

（3）泌尿系统：肾小球和肾小管功能差而导致肾浓缩功能降低，出现尿量增多和尿比重下降。

（4）神经系统：重度 PEM 时大脑总脂质、胆固醇、磷脂、神经节苷脂均减少，神经胶质细胞增殖及神经元生长和分化减慢，整个大脑的 DNA 和 RNA 含量减少，因此，影响树状突分枝、髓鞘形成和突出生成，甚至可导致永久性运动功能和智力下降。

3. 免疫功能抑制　由于蛋白质合成减少，胸腺、淋巴结、扁桃体及脾萎缩，机体各种免疫激活剂缺乏，免疫系统的各个环节均受到不利影响。非特异性和特异性免疫功能均降低，故极易并发各种感染。

要点二　临床表现

临床上分为消瘦型营养不良、水肿型营养不良、消瘦－水肿型营养不良三型：

1. 消瘦型营养不良　多见于 1 岁以内的婴儿。其最早出现的症状是体重不增，继则体重下降，皮下脂肪和肌肉逐渐减少或消失，久之可引起身长不增、智力发育落后。皮下脂肪减少的顺序是：首先是腹部，其次为躯干、臀部、四肢，最后为面颊部，其中腹部皮下脂肪厚度可作为判断营养不良程度的重要指标之一。随病程的进展，皮下脂肪大量消失，皮肤苍白、干燥、无弹性，严重者皮肤皱缩、松弛，腹部如舟状，面部如老人貌，身高明显低于同龄儿；肌肉发育不良，运动功能发育迟缓；精神萎靡，对外界刺激反应差；体温偏低，心率缓慢，心音低钝；食欲低下，腹泻与便秘交替出现。

2. 水肿型营养不良　又称恶性营养不良病，常同时伴有能量摄入不足。多见于单纯碳水化合物喂养的 1 ～ 3 岁幼儿，外表似“泥膏样”。水肿通常出现较早，因此体重下降并不明显。由于水肿，故不能以体重来评估其营养状况。水肿多从内部脏器开始，以后才出现四肢、面部，严重者为全身水肿，甚者发生腹水、胸水；体温常低于正常，四肢欠温；表情淡漠，不喜活动，哭声低微，时有烦躁；胸部平坦而腹部膨胀；常伴肝大，毛发干枯、脆细、稀疏、易脱落，指（趾）甲生长缓慢、薄脆易折；躯干及四肢常见过度色素沉着及角化的红斑疹。

3. 消瘦－水肿型营养不良　临床表现介于上述两者之间。

要点三　中医辨证论治

疳证病情复杂，虚实有别，主要病变部位在脾胃，可涉及五脏，钱乙曰：“疳皆脾胃病，亡津液之所作也。”故治疗应根据疳气、疳积、干疳的不同阶段，灵活运用攻、补之法。一般疳气阶段以和为主；疳积则以消为主，或消补兼施；干疳阶段以补为要。出现兼证者，应按脾胃本病与他脏兼证合参而随证治之。另外，可配合针灸和推拿疗法综合治疗。

证型		辨证要点	治法	方药
本证	疳气	形体略见消瘦，面色少华，毛发稀疏，食欲不振，精神欠佳，性急易怒，大便干稀不调，舌质略淡，苔薄微腻，脉细	和脾健运	资生健脾丸加减
	疳积	形体明显消瘦，肚腹胀大，甚则青筋暴露，面色萎黄，毛发稀疏结穗，食欲减退，精神烦躁，夜卧不宁，或伴有动作异常，揉鼻挖眉，吮齿磨牙，或善食易饥，大便下虫，或嗜食异物，舌质偏淡，苔腻，脉沉细而滑	消积理脾	肥儿丸加减
	干疳	形体极度消瘦，皮肤干瘪起皱，大肉已脱，呈老人貌，毛发干枯，面色无华，精神萎靡，啼哭无泪，杳不思食，或见肢体浮肿，或见皮肤瘀点、瘀斑等，舌质淡嫩，苔少，脉细弱无力	补益气血	八珍汤加减

续表

证型		辨证要点	治法	方药
兼证	眼疳	兼见两目干涩，畏光羞明，眼角赤烂，甚则黑睛混浊，白睛生翳，或夜间视物不明等	养血柔肝，滋阴明目	石斛夜光丸加减
	口疳	兼见口舌生疮，甚者糜烂，秽臭难闻，面红唇赤，五心烦热，夜卧不宁，小便短赤，舌质红，苔薄黄，脉细数	清心泻火，滋阴生津	泻心导赤散加减
	疳肿胀	兼见足踝浮肿，甚则四肢、全身浮肿，面色无华，神疲乏力，四肢欠温，小便短少，舌质淡嫩，苔薄白，脉沉缓无力	健脾温阳，利水消肿	防己黄芪汤合五苓散加减

[常考考点]蛋白质-能量营养不良的辨证论治。

【例题实战模拟】

A1 型题

1. 疳证的病机源于

A. 心、肾　B. 脾、胃　C. 肝、胆　D. 脾、肺　E. 心、肺

2. 小儿易患疳证的原因是

A. 脏腑娇嫩　B. 发育迅速　C. 肺常不足　D. 脾常不足　E. 肾常虚

3. 蛋白质－能量营养不良最先出现的症状是

A. 体重不增　B. 身长低于正常　C. 皮下脂肪减少或消失

D. 皮肤干燥、苍白、失去弹性　E. 肌张力低下，体温偏低，智力迟钝

A2 型题

4. 患儿，男，5 岁。形体明显消瘦，肚腹胀大，青筋暴露，面色萎黄，毛发稀疏结穗，食欲减退，精神烦躁，夜卧不宁，伴有动作异常，揉鼻挖眉，吮齿磨牙，大便下虫，舌质偏淡，苔腻，脉沉细而滑。其证候类型是

A. 疳气　B. 疳积　C. 干疳　D. 口疳　E. 眼疳

B1 型题

A. 导赤散　B. 泻心导赤散　C. 牛黄清心丸　D. 知柏地黄丸　E. 六味地黄丸

5. 小儿疳证口疳的治疗方剂是

6. 疱疹性咽峡炎心火上炎证的治疗方剂是

【参考答案】

1. B　2. D　3. A　4. B　5. B　6. B

细目三　维生素 D 缺乏性佝偻病

【考点突破攻略】

要点一　西医发病机制

维生素 D 缺乏性佝偻病可以看成是机体为维持血钙水平而对骨骼造成的损害。

维生素 D 缺乏造成肠道吸收钙、磷减少，血钙水平降低，以致甲状旁腺功能代偿性亢进，PTH 分泌增加，以动员骨释放出钙、磷，使血清钙浓度维持在正常或接近正常的水平；但 PTH 同时也抑制肾小管重吸收磷，使尿磷排出增加，血磷降低。

当血清钙、磷浓度不足时，骺软骨正常生长和钙化受阻，软骨细胞失去增殖、分化的正常程序。骨骺端临时钙化带被新形成、未钙化的骨样组织沉积，失去正常形态，成为参差不齐、不规则的阔带。骨骺端增厚，向两侧膨出，形成临床所见的肋骨串珠和手、足镯等征，骨的生长停滞不前。

扁骨和长骨骨膜下的骨质也矿化不全，骨皮质逐渐为不坚硬的骨样组织代替，骨膜增厚，骨质疏松，容易受肌肉牵拉和重力影响而发生弯曲变形，甚至发生病理性骨折。

颅骨骨化障碍表现为颅骨变薄和软化、颅骨骨样组织堆积出现方颅。

要点二 中医病因病机

（一）病因

1. 先天禀赋不足 父母精血不足，体质虚弱而孕；或其孕母多病，长期营养失调、日照较少；或早产、多胎等因素，导致胎元失养，使小儿先天禀赋不足，脾肾内亏，气血虚弱，不能正常温煦四肢百骸、脏腑筋骨而成。

2. 后天调护失宜 婴幼儿出生后喂养未及时添加辅食，或食品的质和量不能满足小儿生长发育的需要，致使脾之后天不足，气血虚弱，脏腑失其所养而致。另外，日照不足、体虚多病等也可导致脏腑功能失调而患本病。

（二）病机

本病病机是脾肾两虚，病位主要在脾、肾，常累及心、肝、肺。

先天肾气不足，则骨髓不充，骨失所养，出现颅骨软化、囟门迟闭、齿迟，甚至骨骼畸形等症状。

小儿若喂养失宜，或饮食失调，则可导致脾失健运，水谷精微输布无权，久之全身脏腑失于濡养则四肢、筋骨不能正常发育，致使产生多种临床症状。如肺气不足，卫外不固，则多汗，易患外感；心气不足，心失所养则心神不安；脾虚肝失所制，则肝木亢盛，而出现夜惊、烦躁。因此，脾肾不足是本病发生的关键所在。

要点三 临床表现

本病发病年龄常在3个月～2岁婴幼儿，临床表现主要为生长最快部位的骨骼改变、肌肉松弛和神经兴奋性改变。临床分为四期：

（一）初期

多见于6个月以内，尤其3个月以内的小婴儿。主要表现为神经兴奋性增高，如激惹、烦躁、睡眠不安、易惊、夜啼、多汗等症，并可致枕部脱发而见枕秃。血生化改变轻微，血清25-（OH）D_3下降，血钙正常或略下降，血磷降低，钙磷乘积小于30，碱性磷酸酶正常或稍高，骨骼X线摄片可无异常，或见临时钙化带稍模糊。

（二）激期

主要表现为骨骺变化和运动功能发育迟缓。

1. 骨骼改变

（1）头部：可见颅骨软化、方颅、前囟门较大且闭合延迟、乳牙萌出迟。

（2）胸部：可见肋骨串珠、肋膈沟、鸡胸或漏斗胸。

（3）四肢：可见“手镯”“脚镯”、下肢弯曲、膝内翻（“O”形）或膝外翻（“X”形），长骨可发生青枝骨折。

（4）脊柱：可有脊柱后凸或侧弯畸形，严重者可伴有骨盆畸形。

2. 肌肉改变 由于低血磷所致肌肉中糖代谢障碍，引起全身肌肉松弛、乏力、肌张力降低，坐、立、行等运动功能发育落后，腹肌张力低下，腹部膨隆如蛙腹。

3. 其他改变 重症患儿神经系统发育落后，表情淡漠，语言发育落后，条件反射形成迟缓；免疫力低下，易合并感染及贫血。

此期血生化及骨骼X线片明显改变。血清25-（OH）D_3更加下降，血钙正常或下降，血磷下降，碱性磷酸酶明显升高，X线显示骨骺端钙化带消失，呈杯口状、毛刷状改变，骨骺软骨带增宽。

（三）恢复期

患儿经足量维生素D治疗后，临床症状和体征逐渐减轻、消失，血生化逐渐恢复正常，骨骼X线片出现不规则钙化线。

（四）后遗症期

临床症状消失，血生化和X线摄片正常。少数重症佝偻病可残留不同程度的骨骼畸形，多见于2岁以上儿童。

[常考考点]佝偻病各期的典型症状和实验室检查阳性结果（激期）。

要点四 诊断与鉴别诊断

（一）诊断要点

1. 多见于婴幼儿，好发于冬春季节。

2. 本病分期：①初期：有烦躁夜啼，纳呆，多汗，发稀，枕秃，囟门迟闭，牙齿迟出等。血生化轻度改变或正常。②激期：除初期表现外，以骨骼轻中度改变为主。X线见临时钙化带模糊，干骺端增宽，边缘呈毛刷状。血清钙、磷均降低，碱性磷酸酶增高。③恢复期：经治疗后症状改善，体征减轻，X线片临时钙化带重现，血生化恢复正常，但可遗留骨骼畸形。④后遗症期：重症患儿残留不同程度的骨骼畸形，多见于＞2岁的儿童。无其他症状，理化检查正常。

3. 理化检查：初期化验血钙正常或稍低，血磷明显降低，钙磷乘积小于30，血清碱性磷酸酶增高。激期血钙降低，碱性磷酸酶明显增高。腕部X线摄片，可见干骺端有毛刷状或杯口状改变，也可见骨质疏松，皮质变薄。

［常考考点］佝偻病的诊断要点。

（二）鉴别诊断

1. 先天性甲状腺功能低下 又称呆小病、克汀病。生后2～3个月开始出现甲状腺功能不全表现，并随月龄增大症状日趋明显，如生长发育迟缓、体格明显短小、出牙迟、前囟大而闭合晚、腹胀等，与佝偻病相似，但患儿智能低下，有特殊面容，皮肤粗糙干燥，血清TSH、T_4测定可资鉴别。

2. 软骨营养不良 本病患儿头大、前额突出、长骨骺端膨出、胸部串珠、腹大等与佝偻病相似，但四肢及手指短粗，五指齐平，腰椎前突，臀部后突。骨骼X线可见特征性改变，如长骨粗短弯曲，干骺端变宽，呈喇叭口状，但轮廓光整，部分骨骺可埋入扩大的干骺端中。

3. 与其他病因所致的佝偻病鉴别

（1）家族性低磷血症：本病多为X连锁遗传病，少数为常染色体隐性遗传，也有散发病例。佝偻病症状多发生在1岁以后，2～3岁后仍有活动性佝偻病表现。血钙多正常，血磷明显降低，尿磷增加，对常规治疗剂量维生素D无效，需同时口服磷。

（2）远端肾小管酸中毒：患儿骨骼畸形明显，身材矮小，代谢性酸中毒，多尿，碱性尿（尿pH＞6），血钙、磷、钾均低，血氯高，且伴有低钾症状。

（3）维生素D依赖性佝偻病：分为两型。临床上均表现为重症佝偻病，血清钙、磷显著降低，碱性磷酸酶明显升高，并继发甲状旁腺功能亢进。Ⅰ型患儿可有高氨基酸尿症；Ⅱ型患儿的一个重要特征为脱发。

（4）肾性佝偻病：先天或后天原因所致的慢性肾功能障碍均会导致血钙低、血磷高等钙磷代谢紊乱；甲状旁腺功能继发性亢进使骨质普遍脱钙，骨骼呈佝偻病改变。体征多于幼儿后期逐渐明显，形成侏儒状态。

要点五 维生素D制剂的用药方法

维生素D制剂的用药方法分为：口服法和突击疗法（肌内注射）。

1. 口服法 初期（轻度），维生素D每日1000～2000U；激期（中、重度），每日3000～6000U。

2. 突击疗法 对各种原因不能坚持每日服药，或重症佝偻病可一次肌内注射维生素$D_3$20万～30万U，2～3个月后改为口服预防量。如临床表现、血生化检查和骨骼X线改变无恢复征象，应与其他类型佝偻病相鉴别。

［常考考点］维生素D制剂的用药方法。

要点六 中医辨证论治

本病以虚为主，病位主要在肺、脾、肝、肾。初期表现为肺脾气虚，营卫不和，治宜健脾益肺、调和营卫；激期表现为脾虚肝旺，气血不和，治宜健脾助运、平肝息风；后遗症期则表现为肾虚骨弱，精血不足，治宜健脾补肾、填精补髓。

证型	辨证要点	治法	方药
肺脾气虚	多出现在初期。可见多汗，乏力，烦躁，睡眠不安，夜惊，发稀枕秃，囟门迟闭，或形体虚胖，肌肉松软，纳呆，大便不实，或反复感冒，舌质淡红，苔薄白，指纹偏淡	健脾益肺，调和营卫	四君子汤合黄芪桂枝五物汤加减
脾虚肝旺	出现在激期。常见烦躁，夜啼不宁，惊惕不安，甚者抽搐；多汗，毛发稀疏，乏力，纳呆食少，囟门迟闭，出牙延迟，坐、立、行走无力，舌质淡，苔薄，指纹淡紫	健脾助运，平肝息风	益脾镇惊散加减
肾虚骨弱	激期和后遗症期常见。有明显的骨骼改变，常见头颅方大畸形，肋骨串珠，“手镯”“足镯”，甚至鸡胸、龟背，“O”形或“X”形腿，脊柱畸形等，并伴有面白虚烦，多汗，四肢乏力，舌淡苔少，指纹色淡	健脾补肾，填精补髓	补肾地黄丸加减

［常考考点］佝偻病的辨证论治。

【例题实战模拟】

A1 型题

1. 3 ～ 6 个月小儿，活动期佝偻病最早的骨骼体征是

A. 鸡胸　B. 方颅　C. 前囟未闭　D. 肋骨串珠　E. 颅骨软化

2. 维生素 D 缺乏性佝偻病的临床分期为

A. 初期、中期、后期　B. 早期、中期、晚期　C. 初期、高峰期、恢复期

D. 初期、激期、恢复期、后遗症期　E. 初期、中期、回复期

3. 治疗维生素 D 缺乏性佝偻病肺脾气虚证，应首选

A. 黄芪桂枝五物汤合四君子汤　B. 人参五味子汤　C. 小建中汤

D. 玉屏风散合四君子汤　E. 归脾汤

A2 型题

4. 患儿，8 个月。症见头颅方大畸形，肋骨串珠，“手镯”“足镯”，鸡胸，并伴有面白虚烦，多汗，四肢乏力，舌淡苔少，指纹色淡。其证候是

A. 肺脾气虚　B. 脾虚肝旺　C. 肾虚骨弱　D. 脾肾两虚　E. 肾精不足

5. 患儿，女，1 岁。夜间烦吵，多汗数月，体查：前囟 2cm×2cm，方颅，肋串珠明显；血钙磷乘积下降，碱性磷酸酶升高。应诊断为

A. 佝偻病活动初期　B. 佝偻病激期　C. 佝偻病恢复期　D. 佝偻病后遗症期　E. 正常儿

【参考答案】

1. E　2. D　3. A　4. C　5. B

细目四　维生素 D 缺乏性手足搐搦症

【考点突破攻略】

要点一　西医发病机制

本病的病因与维生素 D 缺乏性佝偻病相同，而血清钙离子降低则为其直接原因。当血清总钙量降至 1.75 ～ 1.88mmol/L（7 ～ 7.5mg/dL），或钙离子降至 1.0mmol/L（4mg/dL）以下时，即可出现抽搐症状。血钙降低时，甲状旁腺受刺激而显示出继发性功能亢进，分泌较多的甲状旁腺素，使尿磷的排泄增加，并使骨骼脱钙而补充血钙不足，故当甲状旁腺代偿功能不足时，血钙不能维持正常水平则发病。

要点二　临床表现

临床表现主要为手足抽搐、喉痉挛和惊厥，患儿同时伴有不同程度的佝偻病表现。

（一）惊厥

为最常见的发作形式。患儿突发四肢抽动，两眼上窜，面肌颤动，神志不清，发作时间为数秒至数分钟，可数日发作 1 次，或 1 日发作数次。发作时间长者可伴有口周发绀；发作停止后意识恢复，精神萎靡而入睡，醒后活泼如常。发作轻时仅有短暂的眼球上窜和面肌抽动，神志清楚。

（二）手足抽搐

常见较大婴幼儿，突发性手足强直痉挛，双手腕部屈曲、手指伸直、拇指内收掌心；足部踝关节伸直，足趾同时向下弯曲。

（三）喉痉挛

婴儿多见，喉部肌肉及声门突发痉挛，呼吸困难，严重者可发生窒息、发绀、严重缺氧甚至死亡。

（四）其他症状

往往有出汗、睡眠不安、易惊哭等神经兴奋症状。此外，在患儿不发作时可通过刺激神经肌肉引出以下体征：

1. 佛斯特征（Chvostek 征） 以叩诊锤或手指尖轻击患儿颧弓与口角间的面颊部（第 7 颅神经孔处）可引起眼睑和口角抽动者为阳性，新生儿期可呈假阳性。

2. 腓反射 以叩诊锤骤击膝下外侧腓神经处可引起向外侧收缩者即为腓反射阳性。

3. 陶瑟征（Trousseau 征） 以血压计袖带包裹上臂，使血压维持在收缩压和舒张压之间，5 分钟之内该手出现痉挛状属阳性。

［常考考点］维生素 D 缺乏性手足搐搦症的典型症状和体征。

要点三　鉴别诊断

维生素 D 缺乏性手足搐搦症应与下列无热惊厥性疾病相鉴别：

1. 低血糖症 常发生于清晨空腹时，有进食不足或腹泻病史，一般口服或静脉注射葡萄糖液后抽搐立即停止，血糖常＜ 2.2mmol/L。

2. 低镁血症 多见于新生儿，或＜ 3 个月以下牛乳喂养的小婴儿，常同时合并低钙血症，可出现烦躁、惊跳、阵发性屏气，甚至惊厥，血清镁常＜ 0.58mmol/L（1.4mg/dL）。

3. 原发性甲状旁腺功能减退症 表现为间歇性惊厥或手足搐搦，间隔几天或数周发作 1 次。血磷升高＞ 3.2mmol/L（10mg/dL），血钙降至 1.75mmol/L（7mg/dL）以下，碱性磷酸酶正常或稍低；颅骨 X 线可见基底节钙化灶。

4. 婴儿痉挛症 多于 1 岁以内起病，呈突然发作，头、躯干及上肢均屈曲，手握拳，下肢弯曲至腹部，伴点头状抽搦，意识障碍，发作数秒至数十秒后自停。智力多受影响，脑电图有高幅异常节律。

要点四　西医治疗原则

治疗原则主要是止惊、吸氧、补充钙剂和维生素 D 剂治疗。

1. 止惊 可用 10% 的水合氯醛每次 40 ～ 50mg/kg，保留灌肠；或地西泮肌内或静脉注射，每次 0.1 ～ 0.3mg/kg；或配合中医针灸治疗。

2. 吸氧 可加压给氧。

3. 通畅气道 喉痉挛者须立即将舌头拉出口外，以保证呼吸道通畅，必要时行气管插管。

4. 钙剂治疗 10% 的葡萄糖酸钙 1 ～ 2mL/kg，加入 5% ～ 10% 葡萄糖液 10 ～ 20mL，缓慢静脉注射（10 分钟以上），以防血钙骤升导致心搏骤停。惊厥反复时，可 6 小时后重复 1 次，直至惊厥停止后改为口服钙剂。轻症手足搐搦患儿可用 10% 氯化钙加入糖水服用，每日 3 次，每次 5 ～ 10mL，1 ～ 2 周。

5. 维生素 D 治疗 症状控制后，补充维生素 D 可参照本章“维生素 D 缺乏性佝偻病”。

［常考考点］治疗原则主要是止惊、吸氧、补充钙剂和维生素 D 剂治疗。

【例题实战模拟】

A1 型题

1. 婴儿手足搐搦症是由于缺乏

A. 维生素 D　B. 维生素 C　C. 维生素 B_{12} 和叶酸　D. 铁　E. 锌

A2 型题

2. 患儿，女，6 个月。生后牛乳喂养，极少抱出户外，突起惊厥 5 ～ 6 次，抽搐后纳乳好；查体：体温正常，精神好，前囟平而宽大，有颅骨软化，其他未见异常；周围血白细胞总数 8.0×10^9/L，中性粒细胞 56%，淋巴细胞 44%。应首先考虑的诊断是

A. 婴儿手足搐搦症　B. 高热惊厥　C. 低血糖症　D. 病毒性脑炎　E. 癫痫

3. 患儿，女，8 个月。早产，人工喂养，未及时添加辅食。1 个月来间断惊厥 3 次，发作时不发热，每次持续 2 ～ 3 分钟，发作时意识丧失，惊厥停止后意识恢复。应首先考虑的是

A. 癫痫　B. 低血糖症　C. 低钠血症　D. 维生素 B_1 缺乏病　E. 维生素 D 缺乏性手足搐搦症

【参考答案】

1. A　2. B　3. D

第十三单元　感染性疾病

细目一　麻疹

【考点突破攻略】

要点一　流行病学特点

麻疹（measles）是小儿时期常见的一种急性呼吸道传染病，临床以发热、流涕、流泪、咳嗽、口腔麻疹黏膜斑（Koplik's spots）及全身斑丘疹为特征。本病一年四季均可发病，以冬春季为多见，传染性较强，多见于6个月以上5岁以下小儿，传播方式主要为空气飞沫传染。

［常考考点］麻疹的病因、发病季节、易感人群和传播途径。

要点二　中医病因病机

麻疹的发病原因是感受麻毒时邪。麻毒时邪由口鼻而入，主要病变是肺脾两脏。麻毒犯肺，肺卫失宣，故见发热、咳嗽、鼻塞、流涕等，此为疹前期；麻毒由肺及脾，正邪抗争，驱邪外泄，皮疹透发全身，达于四末，此为出疹期；疹透之后，毒随疹泄，麻疹逐渐收没，热去津伤，便进入恢复期。这是麻疹顺证的病机演变规律。

麻疹以外透为顺，内传为逆，若正虚不能托邪外泄，或因邪盛化火内陷，均可导致麻疹透发不顺，形成逆证、险证。若麻毒内归于肺，或复感外邪侵袭于肺，以致肺气郁闭，则形成邪毒闭肺证；麻毒循经上攻咽喉，而成麻毒攻喉证；麻毒内陷厥阴，蒙蔽心包，引动肝风，则形成邪陷心肝证。

［常考考点］麻疹的发病原因是感受麻毒时邪。

要点三　临床表现

1. 潜伏期　一般为6～18天。在潜伏期末可有精神不振、烦躁不安，或体温轻度升高症状。

2. 前驱期　也称发疹前期，一般为3～4天。主要症状为发热、咳嗽、流涕、眼结膜充血、畏光、流泪，同时可见全身不适、食欲减退、恶心、呕吐、腹泻等。发热后2～3天，于口腔两颊黏膜近臼齿处出现直径0.5～1mm的灰白色斑点，周围有红晕，称为“麻疹黏膜斑”，是早期诊断麻疹的重要依据。

3. 出疹期　在发热3～4天左右开始出疹，此时发热、呼吸道症状达高峰。皮疹先见于耳后、发际，渐次延及头面、颈部，自上而下至胸、腹、背、四肢，最后在手心、足心及鼻准部见疹点，疹点色泽红活，分布均匀，疹点多在3天内透发完毕。皮疹初起为玫瑰红色斑丘疹，压之褪色，大小不等，稀疏分明，继而疹色加深，呈暗红色，疹间可见正常皮肤，病情严重者皮疹可融合成片。

4. 恢复期　出疹3～4天后，皮疹按出疹的先后顺序依次消退，体温开始下降，全身情况也随之好转。皮疹消退后皮肤可见糠麸样脱屑，并留有浅褐色色素沉着，7～10天痊愈。

［常考考点］麻疹各期的典型症状和体征（麻疹黏膜斑）。

要点四　并发症

1. 喉炎　多见于2～3岁以下小儿，常由继发细菌感染所致，临床表现为声音嘶哑、犬吠样咳嗽及吸气性呼吸困难，轻者随体温下降皮疹消退，严重者可窒息死亡。

2. 肺炎　为麻疹最常见的并发症，多见于5岁以下小儿。可发生在麻疹的各个时期，是麻疹死亡的主要原因之一。主要为继发细菌或其他病毒感染。

3. 心肌炎　多见于2岁以下小儿，轻者仅有心音低钝、心率增快、一过性心电图改变，重者可出现心力衰竭、心源性休克。

4. 脑炎　发病率为0.1%～0.2%，常发生于出疹后2～5天。临床表现和脑脊液检查与其他病毒性脑炎类似。病死率约15%，多数可恢复，20%～50%患儿留有运动、智力、精神障碍及癫痫等后遗症。

［常考考点］麻疹的四大并发症：喉炎、肺炎、心肌炎和脑炎。

要点五　中医辨证论治

证型		辨证要点	治法	方药
顺证	邪犯肺卫（初热期）	发热咳嗽流涕，喷嚏，双目红赤，泪水汪汪，畏光羞明，体倦食少，小便短黄，或大便稀溏，发热2～3天在口腔颊部近臼齿处出现麻疹黏膜斑，是麻疹早期诊断的依据，舌苔薄白或微黄，脉浮数	辛凉透表，清宣肺卫	宣毒发表汤加减
	邪入肺胃（见形期）	发热持续，起伏如潮，每潮一次，疹随外出（热甚疹出），依序而现，疹点细小，由疏转密，稍觉凸起，触之碍手，疹色先红后暗红，伴烦渴嗜睡，目赤眵多，咳嗽加剧，舌红苔黄，脉洪数	清热解毒，佐以透发	清解透表汤加减
	阴津耗伤（收没期）	疹点出齐后，发热渐退，咳嗽渐减，胃纳增加，精神好转，疹点依次渐回，皮肤呈糠麸状脱屑，留有色素沉着，舌红少津，苔薄，脉细数	养阴生津，清解余邪	沙参麦冬汤加减
逆证	邪毒闭肺	高热不退，疹点不多，或疹点早回，或疹点密集，疹色紫暗，咳嗽气促，鼻翼扇动，唇周发绀，喉间痰鸣，烦躁不宁，舌红，苔黄，脉数	宣肺开闭，清热解毒	麻杏石甘汤加味
	麻毒攻喉	身热不退，咽喉肿痛，声音嘶哑，咳声重浊，状如犬吠，喉间痰鸣，甚则吸气困难，胸高胁陷，面唇发绀，舌质红，苔黄腻，脉滑数	清热解毒，利咽消肿	清咽下痰汤加减
	邪陷心肝	疹点密集成片，色泽紫暗，高热不退，烦躁谵妄，甚则神昏，抽搐，舌红绛，苔黄糙，脉数	平肝息风，清心开窍	羚角钩藤汤加减

［常考考点］麻疹的辨证论治。

【例题实战模拟】

A1 型题

1. 麻疹发病年龄多见于

A. 6个月～5岁　B. 5～10岁　C. 6个月～1岁　D. 3～5岁　E. 10～18岁

2. 麻疹的传播途径是

A. 性传播　B. 接触传播　C. 母婴传播　D. 飞沫传播　E. 血液传播

3. 麻疹恢复期皮肤可见

A. 无色素沉着及脱屑　B. 无色素沉着，可见脱屑　C. 有色素沉着，可见大片脱皮

D. 有色素沉着，无脱屑　E. 有色素沉着，并有糠麸状细微脱屑

4. 下列哪项对麻疹有早期诊断意义

A. 双眼结膜充血，羞明流泪　B. 耳后发际玫瑰色斑丘疹　C. 麻疹黏膜斑

D. 体温达高峰时出疹　E. 皮肤糠麸状脱屑

A2 型题

5. 患儿，男，3岁。麻疹见疹已6日。症见高热不退，咳嗽气急，鼻翼扇动，口渴烦躁，舌红苔黄，脉数。其证型是

A. 顺证，见形期　B. 顺证，初热期　C. 逆证，热毒攻喉

D. 逆证，麻毒闭肺　E. 逆证，邪陷心肝

【参考答案】

1. A　2. D　3. E　4. C　5. D

细目二　风疹

【考点突破攻略】

要点一　中医病因病机

风疹是感受风疹时邪，其病机为邪毒与气血相搏，外泄肌肤所致，其主要病变在肺卫。风疹时邪毒轻病浅，一般只犯于肺卫，蕴于肌腠，邪毒外泄后能较快康复。若邪毒阻滞少阳经络，则耳后、枕部核肿胀，或胁下可见痞块。只有少

数患儿邪势较盛，可内犯气营，形成燔灼肺胃之证。

要点二 临床表现及诊断

（一）临床表现

1. 后天性风疹

（1）潜伏期：一般为 14 ～ 21 天。

（2）前驱期：多数为 1 ～ 2 天，有低热或中度发热，轻咳、咽痛、流涕，或轻度呕吐、腹泻等。耳后、枕后及颈部淋巴结肿大，有轻度压痛。

（3）出疹期：多数病人发热 1 ～ 2 天后出疹，皮疹多为散在淡红色斑丘疹，也可呈大片皮肤发红或针尖状猩红热样皮疹。先见于面部，一天内波及全身，1 ～ 2 天后，发热渐退，皮疹逐渐隐没，皮疹消退后，可有皮肤脱屑，但无色素沉着。

2. 先天性风疹综合征 宫内感染风疹病毒者，生后可发生：①一过性新生儿期表现，如肝脾肿大、紫癜、血小板减少、淋巴结肿大、脑膜脑炎等。②永久性器官畸形和组织损伤，如生长发育迟缓、动脉导管未闭、肺动脉瓣狭窄、白内障、小眼睛、视网膜病、耳聋等。③慢性或自身免疫引起的晚发疾病，如糖尿病、慢性进行性全脑炎、甲状腺炎、间质性肺炎等，这些迟发症状可在生后 2 个月至 20 年内发生。

［常考考点］后天风疹的典型症状、体征（淡红色斑丘疹 + 耳后枕部淋巴结大）。

（二）诊断要点

1. 诊断根据流行病学史，全身症状轻，出疹迅速，消退亦快，临床以耳后、枕后和颈部淋巴结肿大，有触痛为特点。对临床表现不典型者，可做病毒分离或血清学检测以确定诊断。

2. 先天性风疹综合征诊断标准是：①典型先天性缺陷，如白内障、青光眼、心脏病、听力丧失、色素性视网膜炎等。②实验室分离到病毒或检出风疹 IgM 抗体或血凝抑制抗体滴度持续增高等。

［常考考点］风疹的诊断要点。

要点三 中医辨证论治

证型	辨证要点	治法	方药
邪郁肺卫	发热恶风，喷嚏流涕，轻微咳嗽，胃纳欠佳，精神倦怠，疹色淡红，稀疏细小，分布均匀，微有痒感，耳后、枕后及颈部淋巴结肿大，舌尖红，苔薄黄，脉浮数	疏风清热，解表透疹	银翘散加减
邪入气营	壮热口渴，烦躁不宁，疹色鲜红或紫暗，疹点较密，小便短赤，大便秘结，舌质红，苔黄糙，脉洪数	清热解毒，凉血透疹	透疹凉解汤加减

［常考考点］风疹的辨证论治。

要点四 孕妇预防风疹的重要性

孕妇在妊娠 3 个月内应避免与风疹病人接触，若有接触史者可于接触 5 天内注射丙种球蛋白，可减轻症状或防止发病。对已确诊为风疹的早期孕妇，应考虑终止妊娠，避免发生先天性风疹综合征。

【例题实战模拟】

A1 型题

1. 风疹邪入气营证的治法是

A. 清热解毒，凉血透疹　B. 清热利咽　C. 清胃解毒　D. 泻火解毒　E. 疏风清热，解表透疹

2. 孕妇发生风疹会通过胎盘导致胎儿宫内感染，最可能发生

A. 食欲下降　B. 胎儿体重减轻　C. 致畸　D. 脐带绕颈　E. 难产

3. 治疗风疹邪郁肺卫证，应首选

A. 银翘散　B. 桑菊饮　C. 麻杏石甘汤　D. 葶苈大枣泻肺汤　E. 五虎汤

A2 型题

4. 患儿，男，5 岁。发热 2 天后出疹。查：体温 38.5℃，精神尚可，咽充血，耳后及枕部淋巴结肿大，颜面、躯干散

在淡红色丘疹。现发热恶风，流涕喷嚏，胃纳欠佳，舌质偏红，苔薄白，脉浮数。应首先考虑的病证诊断是

A. 风疹，邪郁肺卫　　B. 麻疹，初热期　　C. 麻疹，见形期

D. 风疹，邪入气营　　E. 幼儿急疹，肺胃蕴热

B1 型题

A. 银翘散　B. 宣毒发表汤　C. 清解透表汤　D. 透疹凉解汤　E. 清胃解毒汤

5. 风疹邪郁肺卫证首选

6. 麻疹邪犯肺卫证首选

【参考答案】

1. A　2. C　3. A　4. A　5. A　6. B

细目三　幼儿急疹

【考点突破攻略】

要点一　中医病因病机

幼儿急疹外因为感受幼儿急疹时邪，内因责之于正气不足。幼儿急疹是感受幼儿急疹时邪，从口鼻而入，侵犯肺卫，邪正交争，故发高热。由肺及脾，郁于肌表，与气血相搏，则见皮疹，疹透于肌肤，邪毒外泄，疾病渐愈。病变在肺、脾两脏。

要点二　临床表现

发热持续 3 ～ 5 天，体温多达 39℃或更高，但全身症状较轻；高热 3 ～ 4 天后骤然热退，热退后出疹（热退疹出），皮疹为红色斑丘疹，迅速遍布躯干及面部，2 ～ 3 天皮疹消失，无色素沉着及脱屑。

要点三　诊断与鉴别诊断

（一）诊断要点

1. 多发生于 2 岁以下的婴幼儿，尤多见于 6 个月～ 1 岁婴儿。

2. 起病急骤，常突然高热，持续 3 ～ 4 天后热退，但全身症状轻微。

3. 身热始退，或热退稍后即出现玫瑰红色皮疹。

4. 皮疹以躯干、腰部、臀部为主，面部及肘、膝关节等处较少。皮疹出现 1 ～ 2 天后即消退，疹退后无脱屑及色素沉着斑。

5. 可见枕部、颈部及耳后淋巴结轻度肿大。

6. 血常规检查，白细胞总数偏低，分类以淋巴细胞为主。

［常考考点］幼儿急疹的诊断要点。

（二）鉴别诊断

麻疹、幼儿急疹、风疹、猩红热的鉴别诊断

病名	麻疹	幼儿急疹	风疹	猩红热
潜伏期	6 ～ 21 天	7 ～ 17 天	5 ～ 25 天	1 ～ 7 天
初期症状	发热，咳嗽，流涕，泪水汪汪	突然高热，一般情况好	发热，咳嗽，流涕，枕部淋巴结肿大	发热，咽喉红肿化脓疼痛
出疹与发热的关系	发热 3 ～ 4 天出疹，出疹时发热更高	发热 3 ～ 4 天出疹，热退疹出	发热 1/2 ～ 1 天出疹	发热数小时～ 1 天出疹，出疹时热高
特殊体征	麻疹黏膜斑	无	无	环口苍白圈，草莓舌，贫血性皮肤划痕，帕氏线

续表

病名	麻疹	幼儿急疹	风疹	猩红热
皮疹特点	玫瑰色斑丘疹自耳后发际→额面、颈部→躯干→四肢，3天左右出齐。疹退后遗留棕色色素斑、糠麸样脱屑	玫瑰色斑疹或斑丘疹，较麻疹细小，发疹无一定顺序，疹出后1～2天消退。疹退后无色素沉着，无脱屑	玫瑰色细小斑丘疹自头面→躯干→四肢，24小时布满全身。疹退后无色素沉着，无脱屑	细小红色丘疹，皮肤猩红，自颈、腋下、腹股沟处开始，2～3天遍布全身。疹退后无色素沉着，有大片脱皮
血常规	白细胞总数下降，淋巴细胞升高	白细胞总数下降，淋巴细胞升高	白细胞总数下降，淋巴细胞升高	白细胞总数升高，中性粒细胞升高

[常考考点]麻疹、幼儿急疹、风疹、猩红热的鉴别诊断。

要点四　中医辨证论治

证型	辨证要点	治法	方药
邪郁肺卫	突然高热，纳差，尿黄，或见呕吐，腹痛，泄泻，咽红目赤，但精神如常，舌红，苔薄黄，指纹浮紫	辛凉解表，清宣肺卫	银翘散加减
邪蕴肌腠	热退身凉，周身出现红色丘疹，针尖大小，从颈部延及全身，压之褪色，一二日即消退，不留瘢痕，舌红苔薄黄，指纹紫滞	疏风透疹，清热解毒	化斑解毒汤加减

[常考考点]幼儿急诊的辨证论治。

【例题实战模拟】

A1 型题

1. 幼儿急疹最多见的发病年龄是

A. 6个月以下　B. 6～18个月　C. 1～3岁　D. 3～5岁　E. 5～7岁

2. 幼儿急疹发热与出疹的关系是

A. 发热数小时～1天出疹　B. 发热1～2天出疹

C. 发热3～4天出疹，出疹时发热更高　D. 发热3～4天出疹，疹出热退

E. 发热与出疹无明显关系

A2 型题

3. 患儿，男，8个月。突发高热，体温39.5～40℃，已持续3天，一般情况良好。现热退身凉，全身出现粟粒样玫瑰色丘疹，舌红，苔黄，脉细数。其病证诊断是

A. 麻疹，初热期　B. 幼儿急疹，邪郁肺卫　C. 幼儿急疹，邪蕴肌腠

D. 风疹，邪郁肺卫　E. 猩红热，毒在气营

B1 型题

A. 银翘散　B. 宣毒发表汤　C. 清解透表汤　D. 透疹凉解汤　E. 清胃解毒汤

4. 风疹邪郁肺卫证首选

5. 幼儿急疹邪郁肺卫证首选

【参考答案】

1. D　2. D　3. C　4. A　5. A

细目四　猩红热

【考点突破攻略】

要点一　病因及发病机制

1. 病原菌　A组乙型溶血性链球菌。

2. 发病机制 病原菌及其毒素等产物在侵入部位及其周围组织引起炎症，并进入血液循环，引起毒血症及皮肤微血管弥漫性充血，形成片状或点状红色斑疹，并导致发热。其细菌表面的纤丝含的M蛋白具有抗吞噬作用，并与其相应抗体形成免疫复合物，使少数患儿对细菌毒素发生过敏反应，在病程1～5周时发生心、肾和关节滑膜等处的胶原纤维变性和坏死、小血管内皮细胞肿胀和单核细胞浸润病变，临床呈现风湿性心脏病、急性肾小球肾炎、风湿性关节炎等病变。

要点二　中医病因病机

猩红热的发病原是感受痧毒疫疠之邪，邪从口鼻侵入人体，蕴于肺胃二经，郁而化热、化火。火热之毒发散，犯卫、入营、伤阴，从而形成邪侵肺卫，毒在气营，疹后伤阴三个病理阶段。

病之初起，肺卫表证，见发热骤起；继而疫毒化火入里，炽盛于肺胃，肺胃热盛，熏蒸咽喉，则咽喉肿烂；痧毒之邪，内蕴肺胃，外泄肌表，则皮疹发于肌腠之间。邪毒化火入里，传入气营，或内逼营血，则可见壮热烦渴，皮疹如丹，成片成斑。舌为心之苗，邪毒内盛，心火独盛，加之热耗阴津，故舌生红刺，舌光无苔，状如草莓。

若邪毒炽盛，内陷心肝，则可出现神昏抽搐。邪从火化，最易伤阴耗津，故病之后期可见肺胃阴伤之证。如失治误治，邪热久稽，余毒留滞，可致变证。邪毒炽盛而伤及心气时，可导致心悸；若邪毒未清，流窜筋骨关节，可引起关节疼痛和红肿灼热的痹证；余邪未清，内归肺脾肾，水液通调失职，膀胱气化不利，导致水湿内停，外溢肌表即可酿成水肿。

要点三　临床表现

1. 普通型

（1）前驱期：起病急骤，发热，头痛，咽痛，全身不适，体温一般在38～39℃，重者可高达40℃。咽及扁桃体显著充血，扁桃体上出现点状或片状白色脓性分泌物，软腭处有细小红疹或出血点。病初舌苔白，舌尖和边缘红肿，突出的舌乳头也呈白色，称为“白草莓舌”。

（2）出疹期：皮疹于发热第2天迅速出现，最初见于腋下、颈部与腹股沟，于一天内迅速蔓延至全身。在全身皮肤弥漫性充血潮红基础上出现均匀、密集、针尖大小的猩红色小丘疹，呈鸡皮样，触之似粗砂纸样。疹间皮肤潮红，用手压可暂时苍白，去压后红疹又出现。面颊部潮红无皮疹，而口鼻周围皮肤苍白，形成口周苍白圈。皮肤皱褶处，如腋窝、肘窝、腹股沟等处，皮疹密集，色深红，其间有针尖大小出血点，形成深红色横纹线，称“帕氏线”。起病4～5天时，白苔脱落，舌面光滑鲜红，舌乳头红肿突起，称“红草莓舌”。颈前淋巴结肿大压痛。

（3）恢复期：皮疹按出疹顺序消退，体温正常，情况好转。皮疹多在1周内消退，1周末至第2周开始脱皮，先从脸部糠屑样脱皮，渐及躯干，最后四肢，可见大片状脱皮，轻症者脱皮较轻。脱皮后无色素沉着。

2. 轻型 全部病程中缺乏特征性症状，有低热1～2天或不发热，皮疹极不典型，可仅限于腋下、腹股沟，疹稀少且色淡，1～2天即退，无草莓舌。发病1周后，在面额部、耳壳、手足指趾端发现轻微脱屑或脱皮，此时才考虑猩红热的诊断。由于容易漏诊，未能进行充分治疗，继发肾炎的可能性较大。

[常考考点] 猩红热的典型症状和体征。

要点四　诊断与鉴别诊断

（一）诊断要点

1. 有与猩红热病人接触史。潜伏期通常为2～3天，短者1天，长者5～6天。

2. 临床表现：参考三期典型的临床表现。

3. 实验室检查：血常规检查白细胞总数及中性粒细胞增高。CRP升高，鼻咽拭子或其他病灶内标本细菌培养可分离出A族乙型溶血性链球菌。

（二）鉴别诊断

参考“细目三 幼儿急疹”的内容。

要点五　并发症

少数患儿在病后2～3周可发生急性肾小球肾炎、风湿性心脏病、风湿性关节炎等并发症。

[常考考点] 猩红热的常见并发症：急性肾小球肾炎、风湿性心脏病、风湿性关节炎。

要点六　西医治疗

西医治疗目的是控制感染，消除症状，预防并发症。青霉素是治疗猩红热的首选药物，每日 5 万 U/kg，分 2 次肌内注射。病情严重者可增加剂量并予静脉注射，疗程至少 10 天。对青霉素过敏者可用红霉素等药物。

［常考考点］青霉素是治疗猩红热的首选药物。

要点七　中医辨证论治

证型	辨证要点	治法	方药
邪侵肺卫	发热骤起，头痛，恶寒，灼热无汗，或伴呕吐，咽部红肿疼痛，上腭有粟粒样红疹，皮肤潮红，丹痧隐隐，舌红，苔薄白或薄黄，脉浮数有力	辛凉宣透，清热利咽	解肌透痧汤加减
毒在气营	壮热不解，面赤，口渴，咽喉肿痛，伴糜烂白腐，皮疹密布，色红如丹，甚则色紫如斑。疹由颈、胸开始，继则弥漫全身，压之褪色，见疹后的 1 ～ 2 天舌红起刺，苔黄燥，3 ～ 4 天后舌光红起刺，苔剥脱，状如草莓，脉数有力	清气凉营，泻火解毒	凉营清气汤加减
疹后伤阴	丹痧布齐后 1 ～ 2 天，身热渐退，咽部糜烂疼痛减轻，见低热，唇口干燥，或伴有干咳，食欲不振，舌红少津，苔剥脱，脉细数	养阴生津，清热润喉	沙参麦冬汤加减

［常考考点］猩红热的辨证论治。

【例题实战模拟】

A1 型题

1. 猩红热的主要病机是

A. 痧毒疫疠蕴于肺胃　B. 麻疹热毒犯于肺　C. 麻疹热毒蕴于脾胃
D. 痧毒疫疠侵犯肝胆　E. 以上都不是

2. 下列发疹性疾病中，白细胞增高者为

A. 麻疹　B. 风疹　C. 猩红热　D. 幼儿急疹　E. 水痘

3. 下列不属于猩红热临床表现的是

A. 初起发热，咽喉红肿糜烂　B. 发热数小时到 1 天内出疹
C. 皮疹鲜红密集成片，先见于颈、胸，然后遍布全身　D. 恢复期有色素沉着
E. 口周苍白圈，杨梅舌

4. 猩红热患儿及疑似者，应隔离治疗

A. 3 天　B. 4 天　C. 5 天　D. 6 天　E. 至咽拭子培养阴性

A2 型题

5. 患儿，男，8 岁。发热、咽痛 1 天后出疹。查体：体温 39.5℃，颜面潮红，环口苍白圈，咽喉红肿，可见脓液，颈部、躯干、四肢见弥漫性红色皮疹，以皮肤皱褶处为多，舌质红，苔薄黄，脉浮数。其病证诊断为

A. 麻疹，邪犯肺卫　B. 风疹，邪入气营　C. 猩红热，邪侵肺卫
D. 猩红热，毒炽气营　E. 猩红热，疹后阴伤

6. 患儿，男，7 岁。诊断为猩红热。现身热渐退，咽喉糜烂，疼痛减轻，皮疹渐消，唇干口燥，食欲不振，舌红少津，脉细。治疗首选方为

A. 养阴清肺汤　B. 益胃汤　C. 沙参麦冬汤　D. 竹叶石膏汤　E. 增液承气汤

【参考答案】

1. A　2. C　3. D　4. E　5. C　6. C

细目五　水痘

【考点突破攻略】

要点一　中医病因病机

水痘是感受水痘时邪，经口鼻侵入人体，蕴郁于肺脾而发病。邪郁肺卫则出现发热、流涕、咳嗽等肺卫表证；肺主皮毛，脾主肌肉，邪正交争，水痘时邪夹湿透于肌表，则水痘布露；因病尚在表，故水痘稀疏，疹色红润，疱浆清亮；毒炽气营则见壮热、烦躁、口渴等症；毒传营分，透发肌肤，则痘疹稠密，色紫暗，疱浆混浊。

若患儿体质虚弱，水痘时邪炽盛，易化热化火，内窜心肝而引起壮热不退、神昏、抽搐等邪陷心肝之变证。若痘疹破溃，污染邪秽，尚可引起痘疹溃烂、成疮等变证。

要点二　临床表现

1. 典型水痘　潜伏期 12 ～ 21 天，平均 14 天。临床上可分为前驱期和出疹期。前驱期可无症状或仅有轻微症状，可见低热或中等程度发热、头痛、全身不适、乏力、食欲减退、咽痛、咳嗽等，持续 1 ～ 2 天。出疹期皮疹特点：①初为红斑疹，后变为深红色丘疹，再发展为疱疹。位置表浅，形似露珠水滴，椭圆形，3 ～ 5mm 大小，壁薄易破，周围有红晕。②皮疹呈向心分布，先出现于躯干和四肢近端，继为头面部、四肢远端，手掌、足底较少。③水痘皮疹分批出现，同一时期常可见斑、丘、疱疹和结痂同时存在（四代同堂，分批出现）。

2. 重症水痘　表现为高热及全身中毒症状重，皮疹呈离心分布，多而密集，易融合成大疱型或呈出血性，继发感染者呈坏疽型。

［常考考点］水痘的典型特点：四代同堂，分批出现。

要点三　鉴别诊断

1. 脓疱疮　好发于炎热夏季，多见于头面部及肢体暴露部位，病初为疱疹，很快成为脓疱，疱液混浊。疱液可培养出细菌。

2. 丘疹样荨麻疹　好发于婴儿，多有过敏史，无发热、咳嗽等上呼吸道感染征象，多见于四肢，呈风团样丘疹，长大后其顶部略似疱疹，较硬，不易破损，数日后渐干或轻度结痂，瘙痒重，易反复出现。

［常考考点］水痘与脓疱疮的鉴别。

要点四　中医辨证论治

证型	辨证要点	治法	方药
邪郁肺卫	发热轻微，或无热，鼻塞流涕，喷嚏，咳嗽，起病后 1 ～ 2 天出皮疹，疹色红润，疱浆清亮，根盘红晕，皮疹瘙痒，分布稀疏，多见于躯干、颜面及头皮，舌质淡，苔薄白，脉浮数	疏风清热，解毒利湿	银翘散加减
毒炽气营	壮热烦躁，口渴引饮，面赤唇红，口舌生疮，痘疹密布，疹色紫暗，疱浆混浊，甚至出现出血性皮疹，大便干结，小便黄赤，舌质红绛，舌苔黄糙而干，脉洪数	清气凉营，化湿解毒	清胃解毒汤加减

［常考考点］水痘的辨证论治。

【例题实战模拟】

A1 型题

1. 水痘的病原体是

A. 麻疹病毒　B. 单纯疱疹病毒　C. EB 病毒　D. 柯萨奇病毒　E. 带状疱疹病毒

2. 水痘的特征性皮损表现是

A. 红色丘疹，大小形态不一

B. 红色斑疹或斑丘疹，迅速发展为清亮、卵圆形、泪滴状小水疱

C. 化脓性疱疹
D. 周围红晕，有脐眼
E. 在某一时期只能看到斑疹、丘疹

A2 型题

3. 患儿，女，3 岁。低热恶寒，鼻塞流涕，全身皮肤成批出疹，为红色斑疹和斑丘疹，继有疱疹，疱浆清亮，头面、躯干多见，舌红，苔薄白，脉浮数。其诊断是

A. 风疹，邪郁肺卫证　B. 麻疹，见形期　C. 幼儿急疹，肺卫蕴热证
D. 猩红热，邪侵肺胃证　E. 水痘，邪郁肺卫证

B1 型题

A. 桑菊饮　B. 银翘散　C. 透疹凉解汤　D. 解肌透痧汤　E. 清营汤

4. 水痘邪郁肺卫证首选
5. 猩红热邪郁肺卫证首选

【参考答案】

1. E　2. B　3. E　4. B　5. C

细目六　手足口病

【考点突破攻略】

要点一　病因与发病机制

手足口病是由感受手足口病时邪（柯萨奇病毒 A 组型）引起的发疹性传染病，临床以手足肌肤、口咽部发生疱疹为特征。少数患儿可出现中枢神经系统、呼吸系统损害。个别重症患儿病情进展快，易发生死亡。

要点二　中医病因病机

引起本病的病因为感受手足口病时邪，其病变部位在肺、脾二经。

小儿肺脏娇嫩，不耐邪扰，脾常不足，易受损伤。时邪疫毒由口鼻而入，内侵肺脾。邪毒初犯，肺气失宣，卫阳被遏，脾气失健，胃失和降，则见发热、咳嗽、流涕、口痛、纳差、恶心、呕吐、泄泻等症；邪毒蕴郁，气化失司，水湿内停，与毒相搏，外透肌表，则发疱疹。感邪轻者，疱疹仅限于手足肌肤及口咽部，分布稀疏，全身症状轻浅；若感邪较重，毒热内盛，则疱疹波及四肢、臀部，且分布稠密，根盘红晕显著，全身症状深重，甚或邪毒内陷而出现神昏、抽搐等。此外，也有因邪毒犯心，气阴耗损，出现心悸气短、胸闷乏力，甚或阴损及阳，心阳欲脱，危及生命者。

要点三　临床表现

1. 病前 1 ～ 2 周有手足口病接触史。

2. 潜伏期 2 ～ 7 天，多数患儿突然起病，于发病前 1 ～ 2 天或发病的同时出现发热，多在 38℃左右，可伴头痛、咳嗽、流涕、口痛、纳差、恶心、呕吐、泄泻等症状。一般体温越高，病程越长，则病情越重。

3. 主要表现为口腔及手足部发生疱疹。口腔疱疹多发生在硬腭、颊部、齿龈、唇内及舌部，破溃后形成小的溃疡，疼痛较剧，年幼儿常表现烦躁、哭闹、流涎、拒食等。

在口腔疱疹后出现 1 ～ 2 天可见皮肤斑丘疹，呈离心性分布，以手足部多见，并很快变为疱疹，疱疹呈圆形或椭圆形扁平凸起，如米粒至豌豆大，质地较硬，多不破溃，内有混浊液体，周围绕以红晕，其数目少则几个，多则百余个。少数患儿臂、腿、臀等部位也可出现，但躯干及颜面部极少。疱疹一般 7 ～ 10 天消退，疹退后无瘢痕及色素沉着。

4. 血象检查：血白细胞计数正常，淋巴细胞和单核细胞比值相对增高。

［常考考点］手足口病的典型症状和体征。

要点四　诊断与鉴别诊断

（一）诊断要点

1. 病前 1 ～ 2 周有与手足口病患者接触史。

2. 起病较急，常见手掌、足跖、口腔、臀部疱疹及发热等症，部分病例可无发热。

3. 病情严重者，可见高热不退、头痛烦躁、嗜睡易惊、肢体抖动，甚至喘憋发绀、昏迷抽搐、汗出肢冷、脉微欲绝等症。

4. 病原学检查：取咽分泌物、疱疹液及粪便，进行肠道病毒（CoxA16、EV71 等）特异性核酸检测阳性，或分离出相关肠道病毒。

5. 血清学检查：急性期与恢复期血清 CoxA16、EV71 等肠道病毒中和抗体有 4 倍以上的升高。

（二）鉴别诊断

水痘与手足口病 水痘由感受水痘病毒所致。疱疹较手足口病稍大，呈向心性分布，躯干、头面多，四肢少，疱壁薄，易破溃结痂，疱疹多呈椭圆形。其长轴与躯体的纵轴垂直，且在同一时期、同一皮损区斑丘疹、疱疹、结痂并见为其特点。

［常考考点］手足口病的诊断要点（临床表现＋病原学或血清学结果）。

要点五 中医辨证论治

证型	辨证要点	治法	方药
邪犯肺脾	发热轻微，或无发热，或流涕咳嗽、纳差恶心、呕吐泄泻，1～2天后或同时出现口腔内疱疹，破溃后形成小的溃疡，疼痛流涎，不欲进食。随病情进展，手掌、足跖部出现米粒至豌豆大斑丘疹，并迅速转为疱疹，分布稀疏，疹色红润，根盘红晕不著，疱液清亮，舌质红，苔薄黄腻，脉浮数	宣肺解表，清热化湿	甘露消毒丹加减
湿热蒸盛	身热持续，烦躁口渴，小便黄赤，大便秘结，手、足、口部及四肢、臀部疱疹，痛痒剧烈，甚或拒食，疱疹色泽紫暗，分布稠密，或成簇出现，根盘红晕显著，疱液混浊，舌质红绛，苔黄厚腻或黄燥，脉滑数	清热凉营，解毒祛湿	清瘟败毒饮加减

［常考考点］手足口病的辨证论治。

【例题实战模拟】

A1 型题

1. 手足口病的病原体是

A. A 族乙型溶血性链球菌　B. EB 病毒　C. 柯萨奇病毒 A 组
D. 带状疱疹病毒　E. 轮状病毒

2. 下列不属于手足口病临床特征的是

A. 口腔及手足部发生疱疹　B. 多分布在硬腭、颊部、齿龈、唇内及舌部
C. 破溃后形成小的溃疡　D. 皮肤斑丘疹呈向心性分布
E. 疹退后无瘢痕及色素沉着

A2 型题

3. 患儿，4 岁。发热 2 天，纳差恶心，呕吐腹泻，口腔内可见数个疱疹，手、足掌心部出现米粒大小的斑丘疹、疱疹，疱液清亮，躯干处未见有皮疹，舌质红，苔薄黄腻，脉浮数。其证侯是

A. 邪伤肺卫　B. 邪犯肺脾　C. 邪炽气营　D. 湿热蒸盛　E. 湿盛阴伤

4. 患儿，4 岁。症见身热持续，烦躁口渴，小便黄赤，大便秘结，手、足、口部及四肢、臀部疱疹，痛痒剧烈，甚或拒食，疱疹色泽紫暗，分布稠密，或成簇出现，根盘红晕显著，疱液混浊，舌质红绛，苔黄厚腻或黄燥，脉滑数。适宜的治疗方剂是

A. 甘露消毒丹　B. 普济消毒饮　C. 清瘟败毒饮　D. 清胃解毒汤　E. 清解透表汤

【参考答案】

1. C　2. D　3. B　4. C

细目七　流行性腮腺炎

【考点突破攻略】

要点一　中医病因病机

流行性腮腺炎为感受风温时邪，从口鼻而入，侵犯足少阳胆经，邪毒壅阻于足少阳经脉，与气血相搏，凝结于耳下腮部所致。

1. 温毒在表　外感风温时邪，侵于足少阳胆经。邪毒循经上攻腮颊，与气血相搏结，则致耳下腮部漫肿疼痛、咀嚼困难；邪毒在表，则见发热恶寒、咽红等风热表证。

2. 热毒蕴结　温毒壅盛于少阳经脉，导致经脉气血凝滞不通，蕴结于腮颊部，则致腮部肿胀疼痛、坚硬拒按；热毒亢盛，扰及心神，则壮热烦躁；热毒内蕴阳明，则见纳少、呕吐；热邪伤津，则见口渴欲饮。

足少阳胆经与足厥阴肝经互为表里，热毒炽盛，邪陷厥阴，蒙蔽心包，引动肝风，则致高热、神昏、抽搐等症，此为邪陷心肝之变证；足厥阴肝经循少腹络阴器，热毒炽盛，则邪毒由少阳经脉传于厥阴经脉，引睾窜腹，引发睾丸肿痛，或少腹疼痛，此为毒窜睾腹之变证。

要点二　临床表现

潜伏期为2～3周。部分病例有发热、头痛、乏力、食欲不振等前驱症状。腮腺肿大通常先于一侧，2～4天又累及对侧。双侧腮腺肿大者约占75%。腮腺肿胀是以耳垂为中心，向前、后、下发展，边缘不清、触之有弹性感及触痛，表面皮肤不红，张口、咀嚼困难。腮肿3～5天达高峰，1周左右逐渐消退。腮腺管口可有红肿。

［常考考点］流腮的症状是一侧或双侧腮腺以耳垂为中心肿大。

要点三　主要并发症

1. 脑膜脑炎　一般发生在腮腺炎发病后4～5天，个别患儿脑膜脑炎先于腮腺炎。一般预后良好。临床主要表现为发热、头痛、呕吐、嗜睡、颈强直等。重症患儿有高热、谵妄、抽搐、昏迷，甚至可引起死亡。

2. 睾丸炎或卵巢炎　睾丸炎常见于较大的患儿，多数在腮腺肿大开始消退时，患儿又出现发热、头痛、睾丸明显肿胀疼痛，可并发附睾炎。卵巢炎的发生率比睾丸炎少，可能与起病不易被临床发现有关。临床可见腰部酸痛、下腹疼痛和压痛。

3. 胰腺炎　常发生于腮腺肿大数日后。表现为中上腹疼痛和压痛，伴有体温骤然上升、恶心和呕吐等症。B超提示胰腺肿大，血清淀粉酶、脂肪酶升高有助于胰腺炎诊断。

4. 其他并发症　如心肌炎、乳腺炎、甲状腺炎、听力丧失、视神经乳头炎等并发症均可在腮腺炎前后发生。部分患儿遗留耳聋、视力障碍等后遗症。

［常考考点］流腮的常见并发症：脑膜脑炎（邪陷心肝）、睾丸炎或卵巢炎（毒窜睾腹）、胰腺炎和心肌炎等。

要点四　中医辨证论治

证型		辨证要点	治法	方药
常证	邪犯少阳	轻微发热，一侧或双侧耳下腮部或颌下漫肿疼痛，边缘不清，触之痛甚，咀嚼不便，或有咽红，舌质红，舌苔薄白或薄黄，脉浮数	疏风清热，散结消肿	柴胡葛根汤加减
	热毒蕴结	高热不退，多见两侧腮部肿胀疼痛，坚硬拒按，张口、咀嚼困难，口渴引饮，烦躁不安，或伴头痛，咽红肿痛，食欲不振，呕吐，便秘溲赤，舌质红，舌苔黄，脉滑数	清热解毒，软坚散结	普济消毒饮加减
变证	邪陷心肝	在腮部尚未肿大或腮肿后5～7天，壮热不退，头痛项强，嗜睡，严重者昏迷，惊厥，抽搐，舌质绛，舌苔黄，脉数	清热解毒，息风开窍	清瘟败毒饮加减
	毒窜睾腹	腮部肿胀渐消，男性多有一侧或两侧睾丸肿胀疼痛，女性多有一侧或两侧少腹疼痛，伴有发热、呕吐，舌质红，舌苔黄，脉数	清肝泻火，活血止痛	龙胆泻肝汤加减

［常考考点］流行腮腺炎的辨证论治。

要点五　预防与调护

1. 预防

（1）本病流行期间，少去公共场所，避免感染。

（2）预防的重点是应用疫苗进行主动免疫。目前采用麻疹、风疹、腮腺炎三联疫苗，接种后 96% 以上可产生抗体。

2. 调护

（1）患儿发热期间应卧床休息，禁食肥腻之品，尤其避免酸辣等刺激性食物，并以流食、半流食为宜，注意口腔卫生，多饮开水。

（2）居室应空气流通，避免复感外邪。

（3）进入青春期的男性患儿，若已经并发睾丸炎可应用软纸及丁字带托住阴囊。

（4）患儿应按呼吸道传染病隔离至腮肿完全消退 5 天左右为止，有接触史的易感儿应检疫观察 3 周。

【例题实战模拟】

A1 型题

1. 流行性腮腺炎肿大的部位是

A. 两侧颈部　B. 两侧耳后　C. 两侧颌下　D. 两侧面部　E. 以耳垂为中心

A2 型题

2. 患儿，男，7 岁。因左腮部肿痛 2 天、抽搐 1 次就诊。现症见发热、耳下腮部漫肿，神昏，嗜睡，项强，呕吐，舌红，苔黄，脉弦数。适宜的方剂是

A. 羚角钩藤汤　B. 普济消毒饮　C. 黄连解毒汤　D. 牛黄镇惊丸　E. 清瘟败毒饮

B1 型题

A. 柴胡葛根汤　B. 银翘散　C. 清瘟败毒饮　D. 甘露消毒丹　E. 普济消毒饮

3. 手足口病邪犯肺脾证的首选方剂是

4. 流行性腮腺炎热毒蕴结证的首选方剂是

A. 脑膜脑炎　B. 睾丸炎　C. 胰腺炎　D. 心肌炎　E. 关节炎

5. 流行性腮腺炎患者出现发热、头痛、呕吐、嗜睡或谵语等症时，应考虑的并发症是

6. 流行性腮腺炎患者出现发热、头痛、睾丸肿胀、变硬、疼痛等症时，应考虑的并发症是

【参考答案】

1. E　2. E　3. D　4. E　5. A　6. B

细目八　中毒型细菌性痢疾

【考点突破攻略】

要点一　中医病因病机

中毒型细菌性痢疾是由于染有疫毒的不洁之物，从口入腹，蕴伏肠胃所致。夏秋之季，湿热内盛，脾胃受困，秽邪疫毒最易入侵，毒聚肠中，正邪相争，则湿从热化，热盛化火，内窜营血，蒙蔽心包，扰动神明则见高热神昏；热极生风，风火相扇，引动肝风则见抽搐，此为邪实内闭之证。若正不敌邪，可使阳气暴脱，则汗出肢冷、呼吸微弱、脉微欲绝，此为内闭外脱之证。邪毒蕴积肠胃，阻滞气机，气机不利则腹痛。热毒凝滞津液，伤及肠络则见赤白下痢。总之，本病的病变主要在肠腑，为邪毒滞于肠腑，凝滞津液、蒸腐气血所致。

要点二　临床表现及辅助检查

（一）临床表现

潜伏期较短，为数小时至 1 ～ 2 天。起病急骤，全身中毒症状严重，高热可＞ 40℃，未腹泻前即出现严重的感染中毒表现；少数患儿体温不升，反复惊厥，迅速发生呼吸衰竭、休克或昏迷；也有在发热，脓血便 2 ～ 3 天后开始发展为

中毒型。临床上按其主要表现分为四型：

1. 休克型（皮肤内脏微循环障碍型） 以周围循环衰竭为主要表现。轻者早期可见精神萎靡，面色苍白，肢端发凉，脉压变小，脉搏细数，呼吸加快，心率增快，心音低钝。重者可见神志模糊或昏迷，面色苍灰，四肢湿冷，血压下降或测不到，脉搏微弱或摸不到，皮肤花纹，口唇发绀，可伴心、肺、血液、肾脏等多系统功能障碍。

2. 脑型（脑循环障碍型） 以神志改变、反复惊厥为主要表现。早期表现为萎靡、嗜睡、烦躁交替出现，继而频繁抽搐，神志昏迷，呼吸节律不整、叹息样呼吸、下颌呼吸等。瞳孔大小不等，对光反射迟钝或消失，视神经乳头水肿，眼底动脉痉挛。此型较重，病死率高。

3. 肺型（肺微循环障碍） 又称呼吸窘迫综合征，以肺微循环障碍为主，常在中毒型菌痢脑型或休克型基础上发展而来，病情危重，病死率高。

4. 混合型 以上三型症状先后出现或同时存在，由于全身严重的微循环障碍，重要器官的血流灌注锐减，是最为凶险的类型，病死率高。

（二）辅助检查

1. 大便常规 病初可正常，以后出现脓血黏液便，镜检有成堆脓细胞、红细胞和吞噬细胞。

2. 大便培养 可分离出痢疾杆菌。

3. 外周血象 白细胞总数多增高至（10 ～ 20）$\times 10^9$/L 以上。中性粒细胞为主，并可见核左移。

4. 免疫学检测 目前应用荧光物质标记的痢疾杆菌特异性多价抗体来检测大便标本中的致病菌，方法各异，都较快速，但特异性有待进一步提高。

5. 特异性核酸检测 采用核酸杂交或 PCR 可直接检查粪便中的痢疾杆菌核酸。

［常考考点］中毒型菌痢临床表现和阳性实验室结果。

要点三　诊断与鉴别诊断

（一）诊断要点

3 ～ 5 岁的健康儿童，夏秋季节突然高热，伴反复惊厥、脑病和休克表现者，均应考虑本病。可用肛拭子或灌肠取便，若镜检发现大量脓细胞或红细胞可确定诊断。

（二）鉴别诊断

1. 高热惊厥 多见于 6 个月～ 3 岁小儿，可发生在任何季节，常在上呼吸道感染体温突然升高时出现惊厥，抽搐时间短，多不反复发作，止惊后神志恢复快，一般情况良好，无其他感染中毒症状，便常规正常。

2. 流行性乙型脑炎 本病有严格的季节性（7 ～ 9 月份发生），其高热、惊厥、意识障碍与中毒型细菌性痢疾相似，但脑膜刺激征明显阳性，如颈强直、克氏征阳性、布氏征阳性，脑脊液多有改变，大便常规检查正常。

3. 急性坏死性肠炎 发病于任何年龄，多见于 4 ～ 14 岁儿童。其起病急、腹痛、腹泻和感染性休克与中毒型细菌性痢疾相似，但大便更多呈血水样，有特殊腐败腥臭味。很少有黏液脓性便，镜检以红细胞为主。一般不出现惊厥和昏迷表现。

［常考考点］中毒型菌痢的鉴别。

要点四　西医治疗原则及治疗措施

中毒型细菌性痢疾病情危急，发展迅速。疾病早期应积极抢救，以西医治疗为主，采取抗感染、抗休克，防治脑水肿和呼吸衰竭等方法。

1. 降温止惊 ①降温：高热易引起惊厥，加重脑缺氧和脑水肿，应选用物理、药物降温或亚冬眠疗法，尽快使体温降至 36 ～ 37℃。如用冷盐水灌肠，既可降温，又可获取大便送检。②止惊：惊厥者可静脉注射地西泮，每次 0.3 ～ 0.5mg/kg（最大剂量每次不超过 10mg）；或 10% 水合氯醛溶液，每次 0.5mL/kg 稀释灌肠。

2. 防治脑水肿和呼吸衰竭 ①脱水：首选 20% 甘露醇，每次 0.5 ～ 1g/kg，静脉注入，必要时 6 ～ 8 小时重复一次，或与利尿剂交替使用，以降低颅内压。②改善呼吸：保持呼吸道通畅，吸氧；如出现呼吸衰竭时，应采用呼吸兴奋剂或机械通气。

3. 防治循环衰竭 ①扩充血容量，纠正酸中毒，维持水与电解质平衡。②改善微循环。在充分扩容基础上应用血管活性药物以改善微循环，常用药物有东莨菪碱、酚妥拉明、多巴胺和阿拉明等血管活性药物。

4. 抗炎 如肾上腺皮质激素，具有抗炎、减轻脑水肿和抗休克作用。应早期、大剂量、短程应用。

5. 抗生素 应选用强有力的广谱抗菌药物，可适当选用头孢噻肟钠或头孢曲松钠（头孢三嗪）等药物，或根据大便培养结果选用敏感抗生素。

要点五 中医辨证论治

证型	辨证要点	治法	方药
毒邪内闭	突然高热，烦躁萎靡，或恶心呕吐，反复惊厥，神志昏迷或见呼吸困难，节律不整，可有下痢脓血，或虽未见下痢脓血，但用棉签在肛门内检测到黏液粪便，舌质红，苔黄厚或灰糙，脉数	清肠解毒，泄热开窍	黄连解毒汤加味
内闭外脱	突然面色苍白或青灰，四肢厥冷，汗出不温，皮肤花纹，口唇发绀，呼吸浅促，节律不匀，神志不清，脉细数无力或脉微欲绝	回阳救逆，益气固脱	参附龙牡救逆汤加味

［常考考点］中毒型菌痢的辨证论治。

【例题实战模拟】

A1 型题

1. 中毒型菌痢致病菌在我国较多见的是

A. 志贺杆菌　B. 福氏杆菌　C. 宋氏杆菌　D. 鲍氏杆菌　E. 以上均不是

2. 下列有关中毒型细菌性痢疾的临床表现，错误的是

A. 突然出现高热

B. 未腹泻前即出现严重的感染中毒表现

C. 开始即发热、腹泻，2～3 天内再发展为中毒型

D. 全身中毒症状严重

E. 也可开始即出现米泔水样便

3. 中毒型细菌性痢疾毒邪内闭证的治疗方剂是

A. 黄连解毒汤　B. 参附龙牡救逆汤　C. 白头翁汤　D. 大黄牡丹汤　E. 芍药汤

A2 型题

4. 患儿，病发在盛夏季节，突然高热，烦躁萎靡，恶心呕吐，反复惊厥，神志昏迷或见呼吸困难，节律不整，未见下痢脓血，但用棉签在肛门内检测到黏液粪便，舌质红，苔黄厚，脉数。考虑的诊断是

A. 小儿腹泻病　B. 急性坏死性肠炎　C. 中毒型菌痢　D. 流行性乙型脑炎　E. 高热惊厥

【参考答案】

1. A　2. E　3. A　4. C

细目九　传染性单核细胞增多症

【考点突破攻略】

要点一 中医病因病机

传染性单核细胞增多症病因为感受温热时邪。小儿脏腑娇嫩，形气未充，卫外不固，温疫邪毒由口鼻而入，侵于肺卫，结于咽喉，并内传脏腑，瘀滞经络，伤及营血，发生本病。

温邪从口鼻而入，首犯肺卫，故症见畏寒发热、头痛咳嗽、咽红烦渴；邪犯胃腑，可见恶心呕吐、不思饮食等；若兼夹湿，还可见困倦乏力、脘腹痞闷、面黄肢重等症。热毒进入气分，化毒化火，肺胃热甚，则大热大汗；热毒炽盛，炼液为痰，痰火瘀结，充斥脏腑，流注经络，发为淋巴结肿大；热毒内蕴，气血瘀滞，发为腹中积聚痞块；热毒痰火上攻咽喉，发为咽喉肿痛溃烂；热毒内窜营血，迫血妄行，出现皮疹发斑、尿血；热毒内陷心肝，发为抽搐昏迷；痰热内闭于肺，发为咳嗽痰喘；痰火痹阻脑络，可致口眼㖞斜、失语瘫痪；湿热瘀阻肝胆，发为黄疸。热毒痰瘀易伤气阴，使疾病迁延难愈，故后期表现为气阴受伤，余毒未清，病情迁延。本病以卫、气、营、血的规律进行传变，热、毒是主要病因；痰、瘀是主要病理产物。

要点二　临床表现

传染性单核细胞增多症发病或急或缓，半数有不适、头痛、恶心、疲乏、腹痛等前驱症状，继之出现典型症状。

1. 发热　体温常在 38 ～ 39℃，重者可达 40℃以上。热型不一，一般持续 1 ～ 3 周，然后逐渐下降。虽高热，但中毒征象不明显。

2. 淋巴结肿大　两侧颈部淋巴结肿大为主。有时可见全身浅表淋巴结普遍肿大、大小不等、硬度中等、活动度好。肿大的淋巴结于病程 2 周后逐渐消退，少数病例可持续数月甚至数年之久。

3. 咽峡炎　咽痛是主要症状之一。咽峡部充血，扁桃体肿大、充血，严重者可覆有灰白色膜状分泌物。少数悬雍垂或软、硬腭交界处见到小出血点和溃疡。

4. 肝脾肿大　半数患者出现脾肿大，多数在肋下 1 ～ 3cm，质地软；约 1/3 病例有肝大，肝功能异常。部分患儿可有黄疸，个别病例肝衰竭，因大块肝坏死而死亡。

5. 皮疹　幼小儿童较为多见，以风疹样红色斑丘疹最常见，亦可呈猩红热样皮疹、荨麻疹、多形红斑或瘀点等，以躯干和前臂伸侧为主，为暂时性，约 1 周隐退，不留痕迹，亦不脱屑。

［常考考点］传单的典型症状、体征。

要点三　鉴别诊断

1. 巨细胞病毒感染、弓形虫病　其症状酷似传染性单核细胞增多症，应予以鉴别。血清嗜异性凝集试验阴性，特异性抗体及病毒分离可资鉴别。

2. 细菌性咽峡炎、扁桃体炎　其血象中中性粒细胞增多，咽拭子细菌培养可得阳性结果，且青霉素治疗有效。

3. 某些药物反应引起类似传染性单核细胞增多症的症状　血中也可出现较高比例的异常淋巴细胞，但血清嗜异性凝集反应阴性或抗体效价很低，停用这些药物后病情迅速好转，异型淋巴细胞百分比很快下降。

要点四　中医辨证论治

证型	辨证要点	治法	方药
邪郁肺卫	发热，微恶风寒，微有汗，咳嗽鼻塞，流涕，头身痛，咽红疼痛，舌边或舌尖稍红，苔薄黄或薄白而干，脉浮数	疏风清热，清肺利咽	银翘散加减
热毒炽盛	壮热烦渴，咽喉红肿疼痛，乳蛾肿大，甚则溃烂，口疮口臭，面红唇赤，皮疹显露，颈、腋、腹股沟处浅表淋巴结肿大，胁下痞块，便秘尿赤，舌质红，苔黄腻，脉洪数	清热泻火，解毒利咽	普济消毒饮加减
热瘀肝胆	发热，皮肤发黄，小便短黄，肝脾肿大明显，胸胁胀痛，恶心呕吐，食欲不振，大便或溏或干结，舌红，苔黄腻，脉弦数	清热解毒，利湿化瘀	茵陈蒿汤加减
正虚邪恋	病程日久，发热渐退，或低热不退，精神软弱，疲乏气弱，口干唇红，大便或干或稀，小便短黄，咽部稍红，淋巴结、肝脾肿大逐渐缩小，舌红绛或淡红，苔少或剥苔，脉细弱	益气养阴，兼清余热，佐以通络化痰	气虚为主，宜竹叶石膏汤加减；阴虚为主，宜青蒿鳖甲汤加减

［常考考点］传单的辨证论治。

【例题实战模拟】

A1 型题

1. 下列不属于传染性单核细胞增多症临床表现的是

A. 发热　B. 咽痛　C. 颈部淋巴结肿大　D. 肝脾不大　E. 皮疹

2. 传染性单核细胞增多症热瘀肝胆证的治疗方剂是

A. 龙胆泻肝汤　B. 丹栀逍遥散　C. 复元活血汤　D. 失笑散　E. 茵陈蒿汤

B1 型题

A. 银翘散　B. 桑菊饮　C. 宣毒发表汤　D. 解肌透痧汤　E. 柴葛解肌汤

3. 幼儿急疹邪郁肺卫证的治疗方剂是

4. 传染性单核细胞增多症邪郁肺卫证的治疗方剂是

A. 清瘟败毒饮　B. 甘露消毒丹　C. 普济消毒饮　D. 黄连解毒汤　E. 清营汤

5. 传染性单核细胞增多症热毒炽盛证的治疗方剂是

6. 流行性腮腺炎热毒蕴结证的治疗方剂是

【参考答案】

1. D　2. E　3. A　4. A　5. C　6. C

【知识纵横比较】

各种传染病的证治比较

疾病	初期（方药）	中期（方药）	后期（方药）
麻疹	邪犯肺卫（宣毒发表汤）	邪入肺胃（清解透表汤）	阴津耗伤（沙参麦冬汤）
风疹	邪郁肺卫（银翘散）	邪入气营（透疹凉解汤）	—
幼儿急疹	邪郁肺卫（银翘散）	邪蕴肌腠（化斑解毒汤）	—
猩红热	邪侵肺卫（解肌透痧汤）	毒在气营（凉营清气汤）	疹后阴伤（沙参麦冬汤）
水痘	邪郁肺卫（银翘散）	毒炽气营（清胃解毒汤）	—
手足口病	邪犯肺脾（甘露消毒丹）	湿热蒸盛（清瘟败毒饮）	—
痄腮	邪犯少阳（柴胡葛根汤）	热毒蕴结（普济消毒饮）	—
毒痢	毒邪内闭（黄连解毒汤）	内闭外脱（参附龙牡救逆汤）	
传单	邪郁肺卫（银翘散）	热毒炽盛（普济消毒饮）	正虚邪恋（气虚：竹叶石膏汤，阴虚：青蒿鳖甲汤）
		热瘀肝胆（茵陈蒿汤）	

第十四单元　寄生虫病

细目一　蛔虫病

【考点突破攻略】

要点一　感染途径

蛔虫病患者是本病的主要传染源，经口吞入感染性蛔虫卵是主要传播途径。蛔虫卵随粪便排出后，可污染土壤、蔬菜、瓜果等，小儿通过污染的手拿取食物或生吃未经洗净且附有感染性虫卵的蔬菜、瓜果等，均易受感染；蛔虫卵亦可随灰尘飞扬被吸至咽部而吞入。

要点二　临床表现

（1）幼虫移行引起的症状：蛔虫卵可移行至肺、脑、肝、脾、肾、甲状腺和眼，引起相应的临床表现。

（2）成虫引起的症状：症状的轻重不但取决于蛔虫数目的多少，而且与蛔虫所在部位和状态有关。患者常腹痛，位于脐周，不剧烈，喜按揉；部分病人烦躁易惊或磨牙。

（3）并发症：如胆道蛔虫症、蛔虫性肠梗阻、肠穿孔及腹膜炎。

［常考考点］蛔虫病的典型症状和常见并发症。

要点三　中医辨证论治

本病治疗原则为驱蛔杀虫，调理脾胃；出现蛔厥证时先安蛔止痛，继以驱蛔杀虫。

证型	辨证要点	治法	方药
蛔虫证	脐周腹痛，时作时止，饮食不振，日见消瘦，大便不调，面色萎黄，或恶心、呕吐，或吐蛔虫，或大便下虫；睡眠不安，寐中磨牙，甚则爱挖鼻孔，咬衣角，嗜食泥土等；有的患儿面部出现淡色白斑，巩膜出现蓝色斑点，或下唇出现颗粒样大小白点；粪便镜检有蛔虫卵	驱蛔杀虫，调理脾胃	使君子散加减
蛔厥证	具有蛔虫证的一般症状。突然右上腹阵发性绞痛，弯腰曲背，辗转不安，恶心、呕吐，肢冷汗出，常吐出蛔虫；重者腹痛持续，时轻时剧，畏寒发热，甚则出现黄疸；舌苔黄腻，脉弦数或滑数	安蛔定痛，继以驱虫	乌梅丸加减

［常考考点］蛔虫病的辨证论治。

【例题实战模拟】

A1 型题

1. 蛔虫病的发生，与下列哪项关系最为密切
   A. 饮食不洁　B. 饮食不节　C. 过食生冷　D. 过食肥甘　E. 素体脾虚
2. 蛔虫病以腹痛为主要症状，其疼痛部位主要在
   A. 胃脘部　B. 左下腹　C. 脐周部　D. 右下腹　E. 痛无定处
3. 中医治疗蛔厥证的方药是
   A. 黄连解毒汤加味　B. 使君子散　C. 乌梅丸　D. 消风散　E. 真人养脏汤

A2 型题

4. 患儿，6 岁。腹痛剧烈，以右上腹为主，疼痛时全身冷汗，恶心呕吐，并吐出蛔虫 1 条。其诊断为
   A. 呕吐　B. 蛔厥证　C. 腹痛　D. 虫瘕证　E. 肠虫证

B1 型题

A. 满腹疼痛，拒按　B. 下腹部疼痛，拒按　C. 腹痛绵绵喜按，得温则舒
D. 绕脐腹痛，乍作乍止　E. 突然右上腹部绞痛，伴呕吐

5. 蛔厥证的腹痛特点是
6. 蛔虫病的腹痛特点是

【参考答案】

1. A　2. C　3. C　4. B　5. E　6. D

细目二　蛲虫病

【考点突破攻略】

要点一　感染途径

蛲虫患者是唯一的传染源。主要经口食入被虫卵污染的食物及手指而感染。虫卵可散落在衣裤、被褥、玩具或食物上，而且抵抗力强，在室内可存活 3 周，经吞食或空气吸入等方式传播。虫卵可在肛周皮肤上自行孵化成幼虫，再经肛门入肠内发育为成虫，称为逆行感染。

要点二　临床表现

约有 1/3 的蛲虫感染者可无症状，部分蛲虫感染可引起局部和全身症状。当雌虫爬到肛门周围排卵时可引起肛周和会阴皮肤强烈瘙痒，夜间为甚，伴睡眠不安。局部皮肤发生皮炎和继发感染，并伴有全身症状。

［常考考点］蛲虫病典型症状：夜间肛周和会阴皮肤强烈瘙痒。

要点三　治疗及预防

（一）治疗

1. 治疗原则　蛲虫病的治疗主要在于杀虫止痒。采用内服与外治结合的方法，还要重视预防，防治结合，才能达到

根治的目的。

2. 常用驱虫药物

（1）恩波吡维铵：是治疗蛲虫病的首选药物。剂量为 5mg/kg（最大量 0.25g），睡前 1 次顿服，2 ～ 3 周后重复 1 次。

（2）噻嘧啶：为广谱高效驱虫药。剂量为 11mg/kg（最大量 1g），睡前 1 次顿服，2 周后重复 1 次。

（3）甲苯达唑：是目前治疗蛲虫病主要药物之一，疗效佳，副作用少。每次 100mg，每日 2 次，连服 3 日，2 周后重复 1 次。

3. 局部外用药 每次排便后或睡前，用温水洗净肛门。再涂以 2% 氧化氨基汞软膏或 10% 氧化锌软膏，既可止痒，又可减少自身再感染；或用双羟萘酸噻嘧啶栓剂，每粒 0.2g，每晚塞肛 1 粒，连用 3 ～ 5 日；或用蛲虫软膏，每晚涂肛周及肛门，连用 7 日。

［常考考点］恩波吡维铵是治疗蛲虫病的首选药物。

（二）预防

1. 强调预防为主，培养良好的卫生习惯，饭前便后洗手，勤剪指甲，保持双手清洁，纠正吮指等不良习惯。

2. 加强卫生宣传，婴幼儿尽早穿连裆裤，玩具、用具等经常清洗消毒，改善环境卫生，切断传播途径。

【例题实战模拟】

A1 型题

1. 蛲虫病的主要特征是

A. 阵发性腹痛　B. 夜寐磨牙　C. 夜间肛门奇痒　D. 腹部有移动包块　E. 食欲异常

2. 下列有关蛲虫病的预防护理措施，错误的是

A. 饭前便后要洗手　B. 勤剪指甲　C. 纠正吮手的不良习惯

D. 密切接触者，给予板蓝根颗粒冲服　E. 被单、衣裤应勤洗换

A2 型题

3. 患儿，3 岁。饮食异常，精神烦躁，睡眠不安，肛门、会阴部瘙痒。应首先考虑的诊断是

A. 钩虫病　B. 蛔虫病　C. 蛲虫病　D. 姜片虫病　E. 绦虫病

【参考答案】

1. C　2. D　3. C

第十五单元　小儿危重症的处理

细目一　心搏呼吸骤停与心肺复苏术

【考点突破攻略】

要点一　心搏呼吸骤停的病因

1. 呼吸骤停的病因 新生儿窒息、婴儿猝死综合征、喉炎、喉痉挛、喉梗阻、气管异物、胃食管反流、中毒或药物过敏、呼吸衰竭、呼吸窘迫综合征、代谢性疾病等。迅速进展的肺部疾病如严重哮喘、重症肺炎、肺透明膜病，神经系统疾病急剧恶化。

2. 心搏骤停的病因 心肌病，心肌炎，先天性心脏病，循环系统状态不稳定，如失血性休克、心力衰竭、严重低血压、严重心律失常以及各种意外损伤等。

3. 临床难以预料的易触发心搏呼吸骤停的高危因素 大量持续静脉滴注、不适当胸部物理治疗（拍背、吸痰等）、气道吸引、气管插管、呼吸机的撤离等。

要点二　心搏呼吸骤停临床表现及诊断

1. 突然昏迷　可在心搏停跳 8 ～ 12 秒后出现，可有一过性抽搐。

2. 大动脉搏动消失　颈动脉、股动脉、肱动脉搏动消失，血压测不出。年幼儿可直接触摸心尖部确定有无心跳。

3. 心音消失或心跳过缓　心音消失或年长儿心率低于 30 次 / 分，新生儿低于 60 次 / 分，初生新生儿低于 100 次 / 分均需施行心脏按压。

4. 瞳孔扩大　心脏停搏 30 ～ 40 秒瞳孔开始扩大，对光反射消失，瞳孔大小可反映脑细胞功能受损程度。

5. 呼吸停止或严重呼吸困难　面色灰暗或发绀，应注意呼吸过于浅弱、缓慢或呈倒吸气样时不能进行有效气体交换所造成的病理生理改变与呼吸停止相同。

6. 心电图表现　①心搏徐缓。②室性心动过速。③心室纤颤。④心室停搏。

7. 眼底变化　眼底血管血流缓慢或停滞，血细胞聚集呈点彩样改变。提示脑血流已中断，脑细胞即将死亡。

前两项即可诊断心搏呼吸骤停，不必反复触摸脉搏或听心音，以免贻误抢救时机。

［常考考点］心搏呼吸骤停的临床表现。

要点三　心肺复苏术的基本生命支持

强调现场及时抢救，分秒必争。总的原则是尽快恢复心跳，以迅速建立有效的血液循环和呼吸，以保证全身，尤其是心、脑、肾等重要器官的血流灌注及氧供应。根据 2010 版美国心脏协会指南，儿童和婴儿（新生儿除外）一般复苏步骤如下：

1. 胸部按压（chest compressions，C）　强调胸部按压的重要性。操作时，将患儿仰卧置于硬板床上，对年长儿可用双掌法，即以双手掌根部重叠压住患儿胸骨中下 1/3 处，按压时双手肘关节伸直，有节奏地向脊柱方向压迫胸骨下段，对婴儿用双指法或拇指法，即两拇指放置于胸骨下 1/3 处，其余四指环绕胸廓，按压时仅拇指用力。按压频率至少为 100 次 / 分，按压幅度至少为胸廓前后径的 1/3，婴儿约为 4cm，儿童约为 5cm。心脏按压频率与人工通气频率之比为 30 ：2（单人施救），15 ：2（两位医护人员施救）。

心脏按压有效的指征为：①颈动脉或股动脉搏动，测得动脉血压＞ 60mmHg。②原来扩大的瞳孔缩小，光反射恢复。③口唇及甲床颜色转红。④肌张力增强或有不自主运动。⑤出现自主呼吸。

2. 通畅气道（airway，A）　首先快速吸净口咽部分泌物、呕吐物或异物，并使头部后仰，使气道平直。

3. 建立呼吸（breathing，B）　借助人工方法进行气体交换，需与心脏按压同时进行。

（1）口对口人工呼吸：简单易行，操作时患儿平卧，头稍后仰，术者一手托住患儿下颌，另一手拇指与食指捏住患儿鼻孔。深吸气后从患儿口腔吹入，然后放松鼻孔，让患儿肺内气体自动排出，吹气与排出时间为 1 : 2，吹气频率要求儿童为 18 ～ 20 次 / 分，婴儿为 30 ～ 40 次 / 分，数次吹气后应缓慢挤压患儿上腹部一次，以排除胃内气体。口对口人工呼吸时，吸氧浓度较低，难以保证通气量，故应尽快用复苏器或呼吸器代替。

（2）简易复苏器人工呼吸：可进行有效的通气。选择适合的面罩，一手固定面罩使其紧贴患儿面部，并托举患儿下颌，另一手有节律地挤压、放松气囊，挤压与放松时间以 1 : 2 为宜，挤压次数同上。注意观察胸部起伏及呼吸音强弱作为给气量是否适宜的依据。

（3）气管插管人工呼吸：是通气效果最佳的人工呼吸方法。当需要持久通气时，或面罩吸氧不能提供足够通气时，可用气管内插管代替面罩吸氧。插管时应选用与年龄相适应的不同内径的导管，插管后放置牙垫，用胶布固定。插管后用呼吸机或简易呼吸器进行有效的人工呼吸。

4. 药物治疗（drugs，D）　在心肺复苏过程中，恰当使用药物有助于促进自主呼吸与心搏的恢复。其目的是提高心、脑灌注压，增加心、脑血流量，减轻酸中毒，提高室颤阈值，为除颤创造条件，减少脑再灌注损伤。常用药物有：

（1）肾上腺素：为首选药物。适应于各种原因所致的心搏呼吸骤停。有正性肌力和正性频率作用。首次静脉或骨髓内 0.01mg/kg（0.1mL/kg，1 : 10000 溶液），气管内 0.1mg/kg，间隔 5 分钟可重复 1 次。

（2）碳酸氢钠：复苏最初不宜使用。用药指征为：确立有效的通气且通气量足够，pH ＜ 7.20，严重肺动脉高压、高血钾、肾上腺素给药后效果不佳时可考虑使用。先予 5% 碳酸氢钠 5mL/kg，稀释成等张液后快速滴入，此后根据血气分析与生化检查结果决定补充量，以维持机体 pH ＞ 7.25 为宜。

（3）阿托品：运用于心脏复跳后心动过缓，剂量每次 0.02 mg/kg，最大剂量 0.1mg/kg，间隔 5 分钟可重复使用。最大剂量儿童不超过 1mg，青少年不超过 2mg，可通过静脉、骨髓、气管内给药。

（4）葡萄糖：在婴幼儿心脏复苏时，应快速进行床边的血糖检测，在低血糖时应立即给葡萄糖，剂量 0.5 ～ 1.0g/kg，宜 25% 葡萄糖静脉注射。

（5）钙剂：仅在疑有低钙血症时才给予钙剂。剂量：葡萄糖酸钙 100 ～ 200mg/kg（10% 葡萄糖酸钙 1 ～ 2mL/kg），每次最大剂量 2.0g；氯化钙 20 ～ 50mg/kg（10% 氯化钙 0.2 ～ 0.5mL/kg），每次最大剂量 1.0g。

（6）利多卡因：当存在室颤时可用利多卡因。剂量：负荷量为 1mg/kg，负荷量给后即静脉维持，剂量为每分钟 20 ～ 50μg/kg。

新生儿复苏：新生儿心脏骤停基本都是窒息性骤停，所以保留 A–B–C 复苏程序（按压与通气比率为 3 : 1），但心脏病因导致的骤停除外。

复苏后的处理：经心肺复苏成功后，应注意：维持有效循环血容量，纠正低血压、心律失常等；积极实施脑复苏；维持水、电解质平衡。

［常考考点］心肺复苏的步骤 CAB 各部的操作要点。

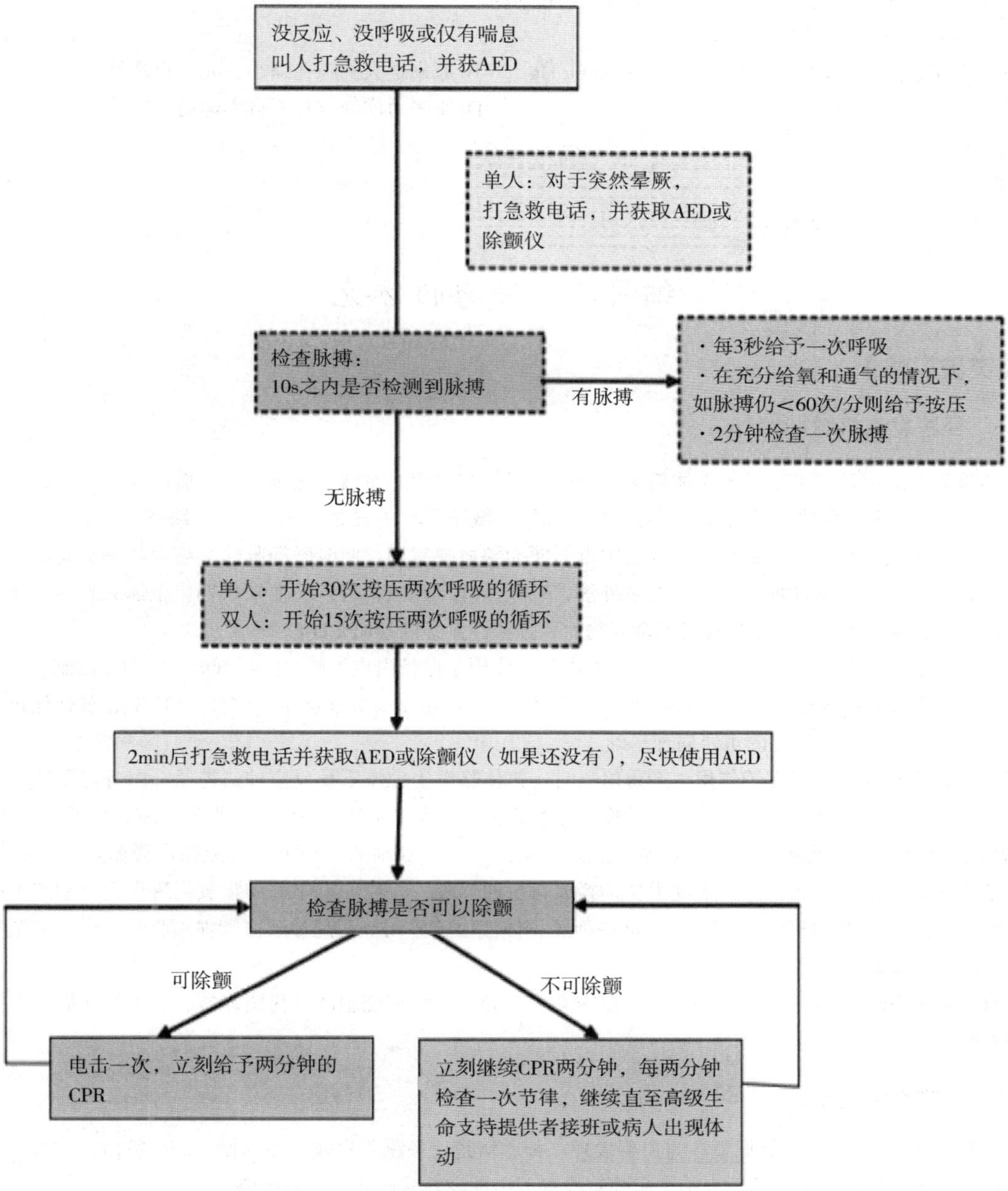

专业人员儿科基础生命支持流程图

【例题实战模拟】

A1 型题

1. 心搏呼吸骤停的临床表现不包括

A. 突然昏迷 B. 心电图呈心房颤动 C. 大动脉搏动消失 D. 心音听不到 E. 面色灰暗或发绀

2. 心肺复苏的药物治疗中首选的药物是

A. 肾上腺素 B. 碳酸氢钠 C. 阿托品 D. 葡萄糖 E. 钙剂

3. 胸外心脏按压的频率是

A. 至少 60 次 / 分钟 B. 至少 80 次 / 分钟 C. 至少 90 次 / 分钟

D. 至少 100 次 / 分钟 E. 至少 120 次 / 分钟

4. 单人抢救时按压与呼吸比是

A. 5∶1 B. 10∶1 C. 15∶2 D. 30∶1 E. 30∶2

5. 下列不属于心脏按压有效指征的是

A. 颈动脉或股动脉搏动，测得动脉血压＞ 60mmHg B. 原来扩大的瞳孔缩小，光反射恢复

C. 口唇及甲床颜色发绀 D. 肌张力增强或有不自主运动

E. 出现自主呼吸

【参考答案】

1. B 2. A 3. D 4. E 5. C

细目二 脓毒性休克

【考点突破攻略】

要点一 西医发病机制

1. 微循环障碍 细菌及其毒素进入人体后大量繁殖，释放其毒素，血液中儿茶酚胺、血栓素 A_2（TXA_2）、肿瘤坏死因子（TNF）等物质增多，交感神经兴奋，全身小血管收缩，微循环灌注减少而致组织缺血缺氧，病情进一步发展，动静脉短路开放，缺血缺氧加重，血中乳酸多而致酸中毒，此为缺血缺氧期。此时微静脉端呈痉挛状态，而微动脉舒张，出现微循环淤血，毛细血管通透性增高，大量血浆外渗，有效循环量锐减，进入淤血缺氧期。至休克晚期，血液浓缩，流动减慢呈淤泥状，红细胞破坏，血小板凝聚成微聚物而致弥散性血管内凝血（DIC）。

2. 免疫炎性介质的作用 病原微生物释放内、外毒素，作用于血管内皮细胞、巨噬细胞、T 淋巴细胞、中性多形核细胞等，释放一系列促炎和抗炎介质，由于促炎和抗炎平衡失调，产生全身炎症反应综合征（SIRS），或代偿抗炎反应综合征（CARS），这是产生感染性休克的重要病理基础。

3. 神经 – 内分泌和其他体液因子作用 严重感染时，机体除发生免疫系统反应外，神经 – 内分泌系统亦迅速作出反应。首先，交感 – 肾上腺系统兴奋，循环中儿茶酚胺类激素浓度迅速增加时，外周血管强烈收缩，代偿性增加回心血量，但内脏血管收缩使脏器的血液灌注不足而缺血缺氧。在垂体 – 肾上腺轴的作用下，肾上腺皮质激素、胰高血糖素等释放也增加。诸多因素造成组织血管内皮细胞损伤，释放花生四烯酸，后经环氧化酶和脂氧化酶作用分别产生前列腺环酸（PGI_2）、血栓素（TXA_2）和白三烯（LT）等。这些神经 – 体液因子的调节紊乱导致血管强烈收缩，内皮细胞损伤，是休克微循环功能障碍的基础。

感染性休克是在病原体及其毒素作用下，由血流动力学异常、组织细胞能量代谢障碍、多脏器功能衰竭三种不同机制综合作用的结果。

要点二 临床表现及诊断

1. 休克早期（代偿期） 以脏器低灌注为主要表现。神志清楚，烦躁不安或萎靡不振，面色苍白，肢端发凉，呼吸加快，心率增快，血压正常或稍低，脉压变小，实验室检查可出现高乳酸血症和低氧血症。

2. 休克中期（失代偿期） 表现为低血压和酸中毒。意识模糊，嗜睡，面色青灰，四肢厥冷，肛指温差＞ 6℃，唇绀，毛细血管再充盈时间＞ 3 秒。血压下降，呼吸表浅且快，心率快，心音低钝，尿少甚则无尿。此期可出现各脏器功

能不全。

3. 休克晚期（不可逆期） 表现为血压明显下降，心音极度低钝，常合并多脏器功能衰竭，常规抗休克治疗难以纠正。

［常考考点］休克各期的典型表现。

要点三　治疗原则

积极控制感染和抗休克，配合中医治以回阳救逆，益气固脱。

要点四　中医辨证论治

证型	辨证要点	治法	方药
热毒内闭	高热，烦躁，或精神萎靡，甚则神志昏迷，强直抽搐，喉中痰鸣，胸腹灼热，面色苍白，手足厥冷，口渴喜饮，小便短赤，大便秘结，舌红，苔黄燥，脉细数	清热解毒，通腑开窍	清瘟败毒饮合小承气汤加减，配用安宫牛黄丸、紫雪丹、至宝丹
气阴亏竭	神志不清，面色苍白，呼吸促而弱，皮肤干燥，尿少口干，四肢厥冷，唇舌干绛，苔少而干，脉细数而无力	益气养阴，救逆固脱	生脉散加减
阴竭阳脱	神志不清，面色青灰，皮肤紫花或大片瘀斑，皮肤湿冷，四肢冰凉过肘膝，汗出如油，呼吸不整，体温不升，唇紫发青，苔白滑，脉微欲绝，或指纹淡隐	益气回阳，救逆固脱	参附汤或参附龙牡救逆汤加减

［常考考点］脓毒性休克的辨证论治。

【例题实战模拟】

A2 型题

1. 患者，男，7 岁。诊断为脓毒性休克。症见高热，烦躁，精神萎靡，神志昏迷，强直抽搐，喉中痰鸣，胸腹灼热，面色苍白，手足厥冷，口渴喜饮，小便短赤，大便秘结，色红，苔黄燥，脉细数。其中医证型是

A. 气阴亏竭　B. 热毒内闭　C. 阴竭阳脱　D. 肝肾阴虚　E. 心阳虚衰

2. 患者，男，9 岁。诊断为脓毒性休克。症见神志不清，面色苍白，呼吸促而弱，皮肤干燥，尿少口干，四肢厥冷，唇舌干绛，苔少而干，脉细数而无力。其中医证型是

A. 热毒内闭　B. 阴竭阳脱　C. 气阴亏竭　D. 心阳虚衰　E. 肝肾阴虚

B1 型题

A. 清瘟败毒饮合小承气汤　B. 生脉散加减　C. 参附汤　D. 参附龙牡救逆汤　E. 独参汤

3. 脓毒性休克热毒内闭证的首选方剂是

4. 脓毒性休克气阴亏竭证的首选方剂是

A. 清热解毒，通腑开窍　B. 益气养阴，救逆固脱　C. 益气回阳，救逆固脱

D. 清热解毒，活血化瘀　E. 益气养阴，通腑开窍

5. 脓毒性休克热毒内闭证的治法是

6. 脓毒性休克气阴亏竭证的治法是

【参考答案】

1. B　2. C　3. A　4. B　5. A　6. B

第十六单元　中医相关病证

细目一　慢性咳嗽

【考点突破攻略】

要点一　辨病思路

本病辨证主要是辨风、痰、虚证。风有外风与内风之分，外风为感受风寒或风热之邪，临床以外感风热证候多见；内风则为外感风邪，因脏腑虚损或特禀体质，导致风邪稽留体内，内伏于肺而成，以刺激性咳嗽为主，干咳少痰，可突然发作，咽痒咽干，遇冷空气、油烟、灰尘等容易诱发。痰证需辨别痰湿与痰热，痰湿蕴肺证，痰多色白，或喉间痰鸣，舌质淡，苔白腻；痰热郁肺证，痰黄黏稠难咳，舌质红，苔薄黄或黄腻。虚证有肺气虚、肺阴虚、脾气虚之分，肺气虚证可见咳声无力，汗多，易感冒；肺阴虚证可见干咳无痰，或痰少而黏，口渴咽干；脾气虚证可见久咳不愈，面白神疲，纳少便溏。

引起儿童慢性咳嗽的病因较多，常见病因有咳嗽变异性哮喘、上气道咳嗽综合征和呼吸道感染后咳嗽、胃食管反流性咳嗽等。儿童慢性咳嗽的辨证除了八纲辨证及脏腑辨证外，还强调辨证与辨病相结合。咳嗽变异性哮喘，常因宿痰为患，肺气升降失司所致；症见咳嗽日久不愈，晨起、夜间咳甚，伴有鼻痒、喷嚏、流涕；治以化痰宣肺、降逆止咳。上气道咳嗽综合征，多属风邪伏于肺窍，肺气不宣，邪郁化热而致；症见咳嗽咳痰，鼻塞流涕，咽痒清嗓，舌红，苔薄黄；治以疏风清热、宣肺通窍。胃食管反流性咳嗽病因为食积气滞，胃失通降，母病及子，肺胃之气上逆而咳；症见咳嗽多在日间和直立位，口苦反酸，嗳气，胸痛；治以降逆止咳。

［常考考点］慢性咳嗽的病机为肺脏受累，宣肃失司。治以化痰宣肺、降逆止咳。

要点二　中医辨证论治

证型	辨证要点	治法	方药
风伏肺络证	久咳，早晚咳嗽为主，遇冷空气或活动后加重，干咳为主，痰少，鼻塞，流涕，喷嚏，清嗓，舌质淡红，苔薄白，脉浮数。过敏体质，多有过敏性疾病家族史	疏风通窍，宣肺止咳	三拗汤合苍耳子散加减
痰湿蕴肺证	久咳，痰多色白，喉间痰鸣，胸闷纳呆，口不渴，神疲肢倦，大便溏薄，舌质淡，苔白腻，脉滑或指纹紫滞	燥湿化痰，肃肺止咳	二陈汤合三子养亲汤加减
痰热郁肺证	久咳痰多，痰稠色黄难咳，大便干结，舌质红，苔黄腻，脉滑数或指纹紫滞	清肺化痰，肃肺止咳	清气化痰汤加减
肝火犯肺证	咳嗽日久不愈，晨起及夜间明显，咽痒阵咳，情志变化时咳甚，胸胁胀痛，烦躁易怒，舌红，苔少，脉弦细	清肝泻肺，化痰止咳	黛蛤散合泻白散加减
肺脾气虚证	咳嗽日久，咳声无力，痰白清稀，面白神疲，气短懒言，自汗恶风，反复感冒，纳少便溏，舌质淡，苔白，脉沉细	健脾补肺，培土生金	异功散合玉屏风散加减
阴虚肺燥证	咳嗽日久，无痰或痰少而黏，口渴咽干，手足心热，舌质红，苔薄白，脉细数	养阴清热，润肺止咳	沙参麦冬汤加减

［常考考点］慢性咳嗽的证治。

【例题实战模拟】

A1 型题

1. 治疗风伏肺络证的首选方剂是

A. 银翘散　B. 三拗汤合苍耳子散　C. 杏苏散　D. 金沸草散　E. 清金化痰汤

2. 治疗阴虚咳嗽的首选方剂是

A. 银翘散 B. 桑菊饮 C. 沙参麦冬汤 D. 清金化痰汤 E. 麦味地黄丸

A2 型题

3. 患儿，5 岁。症见咳嗽痰多，痰黄黏稠，难咳，喉间时有痰鸣，发热口渴，尿少色黄，舌质红，苔黄腻，脉滑数。治疗应首选的方剂是

A. 清气化痰汤 B. 桑菊饮 C. 沙参麦冬汤 D. 麻杏石甘汤 E. 黄连解毒汤合三拗汤

B1 型题

A. 咳嗽无力，痰白清稀，气短懒言，食少纳呆 B. 干咳无痰，口渴咽干，咽痒声嘶，舌红少苔

C. 咳嗽不爽，痰黄黏稠，不易咳出，舌苔黄腻 D. 咳嗽频作，声重咽痒，咳痰清稀，舌苔薄白

E. 咳嗽重浊，痰多壅盛，胸闷纳呆，舌苔白腻

4. 慢性咳嗽阴虚咳嗽症见

5. 慢性咳嗽气虚咳嗽症见

【参考答案】

1. B 2. C 3. A 4. B 5. A

细目二 腹痛

【考点突破攻略】

要点一 中医病因病机

小儿脾胃薄弱，经脉未盛，易为各种病邪所干扰。六腑以通降为顺，经脉以流通为畅，感受寒邪、乳食积滞、脾胃虚寒、情志刺激、外伤，皆可使气滞于脾胃肠腑，经脉失调，凝滞不通则腹痛。

1. 感受寒邪 由于护理不当，衣被单薄，腹部为风冷之气所侵，或因过食生冷瓜果，中阳受戕。寒主收引，寒凝气滞，则经络不畅，气血不行而腹痛。

2. 乳食积滞 小儿脾常不足，运化力弱，乳食又不知自节，故易伤食。如过食油腻厚味，或强进饮食，或临卧多食，致乳食停滞，郁积胃肠，气机壅塞，痞满腹胀腹痛。或平时过食辛辣香燥、膏粱厚味，胃肠积滞，或积滞日久化热，肠中津液不足致燥热内结，使气机不利，传导之令不行而致腹痛。

3. 脏腑虚冷 素体脾阳虚弱，脏腑虚冷，或寒湿内停，损伤阳气，阳气不振，温煦失职，阴寒内盛，气机不畅，腹部绵绵作痛。

4. 气滞血瘀 小儿情志不畅，肝失条达，肝气横逆，犯于脾胃，中焦气机壅塞，血脉凝滞，导致气血运行不畅，产生腹痛。

要点二 中医辨证论治

证型	辨证要点	治法	方药
腹部中寒	腹部疼痛，阵阵发作，得温则舒，遇寒痛甚，肠鸣辘辘，面色苍白，痛甚者，额冷汗出，唇色紫暗，肢冷，或兼吐泻，小便清长，舌淡红，苔白滑，脉沉弦紧，或指纹红	温中散寒，理气止痛	养脏散加减
乳食积滞	脘腹胀满，疼痛拒按，不思乳食，嗳腐吞酸，或时有呕吐，吐物酸馊，或腹痛欲泻，泻后痛减，矢气频作，粪便秽臭，夜卧不安，时时啼哭，舌淡红，苔厚腻，脉象沉滑，或指纹紫滞	消食导滞，行气止痛	香砂平胃散加减
胃肠结热	腹部胀满，疼痛拒按，大便秘结，烦躁不安，烦热口渴，手足心热，唇舌鲜红，舌苔黄燥，脉滑数或沉实，或指纹紫滞	通腑泄热，行气止痛	大承气汤加减
脾胃虚寒	腹痛绵绵，时作时止，痛处喜温喜按，面白少华，精神倦怠，手足不温，乳食减少，或食后腹胀，大便稀溏，唇舌淡白，脉沉缓，或指纹淡红	温中理脾，缓急止痛	小建中汤合理中丸加减
气滞血瘀	腹痛经久不愈，痛有定处，痛如锥刺，或腹部癥块拒按，肚腹硬胀，青筋显露，舌紫暗或有瘀点，脉涩，或指纹紫滞	活血化瘀，行气止痛	少腹逐瘀汤加减

［常考考点］腹痛的辨证论治。

【知识纵横比较】

中西医结合内科学与儿科学腹痛的证治比较

腹痛（中西医结合内科学）		腹痛（中西医结合儿科学）	
证型	方药	证型	方药
饮食积滞证	枳实导滞丸加减	乳食积滞	香砂平胃散加减
湿热壅滞证	大承气汤加减	胃肠结热	大承气汤加减
中虚脏寒证	小建中汤加减	脾胃虚寒	小建中汤合理中丸加减
瘀血内停证	少腹逐瘀汤加减	气滞血瘀	少腹逐瘀汤加减
—	—	腹部中寒	养脏散加减

【例题实战模拟】

A1 型题

1. 气滞血瘀腹痛的临床特点是

A. 疼痛拒按　B. 痛处喜暖　C. 痛如锥刺　D. 腹痛绵绵　E. 脘腹胀满

2. 治疗小儿腹痛乳食内积证的方剂是

A. 保和丸　B. 枳实导滞丸　C. 健脾丸　D. 香砂平胃散　E. 资生健脾丸

A2 型题

3. 患儿，8 岁。症见腹部胀满，疼痛拒按，大便秘结，烦躁不安，烦热口渴，手足心热，唇舌鲜红，舌苔黄燥，脉滑数。其证候是

A. 乳食积滞　B. 胃肠结热　C. 脾胃虚寒　D. 气滞血瘀　E. 腹部中寒

B1 型题

A. 养脏散加减　B. 香砂平胃散加减　C. 大承气汤加减

D. 小建中汤合理中丸加减　E. 少腹逐瘀汤加减

4. 小儿腹痛腹部中寒证的首选方是

5. 小儿腹痛脾胃虚寒证的首选方是

【参考答案】

1. C　2. D　3. B　4. D　5. A

细目三　厌食

【考点突破攻略】

要点一　中医病因病机

本病多由喂养不当、他病伤脾、先天不足、情志失调引起，其病变脏腑主要在脾胃。若脾胃失健，纳化不和，则造成厌食。

1. 喂养不当　小儿脏腑娇嫩，脾常不足，乳食不知自节。婴儿期未能及时添加辅食，或过食肥甘、煎炸炙煿之品，或恣意零食、偏食、冷食，或饥饱无度，或滥服滋补之品，均可损伤脾胃，产生厌食。

2. 他病伤脾　若患他病，误用攻伐，或过用苦寒损伤脾阳，或过用温燥耗伤胃阴，或病后未能及时调理，或夏伤暑湿，脾为湿困，均可使受纳运化失常，而致厌恶进食。

3. 先天不足　胎禀不足，脾胃薄弱之儿，往往生后即表现不欲吮乳，若后天失于调养，则脾胃怯弱，乳食难于增进。

4. 情志失调　小儿失于调护，猝受惊吓或打骂，或所欲不遂或思念压抑，或环境变更等，均可致情志抑郁，肝失条达，气机不畅，乘脾犯胃，亦可形成厌食。

［常考考点］厌食以长期厌进饮食为特征。病机是脾胃失健，纳化不和。

要点二　中医辨证论治

证型	辨证要点	治法	方药
脾失健运	食欲不振，厌恶进食，食而乏味，或伴胸脘痞闷，嗳气泛恶，大便不调，偶尔多食后则脘腹饱胀，形体尚可，精神正常，舌淡红，苔薄白或薄腻，脉尚有力	调和脾胃，运脾开胃	不换金正气散加减
脾胃气虚	不思进食，食而不化，大便偏稀夹不消化食物，面色少华，形体偏瘦，肢倦乏力，舌质淡，苔薄白，脉缓无力	健脾益气，佐以助运	异功散加味
脾胃阴虚	不思进食，食少饮多，皮肤失润，大便偏干，小便短黄，甚或烦躁少寐，手足心热，舌红少津，苔少或花剥，脉细数	滋脾养胃，佐以助运	养胃增液汤加减

［常考考点］厌食的证治。

要点三　中医其他疗法

1. 中药成药

（1）醒脾养儿颗粒：＜1岁2g，1日2次；1～2岁4g，1日2次；3～6岁4g，1日3次；7～14岁6～8g，1日2次。温开水冲服。用于脾胃气虚证。

（2）儿康宁糖浆：每次10mL，每日3次口服。20～30日为1疗程。用于厌食各证型。

2. 针灸疗法

（1）体针：①取四缝（点刺）、足三里、三阴交，用平补平泻法。用于脾失健运证。②取脾俞、胃俞、足三里、三阴交，用补法。用于脾胃气虚证。③取足三里、三阴交、阴陵泉、中脘、内关，用补法。用于脾胃阴虚证。以上各型均用中等刺激不留针，每日1次，10次为1疗程。

（2）耳穴：取脾、胃、肾、神门、皮质下。用胶布粘王不留行籽贴按于穴位上，隔日1次，双耳轮换，10次为1疗程。每日按压3～5次，每次3～5分钟，以稍感疼痛为度。用于各证型。

3. 推拿疗法

（1）补脾土，运内八卦，清胃经，掐揉掌横纹，摩腹，揉足三里。用于脾失健运证。

（2）补脾土，运内八卦，揉足三里，摩腹，捏脊。用于脾胃气虚证。

（3）揉板门，补胃经，运八卦，分手阴阳，揉上马，揉中脘。用于脾胃阴虚证。

以上各证均可配合使用捏脊法。

4. 中药外治法

（1）高良姜、青皮、陈皮、荜茇、苍术、薄荷、蜀椒各等量，研为细末，做成香袋，佩戴于胸前。

（2）藿香、佩兰、槟榔、山药、扁豆、白芷、砂仁、黄芪、白术、党参各等份，用无纺棉制成11cm×9cm药棉，盖神阙穴。30日为1个疗程，每10日换药1次。

（3）牙皂30g，砂仁、茯苓、焦麦芽、神曲、焦山楂、肉豆蔻各12g，人参、白术各10g，川朴9g，广木香6g，冰片2g，麝香0.4g。粉碎，以凡士林调成膏状，敷于中脘、气海穴上，每日1换，3日为1个疗程。

【例题实战模拟】

A1型题

1. 治疗厌食脾胃气虚证的首选方剂是

A. 保和丸　B. 异功散　C. 四君子汤　D. 补中益气汤　E. 不换金正气散

A2型题

2. 患儿，2岁，体重11kg。自入秋以来食欲不振，食而不化，面色少华，倦怠乏力，大便偏稀，夹有不消化食物。应首先考虑的诊断是

A. 厌食　B. 积滞　C. 疳证　D. 疰夏　E. 泄泻

B1型题

A. 食少饮多，便干尿黄，苔花剥　B. 食少汗多，大便不消化，脉无力　C. 食欲不振，泻下酸臭，苔黄腻

D. 食少便秘，烦躁低热，脉洪数　　E. 食少形瘦，嗜睡懒言，苔黄厚

3. 胃阴不足型厌食的证候表现是

4. 脾胃气虚型厌食的证候表现是

A. 十全大补丸　B. 参苓白术散　C. 补中益气汤　D. 养胃增液汤　E. 不换金正气散

5. 治脾失健运型厌食的代表方是

6. 治脾胃阴虚型厌食的代表方是

【参考答案】

1. E　2. A　3. A　4. B　5. E　6. D

细目四　积滞

【考点突破攻略】

要点一　中医病因病机

积滞是因乳食不节，伤及脾胃，致脾胃运化功能失调，或脾胃虚弱，腐熟运化不及，乳食停滞不化。其病位在脾胃，基本病理机制为乳食停聚中焦，积而不化，气滞不行。

1. 乳食内积　小儿脾常不足，乳食不知自节。若调护失宜，喂养不当，则易为乳食所伤。若乳食不节，脾胃受损，受纳运化失职，升降失调，宿食停聚，积而不化，则成积滞。伤于乳者，为乳积；伤于食者，则为食积。

2. 脾虚夹积　若禀赋不足，脾胃素虚；或病后失调，脾气亏虚；或过用寒凉攻伐之品，致脾胃虚寒，腐熟运化不及，乳食稍有增加，即停滞不化，而成积滞。

若积久不消，迁延失治，则可进一步损伤脾胃，导致气血生化乏源，营养及生长发育障碍，形体日渐消瘦而转为疳证。

［常考考点］积滞病位在脾胃；基本病机为乳食停聚中焦，积而不化，气滞不行。

要点二　辨病思路

积滞与厌食鉴别。厌食表现为长期食欲不振，厌恶进食，一般无脘腹胀满、大便酸臭等症。积滞是以不思乳食，食而不化，脘腹胀满，嗳气酸腐，大便溏薄或秘结酸臭为特征。临诊时应详细询问患儿食欲好坏、腹胀时间、大便情况，并应询问喂养方式、喂养情况。本病证往往有伤乳、伤食史，临床除积滞主症外，可伴有烦躁不安、夜间哭闹或呕吐等症。大便常规化验检查，可见不消化食物残渣或脂肪滴。

腹胀是积滞的主要临床表现，而引起腹胀的原因比较复杂，内科疾病可以引起，如感染性疾病，低氧血症，水、电解质紊乱及酸碱平衡失调等，同时腹胀也是外科疾病的一种表现，如下消化道梗阻、气腹、血腹、肿瘤等。应注意临床症状特点以明确原发疾病，血常规、血培养、血生化、神经系统检查等有利于诊断相关疾病。

［常考考点］积滞与厌食的鉴别。

要点三　中医辨证论治

证型	辨证要点	治法	方药
乳食内积	不思乳食，嗳腐酸馊或呕吐食物、乳片，脘腹胀满，疼痛拒按，大便酸臭，或便秘夜眠不安，苔厚腻，脉象弦滑，或指纹紫滞	消乳化食，和中导滞	乳积者，选消乳丸加减；食积者，选保和丸加减
脾虚夹积	面色萎黄，形体消瘦，神疲肢倦，不思乳食，食则饱胀，腹满喜按，大便稀溏酸腥，夹有乳片或不消化食物残渣，舌质淡，苔白腻，脉细滑，或指纹淡滞	健脾助运，消食化滞	健脾丸加减

［常考考点］积滞的证治。

【例题实战模拟】

A2 型题

1. 积滞患儿出现烦躁不安，唇红面赤，肚腹热甚，苔黄腻。其病机是

A. 心脾积热　B. 湿热内蕴　C. 肝郁化火　D. 食积化热　E. 阴虚火旺

2. 患儿，8 个月。因一次食入 2 个鸡蛋，并饮用一大杯牛奶而致呕吐，不思进食，腹胀，啼哭不安，大便酸臭，舌苔厚腻。其诊断是

A. 厌食　B. 积滞　C. 呕吐　D. 疳积　E. 腹痛

3. 患儿，2 岁。平素喜进肉食，5 天前因过食虾仁而出现腹胀嗳气，食欲减退，口臭，大便 3 日未行，舌质红，苔黄厚腻。其治法是

A. 消食导滞　B. 健脾化积　C. 清热和胃　D. 运脾开胃　E. 理气和中

B1 型题

A. 面色少华，精神尚好　B. 脘腹胀满，舌苔厚腻　C. 形体消瘦，精神萎靡

D. 腹痛拒按，嗳气泛酸　E. 神疲肢倦，大便不调

4. 积滞的主要症状有不思乳食，伴见

5. 疳证的主要症状有不思乳食，伴见

【参考答案】

1. D　2. B　3. A　4. B　5. C

细目五　便秘

【考点突破攻略】

要点一　中医病因病机

小儿便秘的常见病因有饮食因素、情志因素、燥热内结、气血亏虚等。其主要病位在大肠，病机关键是大肠传导失常。

1. 乳食积滞　小儿脾常不足，乳食不知自节，若喂养不当，饥饱失常，或过食辛辣香燥、油煎炙煿、生冷肥甘之品，或偏食挑食等，皆可损伤脾胃，致运化失常，乳食停滞中焦，久而成积，积热蕴结而致肠腑传导失常，引起便秘。

2. 燥热内结　温热病后，燥热伤阴，或肺热下移大肠，或过用辛温药物，或恣食炙煿辛辣之物，伤津耗液，或胎热素盛，肠道燥热等，均可导致肠胃积热，耗伤津液，燥热内结，肠道干涩，传导不利，粪质干燥坚硬，难于排出而便秘。

3. 气机郁滞　小儿肝常有余，若所欲不遂，情志不舒，肝气郁结，气机郁滞，或情绪紧张，气机郁结，或久坐不动，气机不利，均可致腑气郁滞，通降失常，糟粕内停，不得下行，而致便秘。

4. 气血亏虚　小儿脏腑娇嫩，形气未充，若禀赋不足，气亏血少，或进食过少，气血生化乏源，或吐衄便血，或壮热大汗，或因病过用发汗、通利、燥热之剂，耗气损阴伤津，致身体虚弱，气血虚衰。气虚则脾胃运化传导无力，血虚则津液不足以滋润大肠，均可致大便下行不利，糟粕难行而便秘。

［常考考点］便秘病位在大肠，病机关键是大肠传导失常。

要点二　中医辨证论治

（一）辨证思路

1. 辨虚实　实证多为乳食积滞、燥热内结、气机郁滞所致，一般病程较短，粪质干燥坚硬，常伴腹胀拒按，口苦口臭，口腔溃疡，睡眠不安等症状。虚证多因气血不足，肠失濡润，传导无力所致，一般病程较长，粪质不甚干结，但欲便不出或便出不畅，腹胀喜按，常伴神疲乏力，面白无华等虚证表现。

2. 辨寒热　热证便秘多有面赤身热，口干，尿黄，腹胀腹痛，舌红苔黄等症状。寒证便秘常见四肢不温，面色青白，喜温恶寒，小便清长，舌淡苔白等表现。

（二）治疗原则

本病以润肠通便为基本法则。临床根据病因不同，分别常用消食导滞、清腑泄热、疏肝理气、益气养血之法；同时，

应注意调整不合理的饮食结构，建立良好的排便习惯。

（三）分证论治

证型	辨证要点	治法	方药
乳食积滞证	大便干结，排便困难，脘腹胀满，不思乳食，或恶心呕吐，手足心热，心烦，睡眠不安，小便短黄，舌红苔黄厚，脉沉有力，指纹紫滞	消积导滞，清热和中	枳实导滞丸加减
燥热内结证	大便干硬，排出困难，甚至秘结不通，面红身热，口干口臭，或口舌生疮，腹胀腹痛，小便短赤，舌质红，苔黄燥，脉滑数，指纹紫滞	清热导滞，润肠通便	麻子仁丸加减
气机郁滞证	大便闭涩，嗳气频作，肠鸣矢气，胸胁痞闷，腹中胀痛，舌质红，苔薄白，脉弦，指纹滞	疏肝理气，导滞通便	六磨汤加减
气血亏虚证	粪质干结，或并不干硬，虽有便意，但努挣乏力，难于排出，汗出气短，便后疲乏，神倦懒言，面白无华，唇甲色淡，头晕心悸，健忘，多梦，舌淡，苔白，脉弱，指纹淡	补气养血，润肠通便	黄芪汤合润肠丸加减

［常考考点］便秘的辨证论治。

【知识纵横比较】

中西医结合内科学与儿科学便秘的证治比较

便秘（中西医结合内科学）			便秘（中西医结合儿科学）	
证型		方药	证型	方药
实秘	热秘	麻子仁丸	燥热内结证	麻子仁丸
	气秘	六磨汤	气机郁滞证	六磨汤
	冷秘	温脾汤合半硫丸	乳食积滞证	枳实导滞丸
虚秘	气虚秘	黄芪汤	气血亏虚证	黄芪汤合润肠丸
	血虚秘	润肠丸		
	阴虚秘	增液汤	—	—
	阳虚秘	济川煎	—	—

【例题实战模拟】

A2 型题

1. 患儿，6 岁。平素大便干硬，排出困难，甚至秘结不通，面红身热，口干口臭，口舌生疮，腹胀腹痛，小便短赤，舌质红，苔黄燥，脉滑数。其治疗方剂是

A. 麻子仁丸　B. 六磨汤　C. 枳实导滞丸　D. 黄芪汤合润肠丸　E. 增液承气汤

2. 患儿，男，5 岁。大便闭涩，嗳气频作，肠鸣矢气，胸胁痞闷，腹中胀痛，舌质红，苔薄白，脉弦。其证候是

A. 燥热内结证　B. 气机郁滞证　C. 乳食积滞证　D. 气血亏虚证　E. 冷积便秘

B1 型题

A. 保和丸　B. 枳实导滞丸　C. 健脾丸　D. 异功散　E. 香砂平胃散

3. 小儿腹痛乳食积滞证的治疗方剂是

4. 小儿便秘乳食积滞证的治疗方剂是

【参考答案】

1. A　2. B　3. E　4. B

细目六 尿血

【考点突破攻略】

要点一 中医病因病机

小儿尿血病因主要有感受外邪、饮食所伤、禀赋不足、脏腑虚损。病位在肾与膀胱。病机关键为热伤血络，或气不摄血，导致血溢脉外，随尿排出。

［常考考点］尿血的病机关键为热伤血络，或气不摄血，导致血溢脉外，随尿排出。

要点二 辨病思路

血尿的病因可分为泌尿系统本身器质或功能改变、全身性疾病或尿路邻近器官疾病三类，临床诊断先确定是否为真性血尿，若为真性血尿，应注意鉴别血尿的来源，注意区别肾小球性血尿和非肾小球性血尿。

要点三 中医辨证论治

1. 辨证要点 尿血的辨证以八纲辨证为主，结合脏腑辨证，其中辨别虚实甚为关键。实证尿血发病急、病程短、尿色鲜红，根据病史及全身症状又有风热伤络、下焦湿热的不同；虚证尿血起病缓或病程长，尿色淡红，有阴虚、气虚或脾肾两虚的不同。

2. 治疗原则 治疗上实证尿血以祛邪为主，在疏风散邪、清热利湿的基础上，佐以凉血止血；虚证尿血则以扶正为要，在补中益气、滋阴清热的基础上，配以凉血、固涩之法。

3. 证治分类

证型	辨证要点	治法	方药
风热伤络	起病较急，尿色鲜红，恶风，常有皮肤紫癜，颜色鲜明，偶有腹痛，关节痛，舌红，苔薄黄，脉浮数	疏风散邪，清热凉血	连翘败毒散加减
下焦湿热	起病急骤，尿色鲜红，或伴发热，口渴喜饮，遍身酸痛，少腹胀痛，舌质红，苔黄腻，脉滑数，指纹紫滞	清热利湿，凉血止血	小蓟饮子加减
脾不摄血	久病尿血，面色萎黄，食少，体倦乏力，气短声低，或兼齿衄、肌衄，舌淡，脉细弱	补中健脾，益气摄血	归脾汤加减
脾肾两虚	尿血淡红，小便频数，纳食减少，精神疲惫，面色苍黄，气短声低，头晕耳鸣，腰膝酸软，形寒肢冷，便溏或见浮肿，或伴齿衄、肌衄，舌质淡，苔白，脉沉弱	健脾固肾	济生肾气丸加减
阴虚火旺	尿血反复，迁延日久，口干咽红，手足心热，或有低热、颧红、盗汗，形体消瘦，口干多饮，舌红，苔少或光剥苔，脉细数	滋阴清热，凉血止血	知柏地黄丸加减

【知识纵横比较】

中西医结合内科学与儿科学尿血的证治比较

尿血（中西医结合内科学）		尿血（中西医结合儿科学）	
证型	方药	证型	方药
—	—	风热伤络	连翘败毒散
下焦湿热证	小蓟饮子	下焦湿热	小蓟饮子
脾不统血证	归脾汤	脾不摄血	归脾汤
肾气不固证	无比山药丸	脾肾两虚	济生肾气丸
肾虚火旺证	知柏地黄丸	阴虚火旺	知柏地黄丸

【例题实战模拟】

A1 型题

1. 下列不是尿血病因的是

A. 下焦热盛 B. 阴虚火旺 C. 脾不统血 D. 肾气不固 E. 肾阳不足

2. 尿血风热伤络证的治法是

A. 疏风散邪，清热凉血 B. 清热利湿，凉血止血 C. 补中健脾，益气摄血

D. 健脾固肾，摄血止血 E. 滋阴清热，凉血止血

A2 型题

3. 患儿，7 岁。尿血淡红，小便频数，纳食减少，精神疲惫，面色苍黄，气短声低，头晕耳鸣，腰膝酸软，形寒肢冷，便溏，伴齿衄、肌衄，舌质淡，苔白，脉沉弱。适宜的治疗方剂是

A. 无比山药丸 B. 金匮肾气丸 C. 济生肾气丸 D. 右归丸 E. 归脾汤

B1 型题

A. 八正散 B. 小蓟饮子 C. 归脾汤 D. 济生肾气丸 E. 知柏地黄丸

4. 小儿尿血下焦湿热证的治疗方剂是

5. 小儿尿血阴虚火旺证的治疗方剂是

【参考答案】

1. E 2. A 3. C 4. B 5. E

细目七 急惊风

【考点突破攻略】

要点一 中医病因病机

1. 感受时邪 若外感风寒或风热之邪，束于肌表，郁而化热，小儿神怯筋弱，热灼筋脉，扰动心、肝二经，可见神昏、抽搐发作；若温邪致病，如风温、春温、暑温以及四时疫邪，侵犯人体，易化热化火，入营入血，内陷心包，引动肝风，出现高热、神昏、痉厥、吐衄及发斑；若感受湿热疫毒之邪，多夹积滞，蕴阻肠胃，郁而化火，内陷心包，引动肝风，临床出现高热、呕吐、腹痛腹泻和神昏抽搐等证。

2. 暴受惊恐 小儿神气怯弱，元气未充，若目触异物，耳闻巨声或不慎跌仆，暴受惊恐，惊则伤神，恐则伤志，神明受扰则神志不宁，惊惕不安，甚则神昏抽搐。

总之，急惊风的产生主要是由于小儿感受时邪，化热化火，内陷心包，引动肝风，则惊风发作。其病变部位，主要在心、肝二经，疾病性质以实为主。

要点二 临床表现

1. 多见于 3 岁以下婴幼儿，5 岁以上则逐渐减少。

2. 以四肢抽搐、颈项强直、角弓反张、神志昏迷为主要临床表现。

3. 有接触疫疠之邪，或暴受惊恐史。

4. 有明显的原发疾病，如感冒、肺炎喘嗽、疫毒痢、流行性腮腺炎、流行性乙型脑炎等。中枢神经系统感染者，神经系统检查病理反射阳性。

5. 必要时可做大便常规、大便细菌培养、血培养、脑脊液等检查，以协助诊断。

要点三 诊断与鉴别诊断

（一）诊断要点

1. 本病以 3 岁以下小儿多见，5 岁以上逐渐减少。

2. 有明显的原发疾病，常见感冒、肺炎喘嗽、风温、春温、暑温、疫毒痢等。

3. 以发热、四肢抽搐、颈项强直、角弓反张、神志昏迷为主要临床表现。

4. 通过血常规、血培养、脑脊液、脑 CT 或 MRI、大便常规、大便培养等检查，可协助诊断原发疾病。

［常考考点］急惊风的诊断要点。

（二）鉴别诊断

1. 高热惊厥 多见于 6 个月至 3 岁的患儿，先有发热，随着体温的骤然升高出现短暂的全身性惊厥发作，伴有意识丧失。惊厥持续时间短暂，一般一次发热中惊厥只发作一次。神经系统检查和脑电图均正常。

2. 中枢神经系统（CNS）感染及其毒素引起的惊厥 4 岁以下的患儿中枢神经系统感染发生惊厥的比例大，约占 45%；乙型脑炎多发生在夏季，流行性脑脊髓膜炎多在冬春季发生，且皮肤伴发出血性皮疹；化脓性脑炎、脑膜炎，无明显季节性。惊厥反复发作，持续时间长，发作时多伴有意识障碍、嗜睡、烦躁、呕吐及昏迷等，甚至呈惊厥持续状态。神经系统检查阳性体征、血常规及脑脊液检查可协助诊断。常见疾病有细菌性脑膜炎和脑脓肿、结核性脑膜炎、病毒性脑炎、脑膜脑炎和脑寄生虫病等。

3. 非 CNS 急性严重感染引起的惊厥 此类惊厥由全身严重感染引起的急性中毒性脑病诱发脑细胞缺血、脑组织水肿所致。常见疾病有中毒性肺炎、消化道感染（细菌性、病毒性胃肠炎）、泌尿道感染（急性肾盂肾炎）、败血症和传染病（麻疹、猩红热、伤寒）等。

［常考考点］急惊风的诊断要点。

要点四 四证八候

四证：痰、热、惊、风。

八候：搐、搦、颤、掣、反、引、窜、视。

［常考考点］惊风的四证八候。

要点五 中医辨证论治

证型		辨证要点	治法	方药
感受风邪		发热，头痛，咳嗽，咽红，鼻塞流涕，烦躁不安，突然痉厥昏迷，热退后抽搐自止，舌红，苔薄黄，脉浮数	疏风清热，息风定惊	银翘散加减
温热疫毒	邪陷心肝	在原发温热疾病基础上，出现高热不退，头痛项强，恶心呕吐，突然肢体抽搐，神志昏迷，面色发青，甚则肢冷脉伏，烦躁口渴，舌红，苔黄腻，脉数	平肝息风，清心开窍	羚角钩藤汤合紫雪丹加减
	气营两燔	病来急骤，高热，狂躁不安，剧烈头痛，神昏谵妄，抽搐，颈项强直，口渴，舌质深红或红绛，苔黄燥，脉数	清气凉营，息风开窍	清瘟败毒饮加减
湿热疫毒		持续高热，神志昏迷，谵妄烦躁，反复抽搐，腹痛拒按，呕吐，大便黏腻或夹脓血，舌红，苔黄腻，脉滑数	清热化湿，解毒息风	黄连解毒汤加减
暴受惊恐		暴受惊恐后突然抽搐，惊惕不安，惊叫急啼，甚则神志不清，四肢厥冷，大便色青，苔薄白，脉乱不齐	镇惊安神，平肝息风	琥珀抱龙丸加减

［常考考点］急惊风的证治。

要点六 西医急救处理

1. 一般处理 ①体位：抽搐发作时，切勿强力牵拉，扭伤筋骨，导致瘫痪或强直等后遗症。将患儿平放于床，头侧位，并用纱布包裹压舌板，置于上、下牙齿之间，以防咬伤舌体。②保持呼吸道通畅：痰涎壅盛者，随时吸痰，并给予吸氧。③密切观察患儿生命体征：注意观察患儿的面色、呼吸、血压、脉搏的变化。④维持营养及体液的平衡。

2. 抗惊厥药物的应用 当一种抗惊厥药物疗效不满意时，可以重复应用一次或与其他药物更替使用，但不可连续使用同一药物，以免引起蓄积中毒。

（1）地西泮：首选药。惊厥较轻者，可用地西泮灌肠，剂量 0.5mg/kg，一般不超过 5mg；惊厥较重者，可用地西泮静注，剂量为每次 0.3 ～ 0.5mg/kg，速度每分钟 1 ～ 2mg，必要时可在 15 ～ 20 分钟后重复静脉注射，最大剂量不超过 10mg。

（2）苯巴比妥：止惊效果好，维持时间长，副作用少，负荷剂量 15 ～ 20mg/kg。

（3）苯妥英钠：一般在地西泮、苯巴比妥处理无效后使用，对惊厥持续状态时可用 15 ～ 20mg/kg。

3. 病因治疗 ①控制高热：物理降温可用冷湿毛巾较大面积敷于额头部，必要时用冰袋放于额部、枕部或颈侧。②降低颅压：严重而反复惊厥者常有脑水肿存在，可静脉注射20%甘露醇、地塞米松和呋塞米，进行脱水治疗。

［常考考点］抗惊厥首选地西泮。

【例题实战模拟】

A2 型题

1. 患儿，男，7岁。突然高热，不省人事，抽搐不已，大便化验见脓球成堆，大便腥臭异常，肛门灼热，舌红，苔黄腻，脉滑数。其证型是

A. 邪陷心肝　B. 湿热疫毒　C. 痰食惊风　D. 风热致惊　E. 暴受惊恐

2. 患儿，男，2岁。流涕，喷嚏，咳嗽1天，次日高热，于体温骤升时突发惊厥，查体温40℃，咽喉红赤，苔薄黄，指纹浮紫于气关。中医诊断为急惊风，其证候是

A. 感受风邪　B. 邪陷心肝　C. 气营两燔　D. 湿热疫毒　E. 邪陷厥阴

3. 患儿，女，4岁。高热持续3天，神昏谵语，突然颈项强直，两目上视，口吐白沫，手足抽动，四肢厥冷。其宜选的方剂是

A. 镇惊丸　B. 清营汤　C. 清瘟败毒饮　D. 羚角钩藤汤　E. 犀角地黄汤

B1 型题

A. 白头翁汤　B. 芍药汤　C. 黄连解毒汤　D. 葛根芩连汤　E. 清瘟败毒饮

4. 急惊风湿热疫毒证的治疗方剂是

5. 中毒型菌痢毒邪内闭证的治疗方剂是

【参考答案】

1. B　2. A　3. D　4. C　5. C

细目八　遗尿

【考点突破攻略】

要点一　中医病因病机

遗尿主要是膀胱不能约束所致，而造成膀胱失约的原因主要有：

1. 下元虚寒 小儿先天禀赋不足，后天病后失调，则肾气不固，下元虚寒，膀胱气化功能失调而致遗尿。

2. 肺脾气虚 患儿病后失调，致肺脾气虚，上虚不能制下，下虚不能上承，则水道制约无权而见遗尿。

3. 心肾失交 若因情志失调，导致心神不宁，水火不济，故夜梦纷纭，梦中遗尿，或欲醒而不能，小便自遗。

4. 肝经湿热 湿热之邪蕴郁肝经，致肝失疏泄，或湿热下注，移热于膀胱，致膀胱开阖失司而遗尿。

要点二　中医辨证论治

证型	辨证要点	治法	方药
下元虚寒	睡中遗尿，醒后方觉，每晚1次以上，小便清长，面白虚浮，腰膝酸软，形寒肢冷，智力可较同龄儿稍差，舌淡，苔白，脉沉迟无力	温补肾阳，固涩止遗	菟丝子散加减
肺脾气虚	睡中遗尿，尿频量多，面色无华，神疲乏力，少气懒言，食欲不振，大便溏薄，自汗出，易感冒，舌淡，苔薄白，脉缓弱	补肺健脾，固涩止遗	补中益气汤合缩泉丸加减
心肾失交	梦中尿出，寐不安宁，易哭易惊，白天多动少静，记忆力差，或五心烦热，形体较瘦，舌红少苔，脉沉细而数	清心滋肾，安神固脬	交泰丸合导赤散加减
肝经湿热	睡中遗尿，小便黄而少，性情急躁，夜梦纷纭，或夜间龂齿，手足心热，面赤唇红，口渴多饮，甚或目睛红赤，舌红苔黄腻，脉滑数	清热利湿，缓急止遗	龙胆泻肝汤加减

［常考考点］遗尿的证治。

【例题实战模拟】

A1 型题

1. 遗尿肾气不足证的治法是

A. 补肾纳气，泻肝止遗　B. 补肺益脾，固涩膀胱　C. 补肾益气，升提固摄

D. 温补肾阳，固涩止遗　E. 益气滋肾，固涩缩尿

A2 型题

2. 患儿，4 岁。每晚尿床 1 次以上，小便清长，面白少华，神疲乏力，智力较同龄儿稍差，肢冷畏寒，舌质淡，苔白滑，脉沉无力。治疗应首选的方剂是

A. 桑螵蛸散　B. 济生肾气丸　C. 补肾地黄丸　D. 菟丝子散　E. 桂枝加龙骨牡蛎汤

3. 患儿，5 岁。经常梦中遗尿，睡眠不安，白天多动，较少安静，手足心热，舌红，苔薄少津，脉沉细而数。治疗应首选的方剂是

A. 知柏地黄丸　B. 交泰丸合导赤散　C. 缩尿丸　D. 导赤散　E. 五子衍宗丸

B1 型题

A. 补中益气汤　B. 归脾汤　C. 人参五味子汤　D. 玉屏风散　E. 黄芪建中汤

4. 小儿遗尿肺脾气虚证的治疗方剂是

5. 小儿尿血脾不统血证的治疗方剂是

【参考答案】

1. D　2. D　3. B　4. A　5. B

细目九　汗证

【考点突破攻略】

要点一　中医病因病机

1. 肺卫不固　小儿脏腑娇嫩，元气未充，腠理不密，若先天禀赋不足，或后天脾胃失调，肺脾气虚，卫表不固，均可自汗或盗汗。

2. 营卫失调　若小儿营卫之气生成不足，或受疾病影响，或病后护理不当，营卫不和，致营气不能内守而敛藏，卫气不能卫外而固密，则津液从皮毛外泄，发为汗证。

3. 气阴亏虚　小儿血气嫩弱，大病久病之后，多气血亏损；或先天不足，后天失养的体弱小儿，气阴虚亏，气虚不能敛阴，阴亏虚火内炽，迫津外泄而为汗。

4. 湿热迫蒸　小儿脾常不足，若平素饮食甘肥厚腻，可致积滞内生，郁而生热。甘能助湿，肥能生热，蕴阻脾胃，湿热郁蒸，外泄肌表而致汗出。

要点二　临床表现

小儿在安静状态下，正常环境中，全身或局部出汗过多，甚则大汗淋漓，尤以头颈、胸背部汗出明显。

要点三　诊断与鉴别诊断

1. 小儿在安静状态下及正常环境中，全身或局部出汗过多，甚则大汗淋漓。
2. 寐则汗出，醒时汗止者称为盗汗；不分寤寐而汗出过多者称为自汗。
3. 排除因环境、活动等客观因素及风湿热、结核病等疾病引起的出汗。

［常考考点］小儿汗证的诊断要点。

要点四　中医辨证论治

证型	辨证要点	治法	方药
肺卫不固	以自汗为主，或伴盗汗，以头颈、胸背部汗出明显，动则尤甚，神疲乏力，面色少华，平时易患感冒，舌质淡，苔薄白，脉细弱	益气固表	玉屏风散合牡蛎散加减
营卫失调	以自汗为主，或伴盗汗，汗出遍身而抚之不温，畏寒恶风，不发热，或伴有低热，精神疲倦，胃纳不振，舌质淡红，苔薄白，脉缓	调和营卫	黄芪桂枝五物汤加减
气阴亏虚	以盗汗为主，也常伴自汗，形体消瘦，汗出较多，神萎不振，心烦少寐，寐后汗多，或伴低热、口干、手足心灼热，哭声无力，口唇淡红，舌质淡，苔少或见剥苔，脉细弱或细数	益气养阴	生脉散加味
湿热迫蒸	汗出过多，以额、心胸为甚，动则益甚，汗出肤热，汗渍色黄，口臭，口渴不欲饮，大便或秘或溏，臭秽，小便色黄，舌质红，苔黄腻，脉滑数	清热泻脾	泻黄散加减

［常考考点］汗证的辨证论治。

【知识纵横比较】

中西医结合内科学与儿科学汗证的证治比较

汗证（中西医结合内科学）			汗证（中西医结合儿科学）	
证型		方药	证型	方药
自汗	营卫不和证	桂枝汤	营卫失调	黄芪桂枝五物汤
	肺气虚弱证	玉屏风散	肺卫不固	玉屏风散合牡蛎散
	心肾亏虚证	芪附汤	气阴亏虚	生脉散加味
	热郁于内证	竹叶石膏汤	湿热迫蒸	泻黄散
盗汗	心血不足证	归脾汤	—	—
	阴虚火旺证	当归六黄汤	—	—
脱汗		参附汤加味	—	—
战汗		参附汤、生脉散，或增液承气汤，或凉膈散	—	—
黄汗		龙胆泻肝汤	—	—

【例题实战模拟】

A1 型题

1. 下列各项，不属小儿汗证病机的是

A. 肺卫不固　B. 营卫失调　C. 气阴亏虚　D. 阴阳失调　E. 湿热迫蒸

2. 治疗汗证营卫失调证的首选方剂是

A. 黄芪桂枝五物汤　B. 玉屏风散　C. 当归六黄汤加党参　D. 牡蛎散　E. 桂枝汤

A2 型题

3. 患儿，3 岁。平时易感、自汗，偶有盗汗，汗出以头部、肩背部汗出明显，动则尤甚，神疲乏力，面色少华，舌淡，苔薄白，脉细弱。治疗应首选的方剂是

A. 桂枝汤　B. 黄芪桂枝五物汤　C. 黄芪建中汤　D. 玉屏风散合牡蛎散　E. 生脉散

4. 患儿，2 岁。经常在入睡后出汗，有时白天也汗出较多，形体消瘦，精神倦怠，心烦少寐，时有低热、口干、手足心灼热，哭声无力，口唇淡红，舌质淡，可见花剥苔，脉细弱。治疗应首选的方剂是

A. 生脉散　B. 黄芪桂枝五物汤　C. 当归六黄汤　D. 牡蛎散　E. 玉屏风散

B1 型题

A. 多汗而不温　B. 汗出以头、胸、颈、背为主　C. 汗出遍身而伴虚热征象

D. 汗出肤热　E. 不分寤寐，无故汗出

5. 汗证肺卫不固证的临床特征是

6. 汗证营卫失调证的临床特征是

【参考答案】

1. D　2. A　3. D　4. A　5. B　6. A

全面精讲班
针灸学

针 灸 学

【本章通关攻略】

针灸学是中医专业的一门重要临床课程，在历年的中西医结合执业医师资格考试中占据非常重要的地位。其中实践技能考试第二站技能操作中涉及腧穴的定位或针刺、灸法、拔罐、推拿等技术操作，第三站临床答辩中涉及腧穴的主治、常见病的针灸取穴（包括主穴和配穴）以及针灸异常情况的处理，共占 20 分。综合笔试考试中，平均每年出题 30 道，占 30 分。

本科目共涉及 31 个单元 31 种疾病，考查的重点主要分布在十四经穴的定位主治、特定穴，以及常见病的针灸取穴，包括主穴及配穴。其中常见病的针灸取穴占据大部分分值。

针灸学课程的学习，要在牢固掌握中医基础课程和中医临床课程的基础上，在具备中医辨病辨证能力的条件下，进一步深入学习，重点是各科常见病的针灸治疗取穴。

第一单元　经络系统

细目一　经络系统的组成

【考点突破攻略】

经络系统由经脉和络脉组成，其中经脉包括十二经脉、奇经八脉，以及附属于十二经脉的十二经别、十二经筋、十二皮部；络脉包括十五络脉和难以计数的浮络、孙络等。

细目二　十二经脉

【考点突破攻略】

十二经脉指十二脏腑所属的经脉，是经络系统的主体，又称“正经”。

要点一　十二经脉的名称

十二经脉的名称由手足、阴阳、脏腑三部分组成。十二经脉的名称分别为手太阴肺经、手阳明大肠经、足阳明胃经、足太阴脾经、手少阴心经、手太阳小肠经、足太阳膀胱经、足少阴肾经、手厥阴心包经、手少阳三焦经、足少阳胆经、足厥阴肝经。

要点二　十二经脉的分布规律

十二经脉左右对称地分布于头面、躯干、四肢，纵贯全身。六条阴经分布于四肢内侧和胸腹部，六条阳经分布于四肢外侧、头面、躯干。

十二经脉在四肢的分布规律是：

（1）手足三阳经：阳明在前，少阳在中，太阳在后。

（2）手足三阴经：太阴在前，厥阴在中，少阴在后。

特殊点：下肢内侧是足三阴经，内踝上8寸以下，厥阴在前，太阴在中，少阴在后。

［常考考点］十二经脉在四肢的分布规律及特殊点。

要点三　十二经脉的属络表里关系

互为表里的阴经与阳经有属络关系，即阴经属脏络腑，阳经属腑络脏，阴阳配对，在脏腑阴阳经脉之间形成了六组表里属络关系。

要点四　十二经脉的循行走向与交接规律

十二经脉循行走向总的规律是：手三阴经从胸走手，手三阳经从手走头，足三阳经从头走足，足三阴经从足走腹胸。

十二经脉的循行交接规律是：①相表里的阴经与阳经在手足末端交接。②同名的阳经与阳经在头面部交接。③相互衔接的阴经与阴经在胸中交接。

［常考考点］十二经脉的循行走向与交接规律。

细目三　奇经八脉

【考点突破攻略】

要点一　奇经八脉的名称

奇经八脉包括督脉、任脉、冲脉、带脉、阴维脉、阳维脉、阴跷脉、阳跷脉，共8条。

奇经八脉与十二经脉不同，不直接隶属于十二脏腑，也无阴阳表里配合（属络）关系，“别道奇行”，故称“奇经”。奇经八脉中的任脉、督脉，各有其所属的腧穴，故与十二经脉相提并论合称“十四经”。

要点二　奇经八脉的作用

1. 统率、主导作用　奇经八脉将部位相近、功能相似的经脉联系起来，达到统帅有关经脉气血，协调阴阳的作用。如：督脉督领诸阳经，统摄全身阳气和真元，为“阳脉之海”。任脉妊养诸阴经，总调全身阴气和精血，为“阴脉之海”。冲脉具有涵蓄十二经气血的作用，有“十二经脉之海”和“血海”之称。带脉横绕腰腹约束了纵行躯干部的诸条经脉。阳维脉主一身之表，阴维脉主一身之里，阴阳维脉具有维系一身阴经和阳经的作用。阴阳跷脉主肢体两侧的阴阳，调节下肢运动与寤寐。

2. 沟通、联络作用　奇经八脉在循行分布过程中，与其他各经相互交会沟通，也加强了十二经脉之间的相互联系。如手足三阳经共会督脉于大椎，关元、中极穴为任脉与足三阴经交会之处，冲脉加强了足阳明与足少阴经之间的联系，带脉联系着纵行于躯干的各条经脉等。

3. 蓄积、渗灌作用　奇经八脉犹如湖泊水库，而十二经脉之气则犹如江河之水。当十二经脉和脏腑之气旺盛时，奇经储蓄气血；当十二经脉生理功能需要时，奇经又能渗灌和供应气血。奇经八脉的作用见下表。

奇经八脉的作用

奇经八脉	作用
督脉	督领六阳经，调节全身阳经经气，故称“阳脉之海”
任脉	妊养六阴经，调节全身阴经经气，故称“阴脉之海”
冲脉	涵蓄十二经气血，故称“十二经脉之海”或“血海”
带脉	约束纵行躯干的诸条经脉
阴维脉	维系全身阴经
阳维脉	维系全身阳经
阴跷脉	调节下肢运动，司寤寐
阳跷脉	调节下肢运动，司寤寐

［常考考点］奇经八脉的作用。

细目四　十五络脉

【考点突破攻略】

十二经脉和任、督二脉各自别出一络，加上脾之大络（大包），总计 15 条，称为十五络脉。

要点　十五络脉的分布

十五络脉的分布特点是：①十二经脉的别络均从本经四肢肘膝关节以下的络穴分出，走向其相表里的经脉，即阴经别络走向阳经，阳经别络走向阴经。②任脉、督脉以及脾之大络，主要分布在头身部。

细目五　十二经筋

【考点突破攻略】

十二经筋是十二经脉之气濡养筋肉骨节的体系，是附属于十二经脉的筋肉系统。

要点　十二经筋的分布

十二经筋均起于四肢末端，上行于头面胸腹部。行于体表，不入内脏。具有结、聚、散、络的特点。每遇骨节部位则结聚于此，遇胸腹壁或入胸腹腔则散布于该部而成片，但与脏腑无属络关系。

手足三阳经筋分布于项背和四肢外侧，手足三阴经筋分布于胸腹和四肢内侧。足三阳经筋起于足趾，循股外上行结于（面）；足三阴经筋起于足趾，循股内上行结于阴器（腹），足厥阴肝经除结于阴器外，还能总络诸筋；手三阳经筋起于手指，循臑外上行结于角（头）；手三阴经筋起于手指，循臑内上行结于贲（胸）。

［常考考点］十二经筋均起始于四肢末端，结聚于关节。

【例题实战模拟】

A1 型题

1. 以下关于十二经脉的名称，叙述错误的是
   A. 手太阴肺经　B. 手厥阴心包经　C. 手阳明大肠经　D. 手太阳小肠经　E. 手少阳心包经
2. 以下有关奇经八脉的叙述，错误的是
   A. 奇经八脉不直接隶属于十二脏腑　B. 奇经八脉没有表里的属络关系
   C. 任脉和督脉没有所属腧穴　D. 任脉和督脉与十二经脉合称为十四经
   E. 奇经八脉一共有八条
3. 十二经脉的命名原则是
   A. 阴阳、五行、脏腑　B. 五行、手足、阴阳　C. 手足、阴阳、脏腑
   D. 脏腑、手足、五行　E. 以上均非
4. 手太阴肺经在上肢的分布是
   A. 内侧前廉　B. 外侧前廉　C. 内侧中行　D. 外侧后廉　E. 内侧后廉
5. 与足太阳膀胱经交接的经脉是
   A. 足少阳胆经　B. 手太阳小肠经　C. 足厥阴肝经　D. 足太阴脾经　E. 手厥阴心包经

【参考答案】

1. E　2. C　3. C　4. A　5. B

第二单元　经络学说的临床应用

【考点突破攻略】

要点一　诊断方面

经络具有反映病候的特点。

其一，可以通过辨析患者的症状、体征及相关部位发生的病理变化，以确定疾病所在的经脉。如头痛，可根据经脉在头部的循行分布规律进行鉴别，如前额痛与阳明经有关，侧头痛与少阳经有关，枕部痛与太阳经有关，颠顶痛与足厥阴经有关。

其二，临床上常通过望诊、切诊以发现病理反应，从而帮助诊断疾病。经络望诊主要观察全身经络穴位的色泽、形态变化，如皮肤的皱缩、隆陷、松弛以及颜色的变异、光泽的明晦、色素的沉着和斑疹的有无等；经络切诊主要是在经络腧穴部位上运用按压、触摸等方法来寻找异常变化，如压痛、麻木、硬结、条索状物、肿胀、凹陷等。经络按诊的部位多为背俞穴，其次是胸腹部的募穴以及四肢部的原穴、郄穴、合穴或阿是穴等。

其三，通过现代的检测方法进行疾病诊断。如观察皮肤温度、皮肤电阻、红外热像等现象进行疾病诊断。

要点二　治疗方面

经络学说广泛应用于临床各科的治疗。主要表现在：

1. 指导针灸治疗　首先，指导针灸临床选穴。针灸临床通常根据经脉循行和主治特点进行循经取穴，如上病下取、下病上取、中病旁取、左右交叉取以及前后对取。又如胃痛近取中脘，循经远取足三里、梁丘，胁痛循经选取阳陵泉、太冲等。《四总穴歌》所载“肚腹三里留，腰背委中求，头项寻列缺，面口合谷收”就是循经取穴的具体体现。

其次，指导刺灸方法的选用。如根据皮部与经络脏腑的密切联系，可用皮肤针、皮内针治疗脏腑经脉的病证；经络闭阻、气血瘀滞，可以刺其络脉出血进行治疗，如目赤肿痛刺太阳穴出血、软组织挫伤在其损伤局部刺络拔罐等。

2. 指导药物归经　中药治疗亦可通过经络，使药达病所，从而发挥其治疗作用。如麻黄入肺、膀胱经，故能发汗、平喘和利尿。金元四大家中的张洁古还根据经络学说，创立了“引经报使药”理论。如治头痛，属太阳经的用羌活，属少阳经的用柴胡。

此外，推拿科的取穴、推拿手法多以经络理论为依据进行施治。

【例题实战模拟】

A1 型题

1. 经络是传注病邪的途径，当体表受到病邪侵犯时，可通过经络由表及里、由浅入深，体现了经络
   A. 联系脏腑，沟通内外　B. 运行气血，协调阴阳　C. 抗御病邪，反映病候
   D. 传导感应，调整虚实　E. 保健治病
2. 经络具有反应病候的特点，以下说法错误的是
   A. 前额痛与太阴经有关　B. 侧头痛与少阳经有关　C. 枕部痛与太阳经有关
   D. 颠顶痛与足厥阴经有关　E. 前额痛与阳明经有关

【参考答案】

1. C　2. A

第三单元　腧穴的分类

【考点突破攻略】

腧穴总体上可归纳为十四经穴、经外奇穴、阿是穴三类。

要点　十四经穴、经外奇穴、阿是穴

1. 十四经穴　是指具有固定的名称和位置，归属于十二经脉和任、督脉的腧穴，简称“经穴”。经穴是腧穴的主要部分。这类腧穴具有主治本经病证的共同作用。

2. 经外奇穴　是指具有一定的名称，又有明确的位置，但尚未归入归入十四经穴范围的经验效穴，简称“奇穴”。这类腧穴的主治范围比较单纯，多数对某些病证有特殊疗效。

3. 阿是穴　是指既无固定名称，又无固定位置，而是以压痛点或其他反应点作为针灸施术部位的一类腧穴，又称“不定穴”“天应穴”“压痛点”等。阿是穴无一定数目。

［常考考点］十四经穴、经外奇穴、阿是穴的特征。

【例题实战模拟】

A1 型题

1. 既无固定名称，又无固定位置的腧穴是

A. 十二经穴　B. 络穴　C. 原穴　D. 奇穴　E. 阿是穴

B1 型题

A. 有固定的位置　B. 属于十四经脉　C. 是腧穴的主要组成部分　D. 主治病证较多　E. 以按压痛点取穴

2. 属于奇穴特点的是

3. 属于阿是穴特点的是

【参考答案】

1. E　2. A　3. E

第四单元　腧穴的主治特点和规律

细目一　主治特点

【考点突破攻略】

腧穴的主治特点主要表现在三个方面，即近治作用、远治作用、特殊作用。

要点一　近治作用

近治作用是指腧穴能治疗其所在部位局部及邻近脏腑、组织、器官的病证。这是一切腧穴主治作用所具有的共同特点。

要点二　远治作用

远治作用是指某些腧穴不仅能治疗局部病证，而且能治本经循行所到达的远隔部位的脏腑、组织、器官的病证。十四经穴，尤其是十二经脉中位于肘膝关节以下的经穴，远治作用尤其突出。

要点三　特殊作用

特殊作用是指某些腧穴具有双向的良性调整作用和相对的特异性治疗作用。所谓双向的良性调整作用，指同一腧穴对机体不同的病理状态，可以起到两种相反而有效的治疗作用。所谓相对的特异性治疗作用，指某些腧穴的治疗作用具有相对特异性。

［常考考点］腧穴主治特点的三个方面：近治作用、远治作用和特殊作用。

细目二　主治规律

【考点突破攻略】

腧穴的主治呈现出一定的规律性，可概括为分经主治规律、分部主治规律。

要点　分经主治规律

分经主治规律，是指某一经脉所属的经穴均可治疗该经循行部位及其相应脏腑的病证。同一经脉的不同经穴，可以治疗本经相同的病证。

十四经腧穴的分经主治既各具特点，又具有某些共性，见下表。

手三阴经腧穴主治规律

<table>
<tr><th>经名</th><th>本经主治</th><th>二经相同主治</th><th>三经相同主治</th></tr>
<tr><td>手太阴经</td><td>肺、喉病</td><td></td><td rowspan="3">胸部病</td></tr>
<tr><td>手厥阴经</td><td>心、胃病</td><td rowspan="2">神志病</td></tr>
<tr><td>手少阴经</td><td>心病</td></tr>
</table>

手三阳经腧穴主治规律

<table>
<tr><th>经名</th><th>本经主治</th><th>二经相同主治</th><th>三经相同主治</th></tr>
<tr><td>手阳明经</td><td>前头、鼻、口、齿病</td><td></td><td rowspan="3">目病、咽喉病、热病</td></tr>
<tr><td>手少阳经</td><td>侧头、胁肋病</td><td rowspan="2">目病、耳病</td></tr>
<tr><td>手太阳经</td><td>后头、肩胛病，神志病</td></tr>
</table>

足三阳经腧穴主治规律

<table>
<tr><th>经名</th><th>本经主治</th><th>二经相同主治</th><th>三经相同主治</th></tr>
<tr><td>足阳明经</td><td>前头、口齿、咽喉病，胃肠病</td><td></td><td rowspan="3">神志病、热病</td></tr>
<tr><td>足少阳经</td><td>侧头、耳、项、胁肋病，胆病</td><td rowspan="2">眼病</td></tr>
<tr><td>足太阳经</td><td>后头、项、背腰病，肛肠病</td></tr>
</table>

足三阴经腧穴主治规律

<table>
<tr><th>经名</th><th>本经主治</th><th>二经相同主治</th><th>三经相同主治</th></tr>
<tr><td>足太阴经</td><td>脾胃病</td><td></td><td rowspan="3">腹部病、妇科病</td></tr>
<tr><td>足厥阴经</td><td>肝病</td><td rowspan="2">前阴病</td></tr>
<tr><td>足少阴经</td><td>肾病、肺病、咽喉病</td></tr>
</table>

任脉、督脉腧穴主治规律

<table>
<tr><th>经名</th><th>本经主治</th><th>二经相同主治</th></tr>
<tr><td>任脉</td><td>回阳、固脱、强壮作用
中风脱证、虚寒、下焦病</td><td rowspan="2">神志病、脏腑病、妇科病</td></tr>
<tr><td>督脉</td><td>中风、昏迷、热病、头面部病</td></tr>
</table>

［常考考点］十四经腧穴分经主治规律。

【例题实战模拟】

A1 型题

1. 下列属于近部选穴的是

A. 头痛取膈俞　B. 脱肛取百会　C. 咳嗽取列缺　D. 鼻病取迎香　E. 鼻病取合谷

2. 下列属于远部选穴的是

A. 面瘫取风池　B. 胃痛取中脘　C. 耳聋取听宫　D. 扭伤取阿是穴　E. 头痛取至阴

3. 下列属于对症选穴的是

A. 胁痛取日月　B. 落枕取外劳宫　C. 偏头痛取足临泣　D. 肛门脱出取气海　E. 视物昏花取风池

4. 手阳明经的主治特点是

A. 前头、鼻、口齿病　B. 后头、神志病　C. 侧头、胁肋病　D. 侧头、耳病　E. 前头、胁肋病

5. 足太阳膀胱经的主治特点是

A. 后头、腰背病，脏腑病　B. 前头、鼻、口齿病　C. 侧头、胁肋病
D. 前头、胁肋病　E. 后头、神志病，鼻病

【参考答案】

1. C　2. E　3. B　4. A　5. A

第五单元　特定穴

【考点突破攻略】

要点一　特定穴的分类及概念

特定穴是指十四经中具有特殊治疗作用，并有特定称号的腧穴。根据其不同的分布特点、含义和治疗作用，将特定穴分为五输穴、原穴、络穴、郄穴、下合穴、背俞穴、募穴、八会穴、八脉交会穴和交会穴 10 类。特定穴的主治规律性强，应用范围广，有着极其重要的临床意义。

要点二　原穴、络穴、背俞穴、募穴、八脉交会穴、八会穴的内容及临床应用

（一）原穴、络穴

十二经脉在腕、踝关节附近各有一个腧穴，是脏腑原气经过和留止的部位，称为原穴，又名“十二原”。“原”指本原、原气之意，是人体生命活动的原动力。络穴是指络脉从本经别出的部位。“络”，是联络的意思。

1. 分布特点与组成　原穴分布在腕、踝关节附近的十二经上。阴经五脏之原穴，与五输穴中的输穴为同一穴，所谓“阴经之输并于原”（《类经图翼》），或说成“以输为原”。《难经·六十二难》指出：“三焦行诸阳，故置一输名曰原。”认为三焦散布原气运行于外部，阳经的脉气较阴经盛长，所以在输穴之外又有一原穴。即阴经的输穴与原穴为同一穴，阳经则除输穴外，还另有一个原穴。

十二经的络穴都位于肘膝关节以下，任脉之络穴鸠尾位于上腹部，督脉之络穴长强位于尾骶部，脾之大络大包穴位于胸胁部，共十五穴，故称为“十五络穴”。

十二经脉原穴与络穴

经脉	原穴	络穴	经脉	原穴	络穴
手太阴肺经	太渊	列缺	手阳明大肠经	合谷	偏历
手厥阴心包经	大陵	内关	手少阳三焦经	阳池	外关
手少阴心经	神门	通里	手太阳小肠经	腕骨	支正
足太阴脾经	太白	公孙	足阳明胃经	冲阳	丰隆

续表

经脉	原穴	络穴	经脉	原穴	络穴
足厥阴肝经	太冲	蠡沟	足少阳胆经	丘墟	光明
足少阴肾经	太溪	大钟	足太阳膀胱经	京骨	飞扬

【简便记忆歌诀】

十二原穴歌

肺渊包陵心神门，大肠合谷焦阳池，小肠之原腕骨穴，
足之三阴三原太，胃原冲阳胆丘墟，膀胱之原京骨取。

十五络穴歌

人身络穴一十五，我今逐一从头数，手太阴络为列缺，
手少阴络即通里，手厥阴络为内关，手太阳络支正是，
手阳明络偏历当，手少阳络外关位，足太阳络号飞扬，
足阳明络丰隆记，足少阳络为光明，足太阴络公孙寄，
足少阴络名大钟，足厥阴络蠡沟配，阳督之络号长强，
阴任之络号尾翳，脾之大络为大包，十五络脉君须记。

［常考考点］十二经原穴、十五络穴。

2. 临床应用 原穴可用于诊断和治疗脏腑疾病。《灵枢·九针十二原》曰："五脏有疾也，应出十二原，而原各有所出，明知其原，睹其应，而知五脏之害矣。"原穴是脏腑原气留止之处，因此脏腑发生病变时，就会反映到相应的原穴上。

《难经·六十六难》记载："三焦者，原气之别使也，主通行原气，历经于五脏六腑。五脏六腑之有病者，皆取其原也。"《灵枢·九针十二原》说："凡此十二原者，主治五脏六腑之有疾者也。"原穴有调整其脏腑经络虚实各证的功能，针刺原穴能使三焦原气通畅，从而发挥其维护正气，抗御病邪的作用。

十二络脉具有加强表里两经联系的作用，络穴能沟通表里二经，故有"一络通二经"之说。因此，十二经的络穴除可治疗本经脉的病证、本络脉的虚实病证外，还能治疗其相表里之经的病证。如手少阴心经别络的病候是：实则胸中支满，虚则不能言语，皆可取其络穴通里来治疗。又如手太阴经的络穴列缺，能治肺经的咳嗽、喘息，也能治手阳明大肠经的齿痛、头项痛等疾患；肝经络穴蠡沟，既可治疗肝经病证，又可治疗胆经病证；同样胆经络穴光明，既可治疗胆经病证，又可治疗肝经病证。

在临床上，原穴和络穴可单独使用，也可相互配合使用。常把先病经脉的原穴和后病的相表里经脉的络穴相配合，称为"原络配穴法"或"主客原络配穴法"。这是表里经配穴法的典型用法。如肺经先病，先取其原穴太渊，大肠后病，再取该经络穴偏历。反之，大肠先病，先取其原穴合谷，肺经后病，后取该经络穴列缺。

［常考考点］"主客原络配穴法"的应用。

（二）背俞穴、募穴

背俞穴是脏腑之气输注于背腰部的腧穴。募穴是脏腑之气结聚于胸腹部的腧穴。

1. 分布特点和组成 背俞穴分布于背腰部的膀胱经第1侧线上，大体依脏腑所处位置的高低而上下排列，六脏（含心包）六腑各有一相应的背俞穴，共12个，依据脏腑的名称来命名。

募穴分布在胸腹部相关经脉上，又称为"腹募穴"。多位于相应脏腑附近的部位。六脏六腑各有一相应的募穴，共12个。募穴分布有在本经者，有在他经者；有呈双穴者，有为单穴者。分布于肺经的有本脏募中府；分布于胆经的有本腑募日月、肾脏募京门；分布于肝经的有本脏募期门、脾脏募章门；分布于胃经的有大肠募天枢。其余募穴都分布于任脉，包括心包募膻中、心募巨阙、胃募中脘、三焦募石门、小肠募关元、膀胱募中极。

【简便记忆歌诀】

十二募穴歌

天枢大肠肺中府，关元小肠巨阙心，中极膀胱京门肾，期门日月肝胆寻，
脾募章门胃中脘，气化三焦石门针，心包募穴何处取？胸前膻中觅浅深。

十二背俞穴歌

肺三厥四心五找，肝九胆十脾十一，十二胃俞焦腰一，腰二肾俞大肠四，骶一骶二小膀胱。

［常考考点］背俞穴、募穴的名称。

2. 临床应用

（1）主要用于治疗相关脏腑的病变，如：肺热咳嗽，可泻肺之背俞穴肺俞；寒邪犯胃出现的胃痛，可灸胃之募穴中脘。

（2）用于治疗与对应脏腑经络相联属的组织器官疾患，如：肝开窍于目，主筋，故目疾、筋病可选肝俞；肾开窍于耳，耳疾可选肾俞。

《难经·六十七难》中有“阴病行阳，阳病行阴，故令募在阴，俞在阳”的论述，《素问·阴阳应象大论》中有“从阴引阳，从阳引阴”等论述，认为脏病（阴病）多与背俞穴（阳部）相关，腑病（阳病）多与募穴（阴部）联系。所以临床上腑病多选其募穴治疗，脏病多选其背俞穴治疗。

（3）俞募配穴法，如《灵枢·卫气》云：“气在胸者，止之膺与背俞。气在腹者，止之背俞……”说明脏腑之气可通过气街与其俞、募穴相联系由于俞、募密切联系脏腑之气，所以临床上常用俞募配穴法，即把病变脏腑的俞、募穴配合运用，发挥其协同作用，是前后配穴法典型的实例。《素问·奇病论》载：“口苦者……此人者，数谋虑不决，故胆虚，气上溢而口为之苦，治之以胆募、俞。”是最早记载的俞募配穴法。

（4）用于疾病的诊断。因为脏腑发生病变时，常在背俞穴、募穴上出现阳性反应，如压痛、敏感等。因此，诊察按压背俞穴、募穴，可结合其他四诊资料诊断脏腑疾病。

［常考考点］俞募配穴法的应用。

（三）八脉交会穴

八脉交会穴是指与奇经八脉脉气相通的十二经脉在四肢部的八个腧穴，原称“交经八穴”“流注八穴”和“八脉八穴”。

1. 分布特点和组成 八脉交会穴均分布于肘膝以下，包括公孙、内关、后溪、申脉、足临泣、外关、列缺、照海。

【简便记忆歌诀】

八脉交会穴歌

公孙冲脉胃心胸，内关阴维下总同，临泣胆经连带脉，阳维目锐外关逢，

后溪督脉内眦颈，申脉阳跷络亦通，列缺任脉行肺系，阴跷照海膈喉咙。

［常考考点］八脉交会穴的定位、配伍及主治。

2. 临床应用 古人认为这八个腧穴分别与相应的奇经八脉经气相通。《医学入门·子午八法》中说：“周身三百六十穴，统于手足六十六穴。六十六穴又统于八穴。”这里的“八穴”就是指八脉交会穴。

临床应用中，八脉交会穴可以单独应用，治疗各自相通的奇经病证，如督脉病变出现的腰脊强痛，可选通督脉的后溪治疗，冲脉病变出现的胸腹气逆，可选通冲脉的公孙治疗。又常把公孙和内关、后溪和申脉、足临泣和外关、列缺和照海相配，治疗两条奇经相合部位的疾病，如公孙配内关治疗胃、心、胸部病证和疟疾，后溪配申脉治内眼角、耳、项、肩胛部位病及发热恶寒等表证，外关配足临泣治疗外眼角、耳、颊、颈、肩部病及寒热往来证，列缺配照海治咽喉、胸膈、肺病和阴虚内热等。

古人还以八脉交会穴为基础，创立按时取穴的灵龟八法和飞腾八法。

现将八脉交会穴配伍及主治病证列表如下：

八脉交会穴配伍及主治病证

穴名	主治	相配合主治
公孙	冲脉病证	心、胸、胃疾病
内关	阴维脉病证	
足临泣	带脉病证	目锐眦、耳后、颊、颈、肩部疾病
外关	阳维脉病证	
后溪	督脉病证	目内眦、颈项、耳、肩部疾病
申脉	阳跷脉病证	
列缺	任脉病证	肺系、咽、胸膈疾病
照海	阴跷脉病证	

（四）八会穴

八会穴，是指脏、腑、气、血、筋、脉、骨、髓等精气所会聚的腧穴。“会”，是聚会的意思。

1. 分布特点和组成 八会穴分布在躯干部和四肢部，其中脏、腑、气、血、骨之会穴位于躯干部，筋、脉、髓之会穴位于四肢部。八会穴的组成是：脏会章门，腑会中脘，气会膻中，血会膈俞，筋会阳陵泉，脉会太渊，骨会大杼，髓会绝骨。

2. 临床应用 八会穴对于各自所会的脏、腑、气、血、筋、脉、骨、髓相关的病证有特殊的治疗作用，凡与此八者有关的病证均可选用相应的八会穴来治疗，如六腑之病，可选腑会之中脘，血证可选血会之膈俞等。此外《难经·四十五难》记载：“热病在内者，取其会之穴也。”提示八会穴还可治疗相关的热病。

［常考考点］脏会章门，腑会中脘，气会膻中，血会膈俞，筋会阳陵泉，脉会太渊，骨会大杼，髓会绝骨。

【例题实战模拟】

A1 型题

1. 小肠的募穴是

A. 中极　B. 关元　C. 气海　D. 神阙　E. 中脘

2. 手少阴心经的原穴是

A. 少府　B. 少海　C. 通里　D. 阴郄　E. 神门

3. 公孙穴所通的奇经是

A. 任脉　B. 督脉　C. 冲脉　D. 阳维脉　E. 阳跷脉

B1 型题

A. 太渊　B. 合谷　C. 后溪　D. 内关　E. 阳池

4. 既是络穴，又是八脉交会穴的是

5. 既是原穴，又是八会穴的是

A. 足三里　B. 阳陵泉　C. 悬钟　D. 足临泣　E. 公孙

6. 八会穴中的筋会是

7. 八脉交会穴中通于带脉的是

【参考答案】

1. B　2. E　3. C　4. D　5. A　6. B　7. D

第六单元　腧穴的定位方法

【考点突破攻略】

要点一　骨度分寸定位法

骨度分寸定位法简称骨度法，是指以体表骨节为主要标志折量全身各部的长度和宽度，定出分寸，用于腧穴定位的方法。全身主要骨度折量寸见下表。

常用骨度折量寸

部位	起止点	折量寸	度量法
头面部	前发际正中至后发际正中	12	直寸
	眉间（印堂）至前发际正中	3	直寸
	前额角发际（头维）之间	9	横寸
	耳后两乳突（完骨）之间	9	横寸

续表

部位	起止点	折量寸	度量法
胸腹胁部	胸骨上窝（天突）至胸剑结合中点（歧骨）	9	直寸
	胸剑结合中点（歧骨）至脐中	8	直寸
	脐中至耻骨联合上缘（曲骨）	5	直寸
	两肩胛骨喙突内侧缘之间	12	横寸
	两乳头之间	8	横寸
	腋窝顶点至第11肋游离端（章门）	12	直寸
背腰部	肩胛骨内侧缘至后正中线	3	横寸
上肢部	腋前、后纹头至肘横纹（平尺骨鹰嘴）	9	直寸
	肘横纹（平尺骨鹰嘴）至腕掌（背）侧远端横纹	12	直寸
下肢部	耻骨联合上缘至髌底	18	直寸
	髌底至髌尖	2	直寸
	髌尖（膝中）至内踝尖	15	直寸
	胫骨内侧髁下方阴陵泉至内踝尖	13	直寸
	股骨大转子至腘横纹（平髌尖）	19	直寸
	臀沟至腘横纹	14	直寸
	腘横纹（平髌尖）至外踝尖	16	直寸
	内踝尖至足底	3	直寸

【简便记忆歌诀】

针灸骨度分寸歌

头部分寸有何难，发发12印发3，印大18大发3，头维之间横9寸，乳突耳后9寸连。

胸腹胁部看周全，先说8寸两乳间，天突胸剑歧为9，5寸脐至耻上缘，腋顶章门取12，8寸胸剑歧脐间。

背腰唯后正中线，肩胛内缘只横3，另有8寸是哪里？后正中线肩峰缘。肘腕横纹有12，肘横9寸腋后前。

下肢（腘）横纹先看，相约16外踝尖，臀沟14转19，胫髁踝尖只13。

［常考考点］常用骨度分寸的各部位数值。

要点二　体表解剖标志定位法

1. 固定标志　借助人体各部的骨节、肌肉所形成的突起、凹陷、五官轮廓、发际、指（趾）甲、乳头、脐窝等在自然姿势下可见的标志，定取腧穴位置的方法。

2. 活动标志　借助人体各部的关节、肌肉、肌腱、皮肤随着活动而出现的空隙、凹陷、皱纹、尖端等在活动姿势下才会出现的标志，定取腧穴位置的方法。

要点三　手指同身寸定位法

手指同身寸定位法，是指依据患者本人手指所规定的分寸以量取腧穴的方法，又称指量法、指寸定位法。

1. 中指同身寸　是以患者的中指中节桡侧两端纹头（拇指、中指屈曲成环形）间的距离作为1寸。

2. 拇指同身寸　是以患者拇指指间关节的宽度作为1寸。

3. 横指同身寸（一夫法）　是令患者将食指、中指、无名指及小指四指并拢，以中指中节横纹为标准，其四指的宽度作为3寸。

【例题实战模拟】

A1 型题

1. 耳后两乳突之间的骨度分寸是

A. 4 寸　B. 6 寸　C. 8 寸　D. 9 寸　E. 12 寸

2. 肩胛骨内缘至后正中线的骨度分寸是

A. 1.5 寸　B. 3 寸　C. 4 寸　D. 6 寸　E. 8 寸

【参考答案】

1. D　2. B

第七单元　手太阴肺经、腧穴

【考点突破攻略】

要点一　经脉循行

《灵枢・经脉》：肺手太阴之脉，起于中焦，下络大肠，还循胃口，上膈属肺。从肺系，横出腋下，下循臑内，行少阴、心主之前，下肘中，循臂内上骨下廉，入寸口，上鱼，循鱼际，出大指之端。

其支者，从腕后直出次指内廉，出其端。

要点二　主治概要

1. 胸、肺、咽喉部与肺系相关病证　咳嗽、气喘、咯血、咽喉肿痛、胸痛等。

2. 经脉循行部位的其他病证　肩背痛、肘臂挛痛、手腕痛等。

要点三　常用腧穴的定位、主治要点和操作

1. 尺泽▲　Chǐzé（LU 5）合穴

【定位】在肘区，肘横纹上，肱二头肌腱桡侧缘凹陷中。

【主治】①咳嗽、气喘、咽喉肿痛、咯血等肺系病证；②肘臂挛痛；③小儿惊风、急性腹痛、吐泻等急症。

【操作】直刺 0.8 ～ 1.2 寸，或点刺出血。

注：▲标注的腧穴是实践技能考试中规定腧穴，要求掌握定位、主治及操作。

2. 列缺▲　Lièquē（LU 7）络穴；八脉交会穴，通任脉

【定位】在前臂，腕掌侧远端横纹上 1.5 寸，拇短伸肌腱与拇长展肌腱之间，拇长展肌腱沟的凹陷中。简便取穴法：两手虎口自然平直交叉，一手食指按在另一手桡骨茎突上，指尖下凹陷中是穴。

【主治】①咳嗽、气喘、咽喉肿痛等肺系病证；②外感头痛、项强、齿痛、口㖞等头面五官疾患；③手腕痛。

【操作】向肘部斜刺 0.5 ～ 0.8 寸。

3. 太渊　Tàiyuān（LU 9）输穴；原穴；八会穴之脉会

【定位】在腕前区，桡骨茎突与手舟骨之间，拇长展肌腱尺侧凹陷中。

【主治】①咳嗽、气喘、咳血、喉痹等肺系病证；②无脉症；③胸痛，缺盆中痛，腕臂痛。

【操作】避开桡动脉，直刺 0.3 ～ 0.5 寸。

4. 鱼际▲　Yújì（LU 10）荥穴

【定位】在手外侧，第 1 掌骨桡侧中点赤白肉际处。

【主治】①咳嗽、气喘、咳血、失音、喉痹、咽干等肺系病证；②外感发热，掌中热；③小儿疳积。

【操作】直刺 0.5 ～ 0.8 寸。

5. 少商▲　Shàoshāng（LU 11）井穴

【定位】在手指，拇指末节桡侧，指甲根角侧上方 0.1 寸。

【主治】①咳嗽、气喘、咽喉肿痛、鼻衄等肺系实热病证；②中暑，发热；③昏迷，癫狂；④指肿、麻木。

【操作】浅刺 0.1 寸，或点刺出血。

［常考考点］常用腧穴的定位和某些特殊治疗作用。

【例题实战模拟】

A1 型题

1. 手太阴肺经的起止穴是

A. 少商、中府　B. 中府、少商　C. 商阳、中府　D. 中府、商阳　E. 商阳、迎香

2. 肺的募穴所属的经脉是

A. 肺经　B. 任脉　C. 胃经　D. 脾经　E. 肾经

3. 在肘横纹中，肱二头肌腱桡侧凹陷处的腧穴是

A. 小海　B. 少海　C. 曲泽　D. 尺泽　E. 曲池

4. 既可治疗咳嗽、气喘，又可治疗头项疾患的是

A. 中府　B. 尺泽　C. 列缺　D. 太渊　E. 少商

5. 治疗无脉症的腧穴是

A. 孔最　B. 尺泽　C. 列缺　D. 太渊　E. 少商

6. 治疗咽喉肿痛的首选穴是

A. 孔最　B. 尺泽　C. 列缺　D. 太渊　E. 少商

【参考答案】

1. B　2. A　3. D　4. C　5. D　6. E

第八单元　手阳明大肠经、腧穴

【考点突破攻略】

要点一　经脉循行

《灵枢·经脉》：大肠手阳明之脉，起于大指次指之端，循指上廉，出合谷两骨之间，上入两筋之中，循臂上廉，入肘外廉，上臑外前廉，上肩，出髃骨之前廉，上出于柱骨之会上，下入缺盆，络肺，下膈，属大肠。

其支者，从缺盆上颈，贯颊，入下齿中；还出夹口，交人中——左之右、右之左，上夹鼻孔。

要点二　主治概要

1. 头面五官病证　头痛、鼻衄、齿痛、咽喉肿痛、口眼㖞斜、耳聋等。

2. 肠腑病证　腹胀、腹痛、肠鸣、泄泻等。

3. 皮肤病证　风疹、湿疹、瘾疹、荨麻疹、痤疮等。

4. 神志病证　昏迷、癫狂等。

5. 热病　发热、热病汗出等。

6. 经脉循行部位的其他病证　手臂、肩部酸痛麻木、上肢不遂等。

要点三　常用腧穴的定位、主治要点和操作

1. 商阳▲　Shāngyáng （LI 1） 井穴

【定位】在手指，食指末节桡侧，指甲根角侧上方 0.1 寸。

【主治】①热病，昏迷；②耳聋、青盲、咽喉肿痛、颐颔肿、齿痛等五官病证；③手指麻木。

【操作】浅刺 0.1 寸，或点刺出血。

2. 合谷▲　Hégǔ （LI 4） 原穴

【定位】在手背，第 2 掌骨桡侧的中点处。

【主治】①头痛、齿痛、目赤肿痛、咽喉肿痛、牙关紧闭、口㖞、鼻衄、耳聋、痄腮等头面五官病证；②发热恶寒等外感病；③热病；④无汗或多汗；⑤经闭、滞产、月经不调、痛经、胎衣不下、恶露不止、乳少等妇科病证；⑥上肢疼

痛、不遂；⑦皮肤瘙痒、荨麻疹等皮肤科病证；⑧小儿惊风，痉证；⑨腹痛、痢疾、便秘等肠腑病证；⑩牙拔出术、甲状腺手术等面口五官及颈部手术针麻常用穴。

【操作】直刺 0.5 ～ 1.0 寸。孕妇不宜针。

3. 手三里▲ Shǒusānlǐ （LI 10）

【定位】在前臂，肘横纹下 2 寸，阳溪与曲池连线上。

【主治】①手臂麻痛、肘挛不伸、上肢不遂等上肢病证；②腹胀、泄泻等肠腑病证；③齿痛颊肿。

【操作】直刺 0.8 ～ 1.2 寸。

4. 曲池▲ Qūchí （LI 11） 合穴

【定位】在肘区，尺泽与肱骨外上髁连线的中点处。

【主治】①目赤肿痛、齿痛、咽喉肿痛等五官热性病证；②热病；③手臂肿痛、上肢不遂等上肢病证；④风疹、瘾疹、湿疹、丹毒、瘰疬等皮肤科病证；⑤腹痛、吐泻、痢疾等肠腑病证；⑥头痛，眩晕；⑦癫狂等神志病。

【操作】直刺 1.0 ～ 1.5 寸。

5. 肩髃▲ Jiānyú （LI 15） 手阳明经与阳跷脉的交会穴

【定位】在三角肌区，肩峰外侧缘前端与肱骨大结节两骨间凹陷中。

【主治】①肩痛不举，上肢不遂；②瘰疬；③瘾疹。

【操作】直刺或向下斜刺 0.8 ～ 1.5 寸。

6. 迎香▲ Yíngxiāng （LI 20）

【定位】在面部，鼻翼外缘中点旁，鼻唇沟中。

【主治】①鼻塞、鼻衄、鼻渊等鼻病；②口㖞、面痒、面肿等口面部病证；③胆道蛔虫病。

【操作】略向内上方斜刺或平刺 0.3 ～ 0.5 寸。

［常考考点］常用腧穴的定位和某些特殊治疗作用。

【例题实战模拟】

A1 型题

1. 循行“入下齿中”的经脉是

A. 小肠经　B. 大肠经　C. 胃经　D. 脾经　E. 肝经

2. 下列腧穴中，善治头面诸疾的是

A. 商阳　B. 二间　C. 合谷　D. 阳溪　E. 曲池

3. 手三里位于阳溪与曲池连线上，肘横纹下

A. 1 寸　B. 2 寸　C. 3 寸　D. 4 寸　E. 5 寸

4. 下列腧穴中，治疗高血压首选

A. 曲泽　B. 尺泽　C. 曲池　D. 中渚　E. 小海

5. 臂外展或平举时，肩部出现两个凹陷，当肩峰前下方凹陷处的穴位是

A. 肩髎　B. 肩贞　C. 肩髃　D. 肩中俞　E. 肩外俞

【参考答案】

1. B　2. C　3. B　4. C　5. C

第九单元　足阳明胃经、腧穴

【考点突破攻略】

要点一　经脉循行

《灵枢 · 经脉》：胃足阳明之脉，起于鼻，交頞中，旁约太阳之脉，下循鼻外，入上齿中，还出夹口，环唇，下交承浆，却循颐后下廉，出大迎，循颊车，上耳前，过客主人，循发际，至额颅。

其支者，从大迎前，下人迎，循喉咙，入缺盆，下膈，属胃，络脾。

其直者，从缺盆下乳内廉，下夹脐，入气街中。

其支者，起于胃口，下循腹里，下至气街中而合，以下髀关，抵伏兔，下膝髌中，下循胫外廉，下足跗，入中指内间。

其支者，下廉三寸而别，以下入中指外间。

其支者，别跗上，入大指间，出其端。

要点二　主治概要

1. 脾胃肠病证　胃痛、呕吐、腹痛、腹胀、肠鸣、泄泻、便秘等。

2. 头面五官病证　头痛、眩晕、面痛、口㖞、眼睑瞤动、齿痛、目赤肿痛、近视等。

3. 神志病证　癫狂、谵语、吐舌等。

4. 热病。

5. 经脉循行部位的其他病证　下肢痿痹、中风瘫痪、足背肿痛、乳痈等。

要点三　常用腧穴的定位、主治要点和操作

1. 地仓▲　Dìcāng （ST 4） 手、足阳明经与任脉的交会穴

【定位】在面部，口角旁开 0.4 寸（指寸）。

【主治】口㖞、眼睑瞤动、流涎、齿痛、颊肿等头面五官病证。

【操作】斜刺或平刺 0.3 ～ 0.8 寸，可向颊车穴透刺。

2. 颊车　Jiáchē （ST 6）

【定位】在面部，下颌角前上方一横指（中指）。

【主治】口㖞、口噤、齿痛、面痛等面口病证。

【操作】直刺 0.3 ～ 0.5 寸，或向地仓穴透刺 1.5 ～ 2 寸。

3. 下关▲　Xiàguān （ST 7）

【定位】在面部，颧弓下缘中央与下颌切迹之间凹陷中。

【主治】①牙关不利、面痛、齿痛、口㖞等面口病证；②耳鸣、耳聋、聤耳等耳部病证。

【操作】直刺 0.5 ～ 1 寸。

4. 天枢▲　Tiānshū （ST 25） 大肠募穴

【定位】在腹部，横平脐中，前正中线旁开 2 寸。

【主治】①绕脐腹痛、腹胀、便秘、泄泻、痢疾等脾胃肠病证；②癥瘕、月经不调、痛经等妇科病证。

【操作】直刺 1 ～ 1.5 寸。

5. 归来　Guīlái （ST 29）

【定位】在下腹部，脐中下 4 寸，前正中线旁开 2 寸。

【主治】①小腹胀痛，疝气；②月经不调、经闭、痛经、带下、阴挺等妇科病证。

【操作】直刺 1 ～ 1.5 寸。

6. 足三里▲　Zúsānlǐ （ST 36） 合穴；胃下合穴

【定位】在小腿外侧，犊鼻下 3 寸，犊鼻与解溪连线上。

【主治】①胃痛、呕吐、腹胀、泄泻、痢疾、便秘、肠痈等脾胃肠病证；②膝痛、下肢痿痹、中风瘫痪等下肢病证；③癫狂、不寐等神志病证；④气喘，痰多；⑤乳痈；⑥虚劳诸证，为强壮保健要穴。

【操作】直刺 1 ～ 2 寸。

7. 上巨虚▲　Shàngjùxū （ST 37） 大肠下合穴

【定位】在小腿外侧，犊鼻下 6 寸，犊鼻与解溪连线上。

【主治】①肠鸣、腹中切痛、泄泻、便秘、肠痈等肠腑病证；②下肢痿痹、中风瘫痪等下肢病证。

【操作】直刺 1 ～ 2 寸。

8. 条口▲　Tiáokǒu （ST 38）

【定位】在小腿外侧，犊鼻下 8 寸，犊鼻与解溪连线上。

【主治】①下肢痿痹、跗肿、转筋等下肢病证；②肩臂痛；③脘腹疼痛。

【操作】直刺 1 ～ 1.5 寸。

9. 丰隆▲ Fēnglóng （ST 40） 络穴

【定位】在小腿外侧，外踝尖上 8 寸，胫骨前肌的外缘。

【主治】①头痛、眩晕等头部病证；②癫狂；③咳嗽、哮喘、痰多等肺系病证；④下肢痿痹。

【操作】直刺 1 ～ 1.5 寸。

10. 内庭▲ Nèitíng （ST 44） 荥穴

【定位】在足背，第 2、3 趾间，趾蹼缘后方赤白肉际处。

【主治】①胃痛、吐酸、泄泻、痢疾、便秘等胃肠病证；②足背肿痛；③齿痛、咽喉肿痛、鼻衄等五官病证；④热病。

【操作】直刺或斜刺 0.5 ～ 0.8 寸，可灸。

【例题实战模拟】

A1 型题

1. 十二经脉循行中，分支最多的经脉是

A. 足太阳膀胱经 B. 足少阳胆经 C. 足阳明胃经 D. 足厥阴肝经 E. 手少阳三焦经

2. 在胸部，距前正中线 4 寸的经脉是

A. 足少阴肾经 B. 足阳明胃经 C. 手太阴肺经 D. 足太阴脾经 E. 手厥阴心包经

3. 足阳明胃经的起始穴是

A. 历兑 B. 承泣 C. 迎香 D. 大敦 E. 内庭

4. 平脐水平线，距脐中 2 寸的腧穴是

A. 神阙 B. 大横 C. 天枢 D. 大巨 E. 胃俞

5. 以下不属于足三里穴主治病证的是

A. 癫狂 B. 乳痈 C. 热病 D. 神志病 E. 虚劳诸证

B1 型题

A. 足三里 B. 上巨虚 C. 下巨虚 D. 条口 E. 丰隆

6. 强壮保健的要穴是

7. 治疗痰饮病证的要穴是

【参考答案】

1. C 2. B 3. B 4. C 5. C 6. A 7. E

第十单元 足太阴脾经、腧穴

【考点突破攻略】

要点一 经脉循行

《灵枢·经脉》：脾足太阴之脉，起于大指之端，循指内侧白肉际，过核骨后，上内踝前廉，上腨内，循胫骨后，交出厥阴之前，上循膝股内前廉，入腹，属脾，络胃，上膈，夹咽，连舌本，散舌下。

其支者，复从胃别，上膈，注心中。

脾之大络，名曰大包，出渊腋下三寸，布胸胁。

要点二 主治概要

1. 脾胃病证 腹满、腹胀、食不化、胃痛、呕吐、腹痛、泄泻、痢疾等。

2. 妇科病证 月经不调、痛经、经闭、崩漏等。

3. 前阴病证 阴挺、遗尿、癃闭、阳痿、疝气等。

4. 经脉循行部位的其他病证 胸胁胀痛、下肢痿痹、足踝肿痛等。

要点三 常用腧穴的定位、主治要点和操作

1. 隐白 Yǐnbái （SP 1） 井穴

【定位】在足趾，大趾末节内侧，趾甲根角侧后方 0.1 寸（指寸）。

【主治】①月经过多、崩漏等妇科病证；②鼻衄、便血、尿血等出血证；③腹满、呕吐、泄泻等脾胃病证；④癫狂、多梦等神志病证；⑤惊风。

【操作】浅刺 0.1 寸。

2. 太白 Tàibá （SP 3） 输穴；原穴

【定位】在跖区，第 1 跖趾关节近端赤白肉际凹陷中。

【主治】①肠鸣、腹胀、泄泻、胃痛、便秘等脾胃病证；②足痛、足肿等足部病证；③体重节痛。

【操作】直刺 0.5 ～ 0.8 寸。

3. 公孙▲ Gōngsūn （SP 4） 络穴；八脉交会穴，通冲脉

【定位】在跖区，第 1 跖骨底的前下缘赤白肉际处。

【主治】①胃痛、呕吐、肠鸣腹胀、腹痛、痢疾等脾胃病证；②心烦不寐、狂证等神志病证；③逆气里急，气上冲心（奔豚气）等冲脉病证。

【操作】直刺 0.6 ～ 1.2 寸。

4. 三阴交▲ Sānyīnjiāo （SP 6） 足三阴经的交会穴

【定位】在小腿内侧，内踝尖上 3 寸，胫骨内侧缘后际。

【主治】①肠鸣腹胀、泄泻、便秘等脾胃肠病证；②月经不调、经闭、痛经、带下、阴挺、不孕、滞产等妇产科病证；③心悸、不寐、癫狂等心神病证；④小便不利、遗尿、遗精、阳痿等生殖、泌尿系统病证；⑤下肢痿痹；⑥湿疹、荨麻疹等皮肤病证；⑦阴虚诸证。

【操作】直刺 1 ～ 1.5 寸。孕妇禁针。

5. 阴陵泉▲ Yīnlíngquán （SP 9） 合穴

【定位】在小腿内侧，胫骨内侧髁下缘与胫骨内侧缘之间的凹陷中。

【主治】①腹痛、泄泻、水肿、黄疸等脾湿证；②小便不利、遗尿、癃闭等泌尿系统病证；③遗精、阴茎痛等男科病证；④带下、妇人阴痛等妇科病证；⑤膝痛、下肢痿痹。

【操作】直刺 1 ～ 2 寸。

6. 血海▲ Xuèhǎi （SP 10）

【定位】在股前区，髌底内侧端上 2 寸，股内侧肌隆起处。

【主治】①月经不调、痛经、经闭、崩漏等妇科病证；②湿疹、瘾疹、丹毒、皮肤瘙痒等皮外科病证；③膝股内侧痛。

【操作】直刺 1 ～ 1.5 寸。

［常考考点］常用腧穴的定位和某些特殊治疗作用。

【例题实战模拟】

A1 型题

1. 在内踝上 8 寸处相交叉的经脉是
   A. 足太阴脾经与足少阴肾经　B. 足太阴脾经与足厥阴肝经　C. 足少阴肾经与足厥阴肝经
   D. 足少阴肾经与足太阳膀胱经　E. 足少阴肾经与足少阳胆经
2. 足大趾内侧趾甲根角旁约 0.1 寸的穴位是
   A. 隐白　B. 大敦　C. 厉兑　D. 至阴　E. 足临泣
3. 治疗月经过多、崩漏的首选穴是
   A. 隐白　B. 太白　C. 公孙　D. 地机　E. 三阴交
4. 三阴交穴的定位是

A. 内踝尖上 2 寸，胫骨内侧面中央　B. 内踝尖上 3 寸，胫骨内侧面后缘
C. 内踝尖上 3 寸，胫骨内侧面前缘　D. 内踝尖上 4 寸，胫骨内侧面后缘
E. 内踝尖上 5 寸，胫骨内侧面前缘

B1 型题

A. 隐白　B. 公孙　C. 地机　D. 三阴交　E. 阴陵泉

5. 善治慢性出血的腧穴是
6. 善治水湿病证的腧穴是

【参考答案】

1. B　2. A　3. A　4. B　5. A　6. E

第十一单元　手少阴心经、腧穴

【考点突破攻略】

要点一　经脉循行

《灵枢·经脉》：心手少阴之脉，起于心中，出属心系，下膈，络小肠。其支者，从心系，上夹咽，系目系。其直者，复从心系却上肺，下出腋下，下循臑内后廉，行太阴、心主之后，下肘内，循臂内后廉，抵掌后锐骨之端，入掌内后廉，循小指之内，出其端。

要点二　主治概要

1. 心系病证　心痛、心悸、怔忡等。
2. 神志病证　癫狂痫、癔症、不寐等。
3. 经脉循行部位的其他病证　肩臂疼痛、胸胁痛、肘臂挛痛、小指疼痛等。

要点三　常用腧穴的定位、主治要点和操作

1. 少海　Shàohǎi （HT 3） 合穴
【定位】在肘前区，横平肘横纹，肱骨内上髁前缘。
【主治】①心痛、癔症、癫狂、痫证等心疾、神志病证；②肘臂挛痛、麻木，手颤；③腋胁痛，头项痛；④瘰疬。
【操作】直刺 0.5 ～ 1 寸。

2. 通里▲　Tōnglǐ （HT 5） 络穴
【定位】在前臂前区，腕掌侧远端横纹上 1 寸，尺侧腕屈肌腱的桡侧缘。
【主治】①心悸、怔忡等心疾；②暴喑、舌强不语等舌窍病证；③肘臂挛痛、麻木、手颤等上肢病证。
【操作】直刺 0.5 ～ 1 寸。

3. 阴郄　Yīnxì （HT 6） 郄穴
【定位】在前臂前区，腕掌侧远端横纹上 0.5 寸，尺侧腕屈肌腱的桡侧缘。
【主治】①心痛、心悸、惊恐等心疾；②吐血、衄血等血证；③骨蒸盗汗。
【操作】直刺 0.3 ～ 0.5 寸。

4. 神门▲　Shénmén （HT 7） 输穴；原穴
【定位】在腕前区，腕掌侧远端横纹尺侧端，尺侧腕屈肌腱的桡侧缘。
【主治】①心痛、心烦、惊悸、怔忡等心疾；②不寐、健忘、痴呆、癫狂痫等神志病证；③胸胁痛。
【操作】直刺 0.3 ～ 0.5 寸。

5. 少冲　Shàochōng （HT 9） 井穴
【定位】在手指，小指末节桡侧，指甲根角侧上方 0.1 寸（指寸）。
【主治】①心悸、心痛等心疾；②癫狂、昏迷等神志病证；③目赤；④热病；⑤胸胁痛。

【操作】浅刺 0.1 寸，或点刺出血。

[常考考点] 常用腧穴的定位和某些特殊治疗作用。

【例题实战模拟】

A1 型题

1. 屈肘，横平肘横纹，肱骨内上髁前缘的腧穴是
   A. 曲池　B. 曲泽　C. 尺泽　D. 少海　E. 小海
2. 治疗舌强不语、暴喑的首选穴是
   A. 少冲　B. 少府　C. 神门　D. 通里　E. 阴郄
3. 阴郄穴位于尺侧腕屈肌腱的桡侧缘，腕横纹上
   A.0.5 寸　B.1 寸　C.1.5 寸　D.2 寸　E.2.5 寸
4. 常用于治疗盗汗的是
   A. 极泉　B. 少海　C. 通里　D. 阴郄　E. 神门
5. 以下不属于神门穴主治病证的是
   A. 心痛、惊悸　B. 健忘、失眠　C. 高血压　D. 胸胁痛　E. 呕血、衄血
6. 在胸部没有穴位的经脉是
   A. 手太阴肺经　B. 手少阴心经　C. 手厥阴心包经　D. 足少阴肾经　E. 足太阴脾经

【参考答案】

1. D　2. D　3. A　4. D　5. E　6. B

第十二单元　手太阳小肠经、腧穴

【考点突破攻略】

要点一　经脉循行

《灵枢·经脉》：小肠手太阳之脉，起于小指之端，循手外侧上腕，出踝中，直上循臂骨下廉，出肘内侧两骨之间，上循臑外后廉，出肩解，绕肩胛，交肩上，入缺盆，络心，循咽下膈，抵胃，属小肠。

其支者，从缺盆循颈，上颊，至目锐眦，却入耳中。

其支者，别颊上，抵鼻，至目内眦（斜络于颧）。

要点二　主治概要

1. 头面五官病证　头痛、眩晕、目翳、耳鸣、耳聋、咽喉肿痛等。

2. 热病。

3. 神志病　癫、狂、痫等。

4. 经脉循行部位的其他病证　肩臂酸痛、肘臂疼痛、颈项强痛、小指麻木疼痛等。

要点三　常用腧穴的定位、主治要点和操作

1. 少泽　Shàozé （SI 1）井穴

【定位】在手指，小指末节尺侧，指甲根角侧上方 0.1 寸（指寸）。

【主治】①肩臂后侧痛、小指麻木疼痛等上肢病证；②乳痈、乳少、产后缺乳等乳房病证；③昏迷、癫狂等神志病证；④头痛、咽喉肿痛、目翳、胬肉攀睛、耳聋、耳鸣等头面五官病证。

【操作】斜刺 0.1 寸或点刺出血。孕妇慎用。

2. 后溪▲　Hòuxī （SI 3）输穴；八脉交会穴，通督脉

【定位】在手内侧，第 5 掌指关节尺侧近端赤白肉际凹陷中。

【主治】①头项强痛、腰背痛、手指及肘臂挛痛等痛证；②耳聋、目赤、咽喉肿痛等五官病证；③癫、狂、痫等神志病证；④疟疾。

【操作】直刺 0.5 ～ 1 寸。治手指挛痛可透刺合谷穴。

3. 养老▲ Yǎnglǎo （SI 6） 郄穴

【定位】在前臂后区，腕背横纹上 1 寸，尺骨头桡侧凹陷中。

【主治】①肩、背、肘、臂酸痛，项强等经脉循行所过部位病证；②急性腰痛；③目视不明。

【操作】直刺或斜刺 0.5 ～ 0.8 寸。

4. 天宗▲ Tiānzōng （SI 11）

【定位】在肩胛区，肩胛冈中点与肩胛骨下角连线的上 1/3 与下 2/3 交点凹陷中。

【主治】①肩胛疼痛；②气喘；③乳痈、乳癖等乳房病证。

【操作】直刺或斜刺 0.5 ～ 1 寸。遇到阻力不可强行进针。

5. 听宫▲ Tīnggōng （SI 19）

【定位】在面部，耳屏正中与下颌骨髁状突之间的凹陷中。

【主治】①耳鸣、耳聋、聤耳等耳部病证；②面痛、齿痛等口面病证；③癫、狂、痫等神志病。

【操作】微张口，直刺 0.5 ～ 1 寸。

［常考考点］常用腧穴的定位和某些特殊治疗作用。

【例题实战模拟】

A1 型题

1. 循行“绕肩胛”的经脉是
   A. 手阳明大肠经　B. 足太阳膀胱经　C. 手太阳小肠经　D. 足少阳胆经　E. 手少阳三焦经
2. 循行既到目内眦又到目外眦的经脉是
   A. 手阳明大肠经　B. 手太阳小肠经　C. 手少阳三焦经　D. 足太阳膀胱经　E. 足少阳胆经
3. 位于肩胛冈下窝中央凹陷处，约当肩胛冈下缘与肩胛下角之间的 1/3 折点处的腧穴是
   A. 肩贞　B. 臑俞　C. 天宗　D. 秉风　E. 曲垣
4. 手太阳小肠经的起始穴是
   A. 少泽　B. 少冲　C. 少府　D. 听会　E. 听宫
5. 下列腧穴中，具有催乳作用的是
   A. 中冲　B. 关冲　C. 少冲　D. 隐白　E. 少泽

【参考答案】

1. C　2. B　3. C　4. A　5. E

第十三单元　足太阳膀胱经、腧穴

【考点突破攻略】

要点一　经脉循行

《灵枢·经脉》：膀胱足太阳之脉，起于目内眦，上额交巅。

其支者，从巅至耳上角。

其直者，从巅入络脑，还出别下项，循肩髆内，夹脊抵腰中，入循膂，络肾，属膀胱。其支者，从腰中，下夹脊，贯臀，入腘中。

其支者，从髆内左右别下贯胛，夹脊内，过髀枢，循髀外后廉下合腘中，以下贯腨内，出外踝之后，循京骨，至小指外侧。

要点二　主治概要

1. 脏腑病证　背部第一侧线的背俞穴及第二侧线的腧穴，主治与其相关的脏腑病证和有关的组织器官病证。

2. 神志病证　癫、狂、痫等。

3. 头面五官病证　头痛、鼻塞、鼻衄等。

4. 经脉循行部位的其他病证　项、背、腰、下肢痹痛等。

要点三　常用腧穴的定位、主治要点和操作

1. 睛明　Jīngmíng （BL 1）

【定位】在面部，目内眦内上方眶内侧壁凹陷中。

【主治】①目赤肿痛、流泪、视物不明、目眩、近视、夜盲、色盲、目翳等眼病；②急性腰痛；③心悸、怔忡等心疾。

【操作】嘱患者闭目，医者左手轻推眼球向外侧固定，右手缓慢进针，紧靠眶缘直刺 0.5 ～ 1 寸。遇到阻力时，不宜强行进针，应改变进针方向或退针。不捻转，不提插（或只轻微地捻转和提插）。出针后按压针孔片刻，以防出血。针具宜细，消毒宜严。禁灸。

2. 攒竹▲　Cuánzhú （BL 2）

【定位】在面部，眉头凹陷中，额切迹处。

【主治】①头痛、面痛、眉棱骨痛、面瘫等头面病证；②眼睑瞤动、眼睑下垂、目视不明、流泪、目赤肿痛等眼疾；③呃逆；④急性腰扭伤。

【操作】可向眉中或向眼眶内缘平刺或斜刺 0.5 ～ 0.8 寸，或直刺 0.2 ～ 0.3 寸。禁灸。

3. 肺俞▲　Fèishū （BL 13）　肺之背俞穴

【定位】在脊柱区，第 3 胸椎棘突下，后正中线旁开 1.5 寸。

【主治】①鼻塞、咳嗽、气喘、咯血等肺系病证；②骨蒸潮热、盗汗等阴虚病证；③背痛；④皮肤瘙痒，瘾疹。

【操作】斜刺 0.5 ～ 0.8 寸。热证宜点刺放血。

4. 心俞　Xīnshū （BL 15）　心之背俞穴

【定位】在脊柱区，第 5 胸椎棘突下，后正中线旁开 1.5 寸。

【主治】①心痛、惊悸、不寐、健忘、癫痫等心神病证；②胸闷、胸痛、咳嗽、吐血等胸肺病证；③遗精、白浊等男科病证；④盗汗。

【操作】斜刺 0.5 ～ 0.8 寸。

5. 膈俞▲　Géshū （BL 17）　八会穴之血会

【定位】在脊柱区，第 7 胸椎棘突下，后正中线旁开 1.5 寸。

【主治】①胃痛；②呕吐、呃逆、咳嗽、气喘等气逆之证；③贫血、吐血、便血等血证；④瘾疹、皮肤瘙痒等皮肤病证；⑤潮热、盗汗等阴虚证。

【操作】斜刺 0.5 ～ 0.8 寸。

6. 肝俞　Gānshū （BL 18）　肝之背俞穴

【定位】在脊柱区，第 9 胸椎棘突下，后正中线旁开 1.5 寸。

【主治】①胁痛、黄疸等肝胆病证；②目赤、目视不明、夜盲、迎风流泪等目疾；③眩晕，癫狂痫；④脊背痛，角弓反张，转筋。

【操作】斜刺 0.5 ～ 0.8 寸。

7. 脾俞　Píshū （BL 20）　脾之背俞穴

【定位】在脊柱区，第 11 胸椎棘突下，后正中线旁开 1.5 寸。

【主治】①腹胀、纳呆、呕吐、泄泻、痢疾、便血、多食善饥、身体消瘦等脾胃病证；②黄疸，水肿；③背痛。

【操作】斜刺 0.5 ～ 0.8 寸。

8. 肾俞▲　Shènshū （BL 23）　肾之背俞穴

【定位】在脊柱区，第 2 腰椎棘突下，后正中线旁开 1.5 寸。

【主治】①头晕、耳鸣、耳聋、慢性腹泻、气喘、腰酸痛、遗精、阳痿、不育等肾虚病证；②遗尿、癃闭等前阴病

证；③月经不调、带下、不孕等妇科病证；④消渴。

【操作】直刺 0.5 ～ 1 寸。

9. 大肠俞▲ Dàchángshū （BL 25） 大肠之背俞穴

【定位】在脊柱区，第 4 腰椎棘突下，后正中线旁开 1.5 寸。

【主治】①腰痛；②腹胀、泄泻、便秘等肠腑病证。

【操作】直刺 0.8 ～ 1.2 寸。

10. 次髎▲ Cìliáo （BL 32）

【定位】在骶区，正对第 2 骶后孔中。

【主治】①月经不调、痛经、阴挺、带下等妇科病证；②遗精、阳痿等男科病证；③小便不利、癃闭、遗尿、疝气等前阴病证；④腰骶痛，下肢痿痹。

【操作】直刺 1 ～ 1.5 寸。

11. 委中▲ Wěizhōng （BL 40） 合穴；膀胱下合穴

【定位】在膝后区，腘横纹中点。

【主治】①腰背痛、下肢痿痹等；②急性腹痛、急性吐泻等急症；③癃闭、遗尿等泌尿系病证；④丹毒、瘾疹、皮肤瘙痒、疔疮等血热病证。

【操作】直刺 1 ～ 1.5 寸，或用三棱针点刺腘静脉出血。针刺不宜过快、过强、过深，以免损伤血管和神经。

12. 承山▲ Chéngshān （BL 57）

【定位】在小腿后区，腓肠肌两肌腹与肌腱交角处。

【主治】①腰腿拘急、疼痛；②痔疾，便秘；③腹痛，疝气。

【操作】直刺 1 ～ 2 寸。不宜过强地刺激，以免引起腓肠肌痉挛。

13. 昆仑▲ Kūnlún （BL 60） 经穴

【定位】在踝区，外踝尖与跟腱之间的凹陷中。

【主治】①后头痛、目眩、项强等头项病证；②腰骶疼痛，足踝肿痛；③癫痫；④滞产。

【操作】直刺 0.5 ～ 0.8 寸。孕妇禁用，经期慎用。

14. 申脉▲ Shēnmài （BL 62） 八脉交会穴，通阳跷脉；足太阳经与阳跷脉的交会穴

【定位】在踝区，外踝尖直下，外踝下缘与跟骨之间凹陷中。

【主治】①头痛、眩晕等头部疾病；②癫、狂、痫等神志病证；③嗜睡、不寐等眼睛开合不利病证；④腰腿酸痛，下肢运动不利。

【操作】直刺 0.3 ～ 0.5 寸。

15. 至阴▲ Zhìyīn （BL 67） 井穴

【定位】在足趾，小趾末节外侧，趾甲根角侧后方 0.1 寸（指寸）。

【主治】①胎位不正、滞产、胞衣不下等胎产病证；②头痛、目痛、鼻塞、鼻衄等头面五官病证。

【操作】浅刺 0.1 寸。胎位不正用灸法。

［常考考点］常用腧穴的定位和某些特殊治疗作用。

【例题实战模拟】

A1 型题

1. 下列循行至头顶且入络脑的经脉是

A. 足厥阴肝经 B. 足太阳膀胱经 C. 手少阳三焦经 D. 足少阳胆经 E. 手太阳小肠经

2. 下列有关睛明穴的针刺操作，叙述不正确的是

A. 遇到阻力时，可继续进针，不必改变进针方向或退针 B. 不捻转，不提插

C. 出针后按压针孔片刻，以防出血 D. 针具宜细，消毒宜严 E. 禁灸

3. 下列腧穴中，常用于治疗呃逆的是

A. 睛明 B. 攒竹 C. 承泣 D. 四白 E. 印堂

4. 下列腧穴中，治疗急性吐泻有速效的是

A. 委阳 B. 委中 C. 承山 D. 飞扬 E. 昆仑

5. 常用于纠正胎位的腧穴是

A. 隐白　B. 至阴　C. 至阳　D. 束谷　E. 申脉

【参考答案】

1. B　2. A　3. B　4. B　5. B

第十四单元　足少阴肾经、腧穴

【考点突破攻略】

要点一　经脉循行

《灵枢·经脉》：肾足少阴之脉，起于小指之下，斜走足心，出于然骨之下，循内踝之后，别入跟中，以上腨内，出腘内廉，上股内后廉，贯脊属肾，络膀胱。

其直者，从肾上贯肝膈，入肺中，循喉咙，夹舌本。

其支者，从肺出，络心，注胸中。

要点二　主治概要

1. 头及五官病证　头痛、目眩、咽喉肿痛、齿痛、耳聋、耳鸣等。

2. 妇科病证，前阴病证　月经不调、遗精阳痿、小便频数等。

3. 经脉循行部位的其他病证　下肢厥冷、内踝肿痛等。

要点三　常用腧穴的定位、主治要点和操作

1. 涌泉▲　Yǒngquán （KI 1） 井穴

【定位】在足底，屈足卷趾时足心最凹陷中。

【主治】①昏厥、中暑、小儿惊风等急症；②癫狂痫、头痛、头晕、目眩、失眠等神志病证；③咽喉肿痛、喉痹、失音等头面五官病证；④大便难、小便不利等前后二阴病证；⑤足心热；⑥奔豚气。

【操作】直刺 0.5 ～ 1.0 寸。针刺时要防止刺伤足底动脉弓。临床常用灸法或药物贴敷。

2. 太溪▲　Tàixī （KI 3） 输穴；原穴

【定位】在踝区，内踝尖与跟腱之间的凹陷中。

【主治】①头晕目眩、不寐、健忘、遗精、阳痿、月经不调等肾虚证；②咽喉肿痛、齿痛、耳聋、耳鸣等阴虚性五官病证；③咳喘、胸痛、咳血等肺系病证；④消渴，小便频数，便秘；⑤腰脊痛，足跟痛，下肢厥冷。

【操作】直刺 0.5 ～ 0.8 寸。

3. 照海▲　Zhàohǎi （KI 6） 八脉交会穴，通阴跷脉

【定位】在踝区，内踝尖下 1 寸，内踝下缘边际凹陷中。

【主治】①月经不调、痛经、阴痒、赤白带下等妇科病证；②癫痫、不寐、嗜卧、癔症等神志病证；③咽喉干痛，目赤肿痛；④小便频数，癃闭；⑤便秘。

【操作】直刺 0.5 ～ 0.8 寸。

4. 复溜▲　Fùliū （KI 7） 经穴

【定位】在小腿内侧，内踝尖上 2 寸，跟腱前缘。

【主治】①腹胀，泄泻，癃闭，水肿；②盗汗、汗出不止或热病无汗等津液输布失调病证；③下肢瘫痪，腰脊强痛。

【操作】直刺 0.5 ～ 1 寸。

【例题实战模拟】

A1 型题

1. 肾经在循行中，未与以下何脏腑发生联系

A. 肝　B. 肺　C. 心　D. 膀胱　E. 心包

2. 下列选项中“贯脊”的经脉是

A. 督脉　B. 带脉　C. 足少阴肾经　D. 足太阳膀胱经　E. 足少阳胆经

3. 下列不属于照海穴主治病证的是

A. 失眠、癫痫　B. 呕吐涎沫，吐舌　C. 月经不调，带下　D. 小便频数，癃闭　E. 咽喉干痛，目赤肿痛

4. 下列腧穴中，治疗汗证首选的是

A. 复溜　B. 然谷　C. 太溪　D. 阴谷　E. 大钟

5. 下列经脉中，在大腿部没有经穴分布的是

A. 足阳明胃经　B. 足少阳胆经　C. 足太阴脾经　D. 足厥阴肝经　E. 足少阴肾经

6. 足少阴肾经在腹部的循行是旁开前正中线

A. 0.5 寸　B. 1 寸　C. 2 寸　D. 4 寸　E. 6 寸

【参考答案】

1. E　2. C　3. B　4. A　5. E　6. A

第十五单元　手厥阴心包经、腧穴

【考点突破攻略】

要点一　经脉循行

《灵枢 · 经脉》：心主手厥阴心包络之脉，起于胸中，出属心包，下膈，历络三焦。

其支者，循胸出胁，下腋三寸，上抵腋下，循臑内，行太阴、少阴之间，入肘中，下臂，行两筋之间，入掌中，循中指，出其端。

其支者，别掌中，循小指次指出其端。

要点二　主治概要

1. 心胸、神志病证　心痛、心悸、心烦、胸闷、癫狂痫等。

2. 胃腑病证　胃痛、呕吐等。

3. 经脉循行部位的其他病证　上臂内侧痛、肘臂挛麻、腕痛、掌中热等。

要点三　常用腧穴的定位、主治要点和操作

1. 曲泽　Qūzé （PC 3）　合穴

【定位】在肘前区，肘横纹上，肱二头肌腱的尺侧缘凹陷中。

【主治】①心痛、心悸、善惊等心疾；②胃痛、呕吐、泄泻等胃腑热性病证；③热病，中暑；④肘臂挛痛，上肢颤动。

【操作】直刺 1 ～ 1.5 寸，或三棱针点刺出血。

2. 郄门▲　Xìmén （PC 4）　郄穴

【定位】在前臂前区，腕掌侧远端横纹上 5 寸，掌长肌腱与桡侧腕屈肌腱之间。

【主治】①心痛、心悸、心烦、胸痛等心胸病证；②咳血、呕血、衄血等血证；③疔疮；④癫痫。

【操作】直刺 0.5 ～ 1 寸。

3. 内关▲　Nèiguān （PC 6）　络穴；八脉交会穴，通阴维脉

【定位】在前臂前区，腕掌侧远端横纹上 2 寸，掌长肌腱与桡侧腕屈肌腱之间。

【主治】①心痛、心悸、胸闷等心胸病证；②胃痛、呕吐、呃逆等胃腑病证；③不寐、郁病、癫狂痫等神志病证；④中风，眩晕，偏头痛；⑤胁痛，胁下痞块，肘臂挛痛。

【操作】直刺 0.5 ～ 1 寸。注意穴位深层有正中神经。

4. 劳宫 Láogōng （PC 8） 荥穴

【定位】在掌区，横平第 3 掌指关节近端，第 2、3 掌骨之间偏于第 3 掌骨。简便取穴：握拳，中指尖下是穴。

【主治】①中风昏迷、中暑等急症；②心痛、烦闷等心疾；③癫狂痫等神志病证；④口疮，口臭；⑤鹅掌风。

【操作】直刺 0.3 ～ 0.5 寸。为急救要穴之一。

［常考考点］常用腧穴的定位和某些特殊治疗作用。

【例题实战模拟】

A1 型题

1. 手厥阴经腧穴除主治心、心包、胸、神志病外，还主要用于治疗

A. 胃病　B. 肾病　C. 肝病　D. 胆病　E. 脾病

2. 在肘前区，肘横纹上，肱二头肌腱尺侧缘凹陷中的腧穴是

A. 少海　B. 小海　C. 曲泽　D. 曲池　E. 尺泽

3. 下列不属于曲泽穴主治病证的是

A. 心痛、善惊　B. 胃痛、呕血　C. 咳嗽、胸满　D. 暑热病　E. 肘臂挛痛

4. 内关穴的定位是

A. 腕横纹上 5 寸，掌长肌腱与桡侧腕屈肌腱之间　B. 腕横纹上 3 寸，掌长肌腱与桡侧腕屈肌腱之间

C. 腕横纹上 2 寸，掌长肌腱与桡侧腕屈肌腱之间　D. 腕横纹上 1 寸，掌长肌腱与桡侧腕屈肌腱之间

E. 腕横纹中央，掌长肌腱与桡侧腕屈肌腱之间

5. 下列不属于内关主治病证的是

A. 心痛、胸闷　B. 胃痛、呃逆　C. 遗尿、阳痿　D. 失眠、郁证　E. 中风、眩晕

【参考答案】

1. A　2. C　3. C　4. C　5. C

第十六单元　手少阳三焦经、腧穴

【考点突破攻略】

要点一　经脉循行

《灵枢·经脉》：三焦手少阳之脉，起于小指次指之端，上出两指之间，循手表腕，出臂外两骨之间，上贯肘，循臑外上肩，而交出足少阳之后，入缺盆，布膻中，散络心包，下膈，遍属三焦。

其支者，从膻中，上出缺盆，上项，系耳后，直上出耳上角，以屈下颊至。

其支者，从耳后入耳中，出走耳前，过客主人，前交颊，至目锐眦。

要点二　主治概要

1. 头面五官病证　头、目、耳、颊、咽喉病等。

2. 热病。

3. 经脉循行部位的其他病证　胸胁痛，肩臂外侧痛，上肢挛急、麻木、不遂等。

要点三　常用腧穴的定位、主治要点和操作

1. 中渚▲ Zhōngzhǔ （TE 3） 输穴

【定位】在手背，第 4、5 掌骨间，第 4 掌指关节近端凹陷中。

【主治】①手指屈伸不利，肘臂肩背痛；②头痛、耳鸣、耳聋、聤耳、耳痛、目赤、咽喉肿痛等头面五官病证；③热病，疟疾。

【操作】直刺 0.3 ～ 0.5 寸。

2. 外关▲ Wàiguān （TE 5） 络穴；八脉交会穴，通阳维脉

【定位】在前臂后区，腕背侧远端横纹上 2 寸，尺骨与桡骨间隙中点。

【主治】①耳鸣、耳聋、聤耳、耳痛、目赤肿痛、目生翳膜、目眩、咽喉肿痛、口噤、口㖞、齿痛、面痛等头面五官病证；②头痛，颈项及肩部疼痛，胁痛，上肢痹痛；③热病，疟疾，伤风感冒；④瘰疬。

【操作】直刺 0.5 ～ 1.0 寸。

3. 支沟▲ Zhīgōu （TE 6） 经穴

【定位】在前臂后区，腕背侧远端横纹上 3 寸，尺骨与桡骨间隙中点。

【主治】①便秘；②热病；③耳鸣、耳聋、咽喉肿痛、暴喑、头痛等头面五官病证；④肘臂痛，胁肋痛，落枕；⑤瘰疬。

【操作】直刺 0.5 ～ 1.0 寸。

4. 肩髎 Jiānliáo （TE 14）

【定位】在三角肌区，肩峰角与肱骨大结节两骨间凹陷中。

【主治】①肩臂挛痛，不遂；②风疹。

【操作】直刺 0.8 ～ 1.5 寸。

5. 翳风▲ Yìfēng （TE 17） 手、足少阳经的交会穴

【定位】在颈部，耳垂后方，乳突下端前方凹陷中。

【主治】①耳鸣、耳聋、聤耳等耳病；②眼睑瞤动、颊肿、口㖞、牙关紧闭、齿痛等面口病证；③瘰疬。

【操作】直刺 0.5 ～ 1.0 寸。

6. 丝竹空 Sīzhúkōng （TE 23） 手、足少阳经的交会穴

【定位】在面部，眉梢凹陷中。

【主治】①头痛、眩晕、目赤肿痛、眼睑瞤动、视物不清等头目病证；②癫痫；③齿痛，牙关拘急，口㖞。

【操作】平刺 0.3 ～ 0.5 寸；不灸。

［常考考点］常用腧穴的定位和某些特殊治疗作用。

【例题实战模拟】

A1 型题

1. 下列不属于外关穴主治病证的是

A. 热病、头痛　B. 心痛、胸闷　C. 耳鸣、耳聋　D. 瘰疬、胁痛　E. 上肢痿痹不遂

2. 下列不属于支沟穴主治病证的是

A. 失眠、癫痫狂　B. 便秘、热病　C. 耳鸣、耳聋　D. 暴喑、瘰疬　E. 胁肋疼痛

3. 下列输穴中，治疗便秘较好的是

A. 关冲　B. 中渚　C. 阳池　D. 支沟　E. 外关

4. 下列腧穴中，属于手少阳三焦经的是

A. 肩髎　B. 巨髎　C. 次髎　D. 颧髎　E. 瞳子髎

5. 位于乳突前下方与下颌角之间的凹陷中的腧穴是

A. 角孙　B. 翳风　C. 翳明　D. 牵正　E. 头临泣

【参考答案】

1. B　2. A　3. D　4. A　5. B

第十七单元 足少阳胆经、腧穴

【考点突破攻略】

要点一 经脉循行

《灵枢·经脉》：胆足少阳之脉，起于目锐眦，上抵头角，下耳后，循颈，行手少阳之前，至肩上，却交出手少阳之后，入缺盆。

其支者，从耳后入耳中，出走耳前，至目锐眦后。

其支者，别锐眦，下大迎，合于手少阳，抵于，下加颊车，下颈，合缺盆，以下胸中，贯膈，络肝，属胆，循胁里，出气街，绕毛际，横入髀厌中。

其直者，从缺盆下腋，循胸，过季胁，下合髀厌中。以下循髀阳，出膝外廉，下外辅骨之前，直下抵绝骨之端，下出外踝之前，循足跗上，入小指次指之间。

其支者，别跗上，入大指之间，循大指歧骨内，出其端；还贯爪甲，出三毛。

要点二 主治概要

1. 头面五官病证 侧头、目、耳、咽喉病等。

2. 肝胆病证 黄疸、口苦、胁痛等。

3. 神志病证 癫狂等。

4. 热病。

5. 经脉循行部位的其他病证 胁肋痛，下肢痹痛、麻木、不遂等。

要点三 常用腧穴的定位、主治要点和操作

1. 阳白 Yángbái （GB 14） 足少阳经与阳维脉的交会穴

【定位】在头部，眉上 1 寸，瞳孔直上。

【主治】①头痛，眩晕；②视物模糊、目痛等目疾；③眼睑瞤动、眼睑下垂等目疾。

【操作】平刺 0.3 ～ 0.5 寸。

2. 风池▲ Fēngchí （GB 20） 足少阳经与阳维脉的交会穴

【定位】在颈后区，枕骨之下，胸锁乳突肌上端与斜方肌上端之间的凹陷中。

【主治】①中风、头痛、眩晕、不寐、癫痫等内风所致病证；②恶寒发热、口眼㖞斜等外风所致病证；③目赤肿痛、视物不明、鼻塞、鼻衄、鼻渊、耳鸣、咽喉肿痛等五官病证；④颈项强痛。

【操作】向鼻尖方向斜刺 0.8 ～ 1.2 寸。

3. 肩井▲ Jiānjǐng （GB 21） 手、足少阳经与阳维脉的交会穴

【定位】在肩胛区，第 7 颈椎棘突与肩峰最外侧点连线的中点。

【主治】①头痛、眩晕、颈项强痛等头项部病证；②肩背疼痛，上肢不遂；③瘰疬；④乳晕、乳少、难产、胞衣不下等妇科病证。

【操作】直刺 0.3 ～ 0.5 寸，切忌深刺、捣刺。孕妇禁用。

4. 环跳▲ Huántiào （GB 30） 足少阳经与足太阳经的交会穴

【定位】在臀区，股骨大转子最凸点与骶管裂孔连线的外 1/3 与内 2/3 交点处。

【主治】①下肢痿痹，半身不遂，腰腿痛；②风疹。

【操作】直刺 2 ～ 3 寸。

5. 风市 Fēngshì （GB 31）

【定位】在股部，髌底上 7 寸：直立垂手，掌心贴于大腿时，中指尖所指凹陷中，髂胫束后缘。

【主治】①下肢痿痹；②遍身瘙痒。

【操作】直刺 1 ～ 2 寸。

6. 阳陵泉▲ Yánglíngquán （GB 34）合穴；胆下合穴；八会穴之筋会

【定位】在小腿外侧，腓骨头前下方凹陷中。

【主治】①黄疸、口苦、呕吐、胁痛等胆腑病证；②下肢痿痹、膝髌肿痛、肩痛等筋病；③小儿惊风；④脚气。

【操作】直刺 1 ～ 1.5 寸。

7. 悬钟▲ Xuánzhōng （GB 39） 八会穴之髓会

【定位】在小腿外侧，外踝尖上 3 寸，腓骨前缘。

【主治】①中风、颈椎病、腰椎病等骨、髓病；②颈项强痛，偏头痛，咽喉肿痛；③胸胁胀痛；④下肢痿痹，脚气。

【操作】直刺 0.5 ～ 0.8 寸。

8. 丘墟▲ Qiūxū （GB 40） 原穴

【定位】在踝区，外踝的前下方，趾长伸肌腱的外侧凹陷中。

【主治】①偏头痛，胸胁胀痛；②下肢痿痹，外踝肿痛，足下垂，脚气；③疟疾。

【操作】直刺 0.5 ～ 0.8 寸。

9. 足临泣 Zúlínqì （GB 41） 输穴；八脉交会穴，通带脉

【定位】在足背，第 4、5 跖骨底结合部的前方，第 5 趾长伸肌腱外侧凹陷中。

【主治】①偏头痛、眩晕、目赤肿痛、目涩、耳鸣、耳聋等头面五官病证；②乳痈、乳胀、月经不调等妇科病证；③胁肋胀痛，足跗肿痛；④瘰疬；⑤疟疾。

【操作】直刺 0.3 ～ 0.5 寸。

［常考考点］常用腧穴的定位和某些特殊治疗作用。

【例题实战模拟】

A1 型题

1. 从耳后进入耳中，出走耳前的经脉是

A. 足太阳膀胱经　B. 手太阳小肠经　C. 足阳明胃经　D. 手阳明大肠经　E. 足少阳胆经

2. 针刺环跳穴的最佳体位是

A. 坐位　B. 站位　C. 仰卧位　D. 俯卧位　E. 侧卧位

3. 下列不属于阳陵泉主治病证的是

A. 黄疸、胁痛、口苦　B. 腹泻、水肿、小便不利　C. 呕吐、吞酸　D. 膝肿痛、下肢痿痹　E. 小儿惊风

4. 下列属于足少阳胆经起止穴的是

A. 瞳子髎、足临泣　B. 瞳子髎、足窍阴　C. 丝竹空、足临泣　D. 丝竹空、足窍阴　E. 耳门、足窍阴

【参考答案】

1. E　2. E　3. B　4. B

第十八单元　足厥阴肝经、腧穴

【考点突破攻略】

要点一　经脉循行

《灵枢 · 经脉》：肝足厥阴之脉，起于大指丛毛之际，上循足跗上廉，去内踝一寸，上踝八寸，交出太阴之后，上腘内廉，循股阴，入毛中，环阴器，抵小腹，夹胃，属肝，络胆，上贯膈，布胁肋，循喉咙之后，上入颃颡，连目系，上出额，与督脉会于巅。

其支者，从目系下颊里，环唇内。

其支者，复从肝别贯膈，上注肺。

要点二　主治概要

1. 肝胆病证　黄疸、胸胁胀痛、呕逆、中风、头痛、眩晕、惊风等。

2. 妇科病和前阴病证　月经不调、痛经、崩漏、带下、遗尿、小便不利等。

3. 经脉循行部位的其他病证　下肢痹痛、麻木、不遂等。

要点三　常用腧穴的定位、主治要点和操作

1. 大敦　Dàdūn （LR 1） 井穴

【定位】在足趾，大趾末节外侧，趾甲根角侧后方 0.1 寸（指寸）。

【主治】①疝气，少腹痛；②遗尿、癃闭、淋证等泌尿系病证；③月经不调、经闭、崩漏、阴挺等妇科病证；④癫痫。

【操作】浅刺 0.1 ～ 0.2 寸，或点刺出血。

2. 行间　Xíngjiān （LR 2） 荥穴

【定位】在足背，第 1、2 趾之间，趾蹼缘后方赤白肉际处。

【主治】①头痛、目眩、目赤肿痛、青盲、口喎等头面五官热性病证；②月经过多、崩漏、痛经、经闭、带下等妇科病证；③阴中痛，疝气；④小便不利，癃闭，尿痛；⑤胁痛，黄疸。

【操作】直刺 0.5 ～ 0.8 寸。

3. 太冲▲　Tàichōng （LR 3） 输穴；原穴

【定位】在足背，第 1、2 跖骨间，跖骨底结合部前方凹陷中，或触及动脉搏动处。

【主治】①中风、癫狂痫、头痛、眩晕、口眼㖞斜、小儿惊风等内风所致病证；②目赤肿痛、口喎、青盲、咽喉干痛、耳鸣、耳聋等头面五官热性病证；③月经不调、崩漏、痛经、难产等妇科病证；④黄疸、胁痛、腹胀、呕逆等肝胃病证；⑤下肢痿痹，足跗肿痛。

【操作】直刺 0.5 ～ 1 寸。

4. 期门▲　Qīmén （LR 14） 肝募穴；足厥阴经与足太阴经的交会穴

【定位】在胸部，第 6 肋间隙，前正中线旁开 4 寸。

【主治】①胸胁胀痛；②腹胀、呃逆、吞酸等肝胃病证；③郁病，奔豚气；④乳痈。

【操作】斜刺 0.5 ～ 0.8 寸。

［常考考点］常用腧穴的定位和某些特殊治疗作用。

【例题实战模拟】

A1 型题

1. 经脉循行“环阴器”的是

A. 足太阴脾经　B. 足阳明胃经　C. 足太阳膀胱经　D. 足厥阴肝经　E. 足少阳胆经

2. 经脉循行到达颠顶的是

A. 手少阴心经　B. 足少阴肾经　C. 手厥阴心包经　D. 足厥阴肝经　E. 手太阴肺经

3. 肝经在循行中，未发生联系的脏腑是

A. 肝　B. 胆　C. 肺　D. 胃　E. 心

4. 肝经在循行中，未发生联系的部位是

A. 喉咙　B. 唇内　C. 耳中　D. 目系　E. 颊部

5. 太冲穴的定位是

A. 在足背，当第 1、2 趾间的趾蹼缘上方纹头处　B. 在足背，当第 2、3 趾间的趾蹼缘上方纹头处

C. 在足背，第 1、2 跖骨结合部之前凹陷中　D. 在足背，第 2、3 跖骨结合部之前凹陷中

E. 内踝前 1 寸，胫骨前肌腱内缘凹陷中

6. 期门穴的定位是

A. 在胸部，第 5 肋间隙，前正中线旁开 4 寸　B. 在胸部，第 6 肋间隙，前正中线旁开 4 寸

C. 在胸部，第 7 肋间隙，前正中线旁开 4 寸　D. 第 11 肋游离端下际

E. 在侧腰部，第 12 肋游离端下际

7. 下列被称为“四关”穴的腧穴是

A. 内关、外关　B. 合谷、太冲　C. 曲池、足三里　D. 外关、阳陵泉　E. 尺泽、委中

【参考答案】

1. D　2. D　3. E　4. C　5. C　6. B　7. B

第十九单元　督脉、腧穴

【考点突破攻略】

要点一　经脉循行

《难经·二十八难》：督脉者，起于下极之输，并于脊里，上至风府，入属于脑（此下《针灸甲乙经·奇经八脉第二》有“上巅，循额，至鼻柱”）。

要点二　主治概要

1. 脏腑病证　胸背腰段的腧穴主治与其相关的脏腑病证和有关的组织器官病证。

2. 神志病　癫狂痫等。

3. 热病。

4. 头面五官病证　头痛、口㖞、面肿等。

5. 经脉循行部位的其他病证　腰骶、背项疼痛等。

要点三　常用腧穴的定位、主治要点和操作

1. 腰阳关▲　Yāoyángguān （GV 3）

【定位】在脊柱区，第 4 腰椎棘突下凹陷中，后正中线上。

【主治】①月经不调、带下等妇科病证；②遗精、阳痿等男科病证；③腰骶疼痛，下肢痿痹。

【操作】直刺或向上斜刺 0.5 ～ 1 寸。

2. 大椎▲　Dàzhuī （GV 14）　督脉与足三阳经的交会穴

【定位】在脊柱区，第 7 颈椎棘突下凹陷中，后正中线上。

【主治】①恶寒发热、疟疾等外感病证；②热病，骨蒸潮热；③咳嗽、气喘等肺气失于宣降证；④癫狂痫、小儿惊风等神志病证；⑤风疹、痤疮等皮肤疾病；⑥项强、脊痛等脊柱病证。

【操作】直刺 0.5 ～ 1 寸。

3. 哑门　Yǎmén （GV 15）　督脉与阳维脉的交会穴

【定位】在颈后区，第 2 颈椎棘突上际凹陷中，后正中线上。

【主治】①暴喑，舌强不语，聋哑；②癫狂痫、癔症等神志病证；③头痛，项强。

【操作】伏案正坐位，头微前倾，项肌放松，向下颌方向缓慢刺入 0.5 ～ 1 寸。不可向上斜刺或深刺，以免刺入枕骨大孔，伤及延髓。

4. 百会▲　Bǎihuì （GV 20）　督脉与足太阳经的交会穴

【定位】在头部，前发际正中直上 5 寸。

【主治】①晕厥、中风、失语、痴呆等脑病；②癫狂、不寐、健忘等神志病；③头风、颠顶痛、眩晕、耳鸣等头面病证；④脱肛、阴挺、胃下垂等气虚下陷证。

【操作】平刺 0.5 ～ 0.8 寸，升阳固脱多用灸法。

5. 水沟▲　Shuǐgōu （GV 26）　督脉与手、足阳明经的交会穴

【定位】在面部，人中沟的上 1/3 与中 1/3 交点处。

【主治】①昏迷、晕厥、中风、中暑、脱证等急症，为急救要穴之一；②癫狂痫、癔症、急慢惊风等神志病；③闪挫

腰痛，脊背强痛；④口喎、面肿、鼻塞、牙关紧闭等头面五官病证。

【操作】向上斜刺 0.3 ～ 0.5 寸，强刺激；或指甲按掐。

6. 印堂▲ Yìntáng （GV 29）

【定位】在头部，两眉毛内侧端中间的凹陷中。

【主治】①不寐、健忘、痴呆、痫证、小儿惊风等神志病；②头痛、眩晕、鼻渊、鼻鼽、鼻衄等头面五官病证；③小儿惊风，产后血晕，子痫。

【操作】平刺 0.3 ～ 0.5 寸，或三棱针点刺出血。

［常考考点］常用腧穴的定位和某些特殊治疗作用。

【例题实战模拟】

A1 型题

1. 下列不属于大椎穴主治病证的是

A. 热病、疟疾　B. 骨蒸潮热　C. 癫狂痫、小儿惊风　D. 腹泻、痢疾、脱肛　E. 风疹、痤疮

2. 下列不属于督脉腧穴的是

A. 腰阳关　B. 上星　C. 水沟　D. 承浆　E. 素髎

【参考答案】

1. D　2. D

第二十单元　任脉、腧穴

【考点突破攻略】

要点一　经脉循行

《素问・骨空论》：任脉者，起于中极之下，以上毛际，循腹里，上关元，至咽喉，上颐循面入目。

要点二　主治概要

1. 脏腑病　腹部、胸部相关脏腑病。

2. 妇科病、男科病及前阴病　月经不调、痛经、带下、遗精、阳痿、遗尿、小便不利等。

3. 神志病　癫痫、失眠等。

4. 虚证　部分腧穴具有强壮作用，主治各种虚证、虚劳、虚脱等。

5. 经脉循行部位的其他病证　颈、头、胸、腹的局部病证。

要点三　常用腧穴的定位、主治要点和操作

1. 中极▲ Zhōngjí （CV 3） 膀胱之募穴；任脉与足三阴经的交会穴

【定位】在下腹部，脐中下 4 寸，前正中线上。

【主治】①遗尿、癃闭、尿频、尿急等泌尿系病证；②遗精、阳痿、不育等男科病证；③崩漏、月经不调、痛经、经闭、不孕、带下病等妇科病证。

【操作】直刺 1 ～ 1.5 寸，应在排尿后针刺，以免伤及深部膀胱。孕妇慎用。

2. 关元▲ Guānyuán （CV 4）小肠之募穴；任脉与足三阴经的交会穴

【定位】在下腹部，脐中下 3 寸，前正中线上。

【主治】①中风脱证、虚劳羸瘦、脱肛、阴挺等元气虚损所致病证；②遗精、阳痿、早泄、不育等男科病证；③崩漏、月经不调、痛经、闭经、不孕、带下等妇科病证；④遗尿、癃闭、尿频、尿急等泌尿系病证；⑤腹痛、泄泻、脱肛、便血等肠腑病证；⑥保健要穴。

【操作】直刺 1 ～ 1.5 寸，应在排尿后针刺，以免伤及深部膀胱。孕妇慎用。

3. 气海▲ Qìhǎi （CV 6）

【定位】在下腹部，脐中下 1.5 寸，前正中线上。

【主治】①中风脱证、虚劳羸瘦、脱肛、阴挺等气虚证；②遗精、阳痿、疝气、不育等男科病证；③崩漏、月经不调、痛经、经闭、不孕、带下等妇科病证；④遗尿、癃闭等泌尿系病证；④水谷不化、绕脐疼痛、便秘、泄泻等肠腑病证；⑤保健要穴。

【操作】直刺 1 ～ 1.5 寸，孕妇慎用。

4. 神阙 Shénquè （CV 8）

【定位】在脐区，脐中央。

【主治】①中风脱证、虚脱、脱肛、阴挺、胃下垂等元气虚损证；②腹胀、腹痛、肠鸣、泄泻、痢疾、便秘、水肿等脾肾虚损所致病证；③保健要穴。

【操作】此穴禁针，多用艾条灸或隔盐灸。

5. 中脘▲ Zhōngwǎn （CV 12） 胃之募穴；八会穴之腑会；任脉与手少阳经、手太阳经、足阳明经的交会穴

【定位】在上腹部，脐中上 4 寸，前正中线上。

【主治】①胃痛、呕吐、完谷不化、食欲不振、腹胀、泄泻、小儿疳积等脾胃病证；②癫痫、不寐等神志病；③黄疸。

【操作】直刺 1 ～ 1.5 寸。

6. 膻中▲ Dànzhōng （CV 17） 心包之募穴；八会穴之气会

【定位】在胸部，横平第 4 肋间隙，前正中线上。

【主治】①咳嗽、气喘、胸闷等胸肺气机不畅病证；②心痛、心悸等心疾；③产后乳少、乳痈、乳癖等乳病；④呕吐、呃逆等胃气上逆证。

【操作】直刺 0.3 ～ 0.5 寸，或平刺。

7. 廉泉 Liánquán （CV 23） 任脉与阴维脉的交会穴

【定位】在颈前区，喉结上方，舌骨上缘凹陷中，前正中线上。

【主治】中风舌强不语、舌缓流涎、舌下肿痛、咽喉肿痛、暴喑、吞咽困难、喉痹等咽喉口舌病证。

【操作】向舌根斜刺 0.5 ～ 0.8 寸。

8. 承浆 Chéngjiāng （CV 24） 任脉与督脉及手、足阳明经的交会穴

【定位】在面部，颏唇沟的正中凹陷处。

【主治】①口㖞、流涎、齿龈肿痛、口舌生疮等面口舌病证；②癫狂；③暴喑。

【操作】斜刺 0.3 ～ 0.5 寸。

［常考考点］常用腧穴的定位和某些特殊治疗作用。

【例题实战模拟】

A1 型题

1. 下列不属于关元穴主治病证的是

A. 中风脱证、虚劳羸瘦　B. 癫狂痫、失眠　C. 少腹疼痛、疝气　D. 遗精、阳痿、早泄　E. 月经不调、痛经

2. 中极、关元善于治疗泌尿生殖系统疾病，因其是

A. 任脉与冲脉之交会穴　B. 阳维脉与任脉之交会穴　C. 足三阴经与任脉之交会穴　D. 足太阴经与足厥阴经之交会穴　E. 足少阴经与足厥阴经之交会穴

3. 气海穴的定位是前正中线上

A. 脐下 0.5 寸　B. 脐下 1 寸　C. 脐下 1.5 寸　D. 脐下 2 寸　E. 脐下 2.5 寸

【参考答案】

1. B　2. C　3. C

第二十一单元　奇穴

【考点突破攻略】

要点　常用奇穴的定位、主治要点和操作

1. 四神聪▲　Sìshéncōng （EX-HN 1）
【定位】在头部，百会前后左右各旁开1寸，共4穴。
【主治】①头痛、眩晕、健忘等头脑病证；②不寐、癫痫等神志病证。
【操作】平刺0.5～0.8寸。

2. 太阳▲　Tàiyáng （EX-HN 4）
【定位】在头部，眉梢与目外眦之间，向后约一横指的凹陷中。
【主治】①头痛；②目赤肿痛，眼睑瞤动，色盲；③面瘫。
【操作】直刺0.3～0.5寸，或点刺出血。

3. 夹脊▲　Jiájǐ （EX-B 2）
【定位】在脊柱区，第1胸椎至第5腰椎棘突下两侧，后正中线旁开0.5寸，一侧17穴。
【主治】上背部的夹脊穴治疗心肺及上肢病证，下背部的夹脊穴治疗胃肠病证，腰部的夹脊穴治疗腰腹及下肢病证。
【操作】直刺0.5～1寸，或梅花针叩刺。

4. 外劳宫　Wàiláogōng （EX-UE 8）
【定位】在手背，第2、3掌骨间，掌指关节后0.5寸（指寸）凹陷中。
【主治】①落枕；②手背红肿，手指麻木；③脐风。
【操作】直刺0.5～0.8寸。

5. 十宣▲　Shíxuān （EX-UE 11）
【定位】在手指，十指尖端，距指甲游离缘0.1寸（指寸），左右共10穴。
【主治】①中风、昏迷、晕厥等神志病；②中暑、高热等急症；③咽喉肿痛；④手指麻木。
【操作】直刺0.1～0.2寸，或点刺出血。

6. 内膝眼　Nèixīyǎn （EX-LE 5）
【定位】在膝部，髌韧带内侧凹陷处的中央。
【主治】①膝痛，腿痛；②脚气等下肢病证。
【操作】向膝中斜刺0.5～1寸，或透刺对侧膝眼。

7. 胆囊　Dǎnnáng （EX-LE 6）
【定位】在小腿外侧，腓骨小头直下2寸。
【主治】①胁痛、胆道蛔虫症等胆道病证；②下肢痿痹。
【操作】直刺1～1.5寸。

8. 阑尾　Lánwěi （EX-LE 7）
【定位】在小腿外侧，髌韧带外侧凹陷下5寸，胫骨前嵴外一横指（中指）。
【主治】①腹痛，胃痛，消化不良；②下肢痿痹。
【操作】直刺1～1.5寸。

［常考考点］常用腧穴的定位和某些特殊治疗作用。

【例题实战模拟】

A1型题

1. 夹脊穴位于后正中线旁开0.5寸
   A. 第1颈椎至第12胸椎棘突下两侧　　B. 第7颈椎至第5腰椎棘突下两侧

C. 第 1 胸椎至第 5 腰椎棘突下两侧　　D. 第 1 胸椎至第 12 胸椎棘突下两侧
E. 第 1 胸椎至骶管裂孔棘突下两侧

2. 腰眼穴除用于治疗腰痛外，还可治疗
A. 胃痛、胸胁痛　B. 月经不调、带下、虚劳　C. 失眠、头痛、癫狂
D. 呕吐、消渴　E. 目疾、鼻疾

3. 胆囊穴的定位是在小腿外侧上部，当腓骨小头前下方凹陷处直下
A. 1 寸　B. 1.5 寸　C. 2 寸　D. 2.5 寸　E. 3 寸

【参考答案】

1. C　2. B　3. C

第二十二单元　毫针刺法

细目一　针刺准备

【考点突破攻略】

要点一　消毒

包括针具消毒（以高压蒸汽灭菌法为佳）、医者手指消毒、针刺部位消毒、治疗室内消毒。

要点二　体位

1. 仰卧位　适宜于取头、面、胸、腹部腧穴和上下肢部分腧穴。
2. 侧卧位　适宜于取身体侧面少阳经腧穴和上、下肢部分腧穴。
3. 俯卧位　适宜于取头、项、背、腰骶部腧穴和下肢背侧及上肢部分腧穴。
4. 仰靠坐位　适宜于取前头、颜面和颈前等部位的腧穴。
5. 俯伏坐位　适宜于取后头和项、背部的腧穴。
6. 侧伏坐位　适宜于取头部的一侧、面颊及耳前后部位的腧穴。

［常考考点］针灸治疗时体位的选取。

细目二　进针方法

【考点突破攻略】

常用的进针方法包括单手进针法、双手进针法、针管进针法。双手进针法包括以下 4 种：

要点一　指切进针法

又称爪切进针法，用押手拇指或食指端切按在腧穴位置的旁边，刺手持针，紧靠手指甲面将针刺入腧穴。适用于短针的进针。

要点二　夹持进针法

又称骈指进针法，即用押手拇、食二指持捏无菌干棉球，夹住针身下端，将针尖固定在所刺腧穴的皮肤表面位置，刺手捻动针柄，将针刺入腧穴。适用于长针的进针。

要点三　舒张进针法

用押手拇、食二指将腧穴部位的皮肤向两侧撑开，使皮肤绷紧，刺手持针，使针从押手拇、食二指的中间刺入。适

用于皮肤松弛部位腧穴的进针。

要点四　提捏进针法

用押手拇、食二指将腧穴部位的皮肤提起，刺手持针，从捏起皮肤的上端将针刺入。适用于皮肉浅薄部位腧穴的进针。

[常考考点] 常用进针方法的操作和适用部位。

细目三　针刺的方向、角度和深度

【考点突破攻略】

要点一　方向

针刺的方向是指针刺时针尖所朝的方向。针刺方向是否正确，是决定针刺疗效的因素之一。确定针刺的方向主要根据以下三方面：

1. 依经脉循行定方向　根据治疗需要使用的针刺补泻手法，采用顺经脉循行方向而刺的补法，或逆经脉循行方向而刺的泻法。如“迎随补泻”手法，补法针尖须与经脉循行的方向一致；泻法针尖则与经脉循行的方向相反。

2. 依腧穴位置定方向　根据腧穴的局部解剖，针刺某些穴位时，必须朝向某一特定方向进针。如哑门穴，针尖应朝下颌方向缓慢刺入；廉泉穴，针尖应朝向舌根方向缓慢刺入；背部膀胱经第一侧线的腧穴，针尖一般朝向脊柱方向等。

3. 依病性定方向　根据病位的深浅、病性的虚实，选择针尖朝向阳经刺或朝向阴经刺。

4. 依病位定方向　为使针感达到病变所在的部位，即达到“气至病所”的目的，针尖应朝向病所。

要点二　角度

针刺角度是指针身与皮肤表面所形成的夹角。它是根据腧穴所在的位置和医者针刺时所要达到的目的结合起来而确定的。一般分为以下三种角度：

1. 直刺　是针身与皮肤表面呈 90°刺入。适用于肌肉较为丰厚的大部分腧穴，如四肢、腰臀、腹部的穴位。

2. 斜刺　是针身与皮肤表面约呈 45°刺入。适用于皮薄肉少处或内有重要脏器，或不宜直刺、深刺的腧穴。

3. 平刺　也称横刺、沿皮刺。是针身与皮肤表面呈约 15°或沿皮以更小的角度刺入。此法适用于皮薄肉少部位的腧穴，如头部的腧穴等。

要点三　深度

针刺深度，主要根据年龄、体质、病情、腧穴部位等具体情况加以确定。

1. 年龄　年老体弱，气血衰退；小儿娇嫩，稚阴稚阳，均不宜深刺。中青年身强体壮者，可适当深刺。

2. 体质　对形瘦体弱者，宜相应浅刺；形盛体强者，宜深刺。

3. 病情　阳证、新病宜浅刺；阴证、久病宜深刺。

4. 病位　在表、在肌肤宜浅刺；在里、在筋骨、在脏腑宜深刺。

5. 腧穴部位　头面、胸腹及皮薄肉少处的腧穴宜浅刺；四肢、臀、腹及肌肉丰满处的腧穴可深刺。

6. 季节　一般原则是春夏宜浅、秋冬宜深。

针刺的角度和深度相互关联，一般来说，深刺多用直刺，浅刺多用斜刺、平刺。

细目四　行针手法

【考点突破攻略】

要点　基本手法

主要有提插法和捻转法两种。

1. 提插法　是将针刺入腧穴的一定深度后，施以上提下插动作的操作方法。

2. 捻转法 是将针刺入腧穴的一定深度后，施以向前向后交替旋转捻动动作的操作方法。

［常考考点］行针的基本手法的操作要领。

细目五 得气

【考点突破攻略】

要点 得气的概念及临床意义

1. 概念 得气，古称“气至”，近又称“针感”，是指毫针刺入腧穴一定深度后，施以提插或捻转等行针手法，使针刺部位获得“经气”感应，谓之得气。

针下是否得气，可以从患者对针刺的感觉和反应、医者对刺手指下的感觉等两方面加以判断。当针刺得气时，患者的针刺部位有酸、麻、胀、重等自觉反应；有时可出现局部的热、凉、痒、痛、蚁行等感觉；或呈现沿着一定的方向和部位传导和扩散现象；少数患者还会出现循经性肌肤动、震颤等反应，有的还可见到针刺腧穴部位的循经性皮疹带或红、白线状现象。当患者有自觉反应的同时，医者的刺手亦能体会到针下沉紧、涩滞或针体颤动等反应。若针刺后未得气，则患者无任何特殊感觉或反应，医者刺手亦感觉到针下空松、虚滑。“轻滑慢而未来，沉涩紧而已至……气之至也，如鱼吞钩饵之浮沉；气未至也，如闲处幽堂之深邃”（《标幽赋》）是对得气与否所作的形象描述。

2. 临床意义 得气与否及气至的速迟，不仅关系到针刺的疗效，而且可以借此推断正气的盛衰、疾病的预后及转归。《灵枢·九针十二原》说：“为刺之要，气至而有效。”《金针赋》指出：“气速效速，气迟效迟。”一般而言，得气迅速，疗效较好；得气缓慢，疗效较差；不得气者，难于取效。

细目六 针刺补泻

【考点突破攻略】

“盛则泻之，虚则补之”（《灵枢·经脉》）为针刺补泻的原则。临床常用的单式补泻手法包括：

要点一 捻转补泻

1. 补法 针下得气后，捻转角度小，用力轻，频率慢，操作时间短，结合拇指向前、食指向后（左转用力为主）者为补法。

2. 泻法 针下得气后，捻转角度大，用力重，频率快，操作时间长，结合拇指向后、食指向前（右转用力为主）者为泻法。

要点二 提插补泻

1. 补法 针下得气后，先浅后深，重插轻提，提插幅度小，频率慢，操作时间短，以下插用力为主者为补法。

2. 补法 先深后浅，轻插重提，提插幅度大，频率快，操作时间长，以上提用力为主者为泻法。

要点三 平补平泻

进针得气后，施行均匀的提插、捻转手法。

［常考考点］临床常用单式补泻手法的操作要领。

细目七 针刺异常情况

【考点突破攻略】

要点一 晕针

1. 原因 患者体质虚弱，精神紧张，或疲劳、饥饿、大汗、大泻、大出血之后，或体位不当，或医者在针刺时手法过重。

2. 现象 患者突然出现精神疲倦，头晕目眩，面色苍白，恶心欲吐，多汗，心慌，四肢发冷，血压下降，脉象沉细，甚则神志昏迷，仆倒在地，唇甲青紫，二便失禁，脉微细欲绝。

3. 处理 ①立即停止针刺，将针全部起出。②使患者平卧，注意保暖，轻者仰卧片刻，给饮温开水或糖水后，即可恢复正常。③重者在上述处理基础上，可刺人中、素髎、内关、足三里，灸百会、关元、气海等穴，即可恢复。④若仍不省人事，呼吸细微，脉细弱者，应配合其他治疗或采用急救措施。

4. 预防 对于晕针应注重于预防，措施得当，晕针是可以避免的。对初次接受针刺治疗或精神过度紧张，身体虚弱者，应先做好解释安抚，消除对针刺的顾虑和恐惧，同时选择舒适的体位，最好采用卧位，选穴宜少，手法要轻；若饥饿、疲劳、大渴时，应在进食、休息、饮水后再行针刺；医者在针刺治疗过程中，要精神专一，注意观察患者的神色，询问患者的感觉，一旦有不适等晕针先兆，可及早采取处理措施，防患于未然。

要点二　滞针

滞针是指在行针时或留针期间出现医者感觉针下涩滞，捻转、提插、出针均感困难，而患者则感觉痛剧的现象。

1. 原因 患者精神紧张，当针刺入腧穴后，患者局部肌肉强烈收缩，或行针手法不当，向单一方向捻针太过，以致肌肉组织缠绕针体而成滞针。若留针时间过长，有时也可出现滞针。

2. 现象 行针时或留针后，医者感觉针下滞涩，捻转不动，提插、出针均感困难，患者感到疼痛。

3. 处理 ①因患者精神紧张而局部肌肉过度收缩者，嘱其不要紧张，使肌肉放松，可稍延长留针时间，或在附近再刺一针，使局部肌肉放松后即可拔针。②因行针不当，或单向捻转而致者，可向相反方向将针捻回，并用刮柄、弹柄法，使缠绕的肌纤维回缩，即可消除滞针。

4. 预防 对精神紧张者，应先做好解释工作，消除患者不必要的顾虑。注意行针的操作手法和避免单向捻转，若用搓法时，应注意与提插法的配合，则可避免肌纤维缠绕针身，防止滞针的发生。

要点三　血肿

血肿是指针刺部位出现的皮下出血而引起的肿胀疼痛。

1. 原因 针尖弯曲带钩，使皮肉受损，或刺伤血管所致。

2. 现象 针刺过程中或出针后，针刺部位肿胀疼痛，继则皮肤呈现青紫色。

3. 处理 ①若微量的皮下出血而局部小块青紫时，一般不必处理，可以自行消退。②若局部肿胀疼痛较剧，青紫面积大而且影响到活动功能时，可先做冷敷止血后，再做热敷或在局部轻轻揉按，以促使局部瘀血消散吸收。

4. 预防 仔细检查针具，熟悉人体解剖部位，避开血管针刺，出针时立即用消毒干棉球揉按压迫针孔。

要点四　断针

断针又称折针，是指针体折断在人体内。若能术前做好针具的检修和施术时加以应有的注意，是可以避免的。

1. 原因 针具质量欠佳，针身或针根有损伤剥蚀，进针前失于检查；针刺时将针身全部刺入腧穴，行针时强力提插、捻转，肌肉猛烈收缩，留针时患者随意变更体位，或弯针、滞针未能进行及时正确的处理等，均可造成断针。

2. 现象 行针时或出针后发现针身折断，其断端部分针身尚露于皮肤外，或断端全部没入皮肤之下。

3. 处理 ①医者态度必须从容镇静，嘱患者切勿变动原有体位，以防断针向肌肉深部陷入。②若残端部分针身显露于体外时，可用手指或镊子将针起出。③若断端与皮肤相平或稍凹陷于体内者，可用左手拇、食二指垂直向下挤压针孔两旁，使断针暴露体外，右手持镊子将针取出。④若断针完全深入皮下或肌肉深层时，应在X线下定位，手术取出。

4. 预防 为了防止折针，应认真仔细地检查针具，对认为不符合质量要求的针具，应剔出不用。避免过猛、过强的行针。在行针或留针时，应嘱患者不要随意更换体位。针刺时更不宜将针身全部刺入腧穴，应留部分针身在体外，以便于针根折断时取针。在进针行针过程中，如发现弯针时，应立即出针，切不可强行刺入、行针。对于滞针等亦应及时正确地处理，不可强行硬拔。

要点五　弯针

弯针是指进针时或将针刺入腧穴后，针身在体内形成弯曲。

1. 原因 医者进针手法不熟练，用力过猛、过速，以致针尖碰到坚硬组织器官或患者在针刺或留针时移动体位，或因针柄受到某种外力压迫、碰击等，均可造成弯针。

2. 现象 针柄改变了进针或刺入留针时的方向和角度，提插、捻转及出针均感困难，而患者感到疼痛。

3. 处理 ①出现弯针后，即不得再行提插、捻转等手法。②如针柄轻微弯曲，应慢慢将针起出。③若弯曲角度过大时，应顺着弯曲方向将针起出。④若由患者移动体位所致，应使患者慢慢恢复原来体位，局部肌肉放松后，再将针缓缓起出，切忌强行拔针以免将针体折断在体内。

4. 预防 医者进针手法要熟练，用力要均匀，并要避免进针过速、过猛。选择适当体位，在留针过程中，嘱患者不要随意变动体位，注意保护针刺部位，针柄不得受外物硬碰和压迫。

要点六 刺伤内脏

1. 气胸 针刺引起创伤性气胸是指针具刺穿了胸膜腔且伤及肺组织，气体积聚于胸膜腔，从而造成的气胸。

（1）原因：主要是针刺胸部、背部和锁骨附近的穴位过深，针具刺穿了胸膜腔且伤及肺组织，气体积聚于胸膜腔。

（2）现象：患者突感胸闷、胸痛、气短、心悸，严重者呼吸困难、发绀、冷汗、烦躁、恐惧，到一定程度会发生血压下降、休克等危急现象。检查：患侧肋间隙变宽，胸廓饱满，叩诊鼓音，听诊肺呼吸音减弱或消失，气管可向健侧移位。如气窜至皮下，患侧胸部、颈部可出现握雪音，X线胸部透视可见肺组织被压缩现象。有些病情轻者，出针后并不出现症状，而是过一定时间才慢慢感到胸闷、疼痛、呼吸困难。

（3）处理：①一旦发生气胸，应立即出针，采取半卧位休息，要求患者心情平静，切勿因恐惧而翻转体位。②一般漏气量少者，可自然吸收。同时要密切观察，随时对症处理，如给予镇咳消炎药物，以防止肺组织因咳嗽扩大创孔，加重漏气和感染。③对严重病例如发现呼吸困难、发绀、休克等现象需组织抢救，予胸腔排气、少量慢速输氧、抗休克等。

（4）预防：针刺治疗时，术者必须思想集中，选好适当体位，注意选穴，根据患者体型肥瘦，掌握进针深度，施行提插手法的幅度不宜过大。对于胸部、背部及缺盆部位的腧穴，最好平刺或斜刺，且不宜太深，一般避免直刺，不宜留针时间过长。

2. 刺伤其他内脏 针刺引起内脏损伤是指针刺内脏周围腧穴过深，针具刺入内脏引起内脏损伤，出现各种症状的现象。

（1）原因：由于针刺的角度和深度不当，造成内脏损伤。

（2）现象：刺伤内脏的主要症状是疼痛和出血。刺伤肝、脾时，可引起内出血，患者可感到肝区或脾区疼痛，有的可向背部放射。如出血不止，腹腔内积血过多，会出现腹痛、腹肌紧张，并有压痛及反跳痛等急腹症症状。刺伤心脏时，轻者可出现剧烈的刺痛；重者有剧烈的撕裂痛，引起心外射血，立即导致休克、死亡。刺伤肾脏时，可出现腰痛，肾区叩击痛，呈血尿，严重时血压下降、休克。刺伤胆囊、膀胱、胃、肠等空腔脏器时，可引起局部疼痛、腹膜刺激征或急腹症症状。

（3）处理：①伤轻者，卧床休息后一般即可自愈。②如果损伤严重或出血明显者，应密切观察，注意病情变化，特别是要定时检测血压。③若损伤严重，出血较多，出现休克、腹膜刺激征，应立即采取相应措施，必须迅速进行输血等急救或外科手术治疗。

（4）预防：医生必须熟悉解部学、腧穴学。操作时，注意凡有脏器组织，大的血管、神经处都应改变针刺方向，避免深刺。肝、脾、胆囊肿大以及心脏扩大的患者，如针刺胸、背、胁、腋的穴位不宜深刺；尿潴留、肠粘连的患者，如针刺腹部的穴位不宜深刺。

要点七 刺伤脑与脊髓

刺伤脑与脊髓是指针刺颈项、背部腧穴过深，针具刺入脑、脊髓，引起头痛、恶心等现象。

1. 原因 针刺督脉腧穴及华佗夹脊等穴时，针刺过深或进针方向不当，均可伤及脑脊髓，造成严重后果。

2. 现象 如误伤延髓时，可出现头痛、恶心、呕吐、抽搐、呼吸困难、休克和神志昏迷等。如刺伤脊髓，可出现触电样感觉向肢端放射，引起暂时性瘫痪，有时可危及生命。

3. 处理 ①应立即出针。②轻者，安静休息，经过一段时间可自行恢复。③重则应配合有关科室如神经外科，进行及时的抢救。

4. 预防 凡针刺督脉腧穴（12胸椎以上的项、背部）及华佗夹脊穴，都要认真掌握进针深度和进针方向。如风府、哑门，针刺方向不可向上斜刺，也不可过深。悬枢穴以上的督脉穴及华佗夹脊穴均不可过深。行针中尽可能用捻转手法，尽量避免提插，更不可行捣刺。

要点八　刺伤外周神经

外周神经损伤是指针刺操作不当造成相应的神经干的损伤。

1. 原因　使用粗针强刺激，或出现触电感后仍然大幅度的提插，造成神经及神经干的损伤。

2. 现象　刺中神经干或神经根时，会出现触电样针感。当神经受损后，多出现麻木、灼痛等症状，甚至出现神经分布区域及所支配脏器的功能障碍或末梢神经炎等症状。

3. 处理　①一旦出现神经损伤症状，勿继续提插捻转，应缓慢出针。②可应用B族维生素类药物治疗。③严重者可在相应经络腧穴上进行B族维生素类药物穴位注射，或根据病情需要应用激素冲击疗法以对症治疗。

4. 预防　针刺神经干附近穴位时，手法宜轻；出现触电感时，不可再使用强刺激手法。

［常考考点］针刺异常情况的表现、处理和预防。

细目八　针刺注意事项

【考点突破攻略】

要点一　施术部位的宜忌

1. 颈项部位腧穴的针刺注意事项　针刺颈部的天突穴时，应注意针刺角度、方向和深度，避免刺伤气管、主动脉弓；针刺人迎穴时要用押手拨开颈总动脉，缓慢进针。针刺项部的风府、哑门等腧穴时，要注意掌握针刺角度、方向和深度，不宜大幅度的提插、捻转，以免刺伤延髓。

2. 眼区腧穴的针刺注意事项　针刺眼区的睛明、承泣、上明、球后等腧穴时，应注意针刺的方向、角度和深度，缓慢进针，仔细体察针下感觉，避免使用大幅度提插、捻转的手法。出针时动作轻柔，出针后按压针孔以防止或减少出血。

3. 胸胁、腰背部腧穴的针刺注意事项　对胸、胁、腰、背脏腑所居之处的腧穴不宜直刺、深刺，肝脾肿大、肺气肿患者更应注意。医者在进行针刺过程中，精神必须高度集中，令患者选择适当的体位，严格掌握进针的深度、角度，以防止事故的发生。

4. 腹部腧穴的针刺注意事项　上腹部近胸部的腧穴不宜深刺或向上斜刺，以免刺伤胃、肝或心脏。针刺下腹部腧穴时，应了解患者膀胱充盈状况，如有尿潴留时要掌握适当的针刺方向、角度、深度等，避免误伤膀胱。对于妇女，应注意询问其怀孕情况。

要点二　患者状态的宜忌

1. 过于饥饿、疲劳，精神过于紧张者不宜立即进行针刺。

2. 年老体弱、针刺耐受程度差、初次针刺者，应使用卧位针刺，且不宜强刺激。

3. 妇女行经时，若非为了调经，三阴交、合谷、昆仑、至阴等一些通经活血的腧穴应慎刺。妊娠妇女针刺时应注意：妇女怀孕3个月以内者，不宜针刺小腹部的腧穴；若怀孕3个月以上者，腹部、腰骶部的腧穴也不宜针刺。三阴交、合谷、昆仑、至阴等腧穴，在怀孕期间亦应禁刺。此外，怀孕期间需要针刺治疗者，应注意精简针刺穴位，不宜使用强刺激手法。习惯性流产的孕妇则应慎用针刺。

4. 小儿囟门未合时，头项部的腧穴一般不宜针刺。对于不能合作的小儿，针刺时宜采用快针法，不宜留针。

要点三　病情的宜忌

1. 常有自发性出血或损伤后出血不止的患者，不宜针刺。

2. 皮肤有感染、溃疡、瘢痕或肿瘤的部位，不宜针刺。

【例题实战模拟】

A1 型题

1. 下列关于毫针补法，叙述错误的是

A. 患者吸气时进针，呼气时出针为补法　　B. 进针时徐徐刺入，少捻转，疾速出针者为补法

C. 进针时针尖随着经脉循行去的方向刺入为补法　　D. 出针后迅速按针孔为补法

E. 针下得气后，先浅后深，重插轻提，提插幅度小，频率慢，操作时间短

2. 有关晕针的处理方法，叙述不正确的是

A. 立即停止针刺，将针全部起出　B. 使患者平卧，头部抬高　C. 宽衣解带，注意保暖
D. 予以温开水或糖水　E. 可刺人中、素髎、内关、足三里等穴

3. 有关妊娠妇女针刺时的注意事项，叙述不正确的是

A. 孕期不可以针刺三阴交、合谷穴　B. 怀孕 3 个月以内者，不宜针刺小腹部的腧穴
C. 怀孕 3 个月以上者，腹部腧穴不宜针刺　D. 怀孕 3 个月以上者，腰骶部腧穴不宜针刺
E. 可针刺昆仑、至阴穴保胎

4. 夹持进针法适用于

A. 短针的进针　B. 长针的进针　C. 皮肤松弛部位腧穴的进针
D. 皮肤紧张部位腧穴的进针　E. 皮肉浅薄部位腧穴的进针

5. 适用于皮肤松弛部位腧穴的进针方法是

A. 单手进针法　B. 舒张进针法　C. 提捏进针法　D. 夹持进针法　E. 指切进针法

6. 适用于皮肉浅薄部位腧穴的进针方法是

A. 指切进针法　B. 舒张进针法　C. 夹持进针法　D. 提捏进针法　E. 单手进针法

7. 斜刺是指进针时针身与皮肤表面的角度呈

A. 15°左右　B. 25°左右　C. 30°左右　D. 45°左右　E. 60°左右

8. 下列有关针刺深度的叙述，错误的是

A. 年老体弱者宜浅刺　B. 形瘦体弱者宜浅刺　C. 阳证宜浅刺
D. 久病宜浅刺　E. 头面、胸背部的腧穴宜浅刺

9. 属于行针基本手法的是

A. 循法　B. 弹法　C. 刮法　D. 提插法　E. 震颤法

10. 以下不属于得气的感觉或反应的是

A. 针刺部位有酸胀、麻重　B. 针刺部位出现热、凉、痒、痛、抽搐、蚁行等感觉
C. 患者出现循经性肌肤瞤动、震颤　D. 医者刺手体会到针下空松、虚滑
E. 医者刺手体会到针体颤动

11. 下列对捻转补泻中补法的叙述，错误的是

A. 捻转角度小　B. 用力重　C. 频率慢　D. 操作时间短　E. 拇指向前、食指向右（左转用力为主）

12. 下列对提插补泻中补法的叙述，错误的是

A. 先深后浅　B. 重插轻提　C. 提插幅度小，频率慢　D. 操作时间短　E. 以下插用力为主

【参考答案】

1. A　2. B　3. E　4. B　5. B　6. D　7. D　8. D　9. D　10. D　11. B　12. A

第二十三单元　灸　法

细目一　灸法的作用

【考点突破攻略】

要点一　温经散寒

灸火的温和热力具有直接的温通经络、驱散寒邪之功。临床上常用于治疗寒凝血滞、经络痹阻所引起的寒湿痹痛、痛经、经闭、胃脘痛、寒疝腹痛、泄泻等。灸法更适合治疗寒性病证。

要点二　扶阳固脱

灸火的热力具有扶助阳气、举陷固脱的功能。《扁鹊心书》记载："真气虚则人病，真气脱则人死，保命之法，灼艾第一。"阳气下陷或欲脱之危证，皆可用灸法，以扶助虚脱之阳气。临床上多用于治疗虚寒证、寒厥证、脱证和中气不足、阳气下陷而引起的遗尿、脱肛、阴挺、崩漏、带下、久泄、久痢、痰饮等。

要点三　消瘀散结

灸能使气机通畅，营卫调和，从而消瘀散结。常用于治疗气血凝滞之疾病，如乳痈初起、瘰疬、瘿瘤等病证。

要点四　防病保健

灸法可以激发人体正气，增强机体抗病能力，防病保健。

要点五　引热外行

艾火的温热能使皮肤腠理开放，毛窍通畅，引热外行。《医学入门·针灸》曰："热者灸之，引郁热之气外发。"灸法可用于治疗某些实热病证，如疖肿、带状疱疹、丹毒、甲沟炎等。对阴虚发热也可使用灸法，如选用膏肓、四花穴等治疗骨蒸潮热、虚劳咳喘。

［常考考点］灸法的作用：温经散寒、扶阳固脱、消瘀散结、防病保健、引热外行。

细目二　灸法的种类

【考点突破攻略】

要点一　艾炷灸

（一）直接灸

1. 瘢痕灸　又名化脓灸。

操作方法：①施灸时先将所灸腧穴部位涂以少量大蒜汁，然后将大小适宜的艾炷置于腧穴上，用火点燃艾炷施灸。②每个艾炷必须燃尽，除去灰烬后，方可继续易炷再灸，待规定壮数灸完为止。③施灸时由于艾火烧灼皮肤可产生剧痛，此时可用手在施灸腧穴四周轻轻拍打以减轻疼痛。④灸毕，在施灸穴位上贴敷消炎药膏，大约1周可化脓形成灸疮，灸疮5～6周愈合，留有瘢痕。

注意事项：在灸疮化脓期间，需注意局部清洁，每天换膏药1次，以避免继发感染。期间应叮嘱患者多吃羊肉、豆腐等营养丰富的食物，促使灸疮的透发。

适应证：本法常用于治疗哮喘、肺痨、瘰疬等慢性顽疾。

2. 无瘢痕灸　又称非化脓灸。

操作方法：①施灸时先在所灸腧穴部位涂以少量凡士林，以使艾炷便于黏附，然后将大小适宜的艾炷，置于腧穴上点燃施灸。②当艾炷燃剩至1/3而患者感到微有灼痛时，即可易炷再灸，待将规定壮数灸完为止。③一般应灸至局部皮肤出现红晕而不起疱为度。

注意事项：施灸后皮肤不致起疱，或起疱后亦不致形成灸疮。

适应证：本法适用于虚寒性疾病，如哮喘、眩晕、慢性腹泻、风寒湿痹等。

（二）间接灸

1. 隔姜灸

操作方法：①将鲜生姜切成直径2～3cm，厚0.2～0.3cm的薄片，中间以针刺数孔备用。②然后将姜片置于应灸的腧穴部位或患处，再将艾炷放在姜片上点燃施灸。③当艾炷燃尽后，易炷再灸，直至灸完所规定的壮数，以皮肤红晕而不起疱为度。

适应证：本法应用很广，常用于因寒而致的呕吐、腹痛以及风寒湿痹等，有温胃止呕、散寒止痛的作用。

2. 隔蒜灸

操作方法：①用鲜大蒜头，切成厚0.2～0.3cm的薄片，中间以针刺数孔（捣蒜如泥亦可），置于应灸的腧穴部位或患处。②然后将艾炷放在蒜片上，点燃施灸。待艾炷燃尽，易炷再灸，直至灸完所规定的壮数。

适应证：本法多用于治疗瘰疬、肺痨及初起的肿疡等，有清热解毒、杀虫等作用。

3. 隔盐灸

操作方法：用纯净干燥的精制食盐填敷于脐部，或于盐上再置一薄姜片，上置大艾炷施灸。

适应证：本法多用于治疗伤寒阴证或吐泻并作、中风脱证等，有回阳、救逆、固脱之功，但需连续施灸，不拘壮数，以脉起、肢温、证候改善为度。

4. 隔附子饼灸

操作方法：以附子片或附子药饼作间隔物。将附子研成细末，以黄酒调和，制成直径约 3cm，厚约 0.8cm 的附子饼，中间以针刺数孔，放在应灸腧穴或患处，上置艾炷，点燃施灸，直至灸完所规定的壮数为止。

适应证：本法多用于治疗命门火衰而致的阳痿、早泄、遗精和疮疡久溃不敛等，有温补肾阳的作用。

要点二 艾条灸

（一）悬起灸

1. 温和灸

操作方法：施灸时将艾条的一端点燃，对准应灸的腧穴部位或患处，距离皮肤 2 ～ 3cm 处进行熏烤，使患者局部有温热感而无灼痛为宜，一般每处灸 10 ～ 15 分钟，至皮肤出现红晕为度。

注意事项：对于昏厥、局部知觉减退的患者或小儿，医者可将食、中两指置于施灸部位的两侧，通过医者手指的感觉来测知患者局部的受热程度，以便随时调节施灸时间和距离，防止烫伤。

2. 雀啄灸

操作方法：施灸时，艾条点燃的一端与施灸部位的皮肤并不固定在一定距离，而是像鸟雀啄食一样上下活动施灸。

3. 回旋灸

操作方法：施灸时，艾条点燃的一端与施灸部位的皮肤虽然保持一定的距离，但不固定，而是向左右方向移动或反复旋转地施灸。

以上诸法对一般应灸的病证均可采用，但温和灸多用于治疗慢性病，雀啄灸、回旋灸多用于治疗急性病。

（二）实按灸

将点燃的艾条隔布或隔棉纸数层实按在穴位上，使热气透入皮肉，火灭热减后重新点火按灸，称为实按灸。实按灸分为太乙针灸、雷火针灸。

1. 太乙针灸

制作方法：用纯净细软的艾绒 150g 平铺在 40cm 见方的桑皮纸上。将人参 125g，穿山甲 250g，山羊血 90g，千年健 500g，钻地风 300g，肉桂 500g，小茴香 500g，苍术 500g，甘草 1000g，防风 2000g，麝香少许，共为细末。取药末 24g 掺入艾绒内，紧卷成爆竹状，外用鸡蛋清封固，阴干后备用。

操作方法：施灸时，将太乙针的一端燃着，用布 7 层包裹其燃着的一端，立即紧按于应灸的腧穴或患处，进行灸熨，针冷则再燃再熨。如此反复灸熨 7 ～ 10 次为度。

适应证：此法可用于治疗风寒湿痹、肢体顽麻、痿弱无力、半身不遂等病证。

2. 雷火针灸

制作方法：与“太乙针灸”相同，唯药物处方有异。方用纯净细软的艾绒 125g，沉香、乳香、羌活、干姜、穿山甲各 9g，麝香少许，共为细末。

施灸方法：与“太乙针灸”相同。

适应证：与“太乙针灸”主治基本相同。

要点三 温针灸

温针灸是针刺与艾灸结合应用的一种方法，适用于既需要针刺留针而又适宜用艾灸的病证。

操作方法：①针刺得气并给予适当补泻手法而留针时，将纯净细软的艾绒捏在针尾上，或用一段长约 2cm 的艾条插在针柄上，点燃施灸。②待艾绒或艾条燃尽后，除去灰烬，将针取出。③每穴每次可施灸 3 ～ 5 壮，施灸完毕再将针取出。

［常考考点］灸法的分类及操作要领。

细目三　灸法的注意事项

【考点突破攻略】

要点一　施灸的禁忌

1. 对实热证、阴虚发热者，一般不适宜灸治。
2. 对颜面、五官、大血管以及关节活动部位，一般不适宜采用瘢痕灸。
3. 孕妇的腹部和腰骶部也不宜施灸。
4. 一般空腹、过饱、极度疲劳和对灸法恐惧者，应慎施灸。
5. 对于体弱患者，灸治时艾炷不宜过大，刺激量不可过强，以防晕灸。
6. 一旦发生晕灸，应立即停止施灸，并做出及时处理，其方法同晕针。

要点二　灸后处理

1. 施灸后，局部皮肤出现微红灼热，属于正常现象，无须处理。
2. 如因施灸过量，时间过长，局部出现小水疱，只要注意不擦破，可任其自然吸收。
3. 如水疱较大，可用无菌毫针刺破水疱，放出水液，或用注射针抽出水液，再涂以烫伤油等，并以纱布包敷。
4. 如用化脓灸者，在灸疮化脓期间，要注意适当休息，加强营养，保持局部清洁，并可用敷料保护灸疮，以防污染，待其自然愈合。
5. 如处理不当，灸疮脓液呈黄绿色或有渗血现象者，可用消炎药膏或玉红膏涂敷。
6. 施灸时应注意艾火勿烧伤皮肤或衣物。用过的艾条、太乙针等，应装入小口玻璃瓶或筒内，以防复燃。

【例题实战模拟】

A1 型题

1. 下列属于施灸禁忌证的是
   A. 泄泻　B. 脱肛　C. 瘿瘤　D. 乳痈初起　E. 阴虚发热证
2. 下列不属于灸法治疗作用的是
   A. 温经散寒　B. 扶阳固脱　C. 开窍泄热　D. 消瘀散结　E. 防病保健
3. 下列不属于艾灸的是
   A. 瘢痕灸　B. 隔蒜灸　C. 蒜泥灸　D. 实按灸　E. 温针灸
4. 下列属于直接灸的是
   A. 瘢痕灸　B. 蒜泥灸　C. 隔姜灸　D. 实按灸　E. 温灸器灸
5. 下列属于间接灸的是
   A. 无瘢痕灸　B. 隔附子饼灸　C. 蒜泥灸　D. 太乙神灸　E. 温灸器灸
6. 下列属于艾条灸的是
   A. 无瘢痕灸　B. 隔盐灸　C. 蒜泥灸　D. 温和灸　E. 瘢痕灸
7. 有关瘢痕灸的叙述，不正确的是
   A. 选用大小适宜的艾炷　B. 施灸前先在所灸腧穴部位涂以少量大蒜汁
   C. 每壮艾炷不必燃尽，燃剩 1/4 时应易炷再灸　D. 灸后 1 周左右，施灸部位化脓形成灸疮
   E. 常用于治疗哮喘、肺痨、瘰疬等慢性顽疾
8. 有关无瘢痕灸的叙述，不正确的是
   A. 要选用大艾炷　B. 当艾炷燃剩 2/5 而患者感到微有灼痛时，即可易炷再灸
   C. 一般应灸至局部皮肤出现红晕而不起疱为度　D. 灸后不化脓，不留瘢痕
   E. 可治疗一般虚寒性疾患
9. 隔姜灸多用于治疗
   A. 阳痿早泄　B. 中风脱证　C. 未溃疮疡　D. 肺痨瘰疬　E. 风寒痹痛

10. 隔蒜灸多用于治疗

A. 阳痿早泄　B. 呕吐腹痛　C. 未溃疮疡　D. 腹痛泄泻　E. 疮疡久溃

11. 下列属于艾炷灸的是

A. 温针灸　B. 隔盐灸　C. 回旋灸　D. 温和灸　E. 蒜泥灸

12. 有关温和灸的叙述，不正确的是

A. 属于艾条灸　B. 艾条点燃端应距腧穴处皮肤 2 ～ 3cm 处进行熏烤

C. 一般每处灸 10 ～ 15 分钟　D. 应使患者局部有温热感而无灼痛感为宜

E. 多用于治疗急性病

【参考答案】

1. E　2. C　3. C　4. A　5. B　6. D　7. C　8. A　9. E　10. C　11. B　12. E

第二十四单元　拔罐法

【考点突破攻略】

要点一　拔罐的操作方法

1. 留罐法　又称坐罐法。

操作方法：将罐吸附在体表后，使罐子吸拔留置于施术部位 5 ～ 15 分钟，然后将罐取下。此法是拔罐中最常用的一种方法，可根据病变范围分别采用单罐或多罐。

适应证：一般疾病均可应用本法。

2. 走罐法　又称推罐法或拉罐法。

操作方法：拔罐时先在施术部位的皮肤或罐口上涂一层凡士林等润滑油，再将罐拔住。然后，医者用右手握住罐子，向上下或左右需要吸拔的部位，往返推移，至所拔部位的皮肤红润、充血，甚或瘀血时，将罐取下。

适应证：本法适宜于面积较大、肌肉丰厚的部位，如脊背、腰臀、大腿等部位。

3. 闪罐法

操作方法：即将罐拔住后，立即起下，如此反复多次地拔住起下、起下拔住，直至皮肤潮红、充血或瘀血为度。

适应证：本法多用于局部皮肤麻木、疼痛或功能减退等疾患，尤其适用于不宜留罐的患者，如小儿、年轻女性的面部。

4. 刺血拔罐法　又称刺络拔罐法。

操作方法：在应拔罐部位行皮肤消毒后，用三棱针点刺出血或用皮肤针叩刺后，再将火罐吸拔于点刺的部位上，使之出血，以加强刺血治疗的作用。一般刺血后拔罐留置 10 ～ 15 分钟。

适应证：本法应用广泛，多用于神经性皮炎、痤疮、丹毒、扭伤、乳痈等。

5. 留针拔罐法　简称针罐。

操作方法：在针刺留针时，将罐拔在以针为中心的部位上，5 ～ 10 分钟，待皮肤红润、充血或瘀血时，将罐起下后出针。此法能起到针罐配合的作用。

上述拔罐操作时，应根据部位选择大小合适的罐，注意避免烧伤患者皮肤，留罐过程中应注意观察，一般避免出现水疱。皮肤有过敏、溃疡、水肿现象的部位，以及孕妇的腹部和腰骶部不宜拔罐。

要点二　拔罐的作用和适应范围

1. 作用　拔罐法具有通经活络、行气活血、消肿止痛、祛风散寒等作用。

2. 适应范围　较广泛，一般多用于风寒湿痹、腰背肩臂腿痛、关节痛、软组织闪挫伤及伤风感冒、头痛、咳嗽、哮喘、胃脘痛、呕吐、腹痛、泄泻、痛经、中风偏枯等。

要点三　拔罐的注意事项

1. 拔罐操作时要做到动作稳、准、轻、快；患者体位要舒适，拔罐后不要移动体位；同时拔多个罐时，罐间距离不宜太近；拔针罐时应避免碰压针柄；留罐过程中，若出现疼痛可减压放气或立即起罐；起罐时不可强拉或旋转罐具，以免引起疼痛或损伤。

2. 拔罐时要选择适当体位和肌肉丰满的部位。若体位不当、移动、骨骼凸凹不平，毛发较多的部位，火罐容易脱落，均不适用。

3. 拔罐时要根据所拔部位的面积大小而选择大小适宜的罐。

4. 用火罐时应注意勿灼伤或烫伤皮肤。若烫伤或留罐时间太长而皮肤起水疱时，小的无须处理，仅敷以消毒纱布，防止擦破即可。水疱较大时，用消毒针将水放出，涂以烫伤油等，或用消毒纱布包敷，以防感染。

5. 皮肤过敏、溃疡、水肿及心脏大血管分布部位，不宜拔罐；高热抽搐者，以及孕妇的腹部、腰骶部位，不宜拔罐；有自发性出血倾向疾患、高热、抽搐等禁止拔罐。

【例题实战模拟】

A1 型题

1. 有关拔罐法的叙述，不正确的是

A. 留罐法单罐、多罐皆可应用　　B. 走罐法多用于面积较大、肌肉丰厚部位

C. 闪罐法多用于治疗丹毒、扭伤等　　D. 刺血拔罐可以加强刺血治疗的作用

E. 留针拔罐能起到针罐配合的作用

2. 局部皮肤麻木或功能减退，常选的拔罐法是

A. 留罐法　B. 走罐法　C. 闪罐法　D. 刺血拔罐法　E. 留针拔罐法

3. 治疗丹毒、扭伤常选的拔罐法是

A. 留罐法　B. 走罐法　C. 闪罐法　D. 刺血拔罐法　E. 留针拔罐法

4. 以下不属于拔罐治疗作用的是

A. 通经活络　B. 祛风散寒　C. 行气活血　D. 消肿止痛　E. 解毒杀虫

【参考答案】

1. C　2. C　3. D　4. E

第二十五单元　其他针法

【考点突破攻略】

要点一　电针法

（一）电针常用输出波型和作用特点

1. 疏密波　动力作用较大，治疗时兴奋效应占优势。能增加代谢，促进气血循环，改善组织营养，消除炎性水肿。常用于出血、扭挫伤、关节周围炎、坐骨神经痛、面瘫、肌无力、局部冻伤、气血运行障碍等。

2. 断续波　机体不易产生适应。其动力作用颇强，能提高肌肉组织的兴奋性，对横纹肌有良好的刺激收缩作用。常用于治疗痿证、瘫痪等。

3. 连续波　高频连续波（密波），易抑制感觉神经和运动神经，常用于止痛、镇静、缓解肌肉和血管痉挛等；低频连续波（疏波），短时兴奋肌肉，长时抑制感觉神经和运动神经，常用于治疗痿证和各种肌肉关节、韧带、肌腱的损伤及慢性疼痛。

（二）操作方法

1. 配穴处方　电针法的处方配穴与针刺法相同。一般选用其中的主穴，配相应的辅穴。多选同侧肢体的穴位配对，以 1 ～ 3 对穴位为宜。

2. 电针方法　针刺入穴位有得气感应后，将输出电位器调至“0”位，将两根导线连接在两个配对的针柄上（或负极接主穴，正极接配穴），然后打开电源开关，选择波形，慢慢调高至适宜的输出电流量。通电时间一般在 5 ～ 20 分钟，如感觉弱时，可适当加大输出电流量，或暂时断电 1 ～ 2 分钟后再行通电。当达到预定时间后，先将输出电位器调至“0”位，然后关闭电源开关，取下导线，最后出针。

3. 电流的刺激强度　当电流开到一定强度时，患者有麻、刺感，这时的电流强度为“感觉阈”。若将电流强度继续增加至患者局部开始出现刺痛感时，此时的电流强度称为“痛阈”。所需强度因人、因部位、因病而异。一般情况下，应在感觉阈和痛阈之间调节适宜的刺激强度，以患者能耐受为宜。

为确保电针治疗的安全，操作时应注意检查电针仪器（包括导线）的质量，连接导线时，一般应避免电流回路通过心脏、延髓、脊髓，输出电流强度不宜过大。此外，孕妇应慎用电针。

（三）适用范围

电针的适应范围基本和毫针刺法相同，故其治疗范围较广。临床常用于各种痛证和心、胃、肠、胆、膀胱、子宫等器官的功能失调，癫狂，肌肉、韧带、关节的损伤性疾病等，并可用于针刺麻醉。

要点二　三棱针法

（一）操作方法

一般分为点刺法、散刺法、刺络法、挑刺法 4 种。

1. 点刺法　是点刺腧穴放出少量血液或挤出少量液体的方法。本法多用于四肢末端的十宣、十二井穴和耳尖及头面部的攒竹、上星、太阳、印堂等穴。

2. 散刺法　又称豹纹刺，是在病变局部周围进行连续点刺以治疗疾病的方法。本法多用于局部瘀血、血肿或水肿、顽癣等。

3. 刺络法　是刺入浅表血络或静脉放出适量血液的方法。本法多用于曲泽、委中等穴，治疗急性吐泻、中暑、发热等。

4. 挑刺法　是用三棱针挑断穴位皮下纤维组织以治疗疾病的方法。本法常用于治疗肩周炎、胃痛、颈椎病、失眠、支气管哮喘、血管神经性头痛等。

［常考考点］三棱针法一般分为点刺法、散刺法、刺络法、挑刺法 4 种。

（二）适用范围

本法具有通经活络、开窍泄热、调和气血、消肿止痛等作用，适应范围较广，凡各种实证、热证、瘀血、疼痛等均可应用。常用于某些急症和慢性病，如昏厥、高热、中暑、中风闭证、咽喉肿痛、目赤肿痛、顽癣、痈疖初起、扭挫伤、疳证、痔疾、顽痹、头痛、丹毒、指（趾）麻木等。

【例题实战模拟】

A1 型题

1. 下列不属于三棱针的常用操作方法的是

A. 点刺法　B. 散刺法　C. 透刺法　D. 刺络法　E. 挑刺法

2. 三棱针刺络法常用于治疗的病证是

A. 颈椎病　B. 肩周炎　C. 局部顽癣　D. 局部血肿　E. 急性吐泻

B1 型题

A. 疏密波　B. 断续波　C. 锯齿波　D. 疏波　E. 密波

3. 治疗痿证、瘫痪宜选用

4. 用于镇静、止痛、缓解肌肉痉挛宜选用

【参考答案】

1. C　2. E　3. B　4. E

第二十六单元　针灸治疗总论

细目一　针灸治疗原则

【考点突破攻略】

要点一　补虚泻实

补虚泻实是针灸治疗的基本原则。疾病有虚实，针灸分补泻，虚者宜补，实者宜泻。临床上，补虚泻实是通过腧穴的选择和配伍、针灸补泻手法等实现的，不同的针灸用具也有一定的偏补偏泻的作用。在针灸临床上补虚泻实原则有其特殊的含义。

1. 虚则补之，陷下则灸之

（1）虚则补之：是指虚证采用补法治疗。同义者还有"虚则实之"。针刺治疗虚证，主要是通过选择具有补虚作用的腧穴，选用具有补虚作用的针灸方法，采用刺灸手法之补法等来实现的。如特定穴中背俞穴、原穴偏于补益，脏腑经脉的虚损之证，取相应的脏腑背俞穴、原穴治疗，可改善脏腑功能，补益阴阳气血的不足。

（2）陷下则灸之：属于"虚则补之"的范畴，即指气虚下陷的治疗原则是以灸治为主。对于因脏腑经络之气虚弱，中气不足，气血及内脏失于固摄而出现的一系列病证，如久泻、久痢、遗尿、脱肛等，常灸百会、神阙、气海、关元等穴以补中益气、升阳举陷。

2. 实则泻之，菀陈则除之

（1）实则泻之：是指实证采用泻法治疗。同义者还有"满则泻之"，"邪盛则虚之"。针刺治疗实证，主要是通过选择具有泻实作用的腧穴，选用具有泻实作用的针灸方法，采用刺灸手法之泻法等来实现的。如特定穴中井穴、募穴偏于泻实，脏腑经脉的实证，取相应的井穴、募穴，可调节脏腑功能，疏泄脏腑邪气。

（2）菀陈则除之：属于"实则泻之"的范畴，是实证用泻法的一种。"菀"同"瘀"，有瘀结、瘀滞之义。"陈"即"陈旧"，引申为时间长久。"菀陈"泛指体表络脉瘀阻之类的病证。"除"即"清除"，指清除瘀血的刺血疗法。"菀陈则除之"指络脉瘀阻之类的病证可用清除瘀血的刺血疗法。对于病久入络及跌仆损伤、毒蛇咬伤、丹毒、腱鞘囊肿等病证，宜采用三棱针或皮肤针等方法使之出血，达到活血化瘀、消肿止痛的目的。一般多选用局部络脉瘀阻之处或反应点，以及尺泽、委中、井穴、十宣等。

3. 不盛不虚以经取之　是指由于病变脏腑、经脉本身的病变，而不涉及其他脏腑、经脉，属于本经自病者，治疗应当取本经穴。此"不盛不虚"，并非病证本身无虚实可言，而是脏腑、经络的虚实表现不明显。临床应用时还要注意，当针下得气后，一般再行均匀的提插捻转手法（即平补平泻），使本经的气血调和，脏腑功能恢复正常。

［常考考点］"盛则泻之"，"虚则补之"，"不盛不虚，以经取之"，"陷下则灸之"，"菀陈则除之"。

要点二　清热温寒

《灵枢·经脉》中"热则疾之，寒则留之"，是针对热性病证和寒性病证制定的清热、温寒的治疗原则。

"热则疾之"是指热性病证的治疗原则是浅刺疾出或点刺出血，手法宜轻而快，可以不留针或或短暂留针，以清泻热毒。

"寒则留之"是指寒性病证的治疗原则是深刺而久留针，以达温经散寒的目的。

［常考考点］"热则疾之""寒则留之"。

要点三　治病求本

1. 急则治标　是指标病急于本病时，首先要治疗标病，治标是在紧急情况下的一种权宜之计，而治本才是治病的根本目的。

2. 缓则治本　在大多数情况下，治疗疾病都要坚持"治病求本"的原则，正虚者固其本，邪盛者祛其邪。

3. 标本同治 当标病和本病处于俱重或俱缓的状态时，单纯地扶正或祛邪都不利于病情的恢复，应当采取标本同治的方法。

要点四 三因制宜

“三因制宜”是指因时、因地、因人制宜，即根据治疗对象、地理环境、季节（包括时辰）等具体情况制订适宜的治疗方法。

细目二 针灸治疗作用

【考点突破攻略】

要点一 疏通经络

疏通经络是指针灸通过调理经气，可使瘀阻的经络通畅而发挥其正常生理功能。主要是选择相应的腧穴和刺灸方法，使经络通畅，促进气血运行正常，从而达到治疗疾病的目的。

要点二 调和阴阳

调和阴阳是指针灸可使机体从阴阳的失衡状态向平衡状态转化。主要是通过针刺补泻手法和经穴配伍来完成的。

要点三 扶正祛邪

扶正祛邪是指针灸可以扶助机体正气而祛除病邪。主要是通过补虚泻实来实现的。

细目三 针灸处方

【考点突破攻略】

要点一 选穴原则

1. 近部选穴 是指在病变局部或距离比较接近的范围选取穴位的方法，是腧穴局部治疗作用的体现。如鼻病取睛明、上星，胃痛取中脘。

2. 远部选穴 是指在病变部位所属和相关的经络上，距离病位较远的部位选取穴位的方法，是“经脉所过，主治所及”治疗规律的具体体现。如腰痛取委中，胃痛取足三里，咳嗽取尺泽。

3. 辨证选穴 是根据疾病的证候特点，分析病因病机而辨证选取穴位的方法。如发热取大椎、曲池、合谷，便秘取支沟、天枢，痰邪所致的病证取丰隆，遗尿、脱肛取百会等。

4. 对症选穴 是根据疾病的特殊症状而选取穴位的原则，是腧穴特殊治疗作用及临床经验在针灸处方中的具体运用。如哮喘选定喘，腰痛取腰痛点。

［常考考点］选穴原则及具体应用。

要点二 配穴方法

1. 按部配穴

（1）远近配穴法：是以病变部位为依据，在病变附近和远部同时选穴配伍组成处方的方法。临床应用极为广泛，如眼病以局部的睛明、邻近的风池、远端的光明相配，痔疮以局部的长强、下肢的承山相配，痛经以局部的关元、远端的三阴交相配。

（2）上下配穴法：是将腰部以上腧穴和腰部以下腧穴配合应用的方法，临床应用较为广泛。如头项强痛，上取大椎，下配昆仑；胸腹满闷，上取内关，下配公孙；子宫脱垂，上取百会，下配气海；胃脘痛，上取内关，下取足三里；咽痛，上取鱼际，下取太溪等。八脉交会穴的配对应用即属于上下配穴法。

（3）前后配穴法：是指将人体前部和后部的腧穴配合应用的方法，主要指将胸腹部和背腰部的腧穴配合应用，又称“腹背阴阳配穴法”。本法主要用于治疗内脏疾病，如肺病前取中府，后取肺俞；心胸疾病前取巨阙，后取心俞；胃脘疼痛，前取中脘、梁门，后取胃俞、筋缩等。《灵枢·官针》所指的"偶刺"属本法的范畴。俞募配穴法属于前后配穴法。

（4）左右配穴法：是将位于人体左侧和右侧的腧穴配合应用的方法，如急性胃痛取双侧梁丘，面瘫取双侧合谷。但本法不限于左右取同一个腧穴，如左侧偏头痛取左侧的太阳和右侧的外关，也属于左右配穴。《灵枢·官针》中的"缪刺""巨刺"属本法的范畴。

2. 按经配穴

（1）本经配穴法：当某一脏腑、经脉发生病变时，即选该脏腑、经脉的腧穴配成处方。如咳嗽取中府、太渊；急性胃痛取足三里、梁丘；下肢外侧痛，取环跳、阳陵泉。

（2）表里经配穴法：当某一脏腑、经脉发生病变时，取该经和其相表里的经脉腧穴配成处方，如胃痛取三阴交、足三里。原络配穴法是典型代表，如咳嗽取合谷、列缺。

（3）同名经配穴法：是将手足同名经的腧穴相互配合组成处方的方法。阳明头痛，取手阳明经的合谷配足阳明经的内庭；太阳头痛，取手太阳经的后溪配足太阳经的昆仑；失眠、多梦，取手少阴经的神门配足少阴经的太溪。

［常考考点］常用配穴方法及其应用。

【例题实战模拟】

A1 型题

1. 有关"虚则补之"，下列叙述不正确的是

A. 指虚证采用补法治疗　B. 可通过针刺补法和穴位的选择配伍来实现
C. 可选取关元、命门、肾俞等达到补虚的目的　D."菀陈则除之"属于虚则补之的范畴
E."陷下则灸之"属于虚则补之的范畴

2. 下列属于针灸治疗作用的是

A. 扶正祛邪　B. 联系脏腑　C. 运行气血　D. 抗御病邪　E. 沟通内外

3. 根据针灸治疗原则，寒性病证应采用的治疗原则是

A. 补之　B. 泻之　C. 留之　D. 除之　E. 疾之

4. 有关"热则疾之"，下列叙述不正确的是

A. 属于清热温寒的治疗原则　B. 可通过针刺泻法来实现清泻热毒的目的
C. 对于热性病证针灸治疗要及时　D. 可通过点刺不留针来实现清泻热毒的目的
E. 可通过针刺大椎、曲池等达到清热解表的目的

5. 以下不属于针灸治疗原则的是

A. 因时制宜　B. 菀陈则灸之　C. 标本同治　D. 寒则留之　E. 不盛不虚，以经取之

6. 下列不属于针灸选穴原则的是

A. 对证选穴　B. 对症选穴　C. 近部取穴　D. 远部取穴　E. 上下取穴

7. 下列不属于表里经配穴的是

A. 咳嗽取列缺、合谷　B. 失眠取神门、后溪　C. 腰痛取昆仑、肾俞
D. 胃痛取公孙、足三里　E. 痛经取天枢、地机

8. 下列不属于同名经配穴的是

A. 耳鸣取中渚、足临泣　B. 头痛取外关、阳陵泉　C. 失眠取神门、三阴交
D. 牙痛取合谷、内庭　E. 便秘取天枢、曲池

9. 下列属于前后配穴的是

A. 膻中、厥阴俞　B. 中脘、三阴交　C. 期门、太冲　D. 太溪、肾俞　E. 中极、三阴交

【参考答案】

1. D　2. A　3. C　4. C　5. B　6. E　7. C　8. C　9. A

第二十七单元　内科病证的针灸治疗

细目一　头痛

【考点突破攻略】

要点一　头痛的辨证要点

1. 病因病机　头痛常与外感风邪以及情志、饮食、体虚久病等因素有关。病位在头，与肝、脾、肾关系密切。头为诸阳之会，所有阳经都循行到头，足厥阴肝经上行巅顶，故头痛与手足三阳经、足厥阴经、督脉密切相关。各种外邪或内伤因素导致头部经络功能失常，气血失调，头部脉络不通或脑窍失养均可导致头痛的发生。头痛以实证多见，也有虚证或虚实夹杂之证。

2. 辨证分型　根据疼痛部位进行经络辨证：枕部痛或下连于项者为太阳头痛；额痛或兼眉棱、鼻根部痛者为阳明头痛；两侧头部疼痛者为少阳头痛；颠顶痛或连于目系者为厥阴头痛。

本病又可以分为外感头痛和内伤头痛：

1. 外感头痛

主症：头痛较急，痛无休止，外感表证明显。

若头痛连及项背，兼恶风畏寒，苔薄白，脉浮紧者为风寒头痛；头痛而胀，兼发热，苔黄，脉浮数者为风热头痛；头痛如裹，兼肢体困重，苔白腻，脉濡者为风湿头痛。

2. 内伤头痛

主症：头痛反复发作，时轻时重，常伴头晕，遇劳或情志刺激而发作、加重。

若头胀痛、跳痛、掣痛或两侧、颠顶作痛，兼心烦易怒、口苦、脉弦者为肝阳上亢头痛；头痛昏蒙，兼胸闷脘胀，苔白腻，脉滑者为痰浊头痛；头痛迁延日久，或头部有外伤史，痛处固定不移，舌紫暗，脉细涩者为瘀血头痛；头空痛、昏痛，兼神疲无力，面色不华，舌淡苔白，脉细弱者为血虚头痛。

要点二　头痛的治法

调和气血，通络止痛。根据头痛部位循经取穴和取阿是穴为主。

要点三　头痛的选穴

［主穴］百会、风池、阿是穴、合谷。

［方义］局部取百会、风池、阿是穴，可疏导头部经气；且风池为足少阳与阳维脉的交会穴，可以祛风活血，通络止痛；合谷为行气止痛要穴，善治头面诸疾。诸穴合用，共奏通经活络止痛之效。

［配穴］见下表。

	分型	配穴	解析
经络辨证	太阳头痛	天柱、昆仑、后溪	天柱、昆仑皆足太阳经腧穴，就近取穴。后溪通督脉，八脉交会穴
	阳明头痛	阳白、内庭	阳白在前额部。内庭为足阳明经荥穴
	少阳头痛	率谷、足临泣、外关	率谷、足临泣属足少阳经，外关为手少阳经络穴，为同名经取穴
	厥阴头痛	四神聪、太冲、内关	四神聪在颠顶。太冲为足厥阴经原穴，内关为手厥阴经络穴，为同名经取穴

	分型	配穴	解析	内科处方
外感头痛	风寒头痛	风门、列缺	带风字的都祛风。头项寻列缺，为肺经络穴	川芎茶调散
	风热头痛	曲池，大椎	泄热常用曲池、大椎	芎芷石膏汤
	风湿头痛	头维、阴陵泉	头维属胃经，在鬓角发际，就近取穴。祛湿用阴陵泉	羌活胜湿汤
内伤头痛	肝阳头痛	太溪、太冲	太冲为肝经之原穴。取太溪为滋水涵木	天麻钩藤饮
	痰浊头痛	中脘、丰隆	化痰必用丰隆。中脘为胃经募穴，健运脾胃，杜生痰之源	半夏白术天麻汤
	瘀血头痛	血海、膈俞	瘀血证常用血海、膈俞	通窍活血汤
	血虚头痛	脾俞、足三里	脾胃为气血生化之源	加味四物汤

［常考考点］头痛的处方主穴及配穴。

要点四　头痛的治疗操作

1. 基本刺灸方法　毫针虚补实泻法，寒证加灸；瘀血头痛可在阿是穴点刺出血。头痛剧烈者，阿是穴可采用强刺激和久留针。

2. 其他治疗

（1）耳针法：取皮质下、额、枕、神门、肝，每次选 2 ～ 3 穴，毫针刺或用埋针法、压丸法。顽固性头痛可在耳背静脉点刺出血。

（2）皮肤针法：取太阳、印堂、阿是穴，中、重度叩刺，使之明显潮红或少量出血。适用于外感头痛、瘀血头痛。

（3）穴位注射法：取风池穴，用 1% 利多卡因或维生素 B_{12} 注射液，每穴注射 0.5 ～ 1.0mL，每日或隔日 1 次。适用于顽固性头痛。

【例题实战模拟】

A1 型题

1. 外感头痛主取的经脉是

A. 督脉、手太阴、手阳明经穴　B. 督脉、手太阴、足少阳经穴　C. 任脉、手太阴、足少阳经穴
D. 手阳明、手太阴经穴　E. 手阳明、足阳明经穴

2. 治疗阳明头痛，应配用

A. 阳白、内庭　B. 率谷、外关、足临泣　C. 天柱、后溪、申脉
D. 太冲、内关、四神聪　E. 血海、膈俞、内关

3. 血虚头痛，应配合

A. 列缺、曲池、大椎　B. 太溪、肾俞、悬钟　C. 血海、膈俞
D. 太冲、太溪　E. 足三里、脾俞

A2 型题

4. 患者，男，48 岁。头胀痛近 2 年，时作时止，伴目眩易怒，面赤口苦，舌红苔黄，脉弦数。治疗除取主穴外，还应选用

A. 头维、内庭、三阴交　B. 血海、风池、足三里　C. 风池、列缺、太阳
D. 太溪、侠溪、太冲　E. 丰隆、太阳、风门

5. 患者，女，45 岁。头痛多年，后头部疼痛固定不移，痛如椎刺，舌暗，脉细涩。针灸治疗除取百会、风池穴外，还宜取

A. 列缺、曲池　B. 申脉、悬钟　C. 肝俞、脾俞　D. 太溪、侠溪　E. 血海、膈俞

6. 患者，男，25 岁。突发头痛，后头严重，连及项背，兼见恶风畏寒，口不渴，苔薄白，脉浮紧。治疗除选用百会、太阳、风池、合谷之外，还应配取

A. 天柱　B. 印堂　C. 外关　D. 曲池　E. 头维

7. 患者，男，25 岁。3 日来头痛如裹，痛无休止，肢体困重，苔白腻，脉濡。针灸治疗除列缺、百会、太阳、风池外，还宜取

A. 风门　B. 曲池　C. 丰隆　D. 阴陵泉　E. 足临泣

【参考答案】

1. B　2. A　3. E　4. D　5. E　6. A　7. D

细目二　面痛

【考点突破攻略】

要点一　面痛的辨证要点

1. 病因病机　本病病位在面部，与手、足三阳经密切相关。外感邪气、情志内伤、久病或外伤成瘀等，均可导致面部经络气血痹阻，经脉不通，从而产生面痛。面痛以实证为多见，亦有虚实夹杂之证。

2. 主症　面部突然发作疼痛，呈闪电样、刀割样、针刺样、电灼样剧烈疼痛，痛时可引起面部肌肉抽搐，多伴有面部潮红、流泪、流涎、流涕等，常因说话、吞咽、刷牙、洗脸、冷刺激、情绪变化等诱发。一般持续数秒至数分钟。发作次数不定，间歇期无症状。疼痛以面颊、上下颌和舌部最明显，轻触鼻翼、颊部和舌可以诱发，称为扳机点。

3. 辨证分型　根据疼痛部位进行经络辨证：眼部痛属足太阳经病证；上颌、下颌部痛主要属手、足阳明和手太阳经病证。

兼遇寒则甚，舌淡，苔白，脉浮紧者为外感风寒；兼痛处有灼热感，舌红，苔薄黄，脉浮数者为外感风热；兼有外伤史，或病程日久，痛点多固定不移，舌暗或有瘀斑，脉细涩者为气血瘀滞；兼烦躁易怒，口渴便秘，舌红，苔黄，脉数者为肝胃郁热；兼形体消瘦，颧红，脉细数无力者为阴虚阳亢。

要点二　面痛的治法

疏通经络，祛风止痛。取面部腧穴、手足阳明和足太阳经穴为主。

要点三　面痛的选穴

［主穴］攒竹、四白、下关、地仓、合谷、太冲、内庭。

［方义］面部诸穴为局部取穴，可疏通面部经络；合谷、太冲分属手阳明、足厥阴经，两经循行均上达面部，“面口合谷收”，与太冲相配为“四关”穴，可祛风通络、止痛定痉；内庭为足阳明经荥穴，与面部腧穴相配，可清泄阳明热邪、疏通阳明经气血。

［配穴］见下表。

分型	配穴	解析
眼部疼痛	丝竹空、阳白、外关	丝竹空属三焦经，与胆经之阳白为就近取穴；外关属三焦经
上颌支痛	颧髎、迎香	颧髎属小肠经，迎香属大肠经，皆为就近取穴
下颌支痛	承浆、颊车、翳风	承浆属任脉，颊车属胃经，翳风属三焦经，皆为就近取穴
外感风寒	风池、列缺	风池、列缺为外感风寒常用穴（感冒也用到了）
外感风热	曲池、外关	曲池、大椎为泄热常用穴；外关亦常用到
气血瘀滞	内关、三阴交	化瘀常用血海、膈俞，三阴交也是活血常用穴，内关特殊记忆
肝胃郁热	行间、内庭	为肝经、胃经之荥穴，荥主身热
阴虚阳亢	风池、太溪	滋阴常用太溪；风池既祛外风，又息内风

要点四　面痛的治疗操作

1. 基本刺灸方法　毫针泻法。针刺时宜先取远端穴，重刺激。面部腧穴在急性期宜轻刺。风寒证可酌情加灸。

2. 其他治疗

（1）皮内针法：在面部寻找扳机点，将揿针刺入，外以胶布固定。

（2）耳针法：取面颊、额、颌、神门。毫针刺或用埋针法或压丸法。

（3）刺络拔罐法：取颧髎、地仓、颊车，用三棱针点刺后拔罐。

［常考考点］治疗面痛取手足阳明和足太阳经穴为主。面痛的处方主穴及配穴。

【例题实战模拟】

A1 型题

1. 治疗风热面痛，除主穴外，应加用

A. 列缺、风门　B. 曲池、尺泽　C. 太冲、三阴交　D. 血海、膈俞　E. 太溪、肾俞

2. 根据经络辨证，与面痛相关的经脉是

A. 手、足阳明及足少阳经脉　B. 手、足阳明及足太阳经脉　C. 手、足太阳及足厥阴经脉

D. 手、足少阳及足太阳经脉　E. 手、足阳明及足少阴经脉

A2 型题

3. 患者，女，62 岁。右面部疼痛 2 年，间断发作，呈闪电样剧痛，持续数秒，痛时面部抽搐，伴流泪、有灼热感，苔薄黄，脉数。其辨证为

A. 风寒证　B. 风热证　C. 气血瘀滞证　D. 肝气郁滞证　E. 气血不足证

【参考答案】

1. B　2. B　3. B

细目三　腰痛

【考点突破攻略】

要点一　腰痛的辨证要点

1. 病因病机　腰痛的病位在腰部，腰为肾之府，肾经贯脊属肾，膀胱经夹脊络肾，督脉并于脊里，故本病与肾及足太阳膀胱经、督脉等关系密切。感受外邪、跌仆损伤、年老体衰、劳欲太过等因素导致腰部经络气血阻滞，或经络失于温煦、濡养，均可致腰痛。本病有虚证、实证、虚实夹杂之证。

2. 辨证分型　根据疼痛部位进行经络辨证：疼痛在腰脊中部者为督脉病证，疼痛在腰脊两侧者为足太阳经证。

腰部冷痛重着，或拘挛不可俯仰，有明显腰部受寒史者为寒湿腰痛；腰部刺痛，痛有定处，腰部有明显损伤或陈伤史者为瘀血腰痛；腰痛起病缓慢，隐隐作痛，反复发作者为肾虚腰痛。

要点二　腰痛的治法

通经止痛。取局部阿是穴及足太阳经穴为主。

要点三　腰痛的选穴

［主穴］大肠俞、阿是穴、委中。

［方义］大肠俞、阿是穴疏通腰部经络气血，通经止痛；膀胱之脉，夹脊抵腰络肾，“腰背委中求”，循经远取委中，以疏通足太阳经气，是治疗腰背部疼痛的要穴。

［配穴］见下表。

分型	配穴	解析	内科处方
督脉病证	后溪	后溪属小肠经，通督脉	—
足太阳经证	申脉	申脉属足太阳经，又通阳跷脉	—
腰椎病变	腰夹脊	就近取穴	—
寒湿腰痛	命门、腰阳关	命门为相火蕴藏之地，引火祛寒；腰阳关治腰骶疼痛，下肢痿痹	甘姜苓术汤
瘀血腰痛	膈俞、次髎	化瘀常用血海、膈俞；次髎为就近取穴	身痛逐瘀汤
肾虚腰痛	肾俞、太溪	肾俞为肾经之背俞穴；太溪为肾经原穴，滋肾阴，补肾精	左归丸或右归丸

要点四 腰痛的治疗操作

1. 基本刺灸方法 毫针虚补实泻法。寒湿腰痛或肾虚腰痛，加灸法；瘀血腰痛，阿是穴用刺络拔罐；痛势较急者，委中穴点刺放血。

2. 其他治疗

（1）耳针法：取腰骶椎、肾、膀胱、神门，每次选 2 ～ 3 穴，毫针刺或用埋针法、压丸法。施治过程中同时活动腰部。

（2）刺络拔罐法：取阿是穴。用于瘀血腰痛或寒湿腰痛。

（3）穴位注射法：取阿是穴，选地塞米松注射液 5mL 和普鲁卡因注射液 2mL 混合液，每穴注射 0.5 ～ 1mL，2 ～ 3 日 1 次。

［常考考点］治疗腰痛取局部阿是穴及足太阳经穴为主。腰痛的处方主穴及配穴。

【例题实战模拟】

A1 型题

1. 与腰痛关系不密切的经脉是

A. 足太阳膀胱经　B. 足少阳胆经　C. 足少阴肾经　D. 带脉　E. 督脉

2. 疼痛在腰脊中部，其相关的经脉是

A. 足太阳膀胱经　B. 足少阴肾经　C. 足少阳胆经　D. 带脉　E. 督脉

3. 疼痛在腰脊两侧，其相关的经脉是

A. 足少阴肾经　B. 足太阳膀胱经　C. 足少阳胆经　D. 足厥阴肝经　E. 督脉

4. 针灸治疗腰痛的主穴是

A. 阿是穴、肾俞、太溪　B. 委中、昆仑、太溪　C. 阿是穴、大肠俞、委中
D. 阿是穴、背俞穴、太溪　E. 命门、昆仑、委中

5. 肾虚腰痛除主穴外，应加取

A. 关元、腰阳关、昆仑　B. 膈俞、三阴交、血海　C. 太冲、肝俞、肾俞
D. 肾俞、命门、志室　E. 足三里、脾俞、胃俞

B1 型题

A. 命门、腰阳关　B. 肾俞、太溪　C. 太冲、肝俞　D. 关元、后溪　E. 膈俞、次髎

6. 寒湿腰痛应配

7. 瘀血腰痛应配

【参考答案】

1. B　2. E　3. B　4. C　5. D　6. A　7. E

细目四　痹证

【考点突破攻略】

要点一　痹证的辨证要点

1. 病因病机 本病常与外感风、寒、湿、热等邪气及人体正气不足等因素有关。本病病位在肉、筋、骨。外邪侵入机体，痹阻关节肌肉经络，气血运行不畅，则导致痹证。根据病邪偏盛和症状特点，可分为行痹（风痹）、痛痹（寒痹）、着痹（湿痹）等。痹证以实证多见。

2. 主症 关节肌肉疼痛，屈伸不利。

3. 辨证分型 若痛无定处，舌质淡，苔薄白，脉浮者为行痹；疼痛剧烈，痛有定处，遇寒痛剧，苔薄白，脉弦紧者为痛痹；疼痛重着，或肿胀麻木，苔白腻，脉濡缓者为着痹；红肿热痛，舌红，苔黄燥，脉滑数者为热痹。

要点二　痹证的治法

通络止痛。以局部取穴为主，配合循经取穴及辨证选穴。

要点三　痹证的选穴

［主穴］阿是穴、局部经穴。

［方义］阿是穴和局部经穴能疏通患部经络气血，调和营卫，则风寒湿热等外邪无所依附，痹证自除。

［配穴］见下表。

分型	配穴	解析	内科处方
行痹	血海、膈俞	治风先治血，血行风自灭；血海、膈俞为活血常用穴	防风汤
痛痹	肾俞、关元	关元可固本培元；肾俞补肾阳	乌头汤
着痹	阴陵泉、足三里	祛湿用阴陵泉；足三里健运脾胃，运化水湿	薏苡仁汤
热痹	大椎、曲池	曲池、大椎为泄热常用穴	白虎加桂枝汤、宣痹汤

要点四　痹证的治疗操作

1. 基本刺灸方法　毫针泻法或平补平泻。痛痹、着痹者加灸法。大椎、曲池可点刺放血，局部腧穴可加拔罐法。

2. 其他治疗

（1）皮肤针法：取阿是穴，中、重度叩刺，使少量出血。

（2）拔罐法：取阿是穴，行闪罐法拔至皮肤潮红；或用留罐法，每次留罐 10 分钟，隔日治疗 1 次。

（3）穴位注射法：取阿是穴、局部经穴，用 1% 的利多卡因、维生素 B_{12} 注射液或当归注射液等，每穴注射 0.5 ～ 1.0mL，每日或隔日 1 次。适用于顽固性疼痛。

［常考考点］治疗痹证以局部取为主，配合循经取穴及辨证选穴；痹证的处方主穴及配穴。

【例题实战模拟】

A1 型题

1. 针灸治疗痹证，应该选取的主穴是

A. 阿是穴、局部经穴　B. 督脉、足太阳经穴　C. 阿是穴、督脉

D. 阿是穴、足阳明经穴　E. 阿是穴、足少阳经穴

2. 辨证为行痹，应对证选用

A. 肾俞、关元　B. 膈俞、血海　C. 肝俞、太冲　D. 大椎、曲池　E. 阴陵泉、足三里

3. 若辨证为痛痹，应对证选用

A. 肾俞、关元　B. 大椎、曲池　C. 肝俞、太冲　D. 膈俞、血海　E. 阴陵泉、足三里

A2 型题

4. 患者，女，32 岁。膝关节肌肉酸痛重着，伴肿胀，肌肤麻木不仁，阴雨天加重，苔白腻，脉濡缓。治疗除主穴外，加取

A. 曲池、尺泽　B. 曲池、大椎　C. 血海、膈俞　D. 肾俞、关元　E. 足三里、阴陵泉

5. 谭某，女，36 岁。膝关节疼痛，得热痛减，遇冷则加剧，舌苔白，脉弦紧。针灸时选

A. 血海、犊鼻、梁丘、阳陵泉　B. 大椎、膝阳关、梁丘、犊鼻

C. 肾俞、关元、犊鼻、梁丘、阿是穴　D. 膈俞、犊鼻、梁丘、膝阳关

E. 曲池、犊鼻、梁丘、阳陵泉

【参考答案】

1. A　2. B　3. A　4. E　5. E

细目五 坐骨神经痛

【考点突破攻略】

要点一 坐骨神经痛的辨证要点

1. 病因病机 坐骨神经痛病位主要在足太阳、足少阳经脉和经筋。其发生与感受外邪、跌仆损伤等有关。感受风寒湿邪或湿热下注，痹阻经脉，腰部跌仆闪挫，损伤筋脉，均可导致经络不通，气血瘀滞而发生本病。本病以实证为主，也有虚证及虚实夹杂之证。

2. 主症 腰或臀、大腿后侧、小腿后外侧及足外侧的放射样、电击样、烧灼样疼痛。腰部病变使神经根受压迫或刺激引起者为根性坐骨神经痛；坐骨神经干受压迫或刺激引起者为干性坐骨神经痛。

3. 辨证分型 根据疼痛部位进行经络辨证：疼痛以下肢后侧为主者，为足太阳经证；以下肢外侧为主者，为足少阳经证。

腰腿冷痛重着，遇冷加重，舌质淡，苔白滑，脉沉迟者为寒湿证；腰腿疼痛剧烈，痛处固定不移，有外伤史，舌质紫暗，脉涩者为瘀血阻络证；痛势隐隐，喜揉喜按，舌淡，脉细者为气血不足证。

要点二 坐骨神经痛的治法

通经止痛。取足太阳、足少阳经穴为主。

要点三 坐骨神经痛的选穴

［主穴］足太阳经证：腰夹脊、秩边、委中、承山、昆仑、阿是穴。

足少阳经证：腰夹脊、环跳、阳陵泉、悬钟、丘墟、阿是穴。

［方义］腰夹脊穴是治疗腰腿痛的要穴，可疏通局部气血。治病求本，分别取足太阳、足少阳经诸穴，可以疏导本经痹阻不通之气血，达到“通则不痛”的目的。

［配穴］见下表。

分型	配穴	解析
寒湿证	命门、腰阳关	命门内藏相火；腰阳关治腰骶疼痛，下肢痿痹
瘀血证	血海、阿是穴	血海为瘀血常用穴；阿是穴点刺放血以祛瘀
气血不足	足三里、三阴交	足三里为强壮要穴；三阴交为特殊记忆

要点四 坐骨神经痛的治疗操作

基本刺灸方法 毫针虚补实泻法。秩边、环跳以针感沿腰腿部足太阳、足少阳经向下传导为佳，但不宜多次重复。

［常考考点］治疗坐骨神经痛以循经取足太阳、足少阳经穴为主；坐骨神经痛的处方主穴。

【例题实战模拟】

A1 型题

1. 坐骨神经痛主取的经脉是

A. 足太阳和足阳明经穴　B. 足太阳和足少阳经穴　C. 足阳明和足少阳经穴

D. 督脉和足太阳经学　E. 足厥阴和足太阴经穴

A2 型题

2. 患者，男，30 岁。自觉腰腿冷痛重着，遇冷加重，舌质淡，苔白滑，脉沉迟。治疗除主穴外，常用的配穴是

A. 命门、腰阳关　B. 血海、阿是穴　C. 足三里、三阴交　D. 血海、膈俞　E. 肾俞、关元

3. 李某，男，39 岁。左侧腰腿部疼痛，表现为左臀、大腿后侧、小腿后侧呈阵发性，放射性疼痛。针灸时宜选

A. 足太阳和足阳明经穴　B. 足阳明和足少阳经穴　C. 足少阳和足太阴经穴

D. 足少阳和足太阳经穴　E. 足少阳和足少阴经穴

【参考答案】

1. B　2. A　3. D

细目六　中风

【考点突破攻略】

要点一　中风的辨证要点

1. 病因病机　中风的发生与多种因素有关，风、火、痰、瘀为主要病因。病位在脑，与心、肝、脾、肾关系密切。本病多在内伤积损的基础上，复因情志不遂、烦劳过度、饮食不节、外邪侵袭等因素，导致脏腑阴阳失调，气血逆乱，上扰清窍，窍闭神匿，神不导气所致。病性为本虚标实，上盛下虚。肝肾阴虚，气血虚弱为致病之本，风、火、痰、瘀为致病之标。

2. 辨证分型

（1）中经络

主症：意识清楚，半身不遂，口角㖞斜，语言不利。

兼见面红目赤，眩晕头痛，口苦，舌红或绛，苔黄，脉弦有力者为肝阳暴亢；兼肢体麻木或手足拘急，头晕目眩，苔腻，脉弦滑者为风痰阻络；兼口黏痰多，腹胀便秘，舌红，苔黄腻或灰黑，脉弦滑大者为痰热腑实；兼肢体软弱，偏身麻木，面色淡白，气短乏力，舌暗，苔白腻，脉细涩者为气虚血瘀；兼肢体麻木，手足拘挛，眩晕耳鸣，舌红，苔少，脉细数者为阴虚风动。

（2）中脏腑

主症：突然昏仆，不省人事，或神志恍惚、嗜睡，兼见半身不遂，口角㖞斜。

若见神昏，牙关紧闭，口噤不开，两手握固，肢体强痉，大小便闭者为闭证；昏聩无知，目合口开，四肢瘫软，手撒肢冷，汗多，二便自遗，脉微细欲绝者为脱证。

要点二　中风的治法

1. 中经络　疏通经络，醒脑调神。取督脉、手厥阴及足太阴经穴为主。

2. 中脏腑　闭证：平肝息风，醒脑开窍。取督脉、手厥阴和十二井穴为主。脱证：回阳固脱。以任脉经穴为主。

要点三　中风的选穴

1. 中经络

［主穴］水沟、内关、三阴交、极泉、尺泽、委中。

［方义］中风病位在脑，督脉入络脑，水沟为督脉要穴，可醒脑开窍、调神导气；心主血脉藏神，内关为心包经络穴，可调理心气、疏通气血；三阴交为足三阴经交会穴，可滋补肝肾；极泉、尺泽、委中，可疏通肢体经络。

［配穴］见下表。

分型	配穴	解析	内科处方
肝阳暴亢	太冲、太溪	肝肾经原穴，滋水涵木	天麻钩藤饮
风痰阻络	丰隆、合谷	化痰必选丰隆；合谷配太冲开四关，治抽搐拘挛	真方白丸子
痰热腑实	曲池、内庭、丰隆	丰隆化痰；曲池泄热；内庭为胃经荥穴，泄阳明之热	桃仁承气汤（内科属中脏腑，非中经络）
气虚血瘀	气海、血海、足三里	补气血，行气血	补阳还五汤
阴虚风动	太溪、风池	肾经原穴太溪滋肾阴；风池祛外风，息内风	镇肝熄风汤

<table>
<tr><th>病变部位</th><th>配穴</th><th>解析</th></tr>
<tr><td>上肢拘挛</td><td>肩髃、曲池、手三里、合谷</td><td rowspan="12">按病变部位配穴的原则，以就近取穴为主，部分配穴属于循经取穴</td></tr>
<tr><td>下肢拘挛</td><td>环跳、足三里、风市、阳陵泉、悬钟、太冲</td></tr>
<tr><td>口角㖞斜</td><td>地仓、颊车、合谷、太冲</td></tr>
<tr><td>语言謇涩</td><td>廉泉、通里、哑门</td></tr>
<tr><td>吞咽困难</td><td>廉泉、金津、玉液</td></tr>
<tr><td rowspan="7">病侧肢体屈曲拘挛者</td><td>肘部配曲泽</td></tr>
<tr><td>腕部配大陵</td></tr>
<tr><td>膝部配曲泉</td></tr>
<tr><td>踝部配太溪</td></tr>
<tr><td>足内翻配丘墟透照海</td></tr>
<tr><td>足外翻配太溪、中封</td></tr>
<tr><td>足下垂配解溪</td></tr>
</table>

2. 中脏腑

（1）闭证

［主穴］水沟、十二井、太冲、丰隆、劳宫。

［方义］闭证为肝阳暴张，气血上逆所致，故取十二井穴点刺出血，并泻水沟，开窍启闭；足厥阴经循行至巅顶，泻太冲降肝经逆气以平息肝阳；脾胃为生痰之源，痰浊壅遏，气机失宣，取足阳明经络穴丰隆，以豁痰开窍；“荥主身热”，故取手厥阴经荥穴劳宫清心泄热。

（2）脱证

［主穴］关元、神阙。

［方义］任脉为阴脉之海，关元为任脉与足三阴经交会穴，为三焦元气所出，联系命门真阳，为阴中含阳的穴位，取之能回阳救逆。神阙为真气所系，故用大艾炷重灸，以回垂绝之阳。

要点四　中风的治疗操作

1. 基本刺灸方法　水沟向上方斜刺，用雀啄法，以眼球湿润为度；内关用泻法；三阴交用补法；刺极泉时，在原穴位置下 1 寸心经上取穴，避开动脉，直刺进针，用提插泻法，以患者上肢有麻胀感和抽动感为度；尺泽、委中直刺，用提插法使肢体有抽动感。十二井穴用三棱针点刺出血；太冲、丰隆、劳宫用泻法；神阙用隔盐灸；关元用大艾炷灸，至四肢转温为止。

2. 其他治疗

（1）头针法：取顶颞前斜线、顶颞后斜线、顶旁 1 线及顶旁 2 线，快速捻转 2 ～ 3 分钟，每次留针 30 分钟，留针期间反复捻转 2 ～ 3 次，行针时嘱患者活动患侧肢体。此法适用于半身不遂早期。

（2）电针法：在患侧上、下肢各选一组穴位，采用断续波或疏密波，以肌肉微颤为度，每次通电 20 ～ 30 分钟。此法适用于半身不遂患者。

［常考考点］治疗中风中经络取督脉、手厥阴及足太阴经穴为主。中脏腑闭证取督脉、手厥阴和十二井穴为主；脱证以任脉经穴为主。中风的处方主穴及配穴。

【例题实战模拟】

A1 型题

1. 治疗中风中脏腑闭证，应选用的主穴是

A. 水沟、内关、三阴交、极泉、尺泽、委中　B. 水沟、十二井穴、太冲、丰隆、劳宫

C. 关元、神阙　D. 水沟、关元、神阙、丰隆、劳宫

E. 丰隆、劳宫、三阴交、极泉、尺泽、委中

2. 治疗中风中经络，应选用的主穴是

A. 水沟、内关、三阴交、极泉、尺泽、委中　　B. 水沟、十二井穴、太冲、丰隆、劳宫
C. 关元、神阙　　D. 水沟、关元、神阙、丰隆、劳宫
E. 丰隆、劳宫、三阴交、极泉、尺泽、委中

A2 型题

3. 患者，女，53 岁。2 小时前突然发现右半身麻木，口角㖞斜，言语不利。现神志清，头晕目眩，苔白腻，脉弦滑。其诊断是

A. 中经络，风痰阻络证　　B. 中经络，肝阳暴亢证　　C. 中经络，阴虚风动证
D. 中脏腑，气虚血瘀证　　E. 中脏腑，阴虚风动证

4. 患者，男，56 岁。近年来常头晕，2 小时前突然仆倒，人事不知。现牙关紧闭，肢体强直，痰多息促，脉弦滑有力。治疗除选用水沟、内关穴外，应加用

A. 极泉、尺泽、委中　　B. 十二井穴、太冲、合谷　　C. 阳陵泉、三阴交、风市
D. 颊车、地仓、丰隆　　E. 关元、神阙、气海

5. 患者，女，63 岁。突然出现右侧半身活动不利，舌强语謇，兼见面红目赤，眩晕头痛，烦躁，舌红，苔黄，脉弦有力。针灸治疗除主穴外，应加用

A. 丰隆、合谷　　B. 曲池、内庭　　C. 太冲、太溪　　D. 足三里、气海　　E. 太溪、风池

【参考答案】

1. B　2. A　3. A　4. B　5. C

细目七　眩晕

【考点突破攻略】

要点一　眩晕的辨证要点

1. 病因病机　本病的发生多与忧郁恼怒、恣食厚味、劳伤过度、跌仆损伤等因素有关。病位在脑，与肝、脾、肾相关。基本病机不外虚实两端，虚证为髓海不足或气血虚弱，清窍失养；实证多与气、血、痰、瘀扰乱清窍有关。

2. 主症　头晕目眩、视物旋转。轻者如坐车船，飘摇不定，闭目少顷即可复常；重者两眼昏花缭乱，视物不明，旋摇不止，难以站立，昏昏欲倒，甚则跌仆。

3. 辨证分型　兼见面红目赤，目胀耳鸣，烦躁易怒，舌红，苔黄，脉弦数者为肝阳上亢；兼头重如裹，视物旋转，舌淡，苔白腻，脉弦滑者为痰湿中阻；兼目眩，面白或萎黄，神倦乏力，舌淡，苔薄白，脉弱者为气血两虚；眩晕久作不已，兼少寐健忘，耳鸣，腰酸膝软，舌红，脉弦细者为肾精不足。

要点二　眩晕的治法

1. 实证　平肝潜阳，化痰定眩。取足少阳、足厥阴经穴及督脉穴为主。
2. 虚证　益气养血，填精定眩。以督脉穴及相应背俞穴为主。

要点三　眩晕的选穴

1. 实证

［主穴］百会、风池、太冲、内关。

［方义］眩晕病位在脑，脑为髓海，督脉入络于脑，故选用位于巅顶的百会，清头目，止眩晕；风池亦为近部取穴，疏调头部气机；太冲为肝经之原穴，可平肝潜阳；内关为八脉交会穴，通于阴维脉，既可宽胸理气，和胃化痰，又与太冲相配以加强平肝之力。

［配穴］见下表。

分型	配穴	解析	内科处方
肝阳上亢证	行间、侠溪、太溪	行间为肝经荥穴；侠溪为胆经荥穴，荥主身热。太溪为肾经原穴，滋水涵木	天麻钩藤饮

续表

分型	配穴	解析	内科处方
痰湿中阻证	头维、中脘、丰隆	头维属胃经，在额角发际上 0.5 寸，腧穴所在，主治所及。中脘为胃经募穴，脾为生痰之源，刺中脘可促进脾胃运化水湿。丰隆为化痰必选穴	半夏白术天麻汤

2. 虚证

［主穴］百会、风池、肝俞、肾俞、足三里。

［方义］百会升提气血；风池疏调头部气血；肝俞、肾俞滋补肝肾，益精填髓，培元固本；足三里补益气血，充髓止晕。

［配穴］见下表。

分型	配穴	解析	内科处方
气血两虚证	气海、脾俞、胃俞	气海，顾名思义，可行气补气；脾俞、胃俞，脾胃为气血生化之源	归脾汤
肾精不足证	太溪、悬钟、三阴交	太溪为肾经原穴，滋肾阴，补肾精；悬钟为髓会，髓通于脑，脑为髓海，虚证之头晕关键是髓海不足；三阴交为足三阴经交汇处	左归丸或右归丸

要点四　眩晕的治疗操作

1. 基本刺灸方法　实证毫针用泻法；虚证百会、风池用平补平泻法，余穴用补法，可灸。

2. 其他治疗

（1）头针法：取顶中线、枕下旁线，用毫针沿头皮刺入，快速捻转，留针 30 分钟。

（2）耳针法：取肾上腺、皮质下、枕、神门、额、内耳，每次取 3 ～ 5 穴，毫针刺或用压丸法。

（3）三棱针法：取印堂、太阳、头维、百会等穴，用三棱针点刺出血数滴。适用于眩晕实证者。

［常考考点］治疗眩晕实证取足少阳、足厥阴经穴及督脉穴为主。虚证以督脉穴和相应背俞穴为主。眩晕实证及虚证的处方主穴和配穴。

【例题实战模拟】

A1 型题

1. 治疗眩晕实证的主穴是

A. 风池、百会、太阳、列缺　B. 风池、头维、太阳、百会　C. 风池、百会、内关、太冲

D. 风池、百会、肝俞、肾俞　E. 百会、内关、后溪、水沟

2. 眩晕痰湿中阻证的配穴是

A. 气海、脾俞、胃俞　B. 太溪、悬钟、三阴交　C. 行间、侠溪、太溪

D. 太溪、合谷、三阴交　E. 头维、中脘、丰隆

A2 型题

3. 患者，男，63 岁。头晕目眩，甚则昏眩欲仆，伴耳鸣，腰膝酸软，遗精，舌淡，脉沉细。除风池、百会穴外，应加用

A. 内关、太冲、行间、侠溪、太溪　B. 内关、太冲、头维、丰隆、中脘

C. 肝俞、肾俞、足三里、脾俞、胃俞　D. 肝俞、肾俞、足三里、太溪、三阴交

E. 头维、血海、膈俞、内关、太溪

4. 患者，女，40 岁。头晕目眩，泛泛欲吐，急躁易怒，口苦，耳鸣，舌红，苔黄，脉沉。除主穴外，应加取

A. 头维、丰隆、中脘　B. 行间、侠溪、太冲　C. 气海、脾俞、胃俞

D. 太溪、悬钟、三阴交　E. 血海、膈俞、气海

5. 患者，女，43 岁。眩晕 2 个月，加重 1 周，昏眩欲仆，神疲乏力，面色㿠白，时有心悸，夜寐欠安，舌淡，脉细。治疗应首选

A. 风池、肝俞、肾俞、行间、侠溪　B. 丰隆、中脘、内关、解溪、头维

C. 百会、上星、风池、丰隆、合谷　D. 脾俞、足三里、气海、百会
E. 百会、太阳、印堂、合谷

【参考答案】

1. C　2. E　3. D　4. B　5. D

细目八　面瘫

【考点突破攻略】

要点一　面瘫的辨证要点

1. 病因病机　本病的发生多与正气不足，脉络空虚，风寒或风热之邪乘虚而入等因素有关。病位在面部，与太阳、阳明经筋有关。手足阳经均上行头面部，当邪气阻滞面部经络，尤其是手太阳和足阳明经筋功能失调，可导致面瘫的发生。

2. 主症　以口眼㖞斜为特点。通常急性发作，常在睡眠醒来时发现一侧面部肌肉板滞、麻木、瘫痪，额纹消失，眼裂变大，露睛流泪，鼻唇沟变浅，口角下垂歪向健侧，病侧不能皱眉、蹙额、闭目、露齿、鼓颊。部分患者初起时有耳后疼痛，还可出现患侧舌前2/3味觉减退或消失，听觉过敏等症状。部分患者病程迁延日久，可因瘫痪肌肉出现挛缩，口角反牵向患侧，甚则出现面肌痉挛，形成"倒错"现象。

3. 辨证分型　若发病初期，面部有受凉史，舌淡，苔薄白，脉浮紧者为风寒外袭；发病初期，继发于风热感冒或其他头面部炎症性、病毒性疾病，舌红，苔薄黄，脉浮数者为风热侵袭；恢复期或病程较长者，兼见肢体困倦无力，舌淡，苔白，脉沉细者为气血不足。

要点二　面瘫的治法

祛风通络，疏调经筋。取局部穴、手足阳明经穴为主。

要点三　面瘫的选穴

［主穴］攒竹、阳白、四白、颧髎、颊车、地仓、合谷、太冲。

［方义］面部诸穴可疏通局部经筋气血，活血通络。"面口合谷收"，合谷为循经远端取穴，可祛除阳明、太阳经筋之邪气，祛风通络。太冲为足厥阴经原穴，肝经循行"上出额"，"下颊里，环唇内"，与合谷相配，具有加强疏调面颊部经气的作用。

［配穴］见下表。

分型	配穴	解析
风寒外袭	风池、风府	带"风"字之穴，可祛风
风热侵袭	外关、关冲	两穴皆属三焦经。外关为络穴，关冲为井穴，井穴可泄热
气血不足	足三里、气海	气海可行气补气；足三里为强壮要穴
眼睑闭合不全	鱼腰、申脉	鱼腰属就近取穴，腧穴所在，主治所及；申脉为八脉交会穴，通阳跷脉（跷脉司眼睑开合）
鼻唇沟变浅	迎香	腧穴所在，主治所及
人中沟歪斜	人中（水沟）	腧穴所在，主治所及
颏唇沟歪斜	承浆	腧穴所在，主治所及
乳突部疼痛	翳风	腧穴所在，主治所及
舌麻，味觉减退	廉泉、足三里	廉泉属腧穴所在，主治所及；足三里属胃经，为强壮保健要穴
听觉过敏	听宫、中渚	听宫是腧穴所在，主治所及；中渚属手少阳三焦经，主治耳疾，为经脉所过，主治所及

要点四　面瘫的治疗操作

1. 基本刺灸方法　面部腧穴均行平补平泻法，恢复期可加灸法。发病初期，面部腧穴手法不宜过重，针刺不宜过深，

肢体远端腧穴行泻法且手法宜重；恢复期，足三里行补法，合谷、太冲行平补平泻法。

2. 其他治疗

（1）皮肤针法：取阳白、颧髎、地仓、颊车，轻叩，以局部潮红为度，每日或隔日1次。适用于面瘫恢复期。

（2）电针法：取太阳、阳白、地仓、颊车。断续波，刺激10～20分钟，强度以患者面部肌肉微见跳动而能耐受为度。适用于面瘫中、后期。

（3）刺络拔罐法：取阳白、颧髎、地仓、颊车。用皮肤针叩刺或三棱针点刺出血后加拔火罐。适用于面瘫恢复期。

［常考考点］治疗面瘫取局部穴、手足阳明经穴为主。面瘫的处方主穴及配穴。

【例题实战模拟】

A1 型题

1. 有关面瘫的针灸辨证论治，下列叙述不正确的是

A. 以祛风通络，疏调经筋为法　B. 取手足阳明、手足太阳经穴为主

C. 急性期病属实证，面部腧穴应重刺、深刺　D. 恢复期气血受损，可取足三里施以补法

E. 属风寒证者，可加用风池穴

2. 面瘫眼睑闭合不全配取

A. 足三里、气海　B. 迎香　C. 风池、风府　D. 外关、关冲　E. 鱼腰、丝竹空、申脉

3. 面瘫的恢复期，应加用

A. 膏肓　B. 命门　C. 气海　D. 关元　E. 足三里

A2 型题

4. 患者，男，24岁。2天前受风后出现右侧面部肌肉板滞、麻木，额纹消失，眼裂变大，鼻唇沟变浅，口角下垂，歪向左侧，舌淡，苔薄白。治疗除面部穴位、合谷外，还应取

A. 昆仑、曲池　B. 太冲、风池　C. 太冲、曲池　D. 列缺、风池　E. 内庭、足三里

5. 患者，男，30岁。口角歪向右侧，左眼不能闭合2天，左侧额纹消失。治疗应主取的经穴是

A. 手、足少阳经　B. 手、足太阴经　C. 手、足太阳经

D. 手、足厥阴经　E. 手、足阳明经

6. 患者，女，22岁。2天前受风后出现左侧额纹、鼻唇沟变浅，眼裂变大，口角歪向右侧，舌淡，苔薄白，脉浮紧。治疗除主穴外，还应加取

A. 风池、风府　B. 气海、足三里　C. 外关、关冲

D. 鱼腰、丝竹空　E. 足三里、内庭

【参考答案】

1. C　2. E　3. E　4. B　5. E　6. A

细目九　不寐

【考点突破攻略】

要点一　不寐的辨证要点

1. 病因病机　不寐常与饮食不节、情志失调、劳逸失度、病后体虚等因素有关。病位在心，与肝、脾、肾等脏腑功能失调密切相关。各种情志刺激及内伤因素导致火、痰等病理产物存留于体内，影响于心，使心神失养或心神被扰，心神不安，阴跷脉、阳跷脉功能失于平衡，则出现不寐。不寐以虚实夹杂之证多见。

2. 主症　经常不能获得正常睡眠。轻者入寐困难或寐而易醒，醒后不寐；重者彻夜难眠。

3. 辨证分型　兼多梦易醒，心悸健忘，舌淡，苔薄白，脉细弱者为心脾两虚；心烦不寐，或时寐时醒，手足心热，颧红潮热，舌红，苔少，脉细数者为心肾不交；夜寐多梦，易惊善恐，舌淡，苔薄，脉弦细者为心胆气虚；难以入睡，急躁易怒，舌红，苔黄，脉弦数者为肝火扰神；眠而不安，胸闷脘痞，舌红，苔黄腻，脉滑数者为脾胃不和。

要点二　不寐的治法

舒脑宁心，安神利眠。取督脉、手少阴、足太阴经穴及八脉交会穴为主。

要点三　不寐的选穴

［主穴］百会、安眠、神门、三阴交、照海、申脉。

［方义］脑为元神之府，督脉入络脑，取督脉穴百会镇静安神，舒脑安眠；安眠穴位居头部，是治疗不寐的经验效穴；心主神明，取心之原穴神门以宁心安神；三阴交为足三阴经交会穴，能调和与不寐密切相关的肝、脾、肾三脏；跷脉主寤寐，司眼睑开阖，照海通阴跷脉，申脉通阳跷脉，两穴同用可调节阴阳跷脉以安神助眠。

［配穴］见下表。

分型	配穴	解析	内科处方
心脾两虚	心俞、脾俞	心俞、脾俞为心、脾经之背俞穴	归脾汤
心肾不交	太溪、肾俞	太溪为肾经原穴，滋阴；肾俞为肾经背俞穴	六味地黄丸合交泰丸
心胆气虚	心俞、胆俞	心俞、胆俞为心、胆经之背俞穴	安神定志丸合酸枣仁汤
肝火扰神	行间、侠溪	行间为肝经荥穴，侠溪为胆经荥穴，荥主身热	龙胆泻肝汤
脾胃不和	足三里、内关	足三里为胃经下合穴；内关治疗胃、心、胸之病	—

分型	配穴	解析
噩梦多	厉兑、隐白	厉兑为胃经井穴，隐白为脾经井穴，二穴配伍可调节脾胃，化生气血，心得血养则噩梦自除
头晕	风池、悬钟	风池穴位于头颈部，腧穴所在，主治所及；悬钟为髓会，髓通于脑，可填精补髓，缓解头晕
重症不寐	夹脊、四神聪	四神聪位于颠顶，腧穴所在，主治所及；夹脊为不寐效穴

要点四　不寐的治疗操作

1. 基本刺灸方法　毫针平补平泻，照海用补法，申脉用泻法。配穴则虚补实泻，心胆气虚者可配合灸法。

2. 其他治疗

（1）耳针法：取神门、皮质下、心、肾、肝。毫针刺或用埋针法、压丸法。

（2）皮肤针法：自项至腰部的督脉和足太阳膀胱经背部第一侧线，用皮肤针叩刺至皮肤潮红即可。

（3）拔罐法：自项至腰部沿足太阳膀胱经来回走罐，以潮红为度。

［常考考点］治疗不寐取督脉、手少阴、足太阴经穴及八脉交会穴为主。不寐的处方主穴。

【例题实战模拟】

A1 型题

1. 与不寐关系密切的经脉是

　A. 心经、脾经　B. 督脉、脾经　C. 阳维脉、阴维脉　D. 阳跷脉、阴跷脉　E. 心经、阴维脉

2. 心肾不交型不寐配取

　A. 心俞、脾俞　B. 太溪、肾俞　C. 心俞、胆俞　D. 行间、侠溪　E. 足三里、内关

A2 型题

3. 患者，女，50 岁。不易入睡 6 年，平素易生气，伴急躁易怒，头痛，胸胁胀满，舌红，脉弦。其辨证属

　A. 肝火扰神　B. 心脾亏虚　C. 心肾不交　D. 心胆气虚　E. 脾胃不和

4. 患者，女，45 岁。失眠 2 个月，近日来入睡困难，有时睡后易醒，醒后不能再入睡，甚至彻夜不眠，舌苔薄，脉沉细。治疗应首选

　A. 神门、内关　B. 神门、胆俞　C. 神门、三阴交　D. 心俞、脾俞　E. 心俞、足三里

5. 患者，女，45 岁。失眠 2 年，经常多梦少寐，入睡迟，易惊醒，平素遇事惊怕，多疑善感，气短头晕，舌淡，脉弦细。治疗除取主穴外，还应加

A. 心俞、厥阴俞、脾俞　　B. 心俞、肾俞、太溪、足三里　　C. 心俞、胆俞、大陵、丘墟
D. 肝俞、间使、太冲　　E. 脾俞、胃俞、足三里

【参考答案】

1. D　2. B　3. A　4. C　5. C

细目十　感冒

【考点突破攻略】

要点一　感冒的辨证要点

1. 病因病机　本病的发生常与风邪或时行疫毒之邪侵袭、体虚等因素有关。病位在肺卫。在气候突变、腠理疏懈、卫气不固的情况下，外邪乘虚从口鼻或皮毛而入，首伤肺卫，导致卫阳被遏，营卫失和，肺气失宣，发为本病。以风邪为主因，每与当令之气（寒、热、暑湿）或非时之气（时行疫毒）夹杂为患。

2. 主症　恶寒发热，鼻塞流涕，咳嗽，头痛，周身酸楚不适。

3. 辨证分型　若恶寒重，发热轻或不发热，无汗，喷嚏，苔薄白，脉浮紧者为风寒感冒；微恶风寒，发热重，浊涕，痰稠或黄，咽喉肿痛，苔薄黄，脉浮数者为风热感冒；夹湿则头重如裹，胸闷纳呆；夹暑则汗出不解，心烦口渴。

要点二　感冒的治法

祛风解表。取手太阴、手阳明经穴及督脉穴为主。

要点三　感冒的选穴

［主穴］列缺、合谷、风池、大椎、太阳。

［方义］感冒为外邪侵犯肺卫所致，太阴、阳明互为表里，故取手太阴、手阳明经列缺、合谷以祛邪解表；风池为足少阳经与阳维脉的交会穴，“阳维为病苦寒热”，故风池既可疏散风邪，又与太阳穴相配而清利头目；督脉主一身之阳气，温灸大椎可通阳散寒，刺络出血可清泻热邪。

［配穴］见下表。

分型	配穴	解析	内科处方
风寒感冒	风门、肺俞	风门为风邪出入之门户，是临床祛风最常用的穴位；肺俞为肺经背俞穴，感冒乃外邪犯肺所致	荆防败毒散
风热感冒	曲池、尺泽	泄热常用曲池、大椎；尺泽为肺经合穴，亦清肺热	银翘散
夹湿	阴陵泉	祛湿必选阴陵泉	新加香薷饮
夹暑	委中	委中为膀胱经之合穴，膀胱之下合穴	
体虚感冒	足三里	足三里为强壮要穴	参苏饮
咽喉肿痛	少商、商阳	二者为肺、大肠经之井穴，可泄热；少商为治咽喉肿痛之必选穴	—

要点四　感冒的治疗操作

1. 基本刺灸方法　主穴以毫针泻法，风寒感冒可加灸法，风热感冒大椎可行刺络拔罐法；配穴中足三里用补法，尺泽、委中、少商、商阳可点刺出血。

2. 其他治疗

（1）拔罐法：取大椎、风门、肺俞、身柱，拔罐后留罐15分钟，或用闪罐法。适用于风寒感冒。

（2）三棱针法：取大椎、尺泽、委中、耳尖、少商。在大椎穴刺络放血，并拔火罐5～10分钟。委中、尺泽局部常规消毒后，用三棱针点刺出血，令其血流自止。少商、耳尖点刺出血数滴。适用于风热感冒。

（3）耳针法：取肺、气管、内鼻、脾、三焦、耳尖。耳尖点刺放血，余穴选2～3穴，采用毫针刺或用压丸法。

［常考考点］治疗感冒取手太阴、手阳明经穴及督脉穴为主。感冒的处方主穴及配穴。

【例题实战模拟】

A1 型题

1. 治疗感冒的主穴是

A. 列缺、合谷、肺俞、太渊、大椎　B. 太渊、肺俞、合谷、鱼际、三阴交

C. 列缺、合谷、大椎、太阳、风池　D. 鱼际、尺泽、膻中、肺俞、定喘

E. 尺泽、肺俞、膏肓、太溪、足三里

A2 型题

2. 患者，男，24 岁。恶寒发热 1 天，恶寒重，发热轻，无汗，鼻塞声重，肢体酸楚，苔薄白，脉浮紧。治疗除列缺、合谷、大椎、太阳、风池穴外，还应加用

A. 风门、肺俞　B. 曲池、尺泽　C. 迎香、身柱　D. 迎香、肺俞　E. 少商、曲池

3. 患者，男，22 岁。发热恶寒，寒重热轻，头痛身痛，鼻塞流涕，咳嗽，咳痰清稀，舌苔薄白，脉浮紧。治疗应首选

A. 手太阴、手阳明、足太阳经穴　B. 手少阴、手太阳、手太阴经穴　C. 手太阴、足太阳、手少阳经穴

D. 手太阴、手少阳、足少阳经穴　E. 手阳明、足阳明、手太阴经穴

4. 患者，男，32 岁。恶寒发热 2 天，伴咽喉肿痛，口渴，舌苔薄黄。治疗除取主穴外，还应选用的穴位是

A. 风门、肺俞　B. 外关、身柱　C. 曲池、中府　D. 阴陵泉、委中、中冲　E. 曲池、尺泽

5. 华某，女，57 岁。昨天因外感风寒后，出现咳嗽，呼吸急促，喉间痰鸣，咳吐稀痰，张口抬肩，口不渴，苔薄白，脉浮紧。针灸时选用

A. 列缺、肺俞、尺泽、膻中、风门　B. 肺俞、太渊、太溪、足三里、列缺

C. 肺俞、尺泽、足三里、三阴交　D. 膻中、太渊、太溪、鱼际

E. 尺泽、肾俞、气海、足三里

【参考答案】

1. C　2. A　3. A　4. E　5. A

细目十一　哮喘

【考点突破攻略】

要点一　哮喘的辨证要点

1. 病因病机　哮喘的发生常与外邪、饮食、情志、体虚等因素有关，病理因素以痰为根本。病位在肺，与脾、肾关系密切。其发生多为痰饮伏肺，每因外邪侵袭、饮食不当、情志刺激、体虚劳倦等诱因引动而触发，以致痰壅气道，肺气宣降功能失常。发作期多表现为气阻痰壅的实证，亦有素体肺肾不足或正气耗伤者，发作时表现为虚哮。缓解期多表现为肺、肾等脏气虚弱，兼有痰浊内阻之证。

2. 主症

（1）实证：病程短，或当发作期，哮喘声高气粗，呼吸深长有余，呼出为快，体质较强，脉象有力。

（2）虚证：病程长，反复发作或当缓解期，哮喘声低气怯，气息短促，深吸为快，体质虚弱，脉弱无力。

3. 辨证分型　若喉中哮鸣如水鸡声，痰多，色白，稀薄或多泡沫，伴风寒表证，苔薄白，脉浮紧者为风寒外袭；喉中痰鸣如吼，胸高气粗，痰色黄或白，黏着稠厚，伴口渴，便秘，舌红，苔黄腻，脉滑数者为痰热阻肺。

若喘促气短，动则加剧，喉中痰鸣，痰稀，神疲，汗出，舌淡，苔白，脉细弱者为肺气虚；气息短促，呼多吸少，动则喘甚，耳鸣，腰膝酸软，舌淡，苔薄白，脉沉细者为肾气虚。

要点二　哮喘的治法

1. 实证　祛邪肃肺，化痰平喘。取手太阴经穴及相应背俞穴为主。

2. 虚证　补益肺肾，止哮平喘。取相应背俞穴及手太阴、足少阴经穴为主。

要点三 哮喘的选穴

1. 实证

［主穴］列缺、尺泽、肺俞、中府、定喘。

［方义］手太阴经络穴列缺可宣通肺气、祛邪外出，合穴尺泽肃肺化痰、降逆平喘；肺俞、中府，俞募相配，调理肺脏、宣肺祛痰、止哮平喘；定喘为治疗哮喘的经验效穴。

［配穴］见下表。

分型	配穴	解析	内科处方
风寒外袭	风门、合谷	风门为祛风常用穴；合谷善治发热恶寒等外感病证	射干麻黄汤或小青龙汤
痰热阻肺	丰隆、曲池	丰隆化痰，曲池泄热，皆为常用效穴	定喘汤或越婢加半夏汤
喘甚	天突	天突位于胸骨上窝，在气管分叉处，扼守气道出入之关口	—

2. 虚证

［主穴］肺俞、膏肓、肾俞、太渊、太溪、足三里、定喘。

［方义］肺俞、膏肓针灸并用，可补益肺气；肾俞补肾以纳气；肺之原穴太渊配肾之原穴太溪，可充肺肾之气；足三里调补胃气，以资生化之源，使水谷精微上归于肺；定喘为平喘之效穴。

［配穴］肺气虚配气海；肾气虚配关元。

要点四 哮喘的治疗操作

1. 基本刺灸方法 毫针常规刺，实证用泻法，虚证用补法，风寒及肺肾气虚者可酌加灸法或拔罐法。

2. 其他治疗

（1）穴位贴敷法：选肺俞、膏肓、膻中、定喘。常用白芥子 30g，甘遂 15g，细辛 15g，共为细末，用生姜汁调药粉成糊状，制成药饼如蚕豆大，上放少许丁桂散，敷于穴位上，用胶布固定。贴 3 小时左右取掉，以局部红晕微痛为度。

（2）皮肤针法：取鱼际至尺泽穴手太阴肺经循行部、第 1 胸椎至第 2 腰椎旁开 1.5 寸足太阳膀胱经循行部，循经叩刺，以皮肤潮红或微渗血为度。

（3）穴位埋线法：取肺俞、定喘、膻中。用一次性无菌埋线针，将 0 ～ 1 号铬制羊肠线 1 ～ 2cm，埋入穴位皮下。

（4）耳针法：取对屏尖、肾上腺、气管、肺、皮质下、交感。每次选用 3 ～ 5 穴，毫针刺法。发作期每日 1 ～ 2 次；缓解期用弱刺激，每周 2 次。

［常考考点］治疗哮喘实证取手太阴经穴及相应背俞穴为主；虚证取相应背俞穴及手太阴、足少阴经穴为主。哮喘的处方主穴及配穴。

【知识纵横比较】

疾病		主穴
感冒		列缺、合谷、风池、大椎、太阳
咳嗽	外感咳嗽	肺俞、列缺、合谷
	内伤咳嗽	肺俞、太渊、三阴交
哮喘	实证	列缺、尺泽、肺俞、中府、定喘
	虚证	肺俞、膏肓、肾俞、太渊、太溪、足三里、定喘

【例题实战模拟】

A1 型题

1. 哮喘的基本病因是

A. 外感风寒　B. 外感风热　C. 情志内伤　D. 劳倦内伤　E. 痰饮内伏

2. 哮喘实证应取

A. 手太阴经穴及相应的背俞穴为主　B. 相应的背俞穴及手太阴、足少阴经穴为主

C. 手太阴、足少阴经穴与相应的背俞穴为主　　D. 手阳明经穴及相应的背俞穴为主
E. 手太阳经穴及相应的背俞穴为主

3. 哮喘实证应选择的主穴是
A. 列缺、尺泽、肺俞、中府、定喘　　B. 列缺、风池、大椎、中府、定喘　　C. 风池、大椎、肺俞、中府、定喘
D. 列缺、大椎、太阳、中府、定喘　　E. 大椎、太阳、肺俞、中府、定喘

A2 型题

4. 患者，男，68 岁。咳喘反复发作多年，现喘促气短，动则喘甚，汗出肢冷，舌淡，脉沉细。治疗应主取的经脉是
A. 手太阴经、足太阴经、任脉　　B. 手太阴经、足太阴经、足少阴经　　C. 手太阴经、足厥阴经、督脉
D. 手太阴经、足少阴经、背俞穴　　E. 手太阴经、足少阴经、督脉

5. 患者，男，63 岁。患有哮喘 10 余年，时作时止，昨晚又出现呼吸急促，喉间痰鸣，语言无力，动则汗出，舌质淡，脉细无力。针灸时选
A. 尺泽、肺俞、太渊、列缺　　B. 肺俞、太渊、太溪、足三里、气海　　C. 膻中、尺泽、鱼际、足三里
D. 太渊、尺泽、鱼际、足三里　　E. 肺俞、中府、尺泽、太渊

【参考答案】

1. E　2. A　3. A　4. D　5. B

细目十二　呕吐

【考点突破攻略】

要点一　呕吐的辨证要点

1. 病因病机　呕吐常与外邪犯胃、饮食不节、情志失调、体虚劳倦等因素有关。病位在胃，与肝、脾有关。六淫外邪，侵犯胃腑；或饮食不节，食滞胃腑；或恼怒伤肝，横逆犯胃；或忧思劳倦，内伤脾胃，均可致胃失和降，气逆于上而发生呕吐。呕吐初病多实，也有虚证或虚实夹杂之证。

2. 主症　实证一般发病急，呕吐量多，吐出物多酸臭味；虚证病程较长，发病较缓，时作时止，吐物不多，腐臭味不甚。

3. 辨证分型　若呕吐清水或稀涎，食久乃吐，舌淡，苔薄白，脉迟者为寒邪客胃；呕吐酸苦热臭，食入即吐，舌红，苔薄黄，脉数者为热邪内蕴；因暴饮暴食而呕吐酸腐，脘腹胀满，嗳气厌食，苔厚腻，脉滑实者为饮食停滞；呕吐多因情志不畅而发作，嗳气吞酸，胸胁胀满，脉弦者为肝气犯胃；呕吐清水痰涎，脘痞纳呆，头眩心悸，苔白腻，脉滑者为痰饮内停；饮食稍有不慎即发呕吐，时作时止，面色无华，少气懒言，纳呆便溏，舌淡苔薄，脉弱者为脾胃虚寒。

要点二　呕吐的治法

和胃理气，降逆止呕。取胃的募穴及足阳明、手厥阴经穴为主。

要点三　呕吐的选穴

［主穴］中脘、足三里、内关。

［方义］中脘居于胃脘部，为胃的募穴，可理气和胃止呕；足三里为胃的下合穴，“合治内腑”，可疏理胃肠气机，与中脘远近相配，通降胃气；内关为手厥阴经络穴，又为八脉交会穴，宽胸理气，和胃降逆，为止呕要穴。

［配穴］见下表。

分型	配穴	解析	内科处方
寒邪客胃	上脘、胃俞	上脘在脐上 5 寸，在胃附近，腧穴所在主治所及；胃俞为胃的背俞穴	藿香正气散
热邪内蕴	合谷、金津、玉液	合谷为大肠经原穴；金津、玉液在舌下，善治呕吐、消渴	—
饮食停滞	梁门、天枢	梁门在脐上 4 寸旁开 2 寸处，在胃附近；天枢为大肠经募穴。二者可促进胃肠蠕动	保和丸
肝气犯胃	期门、太冲	期门为肝经募穴，太冲为原穴，二者可疏解肝气	四七汤

续表

分型	配穴	解析	内科处方
痰饮内停	丰隆、公孙	化痰必用丰隆；公孙、内关皆为八脉交会穴，常配合治疗胃、心、胸疾病	半夏汤合苓桂术甘汤
脾胃虚寒	脾俞、胃俞	脾俞、胃俞为脾、胃的背俞穴	理中汤

要点四　呕吐的治疗操作

1. 基本刺灸方法　主穴毫针平补平泻法。寒气客胃或脾胃虚寒者宜配合灸法，热邪内蕴者金津、玉液点刺出血。

2. 其他治疗

（1）穴位注射法：选中脘、足三里、内关。药用维生素 B_1 或维生素 B_6 注射液，每穴注入 0.5 ～ 1mL，每日或隔日1次。

（2）耳针法：选胃、贲门、食道、口、神门、交感、皮质下。每次 3 ～ 4 穴，毫针刺，或用压丸法。

［常考考点］治疗呕吐取胃的募穴及足阳明、手厥阴经穴为主。呕吐的处方主穴及配穴。

【例题实战模拟】

A1 型题

1. 呕吐的基本病机是

A. 胃气不和　B. 胃气上逆　C. 脾气不升　D. 肝胃不和　E. 胃失濡养

A2 型题

2. 患者，女，20 岁。每因情志不畅而呕吐，伴有嗳气吞酸，胸胁胀满，平时多烦善怒，舌苔薄白，脉弦。取穴除内关、足三里、中脘外，应加用

A. 上脘、胃俞　B. 合谷、内庭　C. 梁门、天枢　D. 期门、太冲　E. 脾俞、胃俞

3. 患者，女，40 岁。呕吐痰涎，伴头晕，胸痞，心悸，舌苔白，脉滑。治疗除取主穴外，还应加用

A. 列缺、尺泽　B. 公孙、丰隆　C. 曲池、外关　D. 风池、尺泽　E. 列缺、合谷

4. 患者，女，40 岁。呕吐清水，胃部不适，食久乃吐，喜热畏寒，身倦，便溏，小便可，舌苔白，脉迟。治疗除取主穴外，还应加

A. 上脘、胃俞　B. 肝俞、太冲　C. 肾俞、太溪　D. 胆俞、丘墟　E. 次髎、血海

5. 潘某，女，36 岁。因感受风寒后，时吐清水，食后乃吐，苔白脉迟，喜暖畏寒，大便溏薄。针灸时选

A. 心包经、胃经及相应募穴　B. 胃经、大肠经及相应募穴　C. 胃经、脾经及相应募穴

D. 心包经、脾经及相应募穴　E. 胃经、心经及相应募穴

【参考答案】

1. B　2. D　3. B　4. A　5. A

细目十三　胃痛

【考点突破攻略】

要点一　胃痛的辨证要点

1. 病因病机　胃痛与寒邪客胃、饮食伤胃、情志不畅和脾胃虚弱等因素有关。胃痛的病位在胃，与肝、脾也有关。无论是胃腑本身病变还是其他脏腑的病变影响到胃腑，使胃气失和、胃络不通或胃失温煦濡养均可导致胃痛。胃痛以实证多见，也有虚证或虚实夹杂之证。

2. 主症　实证病势较急，痛势较剧，痛处拒按，食后痛增；虚证病势较缓，痛势较轻，痛处喜按，空腹痛甚。

3. 辨证分型　若见胃痛暴作，恶寒喜暖，口不渴，或喜热饮，舌淡苔薄白，脉弦紧者为寒邪客胃；胃脘胀满疼痛，嗳腐吞酸，或呕吐不消化食物，吐后或矢气后痛减，苔厚腻，脉滑者为饮食伤胃；胃脘胀痛，痛连两胁，每因情志因素而诱发或加重，嗳气泛酸，喜太息，苔薄白，脉弦者为肝气犯胃；胃痛如刺，痛有定处，或有呕血便黑，舌质紫暗或有

瘀斑，脉涩者为瘀血停胃。胃脘隐痛喜暖，泛吐清水，神疲肢倦，手足不温，大便溏薄，舌淡苔白，脉虚弱或迟缓者为脾胃虚寒；胃脘灼热隐痛，似饥而不欲食，口燥咽干，大便干结，舌红少津，脉细数者为胃阴不足。

要点二　胃痛的治法

和胃止痛。取胃的募穴、下合穴为主。

要点三　胃痛的选穴

［主穴］中脘、足三里、内关。

［方义］本病病位在胃，局部近取胃之募穴中脘，循经远取胃之下合穴足三里，远近相配，疏调胃腑气机，和胃止痛。内关为八脉交会穴，宽胸解郁，行气止痛。

［配穴］见下表。

分型	配穴	解析	内科处方
寒邪客胃	胃俞	胃俞为胃经之背俞穴	香苏散合良附丸
饮食伤胃	梁门、下脘	梁门在脐上 4 寸旁开 2 寸，近胃；下脘在脐上 2 寸，近胃	保和丸
肝气犯胃	期门、太冲	期门为肝经募穴，太冲为肝经原穴，二者可疏解肝气	柴胡疏肝散
瘀血停胃	膈俞、三阴交	膈俞、血海为化瘀常用穴。三阴交也是常用的活血化瘀穴	失笑散合丹参饮
脾胃虚寒	关元、脾俞、胃俞	关元可固本培元。脾俞、胃俞为脾、胃经之背俞穴	黄芪建中汤
胃阴不足	胃俞、三阴交、内庭	胃俞为胃经背俞穴；三阴交为足三阴经交汇处，可滋阴；内庭为胃经荥穴，荥主身热，阴虚生内热，故以其清虚热	一贯煎合芍药甘草汤

要点四　胃痛的治疗操作

1. 基本刺灸方法　根据虚实证候进行相应毫针补泻，寒邪客胃、脾胃虚寒者宜加用灸法。疼痛发作时可适当加强刺激，持续运针 1 ～ 3 分钟，中脘等局部穴以捻转为主，中等刺激。

2. 其他治疗

（1）耳针法：选胃、十二指肠、肝、脾、神门、交感。疼痛剧烈时毫针刺以强刺激，双耳并用；痛缓时宜轻刺激，或用揿针埋藏、压丸法，两耳交替。

（2）穴位注射法：选足三里、胃俞、脾俞、肝俞。每次 2 穴或一侧穴位，交替进行。药用复方当归或丹参注射液，每穴注入 2 ～ 3mL，隔日 1 次。适用于慢性胃炎、消化性溃疡所致的胃痛。

［常考考点］治疗胃痛取胃的募穴、下合穴为主。胃痛的处方主穴及配穴。

【例题实战模拟】

A1 型题

1. 有关胃痛的症状，下列叙述不正确的是

A. 胃痛实证表现为疼痛暴作　B. 胃痛实证痛势较剧，痛处拒按　C. 胃痛实证空腹痛甚，纳后痛减

D. 胃痛虚证疼痛隐隐　E. 胃痛虚证痛处喜按

2. 治疗饮食停滞型胃痛，除主穴外，还应加用

A. 三阴交、内庭　B. 膈俞、胃俞　C. 胃俞、脾俞　D. 梁门、下脘　E. 气海、关元

A2 型题

3. 患者，男，58 岁。胃痛反复发作，经常胃胀多气，嗳气吞酸，食后胀痛更甚，痛连两胁，多在情志不舒或饮食不节时发作，苔薄白，脉弦。除足三里、内关、中脘外，应加用

A. 胃俞　B. 梁门　C. 太冲　D. 膈俞　E. 关元

4. 患者，女，35 岁。胃脘部隐痛，痛处喜按，空腹痛甚，纳后痛减，伴胃脘灼热，似饥而不欲食，咽干口燥，大便干结，舌红少津，脉弦细。治疗应首选

A. 内关、天枢、中脘、膈俞　B. 内关、足三里、中脘、胃俞

C. 内关、天枢、中脘、太冲　　D. 内关、足三里、中脘、下脘、梁门
E. 足三里、中脘、内关、三阴交、内庭

5. 李某，男，49 岁。胃脘部胀痛，疼痛连胁，嗳气频频，呕逆酸苦，苔薄白，脉沉弦。针灸时选用

A. 中脘、太冲、内关、足三里　　B. 内关、公孙、三阴交、梁丘　　C. 足三里、梁门、内关、上巨虚
D. 中脘、内关、足三里、阴陵泉　　E. 三阴交、足三里、内关、下巨虚

【参考答案】

1. C　2. D　3. C　4. E　5. A

细目十四　便秘

【考点突破攻略】

要点一　便秘的辨证要点

1. 病因病机　便秘多与饮食不节、情志失调、劳倦体虚、外邪侵袭等因素有关。病位在肠，与脾、胃、肺、肝、肾等脏腑的功能失调有关。无论是肠腑疾患或是其他脏腑的病变影响到肠腑，使肠腑壅塞不通或肠失滋润及糟粕内停，均可导致便秘。

2. 主症　大便秘结不通，排便艰涩难解。

3. 辨证分型　若见大便干结，腹胀腹痛，口干口臭，小便短赤，舌红，苔黄燥，脉滑数者为热秘；欲便不得，或便而不爽，腹中胀痛，胸胁痞满，舌苔薄腻，脉弦者为气秘；大便艰涩，腹部拘急冷痛，畏寒喜暖，小便清长，舌淡苔白，脉沉迟者为冷秘；虽有便意，但排出不畅，便质不干硬，临厕努挣乏力，舌淡苔薄，脉细弱者为虚秘。

要点二　便秘的治法

理肠通便。取大肠的背俞穴、募穴及下合穴为主。

要点三　便秘的选穴

［主穴］天枢、大肠俞、上巨虚、支沟。

［方义］近取大肠募穴天枢与大肠俞同用为俞募配穴，远取大肠下合穴上巨虚，“合治内腑”，三穴同用通调大肠腑气，理肠通便；支沟宣通三焦，行气导滞，为通便之经验效穴。

［配穴］见下表。

分型	配穴	解析	内科处方
热秘	内庭、曲池	曲池属大肠经，内庭属胃经，为荥穴，具有泄热作用。曲池为合穴，均可泄大肠之热	麻子仁丸
气秘	太冲、中脘	太冲为肝经原穴，疏肝理气。中脘为胃经募穴，和中降逆	五磨饮子
冷秘	神阙、关元	神阙、关元皆可培补元气，补肾助阳	温脾汤
虚秘	足三里、脾俞、气海	足三里为胃之下合穴，脾俞为脾经背俞穴，皆可化生气血；气海补气行气	黄芪汤（气虚）
阴伤津亏	照海、太溪	太溪为肾经原穴，可滋阴；照海通阴跷脉	增液汤（阴虚）

要点四　便秘的治疗操作

1. 基本刺灸方法　毫针实泻虚补。冷秘、虚秘宜配合灸法。

2. 其他治疗

（1）耳针法：取大肠、直肠、三焦、腹、交感、皮质下。毫针针刺，或埋针法、压丸法。

（2）穴位注射法：取天枢、大肠俞、上巨虚、足三里。用维生素 B_1 或 B_{12} 注射液，每穴 0.5 ～ 1.0mL。

［常考考点］治疗便秘取大肠的背俞穴、募穴及下合穴为主。便秘的处方主穴及配穴。

【知识纵横比较】

疾病		主穴	总结
胃痛		中脘、足三里、内关	主穴相同
呕吐		中脘、足三里、内关	
泄泻	急性泄泻	天枢、上巨虚、阴陵泉、水分	大肠经募穴天枢和下合穴上巨虚常用
	慢性泄泻	天枢、神阙、足三里、公孙	
便秘		天枢、上巨虚、大肠俞、支沟	

【例题实战模拟】

A1 型题

1. 治疗便秘的主穴是

A. 天枢、神阙、足三里、公孙　B. 天枢、支沟、上巨虚、大肠俞　C. 天枢、上巨虚、阴陵泉、水分　D. 天枢、支沟、下脘、关元　E. 天枢、支沟、足三里、中脘

2. 治疗便秘气滞证，除选取主穴外，应加用的腧穴是

A. 脾俞、胃俞　B. 气海、神阙　C. 关元、命门　D. 合谷、曲池　E. 中脘、行间

A2 型题

3. 患者，女，67 岁。便秘数年，大便并不干硬，临厕努挣乏力，挣则汗出气短，便后疲乏，面色白，神疲乏力，舌淡嫩，苔薄，脉细虚。其辨证是

A. 阳虚　B. 气虚　C. 血虚　D. 气机郁滞　E. 热邪壅盛

4. 患者，男，45 岁。大便秘结不通，排便艰难，伴腹胀痛，身热，口干口臭，喜冷饮，舌红，苔黄，脉滑数。治疗除取主穴外，还应选用的是

A. 足三里、三阴交　B. 中脘、太冲　C. 神阙、关元　D. 内庭、曲池　E. 气海、脾俞

B1 型题

A. 合谷、曲池　B. 太冲、中脘　C. 神阙、关元　D. 足三里、脾俞、气海　E. 照海、太溪

5. 冷秘应配

6. 虚秘应配

【参考答案】

1. B　2. E　3. B　4. D　5. C　6. D

第二十八单元　妇儿科病证的针灸治疗

细目一　月经不调

【考点突破攻略】

要点一　月经不调的辨证要点

月经不调主要包括月经先期、月经后期和月经先后无定期，古代文献分别称为“经早”“经迟”“经乱”。

1. 病因病机　本病的发生常与感受寒邪、饮食伤脾或情志不畅等因素有关。病位在胞宫，与冲、任二脉及肾、肝、脾关系密切。月经先期多由热扰血海或虚热扰动冲任或气虚不能统血所致；月经后期多由寒凝血脉或血虚化源不足所致；月经先后无定期多由肝郁扰动冲任或肾虚精血不足所致。总之，脏腑功能失常，气血不和，冲任二脉损伤，即可出现月经不调。

2. 辨证分型

（1）月经先期：月经周期提前7天以上，甚至十余日一行，连续2个月经周期以上。月经量多，色红或紫，质黏有块，兼面红口干，心胸烦热，舌红，苔黄，脉数者为实热证；月经色红质稠，两颧潮红，手足心热，舌红，苔少，脉细数者为虚热证；月经量少或量多，色淡质稀，神疲肢倦，心悸气短，舌淡，脉细弱者为气虚证。

（2）月经后期：月经周期推迟7天以上，甚至40～50日一潮，连续2个周期以上。月经量少，或有血块，小腹冷痛，舌暗或胖，苔薄白，脉沉紧为寒凝证；月经色淡质稀，面色少华，腹痛喜按，舌淡，苔薄，脉细者为血虚证。

（3）经先后无定期：月经周期或提前或延后7天以上，连续3个周期以上。经量或多或少，色暗有块，胸胁作胀，喜太息，苔薄，脉弦，为肝郁证；经量少，色淡质稀，腰骶酸痛，舌淡，苔白，脉沉细弱，为肾虚证。

要点二　月经不调的治法

1. 月经先期　调理冲任，清热调经。取任脉、足太阴经穴为主。

2. 月经后期　温经散寒，行血调经。以任脉、足太阴经穴为主。

3. 月经先后无定期　调补肝肾，理血调经。以任脉、足太阴经穴为主。

要点三　月经不调的选穴

1. 月经先期

［主穴］关元、三阴交、血海。

［方义］关元为任脉与足三阴经的交会穴，八脉隶属肝肾，故本穴是益肝肾、调冲任的要穴；三阴交为足三阴经交会穴，可调理脾、肝、肾三脏，养血调经，与关元皆为治疗月经病的要穴；血海清热和血。

［配穴］见下表。

分型	配穴	解析	妇科处方
实热证	行间	月经先期属肝热，疏泄过度。行间为肝经荥穴，荥主身热	丹栀逍遥散
虚热证	太溪	太溪为肾经原穴，滋阴	两地汤
气虚证	足三里、脾俞	足三里为胃之下合穴，脾俞为脾经背俞穴，二穴皆可化生气血	补中益气汤或归脾汤
月经过多	隐白	隐白为脾经井木穴，是月经过多经验效穴	—

2. 月经后期

［主穴］气海、三阴交、归来。

［方义］气海是任脉穴，具有益气温阳、散寒通经作用；三阴交为足三阴经交会穴，可调理脾、肝、肾三脏，养血调经，是治疗月经病的要穴；归来调和气血。

［配穴］见下表。

分型	配穴	解析	妇科处方
寒凝证	关元、命门	二穴皆培元固本，温肾散寒	温经汤
血虚证	足三里、血海	足三里为胃之下合穴，可化生气血；血海补血活血	大补元煎

3. 月经先后无定期

［主穴］关元、三阴交、肝俞。

［方义］关元、三阴交为治疗月经病要穴；肝俞为肝之背俞穴，有疏肝理气、养血调经的作用，且肝肾同源，故又可补益肾精。

［配穴］见下表。

分型	配穴	解析	妇科处方
肝郁证	期门、太冲	期门为肝经募穴；太冲为肝经原穴	逍遥散
肾虚证	肾俞、太溪	肾俞为肾经背俞穴；太溪为肾经原穴	固阴煎

要点四　月经不调的治疗操作

1. 基本刺灸方法

（1）月经先期：毫针刺，实证用泻法，虚证可加灸。

（2）月经后期：毫针补法，可加灸。

（3）月经先后无定期：毫针虚补实泻法。

2. 其他治疗

（1）耳针法：取内分泌、皮质下、卵巢、子宫、肾、肝，每次选 2 ～ 4 穴，毫针刺或用埋针法、压丸法。

（2）艾灸法：取关元穴，隔姜灸，适用于月经后期。

［常考考点］治疗月经先期以任脉、足太阴经穴为主；月经后期以任脉、足太阴经穴为主；月经先后无定期以任脉、足太阴经穴为主。月经先期、后期、先后无定期的处方主穴及配穴。

【知识纵横比较】

疾病	主穴	总结
月经先期	关元、三阴交、血海	三阴交为共有穴
月经后期	气海、三阴交、归来	
月经先后不定期	关元、三阴交、肝俞	

【例题实战模拟】

A2 型题

1. 患者，女，23 岁。月经提前半年余，每次提前 10 天左右，月经量多，色深红，质黏稠，伴心胸烦热，小便短赤，舌红苔黄，脉数。除关元、三阴交外，应加用

A. 血海、行间、隐白　B. 照海、太溪、隐白　C. 血海、脾俞、子宫

D. 命门、归来、子宫　E. 气海、归来、隐白

2. 患者，女，30 岁。月经周期不规律，经量时多时少，经色紫暗，胸胁乳房作胀，小腹胀痛，苔薄白，脉弦。除关元、三阴交、太冲外，应加用

A. 肾俞、太溪　B. 期门、太冲　C. 血海、太冲　D. 气海、归来　E. 归来、命门

3. 患者，女，22 岁。月经不调，常提前 7 天以上，甚至 10 余日一行。治疗应首选

A. 足三里、脾俞、太冲　B. 命门、三阴交、足三里　C. 关元、三阴交、血海

D. 气海、三阴交、归来　E. 关元、三阴交、肝俞

4. 李某，女，28 岁。月经 40 天左右一行，色暗有块，量少，行经时小腹冷痛，舌苔薄白，脉沉紧。针灸时选用

A. 中极、三阴交、命门、太冲　B. 气海、三阴交、脾俞、中极　C. 三阴交、关元、命门、归来

D. 气海、三阴交、血海、太溪　E. 气海、三阴交、肾俞、足三里

【参考答案】

1. A　2. B　3. C　4. C

细目二　痛经

【考点突破攻略】

要点一　痛经的辨证要点

1. 病因病机　痛经病位在胞宫、冲任，与肝、肾关系密切。外邪客于胞宫，或情志不舒等导致气血滞于胞宫，冲任瘀阻，“不通则痛”，为实证；多种原因导致气血不足，冲任虚损，胞脉失于濡养，“不荣则痛”，为虚证。

2. 辨证分型　疼痛发于经前或经行之初，以绞痛、灼痛、刺痛为主，疼痛拒按，月经量少，质稠，行而不畅，血色紫暗有块，块下痛缓者，为实证；月经将净或经后始作痛者，以隐痛、坠痛为主，喜按喜揉，量少色淡或色暗者，为虚

证。经前或经期小腹胀痛拒按，经血量少，行而不畅，血色紫暗有块，块下痛缓，伴有乳房胀痛，舌质紫暗或有瘀点，脉弦者，为气滞血瘀；小腹冷痛拒按，得热痛减，量少色暗，面色青白，肢冷畏寒，舌暗苔白，脉沉紧者，为寒凝血瘀。小腹隐痛喜按，月经量少色淡，面色无华，舌淡，脉细无力者，为气血虚弱；经后小腹绵绵作痛，月经色暗量少，伴腰骶酸痛，头晕耳鸣，舌淡红苔薄，脉沉细者，为肾气亏损。

要点二　痛经的治法

1. 实证　行气活血，调经止痛。取任脉、足太阴经穴为主。

2. 虚证　调补气血，温养冲任。取任脉、足太阴、足阳明经穴为主。

要点三　痛经的选穴

1. 实证

［主穴］中极、次髎、地机、三阴交、十七椎。

［方义］中极为任脉穴，与足三阴经相交会，可通调冲任，理下焦之气；次髎为治疗痛经的经验穴；地机为脾经郄穴，善于治痛治血，取之能行气活血止痛；三阴交为足三阴经交会穴，能调理肝、脾、肾，活血止痛。

［配穴］见下表。

分型	配穴	解析	妇科处方
气滞血瘀	太冲、血海	太冲为肝经原穴，针对气滞；血海行血补血，针对血瘀	膈下逐瘀汤
寒凝血瘀	关元、归来	关元固本培元，补肾散寒；归来属胃经，主治月经不调、经闭、痛经、带下、阴挺等妇科病证	少腹逐瘀汤

2. 虚证

［主穴］关元、足三里、三阴交、十七椎。

［方义］关元为任脉穴，又为全身强壮要穴，可补益肝肾、温养冲任；足三里为足阳明胃经穴，功擅补益气血；三阴交可调理肝、脾、肾，健脾益气养血。三穴合用，可使气血充足，胞宫得养，冲任自调。

［配穴］见下表。

分型	配穴	解析	妇科处方
气血虚弱	气海、脾俞	气海行气补气；脾俞为脾经背俞穴，可化生气血	圣愈汤
肾气亏损	太溪、肾俞	太溪为肾经原穴；肾俞为肾经背俞穴	益肾调经汤或调肝汤

要点四　痛经的治疗操作

1. 基本刺灸方法

（1）实证：毫针泻法，寒凝者加艾灸。

（2）虚证：毫针补法，可加灸。

2. 其他治疗

（1）耳针法：取内分泌、内生殖器、交感、神门、皮质下、卵巢、子宫、肾，每次选 2 ～ 4 穴，毫针刺或用埋针法、压丸法。

（2）艾灸法：取关元、气海穴，隔附子饼灸 3 ～ 5 壮，隔日 1 次。适用于虚证和寒凝血瘀证。

（3）穴位注射法：取中极、关元、次髎穴。用 1% 利多卡因或 5% 当归注射液，每次取 2 穴，每穴注射药液 1 ～ 2mL，隔日 1 次。

［常考考点］治疗痛经实证取任脉、足太阴经穴为主，虚证取任脉、足太阴、足阳明经穴为主。痛经的处方主穴及配穴。

【例题实战模拟】

A2 型题

1. 患者，女，18 岁。经期下腹部疼痛剧烈，经色紫黑，有血块，经前伴乳房胀痛，舌有瘀斑，脉细弦。治疗宜选取

A. 三阴交、中极、次髎、太冲　B. 三阴交、归来、次髎、地机　C. 三阴交、中极、次髎、内关

D. 三阴交、气海、太溪、肝俞　E. 三阴交、气海、脾俞、胃俞

2. 患者，女，23 岁。痛经 9 个月，经行不畅，小腹胀痛，拒按，经色紫红，夹有血块，血块下后痛即缓解，脉沉涩。治疗应首选

A. 足三里、太冲、三阴交　B. 中极、次髎、地机　C. 合谷、三阴交　D. 曲池、内庭　E. 合谷、归来

3. 患者，女，32 岁。行经后小腹部绵绵作痛，喜按，月经色淡，量少。治疗应首选

A. 三阴交、中极、次髎　B. 足三里、太冲、中极　C. 丰隆、天枢、气穴

D. 阴陵泉、中极、阳陵泉　E. 三阴交、足三里、气海

4. 患者，女，28 岁。经前腹痛剧烈，拒按，经色紫黑，有血块，块下痛解。治疗首选的穴位是

A. 三阴交、气海、足三里　B. 三阴交、脾俞、胃俞　C. 三阴交、中极、次髎

D. 三阴交、肝俞、肾俞　E. 三阴交、太溪、悬钟

B1 型题

A. 带脉、中极、阴陵泉　B. 三阴交、足三里、次髎　C. 足三里、肝俞、脾俞

D. 三阴交、足三里、关元　E. 三阴交、中极、次髎、地机

5. 痛经实证，应选用

6. 痛经虚证，应选用

A. 脾俞、气海　B. 归来、地机　C. 肾俞、太溪　D. 血海、太冲　E. 太冲、太溪

7. 痛经气血亏虚证，应加用的腧穴是

8. 痛经气滞血瘀证，应加用的腧穴是

【参考答案】

1. A　2. B　3. E　4. C　5. E　6. D　7. A　8. D

细目三　崩漏

【考点突破攻略】

要点一　崩漏的辨证要点

1. 病因病机　本病多与素体阳盛或劳倦思虑、饮食不节、房劳多产、七情内伤等产生的湿、热、瘀有关。病位在胞宫，与冲、任二脉及肝、脾、肾关系密切。多种原因导致的虚（脾、肾）、热和瘀，均可使子宫藏泻失常，使冲任不固，不能制约经血，从而导致崩漏的发生。

2. 主症　经血非时暴下，量多势急，经血色红质稠者多为实证；久崩久漏，淋漓难尽，经血色淡质稀者多为虚证。

3. 辨证分型　月经量多，色鲜红或深红，质稠，舌红，脉数者为血热；月经时多时少，色紫暗有块，舌暗，脉弦或涩者为血瘀；出血量多，色紫红而黏腻，兼带下量多，苔黄腻，脉濡数者为湿热；血色正常或有血块，兼时叹息，小腹胀痛，苔薄，脉弦者为气郁；月经量多，色淡质稀，苔白，脉沉弱者为脾虚；经血色淡质清，兼腰酸肢冷，舌淡，苔薄，脉沉细者为肾虚。

要点二　崩漏的治法

1. 实证　清热利湿，固经止血。取任脉、足太阴经穴为主。

2. 虚证　健脾补肾，固冲止血。取任脉及足太阴、足阳明经穴为主。

要点三　崩漏的选穴

1. 实证

［主穴］关元、三阴交、隐白。

［方义］关元为任脉与足三阴经交会穴，可通调冲任，固摄经血；三阴交为足三阴经交会穴，既可健脾调肝固肾，又可清泻三经的湿、热、瘀邪，邪除则脾可统血；隐白为脾经井穴，可健脾统血，是治疗崩漏的经验穴。

［配穴］见下表。

分型	配穴	解析	妇科处方
血热	中极、血海	中极为膀胱经募穴，在脐下4寸，近子宫，腧穴所在，主治所及；血海针对血的问题	清热固经汤
血瘀	血海、膈俞	血海、膈俞为血瘀证常用穴	逐瘀止血汤
湿热	中极、阴陵泉	中极为膀胱经募穴，近子宫；阴陵泉为祛湿必用穴	—
气郁	膻中、太冲	膻中为气会；太冲为肝经原穴，疏肝理气	—

2. 虚证

［主穴］气海、三阴交、肾俞、足三里。

［方义］气海既是任脉穴，又为气之海，可补下元，固胞宫；三阴交为足三阴经交会穴，配合肾俞可补脾肾，固冲任；足三里为胃经合穴，善助气血化生，补气摄血。

［配穴］见下表。

分型	配穴	解析	妇科处方
脾虚	百会、脾俞	脾俞为脾经背俞穴；百会能升阳举陷	固本止崩汤或固冲汤
肾虚	肾俞、太溪	肾俞为肾经背俞穴；太溪为肾经原穴	肾气虚用加减苁蓉菟丝子丸；肾阴虚用左归丸合二至丸或滋阴固气汤；肾阳虚用右归丸

要点四　崩漏的治疗操作

1. 基本刺灸方法

（1）实证：毫针刺，关元用平补平泻法，其余穴位用泻法，隐白艾炷灸。

（2）虚证：毫针补法，可灸。

2. 其他治疗

（1）耳针法：取内分泌、内生殖器、肾、子宫、卵巢。每次选2～4穴，毫针刺，或埋针法或压丸法。

（2）皮肤针法：取腰骶部相应背俞穴和夹脊穴以及下腹部任脉、肾经、脾经、带脉等，用皮肤针由上而下，循经叩刺至局部微出血，隔日1次。

［常考考点］治疗崩漏取任脉、足太阴经穴为主；虚证取任脉及足太阴、足阳明经穴为主。崩漏的处方主穴及配穴。

【例题实战模拟】

A2型题

1. 患者，女，24岁。经血不止15天，下血量多，色红，气味臭秽，口干喜饮，舌红苔黄，脉滑数。其治疗取穴是

A. 关元、公孙、三阴交、行间、阴陵泉　　B. 关元、公孙、三阴交、隐白、太冲
C. 关元、公孙、三阴交、隐白、血海　　D. 关元、公孙、三阴交、隐白、内庭
E. 气海、三阴交、足三里、然谷、太溪

2. 患者，女，36岁。经血淋漓不净30天，血色淡，质稀薄，伴面色萎黄，神疲肢倦，舌淡，苔白，脉沉细无力。除气海、三阴交、足三里外，应加取

A. 肾俞、命门　B. 然谷、太溪　C. 百会、脾俞　D. 隐白、血海　E. 隐白、地机

B1型题

A. 关元、三阴交、隐白　　B. 气海、三阴交、肝俞　　C. 气海、三阴交、足三里
D. 气海、三阴交、肾俞、足三里　　E. 隐白、血海、阴陵泉、关元

3. 崩漏实证，应选取

4. 崩漏虚证，应选取

【参考答案】

1. C　2. C　3. A　4. D

细目四　绝经前后诸证

【考点突破攻略】

要点一　绝经前后诸证的辨证要点

1. 病因病机　本病与先天禀赋、情志所伤、劳逸失度、经孕产乳所伤等因素有关。病位在肾，与肝、脾、心关系密切。绝经前后，肾气渐衰，天癸将竭，脏腑功能逐渐衰退，则使机体阴阳失去平衡而出现诸多证候。

2. 主症　月经紊乱，潮热出汗，心悸，情绪不稳定。

3. 辨证分型　兼头晕耳鸣，失眠多梦，心烦易怒，烘热汗出，五心烦热，腰膝酸软，口干，小便黄，舌红，苔少，脉数者为肾阴虚；兼面色晦暗，精神萎靡，形寒肢冷，纳差腹胀，大便溏薄，尿意频数，舌淡，苔薄，脉沉细者为肾阳虚；兼头晕目眩，心烦易怒，烘热汗出，腰膝酸软，经来量多，舌质红，脉弦细而数者为肝阳上亢；兼形体肥胖，胸闷痰多，脘腹胀满，食少，浮肿，便溏，苔腻，脉滑者为痰气郁结。

要点二　绝经前后诸证的治法

滋补肝肾，调理冲任。取任脉、足太阴经穴及相应背俞穴为主。

要点三　绝经前后诸证的选穴

［主穴］肾俞、肝俞、太溪、气海、三阴交。

［方义］气海为任脉穴，可补益精气，调理冲任，益气固本；三阴交为肝、脾、肾三经交会穴，与肝俞、肾俞合用，可调补肝肾；太溪滋补肾阴。诸穴合用，气血自滋，冲任自调，神安志定。

［配穴］见下表。

分型	配穴	解析	妇科处方
肾阴虚	照海、阴谷	照海通阴跷脉，治失眠；阴谷为肾经合穴	左归丸合二至丸
肾阳虚	关元、命门	二穴皆固本培元，补肾散寒	右归丸
肝阳上亢	风池、太冲	风池祛外风，息内风；太冲为肝经原穴	—
痰气郁结	中脘、丰隆	中脘为胃经募穴，调生痰之源；化痰必用丰隆	—
烦躁失眠	心俞、神门	心俞为心经背俞穴；神门为心经原穴	—
纳少便溏	中脘、阴陵泉	中脘为胃经募穴，健运脾胃以化湿；祛湿必用阴陵泉	—

要点四　绝经前后诸证的治疗操作

1. 基本刺灸方法　毫针补法或平补平泻法。

2. 其他治疗

（1）耳针法：取内分泌、内生殖器、皮质下、肝、心、肾、交感、神门。每次选 2 ～ 4 穴，毫针刺或用埋针法、压丸法。

（2）电针法：取三阴交、太溪。针刺得气后，接电针仪，疏密波，弱刺激，每日 1 次。

［常考考点］治疗绝经前后诸证取任脉、足太阴经穴及相应背俞穴为主。绝经前后诸证的处方主穴及配穴。

【例题实战模拟】

A1 型题

1. 绝经前后诸证治疗主取的经穴是

A. 督脉、足太阴经穴及相应背俞穴　　B. 足太阳、足太阴经穴及相应背俞穴

C. 足少阴、足太阴经穴及相应背俞穴　　D. 任脉、足太阳经穴及相应背俞穴

E. 任脉、足太阴经穴及相应背俞穴

2. 痰气郁结型绝经前后诸证的治疗，除主穴外还应选用

A. 中脘、丰隆　B. 照海、阴谷　C. 关元、命门　D. 风池、太冲　E. 中脘、阴陵泉

3. 肝阳上亢型绝经前后诸证的治疗，除主穴外还应选用

A. 中脘、丰隆　B. 照海、阴谷　C. 关元、命门　D. 风池、太冲　E. 中脘、阴陵泉

A2 型题

4. 患者，女，51 岁。月经紊乱，潮热出汗，心悸，情绪不稳定；兼面色晦暗，精神萎靡，形寒肢冷，纳差腹胀，大便溏薄，尿意频数，舌淡，苔薄，脉沉细。治疗除主穴外，还要选用

A. 中脘、丰隆　B. 照海、阴谷　C. 关元、命门　D. 风池、太冲　E. 中脘、阴陵泉

【参考答案】

1. E　2. A　3. D　4. C

细目五　遗尿

【考点突破攻略】

要点一　遗尿的辨证要点

1. 病因病机　本病病位在膀胱，与任脉及肾、肺、脾、肝关系密切。多由禀赋不足、病后体弱，导致肾气不足，下元虚冷，膀胱约束无力，或病后脾肺气虚，水道制约无权，因而发生遗尿。另外，肝经热郁化火，也可迫注膀胱而致遗尿。

2. 主症　睡中经常遗尿，多则一夜数次，醒后方觉。

3. 辨证分型　兼神疲乏力，面色苍白，肢凉怕冷，舌淡者为肾气不足；睡后遗尿，少气懒言，食欲不振，大便溏薄，自汗出，舌淡，苔薄，脉细无力者为脾肺气虚；遗出之尿，量少味臊，性情急躁，面赤唇红，或夜间龂齿，唇红，苔黄，脉数有力者为肝经郁热。

要点二　遗尿的治法

调理膀胱，温肾健脾。取任脉、足太阴经穴及膀胱的背俞穴、募穴为主。

要点三　遗尿的选穴

［主穴］关元、中极、膀胱俞、三阴交。

［方义］关元为任脉与足三阴经交会穴，培补元气，固摄下元；中极、膀胱俞为膀胱之俞募配穴，可振奋膀胱气化功能；三阴交为足三阴经交会穴，可通调肝、脾、肾三经经气，健脾益气，益肾固本而止遗尿。

［配穴］见下表。

分型	配穴	解析	儿科处方
肾气不足	肾俞、命门、太溪	肾俞为肾经背俞穴；太溪为肾经原穴；命门近肾	菟丝子散
肺脾气虚	肺俞、气海、足三里	肺俞为肺经背俞穴；气海补气行气；足三里化生气血	补中益气汤合缩泉丸
肝经郁热	行间、阳陵泉	行间为肝经荥穴，荥主身热；肝胆互为表里，阳陵泉为胆经合穴、筋会	龙胆泻肝汤
夜梦多	百会、神门	脑为神明之府，百会近脑；神门为心经原穴，心主神明	—

要点四　遗尿的治疗操作

1. 基本刺灸方法　毫针补法或平补平泻法，可灸。下腹部穴位针尖向下斜刺，以针感到达前阴部为佳。

2. 其他治疗

（1）耳针法：取肾、膀胱、皮质下、尿道、脑点。每次取 2 ～ 4 穴，毫针刺或用埋针法、压丸法。

（2）皮肤针法：取夹脊穴、气海、关元、中极、膀胱俞、八髎、肾俞、脾俞。叩刺至局部皮肤潮红，也可叩刺后加拔火罐。

（3）穴位激光照射法：选中极、膀胱俞、三阴交，用低功率氦－氖激光仪照射，每穴照射5分钟，每日1次。对于畏针患儿尤为适宜。

［常考考点］治疗遗尿取任脉、足太阴经穴及膀胱的背俞穴、募穴为主。遗尿的处方主穴及配穴。

【例题实战模拟】

A1 型题

1. 遗尿应选择的主穴是

A. 关元、中级、膀胱俞、三阴交　B. 肾俞、命门、太溪　C. 肺俞、气海、足三里

D. 行间、阳陵泉　E. 百会、神门

2. 治疗遗尿伴夜梦多，除主穴外，应加取

A. 肾俞、内关　B. 肾俞、肺俞　C. 肺俞、足三里　D. 百会、神门　E. 脾俞、内关

A2 型题

3. 患者，男，5岁。睡中遗尿，面色苍白，精神疲乏，畏寒，舌淡，脉沉细。针灸治疗本病，除主穴外，还应加用

A. 肺俞　B. 肾俞　C. 曲骨、阴陵泉　D. 百会、神门　E. 肝俞、太冲

4. 患儿，男，7岁。睡中遗尿，白天小便频而量少，劳累后遗尿加重，面白气短，食欲不振，大便易溏，舌淡苔白，脉细无力。治疗除取主穴外，还应选用的是

A. 神门、阴陵泉、胃俞　B. 气海、肺俞、足三里　C. 次髎、水道、三阴交

D. 百会、神门、内关　E. 关元、肾俞、关元

B1 型题

A. 肾俞、命门、太溪　B. 肺俞、气海、足三里　C. 阳陵泉、行间　D. 百会、神门　E. 四神聪、列缺

5. 遗尿肾气不足证，应加用

6. 遗尿肺脾气虚证，应加用

【参考答案】

1. A　2. D　3. B　4. B　5. A　6. B

第二十九单元　皮外伤科病证的针灸治疗

细目一　瘾疹

【考点突破攻略】

要点一　瘾疹的辨证要点

1. 病因病机　瘾疹病位在肌肤腠理，与感受风邪及脏腑气血盛衰关系密切。腠理不固，风邪入侵；或因体质素虚，食用鱼虾荤腥食物，致胃肠积热，复感风邪，均可使邪郁腠理而发病。基本病机是营卫失和，邪郁腠理。本病以实证多见，也有虚实夹杂之证。

2. 主症　瘾疹起病急骤，皮肤突发瘙痒不止，可见大小不等、形状各异的风团，融合成片或孤立散在，淡红或白色，边界清楚，此伏彼起，一日之内发作数次者，病情较急；反复发作，缠绵不愈，风团时多时少时无者，病情较缓。

3. 辨证分型　风团色红，灼热剧痒，遇热加重，舌红，苔薄黄，脉浮数者为风热犯表；风团色白，遇风寒加重，舌淡，苔薄白，脉浮紧者为风寒束表；风团色红，脘腹疼痛，恶心呕吐，舌红，苔黄腻，脉滑数者为胃肠积热；风疹反复发作，午后或夜间加剧，口干，舌红，少苔，脉细数无力者为血虚风燥。

要点二　瘾疹的治法

疏风和营。取手阳明、足太阴经穴为主。

要点三　瘾疹的处方

［主穴］曲池、合谷、血海、膈俞、三阴交、委中。

［方义］曲池、合谷属于手阳明经穴，与肺经相表里，可通经络、行气血、疏风清热；血海、膈俞、委中合用意在“治风先治血，血行风自灭”，两组穴位相配能疏风、活血、止痒；三阴交属足太阴经，乃足三阴经之交会穴，可养血活血、润燥祛风止痒。

［配穴］见下表。

分型	配穴	解析	外科处方
风热犯表	大椎、风门	大椎为泄热常用穴；风门是祛风常用穴	消风散
风寒束表	风门、肺俞	风门是祛风常用穴；肺俞为肺经背俞穴，卫表为肺所主	麻黄桂枝各半汤
胃肠积热	天枢、足三里	天枢为大肠经募穴；足三里为胃之下合穴	防风通圣散
血虚风燥	脾俞、足三里	二者可化生气血，治风先治血，血行风自灭	当归饮子
呼吸困难	天突	天突在锁骨上窝，扼守气管出入门户	—
恶心呕吐	内关	内关为心包经络穴，通阴维脉，善治胃、心、胸病证，是止呕要穴	—

要点四　瘾疹的治疗操作

1. 基本刺灸方法　毫针泻法。膈俞可点刺出血。风寒束表者可灸，血虚风燥者只针不灸。

2. 其他治疗

（1）皮肤针法：取曲泽、曲池、大椎、风门、血海、夹脊等穴。中度刺激，至皮肤充血或隐隐出血为度。

（2）拔罐法：取神阙穴，选用大号玻璃罐，先留罐5分钟，起罐后再拔5分钟，如此反复拔3次。也可以用闪罐法拔至穴位局部充血。

（3）耳针法：取肺、胃、肠、肝、肾、肾上腺、神门、风溪。毫针浅刺，中度刺激。也可在耳背静脉放血数滴，或用埋针法、压丸法。

［常考考点］治疗瘾疹取手阳明、足太阴经穴为主。瘾疹的处方主穴及配穴。

【例题实战模拟】

A1 型题

1. 治疗瘾疹的主穴是

A. 曲池、合谷、血海、膈俞、三阴交　B. 太冲、内关、血海、膈俞、三阴交

C. 曲池、合谷、足三里、膈俞、三阴交　D. 风池、合谷、血海、膈俞、三阴交

E. 内关、合谷、血海、足三里、三阴交

2. 治疗瘾疹风热犯肺证的配穴是

A. 大椎、风门　B. 风门、肺俞　C. 天枢、足三里　D. 脾俞、足三里　E. 内关

A2 型题

3. 患者，女，20岁。食海鲜后皮肤出现大小不等、形状不一的风团，高起皮肤，边界清楚，色红，瘙痒，伴恶心、肠鸣泄泻，舌红，苔黄腻，脉滑数。除曲池、合谷、血海、膈俞、委中外，还应加取

A. 外关、风池　B. 足三里、天枢　C. 三阴交、天枢　D. 足三里、大横　E. 三阴交、风池

4. 患者，女，21岁。食鱼虾后皮肤出现片状风团，瘙痒异常。治疗取神阙穴，应采用的操作方法是

A. 针刺　B. 隔盐灸　C. 拔罐　D. 隔姜灸　E. 艾条灸

B1 型题

A. 大椎、风门　B. 肺俞、风门　C. 天枢、足三里　D. 脾俞、足三里　E. 曲池、内关

5. 瘾疹血虚风燥证，加用

6. 瘾疹风热犯表证，加用

【参考答案】

1. A　2. A　3. B　4. C　5. D　6. A

细目二　蛇串疮

【考点突破攻略】

要点一　蛇串疮的辨证要点

1. 病因病机　本病病位在肌肤腠理，主要与肝、脾相关。多由于情志内伤，肝经郁热，热溢皮肤，或脾虚生湿，感染毒邪，湿热火毒蕴结肌肤而成。年老体弱者，常因血虚肝旺，气血凝滞，而致疼痛剧烈，病程迁延。本病以实证多见，也有本虚标实之证。

2. 主症　初起时患部皮肤灼热刺痛、发红，继则出现簇集性粟粒大小丘状疱疹，多呈带状排列，多发生于身体一侧，以腰、胁部最为常见。疱疹消失后部分患者可遗留疼痛，可持续数月或更久。

3. 辨证分型　皮损鲜红，疱壁紧张，灼热刺痛，兼口苦，烦躁易怒，苔黄，脉弦滑数者为肝胆火盛；皮损色淡，疱壁松弛，兼胸脘痞满，纳差，舌红，苔黄腻，脉濡数者为脾胃湿热；皮疹消退后局部仍疼痛不止，或见有色素沉着，兼心烦不寐，舌紫暗，苔薄白，脉弦细者为瘀血阻络。

要点二　蛇串疮的治法

泻火解毒，清热利湿。取局部阿是穴及相应夹脊穴为主。

要点三　蛇串疮的选穴

［主穴］局部阿是穴、相应夹脊穴。

［方义］局部阿是穴围刺或点刺拔罐，可引火毒外出。本病是疱疹病毒侵害神经根所致，取相应的夹脊穴，直针毒邪所留之处，可泻火解毒，通络止痛。

［配穴］见下表。

分型	配穴	解析	外科处方
肝胆火盛	行间、侠溪	荥主身热，行间为肝经荥穴，侠溪为胆经荥穴	龙胆泻肝汤
脾胃湿热	阴陵泉、内庭	荥主身热，内庭为胃经荥穴，可清胃热；阴陵泉是除湿必用穴	除湿胃苓汤
瘀血阻络	血海、三阴交	血海、膈俞为血瘀常用穴；三阴交亦为化瘀常用穴	柴胡疏肝散合 桃红四物汤
便秘	天枢	天枢为大肠经募穴，对胃肠功能有双向调节作用	—
心烦	神门	神门为心经原穴	—

要点四　蛇串疮的治疗操作

1. 基本刺灸方法　毫针泻法，强刺激。皮损局部阿是穴用围针法，即在疱疹带的头、尾各刺一针，两旁则根据疱疹带的大小选取数点，向疱疹带中央沿皮平刺。

2. 其他治疗

（1）皮肤针法：取局部阿是穴，中、重度叩刺，使出血。并可加用艾条熏灸或加拔罐治疗。适用于疱疹后期，遗留疼痛者。

（2）刺络拔罐法：取疱疹处及周围皮肤，用三棱针刺破疱疹，使疱内液体流出，并拔火罐，令出血。

（3）耳针法：取胰胆、肝、肾上腺、神门，毫针刺或用埋针法、压丸法。

［常考考点］治疗蛇串疮取局部阿是穴及相应夹脊穴为主。蛇串疮的处方主穴及配穴。

【例题实战模拟】

A1 型题

1. 治疗蛇串疮的主穴是

A. 曲池、血海　　B. 局部阿是穴、夹脊穴　　C. 太冲、三阴交

D. 血海、内庭　　E. 大椎、曲池

A2 型题

2. 患者，男，50 岁。右额面部束带状刺痛 5 天，局部皮肤潮红，皮疹呈簇状水疱，排列如带状，小便黄，大便干，舌红苔薄黄，脉弦。治疗除取血海、三阴交、太冲外，还应加取

A. 曲池、合谷、大椎　　B. 外关、合谷、侠溪　　C. 尺泽、合谷、大椎

D. 风池、合谷、膈俞　　E. 曲池、合谷、天枢

3. 患者，女，45 岁。2 天前感觉胁肋部皮肤灼热疼痛，皮色发红，继则出现簇集性粟粒状大小丘状疱疹，呈带状排列，兼见口苦、心烦、易怒，脉弦数。治疗除取主穴外，还应选用的是

A. 大椎、曲池、合谷　　B. 行间、侠溪、阳陵泉　　C. 血海、隐白、内庭

D. 足三里、阴陵泉、阳陵泉　　E. 内庭、曲池、太白

B1 型题

A. 手阳明、足阳明经穴　　B. 手阳明、足太阴经穴　　C. 局部阿是穴、相应夹脊穴

D. 足阳明、足太阴经穴　　E. 足阳明、手太阴经穴

4. 针灸治疗瘾疹，应主选的是

5. 针灸治疗蛇串疮，应主选的是

【参考答案】

1. B　2. E　3. B　4. B　5. C

细目三　颈椎病

【考点突破攻略】

要点一　颈椎病的辨证要点

1. 病因病机　本病与伏案久坐、跌仆损伤、外邪侵袭或年迈体弱、肝肾不足等有关。颈部感受风寒，阻痹气血，或劳作过度、外伤，损及筋脉，气滞血瘀，或年老肝血亏虚、肾精不足，筋骨失养，皆可使颈部经络气血不利，不通则痛。本病病位在颈部筋骨，与督脉，手足太阳、少阳经脉关系密切。基本病机是筋骨受损，经络气血阻滞不通。

2. 主症　头枕、颈项、肩背、上肢等部位疼痛以及进行性肢体感觉和运动功能障碍。

3. 辨证分型　颈项肩臂放射性疼痛、麻木，或伴有拇指、食指和中指麻木者为手阳明经证；或伴有无名指、小指麻木者，为手太阳经证；以颈项后枕部疼痛，颈部僵紧不舒者为督脉、足太阳经证。

有明显的受寒史，遇寒痛增者为外邪内侵；有颈部外伤或劳作过度史，痛如针刺者为气滞血瘀；颈肩部酸痛，兼眩晕乏力者为肝肾不足。

要点二　颈椎病的治法

通经止痛。取局部腧穴和手足三阳经穴、督脉穴为主。

要点三　颈椎病的选穴

［主穴］颈夹脊、天柱、风池、曲池、悬钟、阿是穴。

［方义］颈夹脊能疏调局部筋骨；天柱疏通太阳经气；风池疏通少阳经气；曲池疏通阳明经气；悬钟为髓会，有滋肾壮骨，以求治本的作用；阿是穴调节局部筋脉。诸穴配伍，疏导太阳、阳明、少阳及督脉经气，共奏通经止痛之功。

［配穴］见下表。

分型	配穴	解析
太阳经	申脉	申脉属足太阳经，又通阳跷脉，故治足太阳经病
少阳经	外关	外关属手少阳经，又通阳维脉，故治少阳经病
阳明经	合谷	合谷为手阳明经原穴

续表

分型	配穴	解析
督脉	后溪	后溪通督脉
外邪内侵	合谷、列缺	合谷为大肠经原穴；列缺为肺经络穴，通任脉，原络配合
气滞血瘀	膈俞、合谷	膈俞、血海为瘀血证常用穴；合谷有时可活血
肝肾不足	肝俞、肾俞	肝俞、肾俞为肝、肾经背俞穴
上肢麻痛	合谷、手三里	二者皆手阳明经腧穴，经络所行，主治所及
头晕头痛	百会或四神聪	腧穴所在，主治所及
恶心呕吐	中脘、内关	内关通阴维脉，善治胃、心、胸之病证；中脘为胃经募穴、腑会
耳鸣耳聋	听宫、外关	腧穴所在，主治所及

要点四　颈椎病的治疗操作

1. 基本刺灸方法　夹脊穴宜直刺或向颈椎斜刺，得气后行平补平泻法。余穴用泻法。

2. 其他治疗

（1）刺络拔罐法：取局部压痛点。适用于外邪内侵证和气滞血瘀证者。

（2）穴位注射法：取局部压痛点，选当归注射液或维生素 B_{12} 注射液或 0.1% 利多卡因注射液，每穴注射 1mL，隔日 1 次。

（3）电针法：参考基本治疗取穴，每次选 2 ～ 3 对穴位，用连续波或疏密波，每日 1 次

［常考考点］治疗颈椎病取局部腧穴和手足三阳经穴、督脉穴为主。颈椎病的处方主穴和配穴。

【例题实战模拟】

A1 型题

1. 颈椎病的主穴是

A. 外劳宫、天柱、阿是穴、后溪、悬钟

B. 肩髃、肩髎、肩贞、阿是穴、阳陵泉、条口透承山

C. 肩前、肩髎、肩贞、阿是穴、阳陵泉、条口透承山

D. 颈夹脊、天柱、风池、曲池、悬钟、阿是穴

E. 颈夹脊、天柱、风池、曲池、后溪、阿是穴

2. 针灸治疗颈椎病，除阿是穴、颈夹脊、天柱外，还应选用

A. 合谷、曲池、申脉　B. 风池、曲池、悬钟　C. 肩髃、外关、养老

D. 合谷、曲池、列缺　E. 肩髃、风府、太溪

A2 型题

3. 患者，女，45 岁。受寒后出现颈项、肩背、上肢等部位疼痛，遇寒痛增，并有进行性肢体感觉和运动功能障碍，舌质淡，苔白，脉弦紧。治疗除主穴外，还应加用

A. 合谷、列缺　B. 膈俞、合谷　C. 肝俞、肾俞　D. 合谷、手三里　E. 中脘、内关

B1 型题

A. 申脉　B. 外关　C. 合谷　D. 后溪　E. 劳宫

4. 颈椎病患者，病在太阳经，应选用的配穴是

5. 颈椎病患者，病在阳明经，应选用的配穴是

【参考答案】

1. D　2. B　3. A　4. A　5. C

细目四　落枕

【考点突破攻略】

要点一　落枕的辨证要点

1. 病因病机　落枕常与睡眠姿势不正，或枕头高低不适，或因负重颈部过度扭转，或寒邪侵袭颈背部等因素有关。本病病位在颈项部经筋，与督脉、手足太阳和足少阳经密切相关。基本病机是经筋受损，筋络拘急，气血阻滞不通。本病属于实证。

2. 辨证分型　根据疼痛部位进行经络辨证：项背部强痛，低头加重，项背部压痛明显者，病在督脉与太阳经；颈肩部疼痛，头部歪向患侧，颈肩部压痛明显者，病在少阳经。

有明显的感受风寒史，颈项疼痛重着，或伴恶寒发热、头痛者为风寒袭络；颈项部刺痛，固定不移，且有明显的夜卧姿势不当或颈项外伤史者为气滞血瘀。

要点二　落枕的治法

疏经活络，调和气血。取局部阿是穴和手太阳、足少阳经穴为主。

要点三　落枕的选穴

［主穴］外劳宫、天柱、阿是穴、后溪、悬钟。

［方义］外劳宫是治疗落枕的经验穴；天柱、阿是穴舒缓局部筋脉；后溪能够疏调督脉、太阳经脉气血；悬钟疏调少阳经脉气血。诸穴远近相配，共奏疏调颈部气血、缓急止痛之效。

［配穴］见下表。

分型	配穴	解析
督脉、太阳经证	大椎、束骨	大椎属督脉，近颈部；束骨为膀胱经输穴，在脚部，二者为远近配穴
少阳经证	外关、肩井	肩井属足少阳胆经，且皆临近病位所在之颈项部；外关属手少阳三焦经，属经脉过肩部，经脉所过，主治所及
风寒袭络	风池、合谷	风池祛外风，息内风；合谷疏风散寒
气滞血瘀	内关、合谷	内关需特殊记忆；合谷为行气止痛要穴
肩痛	肩髃	肩髃在肩峰前下方凹陷处，属大肠经，腧穴所在，主治所及
背痛	天宗	在肩胛冈中点与肩胛骨下角连线上 1/3 与下 2/3 交点凹陷处，属小肠经

要点四　落枕的治疗操作

1. 基本刺灸方法　毫针泻法。先刺远端外劳宫、后溪、悬钟，持续捻转，嘱患者慢慢活动颈部，一般颈项疼痛立即缓解，再针刺局部腧穴。风寒袭络者可局部配合艾灸，气滞血瘀者可局部配合三棱针点刺放血。

2. 其他治疗

（1）拔罐法：取局部压痛点，先施闪罐法，再施留罐法。也可以配合刺络拔罐法。

（2）耳针法：取颈、颈椎、枕、神门，毫针中等刺激，持续运针，令患者同时慢慢活动颈项部。

［常考考点］治疗落枕取局部阿是穴和手太阳、足少阳经穴为主。落枕的处方主穴及配穴。

【例题实战模拟】

A1 型题

1. 针灸治疗落枕，下列叙述不正确的是

A. 选取阿是穴、手太阳、足少阳经穴为主　B. 毫针用泻法

C. 先刺远端腧穴，后刺局部腧穴　D. 针刺远端腧穴时，患者应用力、大幅度地活动颈项

E. 局部腧穴时可加艾灸或点刺出血

2. 治疗落枕的主穴是

A. 天柱、肩井、天髎、肩贞　　B. 养老、后溪、合谷、阳池　　C. 阿是穴、外关、合谷、肩井

D. 阿是穴、外劳宫、后溪、悬钟　　E. 后溪、外关、束骨、昆仑

3. 针灸治疗落枕，病在督脉、太阳经者，应加用

A. 大椎、束骨　　B. 风池、肩井　　C. 风池、合谷　　D. 内关、合谷　　E. 尺泽、孔最

A2 型题

4. 患者，男，24 岁。颈项强痛，活动受限，头向患侧倾斜，项背部牵拉痛，颈项部压痛明显，兼见恶风畏寒。治疗除取主穴外，还应选用的穴位是

A. 内关、外关　　B. 肩井、后溪　　C. 风池、合谷　　D. 血海、阴陵泉　　E. 肾俞、关元

【参考答案】

1. D　2. D　3. A　4. C

细目五　漏肩风

【考点突破攻略】

要点一　漏肩风的辨证要点

1. 病因病机　本病多与体虚、劳损、风寒侵袭肩部等因素有关。病位在肩部经筋，与手三阳、手太阴经密切相关。手三阳经及手太阴经分别循行于肩前、肩外、肩后及肩内侧，肩部感受风寒，气血痹阻，或劳作过度、外伤，损及筋脉，气滞血瘀，或年老气血不足，筋脉失养，皆可使肩部筋脉气血不利，不通或不荣而痛。本病以实证为主，也有本虚标实之证。

2. 辨证分型　根据疼痛部位进行经络辨证：疼痛以肩前外部为主者为手阳明经证，以肩外侧为主者为手少阳经证，以肩后部为主者为手太阳经证，以肩前部为主者为手太阴经证。

有明显感受风寒史、遇风痛增者为外邪内侵；肩部有外伤或劳作过度史、疼痛拒按者为气滞血瘀；肩部以酸痛为主，劳累加重，或伴眩晕乏力者为气血虚弱。

要点二　漏肩风的治法

通经活络，舒筋止痛。取局部穴位为主，配合循经远端取穴。

要点三　漏肩风的选穴

[主穴] 肩髃、肩髎、肩贞、阿是穴、阳陵泉、条口透承山。

[方义] 肩髃、肩髎、肩贞分别为手阳明经、手少阳经、手太阳经腧穴，配阿是穴，均为局部取穴，可疏通肩部经络气血，活血祛风止痛；阳陵泉为筋之会，可舒筋止痛；条口透承山可疏导太阳、阳明两经气血，为临床经验效穴。

[配穴] 见下表。

分型	配穴	解析
手阳明经	合谷	合谷为手阳明大肠经之原穴
手少阳经	外关	外关为手少阳三焦经之络穴，通阳维脉
手太阳经	后溪	后溪属手太阳小肠经，通督脉
手太阴经	列缺	列缺为肺经络穴，通任脉，“头项寻列缺”
外邪内袭	合谷、风池	风池祛外风，息内风；合谷疏风散寒
气滞血瘀	内关、膈俞	内关为心包经络穴，通阴维脉；膈俞、血海为瘀血证常用穴
气血虚弱	足三里，气海	足三里为胃之下合穴，化生气血；气海补气行气

要点四 漏肩风的治疗操作

1. 基本刺灸方法 毫针泻法或平补平泻。先刺远端穴，行针后让患者运动肩关节。局部穴可加灸法。

2. 其他治疗

（1）刺络拔罐法：取局部压痛点，以三棱针点刺或皮肤针叩刺，使少量出血，再拔火罐。

（2）穴位注射法：取局部压痛点，选用当归注射液或维生素 B_{12} 注射液或 0.1% 利多卡因注射液，每处注射 2mL，隔日 1 次。

（3）小针刀疗法：肩关节出现粘连时，可用针刀松解粘连。

［常考考点］治疗漏肩风取局部穴位为主，配合循经远端取穴。漏肩风的处方主穴及配穴。

【例题实战模拟】

A1 型题

1. 患者，女，57 岁。肩周疼痛，肩后部为重，拒按。治疗除肩部取穴外，还应加用

A. 合谷　B. 后溪　C. 外关　D. 内关　E. 曲池

2. 针灸治疗漏肩风，下列叙述不正确的是

A. 以通经活血、祛风止痛为法　B. 局部穴常作为主穴　C. 宜根据经络辨证分经取穴

D. 一般先刺局部腧穴，后刺远端腧穴　E. 针刺远端腧穴后，要求患者运动肩关节

3. 漏肩风主要与以下哪组经脉的阻滞不通有关

A. 手太阳、手少阳、手厥阴　B. 手太阳、手阳明、手太阴　C. 手太阳、手阳明、手少阳

D. 手太阴、手厥阴、足少阳　E. 手阳明、手阳明、足少阳

A2 型题

4. 患者，女，46 岁。肩前部疼痛 3 天，缘于提重物，现上举受限，遇风寒痛增，得温痛缓，肩前部有压痛，脉弦。针灸治疗除主穴外，还宜选取

A. 合谷、风池　B. 后溪、外关　C. 外关、列缺　D. 内关、膈俞　E. 足三里、气海

5. 患者，男，50 岁。肩关节疼痛，痛有定处，抬举困难，夜间痛甚，劳累加剧。治疗应首选

A. 手太阳经穴　B. 近取穴为主　C. 分部近取穴与远取穴相结合　D. 循经取穴　E. 手少阳经穴

B1 型题

A. 合谷　B. 外关　C. 后溪　D. 列缺　E. 外劳宫

6. 肩部疼痛以肩外侧为主，宜选用

7. 肩部疼痛以肩前部为主，宜选用

【参考答案】

1. B　2. D　3. C　4. A　5. C　6. B　7. D

细目六 扭伤

【考点突破攻略】

要点一 扭伤的辨证要点

1. 病因病机 本病多发于腰、踝、膝、腕、肘、髋等部位，病位在经筋。多因剧烈运动或负重不当、跌仆闪挫、牵拉以及过度扭转等原因，使关节超越正常活动范围，引起筋脉及关节损伤，气血壅滞于局部，经气运行受阻，而致局部肿胀疼痛，甚至关节活动受限。本病属于实证。

2. 辨证分型 新伤疼痛肿胀，活动不利者为气滞血瘀；若为陈伤，遇天气变化反复发作者为寒湿侵袭，瘀血阻络。

要点二 扭伤的治法

祛瘀消肿，舒筋通络。取扭伤局部腧穴为主。

要点三　扭伤的选穴

［主穴］阿是穴、局部腧穴。

腰部：阿是穴、大肠俞、腰痛点、委中。

颈部：阿是穴、风池、绝骨、后溪。

肩部：阿是穴、肩髃、肩髎、肩贞。

肘部：阿是穴、曲池、小海、天井。

腕部：阿是穴、阳溪、阳池、阳谷。

髋部：阿是穴、环跳、秩边、居髎。

膝部：阿是穴、膝眼、膝阳关、梁丘。

踝部：阿是穴、申脉、解溪、丘墟。

［方义］扭伤多为关节伤筋，属经筋病，“在筋守筋”，故治疗当以扭伤局部取穴为主，以疏通经络，散除局部的气血壅滞，配合循经远部取穴，加强疏导本经气血的作用，达到“通则不痛”的效果。

［配穴］循经远端取穴，如急性腰扭伤。如督脉病证，配水沟或后溪；足太阳经筋病证，配昆仑或后溪；手阳明经筋病证，配手三里或三间。

根据病位在其上下循经邻近取穴，如膝内侧扭伤，病在足太阴脾经，可在扭伤部位其上取血海，其下取阴陵泉。

根据手足同名经配穴法，踝与腕对应，膝与肘对应，髋与肩对应。踝关节外侧昆仑穴、申脉穴处扭伤，病在足太阳经，可在对侧腕关节手太阳经养老穴、阳谷穴处寻找压痛最明显的穴位针刺；膝关节内上方扭伤，病在足太阴经，可在对侧手太阴经尺泽穴处寻找压痛最明显的点针刺。

要点四　扭伤的治疗操作

1. 基本刺灸方法　毫针泻法。陈旧性损伤留针加灸法，或用温针灸。针灸对急性扭伤者，常先针刺远端穴位，并令患者同时活动患部，常有针入痛止之效。

2. 其他治疗

（1）耳针法：取对应部位的敏感点、神门，中等强度刺激，或用埋针法、压丸法。

（2）刺络拔罐法：取阿是穴，以皮肤针叩刺疼痛肿胀局部，以微渗血为度，加拔火罐，适用于新伤局部血肿明显者或陈伤寒湿侵袭，瘀血阻络者。

［常考考点］治疗扭伤取扭伤局部腧穴为主。扭伤的处方主穴及配穴。

【例题实战模拟】

A1 型题

1. 下列关于扭伤的说法，错误的是

A. 病位在皮部　B. 扭伤属于实证　C. 扭伤针灸治疗以局部腧穴为主

D. 新伤活动不利者，为气滞血瘀　E. 陈伤，遇天气变化反复发作者，为寒湿侵袭、瘀血阻络

2. 有关扭伤的针灸辨证论治，叙述不正确的是

A. 扭伤多为关节伤筋，属经筋病　B. 以受伤局部腧穴为主　C. 可配合循经远取

D. 可在扭伤部位上下循经邻近取穴　E. 陈旧性损伤不宜用灸法

B1 型题

A. 阿是穴、大肠俞、腰痛点、委中　B. 阿是穴、肩髃、肩髎、肩贞　C. 阿是穴、阳溪、阳池、阳谷

D. 阿是穴、膝眼、膝阳关、梁丘　E. 阿是穴、申脉、解溪、丘墟

3. 腰部扭伤的主穴是

4. 踝部扭伤的主穴是

5. 腕部扭伤的主穴是

6. 肩部扭伤的主穴是

【参考答案】

1. A　2. E　3. A　4. E　5. C　6. B

第三十单元　五官科病证的针灸治疗

细目一　目赤肿痛

【考点突破攻略】

要点一　目赤肿痛的辨证要点

1. 病因病机　目赤肿痛常与外感风热、时疫热毒之邪，或肝胆火盛等因素有关。病位在目，十二经脉中除手阳明大肠经外，其余五条阳经皆直接联系眼睛，足厥阴肝经与手少阴心经也联系目系，故目赤肿痛的发生与上述7条经脉有关，但与肝胆两经关系最为密切。各种外邪或肝胆之火，循经上扰，热毒蕴结目窍，均可导致目赤肿痛的发生。目赤肿痛以实证为主。

2. 主症　目赤肿痛，羞明，流泪，眵多。

3. 辨证分型　若起病较急，目睛红赤灼热，痒痛皆作，眵多清稀或黄黏，苔薄白或微黄，脉浮数者为外感风热；起病稍缓，病初眼有异物感，视物不清，继而目赤肿痛，眵多胶结，兼口苦咽干，苔黄，脉弦数者为肝胆火盛。

要点二　目赤肿痛的治法

疏风散热，消肿止痛。以局部腧穴及手阳明、足厥阴经穴为主。

要点三　目赤肿痛的处方

［主穴］睛明、太阳、风池、合谷、太冲。

［方义］取局部穴睛明、太阳宣泄患部郁热以消肿；目为肝之窍，阳明、厥阴等经脉均循行至目系，故取合谷调阳明经气以疏泄风热，太冲、风池分属于肝胆两经，上下相应，可导肝胆之火下行。

［配穴］见下表。

分型	配穴	解析
外感风热	少商、外关	外感病伤及肺系，少商为肺经井穴；外关为三焦经络穴，通阳维脉
肝胆火盛	行间、侠溪	荥主身热，行间、侠溪分别为肝、胆经之荥穴

要点四　目赤肿痛的治疗操作

1. 基本刺灸方法　毫针泻法。太阳、少商点刺出血。

2. 其他治疗

（1）挑刺法：在两肩胛间寻找阳性反应点，或在大椎两旁0.5寸处选点挑刺。本法适用于急性结膜炎。

（2）耳针法：取眼、神门、肝，毫针刺或用压丸法。亦可在耳尖或耳背静脉点刺出血。

［常考考点］治疗目赤肿痛以局部腧穴及手阳明、足厥阴经穴为主。目赤肿痛的处方主穴及配穴。

【例题实战模拟】

A1型题

1. 有关针灸治疗目赤肿痛，下列叙述不正确的是

A. 以清泄风热、消肿定痛为法　B. 取手阳明、足厥阴、足少阳经穴为主

C. 风热者，加行间、侠溪以疏散风热　D. 可取睛明穴以宣散郁热

E. 毫针用泻法

2. 目赤肿痛之肝胆火盛证，应配用

A. 列缺、上星　B. 行间、侠溪　C. 外关、少商　D. 血海、膈俞　E. 列缺、照海

A2 型题

3. 患者，男，31 岁。目赤肿痛，羞明，流泪，伴头痛发热，脉浮数。治疗除取主穴外，还应选用

A. 太渊、风池　B. 外关、少商　C. 行间、侠溪　D. 太溪、鱼腰　E. 外关、四白

4. 治疗目赤肿痛应选用的主穴是

A. 睛明、太阳、风池、合谷、太冲　B. 睛明、少商、外关、合谷、太冲　C. 行间、侠溪、风池、合谷、太冲

D. 少商、外关　E. 行间、侠溪

B1 型题

A. 睛明、太阳、风池、合谷、太冲　B. 睛明、少商、外关、合谷、太冲　C. 行间、侠溪、风池、合谷、太冲

D. 少商、外关　E. 行间、侠溪

5. 目赤肿痛外感风热证，应选用的配穴是

6. 目赤肿痛肝胆火盛证，应选用的配穴是

【参考答案】

1. C　2. B　3. B　4. A　5. D　6. E

细目二　耳鸣耳聋

【考点突破攻略】

要点一　耳鸣耳聋的辨证要点

1. 病因病机　本病常与肝胆火旺、外感风邪和肾精亏耗等因素有关。病位在耳。肾开窍于耳，少阳经入耳中，故本病与肝、胆、肾关系密切。火热或精亏致耳部脉络不通或失于濡养均可导致耳鸣、耳聋的发生。耳鸣、耳聋多为虚证，也有实证或虚实夹杂之证。

2. 主症

（1）实证：暴病耳聋，或耳中觉胀，耳鸣如潮，鸣声隆隆不断，按之不减。

（2）虚证：久病耳聋，耳鸣如蝉，时作时止，劳累则加剧，按之鸣声减弱。

3. 辨证分型　兼耳闷胀，畏寒，发热，舌红，苔薄，脉浮数者为外感风邪；兼头胀，面赤，咽干，脉弦者为肝胆火盛；兼耳内憋气感明显，胸闷痰多，苔黄腻，脉弦滑者为痰火郁结。兼头晕，遗精，带下，腰膝酸软，脉虚细者为肾精亏损；兼神疲乏力，食少腹胀，便溏，脉细弱者为脾胃虚弱。

要点二　耳鸣耳聋的治法

1. 实证　疏风泻火，通络开窍。取局部腧穴及手足少阳经穴为主。

2. 虚证　补肾养窍。取局部腧穴及足少阴经穴为主。

要点三　耳鸣耳聋的选穴

1. 实证

［主穴］听会、翳风、中渚、侠溪。

［方义］手足少阳经脉均绕行于耳之前后并入耳中，听会属足少阳经，翳风属手少阳经，两穴又居耳部，可疏导少阳经气，主治耳疾；循经远取侠溪、中渚，通上达下，疏导少阳经气，宣通耳窍。

［配穴］见下表。

分型	配穴	解析
外感风邪	外关、合谷	外关为三焦经络穴，通阳维脉；合谷为大肠经原穴，可疏风解表
肝胆火盛	行间、丘墟	行间为肝经荥穴，荥主身热；丘墟为胆经原穴
痰火郁结	丰隆、阴陵泉	化痰必用丰隆，祛湿必用阴陵泉。痰从湿而来

2. 虚证

［主穴］听宫、翳风、太溪、肾俞。

［方义］太溪、肾俞能补肾填精，上荣耳窍；听宫为手太阳经与手、足少阳经之交会穴，气通耳内，具有聪耳启闭之功，为治耳疾要穴；配手少阳经局部的翳风穴，可疏导少阳经气，宣通耳窍。

［配穴］脾胃虚弱配气海、足三里。

要点四　耳鸣耳聋的治疗操作

1. 基本刺灸方法　听会、听宫、翳风的针感宜向耳底或耳周传导为佳；余穴常规针刺。虚证可加灸。

2. 其他治疗

（1）头针法：取颞后线，毫针刺，间歇运针，留针 20 分钟。

（2）耳针法：取肾、肝、胆、内耳、皮质下、神门，毫针刺，或压丸法。

（3）穴位注射法：取翳风、完骨、肾俞、阳陵泉等穴，选用丹参注射液或维生素 B_{12} 注射液，每穴 0.5 ～ 1mL。

［常考考点］治疗实证取局部腧穴及手足少阳经穴为主；虚证取局部腧穴及足少阴经穴为主。耳鸣耳聋的处方主穴及配穴。

【例题实战模拟】

A1 型题

1. 用背俞穴治疗耳聋，应首选

A. 肺俞　B. 三焦俞　C. 肝俞　D. 肾俞　E. 脾俞

2. 治疗耳鸣耳聋虚证，除局部腧穴外，还应主取的经穴是

A. 手太阳、足少阴经穴　B. 手少阳、足少阳经穴　C. 手太阳、手少阳经穴

D. 足少阴经穴　E. 足少阳、足少阴经穴

A2 型题

3. 患者，男，65 岁。耳中如蝉鸣，时作时止，按之鸣声减弱，听力亦下降，同时伴腰膝酸软，乏力，脉虚细。治疗宜选取

A. 翳风、侠溪、中渚、太冲、丘墟　B. 翳风、侠溪、中渚、外关、合谷

C. 太溪、照海、听宫、脾俞、足三里　D. 太溪、翳风、听宫、肾俞、气海

E. 太溪、照海、听宫、肾俞、肝俞

4. 患者，女，64 岁。耳中隆隆作响，憋气感明显，兼有胸闷痰多，苔黄腻，脉弦滑。治疗应首选

A. 太阳、听会、角孙　B. 丘墟、足窍阴、外关　C. 太阳、听会、合谷

D. 听会、侠溪、中渚　E. 太溪、照海、听宫

5. 患者，男，43 岁。两耳轰鸣，按之不减，听力减退，兼见烦躁易怒，咽干，便秘，脉弦。治疗应首选

A. 手、足太阴经穴　B. 手、足少阴经穴　C. 手、足少阳经穴　D. 手阳明经穴　E. 足太阳经穴

【参考答案】

1. D　2. D　3. D　4. D　5. C

细目三　牙痛

【考点突破攻略】

要点一　牙痛的辨证要点

1. 病因病机　牙痛常与外感风热、胃肠积热或肾气亏虚等因素有关，并因遇冷、热、酸、甜等刺激时发作或加重。病位在齿，肾主骨，齿为骨之余，手、足阳明经分别入下齿、上齿，故本病与胃、肾关系密切。外邪与内热等因素均可伤及龈肉，灼烁脉络，发为牙痛。

2. 主症　牙齿疼痛。

3. 辨证分型　若起病急，牙痛甚而龈肿，伴形寒身热，脉浮数者为风火牙痛；牙痛剧烈，齿龈红肿或出脓血，口臭，

口渴，便秘，舌红，苔黄燥，脉洪数者为胃火牙痛；起病较缓，牙痛隐作，时作时止，牙龈微红肿或见萎缩，齿浮动，舌红，少苔，脉细数者为虚火牙痛。

要点二　牙痛的治法

祛风泻火，通络止痛。取手、足阳明经穴为主。

要点三　牙痛的选穴

［主穴］合谷、颊车、下关。

［方义］手足阳明经分入上下齿，合谷为手阳明经原穴，可清阳明之热，为治疗牙痛之要穴；颊车、下关属局部取穴，可疏泄足阳明经气，消肿止痛。

［配穴］见下表。

分型	配穴	解析
风火牙痛	外关、风池	风池祛外风，息内风；外关为三焦经络穴，通阳维脉
胃火牙痛	内庭、二间	荥主身热，内庭为胃经荥穴；二间是大肠经荥穴
虚火牙痛	太溪、行间	行间为肝经荥穴，肝肾同源；太溪为肾经原穴，滋阴

要点四　牙痛的治疗操作

1. 基本刺灸方法　毫针泻法或平补平泻。循经远取可左右交叉刺，合谷持续行针 1 ～ 2 分钟。虚火牙痛者，太溪可用补法。

2. 其他治疗

（1）耳针法：取口、颌、牙、神门、胃、肾。每次选用 3 ～ 5 穴，毫针中等强度刺激，或用压丸法。

（2）穴位贴敷法：将大蒜捣烂，于睡前贴敷双侧阳溪穴，至发疱后取下，用于龋齿疼痛。

［常考考点］治疗牙痛取手、足阳明经穴为主。牙痛的处方主穴及配穴。

【例题实战模拟】

A1 型题

1. 治疗牙痛的主穴是

A. 合谷、颊车、下关　B. 合谷、地仓、下关　C. 合谷、颊车、上关
D. 合谷、太冲、颊车　E. 合谷、颊车、地仓

2. 治疗肾虚型牙痛，除取主穴外，还应加用

A. 外关、风池　B. 太溪、行间　C. 太溪、外关　D. 太冲、曲池　E. 太冲、阳溪

3. 治疗胃火牙痛，除选取主穴外，还应加用的腧穴是

A. 太溪、行间　B. 太溪、外关　C. 太冲、曲池　D. 太冲、阳溪　E. 内庭、二间

A2 型题

4. 患者，男，30 岁。右下齿痛，疼痛剧烈，齿龈红肿，无龋齿，身热，舌红，苔薄黄，脉浮数。针灸治疗本病的取穴是

A. 合谷、颊车、下关、外关、风池　B. 合谷、颊车、下关、内庭、二间
C. 合谷、颊车、下关、太溪、行间　D. 合谷、颊车、下关、风池、侠溪
E. 合谷、颊车、下关、风池、太冲

B1 型题

A. 内庭、二间　B. 大杼、束骨　C. 肾俞、太溪　D. 外关、风池　E. 太溪、行间

5. 胃火牙痛，应加用的配穴是

6. 虚火牙痛，应加用的配穴是

7. 风火牙痛，应加用的配穴是

【参考答案】

1.A 2.B 3.E 4.A 5.A 6.E 7.D

细目四 咽喉肿痛

【考点突破攻略】

要点一 咽喉肿痛的辨证要点

1. 病因病机 咽喉肿痛的发生常与外感风热、饮食不节和体虚劳累等因素有关。本病病位在咽喉，咽通于胃，喉为肺系，肾经上循喉咙，结于廉泉，故本病与肺、胃、肾等脏腑关系密切。外感风热熏灼肺系，或肺胃二经郁热上壅，或肾阴亏耗，虚火上炎，均可导致咽喉肿痛的发生。基本病机是火热或虚火上灼咽喉。

2. 主症 咽喉部红肿疼痛、吞咽不适。

3. 辨证分型 兼发热，汗出，头痛，咳嗽，舌质红，苔薄白或微黄，脉浮数者为外感风热；兼吞咽困难，高热，口渴喜饮，大便秘结，小便黄赤，舌红，苔黄，脉数有力者为肺胃热盛；兼咽干微肿，疼痛以午后或入夜尤甚，或咽部异物感，手足心热，舌红，少苔，脉细数者为阴虚火旺。

要点二 咽喉肿痛的治法

1. 实证 清热利咽，消肿止痛。取手太阴、手阳明经穴为主。

2. 虚证 滋阴降火，利咽止痛。取手太阴、足少阴经穴为主。

要点三 咽喉肿痛的选穴

1. 实证

［主穴］少商、合谷、尺泽、关冲。

［方义］少商为手太阴肺经的井穴，点刺出血，可清泻肺热，为治疗实证咽喉肿痛的要穴；合谷疏泄阳明郁热；尺泽为手太阴经合穴，以泻肺经实热；关冲为手少阳三焦经的井穴，点刺出血，可清泻三焦之火，消肿利咽。

［配穴］见下表。

分型	配穴	解析
外感风热	风池、外关	风池祛外风，息内风；外关为三焦经络穴
肺胃热盛	内庭、鱼际	荥主身热，二者为胃经、肺经之荥穴

2. 虚证

［主穴］太溪、照海、列缺、鱼际。

［方义］太溪为肾经原穴，有滋阴降火作用；照海亦属肾经，又通阴跷脉；列缺属手太阴肺经，通任脉。二穴相配，为八脉交会组穴，擅治咽喉疾患。鱼际为手太阴经的荥穴，可清肺热、利咽喉。

要点四 咽喉肿痛的治疗操作

1. 基本刺灸方法 实证用泻法，少商、关冲点刺出血；虚证用补法或平补平泻法，列缺、照海行针时可配合做吞咽动作。

2. 其他治疗

（1）三棱针法：取少商、商阳、耳背静脉，点刺出血。

（2）皮肤针法：取合谷、大椎、后颈部、颌下、耳垂下方。中度或重度刺激。

（3）耳针法：取咽喉、心、扁桃体、耳尖等。毫针刺，或用压丸法。

［常考考点］治疗咽喉肿痛实证取手太阴、手阳明经穴为主；虚证取手太阴、足少阴经穴为主。咽喉肿痛的处方主穴。

【例题实战模拟】

A1 型题

1. 治疗咽喉肿痛实证的主穴是

A. 少商、合谷、尺泽、关冲　B. 太溪、照海、列缺、鱼际　C. 合谷、颊车、下关

D. 内关、足三里、合谷　E. 天枢、大椎、合谷

2. 治疗咽喉肿痛虚证的主穴是

A. 少商、合谷、尺泽、关冲　B. 太溪、照海、列缺、鱼际　C. 合谷、颊车、下关

D. 内关、足三里、合谷　E. 天枢、大椎、合谷

A2 型题

3. 患者，男，35 岁。咽喉肿痛，咽干，口渴，便秘，尿黄，舌红，苔黄，脉洪大。治疗除主穴外，应加取

A. 内庭、关冲、风池　B. 内庭、关冲、天突　C. 关冲、厉兑、鱼际

D. 列缺、照海、鱼际　E. 太溪、曲池、鱼际

4. 孙某，男，53 岁。长期咽喉不适感，隐痛，咽喉稍肿，色暗红，舌淡红，苔薄白，脉沉细。针灸治疗时宜选取

A. 少商、合谷、尺泽、关冲　B. 少商、合谷、列缺、外关　C. 太溪、鱼际、照海

D. 少商、合谷、中渚、太冲　E. 太渊、合谷、太冲、少冲

B1 型题

A. 内庭、鱼际　B. 列缺、照海　C. 风池、外关　D. 行间、侠溪　E. 太溪、鱼际

5. 治疗咽喉肿痛外感风热证，宜加配的穴位是

6. 治疗咽喉肿痛肺胃热盛证，宜加配的穴位是

【参考答案】

1. A　2. B　3. C　4. C　5. C　6. A

第三十一单元　急症及其他病证的针灸治疗

细目一　晕厥

【考点突破攻略】

要点一　晕厥的辨证要点

1. 病因病机　晕厥常与气血不足、恼怒等因素有关。病位在脑，与肝、心、脾关系密切。体质虚弱或情志过激，导致阴阳之气不相顺接，气血运行失常导致晕厥的发生。晕厥以实证为多见，亦有虚实夹杂之证。

2. 辨证分型　突然昏仆，兼面色苍白，四肢厥冷，舌淡，苔薄白，脉细缓无力者，为虚证；素体健壮，偶因外伤、恼怒等致突然昏仆，兼呼吸急促，牙关紧闭，舌淡，苔薄白，脉沉弦者，为实证。

要点二　晕厥的治法

苏厥醒神。以督脉穴为主。

要点三　晕厥的选穴

［主穴］水沟、百会、内关、足三里。

［方义］水沟、百会为督脉穴，为醒脑开窍之要穴；内关为心包经之络穴，可醒神宁心；足三里补益气血，使气血上奉于头以苏厥醒神。

［配穴］见下表。

分型	配穴	解析
虚证	气海、关元	气海补气行气，关元固本培元
实证	合谷、太冲	二穴相配，称开四关

要点四　晕厥的治疗操作

1. 基本刺灸方法　毫针虚补实泻法。

2. 其他治疗

（1）耳针法：取心、脑、神门、皮质下、肾上腺。每次选 2 ～ 4 穴，毫针刺，实证用较强刺激，间歇行针，虚证用弱刺激。

（2）三棱针法：取太阳、十二井穴或十宣，用三棱针点刺出血数滴。适用于实证。

（3）指针法：取水沟、内关、太冲，用拇指重力掐按，以患者出现疼痛反应并苏醒为度。

［常考考点］治疗晕厥以督脉穴为主。眩晕的处方主穴及配穴。

【例题实战模拟】

A1 型题

1. 治疗晕厥的主穴不包括

A. 百会　B. 内关　C. 水沟　D. 足三里　E. 外关

A2 型题

2. 患者，女，72 岁。1 小时前，突然昏仆，不省人事，半身不遂，目合口张，遗尿，汗出，四肢厥冷，脉细弱。治疗应首选

A. 背俞穴，灸法　B. 任脉穴，灸法　C. 督脉穴，灸法

D. 足阳明经穴，灸法　E. 足厥阴经穴，毫针泻法

3. 患者，男，62 岁。外出散步时，突然昏仆，不省人事，伴口噤不开，牙关紧闭，肢体强痉。治疗应首选

A. 督脉、任脉穴　B. 督脉、足太阳经穴　C. 督脉、手厥阴经穴

D. 任脉、手厥阴经穴　E. 任脉、足太阳经穴

4. 患者，男，70 岁。家属代诉：患者于今晨起床后半小时，突然昏仆，不省人事，目合口张，遗溺，手撒，四肢厥冷，脉细弱。治疗用隔盐灸，应首选

A. 肾俞、太溪　B. 关元、气海　C. 脾俞、足三里　D. 胃俞、三阴交　E. 三焦俞、内关

【参考答案】

1. E　2. B　3. C　4. B

细目二　内脏绞痛

【考点突破攻略】

要点一　内脏绞痛的辨证要点

（一）心绞痛

1. 病因病机　心绞痛常与寒邪内侵、情志失调、饮食不当、年老体虚等因素有关。本病病位在心，与肝、肾、脾、胃有关。各种外邪或脏腑内伤，导致心脉不通，或心脉失养，心络不畅，均可导致心绞痛的发生。心绞痛以实证为多见，亦有虚证或虚实夹杂之证。

2. 辨证分型　七情诱发，胸闷及心区压榨性疼痛，烦躁不宁，脉弦紧者为气滞血瘀；遇寒诱发，唇甲青紫，心痛如刺，心痛彻背，舌质紫暗，脉涩者为寒邪凝滞；胸中痞闷而痛，痛彻肩背，喘不得卧，喉中痰鸣，舌胖，苔腻，脉滑者

为痰浊阻络；面色苍白或表情淡漠，甚至心痛彻背，大汗淋漓，气促息微，四肢厥冷，唇甲青紫或淡白，舌淡红，苔薄白，脉沉细微者为阳气虚衰。

（二）胆绞痛

1. 病因病机 胆绞痛常与情志不遂、饮食不节、蛔虫阻滞等因素有关。病位在胆，与肝关系密切。各种因素导致胆腑气机壅阻，不通则痛。胆绞痛多属实证。

2. 辨证分型 突然作痛，呈持续性并阵发性加剧，疼痛常放射至右肩胛区，兼恶心呕吐，黄疸，舌苔黄腻，脉滑数者为肝胆湿热；兼胁肋胀痛，走窜不定，脉弦者为肝胆气滞；突发剧烈绞痛，有钻顶感，呈阵发性，脉紧者为蛔虫妄动。

（三）肾绞痛

1. 病因病机 常与湿热之邪相关。本病病位在肾，与膀胱、脾关系密切。湿热蕴结下焦，煎熬尿液成石，阻于水道，通降失利导致肾绞痛的发生。肾绞痛以实证为主，久发可由实转虚。

2. 辨证分型 突发绞痛，疼痛从后腰肾区，向腹部、同侧阴囊、大腿内侧放射，兼小便时有中断，尿血，舌红，苔黄腻，脉弦滑数者为下焦湿热；尿痛已久，兼排尿无力，小便断续，舌质淡，苔薄白，脉弦紧者为肾气不足。

要点二 内脏绞痛的治法

1. 心绞痛 通阳行气，活血止痛。以手厥阴、手少阴经穴为主。

2. 胆绞痛 疏肝利胆，行气止痛。以足少阳经穴、胆的俞募穴为主。

3. 肾绞痛 清利湿热，通淋止痛。以足太阴经穴与背俞穴为主。

要点三 内脏绞痛的选穴

1. 心绞痛

［主穴］内关、郄门、阴郄、膻中。

［方义］内关为手厥阴经络穴，又为八脉交会穴之一，通阴维脉，能调理心气、活血通络，为治疗心绞痛的特效穴；郄门、阴郄分别为手厥阴经和手少阴经郄穴，活血、缓急、止痛；膻中为心包之募穴，又为气会，可疏调气机，治心胸疾患。

［配穴］见下表。

分型	配穴	解析
气滞血瘀	太冲、血海	太冲为肝经原穴，疏肝理气；血海为瘀血证常用效穴
寒邪凝滞	神阙、至阳	灸神阙，温阳散寒；至阳与膻中相对，属督脉，督脉主一身阳气
痰浊阻络	中脘、丰隆	中脘为胃经募穴，消除生痰之源；化痰必用丰隆
阳气虚衰	心俞、至阳	心俞为心经背俞穴；至阳与膻中相对，属督脉，督脉主一身阳气

2. 胆绞痛

［主穴］胆囊穴、阳陵泉、胆俞、日月。

［方义］胆囊穴为治疗胆腑疾病的经验穴；阳陵泉为胆之下合穴，可利胆止痛；胆俞为胆之背俞穴，日月为胆之募穴，俞募相配，疏调肝胆气机，共奏疏肝利胆之功。

［配穴］见下表。

配穴	配穴	解析
肝胆湿热	内庭、阴陵泉	荥主身热，内庭为胃经荥穴，祛湿必用阴陵泉
肝胆气滞	太冲、丘墟	二穴为肝经、胆经之原穴
蛔虫妄动	迎香透四白	迎香是胆蛔证的特效穴

3. 肾绞痛

［主穴］肾俞、膀胱俞、中极、三阴交、阴陵泉。

［方义］本病病位在肾与膀胱，肾俞、膀胱俞为二者的背俞穴，可助膀胱气化，清利下焦湿热，达调气止痛的目的；中极为膀胱募穴；三阴交为肝、脾、肾三经之交会，鼓舞肾气，利尿通淋；阴陵泉清利湿热，通淋止痛。

［配穴］见下表。

分型	配穴	解析
下焦湿热	委阳、合谷	委阳为三焦之下合穴，通利三焦水道；合谷为大肠经原穴，经大肠清热邪
肾气不足	气海、关元	气海补气行气；关元固本培元

要点四　内脏绞痛的治疗操作

1. 基本刺灸方法

（1）心绞痛　毫针泻法。寒证、虚证加艾灸。

（2）胆绞痛　毫针泻法。日月、胆俞注意针刺方向，勿深刺。

（3）肾绞痛　毫针泻法。

2. 其他治疗

（1）耳针法治疗心绞痛：取心、小肠、交感、神门、内分泌。每次选 3 ～ 5 穴，毫针刺，中等刺激。

（2）耳针法治疗胆绞痛：取肝、胰胆、交感、神门、耳迷根。急性发作时采用毫针刺，强刺激，持续捻针。剧痛缓解后行压丸法，两耳交替进行。

（3）耳针法治疗肾绞痛：取肾、输尿管、交感、皮质下、三焦。毫针刺，强刺激。

［常考考点］治疗心绞痛以手厥阴、手少阴经穴为主；胆绞痛以足少阳经穴、胆的俞募穴为主；肾绞痛以足太阴经穴与背俞穴为主。心绞痛、胆绞痛、肾绞痛的处方主穴及配穴。

【例题实战模拟】

A1 型题

1. 治疗心绞痛的主穴是

A. 外关、郄门、阴郄、膻中　B. 内关、合谷、太冲、膻中　C. 内关、郄门、阴郄、膻中

D. 外关、合谷、太冲、膻中　E. 外关、内关、合谷、太冲

2. 治疗肾绞痛主取的经穴是

A. 手少阴、足太阳经穴　B. 足少阳、足少阴经穴　C. 足太阴、足少阴经穴

D. 足少阴经穴、背俞穴　E. 足太阴经穴、背俞穴

B1 型题

A. 太冲、血海　B. 内庭、阴陵泉　C. 太冲、丘墟　D. 合谷、委阳　E. 气海、关元

3. 治疗肾绞痛肾气不足证，应加配

4. 治疗胆绞痛肝胆湿热证，应加配

【参考答案】

1. C　2. E　3. E　4. B

【知识纵横比较】

经验效穴总结

病证	经验效穴	病证	经验效穴
痰证	丰隆	清热	曲池、大椎
水湿	阴陵泉	少乳	少泽
瘀血	血海、膈俞	胆蛔证	迎香
高血压	曲池	奔豚气	期门、公孙、涌泉

续表

病证	经验效穴	病证	经验效穴
外感有汗或无汗	合谷	疳积	鱼际
汗证	复溜	咽喉肿痛	少商
止呕	内关	牙痛	合谷
心绞痛	内关	息风止痉	合谷、太冲（开四关）
调经	三阴交	滞产（孕妇忌用）	合谷、三阴交、昆仑、至阴
痛经	次髎	舌强不语	通里
治便秘	支正、支沟	双向调节大便	天枢

辨证配穴总结

证候	穴位	证候	穴位
祛风	带风字的穴位、合谷、列缺、外关	气滞	太冲、期门、膻中、气海
风寒	风池、风门、合谷、列缺	食积	足三里、中脘
风热	曲池、大椎、外关	气血虚	脾俞、胃俞、足三里、气海、血海
痰湿	丰隆、阴陵泉、中脘	阴虚	太溪、三阴交、肾俞
痰热	丰隆、曲池、大椎，或荥穴	阳虚	肾俞、命门、关元
肝阳	太冲、太溪	里热	井穴、荥穴
血瘀	血海、膈俞、三阴交	寒湿	命门、腰阳关